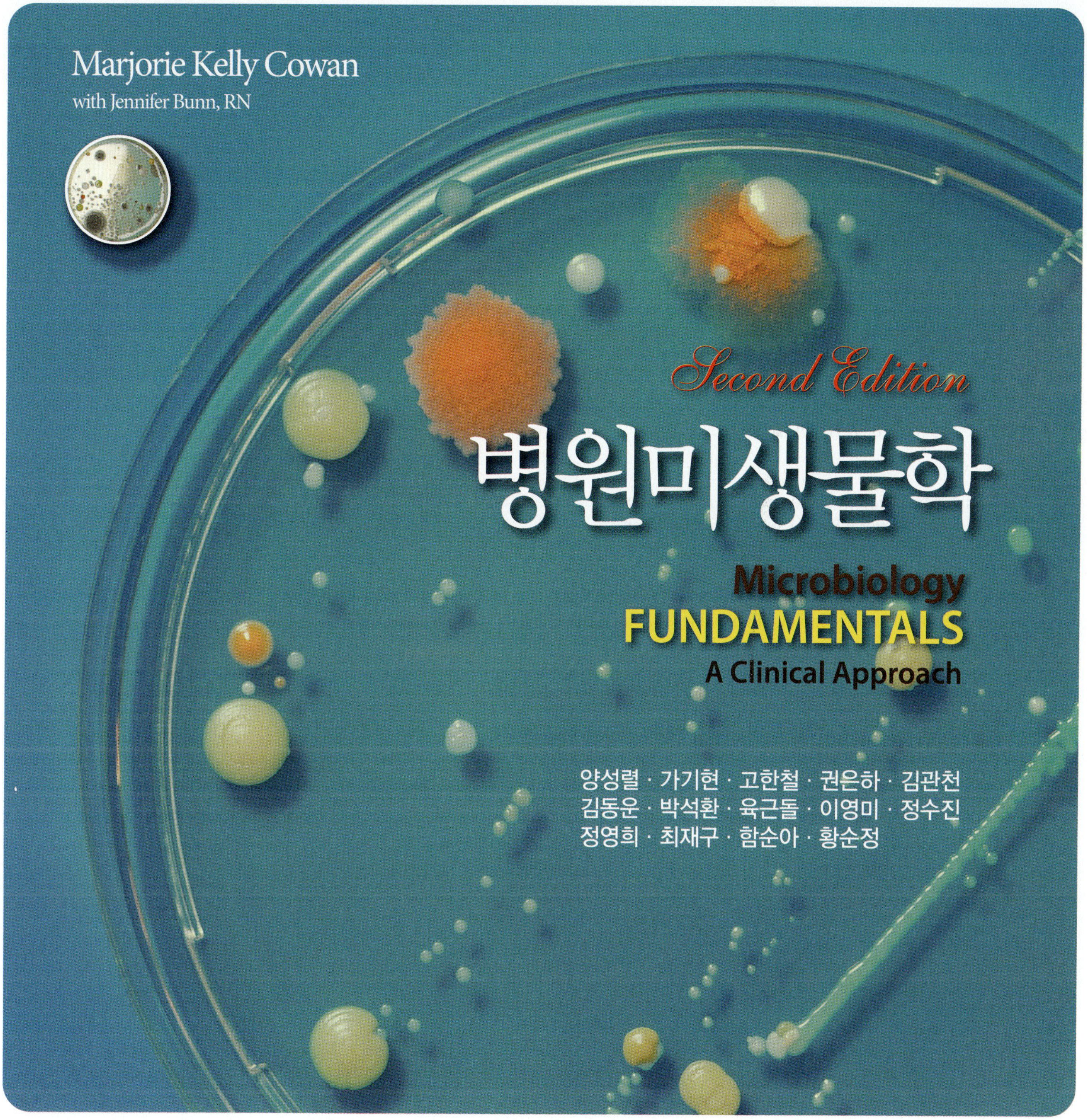

Marjorie Kelly Cowan

with Jennifer Bunn, RN

Second Edition

병원미생물학

Microbiology FUNDAMENTALS

A Clinical Approach

양성렬 · 가기현 · 고한철 · 권은하 · 김관천
김동운 · 박석환 · 육근돌 · 이영미 · 정수진
정영희 · 최재구 · 함순아 · 황순정

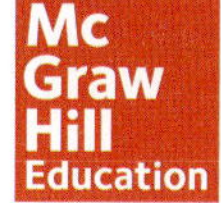

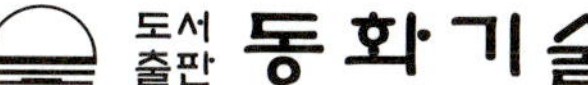

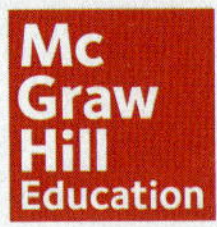

Microbiology Fundamentals: A Clinical Approach 2nd Edition

Korean Language Edition Copyright © 2015 by McGraw-Hill Education Korea, Ltd. and Dong Hwa Technology Publishing Co. All rights reserved. No part of this publication may be reproduced or distributed in any form or by any means, or stored in a database or retrieval system, without prior written permission of the publisher.

1 2 3 4 5 6 7 8 9 10 DHT 20 15

Original: Microbiology Fundamentals: A Clinical Approach 2nd Edition © 2015
By Marjorie Kelly Cowan, Jennifer Bunn
ISBN 978-0-07-802104-6

This authorized Korean translation edition is jointly published by McGraw-Hill Education Korea, Ltd. and Dong Hwa Technology Publishing Co. This edition is authorized for sale in the Republic of Korea.

This book is exclusively distributed by Dong Hwa Technology Publishing Co.

When ordering this title, please use ISBN 978-89-425-9029-2

Printed in Korea

주요 목차

CHAPTER 1 미생물과 구성단위 소개 2

CHAPTER 2 실험실 도구: 미생물의 배양과 현미경 분석 방법 34

CHAPTER 3 세균과 고세균 60

CHAPTER 4 진핵생물 세포와 미생물 86

CHAPTER 5 바이러스 구조와 생활 주기 114

CHAPTER 6 미생물 영양과 생장 140

CHAPTER 7 미생물 대사 166

CHAPTER 8 미생물 유전학과 유전공학 192

CHAPTER 9 미생물의 물리화학적 통제 232

CHAPTER 10 항균 치료 258

CHAPTER 11 미생물과 인간 사이의 상호작용 288

CHAPTER 12 숙주의 방어 I: 개요와 비특이적 방어 322

CHAPTER 13 숙주의 방어 II: 특이 면역과 면역법 348

CHAPTER 14 면역 장애 380

CHAPTER 15 감염의 진단 408

CHAPTER 16 피부와 눈에 영향을 미치는 감염성 질병 436

CHAPTER 17 신경계에 영향을 미치는 감염성 질병 466

CHAPTER 18 심장 혈관계와 림프계에 영향을 미치는 감염성 질병 498

CHAPTER 19 호흡계에 영향을 미치는 감염성 질병 532

CHAPTER 20 위장관에 영향을 미치는 감염성 질병 560

CHAPTER 21 비뇨생식기계에 영향을 미치는 감염성 질병 600

CHAPTER 22 하나의 건강: 환경, 인간, 동물과 상호 연관된 건강 632

저자에 대하여

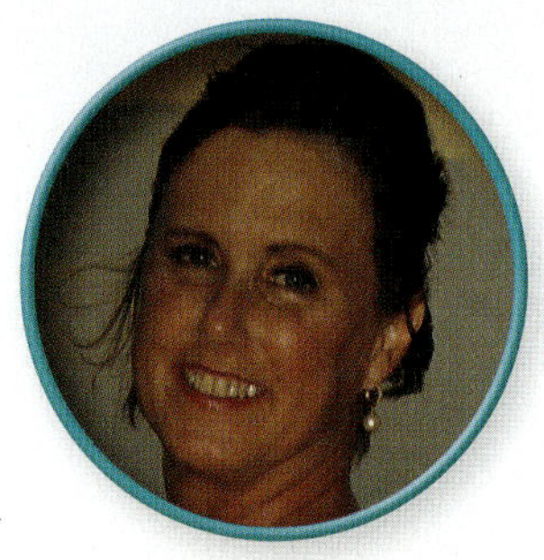

켈리 코원(Kelly Cowan)

치과 위생사(dental hygienist) 경력
University of Louisville, Ph.D.
University of Maryland, 해양 생물공학 센터
University of Groningen, 네덜란드
American Society for Microbiology, 학부교육위원장
현) Miami University, 미생물학 교수

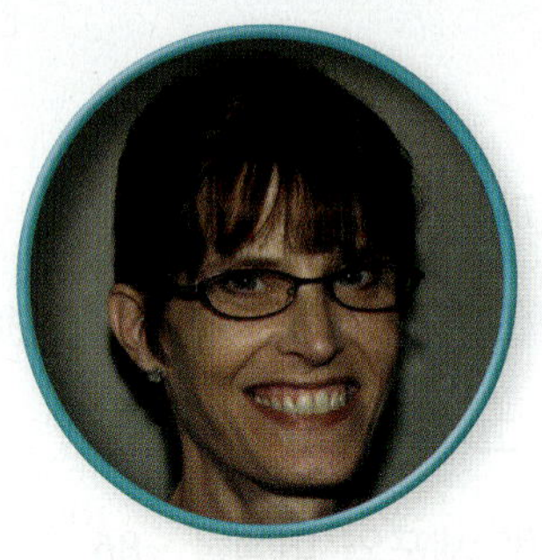

제니퍼 번(Jennifer Bunn), RN

Rural medicine; 응급 의학, 중환자 관리, 소아과,
급성 환자 관리, 장기 요양 관리, 출산과 분만

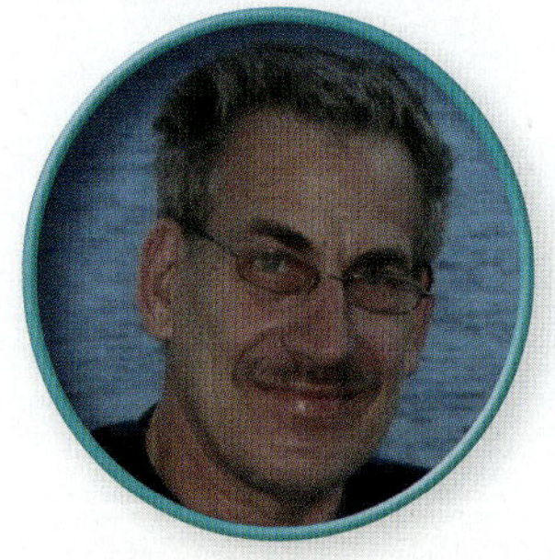

로널드 M. 아틀라스(Ronald M. Atlas)

Jet Propulsion Laboratory, postdoctoral fellow(화성 생명 탐사)
American Society for Microbiology, 학회장
American Society for Biodefense, 공동 의장
Board of Directors of One Health Commision, 의장
Exxon Valdez호, Deepwater Horizon호 유류 오염 자문
현) University of Louisville, 생물학과 교수

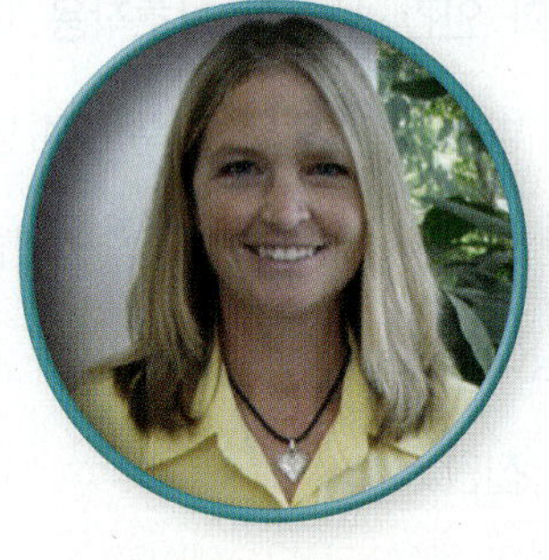

하이디 스미스(Heidi Smith), Ph.D.

Front Range Community College, 미생물학과장
American Society for Microbiology, 정회원

저자 서문

학생들에게

환영합니다! 여러분을 강의실에서 만나게 되어 매우 기쁩니다. 여러분이 이 책을 배우게 되어 매우 흥분됩니다. 학생들이 진정으로 필요로 하는 사실에 초점을 맞추지 않은 책을 가르치면서 여러 해 동안의 좌절을 겪은 후 이 책을 집필하였습니다. 그동안 수강생들은 (그리고 내 자신도) 미생물학과 감염성 질병에 대한 견실하지만 압도적이 아닌 개론서를 필요로 하였습니다. 자신에게 다음과 같이 물어보았습니다. "수강생들이 지금부터 5년 후에 기억하기를 바라는 주요한 개념은 무엇인가?" 그러고 나서 이로부터 모든 사실이 전체적인 상황을 가리킬 수 있도록 집필하였습니다.

이 교재는 여러분에게 상황을 전달하기에 충분히 자세하지만, 주요 원리를 잊어버릴 정도로 자세하지는 않습니다. 생물학적 과정은 원리를 나타내는 그림 바로 옆에 설명하였습니다. 이러한 구성은 한 쪽에 한 단만 있고 여백이 넓기 때문에 대부분의 책에 비하여 읽기가 수월합니다. 공동 저자인 번(Jeniffer Bunn)은 간호사로서 이 책의 모든 쪽에 일생의 경험을 담았으며, 여러분이 의료인으로서 근무할 때 이러한 정보가 어떻게 중요할지를 보여줍니다. 모든 장에 최신의 임상 사례, 의학적 중요성, 병원 내부 사정 등을 선별하였으며, NCLEX® 문제를 포함하였습니다.

이 교재가 진정으로 다른 종류의 책이기를 희망합니다. 나는 이 교재를 제 강의에 사용하기 시작하였으며 학생들은 이 책을 사랑한다고 말해 줍니다! 학생들은 어쩔 수 없이 사랑한다고 말했을지도 모르지만, 여러분이 이 교재를 진정으로 즐기고 참신한 과학책이라는 것을 깨닫기 바랍니다.

—코완(Kelly Cowan)

테드에게 이 책을 바칩니다.

역자 서문

최근 모든 국민을 불안하게 하였던 중동 호흡기 증후군(Middle East Respiratory Syndrome, MERS)은 병원 미생물의 중요성을 일깨워 준 뼈아픈 경험이었다. 본문 528쪽의 그림에서 볼 수 있듯이 질병을 유발하는 주요 미생물 중에서 MERS 바이러스보다 전염성이 약한 것은 *Campylobacter* 밖에 없는 것으로 알려져 있었다. 이러한 이유로 보건 당국과 의료 기관에서는 초기 대처에 가용한 자원과 역량을 충분히 투입하지 않은 것으로 생각된다. 역자 서문을 작성하고 있는 오늘(2015년 7월 27일) 마지막 격리자가 해제되었다는 뉴스가 있어서 일단은 안도의 한숨을 쉴 수 있게 되었지만, MERS로 인한 후유증은 상당 기간 국가 전반에 영향을 미칠 것이다. 현재 치료를 받고 있는 환자들도 빠른 시일 내에 모두 치유될 수 있기를 기원한다.

2002~2003년 중증 급성 호흡기 증후군(Severe Acute Respiratory Syndrome, SARS) 창궐 시 중국에서 6.6%(5,328사례에서 349명 사망), 홍콩에서 17%(1,755사례에서 299명 사망), 캐나다에서 18%(251사례에서 44명 사망)의 치사율을 보였지만, 우리나라에서는 모든 국민이 보건 당국의 시의적절한 지침에 적극 호응하여, 지리적인 접근성에도 불구하고 단지 4건 발병에 사망자가 한 명도 발생하지 않고 전원 완치되어 WHO로부터 모범적인 예방 사례로 인용되었다. 보건 당국에서는 이번 MERS 창궐의 교훈을 잊지 말고, 표면으로 나타난 제도적인 미비점은 장기적인 계획을 세워 보완해 나가는 것이 중요할 것으로 판단된다. 또 하나는 모든 정보를 국민에게 신속하게 제공하는 것이 감염성 질병의 확산을 최소화하는 데 매우 중요하다는 사실을 많은 희생자가 발생하고서야 느끼게 되었다는 것은, 보건 당국을 포함한 국가기관이 국민에 대하여 가지고 있는 잘못된 견해를 단적으로 보여준 사례이다. 이로 인하여 관련된 피해자 가족뿐 아니라 온 국민이 국가 기관의 무능에 대하여 공분을 느끼고 있는 것이 어처구니없는 실상이다.

이제는 모든 국민이 잘 알고 있지만, 낙타 독감으로도 알려진 우리에게는 생소하였던 MERS를 유발하는 코로나 바이러스(MERS-CoV)는 단일가닥 RNA 바이러스(ssRNA virus)로서, 유전체의 불안정한 특성으로 인하여 돌연변이 발생률이 매우 높다. 감기와 인플루엔자, SARS를 유발하는 바이러스도 모두 MERS와 유사한 코로나 바이러스 계열에 속한다. 병원균 유전체의 극히 일부에 돌연변이가 발생하더라도, 만약 항원 결정 부위(epitope)가 변하게 되면 면역학적 특성이 완전히 바뀔 수 있기 때문에, 모든 변종에 효과가 있는 백신의 제조는 사실상 불가능하다. 이러한 이유로 인플루엔자의 경우 매년 유행할 가능성이 높은 몇 종류의 항원을 포함한 백신 예방 접종을 다시 받아야만 효과적인 예방이 가능하다. 유전체의 99.5% 이상이 동일하기 때문에 동일한 바이러스라고 하는 것도 어느 면에서는 일리가 있을 수 있지만, 0.5% 미만의 극히 미미한 유전적인 차이가 면역 특성과 질병의 심각성에 커다란 변화를 초래할 수도 있다는 가능성을 배제해서는 결코 안 될 것이다.

인류의 멸망이 핵전쟁이나 소행성 충돌이 아니라 새로운 전염성 질병에 의하여 초래될 것으로 생각하는 학자들이 많다. MERS로 인하여 뉴스의 초점에서 벗어났었지만, 미군에 의한 탄저균의 불법적인 국내 반입은 우리의 생존권을 심각하게 위협할 수 있다. 탄저균 포자는 MERS 바이러스에 비하여 환경에서 생존력이 훨씬 높고, 감염성과 치사율도 높기 때문에 과거에 영국, 일본, 미국, 러시아, 이라크 등 최소한 5개 국가에서 생물학적 무기로 개발되었다. 그나마 다행인 점은 탄저균이 세균이고 진화 역사가 짧기 때문에 유전적 다양성이 결여되어 있어서 백신으로 예방할 수 있다는 것이지만, 이를 위해서는 상당한 기간과 예산이 소요된다. 우리나라에서는 미군 시설 이외에서는 탄저균 및 백신에 대한 연구가 진행되고 있지 않고 있다. 뉴스에 의하면 미군은 오산, 용산 등 우리나라에 소재한 군 시설에서 탄저균 관련 실험을 진행하는 것으로 보도된다. 미국 내에서는 사막 한복판의 지하 터널에서 실험을 수행하고 있지만, 우리나라에서는 이러한 규정이 적용되지 않고 감시 체계도 제대로 갖추어져 있지 않아 심각한 보건 안보의 위협을 초래할 가능성이 상존한다. 미국에서는 생물학적 테러에 대비하여 해외파병 군인과 외교관 등 노출 고위험 집단에 대하여 의무적으로 탄저균 예방접종을 실시하고 있다고 한다. MERS 사태가 진정 국면에 접어들었기 때문에, 이제는 탄저균 불법 반입에 대한 진상을 면밀하게 파악하고, 추후에는 이러한 일이 절대로 발생하지 않도록 하는 확실한 보장을 미국으로부터 공식적으로 받아 내야 할 것이다.

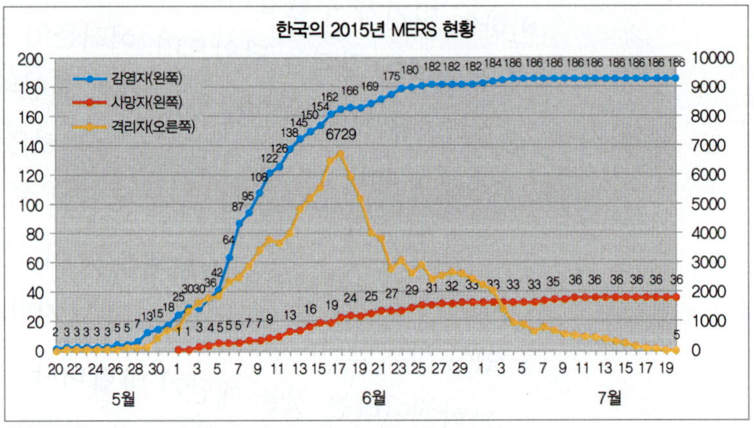

출처: https://en.wikipedia.org/wiki/Middle_East_respiratory_syndrome180

양성렬

서울대학교 자연과학대학 해양학과, 이학사, 이학 석사
미국 U. So. California, Ph.D., Biological Sciences
현) 광주대학교 간호학과 교수, 광주대 환경연구센터장

목차

저자 서문 v

역자 서문 vi

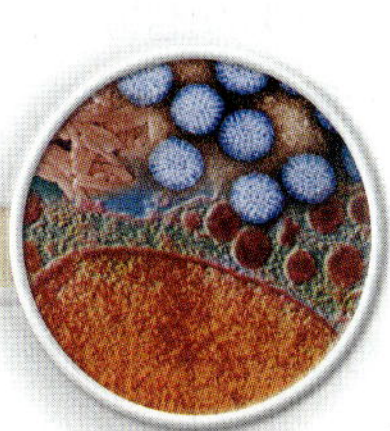

CHAPTER 1

미생물과 구성단위 소개 2

임상 사례 여러분이 주제다 2

1.1 미생물: 작지만 강하다 4

의학적 중요성 미생물에서 유래된 의약품 6

1.2 역사 속의 미생물 9

의학적 중요성 당뇨병과 바이러스의 연관 9

1.3 거대분자: 생명의 초구조물 14

1.4 미생물의 명명, 분류, 동정 24

임상 사례 결론 30

병원 내부 사정 백신 논쟁 31

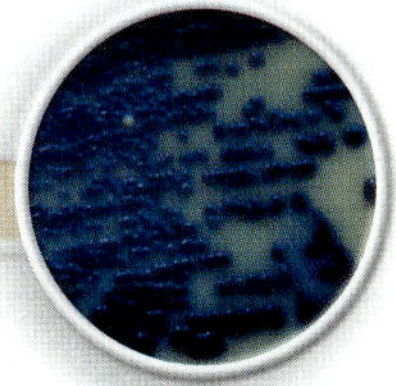

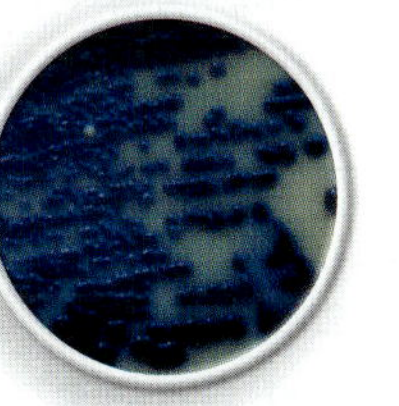

CHAPTER 2

실험실 도구: 미생물의 배양과 현미경 분석 방법 34

임상 사례 시료 얻기 34

의학적 중요성 독감 백신의 제조: 살아 있는 생장 배지의 예 36

2.1 미생물을 어떻게 배양하는가 36

2.2 현미경 46

의학적 중요성 그램양성과 그램음성 세균의 대조 54

임상 사례 결론 56

병원 내부 사정 파파니콜로 염색 57

CHAPTER 3

세균과 고세균 60

임상 사례 극단적인 내생포자 60

3.1 세균과 고세균의 형태와 기능 62

3.2 외부 구조 66

의학적 순간 협막으로 싸인(encapsulated) 세균을 속이기 69

3.3 세포 외피: 세포벽과 세포막 70

의학적 순간 가래 채취하기 74

3.4 세균의 내부 구조 76

3.5 고세균: 다른 "원핵생물" 79

3.6 세균과 고세균의 분류 체계 80

임상 사례 결론 82

병원 내부 사정 곤란한 상황 83

CHAPTER 4

진핵생물 세포와 미생물 86

임상 사례 계곡의 수수께끼 86

4.1 진핵생물의 역사 88

4.2 진핵세포의 구조 88

4.3 진균 98

의학적 중요성 질 칸디다증 101

의학적 중요성 톡소플라스마증과 임신 102

4.4 원생동물 103

4.5 기생충 106

의학적 중요성 테이프 검사 108

임상 사례 결론 110

병원 내부 사정 치명적인 물림: 말라리아 111

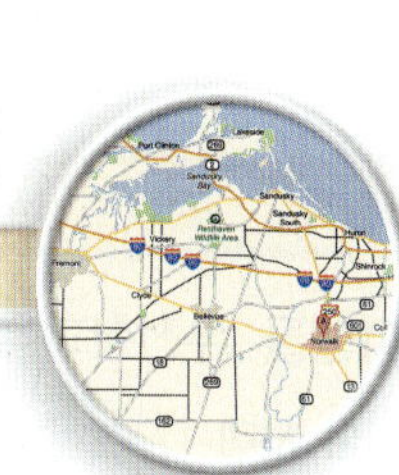

CHAPTER 5

바이러스 구조와 생활 주기 114

임상 사례 도미노 효과 114

5.1 생물학적 스펙트럼에서 바이러스의 위치 116

5.2 바이러스의 일반적인 구조 118

의학적 중요성 항생제는 왜 바이러스에 효과가 없는가 122

5.3 바이러스 증식의 유형 124

5.4 동물 바이러스의 배양과 동정 기술 132

의학적 중요성 세균 감염과 바이러스 감염의 구별 134

5.5 기타 비세포 감염 매개체 134

5.6 바이러스와 인간 건강 134

임상 사례 결론 136

병원 내부 사정 대상포진 137

CHAPTER 6

미생물 영양과 생장 140

임상 사례 상처 치료 140

6.1 미생물의 영양 142

의학적 중요성 삼투와 정맥 수액 146

의학적 중요성 능동수송과 이온 통로 147

6.2 미생물에 영향을 미치는 환경 요인 149

6.3 세균 생장에 대한 연구 155

임상 사례 결론 162

병원 내부 사정 발열: 치료할 것인가? 치료하지 않을 것인가? 163

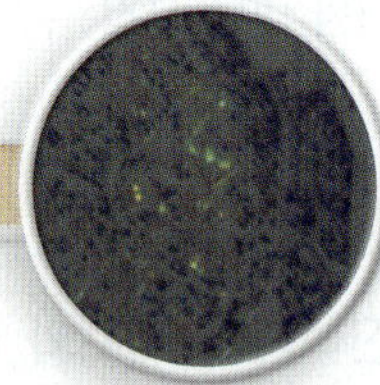

CHAPTER 7

미생물 대사 166

임상 사례 그렇게 달콤하지 않다 166

7.1 대사와 효소의 역할 168

7.2 에너지의 추적과 이용 175

7.3 이화작용 178

의학적 중요성 근육 대사 184

7.4 동화작용과 대사의 교차 경로 185

의학적 중요성 아미노산: 필수, 비필수, 조건적 필수 아미노산 187

임상 사례 결론 188

병원 내부 사정 비타민 D 결핍증 189

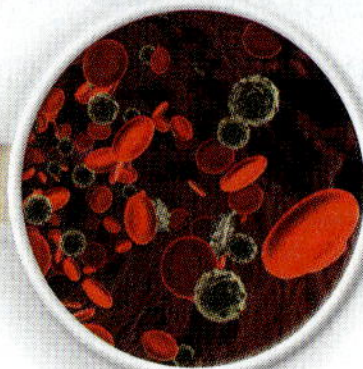

CHAPTER 8

미생물 유전학과 유전공학 192

임상 사례 자신을 공격하는 신체 192

8.1 유전학과 유전자에 대한 소개 194

8.2 전사와 번역 199

8.3 단백질 합성의 유전적 조절 208

8.4 DNA 재조합 사건 211

8.5 돌연변이: 유전 암호의 변경 216

8.6 유전공학 220

의학적 중요성 항생제 내성 생물과 싸우는 데 희망이 있는가? 220

의학적 중요성 박토펙션(bactofection)—직접적 유전자 전달 225

임상 사례 결론 228

병원 내부 사정 인슐린 생산을 위한 재조합 DNA의 사용 229

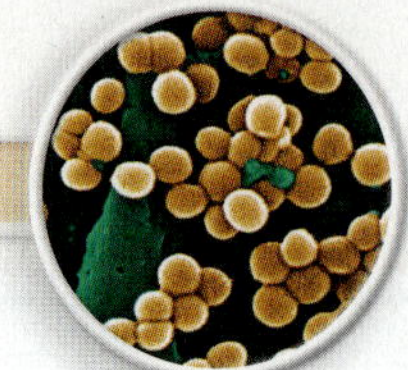

CHAPTER 9

미생물의 물리화학적 통제 232

임상 사례 피부 준비하기 232

9.1 미생물의 통제 234

9.2 물리적 통제 방법 240

9.3 미생물 통제에서 화학적 제제 248

의학적 중요성 알코올 기반의 손 세정제 사용 248

의학적 중요성 상처 치료용 은: 은을 침투시킨 드레싱 252

임상 사례 결론 254

병원 내부 사정 신선한 공기와 햇빛: 병원 내부의 수준 낮은 기술이 다시 최첨단이 되었다 255

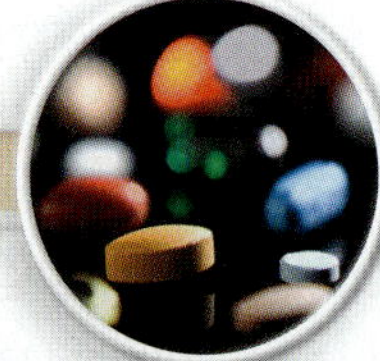

CHAPTER 10

항균 치료 258

임상 사례 기대하지 않았던 일 258

10.1 항균 치료의 원리 260

10.2 약제와 미생물 사이의 상호작용 266

10.3 항균제 내성 274

의학적 중요성 항생제는 왜 설사를 유발하는가? 280

10.4 약제와 숙주 사이의 상호작용 280

의학적 중요성 알레르기 또는 부작용? 283

임상 사례 결론 284

병원 내부 사정 항생제를 요구하는 것: 약제 내성에서 소비자의 역할 285

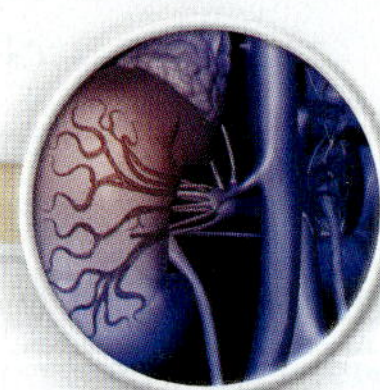

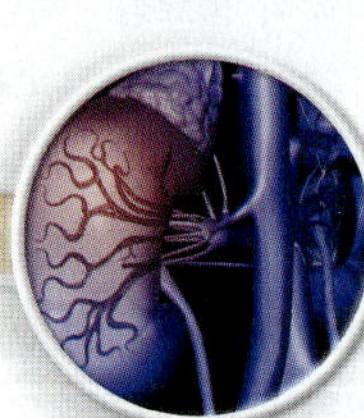

CHAPTER 11

미생물과 인간 사이의 상호작용 288

임상 사례 영구적인 해결책 288

11.1 인간 숙주 290

11.2 감염의 진행 293

의학적 중요성 침입로가 손상되었을 때 295

의학적 중요성 징후와 증상의 구분 302

의학적 중요성 직업에 대한 시선: 감염 통제 개업의 311

11.3 역학: 집단의 질병에 대한 연구 313

임상 사례 결론 318

병원 내부 사정 분변 이식 319

CHAPTER 12

숙주의 방어 I: 개요와 비특이적 방어 322

임상 사례 세균이 그 원인? 322
12.1 숙주의 방어 기작 조망 324
12.2 2차 방어선과 3차 방어선: 개요 327
의학적 중요성 림프절의 검사 330
의학적 중요성 편도선 331
12.3 2차 방어선 333
임상 사례 결론 344
병원 내부 사정 원인 불명 발열: 의학적 불가사의 345

CHAPTER 13

숙주의 방어 II: 특이 면역과 면역법 348

임상 사례 면역 균형 348
13.1 특이적 면역: 3차 및 최후의 방어선 350
13.2 I 단계: 림프구 다양성의 발달 354
의학적 중요성 흉선 354
13.3 II 단계: 항원의 제시 358
13.4 III, IV 단계: T 세포 반응 360
13.5 III, IV 단계: B 세포 반응 363
13.6 특이적 면역과 예방 접종 368
의학적 중요성 위험한 관습: 수두 파티 368
임상 사례 결론 375
병원 내부 사정 IVIG 요법 376

CHAPTER 14

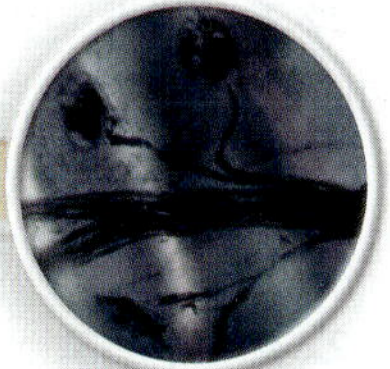

면역 장애 380

임상 사례 좋은 것도 한 번 두 번이지 380
14.1 면역 반응: 양면의 동전 382
14.2 I 유형 알레르기 반응: 아토피와 아나필락시스 383
의학적 중요성 패치 검사 390
14.3 II 유형 과민증: 이물질 세포를 용해하는 작용 391
14.4 III 유형 과민증: 면역 복합체 반응 393
14.5 IV 유형 과민증: 세포 매개(지연형) 반응 395
14.6 자기에 대한 부적절한 반응: 자가면역 397
14.7 면역결핍 질환: 면역계의 감수성 저하 401
의학적 중요성 손 씻기 401
임상 사례 결론 404
병원 내부 사정 관절염의 2가지 유형 405

CHAPTER 15

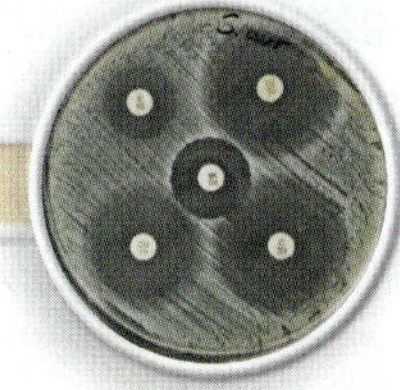

감염의 진단 408

임상 사례 : 원인의 추적 408
15.1 미생물 질환의 조사를 위한 준비 410
15.2 감염원의 추적: 시료 채취 412
15.3 표현형 방법 415
의학적 중요성 정성적 진단 대 정량적 진단 415
15.4 유전자형 방법 418
15.5 면역학적 방법 421
의학적 중요성 실험 결과를 이해하기 426
15.6 획기적인 방법론 428
임상 사례 결론 432
병원 내부 사정 요추 천자를 통한 뇌척수액의 채취 433

CHAPTER 16

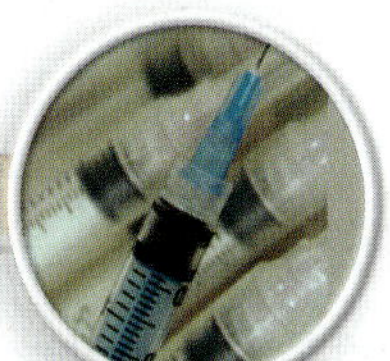

피부와 눈에 영향을 미치는 감염성 질병 436

임상 사례 증상의 빈발 436
16.1 피부와 피부 방어 438
16.2 피부의 정상균 439
16.3 미생물에 의하여 유발되는 피부 질환 440
의학적 중요성 수족구병 446
의학적 중요성 헤르페스 글라디아토룸 448
16.4 눈의 표면과 눈의 방어 456
16.5 눈의 정상균 457
16.6 미생물에 의하여 유발되는 눈 질환 458
임상 사례 결론 460
병원 내부 사정 다형 홍반 462

CHAPTER 17

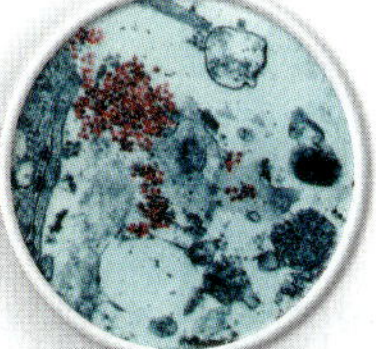

신경계에 영향을 미치는 감염성 질병 466

임상 사례 새로운 것 466
17.1 신경계와 신경계의 방어 468
17.2 신경계의 정상균 469
17.3 미생물에 의하여 유발되는 신경계 질환 469

의학적 중요성 진균성 수막염 474
의학적 중요성 간과된 기생생물 감염 483
임상 사례 결론 492
병원 내부 사정 *Naegleria fowleri*에서 살아남기 494

CHAPTER 18

심장 혈관계와 림프계에 영향을 미치는 감염성 질병 498

임상 사례 심장병 498
18.1 심장 혈관계와 림프계 및 그들의 방어 500
의학적 중요성 림프관염 502
18.2 심장 혈관계와 림프계의 정상균 502
18.3 미생물에 의하여 유발되는 심장 혈관계와 림프계 질병 503
의학적 중요성 카포시 육종 511
임상 사례 결론 526
병원 내부 사정 에볼라 527

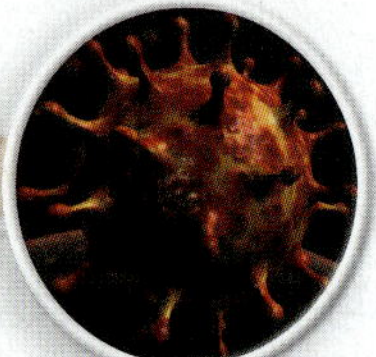

CHAPTER 19

호흡계에 영향을 미치는 감염성 질병 532

임상 사례 몹시 아프고, 매우 빠르다 532
19.1 호흡기관(기도)과 호흡기관의 방어 534
의학적 중요성 후두개염 534
19.2 호흡기관의 정상균 534
19.3 미생물에 의하여 유발되는 상기도 질병 536
19.4 상기도와 하기도에 모두 영향을 미치는 미생물에 의하여 유발되는 질병 541
19.5 미생물에 의하여 유발되는 하기도 질병 546
의학적 중요성 획기적인 TB 치료 550
임상 사례 결론 555
병원 내부 사정 의료인을 위한 의무적인 독감 예방주사: 토론 556

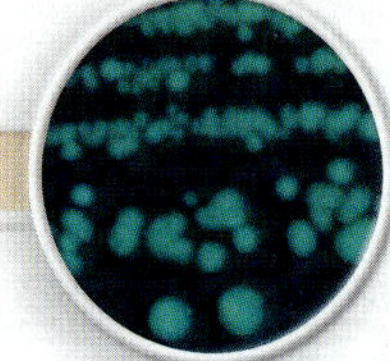

CHAPTER 20

위장관에 영향을 미치는 감염성 질병 560

임상 사례 "피와 소화관" 560
20.1 위장관과 위장관의 방어 562
20.2 위장관의 정상균 563
20.3 미생물(비기생충)에 의하여 유발되는 위장관 질병 563
의학적 중요성 탈수 564
의학적 중요성 황달의 평가 584
20.4 기생충에 의하여 유발되는 위장관 질병 588
임상 사례 결론 594
병원 내부 사정 바로 여기가 집이다: 방치된 기생충 감염 596

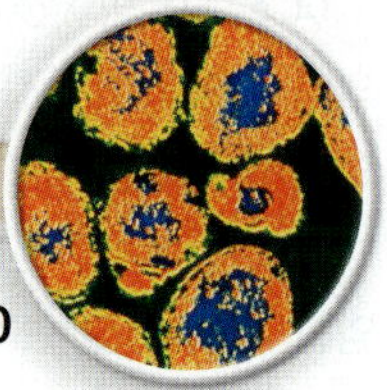

CHAPTER 21

비뇨생식기계에 영향을 미치는 감염성 질병 600

임상 사례 모든 것이 걸음걸이에 있다 600
21.1 비뇨생식기와 방어 602
21.2 비뇨생식기의 정상균 604
21.3 미생물에 의하여 유발되는 요로 질병 605
21.4 미생물에 의하여 유발되는 생식관 질병 607
의학적 중요성 여성 콘돔 611
의학적 중요성 사면발이 621
임상 사례 결론 625
병원 내부 사정 구강 암과 성교 626

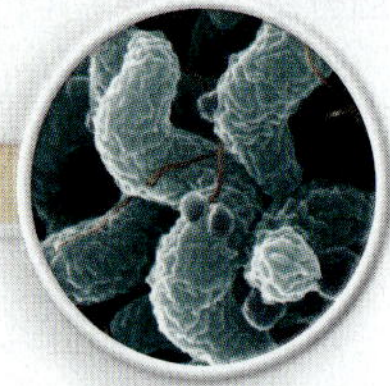

CHAPTER 22

하나의 건강: 환경, 인간, 동물과 상호 연관된 건강 632

임상 사례 Leona가 사랑하는 치즈 632
22.1 하나의 건강 634
22.2 동물과 감염성 질병: 동물원성 감염병 635
의학적 중요성 독력의 진화: HIV 639
22.3 환경과 감염성 질병 640
의학적 중요성 깨끗한 물을 위한 플라스틱 병 641
22.4 구원의 미생물 646
임상 사례 결론 652
병원 내부 사정 안트라시마이신: 병원 내부의 해양 진흙이 새로운 항생제를 생산한다 653

APPENDIX A NCLEX® 준비와 선다형 문제 답 A-1

APPENDIX B 질병 통계의 표현 A-2

찾아보기 I-1

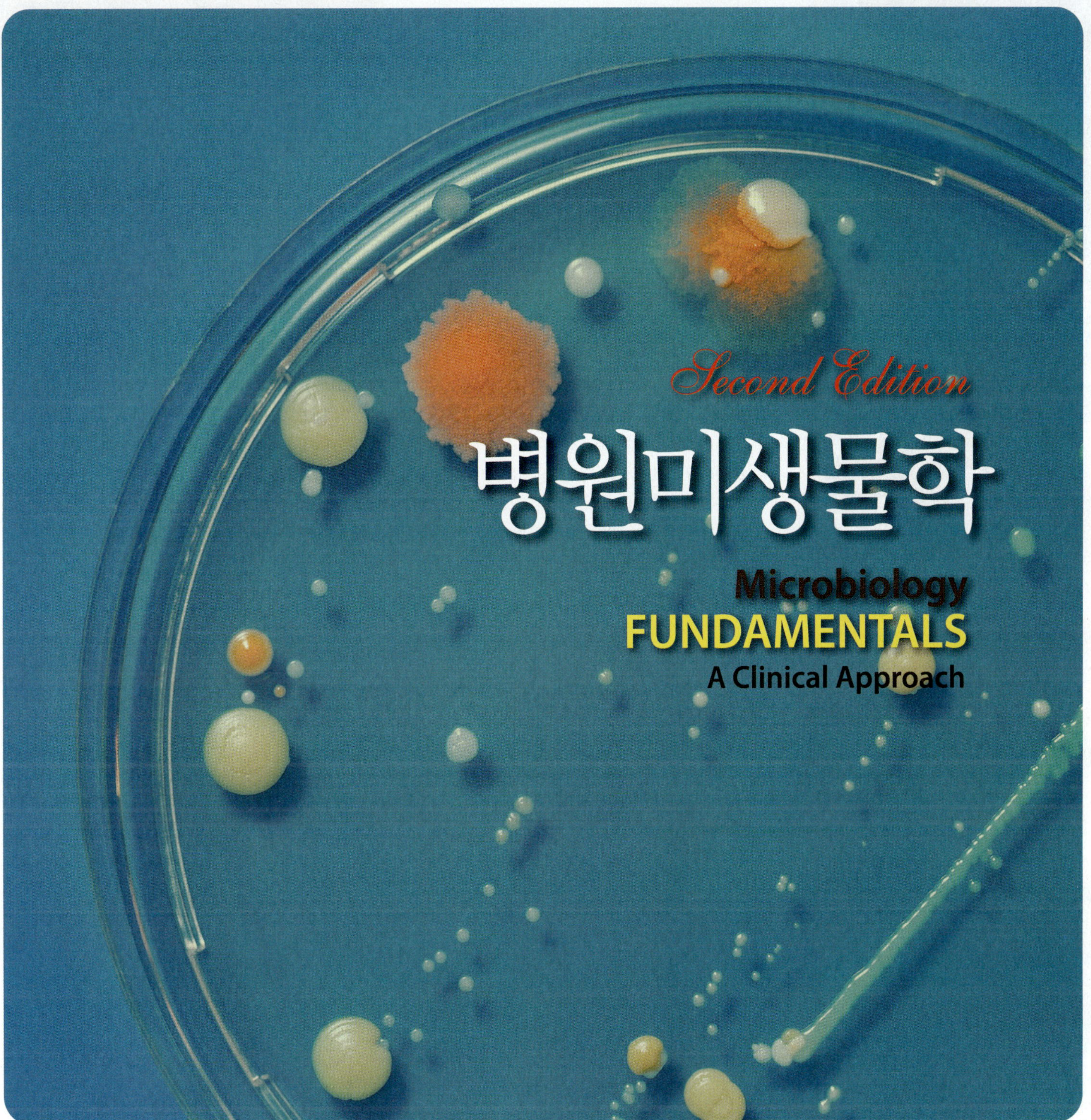
Second Edition
병원미생물학
Microbiology
FUNDAMENTALS
A Clinical Approach

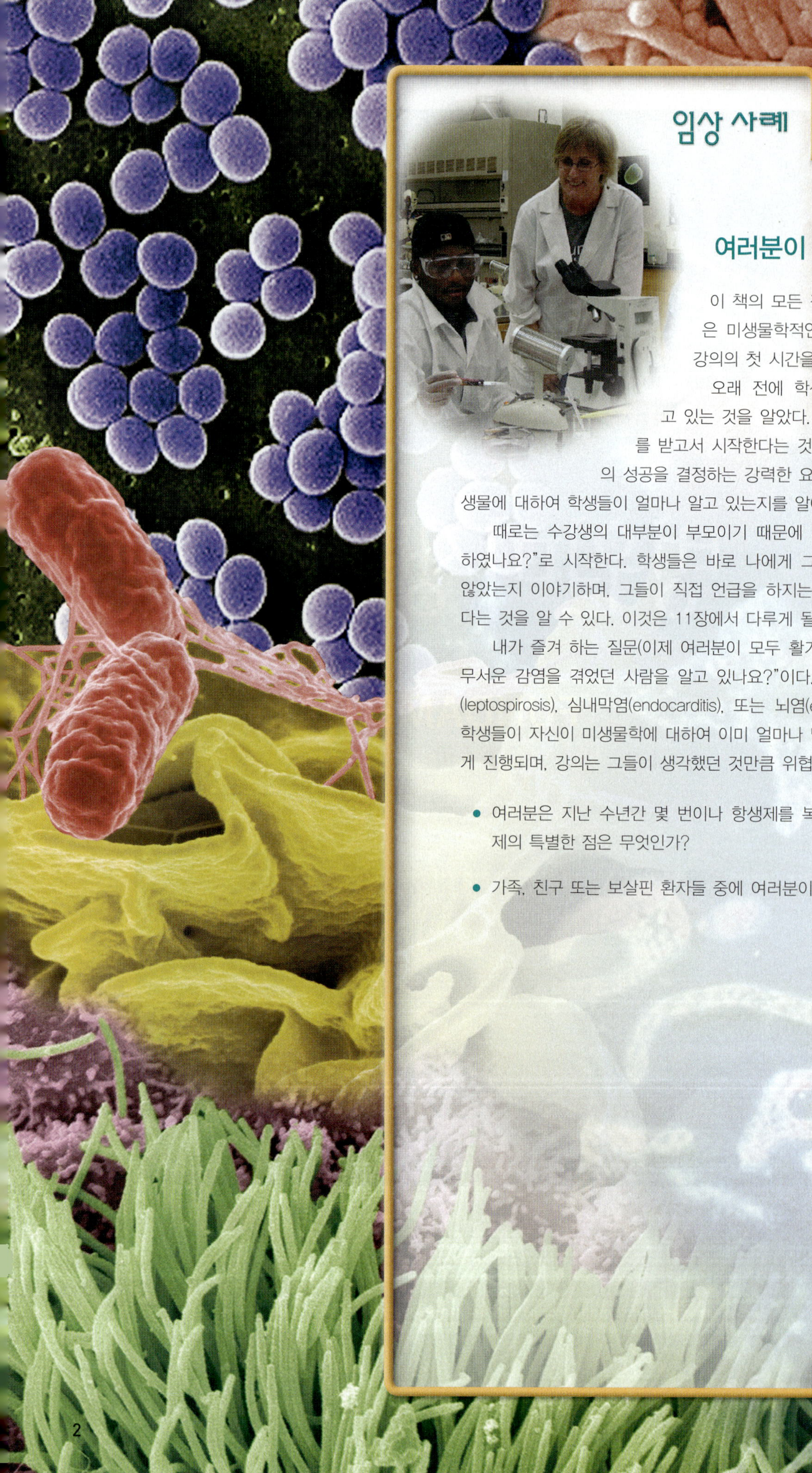

임상 사례

여러분이 주제다

이 책의 모든 장의 서론에는 다양한 의료 종사자가 근무하면서 겪은 미생물학적인 이야기를 여러분에게 할 것이다. 첫 장에서는 내 강의의 첫 시간을 소개하려고 한다.

오래 전에 학생들이 미생물 강의에 대하여 많은 불안감을 가지고 있는 것을 알았다. 나는 불안감이 여러분이 야구에서 스트라이크 하나를 받고서 시작한다는 것과 비슷하게 느끼는 것을 아는데, 이는 태도가 우리의 성공을 결정하는 강력한 요인이기 때문이다. 따라서 강의 첫 시간에는 종종 미생물에 대하여 학생들이 얼마나 알고 있는지를 알아보기 위해 이야기하면서 약간의 시간을 보낸다.

때로는 수강생의 대부분이 부모이기 때문에 "여러분 중에서 몇 사람이나 자녀에게 예방 접종을 하였나요?"로 시작한다. 학생들은 바로 나에게 그들이나 지인들이 왜 아이들에게 예방 접종을 하지 않았는지 이야기하며, 그들이 직접 언급을 하지는 않지만 나는 수준 높은 미생물학적 개념을 언급한다는 것을 알 수 있다. 이것은 11장에서 다루게 될 **집단면역**(herd immunity)이다.

내가 즐겨 하는 질문(이제 여러분이 모두 활기를 띠기 때문에)은 "여러분 중에 진짜로 흔치 않고 무서운 감염을 겪었던 사람을 알고 있나요?"이다. 놀랄 만한 수의 학생들이 말라리아, 렙토스피라증(leptospirosis), 심내막염(endocarditis), 또는 뇌염(encephalitis)을 앓았던 사람을 알고 있었다. 그러면 학생들이 자신이 미생물학에 대하여 이미 얼마나 많이 알고 있는지를 이해하게 되면서 대화는 흥미롭게 진행되며, 강의는 그들이 생각했던 것만큼 위협적이지 않게 된다.

- 여러분은 지난 수년간 몇 번이나 항생제를 복용하였는가? 감염을 치료하기 위하여 처방된 항생제의 특별한 점은 무엇인가?
- 가족, 친구 또는 보살핀 환자들 중에 여러분이 겪은 가장 생소한 감염이 무엇인가?

임상 사례 결론은 30쪽에 있음.

CHAPTER 1

미생물과 구성단위 소개

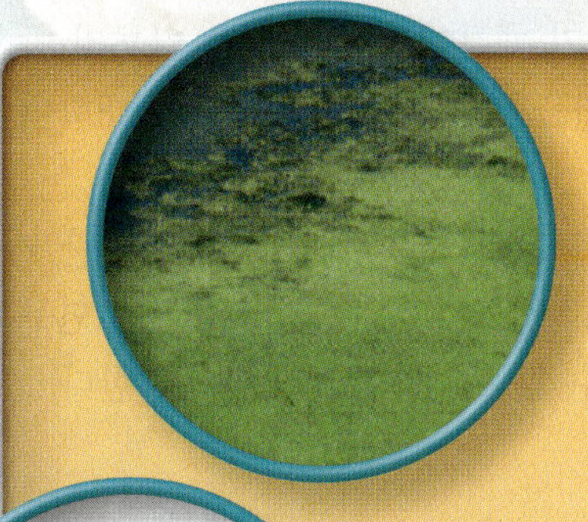

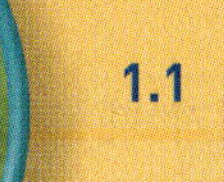

이 장에서는...

1.1 미생물: 작지만 강하다

1. 인간에 서식할 수 있는 다양한 미생물 종류를 열거한다.
2. 지구상 미생물의 역할과 영향을 서술한다.
3. 진화론과 이것이 왜 학설로 불리는지 설명한다.
4. 인간이 미생물을 이용하는 방법들을 설명한다.
5. 미생물에 의하여 유발되는 인간 질병의 상대적인 괴로움을 요약한다.
6. 세균, 고세균, 진핵 미생물을 구분한다.
7. 네 번째 유형의 미생물을 동정한다.
8. 다양한 미생물의 상대적인 크기를 비교하고 대조한다.

1.2 역사 속의 미생물

9. 1600년대부터 현재까지 미생물학의 발달에 대한 연대표를 작성한다.
10. 커다란 영향을 끼친 최근의 미생물학적 발견을 열거한다.

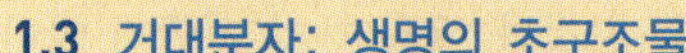

1.3 거대분자: 생명의 초구조물

11. 생화학 물질의 4가지 주요한 집단의 이름을 말한다.
12. 각각의 생화학 물질로 이루어진 세포 구성 요소의 예를 제공한다.
13. 단백질 구조의 1차, 2차, 3차, 4차 단계를 구분한다.
14. 뉴클레오티드의 3가지 구성 요소를 열거한다.
15. DNA와 RNA의 3가지 질소 염기의 이름을 말한다.
16. ATP의 3가지 구성 요소를 열거한다.
17. 모든 세포에 공통적인 3가지 특성을 상기한다.

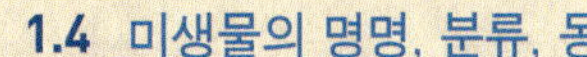

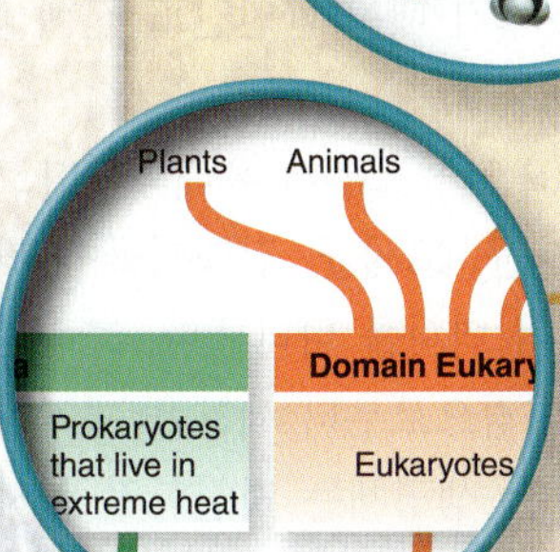

1.4 미생물의 명명, 분류, 동정

18. 명명법, 분류학, 분류의 용어를 구분한다.
19. 분류 체계를 기억하기 위한 연상 기억법을 작성한다.
20. 미생물의 이명법 이름을 정확하게 적는다.
21. 3가지 주요 도메인의 도표를 그린다.
22. 분류학의 전통적인 접근법과 분자적인 접근법의 차이를 설명한다.

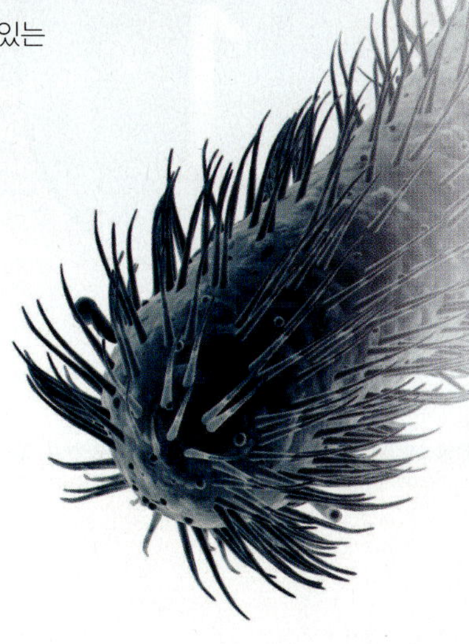

수많은 편모를 가지고 있는 간상(막대 모양) 세균

1.1 미생물: 작지만 강하다

미생물학(microbiology)은 확대하지 않으면 너무 작아서 볼 수 없는 매우 작은 생명체를 다루는 생물학의 전문적인 분야이다. 이러한 **현미경적(microscopic)** 생물을 통틀어 **미생물(microorganism 또는 microbe)** 또는 미생물의 종류나 목적에 따라서 몇 가지 다른 용어로 부른다. 우리가 배우게 될 몇 가지 주요한 미생물 집단이 있다. 그들은 **세균(bacteria)**, **고세균(archaea)**, **원생동물(protozoa)**, **진균(fungi)**, **기생충(helminth)**, **바이러스(virus)**이다. 또한 **조류(algae)**라고 하는 다른 중요한 집단도 있다. 조류는 생물권의 건강에 중요하지만 인간에게 직접 감염되지 않기 때문에 이 책에서는 다루지 않을 것이다. 다른 6개의 집단은 인간에 서식하는 구성원을 가지고 있으며 이들에 대하여 초점을 맞춘다.

미생물의 본질은 매우 빠른 증식이기 때문에 실험실에서 신속히 커다란 개체군을 배양할 수 있어 연구하기 매우 쉽지만, 반면에 직접 관찰할 수 없기 때문에 연구하기 매우 어렵다. 현미경 이외에 간접적으로 분석할 수 있는 다양한 방법에 의존한다.

미생물과 행성

수십억 년에 걸쳐 미생물은 지구의 서식처의 발달과 다른 생명 형태의 진화를 광범위하게 형성하였다. 다른 행성의 생명체를 탐색하는 과학자들이 미생물의 흔적을 찾는 것은 당연하다.

지구에서 발생한 현재의 세포 유형의 선조인 단세포 생물은 화석 기록에 의하면 약 35억 년 전에 발생하였다. 그 당시에는 현재는 멸종된 원래의 세포 유형에서 3가지 유형의 세포가 발생하였는데, 세균, 고세균, 그리고 특별한 세포 유형인 **진핵생물(eukaryote)**이다. Eukary는 "진정한 핵"이라는 의미이며 핵을 포함하고 있는 유일한 세포이다. 세균과 고세균은 진정한 핵을 가지고 있지 않다. 이러한 이유로 전통적으로 핵 이전이라는 의미의 **원핵생물(prokaryote)**로 불린다. 그러나 연구자들은 세균과 고세균이 유전적으로 크게 차이가 있기 때문에 둘을 함께 원핵생물로 구분하지 않을 것을 제안한다.

세균과 고세균은 대부분 단세포 생물이다. 수많은 진핵생물도 단세포이지만, 진핵세포 유형은 벌레나 인간과 같은 고등의 복잡한 다세포 생물로도 진화하였다. 수적으로 진핵세포는 세균과 고세균에 비하여 매우 소수이지만, 크기가 크기 때문에(인간도 진핵생물임) 세균과 고세균에 비하여 우점하고 중요하게 인지된다.

오랫동안 진핵생물은 세균과 고세균보다 늦게 진화되었고 그들로부터 유래되었다고 믿어졌다. 현재 대부분의 증거는 초기 세포 유형으로부터 세균, 고세균, 진핵생물이 거의 동시에 발생하였다고 보여준다. **그림 1.1**은 지구상 생명의 역사를 나타낸다. 그림의 척도에서 인간은 방금 출현한 것으로 보인다. 이는 인간이 환경으로부터 세균을 제거할 수 없고 제거하려고 해서도 안 된다는 것을 잘 나타낸다. 모든 생명체는 지질학적 역사의 과정을 통한 많은 대변동에 살아남고 적응하였다.

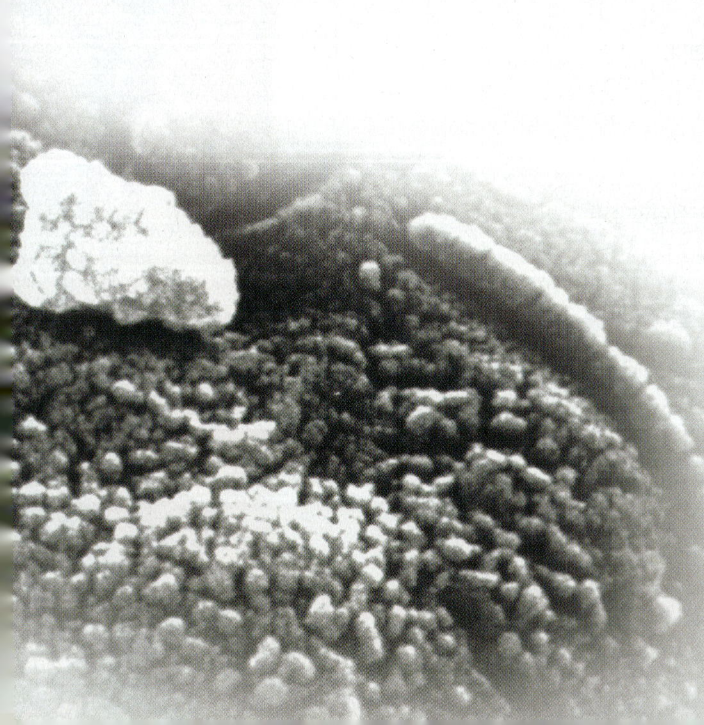

세균의 또 다른 커다란 영향은 **어디에나 존재한다(ubiquitous)**는 것이다. 미생물은 지각의 깊은 곳에서부터 극지방 빙하와 대양, 동식물의 체내까지 어느 곳에서도 발견된다. 대부분 보이지 않기 때문에 미생물의 작용은 커다란 식물이나 동물의 작용처럼 보통 명백하거나 친숙하지 않다. 미생물은 대량으로 나타나고 다른 생물이 생존할 수 없는 장소에서 생활하기 때문에 작은 크기를 보완할 수 있다. 무엇보다도 미생물은 생명에 필수적인 지구의 경관에 중심적인 역할을 한다.

단세포 생물이 지구상에 35억 년 동안 다양한 환경에 적응한 것을 지적한다면, 이는 진화에 대하여 이야기하는 것이다. 최초 생명 형태가 환경과 상황에 적응하면서 끊임없

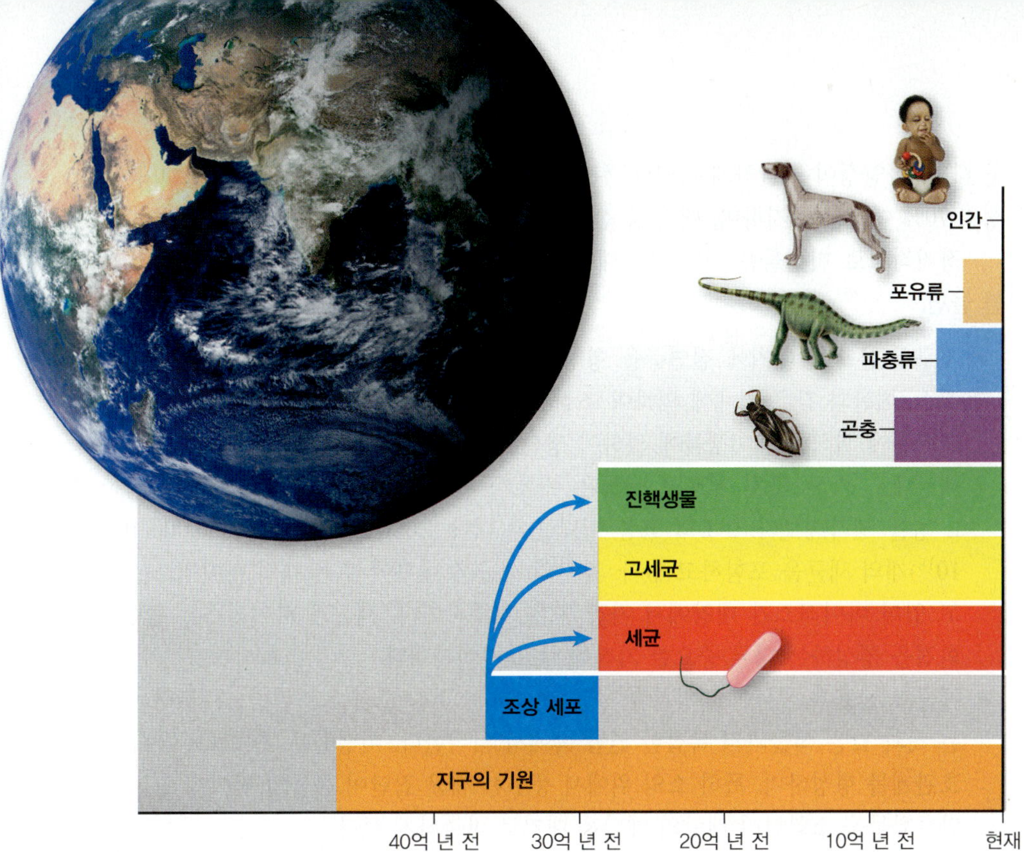

그림 1.1 진화적 시간표.

이 변화하지 않았다면 현재 형태의 생명은 존재하지 않았을 것이다. 그림 1.1의 왼쪽 끝에서부터 인간이 출현한 오른쪽 끝으로 가면서, 수십억 이상의 매우 작은 변화를 포함하며, 이는 지구가 생성되고 10억 년이 지나서 출현한 최초의 세포로부터 시작된다.

여러분은 **진화론(theory of evolution)**으로 서술되는 개념을 의심의 여지없이 들었을 것이다. 몇 가지 용어를 명확히 하자. **진화(evolution)**는 생물이 환경에 적응하면서 발생하는 변화의 축적이다. 이는 매일 지구의 모든 장소에서 일어나며, 과학에 의하여 검증되고 관찰될 수 있는 현상이다. 과학자들은 **이론**(theory)이라는 용어를 일반 대중이 사용하는 것과는 다른 방식으로 사용하며, 이는 종종 큰 혼란을 초래한다. 과학에서 이론은 관찰된 현상을 설명하기 위한 지식을 갖고 하는 추측인 가정으로 시작된다. 가정이 과학의 이론으로 이름 붙여질 쯤에는 여러 해에 걸친 검증을 거치면서 반박되지 않았다. 이론은 사실로 간주된다. 이는 "내 이론은 그가 늦은 이유는 늦잠을 잤기 때문이다"라는 것과 같은 일반적인 사용법과 매우 다르다. 진화론은 배종설(germ theory)과 다른 과학 이론과 같이, 단순한 무작위적 추측이 아니라 잘 연구되고 잘 정립된 자연현상을 나타낸다.

그림 1.2 풍부한 광합성 군집. 두꺼운 조류(algae) 매트가 형성된 여름철의 연못.

미생물이 어떻게 지구를 형성하였는가

미생물은 지구 생태계를 통한 에너지와 음식의 흐름에 깊이 관련되어 있다. 대부분의 사람은 식물이 빛을 연료로 하여 이산화탄소를 유기물로 변환하고 산소의 생성이 수반되는 광합성(**oxygenic photosynthesis; 산소 생성 광합성**)을 수행한다는 것을 알고 있다. 그러나 세균은 최초의 식물이 출현하기 오래 전에 광합성을 고안하였으며, 처음에는 산소를 생성하지 않았다(**산소 비생성 광합성**; anoxygenic photosynthesis). 이러한 산소 비생성 광합성은 나중에 산소 생성 광합성으로 진화하였으며, 이는 산소를 발생할 뿐 아니라 태양광에서 에너지를 훨씬 효율적으로 추출하였다. 이런 이유로 이러한 고대의 단세포 미생물은 지구의 대기를 무산소 환경에서 산소 환경으로 변화시키는 원인이 되었다. 산소의 생성은 또한 호기성 호흡에서 산소를 사용하게 하고 오존을 생성하였으며,

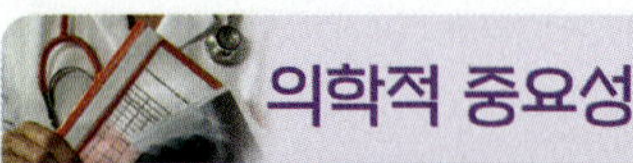

의학적 중요성

미생물에서 유래된 의약품

페니실린은 미생물이 인간의 생활을 개선하기 위하여 사용될 수 있는지에 대한 가치 있는 예이다. 스코틀랜드 세균학자였던 플레밍(Alexander Fleming)은 1928년 아주 우연히 페니실린을 발견하였다. 페트리 접시에 몇 종류의 세균 배양을 하면서, Fleming은 실수로 뚜껑을 덮는 것을 잊었다. 수일간 뚜껑을 덮지 않은 채로 방치하였으며, 페트리 접시를 확인하였을 때 곰팡이로 덮여 있는 것을 발견하였다. Fleming이 페트리 접시를 폐기하기 직전에 곰팡이 주변에 세균이 전혀 없는 것을 알아차렸는데, 다른 말로 하면 곰팡이가 주변의 모든 세균을 사멸시켰다.

이 발견의 중요성을 인식하고 Fleming은 *Penicillium* 속의 이 곰팡이를 가지고 실험하여 몇 종의 세균의 성장을 효과적으로 정지시키거나 느리게 한다는 것을 발견하였다. 곰팡이에서 궁극적으로 분리된 화학물질인 페니실린은 2차 세계대전 중에 널리 이용되어 Fleming의 명성을 확고하게 하였을 뿐 아니라 수많은 군인의 생명을 구하였다.

둘 다 종 다양성이 폭발하게 하였다. 현재 광합성 미생물(주로 세균과 조류)은 지구 광합성의 70% 이상을 차지하며, 대기 중 산소의 대부분에 기여한다(**그림 1.2**).

장기적으로 미생물은 토양, 물, 대기의 구조와 성분을 추진하는 주된 동력이다. 예를 들면,

- 지구의 온도는 대기에 절연층을 형성하여 열을 보존하게 하는 이산화탄소, 아산화질소, 메탄과 같은 기체에 의하여 조절된다. 이러한 기체의 대부분은 환경과 동물의 소화관에 서식하는 미생물에 의하여 생산된다.
- 대양에서 가장 많은 세포성 생물은 어류가 아니라 세균이다. 청량음료를 담는 2 L 병을 생각해보자. 2 L의 표층 바닷물은 대략 1,000,000,000,000,000,000(100경, 10^{18})개의 세균을 포함하고 있다. 각각의 세균은 내부에 수천 개의 바이러스를 가지고 있어 바이러스가 대양에서 가장 많은 거주자이다. 세균과 바이러스는 광합성과 환경을 생성하는 다른 중요한 기작에 주요 기여자이다.
- 세균과 진균은 식물이 영양분과 물을 흡수하는 것을 도와주고 질병으로부터 보호하는 것과 같은 식물과의 복잡한 연합 속에서 서식한다. 미생물은 동물과도 유사한 상호관계를 형성하며, 특히 소의 위에서 풍부한 세균 집단이 동물의 먹이에 있는 복합탄수화물을 소화하여 대량의 메탄을 대기로 방출하게 한다.

미생물과 인간

미생물은 지구의 작동에 명백한 기념비적인 중요성을 가지고 있다. 미생물의 다양성과 다능성은 인간의 필요에 이용되는 우수한 후보자가 되며, 미생물은 인간을 자신들의 필요에 이용하여 질병을 일으키기도 한다. 이 절에서는 이러한 2종류의 미생물 상호작용을 모두 살펴본다.

실수로 또는 선택에 의하여 인간은 생활을 개선하고 문명을 형성하기 위하여 수천 년간 미생물을 사용하였다. 단세포 진균인 빵효모 또는 맥주효모는 빵이 부풀게 하고 당을 알코올로 발효하여 포도주나 맥주를 만든다. 다른 진균은 로케포르(Roquefort) 치즈 또는 까망베르(Camembert) 치즈와 같은 특별한 치즈를 제조하는 데 이용된다. 역사 기록에 의하면 고대 이집트의 가정에서 상처와 병변에 직접 바르기 위하여 곰팡이 핀 빵 덩어리를 보관하였다고도 한다. 인간이 미생물을 산업적으로 생산물을 만들기 위하여 조작하는 것을 **생물공학(biotechnology)**이라고 한다. 예를 들어 일부 특성화된 세균은 귀금속을 채굴하거나 인위적인 오염을 정화하는 독특한 능력을 가지고 있다.

유전공학(genetic engineering)은 새로운 생성물이나 유전자 변형생물(genetically modifide organism, GMO)을 생산하기 위한 목적으로 미생물, 식물, 동물의 유전자를 조작하는 생명공학의 분야이다. GMO를 설계하는 강력한 기술을 **재조합 DNA 기술(recombinant DNA technology)**이라고 한다. 이 기술은 유전물질을 한 생물에서 다른 생물로 전달하고 계획적으로 DNA를 변경할 수 있도록 한다. 세균과 진균은 유전공학적으로 조작된 최초 생물의 일부이다. 이는 그들이 단세포 생물이고 유전적 조성의 변경에 매우 잘 적응하기 때문에 가능했다. 재조합 DNA 기술은 의학, 산업, 농업적 이용에 무제한의 잠재력을 가지고 있다. 미생물은 의약품, 호르몬, 효소와 같은 바람직한 생산물을 합성하도록 공학적으로 조작될 수 있다.

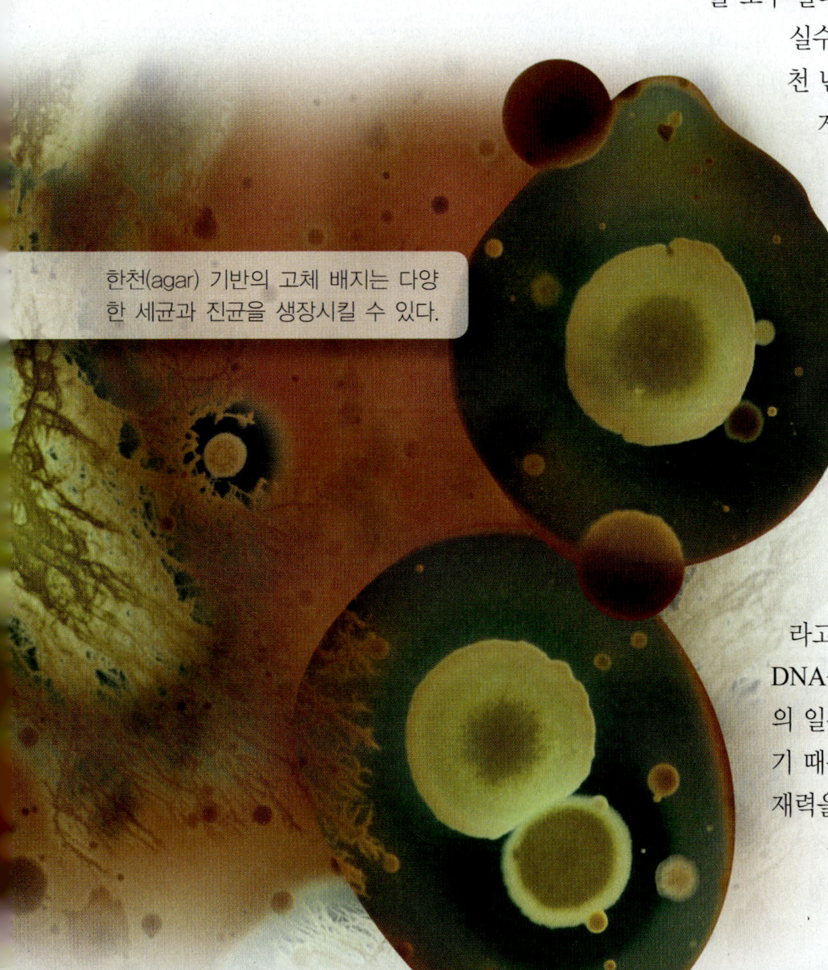

한천(agar) 기반의 고체 배지는 다양한 세균과 진균을 생장시킬 수 있다.

미생물의 무한한 잠재력에 다가가는 다른 방식은 **생물학적 환경 복원**

(bioremediation)이다. 이 용어는 원래 존재하고 있거나 의도적으로 도입된 미생물이 안정성을 회복하거나 독성 오염 물질을 정화할 수 있는 능력을 가리킨다. 미생물은 다른 생물에 해를 미치는 화학물질을 분해하는 데 놀라운 능력을 가지고 있다(**그림 1.3**). 이는 과학자들이 개발한 인위적인 화학물질과 자연적인 대응물이 없는 것까지도 포함한다.

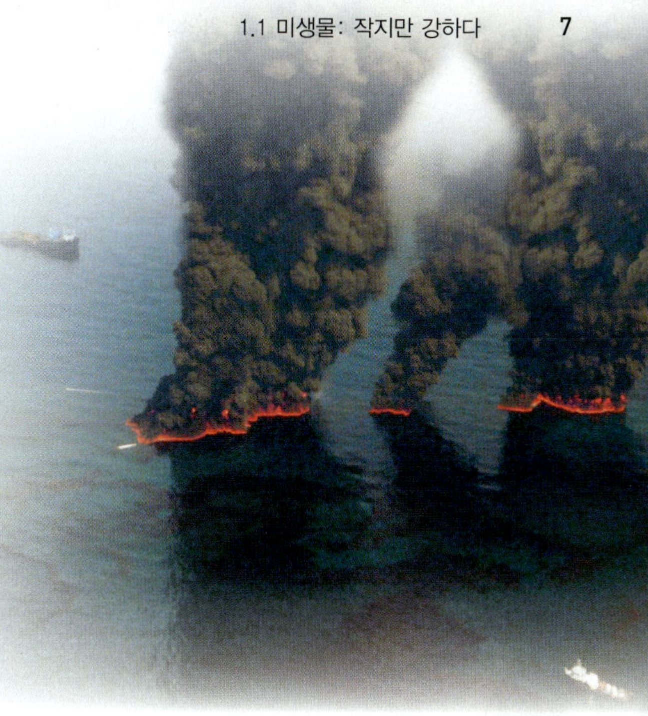

그림 1.3 **2011년 멕시코 만의 기름 유출사고.** 해양의 세균이 유출된 기름의 일부를 대사(먹었다)하였다는 증거가 있다.

인간에게 해를 끼치는 미생물

지구를 인간과 함께 공유하는 미생물의 가장 흥미로운 점은 미생물이 제공하는 모든 혜택에도 불구하고, 미생물이 **병원균(pathogen)**으로서 인간의 고통에 상당히 기여한다는 것이다. 사실상 미생물은 인간 숙주에게 많은 혜택을 제공한다. 인간의 내부 또는 표면에 서식하는 다양한 미생물 군이 인간의 건강에 중요한 부분이라는 것을 주목하라. 그러나 인류는 또한 다양한 유형의 질병을 유발하는 2천여 종의 미생물에 괴롭힘을 당한다. 감염성 질병은 아직도 질병을 이해하고 치료하려는 상당한 대처에도 불구하고 전 세계적으로 인구를 황폐화시킨다. 세계보건기구(WHO)는 매년 세계적으로 100억 건의 새로운 감염이 발생한다고 추산한다. 감염성 질병은 대부분의 인류에서 가장 흔한 사망 원인 중 하나이며, 미국 인구의 상당한 부분을 사망하게 한다. **표 1.1**은 미국과 전 세계에서 매년 상위 10가지 사망 원인을 나타낸다(감염성과 비감염성을 포함하는 모든 원인).

감염성 질병의 과부하에 추가하여 우리는 새로운(emerging) 그리고 오래된(재출현하는; reemerging) 질병의 발생이 증가하는 것을 알고 있다. AIDS, C형 간염, 웨스트 나일 바이러스, 폐결핵이 그 예이다. 재조림, 산업적 농경기술, 화학물질과 항생제의 사용과 같은 형태의 인간의 작용이 특정한 감염성 질병의 출현이나 재출현을 가져올 수 있다는 것이 명백해지고 있다. 이러한 양상은 마지막 22장에서 논의될 것이다.

최근의 가장 놀랄 만한 발견은 비감염성으로 간주되었던 많은 질병이 미생물 감염과 관련되었을지 모른다는 것이다. 가장 잘 알려진 예가 위궤양인데, 이제는 헬리코박터(*Helicobacter*)에 의하여 유발된다고 알려져 있다. 그러나 이러한 예는 더 많이 있다. 특정한 암과 세균과 바이러스, 당뇨병과 콕사키바이러스, 정신분열증과 보르나 에이전트(Borna agent)라고 불리는 바이러스와의 사이에 연합이 확립되어 있다. 다발성 경화증, 강박 신경증, 관상 동맥 질환, 심지어는 비만까지도 미생물의 만성적 감염과 관련된다. 모든 명백한 질병이 특징지어지고 치료법이나 예방법이 고안된 시기인 미생물학적 발견

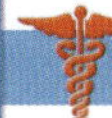

NCLEX® 준비

1. 다음의 어떠한 질병과정에 미생물 감염이 연관되어 있는가? 모두 고르시오.
   a. 위궤양
   b. I형 당뇨병
   c. 신장 동맥 협착
   d. 정신분열증
   e. 비만
   f. 심부 정맥 혈전증

표 1.1 사망의 주요 원인—모든 질병

미국	사망자 수	전 세계	사망자 수
1. 심장병	617,000	1. 심장병	7백만
2. 암	565,000	2. 뇌졸중	6.2백만
3. 만성 하부 호흡기 질병	141,000	3. 하부 호흡기 감염(인플루엔자와 폐렴)	3.2백만
4. 뇌혈관 질환	134,000	4. 만성 폐쇄성 폐질환	3백만
5. 사고(비의도적 부상)	122,000	5. 설사병	1.9백만
6. 알츠하이머병	82,000	6. HIV/AIDS	1.5백만
7. 당뇨병	71,000	7. 기도, 기관지, 폐암	1.5백만
8. 인플루엔자와 폐렴	56,000	8. 진성 당뇨병	1.4백만
9. 신장병	48,000	9. 도로 부상	1.3백만
10. 자살	36,000	10. 조산	1.2백만

*붉은색의 질병은 가장 명백하게 미생물에 의하여 유발되는 것이다.

출처: Data from the World Health Organization and the Centers for Disease Control and Prevention. Data published in 2014 representing final figures for the year 2011.

의 황금기는 더 정확하게 첫 번째 황금기로 간주해야 할 것으로 보인다. 이제 인류는 미생물의 더 미묘한 면을 발견하고 있다.

감염성 질병 추세에서 다른 중요한 발전은 방어 체계가 약화된 환자의 수가 증가한다는 것인데, 그들은 의학의 발전으로 인하여 그러한 상태로부터 불구나 사망을 장기간 견디는 대신에 활발한 삶을 영위하고 있다. 그들은 건강한 사람에게는 병원성이 일어나지 않는 통상적인 미생물에 의하여 쉽게 감염된다. 또한 약물에 내성이 있는 미생물의 수가 증가한다. 가장 현대적인 기술을 인류에게 가용함에도 불구하고, 위대한 프랑스 과학자인 파스퇴르(Louis Pasteur)가 관찰하였듯이 아직도 미생물이 "결정권"을 가지고 있는 것 같다.

미생물은 정확히 무엇인가?

세포 조직

앞에서 논의되었듯이 진화 역사에 2가지 기본적인 세포 유형이 출현하였다. 세균과 고세균, 그리고 **진핵세포(eukaryotic cell)**는 세포 구조의 복잡성뿐 아니라 내용물과 기능에서도 상이하다.

일반적으로 세균과 고세균 세포는 진핵세포에 비하여 10배 정도 작고, **세포소기관(organelle)**과 같은 진핵세포 구조가 대부분 결여되어 있다. 세포소기관은 특정한 기능을 하는 작고 이중막으로 둘러싸인 구조이며, 핵, 미토콘드리아, 엽록체 등을 포함한다. 세균, 고세균, 진핵 미생물의 예는 3장과 4장에서 더 자세히 다룬다.

모든 세균과 고세균은 미생물이지만, 진핵생물은 일부만 미생물이다**(그림 1.4)**. 또한 인간도 당연히 진핵생물이다. 기생충과 같은 대부분 맨눈으로 볼 수 있는 특정한 작은 진핵생물은 미생물은 아니지만 전파되고 신체가 그들에게 반응하는 방식으로 인하여 감염성 질병의 연구에 포함

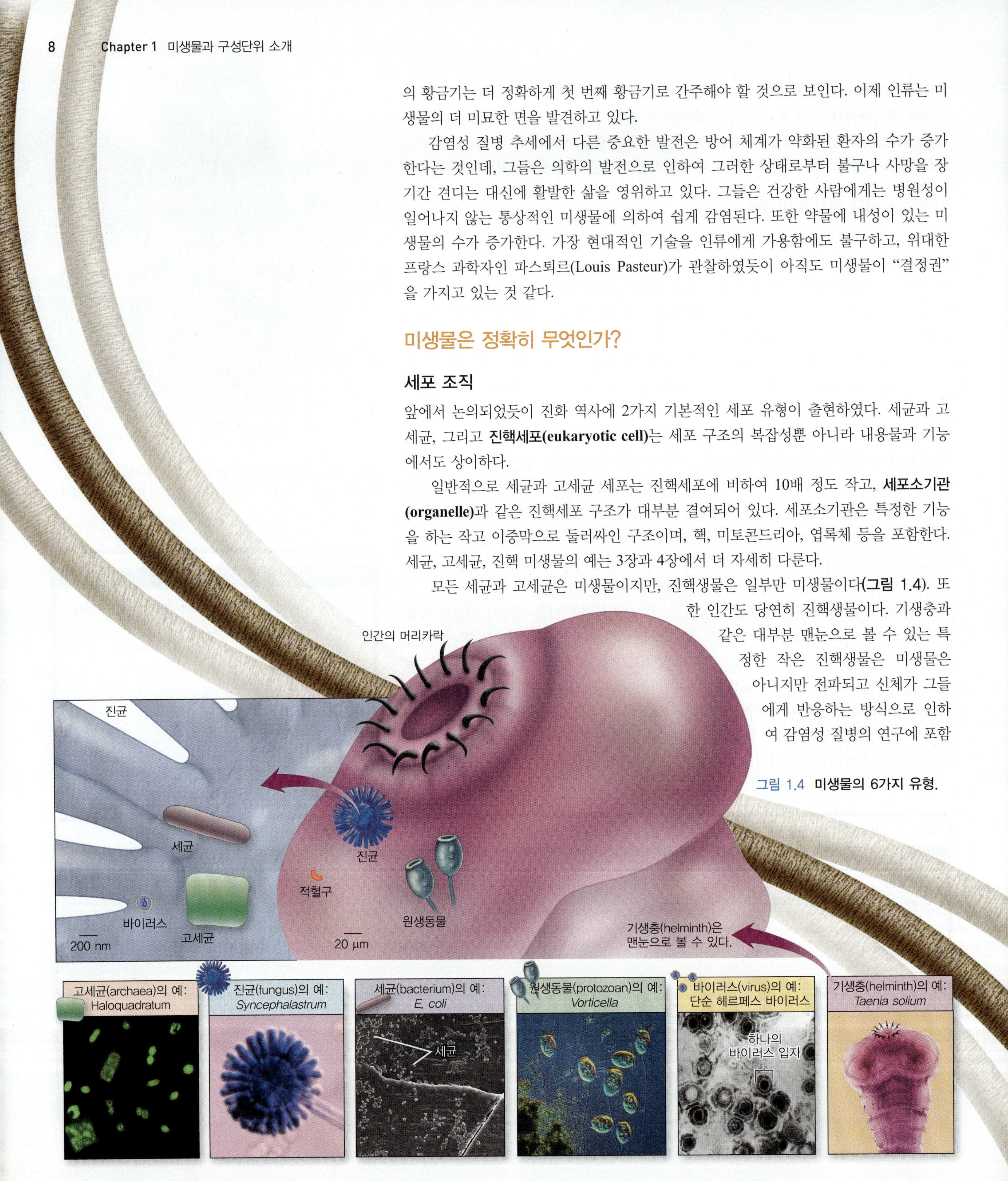

그림 1.4 **미생물의 6가지 유형.**

된다.

바이러스(virus)는 미생물학자의 집중 연구 대상이다. 대신에 바이러스는 거대 분자와 세포 중간쯤의 복잡성 단계로 존재하는 작은 입자이다. 바이러스는 세포에 비하여 훨씬 단순하며 숙주 밖에서는 본질적으로 소량의 유전물질(DNA 또는 RNA, 절대 둘 다 가지고 있지 않음)이 단백질 덮개로 포장되어 있으며 종종 단백질을 포함하는 지질 막의 외투가 있다. 숙주 생물의 내부에서의 세포 내 상태에서 바이러스는 보통 특정한 유전 프로그램을 숙주 생물에게 부여하는 유전물질의 형태로서만 존재한다.

1.1 학습 결과—진도 평가

1. 인간에 서식할 수 있는 다양한 미생물 종류를 열거하시오.
2. 지구상 미생물의 역할과 영향을 서술하시오.
3. 진화론과 이것이 왜 학설로 불리는지 설명하시오.
4. 인간이 미생물을 이용하는 방법들을 설명하시오.
5. 미생물에 의하여 유발되는 인간 질병의 상대적인 괴로움을 요약하시오.
6. 세균, 고세균, 진핵 미생물을 구분하시오.
7. 네 번째 유형의 미생물을 동정하시오.
8. 다양한 미생물의 상대적인 크기를 비교하고 대조하시오.

1.2 역사 속의 미생물

지난 300년 동안 수천여 미생물학자의 집중적인 관심, 호기심, 그리고 헌신이 없었다면 인류는 우리를 둘러싸고 있는 현미경적 영역에 대하여 거의 알 수 없었을 것이다. 미생물학에서의 발견은 대부분 희미한 조명의 실험실에서 조잡한 도구를 가지고 오랜 시간 고생한 남녀의 이전 연구로부터 결과하였다. 각자의 추가적인 통찰력은 크든 작든 생명체와 과정에 대한 우리의 현재의 지식에 추가되었다. 이 절에서는 지난 300년 동안에 이루어진 중요한 발견을 요약한다.

자연발생

역사의 매우 초기부터 인간은 어떠한 음식이 상하면 먹을 수 없게 되거나 질병을 일으키지만, 또 다른 상한 음식은 해를 끼치지 않고 향미가 증진된다는 것을 알았다. 실제로 몇 세기 전에 흑사병이나 천연두는 어떤 종류의 전파되는 물질에 의하여 유발된다는 것을 이미 유추하고 있었다. 그러나 이러한 현상의 원인은 모호하고 잘 알려지지 않았는데, 그 이유는 솔직히 인간이 잘못된 어느 것도 볼 수 없었기 때문이다. 그 결과 그들은 수수께끼에 묻혀서 미신으로 간주하였으며, 이 경향은 교육을 잘 받은 과학자들까지도 **자연발생(spontaneous generation)**이라는 개념을 믿게 하였다. 이는 물질에 존재하는 보이지 않는 생기력이 생명의 창조를 이끌어 낸다는 신념이었다. 이 신념은 자연에 노출된 남겨진 고기가 금방 구더기를 생산하고, 버섯이 썩은 나무에서 나타나고, 쥐가 쓰레기 더미에서 출현하고, 다른 유사한 현상들을 관찰하면서 부단히 강화되었다. 현대 지식의 관점에서는 이러한 초기 아이디어의 일부가 진기하고 터무니없다고 느껴지지만, 우리는 그 당시에는 생활에서 수수께끼가 받아들여졌고 과학적인 방법론은 널리 실행되지 않았다는 것을 기억해야 한다.

1600년대 중반에 단세포 생물이 발견된 이후에도, 자연발생의 아이디어는 계속 존재하였다. 일부 과학자는 현미경적 실체가 더 복잡한 생명체의 초기 발생 단계라고 가정하였다.

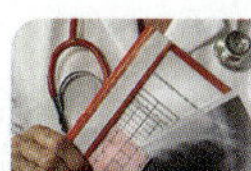

의학적 중요성

당뇨병과 바이러스의 연관

과학자들은 I형 당뇨병이 감염에 의하여 유발한다고 오랫동안 믿어 왔다. 콕사키바이러스 B와 같은 장내바이러스는 집중적인 연구의 초점이 되었다. 몇 가지의 연구가 이 가설을 지지한다. 예를 들면 2010년 출판된 연구는 장내바이러스가 선천적 면역의 결과로 염증을 초래하는 췌장의 베타 세포의 감염을 통하여, I형 당뇨병의 초기 발달에 역할을 할 수 있다는 것을 보여주었다. 이 연구와 다른 비슷한 연구는 대부분의 I형 당뇨병 환자는 지속적인 장내바이러스 감염을 가지고 있으며, 이는 장점막의 염증과 연관되어 있다.

당뇨병이 어떻게 발달하는지를 결정하려는 시도인 이와 같은 연구는 치료법을 찾는 첫 걸음이다. 만약 연구자들이 I형 당뇨병이 바이러스에 의하여 유발한다는 것을 명백하게 밝힌다면, 당뇨병을 예방하기 위한 백신이 언젠가 개발될 것이다. 그러나 이러한 것이 성취되기 전에, 연구자들은 바이러스에 감염된 개인 모두가 왜 당뇨병이 발생하지 않는 이유를 먼저 밝혀야 할 것이다.

출처: 2010. *Nature Reviews Endocrinology* 6(5): 279–89.

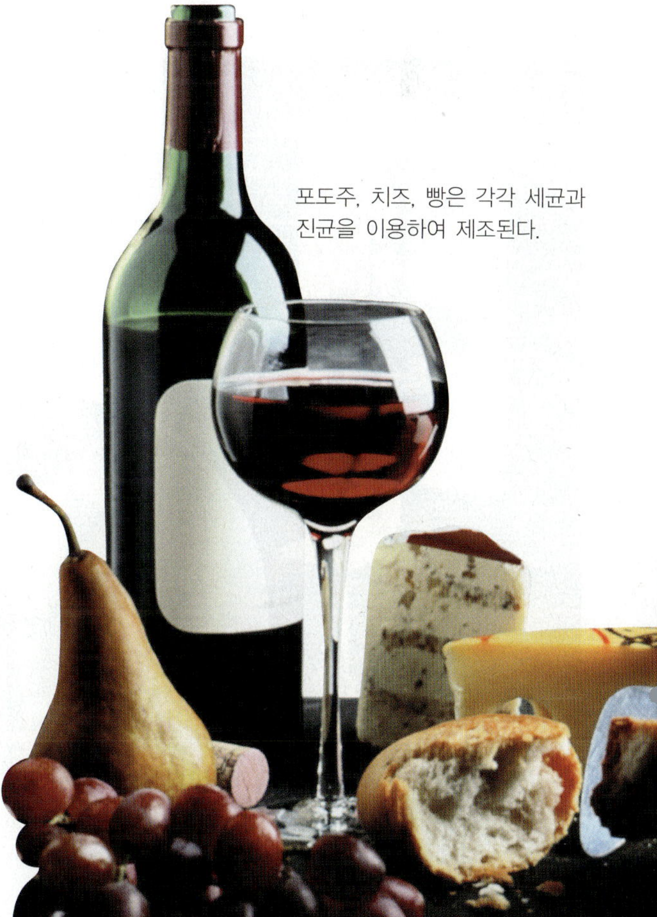

포도주, 치즈, 빵은 각각 세균과 진균을 이용하여 제조된다.

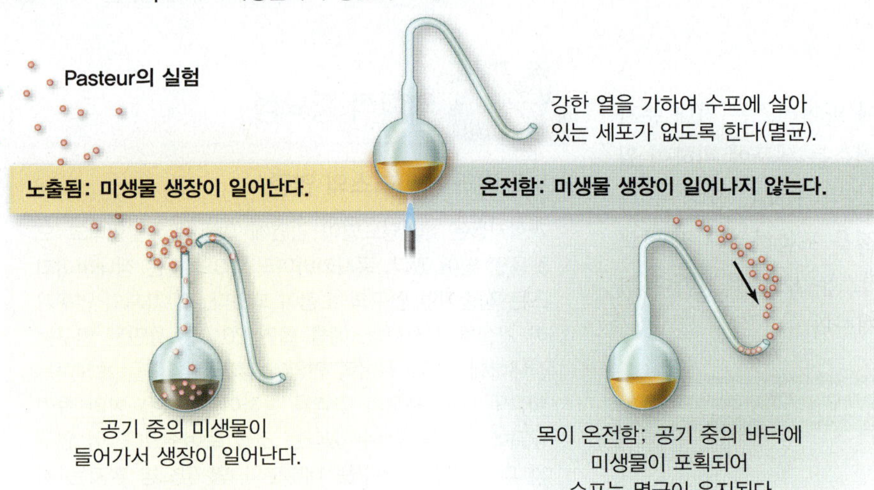

그림 1.5 자연발생설을 부정한 Pasteur의 백조 목 플라스크 실험. Pasteur는 플라스크를 공기에 개방하였지만 목을 구부려서 모든 공기 중의 미생물이 중력에 의하여 포획되도록 하였다.

그 이후 200년 동안에 과학자들은 단순한 생명체의 기원을 설명할 수 있는 2가지의 가설을 놓고서 실험에 투쟁하였다. 일부는 자연발생을 수용하는 **자연발생설(abiogenesis**; *a*=없다; *bio*=생명; *genesis*=시작 ~생명이 없이 시작함)의 아이디어에 집요하게 매달렸다. 다른 진영에는 **생물발생설(biogenesis**; 생명과 함께 시작함)의 신봉자였으며 생명체는 동일한 종류의 다른 생명체에서만 발생한다고 주장하였다.

양 진영에는 진지한 신봉자들이 있었으며, 각 진영은 그들의 증거가 왜 더 정확한지에 대한 그럴듯한 설명이 표면에 드러나는 것을 주장하였다. 최종적으로 1800년대 중반에 화학자이자 미생물학자인 Pasteur가 각축장의 무대에 입장하였다. Pasteur는 최근에 맥주와 포도주의 발효에서 미생물의 역할에 대한 연구를 하고 있었으며, 공기, 과일, 곡물에서 음료로 도입된 미생물의 활동에 의하여 이러한 과정이 일어난다는 것이 명백하였다. 이 방법이 자연발생설이 단순하지만 탁월하다는 사실을 무시하는 데 이용되었다.

공기와 먼지가 미생물의 출처라는 것을 증명하기 위하여, Pasteur는 플라스크에 걸쭉한 수프를 채우고 입구를 긴 백조 목 형태의 관으로 형성하였다(**그림 1.5**). 플라스크의 입구는 공기 출입이 자유롭게 개방되었지만 목이 구부러져서 중력이 공기 중에 있는 어떠한 먼지 입자도 목의 아랫부분에 침적되도록 하였다. Pasteur는 수프를 가열하여 멸균하고 배양하였다. 플라스크가 온전한 동안에 수프는 멸균이 유지되었다. 그러나 목을 부러뜨려 먼지가 플라스크에 직접 떨어질 수 있도록 하면 미생물의 생장이 즉각 시작되었다.

Pasteur는 그의 발견을 요약하여, "내가 그들로부터 차단하였고, 아직도 그들로부터 차단하고 있는데, 인간이 만들 수 있는 능력을 넘어서는 한 가지이다; 나는 공기 중에 떠도는 세균을 그들로부터 차단하였고, 나는 그들로부터 생명을 차단하였다."

현미경의 역할

미생물의 광범위한 분포와 특성의 일부에 대하여 제대로 알게 된 것은 첫 번째 현미경의 개발로 가능하였다. 이 도구는 볼 수 있는 커다란 식물과 동물과 많은 특성을 공유하고 있는 별개의 실체로서 미생물을 드러냈다. 최초의 미생물에 대한 기록은 영국인 훅(Robert Hooke)의 업적이다. 1660년대에 Hooke은 집안의 물건, 식물, 나무 등 매우 다양한 물질을 연구하였으며 최초로 나무껍질의 세포 구조를 묘사하였고 살아 있는 것으로 보이는 작은 구조의 스케치를 그렸다. Hooke은 네덜란드 포목상이면서 독학한 미생물학자인 레벤후크(Antonie van Leeuwenhoek)가 미생물을 더욱 정확하게 관찰할 수 있도록 길을 닦았다.

그림 1.6 Leeuwenhoek의 현미경. Leeuwenhoek 현미경의 놋쇠 복제품.

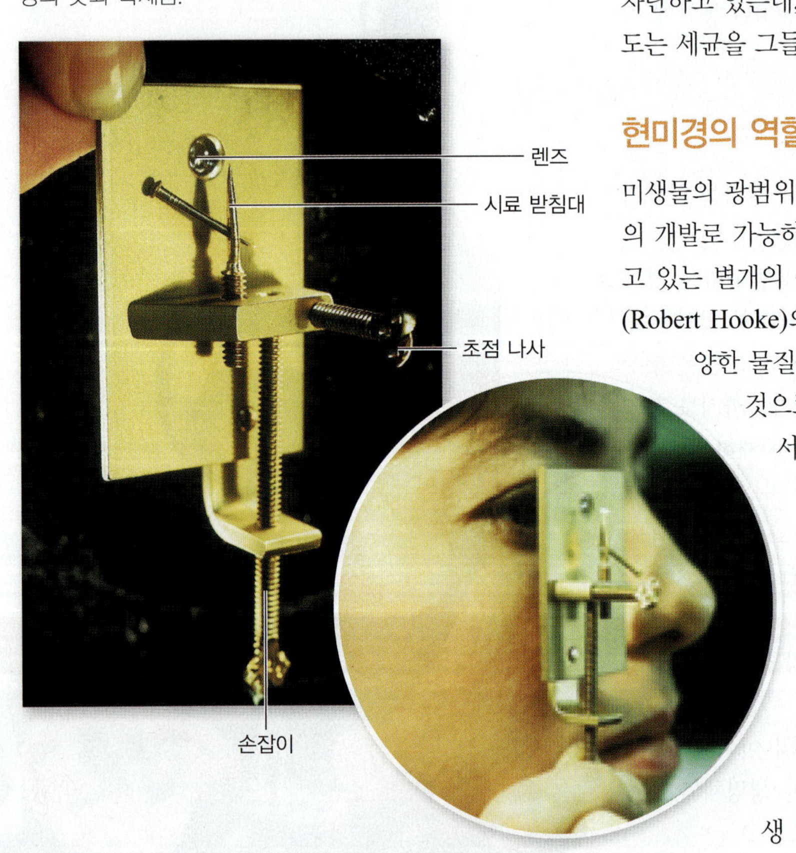

Leeuwenhoek는 직물의 실을 선명하게 보기 위하여 독학으로 렌즈를 매우 정밀하게 연마하는 방법을 배웠다. 결국 실보다 다른 것에 더 관심을 가지게 되었다. 그는 도기 항아리에서 빗물을 떠서 시료 받침대에 문지르고 가장 좋은 렌즈로 자세히 들여다보았는데 '물 속에서 맨눈으로 감지할 수 있는 것보다 1만 배나 작게 보이는 동물'을 발견하였다.

Leeuwenhoek은 거기에서 멈추지 않았다. 그는 자신의 치아와 평생 한 번도 이를 닦은 적이 없는 자원자의 치아에서 치태를 긁어내서 자세히 관찰하였다. 그는 다음과 같이 기록하였다. "치태에는 많은 매우 작은 동물들이 있었고 아름답게 움직였다. 더욱이 다른 살아 있는 소동물들이 너무 많이 있어서 모든 물이 살아 있는 것처럼 보였다." Leeuwenhoek은 런던 왕립 협회(Royal Society of London)에 그가 관찰한 것을 보내기 시작하였으며, 마침내 훌륭한 과학자(scientist of great merit)로 인정되었다.

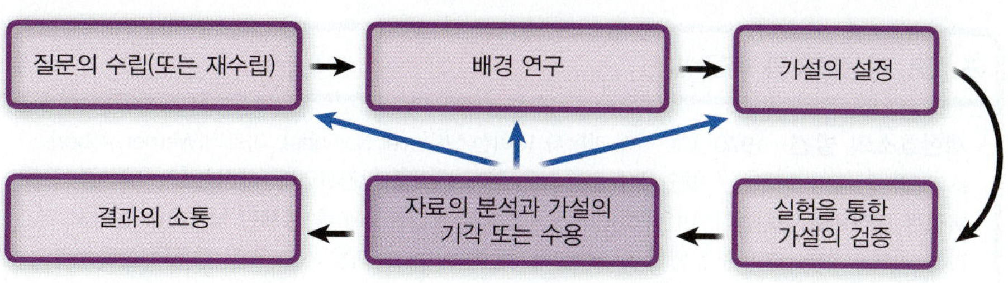

과학적 방법의 개요.

Leeuwenhoek은 300배까지 확대할 수 있는 작고 해상력이 높은 현미경을 250대 이상 제작하였다(**그림 1.6**). 그가 과학에 대해 공식적인 배움이 전혀 없었다는 점을 고려하면, 그의 세균과 원생동물(소동물이라고 불렀던)의 묘사는 빈틈없고 정확했다. 이러한 사건은 인간이 미생물과 그들이 일으키는 질병을 이해하는 시발점이 되었다. 그러나 발견은 정신없이 빠른 속도로 계속되었다. 사실상 2000년대는 생물학의 세기로 널리 불리며, 이는 유전체 연구의 새로운 능력과 생물학적 기작의 이용으로 동력을 얻고 있다. 미생물은 이러한 발견을 이끌었으며 새로운 연구에서 큰 역할을 계속하고 있다.

가장 최근에 일어난 일에 대한 여러분의 이해를 돕기 위하여, **표 1.2**에 미생물학에 대한 이해에 엄청난 영향을 미친 최근의 발견 몇 가지를 간단히 나타내었다.

표 1.2에서 볼 수 있는 RNA의 역할에 대한 인간의 관점의 변화는 생물학과 모든 과학의 특색을 강조하는데, 이는 아마도 낮게 평가되었을 것이다. 모든 종류의 주장과 사실을 포함하고 있는 두꺼운 책으로 만들어져서, 많은 사람은 과학이 깨뜨릴 수 없는 사실의 집합이라고 생각한다. 그것은 잘못된 생각이다! 과학은 관찰 가능한 현상을 수집하고, 과거의 정보를 결합하여, 현재의 이해를 찾아가는 계속 발전해 나가는 새로운 정보의 집합이다. 이러한 관찰을 설명하는 일부 가설은 오랜 기간에 걸쳐 여러 차례 확인되었기 때문에 '사실'이 아니라도 사실에 매우 근접해 있다. 다른 많은 가설은 새로운 발견이 나타나면서 계속하여 변경될 것이다. 이것이 과학의 멋진 점이다.

의학 미생물의 태동

미생물의 근원에 대한 초기 실험들은 미생물이 어디에나 있다는 심오한 깨달음을 가져왔다. 공기나 먼지는 미생물로 가득 차 있을 뿐 아니라 지구 표면 전체, 지구상의 물, 그리고 지구에 서식하는 모든 물체가 미생물에 의하여 서식되고 있다. 이러한 발견은 의학에 바로 적용되었다. 따라서 의학 미생물학의 씨앗은 질병의 배종설(germ theory)과 그에 따른 멸균, 무균, 순수배양 기술의 도입과 함께 19세기 중반 이후에 뿌려졌다.

포자의 발견과 멸균

독일 식물학자인 콘(Ferdinand Cohn)에 의한 내열성 세균 내생포자의 발견과 상세한 서술은 열이 종종 모든 미생물을 완전히 제거하지 못하는 이유를 명백히 밝혀 주었다. 모든 생명 형태(포자를 포함)와 바이러스가 전혀 없는 **멸균(sterile)**이라는 용어의 현대적인 의미는 그 이후 정립되었다(9장 참조). 물체와 물질을 멸균하는 능력은 미생물, 의학, 치의학, 그리고 많은 산업에서 절대적으로 필수적인 부분이다.

무균기술의 발전

자연발생설이 뜨겁게 논의되고 있을 때, 일부 내과 의사들은 미생물이 부패뿐 아니라 감염성 질병도 일으킬 수 있다는 의심을 하였다. 단호한 사람들은 인체 자체도 감염원이 될 수 있다고 생각하였다. 1843년 미국 내과 의사인 홈스(Oliver Wendell Holmes)는 병

표 1.2 미생물학의 최근 발전

제한효소의 발견—1970년대. 세 과학자 내이선스(Daniel Nathans), 아르버(Werner Arber), 스미스(Hamilton Smith)는 세균 내부에서 작은 분자 가위를 발견하였다. 제한효소는 DNA를 특정한 방식으로 절단한다. 이는 효소가 세균에서 수확되어 DNA를 통제된 방식으로 잘라서 다른 세포로 DNA 조각을 운반할 수 있는 매개물에 싣는 데 이용될 수 있기 때문에 생물학의 주요한 사건이었다. 이는 유전공학의 수문을 열었으며, 모든 것은 질병의 치료, 생물학적 기작의 탐구, 21세기 생물학적 혁명을 계획한다.

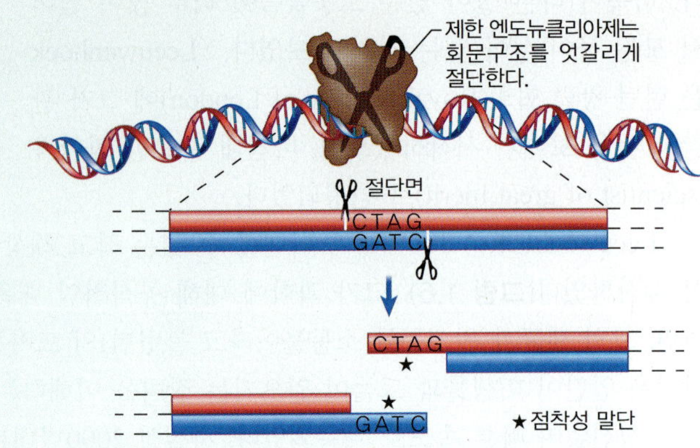

감염성 질병과 생물막의 중요성—1980년대와 이후. 생물막은 표면에 세균과 다른 미생물이 축적된 것이다. 종종 단일 생물막에는 여러 종이 있으며, 여러 층을 이루기도 한다. 이는 환경미생물학에서 오래 전에 인지하고 있었다. 암석 위의 생물막, 배 선체 위의 생물막, 심지어 고대 그림 위의 생물막은 연구가 잘 되었다. 우리는 이제 인체에서도 생물막이 비교적 흔하다는 것을 이해하며 (치태가 한 가지 사례임) 귀의 감염과 치료하기 힘든 전립선의 감염과 같은 정복하기 어려운 질병의 원인이 된다. 생물막은 신체에 이식한 이물질의 성공적인 역할도 위협하는 요인이다. 인공 고관절, 심장, 심지어 자궁 내 피임기구(intraurine device, IUD)도 생물막의 서식으로 실패를 보였다.

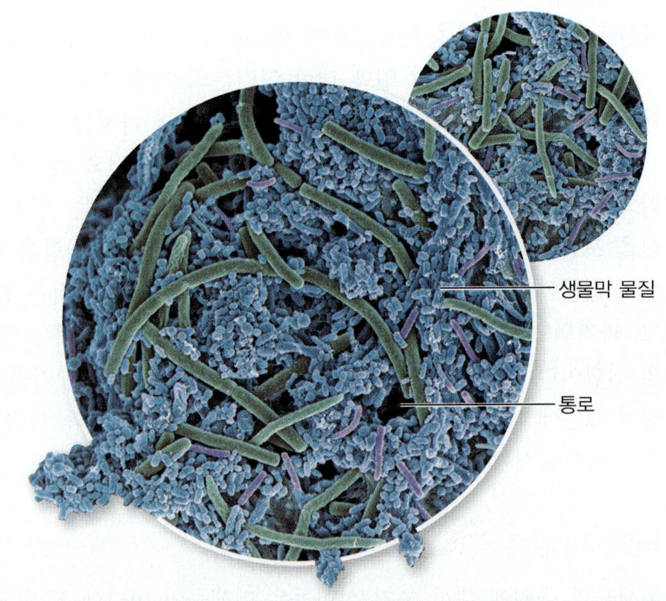

원에서 출산한 산모보다 집에서 출산한 산모가 감염이 더 적었다는 논문을 출판하였으며, 수개월 후에 헝가리의 내과 의사인 젬멜와이스(Ignaz Semmelweis)는 부검실에서 바로 온 내과 의사에 의하여 산부인과 병동에서 검진 이후에 감염되었다는 것을 매우 명백하게 보여주었다.

1860년대에 영국 외과의인 리스터(Joseph Lister)는 이러한 관찰에 관심을 기울여서 의료 사회에서 미생물을 줄이고 상처의 감염을 방지하기 위한 목적으로 **무균 기술(aseptic techniques)**을 최초로 도입하였다. Lister의 무균에 대한 개념은 현대의 예방책에 비하면 훨씬 제한적이었다. 그의 무균 기술은 수술 전에 페놀(석탄산) 같은 강력한 소독약을 사용하여 손과 공기를 소독하는 것이 대부분이었다. 믿기 어렵지만, 1800년대 후반까지도 외과의는 수술실에서 평상복을 입었으며 손을 씻는 것이 중요하다는 개념이 거의 없었다(**그림 1.7**). Lister의 기술과 멸균에 열을 적용하는 것은 물리화학적 미생물 통제의 기초가 되었으며, 아직까지도 사용되고 있다.

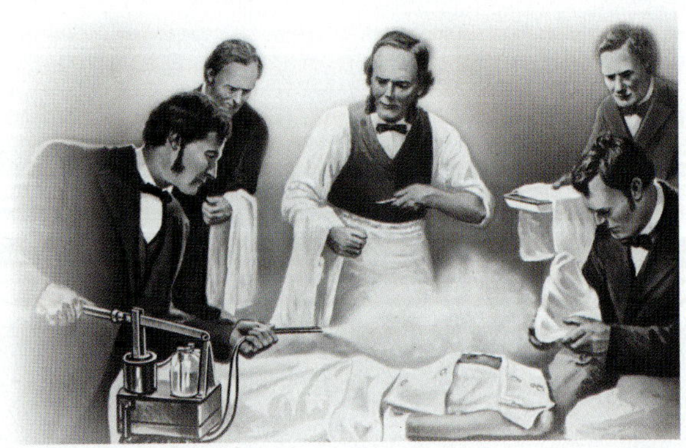

그림 1.7 **1800년대 중반 Lister의 수술실.**

질병의 배종설

Pasteur는 포도주와 맥주의 생성에 미생물의 역할을 이해하는 데 엄청난 기여를 하였다.

작은 RNA의 중요성—2000년대. 전체 유전체 서열을 분석할 수 있게 되면서(다른 커다란 진보임), 과학자들은 개념을 "정설(dogma)"로 변환하는 것을 발견하였다. 과거의 "생물학의 중심 정설(Central Dogma of Biology)"은 DNA가 RNA를 만들고 이는 단백질의 생성을 명령한다는 것이다. 유전체의 서열 분석은 DNA의 2%만 단백질을 형성한다는 것을 밝혔다. 대부분의 RNA는 대응하는 단백질을 형성하지 못한다. 이러한 RNA 조각은 보통 크기가 작다. 그들은 세포에서 일어나는 현상을 조절하는 데 중요한 역할을 하는 것 같다. 이는 질병을 어떻게 치료하는지에 대한 새로운 접근 방법을 가져왔다. 예를 들어 작은 RNA가 인간을 감염하는 세균에 중요하다면, 이들은 항미생물 치료법의 새로운 표적이 될 수 있다.

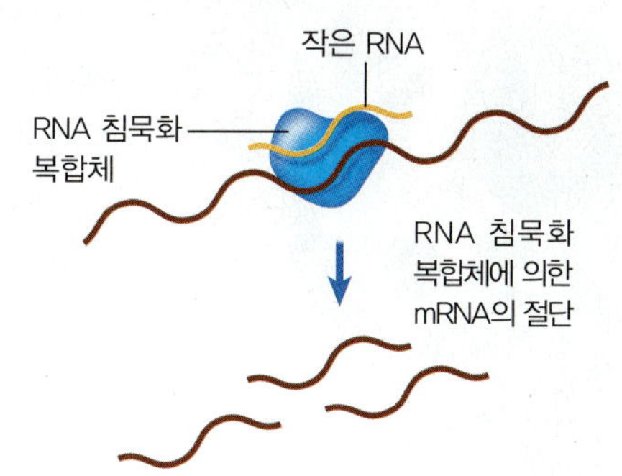

인간 미생물군락의 유전적 확인—2010년대 이후. 인간 미생물 군계 프로젝트(Human Microbiome Project, HMP)에서 생산된 최초의 상세한 정보는 믿기 어려웠다: 인간 신체의 내부와 표면에 있는 세포의 90%는 인간이 아니라 미생물이었다. 다른 것은 다른 사람에게서 나타나는 미생물의 정확한 유형은 매우 다양하지만, 미생물 군집이 가지고 있는 대사 능력의 전반적인 조합은 사람들 사이에 매우 유사하였다. 이러한 사실과 다른 발견들은 인간의 전반적인 건강과 질병에 대한 미생물 기생의 새로운 지식의 장을 열었다.

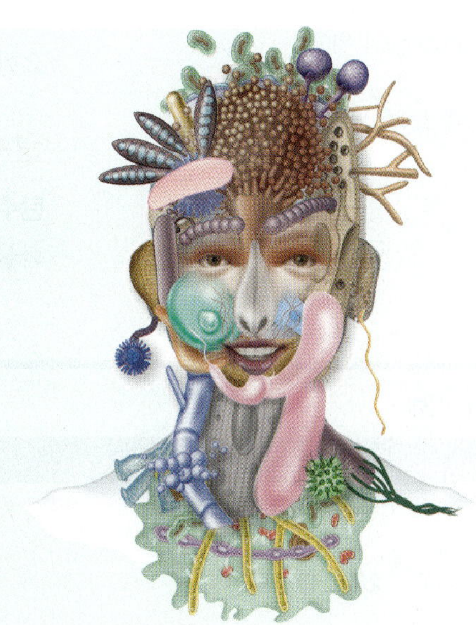

그는 저온 살균법(pasteurization)을 발명하였으며 인간의 질병이 감염에 의하여 발생할 수 있다는 것을 보여준 몇 가지 최초의 실험을 하였다. 이 연구들은 다른 과학자의 업적에 지지를 얻어 **질병의 배종설(germ theory of disease)**로 알려졌다. Pasteur와 동시대 사람인 코흐(Robert Koch)는 "코흐의 원칙(Koch's postulates)"이라는 배종설을 검증하고 생물이 병원성인지 그리고 어떠한 질병을 유발하는지를 정립할 수 있는 일련의 증명 또는 논리적인 단계를 정립하였다(11장 참조). 1875년경에 Koch는 이 실험 체계를 이용하여 탄저병이 *Bacillus anthracis*라는 세균에 의하여 유발된다는 것을 입증하였다. Koch의 원칙은 매우 유용하여서 1875년에서 1900년 사이에 20종류의 다른 질병의 원인균이 발견되었으며, 그 원칙들은 동식물의 병원균을 확인하는 기준이다.

1.2 학습 결과—진도 평가

9. 1600년대부터 현재까지 미생물학의 발달에 대한 연대표를 작성하시오.
10. 커다란 영향을 미친 최근의 미생물학적 발견을 열거하시오.

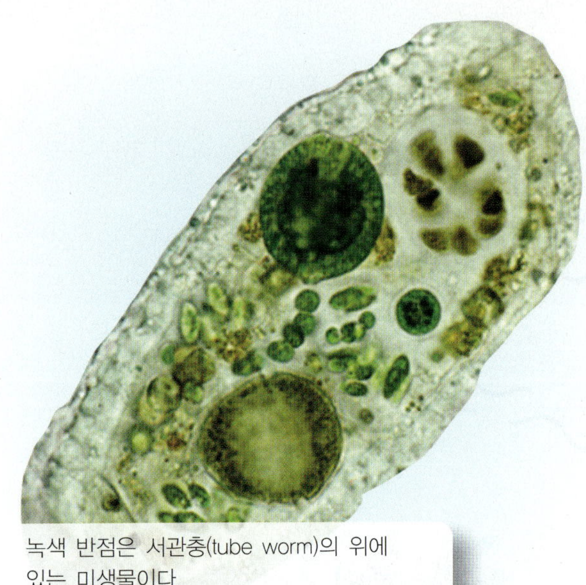
녹색 반점은 서관충(tube worm)의 위에 있는 미생물이다.

1.3 거대분자: 생명의 초구조물

이 책에서는 화학에 대한 기초는 설명하지 않지만, 생물학 전체를 위해서는 화학적 개념의 이해가 매우 중요하다. 화학에 대한 자세한 정보는 화학 교재를 참고한다. 하지만 이 책에는 일부 중요한 생화학 물질을 매우 강조하고 있기 때문에 이 절에서는 세포의 거대분자에 대하여 간략하게 제시하려고 한다.

모든 미생물은, 실제로 모든 생물은, 종종 매우 큰 **거대분자(macromolecule)**라고 하는 단지 몇 종류의 주요한 생물학적 분자의 유형으로 구성되어 있다. 거대분자에는 탄수화물, 지질, 단백질, 핵산의 4가지 주요 집단이 있다(**표 1.3**). 지질을 제외한 모든 거대분자는 **단량체(monomer)**라고 하는 반복되는 소단위가 **중합체(polymer)**라고 하는 다양한 길이의 사슬로 연결되는 **중합반응(polymerization)**에 의하여 형성된다. 예를 들어 단백질(중합체)은 아미노산(단량체)의 사슬로 구성되어 있다. 앞으로 세포 내에서 거대분자의 역할과 관련된 수많은 개념을 살펴볼 것이다. **표 1.4**는 4가지 주요 거대분자의 중요한 구조적인 특징을 보여준다.

탄수화물: 당과 다당류

탄수화물(carbohydrate)이라는 용어는 이 집단 구성물질의 조성에서 기원하였다. 탄수화물은 탄소(carbo-)와 물(-hydrate)의 복합물이다. 탄수화물은 일반적으로 $(CH_2O)_n$으로

표 1.3 거대분자와 기능

거대분자	기본 구조	예	예에 대한 주석
탄수화물			
단당류	3~7탄당	포도당, 과당	대사 반응에 관련된 당; 이당류와 다당류의 구성단위
이당류	2개의 단당류	말토오스(맥아당)	2개의 포도당으로 구성됨; 녹말의 중요한 분해 산물
		락토오스(젖당)	포도당과 갈락토오스로 구성됨
		수크로오스(설탕)	포도당과 과당으로 구성됨
다당류	단당류의 사슬	녹말, 셀룰로오스, 글리코겐	세포벽, 식품저장
지질			
트리글리세리드	지방산 + 글리세롤	지방, 기름	세포막의 주요 성분; 저장
인지질	지방산 + 글리세롤 + 인산	막 구성요소	
왁스	지방산, 알코올	미콜산	미코박테리아(항산균)의 세포벽
스테로이드	고리구조	콜레스테롤, 에르고스테롤	진핵생물과 일부 세균의 막
단백질			
	아미노산의 사슬	효소; 세포막, 세포벽, 리보솜, 항체의 부분	구조 성분으로 작용하고 대사 작용을 수행함
핵산	뉴클레오티드(펜토오스 당 + 인산 + 질소 염기) 질소 염기 퓨린: 아데닌(A), 구아닌(G) 피리미딘: 시토신(C), 티민(T), 우라실(U)		
디옥시리보핵산(DNA)	디옥시리보오스 당과 티민을 포함하고 우라실은 없음	염색체; 바이러스의 유전물질	유전을 중재함
리보핵산(RNA)	리보오스 당과 우라실을 포함하고 티민은 없음	리보솜; mRNA, tRNA, 작은 RNA, 바이러스의 유전물질	유전적 특징의 발현을 촉진함

표 1.4 세포 내의 거대분자

탄수화물(carbohydrate). 설탕을 **당(saccharide)**이라고도 한다. **단당류(monosaccharide)**는 탄소를 3~7개 가지고 있는 단순당이다; **이당류(disaccharide)**는 2개의 단당류 조합이다; **다당류(polysaccharide)**는 5개 이상의 단당류가 직선상 또는 가지 친 사슬로 결합된 중합체이다.

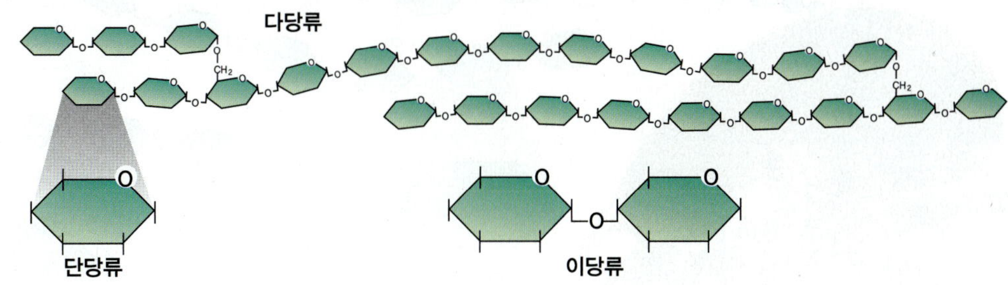

지질(lipid). 지질은 그리스어로 지방을 의미하는 *lipos*에서 유래하였으며, 화학적 명칭이 아니라 물과 같은 극성 용매에 용해되지 않지만 벤젠이나 클로로포름 같은 비극성 용매에는 용해되는 다양한 물질에 대한 운용적인 용어이다. 여기에 인지질 분자 하나를 나타내었다. 인산–알코올 머리는 분자의 한쪽 끝에 전하를 띠게 하고; 긴 탄화수소 사슬 꼬리는 전하가 없다.

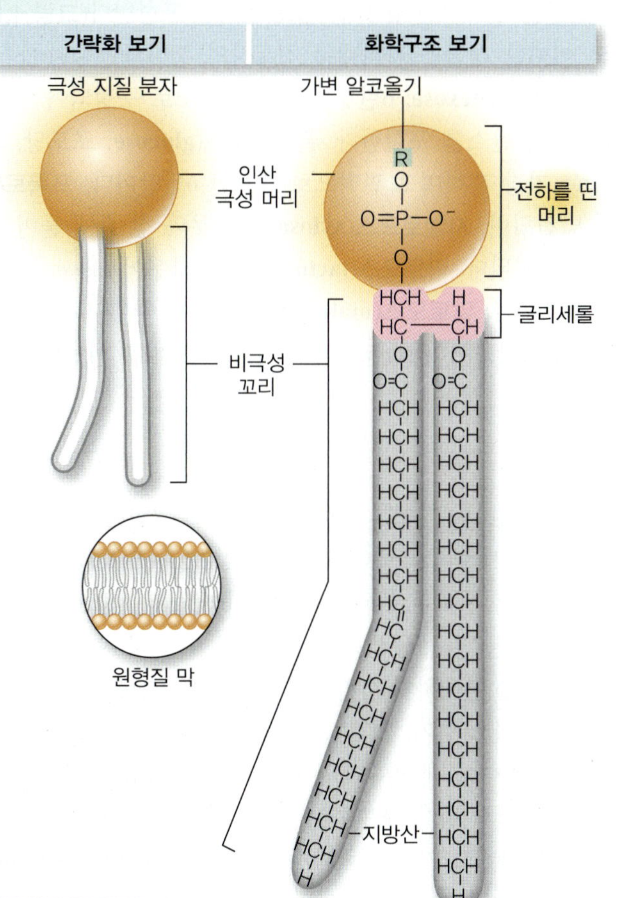

단백질(protein). 단백질은 아미노산 사슬이다. 아미노산은 아미노기(NH_2), 카르복시기(COOH), 수소원자(H), 그리고 다양한 R 기와 결합된 탄소(α 탄소라고 함)의 기본 구조를 가지고 있다. 아미노산의 변화는 R기에서 나타나며, 아미노산마다 상이하며 아미노산 분자와 이를 포함하는 단백질에 독특한 특성을 부여한다. **펩티드 결합(peptide bond)**이라고 하는 공유결합이 하나의 아미노산의 아미노기와 다른 아미노산의 카르복시기 사이에 형성된다.

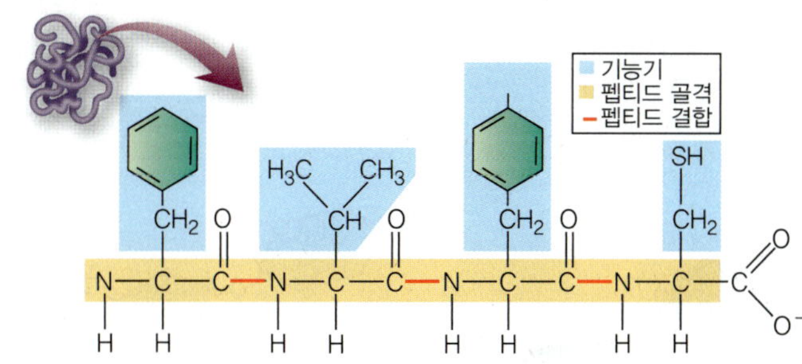

핵산(nucleic acid). DNA와 RNA는 둘 다 **뉴클레오티드(nucleotides)**라고 하는 단위의 중합체이며, 각각의 뉴클레오티드는 **질소 염기(nitrogen base)**, **5탄당(pentose)**, **인산기(phosphate)**로 구성되어 있다. 질소 염기는 퓨린(purine; 고리 2개)과 피리미딘(pyrimidine; 고리 1개) 2가지 형태를 가지는 고리모양 화합물이다. 퓨린에는 **아데닌(adenine; A)**과 **구아닌(guanine; G)** 2종류가 있으며, 피리미딘에는 **티민(thymine; T)**, **시토신(cytosine; C)**, **우라실(uracil; U)**의 3종류가 있다. 질소 염기는 RNA에서는 리보오스 당과 DNA에서는 디옥시리보오스(리보오스에 비하여 산소가 하나 적음)와 공유결합을 한다. 핵산의 가닥의 골격은 인산–당–인산–당 분자들이 교대로 나타나는 사슬이며, 질소 염기는 골격의 옆으로 가지 쳐 나온다.

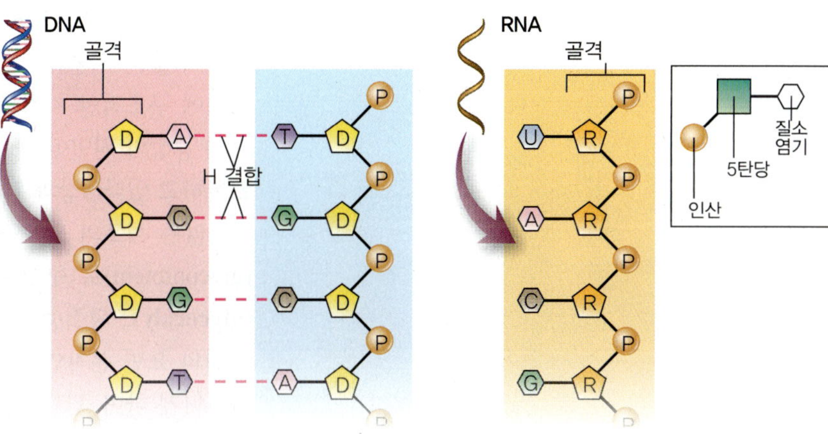

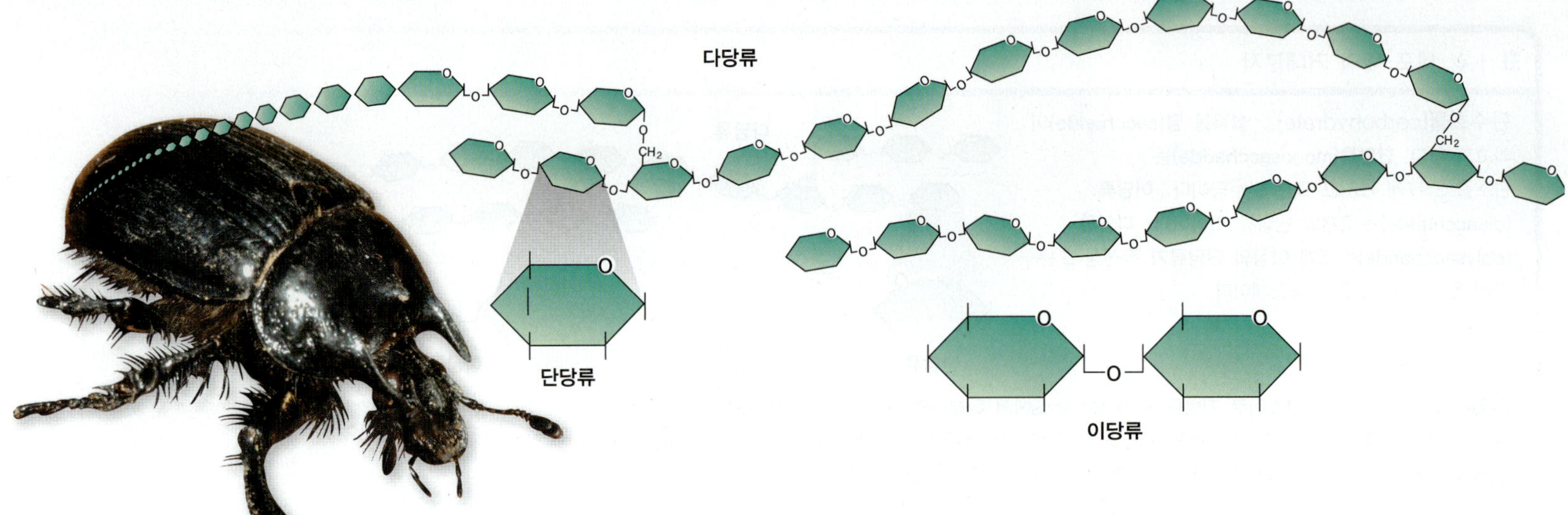

그림 1.8 **탄수화물.** 다당류는 단량체 당으로 구성되어 있다. 다당류는 자연에서 일부 곤충의 외골격을 구성하는 키틴을 포함하는 다양한 물질로 자연에 존재한다.

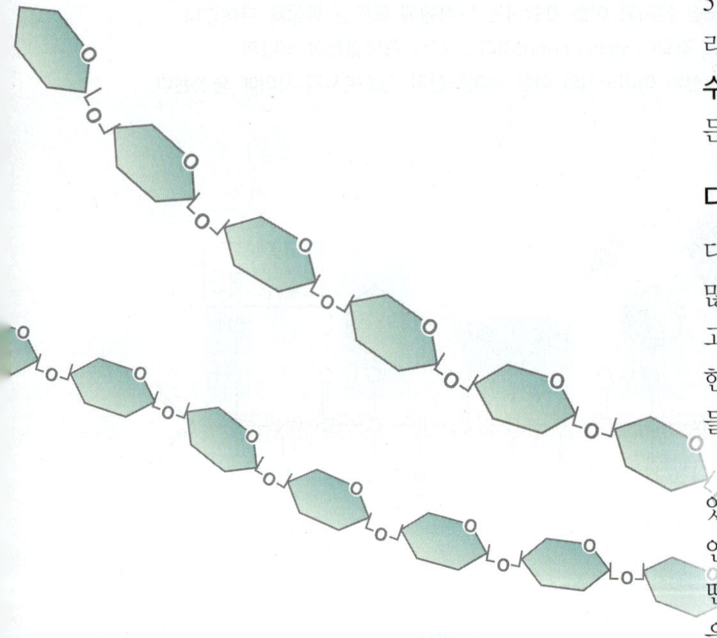

나타낼 수 있지만, 일부 탄수화물은 추가적인 황 또는 질소 원자를 포함한다(**그림 1.8**).

단당류와 이당류는 당의 어떠한 성질을 나타내는 접두사와 접미사인 -ose를 결합하여 특징짓는다. 예를 들어 **헥소오스(hexose**; 6탄당)는 6개의 탄소로 구성되어 있으며, **펜토오스(pentose**; 5탄당)는 5개의 탄소를 포함한다. **글루코오스(glucose**; 포도당, 그리스어의 *glyko*는 달다는 뜻임)는 가장 흔하며 보편적으로 중요한 6탄당이다; **프룩토오스(fructose**; 과당)는 과일에서 발견되며; **자일로오스(xylose)**는 나무와 짚 속에 들어 있는 5탄당이다. 이당류도 유사하게 명명된다. **락토오스(lactose**; 젖당, 라틴어 *lacteus*는 젖이라는 뜻임)는 우유의 중요한 성분이다; **말토오스(maltose**; 엿당)는 맥아(엿기름) 당이다; **수크로오스(sucrose**; 설탕; 자당, 프랑스어의 *sucre*는 설탕이라는 뜻임)는 사탕수수로 만든 설탕이다.

다당류의 기능

다당류는 구조적 지지와 보호에 기여하며 영양분과 에너지 저장의 역할을 한다. 식물과 많은 현미경적 조류의 세포벽은 길고 섬유상 중합체인 **셀룰로오스(cellulose)**로부터 견고성과 강도를 얻는다. 이러한 역할로 인하여 셀룰로오스는 아마도 지구상에서 가장 흔한 유기물질의 하나이지만, 일부 세균, 진균, 원생동물만 소화할 수 있다. 이러한 미생물들은 분해자라고 하는데, 식물 물질을 분해하여 순환하는 필수적인 역할을 한다.

다른 구조 다당류는 아미노산, 질소 염기, 지질, 또는 단백질과 복합체를 형성할 수 있다. **한천(agar)**은 고체배지를 제조하는 데 필수적인 다당류인데, 특정한 해조류의 자연적인 성분이다. 한천은 갈락토오스와 황을 포함하는 탄수화물의 복합중합체이다. 어떤 진균의 외골격에는 글루코사민(아미노 기능기를 가지는 당)의 중합체인 **키틴(chitin)**을 포함하고 있다. **펩티도글리칸(peptidoglycan)**은 다당류(글리칸)와 펩티드 단편(아미노산의 짧은 사슬)과 연결된 특별한 집단의 화합물이다. 펩티도글리칸 분자는 세균 세포벽에 구조적인 지지를 제공하는 주요한 근원이다. 그램양성 세균의 세포벽은 열과 쇼크의 증상의 원인이 되는 지질과 다당류의 혼합체인 **지질 다당류(lipopolysaccharide)**도 포함하고 있다(3장과 11장 참조).

많은 세포의 외부 표면에는 다당류가 다양한 방식으로 단백질과 결합된 당단백질(glycoprotein)로 구성된 당의(sugar coating)를 가지고 있다. 이 구조는 **글리코칼릭스(glycocalyx**; 당질층)라고 하며, 다른 세포에 부착하거나 외부 자극을 수용하거나 결합 부위의 표면 분자인 **수용체**(receptor) 부위이다. 작은 당 분자가 인간 혈액형의 차이를 나타나게 하며, 탄수화물은 항체라고 하는 큰 단백질 분자의 구성 요소이다. 바이러스도 결합하여 숙주 세포에 침투하는 데 이용되는 당단백질을 표면에 가지고 있다.

지질: 지방, 인지질, 왁스

지질로 분류되는 물질에는 트리글리세리드, 인지질, 스테로이드, 왁스의 4가지 주요 유형이 있다.

트리글레세리드(triglyceride)는 중요한 저장 지질이다. 이 범주에는 지방과 기름이 포함된다. 트리글리세리드는 한 분자의 글리세롤이 3개의 지방산에 결합되어 있다(**그림 1.9**). **글리세롤(glycerol)**은 결합부위로 작용하는 3개의 OH기를 가지고 있는 3탄소 알코올이며, 지방산은 한 끝은 자유로운 카르복시기(COOH)를 가지고 글리세롤에 결합할 수 있는 탄화수소 분자의 긴 사슬이다. 지방산의 탄화수소 부분은 탄소가 4에서 24까

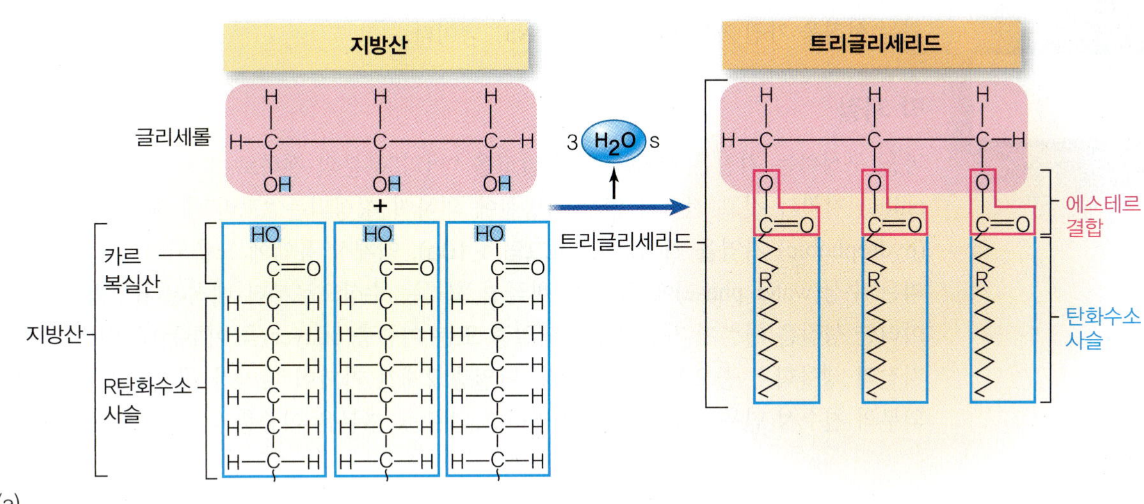

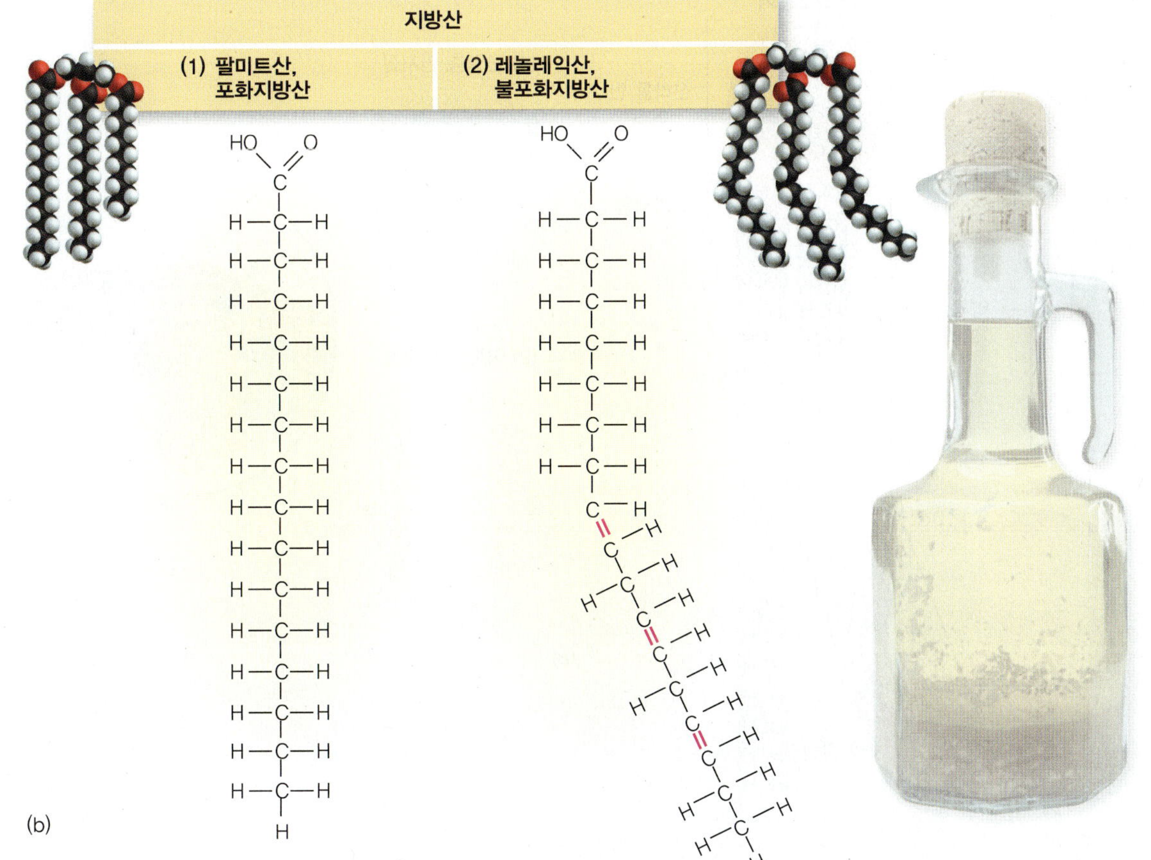

그림 1.9 트리글리세리드의 합성과 구조. (a) 물 분자가 각각의 에스테르 결합에서 방출되기 때문에 이는 탈수합성의 예이다. 들쭉날쭉한 선과 R 부호는 지방산의 탄화수소 사슬을 나타내며, 이는 보통 매우 길다. (b) 지방산과 트리글리세리드의 구조와 3차원 모델. (1) 포화지방산은 쉽게 포개져서 고체 지방을 형성하는 긴 직선의 사슬을 가지고 있다. (2) 불포화지방산은 여기서는 3개의 이중결합을 가진 다중불포화인데, 사슬에 포개지는 것을 막고 기름을 생성하게 하는 굴절이 나타난다.

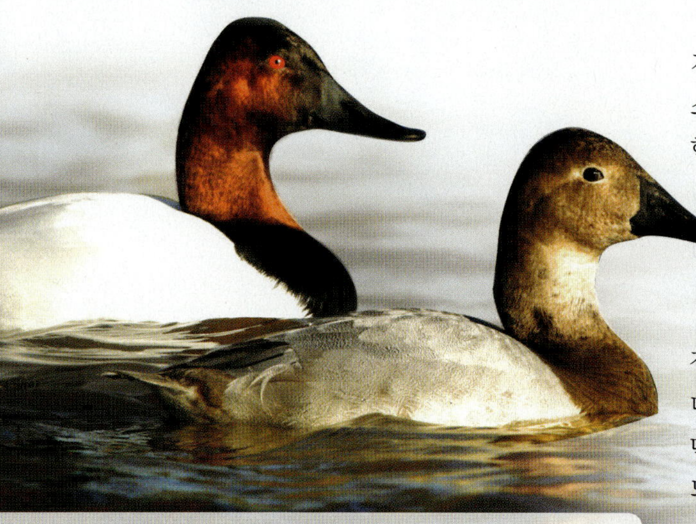

오리 깃털의 기름은 물오리가 물에서 아무리 오래 지내더라도 단열시켜 주고 마르게 유지시켜 준다.

지 변화할 수 있으며, 지방에 따라서 포화되거나 불포화되어 있다. 만약 사슬의 모든 탄소가 2개의 다른 탄소와 2개의 수소와 단일결합이 되어 있으면 그 지방은 포화되었다고 한다. 만약 하나 이상의 C=C 이중결합이 사슬에 있으면 불포화되었다고 한다. 지방산의 구조가 지방과 기름(액체 지방)이 끈적끈적하고 용해되지 않는 성질을 가지게 한다. 일반적으로 고체 지방(버터)이 더 포화되었으며, 액체 지방(기름)은 더 불포화되어 있다.

대부분의 세포에서 트리글리세리드는 작은 방울이나 구상체로 장기간 농축되어 저장된다. 리파아제라고 하는 소화효소의 작용을 받으면 지방산과 글리세롤은 유리되어 대사에 이용된다. 지방산은 에너지의 탁월한 출처이며, 다른 저장 분자(녹말)에 비하여 단위 무게당 2배의 에너지를 산출한다. 비누는 탁월한 그리스 제거제나 세척제로 이용되는 성질을 가진 지방산의 K^+ 또는 Na^+ 염이다.

막 지질

막을 구성하는 지질은 분자의 인산-알코올 "머리"부분의 전하로 인하여 친수성(hydrophilic) 지역과 길고 전하가 없는 지방산에 의하여 형성되는 "꼬리"에 해당하는 소수성(hydrophobic) 지역을 가지고 있다(**그림 1.10a**). 액체상 용액에 노출되면 전하를 띤 머리는 수상(water phase)에 끌리며, 비극성 꼬리는 수상으로부터 배척된다(**그림 1.10b**). 이러한 성질은 지질이 자연적으로 단일층 또는 이중층(bilayer)을 이루는데, 이는 막에서 지질의 생물학적 중요성에 기여한다. 단일층 2개가 가까이 다가가 이중층을 형성하면, 외부의 친수성 면은 용액 쪽으로 배열하고, 소수성 부분은 이중층의 중앙으로 담가진다.

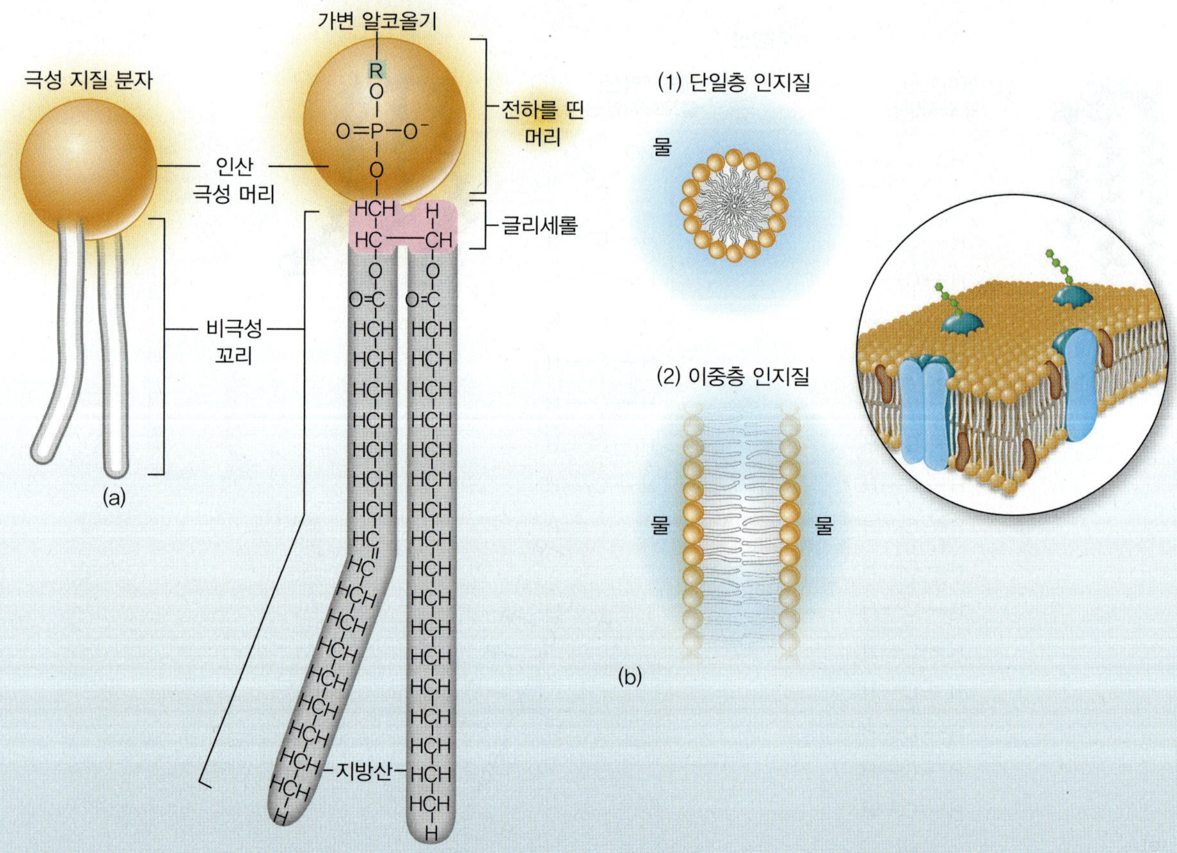

그림 1.10 인지질—막 분자. (a) 인지질 단일 분자의 모형. 인산-알코올 머리는 분자의 한쪽 끝에 전하를 띠게 한다. 긴 탄화수소 사슬 꼬리는 전하가 없다. (b) 물 기반의 용액에서 인지질의 행동은 배열되도록 한다. (1) 미셀(micelle)이라고 하는 단일층에서는 전하를 띤 머리가 바깥 쪽 수상으로 향하게 하고 소수성 비극성 꼬리가 수상에서 멀리 안쪽에 묻히게 한다. (2) 이중층 시스템에서는 소수성 꼬리가 2개의 친수성층 내부에 샌드위치된다.

스테로이드와 왁스

스테로이드(steroid)는 세포막과 동물 호르몬에서 흔히 나타나는 복합 고리화합물이다. 가장 잘 알려진 것이 **콜레스테롤(cholesterol)**이라고 하는 스테롤(스테로이드에 OH기가 있음)이다(**그림 1.11**). 콜레스테롤은 동물 세포에서 세포막의 구조를 보강해 주며 미코플라스마라고 하는 세포벽이 결여된 세균 집단에서도 나타난다(3장 참조). 진균의 세포막도 에르고스테롤이라고 하는 스테롤을 포함하고 있다.

왁스(wax)는 화학적으로 긴 사슬 알코올과 포화지방산 사이에 형성된 에스테르이다. 그 결과 가열하면 유연하고 부드럽지만 냉각하면 단단하고 방수가 된다(paraffin; 석랍). 생명체에는 털, 깃털, 과일, 잎, 사람의 피부, 그리고 곤충 외골격이 왁스 피복으로 자연적으로 방수가 된다. 폐결핵과 한센병(나병)을 유발하는 세균도 왁스를 생산하여 일반적인 실험실 염색이 되지 않으며 병원성에 기여한다.

단백질: 생명의 형성자

세포에서 현저한 유기 분자는 **단백질(protein)**이다. 각각의 생명체의 구조, 행동, 독특한 질적인 면은 그들이 포함하고 있는 단백질에 의하여 주로 결정된다. 단백질의 구성 단위는 **아미노산(amino acid)**이며, 20종류의 자연적으로 나타나는 다른 형태가 있다(**표 1.5**). 이러한 아미노산의 다양한 조합은 거의 무한한 단백질의 종류를 형성한다.

다양한 용어가 단백질의 성질을 나타내게 위하여 사용된다. **펩티드(peptide)**는 보통 다이펩티드(2개의 아미노산), 트리펩티드(3개의 아미노산), 테트라펩티드(4개의 아미노산)과 같이 짧은 아미노산 사슬로 이루어진 분자를 말한다. **폴리펩티드(polypeptide)**는 보통 20개 이상의 아미노산으로 이루어진 것을 말하며 흔히 단백질의 작은 소단위를 나타낸다. 단백질은 이러한 종류의 화합물 중에서 가장 큰 것이며 보통 50개 이상의 아미노산을 포함한다. 보통 이러한 모든 분자를 단백질로 이야기하기도 한다. 8장에서 단백질의 합성은 아미노산의 무작위적인 연결이 아니라, DNA에 의하여 제공되는 정보에 의하여 지시된다는 것을 배운다.

표 1.5 20가지 아미노산과 약자

아미노산	약어	R기의 특징
알라닌	Ala	비극성
아르기닌	Arg	+
아스파라긴	Asn	극성
아스파르트산	Asp	−
시스테인	Cys	극성
글루탐산	Glu	−
글루타민	Gln	극성
글리신	Gly	극성
히스티딘	His	+
이소류신	Ile	비극성
류신	Leu	비극성
리신	Lys	+
메티오닌	Met	비극성
페닐알라닌	Phe	비극성
프롤린	Pro	비극성
세린	Ser	극성
트레오닌	Thr	극성
트립토판	Trp	비극성
티로신	Tyr	극성
발린	Val	비극성

+ = 양성 전하; − = 음성 전하.

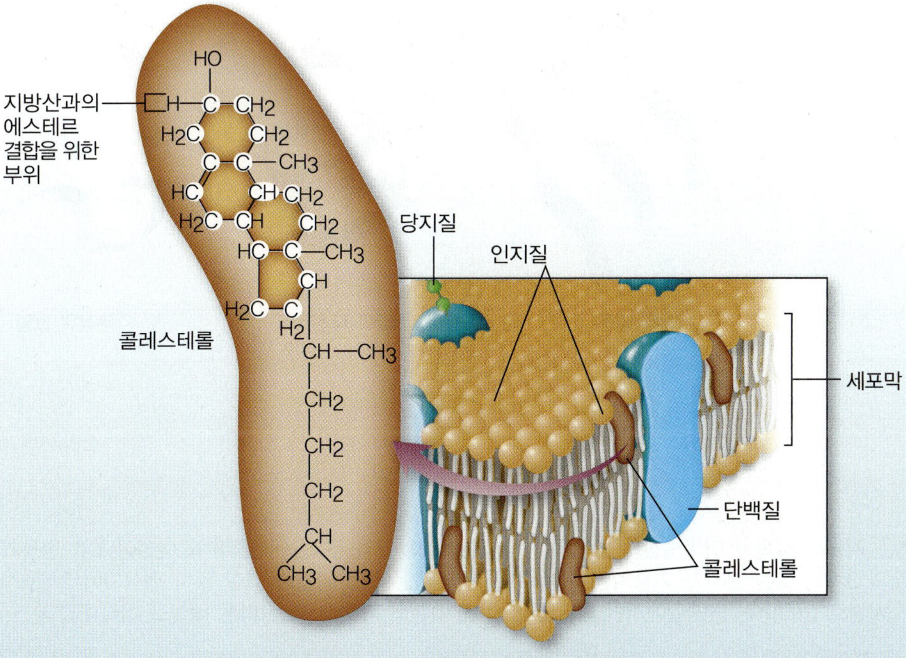

그림 1.11 지질 이중층을 가지고 있는 막의 단면도. 주된 지질은 인지질이지만, 콜레스테롤이 일부 막에 삽입되어 있다. 다른 구조들은 단백질과 당지질 분자이다.

단백질은 육류, 달걀, 견과류의 주요한 성분이다.

단백질의 구조와 다양성

단백질이 그렇게 다양하고 독특한 이유는 단백질이 아미노산의 단순한 직선 사슬 형태(1차 구조)로서 기능하지 않기 때문이다. 단백질은 2차, 3차, 4차 구조라고 하는 더 복잡한 단계로 조직화되는 자연적인 경향을 가지고 있다(**그림 1.12**). **1차 구조(primary structure)**는 사슬에 있는 아미노산의 종류, 수, 그리고 순서이며, 이는 단백질에 따라 광범위하게 변화한다. **2차 구조(secondary structure)**는 분자의 외부 표면에 노출된 다양한 기능기가 수소결합을 형성하며 상호 작용할 때 나타난다. 이러한 상호 작용은 아미노산 사슬이 **알파 나선**(α helix)이라고 하는 용수철 형태로 꼬이거나 **베타 병풍**(β-pleated sheet)이라고 하는 아코디언 형태로 접히게 한다. 2단계에서의 단백질은 **3차 구조(tertiary structure)**라고 하는 기능기 사이에 추가적인 결합에 의하여 생성되는 3단계의 비틀림을 수행한다(그림 1.12c). 황을 포함하는 아미노산인 시스테인을 가지고 있는 단백질에서는 다른 두 시스테인 분자의 황 원자 사이에 공유 이황화결합을 통하여 상당한 3차 안정성이 획득된다. 일부 복합 단백질은 **4차 구조(quaternary structure)**를 나타내는데, 둘 이상의 폴리펩티드가 커다란 다중단위 단백질을 형성한다. 이는 항체와 세포 생성에서 역할을 하는 일부 효소에 전형적이다.

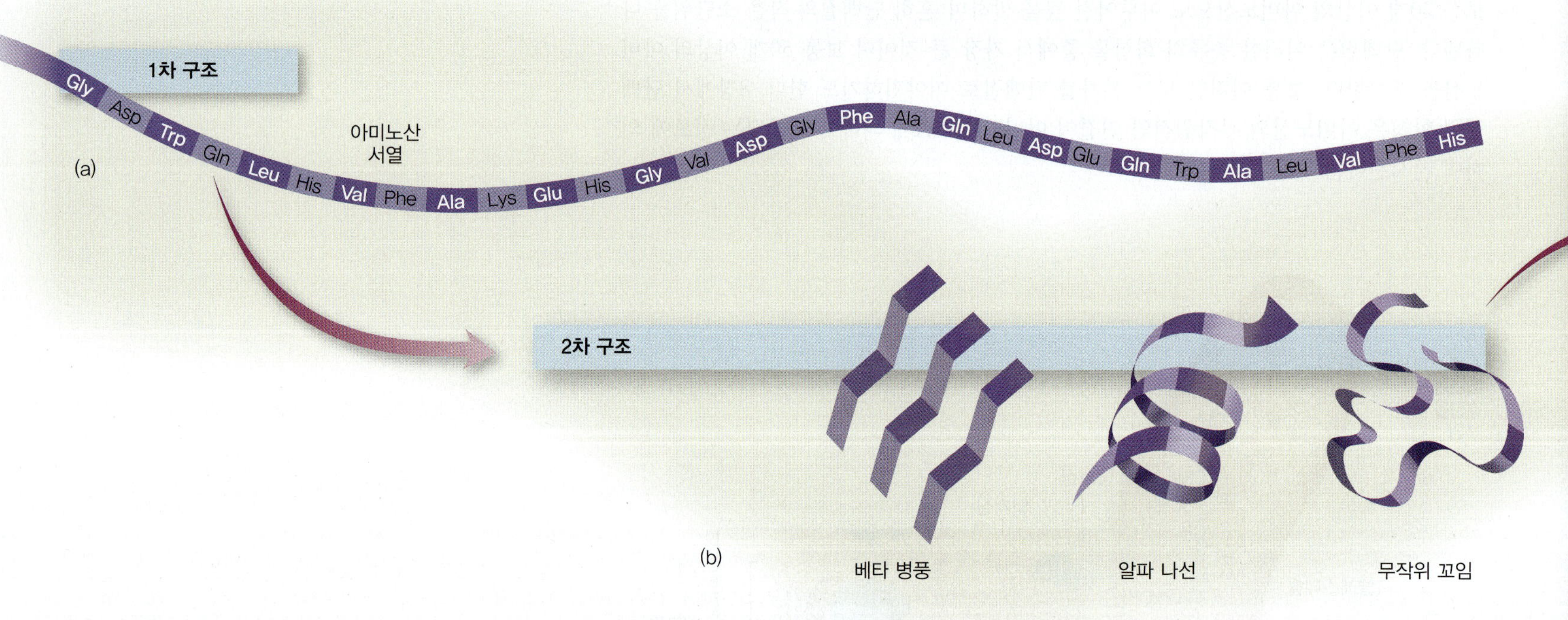

그림 1.12 기능하는 단백질 형성의 단계. (a) 단백질의 1차 구조는 사슬로 결합된 아미노산의 연속이다. (b) 단백질의 2차 구조는 사슬이 α 나선이나 β-병풍과 같은 형태로 접히게 하는 수소결합을 형성할 때 발달된다. (c) 단백질의 3차 구조는 분자가 기능기 사이에 수소결합, 이온결합, 이황화 결합 등이 형성되어 3차원적 덩어리로 더 접힐 때 형성된다. (d) 4차 구조는 둘 이상의 폴리펩티드 사슬로 이루어진 단백질에서만 나타난다. 이 단백질의 다른 사슬은 다른 색깔로 나타내었다.

다양한 형태의 결합과 접힘의 가장 중요한 결과는 다른 종류의 단백질이 유일한 형태를 가지게 되는 것이며, 표면에 주머니와 돌출부의 독특한 형태를 나타낸다. 그 결과 단백질은 자물쇠와 열쇠처럼 특정한 표면 특징과 상보적이거나 적합한 분자하고만 반응할 수 있다. 이러한 특이성의 정도는 수천 만 종류의 상이한 세포 활동에 요구되는 기능적 다양성을 제공할 수 있다. **효소(enzyme)**는 세포 내의 모든 화학 반응의 촉매로 작용하며, 거의 모든 작용은 상이한 효소를 요구한다(7장 참조). 이 특이성은 결합 부위의 구조에서 나오며, 이는 어떤 분자가 적합한지를 결정한다. 항체에도 동일하다. **항체(antibody)**는 세균, 바이러스, 그리고 다른 미생물이 부착하기 위한 특이한 지역을 가지고 있는 복잡한 당단백질이다. 특정한 세균 독소는 단지 하나의 특이한 기관이나 조직과 반응한다. 세포막에 박힌 단백질은 특정한 영양분에 제한된 반응 부위를 가진다. 단백질의 기능적인 2차원 형태는 자연 상태라고 하며, 어떤 수단에 의하여 붕괴되었을 때 단백질이 변성되었다고 한다. 열, 산, 알코올, 일부 살균제는 사슬 내부의 안정화시키는 결합을 붕괴시키며(따라서 변성됨) 단백질 분자가 기능을 하지 못하게 한다.

곱슬머리는 그림 1.12와 같이 특성한 단백질의 접힘 양상에 의하여 초래된다.

핵산: 세포 컴퓨터와 프로그램

DNA는 세포의 주 컴퓨터이며, 모든 생물의 유전에 대한 자세하고 특정한 지시를 가지고 있는 특별히 암호화된 유전적 프로그램을 포함하고 있다. DNA는 프로그램의 상세한 내용을 RNA에 전달하며, RNA는 DNA의 지시를 수행하는 책임이 있는 "도움" 분자이며 DNA 프로그램을 생명 기능을 수행할 수 있는 단백질로 번역한다. 지금은 간략하게 DNA, RNA, 그리고 유사한 아데노신삼인산(ATP)의 구조와 일부 기능을 살펴본다.

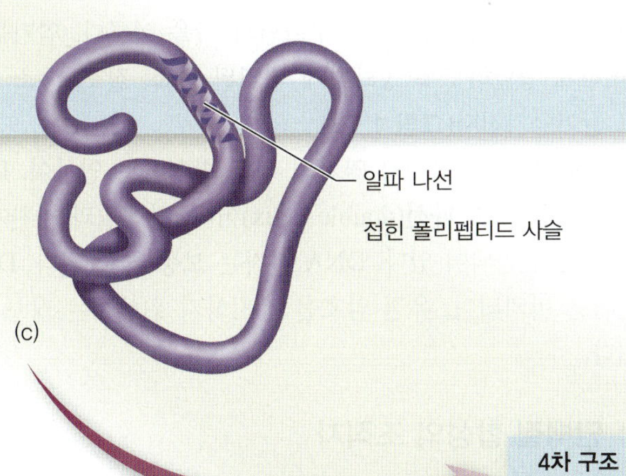

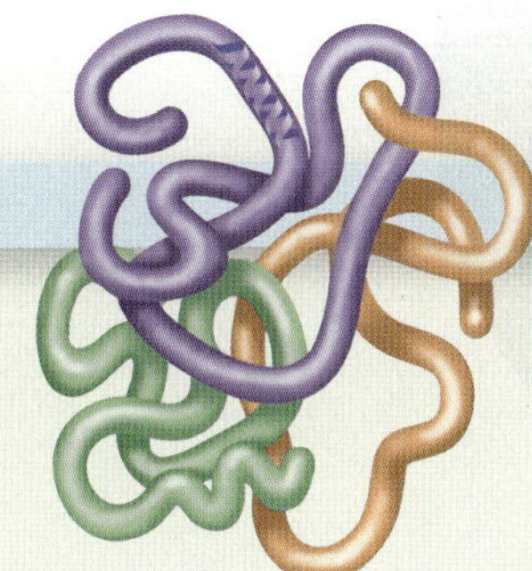

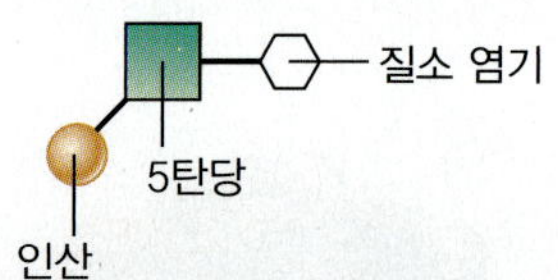

(a) 인산, 5탄당, 질소 염기(A, T, C, G, 또는 U)가 구성된 뉴클레오티드는 DNA와 RNA의 단량체이다.

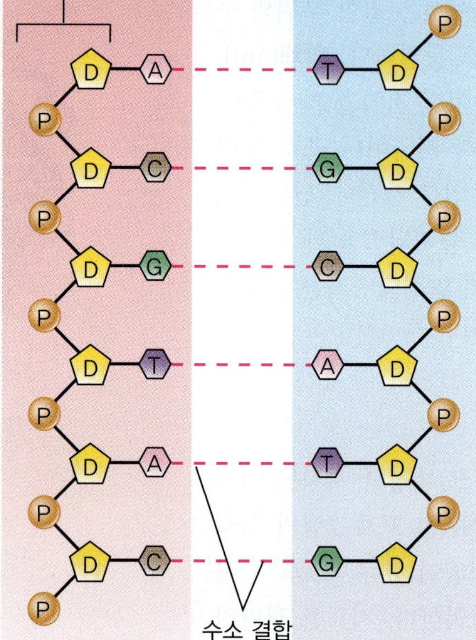

(b) DNA 분자는 디옥시리보오스(D)와 인산(P)이 교대로 나타나며 질산 염기(A, T, C, G)는 디옥시리보오스에 부착되어 있다. DNA는 거의 항상 두 가닥으로 존재하며, 염기가 분자의 중앙 축을 가로질러 짝을 이루도록 배열되어 있다.

(c) RNA 리보오스(D)와 인산(P)이 교대로 나타나며 질산 염기(A, U, C, G)는 리보오스에 부착되지만, 보통 단일 가닥이다.

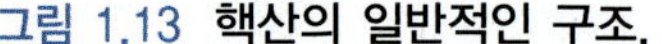

그림 1.13 **핵산의 일반적인 구조.**

DNA의 이중 나선

DNA는 길이를 따라 질소 염기 사이에 수소결합으로 연결된 두 가닥의 매우 긴 뉴클레오티드 가닥으로 형성되어 있다. 질소 염기의 짝은 예측 가능한 양상에 따라 일어난다. 아데닌은 항상 티민, 시토신은 구아닌과 짝을 이룬다. 염기들은 각각의 짝이 수소 결합에 완벽하게 정렬하도록 정확하게 배열된 산소, 질소, 수소 원자를 공유하여 이러한 방식으로 끌어당겨진다(**그림 1.13**).

뉴클레오티드 짝짓기와 염기의 정렬 방식으로 인하여, DNA의 실제 배열은 나선형 계단과 비슷한 **이중 나선**(double helix)이다. 단백질과 마찬가지로 DNA의 구조도 기능과 밀접하게 연관되어 있다. DNA 분자는 보통 극히 길다. DNA가 복제될 때 짝 사이의 수소결합은 파괴되며, 유전 암호를 유지하기 위해서는 상보적인 염기쌍의 정확도가 필수적이다.

RNA: 단백질 합성의 조직자

DNA와 마찬가지로 RNA도 뉴클레오티드의 긴 사슬로 구성되어 있다. 그러나 RNA는 일부 바이러스를 제외하고는 보통 단일 가닥이다. RNA는 디옥시리보오스 대신에 리보오스 당을 티민 대신에 우라실을 포함하고 있다(표 1.4 참조). 기능이 있는 RNA의 몇 가지 유형이 DNA 주형을 사용하여 복제와 유사한 과정을 통하여 형성된다. 단백질 합성에는 3가지 주요한 유형의 RNA가 중요하다. 전령 RNA(mRNA)는 단백질에서 아미노산의 순서와 종류를 제공하는 유전자(gene; DNA의 단일 기능 부분)의 복사본이다. 운반 RNA(tRNA)는 단백질 조립을 위하여 정확한 아미노산을 배달하는 운반체이며, 리보솜 RNA(rRNA)는 리보솜의 주요 구성 요소이다(3장에서 설명됨). 네 번째 종류의 RNA는 유전자와 유전자 발현을 조절하는 작용을 하는 RNA이다. 이러한 중요한 기작에 대한 더 많은 정보는 8장에서 다루기로 한다.

ATP: 세포의 에너지 분자

완전히 다른 세포 활동에 연관된 RNA와 유사한 물질은 **아데노신삼인산(adenosine triphosphate, ATP)**이다. ATP는 아데닌, 리보오스, 그리고 하나가 아니라 3개의 인산을 포함하고 있는 뉴클레오티드이다(**그림 1.14**). ATP는 두 번째와 세 번째(가장 바깥쪽) 인산의 결합이 파괴될 때 에너지를 방출하는 고에너지 화합물의 범주에 속한다[guanosine triphosphate(GTP)도 포함됨]. 이러한 고에너지 결합이 존재하기 때문에 ATP는 세포 화학반응을 위하여 에너지를 방출하고 저장하는 것이 가능하다. 말단 인산 결합의 파괴는 세포의 작용을 위한 에너지를 방출하고 또한 아데노신이인산(adenosine diphosphate, ADP)을 생성한다. ADP는 세 번째 인산이 복구되면 ATP로 다시 변환될 수 있기 때문에 저장소 역할을 한다. NAD(nicotinamide adenine dinucleotide)와 같은 산화환원 반응의 운반체도 뉴클레오티드 유도체이다(8장 참조).

세포: 화학물질이 생명을 얻는 곳

단순한 분자로부터 거대분자의 증가하는 복잡성의 단계로 화학적 조사를 진행하면서,

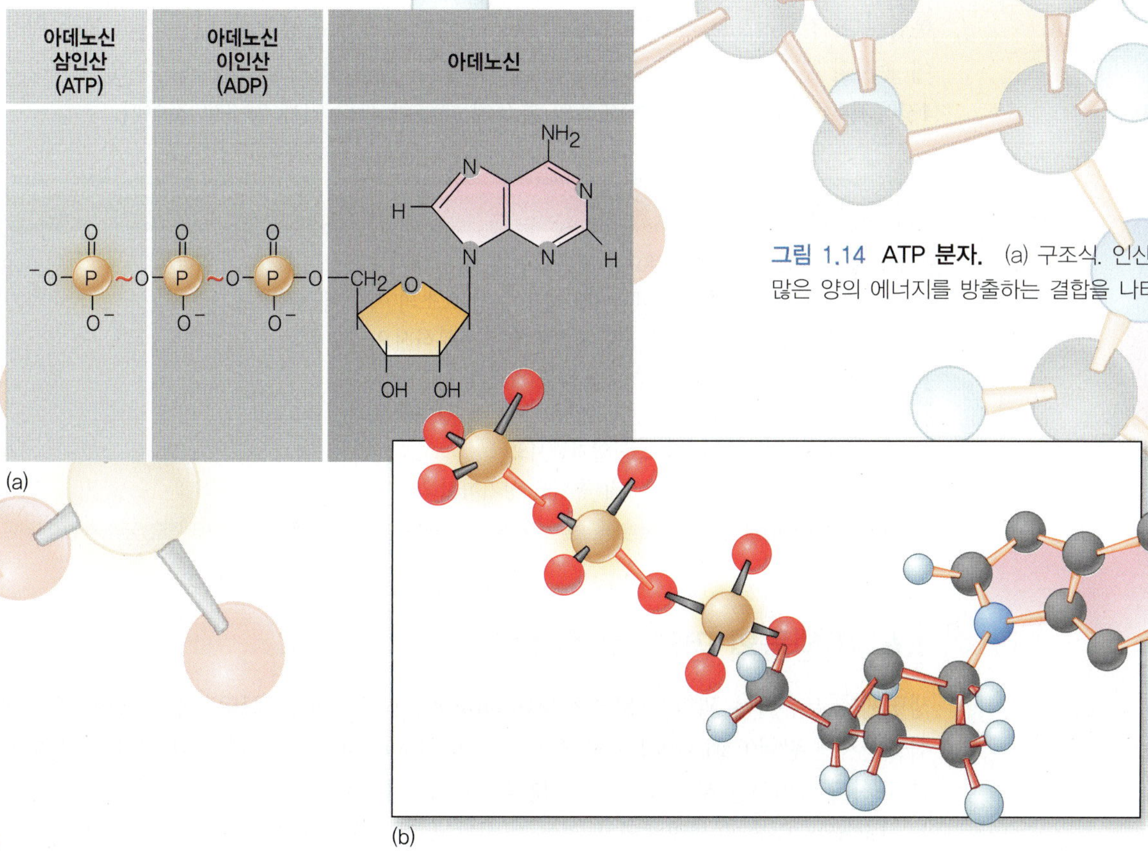

그림 1.14 **ATP 분자.** (a) 구조식. 인산을 잇는 물결 모양의 연결은 많은 양의 에너지를 방출하는 결합을 나타낸다. (b) 공-막대 모형.

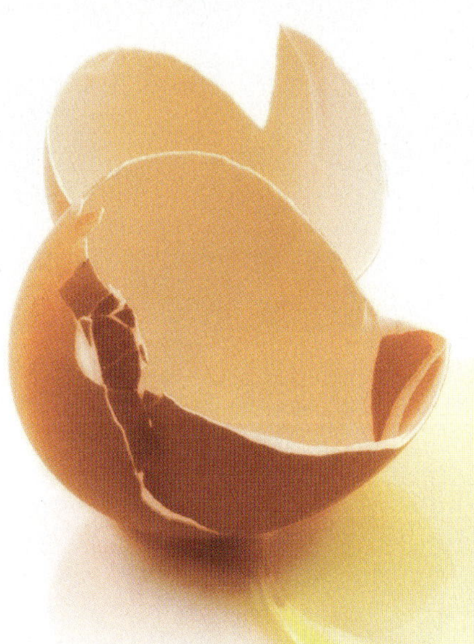
가금류의 알은 하나의 거대한 세포이다.

어느 시점에서는 생명이 없는 분자에서 생명의 기초 단위인 **세포(cell)**에 도달하게 된다. 세포는 실제 탄소, 수소, 산소, 질소, 그리고 많은 다른 원자의 거대한 집합체이며, 화학과 물리학을 기본법칙으로 따르지만, 훨씬 더 많은 것이 있다. 이러한 원자들의 조합은 단지 살아 있다고만 설명할 수 있는 특성, 반응이 있고, 생성물을 생산한다.

세포의 기본 특성

세균과 원생동물과 같은 어떤 생명체의 신체는 단지 하나의 세포로 구성되어 있으며, 반면에 동물과 식물은 수조 개의 세포를 포함한다. 생물에 관계없이 모든 세포는 몇 가지 공통적인 특성을 공유한다. 세포는 구형, 다각형, 입방체, 원통형이다. 원형질(protoplasm; 세포 내용물)은 세포막 또는 원형질막으로 둘러싸여 있다. 세포는 DNA를 포함하는 염색체와 단백질 합성을 위한 리보솜을 가지고 있으며, 기능에서 매우 복잡하다. 이러한 몇 가지 유사성을 떠나서 세균, 고세균, 진핵생물의 3가지 유형의 상이한 세포는 중대한 차이가 있다.

동물, 식물, 진균, 원생동물은 모두 진핵세포로 이루어져 있다. 이러한 세포는 세포의 성장, 영양, 대사를 포함하는 유용한 기능을 수행하는 소기관(organelle)이라고 하는 많은 수의 복잡한 내부 부분을 포함한다. 세포소기관은 또한 진핵세포를 작은 구획으로 분할한다. 가장 두드러진 세포소기관은 핵인데, 세포의 DNA를 둘러싸는 이중막으로 싸여 있는 공 모양의 구조이다. 다른 세포소기관은 골지체, 소포체, 액포, 미토콘드리아를 포함한다.

세균과 고세균 세포는 "가지고 있지 않은" 세포이며, 비교를 위하여 원핵세포는 무엇이 결여되어 있는지를 묘사한다. 그들은 핵이 없으며 보통 다른 세포소기관도 가지고 있지 않다. 그렇지만 이러한 겉보기 단순성은 오해인데, 이러한 세포의 미세한 구조는 복잡하다. 전체적으로 세균과 고세균 세포는 진핵세포가 수행할 수 있는 거의 모든 활동에 종사할 수 있으며, 대부분은 진핵세포가 할 수 없는 방식으로 기능할 수 있다. 3장과 4장에서는 세균, 고세균, 진핵세포의 특성에 대하여 심도 있게 탐구할 것이다.

1.3 학습 결과—진도 평가

11. 생화학 물질의 4가지 주요한 집단의 이름을 말하시오.
12. 각각의 생화학 물질로 이루어진 세포 구성 요소의 예를 제공하시오.
13. 단백질 구조의 1차, 2차, 3차, 4차 단계를 구분하시오.
14. 뉴클레오티드의 3가지 구성 요소를 열거하시오.
15. DNA와 RNA의 3가지 질소 염기의 이름을 말하시오.
16. ATP의 3가지 구성 요소를 열거하시오.
17. 모든 세포에 공통적인 3가지 특성을 상기하시오.

1.4 미생물의 명명, 분류, 동정

생명체를 분류하는 과학은 **분류학(taxonomy)**이다. 분류학은 250년 전 이전에 스웨덴 식물학자인 린네(Carl von Linné, 1701~1778; Linnaeus로도 알려져 있음)가 분류의 기본 규칙을 나열하고 분류 범주 또는 **분류군(taxa**; 단수 taxon)을 정립하면서 기원되었다.

Linné는 일찍이 생명체의 특성을 인식하고 정의하는 체계가 각각의 생물에 유일한 이름과 분류한 정확한 위치를 제공하여 과학 연구에서 혼란을 방지할 수 있다는 것을 실감하였다. 이러한 분류는 동일한 생물을 나중에 동정하는 수단으로 작용하고 많은 생물학적 분야의 연구자들이 동일한 생물에 대하여 토의하는지를 알 수 있도록 한다.

현대 분류학의 주된 관심은 아직도 이름을 짓고, 분류하고, 동정하는 것이다. 이 세 분야는 서로 연관되어 있으며 살아 있고 멸종한 실체의 방대한 배열의 변화하는 목록을 유지하는 데 필수적인 역할을 한다. 일반적으로,

명명법(nomenclature)은 다양한 분류 범주와 개별 생물에게 학명을 부여하는 것이다.

분류학(classification)은 생물을 체계로 질서정연하게 배열하는 것이다.

동정(identification)은 생물이 인정되거나 이름이 붙여지고 전반적인 분류 계획에 배치되기 위하여 생물의 특징을 발견하고 기록하는 과정이다.

명명법

많은 미생물은 특정한 지배적인 특징에 의하여 암시되는 통상 명칭(common name)으로 알려진다. 예를 들어 새 종류는 "붉은 머리 검정새" 또는 현화식물은 "검은 눈의 수잔"과 같이 불릴 수 있다. 미생물의 어떤 종들도 예를 들면 "임균"(gonococcus; 학명은 *Neisseria gonorrhoeae*) 또는 발효 세균은 "양조 효모"("brewer's yeast"; 학명은 *Saccharomyces cereviasiae*), 또는 최근의 "Iraqabacter"(학명은 *Acinetobacter baumannii*) 처럼 비공식적인 이름으로 불릴 수 있지만, 이는 흔한 관례가 아니다. "작은 노란 구균"과 같은 통상 명칭을 채택하려고 한다면, 이 용어는 학명에 비하여 훨씬 귀찮고 도전적이 될 것이다.

학명 또는 특정한 이름을 부여하는 방법을 명명법의 **이명법 체계(binomial system)** 라고 한다. 학명은 항상 속명 뒤에 종명이 따라오는 조합이다. 학명의 속명 부분은 첫 글자가 대문자이며, 속명 부분은 소문자이다. 둘 다 아래와 같이 이탤릭체(또는 밑줄)를 사용하여야 한다.

Escherichia coli

생물의 2부분으로 된 이름은 *E. coli*와 같이 공간을 절약하기 위하여 때로는 단축할 수 있지만, 이는 속명이 이미 언급되었을 때만 사용한다. 이름에 대한 기원은 극히 가지각색이며 종종 다소 상상적이다. 어떤 종은 최초로 그 미생물을 발견하였거나 그 분야에 탁월한 기여를 한 미생물학자에 경의를 표하기 위하여 이름 지어졌다. 다른 이름들은 미생물의 특성(형태, 색깔), 발견된 장소, 또는 미생물이 유발하는 질병을 나타낼 수 있다. 종 이름과 그 기원에 대한 예를 들어보면 다음과 같다.

- *Staphylococcus aureus*는 그리스어로 *staphule*은 "포도송이", *kokkus*는 "열매", *aureus*는 "황금의" 라는 뜻이다. 인간에게 흔한 세균 병원균이다.
- *Lactobacillus sanfrancisco*는 라틴어로 *lacto*는 "우유", *bacillus*는 "작은 막대"이다. 효모 빵을 만드는 데 사용되는 세균 종이며, 샌프란시스코가 이로 인하여 알려졌다.
- *Giardia lamblia*는 프랑스 미생물학자인 지아르(Alfred Giard)와 보헤미아 내과 의사인 람블(Vilem Lambl)을 따라 이름 지어졌으며, 둘은 심각한 장 감염을 일으키는 원생동물인 이 종을 연구하였다.

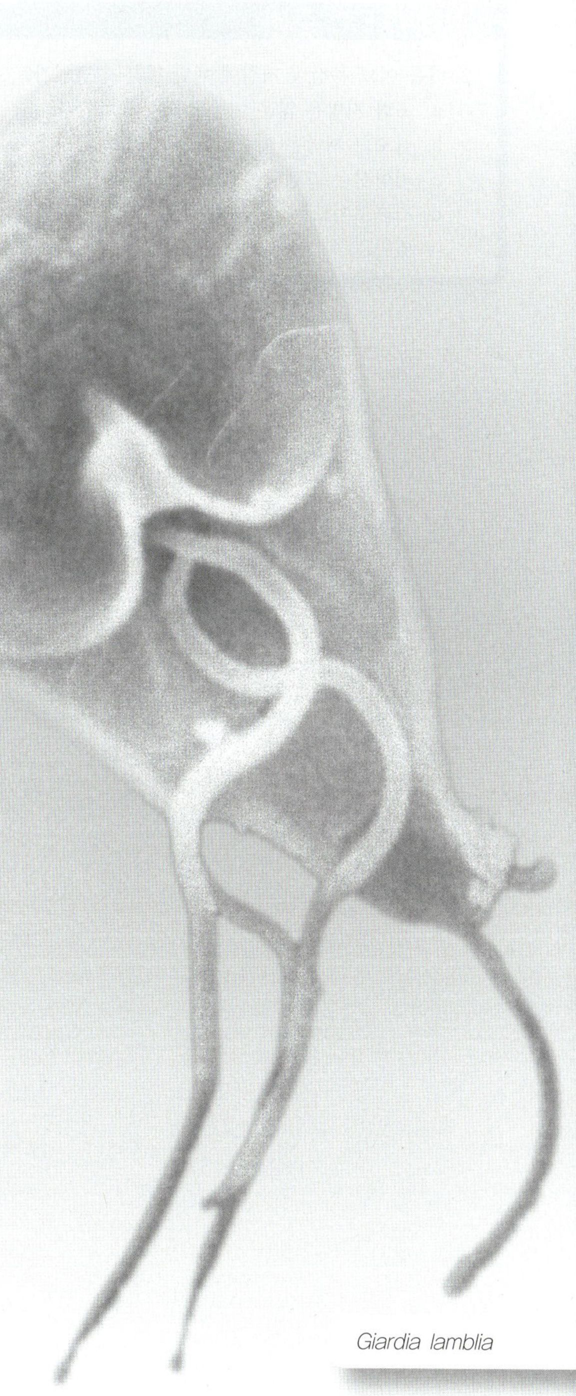
Giardia lamblia

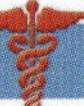
NCLEX® 준비

2. 다음 어느 문장이 지질에 대한 바른 설명인가?
   a. 포화 지방은 많은 이중결합을 포함한다.
   b. 불포화 지방은 이중결합을 가지고 있지 않다.
   c. 지방산은 그램당 9 kcal를 포함하고 있다.
   d. 스테로이드는 사슬 구조의 분자로 구성되어 있다.

힌트를 주면, 이러한 학명은 발음하기 어렵게 보여서 대충 넘어가려는 유혹이 생긴다. 미생물의 이름을 다음 장에서 만나게 되면 시간을 가지고 소리를 내서 친숙해질 때까지 반복하면 매우 유용하다. 경험이 많은 과학자도 새로운 학명에는 처음 몇 번은 더듬게 된다. 큰 소리로 더듬거리는 것이 이해하는 좋은 방법이며 훨씬 더 기억하게 된다.

분류법

분류 체계는 몇 단계의 내려가는 등급으로 조직되어 있는데, 가장 일반적이고 모든 것을 포함하는 범주에서 가장 작고 가장 특유한 범주로 끝난다. 이는 가장 높은 범주의 모든 구성원은 하나 또는 몇 가지의 일반적인 특성을 공유하지만, 가장 아래 범주의 구성원은 본질적으로 동일한 종류의 생물이며 이는 대부분의 특성을 공유한다. 분류의 범주는 위에서 아래로 **도메인(domain)**, **계(kingdom)**, **문(phylum 또는 division)**, **강(class)**, **목(order)**, **과(family)**, **속(genus)**, **종(species)**이다. 따라서 각각의 계는 일련의 문으로 세분될 수 있으며, 각각의 문은 여러 개의 강으로 구성되어 있으며, 각각의 강은 여러 개의 목으로 이루어져 있다. 분류 체계는 어느 정도는 인위적이며, 어떤 생물 집단은 주요 범주에 정확히 적합하지 않을 수 있다. 이러한 경우에는 추가적인 분류 단계가 위(super) 또는 아래(sub) 분류군에 부과되어, "상문"(superphylum) 또는 "아강"(subclass) 등으로 분류될 수 있다.

이 체계의 세세한 점을 설명하기 위하여 인간과 원생동물의 분류 내역을 비교해 보자(**그림 1.15**). 인간과 원생동물은 둘 다 핵을 가지고 있는 세포를 가진 진핵생물이다. 따라서 둘은 Eukarya라는 동일한 도메인에 속하지만, 다른 계에 속한다. 인간은 다세포 동물(동물 계; kingdom Animalia)이고, 원생동물은 조류와 함께 원생생물 계(kingdom Protista)에 속하는 단세포 생물이다. "계"의 범주가 얼마나 광범위한지 강조하기 위하여 인간이 해파리와 동일한 계에 속해 있다는 것을 깊이 생각해보라. 계에 속한 몇 가지 문 중에서 인간은 척색동물 문(phylum Chordata)에 속하는데, 문도 인간이 멍게(우렁쉥이)와 같은 척추동물과 공유한다는 것을 고려하면 너무 포괄적이다. 다음 단계는 포유류 강(class Mammalia)인데, 털을 가지고 있고 자식에게 젖을 먹이는 척추동물로 범위를 상당히 좁혔다. 인간은 영장류 목(order Primates)에 속하는데, 유인원(ape), 원숭이(monkey), 여우원숭이(lemur)와 같은 집단이다. 다음에는 유인원 과(family Hominoidea)인데, 사람과 유인원만 포함된다. 마지막 단계는 우리의 속인 사람(**호모**; *Homo*; 모든 현대와 고대의 인간)이며, 종은 **사피엔스**(*sapiens*; 현명하다는 뜻)이다. 인간뿐 아니라 원생동물에서도 내려가는 분류 범주는 덜 포괄적이 되며, 각각의 구성원은 더 가까이 연관된다. 이 책에서는 보통 가장 일반적인(도메인, 계, 문) 단계와 특정한(속, 종) 분류 단계에만 관심을 가진다.

동정

환경이나 질병 속에서 미생물의 신원을 발견한다는 것은 예술이면서 과학이다. 이 과정에서 이용되는 방법은 2장과 15장에서 광범위하게 서술되었다.

미생물의 기원과 진화

앞에서 언급하였듯이 생물학적 종의 분류에 대한 과학인 **분류학**(taxonomy)은 현대와 멸종한 생명의 모든 형태를 조직화하는 데 이용된다. 현재의 생물학에서 분류학적 범주

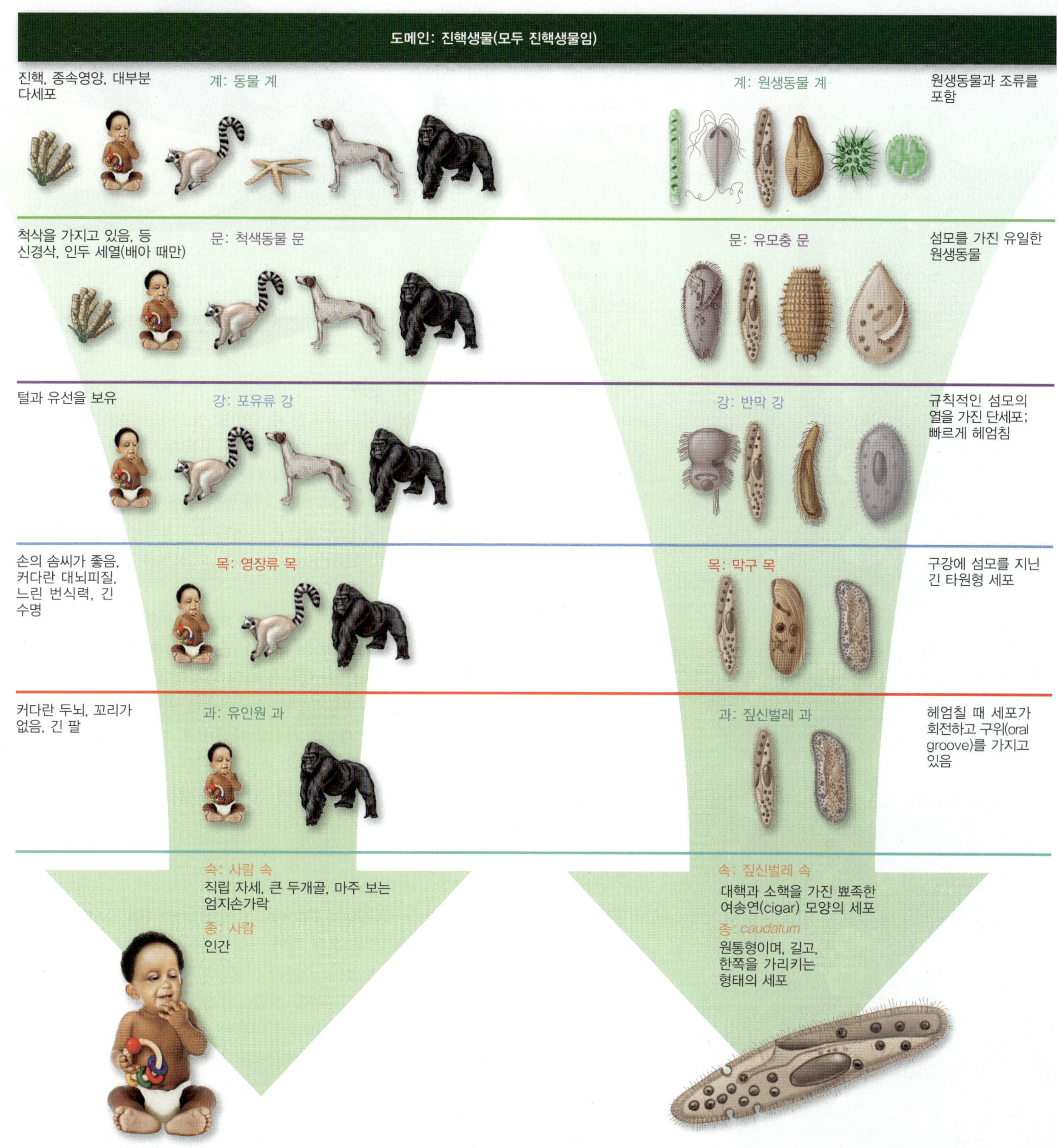

그림 1.15 분류의 실례. 진핵생물 도메인에 속하는 두 생물의 분류 계열을 추적하였다. 왼쪽에는 현대 인류인 *Homo sapiens*가 있다. 오른쪽에는 흔한 원생동물인 *Paramecium caudatum*이 있다.

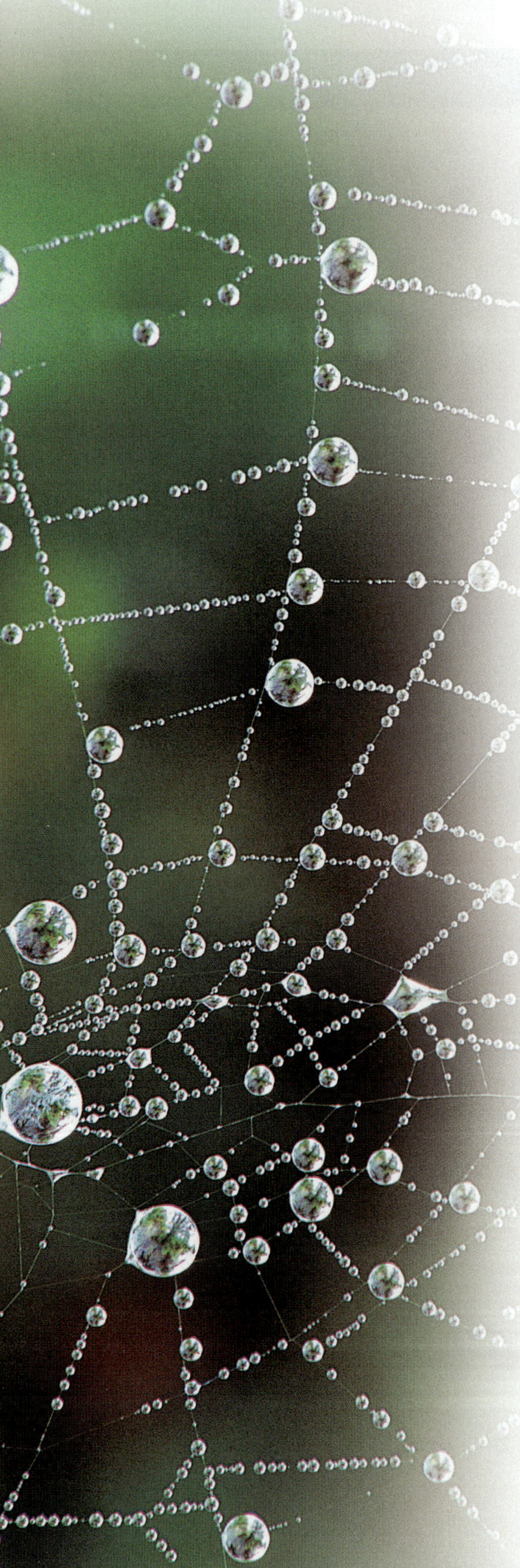

를 결정하는 상이한 방법들이 있지만, 모두 생물들 사이의 연관성의 정도에 의존한다. 생명체 집단 사이의 자연적인 관련 정도를 나타내는 계획을 **계통학**(phylogeny; 그리스어로 *phylon*은 종이나 계급을 이야기하고, 라틴어로 *genesis*는 기원 또는 시작임)이라고 한다. 생물학자들은 분류 체계를 다듬기 위하여 계통학적 연관성을 사용한다.

한 줌의 토양은 다양한 종류의 진균, 세균, 바이러스, 원생동물을 포함하는 수천 종류의 다른 생물의 서식지이다.

생물 사이의 자연사와 관련성을 이해하기 위해서는 진화의 과정에 대한 일부 기본을 이해하여야만 한다. **진화(evolution)**는 모든 생물학의 기초가 되는 중요한 주제이며, 여기에는 미생물학도 포함된다. 앞에서 언급하였듯이 진화는 살아 있는 존재의 유전 정보가 시간에 따라 점진적으로 변화하며, 이러한 변화는 여러 세대에 걸쳐 다양한 구조적이고 기능적 변화를 초래한다. 진화의 과정은 변화가 생존과 번식에 가장 선호되는 특정한 생물이나 생물 집단이 유지되고, 반면에 생존에 적합하지 않은 종들은 사라진다는 점에서 선택적이다. 이는 항상 맞지는 않지만 종종 그러하다. 다윈(Charles Darwin)은 이러한 기작을 **자연선택**(natural selection)이라고 불렀다.

보통 진화는 복잡한 방향으로 진행하지만 덜 복잡한 방향으로 진행되는 많은 사례가 있다(축소적 진화; reductive evolution). 이는 각각의 생물이 절대 고립 상태가 아니라 특정한 환경의 개체군으로서 진화하는데, 이는 선택의 기능적 압력을 가한다. 진화 과정의 발산적인 본질로 인하여 생물의 계통발생학 또는 자손에 의한 연관성은 종종 나무 그림으로 표시된다. 나무줄기는 조상 계통의 기원을 나타내며, 가지는 생물의 분화된 집단으로 가지 쳐진 것을 나타낸다. 이러한 종류의 배열은 발산이 적은 분류(유전적 정보의 변화가 적은) 집단을 나무의 뿌리 가까운 곳에 위치하고, 많은 발산을 가진 분류군을 위쪽에 위치한다.

생명의 보편적 그물

생명의 최초의 계통수 나무는 다윈(Charles Darwin)과 헤켈(Ernst Haeckel)에 의하여 식물과 동물의 2가지 계(kingdom)만으로 오래 전에 구성되었다. 이러한 계통수는 주로 볼 수 있는 형태적인 특성에 기초를 두었다. 조류와 원생동물과 같은 단세포로만 존재하는 특정한 (미)생물은 이러한 범주의 어디에도 적합하지 않다는 것이 명백해져서 이러한 단순한 생물을 위하여 세 번째 계가 Haeckel에 의하여 인정되었다. 이 계는 원생생물(Protista; 또는 원생동물; Protozoa)로 명명되었다. 결국 단세포 생물에서 상당한 차이가 명백해졌을 때 네 번째 계는 Haeckel에 의해 모네라 계(kingdom Monera)로 명명되었다. 휘태커(Robert Whittaker)가 이 연구를 확장하여 다섯 번째 계인 진균을 1959년에서 1969년 사이에 추가할 때까지 거의 한 세기가 지나갔다. Whittaker의 계통수에 이용된 연관성은 세포 조직과 같은 구조적인 유사성과 차이점 그리고 이러한 생물이 영양분을 획득하는 방식에 기초하였다. 이러한 기준은 모네라, 원생동물, 식물, 진균, 동물의 5개 주된 분류 단위 또는 계가 있다는 것을 지시하였으며, 모두 원핵생물과 진핵생물의

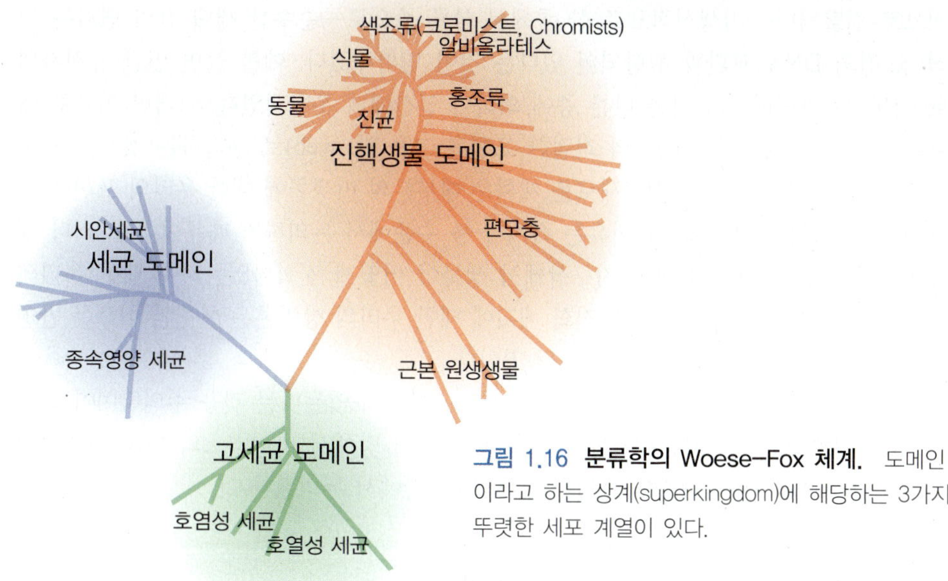

그림 1.16 분류학의 Woese-Fox 체계. 도메인이라고 하는 상계(superkingdom)에 해당하는 3가지 뚜렷한 세포 계열이 있다.

2종류 세포 유형으로 구성되었다. Whittaker의 5계 체계는 빠르게 표준이 되었다.

분자 과학으로서의 유전학의 설립으로 인하여 계통을 결정하는 새로운 방법은 다른 형태의 계통수의 개발을 가져왔으며, 이는 진화적인 관련성을 이해하려는 중요한 함축을 가지고 있다. 분자유전학은 분자 수준에서 유전물질의 구조와 기능을 심층적으로 연구할 수 있도록 하였다. 1975년 우즈(Carl Woese)는 리보솜 소단위의 리보핵산(small subunit of the ribosomal RNA, ssu rRNA)인 특정한 거대분자가 매우 보존적이라는 것을 발견했는데, 이는 종처럼 작은 분류 범주 내에서는 거의 동일하다는 것을 의미한다. 단백질 합성은 모든 생물에서 리보솜에서 진행된다는 방대한 실험 자료와 지식에 기초하여 Woese는 ssu rRNA가 주어진 생물의 진화적 역사에 대한 "생물학적 정밀 시계" 또는 "살아 있는 기록"을 제공한다고 가설을 세웠다. 원핵세포와 진핵세포에서 이 분자에 대한 집중적인 연구에 의하여 고세균이라고 하는 특정한 세균 집단의 모든 구성원은 다른 세균과 진핵생물에서 발견되는 ssu rRNA와 뚜렷이 다르다는 것이 밝혀졌다. 이 발견은 Woese와 공동 연구자인 폭스(George Fox)가 **고세균**(archaeabacteria; 현재는 **Archaea**)이라고 하는 독립된 분류 단위를 제안하게 하였다. 현미경으로 관찰하면 고세균은 세균과 유사하지만, 분자생물학은 본성은 세균처럼 보이지만, 실제로는 진핵세포와 더 가깝게 연관되었다는 것을 밝혔다. Woese와 Fox는 알려진 모든 생물을 다른 종류의 세포로 이루어진 3가지 주요한 분류 단위인 **도메인(domain)**으로 나누는 완전히 새로운 체계를 제안하였다(**그림 1.16**).

도메인은 분류 체계에서 가장 상위 단계이며 많은 계와 상계를 포함할 수 있다. 핵이 결여된 세포 유형은 고세균(Archaea)과 **세균(Bacteria)**으로 대표되며, 반면에 진핵생물은 모두 **진핵생물(Eukaryota)** 도메인에 위치한다. 이 3도메인의 모든 생물에서 ssu rRNA를 분석한 결과 지구상의 모든 현대 생물과 멸종된 생물은 공통의 조상으로부터 발생하였다는 것을 시사한다. 따라서 진핵생물은 세균과 고세균에서 발생하지 않았다. 대신에 세균, 고세균, 진핵생물은 모두 현재는 멸종된 다른 세포 유형에서 발생한 것으로 보인다.

또다른 단계의 복잡성을 추가하여, 가장 최근의 자료는 생명의 계통수는 전체로서의 생물의 연관성과 진화를 진정으로 반영하지 않는다는 것을 암시한다. 유전자는 수평적으로 전달되며—비생식적으로 한 종에서 다른 종으로—순수한 세대 간의 변화는 인접 종 간의 DNA 교환과 결합되어 있다는 것이 명확해졌다. 예를 들면 인간 유전자의 40~50%는 바이러스와 같은 다른 종에 의하여 인간에게 운반되었다. 이러한 이유로 대부분의 과학자들은 현재 생명의 적절한 표현을 그물(망, web)로 생각하는 것을 선호한다. 그럼에도 불구하고 이러한 새로운 계획은 대부분의 미생물에 대한 우리의 표현에 크게 영향을 미치지 않는데, 그 이유는 속이나 종 수준에서 논의하기 때문이다. 그러나 생물학적 분류법과 더 중요하게 지구상에서 생물이 어떻게 진화하였는지에 대한 우리의 관점은 전환기에 있다. 분류법과 진화 계획에 대한 우리의 방법론은 현재의 이해를 반영하며 새로운 정보가 밝혀지면서 변경될 것이다.

바이러스는 분류나 진화 계획의 어디에도 포함되지 않는다는 것을 주의하여야 하는데, 이는 바이러스가 세포나 생물이 아니고, 생명의 망에서 바이러스의 위치는 결정될 수 없기 때문이다. 바이러스의 특별한 분류법은 5장에서 논의된다.

1.4 학습 결과—진도 평가

18. 명명법(nomenclature), 분류학(taxonomy), 분류(classification)의 용어를 구분하시오.
19. 분류 체계를 기억하기 위한 연상 기억법을 작성하시오.
20. 미생물의 이명법 이름을 정확하게 적으시오.
21. 3가지 주요한 도메인의 도표를 그리시오.
22. 분류학의 전통적 접근법과 분자적 접근법의 차이를 설명하시오.

임상 사례 결론

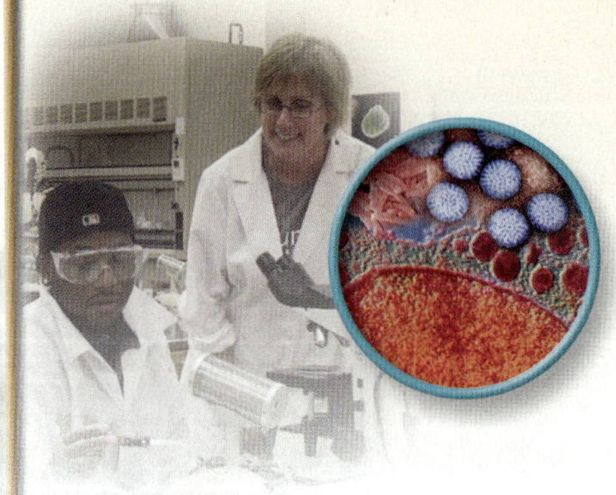

여러분이 세균 감염이 되면 의사는 항생제를 처방할 것이다. 항생제는 인간 숙주에 해를 끼치지 않고 미생물에만 해를 주도록 고안된 약이다. 항생제의 특정한 임무는 미생물을 표적으로 하는 것이다. 따라서 여러분이 미생물에 의하여 발생된 것이 아닌 질병을 앓는다면 항생제를 먹어서는 안 된다.

이 장의 시작에서 두 번째 질문은 "여러분이 겪은 가장 생소한 감염은 무엇인가?"였는데, 이에 대한 반응은 모든 학생이 다 달랐다. 여러분이 직업인으로서 의료계에 종사하기로 결정했다면, 몇몇의 흔한 감염은 매우 빈번하게 보게 될 것이지만, 어떤 다양한 감염은 평생 한번이나 몇 차례만 접할 수 있을 것이다. 아무도 여기에서 배운 모든 가능한 감염에 대하여 모든 것을 기억하리라 기대하지 않는다. 중요한 것은 질병의 중요한 양상과 인간의 신체와 우리가 적용하는 치료가 질병에 영향을 미치는 방식에 대하여 익숙해지는 것이다.

백신 논쟁

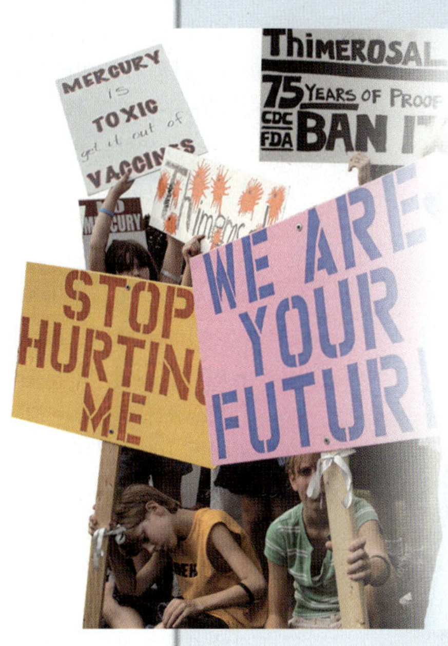

인간의 삶을 위협하는 많은 질병을 근절할 수 있는 지식과 수단을 가지고 있지만, 최근까지 미국을 포함한 선진국에서 어린이의 예방 접종에 반대하는 작지만 매우 중요한 대중 운동이 있었다. 유년기 예방 접종 프로그램은 홍역, 디프테리아, 백일해 같은 한때 만연하고 치명적이고, 높은 이환율과 사망률을 가졌던 감염에 대하여 보호한다. 자신의 자녀를 예방 접종하지 않기로 선택한 사람들은 보통 다음의 3가지 이유 때문이다: (1) 그들은 예방 접종이 안전하지 않으며 해로운 부작용을 일으킨다고 두려워한다(예, 자폐증 논란). (2) 그들은 예방 접종이 효과적이거나 필요하다고 믿지 않는다. 또는 (3) 그들은 다른 사람이 모두 자녀의 예방 접종을 시키면 그들의 자녀는 그러한 질병으로부터 안전하다고 잘못된 가정을 한다. 예방 접종을 받지 않기로 선택하는 다른 요인들은 반정부 감정, 종교적 고려, 비용이다.

집단면역(herd immunity)은 예방 접종을 받지 않았거나 자연적으로 질병에 노출되지 않은 사람들의 질병을 예방하기 위한 백신의 개념을 설명하는 데 이용되는 용어이다. 이 이론의 핵심은 다음과 같다. 만약 여러분 주위의 대부분의 사람이 예방 접종을 받았기 때문에 특정한 질병에 면역이 되었다면, 그들은 병에 걸리지 않고 여러분이나 다른 예방 접종을 받지 않은 사람을 감염시키지 않을 것이다. 그러나 거기에는 함정이 있다. 집단면역은 예방 접종 비율이 감소하면 따라서 감소한다. 예를 들어 백일해의 예방 접종 비율은 92% 이상이 되어야만 질병의 창궐을 예방할 수 있다고 추정되었다.

이러한 예방 접종을 하지 않은 결과로 한때 상대적으로 드물었던 질병이 다시 나타나거나 부활하게 되었다. 홍역이 주요한 사례이다. 2000년에 홍역의 풍토성 전파가 미국과 아메리카 대륙에서 근절되었다. 그러나 1998년 영국에서 예방 접종을 자폐증과 연결시킨 잘못된 논문이 출판된 이후에 (나중에 완전히 불신되었음), 많은 부모가 이러한 치명적인 질병에 대한 예방 접종을 중지하였다. 영국에서 질병 발생률은 치솟았으며, 이제는 다시 풍토병이 되었다. 미국에서 2012년 홍역 발생률은 1996년 이후 가장 높았다.

몇몇의 연구에 의하면 자녀를 예방 접종 시키기를 거부하는 부모의 숫자는 계속 증가하고 있는데, 이는 집단면역을 감소시키고 홍역과 백일해 같은 질병의 부활을 일으킬 수 있는 문제이다.

출처: Pertussis Outbreak Trends, Centers for Disease Control and Prevention, Update March 2013.

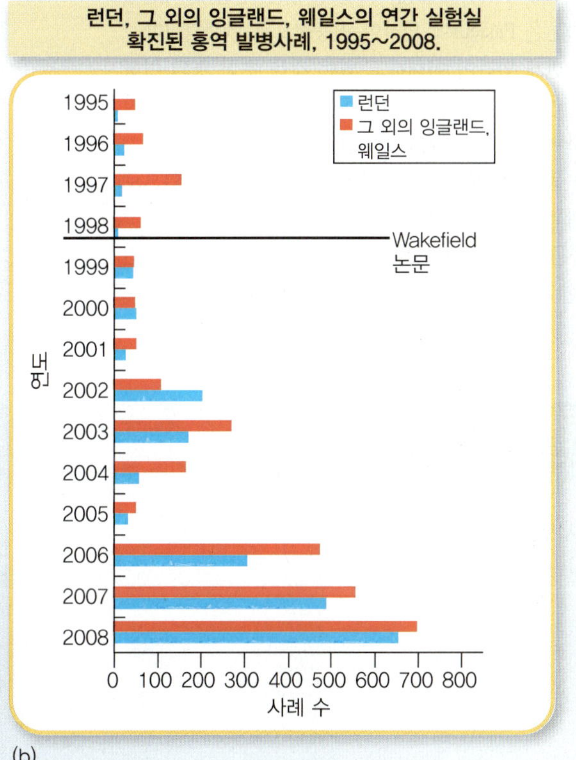

(a) (b)

요약

1.1 미생물: 작지만 강하다

- 미생물은 "맨눈으로 보기에는 너무 작은 살아 있는 생명"으로 정의된다. 이 거대한 생물 집단의 구성원은 세균, 고세균, 원생동물, 진균, 기생충, 바이러스이다.
- 미생물은 거의 모든 곳에서 서식하며 지구상의 많은 생물적·물리적 활동에 영향을 미친다.
- 미생물과 인간 사이에는 많은 종류의 관계가 있는데, 대부분은 유익하지만 일부는 해롭다.
- 생물 집단은 끊임없이 진화하여 새로운 형태의 생명을 생성한다.
- 미생물은 지구상 모든 형태의 생명에 필수적인 영양분과 에너지를 순환하는 데 중요하다.
- 인간은 산업, 의학, 환경을 보호하는 데 중요한 일을 할 수 있도록 미생물을 조작하는 방법을 배웠다.
- 과거 160년간 미생물학자들은 많은 감염성 질병의 원인균을 동정하였다. 그들은 과거에는 알려지지 않았던 미생물과 질병 사이의 명백한 관련을 발견하였다.
- 바이러스를 제외하면 3가지 유형의 미생물이 있다: 세균, 고세균은 작고 핵과 보통 소기관이 결여되어 있으며, 진핵생물은 크고 핵과 소기관을 모두 가지고 있다.
- 바이러스는 세포성이 아니며 따라서 때로는 생물이 아니라 입자로 불린다. 바이러스는 크기가 작고 세포와 밀접한 관련이 있기 때문에 미생물학에 포함된다.

1.2 역사 속의 미생물

- 공기 중의 "생기력(vital force)"으로부터 살아 있는 생물이 자연적으로 발생한다는 이론은 Pasteur에 의하여 최종적으로 반증되었다.
- 미생물학에 대하여 현재 인간이 이해하고 있는 것은 수천 명의 미생물학자들의 축적된 연구 결과이며, 그들의 많은 수는 미생물학의 지식을 진보하기 위하여 사실상 생명을 헌신하였다.
- 현미경은 미생물을 볼 수 있게 하였고 따라서 특히 질병의 원인으로 광범위한 존재를 확인할 수 있도록 하였다.
- 의학 미생물학자들은 질병의 배종설을 전개하였으며, 질병원의 전파를 통제하기 위한 무균기술이라는 결정적으로 중요한 개념을 도입하였다.

1.3 거대분자: 생명의 초구조물

- 거대분자는 보통 작은 분자 소단위(단량체)의 중합반응으로 구성된 매우 큰 유기분자(중합체)이다.
- 탄수화물은 단량체가 글리코시드 결합으로 연결된 중합체인 생물학적 분자이다. 탄수화물의 기능은 보호와 지지(세포벽을 가지고 있는 생물에서) 그리고 영양분과 에너지의 저장이다.
- 지질은 물에 용해되지 않는 지방과 같은 생물학적 분자이다. 지질의 주요한 기능은 세포 성분으로서 그리고 영양분과 에너지의 저장이다.
- 단백질은 아미노산 단량체가 펩티드 결합에 의하여 연결된 사슬로 된 중합체인 생물학적 분자이다.
- 단백질은 세포 구조와 세포 대사에서 수행하는 많은 생물학적 역할로 인하여 "생명의 형성자"로 불린다.
- 단백질의 구조는 단백질의 기능을 결정한다. 구조와 형태는 아미노산 조성과 단백질의 인접한 환경인 pH, 온도에 의하여 지시된다.
- 핵산은 뉴클레오티드 단량체가 인산-5탄당 공유결합에 의하여 연결된 사슬로 된 중합체인 생물학적 분자이다. 이중가닥의 핵산은 수소결합에 의하여 서로 연결된다. 핵산은 세포 대사와 생식을 지시하는 정보 분자이다.
- 원자가 물질의 기본 단위인 것처럼, 세포는 생명의 기본 단위이다.

1.4 미생물의 명명, 분류, 동정

- 분류체계는 미생물의 명명, 분류, 그리고 동정의 3가지 주요한 기능을 가진다.
- 가장 진보한 분류체계에서 주요한 집단은 (내려가는 순서로) 도메인, 계, 문, 강, 목, 과, 속, 종이다.
- 진화의 양상은 나무 모양 또는 그물 모양의 가지치기를 보이며, 따라서 발산 진화하는 모든 생명 형태를 서술하는 것은 공통 조상의 유전자 풀에서 나온다.
- Woese-Fox의 분류체계는 모든 생물을 진핵생물, 세균, 고세균의 3도메인에 배치시킨다.

선다형 문제 Bloom의 1, 2단계: 기억, 이해

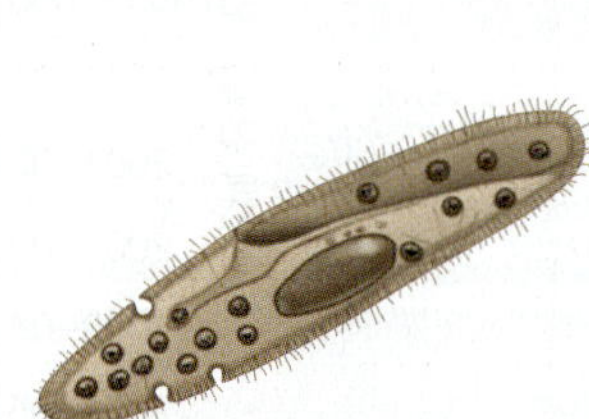
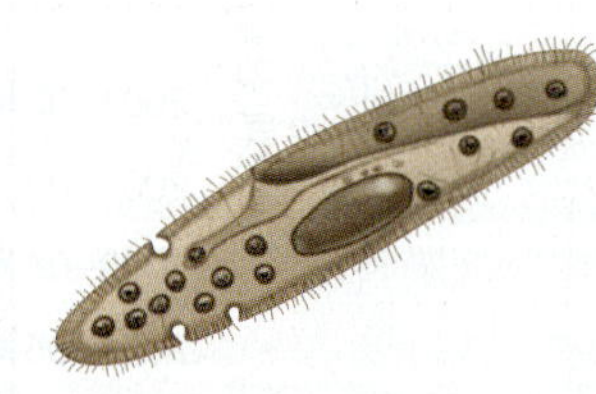

보기에서 맞는 답을 선택하시오.

1. 다음 어느 것이 미생물로 간주되지 않는가?
   a. 조류(algae)
   b. 세균(bacterium)
   c. 원생동물(protozoan)
   d. 벼룩(flea)

2. 어느 과정이 생물의 유전자를 의도적으로 변경하는 것과 관련이 있는가?
   a. 생물학적 환경 복원
   b. 생명공학
   c. 분해
   d. 재조합 DNA 기술

3. 자연발생설(abiogenesis)은?
   a. 살아 있지 않은 물질로부터 생물이 자연히 발생하는 것을 말한다.
   b. 이미 존재하는 생명 형태로부터 생명 형태가 발달하는 것을 설명한다.
   c. 무균 기술이 없을 때만 일어난다.
   d. Pasteur의 백조 목 플라스크 실험에 의하여 지지되었다.
4. 가설이 오랜 기간의 연구와 자료에 의하여 철저하게 지지되었다면 이는 무엇으로 간주되는가?
   a. 법칙(law)
   b. 의견(speculation)
   c. 이론(theory)
   d. 입증됨(proved)
5. 어느 것이 한 미생물의 학명을 정확하게 표기하였는가?
   a. e. coli
   b. E. coli
   c. *E. coli*
   d. *e. Coli*
6. 다음 어느 것이 핵이 없는 무세포 미생물인가?
   a. 세균
   b. 기생충
   c. 원생동물
   d. 바이러스
7. 단백질에 대하여 올바른 설명은 무엇인가?
   a. 핵산으로 이루어져 있다.
   b. 지방산을 포함한다.
   c. 세포 내에서 주로 에너지원으로 작용한다.
   d. 형태가 기능을 결정한다.
8. DNA는 다음 무엇으로 구성되어 있는 유전 분자인가?
   a. 디옥시리보오스, 인산, 질소 염기
   b. 디옥시리보오스, 5탄당, 핵산
   c. 당, 단백질, 티민
   d. 아데닌, 인산, 리보오스

비판적 사고 Bloom의 3, 4, 5단계: 적용, 분석, 평가

비판적 사고는 사실과 개념을 이용하여 추론하고 문제를 해결하는 능력이다. 이러한 문제는 다양한 각도에서 접근될 수 있으며, 대부분의 경우 하나만의 옳은 답을 가지지는 않는다.

1. 그림 1.16을 재검토하고 다음에 대하여 논의하시오.
   a. 인간은 생명의 어느 도메인에 속하는가?
   b. 대부분의 과학자는 진핵생물이 세균보다 고세균과 더 밀접하게 관련되어 있다고 믿는다. 이는 놀라운 사실인가? 왜 그러한가? 아니면 왜 그렇지 아니한가?
2. 추가적인 조사를 수행하여 어떤 미생물이 오염된 환경의 생물학적 환경 복원에 이용되는 널리 행해지는 예에 대하여 논의하시오.
3. 장래 비만이 왜 항미생물 약제에 의하여 치료될 수 있다고 제안되는지 논의하시오.
4. 1980년대 초 이후에 변경된 수술실의 유지와 기본적인 수술 규정의 사용을 비교하고 대조하시오.
5. 지역적인 급수 본관이 파열되었을 때, 도시는 마시거나 요리하기 전에 모든 사람에게 물을 끓이도록 통보를 한다. 이 행동이 이 장에서 논의된 미생물에 의한 오염을 최소화하기 위하여 생물학적 분자를 어떻게 표적으로 하는지 논의하시오.

시각적 연결 Bloom의 5단계: 평가

이 질문은 이전의 영상을 새로운 개념과 연결시킨다.

1. **그림 1.1.** 세균이 지구상에 존재하였던 붉은색 막대와 인간이 나타난 시기를 보시오. 인간이 세균을 지구에서 완전히 배제할 수 있을 가능성에 대하여 생각해보고, 이것이 유익한 행동일지 토의하시오.

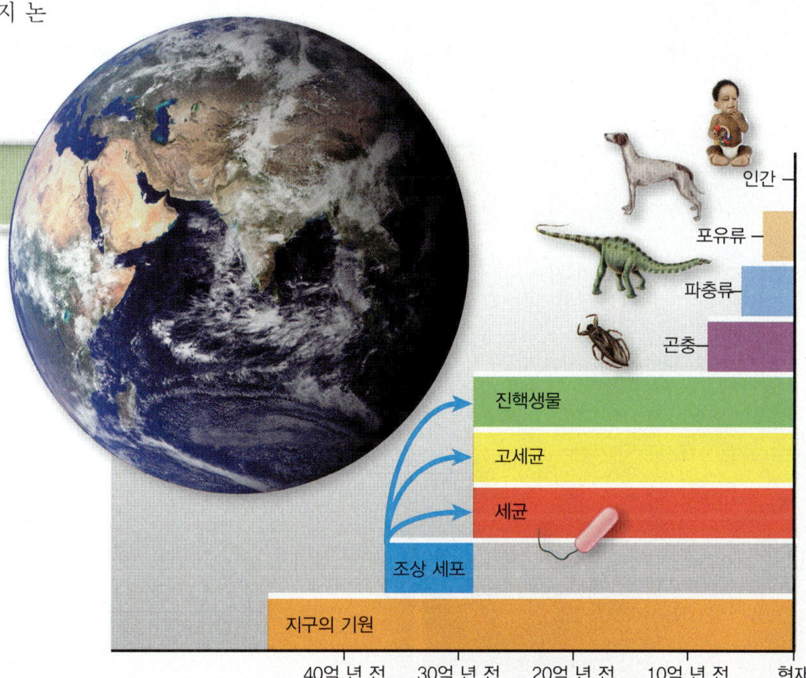

임상 사례

시료 얻기

나는 분주한 산부인과에서 근무하는 간호사이다. 나의 직무 중에는 종종 임산부가 직접 소변 시료를 채취하는 방법 가르치기가 포함된다. 병원을 방문한 모든 임산부는 매번 내원할 때 소변 시료를 제공한다. 임신한 여성은 태아가 자라면서 방광이 자극을 받아 소변이 완전히 비워지지 않는 자궁 무게의 증가로 인하여 요로감염증(urinary tract infection, UTI)이 발생하는 고위험군이다. 방광에 남겨진 소변은 세균 성장에 완벽한 배지가 된다.

나는 젊은 산모에게 중간 흐름의 소변 시료의 올바른 채취방법을 가르친다. 먼저 환자에게 손을 씻으라고 한다. 산모의 손이 수집 용기의 가장자리와 접촉하지 않도록 주의할 것을 강조한다. 그러고 나서 강력한 항미생물 용액인 포비돈-요오드로 흠뻑 적신 일회용 소독솜으로 성기의 외부를 어떻게 씻는지도 알려준다. 뒤처리를 할 때에는 분변 오염을 방지하기 위하여 앞에서 뒤쪽으로 닦을 것도 상기시켰다. 가장 먼저 약간의 소변을 변기에 비우고 나서 수집 용기로 중간 흐름의 소변을 채취하라고 하였다. 그런 뒤 수집 용기의 뚜껑을 덮게 하였고, 뚜껑의 가장자리나 내부를 만지지 않도록 조심할 것과 반드시 손을 씻으라고 다시 주의를 주었다. 그 이후 나는 장갑을 착용하고, 용기의 외부를 닦아내고, 환자의 이름, 채취 일시, 추가적인 신원 확인 정보를 적어서 시료를 실험실로 운반하였다.

실험실 직원은 현미경으로 소량의 소변을 가지고 세균, 적혈구, 백혈구, 그리고 다른 이상을 검사하였다. 실험실 직원은 세균의 존재를 확인하였으며, 소변은 미생물을 동정하고 항생제 감수성을 측정하기 위하여 배양하였다. 48시간이 지나서 시료가 오염되었다고 결과가 나왔다. 나는 환자의 내과의에게 연락하였으며, 의사는 환자가 돌아와서 다시 소변 시료를 제공할 것을 요청하였다.

- 혼합배양이란 무엇인가? 오염된 배양은 무엇인가?
- 채취 과정에서 시료는 어떻게 오염되었는가?

임상 사례 결론은 56쪽에 있음.

CHAPTER 2

실험실 도구

미생물의 배양과 현미경 분석 방법

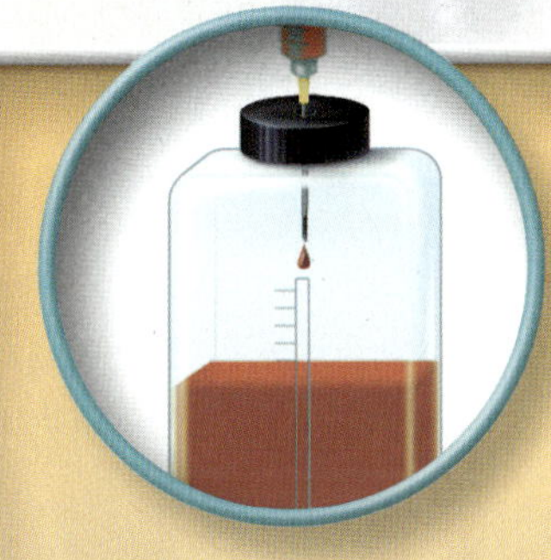

이 장에서는...

2.1 미생물을 어떻게 배양하는가

1. 5개의 I가 무엇이고 각 단계는 무엇을 필요로 하는지 설명한다.
2. 배지의 3가지 물리적 상태와 각각은 언제 사용되는지 토의한다.
3. 선택배지와 분별배지를 비교 · 대조하고, 각각의 예를 든다.
4. 제한배지와 복합배지의 정의를 간단히 내린다.

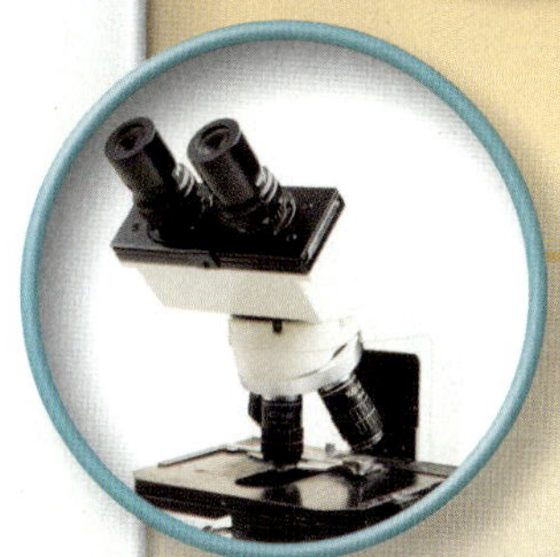

2.2 현미경

5. 미터계의 다른 단위를 서로 환산(변환)한다.
6. 좋은 현미경의 3가지 요소를 열거하고 설명한다.
7. 광학현미경의 원리와 전자현미경의 원리를 구별한다.
8. 단순염색, 분별염색, 특수염색의 예를 든다.

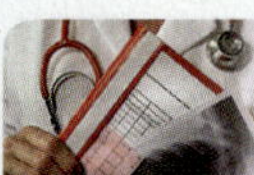

의학적 중요성

독감 백신의 제조: 살아 있는 생장 배지의 예

여러분은 의료종사자가 환자에게 예방 접종을 하기 전에 달걀에 알레르기가 있는지 물어보는 것에 대하여 의문을 가져본 적이 있는가? 약독화 생백신은 독감 바이러스 같은 바이러스를 병아리 배아와 같은 살아 있는 동물 내에서 배양하여 만든다. 바이러스를 수정된 난에 접종하여, 다수의 바이러스 입자가 복제되도록 배양한다. 그 이후 알의 내용물을 수집하고 정제하여 백신을 생산한다.

오늘날 독감 백신의 제조는 매우 낮은 수준의 알 단백질을 포함하고 있어서 알레르기에 매우 민감한 사람에게도 안전하게 투약될 수 있지만, 접종을 하기 전에 의학적으로 관찰하는 것이 권장된다. 또한 계란이 포함되지 않은 백신도 가용하다.

2.1 미생물을 어떻게 배양하는가

5개의 I

여러분이 미생물을 연구하려고 할 때, 몇 가지 독특한 문제에 당면한다. 첫째, 토양이나 인간의 구강과 같은 대부분의 서식지가 복잡한 연합의 미생물을 포함하고 있기 때문에, 종종 한 종을 다른 종으로부터 분리하는 것이 필요하다. 둘째, 그렇게 작은 연구 재료를 유지하고 추적하기 위해서 미생물학자는 미생물을 보통 인위적(따라서 왜곡된) 환경에서 생육해야 한다. 셋째, 보이지 않는다는 것이다. 넷째, 미생물은 어느 곳에나 있으며, 원하지 않는 미생물이 여러분의 실험에 도입되어 잘못된 결과를 유발한다.

미생물학자는 실험실에서 미생물을 조작하고, 생육하고, 검사하고, 특징짓기 위하여 5가지 기본적인 기술을 사용한다(**그림 2.1**).

1. 접종(inoculation)
2. 배양(incubation)
3. 분리(isolation)
4. 검사(inspection)
5. 동정(identification)

미생물학자가 미생물을 찾고, 생육하고, 관찰하고, 특징짓는 데 수행하는 주요한 기술

시료의 채취:
거의 모든 물체나 물질은 미생물의 출처로 사용될 수 있다. 일반적으로 체액과 조직, 음식, 물, 또는 토양이 이용된다. 시료는 면봉, 주사기나 샘플 내의 미생물을 붙들고, 유지하고, 보존할 수 있는 특별한 운반기기 등의 채취도구로 제거한다.

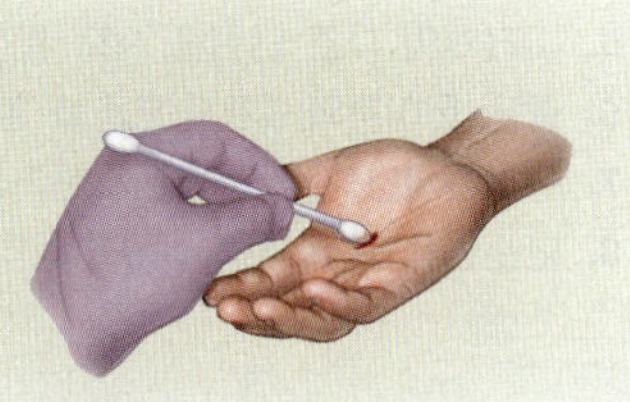

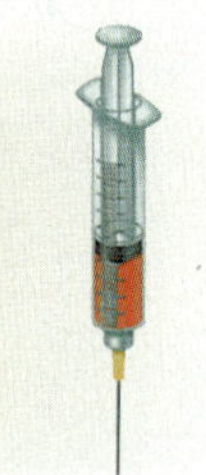

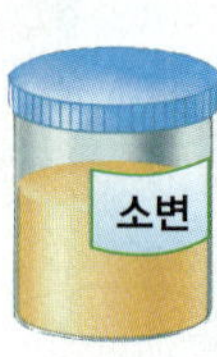

5개의 I에 대한 안내: 시료가 어떻게 처리되고 프로파일 되는가

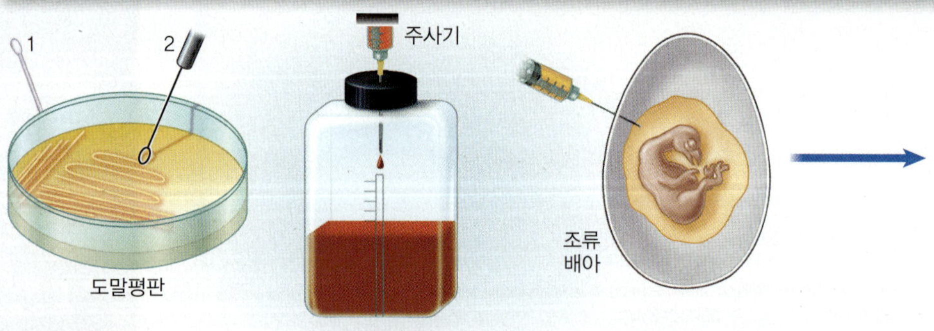

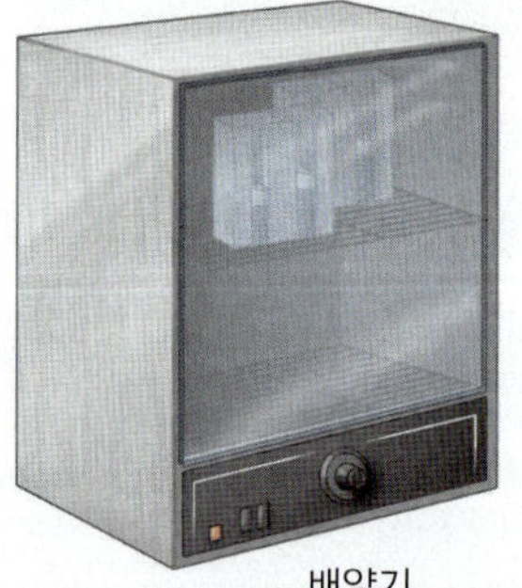

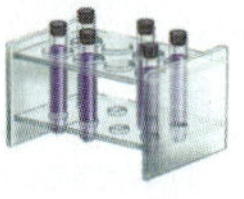

1 접종(Inoculation)
시료의 생장을 유지하기 위하여 적절한 영양분을 포함하는 살균된 배지가 있는 용기에 넣는다. 접종은 시료를 고체배지의 표면에 도말하거나 시료를 플라스크나 시험관에 도입하는 것을 포함한다. 특정한 기능을 가진 배지를 선택하는 것은 추후 분리와 동정 단계를 개선할 수 있다. 일부 미생물은 생장배지로서 살아 있는 생물(동물, 알)을 필요로 할 수 있다.

2 배양(Incubation)
배양기는 적절한 생장 온도와 다른 조건을 생성한다. 이는 몇 시간, 며칠, 심지어는 몇 주에 걸쳐서 미생물의 증식을 촉진한다. 배양은 배지의 내부나 표면에 미생물의 보이는 생장인 배양균을 생산한다.

그림 2.1 **미생물학자들에 의하여 수행되는 일반적인 실험실 기술의 요약.** 여기에 보여준 단계를 모두 수행하거나 정확하게 순서대로 수행할 필요는 없지만, 모든 미생물학자는 이러한 활동의 최소한 일부에는 참여한다. 어떤 경우에는, 바로 시료 검정부터 진행할 수 있고, 다른 경우에는 특정한 배지로 단지 접종이나 배양이 요구된다.

이러한 과정들은 미생물을 다루고 분리된 실체로 유지할 수 있도록 하여 자세한 생물학적인 사항을 연구하고 기록할 수 있도록 한다. 동정을 위하여 더 이상 미생물을 배양할 필요가 없지만, 배양은 아직도 매우 일반적인 방법이다. 여러분은 15장에서 미생물을 동정하는 비배양 방법에 대하여 배울 것이다. 때로는 단일 배지에서 성장하는 미생물을 배양하면 혼합된 종의 환경에서 미생물이 어떻게 작용할지 거의 알 수 없지만, 이것이 미생물에게는 자연적인 상태가 아니라는 것만 여러분이 기억한다면, 미생물을 분리하여 연구하는 것 또한 중요하다.

NCLEX® 준비

1. 내과 의사가 환자의 소변 배양을 하라고 지시를 내렸다. 시료의 채취를 완료하기 위하여 간호사는 어떠한 정보를 우선으로 알아야 하는가?
   a. 채취의 일시
   b. 채취 방법
   c. 환자가 NPO(절식)인지의 여부
   d. 환자의 나이

접종

미생물을 생장 또는 **배양(culture)**하기 위해서 아주 소량의 시료(접종물; inoculum)를 미생물이 증식할 수 있는 환경을 제공해 주는 **영양배지(medium**; 복수 media)의 용기에 도입한다. 이 과정을 **접종(inoculation)**이라고 한다. 시료 채취와 접종에 이용되는 모든 기구는 처음에는 무균상태여야 한다. **배양(incubation)** 후에 배지의 내부나 표면에 관찰할 수 있는 생장을 배양균이라고 한다. 감염성 질병의 원인을 결정하기 위한 임상 시료는 체액(혈액, 뇌척수액), 배설물(가래, 소변, 대변), 해부적 부위(목, 코, 귀, 눈, 생식관), 질환 조직(농양이나 상처) 등에서 채취한다. 미생물학적 분석을 위한 다른 시료들은 토양, 물, 하수, 음식, 공기, 무생물 물체 등이다. 적절한 시료 채취 과정은 15장에서 알아본다.

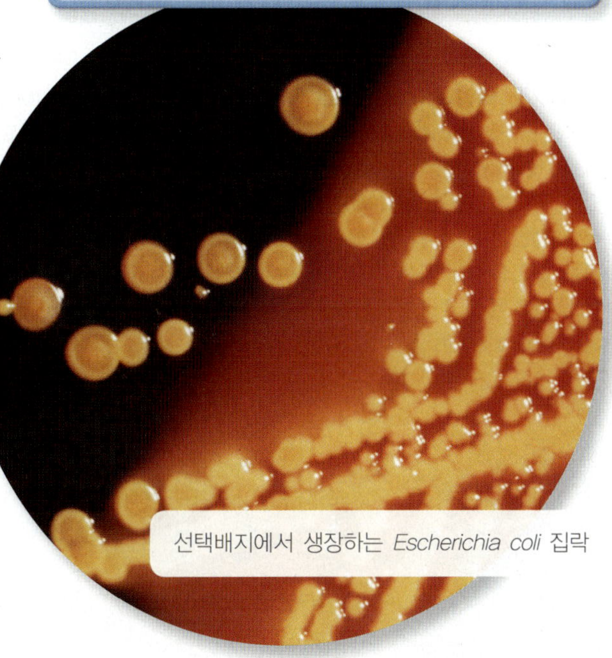
선택배지에서 생장하는 *Escherichia coli* 집락

배양

일단 배지 용기가 접종되면, 증식을 촉진하기 위하여 온도 조절되는 **배양기(incubator)**에 넣어 배양한다. 미생물은 빙점에서 비등점까지의 온도 범위에서 생장하도록 적응되었지만, 실험실 증식에 이용되는 온도 범위는 보통 20~45°C이다. 배양기는 산소와 이산화탄소와 같은 특정한 미생물의 생장에 필요한 대기 기체의 농도를 조절할 수 있다.

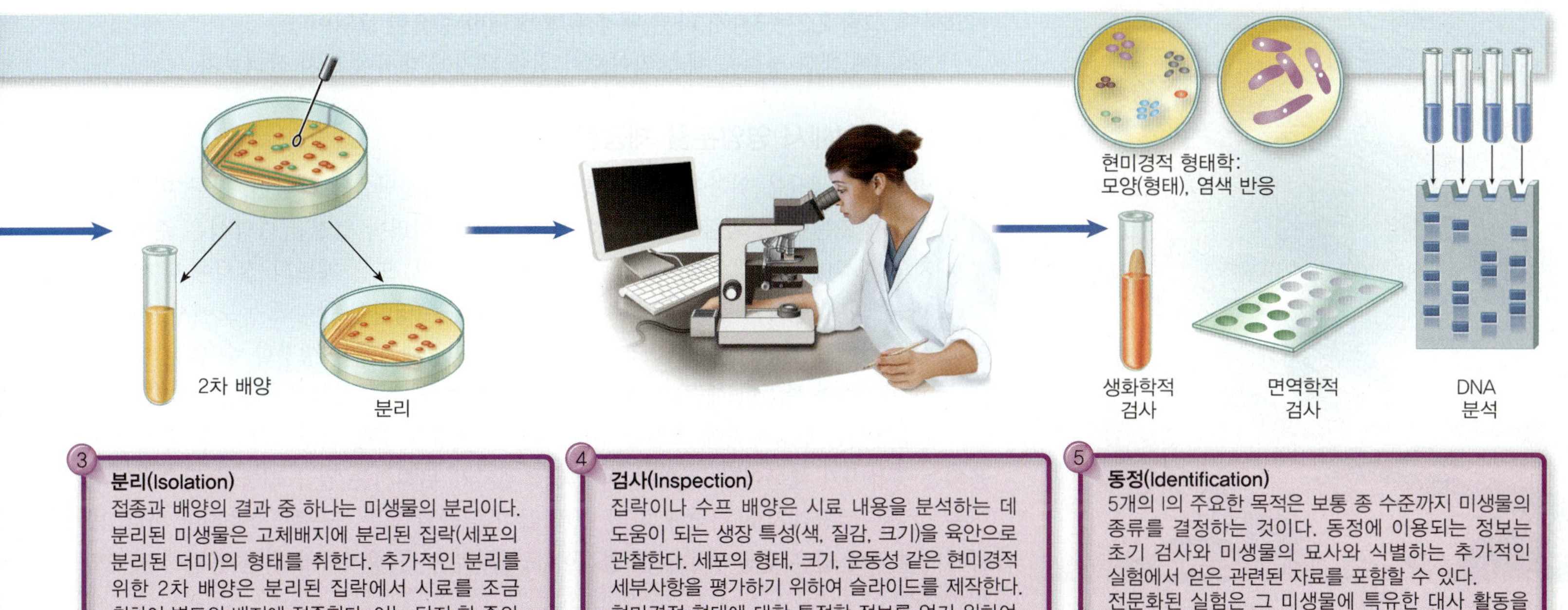

③ **분리(Isolation)**
접종과 배양의 결과 중 하나는 미생물의 분리이다. 분리된 미생물은 고체배지에 분리된 집락(세포의 분리된 더미)의 형태를 취한다. 추가적인 분리를 위한 2차 배양은 분리된 집락에서 시료를 조금 취하여 별도의 배지에 접종한다. 이는 단지 한 종의 미생물만을 포함하는 순수배양의 한 가지 방법이다.

④ **검사(Inspection)**
집락이나 수프 배양은 시료 내용을 분석하는 데 도움이 되는 생장 특성(색, 질감, 크기)을 육안으로 관찰한다. 세포의 형태, 크기, 운동성 같은 현미경적 세부사항을 평가하기 위하여 슬라이드를 제작한다. 현미경적 형태에 대한 특정한 정보를 얻기 위하여 염색 기술을 이용할 수 있다.

⑤ **동정(Identification)**
5개의 I의 주요한 목적은 보통 종 수준까지 미생물의 종류를 결정하는 것이다. 동정에 이용되는 정보는 초기 검사와 미생물의 묘사와 식별하는 추가적인 실험에서 얻은 관련된 자료를 포함할 수 있다. 전문화된 실험은 그 미생물에 특유한 대사 활동을 측정하기 위한 생화학적 검사, 면역학적 검사, 유전적인 분석이다.

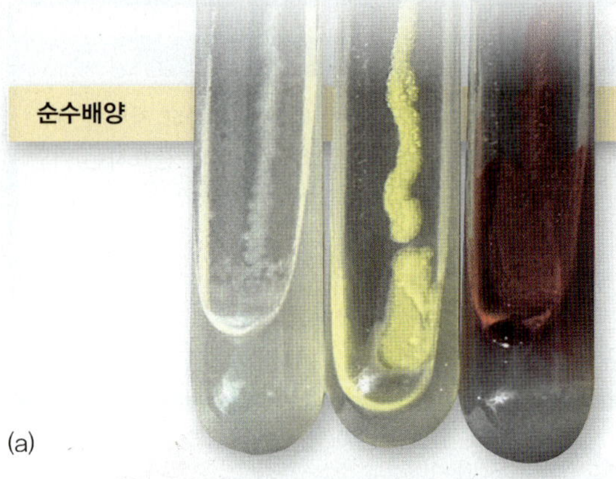

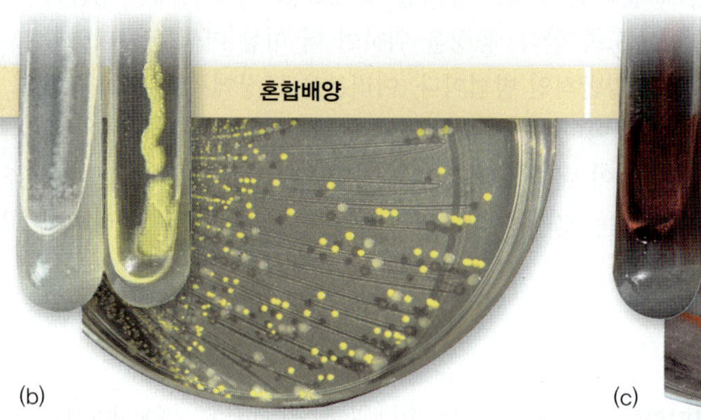

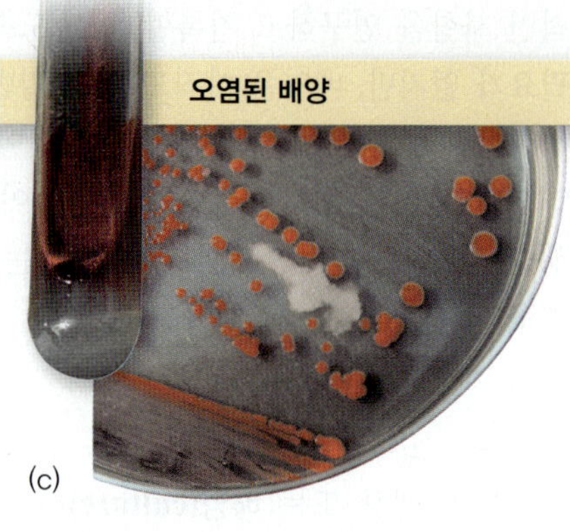

(a) (b) (c)

그림 2.2 배양의 다양한 조건 (a) *Escherichia coli*(흰색), *Micrococcus luteus*(노란색), 그리고 *Serratia marcescens*(붉은색)의 **순수배양(pure culture)**을 담고 있는 3개의 시험관. 순수배양은 한 종이나 한 가지 종류의 미생물만을 생장하는 배지의 용기이다. 이 종류의 배양은 실험실 연구에서 가장 빈번하게 사용하는데, 그 이유는 체계적인 연구와 한 종류의 미생물을 자체로 통제할 수 있기 때문이다.

(b) **혼합배양(mixed culture)**은 둘 이상의 동정되고 쉽게 구별되는 미생물 종을 함께 가지고 있는 용기이며, 이는 당근과 양파를 함께 재배하는 정원과 같다. 여기에 나타낸 것은 *M. luteus*(밝은 노란색 집락)과 *E. coli*(희미한 흰색 집락).

(c) **오염된 배양(contaminated culture)**은 한때는 알고 있는 종의 순수배양이나 혼합배양이었지만 정체불명의 원하지 않는 미생물이, 정원의 잡초와 같이, 도입되어 오염된 것이다. 오염은 불완전하게 멸균된 백금이(inoculating loop)나 실수로 재사용하였거나 실험대나 여러분의 피부에 접촉한 도구를 통하여 들어올 수 있다.

이 *S. marcescens* 접시는 실내 공기에 과다 노출되어 커다란 흰색의 집락을 형성하였다. 이 침입자는 바람직하지 않고 동정이 되지 않아서, 배양은 이제 오염 되었다.

배양 기간에(하루에서 수주일 정도) 미생물은 증식하여 육안으로 관찰할 수 있는 생장을 이룬다. 액체배지에서의 미생물 생장은 흐림, 침전, 부유 찌꺼기, 색깔로 나타난다. 고체배지에서 가장 흔한 표시는 집락의 출현인데, 특히 세균과 진균이 그러하다.

어떤 점에서는 미생물을 배양하는 것은 원예와 유사하다. 배양균은 작은 경작지(배지)를 미생물 세포로 파종하여 형성된다. 잡초(오염)를 배제하기 위하여 각별한 주의가 필요하다. **그림 2.2**는 3가지 다른 배양 유형에 대한 중요한 요약이다.

5개의 I에 대한 정보를 계속 알아보기 전에 배지에 대하여 잠시 살펴보자.

배지: 실험실에서 영양분을 제공함

일부 미생물은 생장을 위하여 소수의 단순한 유기화합물만을 요구하며, 다른 미생물은 특정한 무기 또는 유기 화합물을 복잡하게 요구한다. 이러한 엄청난 다양성은 준비해야 할 배지의 종류에서 명백하다. 배지는 시험관, 플라스크, 또는 페트리 접시에 담겨져서, 고리, 바늘, 피펫, 면봉과 같은 도구로 접종한다. 배지는 영양분 함량과 농도에서 매우 다양하며, 특정한 목적으로 특별히 조제할 수 있다. 인공배지에서 생장할 수 없는 미생물(모든 바이러스와 특정한 세균)의 배양은 세포 배양이나 숙주 동물을 필요로 한다.

이 장에서는 인공배지에 초점을 맞추는데, 그 이유는 임상 환경에서 가장 빈번이 사용되는 종류이기 때문이다. 실험이 적절히 통제되기 위해서는 멸균 기술이 필수적이다. 이는 접종은 무균배지로 시작해 하며 필히 끝이 멸균된 접종 도구를 사용해야 한다. 방공기나 손가락 같은 멸균되지 않은 물질이 도입되는 것을 방지하기 위한 방법이 강구되어야 한다.

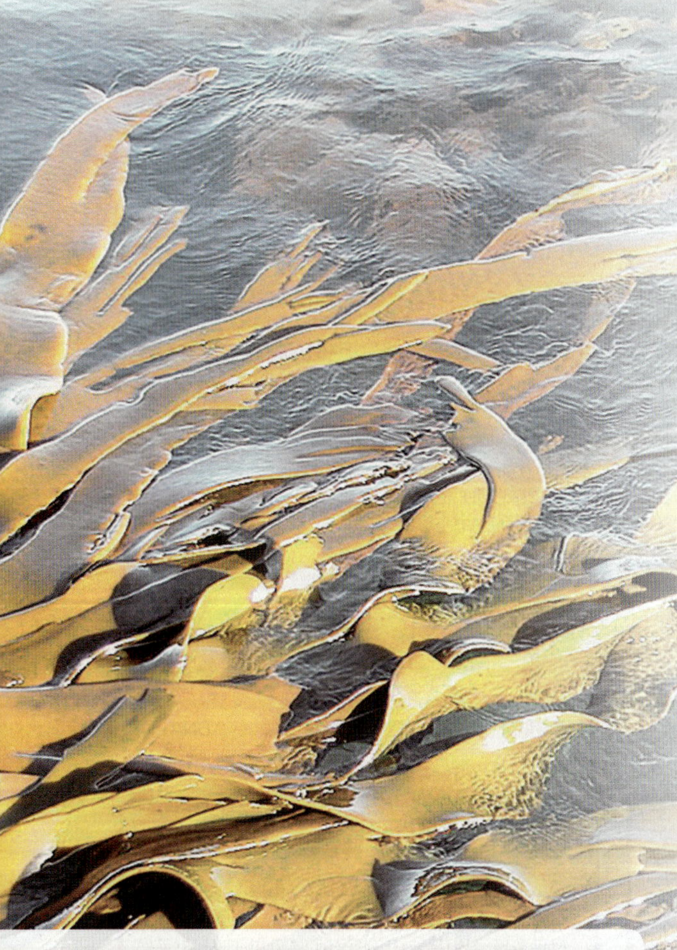

배지의 주된 성분인 한천(agar)은 보통 해조류에서 수확한다.

배지의 종류

배지는 다음 3가지 성질에 따라 구분할 수 있다(**표 2.1**).

1. 물리적 상태
2. 화학적 조성
3. **기능적 유형**(목적)

여기에서 논의되는 대부분의 배지는 세균과 진균을 위해 고안된 것이지만, 조류나 일부 원생동물도 배지에서 증식될 수 있다.

물리적 상태	화학적 조성	기능적 유형
1. 액체 2. 반고체 3. 고체(액체로 변환될 수 있음) 4. 고체(액화될 수 없음)	1. 제한배지 (Defined media); 화학적으로 정의됨 2. 복합배지 (Complex media); 화학적으로 정의되지 않음	1. 일반 목적 2. 강화 3. 선택 4. 분별 5. 혐기성 생장 6. 시료 운반 7. 분석 8. 계수

표 2.1 배지 분류의 3가지 범주

배지의 물리적인 상태

그림 2.3은 액체, 반고체, 고체의 3가지 배지의 물리적 종류를 잘 요약하였다.

한천(agar)은 *Gelidium*이라는 조류에서 분리된 복합다당류이며, 미생물 실험실에서 중요한 도구이다. 한천의 장점은 다양하다. 상온에서는 고체이고 물의 비등점(100°C)에서는 녹는다(액화). 일단 액화되면 42°C로 냉각될 때까지 다시 응고되지 않기 때문에, 미생물이나 실험자에 해를 끼치지 않는 온도(45°C에서 50°C)에서 접종하고 액체 형태로 부을 수 있다. 한천은 유연성이 있고 틀에 성형할 수 있으며, 수분과 영양분을 보유할 수 있는 기본 틀을 제공한다. 중요한 것은 한천은 대부분의 미생물이 소화시킬 수 없는 영양분이라는 것이다.

배지의 화학적 성분

조성이 정확하게 화학적으로 정의된 배지를 **제한배지**(defined media; 또는 합성배지)라고 한다. 이러한 배지는 서로 거의 다르지 않은 순수한 유기·무기 화합물을 포함하고 있으며 정확한 공식에 의하여 명시된 분자 성분을 포함하고 있다. 제한배지는 물에 용해된 염이나 아미노산 같은 몇 가지의 필수적인 화합물만 포함할 수도 있고 다양한 규정된

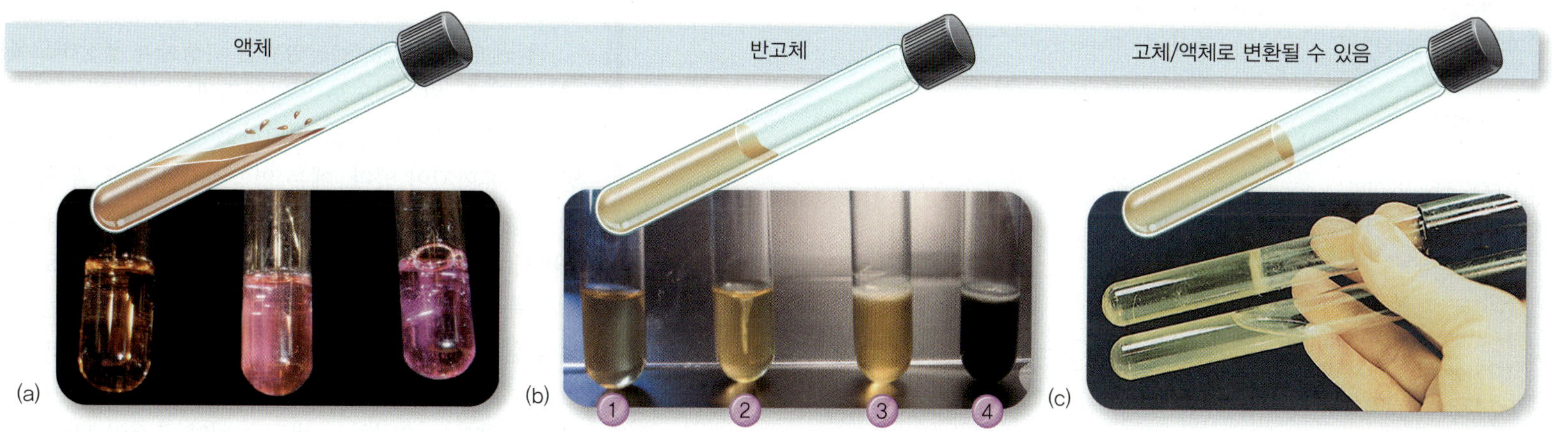

그림 2.3 상이한 물리적 형태의 배지. (a) 액체배지(liquid media)는 빙점 이상의 온도에서 고형화되지 않고 용기를 기울이면 자유롭게 흐르는 경향이 있는 물 기반의 용액이다. 생장은 용기 전체에서 일어나며, 분산되고 흐리거나 입자상 외형을 나타낸다. 요소 수프는 우레아제(urease; 요산분해효소)가 요소를 분해하여 암모늄을 방출하는 생화학적 반응을 보여주기 위하여 사용된다. 이는 용액의 pH를 상승시키고 색소가 진한 분홍빛이 되게 한다. (왼쪽: 접종되지 않은 수프, pH 7; 가운데: 약한 양성 반응, pH 7.5; 오른쪽: 강한 양성 반응, pH 8.1)

(b) **반고체배지(semi solid media)**는 점성 밀도가 액체배지에 비하면 높지만 고체배지에 비하면 낮다. 반고체배지는 자유로이 흐르지 않으며 실온에서 부드럽고 덩어리 같은 경도를 보인다. 반고체배지는 세균의 운동성을 측정하고 특정한 반응이 일어나는 장소를 찾는 데 사용된다. 그림은 황 인돌 운동성(sulfur indole motility, SIM) 배지이다. 배지(1)는 접종물을 찔러 넣고 배양하였다. 생장의 장소는 비운동성(2) 또는 운동성(3)을 나타낸다. H_2S 기체가 방출되면 검은색 침전이 형성된다(4).

(c) 고체 배지(solid media)는 1~5% 한천을 포함한 배지는 용기를 기울이거나 뒤집더라도 제자리에 있을 정도로 고형이다. 가역적이며 열을 가하면 액화되어 다른 용기에 부을 수 있고, 다시 응고된다. 고체배지는 세포가 분리된 집락을 형성할 수 있는 단단한 표면을 제공한다. 젤라틴(정제한 아교) 영양분은 고형의 점성밀도를 유지하기에 충분한 젤라틴(12%)을 포함한다. 위 시험관은 고체 상태를 보여준다. 맨 아래 시험관은 가열하거나 미생물 효소가 젤라틴을 소화하여 액화시켰을 때 어떤 일이 일어나는지를 나타낸다.

유기·무기 화학물질로 구성될 수도 있다(**표 2.2A**와 **2.2B**). 이런 표준화되고 다시 제조될 수 있는 배지는 시험 생물의 정확한 영양요구를 알고 있을 때 연구에 매우 유용하다.

주어진 배지의 하나만 화학적으로 정의가 되지 않더라도 그 배지는 복합배지의 범주에 속한다. 복합배지는 세포 분쇄물, 조직, 분비물 같은 동물, 식물, 또는 효모 추출물을 포함한다. 예는 혈액, 혈장, 그리고 육류 추출물이나 우려낸 국물이다. 다른 가능한 성분들은 우유, 효모 추출물, 콩 소화물, 그리고 펩톤이다. 영양분 수프, 혈액배지, 맥콘키배지 등도 기능과 겉모습은 다르지만, 모두 복잡한 영양요구를 가지는 미생물에 풍부한 혼합 영양분을 제공하는 복합배지이다.

표 2.2A와 2.2B는 제한배지와 복합배지 두 범주의 *Staphylococcus aureus* 생장에 대한 비교를 통한 실질적인 적용을 나타낸다.

특별한 목적의 배지

미생물학자가 사용할 수 있는 많은 종류의 배지가 있다. 무엇을 첨가하는가에 따라서 미생물학자는 거의 모든 목적으로 배지를 조절할 수 있다. 최근까지도 미생물학자들은 인공적으로 배양할 수 없는 세균이나 진균을 단지 몇 종만을 알고 있었다. 그러나 새로운 DNA 탐지 기술은 우리가 실험실에서 배양하지 못하는 미생물이 배양할 수 있는 것보다 훨씬 많이 있다는 것을 보여주었다. 이제는 세균을 실제 생장하지 않고 일부 중요한 특징을 연구할 수 있지만, 유전체적 방법을 이용하여 발견하는 세균을 생장하기 위한 새로운 배지의 개발은 아직 중요하다.

일반배지는 가능한 광범위한 미생물을 생장하도록 고안되었다. 원칙적으로 일반배지에는 다양한 종류가 있으며 다양한 미생물을 지지하고 생장할 수 있는 영양분이 혼합되어 있다. 예는 영양배지와 수프, 두뇌-심장 침출액(infusion), trypticase soy 배지(TSA)이다. **강화배지(enriched medium)**는 혈액, 혈장, 헤모글로빈, 또는 특정한 종이 생장하기 위하여 꼭 있어야 하는 특별한 **생장인자(growth factor**; 특정한 비타민, 아미노산)와 같은 복잡한 유기물질을 포함한다. 생장인자와 복합 영양분을 요구하는 세균은 배양 조건이 **까다롭다(fastidious)**고 한다. 혈장배지는 양, 말, 토끼의 혈액을 멸균된 배지에 추가하여 제조되는데(**그림 2.4a**), 배양 조건이 까다로운 연쇄상구균이나 다른 병원균을 배양하는 데 널리 사용된다. 병원성 *Neisseria*(임질균)는 헤민과 NAD가 추가된 혈액배지인 Thayer-Martin 배지 또는 초콜릿 배지에서 배양한다(**그림 2.4b**). 강화배지는 소변이나 혈액 시료와 같은 매우 낮은 밀도로 존재하는 병원균의 성장을 촉진하기 때문에 임상실험실에서 매우 유용하다.

표 2.2A 병원성 *Staphylococcus aureus*의 생장과 유지를 위한 제한배지

아래 아미노산은 0.25 g씩	아래 아미노산은 0.5 g씩	아래 아미노산은 0.12 g씩
시스틴 Cystine	아르기닌 Arginine	아스파르트산 Aspartic acid
히스티딘 Histidine	글리신 Glycine	글루탐산 Glutamic acid
류신 Leucine	이소류신 Isoleucine	
페닐알라닌 Phenylalanine	리신 Lysine	
프롤린 Proline	메티오닌 Methionine	
트립토판 Tryptophan	세린 Serine	
티로신 Tyrosine	트레오닌 Threonine	
	발린 Valine	

추가 성분

성분	분류
0.005 mole 니코틴아미드	비타민류
0.005 mole 티아민	비타민류
0.005 mole 피리독신	비타민류
0.5 microgram 비오틴	비타민류
1.25 gram 황산마그네슘	염류
1.25 gram 인산이칼륨수소	염류
1.25 gram 염화나트륨	염류
0.125 gram 염화철	염류

성분은 증류수 1,000 mL에 용해하여 pH 7.0으로 완충한다.

표 2.2B 두뇌-심장 침출액 배지: 병원성 *Staphylococcus aureus*의 생장과 유지를 위한 복합배지

27.5 gram 뇌, 심장 추출물, 펩톤 추출물
2 gram 포도당
5 gram 염화나트륨
2.5 gram 인산수소이나트륨

성분은 증류수 1,000 mL에 용해하여 pH 7.0으로 완충한다.

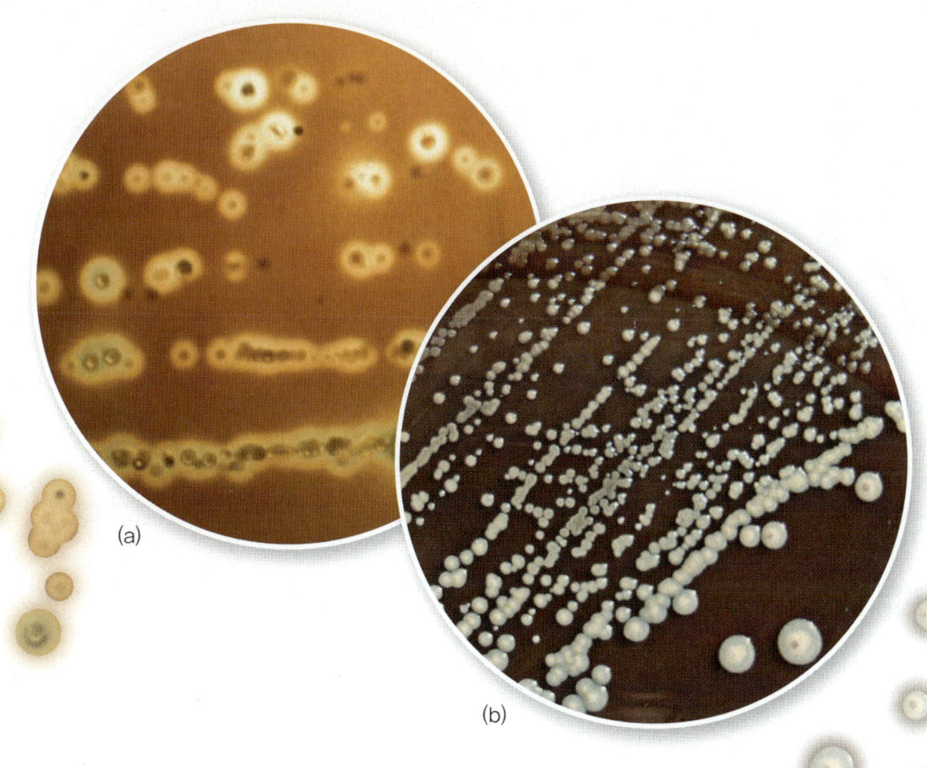

그림 2.4 **강화배지의 예.** (a) 사람의 식도에서 분리한 세균을 생장하는 혈액 한천배지. 이 배지는 투명한 용혈대(zone of hemolysis)를 가지고 집락을 구별할 수 있다. (b) 초콜릿 배지상의 *Neisseria* sp. 배양균. 초콜릿 배지는 초콜릿이 아니라 가열한 혈액이 갈색이기 때문에 이름이 붙여졌으며 용균이 일어나지 않는다.

선택배지와 분별배지 이러한 배지들은 특별한 미생물 집단을 위하여 개발되었으며, 분리와 동정에 매우 유용하다. 이들은 한 단계에서 속이나 심지어는 종까지 예비 동정을 할 수 있도록 한다.

선택배지(selective medium)는 특정한 미생물 또는 미생물들(A, B, C)의 생장을 저해하지만 다른 미생물(D)은 저해하지 않는 하나 이상의 약품을 포함하며, 따라서 미생물 D를 촉진하거나 선택하여 생장하도록 한다. 선택배지는 분변, 타액, 피부, 물, 토양과 같은 수십 종의 다른 종을 포함하는 시료에서 특정한 종류의 미생물을 1차적으로 분리하는 데 매우 중요하다. 선택배지는 원하지 않는 배경 생물들을 억제하고, 원하는 종의 생장을 선호하여 분리를 빨리 할 수 있도록 한다.

장내 병원균을 분리하는 배지[맥콘키 배지, 헥토엔 장(Hektoen enteric, HE) 배지]는 선택 약품으로 담즙염을 포함한다. 선택적 성질을 가지는 다른 약품은 메틸렌 블루와 크리스털 바이올렛 같은 염색제와 항균제 등이다.

분별배지(differential media)는 여러 종류의 미생물이 자랄 수 있도록 하지만 생장하는 양식에서 현저한 차이를 나타내도록 고안되었다. 구분은 콜로니의 크기나 색깔의 변이(**그림 2.5**), 배지 색깔의 변화, 또는 기체 방울이나 침전의 형성으로 나타난다. 이러한 변이는 종종 배지가 포함하고 있는 화학물질의 종류나 미생물이 배지에 반응

표 2.3 선택배지, 약품, 기능

선택배지	약품	용도
Enterococcus faecalis 수프	나트륨 아자이드, 테트라졸리움	분변성 장내구균의 분리
토마토 주스 배지	토마토 주스, 산	타액에서 lactobacilli의 분리
맥콘키 배지	담즙, 크리스털 바이올렛	그램음성 장세균의 분리
Salmonella/*Shigella* (SS) 배지	담즙, 구연산, 브릴리언트 그린	*Salmonella*와 *Shigella*의 분리
로벤슈타인–옌센 배지	말라카이트 그린 염색제	*Mycobacterium*의 분리와 유지
사부로 배지	pH 5.6 (산성)	진균의 분리–세균의 저해

그림 2.5 **선택배지이면서 분별배지인 배지.** 맥콘키 배지는 그램양성 세균에 반하여 선택한다. 따라서 여기에서 그램양성 세균을 볼 수 없다! 맥콘키 배지는 젖당 발효 세균(집락의 중앙에 분홍–붉은색 집락)과 젖당 비분해 세균(염색 반응이 없는 연한 황백색 집락)을 구분할 수 있다.

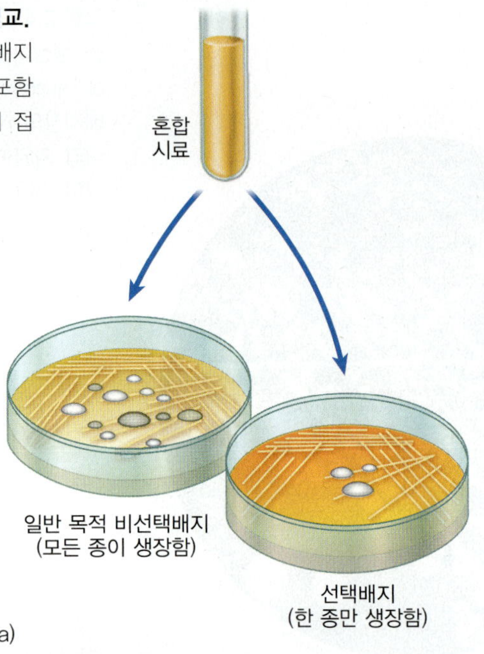

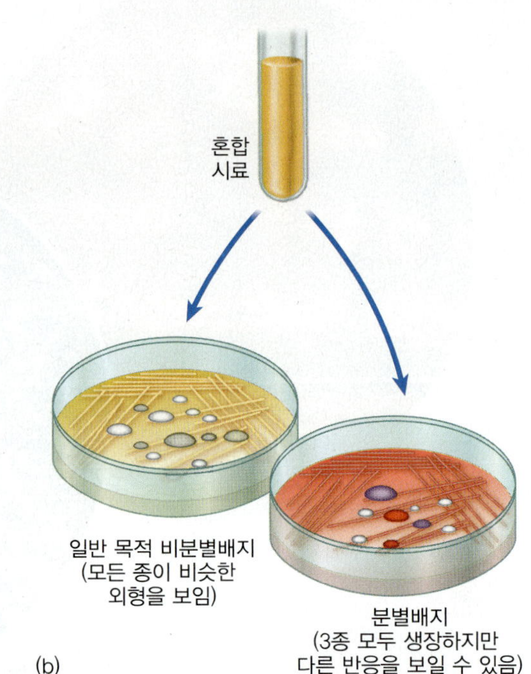

그림 2.6 선택배지, 분별배지와 일반배지의 비교. (a) 3가지 다른 종을 포함하는 혼합시료를 일반배지와 선택배지에 접종하였다. (b) 3가지 다른 종을 포함하는 또 다른 혼합시료를 일반배지와 분별배지에 접종하였다.

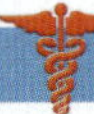

NCLEX® 준비

2. 강화배지는 다음의 어느 물질을 포함할 수 있는가? 모두 고르시오.
   a. 혈장
   b. 헤모글로빈
   c. 성장 인자
   d. 적혈구
   e. 우유

하는 방식에서 나타난다. 예를 들어 미생물 X가 어떤 물질을 대사하지만 미생물 Y는 대사하지 못할 때, X는 배지에 눈에 띄는 변화를 유발하지만 Y는 그렇지 않다**(그림 2.6)**. 가장 단순한 분별배지는 단지 2종류의 반응을 보여주는데, 특정한 영양분을 사용하거나 사용하지 않는 것 또는 어떤 집락은 색깔이 변화하지만 다른 집락은 색깔의 변화가 없는 것 등이다. 일부 배지는 서너 종류의 다른 반응을 허용하는 복잡한 것도 있다. 하나의 배지가 선택적이면서 분별적일 수 있는데, 이는 성분의 차이에 기인한다. 맥콘키 배지를 예로 들면 어떤 생물의 생장을 억제하면서 생장하는 한 종에는 눈에 띄는 차이를 생산하기 때문에 표 2.3(선택배지)과 **표 2.4**(분별배지)에 모두 나타난다. 그림 2.5의 배지는 이러한 활성을 보여주는데, 억제된 집락은 볼 수 없다. 선택적이면서 동시에 분별적인 배지는 미생물의 분리와 동정을 동시에 할 수 있도록 하며, 이는 환자의 시료나 음식이나 물 시료를 선별하는 데 매우 유용하다.

염색제는 대부분이 산이나 염기의 생성에 반응하여 색이 변하는 pH 지시약이기 때문에 종종 분별 약품으로 사용된다. 예를 들어 맥콘키 배지는 중성에서 노란색을 산성에서는 분홍색이나 붉은색을 보이는 중성 레드 염색제를 포함하고 있다. 흔한 장내 세균이 배지에서 젖산을 발효할 때 산을 방출하는 *Escherichia coli*는 붉은색에서 분홍색 집락

표 2.4 분별배지

배지	분별을 용이하게 하는 물질	차이점
혈액배지	완전한 적혈구	다른 종의 *Streprococcus*에 의하여 보여지는 용혈의 종류
만니톨 염 배지	만니톨, 페놀 레드 염색제	*Staphylococcus* 종
맥콘키 배지	젖당, 중성 레드 염색제	젖당을 발효하는 종(pH를 낮춤)과 발효하지 않는 종
요소 수프	요소, 페놀 레드 염색제	요소를 가수분해하는 세균과 하지 않는 세균
황 인돌 운동성(SIM)	티오황산염, 철	H_2S 기체의 생산자와 비생산자
3당 철 배지(TSIA)	3당, 철, 페놀 레드 염색제	당의 발효, H_2S 생산
새모이(씨앗) 배지	엉겅퀴 나무 씨앗	*Cryptococcus neoformans*와 다른 진균

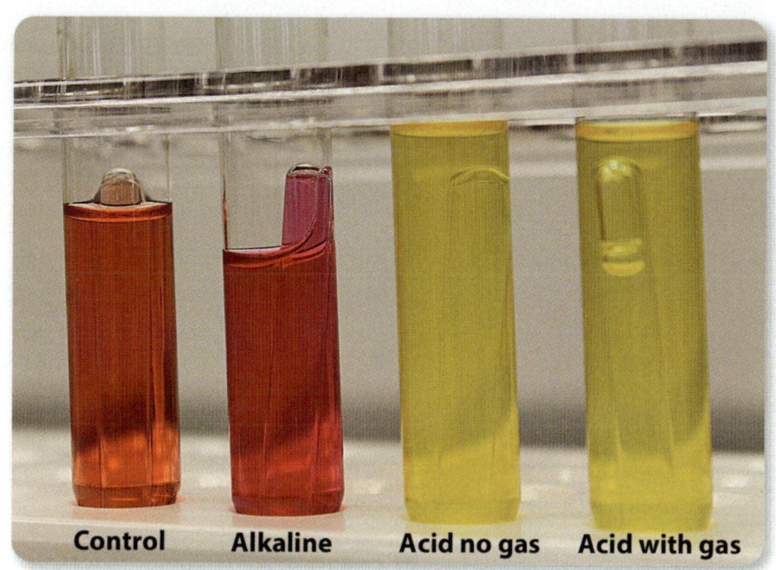

그림 2.7 **액체배지에서 탄수화물 발효.** 이 배지는 기포를 포집하기 위한 뒤집힌 작은 더람관(Durham tube)을 이용하여 발효(산의 생성)와 기체의 형성을 보이기 위하여 고안되었다. 이 배지는 산이 존재할 때에도 색깔의 변화를 나타낸다.

을 발달하며, *Salmonella*와 같은 산을 방출하지 않는 종은 자연적인 연한 황백색으로 남아 있다.

기타 배지 **환원배지(reducing medium)**는 나트륨 티오글리콜레이트 또는 시스틴 같은 배지에서 산소를 흡수하거나 산소의 투과를 느리게 하는 물질을 포함하고 있어서, 산소의 가용도를 감소시킨다. 환원배지는 혐기성 세균의 생장이나 분리균주의 산소요구도를 측정하는 데 중요하다(6장에서 설명됨). **탄수화물 발효배지(carbohydrate fermentation media)**는 발효될 수 있는 당(산으로 변환)과 이 반응을 보여주기 위한 pH 지시약을 포함하고 있다(**그림 2.7**).

운반배지(transport media)는 임상분석을 하기 전에 시료를 오랫동안 유지하거나 보존 또는 안정된 조건에 보관하지 않으면 빨리 사멸하는 민감한 종을 유지하기 위하여 사용된다. **분석배지(assay media)**는 기술자가 항생제의 효율성을 검증하거나(12장 참조) 제약회사에서 살균제, 방부제, 화장품, 그리고 미생물의 생장에 대한 보존제의 효과를 평가하기 위하여 사용된다. **계수배지(enumeration media)**는 산업미생물학자 또는 환경미생물학자가 우유, 물, 식품, 토양, 그리고 다른 시료들에서 생물의 수를 계수하기 위하여 이용된다.

분리: 한 종을 다른 종으로부터 분리하기

특정한 **분리(isolation)** 기술은 만약 한 개체의 세균 세포가 다른 세포와 떨어져 있고 영양분 표면에 충분한 공간이 제공된다면, 세포는 **집락(colony)**이라고 하는 분리된 더미로 생장할 것이라는 개념에 기초하였다(**그림 2.8**). 만약 집락이 하나의 세포로부터 형성되었다면 집락은 단지 하나의 종으로만 구성된다. 적절한 분리는 적은 수의 세포를 배지의 비교적 큰 체적이나 넓은 면적 위에 접종하는 과정을 필요로 한다. 분리에는 보통 다음의 재료가 필요하다. 비교적 단단한 표면을 가진 배지(그림 2.3), 페트리 접시(뚜껑이 있는 투명하고 평평한 접시), 그리고 접종 도구이다. 도말평판법(streak plate method)에서는 작은 방울의 배양균이나 시료를 백금이를 이용하여 점진적으로 희석시켜 판의 여러 부분에 세포를 분리되도록 배지 표면에 펼치는 방법이다(**그림 2.9a**). 여기에서의 목표는 하나의 세포가 분리된 집락으로 생장하도록 하

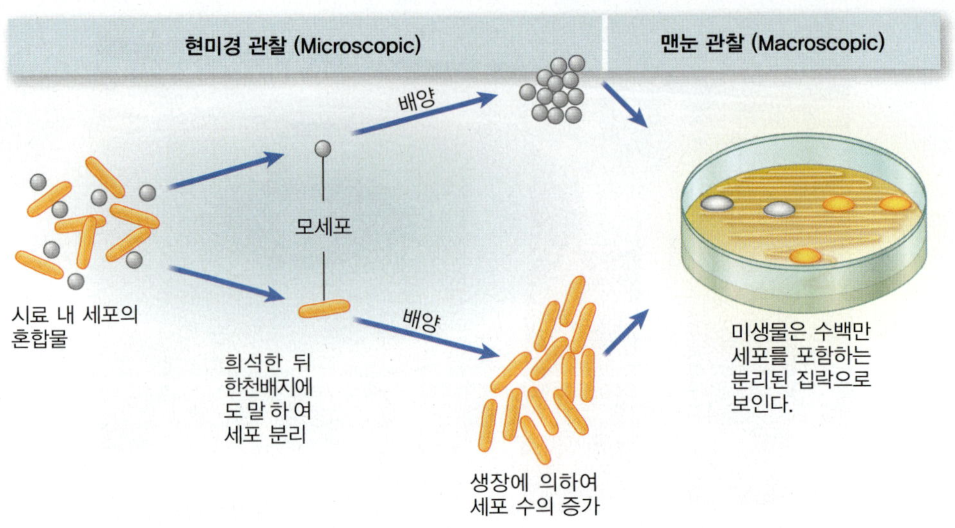

그림 2.8 분리 기술. 현미경적 사건과 육안 결과를 보여주는 분리된 집락형성의 단계. 도말과 같은 분리 기술은 단일 세포를 분리하기 위하여 사용될 수 있다. 수많은 세포분열 이후 맨눈으로 볼 수 있는 세포의 더미인 집락이 형성된다. 이는 혼합 시료에서 다른 종류의 세균을 분리하는 비교적 간단하지만 좋은 방법이다.

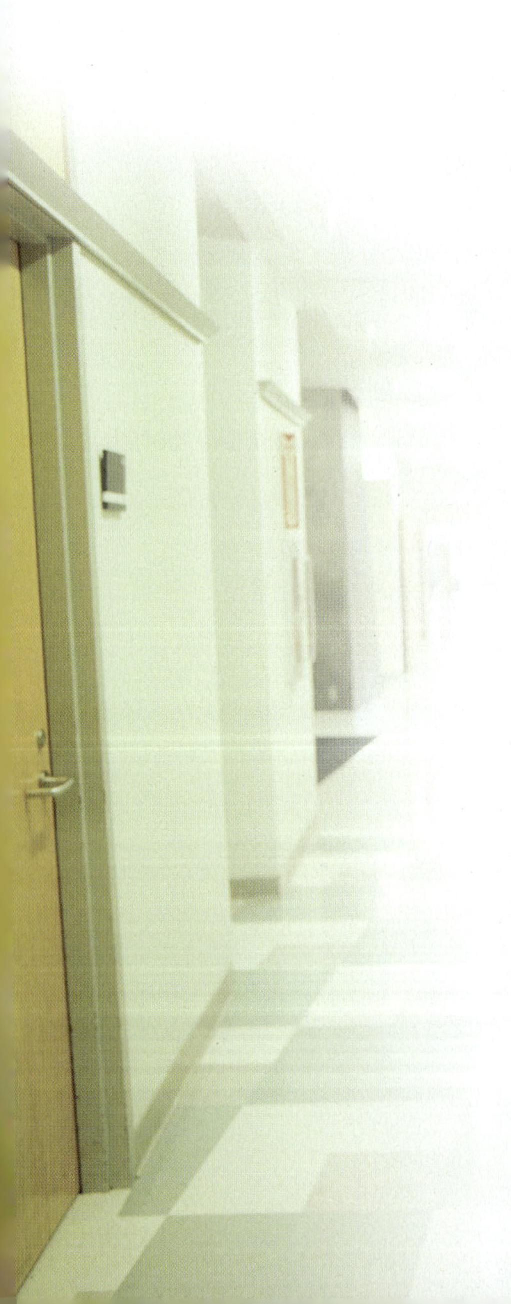

는 것이다.

백금이 희석 또는 주입평판법(pour plate)에서 시료는 식혀서 액체 상태로 된 배지가 담긴 시험관에 순차적으로 접종하여 순서대로 세포 수가 희석되도록 한다**(그림 2.9b)**. 접종된 시험관은 멸균된 페트리 접시에 부어서 응고되도록 한다. 최종 결과는 (보통 두 세 번째 페트리 접시에서 나타나는데) 체적당 세포 수가 감소하여 세포가 분리된 집락으로 생존하기에 충분한 공간을 차지한다. 이 방법과 도말평판법과의 차이점은 이 방법에서는 일부 집락이 표면뿐 아니라 배지 내부 깊숙한 곳에서도 발달할 수 있다는 것이다.

확산평판법에서는 소량의 희석된 액체 시료를 배지의 표면에 피펫하여 도말 도구로(백금이; 모양 때문에 하키용 스틱이라고도 불림) 균일하게 펼친다. 도말평판법과 마찬가지로 세포는 배지 표면의 분리된 장소로 밀어서 독립적인 집락이 형성할 수 있도록 한다**(그림 2.9c)**.

5개 I의 완성: 검사와 동정

어떤 종류의 미생물이 배양에서 분리되었는지 어떻게 결정(동정)할까? 확실하게, 크고 더 복잡한 진핵세포로부터 작고 단순한 세균 세포를 구별하는 데는 현미경적 모습이 중요할 수 있다. 모양은 독특한 형태학적 특징으로 인하여 진핵미생물을 속이나 종 수준까지 동정하는 데 특히 유용하지만, 세균은 매우 다른 종이 아주 유사하게 보일 수 있기 때문에 보통 이러한 방법으로 동정할 수 없다. 세균을 동정하기 위해서는 세포 대사를 특징짓는 것과 같은 다른 방법을 포함해야만 한다. 이러한 생화학적 시험방법은 영양 요구성, 생장에 따라 생성되는 산물, 효소의 존재, 에너지를 획득하는 기작 등 기본적인 화학적 특성을 측정할 수 있다. 유전학적 특성과 면역학적 특성도 동정에 이용된다. 15장에서 가장 최근의 유전자형과 면역학적 방법을 자세히 배울 것이다.

2.1 학습 결과—진도 평가

1. 5개의 I가 무엇이고 각 단계는 무엇을 필요로 하는지 설명하시오.
2. 배지의 3가지 물리적 상태와 각각은 언제 사용되는지 토의하시오.
3. 선택배지와 분별배지를 비교·대조하고 각각의 예를 드시오.
4. 제한배지(defined media)와 복합배지(complex media)의 정의를 간단히 내리시오.

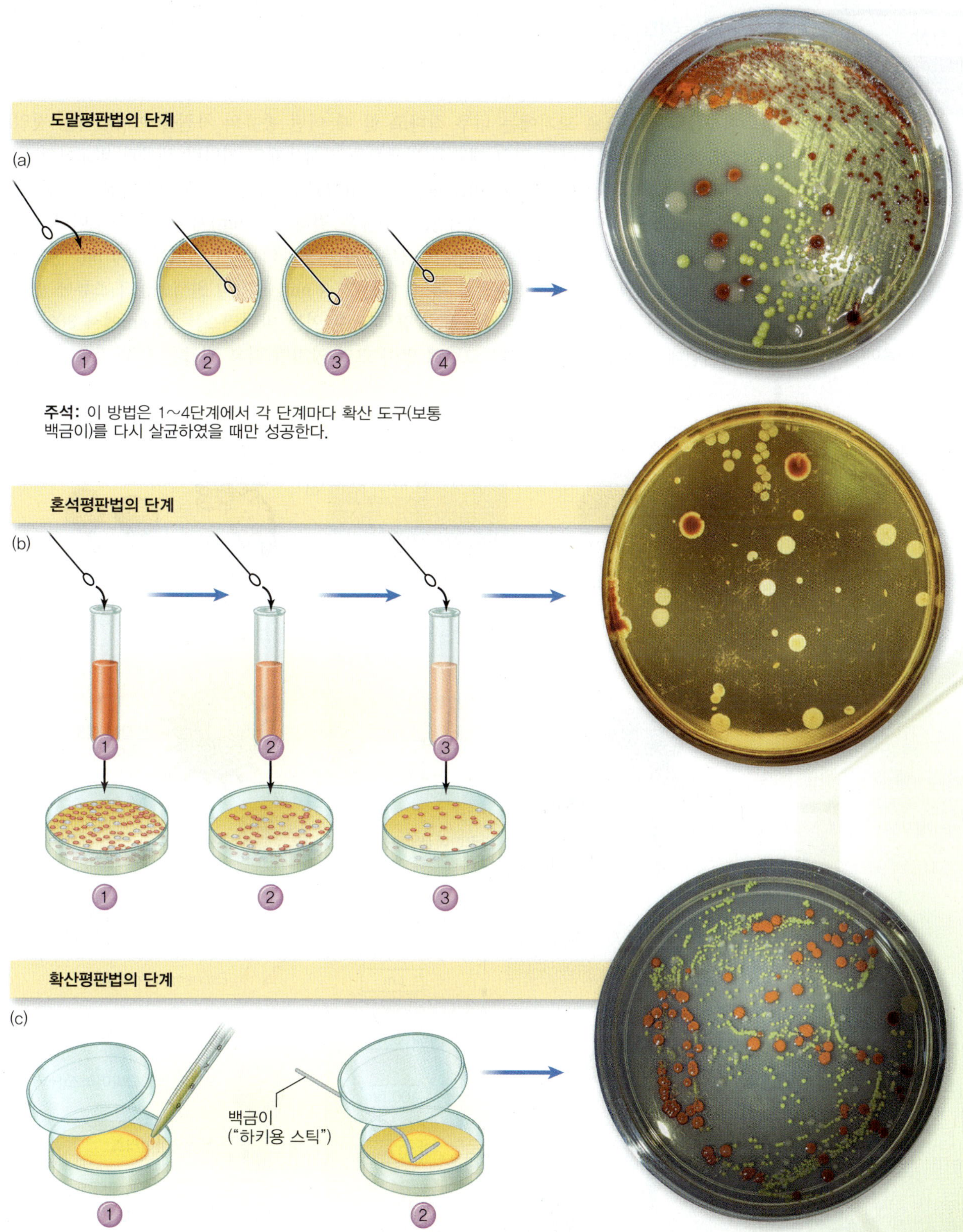

그림 2.9 세균을 분리하는 방법. (a) 사분면 도말평판법의 단계와 그 결과로 나타난 세균의 분리된 집락. (b) 혼석평판법의 단계와 세 번째 접시의 외양. (c) 확산평판법과 그 결과.

표 2.5 미터계 내에서 단위의 환산

미터의 Log_{10}	미터	명칭
3	1,000	킬로미터(km)
0	1	미터(m)
−1	0.1	데시미터(dm)
−2	0.01	센티미터(cm)
−3	0.001	밀리미터(mm)
−4	0.0001	−
−5	0.00001	−
−6	0.000001	마이크로미터(μm)
−7	0.0000001	−
−8	0.00000001	−
−9	0.000000001	나노미터(nm)

2.2 현미경

미생물의 크기

미생물이 맨눈으로 보기에는 너무 작다고 할 때 어떤 종류의 차원을 이야기하는 것일까? 작은 것을 생각하는 것의 개념은 미생물을 거시세계의 커다란 생물과 비교하고 또한 분자세계의 원자와 분자와 비교하는 것이다(**그림 2.10**). 거시세계의 차원은 보통 센티미터(cm)와 미터(m)로 나타내지만, 미생물은 밀리미터(mm)에서 마이크로미터(μm) 그리고 나노미터(nm) 범위에 속한다. 대부분의 미생물의 크기 범위는 200 nm 정도인 가장 작은 세균에서부터, 맨눈으로 볼 수 있는 2~4 mm 크기의 원생동물과 조류에 펼쳐 있다. 미생물을 포함한 모든 생물을 감염시킬 수 있는 바이러스는 20 nm에서 800 nm 사이인데, 일부는 큰 분자보다 그렇게 많이 크지 않지만 다른 것들은 가장 작은 세균보

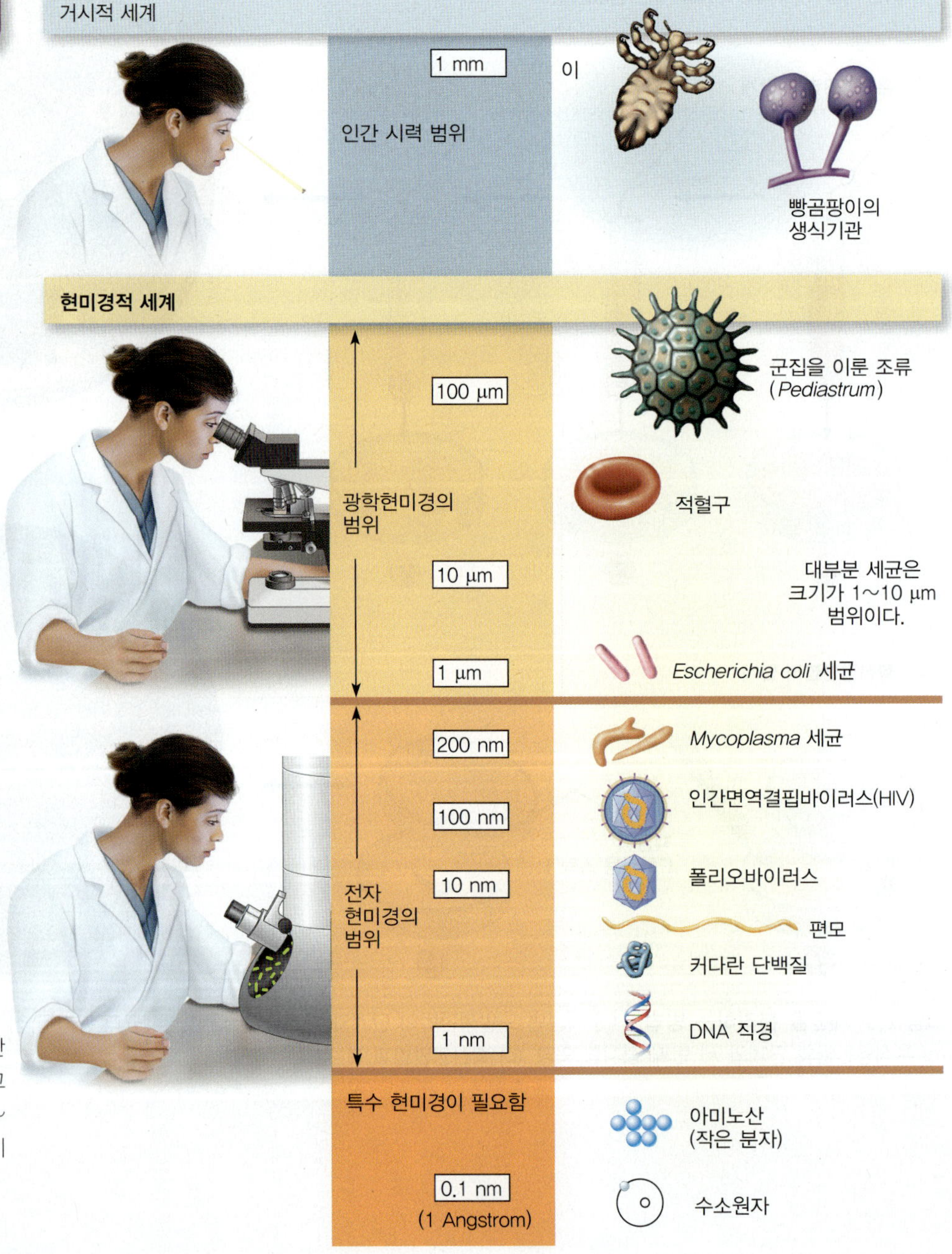

그림 2.10 사물의 크기. 미생물학에서 만나게 되는 일반적인 측정치와 거시에서 현미경적, 분자, 원자까지의 비교 척도. 이 수업에서 만나는 대부분의 미생물은 100 μm~10 nm의 크기대에 있다. 미생물은 많든 적든 어느 정도 크기대 내에서 볼 수 있지만, 크기대 사이에서는 볼 수 없다.

다 조금 더 크다. 상대적인 크기를 생각하기 위해서는 **표 2.5**를 참고하라.

배율과 현미경 설계

미생물 세계는 명백하게 중요하지만, 미생물은 필수 도구인 현미경이 없으면 대부분 미지로 남아 있을 것이다. 현대 복합 현미경의 기본적인 부품을 **그림 2.11**에 나타내었다.

광학현미경의 원리

현미경은 3가지 중요한 성능을 제공한다.

- 배율
- 해상도
- 대조

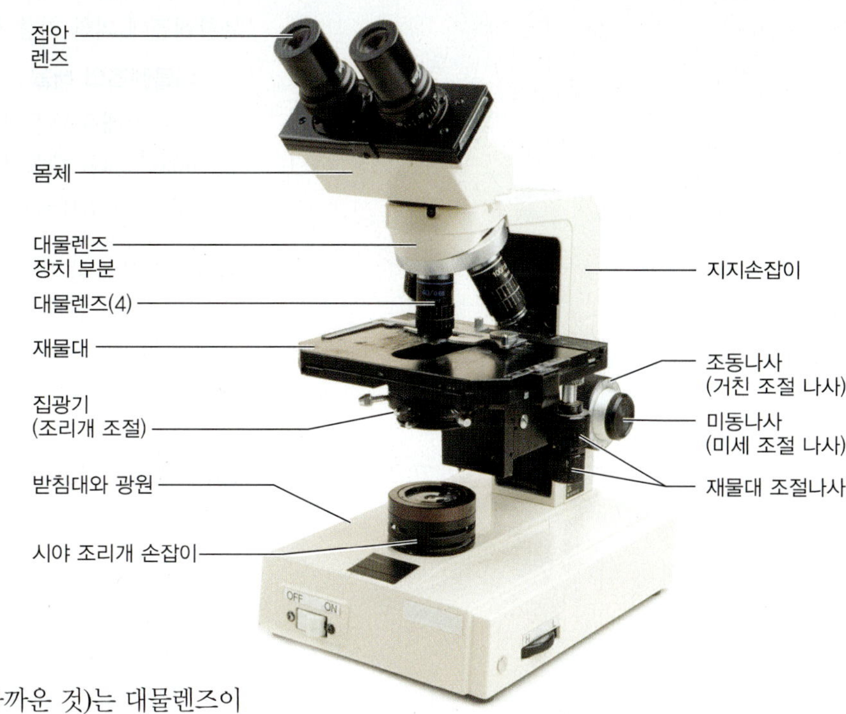

그림 2.11 **학생용 실험실 현미경의 부품.** 이 현미경은 2개의 접안렌즈를 가진 복합광학현미경이다. 대물렌즈는 4개가 있다.

배율(Magnification)

확대는 2단계로 일어난다. 이 시스템에서 첫 번째 렌즈(표본에 가까운 것)는 대물렌즈이며, 두 번째 렌즈(눈에 가까운 것)는 접안렌즈이다(**그림 2.12**). 대물렌즈는 표본의 초기 영상을 형성하며, 이는 **실상(real image)**이다. 이 영상이 현미경 본체를 통하여 접안렌즈 면으로 영사되면, 접안렌즈는 두 번째 영상인 **허상(virtual image)**을 형성한다. 허상은 눈에서 받아서 망막의 시각 영상으로 변환된다. 대물렌즈의 확대율은 4×에서 100×이며, 접안렌즈의 확대율은 보통 10×이다.

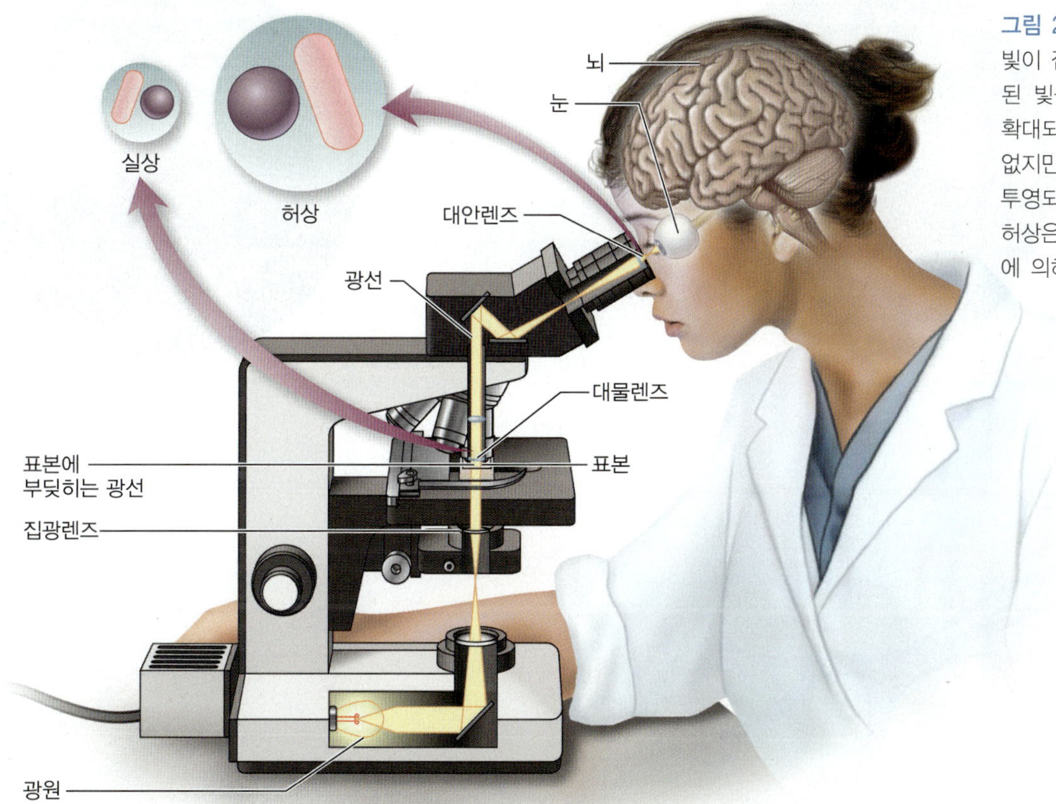

그림 2.12 **복합현미경에서 빛의 경로와 2단계 확대.** 빛이 집광렌즈를 통과하면서 표본에 초점이 맞추어지는 집광된 빛을 형성한다. 표본을 떠난 빛은 대물렌즈로 들어가며 확대되어 1차 영상인 실상이 형성된다. 우리는 실상을 볼 수 없지만, 확대율은 작은 원으로 표시된다. 실상은 접안렌즈에 투영되어 두 번째 영상인 허상이 비슷한 과정으로 형성된다. 허상은 최종적으로 확대된 영상이며 망막에서 받아들여 두뇌에 의하여 인식된다. 렌즈 체계는 영상이 뒤집히게 한다.

복합렌즈에 의한 최종 영상의 전체 배율은 두 렌즈의 개별적인 배율의 곱이다.

대물렌즈의 배율	접안렌즈의 배율	총 배율
10× 저배율 대물렌즈	× 10×	= 100×
40× 고배율 대물렌즈	× 10×	= 400×
100× 유침 대물렌즈	× 10×	= 1,000×

현미경은 필요한 위치로 회전할 수 있는 세 개 이상의 대물렌즈를 가지고 있는 회전판(nosepiece)이 있다. 접안렌즈의 배율에 따라 광학현미경의 총 배율은 가장 저배율 대물렌즈(탐색 대물렌즈)에서 40×부터 가장 고배율 대물렌즈(유침 대물렌즈)에서 2,000×까지 변화한다.

해상도(Resolution): 확대된 물체를 명확하게 구분하기

작은 물체나 세포를 시각화할 때 배율만큼 중요한 추가적인 광학적 특성은 똑똑하게 보는 것이다. 이 특성을 해상도 또는 **해상력(resolving power)**이라고 한다. 해상도는 광학 시스템이 2개의 인접한 물체나 점을 서로 구분하거나 분리하는 능력이다. 예를 들어 어느 고정된 거리에서 인간 눈의 수정체는 두 물체가 0.2 mm보다 더 가까이 있지 않는 한 분리된 점들로 분해할 수 있다. 검안사에 의한 시력검사는 사실상 인간의 눈의 다양한 크기의 글자를 특정한 거리에서 읽는 해상력을 검사하는 것이다. **그림 2.13**은 해상도에 대한 이해를 도와줄 것이다.

유침렌즈(100× 배율)는 손실되거나 산란될 빛의 일부를 기름을 이용하여 포획하는 것이다(**그림 2.14**). 이러한 산란을 감소시키면 해상도가 증가한다. 실질적인 면에서, 유

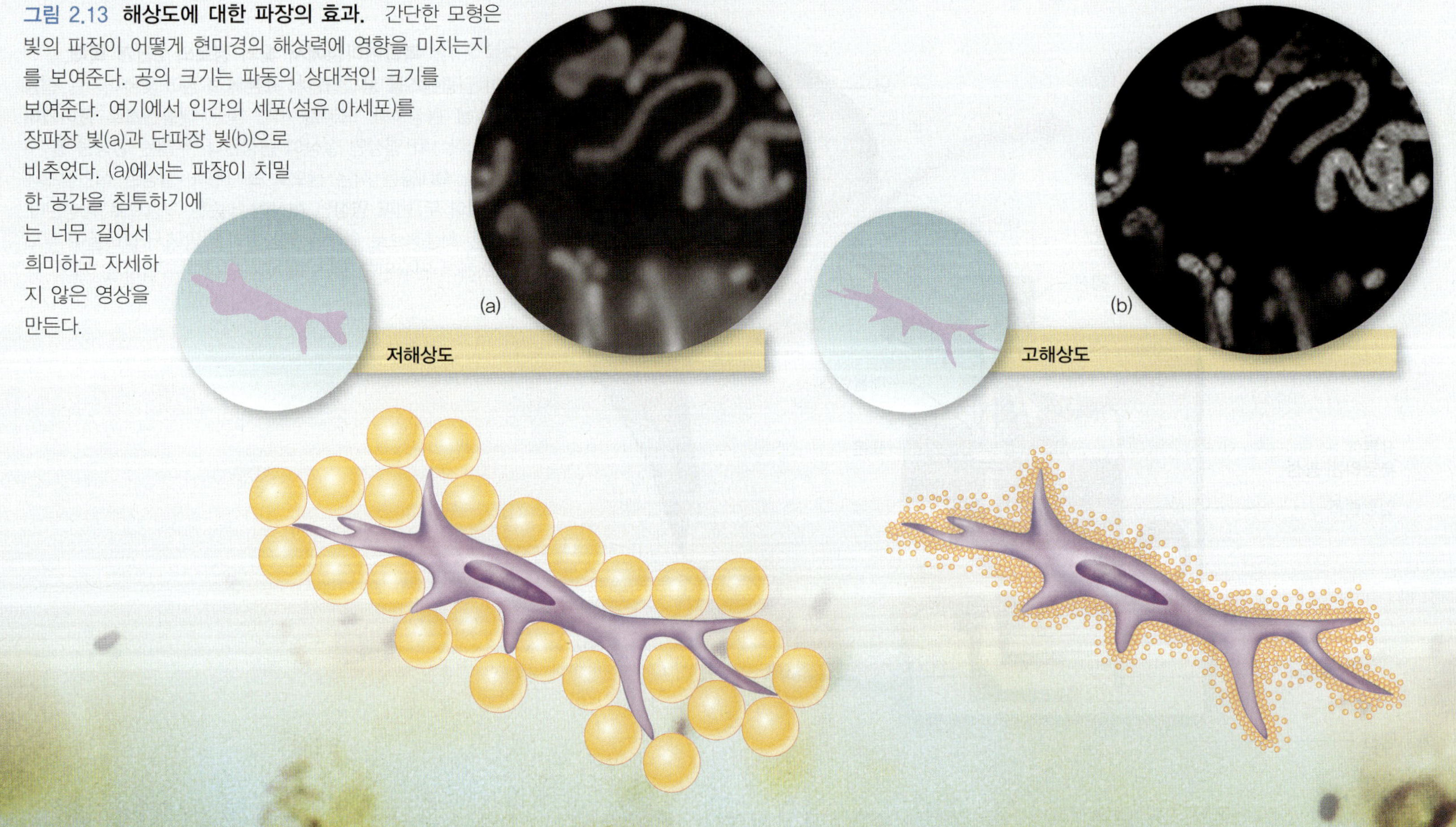

그림 2.13 해상도에 대한 파장의 효과. 간단한 모형은 빛의 파장이 어떻게 현미경의 해상력에 영향을 미치는지를 보여준다. 공의 크기는 파동의 상대적인 크기를 보여준다. 여기에서 인간의 세포(섬유 아세포)를 장파장 빛(a)과 단파장 빛(b)으로 비추었다. (a)에서는 파장이 치밀한 공간을 침투하기에는 너무 길어서 희미하고 자세하지 않은 영상을 만든다.

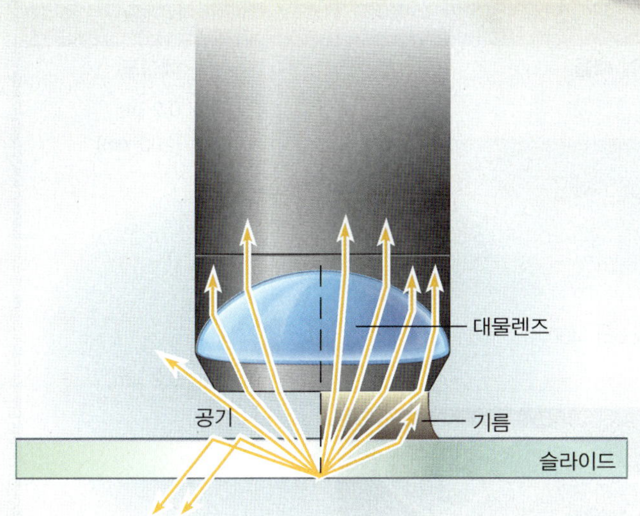

그림 2.14 **유침렌즈의 작용.** 기름이 없으면 표본을 통과한 일부 주변의 빛은 공기나 슬라이드로 산란되며, 이러한 산란은 해상도를 감소시킨다.

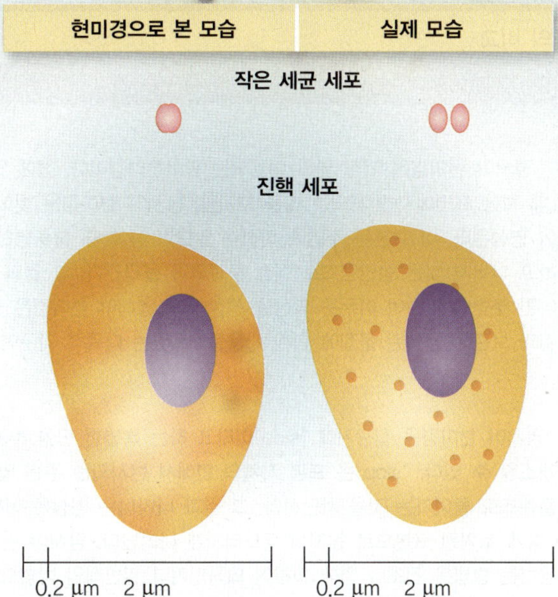

그림 2.15 **해상도의 중요성.** 현미경의 해상력이 0.2 μm 라면, 세균 세포들은 2개의 분리된 세포로 분해되지 않을 것이다. 마찬가지로 진핵세포 내의 작은 반점들도 볼 수 없을 것이다.

침렌즈는 직경이 0.2 μm 이상인 어떠한 세포나 세포의 부분, 서로 0.2 μm 이상 떨어져 있는 어떤 인접한 물체도 분석할 수 있다(**그림 2.15**). 일반적으로 직경이 0.5 μm 이상인 생물은 쉽게 보인다. 여기에는 진균, 원생동물, 그들의 일부 내부 구조, 그리고 세균이 포함된다. 그러나 일부 세균과 대부분의 바이러스는 광학현미경의 해상도에 비하여 훨씬 작으며 전자현미경을 필요로 한다. 요약하면 현미경 영상의 선명도를 가장 제한하는 요인은 해상도이다. 광학현미경이 수천 배를 확대하도록 고안되었더라도, 해상도는 증가될 수 없으며, 만들어지는 영상은 단지 크기만 크고 희미하다.

대조(Contrast)

잘 확대된 영상의 세 번째 특성은 주변의 물체와 대조되는 정도이다. 대조는 **굴절지수(refractive index)**라고 하는 특성으로 측정된다. 굴절지수는 빛이 하나의 매질(물이나 유리와 같은)에서 다른 매질(세균 세포)로 전달될 때 빛이 휘는 정도를 말한다. 굴절지수의 차이가 클수록(빛이 많이 휠수록), 현미경과 눈에 기록되는 대조는 더 선명해진다. 빛이 너무 강하면 대조를 감소시키고 영상을 새까맣게 만들기 때문에 대부분의 광학현미경은 집광기로 들어가는 빛의 양을 조리개로 조절한다. 세포 구성 요소의 대조가 결여된 것은 특별한 렌즈(위상차 현미경)와 염색제를 첨가하여 보상한다.

광학현미경의 종류

가시광선을 사용하는 광학현미경은 접안렌즈를 통하여 보이는 둥근 지역인 시야의 성질에 의하여 묘사될 수 있다. 가시광선 현미경에는 명시야, 암시야, 위상차, 간섭 현미경의 4종류가 있다. 다섯 번째 종류의 광학현미경인 형광현미경은 광원으로서 자외선을 사용하며, 다른 공초점현미경은 레이저광선을 사용한다. 각각의 현미경은 **표 2.6**에서처럼 표본을 특정한 방식으로 보는 데 적응되어 있다.

NCLEX® 준비

3. 광학 시스템 2개의 인접한 물체를 구별하거나 분리하는 능력을 무엇이라고 하는가?
   a. 실상(real image)
   b. 허상(virtual image)
   c. 해상력(resolving power)
   d. 개구수(numerical aperture)
   e. 배율(power)

표 2.6 현미경 종류의 비교

가시광선 광원		
현미경	최대 실질 배율	해상도
명시야(Bright Field) 명시야 현미경은 가장 널리 이용되는 광학현미경이다. 책에 있는 글자와 같은 물체를 볼 때 보통 표면에서 반사되는 빛을 보지만, 명시야 현미경은 빛이 표본을 투과할 때 영상이 형성된다. 이 표본은 주변에 비하여 밀도가 높고 더 불투명하기 때문에 일부 빛은 흡수하고 나머지 빛은 접안렌즈로 직접 투과되어 올라간다. 그 결과 표본은 밝게 조명된 시야인 주변에 비하여 어두운 영상을 생성한다. 명시야 현미경은 살아 있는 염색하지 않은 물질과 보존된 염색된 물질에 함께 사용될 수 있는 다목적 기구이다.	2,000× 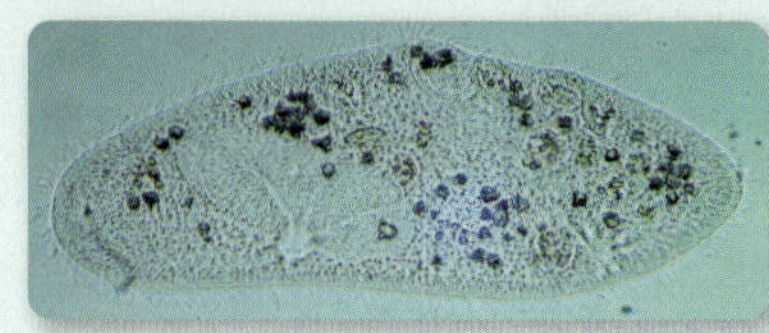 *Paramecium* (400×)	0.2 μm (200 nm)
암시야(Dark Field) 명시야 현미경은 집광기에 "stop"이라고 하는 특별한 판을 추가하여 암시야 현미경으로 개조할 수 있다. "stop"은 표본 자체의 면에서 반사되는 주변 빛을 제외하고 모든 빛이 대물렌즈로 들어가는 것을 차단하다. 그 결과 나타나는 영상은 어두운(검은) 시야에 둘러싸인 밝게 조명된 표본으로 현저히 두드러지게 나타난다. 암시야 현미경을 가장 효과적으로 사용하는 방법은 건조나 열에 의하여 왜곡되거나 일반적인 방법으로 염색이 되지 않는 살아 있는 세포를 관찰하는 것이다. 암시야 현미경은 생물의 형태의 외곽을 보여주며 치아나 다른 감염에서 나타나는 헤엄치는 세포를 신속하게 찾아볼 수 있도록 하지만, 내부의 상세한 부분은 보여주지 못한다.	2,000× 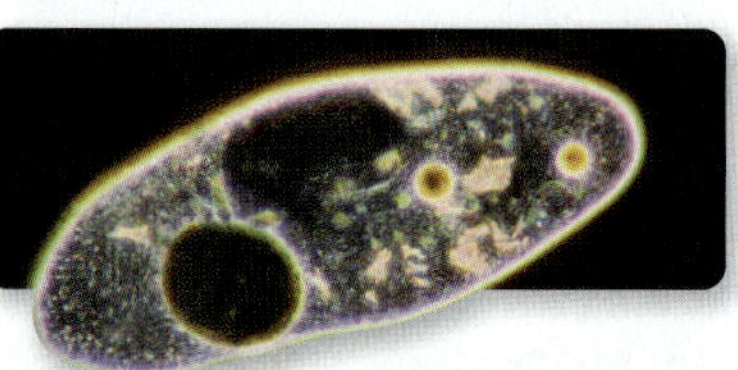 *Paramecium* (400×)	0.2 μm
위상차(Phase-Contrast) 투명한 유리, 얼음, 셀로판, 플라스틱으로 된 비슷한 물체를 물이 담긴 용기에 함께 넣으면, 그들이 유사한 광학적 특성을 가지고 있기 때문에 관찰하는 사람은 구별하는 데 어려움이 있다. 살아 있는 염색하지 않은 세포의 내부 구성 요소는 대조가 없기 때문에 구별이 어렵다. 그러나 세포 구조물은 밀도가 약간 다르며, 이는 그들을 투과하는 빛을 미묘하게 변경시키기에 충분하다. 위상차 현미경은 표본을 통과하면서 일어나는 빛 파동의 미묘한 변화를 광도의 차이로 바꿀 수 있는 기구를 포함하고 있다. 예를 들어 세포소기관 같은 밀도가 높은 세포 성분은 세포질 같은 밀도가 낮은 지역에 비하여 빛의 경로를 더 변경시킨다. 이러한 지역에서 오는 빛의 양상은 대비도가 변화한다. 이러한 방법에 의하여 볼 수 있는 내부의 상세한 부분은 명시야나 암시야 현미경에 비하여 많다. 위상차 현미경은 세균의 내생포자, 과립, 세포소기관뿐 아니라 섬모와 같은 진핵세포의 운동구조 등을 관찰하는 데 매우 유용하다.	2,000× 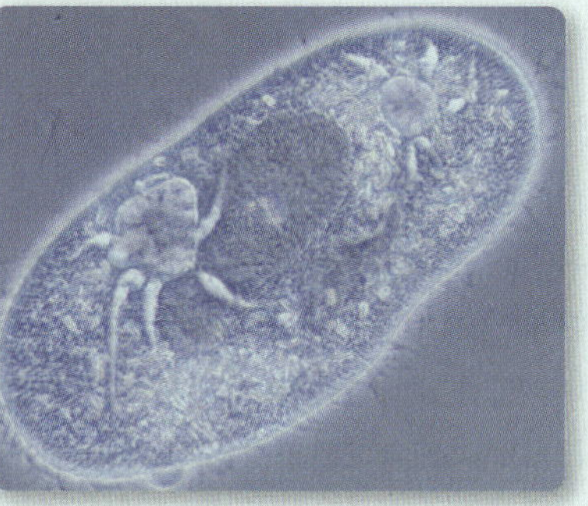 *Paramecium* (400×)	0.2 μm 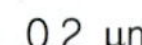
차별간섭(Differential Interference) 위상차 현미경과 마찬가지로, 차별간섭대조(differential interference contrast, DIC) 현미경은 빛을 조작하여 염색되지 않은 살아 있는 세포의 상세한 구조를 제공한다. 그러나 이 현미경은 영상에 대조를 부가하는 2개의 프리즘과, 하나가 아니라 2개의 광원을 포함하는 더욱 정교한 기기이다. DIC 현미경은 선명한 색깔과 3차원으로 보이는 매우 명확한 윤곽을 가진 영상을 생성한다.	2,000× 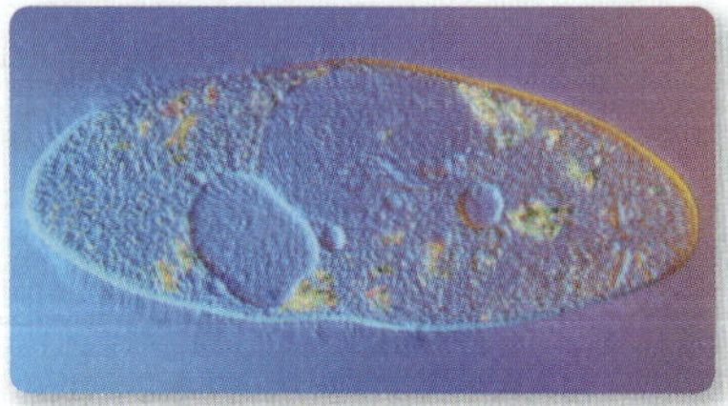 *Amoeba proteus* (160×)	0.2 μm

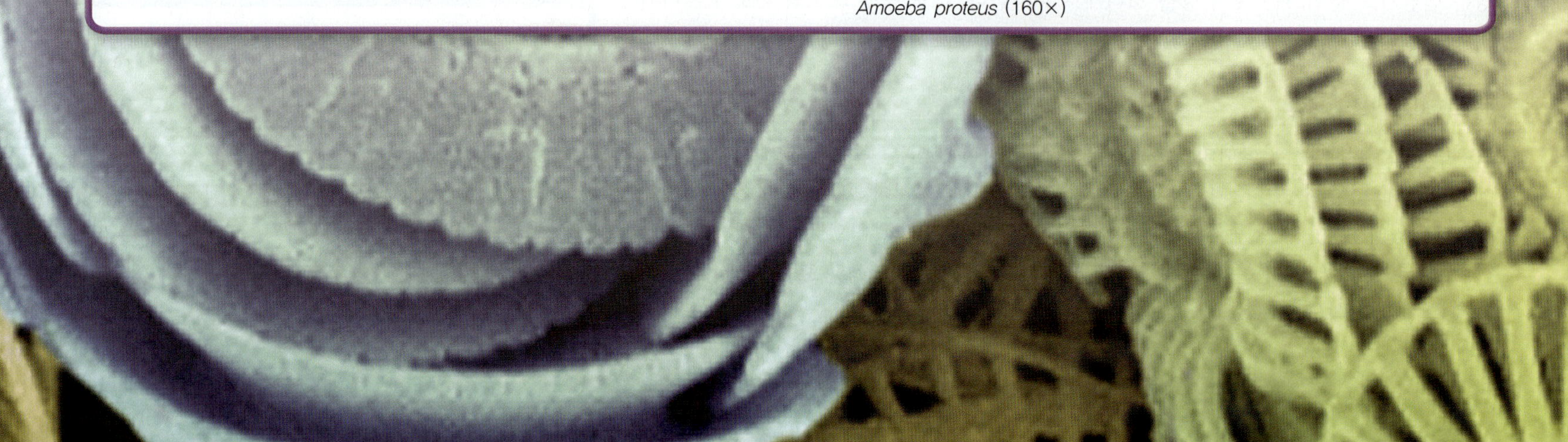

표 2.6 (계속)

자외선(Ultraviolet ray, UV) 광원		
현미경	**최대 실질 배율**	**해상도**
형광(Fluorescence) 형광현미경은 자외선(UV) 광원과 위험한 빛으로부터 관찰자의 눈을 보호하는 필터가 구비된 특별히 변형된 복합현미경이다. 형광현미경의 이름은 형광을 나타내는 특정한 염색제(acridine, fluorescein)와 광물을 사용하는 데에서 유래하였다. 짧은 파장의 자외선을 쪼이면 염색제는 가시광선을 방출한다. 영상을 형성하기 위해서는 먼저 표본을 형광원으로 피복하거나 접촉하도록 한다. 그 이후 자외선을 비추면 검은 시야에 대비하여 강한 노란색, 주황색, 붉은색 등으로 영상을 형성하는 빛을 발하게 된다. 형광현미경은 특정한 세균, 원생동물, 바이러스에 의한 감염을 진단하는 데 매우 유용하다.	2,000× 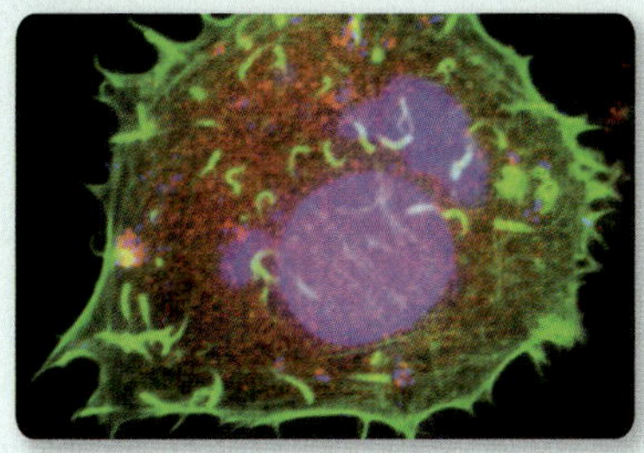 진핵세포의 형광 영상	0.2 μm
공초점(Confocal) 주사공초점(scanning confocal) 현미경은 세포나 구조가 너무 두꺼운 문제를 극복하는데, 이 문제는 다른 현미경들에서 발생하는 모든 수준에 초점을 맞출 수 없다는 것이다. 공초점현미경은 표본의 다양한 깊이를 주사(scan)하기 위하여 레이저광을 이용하며, 단지 하나의 평면에 초점이 맞추어진 선명한 영상을 제공한다. 따라서 주사공초점 현미경은 세포에 표면에서 가운데까지의 어느 높이에서도 초점이 명확한 영상을 포착한다. 주사공초점 현미경은 주로 형광염색된 표본에 사용되지만 염색되지 않은 세포나 조직을 관찰하는 데에도 이용된다.	2,000× 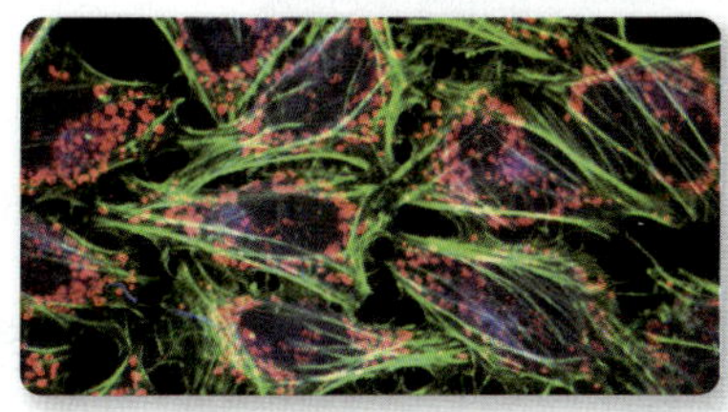 근육섬유모세포(myofibroblast), 조직의 수리에 관련된 세포(400×).	0.2 μm
전자선이 표본의 영상을 형성한다		
현미경	**최대 실질 배율**	**해상도**
투과전자현미경(Transmission Electron Microscope, TEM) 투과전자현미경은 세포와 바이러스의 상세한 구조를 보는 데 사용된다. 이 현미경은 전자가 표본을 통과하여 영상이 생성된다. 전자는 두꺼운 시료를 통과할 수 없기 때문에, 표본은 매우 얇은 단편(20~100 nm)으로 절단되고 영상 대조를 증가시키는 금속으로 피복되어야만 한다. TEM 현미경 사진에서 가장 어두운 영역은 진한(밀도가 높은) 부분이고, 밝은 부분은 더 투명하고 밀도가 낮은 부분이다.	100,000,000× 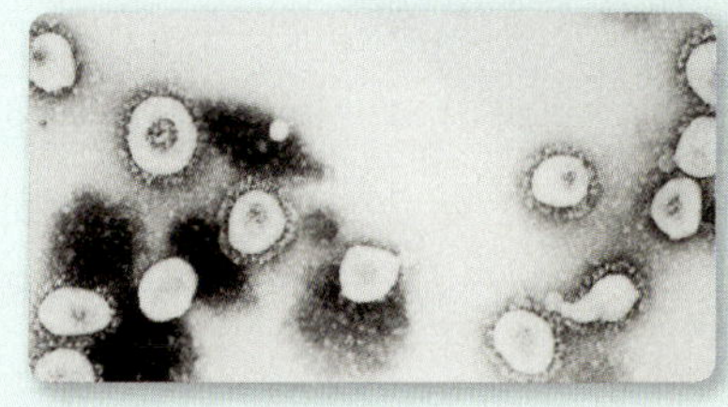 많은 호흡기 감염을 일으키는 코로나바이러스(100,000×).	0.5 nm
주사전자현미경(Scanning Electron Microscope, SEM) 주사전자현미경은 현존하는 가장 인상적이고 사실적인 영상을 제공한다. 이 기구는 치석부터 촌충 머리까지 모든 종류의 물체의 상세한 3차원 시야를 생성하도록 설계되었다. 영상을 생성하기 위하여 SEM은 금속 피복된 시료 전체 표면을 전자로 충격을 주면서 앞뒤로 주사한다. 표면에서 굴절된 전자의 선은 고성능의 탐지기로 원본과 매우 동일하게 수집되며, 전자의 양상을 TV 화면에 나타낸다. 종종 생생한 색깔로 이러한 영상을 볼 수 있다. 그 색깔은 항상 나중에 추가된 것이며, 실제 전자현미경 사진은 흑백이다.	100,000,000× 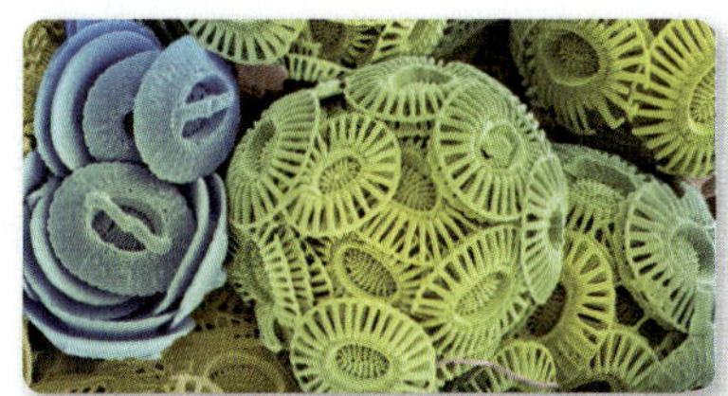 칼슘 판으로 이루어진 세포벽을 보여주는 조류(10,000×)	10 nm

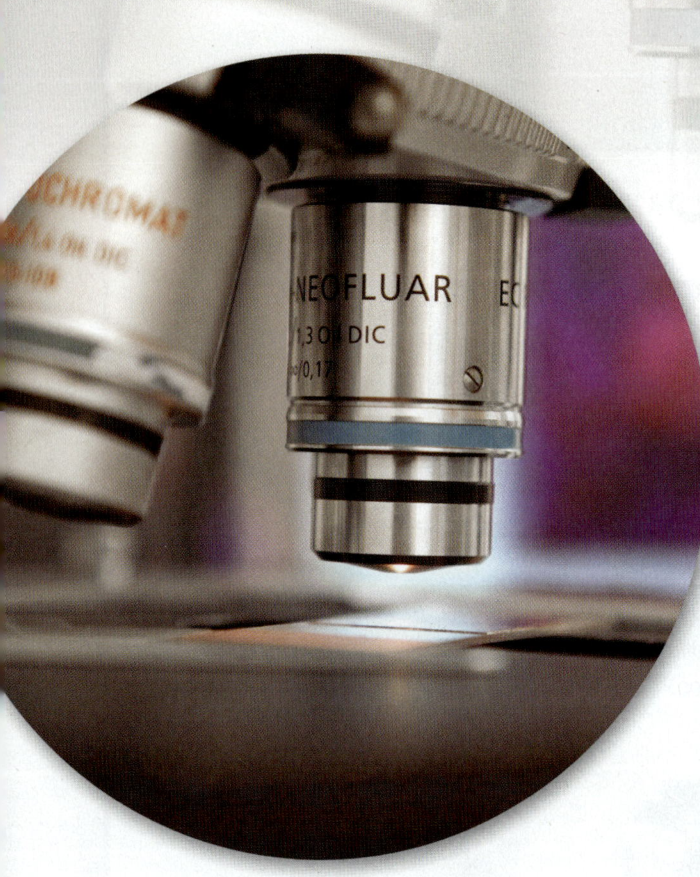

현미경 표본을 준비하기

광학현미경의 표본은 집광기와 대물렌즈 사이의 재물대에 놓이는 적절한 슬라이드 글라스에 시료를 올려놓는다. 슬라이드 표본 또는 검경판(mount)이 준비되는 방식은 (1) 살아 있는지 또는 보존된 상태인지 등 시료의 상태; (2) 전반적인 구조를 관찰하는 것인지, 미생물을 동정하는 것인지 또는 운동을 보는 것인지 등 관찰자의 목적; (3) 명시야인지, 암시야인지, 위상차인지, 또는 형광인지 등 이용 가능한 현미경의 종류에 따라 결정된다.

신선하고 살아 있는 표본 준비

미생물의 살아 있는 시료를 자연상태에 최대한 가깝게 관찰할 수 있도록 젖은 검경판이나 현적(매달린 물방울) 검경판에 놓는다. 세포는 일시적으로 생존력을 유지하고 운동을 위한 공간과 매체를 제공하는 적절한 액체(물, 수프, 식염수)에 띄운다. 젖은 검경판은 한두 방울의 배양균을 슬라이드에 놓고 커버 글라스로 덮는다. 매달린 물방울 검경판은 특별한 요면(오목한 면) 슬라이드, 바셀린 접착제나 밀폐제, 그리고 작은 방울이 매달리는 커버 글라스로 이루어져 있다(**그림 2.16**). 이러한 단기간 검경판은 세포의 크기, 형태, 배열, 색깔, 운동성을 정확하게 측정할 수 있도록 한다. 그러나 세포의 세부 내용을 관찰하기 원한다면 위상차현미경이나 간섭현미경을 사용해야 할 것이다.

고정되고 염색된 도포 표본

오래 연구하기 위한 더 영구적인 검경판을 만들기 위해서는 시료를 고정하고 염색하여 마련한다. 도포 기술은 코흐(Robert Koch)에 의하여 100년 이상 전에 개발되었으며, 세포를 액체에 부유시켜 얇은 막으로 펼치고 공기로 건조시킨다. 다음에 건조한 도포는 열고정이라고 하는 시료를 사멸시키고 슬라이드에 고정시키는 과정을 거친다.

염색

현상되지 않은 사진 필름 위의 영상처럼 염색하지 않은 고정 도포 표본의 세포는 현미경의 배율이 아무리 높고 해상력이 좋다 하더라도 거의 불분명하다. 도포 표본의 대조를 생성하고 눈에 띄지 않는 특징을 나타나게 하기 위해서 "현상"하는 과정은 염색 기술을 필요로 한다. 염색은 염색제라고 하는 색깔이 있는 화학약품을 적용하는 과정이다. 염색제는 화학반응을 통하여 세포나 세포의 부분이 색깔을 띠도록 한다. 염색제는 양전하를 가진 염기성(양이온) 염색제와 음전하를 가진 산성(음이온) 염색제로 분류될 수 있다. 반대의 전하를 가진 화합물은 서로 끌어당기기 때문에 음전하를 띤 세포 부분은 염기성 염색제를 끌어당기고, 양전하를 띤 부분은 산성 염색제를 끌어당긴다. 특히 세균과 같은 대부분의 세포는 표면에 음전하를 띤 산성 물질을 많이 가지고 있기 때문에 염기성 염색제로 쉽게 염색된다. 반면에 산성 염색제는 세포에 의하여 배척되기 때문에 음성 염색(negative staining)에 적합하다.

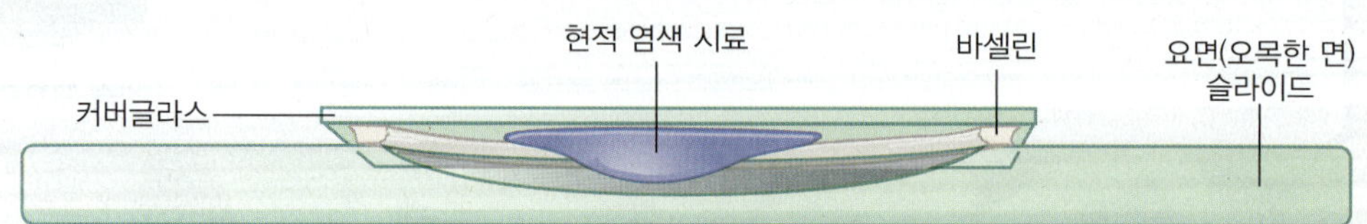

그림 2.16 현적법(hanging drop technique). 슬라이드와 커버글라스의 단면도(바셀린이 슬라이드의 오목한 곳 전체를 둘러싸고 있다).

표 2.7 양성 염색과 음성 염색의 비교

	양성 염색	음성 염색
세포의 모습	염색제에 의하여 색깔을 띰	투명하고 무색임
배경	염색이 되지 않음(보통 흰색)	염색됨(진회색이나 검은색)
적용하는 염색제	염기성 염색제: 크리스털 바이올렛 메틸렌 블루 사프라닌 말라카이트 그린	산성 염색제: 니그로신 먹물
염색의 특수형	여러 유형: 단순염색 분별염색 그램 염색 항산성 염색 포자 염색 특별염색 협막 편모 포자 과립 핵산	일부 유형: 협막 포자

음성 염색과 양성 염색의 대조 염색제가 어떻게 표본과 반응하느냐에 따라 2종류의 기본적인 염색 기술이 이용된다(**표 2.7**에 요약하였음). 대부분의 과정은 **양성 염색(positive stain)**을 포함하는데, 이는 염색제가 실제로 표본에 부착되어 색깔을 나타낸다. 반면에 **음성 염색(negative stain)**에서는 정반대이다(사진의 원판처럼). 염색제는 표본에 부착하지 않고 외부 경계에서 떨어져 가라앉아 그림자를 형성한다. 니그로신(푸르스름한 검은색)과 먹물(india ink; 탄소 입자의 검은색 현탁액)은 음성 염색에 가장 보편적으로 이용되는 염색제이다. 음성 염색제는 음전하를 띠고 있어서 음전하를 띠는 세포 표면에 의하여 배척되기 때문에 세포가 염색되지 않는다. 음성 염색의 유용성은 비교적 단순하다는 것이며 도말 표본을 열로 고정하지 않기 때문에 세포의 수축이나 일그러짐을 감소할 수 있다는 것이다. 음성 염색은 또한 일부 세균과 효모를 둘러싸고 있는 협막(capsule)을 두드러지게 하는 데 이용된다.

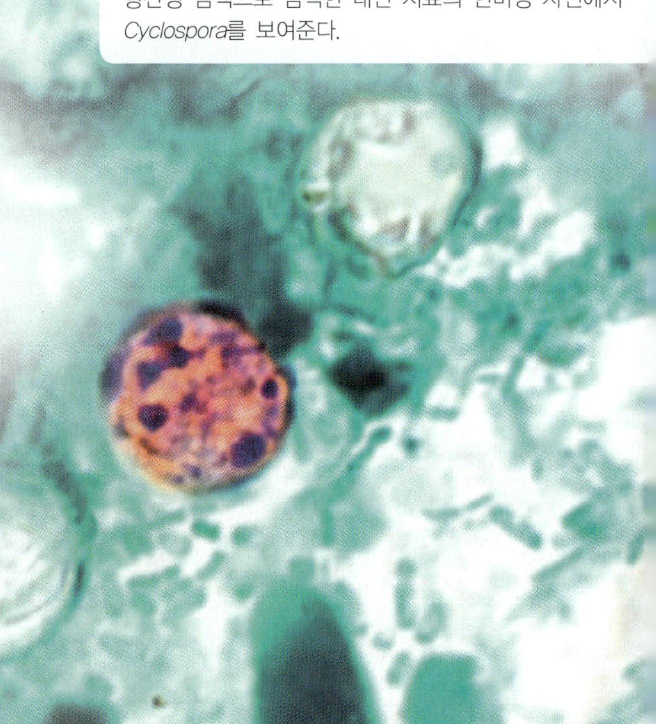

항산성 염색으로 염색한 대변 시료의 현미경 사진에서 *Cyclospora*를 보여준다.

단순염색과 분별염색의 대조 양성 염색 방법은 단순, 차별, 특별염색으로 구분된다. **단순염색(simple stain)**은 하나의 염색제를 필요로 하고 과정이 단순하지만, **분별염색(differenfial stain)**은 세포 유형이나 부분을 구분하기 위하여 1차 염색제와 대조 염색제 2종류의 염색제를 사용한다. 이러한 염색 기술은 더 복잡할 수 있으며 원하는 반응을 얻기 위하여 때로는 추가적인 화학약품을 필요로 한다.

단순염색은 도포 표본의 모든 세포가 종류에 상관없이 거의 비슷한 색깔을 나타내도록 하지만, 세포는 여전히 형태, 크기, 배열 등 세균의 특징을 보여준다(**그림 2.17**).

분별염색의 종류 좋은 분별염색은 2종류의 세포나 세포 부분을 명확히 대비하기 위하여 다른 색깔을 가진 염색제를 사용한다. 일반적인 조합은 붉은색과 자주색, 붉은색과

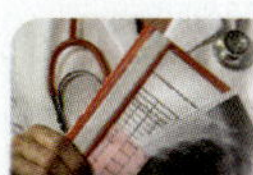

의학적 중요성

그램양성과 그램음성 세균의 대조

그램 염색은 세균 종을 동정하고 치료 결정을 도와주는 분별염색의 한 종류이다. 그램양성 생물과 그램음성 생물을 구분하는 것은 중요하다. 차이점은 그램음성 세균은 지질다당류(lipopolysaccharide, LPS)를 포함하는 외부 막을 가지고 있다는 것이다. 이 지질 부분은 내독소로 작용하여 호흡기에 들어가면 고열, 위험한 저혈압, 호흡률의 상승 등의 쇼크 증상과 같은 격렬한 반응을 유발할 수 있다. 이를 내독소 쇼크라고 한다.

단순염색

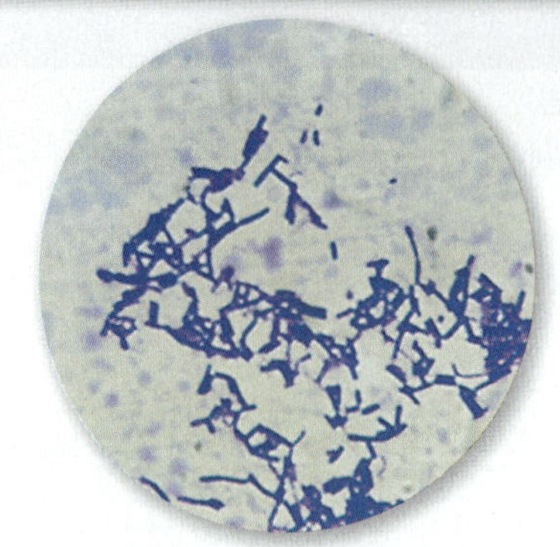

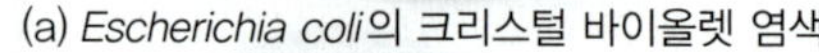

(a) *Escherichia coli*의 크리스털 바이올렛 염색

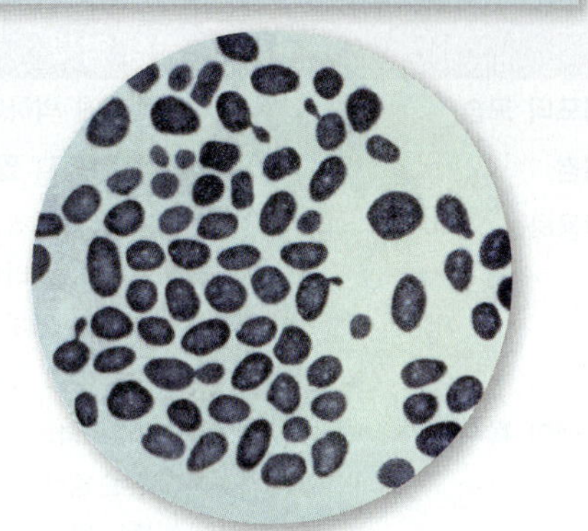

(b) *Corynebacterium*의 메틸렌 블루 염색

그림 2.17 **단순염색.**

녹색, 또는 분홍색과 파란색이다(**그림 2.18**). 대표적인 예는 그램 염색, 항산성 염색, 내생포자염색이다. 내생포자염색과 협막염색과 같은 일부 염색 기술은 분별염색으로 특별한 범주에도 속한다.

그램 염색 1884년 그램(Hans Christian Gram)은 감염성 표본의 세균을 더 잘 보이게 하는 염색 기술을 발견하였다. Gram의 기술은 크리스털 바이올렛(1차 염색제), Gram의 요오드(착색료), 알코올 세척(탈색제), 그리고 대비되는 대조 염색제를 시간에 따라 순차적으로 적용하는 것이다. 자주색으로 염색되는 세균은 그램양성이라고 하고, 붉은색으로 염색되는 것을 그램음성이라고 한다. 그램 변화성 생물은 분홍색과 자주색을 모두 나타낸다.

그램 염색에서 차이를 보이는 것은 세포벽의 구조와 세포에 적용되는 일련의 시약에 반응하는 방식이 다르기 때문이다. 이에 대해서는 3장에서 자세히 배우기로 한다.

1세기가 지난 이 염색 방법은 세균의 분류와 동정에 보편적인 원리로 남아 있다. 그램 염색은 감염을 진단하고 약 처방을 안내하는 실질적인 도움을 준다. 예를 들어 가래나 척수액 표본의 그램 염색은 감염의 원인을 지적하는 것을 도울 수 있으며, 어떤 경우에는 그램 염색을 기반으로 약물치료를 시작할 수 있다. 정교하고 고가의 의학기술이 발달한 현재에도 그램 염색은 진단의 으뜸 도구로서 남아 있다.

항산성 염색(acid-fast stain)은 그램 염색과 마찬가지로 항산성 세균(붉은색)과 비항

그림 2.18 **분별염색.**

분별염색

(a) 그램 염색. 그림에 그램음성(분홍색) 간균과 그램양성(자주색) 구균을 모두 볼 수 있다.

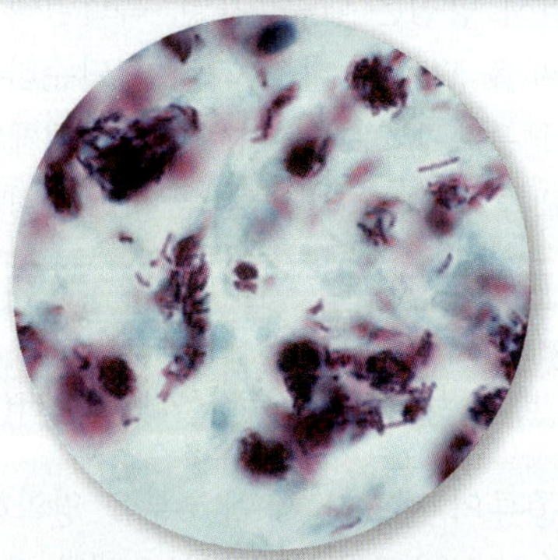

(b) 항산성 염색. 붉은 자주색 세포는 항산성이다. 파란색 세포는 비항산성이다.

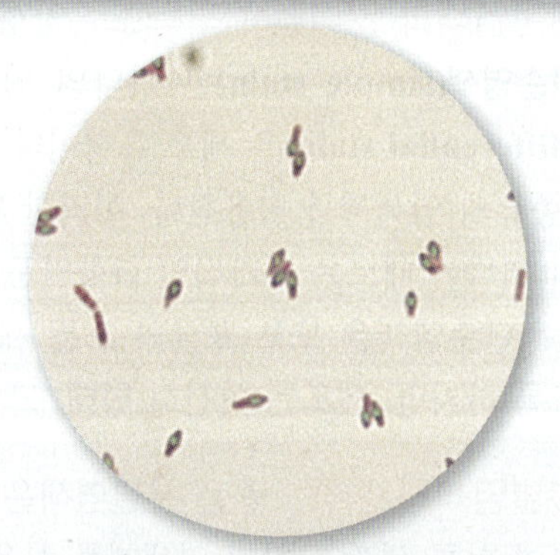

(c) 내생포자 염색. 내생포자(붉은색)와 영양세포(파란색)를 보여준다.

특별염색

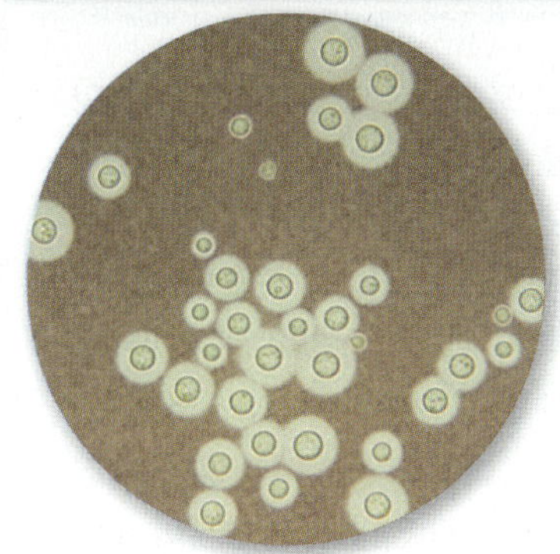

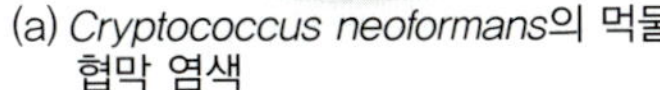

(a) *Cryptococcus neoformans*의 먹물 협막 염색

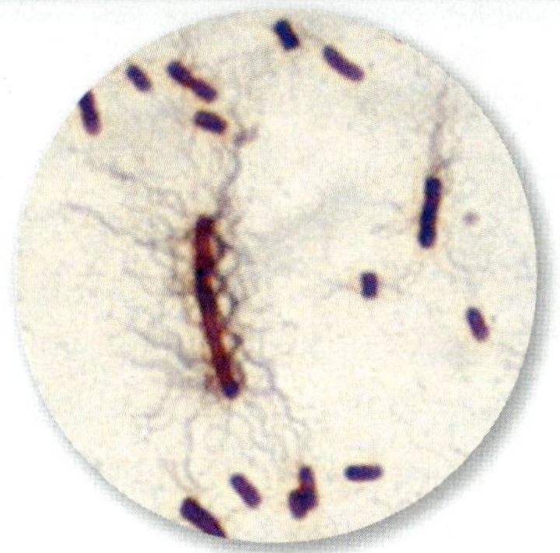

(b) *Proteus vulgaris*의 편모 염색

그림 2.19 **특별염색.**

산성 세균(파란색)을 구분하는 중요한 진단 염색이다. 이 염색은 표본에서 *Mycobacterium tuberculosis*을 탐지하기 위한 특별한 방법에서 유래하였다. 이러한 세균 세포는 산이나 산성 알코올 용액으로 세척하더라도 석탄산 푹신(carbol fuchsin) 염색제가 단단하게 붙어 있는 불투과성의 외부 벽을 가지고 있는 것으로 판명되었다. 이 염색은 의학적으로 중요한 세균, 진균, 원생동물에 이용되며, 표본에서 그램 변이성 결과가 나타날 때 수행된다.

내생포자(endospore) 염색은 염색제가 내생포자(형성과 중요성은 3장에서 논의함)라고 하는 저항성이 있는 몸체에 열에 의하여 강제로 착색된다는 점에서 항상성 염색 방법과 유사하다. 이 염색은 내생포자와 내생포자가 형성된 **영양세포(vegetative cell)**를 구분하기 위하여 고안되었다. 의학 미생물학에서 중요한 것은 그램양성 내생포자 형성균인 *Bacillus*(탄저병의 원인균)와 *Clostridium*(보툴리눔 중독증과 파상풍의 원인균)과 같은 위중한 질병을 일으키는 것이다.

특별염색은 보통의 염색 방법에 의하여 나타나지 않는 특정한 세포 부위를 강조하기 위하여 이용된다(**그림 2.19**). **협막 염색(capsular staining)**은 일부 세균과 진균의 세포를 둘러싸고 있는 조직화되지 않은 보호층인 미생물의 협막을 관찰하는 방법이다. 협막은 대부분의 염색제와 반응하지 않기 때문에 종종 먹물로 음성 염색을 한다. 미생물이 모두 협막을 나타내지는 않는다는 사실은 병원균을 동정하는 유용한 특징이다. 한 가지 예는 AIDS 환자에 심각한 형태의 진균성 수막염을 유발하는 *Cryptococcus*이다(17장 참조).

편모 염색(flagellar staining)은 세균이 운동을 위하여 사용하는 작고 가는 섬유인 **편모(flagella**; 단수 flagellum)를 보여주는 방법이다. 세균 편모의 폭은 광학현미경의 해상력 범위를 넘어서기 때문에 보이기 위해서는 편모 외부에 피복을 축적하고 염색하여 확대해야만 한다. 편모의 존재, 수, 세포 위에서의 배열은 세균을 동정하는 데 유용하다.

2.2 학습 결과—진도 평가

5. 미터법의 다른 단위를 서로 환산(변환)하시오.
6. 좋은 현미경의 3가지 요소를 열거하고 설명하시오.
7. 광학현미경의 원리와 전자현미경의 원리를 구별하시오.
8. 단순염색, 분별염색, 특별염색의 예를 드시오.

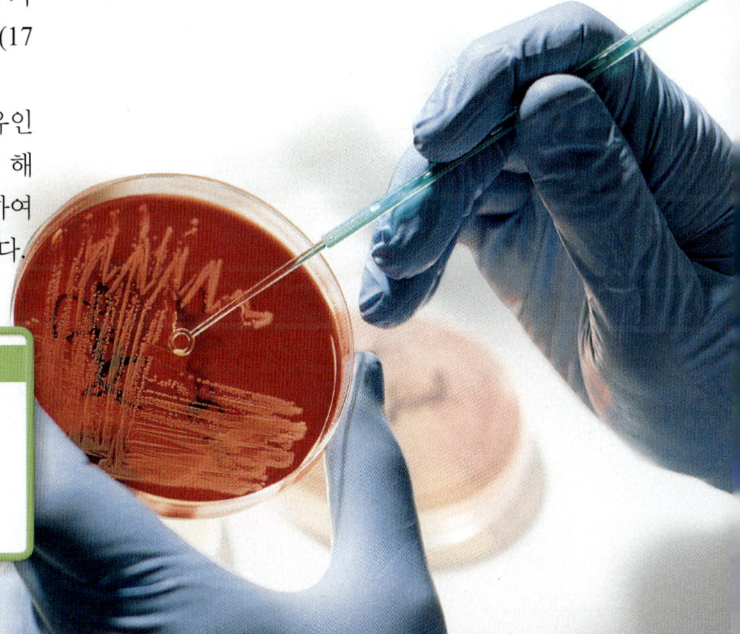

임상 사례 결론

혼합배양(mixed culture)은 두 종 이상의 동정된 미생물 종을 포함하고 있다. "오염"은 배양 시 원하지 않는, 보통 동정되지 않은 미생물이 존재할 때를 나타낸다. 이러한 침입자는 채취, 취급, 저장 기술에 문제가 있을 때 도입된다.

이 장 서론의 사례 파일에서 환자는 중간 흐름의 소변 시료를 어떻게 채취할지에 대하여 구두로 설명을 받았다. 소변 시료는 환자 자신에 의하여 채취되는 몇 가지 안 되는 것이며, 서투른 채취 기술로 인하여 쉽게 오염될 수 있다. 손을 씻지 않거나, 채취 용기의 가장자리나 뚜껑을 실수로 접촉하거나, 여성 환자의 경우 시료를 채취하기 전에 외부 생식기를 적절히 세척하지 않았을 때 표본이 오염될 수 있다.

이 경우 환자는 돌아와서 다른 시료를 제공하였다. 다시 설명을 하였으며, 환자에게 자신이 무엇을 해야 할지 이해하였는지 물어보았다. 이번에는 시료에 요로감염증의 흔한 원인균인 *Escherichia coli*만 나타났다. 환자는 10일간 항생제 치료를 하였으며, 다시 배양한 결과는 미생물이 나타나지 않았다.

이 특별한 배지는 소변 배양을 위하여 고안되었다.

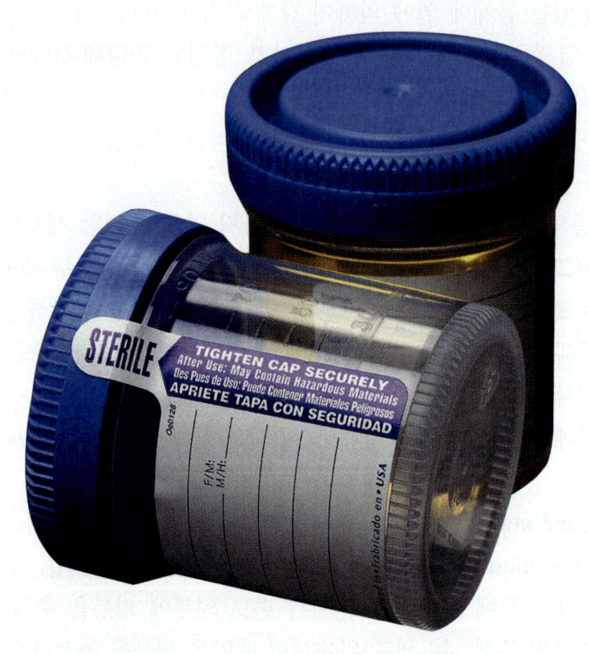

파파니콜로 염색

파파니콜로 검사(Papanicolaou; 자궁경부암 검사, 보통 Pap smear라고 함)는 여성의 자궁 내 경관에서 발생하는 초기암 상태를 조사하기 위하여 사용한다. 이 검사는 세균, 진균, 바이러스에 의한 질과 자궁 감염도 일부 탐지할 수 있다. 이 염색 기술은 1942년 의사인 파파니콜로(Dr. George Papanicolaou)가 개발하였으며 세월에 따라 약간 변형은 되었지만 아직도 널리 사용되고 있다.

자궁경부암 검사 시료는 면봉, 솔, 또는 주걱을 이용하여 자궁 입구인 자궁경부(cervical os)에서 세포를 채취한다. 그 과정은 어렵지는 않지만 일부 환자에게 불안을 가지게 할 수 있다. 환자는 검진대에 절석술(lithotomy) 자세로 눕히고, 발은 등자(stirrup)로 들어올린다. 이 자세는 의사나 간호사가 외부 성기에 감염이나 이상이 없는지를 볼 수 있게 하고 질관에 접근이 가능하도록 한다. 검경을 이용하여 질벽을 부드럽게 열어서 자궁경부가 보일 수 있도록 한다. 시료는 작은 주걱이나 솔을 이용하여 자궁경부에서 채취한다.

시료는 바로 유리 슬라이드로 옮겨서 알코올 기반의 물질로 고정한다. 시료를 바로 특별한 액체 보존제에 넣고 나중에 유리 슬라이드에서 처리하는 새로운 액체 기반의 방법이 개발되었다. 시료는 염색하여 일반적인 방식으로 현미경으로 검사한다.

염색은 4~5가지 염색제를 조합하여 사용한다. 슬라이드를 염색제에 특정한 시간 동안 담근다. 적절히 염색이 되면 표본은 세포의 다양한 구성 요소에 특이한 다양한 색깔을 나타내게 될 것이다. 예를 들어 핵은 파란색에서 검은색으로 보이며, 암세포는 분홍색이나 녹색으로 나타날 것이다.

자궁경부암 검사에서 비정상적인 세포나 세포 구조가 관찰되는 것은, 종양 형성(발암) 바이러스인 인간 유두종바이러스(human papillomavirus, HPV) 감염을 나타내는 것으로 오랫동안 알려져 왔다. 바이러스 감염에 대한 Pap smear 검사와 더 민감한 DNA 기반의 검사에 대하여 현재 수많은 논쟁이 오가고 있다. 이러한 진보에 대해서는 15장부터 21장에서 논의한다.

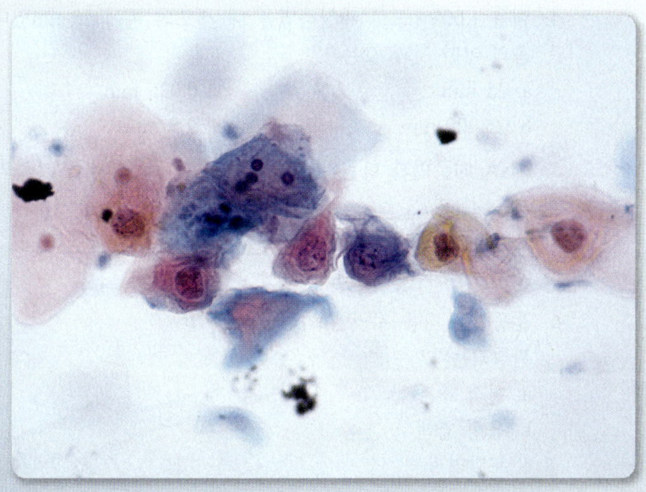

전암 증상의 자궁 경부 세포의 Pap smear. 비정상적으로 커다란 핵을 가진 세포는 경증에서 보통의 형성 장애증(이형성)을 나타낸다.

요약

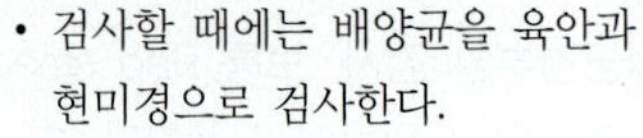

2.1 미생물을 어떻게 배양하는가

- 접종(inocubation), 배양(incubation), 분리(isolation), 검사(inspection), 동정(identification)의 5개의 I는 미생물학에서 사용되는 실험 절차를 요약하고 있다.
- 접종한 다음에 배양균은 성장을 촉진하기 위하여 특정한 온도에서 배양한다(incubate).
- 대부분의 미생물은 인공배지에서 배양될 수 있지만, 일부는 살아 있는 조직이나 세포 내에서만 배양될 수 있다.
- 인공배지는 물리적인 상태(physical state)에 따라 액체, 반고체, 액화되는 고체, 액화되지 않는 고체로 구분할 수 있다.
- 인공배지는 화학적 조성(chemical composition)에 따라 정확한 화학적 성분이 알려졌느냐에 따라서 제한배지와 복합배지로 나눌 수 있다.
- 강화, 선택, 분별, 운반, 분석, 계수 배지 등은 모두 특별한 목적을 위해 고안된 배지의 예이다.
- 하나의 세포로부터 기원한 분리된(isolated) 군락은 함께 차곡차곡 쌓인 많은 수의 세포로 이루어져 있다.
- 배양에는 단지 한 종이나 한 가지 유형의 미생물만을 포함하는 순수 배양과; 두 종 이상을 포함하는 혼합배양; 또는 아는 종과 모르는 (원하지 않는) 미생물을 포함하는 오염된 배양이 있다.
- 검사할 때에는 배양균을 육안과 현미경으로 검사한다.
- 미생물은 육안 또는 면역학적 형태, 현미경적 형태, 생화학적 반응, 유전적 특성 등에 의하여 동정된다.

2.2 현미경

- 배율, 해상력, 대조는 모두 광학현미경을 통하여 관찰되는 표본의 명확도에 영향을 미친다.
- 광학현미경의 최대 해상력은 200 nm 또는 0.2 μm이다. 이는 진핵생물의 내부 구조나 대부분 세균의 형태를 보는 데 충분하다.
- 광학현미경에는 6종류가 있다. 명시야, 암시야, 위상차, 간섭 현미경의 4종류는 가시광선을 광원으로 사용한다. 형광현미경은 UV 광선을 광원으로 조명한다. 공초점현미경은 표본에서 반사되는 UV 광선이나 가시광선을 사용한다.
- 전자현미경(EM)은 고배율(5,000×에서 1,000,000×)과 고해상도(0.5 nm)를 제공하기 위하여 조명원으로 빛이 아니라 전자를 이용한다.
- 광학현미경을 통하여 관찰하는 표본은 준비하는 표본의 종류에 따라 살아 있거나 죽어 있을 수 있지만, 모든 전자현미경은 진공에서 관찰되어야 하기 때문에 죽어 있다.
- 그램 염색은 그램양성 세균과 그램음성 세균의 2개의 주요한 집단으로 나누는 매우 유용한 분별염색이다. 일부 세균은 이 둘 중 어느 하나에도 속하지 않는다.
- 염색은 표본의 대조를 증가시키며, 관찰하는 표본의 세포 형태, 구조, 생화학적 조성을 구별할 수 있도록 고안될 수 있다.

선다형 문제 Bloom의 1, 2단계: 기억, 이해

보기에서 맞는 답을 선택하시오.

1. 혼합배양에 대한 설명으로 옳은 것은?
   a. 오염된 배양과 동일하다.
   b. 적절하게 저어진 배양이다.
   c. 2가지 이상의 알려진 종을 포함하고 있다.
   d. 조류와 원생동물을 포함하고 있는 연못 시료이다.
2. 긴 파장을 가지고 있는 빛의 해상도는?
   a. 개선되다.
   b. 악화된다.
   c. 변하지 않는다.
   d. 가능하지 않다.
3. 유침 대물렌즈를 사용하였을 때 총 배율이 1,500×인 현미경의 접안렌즈 배율은?
   a. 150× c. 15×
   b. 1.5× d. 30×
4. 배율 1,000×으로 관찰하였을 때 세포의 폭이 25 μm였다. 이 측정은 다음의 어떤 것과 같은가?
   a. 25 mm c. 0.025 mm
   b. 25,000 mm d. 2.5 mm
5. DNA 지문법과 항원기반의 ELISA 검사는 미생물 분석의 어느 단계에서 사용되는가?
   a. 분리 c. 접종
   b. 검사 d. 동정
6. 운동성은 다음 무엇에 의하여 가장 잘 관찰되는가?
   a. 현적 표본
   b. 음성 염색
   c. 도말평판
   d. 편모 염색

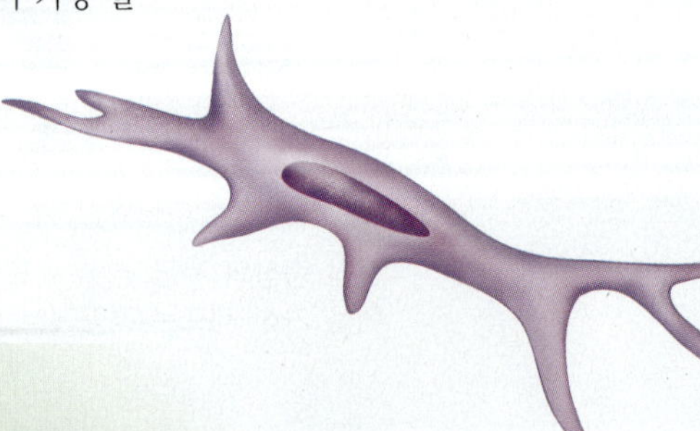

7. 세균이 양이온 염색제로 더 쉽게 염색이 되는 이유는?
   a. 세균이 표면에 많은 양의 염기성 물질을 포함하고 있기 때문이다.
   b. 세균이 표면에 많은 양의 산성 물질을 포함하고 있기 때문이다.
   c. 세균이 표면에 중성 전하를 가지고 있기 때문이다.
   d. 세균이 두꺼운 세포벽을 가지고 있기 때문이다.

8. 배양 조건이 까다로운 미생물은 어느 종류의 배지에서 생장해야 하는가?
   a. 일반목적 배지
   b. 분별배지
   c. 제한배지
   d. 강화배지

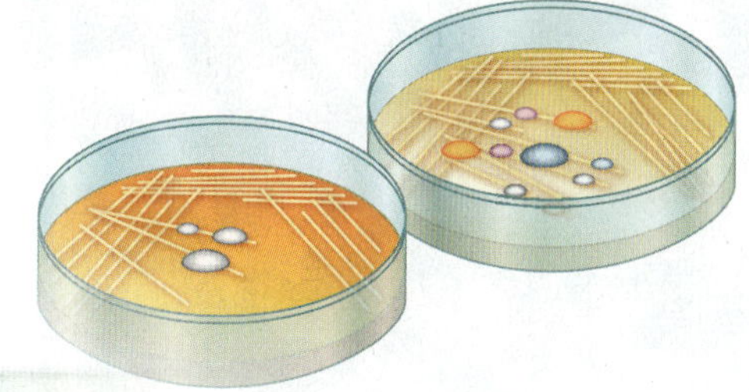

비판적 사고 Bloom의 3, 4, 5단계: 적용, 분석, 평가

비판적 사고는 사실과 개념을 이용하여 추론하고 문제를 해결하는 능력이다. 이러한 문제는 다양한 각도에서 접근될 수 있으며, 대부분의 경우 하나만의 옳은 답을 가지지는 않는다.

1. 여러분의 환자가 세균 감염인 농가진이라고 생각되는 피부 병변을 나타낸다. 이 감염을 유발하는 병원균을 동정하기 위한 단계를 열거하고, 이 과정에 사용되는 도구와 방법을 요약하시오.
2. 다음 각각의 시나리오에서 어느 종류의 배지를 이용할 것인가?
   a. 환자의 목에서 채취한 면봉에서 *Streptococcus pyogenes*의 생장을 분리할 때
   b. 깨끗하게 채취한 환자의 소변 시료에서 병원균을 분리할 때
   c. 유기농으로 재배한 시금치 시료에서 *Escherichia coli*와 같은 장내 세균을 분리할 때
   d. 환자의 코에서 채취한 면봉 시료를 장차 분석과 호흡기 세포융합 바이러스(respiratory syncytial virus, RSV)를 동정하기 위하여 유지할 때
3. a. 그림 2.9의 방법 중 환자의 시료에 존재하는 총 세포 수를 측정하기 위하여 이용할 수 있는 방법이 있는지 설명하시오.
   b. 세균 표본을 도말평판법을 하고 나서 배양균을 48시간 동안 37°C에서 배양하였다. 평판을 관찰하니 첫 번째 사분면에서는 분리된 군락이 없이 고밀도의 생장이 나타났지만, 나머지 사분면에서는 생장이 전혀 나타나지 않았다. 이러한 결과를 가져오게 된 과정상의 오류에 대하여 논의하시오.
4. a. 락토페놀 코튼 블루(Lactophenol cotton blue)는 연못에 서식하는 흔한 원생동물인 *Amoeba proteus*의 무색 세포질을 염색하는 데 이용된다. 이 염색제를 이용하여 현미경의 어떠한 특징이 향상되는지 논의하시오.
   b. 아래 각 상황에서 어느 현미경이 가장 좋은 영상을 제공하는가?
      • 환자의 폐 생검에서 바이러스 병원체를 볼 때
      • 시표 내의 여러 생물을 볼 때
      • 진핵세포 내의 세포소기관을 볼 때
5. 여러분은 환자의 질환을 유발하는 병원균을 동정하기 위하여 가래 시료를 채취하여 미생물학적 염색을 하도록 지시받았다. 먼저 그램 염색을 하였지만, 현미경으로 분석하였더니 분홍색과 자주색 간균이 혼합되어 나타났다. 관찰한 결과를 설명하고, 병원균을 동정하기 위하여 이제 무엇을 해야 할지 토의하시오.

시각적 연결 Bloom의 5단계: 평가

이 질문은 이전의 영상을 새로운 개념과 연결시킨다.

1. **그림 2.9a.** 4분위 도말평판법을 이용하여 매우 묽은 수프 배양(오른쪽 평판 사진보다 훨씬 적은 세균을 가지고 있는)을 평판할 때, 독립된 군락을 4분위에서 볼 수 있을 것으로 기대하는가? 아니면 3분위에서 볼 수 있을 것으로 기대하는가? 그 이유를 설명하시오.

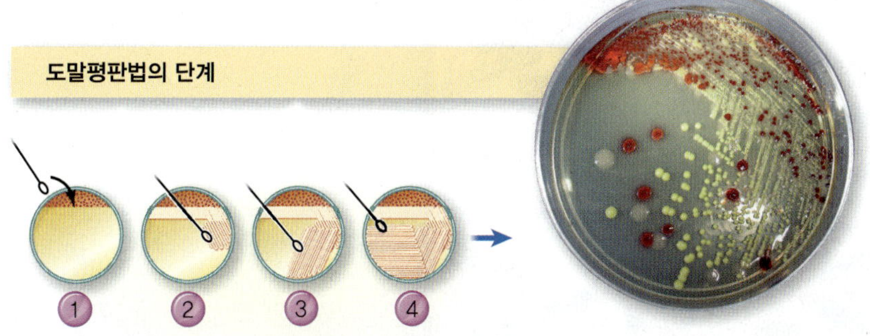

주석: 이 방법은 1~4단계에서 각 단계마다 확산 도구(보통 백금이)를 다시 살균하였을 때만 성공한다.

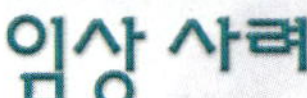

극단적인 내생포자

졸업하자마자 간호사로 근무할 때, 고관절 교체 수술을 위하여 지역 요양원에서 입원한 노인 여성 환자를 보살피게 되었다. 그 환자는 적열 상태와 부기가 커지고, 수술 부위에서 고름이 배출되기 전까지는 잘 회복하는 것 같았다. 환부를 배양하여 세팔로스포린 항생제 치료를 시작하였다. 미생물학적 검사에서 감염의 원인은 환자가 이미 복용하고 있던 세팔로스포린(cephalosporin)에 감수성이 있는 병원균인 *Staphylococcus aureus*에 의하여 발병된 것으로 판명되었다.

환자는 항생제 요법을 성공적으로 마쳤고, 며칠 이내에 감염의 모든 증상이 진정되었다. 환자는 물리 요법으로 회복하고 있었으며, 요양원으로 퇴원시키려는 계획을 세우고 있을 때 갑자기 설사를 하기 시작하였다. 처음에는 설사의 원인을 예상했던 항생제 부작용에 의한 것으로 생각하였으나, 얼마 지나지 않아 일반적인 부작용보다 심한 것으로 판명되었다. 첫째 날에는 두 번의 설사를 하였다. 둘째 날에는 두세 시간마다 설사를 하였다. 대변은 물이고 악취가 나고 많은 양의 점액질을 포함하고 있었다. 환자는 약한 복부 통증과 경련을 호소하였으며, 뒤이어 발열이 났다. 의사에게 연락하였으며, 실험실 검사를 위하여 대변 시료를 채취하였다.

대변 시료의 결과, 환자의 설사는 실제로 *Clostridium difficile* 세균에 의하여 유발되었다는 것을 알고서 너무 놀랐다. 환자는 접촉 격리 조치를 취하였으며 메트로니다졸(metronidazole; 상표명 Flagyl)을 정맥주사하였다. 이 치료로 설사는 점진적으로 줄어들다가 마침내 멈추었다. 메트로니다졸 치료를 마치고 다시 대변 시료를 배양한 결과 감염이 완치된 것으로 나타났다.

- *C. difficile*은 어떻게 전파되는가?
- 어떤 위험 요인이 이 환자가 *C. difficile* 감염에 특히 취약하게 하였는가?

임상 사례 결론은 82쪽에 있음.

CHAPTER 3

세균과 고세균

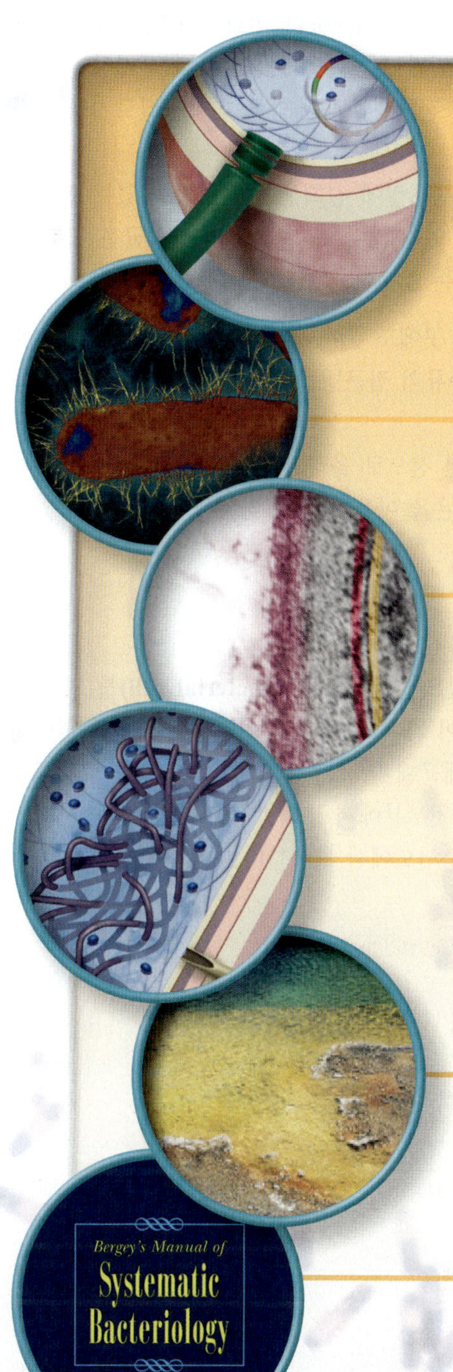

이 장에서는...

3.1 세균과 고세균의 형태와 기능

1. 모든 세균이 가지고 있는 구조를 열거한다.
2. 일부 세균만 가지고 있는 3가지 구조를 확인한다.
3. 세균의 3가지 주된 형태를 묘사한다.
4. 세균의 배열을 묘사하기 위한 최소 4가지 용어를 제공한다.

3.2 외부 구조

5. 4종류의 세균 부속기관의 구조와 기능을 묘사한다.
6. 유인제가 있을 때 편모가 어떻게 작동하는지 설명한다.

3.3 세포 외피: 세포벽과 세포막

7. 세균 외피 구조의 2가지 주요 종류의 차이를 구별한다.
8. 그람양성 세포벽이 그람음성 세포벽에 비하여 왜 더 강한지 토의한다.
9. 일부 세균에서 인간에게 심각한 증상을 유발할 수 있는 외피 물질의 이름을 말한다.

3.4 세균의 내부 구조

10. 세균 세포질에 포함될 수 있는 5가지 구조를 확인한다.
11. 포자 형성과 발아의 원인과 기작을 상세히 설명한다.

3.5 고세균: 다른 "원핵생물"

12. 고세균, 세균, 진핵생물의 주요한 특징을 비교하고 대조한다.

3.6 세균과 고세균의 분류 체계

13. 〈*Bergey's Manual of Systematic Bacteriology*〉와 〈*Bergey's Manual of Determinative Bacteriology*〉의 차이를 구분한다.
14. -cutes로 끝나는 4문의 이름과 특성을 묘사한다.
15. 세균의 관점에서 종을 정의한다.

3.1 세균과 고세균의 형태와 기능

1장에서 세균과 고세균이 진정한 핵이 없는 세포라고 묘사하였다. 세균과 고세균이 진핵생물과 어떻게 다른지 알아보자.

- **DNA가 포장된 방식**: 세균과 고세균은 세포질 내에서 자유로운 핵물질을 가지고 있다(핵을 가지고 있지 않다). 진핵생물은 DNA 주위에 막을 가지고 있어서 핵을 이룬다. 세균은 **히스톤(histone)** 주위에 DNA를 감지 않지만, 진핵생물은 감는다.
- **세포벽의 조성**: 세균과 고세균은 일반적으로 진핵생물과 비교하여 독특한 세포벽 구조를 가지고 있다. 세균은 펩티도글리칸이라고 하는 화학물질로 이루어진 튼튼한 세포벽을 가지고 있다. 고세균은 세균이나 진핵생물과는 다른 화학물질로 이루어진 강한 세포벽을 가지고 있다.
- **원핵생물의 내부 구조**: 세균과 고세균은 세포질에 진핵생물이 가지고 있는 복잡하고, 막으로 둘러싸인 세포소기관을 가지고 있지 않다. 일부 세균과 고세균은 내부 막을 가지고 있지만, 세포소기관을 둘러싸지는 않는다.

원핵생물과 진핵생물은 현재 지구상 어느 곳에도 존재한다. 모두 감염성 질병을 유발할 수 있지만, 약으로 치료하는 것은 다른 종류의 접근법을 필요로 한다. 이 장과 다음 장들에서 그 이유를 살펴볼 것이다.

비진핵생물의 진화 역사는 최소한 29억 년 전으로 올라간다. 이러한 생물이 그렇게 오랫동안 다양한 서식지에서 견디었다는 사실은 놀아울 정도로 다양하고 적응력이 있는 세포 구조와 기능에 기인한다.

Escherichia coli

세균 세포의 구조

이 장에서 서술하는 것은 별도의 이야기가 없으면 **세균 세포(bacterial cell)**를 말한다. 세균과 고세균이 동일한 기본 구조 요소를 많이 가지고 있지만, 여러분이 임상 환경에서 세균을 더 자주 마주치게 될 것이기 때문에 세균에 더 초점을 맞추기로 한다. 고세균의 독특한 점이 왜 중요한지에 대해서는 이 장의 뒷부분에서 분석할 것이다.

세균 세포의 일반적인 세포 조직은 다음 순서도에서 보여준다.

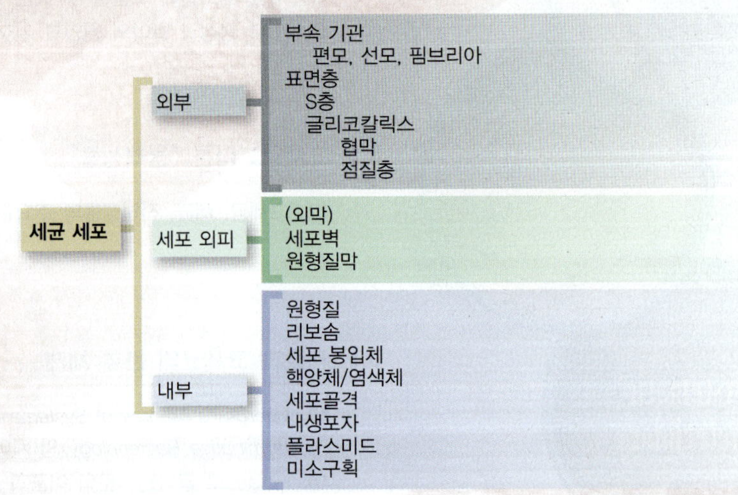

모든 세균 세포는 반드시 세포막, 세포질, 리보솜, 세포골격, 하나(또는 몇 개)의 염색체를 가지고 있으며, 대부분 세포벽과 글리코칼릭스(glycocalyx; 당질피질)라고 하는 표면 피복을 가지고 있다. 전부는 아니지만 일부 세균에서 발견되는 특수한 구조는 외부

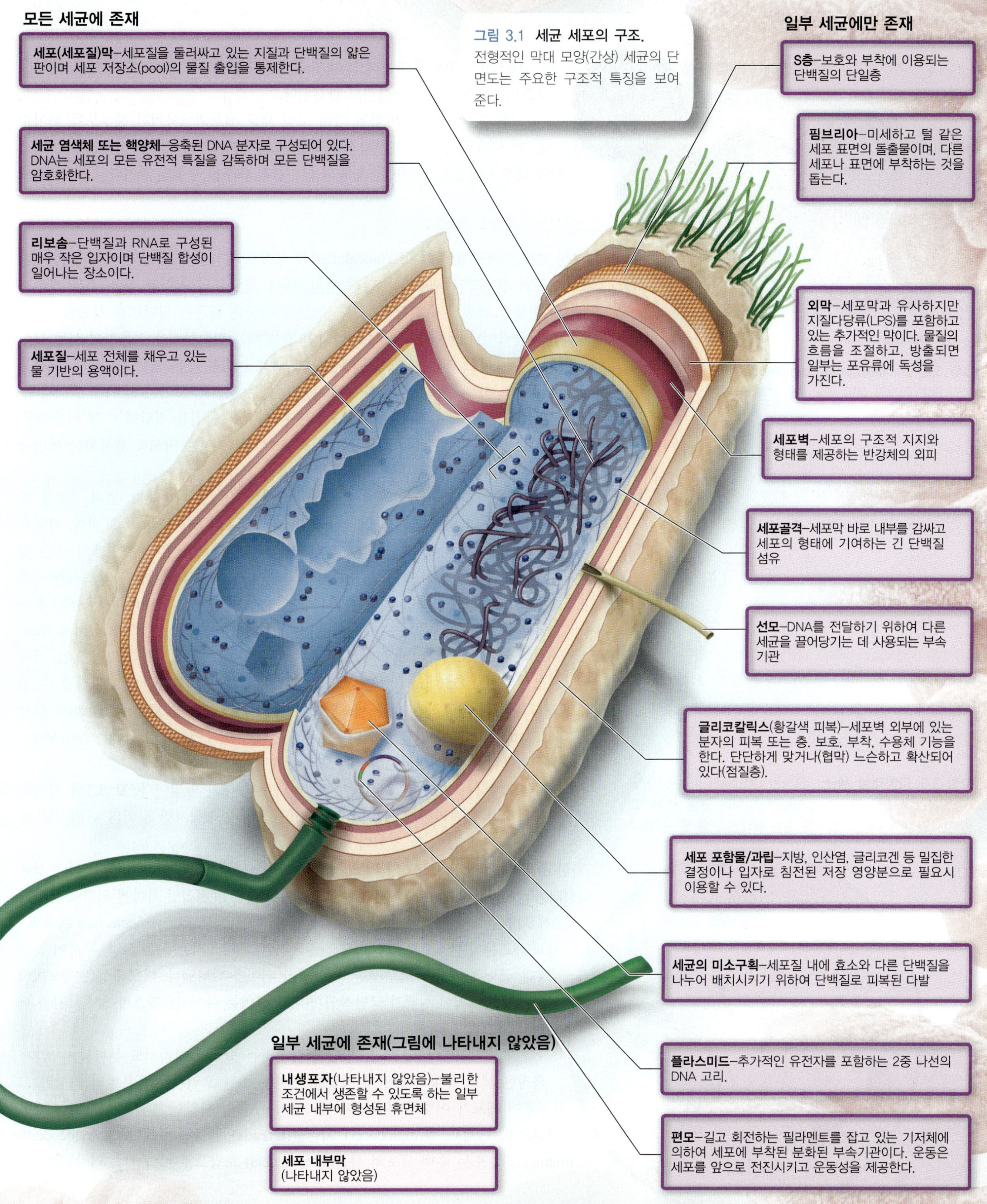

그림 3.1 세균 세포의 구조. 전형적인 막대 모양(간상) 세균의 단면도는 주요한 구조적 특징을 보여 준다.

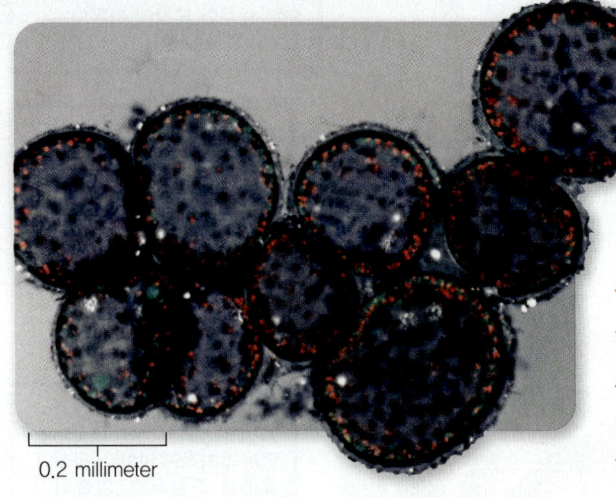

그림 3.2 *Thiomargarita namibiensis*. 이 세균은 일반적인 종이 집게의 절반 정도 폭을 가지고 있다.

그림 3.3 **다형태성 세균.** 염색된 *Rickettsia rickettsii* 세균의 현미경 사진을 자세히 살펴보면, 일부는 구형 세포이고, 일부는 간상 세포이고, 일부는 혼성 형태인 것을 알 수 있다.

막, 선모, 핌브리아, 플라스미드, 세포 포함물, 내생포자, 미소구획 등이다. 이러한 구조의 대부분은 고세균에서도 관찰된다.

그림 3.1에서는 일반화된 막대 모양 세균 세포의 3차원적 해부도를 보여준다. 이 세포의 주요한 해부학적 특징을 조사하면서, 세포 외부 구조로부터 시작하여 내부 내용물로 진행하는 일종의 현미경적 해부를 수행할 것이다.

세균의 형태와 배열

대부분 세균은 독립적인 단세포(unicellular)의 생물로 기능한다. 각각의 세균 세포는 다세포 생물의 전문화된 세포와는 달리 생식, 대사, 영양분의 처리와 같은 모든 필수적인 생명 활동을 완전히 수행할 수 있다. 반면에 세균은 때로는 집단으로 행동할 수 있다. 세균이 군락이나 생물막처럼 서로 가까이 있을 때는 화학물질을 이용하여 서로 교신을 하며 혼자 생활할 때와는 다르게 행동한다. 더욱 놀라운 것은 일부 세균은 나노철사(nanowire)라고 하는 구조를 이용하여 서로 교신하는 것으로 보이는데, 이는 길이가 수 μm 이상이 되고, 금속 위에서 세포 밖으로 전자나 다른 물질을 전달하는 데 이용한다. 이 철사는 주변의 다른 세균의 철사와도 서로 얽혀 있다. 이는 다세포 생물과는 동일하지 않지만, 미생물의 협동에 대한 새로운 발견이다.

세균은 형태, 크기, 군락의 배열에 있어서 상당한 변이를 나타낸다. 먼저 크기를 알아보자. 세균 세포의 평균 크기는 약 1 μm이다. 구균은 원주가 1 μm 정도이며, 간균은 길이가 2 μm, 폭은 1 mm 정도이다. 그러나 이것은 단지 평균이다. 자연계의 모든 것과 마찬가지로 변이의 폭이 크다. 현재까지 발견된 가장 큰 비진핵생물은 아프리카 국가인 나미비아(Namibia)의 해양 퇴적물에서 살고 있는 세균이다. 이 거대한 구균은 진주처럼 보이는 줄로 배열되어 있으며, 황금색의 황 입자를 수백 개 포함하고 있어서 *Thiomargarita namibiensis* (나미비아의 유황 진주)라는 이름을 얻게 되었다(**그림 3.2**). 개체 세포의 크기는 100~750 μm (0.1~0.75 mm)에 달하며, 대부분 육안으로 관찰할 수 있다. 비교를 위하여 평균적인 세균 세포의 크기가 생쥐만 하다면 *Thiomargarita*는 대왕고래(blue whale) 크기에 달할 것이다! 범위의 반대쪽 한계에는 마이코플라스마(*Mycoplasma*)세포가 있는데, 광학현미경 해상도의 한계인 0.15~0.3 μm 정도이다.

세균을 묘사하는 가장 중요한 방법 중 하나는 형태와 배열이다. **표 3.1**에 이러한 양상을 포괄적이고 편리하게 나타냈다. 이러한 것에 친숙해지면 강의의 나머지를 공부하는 데 커다란 도움이 될 것이다.

한 종의 세포 형태와 크기가 어느 정도 변화하는 것은 흔히 있는 일이다. 이 현상은 **다형태성(pleomorphism)**이라고 하는데 영양이나 작은 유전적인 차이에 의하여 유발되는 세포벽 구조의 개별적인 변이에 기인한다. 예를 들면 *Corynebacterium diphtheriae* 세포는 일반적으로 간상으로 간주되지만, 배양에서는 곤봉 모양, 부풀어 오른 형태, 굽어진 형태, 사상, 구형 등 다양한 변이를 나타낸다. 다형태성은 세포벽이 완전히 결여되어 형태가 극단적인 변이를 보이는 마이코플라스마에서 극치를 나타낸다(**그림 3.3**).

세균 세포는 배열, 또는 집단을 형성하는 방식에 따라서도 분류될 수 있다. 특정한 세포 유형의 배열에 영향을 미치는 주된 요인은 세포분열의 양상과 그 이후에 세포가 어떻게 부착되어 있느냐이다. 가장 다양한 배열로 나타나는 것은 구균으로, 단세포, 쌍(diplococci), **사련균(tetrads)**, 불규칙한 집단(staphylococci와 micrococci), 또는 수백 세포의 사슬(streptococci) 모양으로 나타난다. 더 복잡한 집

표 3.1 세균의 형태

(a) **구균**

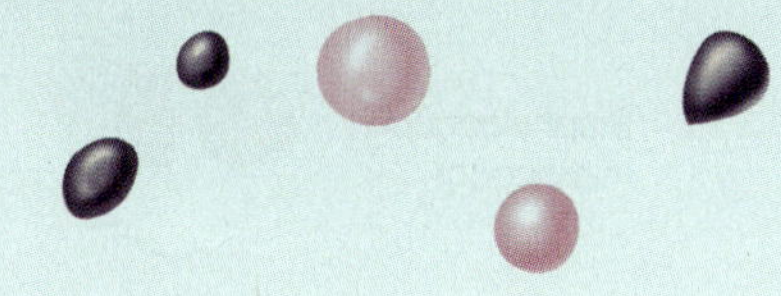

세포가 구형이나 공 모양이면 그 세균을 **구균(coccus**; 복수 cocci)이라고 한다. 구균은 완전한 구형일 수도 있지만, 타원형, 콩 모양, 심지어는 뾰족한 변형도 있다. 사진은 *Deinococcus*이다(2,000×).

(b) **막대/간균**

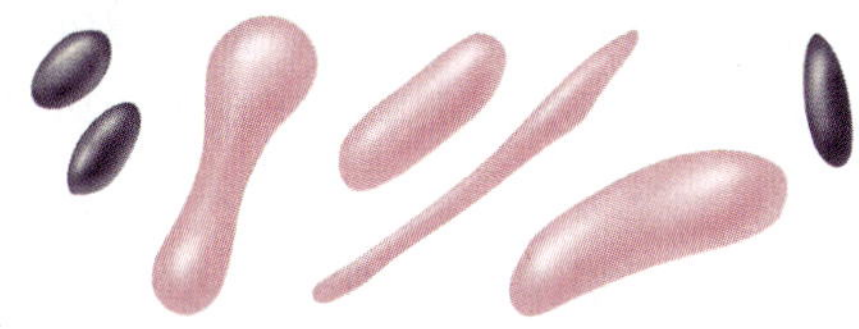

원통형의 세포를 막대균 또는 **간균(bacillus)**이라고 한다. *Bacillus*라는 이름을 가진 속도 있다. 간균도 실제 형태가 다양하게 변화한다. 종에 따라서 뭉툭한 모양, 방추체 모양, 둥그런 말단, 길고 실 모양(사상균), 또는 곤봉이나 북채 모양을 나타낼 수 있다. 주석: 간균이 짧고 불룩하면 **구형간균(coccobacillus)**라고 한다. 사진은 *Lactobacillus*이다(5,000×).

(c) **호균 (비브리오)**

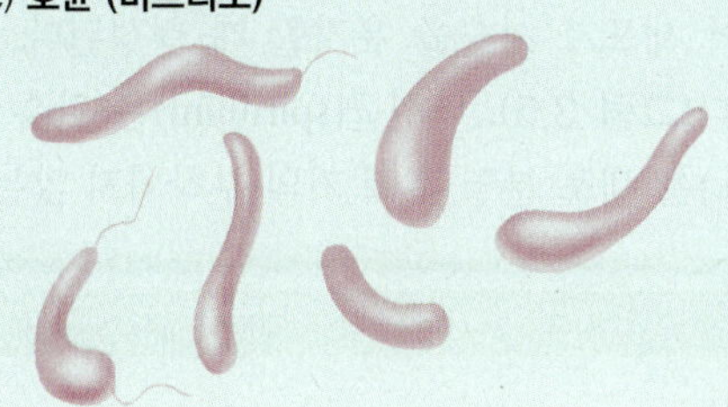

단독으로 나타나는 부드럽게 굽어진 간균을 **호균(vibrio)**이라고 한다. 사진은 *Vibrio cholerae*이다(13,000×).

(d) **나선균**

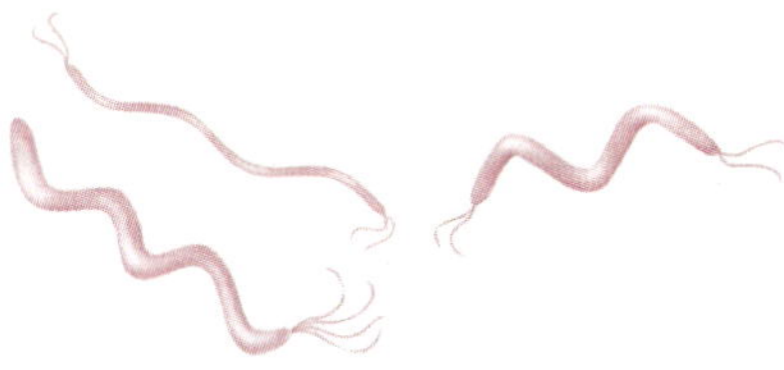

약간 말린(curled) 또는 나선형 원통의 세균을 **나선균(spirillum)**이라고 하며, 타래송곳처럼 두 번 이상 축을 따라 비틀려 있다. 사진은 *Aquaspirillum*이다(7,500×).

(e) **스피로헤타**

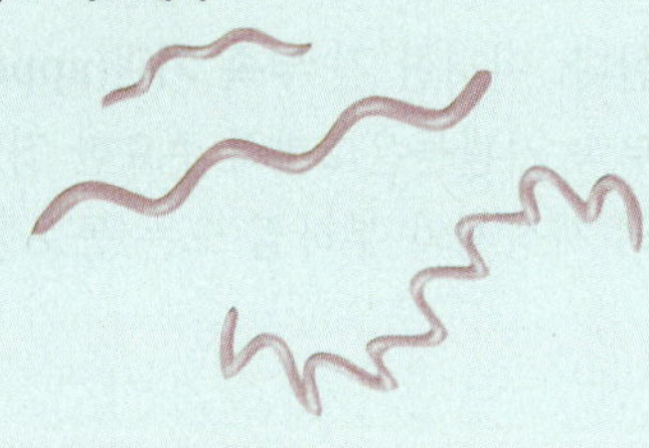

세포질 주변 편모를 가지고 있는 다른 나선형 세포는 **파상균(spirochete)**이며, 용수철을 닮은 더 유연한 형태이다. 사진은 스피로헤타이다(14,000×).

(f) **분지된 사상체**

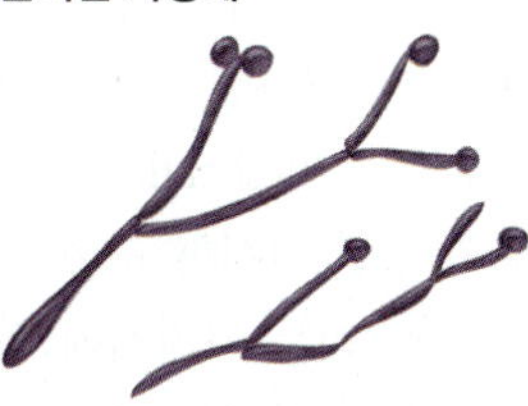

소수의 세균은 기본적인 막대 구조에서 다수의 가지를 형성하며, 이를 분지된 **사상체(filament)**라고 한다. 사진은 *Streptomyces*이다(1,500×).

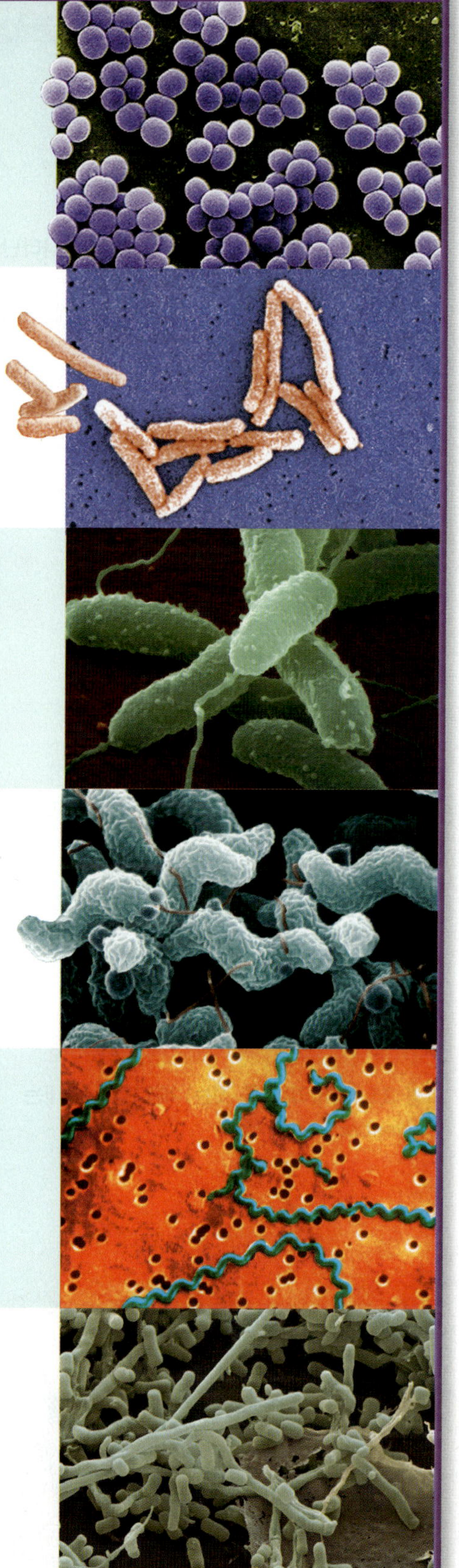

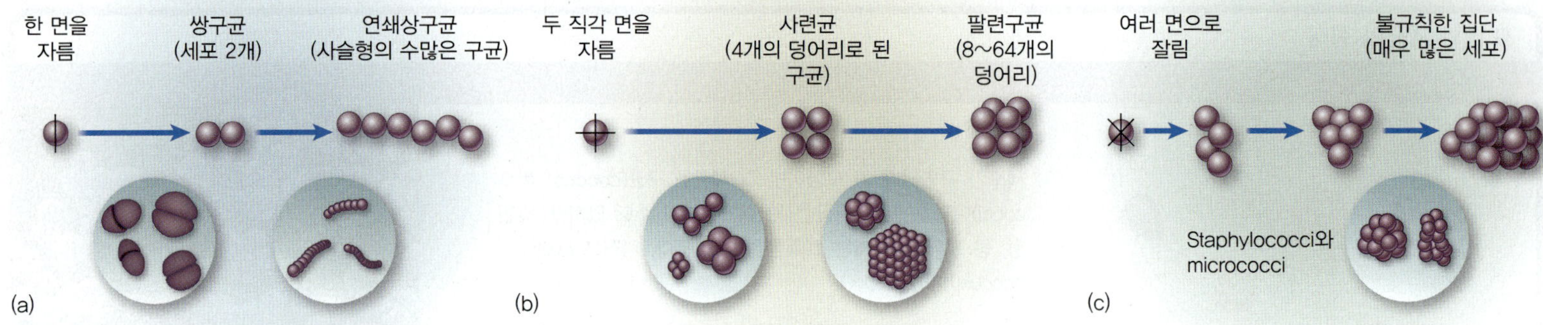

그림 3.4 **다른 평면에서의 세포분열에서 나타난 구균의 배열.** (a) 한 평면의 분열은 쌍구균(diplococci)과 연쇄상구균(streptococci)을 형성한다. (b) 2평면 또는 3평면의 수직 방향 분열은 사련균(tetrads)과 덩어리(packet)이다. (c) 여러 평면의 분열은 불규칙한 덩어리를 형성한다.

락은 **팔련구균(sarcina)**이라고 하는 8, 16, 또는 그 이상의 세포로 이루어진 입방형이다. 이러한 상이한 구균의 집단은 구균이 단일 평면, 2개의 수직면, 또는 여러 개의 교차하는 평면으로 분열한 결과이며, 분열 이후에 형성된 딸세포들이 부착된 채 유지된 결과이다(**그림 3.4**).

간균(bacilli)은 축과 수직인 횡단면으로만 분열하기 때문에 배열의 변이가 적다. 간균은 단일 세포, 끝이 서로 부착된 쌍(diplobacilli), 또는 여러 세포의 사슬(streptobacilli)로 나타난다. 코리네박테리아(corynebacteria)에 전형적인 **울타리(palisade)** 배열은 끝에 있는 작은 경첩 지역에 부분적으로 부착되어 세포가 사슬을 유지할 때 형성된다. 세포는 서로 접혀서 평행한 세포의 열을 형성한다(**그림 3.5**). 나선균(spirillum)은 간혹 짧은 사슬로 나타나기도 하지만, 파상균(spirochete)은 세포 분열 후에 거의 부착되지 않는다.

3.1 학습 결과—진도 평가

1. 모든 세균이 가지고 있는 구조를 열거하시오.
2. 일부 세균만 가지고 있는 3가지 구조를 확인하시오.
3. 세균의 3가지 주된 형태를 묘사하시오.
4. 세균의 배열을 묘사하기 위한 최소 4가지 용어를 제공하시오.

그림 3.5 **울타리(열을 짓는) 배열을 나타내는 *Corynebacterium* 세포.**

3.2 외부 구조

부속 기관: 세포의 연장부

세균의 표면에서 여러 종류의 부속적인 구조가 발아한다. 이러한 긴 **부속 기관(appendage)**은 공통적이지만 모든 종에 존재하지는 않는다. 부속 기관들은 2개의 주요한 집단으로 나뉠 수 있다. 운동성을 제공하는 편모와 축 방향의 사상체와 부착점 또는 통로를 제공하는 핌브리아와 선모이다.

편모 — 세균의 추진기

세균의 **편모(flagellum)**는 실로 놀라운 구조를 가진 부속 기관이며 생물 세계에서 유일하다. 편모의 주된 기능은 자체 추진력인 **운동성(motility)**을 부여하며, 수서 서식지에서 세포가 자유롭게 헤엄칠 수 있도록 한다. 편모는 편모 섬유, 갈고리(sheath), 기저체의 3가지 독특한 부분으로 구성되어 있다(**그림 3.6**). 단백질로 구성된 나선형 구조인 **편모 섬유(filament)**는 직경이 20 nm이고 길이는 1~70 μm이다. 갈고리는 기저체에 의하여 세포에 고정되어 있으며, 몇 개의 고리가 세포벽을 관통하여 세포막과 외막에 단단하게 고정되어 있다. 이러한 배열은 갈고리와 편모 섬유가 한때 생각되었던 것처럼 회초리와 같이 앞뒤로만 진동하는 것이 아니라 360° 회전할 수 있도록 한다. 많은 고세균도 편모를 가지고 있지만, 최근의 연구는 고세균 편모는 세균의 편모와 매우 상이한 것을 보여주었다. 일부 과학자는 이를 고편모(archaellum)라고 한다.

모든 나선균, 간균의 절반, 구균의 작은 수가 편모를 가지고 있다. 편모는 2가지 일반적인 유형에 따라 수와 배열이 변화한다.

1. 극 배열에서 편모는 세포의 한쪽 또는 양쪽 끝에 부착된다. 이 유형의 3가지로 세분하면 다음과 같다.
   - **단극모(monotrichous)**는 하나의 편모를 가진다.
   - **속극모(lophotrichous)**는 같은 부위에서 출현하는 작은 가지나 타래를 가지고 있다.
   - **양극모(amphitrichous)**는 세포의 양쪽 극에 편모를 가지고 있다.
2. **주모성(peritrichous)** 배열에서는 편모가 세포의 표면에 무작위로 분산되어 있다(**그림 3.7**).

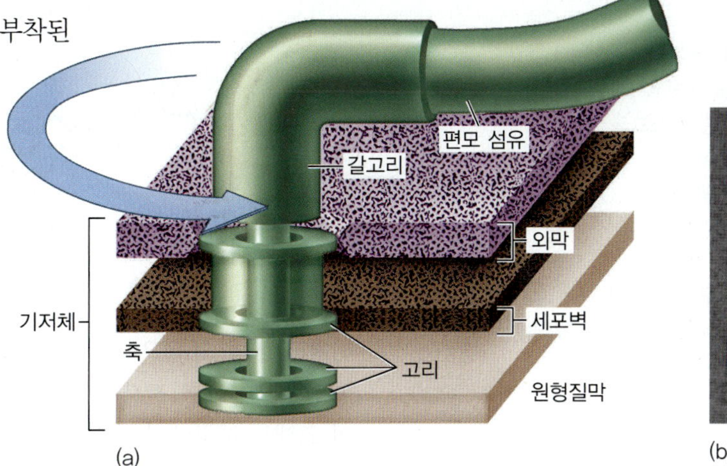

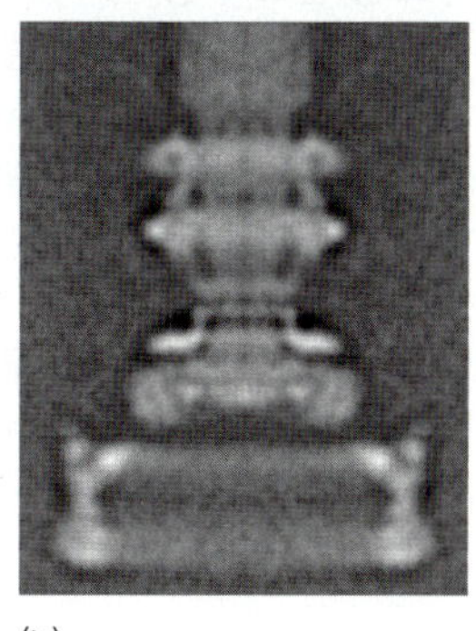

그림 3.6 그람음성세포에서 편모 기저체의 세부 구조. (a) 갈고리, 고리, 축(rod)은 편모 섬유를 360° 회전시키는 작은 도구로 함께 작용한다. (b) 세균 편모 기저체의 전자현미경 사진.

운동성은 실험실에서 병원균을 동정하거나 진단하는 데 이용하는 정보 중 하나이다. 편모는 실험실에서 관찰하기 어렵지만, 세균이 운동성이 있는지를 아는 것만으로도 보통은 충분하다. 운동성을 탐지하는 하나의 방법은 반고체의 배지가 들어 있는 시험관에 세포를 소량 찔러 넣는 것이다. 전체 배지에 걸쳐 생장이 빠르게 퍼지는 것은 운동성을 지시한다. 대안으로 세포를 현적(hanging drop) 슬라이드에서 현미경으로 관찰하는 것이다. 운동성이 있는 세포는 시야에서 오가거나, 돌진하거나, 시야에서 흔들리고, 어느 정도 전진하는 반면, 비운동성 세포는 한 장소에서 흔들리지만 전진하지 않는다.

편모 기능의 미세한 점 편모를 가진 세균은 상당히 정교한 묘기를 수행할 수 있다. 세균은 **주화성(chemotaxis)** 행동으로 화학 신호를 탐지하고 이에 반응하여 움직일 수 있다. 양성 주화성은 영양분과 같은 선호하는 화학적 자극의 방향으로 이동하는 것이며, 음성 주화성은 잠재적으로 해로운 화합물인 반발제로부터 멀어져 가는 것이다.

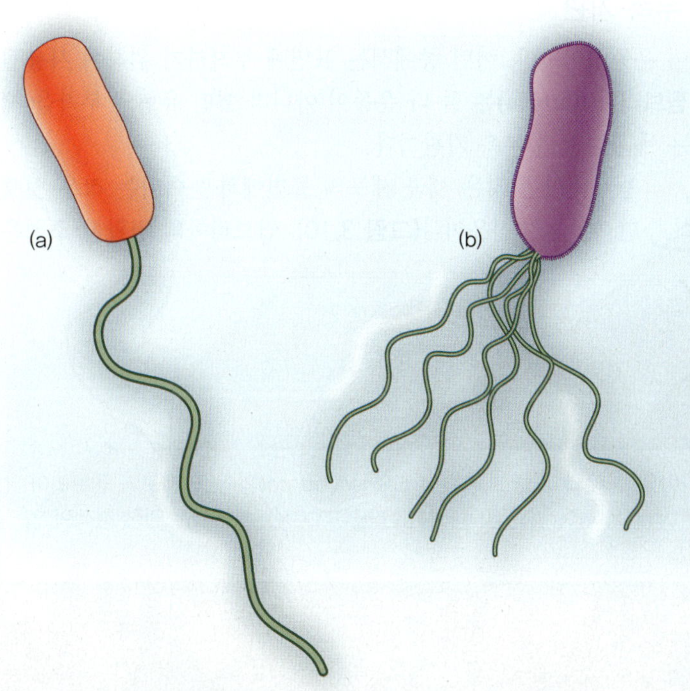

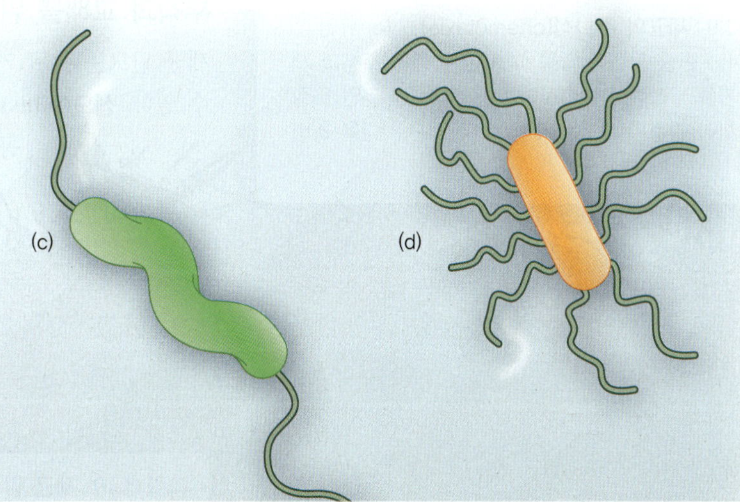

그림 3.7 편모 배열의 유형을 나타내는 전자현미경 사진. (a) *Bdellovibrio*의 단극성 편모. (b) *Pseudomonas*의 속극성 편모. (c) *Campylobacter*의 양극성 편모. (d) *Escherichia coli*의 주모성 편모.

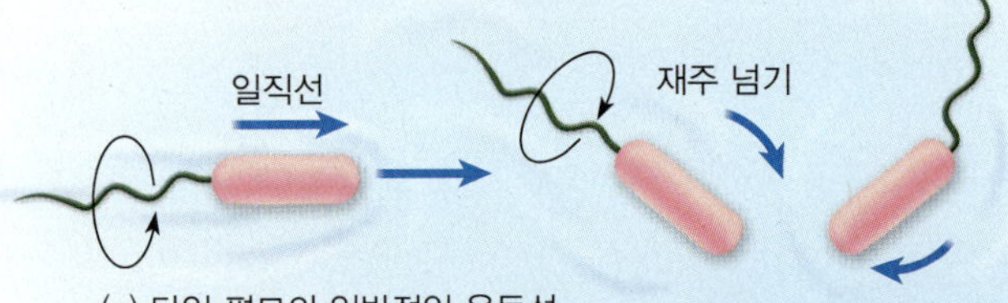

(a) 단일 편모의 일반적인 운동성

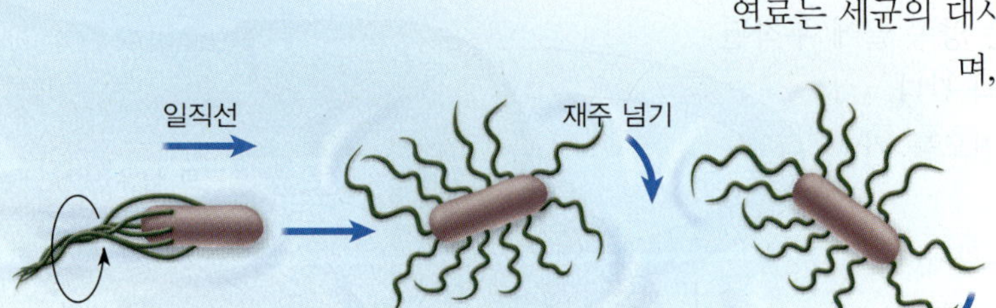

(b) 주모성 편모의 운동성

그림 3.8 편모의 작동과 극성과 주모성 편모의 방식. (a) 일반적으로 극성 편모가 반시계 방향으로 회전하면, 세포는 앞으로 수영한다. 편모가 방향을 역전하여 시계방향으로 회전하면 세포는 정지하고 재주를 넘는다. (b) 주모성 형태에서 모든 편모는 세포의 한쪽 끝으로 몰리고 단일 집단으로서 회전한다. 재주 넘기 때에는 편모의 협동 운동이 이루어지지 않는다.

편모는 화학물질을 탐지하는 체계가 편모를 추진하는 기작과 연결되어 있기 때문에 환경을 통하여 세균을 인도하는 데 효과적이다. 세포막에 인접한 환경에서 오는 특정한 분자와 결합하는 수용체 집단이 있다. 이러한 분자가 충분히 많이 부착되면 편모에 신호를 보내서 회전 운동을 시작하도록 한다. 편모를 회전시키는 실질적인 연료는 세균의 대사에서 발생하는 양성자(수소 이온) 경사이며, 세포막 내에서 편모 모터 부분에 결합하고 분리하면서 편모 섬유를 회전하게 한다. 여러 개의 편모가 존재할 경우에는 서로 협동하여 집단으로 회전한다**(그림 3.8)**. 편모가 반시계 방향으로 회전하면 세포는 자극의 방향으로 부드럽게 직선으로 회전하며, 이 행동을 주행(run)이라고 한다. 주행은 재주 넘기(tumble)에 의하여 다양한 간격으로 중단되는데, 이때는 편모가 방향을 역전시켜서 세포가 정지하고 방향을 변경하도록 한다. 주행과 재주 넘기의 교대는 세균에서 랜덤워크(임의 행로; random walk) 형태의 운동을 야기한다. 그러나 유인 물질 분자의 농도 경사에 반응하여 세균은 재주 넘기를 억제하고 주행이 길어져서, 전반적으로 자극 방향으로 진행할 수 있도록 한다**(그림 3.9)**. 이러한 운동을 편향된 랜덤워크(biased random walk)라고 하며 운동은 유인 물질 방향으로 선호(편향)된다. 그러나 세균이 독성 환경으로부터 멀어지기를 원할 경우에는 어떤 일이 일어날까? 이 경우에 랜덤워크는 반발제 분자의 농도로부터 멀어지는 것을 선호한다. 재주 넘기를 지연시켜서 세균은 주행 길이를 증가시키며, 음성 자극으로부터 자신이 멀어지도록 방향을 재설정한다.

기호

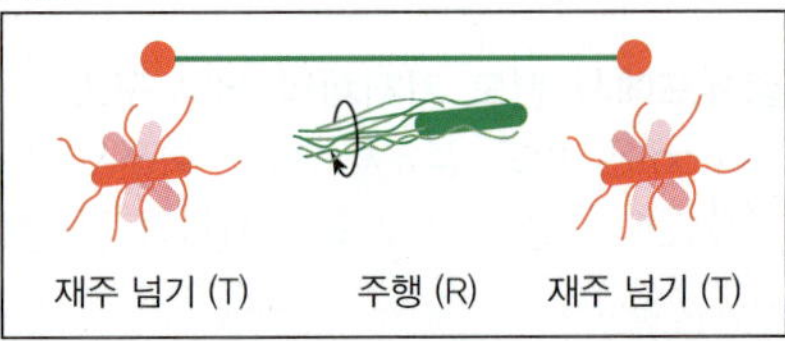

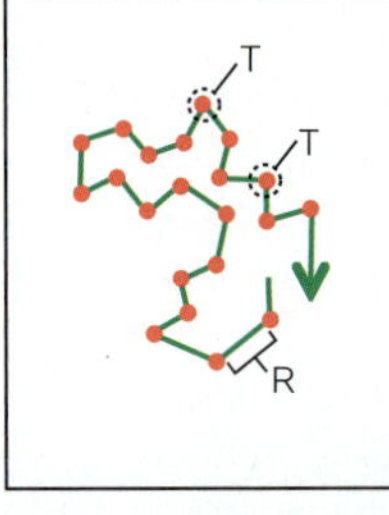

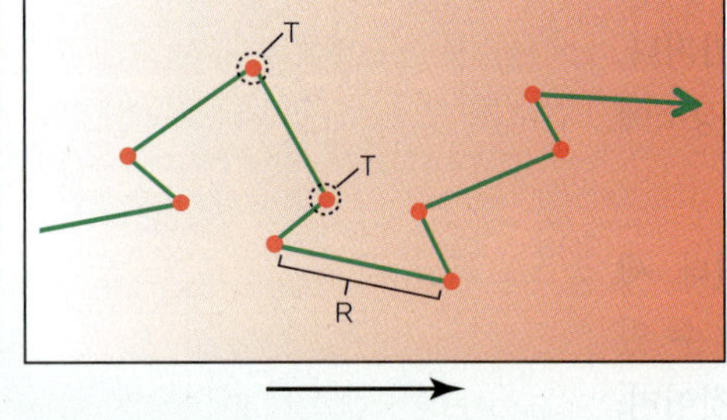

(a) 유인 물질이나 반발 물질이 없음

(b) 유인 물질 농도의 경사

그림 3.9 세균의 주화성(chemotaxis). (a) 유인 물질이나 반발 물질이 없을 때 세균은 짧은 주행과 재주 넘기를 무작위로 반복하며 이동한다. (b) 유인 물질에 가까이 갈수록 세포는 주행에 더 많은 시간을 소비한다.

세포질 주변 편모 **스피로헤타**(파상균; **spirochetes**)라고 하는 나사 모양의 세균은 세포질 주변 편모 또는 **축 섬유(axial filament)**라고 하는 2개 또는 그 이상의 휘감긴 줄에 의하여 기인하는 색다르고 꿈틀거리는 방식의 운동을 보여준다. 세포질 주변 편모는 세포벽과 세포막 사이의 공간에 에워싸인 내부 편모의 유형이다.

부착과 교배를 위한 부속 기관

세균 편모는 주된 기능이 운동성이지만, 어떤 종에서는 표면에 부착하기 위하여 사용될 수 있다. **선모(pilus)**와 **핌브리아(fimbria)**는 둘 다 운동이 아니라 어떤 유형의 부착을 제공하는 세균의 표면 부속 기관이다.

핌브리아는 많은 세균 세포의 표면에서 돋아나는 작은 뻣뻣한 털 같은 섬유이다**(그림 3.10)**. 핌브리아의 정확한 조성은

그림 3.10 세균 핌브리아의 형태와 기능. 병원성 *Escherichia coli*의 몇몇 세포가 핌브리아라고 하는 수많은 뻣뻣한 섬유로 싸여 있는 것을 보여준다(30,000×). 염색체인 진한 청색의 입자도 주목하라.

가변적이지만, 대부분 단백질을 포함한다. 핌브리아는 서로 그리고 표면에 부착하는 고유의 경향을 가지고 있다. 핌브리아는 생물막과 액체의 표면에 세포가 두껍게 집합하거나 암석과 유리처럼 생명이 없는 고체상의 미생물 집락의 원인이 된다. 일부 병원균은 핌브리아와 숙주의 상피세포 사이의 단단한 부착으로 인하여 숙주 조직에 군락을 형성하고 감염시킬 수 있다. 예를 들면 임균은 요생식관에 군락을 형성하며, *Escherichia coli*는 이러한 방법으로 장에서 군락을 이룬다. 이러한 병원균의 핌브리아가 없는 돌연변이 형은 감염을 일으킬 수 없다.

선모(pilus)는 필린(pilin) 단백질로 이루어진 길고 단단한 관상 구조이다. 선모는 그람양성 세균에서 잘 특징지어졌지만 최근에 일부 그람양성 병원균에서도 확인되었다. 접합 선모는 **접합(conjugation)**이라고 하는 한 세포에서 다른 세포로 부분적인 DNA 전달이 관련된 세포 간의 교배 과정에 이용된다**(그림 3.11)**. 공여 세포의 접합 선모는 수여 세포와 결합하여 전달을 형성하는 세포질 연결을 제공한다. 이러한 선모의 생성은 유전적으로 조절되며, 접합은 조화되는 그램음성 세포 사이에서만 일어난다. 선모와 접합의 역할은 8장에서 자세하게 다룬다. 일부 세균에는 IV 유형 선모라고 하는 특별한 구조가 있다. 여기에 묘사된 선모처럼 IV 유형 선모도 유전물질을 전달한다. 추가적으로 IV 선모는 핌브리아처럼 작용하여 부착을 돕고, 편모처럼 작용하여 세균에 운동성을 부여할 수 있다. 접합은 그램양성 세균에서도 일어나지만 이 경우 접합 선모는 관여하지 않는다.

핌브리아

선모

그림 3.11 접합 중에 있는 3개의 세균. 선모가 공여체(중앙 세포)와 2개의 수여체(왼쪽 세포들) 사이에 공동의 접합 다리를 형성하는 것이 명백하다. 핌브리아도 왼쪽에 있는 세포들에서 볼 수 있다.

표면 피복: S층과 글리코칼릭스

세균 세포의 표면은 빈번하게 가혹한 환경 조건에 노출된다. 세균은 **S층** 또는 **글리코칼릭스**로 자신을 보호한다. **S층(S layer)**은 작은 사슬 갑옷처럼 수천 개의 단백질이 서로 연결된 단일층이다. S층은 종종 세균 세포의 "갑옷"으로 불린다**(그림 3.12)**. 세균은 S층을 적대적 환경에서만 생산하기 때문에 과학자들이 발견하는 데 세월이 오래 걸렸다. 실험실에서 영양 수프에 배양하고 경쟁자가 없는 위협적이 아닌 조건에서는 세균은 S층을 생산하지 않는다. 이제는 *Clostridium difficile*와 *Bacillus anthracis*와 같은 병원균을 포함하는 많은 종이 S층을 생산하는 능력을 가지고 있다는 것이 알려져 있다. 일부 세균에서는 S층이 부착을 돕기도 한다. **글리코칼릭스**(당질층; **glycocalyx**)는 다당류와 당단백질 단위가 반복되는 피복의 형태로 발달한다. 이는 세포를 보호하며 때로는 환경에 부착하도록 도와준다. 글리코칼릭스는 세균에 따라 두께, 조직, 화학적 조성이 상이하다. 일부 세균은 **점질층(slime layer)**이라고 하는 수분과 양분의 손실로부터 보호하는 느슨한 보호물로 덮여져 있다. 글리코칼릭스는 점질층보다 더 단단하게 세포에 부착되어 있을

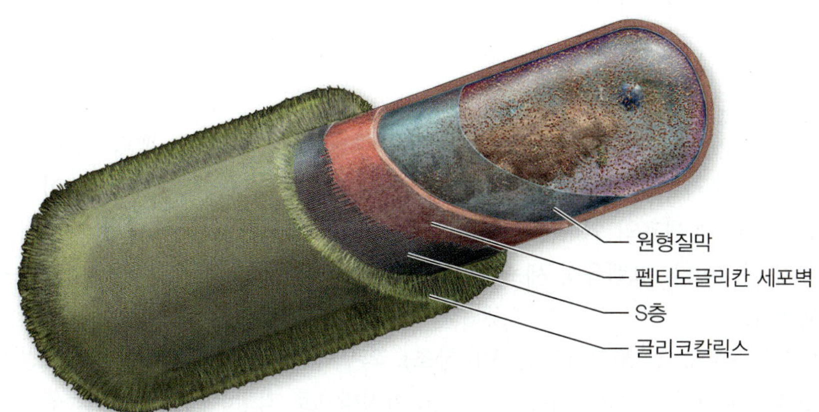

그림 3.12 세균의 S층(자주색으로 나타냈음).

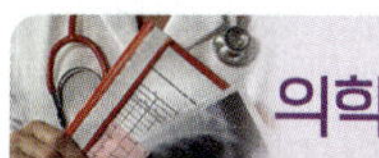

의학적 중요성

협막으로 싸인(encapsulated) 세균을 속이기

중앙 정맥에의 접근을 필요로 하는 위급한 환자에게 카테터 연관 감염은 불행히도 너무 흔하다. **패혈증(sepsis)**이라고 하는 혈류의 감염은 장기간의 내재 카테터를 필요로 하는 환자의 3~8%에 영향을 미친다. 패혈증은 이환율과 사망률을 증가시키며 환자의 치료비를 약 30,000달러 정도 증가시킬 수 있다.

카테터에 군락을 형성하기 위해서 미생물은 먼저 이 의료 도구 끝의 표면에 부착해야만 한다. 핌브리아와 글리코칼릭스는 이 목적으로 가장 자주 이용되는 구조이다. 연구진은 항세균 화합물로 피복된 카테터를 제작하여 세균 병원균을 속이는 방법을 발견하였다. 이러한 약제는 세균이 도구에 부착하는 것을 방지하고, 감염 매개체를 전파시킬 수 있는 두꺼운 생물막으로 군락을 형성할 수 있는 능력을 제거한다.

리팜핀과 미노사이클린 또는 클로르헥시딘과 은 설파디아진을 조합하여 피복한 카테터는 감염률을 감소시키는 것으로 증명되었다. 그러나 이러한 약제는 카테터 자체에 손상을 줄 수 있고 약제 내성이나 조직 독성을 유발할 수 있다. 새로운 연구에 의하면 카테터 끝을 무항생제 그리고 무살균제 중합체로 코팅하면 세균 군락의 형성을 효과적으로 차단하고 환자의 세포나 조직에 어떠한 위협도 끼치지 않는다는 것을 보여주었다. 생물막이 어떻게 의료 도구에 영향을 미치는지를 자세히 알기 원하면 이 장의 마지막에 있는 "병원 내부 사정"을 참고하기 바란다.

출처: 2013. *Biomaterials*. 33(28): 6593.

때 **협막(capsule)**이라고 하며 밀도가 높고 더 두껍다. 협막은 음성으로 염색된 시료에서 종종 관찰될 수 있으며**(그림 3.13a)** 한천 배지의 군락에 현저하게 끈적끈적한 점착성 특징을 부여한다.

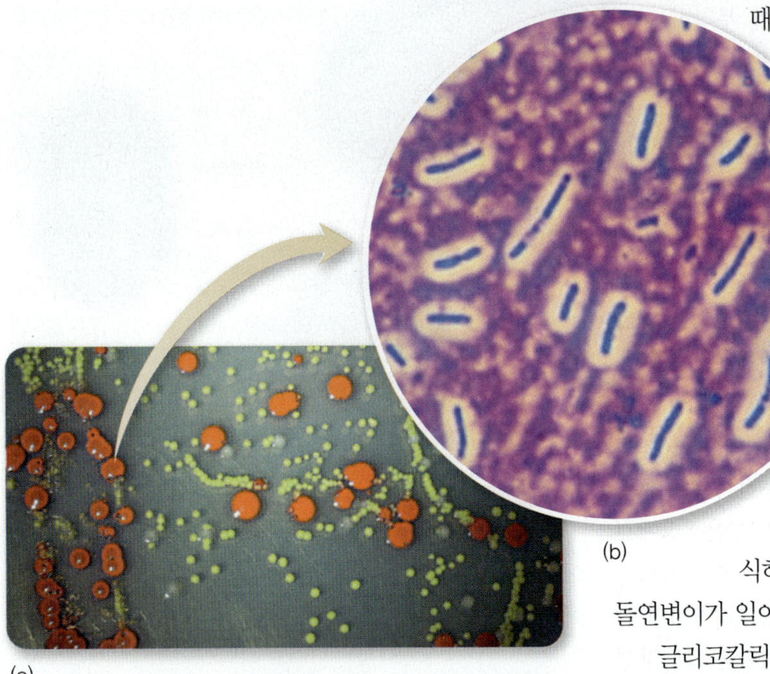

(a)

(b)

그림 3.13 협막으로 싸인 세균. (a) 이 한천 평판은 붉은색과 노란색 색소로 표시된 2종을 포함하고 있다. 그러나 관심을 끄는 특징은 군락의 상대적인 광택이다. 협막을 생성하는 세균(붉은색)은 배지에서 광택을 보인다. 미생물학자는 이를 "매끄럽다(smooth)"라고 하고, 협막이 없는 세균(노란색)은 "거칠다(rough)"라고 한다. (b) 협막을 가진 세균의 특별한 염색.

글리코칼릭스의 전문화된 기능

협막은 *Streptococcus pneumoniae*(폐렴의 원인균), *Haemophilus influenzae*(수막염 원인균 중 하나), *Bacillus anthracis*(탄저병의 원인균) 등 많은 병원성 세균에 의하여 형성된다. 협막으로 싸인 세균 세포는 백혈구의 식세포작용으로부터 보호를 받기 때문에 일반적으로 병원성이 강하다. 식세포는 식세포작용을 통하여 외부 세포를 삼키거나 파괴할 수 있는 자연적인 신체의 방어체계이다. 협막의 피복은 식세포가 세균에 부착하고 삼키도록 하는 기작을 차단한다. 식세포작용을 회피하여 세균은 자유롭게 증식하고 신체 조직을 감염시킬 수 있다. 협막을 가진 세균이 협막이 없는 형태로 돌연변이가 일어나면 질병을 일으킬 수 있는 능력을 보통 상실하게 된다.

글리코칼릭스는 생물막의 형성에 중요하다**(그림 3.14a)**. 치아 표면에 형성되는 두꺼운 흰색의 치석은 부분적으로 구강에 있는 특정한 연쇄상구균(streptococci)에 의하여 생성되는 표면 점질물에서 기인한다. 이 점질물은 세균이 치아에서 탈락되지 않도록 하고 다른 구강 세균의 적소(niche)를 제공하여 구강 질환을 일으킬 수 있다. 일부 세균의 글리코칼릭스는 부착성이 매우 강하여 플라스틱 카테터, 자궁 내 장치, 금속 심박 조절장치 같은 의료에 흔히 사용되는 무생물 물질에 영구적으로 군락을 형성하게 한다**(그림 3.14b)**.

3.2 학습 결과—진도 평가

5. 4종류의 세균 부속기관의 구조와 기능을 묘사하시오.
6. 유인제가 있을 때 편모가 어떻게 작동하는지 설명하시오.

3.3 세포 외피: 세포벽과 세포막

대부분의 세균은 **세포 외피**(cell envelope)라고 하는 세포질 외부에 위치하는 화학적으로 복잡한 외부 덮개를 가지고 있다. 이는 세포벽, 세포막, 그리고 일부 세균에는 외부막의 2~3개 층으로 구성되어 있다. 각각의 외피층은 독특한 기능을 수행하지만, 그들은 함께 하나의 보호 단위로서 작용한다.

세포 외피 구조의 차이

그램양성 세포에서 현미경 단면**(그림 3.15)**은 오픈 샌드위치를 닮은, 펩티도글리칸이라고 하는 독특한 분자로 주로 구성된 두꺼운 세포벽과 원형질막의 2개 층으로 이루어진 구조이다. 그램음성 세포의 외피는 외부막, 얇은 세포벽, 원형질막의 3개 층으로 이루어진 샌드위치 형태이다. 그램음성 세포도 펩티도글리칸을 포함하지만 이 층의 크기는 매우 축소되었다.

외부에서 내부로 진행하면(그림 3.1 참조), 외부막은 존재할 경우에 글리코칼릭스 바로 아래에 위치한다. 다음에 세포벽이 온다. 마지막으로 가장 내부층은 항상 원형질막

NCLEX® 준비

1. 찔린 상처를 입은 환자가 응급실에 들어왔다. 다음 절차 중 어느 것이 임상 현장에서 세균 포자에 의한 상처의 오염을 방지하기 위한 우선적인 중재인가?
   a. 징후가 있으면 파상풍 톡소이드 주사를 놓는다.
   b. 상처를 세척할 때 살균된 장갑을 사용한다.
   c. 상처를 세척할 때 깨끗한 장갑을 사용한다.
   d. 열이 날 경우에 타이레놀(acetaminophen; 진통해열제)을 처방한다.

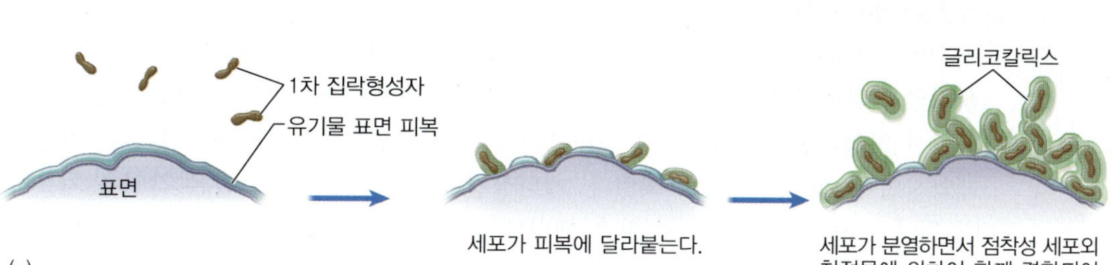

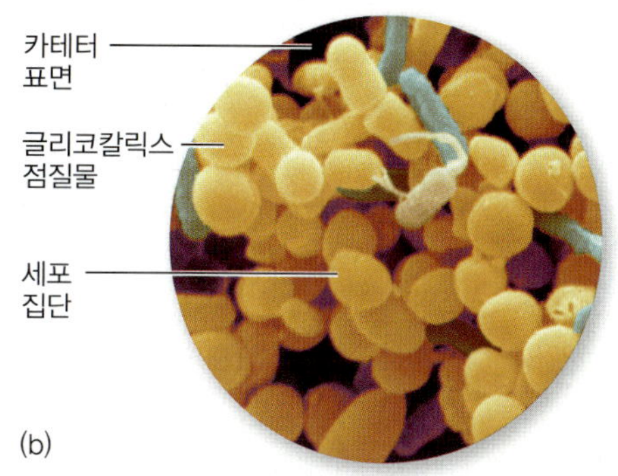

그림 3.14 생물막의 형성. (a) 표면에 생물막의 순차적인 형성. (b) 점질물 분비에 의하여 카테터에 부착된 *Staphylococcus aureus* 세포의 주사전자현미경 사진.

이다. 일부 세균만 외부막을 가지고 있기 때문에 먼저 세포벽부터 알아본다.

세포벽

세포벽(cell wall)은 세균의 많은 중요한 특성을 설명하는 이유가 된다. 일반적으로 세포벽은 세균의 형태를 결정하며, 세균이 삼투압의 변화로 인하여 파열되거나 붕괴하는 것을 방지한다.

대부분 세균의 세포벽의 단단한 정도는 **펩티도글리칸(peptidoglycan, PG)**이라고 하는 독특한 거대분자로부터 온다. 이 화합물은 강하지만 유연한 지지 뼈대를 제공하는 짧은 펩티드(단백질) 단편에 의해 교차 결합된 긴 **글리칸**(glycan, 당) 사슬의 반복되는 구

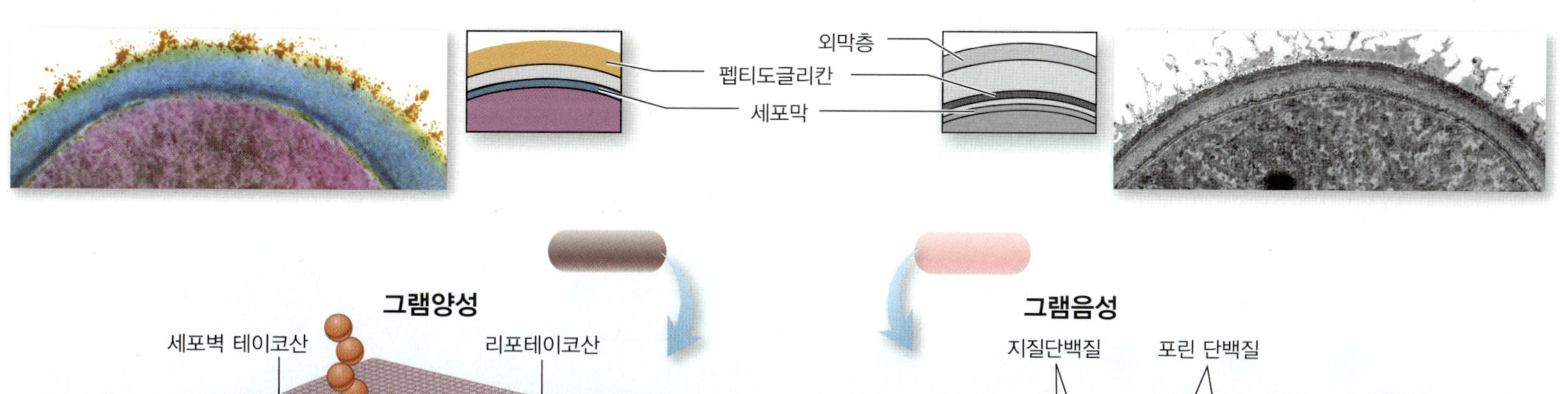

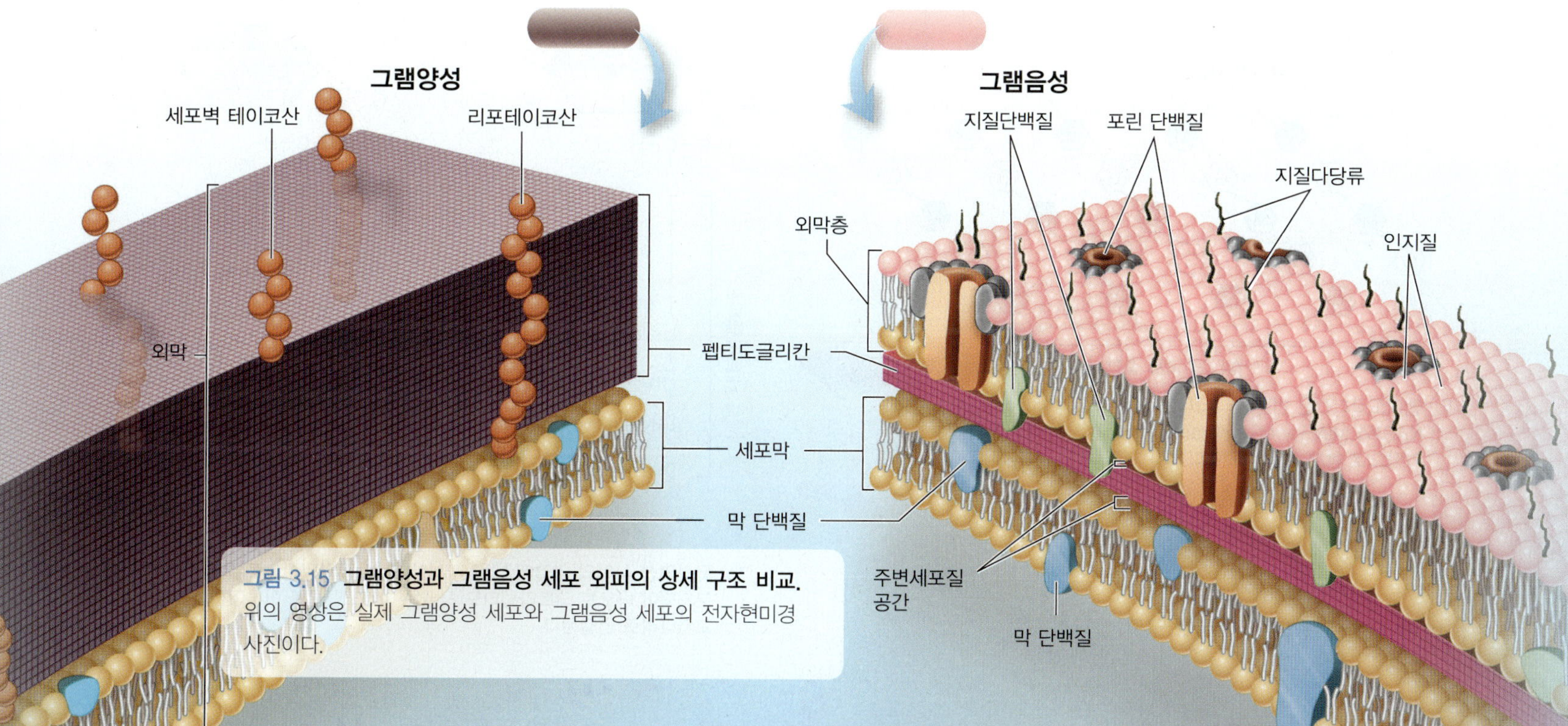

그림 3.15 그램양성과 그램음성 세포 외피의 상세 구조 비교. 위의 영상은 실제 그램양성 세포와 그램음성 세포의 전자현미경 사진이다.

조로 구성되어 있다(**그림 3.16**). 펩티도글리칸의 양과 정확한 조성은 주요한 세균 집단에 따라 변화한다.

많은 세균은 용존물질의 농도가 낮은 물 서식지에서 살기 때문에, 삼투에 의하여 끊임없이 과다한 물을 흡수한다. 세포벽에 있는 펩티도글리칸의 강도와 상대적인 단단함이 없었다면, 세균은 내부 압력으로 인하여 파열될 것이다. 세포벽의 이 기능은 제약산업에 엄청난 혜택이 되었다. 페니실린이나 세팔로스포린 같은 감염을 치료하기 위하여 사용되는 몇 가지 약은 펩티도글리칸의 펩티드 교차 결합을 표적으로 하여, 완전성을 붕괴시키기 때문에 효과적이다. 세포벽이 불완전하거나 결여되어 있으면, 세포는 붕괴나 파열과 같은 **분해(lysis)**로부터 보호를 거의 받지 못한다. 눈물이나 침에 포함된 리소자임은 글리칸 사슬의 결합을 가수분해하여 세포벽이 파괴되도록 하여 특정한 세균에 대한 자연적인 방어를 제공한다(9장에서 항미생물 화학제의 작용에 대하여 논의한다).

세균의 자세한 해부학이 미미하게나마 알려지기 훨씬 이전인 1백여 년 전에, 덴마크 의사인 그램(Hans Christian Gram)이 세균의 일반적으로 다른 2개의 집단을 묘사하는 염색 기술인 **그램 염색(Gram stain)**을 개발하였다. 이 기술에 의하여 나타낸 2가지 주요한 집단은 **그램양성(gram-positive)** 세균과 **그램음성(gram-negative)** 세균이다. 그램양성과 그램음성의 명칭에 의하여 의미되는 구조적인 차이는 대체로 세포외피의 펩티도글리칸 층 내부에 위치한다.

그램양성 세포벽

그램양성 세포벽의 대부분은 20~80 nm 두께를 가지는 두껍고 균질한 펩티도글리칸 덮개이다. 또한 **테이코산(teichoic acid)**과 **리포테이코산(lipoteichoic acid)**을 포함하는

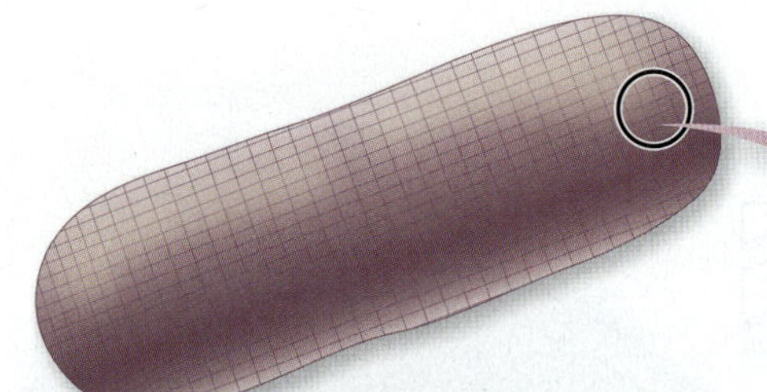

(a) 펩티도글리칸은 사슬로 연결된 담장과 유사한 십자형의 망상구조 양상으로 보일 수 있다.

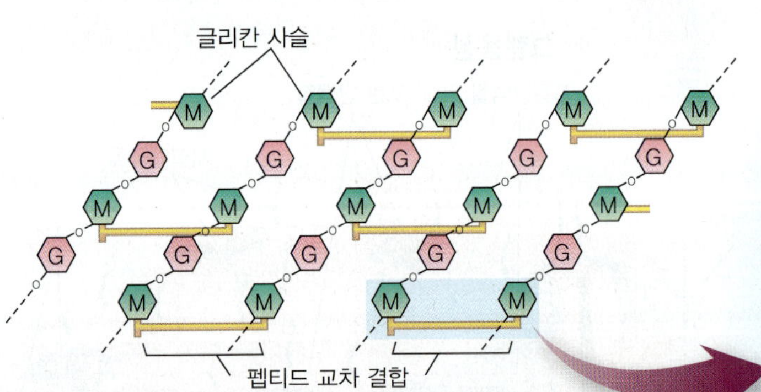

(b) 펩티도글리칸은 번갈아 나타나는 G(*N*–acetyl glucosamine, NAG)와 M(*N*–acetyl muramic acid, NAM) 글리칸이 긴 가닥으로 함께 결합된 것이다.

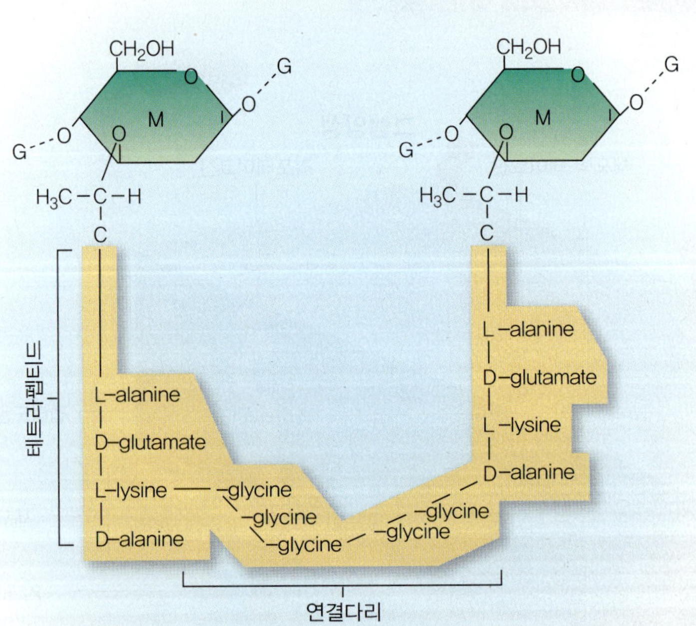

(c) 뮤라믹산 사이의 연결에 대한 자세한 모습. 뮤라믹산으로부터 분지되어 나오는 테트라펩티드 사슬은 아미노산으로 이루어진 교차다리로 연결된다.

그림 3.16 **세포벽 내의 펩티도글리칸 구조.**

단단히 결합된 산성 다당류도 포함한다(그림 3.15 참조). 테이코산은 펩티도글리칸 덮개에 내재되어 있는 리비톨 또는 글리세롤(알코올)과 인산의 중합체이다. 이러한 분자는 세포벽의 유지와 세포분열 시 확장되는 기능을 하는 것으로 보이며, 세포벽의 산성 전하에도 기여한다.

그램음성 세포벽

그램음성 세포벽은 펩티도글리칸의 얇은(1~3 nm) 단일 판이다. 앞에서 설명하였듯이 세포벽은 어느 정도 단단한 보호 구조로 작용하지만, 얇기 때문에 비교적 유연성이 크고 분해에 매우 민감하다.

그램 염색

Gram의 염색 기술은 크리스털 바이올렛(1차 염색제), 그램의 요오드(착색료), 알코올 세척(탈색제), 그리고 대조염색제의 시간에 따르는 순차적인 적용으로 이루어진다. 자주색으로 염색되는 세균은 그램양성이고, 붉은색으로 염색되는 것은 그램음성이라고 한다.

그램 염색에서 다른 색으로 나타나는 이유는 세포벽의 차이와 세포에 적용된 일련의 시약이 어떻게 반응하는가의 차이 때문이다(**그림 3.17**).

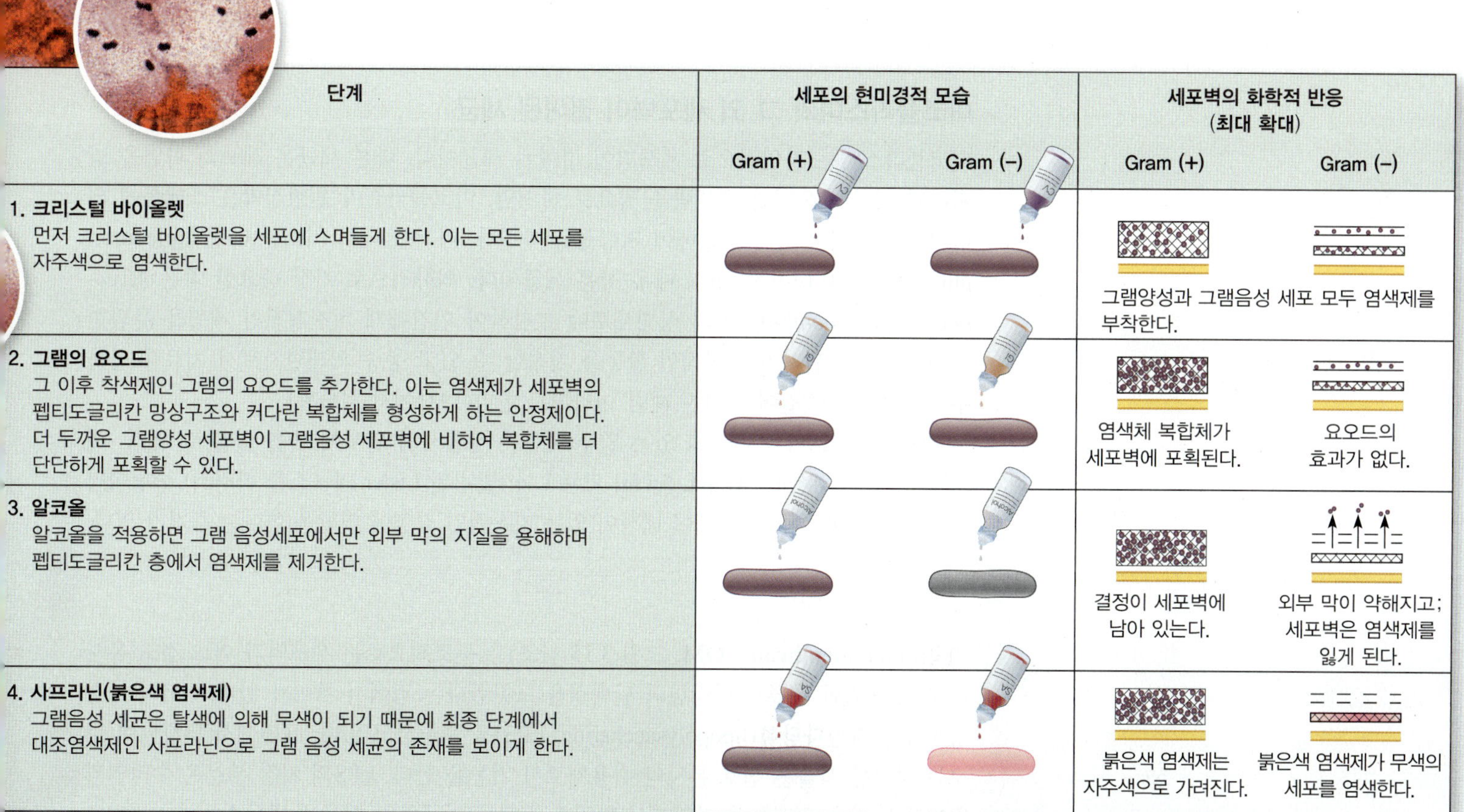

그림 3.17 **그램 염색의 단계.**

그램 염색은 또한 감염을 진단하고 약 처방의 지침으로 실질적인 도움을 줄 수 있다. 예를 들어 소변이나 식도 표본의 그램 염색은 감염의 원인을 찾는 데 도움이 될 수 있으며, 때로는 이 염색에 기초하여 약물 치료를 시작할 수 있다. 현대와 같은 정교하고 고비용의 의학 기술에도 불구하고, 그램 염색은 진단에 중요하고 탁월한 첫 번째 도구로 남아 있다.

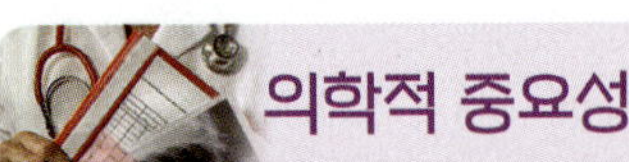

의학적 중요성

가래 채취하기

간호사는 환자가 폐렴이 의심되는 기침을 나타내면 항산성 염색을 위한 가래 시료를 채취해야 한다. 아침 일찍 채취한 시료가 효과적이기 때문에 환자가 일어나자마자 채취할 수 있도록 멸균된 용기를 준비한다. 이는 환자가 밤에 잘 때 가래가 기관지에 고이기 때문에 밤새 누워 있던 뒤인 아침에 쉽게 더 많은 시료를 채취할 수 있다.

환자가 가래가 나오지 않을 경우에는 마스크로 소금물 에어로졸을 흡입하도록 하면 분비물을 적셔지면서 가래 시료가 수월하게 생성된다. 때로는 흡입으로 시료를 채취하기도 한다. 의사가 사흘 연속 폐렴 진단을 위한 항상성 가래 시료 채취를 요구할 수 있다. 이는 세균이 존재한다면 동정할 수 있는 가능성을 높여준다.

비전형적 세포벽

몇 집단의 세균은 그램양성이나 그램음성 구조의 세포벽이 결여되거나, 아예 세포벽을 전혀 가지고 있지 않기도 한다. 이러한 예외적인 형태는 그램 염색에서 양성이나 음성으로 염색될 수 있지만, 미세 구조와 화학적 조성을 보면 전형적인 그램양성이나 그램음성 세포의 묘사에 실제로 부합하지 않는다. 예를 들어 *Mycobacrerium*과 *Nocardia* 세포는 펩티도글리칸을 포함하고 있어 그램양성으로 염색되지만, 그들 세포벽의 대부분은 독특한 유형의 지질로 이루어져 있다. 이 중에 미콜산(mycolic acid) 또는 코드 팩터(cord factor)라고 하는 매우 긴 지방산 사슬은 이 집단의 병원성에 기여한다(19장 참조). 이러한 지질에 의하여 부여되는 진하고 밀랍 같은 성질은 특정한 화학약품과 염색제에 대하여 높은 저항성을 가져온다. 이러한 저항성은 폐렴과 한센병의 진단에 이용되는 **항산성 염색(acid-fast stain)**의 기본이 된다.

고세균은 색다르고 화학적으로 독특한 세포벽을 나타낸다. 일부는 세포벽이 거의 대부분 다당류로 구성되어 있으며, 다른 고세균은 순수한 단백질로 이루어져 있다. 그러나 전체적으로 고세균은 모두 진정한 펩티도글리칸 구조를 가지고 있지 않다. 소수의 고세균은 전적으로 세포벽을 가지고 있지 않기 때문에 세포막이 지지와 수송의 2가지 역할을 해야만 한다.

미코플라스마와 그 외 세포벽이 결여된 세균

미코플라스마는 자연적으로 세포벽이 결여된 세균이다. 다른 세균은 세포의 파열을 방지하기 위하여 온전한 세포벽을 필요로 하지만, 미코플라스마 원형질막은 스테롤에 의하여 안정화되어 있어서 분해에 저항성을 가진다. 이러한 극히 미소한 다형태(pleomorphic) 세포는 0.1~0.5 μm의 매우 작은 세균이다. 의학적으로 가장 중요한 종은 *Mycoplasma pneumoniae*로 폐의 상피세포에 부착하여 인간에게 비전형적인 폐렴을 유발한다. 이 질병은 환자가 일상적인 활동을 지속할 수 있고 종종 외래환자로서 치료를 받을 수 있기 때문에 "걸어 다니는 폐렴"이라고도 한다(19장에서 서술됨).

보통은 세포벽을 가지고 있는 일부 세균은 생활사의 일부에 벽을 잃을 수 있다. 세포벽이 결여된 형태를 **L형(L form)** 또는 L-상(발견된 Lister 연구소를 따라서) 변형이라고 한다. L형은 종종 항생제에 내성이 있는 지속적인 감염에 역할을 한다는 증거가 있다.

그램음성 외막

외막(outer membrane, OM; 그림 3.15 참조)은 구조적으로는 세포막과 어느 정도 유사하지만, 특별한 종류의 다당류와 단백질을 포함한다는 점에서 차이가 있다. OM의 가장 상부층은 **지질다당류**(lipopolysaccharide, LPS)를 포함하고 있다. 표면에서 연장되어 나오는 다당류 사슬은 신호 분자와 수용체로서 기능을 한다. LPS의 지질 부분은 수막염과 장티푸스 같은 그램음성 감염에서 발열과 쇼크를 자극하기 때문에 **내독소**(endotoxin)로 불린다. OM의 가장 안쪽 층은 아래의 펩티도글리칸 층에 지단백질에 의하여 고정되어

Bacillus subtilis

있는 인지질 층이다. 외막은 비교적 작은 분자들만 침투할 수 있도록 허용하는 부분적인 화학적 체로서 작용한다. 외막에 완전히 걸쳐 있는 **포린 단백질**(porin protein)이 형성하는 특별한 막 통로에 의하여 접근이 가능하다.

세포막 구조

세포벽 바로 아래에 나타나는 것이 **세포막(cytoplasmic membrane)**이며, 세포질 주위를 완전히 틀로 싸고 있는 매우 얇은(5~10 nm) 유연한 판이다. 일반적인 조성은 다양한 등급의 단백질이 내재된 지질 이중층이다. 세균 세포막은 주로 인지질(막 질량의 30~40%)과 단백질(60~70%)을 포함하는 이러한 전형적인 구조를 가진다. 중요한 예외는 막을 안정화시키고 강화시켜주는 단단한 지질인 스테롤을 많이 포함하고 있는 미코플라스마와 지방산이 아니라 독특한 분지된 탄화수소를 포함하는 고세균의 막이다.

광합성 세균과 암모니아 산화세균을 포함한 일부 환경 세균은 내막을 많이 포함하고 있다. 대부분의 경우 내막은 세포막에서 유래되었으며 효소와 광합성 색소가 산재되어 있다. 내막은 이러한 효소와 색소가 높은 농도로 유지되도록 하며 고에너지 생산을 가능하게 하는 구획화도 달성한다.

세포막의 기능

세균은 진핵생물 세포소기관을 가지고 있지 않기 때문에 세포막이 에너지 반응, 영양분 처리, 합성과 같은 기능을 위한 장소를 제공한다. 세포막의 주요한 활동은 영양분을 세포 내로 통과하고 노폐물을 배출하는 **수송**(transport)을 조절하는 것이다. 물과 전하가 없는 작은 분자는 도움 없이 막을 통하여 확산될 수 있지만, 막은 대부분의 분자에 대하여 특별한 수송 기작을 가지고 있는 **선택적인 투과**(selectively permeable)를 하는 구조이다(6장 참조). 글리코칼릭스와 세포벽은 큰 분자의 통과를 차단할 수 있지만, 그들이 주된 수송 기구는 아니다.

세균의 막은 많은 대사의 중요한 부위이다. 세균은 미토콘드리아가 결여되어 있기 때문에 호흡과 ATP 생산의 효소가 대부분 세포막에 존재한다(7장 참조).

세포 외피 구조 차이의 실질적 고려

세포 외피 해부 구조의 변이는 두 세포 유형 사이에 다른 몇 가지 차이를 가져온다. 외막은 그램음성 세균에서 염색제와 살균제와 같은 일부 항균 화학약품에 스며들지 않게 하여, 그램양성 세균에 비하여 일반적으로 저해하거나 사멸시키기 어렵다. 한 가지 예는 알코올 기반의 화합물인데, 외막의 지질을 용해시킬 수 있어서 세포에 손상을 끼친다. 이것이 정맥 천자와 같은 어떤 의술 절차를 하기 전에 피부를 세척하는 데 알코올 면봉이 종종 사용되는 이유이다. 그램음성 세균에 의한 감염을 치료하는 것은 그램양성 세균 감염과, 특히 외막을 통과할 수 있는 다른 약제를 필요로 한다.

3.3 학습 결과—진도 평가

7. 세균 외피 구조의 2가지 주요 종류의 차이를 구별하시오.
8. 그람양성 세포벽이 그람음성 세포벽에 비하여 왜 더 강한지 토의하시오.
9. 일부 세균에서 인간에게 심각한 증상을 유발할 수 있는 외피 물질의 이름을 말하시오.

NCLEX® 준비

2. "걸어 다니는" 폐렴은 다음 어느 세균에 의하여 유발되는가?
   a. *Klebsiella*
   b. *Mycoplasma*
   c. *Corynebacterium*
   d. *Haemophilus*
   e. *Streptococcus pneumoniae*

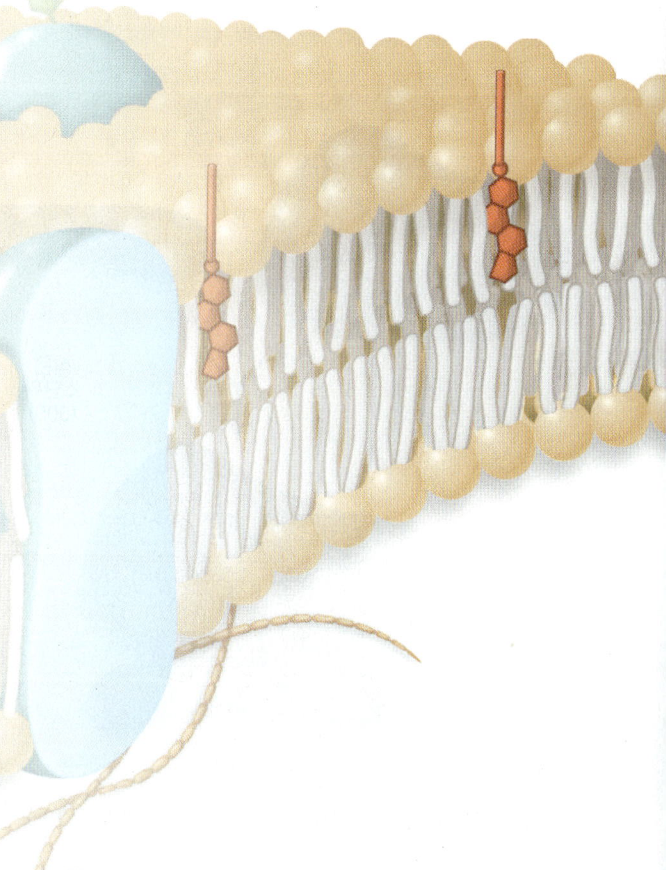

3.4 세균의 내부 구조

세포질의 내용물

세포질(cytoplasm)은 세포막에 의하여 싸여 있는 아교질 용액이다. 주된 성분은 물(70~80%)이며, 당, 아미노산, 염을 포함하는 영양분의 복잡한 혼합물인 세포 저장소의 용매 역할을 한다. 이 저장소의 성분은 세포 합성을 위한 구성단위나 에너지원으로 작용한다.

세균 염색와 플라스미드

대부분 세균의 유전물질은 **세균 염색체(bacterial chromosome)**라고 하는 단일 환상 DNA 가닥의 형태로 존재한다. 일부 세균은 여러 개의 염색체를 가지고 있다. 정의에 의해 세균은 핵을 가지고 있지 않으며; 이는 세균의 DNA가 핵막으로 둘러싸여 있지 않고 대신에 **핵양체(nucleoid)**라고 하는 밀집된 지역으로 모여 있다. 염색체는 실제로 이중 가닥 DNA의 매우 긴 분자이며, 세포 내부에 맞도록 특별한 염기성 단백질 분자 주위에 단단히 감겨 있는 것이다. 이 길이에 따라 세균의 유지와 생장에 필요한 정보를 운반하는 유전단위(유전자)가 배열되어 있다.

염색체는 세균의 생존을 위한 유전적으로 필요한 최소 사항이지만, 많은 세균은 **플라스미드(plasmid)**라고 하는 다른 필수적이 아닌 DNA 조각을 포함하고 있다(그림 3.1 참조). 이러한 작은 가닥은 분리된 이중 가닥의 환상 DNA로 존재하며, 때로는 염색체에 통합되기도 한다. 접합 시에 플라스미드는 복제되어 연관된 주변의 세균에 전달될 수 있다. 세균이 번식할 때 플라스미드는 복제되어 자손에게 전달된다. 플라스미드는 세균의 생장과 대사에 필수적은 아니지만, 약제 내성과 독소와 효소의 생산과 같은 보호적인 특징을 부여한다(8장 참조). 플라스미드는 실험실에서 쉽게 조작되고 하나의 세균에서 다른 세균 세포로 전달될 수 있기 때문에 유전공학 기술에서 매우 중요한 매개체가 된다.

리보솜: 단백질 합성 장소

세균 세포는 단백질 합성 장소인 수천 개의 작은 **리보솜(ribosome)**을 가지고 있다. 매우 고배율로 관찰하면 리보솜은 폴리솜이라고 하는 사슬 모양으로 나타나기도 하는 세포질 전체에 분산된 미세한 구형의 입자로 보인다. 많은 수는 세포막에 부착되어 있다. 화학적으로 리보솜은 리보솜 RNA(rRNA; 60%)라고 하는 특별한 종류의 RNA와 단백질(40%)의 조합이다. 리보솜은 "S단위"라고 하는 밀도에 의해 특징지어 진다. 리보솜은 작은 소단위와 큰 소단위로 구성되며 **(그림 3.18)**, 둘 다 rRNA와 단백질의 혼합물로 이루어져 있다. 작은 소단위는 S값이 30이고, 큰 소단위는 S값이 50이다. 전체적으로 세균 리보솜은 70S의 밀도를 가진다(S단위는 단순히 더하는 것이 아니다). 두 개의 소단위는 함께 단백질 합성이 수행되는 축소판 작업대를 형성한다. 진핵생물 리보솜은 유사하지만 다르다. 이 때문에 세균의 리보솜을 표적으로 하고 인간의 리보솜에는 해를 끼치지 않는 약물을 고안할 수 있다. 진핵생물 리보솜은 80S이다. 고세균은 70S 리보솜을 가지고 있지만 구조적으로는 80S 진핵생물 리보솜과 더 유사하다.

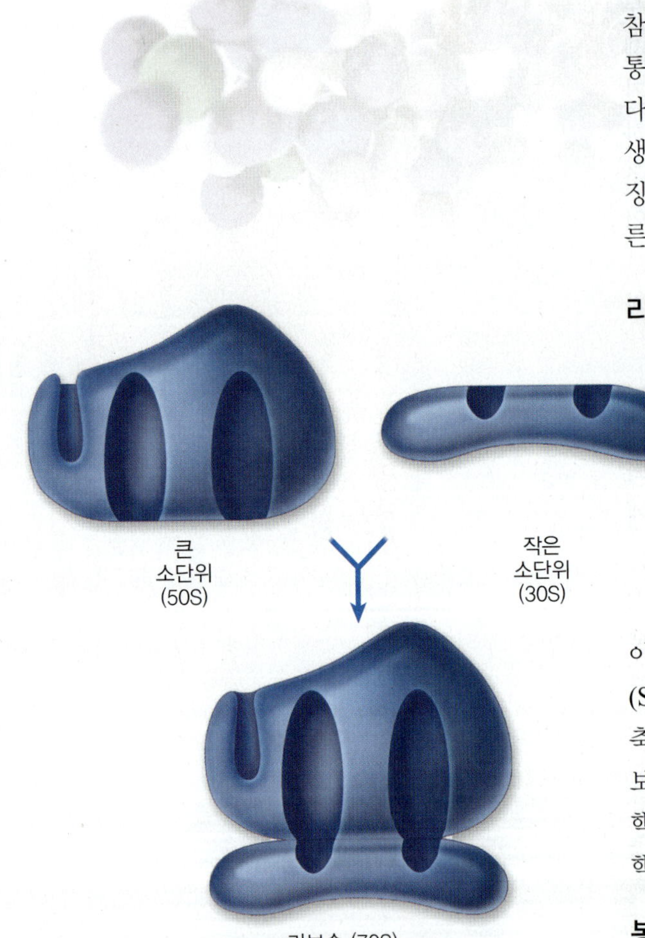

그림 3.18 세균 리보솜의 모형. 작은 소단위(30S)와 큰 소단위(50S)를 별도로, 그리고 결합된 상태를 보여준다.

봉입체와 미소구획

세균은 환경 조건에 반응하여 봉입체를 생산한다. 세균은 먹이가 부족할 때를 대비하여 이러한 방식으로 영양분을 저장할 수 있다. 수서 환경에서는 기체를 기포로 포장하여 부력을 제공할 수 있다. 세균은 심지어 봉입체에 자성을 띤 산화철의 결정을 저장할 수 있다. 이러한 자기주성(magnetotactic) 세균은 극성과 중력장에서 적절한 산소 농도를 가지는 환경으로 옮겨가도록 자신의 방향을 정하는 데 이러한 입자를 이용한다. **그림 3.19**에서는 고에너지 유기물인 PHB(poly-hydroxybutyrate)로 가득 찬 봉입체를 가진 세균을 보여준다.

2000년대 초에 세균 세포 내에 새로운 구획이 발견되었다. 이를 **세균 미소구획**(bacterial microcompartmems, BMC)이라고 한다. BMC의 외부 껍질은 단백질이며 기하학적으로 배열되어 있고, 생화학적 경로에서 함께 작용하도록 고안된 효소들로 가득 차 있어서 서로 가까이 있도록 해준다.

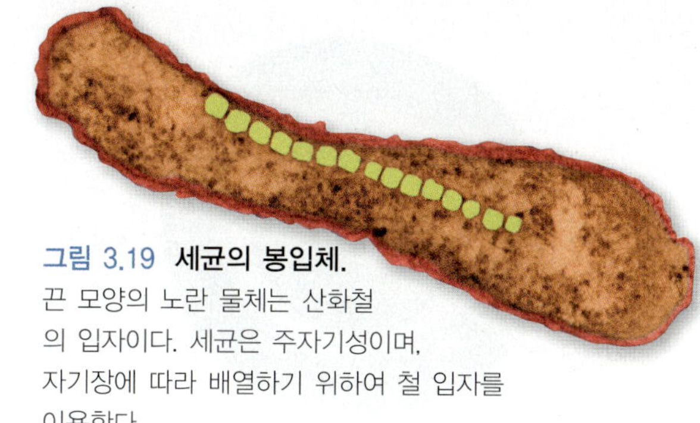

그림 3.19 **세균의 봉입체.** 끈 모양의 노란 물체는 산화철의 입자이다. 세균은 주자기성이며, 자기장에 따라 배열하기 위하여 철 입자를 이용한다.

세포골격

최근까지만 하더라도 과학자들은 모든 세균의 형태는 세포벽을 이루는 펩티도글리칸 층에 의하여 전적으로 결정된다고 생각하였다. 특히 구균과 같은 많은 세균에 있어서 이는 사실이지만, 다른 세균들은 진핵생물의 **액틴(actin)**과 매우 유사한 단백질의 긴 중합체를 생산한다. 이러한 단백질은 세포막 바로 아래에 나선형의 리본 형태로 배열된다. 이러한 섬유는 아마도 펩티도글리칸이 제조되는 방식과 세포분열에 영향을 미쳐 세포 형태에 기여한다. 세포골격 단백질은 고세균에서도 발견되었다. 이러한 단백질은 비진핵세포에 독특하기 때문에 앞으로의 항생제 개발을 위하여 잠재적으로 강력한 표적이다.

NCLEX® 준비

3. 미생물에 의한 피부 감염을 치료하기 위하여 왜 알코올 면봉을 사용하는가?
   a. 세포막을 안정화시키는 데 도움을 주기 때문에
   b. 지질 막을 용해하여 감염을 방지하기 때문에
   c. 그램양성 세균에만 효과가 있기 때문에
   d. 세포막을 덜 투과되게 만들기 때문에

세균의 내생포자

세균의 해부는 불리한 환경에서 잘 적응하도록 도와준다. 모든 미생물 구조 중에서 세균의 **내생포자(endospore)**에 비하여 비우호적인 환경에서 견디고 생존할 수 있도록 하는 구조는 없다.

내생포자는 *Bacillus, Clostridium, Sporosarcina* 같은 세균에 의하여 생산되는 휴면체이다. 이러한 세균은 영양세포와 내생포자기의 2가지 단계의 생활사를 가진다(**그림 3.20**). 영양세포는 대사적으로 활발하며 환경 조건에 의해 **포자 형성(sporulation)**을 할 수 있는 생장하는 실체이다. 내생포자는 최초에는 세포 내에서 존재하지만, 궁극적으로는 세포가 분해되어 내생포자만 남게 된다. 그램양성 세균과 그램음성 세균 모두 내생포자를 형성할 수 있지만, 의학적으로 관련된 것들은 모두 그램양성이다. 대부분의 세균은 하나의 내생포자만을 형성하기 때문에 내생포자는 생식 기능을 하는 것이 아니다.

세균의 내생포자는 모든 생명 형태 중에서 가장 강하며, 열, 건조, 냉동, 방사선, 화학약품 등 영양세포를 사멸시키는 극단적인 상태를 견딜 수 있다. 이러한 혹독한 조건에서 존재할 수 있는 것은 몇 가지 요인 때문이다. 내생포자의 열 저항성은 칼슘과 디피콜린산(dipicolinic acid)의 함량이 높기 때문이다. 열은 단백질과 DNA를 불활성화시켜서 세포를 파괴하는데, 이 과정에는 세포질 내에 어느 정도의 물을 필요로 한다. 내생포자 내에 칼슘 디피콜린산이 축적되는 것은 물을 제거하여 내생포자가 매우 탈수되게 하기 때문에 열의 효과에 대하여 덜 취약하게 된다. 두꺼우면서 불투과성의 피질과 내생포자 외피는 방사선과 화학약품에 대한 보호도 제공한다. 세균 내생포자의 수명은 불멸에 가깝다. 최근에 미생물학자들은 2억 5천만 년 된 소금 결정에서 생명력 있는 내생포자를 발굴하였다. 이 고대 미생물을 처음 분석한 결과 *Bacillus* 종이지만 전에 알려진 종들과는 유전적으로 다르다.

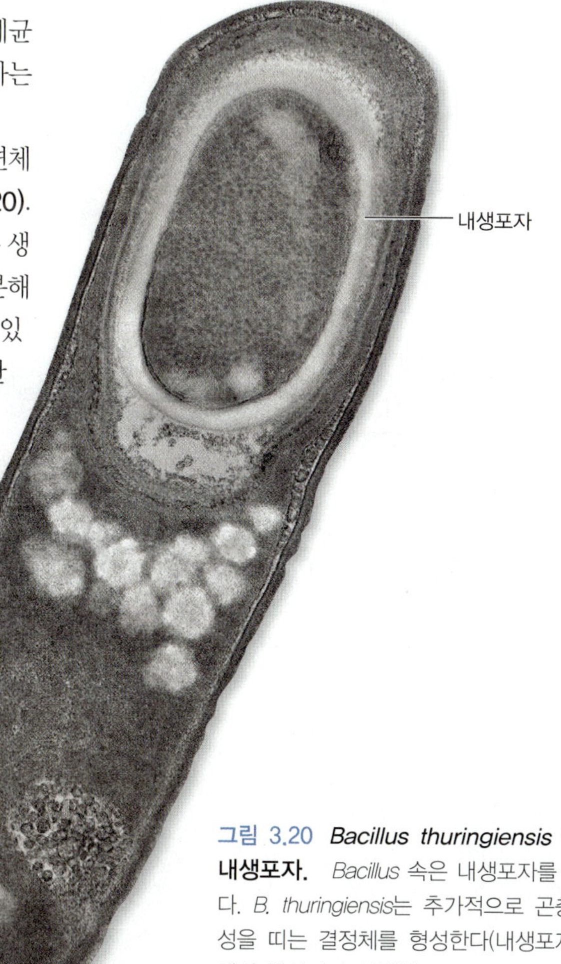

그림 3.20 ***Bacillus thuringiensis* 내부의 내생포자.** *Bacillus* 속은 내생포자를 형성한다. *B. thuringiensis*는 추가적으로 곤충에 독성을 띠는 결정체를 형성한다(내생포자 아래에서 형성되기 시작함).

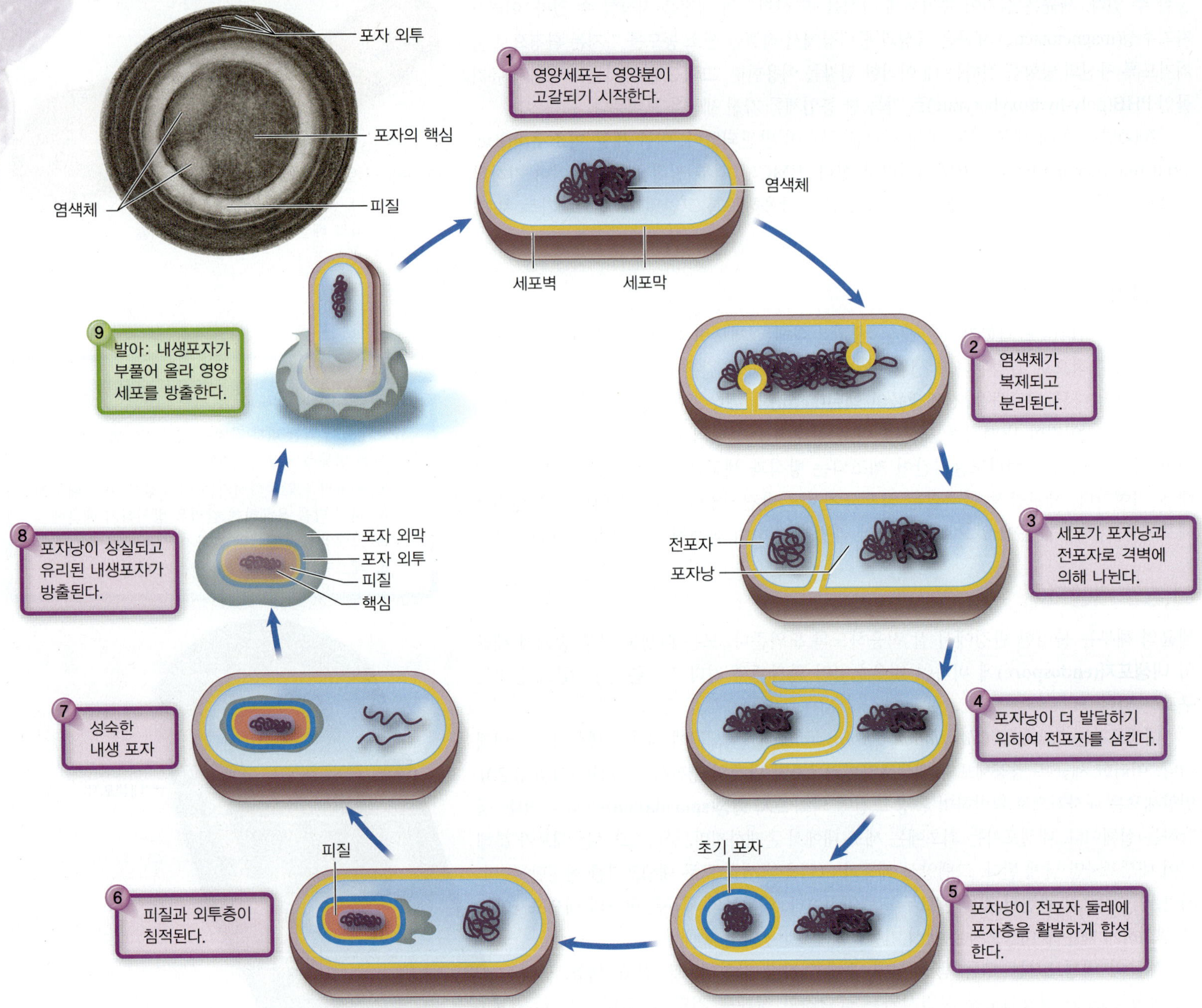

그림 3.21 *Bacillus* **종의 영양세포로부터 방출과 발아까지의 전형적인 포자 형성 주기.** 이 과정은 평균 10시간 정도 소요된다. 왼쪽 위에 삽입된 사진은 염색체가 있는 핵심을 둘러싸고 있는 밀집한 보호층을 보여주는 내생 포자의 고배율(10,000×) 단면도이다.

포자 형성(sporulation)

탄소원과 질소원 같은 영양분이 고갈되면 영양세포가 내생포자를 형성하도록 자극을 한다. 영양세포가 일단 자극을 받으면 **포자낭(sporangium)**이라고 하는 포자 형성 세포로 변환된다. 대부분의 포자 형성 종은 영양세포로부터 포자낭으로 변환이 완료되는 데 6~8시간이 소요된다. **그림 3.21**은 포자 형성 과정의 주요한 물리화학적 사건을 보여준다.

영양상태로 돌아가기: 발아(germination)

내생포자는 기한 없이 불활성 상태로 있다가 우호적인 조건이 되면 소생할 수 있다. 휴지기를 깨는 발아는 물과 특정한 화학물질 또는 환경자극(발아 매개체)이 있으면 나타난다. 일단 시작되면 빠르게(1.5시간) 진행하여 완료한다. 특정한 발아 매개체는 종에 따라 다르지만, 일반적으로 아미노산 같은 작은 유기 분자나 무기염이다. 이 매개체는 내생포자 막에 의한 가수분해(소화) 효소의 형성을 자극한다. 핵심이 재수화(rehydrate)되고 영양분을 흡수하면, 내생포자 외투 밖으로 성장하기 시작한다. 시간이 지나면 완전히 활성을 보이는 영양세포로 돌아가서 영양 주기를 다시 시작한다.

세균 내생포자의 의학적 중요성

대부분의 내생포자 형성 세균은 비교적 무해하지만, 몇몇 세균성 병원균은 내생포자를 형성한다. 사실상 그들이 유발하는 질병의 어떤 면은 포자의 지속성과 저항성에 관련되어 있다. *Bacillus athracis*는 탄저병의 원인균이며, 내생포자 형태의 지속성은 생물학적 테러의 이상적인 후보가 된다. *Clostridium* 속은 병원성이 더 강한데, 예를 들면 파상풍(개구장애)의 원인균인 *C. tetani*와 가스 괴저병의 원인균인 *C. perfringens*가 있다. 이러한 종의 내생포자가 사멸된 조직을 포함한 상처에 포함되면, 발아하고 성장하여 강한 독소를 방출한다. 또 다른 독소 형성 종인 *C. botulinum*은 치명적인 식중독인 보툴리눔 중독증의 원인균이다.

그들은 토양과 먼지에 서식하기 때문에 내생포자는 멸균과 청결이 중요한 곳에 항상 침입자로 작용한다. 내생포자는 끓는 물, 비누, 살균제를 사용하는 통상적인 청결법에 저항하며, 종종 배양균과 배지를 오염시킨다. 병원과 진료소에서는 내생포자의 잠재적으로 해로운 효과에 대하여 보호하기 위하여 주의를 기울여야 하며, 특히 위장관 질환의 원인균인 *Clostridium difficile*(통상 *C. diff.*라고 함)에 유의해야 한다. 내생포자의 파괴는 통조림 식품 산업에서 특히 중요하다. 일반적으로 100°C에서 끓여도 내생포자가 파괴되지 않기 때문에 고압증기로 120°C에서 20~30분 동안 살균한다. 이러한 가혹한 조건으로 식품을 멸균하고 생존 가능한 세균이 없도록 보장한다.

3.4 학습 결과—진도 평가

10. 세균 세포질에 포함될 수 있는 5가지 구조를 확인하시오.
11. 포자 형성과 발아의 원인과 기작을 상세히 설명하시오.

3.5 고세균: 다른 "원핵생물"

색다른 해부학적 구조, 생리, 유전을 가진 세균을 닮은 새로운 세포의 발견과 특징의 묘사는 미생물 분류에 대한 우리의 관점을 변화시켰다(1장 참조). 이 단세포의 단순한 생물은 **고세균(archaea)**이라고 하며, 세 번째 유형의 세포로 독립된 초계(superkingdom)인 고세균 도메인(domain Archaea)으로 간주한다. 고세균은 세균과 많은 특징을 공유하기 때문에 이 장에 포함하였다. 그러나 고세균은 세균보다 진핵생물에 더 가깝게 연관되었다는 것이 명백해지고 있다. 예를 들어 고세균과 진핵생물은 세균에서 발견되지 않는 상당수의 rRNA 서열을 공유하며, 단백질 합성과 리보솜 소단위의 구조도 유사하다. **표 3.2**에 3 도메인을 비교하였다.

고세균이 다른 세포 유형과 다른 방식 중 하나는 rRNA의 서열이 완전히 독특하다는 것이다. DNA 압축도 새로운 방식을 보이며, 독특한 막 지질, 세포벽 구성 성분, 필린(pilin) 단백질을 가지고 있다. 고세균이 모든 생명 형태 중에서 가장 원시적이며 40억 년 전 지구상에 나타났던 최초의 세포와 가장 가깝게 연관되어 있다는 것이 명백하다. 초기 지구는 뜨겁고 혐기성의 "수프"를 포함하고 있었으며 황산 기체와 염이 대량으로 있었다고 생각된다. 현대의 고세균은 고대 조건과 같이 남아 있는 자연에서 가장 극한적인 환경에서 서식하고 있다. 이것이 고세균이 극단적인 환경 조건을 좋아한다는 의미인

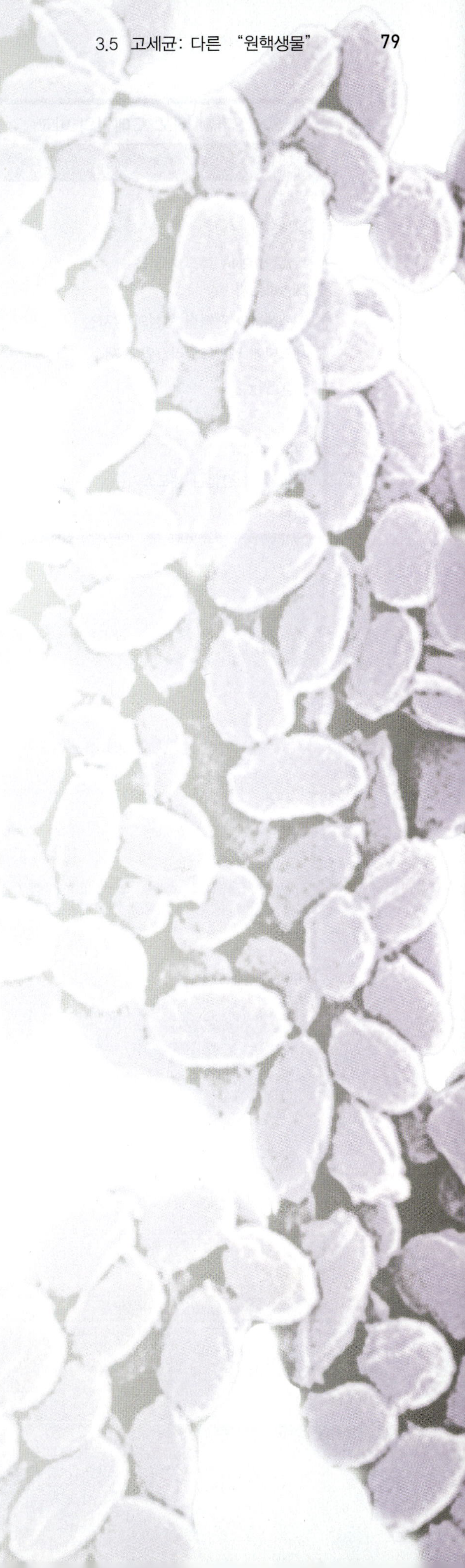

표 3.2 3가지 세포 도메인의 비교

특징	세균	고세균	진핵생물
염색체	단일 또는 몇 개, 환상	단일, 환상	다수, 직선
리보솜의 유형	70S	70S이지만 구조는 80S와 유사	80S
독특한 rRNA 특징 서열을 포함하는지	+	+	+
진핵생물과 단백질 합성의 유사성	−	+	+
세포벽에 펩티도글리칸의 존재	+	−	−
세포막 지질	에스테르 결합의 지방산	에스테르 결합의 긴 사슬의 분지된 탄화수소	에스테르 결합의 지방산
막의 스테롤	− (일부 예외)	−	+
핵과 막과 결합된 세포소기관	없음	없음	있음
편모	세균 편모	고세균 편모	진핵생물 편모

극한 생물(extremophile)로 불리는 이유이다.

일부 고세균은 극히 고온에서 잘 성장한다. 다른 고세균은 생존하기 위하여 매우 높은 염 농도나 산을 필요로 한다. 일부 고세균은 황에서 서식하며, 에너지를 얻기 위하여 황화수소로 환원한다. **메탄생성균**(methanogen)은 독특하고 복잡한 경로를 통하여 CO_2와 H_2를 메탄가스(CH_4)로 변환한다. 초저온에서 생장하도록 적응된 고세균을 **호냉성**(psychrophilic), 초고온에서 생장하는 것을 **초호열성**(hyperthermophilic)이라고 한다. 초호열성 고세균은 80~113°C에서 번성하며 50°C에서는 생장하지 못한다. 이들은 화산 온천과 해저 열수공에 서식하며 종종 염과 산에 내성이 있다.

고세균은 환경에만 존재하는 미생물이 아니다. 고세균은 직장, 입, 질과 같은 인간의 조직에서도 분리된다. 최근에 치주병의 통증 정도와 잇몸의 고세균 RNA 서열의 존재와의 연관이 발견되었으며, 이는 고세균이 인간의 질병을 유발할 수 있다는 것을 입증하지는 못하였지만 시사하였다.

3.5 학습 결과—진도 평가

12. 고세균, 세균, 진핵생물의 주요한 특징을 비교하고 대조하시오.

3.6 세균과 고세균의 분류 체계

분류 체계는 실질적인 목적과 학문적인 목적 모두에 적용된다. 분류 체계는 의학 미생물학과 응용 미생물학에서 미지의 종을 구별하고 동정하는 데 도움을 준다. 또한 유연관계와 기원을 연구하는 수단으로서 미생물을 조직화하는 데도 유용하다. 분류학은 200년 전에 시작된 이후 수천 종의 세균과 고세균이 동정되고, 명명되고, 분류되었다.

세균과 고세균을 분류하는 데 과학자에게 도움이 되는 방대한 자료를 2종류의 책으로 편찬하였다. 하나는 〈*Bergey's Manual of Systematic Bacteriology*〉로서 세균과 고세균의 연관성에 대한 포괄적인 관점을 나타내며, 세균과 고세균의 분류를 위하여 표현형 정보와 rRNA 서열분석 정보를 결합하였다. 이 책은 5권으로 이루어진 방대한 책이다.

옐로우스톤국립공원의 온수 웅덩이에서 호열성 고세균과 시아노박테리아가 군집을 형성한다.

(모든 세균과 고세균의 분류 체계는 끊임없이 변화하고 있으며 어느 체계도 완성되지 않았다는 것을 기억해야 한다.)

다른 책은 〈*Bergey's Manual of Determinative Bacteriology*〉이며, 전적으로 표현형 특징에 기초하고 있다. 이 책은 실용적인 면에 초점을 맞추었으며, 임상, 교육, 연구 실험실에서 일반적으로 분석되는 특징으로 세균을 분류한다. 진화적인 배경에 대하여 모르더라도 세균을 동정할 필요가 있는 미생물학자에 의하여 널리 이용되고 있다. 이러한 표현형 분류는 의학 미생물학을 배우는 학생에게도 유용하다.

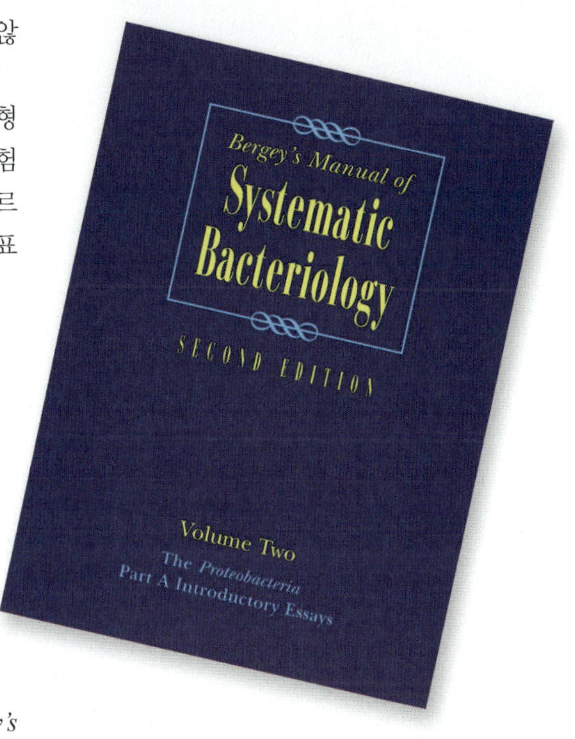

분류학적 개요

〈*Bergey's Manual of Determinative Bacteriology*〉는 세균과 고세균을 4개의 주요한 문(division)으로 조직하였다. 이러한 어느 정도 자연적인 문은 세포벽의 성질에 기반을 두고 있다. **Gracilicutes** 문은 그램음성 세포벽을 가지고 있으며 따라서 얇은 막을 가지고 있으며; **Firmicutes** 문은 두껍고 강한 그램양성 세포벽을 가지고 있다; **Tenericutes** 문은 세포벽이 없으며 따라서 유연하다; **Mendosicutes** 문은 고세균이며, 색다른 세포벽과 영양학적 성질을 가진 원시세포이다. 처음 두 문이 가장 많은 종을 가지고 있다. 인간과 동물에 질병을 유발하는 현재까지 알려진 200여 종은 Scotobacteria, Firmibacteria, Thallobacteria, Mollicutes의 4강에 속한다. *Bergey's Manual*에서 사용되는 체계는 세균과 고세균을 강, 목, 과로 세분하여 조직하지만, 모든 집단에 대하여 구분되지는 않는다.

세균과 고세균의 종과 아종

대부분의 생물에서 종 수준은 명확하고 쉽게 정의되며, 자연적인 분류 범주이다. 동물의 예를 들면 종은 같은 종류의 짝과 교배하였을 때만 생존 가능한 자손을 생산할 수 있는 독특한 생물의 유형이다. 이 정의는 유성생식의 전형적인 양상을 보이지 않기 때문에

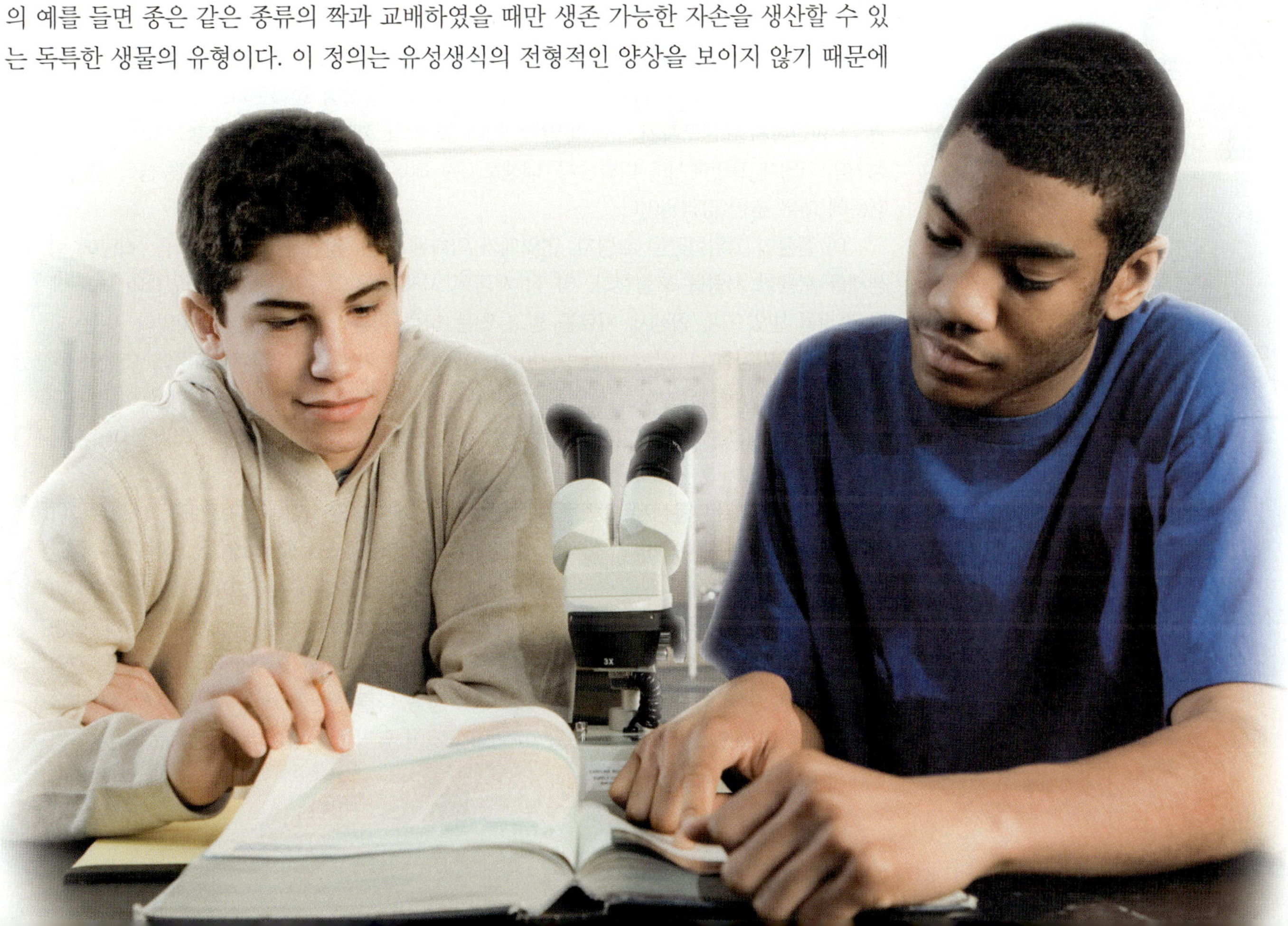

세균과 고세균에는 적용되지 않는다. 또한 이들은 연관이 없는 형태로부터 유전정보를 받아들일 수 있기 때문에 다양한 기작에 의하여 유전적인 조성을 변경할 수 있다. 따라서 세균 종(bacterial specie)을 정의할 때는 관망할 필요가 있다. 이론적으로 세균은 모두 전반적으로 유사한 특징의 경향을 나타내는 세포의 집합이며, 이는 양상이 크게 차이가 나는 다른 집단과는 대조적이다. 세균 종의 구성원은 유전자의 70~80% 이상을 공유한다. 같은 속에서 밀접하게 관련된 2종을 구분하는 경계가 때로는 임의적이지만, 이 정의는 세균과 고세균을 배양하고 연구할 수 있는 다양한 종류로 구분하도록 하는 방법으로 아직 쓸모가 있다.

어떤 종의 개별적인 구성원은 변이를 보일 수 있다. 따라서 종 안에서 더 범주가 나뉠 수 있지만 명확히 정의되지 않는다. 미생물학자는 상이한 특징을 가지고 있는 동일종의 세균을 지칭하기 위하여 **아종**(subspecie), **품종**(strain), **형**(type)과 같은 용어를 사용한다. **혈청형**(항원형; serotype)은 독특한 표면 분자로 인하여 숙주에서 독특한 양상의 항체(혈청) 반응을 자극하는 종의 대표성을 가리킨다.

3.6 학습 결과—진도 평가

13. <*Bergey's Manual of Systematic Bacteriology*>와 <*Bergey's Manual of Determinative Bacteriology*>의 차이를 구분하시오.
14. -cutes로 끝나는 4문의 이름과 특성을 묘사하시오.
15. 세균의 관점에서 종을 정의하시오.

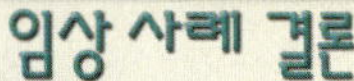

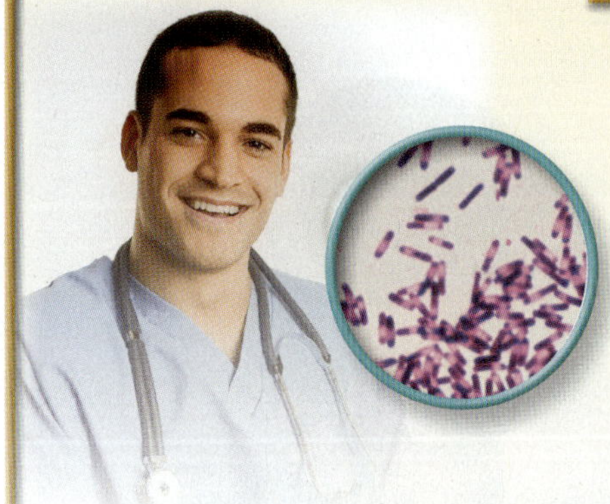

원 안의 사진은 건강관리와 연관된 흔한 장 감염을 유발하는 내생포자 형성 세균인 *Clostridium difficile*의 전자현미경 사진이다.

*Clostridium difficile*은 건강관리와 연관된 흔하고 잠재적으로 치명적인 감염의 원인균으로 지난 수년간 주목을 받은 내생포자를 형성하는 세균이다. "C. diff"라고도 흔히 불리는 이 질환은 감염된 개인이나 병원균 자체와 직접 접촉을 통하여 전파된다. 병원에서 이 세균과 더 빈번하게 내생포자가 침대의 난간, 침대 옆 탁자, 개수대, 심지어는 청진기와 혈압 측정기의 가압대 표면에서도 나타난다. 내생포자는 대부분의 세정제에 극히 저항성이 강하기 때문에 매우 흔한 감염원이다.

이 질환의 고위험군은 고령자, 면역계가 약화된 사람, 장 질환이 있는 사람, 최근에 항생제를 복용한 사람을 포함한다. 이 장 서론의 사례 파일의 환자는 고령자였으며, 최근에 큰 수술을 받았으며, 항생제 치료를 받고 있는 다른 감염과 이미 투병 중이었다. 이는 모두 C. diff를 발병할 수 있는 위험 요인이다. 이 질환은 가벼운 감염부터 하루에 15차례 정도의 심각한 설사를 유발하는 생명을 위협하는 질환까지 다양하다. 어떤 사람은 이 병원균의 자각증상이 없는 보균자이며, 이는 특히 건강관리 시설에서 이 질병의 통제를 매우 어렵게 한다.

C. diff의 치료는 항생제 요법을 포함한다. 가볍거나 중간 정도의 질환에는 메트로니다졸(metronidazole)을 사용하며, 심각한 감염에는 반코마이신(vancomycin)을 사용한다. 장관 내의 정상균을 회복하기 위해서는 활생균(probiotics)이 도움이 되는데, 이는 *C. difficile*의 이상 증식이 이러한 유익한 미생물의 항생제에 의한 감소에 의하여 발생하기 때문이다. 불행하게도 C. diff에서 회복된 사람의 1/4 정도는 원래 있던 병원균의 재성장이나 새로운 감염에 의하여 재발한다. C. diff가 재발할 경우에는 종종 다른 항생제 치료가 필요하다. 새로운 연구에 의하면 어떤 경우에는 대변을 이식하는 것이 유익한 선택이며, 이에 대해서는 다음 장에서 다룬다.

곤란한 상황

병원 내부 사정

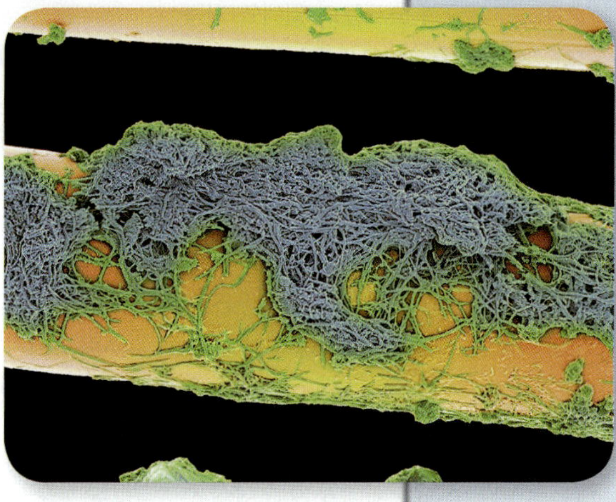
거즈 붕대의 한 가닥 섬유 위에 축적된 세균

2013년 발간된 〈*Proceedings of the National Academy of Sciences*〉 학회지에서 생물막이 심혈관 스텐트와 같이 흔히 사용되는 의료 기구를 얼마나 빨리 막히게 할 수 있는지 밝혔다. Princeton 대학의 연구진은 의료 도구에 사용되는 것과 유사한 좁은 관을 사용하였다. 장비의 표면을 복제하기 위하여 특정한 물질을 선택하였으며, 인체의 조건을 비슷하게 모방하기 위하여 관을 압력하의 액체에 노출시켰다. 연구자들은 의료 도구를 오염시키는 것으로 알려진 미생물을 사용하였으며, 현미경으로 관찰할 수 있도록 녹색의 색소를 생산하도록 유전공학 처리를 하였다. 약 40시간 동안 미생물을 흘려보낸 후에 현미경 분석을 한 결과, 도구의 내부 벽에 생물막이 형성된 것을 관찰할 수 있었다.

다음 몇 시간 동안 연구자들은 다른 미생물의 흐름을 실험관에 강제로 통과시켰다. 이 세포는 현미경으로 관찰하면 붉은색으로 발광하도록 공학적으로 처리되었다. 짧은 시간 동안에 붉은색 세포가 생물막으로 피복된 관의 내부 벽에 부착되는 것이 관찰되었다. 추가적인 분석에 의하여 좁은 관 내부의 흐름은 포획된 세포를 이동하는 액체를 따라 잔물결을 일으키는 섬유상 "띠(streamer)" 모양으로 조금씩 움직인다는 것을 밝혔다.

초기에는 이러한 미생물 섬유는 실험관 내에서 액체의 흐름을 약간만 감소시켰다. 그러나 55시간 이후에는 띠가 서로 엮여서 거미줄과 같은 망을 형성하였다. 이러한 새로 형성된 구조는 좁은 관의 직경에 걸쳐서 관을 좁히고 더 많은 세포를 포획하여, 한 시간 내로 실험관을 완전히 봉쇄하였다.

이 실험은 스텐트와 같은 도구가 왜 종종 실패하는지를 설명하는 중요한 현상을 밝혔다. 연구진은 액체 환경에서 어떤 세균 유전자가 생물막 형성에 관여되는지를 추가적으로 확인할 수 있었다. 이 자료는 이러한 의료 도구를 불필요하게 대체할 필요가 없게 하고 어떤 경우에는 사망까지 방지할 수 있는, 의료 도구를 통한 흐름을 유지하는 새로운 전략을 도출할 수 있다.

출처: 2013, February 11. *Proceedings of the National Academy of Sciences*. DOI: 1300321110.

요약

3.1 세균과 고세균의 형태와 기능

- 세균과 고세균은 (a) DNA가 포장된 방식, (b) 세포벽, (c) 막으로 쓰인 내부 구조의 결여 등에 의하여 진핵생물과 구분된다.
  - 세균은 반드시 세포막, 세포질, 리보솜, 핵양체, 세포 골격을 가지고 있다.
  - 세균은 또한 세포벽, 글리코칼릭스, 편모, 외부막, 선모, 플라스미드, 봉입체, 미소구획을 가질 수 있다.

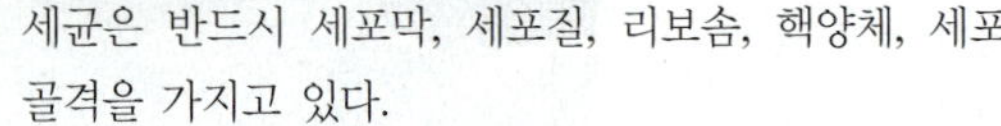

- 대부분의 세균은 구형(coccus), 간상(막대형; bacillus), 나선형(spirochete, spirillum)의 3가지 형태 중 하나를 나타낸다. 추가적인 형태는 비브리오(vibrio)와 분지된 사상체이다.
- 세포의 형태와 배열은 세균을 기술하는 핵심적인 방법이다. 세포의 배열은 특정한 종이 분열하는 평면의 수에 근거한다.

3.2 외부 구조

- 세균의 외부 구조는 부속기관(편모, 핌브리아, 선모)과 글리코칼릭스를 포함한다.
- 편모는 수와 배열뿐 아니라 그들이 생성하는 운동의 형태와 속도에서도 상이하다.

3.3 세포 외피: 세포벽과 세포막

- 세포 외피는 세균 세포의 내부와 외부 사이의 경계이다. 그램음성 세균은 외부막, 세포벽, 세포막을 가지고 있다. 그램양성 세균은 세포벽과 세포막만 가지고 있다.
- 그램 염색에서 그램양성 세균은 크리스털 바이올렛을 유지하여 자주색으로 염색된다. 그램음성 세균은 크리스털 바이올렛을 잃고 사프라닌 대조염색제의 붉은색으로 염색된다.
- 그램음성 세균의 외막은 지질다당류(LPS)를 포함하고 있으며, 이는 포유류 숙주에 독성을 가진다.
- 세균 세포막은 전형적으로 인지질과 단백질로 구성되어 있으며, 운반 활동을 포함한 다양한 대사 기능을 수행한다.

3.4 세균의 내부 구조

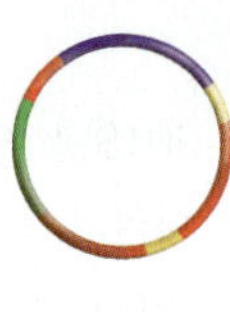

- 세균 세포의 세포질은 모든 세포의 기능에 사용되는 물질의 용매로서 작용한다.

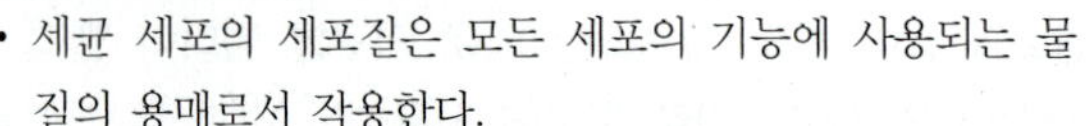

- 세균의 유전물질은 DNA이며, 커다란 원형의 염색체로 배열되어 있다. 추가적인 유전자는 플라스미드에 의하여 운반된다.

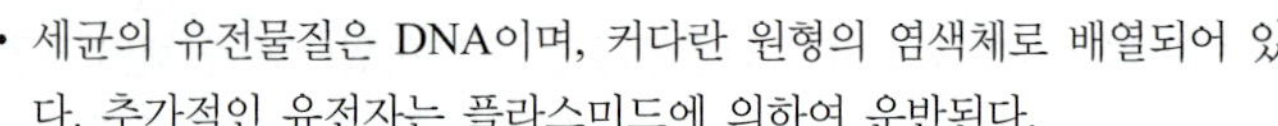

- 세균 리보솜은 세포질에 분산되어 있으며 또한 세포막에 내재되어 있다.
- 세균은 세포질에 봉입체나 미소구획으로 영양분이나 다른 유용한 물질을 저장할 수 있다.
- 세균은 세포 형태를 결정하는 것을 돕는 몇 종류의 단백질을 제조한다.
- 세균의 일부 과는 내생포자라고 하는 휴면체를 생산하는데, 수백, 수천 년을 생존할 수 있는 가장 단단한 생명 형태이다.
- *Bacillus*와 *Clostridium* 속은 내생포자를 형성하며, 모두 치명적인 병원균을 포함한다.

3.5 고세균: 다른 "원핵생물"

- 고세균은 생명의 세 번째 도메인을 구성한다. 외견상으로는 세균을 닮았지만 유전적으로는 대부분 진핵생물과 연관되어 있다.
- 세균과 고세균은 유사한 외부와 내부 구조를 보이지만, 고세균의 색다른 생화학과 유전은 세균으로부터 구분되게 한다. 많은 고세균은 저온과 고온, 염, 압력, 산 등 극한 환경에 적응되어 있다.

3.6 세균과 고세균의 분류 체계

- 세균과 고세균은 계통 발생적 관계와 표현형 특징에 의하여 공식적으로 분류된다.
- 병원균의 의학적 동정은 그램 염색, 형태, 생화학 반응, 대사 요구와 같은 비공식적 분류 체계를 사용한다. 이는 〈*Bergey's Manual of Determinative Bacteriology*〉에 요약되어 있다.
- 세균 종은 다른 집단의 세균과 다른 전반적인 유사한 양상과 특징을 공유하는 세균 세포의 집합으로 느슨하게 정의되며 최소한 70~80%의 유전자를 공유한다.
- 한 종 내의 변형(아종)은 품종(strain), 형(type), 혈청형(항원형; serotype)을 포함한다.

선다형 문제 Bloom의 1, 2단계: 기억, 이해

보기에서 맞는 답을 선택하시오.

1. 다음 중 모든 세균과 고세균에서 나타나지 않는 것은?
   a. 세포막
   b. 핵양체
   c. 리보솜
   d. 편모

2. 구형 세균 세포의 사슬은 __________이라고 하고, 구형 세포의 덩어리는 ____________이라고 한다.
   a. diplococcus, streptococcus
   b. staphylococcus, streptococcus
   c. streptococcus, staphylococcus
   d. micrococcus, sarcina

3. 세균 세포 사이의 유전물질의 교환에 직접적인 역할을 하는 구조는?
   a. 편모
   b. 선모
   c. 협막
   d. 핌브리아
4. 다음 중 무엇이 그램양성과 그램음성 세포벽 모두에 존재하는가?
   a. 외막
   b. 펩티도글리칸
   c. 테이코산
   d. 지질다당류
5. 세균의 내생포자는?
   a. 항산성 염색에 의하여 보여질 수 있다.
   b. 생존을 위한 기작이다.
   c. 영양분의 저장을 위하여 사용된다.
   d. 열에 의하여 쉽게 불활성화된다.
6. 여러분의 간호학교 실험실 실습에서 미지의 세균 배양을 동정하는 데 이용되는 것은?
   a. *Gray's Anatomy*
   b. *Bergey's Manual of Systematic Bacteriology*
   c. *The Physicians' Desk Reference*
   d. *Bergey's Manual of Determinative Bacteriology*
7. 의학적으로 중요한 세균의 세포벽의 차이를 구분하는 데 가장 빈번하게 이용되는 염색은?
   a. 단순 염색
   b. 아크리딘 오렌지 염색
   c. 그램 염색
   d. 음성 염색
8. 고세균(archaea)은?
   a. 유전적으로 세균과 대부분 관련되어 있다.
   b. 핵을 포함하고 있다.
   c. 인간의 질병을 유발할 수 없다.
   d. 세포벽에 펩티도글리칸이 결여되어 있다.

비판적 사고 Bloom의 3, 4, 5단계: 적용, 분석, 평가

비판적 사고는 사실과 개념을 이용하여 추론하고 문제를 해결하는 능력이다. 이러한 문제는 다양한 각도에서 접근될 수 있으며, 대부분의 경우 하나만의 옳은 답을 가지지는 않는다.

1. 여러분은 감염통제 부서의 관리자로서 미생물 오염에 대하여 병원의 온수 탱크에서 시료를 분석하기 위하여 지역 미생물학자를 고용하였다. 어떠한 미생물도 배양할 수 없었지만, 그녀는 핵이 없는 0.8 μm 직경의 세포가 있다는 분석 결과를 보여주었다. 투과전자현미경 사진은 막으로 싸인 세포소기관은 없지만 리보솜이 있는 것으로 나왔다. 여러분은 이 세포가 어느 도메인을 나타낸다고 가정할 수 있는가? 이 분류를 가장 정확하게 결정하기 위해서 수행할 수 있는 추가적인 분석에 대하여 논의하시오.
2. 임상 진단 실험실 당번 때, 세 명의 환자 모두 동일한 세균 병원균에 의하여 감염되었는지를 판단하기 위하여 검사를 해줄 것을 요청받았다. 결과는 감염원에 대하여 각 환자의 면역 체계가 독특한 항체를 생성하였다고 나왔다.
   a. 이 정보에 근거하여 세 명의 환자가 모두 동일한 세균에 의하여 감염되었는지 아닌지 토의하시오.
   b. 각각의 환자들이 질병을 유발한 병원균에 대하여 다른 항체를 생성하였는지 설명하시오.
3. 추가적인 조사를 하여 2001년 미국에서의 탄저병 공격에서 세균의 내생포자가 어떻게 중요한 역할을 하였는지 토의하시오.
4. 핌브리아, 선모, 편모, 글리코칼릭스의 알려진 구조와 기능을 비교하고 대조하는 표를 작성하시오.
5. 환자의 환부 배양 결과가 방금 도착하였는데, 그램 염색에서 분홍색의 간상 세균이 쌍으로 배열되어 있었다.
   a. 이 장에서 배운 용어를 이용하여 세균의 배열을 서술하시오.
   b. 이 정보에 근거하여 이 세균이 보인 그램 반응을 요약하시오.
   c. 여러분은 이 환자가 열과 쇼크를 일으킬 위험이 있다고 바로 깨달았다. 배양 결과가 어떻게 이러한 잠재적인 위험을 지시하는지 설명하시오.

시각적 연결 Bloom의 5단계: 평가

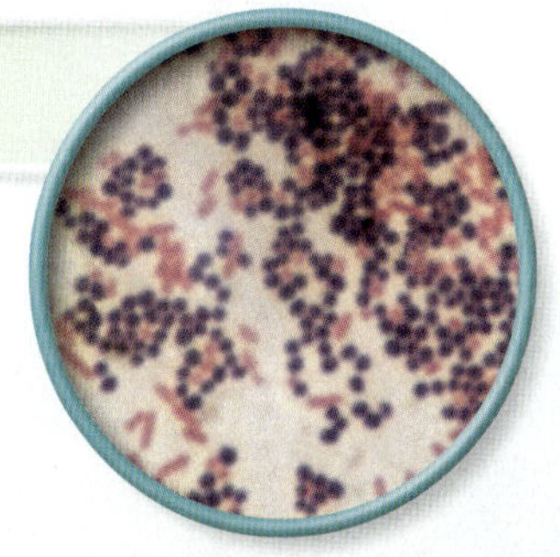

이 질문은 이전의 영상을 새로운 개념과 연결시킨다.

1. **2장 그림 2.18.** 이 그램 염색한 세균 도말 표본에서 왜 일부 세포는 분홍색이고, 다른 세포는 자주색인지 설명하시오.

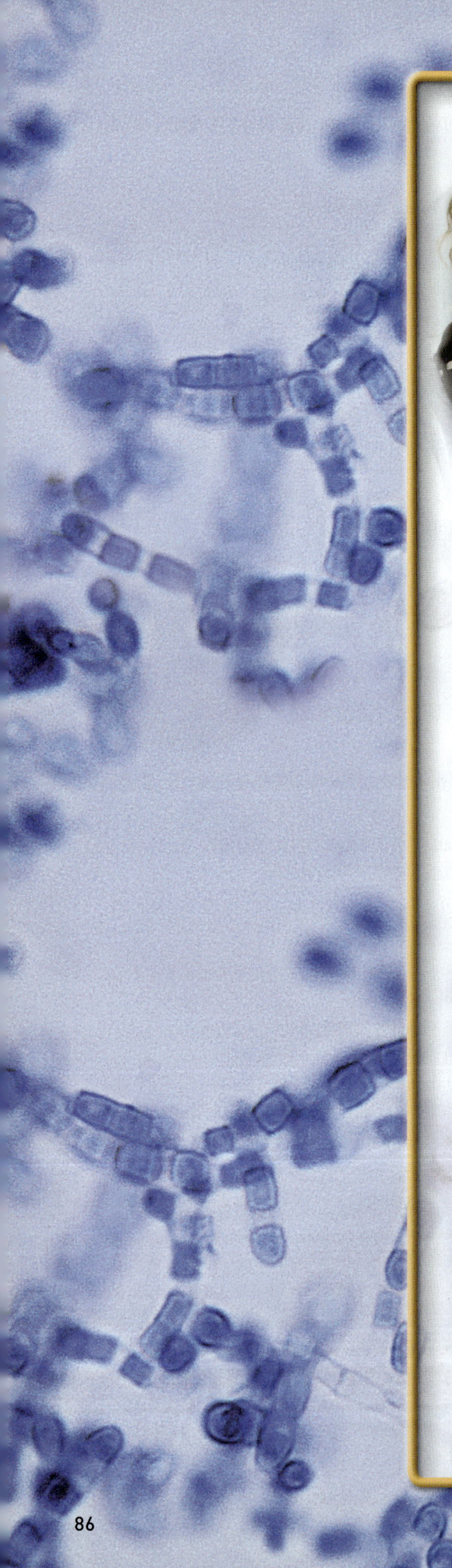

임상 사례

계곡의 수수께끼

캘리포니아 시골 병원의 신임 방사선 기사로 근무하면서, 나는 관련된 모든 사람들에게 도전이 될 만한 사례에 부닥쳤다. 환자는 30대 중반의 남성으로 이주 농장 노동자로서 발열, 오한, 허약, 기침, 근육통, 두통 등 일반적인 독감 같은 증상으로 응급실로 들어왔다. 그는 또한 아랫다리에 고통스러운 붉은 발진이 있었다.

여름철이었기 때문에 독감 가능성은 낮았다. 응급실 의사는 환자가 폐렴일 것으로 예상했지만, 발진이 수수께끼였다. 그녀는 나에게 흉부 X-선 촬영을 요청하였다. 나는 흉부 전후방과 측면 사진을 찍었으며, 그 결과 환자의 좌상부 폐엽에 약 2 cm 크기의 결절 2개가 나타난 것을 확인했다. 의사는 결절이 폐렴과 일치하지만, 암의 가능성도 배제할 수 없다고 진단하였다. 그러나 환자의 나이와 비흡연자라는 사실은 폐암이 폐렴에 비하여 훨씬 가능성이 낮다고 진단하였다.

환자는 정맥 항생제 치료를 위하여 입원하였다. 항생제 치료를 시작하기 전에 가래 시료를 채취하여 배양과 감수성(culture and sensitivity, C&S) 검사를 위하여 큰 센터로 보냈다. 정맥 수액, 휴식, 그램양성 세균과 그램음성 세균에 대한 광범위 항생제 치료에도 불구하고 환자는 전혀 개선되지 않았다. C&S 보고서를 받고나서, 정맥 항생제가 왜 효과가 없었는지 이해하였다. 환자는 처음에 의심하였던 세균 감염이 아니라 진균 감염이었다. 나는 의사에게 통보하고, 그녀는 환자의 콕시디오이데즈 진균증(coccidioidomycosis)을 완전하게 치료할 강력한 항진균제인 암포테리신 B(amphotericin B)를 곧바로 사용하였다.

- 환자는 이 감염에 어떻게 접촉하게 되었는가?
- 최초의 항생제 치료는 왜 환자의 증상을 개선하지 못하였는가?

임상 사례 결론은 110쪽에 있음.

CHAPTER 4

진핵생물 세포와 미생물

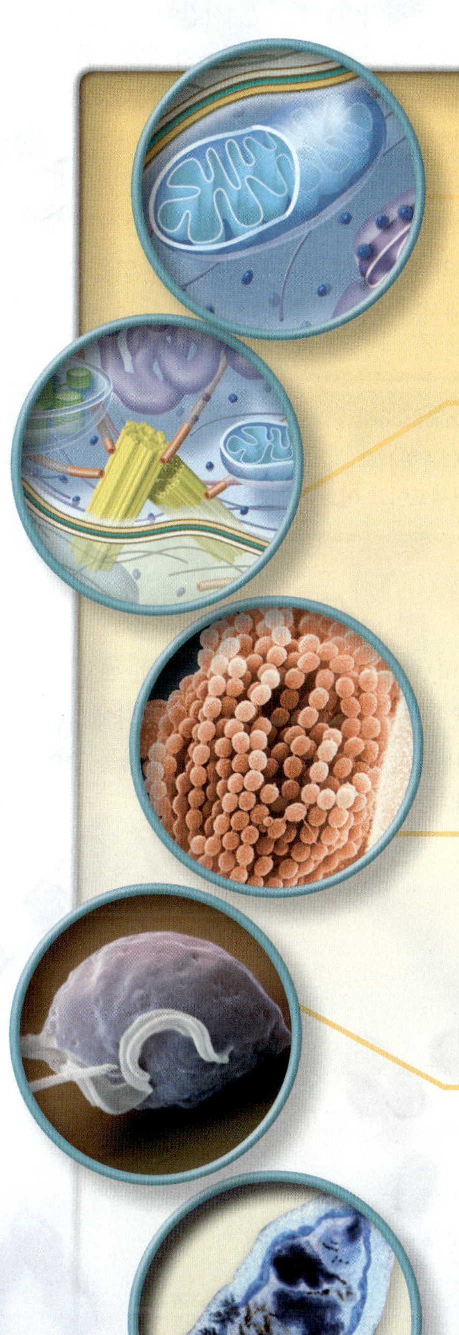

이 장에서는...

4.1 진핵생물의 역사

1. 세균, 고세균, 진핵세포를 최종 공통 조상에 연관한다.
2. 진핵 미생물의 유형을 열거하고, 어느 것이 단세포이고 어느 것이 다세포인지 나타낸다.

4.2 진핵세포의 구조

3. 세균, 진핵생물, 고세균 사이의 편모 구조를 구별한다.
4. 어느 진핵 미생물이 세포벽 또는 글리코칼릭스를 가지고 있는지 열거하고, 각 구조의 중요성을 나타낸다.
5. 진핵생물과 세균의 세포막의 유사성과 차이점을 열거한다.
6. 핵의 주요한 구조적 성분을 설명한다.
7. 핵, 소포체, 골지체가 운반 과정에서 어떻게 소낭과 함께 작용하는지 그림으로 표시한다.
8. 미토콘드리아의 기능을 설명한다.
9. 리보솜의 중요성에 대하여 설명하고, 진핵생물과 세균 유형을 구별한다.
10. 세포골격의 3가지 주요 섬유를 열거하고 묘사한다.

4.3 진균

11. 인간의 관점에서 진균의 2가지 유해한 활동과 2가지 유익한 활동을 열거한다.
12. 진균 해부의 3가지 일반적인 특징을 열거한다.
13. 종속영양, 부생균, 기생이라는 용어를 구분한다.
14. 진균 균사와 균사체 생성 사이의 관계에 대하여 설명한다.
15. 진균 포자가 발생하는 2가지 방식을 묘사한다.

4.4 원생동물

16. 원생동물이 비공식적으로 단일 집단에 속하는지를 설명해 주는 원생동물의 특징을 묘사한다.
17. 원생동물이 나타내는 3가지 이동 방법을 열거한다.
18. 포낭 단계가 원생동물에 왜 유용한지 설명한다.
19. 4가지 유형의 원생동물 각각에 의하여 유발되는 질병의 예를 제시한다.

4.5 기생충

20. 기생충의 2가지 주요 집단을 열거하고, 각 신체 유형을 대표하는 예를 든다.
21. 전형적인 기생충 생활 주기의 단계를 요약한다.

표 4.1 미생물학에서 연구되는 진핵생물

항상 단세포	단세포 또는 다세포	항상 다세포
원생동물	진균 조류	기생충 (단세포 알 또는 유생형을 가지고 있음)

4.1 진핵생물의 역사

고생물학의 증거는 최초의 진핵세포는 지구상에 20억 년에서 30억 년 전에 나타났다고 가리킨다. 진핵세포가 고대 원핵세포로부터 직접 진화하였다고 생각되어 왔지만, 이제는 세균, 고세균, 진핵생물이 "**최종 공통 조상**(last common ancestor)"인 원핵생물과 진핵생물 모두의 선구세포인 다른 종류의 세포에서 진화하였다고 믿는다. 이 조상은 원핵생물도 진핵생물도 아니지만 현재의 3가지 세포 유형이 발생하게 하였다.

최초의 원시 진핵생물은 아마도 단세포이고 독립적이었겠지만, 시간에 따라 일부 세포가 모여서 군체를 형성하였다. 진화가 진행되면서 군체의 일부 세포가 운동, 섭식, 생식과 같은 전체 군체에 유리한 특정한 기능을 수행하도록 적응되거나 **전문화**(specialized)되었다. 복잡한 다세포 생물은 생물의 개별 세포가 완전한 군체에서 떨어져서 생존할 수 있는 능력을 상실하였을 때 진화하였다.

특정한 진핵생물만이 전통적으로 미생물학자의 연구 대상인데, 이는 주로 원생동물, 현미경적 조류와 진균, 기생충이다(**표 4.1**). 거의 대부분의 조류는 인간에 감염을 일으키지 않기 때문에 다른 3종류 진핵 미생물에 대해서만 논의할 것이다.

4.1 학습 결과—진도 평가

1. 세균, 고세균, 진핵세포를 최종 공통 조상에 연관하시오.
2. 진핵 미생물의 유형을 열거하고, 어느 것이 단세포이고 어느 것이 다세포인지 나타내시오.

4.2 진핵세포의 구조

일반적으로 진핵 미생물 세포는 세포막, 핵, 미토콘드리아, 소포체, 골지체, 액포, 세포골격, 글리코칼릭스를 가지고 있다. 세포벽, 운동 부속지, 엽록체는 일부 집단에서만 발견된다(**그림 4.1**). 다음 절에서 진핵세포의 현미경적 구조와 기능에 대하여 다룰 것이다. 세균과 마찬가지로 외부에서 시작하여 세포 내부로 진행해 들어간다.

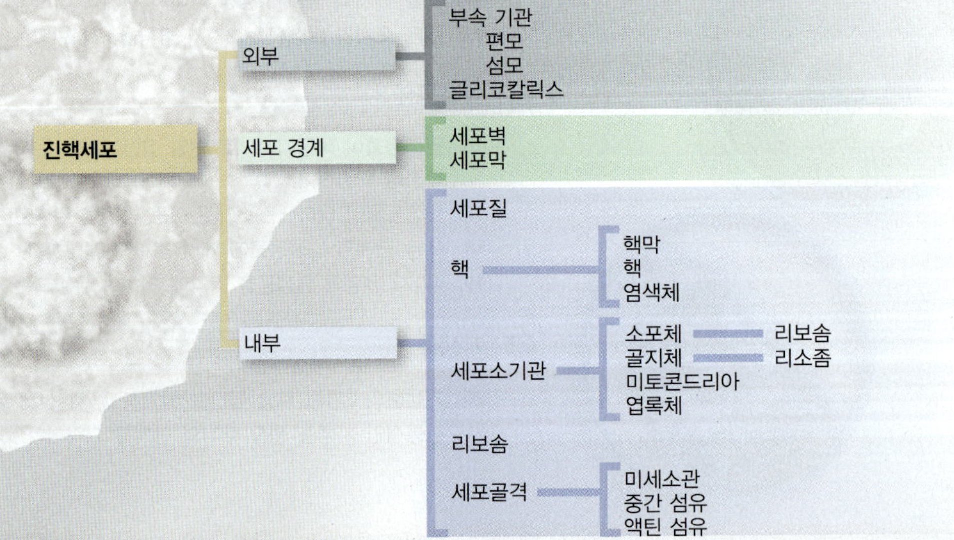

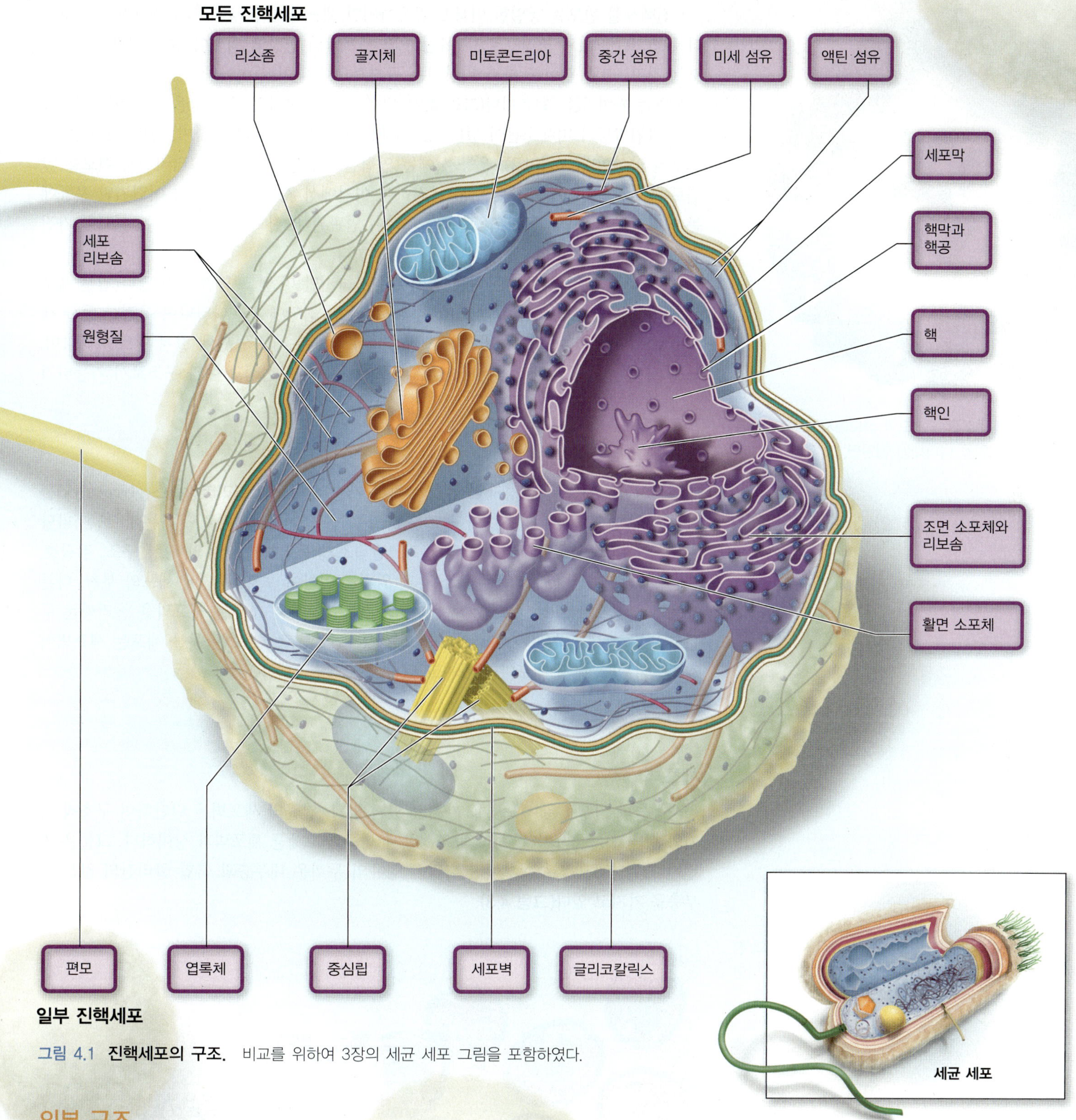

그림 4.1 **진핵세포의 구조.** 비교를 위하여 3장의 세균 세포 그림을 포함하였다.

외부 구조

운동을 위한 부속 기관: 섬모와 편모

운동성은 미생물이 영양분을 찾아내고 태양광과 같은 양성 자극 방향으로 이동할 수 있도록 한다. 또한 해로운 물질과 자극을 회피할 수 있도록 한다. 편모나 섬모에 의한 운동은 원생동물, 대부분의 조류, 일부 진균과 동물 세포에서 보편적이다.

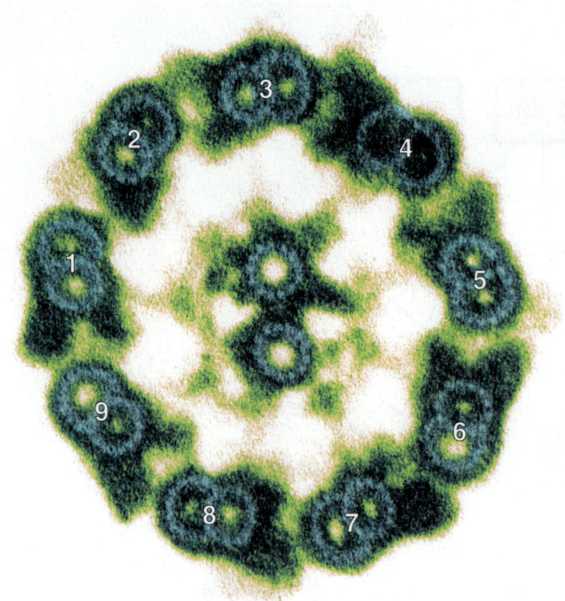

그림 4.2 편모의 미세소관. 편모와 섬모에서 모두 발견되는 전형적인 9 + 2 배열을 나타내는 횡단면.

진핵생물 편모는 동일한 이름을 공유하지만 세균과 매우 상이하다. 진핵생물 편모는 더 두껍고(10배), 구조적으로 더 복잡하고, 세포막의 연장에 의하여 덮여 있다. 단일 편모는 길고, 전체 길이를 따라 연장되는 규칙적으로 배치된 비어 있는 소관(미세소관)을 포함하는 싸여 있는 원통이다(**그림 4.2**). 단면을 보면 하나의 중앙 쌍을 둘러싸는 밀접하게 부착된 9쌍의 미세소관이 있다. 이 설계는 9 + 2 배열이라고 하며, 진핵생물 편모와 섬모의 양상이다(그림 4.2). 운동 시에는 인접한 수관들이 서로 미끄러지면서 편모를 앞뒤로 채찍질한다. 이 과정은 너무 복잡하여 여기에서 자세히 설명하기 어렵지만 운동에는 에너지의 소비와 세포막의 조화된 기작이 연관된다. 편모의 배치와 수는 편모를 가진 원생동물과 특정한 조류를 동정하는 데 유용하다.

섬모는 전반적인 구조는 편모와 매우 유사하지만 더 짧고 훨씬 수가 많다(일부 세포는 수천 개를 가지고 있음). 섬모는 원생동물의 한 집단에서만 나타나며 특정한 동물 세포에서도 나타난다. 섬모를 가진 원생동물에서 섬모는 세포 표면에 걸쳐 열로 나타나며, 노를 젓는 것처럼 앞뒤로 젓는다. 일부 세포에서 섬모는 섭식과 여과 구조로서 기능하기도 한다.

글리코칼릭스(당질층)

대부분의 진핵세포는 환경과 직접 접촉하는 가장 외곽층인 **글리코칼릭스(glycocalyx)**를 가지고 있다(그림 4.1 참조). 이 구조는 때로는 세포외 기질이라고도 하는데, 보통 다당류로 구성되어 있으며 원핵생물의 글리코칼릭스와 동일하게 섬유의 망상 구조, 점질층, 또는 캡슐로 보인다. 글리코칼릭스는 그 위치로 인하여 보호, 표면에 세포의 부착, 다른 세포와 환경으로부터 신호를 수용한다. 진균과 대부분의 조류는 세포막을 둘러싸는 두껍고 단단한 세포벽을 가지고 있지만, 원생동물, 일부 조류, 모든 동물 세포는 세포벽이 결여되어 있고 단지 세포막만 가지고 있다.

경계 구조

세포벽

원생동물과 기생충은 세포벽을 가지고 있지 않다. 진균의 세포벽은 단단하며 구조적 지지와 형태를 제공하지만, 화학적 조성에서 세균과 고세균 세포벽과 상이하다. 그들은 키틴이나 셀룰로오스로 이루어진 다당류 섬유의 두꺼운 내부층과 혼합 글리칸의 얇은 외부층을 가지고 있다(**그림 4.3**).

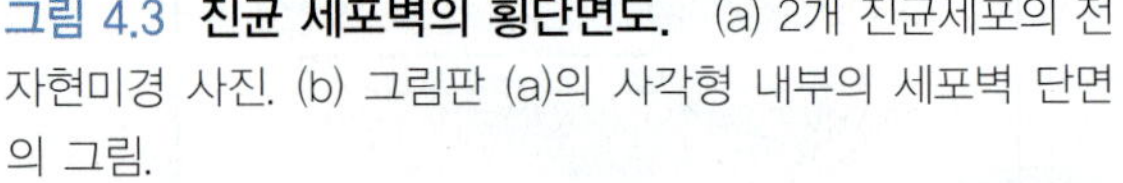

그림 4.3 진균 세포벽의 횡단면도. (a) 2개 진균세포의 전자현미경 사진. (b) 그림판 (a)의 사각형 내부의 세포벽 단면의 그림.

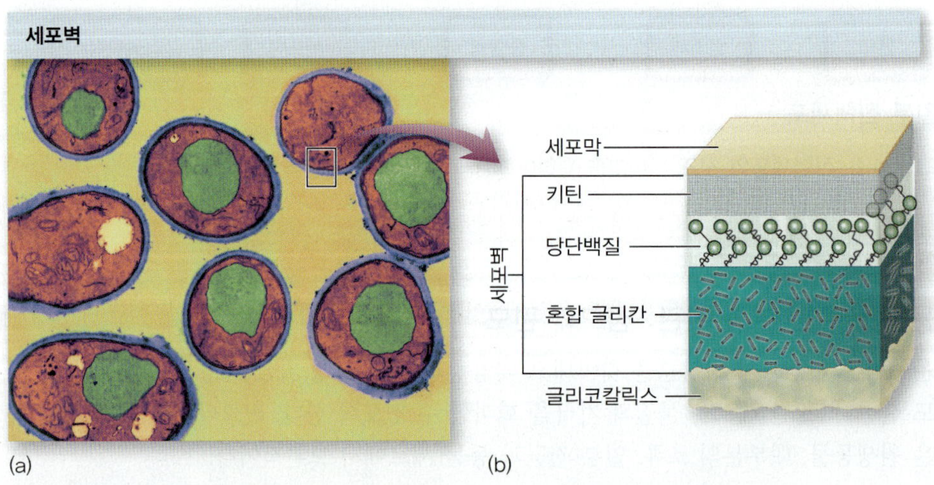

세포막

진핵세포의 세포막은 단백질 분자가 내재된 전형적인 인지질의 이중층이다. 인지질 외에 진핵생물 세포막은 다양한 종류의 **스테롤**(sterol)도 포함하고 있다. 스테롤은 구조와 성질이 인지질과 상이하다. 스테롤의 상대적으로 단단한 성질은 비진핵세포에 비하여 진핵생물 세포막이 더 안정되게 한다. 이러한 강화하는 특징은 세포벽을 가지고 있지 않은 세포에서는 극히 중요하다. 진핵생물의 세포막은 기능적으로 세균과 고세균과 유사하게 선택적 투과의 장벽으로 역할하는 것이다.

내부 구조

세균과 고세균과는 달리, 진핵세포는 전체 부피의 60~80%를 차지할 정도로 방대한 개별적인 막으로 싸인 여러 종류의 세포소기관을 포함하고 있다.

핵

핵은 진핵세포에서 가장 현저한 세포소기관인 치밀한 구체이다. 핵은 핵막이라고 하는 외부 경계에 의하여 세포질로부터 분리되어 있다. 핵막은 독특한 구조를 가지고 있다. 핵은 좁은 공간으로 분리된 2개의 평행한 막으로 이루어져 있으며, 두 막이 결합되는 곳에 규칙적으로 간격을 두고 작은 구멍(핵공)이 있다(**그림 4.4**). 핵공은 거대분자가 핵과 세포질 사이를 이동하는 통로이다. 핵은 핵질과 **핵인(nucleolus)**이라고 하는 과립상 물질을 가지고 있으며, 이는 RNA를 포함하고 있어 주변에 비하여 진하게 염색된다. 핵인은 rRNA가 합성되고 리보솜 소단위가 집결하는 부위이다. 소단위는 핵공을 통하여 세포질로 운반되어 최종적으로 리보솜으로 조립된다.

염색된 표본에서 핵질의 두드러진 특징은 **염색질(chromatin)**이라고 알려진 진한 섬유의 망상구조이다. 염색질은 직선 DNA로 이루어져 있으며, 이는 물론 세포의 유전물질이다. 염색질이 히스톤 단백질 주위에 감기면 염색체라고 하는 구조를 형성한다. 이러한 유전물질을 전사하고 복제하기 위하여 정교한 기작이 진화하였다.

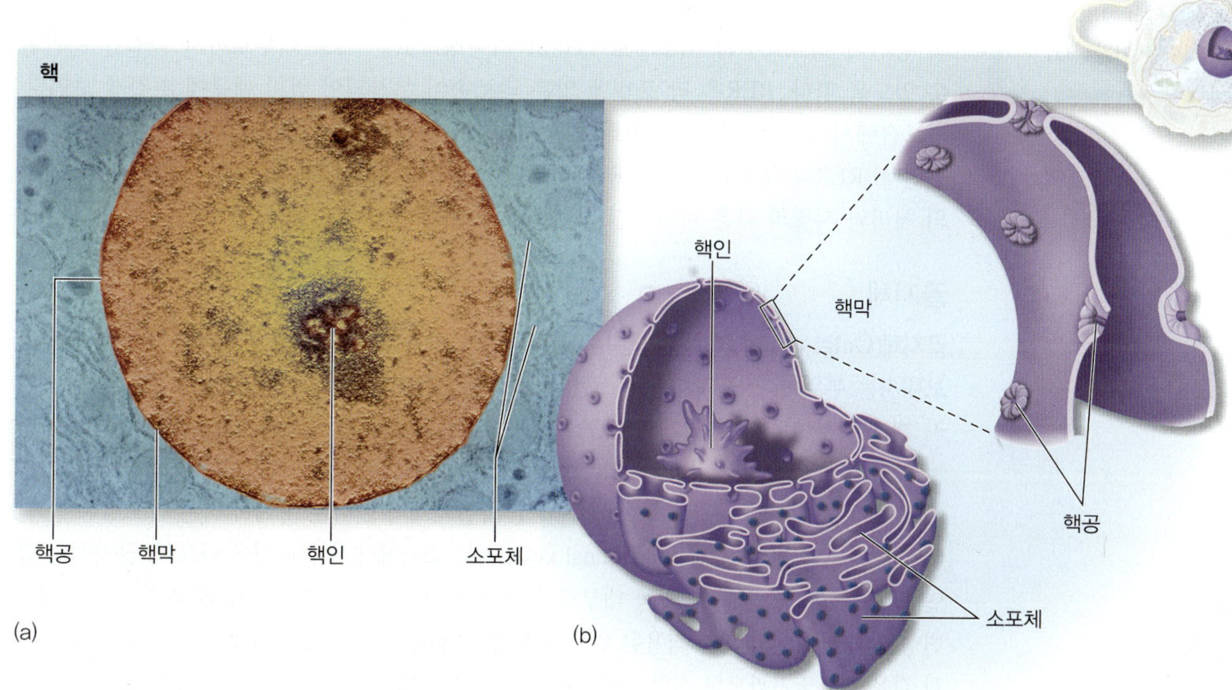

그림 4.4 핵. (a) 가장 현저한 특징을 보여주는 핵의 전자현미경 단면 사진. (b) 핵막과 핵공 사이의 관계를 보여주는 3차원 단면도.

소포체

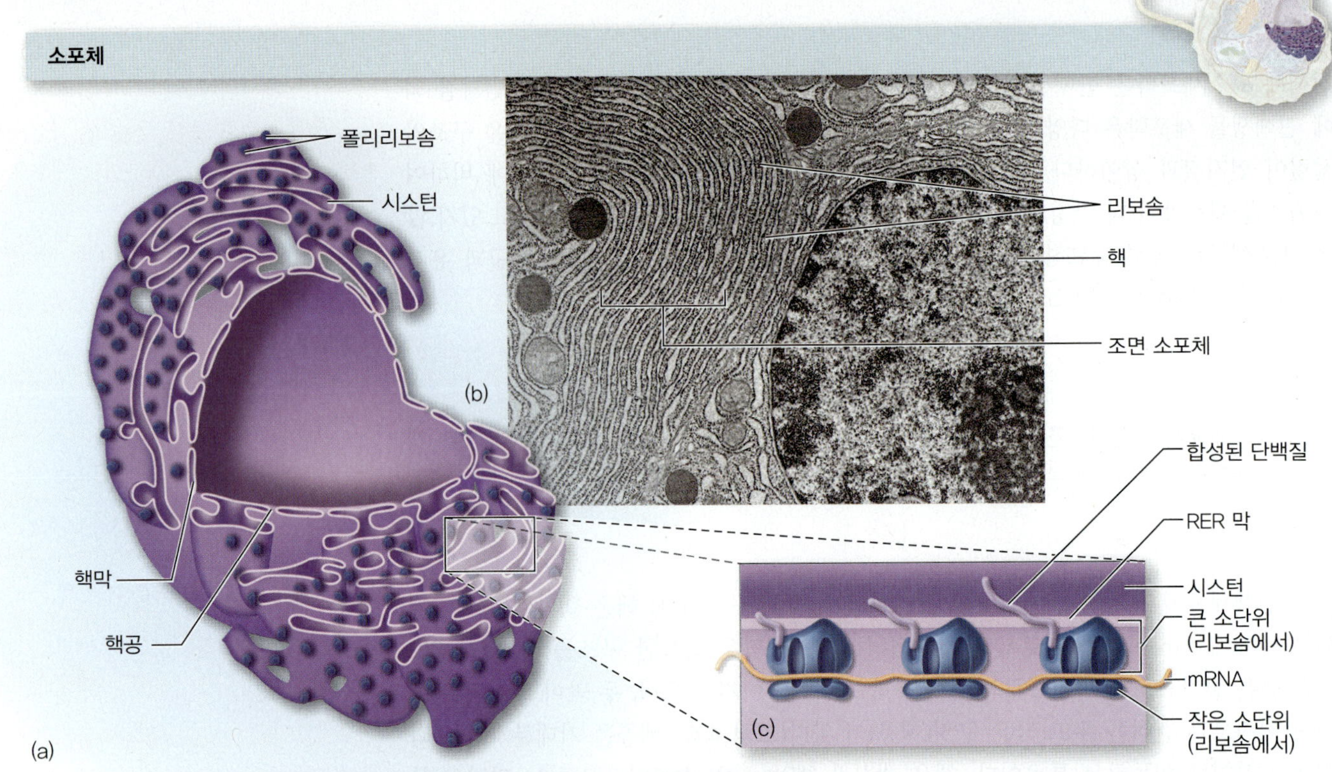

그림 4.5 조면 소포체(RER)의 기원과 세부 구조. (a) 핵막의 외막으로부터 기원하는 RER의 개요도. (b) RER의 전자현미경 사진. (c) RER 막 위의 리보솜 배열의 상세도.

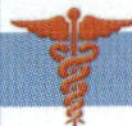

NCLEX® 준비

1. 조면 소포체(RER)의 시스턴(cisternae; 수조)은 어떤 기능을 하는가?
   a. 세포 활동을 통제하고 조절하다.
   b. 물질을 핵으로부터 세포질로 운반한다.
   c. 삼킨 음식과 다른 입자들에 반응하여 형성된다.
   d. 지방과 글리코겐 같은 예비 식량을 저장한다.

소포체

소포체(endoplasmic reticulum, ER)는 운반과 저장에 이용되는 일련의 현미경적 터널이다. 소포체에는 **조면 소포체(rough endoplasmic reticulum, RER) (그림 4.5)**와 **활면 소포체(smooth endoplasmic reticulum, SER)**의 2종류가 있다. RER은 핵막의 외부 막에서 유래하며 심지어는 세포막까지 세포질 전체를 통하여 전개되어 있는 연속적인 망상(그물) 구조이다. 이러한 구조는 **시스턴**(수조; cisternae, 단수 cistern)라고 하는 RER의 공간이 핵으로부터 세포질로 그리고 최종적으로는 세포 외부로까지 물질을 운반할 수 있도록 한다. RER은 막 표면에 많은 리보솜이 부착되어 있기 때문에 거칠게 보인다. 리보솜에서 합성된 단백질은 RER의 내부 공간(내강; lumen)으로 들어가서 포장되고 수송된다. RER과 대조적으로 SER은 리보솜이 없는 폐쇄된 관상의 그물 구조이며, 영양분의 처리와 지질과 같은 비단백질 거대분자의 합성과 저장 기능을 한다.

골지체

골지체(Golgi apparatus)는 골지 복합체라고도 하는데, 단백질이 변형되어 최종 목적지로 보내지는 부위이다. 골지체는 시스턴이라고 하는 편평한 판 모양의 액낭(sac; 주머니)이 여러 개 쌓여서 이루어진 별개의 세포소기관이다. 시스턴은 소포체와 비슷하게 외부 막을 가지고 있지만, 연속적인 망상 구조는 형성하지 않는다**(그림 4.6)**. 골지체는 항상 위치와 기능에서 모두 소포체와 밀접하게 연관되어 있다. 골지체와 만나는 곳에서 작은 막으로 싸인 단백질의 다발인 **전이 소낭**(transitional vesicle)이 소포체에서 분리되어 나오며, 골지체의 앞면에서 수집된다. 일단 골지체 내부로 들어가면 단백질은 종종 다당류와 지질을 첨가하여 변형된다. 골지체의 최종 작용은 완료된 **응축 소낭(condensing vesicle)**을 쥐어짜서 리소좀과 같은 세포소기관으로 전달하거나 분비 소낭으로 세포 외부로 운반하는 것이다**(그림 4.7)**.

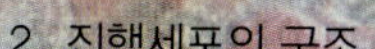

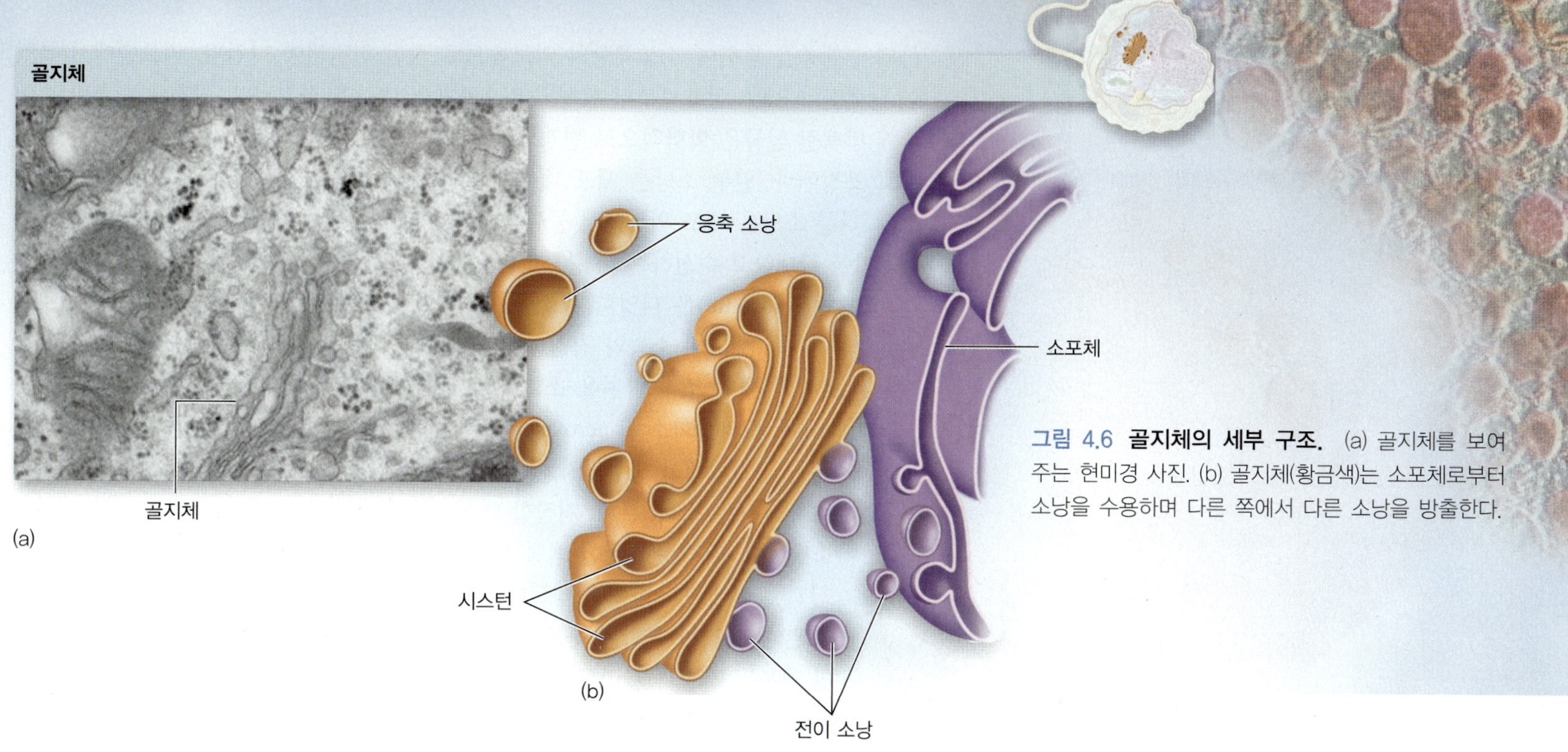

그림 4.6 골지체의 세부 구조. (a) 골지체를 보여주는 현미경 사진. (b) 골지체(황금색)는 소포체로부터 소낭을 수용하며 다른 쪽에서 다른 소낭을 방출한다.

핵, 소포체, 골지체: 자연의 조립라인

진핵생물 유전 암호의 관리자로서 핵은 궁극적으로 모든 세포 활동을 지배하고 조절한다. 그러나 핵은 특정한 세포 부위에 고정되어 있기 때문에 핵은 구조적이고 화학적인 망을 통하여 이러한 활동을 지시해야만 한다(그림 4.7). 이러한 망에는 핵에서 유래하는 리보솜, 핵막과 연속적으로 연결된 조면 소포체, 그리고 활면 소포체와 골지체가 포함된다. 처음에는 단백질을 생산하는 지시를 포함하는 DNA 유전암호의 부분이 RNA로 복

그림 4.7 운반 과정. 단백질 합성과 운반에서 세포소기기관의 협력. 핵 → 조면 소포체 → 골지체 → 소낭 → 분비.

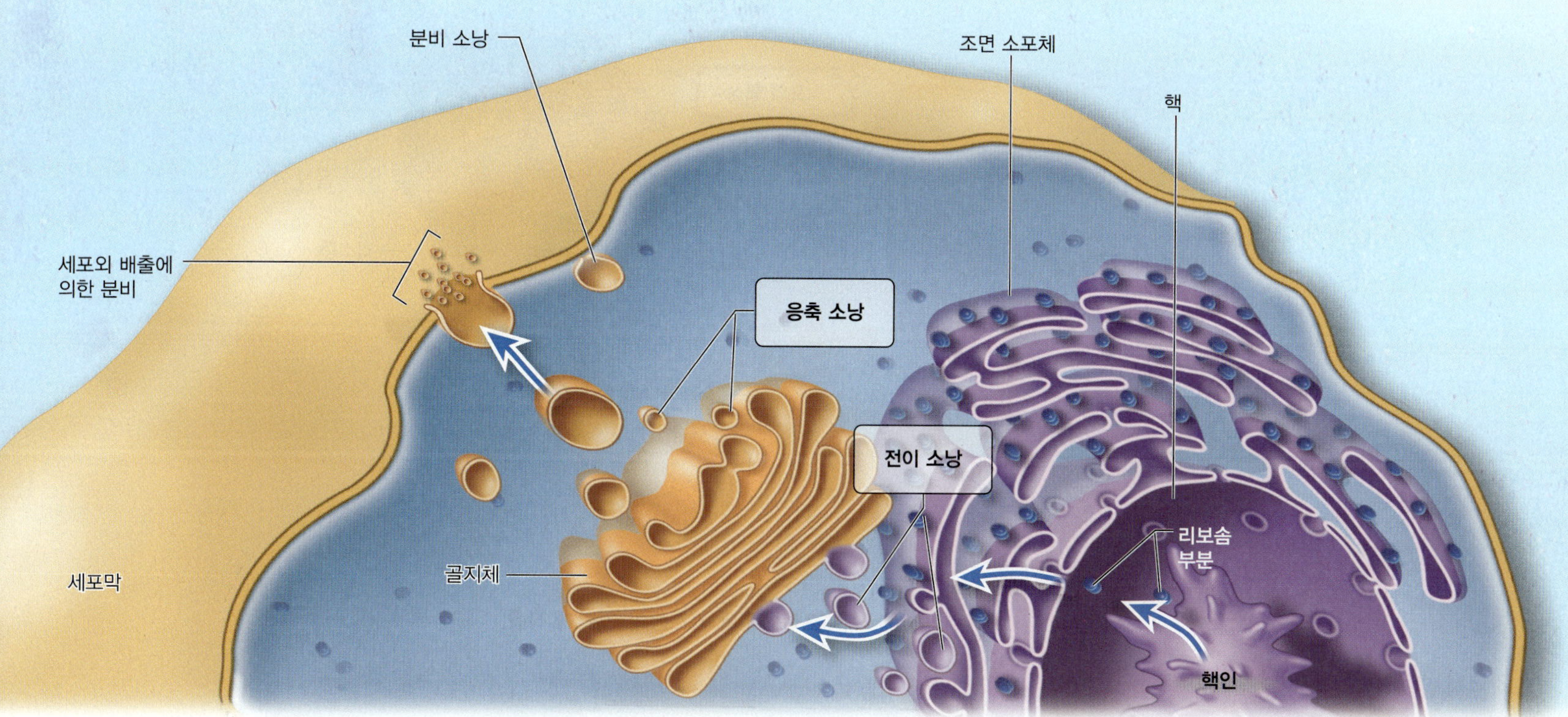

이 컬러화한 투과전자현미경(TEM) 사진은 면역계 세포인 비만세포인데, 핵이 커다란 주황색 타원형으로 보인다.

사되어 핵공을 통하여 소포체상의 리보솜으로 직접 전달되어 나간다. 리보솜에서 특정한 단백질이 RNA 암호로부터 합성되어 소포체의 내강에 집적된다. 골지체로 운반된 이후에 단백질 산물은 화학적으로 변경되어 세포가 다양한 방식으로 사용할 수 있는 소낭으로 포장된다. 일부 소낭은 세포 내부에서 음식을 소화하기 위한 효소를 포함하고 있으며, 다른 소낭은 세포 외부에서 물질을 소화하기 위하여 분비되며, 나머지는 세포벽과 세포막을 확대하고 수선하는 데 중요하다.

리소좀(lysosome)은 다양한 효소를 포함하는 골지체에서 유래한 소낭이다. 리소좀은 음식 입자의 세포내 소화와 침입하는 미생물에 대한 보호에 관련되어 있다. 또한 손상된 조직의 세포 조직 파편을 소화하고 제거하는 데도 참여한다. 다른 종류의 소낭인 퍼록시좀(과산화소체; peroxisome)은 다양한 종류의 효소를 포함하고 있다. 퍼록시좀은 골지체에서 생성되지 않는다. 다른 종류의 소낭은 **액포(vacuole)**를 포함하는데, 액포는 소화, 분비, 저장할 액체나 고체 입자를 포함하고 있는 막으로 싸인 소낭이다. 액포는 특정한 백혈구와 원생동물과 같은 식세포에서 음식이나 그 외 삼킨 물질에 반응하여 형성된다. 식포의 내용물은 리소좀과 액포가 융합되어 소화된다. 이러한 융합된 구조를 식포(phagosome)라고 한다(**그림 4.8**). 다른 종류의 액포는 지방과 글리코겐 같은 예비 식량을 저장하는 데 이용된다. 담수 서식지에서 생활하는 원생동물은 수축포의 도움으로 삼투압을 조절하는데, 수축포는 세포로 확산되어 들어간 과잉의 물을 정기적으로 방출한다.

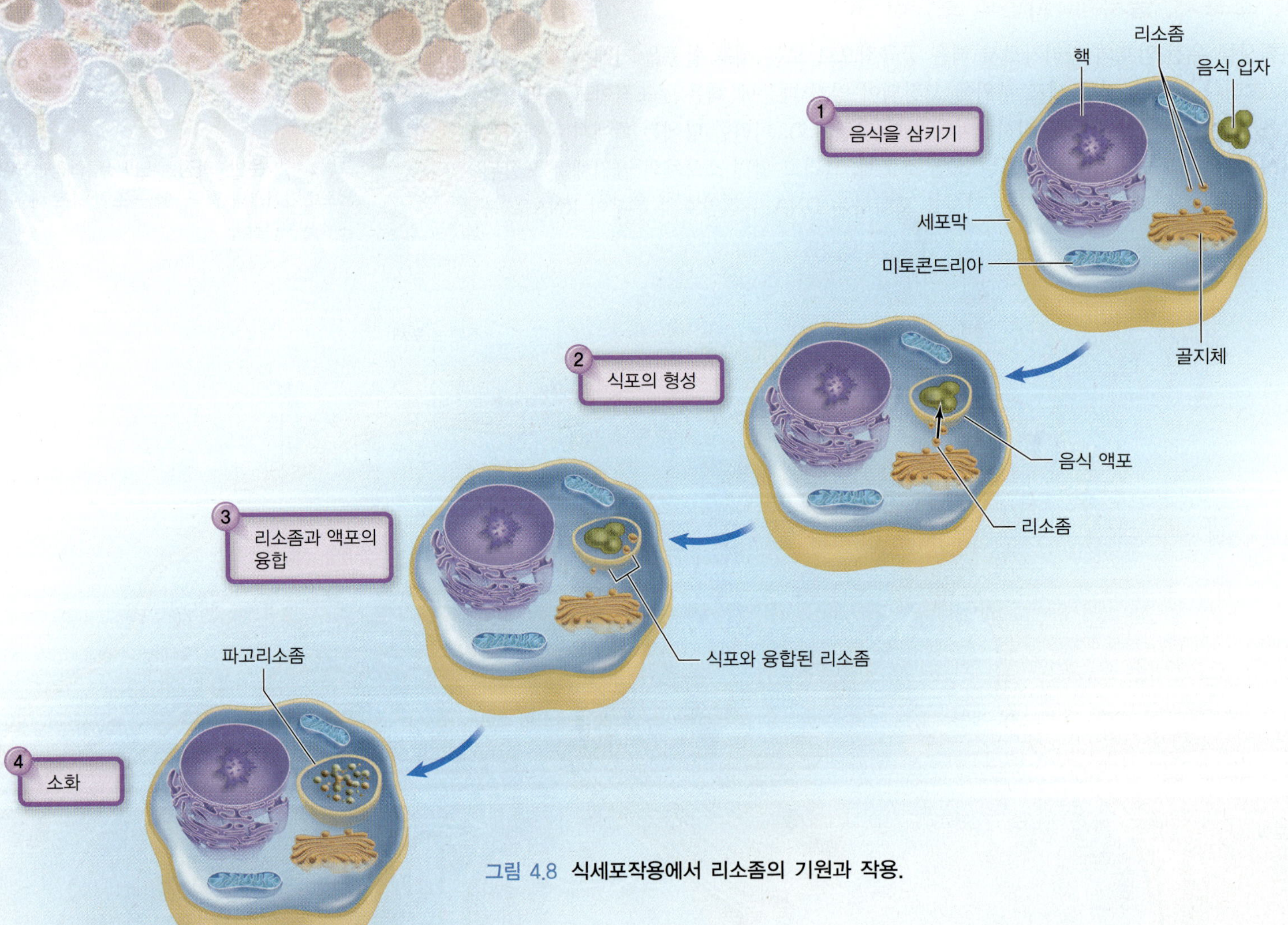

그림 4.8 **식세포작용에서 리소좀의 기원과 작용.**

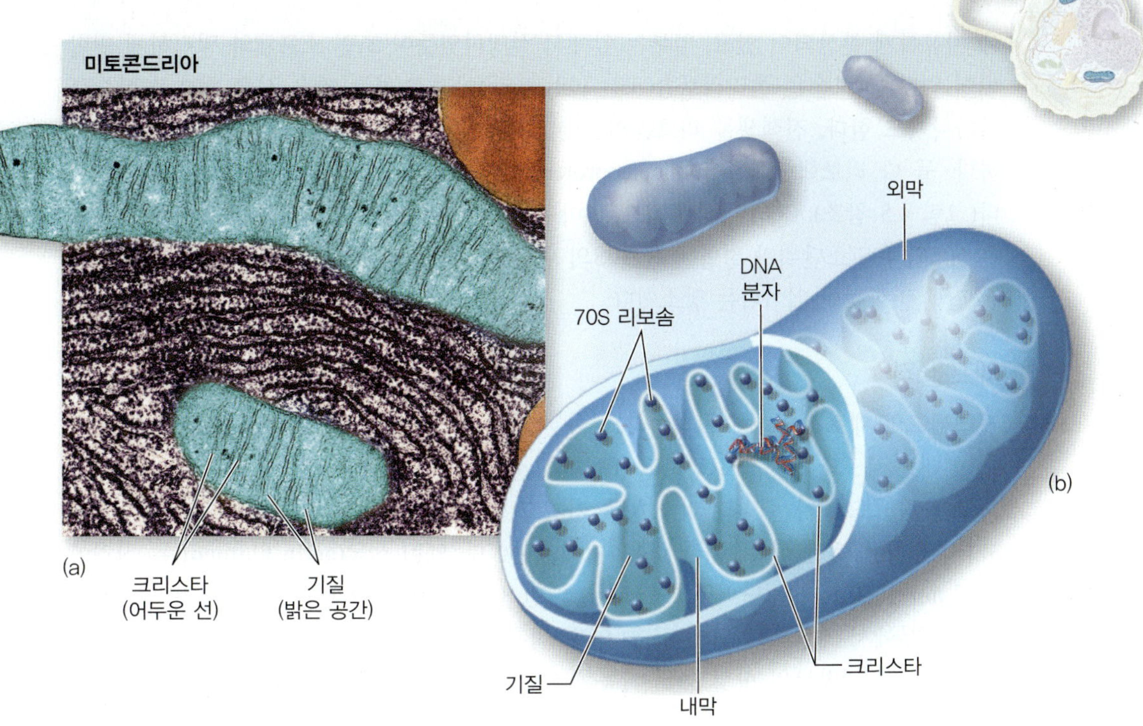

그림 4.9 **미토콘드리아의 일반적 구조.**

미토콘드리아

핵이 세포의 통제소이지만, 에너지의 지속적인 공급이 없으면 핵이 명령하는 어느 세포 활동도 전혀 진행될 수 없는데, 대부분의 진핵생물에서 에너지는 대부분 **미토콘드리아(mitochondria)**에서 생성된다. 미토콘드리아를 광학현미경으로 관찰하면 세포질 내에 분산된 둥글거나 가늘고 긴 입자로 보인다. 내부 구조는 미토콘드리아가 외부 윤곽을 형성하는 매끈하고 연속적인 외막과 그 안에 적절히 자리한 주름 잡힌 내막으로 구성되어 있다(**그림 4.9a**). **크리스타(cristae)**라고 하는 내막의 접힌 부분은 손가락처럼 관 모양(tubular)이거나 선반 같은 띠로 접혀 있다.

크리스타는 호기성 호흡에 필요한 효소와 전자 운반체를 가지고 있다. 호기성 호흡은 영양소 분자에 포함된 화학적 에너지를 추출하여 고에너지 분자인 ATP 형태로 저장하는 산소를 사용하는 과정이다. 미토콘드리아는 엽록체와 함께 세포와 독립적으로 분열하는 독특한 세포소기관이며, 원형 DNA 분자를 포함하고, 세균과 같은 크기의 70S 리보솜을 가지고 있다. 이러한 특징은 과학자들이 미토콘드리아가 한때는 세균 세포였는데 시간에 따라 진핵세포 소기관으로 발달했다고 제안되었다.

엽록체

엽록체(chloroplast)는 광합성을 통하여 태양광 에너지를 화학적 에너지로 변환하는 능력을 가진 조류와 식물 세포에서 발견되는 현저한 세포소기관이다. 엽록체의 다른 광합성 산물은 산소 기체이다. 엽록체는 미토콘드리아를 닮았지만, 엽록체가 더 크고 특별한 색소를 가지고 있으며, 형태가 훨씬 다양하다.

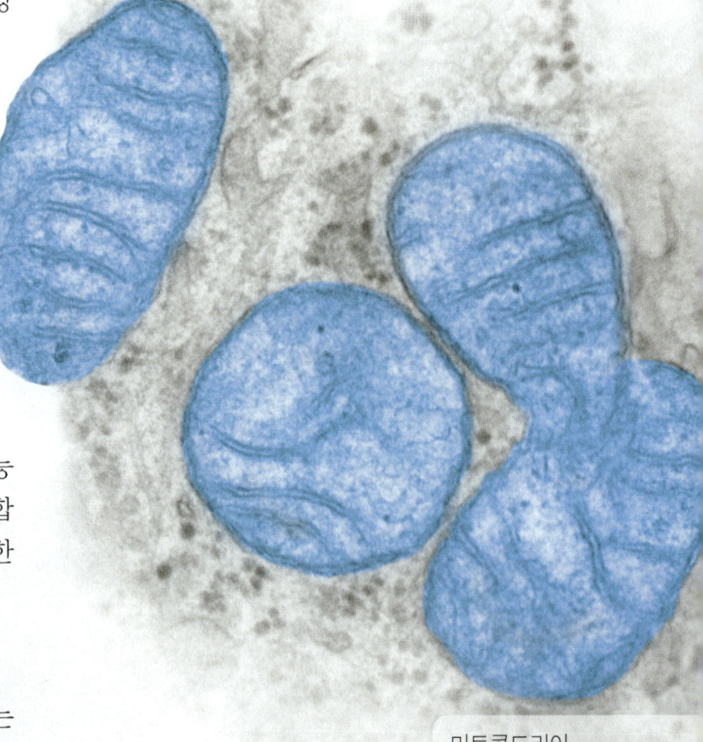

리보솜

진핵세포의 전자현미경 사진에서 리보솜은 세포질에 점이 있는 모습을 나타내게 하는 수많은 미소한 입자이다. 리보솜은 세포 전체에 분포하는데, 일부는 세포질과 세포골격에 자유롭게 분산되어 있고, 일부는 앞에서 설명하였듯이 조면 소포체와 밀접하게 연합되어 있다. 리보솜은 폴리리보솜(또는 polysome)이라고 하는 짧은 사슬 형태로 복수로 나타나기도 한다. 진핵생물 리보솜의 기본 구조는 3장에서 설명한 세균 리보솜과 유사하다. 둘 다 리보핵단백질(ribonucleoprotein)의 크고 작은 2개의 소단위로 구성되어 있다(그림 4.5 참조). 그러나 대조적으로 미토콘드리아 리보솜을 제외한 진핵생물 리보솜은 60S와 40S 소단위가 결합된 큰 80S의 변형이다. 세균과 마찬가지로 진핵생물 리보솜은 단백질 합성이 일어나는 장소이다.

세포골격

진핵세포의 세포질은 세포골격이라고 하는 분자의 유연한 구조로 종횡으로 얽혀 있다. 이 뼈대는 세포소기관을 고정하고, RNA와 소낭을 이동하고, 일부 세포의 형태를 변경하고 움직이도록 하는 몇 가지 기능을 가지고 있다**(그림 4.10)**. 세포골격 요소의 주요한 3가지 유형은 **액틴 섬유**, **중간 섬유**, **미세소관**이다. **액틴 섬유(actin filament)**는 직경이 약 7 nm인 길고 가는 단백질 가닥이다. 액틴 섬유는 세포 전체에서 나타나지만 세포막 바로 내부에서 가장 밀집되어 있다. 액틴 섬유는 수축, 기어가기, 세포 분열 시 조이기, 그리고 세포 연장부의 형성 등의 기능을 한다. **미세소관(microtubule)**은 세포벽이 없는

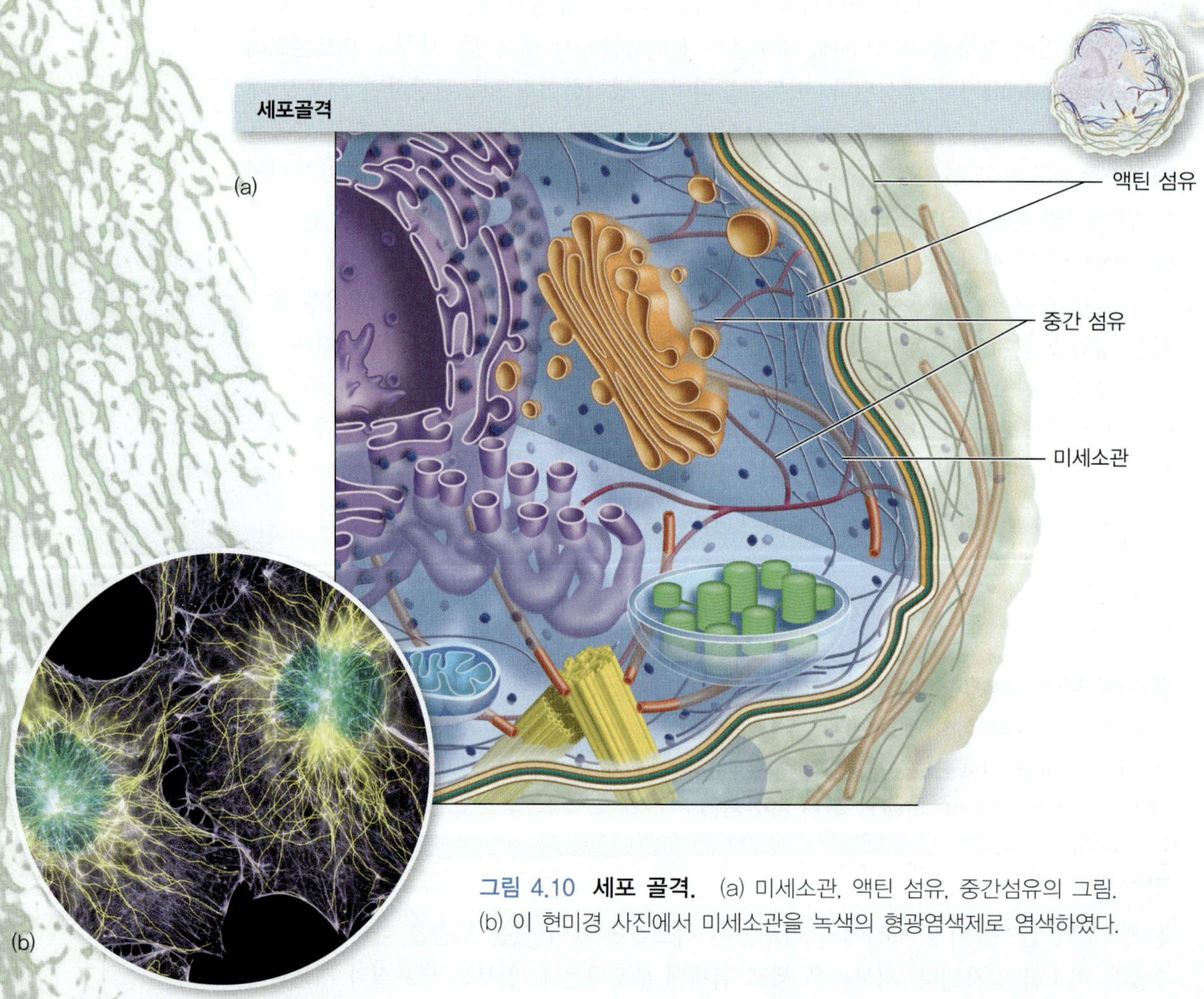

그림 4.10 **세포 골격.** (a) 미세소관, 액틴 섬유, 중간섬유의 그림. (b) 이 현미경 사진에서 미세소관을 녹색의 형광염색제로 염색하였다.

진핵세포의 형태를 유지하고 물질을 세포의 한 부분에서 다른 부분으로 운반하는 길고 비어 있는 관이다. 유사분열에서 필수적인 역할을 하는 방추사는 실제로는 염색체에 부착하여 딸세포로 분리시키는 미세소관이다. 앞에서 이야기하였듯이 미세소관은 섬모와 편모의 운동을 일으킨다. **중간 섬유(intermediate filament)**는 직경이 약 10 nm인 밧줄 같은 구조이다. 중간 섬유의 주된 역할은 세포와 세포소기관의 구조적인 보강이다. 예를 들면 중간 섬유는 핵막의 구조를 지탱한다.

표 4.2는 진핵생물, 세균, 고세균 세포의 차이를 요약한다. 5장에서 논의할 바이러스도 포함하였다.

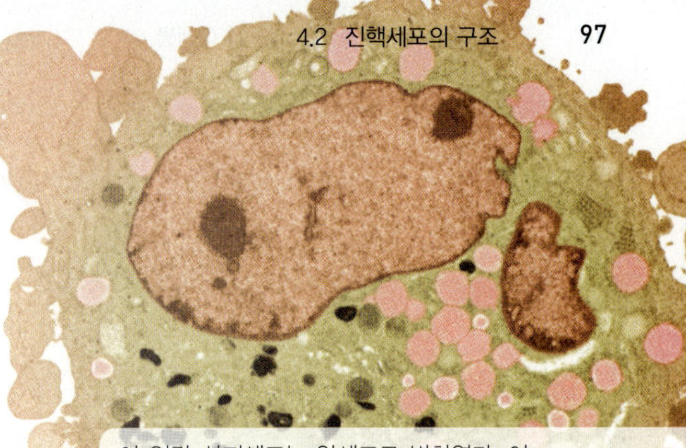

이 인간 상피세포는 암세포로 변하였다. 이 세포는 불규칙한 표면과 확대된 핵을 가지고 있다.

표 4.2 일반적인 세포와 바이러스의 비교 *

기능/구조	특징	세균/고세균 세포	진핵세포	바이러스**
유전	핵산	+	+	+
	염색체	+	+	−
	진정한 핵	−	+	−
	핵막	−	+	−
생식	유사분열	−	+	−
	성세포의 생산	+/−	+	−
	이분법	+	+	−
생합성	독립적	+	+	−
	골지체	−	+	−
	소포체	−	+	−
	리보솜	+***	+	−
호흡	미토콘드리아	−	+	−
광합성	색소	+/−	+/−	−
	엽록체	−	+/−	−
운동성/운동기구	편모	+/−***	+/−	−
	섬모	−	+/−	−
형태/보호	막	+	+	+/− (외피)
	세포벽	+***	+/−	− (대신 캡시드)
	글리코칼릭스	+/−	+/−	−
기능의 복잡성		+	+	+/−
크기(일반적)		0.5~3 μm****	2~100 μm	< 0.2 μm

* +는 집단의 구성원 대부분이 이 특징을 보인다는 것을 의미함; −는 대부분이 결여되어 있음; +/−는 일부 구성원은 가지고 있고 일부는 가지고 있지 않음
** 바이러스는 숙주 세포 밖에서는 대사적 또는 유전적 활동에 참여할 수 없음
*** 세균/고세균 유형은 기능적으로는 진핵생물과 유사하지만 구조적으로는 독특함
**** 범위보다 훨씬 작거나 훨씬 큰 세균도 존재함

4.2 학습 결과—진도 평가

3. 세균, 진핵생물, 고세균 사이의 편모 구조를 구별하시오.
4. 어느 진핵 미생물이 세포벽 또는 글리코칼릭스를 가지고 있는지 열거하고, 각 구조의 중요성을 나타내시오.
5. 진핵생물과 세균의 세포막의 유사성과 차이점을 열거하시오.
6. 핵의 주요한 구조적 성분을 설명하시오.
7. 핵, 소포체, 골지체가 운반 과정에서 어떻게 소낭과 함께 작용하는지 그림으로 표시하시오.
8. 미토콘드리아의 기능을 설명하시오.
9. 리보솜의 중요성에 대하여 설명하고, 진핵생물과 세균 유형을 구별하시오.
10. 세포골격의 3가지 주요 섬유를 열거하고 묘사하시오.

4.3 진균

진균계(kingdom Fungi)는 크고 매우 다양하고 복잡한 형태로 채워져 있다. 실용적인 목적으로, 현재까지 확인된 5만여 종의 진균은 **육안으로 보이는 진균**(macroscopic fungi; 버섯, 먼지버섯, 송이버섯)과 **현미경적 진균**(microscopic fungi; 곰팡이, 효모)으로 구분할 수 있다. 진균의 대부분은 단세포이거나 균체를 이루지만, 버섯과 먼지버섯은 다세포이다. 현미경적 진균의 세포는 효모형과 균사형의 2가지 기본적인 형태로 존재한다. 효모 세포는 둥글거나 타원 형태나 무성생식 방식에 의하여 현저하다. 효모는 표면에 아체(bud)라고 하는 돌출부를 생성하여 독립된 세포로 생장하다. **균사(hyphae)**는 사상체 진균 또는 곰팡이의 몸체에서 발견되는 기다란 실 같은 세포이다(**그림 4.11**). 일부 종은 **가성 균사(거짓 균사; pseudohypha)**라고 하는 아체가 줄로 부착된 채 유지될 때 형성되는 일련의 효모 세포를 형성한다(**그림 4.12**). 형성되는 방식으로 인하여 이는 곰팡이처럼 진짜 균사가 아니다. 일부 진균 세포

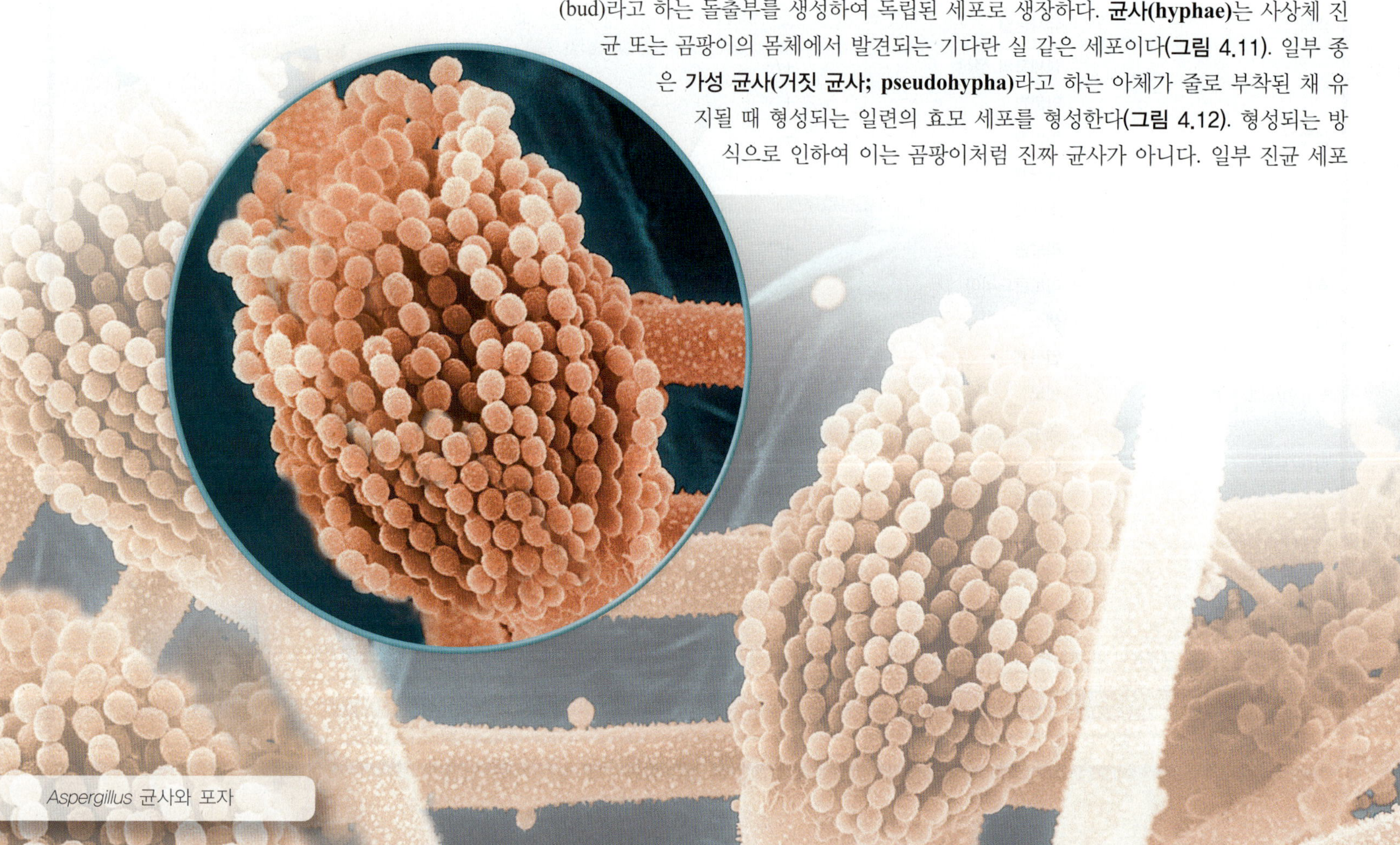

Aspergillus 균사와 포자

는 효모형으로만 존재하고 다른 진균은 주로 균사로만 존재하지만, 몇 종은 **이형태성(dimorphic)**으로 분류된다. 이형태성은 그들이 온도 변화와 같은 생장 조건에 따라서 어느 형태도 취할 수 있다는 의미이다. 이러한 생장 형태의 변이는 특히 인간의 질병을 유발하는 일부 진균의 특징이다.

인간은 일반적으로 진균 감염에 매우 저항성이 크지만, 그럼에도 거의 300종의 진균이 인간의 질병을 유발할 수 있다. 이 수는 현재 전 세계적으로 일어나는 기후 변화에 따라 증가할 것으로 예상된다. 미국 질병통제 및 예방센터(Centers for Disease Control and Prevention, CDCP)는 현재 진균에 의한 인간 질병 3가지 유형을 모니터하고 있다. 이는 일반 인구에서 환경 병원체에 의하여 유발되는 지역사회 획득 감염; 임상 현장에서 진균 병원체에 의하여 유발되는 병원 연관 감염; 이미 약화된 개인을 감염하는 병원균에 의하여 유발되는 기회감염이다(**표 4.3**).

진균증은 병원체가 신체로 들어가는 경로와 그들이 나타내는 조직의 관련 정도에 따라 변화한다. 주변의 대기와 먼지에서 발견되는 소위 무해한 종도 특히 AIDS, 암, 당뇨를 가지고 있는 개인에게는 감염을 유발할 수 있다. 진균은 실제로 감염을 확립하지 않고도 다른 위험한 의료 상태를 유발할 수 있다. 진균 세포벽은 알레르기를 자극할 수 있는 화학물질을 발산할 수 있다. 독버섯이 생산하는 독소는 신경적 교란을 일으킬 수 있고 심지어 사망에 이르게 한다. 누룩곰팡이 종인 *Aspergillus flavus*는 아플라톡신(aflatoxin)이라고 하는 치명적인 독소를 합성한다. 이 곰팡이에 의하여 오염된 곡물의 소비로 개발도상국에서 간암의 발병 사례가 증가하였다.

진균은 농업에 상존하는 경제적인 장애를 초래한다. 많은 진균이 옥수수와 곡물 등의 작물에 병원성이어서 작물 생산량을 감소시키지만, 오염된 사료 곡물을 소비한 가축에게 질병을 일으킬 수도 있다. 연간 과일 수확량의 40% 정도까지를 사람이 아닌 진균이 소비하는 것으로 추산되었다. 그러나 유익한 면은 진균이 유기물을 분해하여 토양으로 필수적인 미네랄을 되돌려 주는 필수적인 역할을 한다는 것이다. 진균은 식물 뿌리와 안정된 연합을 형성하여(균근; mycorrhizae) 뿌리가 수분과 영양분을 흡수하는 능력을 증가시킨다. 산업적으로 진균이 항생제, 알코올, 유기산, 비타민을 대량으로 생산하는 잠재력을 타진하고 있다. *Saccharomyces* 효모는 맥주와 포도주의 알코올과 빵이 부풀게 하는 기체를 생산한다. 블루치즈, 간장, 절인 고기의 독특한 향기는 진균의 작용에서 유래한다.

진균의 영양

모든 진균은 **종속영양(heterotrophic)**이다. 진균은 **기질(substrate)**이라고 하는 매우 다양한 유기물질로부터 양분을 획득한다. 대부분의 진균은 토양이나 수서 서식지에서 죽은 식물이나 동물의 잔존물에서 이러한 기질을 획득하는 **부생균(saprobe)**이다. 진균은 또한 살아 있는 동물이나 식물의 신체에 **기생(parasite)**할 수 있지만, 살아 있는 숙주를 절대적으로 요구하는 진균은 거의 없다. 일반적으로 진균은 기질에 침투하여 세포가 흡수할 수 있는 작은 분자로 분해하는 효소를 분비한다. 진균은 깃털, 머리카락, 셀룰로오스, 석유제품, 나무, 고무를 포함한 믿을 수 없을 정도로 다양한 물질을 소

그림 4.11 옥수수의 병원성 진균인 *Diplodia maydis*. (a) 단일 균체의 주사전자현미경(SEM) 사진은 사상체 조직을 보여준다(24×). (b) 균사 구조의 근접 촬영(1,200×). (c) 균사의 기본적인 구조 유형.

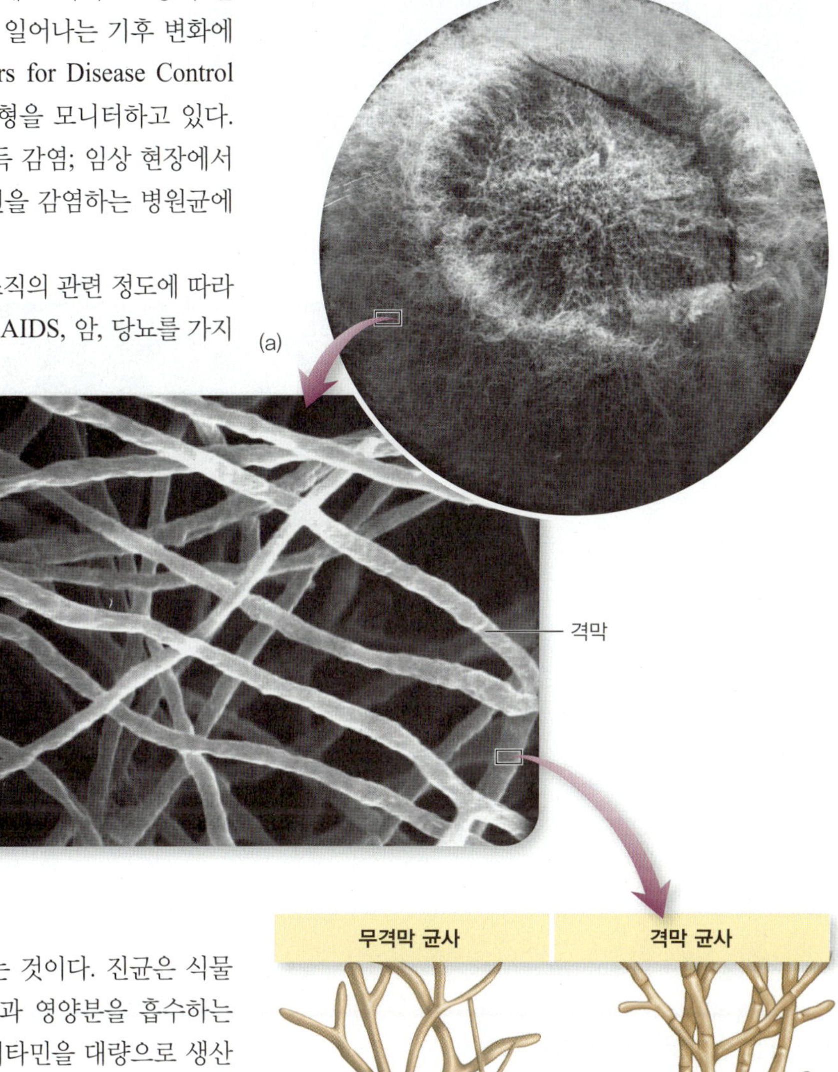

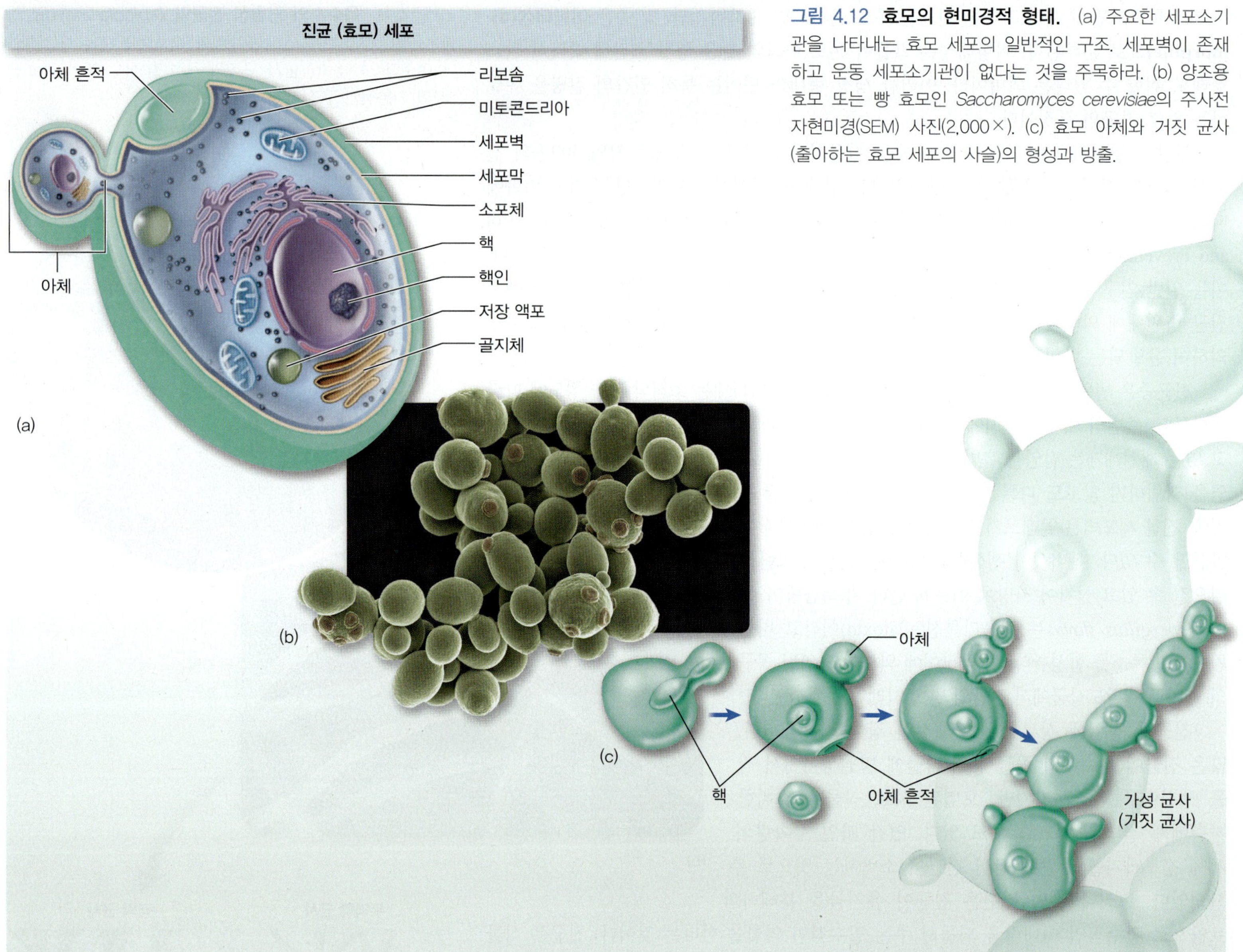

그림 4.12 효모의 현미경적 형태. (a) 주요한 세포소기관을 나타내는 효모 세포의 일반적인 구조. 세포벽이 존재하고 운동 세포소기관이 없다는 것을 주목하라. (b) 양조용 효모 또는 빵 효모인 *Saccharomyces cerevisiae*의 주사전자현미경(SEM) 사진(2,000×). (c) 효모 아체와 거짓 균사(출아하는 효모 세포의 사슬)의 형성과 방출.

표 4.3 인간의 주요한 진균 감염

조직 관련 정도와 감염된 면적	감염 명칭	원인 진균명
표재성 (깊이 침투하지 않음)		
외피	어루러기(전풍)	*Malassezia furfur*
표피, 털, 진피	피부 사상균증(dermatophytosis), 백선증, 두부 백선증, 신체, 발(무좀; athlete's foot), 발톱	*Microsporum, Trichophyton, Epidermophyton*
점액막, 피부, 손톱	칸디다증(진균 감염)	*Candida albicans*
침투성 (깊이 침투; 생물이 폐에 들어감; 다른 기관도 침범할 수 있음)		
폐	콕시디오이데즈 진균증(산-호아퀸 계곡열)	*Coccidioides immitis*
	북미 분아균증(시카고병)	*Blastomyces dermatitidis*
	히스토플라스마증(오하이오 계곡열)	*Histoplasma capsulatum*
	크립토콕쿠스증	*Cryptococcus neoformans*
폐, 피부	파라콕시디오이데스진균증(남미 분아균증)	*Paracoccidioides brasiliensis*

화하는 효소를 가지고 있다. 진균은 종종 영양적으로 빈약하거나 불리한 환경에서도 발견된다. 다양한 진균은 고염이나 고당이 함유된 기질, 비교적 고온, 심지어는 눈과 빙하 속에서도 성장한다.

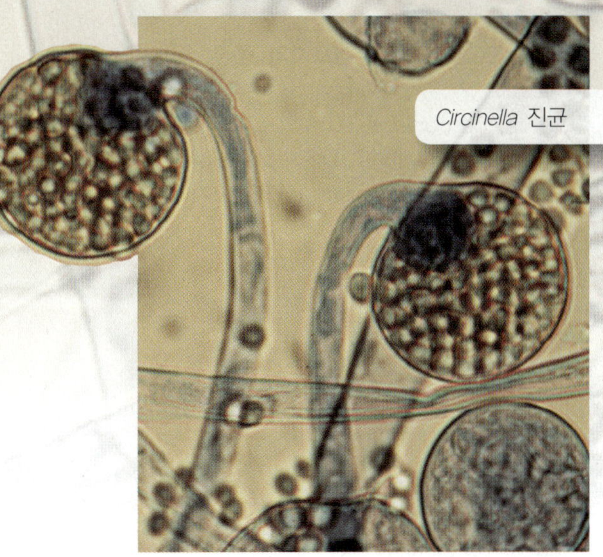

Circinella 진균

진균의 형태

대부분의 현미경적 진균 세포는 느슨한 결합이나 군체로 생장한다. 효모의 군체는 부드럽고 균질한 질감과 외형을 가지고 있다는 점에서 세균과 흡사하다. 사상체 진균의 군체는 현미경적 조직과 형태에서 유래하는 솜이나 털, 또는 벨벳 같은 인상적인 질감으로 주목된다. 곰팡이의 군체를 형성하는 엮이고 서로 얽혀 있는 균사의 집단을 **균사체(mycelium)**라고 한다.

균사는 통상적인 진핵생물 세포소기관을 포함하지만, 또한 독특한 조직적인 특징도 일부 가지고 있다. 대부분 진균에서 균사는 **격막(septa**; 단수 septum)이라고 하는 가로지르는 벽에 의하여 구획되어(septated) 있다. 격막의 성질은 구획 사이에 교신이 전혀 없는 막혀 있는 견고한 격벽으로부터, 작은 구멍이 있어 인접한 구획 사이에 세포소기관과 영양분이 이동할 수 있도록 허용하는 부분적인 격벽까지 다양하다. 무격막 균사는 가로지르는 벽에 의하여 개별적인 구획으로 나뉘지 않은 하나의 긴 연속적인 세포로 구성되어 있다. 이러한 구조로 세포질과 세포소기관은 한 지역에서 다른 곳으로 자유롭게 이동할 수 있으며, 각각의 균사는 여러 개의 핵을 가질 수 있다.

또한 균사는 특정한 기능에 의해서도 분류될 수 있다. 영양균사(균사체; mycelia)는 기질의 표면에 나타나고 침투하여 소화하고 흡수하는 눈에 보이는 생장 덩어리를 유발한다. 진균 균체가 발생하면서 영양 균사는 균사체가 분지하여 생식 균사가 생기게 한다. 생식 균사는 진균의 생식체인 **포자(spore)**의 생산에 책임이 있다.

생식 전략과 포자 형성

진균은 복잡하고 성공적인 생식 전략을 많이 가지고 있다. 대부분은 기존의 균사가 단순히 외부로 성장하거나 절단에 의하여 번식할 수 있으며, 이 경우 분리된 균사체 단편은 완전히 새로운 군체를 생성할 수 있다. 그러나 진균의 주된 생식 방법은 다양한 유형의 포자를 형성하는 것이다(진균의 포자와 저항성이 있고 비생식적인 세균의 포자를 혼동하지 않기 바란다). 포자는 진균이 도처의 환경에 분산될 수 있도록 한다. 포자는 작고 가볍기 때문에 공기, 물, 생명체에 의하여 환경에 널리 분산될 수 있다. 알맞은 기질을 만나게 되면 포자는 발아하여 아주 짧은 시간에 새로운 진균 군체를 생산한다.

진균 포자는 명백하게 증식의 원인이 된다. 진균은 매우 다양한 종류의 다른 포자를 가지고 있어서 포자와 포자를 형성하는 구조에 의하여 분류되고 동정되지만, 이 책에서는 이러한 정보를 다루지 않을 것이다. 그 대신에 포자가 발생하는 방식에 기초한 가장 일반적인 아문에 초점을 맞출 것이다. 무성포자는 단일 친세포의 유사분열의 산물이며, 유성포자는 감수분열 이후 두 친세포의 핵이 융합되는 것을 포함하는 과정을 통하여 형성된다. 감수분열과 유성생식의 중요한 결과는 포자의 유전적 다양성이 증가한다는 것이다.

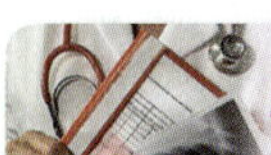

의학적 중요성

질 칸디다증

거의 대부분의 여성은 일생의 어느 시기에는 *Candida albicans*의 이상 증식으로 유발되는 질의 효모 감염을 경험할 것이다. 자극, 가려움증, 그리고 질 분비물로 인하여 불쾌하지만, 이 감염은 크림, 경구용 약, 또는 질좌제로 쉽게 치료될 수 있다.

여성의 생식계는 매우 놀라우며, 이 환경 내에 매우 정교한 균형이 유지된다. 소량의 *C. albicans*는 거의 항상 질 내에 존재하지만, 생장은 질관(vaginal canal)의 산성 pH에 의하여 제한된다. 흥미롭게도 질 내에 서식하는 산 형성 세균이 이 pH 수준을 엄격하게 조절하는 것을 도와준다. 어떠한 사건이 질의 pH를 교란하면, *C. albicans*가 기회를 잡아서 증식하게 되어, 이 미생물이 이상 증식하게 되며 많은 경우 그에 따라 효모 감염으로 이어진다.

그러면 무엇이 정상적인 질 pH를 교란하는가? 임신, 당뇨, 비만, 그리고 매월 호르몬의 변화가 pH 수준을 변동시킬 수 있지만, 효모 감염으로 발달하게 이끄는 가장 흔한 원인은 항생제 치료이다. 항생제는 실제로 표적으로 하는 병원균과 함께 효모를 억제하여 질을 보호하는 정상균도 함께 사멸시킨다. 따라서 숙녀 여러분, 항생제 치료를 하면서, 그리고 이후에 요구르트를 먹을 것을 기억해야 한다. 그 이유는 이 발효 제품에 들어 있는 살아 있는 활성 세균 배양균이 실제로 이러한 질관에 있는 유익한 세균의 수준을 증가시킬 수 있기 때문이다.

출처: www.cdc.gov/fungal/Candidiasis/genital. Accessed August 5, 2013.

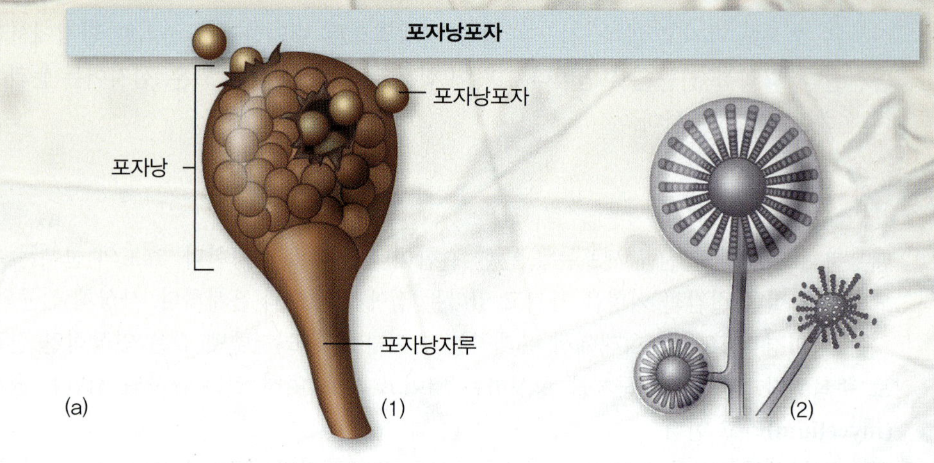

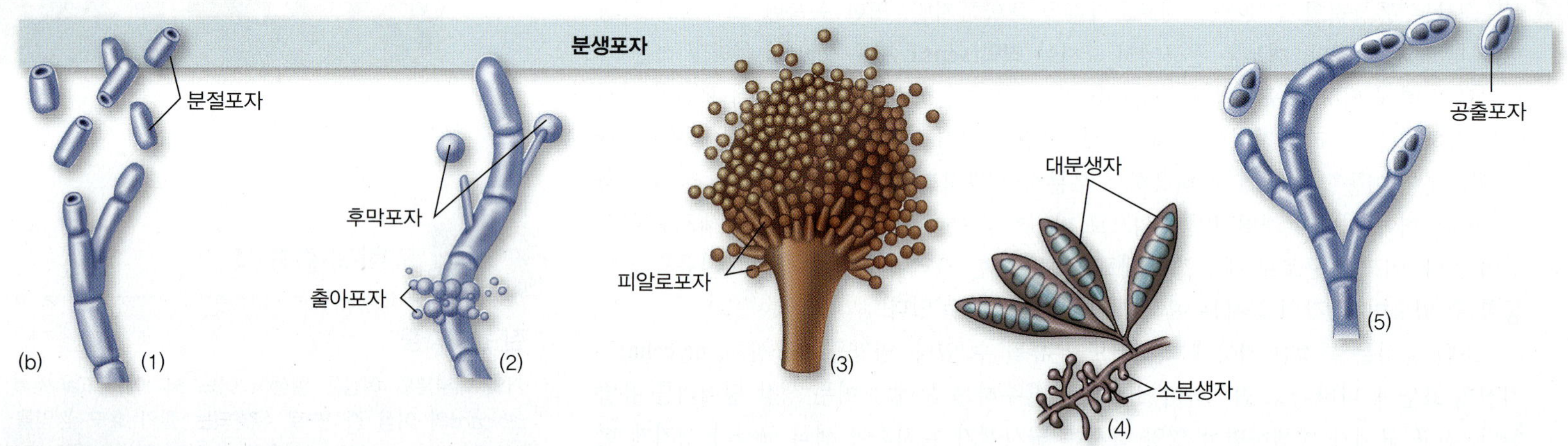

그림 4.13 **곰팡이의 무성포자의 종류.** (a) 포자낭포자: (1) *Absidia*, (2) *Syncephalastrum*, (b) 분생자의 변형: (1) 분절포자(예, *Coccidioides*), (2) 후막포자와 출아포자(예, *Candida albicans*), (3) 피알로포자(예, *Aspergillus*), (4) 대분생자와 소분생자(예, *Microsporum*), (5) 공출포자(예, *Alternaria*).

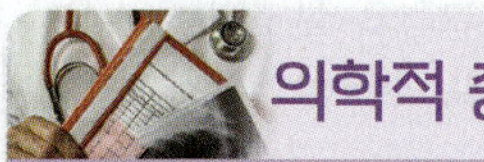

톡소플라스마증과 임신

임신한(또는 임신하려고 하는) 여성은 고양이 변기를 갈아주면 안 된다는 것은 꾸며낸 이야기나 단순히 싫은 일을 피하기 위한 구실이 아니다. 임신 중에 *Toxoplasma gondii*에 처음 접촉한 여성은 병원균을 태아에게 전달할 수 있는 위험이 있으며, 이는 눈을 멀게 하거나 지적 장애를 포함한 심각한 문제를 초래할 수 있다.

고양이, 특히 야외에 다니는 고양이는 원생동물에 감염된 작은 포유류(생쥐)나 새를 잡아먹을 때 기생충과 접촉한다. 대부분의 고양이는 병 증상을 전혀 보이지 않지만, 감염된 이후 수주일 동안 대변에 *T. gondii*를 퍼뜨린다.

그렇다고 해서 반려 고양이를 포기할 필요는 전혀 없다. 그 대신에 임신부는 가족 중 다른 사람에게 임신 기간 동안 변기를 치우는 임무를 대신해 달라고 부탁하면 된다. 이 허드렛일을 해줄 사람이 없다면 장갑을 착용하고 변기를 갈아준 다음에 손을 철저히 씻으면 임신부와 태아를 보호하는 데 충분하다. *T. gondii*는 배변 후 1~5일이 지나야 감염성을 가지기 때문에 매일 배설물을 제거하고 변기를 자주 교체해 주면 더욱 좋다.

출처: www.cdc.gov/parasites/toxoplasmosis. Accessed August 5, 2013.

무성포자 형성

무성포자에는 **포자낭포자(sporangiospore)**와 **분생포자(conidiospore; conidia)** 2가지 유형이 있다(**그림 4.13**).

1. 포자낭포자(**그림 4.13a**)는 **포자낭(sporangium)**이라고 하는 화경에 부착된 주머니 모양의 머리에서 연속적인 분열에 의하여 형성된다.
2. 분생포자 또는 **분생자(conidia)**는 포자를 싸고 있는 주머니에 둘러싸이지 않은 자유로운 포자이다. 분생포자는 특별한 생식균사의 끝에서 떨어져 나오거나 기존의 영양균사에서 분절되어 발생한다. 분생자에는 **그림 4.13b**에서 볼 수 있듯이 많은 다양한 형태가 있다.

유성포자 형성

진균은 수백만 개의 무성포자로 성공적으로 번식할 수 있다. 그렇다면 왜 유성포자의 생산이 필요할까? 이 답은 다른 유전자 조성을 가진 진균이 그들의 유전물질을 결합할 때 나타나는 중요한 변화에 있다. 식물과 동물에서와 마찬가지로, 두 어버이로부터 DNA의 혼합은 양쪽 어느 것과도 다른 유전자 조합을 가진 자손을 생산한다. 이러한 결합에서 나온 자손은 적응과 종의 생존에 잠재적으로 유리한 형태와 기능에서 약간의 변이를 가지게 된다.

대부분의 진균은 생활사의 어느 시점에는 유성포자를 생산한다. 이 과정의 본질은 2개의 다른 균주 사이의 생식 균사의 단순한 융합에서부터 분화된 웅성과 자성 구조의 복잡한 연합과 특별한 자실체 구조의 발생에 이르기까지 다양하다. 버섯의 먹는 부분이 실제로는 유성포자를 보호하고 퍼뜨리는 것을 돕기 위하여 고안된 자실체라는 것을 알면 놀랄 것이다.

4.3 학습 결과—진도 평가

11. 인간의 관점에서 진균의 2가지 유해한 활동과 2가지 유익한 활동을 열거하시오.
12. 진균 해부의 3가지 일반적인 특징을 열거하시오.
13. 종속영양, 부생균, 기생이라는 용어를 구분하시오.
14. 진균 균사와 균사체 생성 사이의 관계에 대하여 설명하시오.
15. 진균 포자가 발생하는 2가지 방식을 묘사하시오.

4.4 원생동물

원생동물이라는 이름은 그리스어로 "최초의 동물"이라는 용어에서 유래하였지만, 원생동물은 단순하거나 원시적인 것과는 거리가 멀다. 원생동물은 약 1만 2천 종의 동물을 포함하는 매우 큰 집단이며, 비록 단세포지만 운동, 섭식, 행동에서는 놀라운 특성을 가지고 있다. 이 집단의 대부분의 구성원은 무해한 물과 토양에서 자유 생활하는 서식 동물이지만, 몇 종이 집단적으로 매년 수억의 감염 사례의 원인이 되는 기생충이다. **원생동물**(protozoan)이라는 명칭은 정확한 분류학적 지칭이라기보다는 편의상 용어라는 것을 기억하라. 앞으로 설명하면서 왜 원생동물들이 함께 분류되었는지 이유를 알게 될 것이다. 이미 알다시피 원생동물은 유전적인 연관성보다는 신체적 특성의 유사성 때문이다.

원생동물의 형태와 기능

대부분의 원생동물 세포는 모든 주요한 진핵생물 세포소기관을 포함하고 있는 단일 세포이다. 원생동물의 세포소기관은 섭식, 생식, 운동을 위하여 고도로 전문화되어 있다. 세포질은 보통 **외피층(ectoplasm)**이라고 하는 투명한 외부 층과 내부 원형질(내질; endoplasm)이라고 하는 과립상 내부 지역으로 구분되어 있다. 내부 원형질은 핵, 미토콘드리아, 그리고 식포와 수축포를 수용하고 있다. 일부 원생동물은 심지어 운동을 조화시키기 위하여 원시적인 신경계와 같이 작동하는 세포소기관도 가지고 있다. 원생동물은 **위족**(거짓 발; pseudopod), 편모, 또는 섬모를 이용하여 액체 속에서 이동할 수 있다. 원생동물은 세포벽이 없기 때문에 어느 정도의 유연성을 가진다. 외부 경계는 음식, 폐기물, 분비물을 조절하는 세포막이다. 세포의 형태는 불변이거나(대부분의 섬모충) 끊임없이 변화한다(아메바). 어떤 아메바는 탄산칼슘으로 이루어진 단단한 외피에 자신을 넣기도 한다. 원생동물의 세포 크기는 대부분 3~300 μm 범위에 속한다. 주목할 만한 예외는 길이가 3~4 mm나 되는 거대 아메바와 섬모충인데 연못에서 헤엄치는 것을 관찰할 수 있을 정도로 크다.

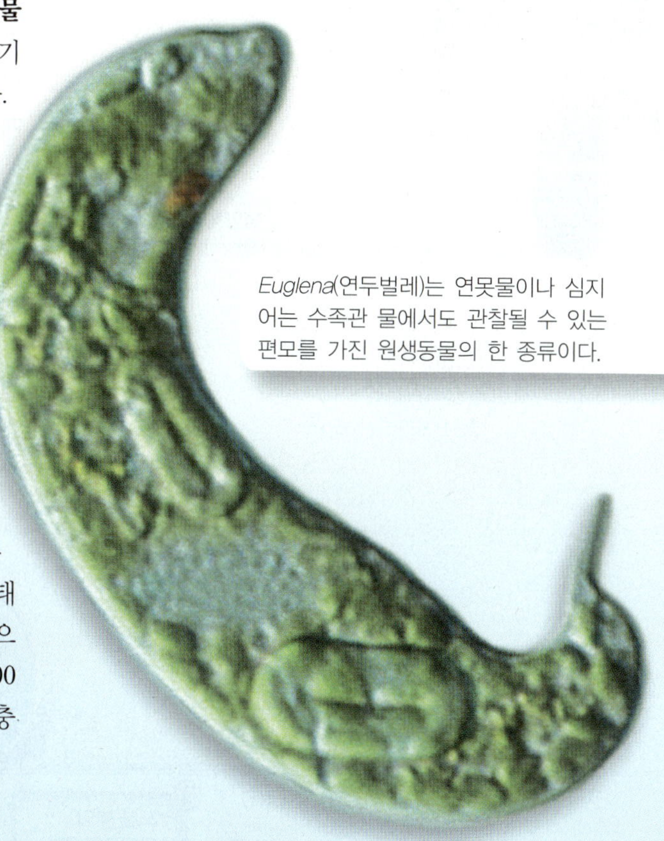

Euglena(연두벌레)는 연못물이나 심지어는 수족관 물에서도 관찰될 수 있는 편모를 가진 원생동물의 한 종류이다.

영양과 서식 범위

우리가 관심을 가지는 원생동물은 일반적으로 종속영양이며 복잡한 유기물 형태의 먹이를 요구한다. 자유 생활하는 종은 죽은 식물이나 동물 부스러기를 청소하며 살아 있는 세균과 조류를 먹기도 한다. 어떤 종은 구구(口溝; oral groove)와 같은 특별한 섭식 구조를 가지고 있어서, 포획된 먹이 입자의 소화를 위하여 액포로 포장하는 식도로 운반한다. 일부 원생동물은 세포막을 통하여 먹이를 바로 흡수하기도 한다. 기생하는 종은 혈장이나 소화액 같은 숙주의 유동체를 먹고 살거나 조직을 능동적으로 섭식한다.

원생동물은 다양한 서식지에 적응되었지만, 주된 제한 요인은 수분을 이용할 수 있는 정도이다. 그들의 유력한 서식지는 담수와 해수, 토양, 식물, 동물이다. 극한의 온도나 pH도 그들이 존재하는 데 장애가 되지 못한다. 온천, 얼음, 높거나 낮은 pH 서식지에서도 내구력이 있는 종들이 발견된다. 많은 원생동물은 포낭이라고 하는 저항성이 있고 휴지기 상태로 변환할 수 있다.

생활 주기와 생식

대부분의 원생동물은 **영양체(trophozoite)**라고 하는 운동성이 있는 섭식 단계로 인지될 수 있다. 이는 활동하기 위하여 충분한 먹이와 수분을 요구하는 단계이다. 많은 종이 환경 조건이 생장과 섭식에 불리해지면 **포낭(cyst)**이라고 하는 휴지기 단계로 진입할 수 있는 능력을 가지고 있다. **포낭 형성**(encystment) 시기에 영양체 세포는 구형으로 뭉치며, 외피층은 세포막 주위에 튼튼하고 두꺼운 표피를 분비한다(**그림 4.14**). 포낭은 보통 세포에 비하여 열, 건조, 화학물질에 저항성이 더 크기 때문에 불리한 시기에 생존할 수 있다. 포낭은 기류에 의하여 분산될 수 있기 때문에 아메바성 이질과 같은 질병을 전파하는 데 중요한 요인이 된다. 수분과 양분이 공급되면 포낭은 부서지고 열려져 활동성이 있는 영양체를 방출한다.

원생동물의 생활 주기는 단순한 것에서 복잡한 것까지 다양하다. 몇몇 원생동물 집단은 단지 영양체 상태로만 존재한다. 대부분은 서식지의 조건에 따라 영양체와 포낭 단계를 교대한다. 기생성 원생동물의 생활 주기는 다른 숙주로의 전파 방식을 명령한다. 예를 들어 편모충인 *Trichomonas vaginalis*는 일반적인 성병을 유발한다. 이는 포낭을 형성하지 않기 때문에 취약하며 따라서 성행위 상대자와 직접적인 접촉을 통해서만 전파될 수 있다. 대조

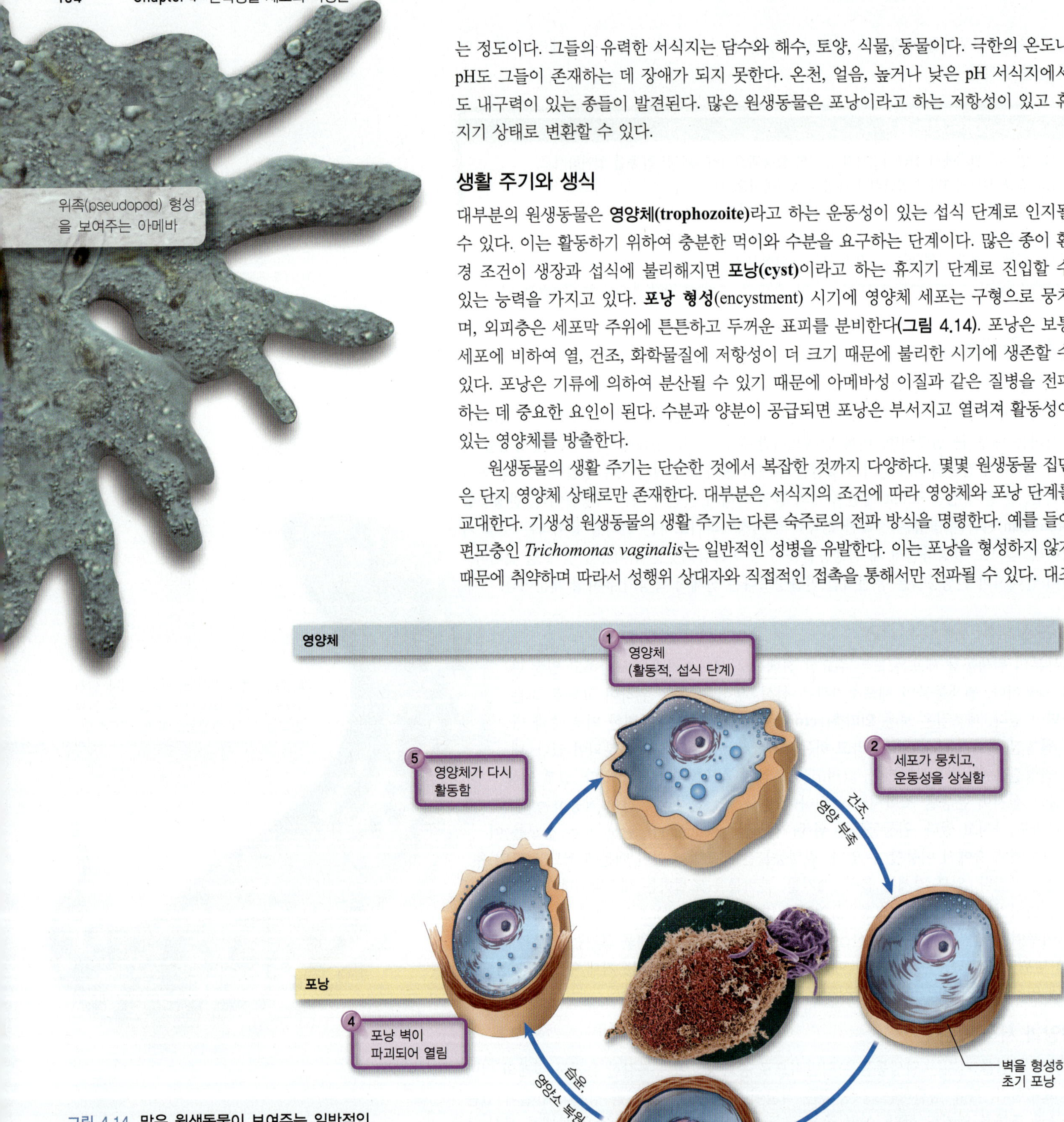

그림 4.14 **많은 원생동물이 보여주는 일반적인 생활 주기.** 모든 원생동물은 영양체 형태를 가지고 있지만, 모두 포낭을 생성하지는 않는다. 중앙의 사진은 *Giardia* 영양체(자주색)가 포낭 형태(주황색)으로부터 나오는 것을 보여준다.

적으로 장 병원균인 *Entamoeba histolytica*와 *Giardia lamblia*는 포낭을 형성하며 오염된 물이나 음식을 통하여 쉽게 전파된다.

모든 원생동물은 비교적 단순한 무성생식 방법인 일반 유사분열을 통하여 생식한다. 말라리아와 톡소플라스마증의 원인 매개체를 포함하는 몇몇 기생성 종은 숙주 세포 내에서 여러 차례 분열하여 무성생식으로 증식한다. 유성생식도 대부분의 원생동물의 생활 주기에서 나타난다. 섬모충은 두 세포가 일시적으로 융합하여 미소핵을 교환하는 유전자 교환의 형태인 **접합(conjugation)**에 참여한다. 이 유성생식 재조합 과정은 진화에서 유리한 새롭고 상이한 유전적 조합을 가져온다.

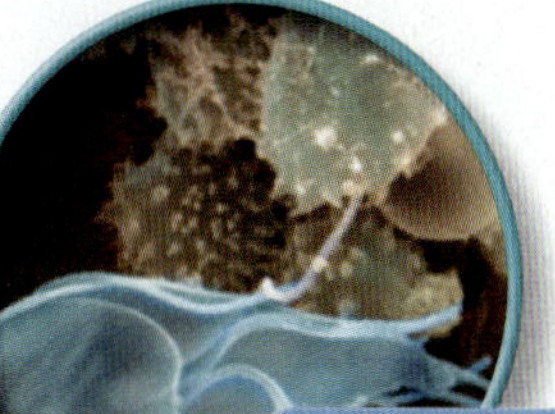

Giardia lamblia

NCLEX® 준비

2. 환자가 *Trichomonas vaginalis* 진단을 받았다. 다음 중 어느 것이 환자가 이 질병이 진행되는 전파 방식에 대하여 이해하였다는 것을 나타내는가? 환자는 그녀가 다음 행동을 했다고 한다.
   a. 오염된 음식을 먹었다.
   b. 오염된 물을 마셨다.
   c. 친밀한 접촉을 하였다.
   d. 햇볕에 과도하게 노출하였다.

선택된 의학적으로 중요한 원생동물의 분류

언급하였듯이 분류학자들은 원생동물을 분류하는 데 문제점을 가지고 있다. 원생동물은 매우 다양하며, 일반화하거나 적절한 집단으로 배치하려는 시도는 종종 좌절하게 된다. 이 책에서는 운동 방식에 근거하여 육질충(Sarcodina; 위족), 섬모충(Ciliophora; 섬모), 편모충(Mastigophora; 편모), 포자충(Sporozoa; 활주 운동)의 4개 집단으로 구분하는 일반적이고 단순한 체계를 사용한다(**표 4.4**).

표 4.4 주요한 병원성 원생동물

원생동물	질병	보유 숙주/공급원	
아메바성 원생동물(육질충; Sarcodina)			
Entamoeba histolytica	아메바증(장과 기타 증상)	인간, 물, 음식	
Naegleria, Acanthamoeba	뇌 감염	물	
섬모가 있는 원생동물(섬모충; Ciliophora)			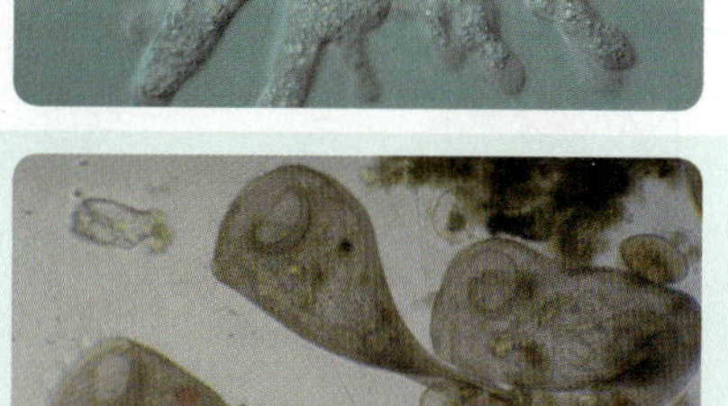
Balantidium coli (*Stentor*의 오른쪽 사진)	발란티듐병(Balantidiosis; 장과 기타 증상)	돼지, 소	
편모가 있는 원생동물(편모충; Mastigophora)			
Giardia lamblia	편모충증(Giardiasis; 장 통증)	동물, 물, 음식	
Trichomonas vaginalis	트리코모나스증(Trichomoniasis; 질 증상)	인간	
Trypanosoma brucei, T. cruzi	트리파노소마증(Trypanosomiasis; 장 통증과 광범위한 기관 손상)	동물, 매개체 감염	
Leishmania donovani, L. tropica, L. brasiliensis	리슈마니아증(Leishmaniasis; 피부 손상 또는 내장의 광범위한 연관)	동물, 매개체 감염	
포자 형성 원생동물(포자충 Sporozoa)			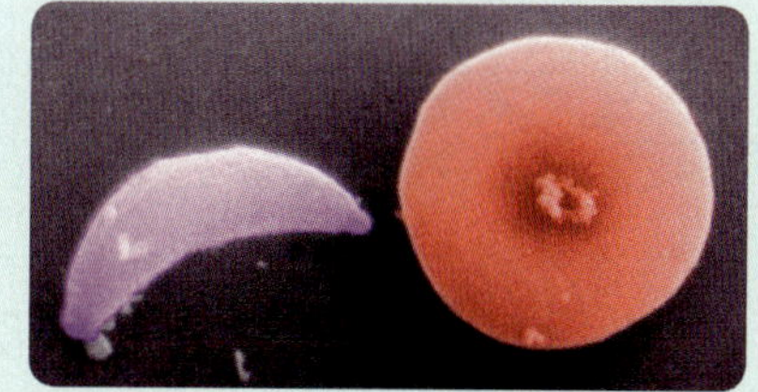
Plasmodium vivax, P. falci-parum, P. malariae	말라리아(Malaria; 심혈관과 기타 증상)	인간, 매개체 감염	
Toxoplasma gondii	톡소플라즈마증(Toxoplasmosis; 독감 같은 질환이나 무증상 감염)	동물, 매개체 감염	
Cryptosporidium	크립토스포리듐증(Cryptosporidiosis; 장과 기타 증상)	물, 음식	
Cyclospora cayetanensis	원포자증(Cyclosporiasis; 장과 기타 증상)	물, 신선한 농산물	

4.4 학습 결과—진도 평가

16. 원생동물이 비공식적으로 단일 집단에 속하는지를 설명해 주는 원생동물의 특징을 묘사하시오.
17. 원생동물이 나타내는 3가지 이동 방법을 열거하시오.
18. 포낭 단계가 원생동물에 왜 유용한지 설명하시오.
19. 4가지 유형의 원생동물 각각에 의하여 유발되는 질병의 예를 제시하시오.

4.5 기생충

촌충, 흡충, 회충(선형동물)은 집단적으로 그리스어로 '벌레'라는 의미인 **기생충**(helminth)이라고 한다. 성체 표본은 육안으로 볼 수 있을 정도로 크고, 범위는 길이가 25 m에 이르는 대형 촌충으로부터 1 mm가 채 되지 않는 회충까지이다. 기생충은 감염력을 가지고 있고 현미경적인 알과 유충을 생성하기 때문에 이 책에 포함하였다.

체형에 근거한 기생충의 주요한 2개의 집단은 편형동물(flatworm; Platyhelminthes 문)과 **선충류(nematode)**라고도 하는 선형동물(roundworm; Aschelminthes 문)이다. 편형동물은 매우 얇고 종종 분절된 체형이며(**그림 4.15**), 선형동물은 긴 원통형의 분절되

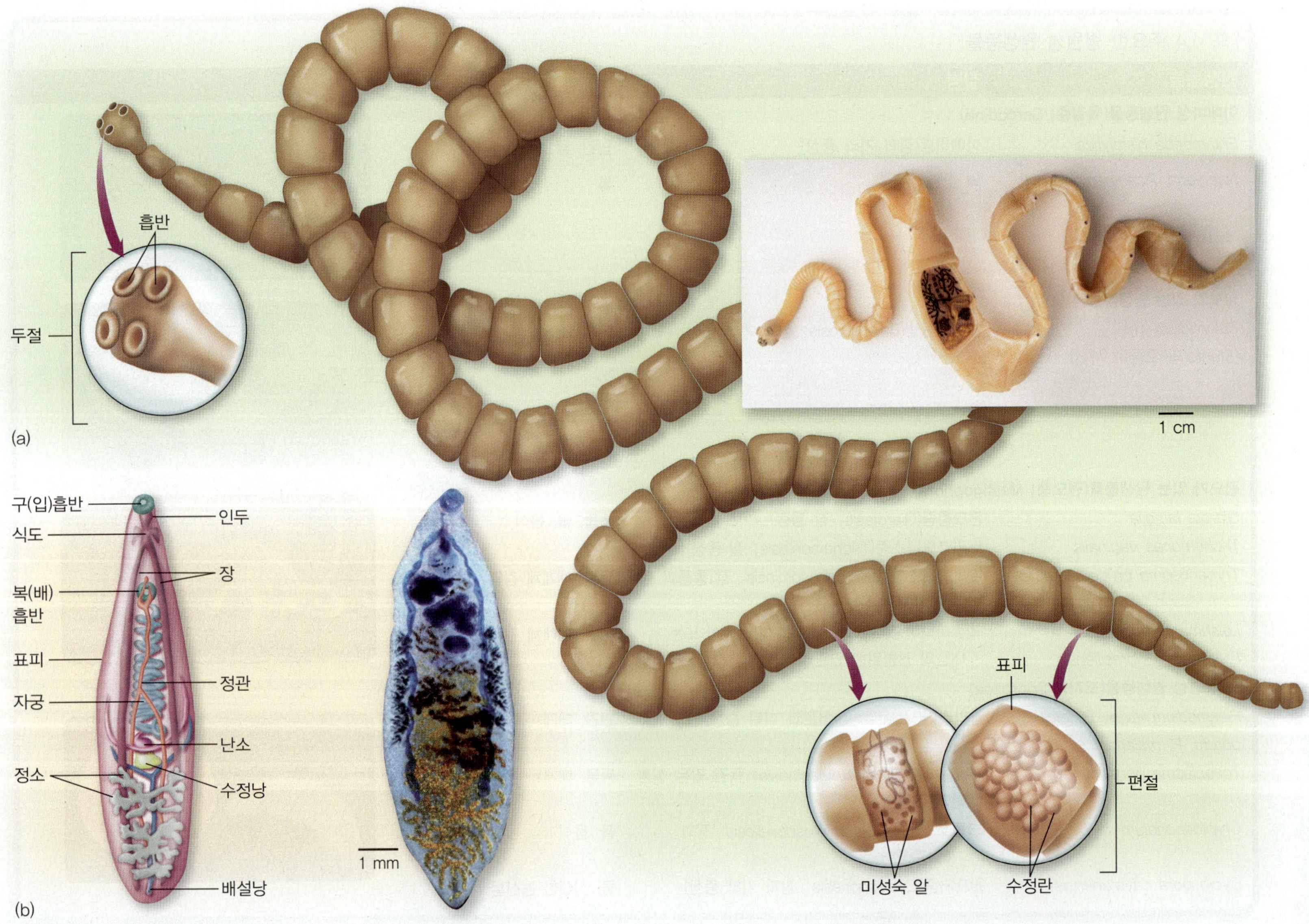

그림 4.15 **기생성 편형동물.** (a) 촌충의 두절; 긴 테이프 같은 몸체; 미성숙 편절과 성숙한 편절의 확대도. 사진은 실제 촌충을 보여준다. (b) 흡충의 구조. 숙주 조직에 부착하는 흡반과 생식기관과 소화기관이 지배적인 것을 주목하라.

지 않은 체형이다(**그림 4.16**). 편형동물 집단은 긴 리본 같은 배열로 인하여 이름 지어진 **촌충(cestode**; tapeworm)과 납작한 난형인 **흡충(trematode**; fluke)으로 세분화된다. 모든 편형동물과 선형동물이 본래 기생성은 아니고, 많은 종이 토양과 물에 자유롭게 서식한다. 병원성 기생충은 생활사의 일부를 위장관에서 보낸다.

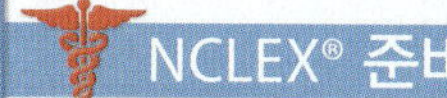

NCLEX® 준비

3. 어느 집단의 기생충이 촌충과 흡충으로 세분되는가?
   a. 선형동물
   b. 촌충
   c. 편형동물
   d. 요충

일반적인 기생충의 형태

모든 유충은 어느 정도의 기관과 기관계를 갖추고 있는 다세포 동물이다. 기생충에서 가장 발달한 기관은 생식관이며, 어느 정도 축소된 소화, 배설, 신경, 근육계를 가진다.

*Planaria*는 고등학교와 대학교 생물학 실험에서 종종 배우는 편형동물이다.

생활 주기와 생식

기생충의 완전한 생활 주기는 수정된 알(배아), 유충기, 성체기를 포함한다. 대부분의 기생충 성체는 숙주의 몸 안에서 양분을 취하고 유성 생식한다. 선충에서 성은 분리되어 있으며 보통 형태가 다르다. 흡충은 자웅이체(dioecism) 또는 **자웅동체(hermaphroditic)**이다. 촌충은 일반적으로 자웅동체이다. 기생충은 알이나 유충의 감염성 형태를 같은 종 또는 다른 종의 다른 숙주에게 전파하여 생활 주기를 완료해야 한다. 유충의 발생이 일어나는 숙주를 중간(2차) 숙주라고 하며, 성체기와 교미가 일어나는 숙주를 **고유 숙주(definitive host)** 또는 **최종 숙주(final host)**라고 한다. **운반 숙주**(transport host)는 기생충의 발생은 경험하지 않는 중간 숙주이지만 생활 주기를 완료하는 데 필수적인 연결 고리이다.

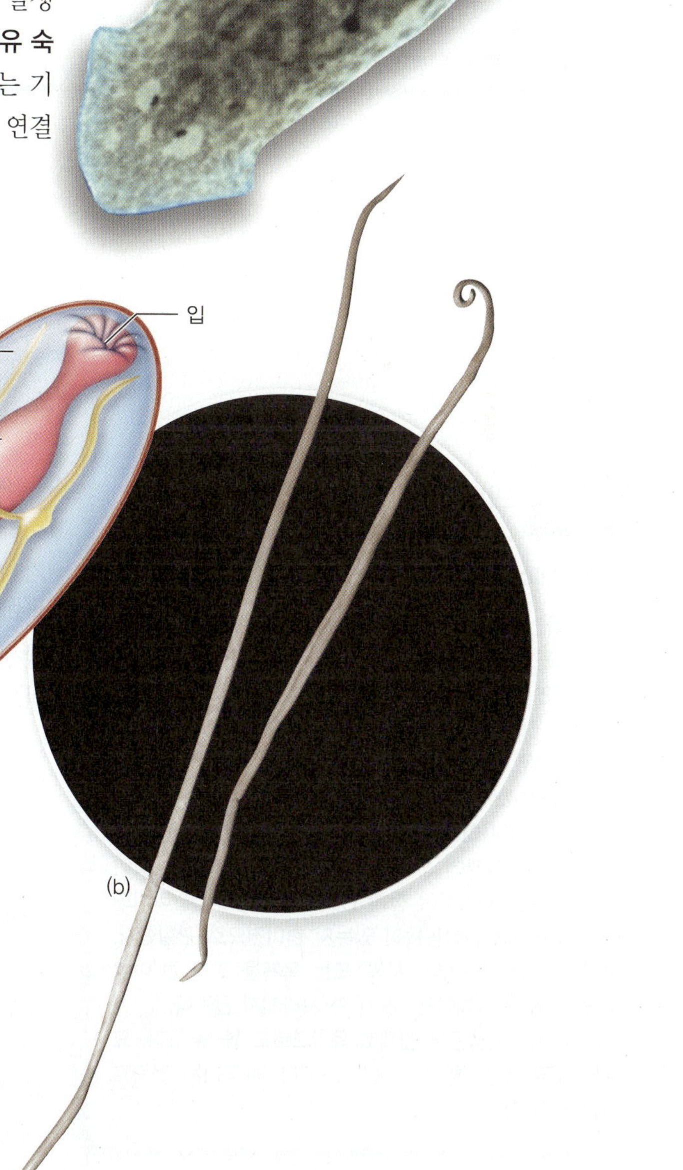

그림 4.16 기생성 선형동물. (a) 수컷 *Ascaris* 선충류(회충). (b) 암컷(왼쪽)과 수컷(오른쪽) *Ascaris*.

표 4.5 기생충의 예와 전파 방식

통속명	질병 또는 기생충	생활주기 요구조건	인간에게 전파되는 방식
선형동물			
선충류			
장 선충			음식물 섭취
알(배아) 단계 감염			
Ascaris lumbricoides	회충증	인간	알에 의한 토양의 분변 오염
Enterobius vermicularis	요충	인간	밀접한 접촉
유충단계 감염			
Trichinella spiralis	선모충	돼지, 야생 포유류	유충을 포함하고 있는 육류의 소비
조직 선충			유충이 조직 속으로 파고 들어감
Onchocerca volvulus	사상충증	인간, 흑파리	파리에 물림
Dracunculus medinensis	메디나충	인간과 *Cyclops* (검물벼룩; 수서 무척추동물)	*Cyclops*를 포함하고 있는 물의 섭취
편형동물			
흡충			
Schistosoma japonicum	주혈흡충	인간과 달팽이	유충 단계가 피부를 통해 침투
촌충			
Taenia solium	갈고리촌충	인간, 돼지	덜 익히거나 익히지 않은 돼지고기의 소비
Diphyllobothrium latum	긴촌충	인간, 어류	덜 익히거나 익히지 않은 생선의 소비

일반적으로 인간에 대한 감염원은 오염된 음식, 토양, 물 또는 감염된 동물이다. 감염 경로는 입으로 섭취하거나 상처가 없는 피부를 통한 침투이다. 인간은 **표 4.5**에 열거된 많은 기생충의 고유 숙주이다. 질병의 절반 정도는 인간이 유일한 생물학적인 보유 숙주이다. 다른 경우에는 동물 또는 곤충 매개체가 저장 숙주로 작용하거나 기생충의 발생을 위하여 필요하다.

수정란은 보통 환경으로 방출되며, 보호하는 껍질과 유충으로 발생하는 것을 도와주는 여분의 먹이가 제공된다. 그렇더라도 대부분의 알과 유충은 열, 저온, 건조, 포식자에 취약하며 파괴되거나 새로운 숙주에 도달하지 못한다. 이러한 엄청난 폐사율에 저항하기 위하여, 어떤 기생충은 믿을 수 없을 정도의 생식 능력을 보유하도록 적응되었다. 한 마리의 암컷 *Ascaris*는 하루에 20만 개의 알을 낳으며, 성충은 2천 5백만 개의 다양한 발생 단계에 있는 알을 가지고 있다! 이 알 중에서 매우 적은 수만 다른 숙주에 도달하더라도 기생충은 생활 주기를 성공적으로 완료할 수 있다.

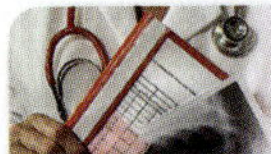

의학적 중요성

요충: 테이프 검사

편형동물인 *Enterobius vermicularis*는 아주 작은 크기에도 불구하고 엄청난 불편을 초래할 수 있다! 이 작은 기생충과 연관된 항문의 가려움증은 밤에 잠을 자지 못하게 할 수 있다. 심각한 가려움은 암컷이 밤에 알을 낳기 위하여 항문 근처에 출현하기 때문이다.

*Enterobius vermicularis*를 탐지하는 가장 쉬운 방법은 테이프 검사이다. 테이프 검사를 수행하기 위해서는 항문 주위의 피부에 셀로판테이프 조각을 부착하는 것이다. 테이프를 제거하여 접착 면이 아래로 가게 슬라이드 글라스에 놓고 편형동물이 있는지 현미경으로 관찰한다. 이 검사는 화장실이나, 샤워, 또는 목욕을 하기 전 아침에 맨 먼저 수행해야만 "증거"가 사라지지 않는다.

이 작은 기생충은 실제로 육안으로도 볼 수 있다. 요충은 매우 작은 흰색의 실로 보이며, 움직이는 것으로 판단할 수 있다.

기생충 주기: 요충

인간에서 기생충의 주기를 도해하여 설명하기 위하여, 편형동물인 *Enterobius vermicularis,* 요충(pinworm; seatworm)을 예로 사용한다. 이 기생충은 대장에 매우 흔하게 침입한다. 요충은 길이가 2~12 mm 범위이며, 끝이 뾰족하고 굽은 원통형이다(**그림 4.17**). 요충증(enterobiasis)은 보통 장(intestine)을 넘어서 전파되지 않는, 단순하고 합병증을 수반하지 않는 감염을 유발한다.

주기는 사람이 다른 감염된 사람과 직접 접촉하거나 그 사람이 만졌던 물건을 만질 때 현미경적인 알을 삼켜서 시작된다. 알은 장에서 부화하며 유충이 방출되고 1개월 이내에 성충으로 성숙한다. 수컷과 암컷이 교미하고, 암컷은 알을 낳기 위하여 항문으로

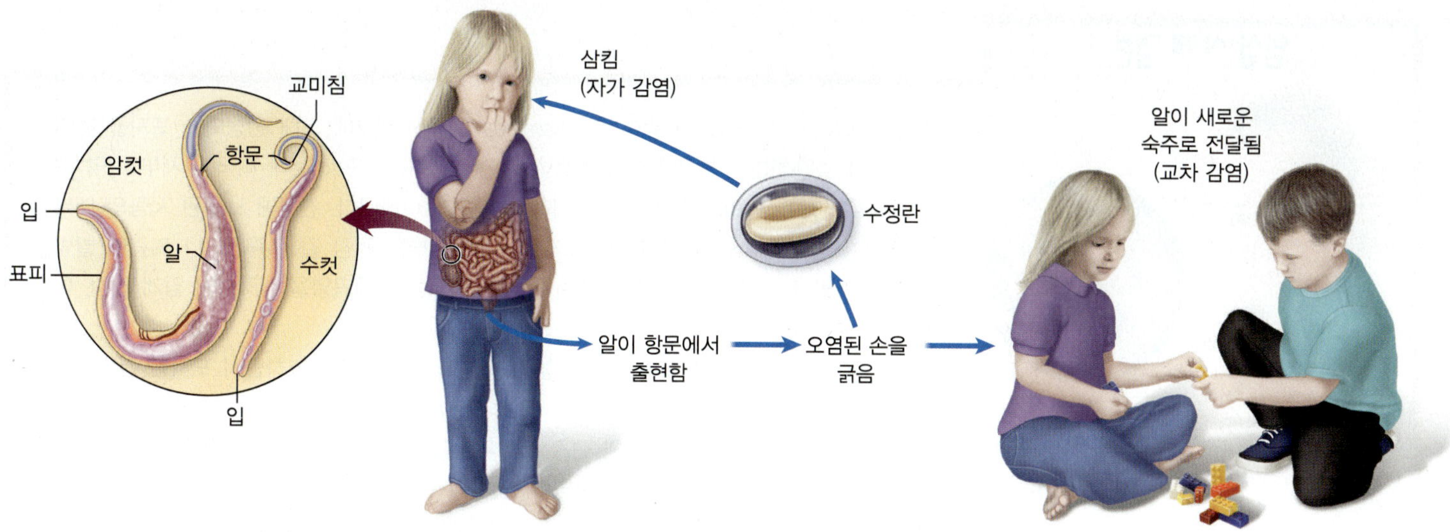

그림 4.17 편형동물인 요충의 생활 주기. 알이 감염 단계이며 오염된 손에 의하여 전파된다. 어린이들은 종종 자신에게 재감염시키며 또한 다른 사람들에게도 기생충을 전파한다.

이동하는데, 이때 긁어야만 해소되는 심한 가려움이 발생한다. 여기에 중요한 전파 수단이 있다. 바로 손가락이다. 가려운 부위를 긁으면 손가락이 오염되며, 이는 침대보나 다른 무생물 물체에 알을 전달한다. 이 사람은 숙주이면서 알의 출처가 되며, 자신을 재감염시킬 뿐 아니라 다른 사람에게 전파할 수 있다. 요충증은 가족이나 다른 가까이 사는 사람에게 출현한다. 요충은 전 세계적으로 모든 사회경제적 집단에 분포하지만, 나이든 사람보다는 어린 사람을 더 빈번하게 공격하는 것으로 보인다.

기생충의 분포와 중요성

약 50종의 기생충이 사람에 기생한다. 기생충은 사람이 살고 있는 전 세계 모든 지역에 분포한다. 일부 기생충은 특정한 지리학적 지역에 국한되어 있고, 많은 경우 열대지방에서 발생률이 높다. 제트기 시대의 여행과 인간의 이주에 의하여 기생충 감염의 양상이 점진적으로 변화하며, 특히 대체 숙주나 발생을 위하여 특별한 기후 조건을 필요로 하지 않는 종의 경우에는 더욱 그렇기 때문에 이러한 지식은 현실을 반영하여 조절되어야 한다. 전 세계적인 기생충 감염 사례는 수십억 건이며, 개발도상국에만 국한되지 않는다. 북미 대륙에서만도 대략 5천만 건의 기생충 감염이 있는 것으로 추정된다.

4.5 학습 결과—진도 평가

20. 기생충의 2가지 주요 집단을 열거하고, 각 신체 유형을 대표하는 예를 드시오.
21. 전형적인 기생충 생활 주기의 단계를 요약하시오.

임상 사례 결론

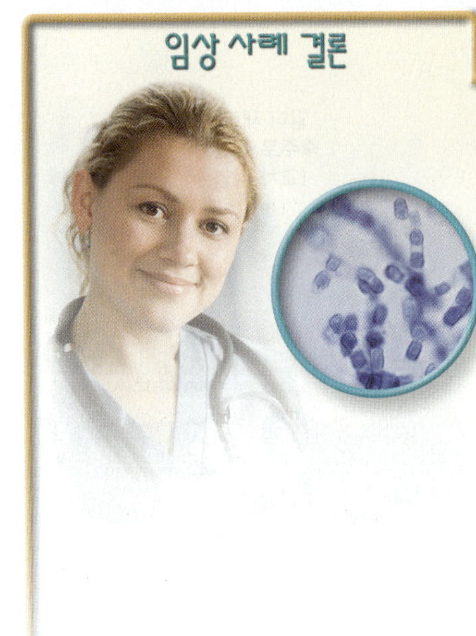

콕시디오이데즈 진균증은 사람이 *Coccidioides immitis* 진균에 의해 생성되는 포자를 흡입하였을 때 발생한다. 이 질병은 계곡열(Valley fever)이라고도 하는데 미국 남서부 사막 지역의 풍토병이며, 남미와 중미에서도 사례가 흔하게 나타난다. 진균에 노출된 사람의 대부분은 어떤 징후나 질병을 전혀 나타내지 않는다. 일부는 독감 같은 증상이나 폐렴이 발병하여 몇 개월 정도 지속된다. 면역 체계가 약화된 사람은 계곡열을 심각하게 앓게 되며, 어떤 경우에는 치명적이다.

이 장 서론의 임상 사례의 환자는 농장 노동자로 야외에서 일하면서 포자를 흡입하였을 가능성이 높은데, 이는 캘리포니아가 *Coccidioides immitis*가 발견되는 곳이기 때문이다. 그의 흉부 X-선 사진에 이 질병의 전형적인 폐 결절이 나타났으며(이는 암으로 오진될 수 있음), 혈액 검사는 진균에 양성을 보였다. 진균의 현미경적 증거는 가래 시료에서 확인되었다. 항진균 약물 치료를 시작하자 서서히 개선되어 완전히 회복되었다. 최초 증상의 오해로 인하여, 환자의 약물 치료는 최초에 항생제로 시작하였다. 항생제는 세균에는 효과가 있지만 이 진균을 표적으로 하여 파괴하지 않는다.

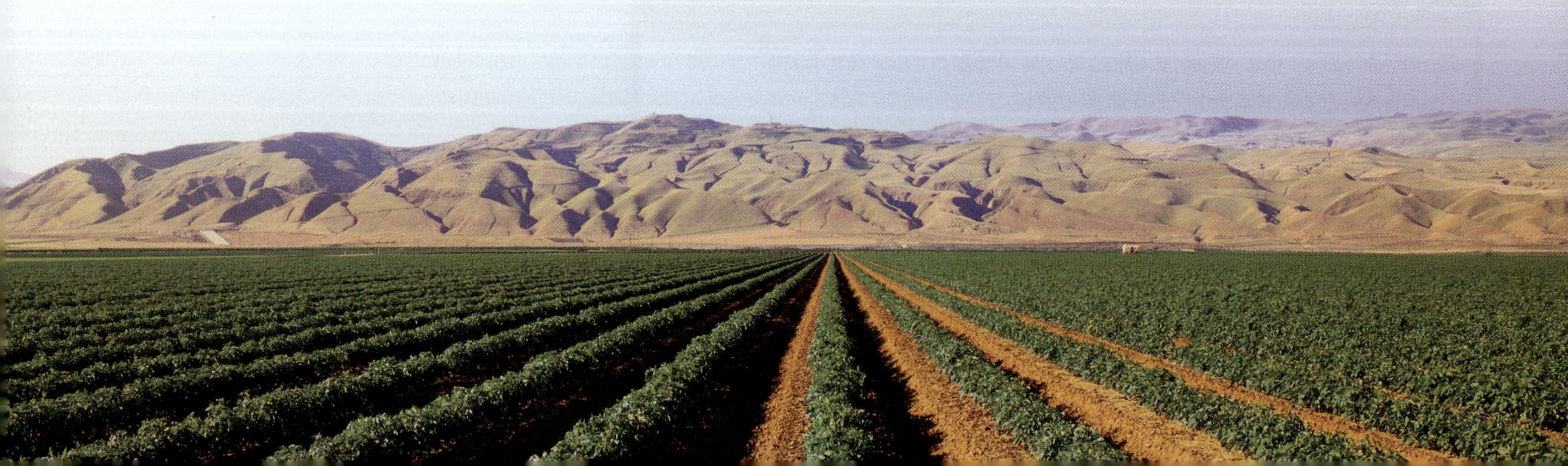

치명적인 물림: 말라리아

말라리아는 현재 세계에서 가장 두려운 질병 중 하나이며, 빈곤한 열대 국가에 가장 심각한 영향을 미친다. 매년 전 세계적으로 2억 2천만 건의 말라리아 사례가 진단되고 있으며, 1분마다 어린이 한 명이 예방 가능한 말라리아로 인하여 사망하고 있다. 미국에서 발생하는 1,500건 정도에 달하는 말라리아 사례의 거의 대부분이 해외여행에서 얻어온 것이다.

말라리아는 기생성 원생동물인 *Plasmodium* 속에 의하여 유발된다. 말라리아는 암컷 *Anopheles* 모기에 물려서 병에 걸린다. 수컷 모기는 타액을 통하여 감염성 기생충을 자신이 먹이를 섭취하는 숙주에게 전달한다. 원생동물은 혈류로 들어가서 궁극적으로는 적혈구에 들어가 세포에 포함된 단백질과 헤모글로빈을 섭취한다. 원생동물은 적혈구 내부에서 급속하게 증식하며, 적혈구 세포는 결국 파열되어 혈류에 독소를 방출하여 말라리아와 연관된 증상을 유발한다.

증상은 종에 따라서 48 또는 72시간마다 주기적으로 나타나며, 관절과 근육 통증, 두통, 불안감, 그리고 발열과 오한 등이 포함된다. 적혈구 파괴와 용혈로 인하여 빈혈과 황달도 나타날 수 있다. 치료하지 않으면 신부전, 간 질환, 사망까지 초래된다. *P. falciparum*이 *Plasmodium* 중에서 가장 치명적인 종이다.

말라리아에 의한 사망의 90% 가까이가 사하라 사막 이남 아프리카의 교외에서 현재 발생한다. 아프리카 모기 종의 생물학, 이 지역의 기후, 그리고 특정한 인구 집단에서 병원균에 대한 낮은 면역력에 기인한다. 흥미롭게도 이 지역의 많은 개인에 나타나는 겸상 빈혈 특징은 말라리아, 특히 *P. falciparum* 형태에 대한 약간의 면역력을 부여한다.

키니네(quinine)가 여러 해 동안 표준 치료법이었지만, 약제 내성이 점점 커지는 문제이다. 알테수네이트(Artesunate; artemisinin)가 말라리아를 치료하는 신약이지만, 미국에서의 사용은 극히 제한적이고 다른 곳에서는 이미 내성이 나타났다. 치료를 외래 환자로 할지 입원 환자로 할지는 환자의 상태와 감염의 심각성 그리고 적합한 의료 시설을 이용할 수 있는지에 따라 결정된다. 적절한 치료를 받은 사람은 대부분 완전히 회복된다. HIV와 동시에 감염되면 말라리아로부터 회복이 복잡해질 수 있는데, 이는 HIV/AIDS 이환율이 특히 높은 남부 아프리카 국가에서 가공할 문제를 발생하고 있다.

말라리아가 발생하는 것으로 알려진 국가를 여행할 때는 말라리아에 걸리는 것을 예방하기 위하여 피부를 최대한 보호해야 한다. *Anopheles* 모기는 해질 무렵과 동이 틀 무렵에 가장 활동적이다. 모기장은 물릴 위험을 감소시켜 줄 수 있다. 말라리아가 창궐하는 국가로 여행하는 사람은 예방 차원에서 키니네와 다른 약을 권장한다.

*Anopheles albimanus*는 말라리아를 옮기는 모기의 한 종이다. 이 종은 중미 지방에서 발견된다.

요약

4.1 진핵생물의 역사

- 진핵생물은 핵과 막에 의해 구획된 세포소기관을 가지고 있는 세포이다. 진핵생물도 세균과 마찬가지로 최후의 공통 조상이라고 하는 원시적인 세포에서 유래하였다. 진핵세포 구조는 진핵생물이 단세포부터 복잡한 다세포 형태의 무한한 종으로 다양화 할 수 있도록 하였다.

4.2 진핵세포의 구조

- 대부분 진핵생물의 공통적인 세포 구조는 세포막, 핵, 액포, 미토콘드리아, 소포체, 골지체, 세포골격이다. 세포벽, 엽록체, 운동기관은 일부 진핵생물 집단에 존재한다.
- 현미경적 진핵생물은 편모나 섬모와 같은 운동기관을 이용하여 자신을 이동하거나 먹이를 찾는다.
- 글리코칼릭스는 대부분 진핵세포의 가장 바깥쪽 경계이다. 그 기능은 보호, 부착, 환경과 다른 생물로부터 오는 화학적 신호를 수용하는 것이다.
- 진핵생물의 세포막은 세균과 기능은 유사하지만, 구성에 있어서는 추가적인 안정제로서 스테롤을 보유하고 있다는 점에서 다르다.
- 진균은 글리칸과 키틴 또는 셀룰로오스로 구성된 세포벽을 가지고 있다.
- 진핵생물의 유전체는 이중 막에 의하여 둘러싸인 구형의 구조인 핵에 위치한다. 핵은 리보솜 합성이 일어나는 부위인 핵인을 포함한다. DNA는 핵에서 염색체로 조직화된다.
- 소포체(ER)는 세포 전체에 펼쳐 있는 막으로 된 통로의 내부 그물 구조이다.
- 골지체는 소포체로부터 물질을 받아서 저장하거나 분비를 위하여 세포막으로 운반할 수 있도록 주위에 소낭을 형성하는 포장 센터이다.
- 미토콘드리아는 다양한 세포 활동에 사용되는 ATP 형태로 에너지를 생산한다.
- 식물과 조류에서 발견되는 막으로 된 다발인 엽록체는 광합성에 이용된다.
- 리보솜은 진핵생물과 세균에 모두 존재하는 단백질 합성의 부위이다.
- 세포골격은 세포의 형태를 유지하며 세포 내에서 세포질의 이동, 세포 분열 시 염색체의 이동, 그리고 일부 집단에서 단위로서 세포의 운동을 일으킨다.

4.3 진균

- 진균은 세포벽을 가지고 있는 비광합성 생물이다. 진균은 부생균 또는 기생성이며, 단세포, 균체, 또는 다세포이다.
- 인간의 질병을 유발하는 진균에는 건강한 사람을 감염시키는 1차 병원균과 약화된 숙주에만 질병을 유발하는 기회 감염균의 2가지 범주가 있다.
- 모든 진균은 종속영양이다.
- 진균은 무성생식과 유성생식 전략을 모두 사용한다.
- 진균은 포낭포자와 분생포자라고 불리는 무성포자를 생산할 수 있다.
- 진균의 유생포자는 진균의 형태와 기능에 변이를 통합할 수 있도록 한다.

4.4 원생동물

- 원생동물은 대부분 분화된 조직이 결여된 단세포 진핵생물이다.
- 질병을 유발하는 원생동물은 일반적으로 종속영양이며 보통 어떠한 형태의 운동성을 보인다. 모두 영양체를 가지고 있으며, 많은 종은 포낭이라고 하는 저항성이 있는 단계를 생산한다.

4.5 기생충

- 동물계에는 미생물학에서 연구되는 구성원을 포함하는 유일한 집단을 하나 가지고 있다. 이는 기생충이다. 기생성 구성원은 편형동물과 선형동물이며 인간의 조직에 침범하여 생식을 할 수 있다.

선다형 문제 Bloom의 1, 2단계: 기억, 이해

보기에서 맞는 답을 선택하시오.

1. 위족은 어느 생물의 운동에 이용되는가?
   a. 기생충 c. 진균
   b. 원생동물 d. 조류
2. 골지체의 기능은?
   a. 미토콘드리아로부터 소낭을 받아들인다.
   b. 산물을 전이 소낭으로 포장한다.
   c. 단백질을 변형한다.
   d. 단백질과 스테롤을 합성한다.
3. 효모는 ___________ 진균이고, 곰팡이는 ___________ 진균이다.
   a. 거시적, 현미경적 c. 운동성, 비운동성
   b. 단세포, 사상체 d. 수서, 육상
4. 진균이 생식과 증식을 위하여 생산하는 구조는?
   a. 내생포자 c. 포자
   b. 낭포 d. 알

5. 말라리아를 유발하는 원생동물이 속하는 집단은?
   a. 육질충
   b. 섬모충
   c. 편모충
   d. 포자충
6. 기생성 기생충은 어디에서 성체에 도달하고 교미하는가?
   a. 중간 숙주
   b. 임시 숙주
   c. 고유 숙주
   d. 종식 숙주
7. 미토콘드리아는 어디에서 유래하였는가?
   a. 고세균
   b. 세포막의 함입
   c. 세균
   d. 엽록체
8. 기생충은?
   a. 단세포 동물이다.
   b. 모두 기생성이다.
   c. 자웅동체일 수 있다.
   d. 포자에 의하여 생식한다.

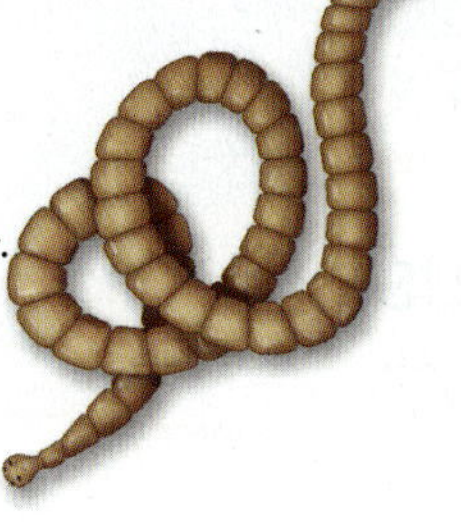

비판적 사고 Bloom의 3, 4, 5단계: 적용, 분석, 평가

비판적 사고는 사실과 개념을 이용하여 추론하고 문제를 해결하는 능력이다. 이러한 문제는 다양한 각도에서 접근될 수 있으며, 대부분의 경우 하나만의 옳은 답을 가지지는 않는다.

1. 진핵세포를 작은 도시라고 생각하고, 각각의 세포소기관이 하는 역할과 도시의 전반적인 기능에 대한 중요성을 묘사하는 짧은 수필을 작성하시오. 만약 그 세포소기관이 작동을 중지한다면 도시에 어떤 일이 일어날지에 대한 분석을 하시오.
2. a. 환자의 시료를 분석한 결과 세포벽을 포함하고 있는 세포가 나타났다. 머지않아 감염을 유발할 수 있는 종류의 미생물에 대하여 논의하시오.
   b. 추가적인 분석에 의하여 핵과 80S 리보솜의 존재가 나타났다. 이 사실이 환자의 감염을 유발하는 미생물의 유형에 대한 여러분의 가설에 어떠한 변화를 가져다주는지 논의하시오.
   c. 미생물의 최종 생화학 분석은 세포벽이 키틴으로 구성되어 있다는 것을 보여주었다. 모든 증거에 근거하여 환자의 미생물 유형에 대한 최종적인 판단을 제공하시오.
3. a. *Candida albicans*는 일반적으로 국소적 투약으로 해소되는 점질막의 피하조직 감염을 초래한다. 그러나 *C. albicans*가 흡기되면 면역력이 약화된 환자의 폐 내부 감염이 일어날 수 있으며, 진균 생물학의 이해에 근거하면 병원균만큼 환자에게도 치료가 독성을 띠게 된다. 이 진균이 어떻게 폐에 심각한 형태의 질환을 유발할 수 있고 그러한 감염이 왜 치료하기 어려운지 설명하시오.
   b. 추가적인 조사를 수행하여 진균이 Fleming의 최초 항생물질 발견에 어떻게 역할을 하였는지 요약하시오. Fleming의 유명한 페트리 접시를 그리고, 접시의 어떠한 면이 그에게 진균 오염이 매우 가치 있는 생화학적 단서를 실제로 제공하였는지 설명하시오.
4. a. 세균과 원생동물이 생장과 생존에 불리한 환경 조건에서 살아남는 방법을 비교하고 대조하시오.
   b. 나타난 증상에 기초하여 여러분은 환자가 아메바증을 앓고 있다고 가정하였다. 그러나 병원균의 실험실 분석 결과가 나왔을 때, 그 미생물이 편모가 있다는 것을 알게 되었다. 이러한 정보가 환자의 질병 진단에 대한 여러분의 생각을 어떻게 바꿀 수 있는지 설명하시오.
5. a. 대부분의 촌충은 신체의 부분이 절단되었을 때 새로운 편절을 생장할 수 있는 재생 능력을 가진다. 촌충 구조에 대한 이해를 바탕으로, 감염을 효과적으로 치료하기 위하여 촌충 신체의 어느 부분이 항기생충약의 가장 좋은 표적이 될 것인지 설명하시오.
   b. 추가적인 조사를 수행하고, 현재 전 세계적인 "방치된 열대성 질병"의 부담에서 기생충의 역할을 요약하시오.

시각적 연결 Bloom의 5단계: 평가

이 질문은 이전의 영상을 새로운 개념과 연결시킨다.

1. **2장 그림 2.1.** 환자의 감염이 진핵 미생물인 원생동물에 기인한 것이라면 5개 I의 미생물학 기술이 어떻게 완성될 수 있을지 토의하시오.

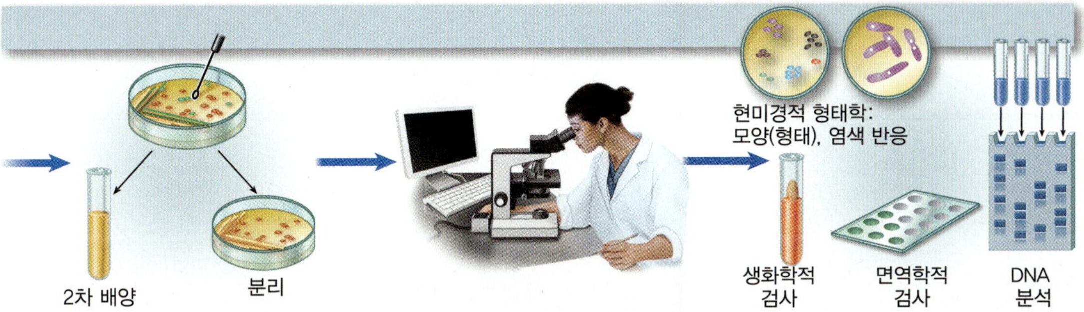

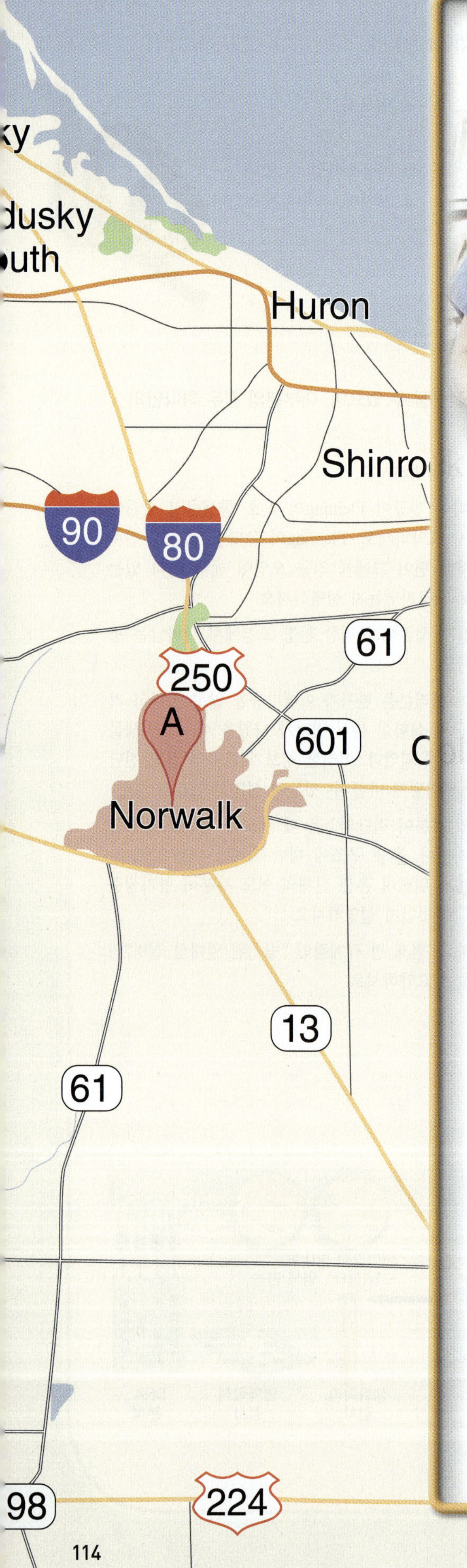

임상 사례

도미노 효과

나는 장기 요양 시설의 면허 실무 간호사(Licensed Practical Nurse, LPN)로 근무하였다. 주요 임무는 간호조무사(Certified Nursing Aide, CNA)를 감독하고, 투약을 관리하고, 붕대를 바꾸고, 실무 간호사의 영역 내의 필요한 다른 모든 치료를 제공하는 것이다. 어느 날 한 조무사가 입원 중이던 환자 두 명이 토하고 설사를 한다고 보고하였다. 관찰한 결과 그러한 증상이 아무런 경고도 없이 갑자기 나타났다고 판단하였다. 한 사람은 경증의 발열이 있었으며, 둘 다 쇠약하고 체한 증상을 보였다.

수간호사에게 그들의 상태를 보고하였으며, 그녀는 환자를 직접 살펴보았다. 수간호사는 증상이 감염성일까 염려하였다. 우리는 감염된 환자를 접촉 격리시켰으며, 감염 통제 간호사와 상담하였다. 그녀는 대변 시료를 채취할 것과 대변 시료 결과가 나올 때까지 격리를 유지할 것을 권장하였다. 의사에게 환자 중 한 명이 구토와 설사로 탈수가 되고 있다고 통보하였다. 환자에게 곧바로 정맥 수액을 실시하였다.

다음날 업무에 복귀하였을 때 추가로 세 명의 입원 환자가 동일한 증상으로 병에 걸렸다. 그때 우리는 감염 원인을 의심하고, 더 많은 거주자에게서 병이 날까 걱정하여 방문객과 불필요한 인원에 대하여 폐쇄하였다. 다음날 직원 두 명과 다른 거주자들에게서도 증상이 나타났다. 전염병이 우리의 책임하에 있는 것으로 보였다!

시설은 2주일 동안 폐쇄되었다. 총 11명의 입원 환자와 4명의 직원이 병에 걸렸다. 증상이 빠르게 발생하고 전파된 점에 근거하여 바이러스성 질병을 의심하였다. 노워크(노로) 바이러스로 판명되었을 때 우리는 전혀 놀라지 않았다.

- 노워크(노로) 바이러스는 어떻게 전파되는가?
- 장기 요양 시설 같은 붐비는 거주 지역은 왜 바이러스 질병의 전파가 쉽게 일어나는가?

임상 사례 결론은 136쪽에 있음.

CHAPTER 5

바이러스 구조와 생활 주기

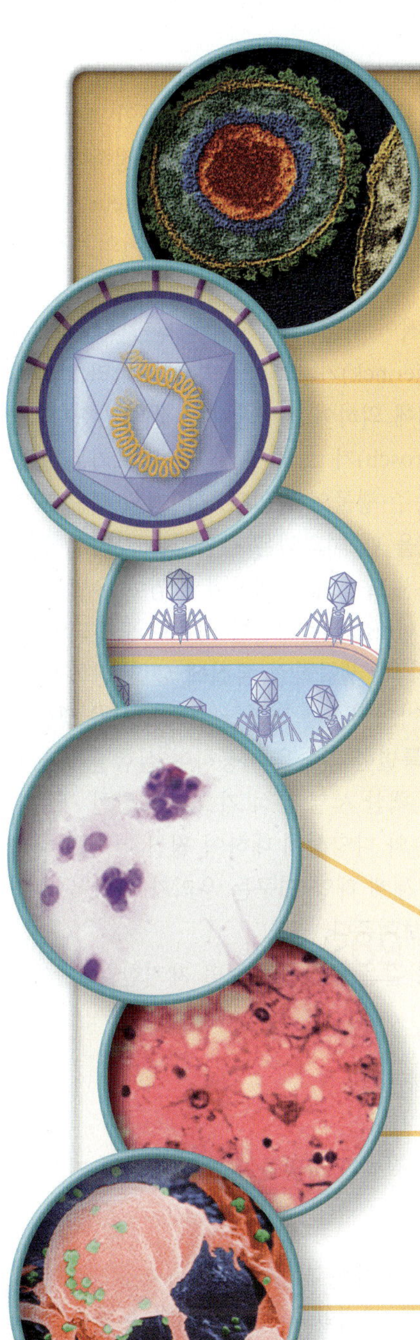

이 장에서는...

5.1 생물학적 스펙트럼에서 바이러스의 위치

1. 바이러스가 여과성(filterable)으로 묘사될 때 무엇을 의미하는지 설명한다.
2. 살아 있거나 죽어 있다는 것보다 바이러스에 대하여 더 나은 용어를 판정한다.

5.2 바이러스의 일반적인 구조

3. 다른 미생물에 대한 바이러스의 크기에 대하여 논의한다.
4. 바이러스 캡시드의 기능과 구조에 대하여 묘사한다.
5. 외피 보유 바이러스와 노출 바이러스를 구분한다.
6. 바이러스 표면 단백질(spike)의 중요성에 대해 설명한다.
7. 바이러스가 보유할 수 있는 핵산의 가능한 배열을 도해한다.

5.3 바이러스 증식의 유형

8. 동물 바이러스의 5단계 생활 주기를 도해한다.
9. 세포병변효과라는 용어를 정의하고 예를 든다.
10. 지속 감염과 변환 감염에 대해 논의한다.
11. 박테리오파지의 용원성 감염과 용균 감염을 면밀하게 설명한다.

5.4 동물 바이러스의 배양과 동정 기술

12. 바이러스를 배양하는 3가지 주요한 목적을 열거한다.
13. 바이러스가 배양되는 3가지 방법을 설명한다.

5.5 기타 비세포 감염 매개체

14. 바이러스 외에 비세포 감염 매개체 2가지의 이름을 말한다.

5.6 바이러스와 인간 건강

15. 인간의 감염과 질병에 대한 바이러스의 상대적인 중요성을 분석한다.
16. 항바이러스 약제가 항균 약제에 비하여 설계하기가 더 어려운 주요한 이유에 대하여 논의한다.

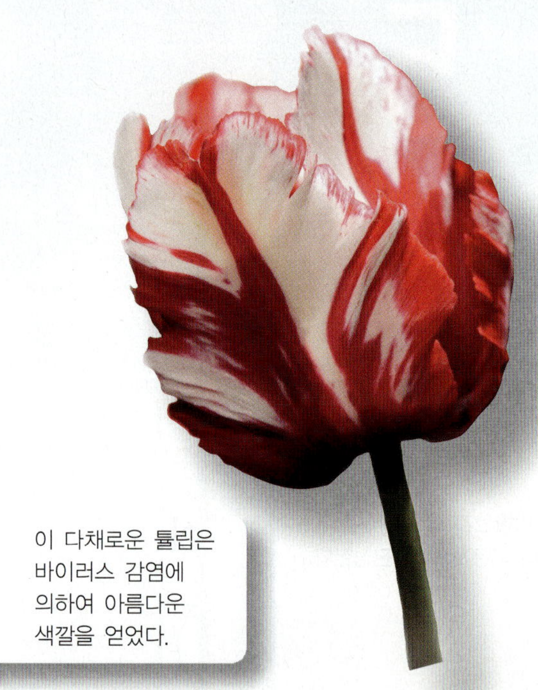

이 다채로운 튤립은 바이러스 감염에 의하여 아름다운 색깔을 얻었다.

5.1 생물학적 스펙트럼에서 바이러스의 위치

바이러스는 세균, 조류, 진균, 원생동물, 식물, 동물 등 모든 유형의 세포를 감염하는 것으로 알려진 독특한 집단의 생물학적 실체이다. 바이러스는 지구상에 극도로 많다. 예를 들어 해수 1 mL에 1천만 개의 바이러스가 포함될 수 있고, 사람의 분변에는 그보다 100배 이상 포함될 수 있다고 보고되었다. 해양에 있는 바이러스를 다 모으면 유기물로 2억 7천만 톤이 되는 것으로 추정되었다. 우리는 환경에 있는 이러한 막대한 수의 바이러스의 영향에 대하여 이제야 이해하기 시작하고 있다.

여러 해 동안 천연두와 소아마비 같은 바이러스 감염은 사람에게서 사람으로 전파된다는 것은 명백하였지만, 그 원인은 알려지지 않았다. 프랑스 과학자인 파스퇴르(Louis Pasteur)는 광견병이 세균보다 작은 생명체에 의하여 발병한다고 가정하여 올바른 방향으로 나갔으며, 1884년 그는 광견병 백신을 최초로 개발하였다. Pasteur는 또한 이 특별한 집단의 감염성 매개체를 나타내기 위하여 **바이러스(virus**; 라틴어의 "독")라는 용어를 제안하였다.

바이러스의 독특한 특징에 대한 최초의 본질적인 사실은 1890년 나타났다. 먼저 이바노프스키(D. Ivanovski)와 베이예링크(M. Beijerinck)가 담배의 병은 바이러스[담배 모자이크 바이러스(tobacco mosaic virus, TMV)]에 의하여 발병한다는 것을 밝혔다. 그리고 뢰플러(Friedrich Loeffler)와 프로쉬(Paul Frosch)가 소의 구제역을 일으키는 동물 바이러스를 발견하였다. 이 초기의 연구자들이 숙주 생물의 감염된 분비액을 세균 포집을 위한 자기 여과기(porcelain filter)로 통과시켰을 때 여과액은 감염성을 가지고 있었다. 이 결과는 세균보다 작은 매개체를 포함한 무세포 액체에 의하여 감염이 유발될 수 있다고 증명하였으며, **여과성 바이러스**(filterable virus)라는 개념이 최초로 도입되었다.

그 후 수십 년 동안 바이러스의 물리적 · 화학적 · 생물학적 본질에 대한 괄목할 만한 이해가 이루어졌다. 수년간의 실험에 의하여 바이러스는 명확한 크기, 형태, 생물학적 조성을 가진 무세포 입자라는 것이 밝혀졌다. 특별한 기술을 이용하여 실험실에서 바이러스를 배양할 수 있었다. DNA 배열과 차세대 핵산 서열 분석 기술을 포함한 새로운 유전체 기술 덕분에, 지구상에 있는 바이러스의 수와 다양성에 대하여 훨씬 더 명확하게 이해하고 있다. 인간의 모든 바이러스(virome)와 세계 해양 연구는 우리가 역할을 추측할 수도 없는 매우 많은 바이러스가 있다는 것을 보여준다.

예외적이고 진기한 바이러스의 특성은 다음과 같은 수많은 질문을 제기한다.

1. 바이러스는 생물인가? 그렇다면 살아 있는가?
2. 바이러스는 생명의 진화에서 어떠한 역할을 하는가?
3. 바이러스의 독특한 생물학적 특징은 무엇인가?
4. 그렇게 작고, 단순하고, 하찮은 존재가 어떻게 질병과 사망을 유발할 수 있는가?
5. 바이러스와 암 사이에는 어떠한 연관이 있는가?

이 장에서는 이러한 질문과 다른 많은 질문에 대하여 다룰 것이다.

바이러스의 색다른 구조와 행동은 다른 미생물 세계와의 관련에 대한 논쟁을 가져왔다. 한 가지 관점은 바이러스가 숙주 세포와 독립적으로 증식할 수 없기 때문에 생명체가 아니라 감염성 분자라고 불려야 한다는 것이다. 다른 관점은 바이러스가 세포의 대부분의 생명 과정을 보이지 않지만, 이를 지시할 수 있기 때문에 비활성이고 생명력이 없는 분자보다는 더한 어떤 것이라는 것이다. 이러한 논쟁은 바이러스가 살아 있든 죽어 있든 병원체이며, 철저한 통제, 치료, 예방 차원에서 다루어야 하기 때문에 실질적인 중요성보다 철학적인 중요성을 가진다. 생물학적 스펙트럼에서 특별한 위치를 고려하여 바이러스가 살아 있느냐 죽어 있느냐가 아니라 **활동성**(active)인지 또는 **비활동성**(inactive)인지로 묘사하는 것이 최선이다.

최근에 연구에 의하면 바이러스는 세포와 다른 생명 형태를 형성하는 데 현재처럼 절대적으로 필요했다고 시사한다. 다른 세포를 감염하고, 때로는 유전적 조성에 영향을 미쳐서, 바이러스는 세포, 조직, 세균, 식물, 동물이 현재의 형태로 진화하는 방식을 형성하였다. 예를 들어 과학자들은 인간 유전체의 약 10%가 인간 DNA에 영구적으로 통합된 유전물질인 바이러스에서 기원한 서열로 구성되어 있다고 생각한다. 바이러스가 어떻게 작용하는가에 대하여 더 알게 될수록 어떻게 이러한 일이 나타나는지 알 수 있을 것이다.

표 5.1 바이러스의 특성

- 세균, 원생동물, 진균, 조류, 식물, 동물의 절대 세포내 기생성이다.
- 지구상에 원핵생물 수의 10배 정도가 되는 10^{31}개의 바이러스 입자가 있는 것으로 추산된다.
- 본질적으로 도처에 있으며 생명의 발생에 주요한 영향을 미쳤다.
- 직경이 20~450 nm의 초현미경적이다.
- 세포가 아니며, 구조는 매우 치밀하고 경제적이다.
- 독립적으로 생명의 특징을 충족하지 못한다.
- 기본 구조는 핵산 핵심을 둘러싸는 단백질 껍질(캡시드)이다.
- 핵산은 DNA 또는 RNA이며, 둘 모두 가지고 있지 않는다.
- 핵산은 이중 가닥 DNA, 단일 가닥 DNA, 단일 가닥 RNA, 또는 이중 가닥 RNA이다.
- 바이러스 표면 분자는 숙주 세포에 부착하기 위한 높은 특이성을 부여한다.
- 숙주 세포의 유전물질을 통제하고 새로운 바이러스의 합성과 조립을 조절하여 증식한다.
- 대부분의 대사 과정에 대한 효소가 결여되어 있다.
- 단백질 합성을 위한 기작이 결여되어 있다.

바이러스는 크기, 구조, 행동, 생리에서 숙주 세포와 상이하다. 바이러스는 특정한 숙주 세포에 침투하여 많은 새로운 바이러스를 만들고 방출하는 유전적 그리고 대사적 기작을 지시하지 않으면 증식할 수 없는 **절대 세포내 기생**(obligate intracellular parasite)형이다. 바이러스의 다른 특성은 **표 5.1**에 요약하였다.

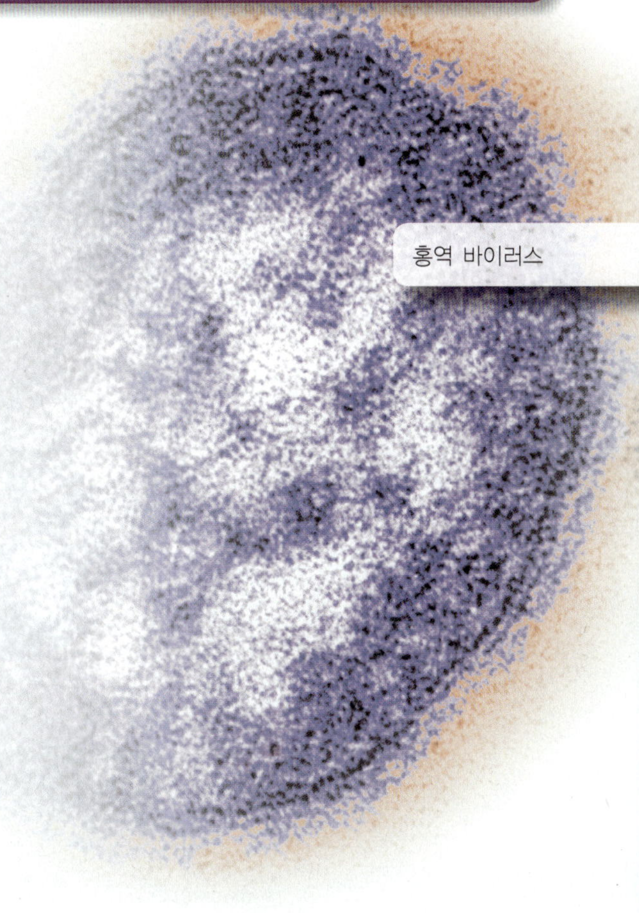
홍역 바이러스

바이러스는 어떻게 분류되고 명명되는가

비공식적이고 일반적인 방식으로 동물, 식물, 또는 세균성 바이러스; 외피보유 또는 외피비보유(노출) 바이러스; DNA 또는 RNA 바이러스; 나선형 또는 20면체 바이러스로 이미 바이러스를 분류하기 시작하였다. 여러 해 동안, 동물 바이러스는 숙주와 그들이 유발하는 질병의 종류에 기초하여 분류되었다. 바이러스를 명명하는 새로운 체계는 숙주와 질병에 대해서는 부분적으로만 강조하고, 바이러스 입자 자체의 실제적인 본성도 고려한다. 현재 바이러스를 구분하는 데 사용되는 주요한 기준은 구조, 화학적 조성, 유전적 조성의 유사성이다.

2012년 International Committee on the Taxonomy of Viruses는 바이러스의 분류에 대한 보고서를 발간하였다. 위원회는 7개 목, 23개 과, 143개 속을 열거하였으며, 아직 목이 배정되지 않은 71개 과와 278개 속을 추가하였다. 이 수는 지구상에서 생명을 더 발견하면서 계속 증가할 것이다. 2000년 이전에는 바이러스에는 인정된 단 하나의 목(order)이 있었다. 임상의는 보통 일반 통속명(예를 들면, 소아마비 바이러스와 광견병 바이러스 등)을 사용하며 이 책에서도 통속명을 사용할 것이다.

5.1 학습 결과—진도 평가

1. 바이러스가 여과성(filterable)으로 묘사될 때 무엇을 의미하는지 설명하시오.
2. 살아 있거나 죽어 있다는 것보다 바이러스에 대하여 더 나은 용어를 판정하시오.

NCLEX® 준비

1. 바이러스의 특징에 대하여 정확히 설명한 것은 무엇인가? 맞는 답을 모두 고르시오.
   a. 바이러스는 치밀하고 경제적인 세포 구조이다.
   b. 바이러스는 숙주 세포 밖에서 활동성인 분자를 나타낸다.
   c. 바이러스의 기본 구조는 단순히 단백질 껍질로 구성되어 있다.
   d. 바이러스는 DNA 또는 RNA를 포함하고 있다.

5.2 바이러스의 일반적인 구조

크기 범위

집단으로서 바이러스는 가장 작은 감염성 매개체를 대표한다(이 장의 뒤에서 논의될 일부 색다른 예외가 있음). 바이러스는 숙주 세포에 비하여 왜소하다. 평균적인 세균 세포에 2천 개 이상의 바이러스가 들어갈 수 있으며, 일반적인 인간 세포는 5천만 개 이상의 소아마비 바이러스를 수용할 수 있다. 동물바이러스는 작은 파르보바이러스(직경 20 nm; 0.02 μm)부터 새로 발견된 통상의 세균 세포(1 μm) 크기인 판도라바이러스까지 크기 범위를 보인다(**그림 5.1**). 일부 원통형 바이러스는 비교적 길지만(800 nm; 0.8 μm) 직경은 매우 작아서(15 nm) 고배율 고해상도의 전자현미경으로만 관찰이 가능하다. 그림 5.1은 몇 종류의 바이러스 크기를 세균과 진핵세포 그리고 분자와 비교하였다.

바이러스 구조는 전자현미경과 함께 특수 염색에 의하여 가장 용이하게 관찰될 수 있다(**그림 5.2**).

바이러스 구성 요소: 캡시드, 핵산, 외피

바이러스는 세포와 전혀 닮은 점이 없고, 가장 단순한 세포에서도 발견되는 단백질 합성 기구를 전혀 가지고 있지 않다는 것을 인식하는 것이 중요하다. 바이러스의 분자 구조는 결정체 외모를 나타내는 규칙적이고 반복되는 소단위로 구성되어 있다. 바이러스 조직의 일반적인 계획은 단순성과 간결성(compactness)의 극한이다. 바이

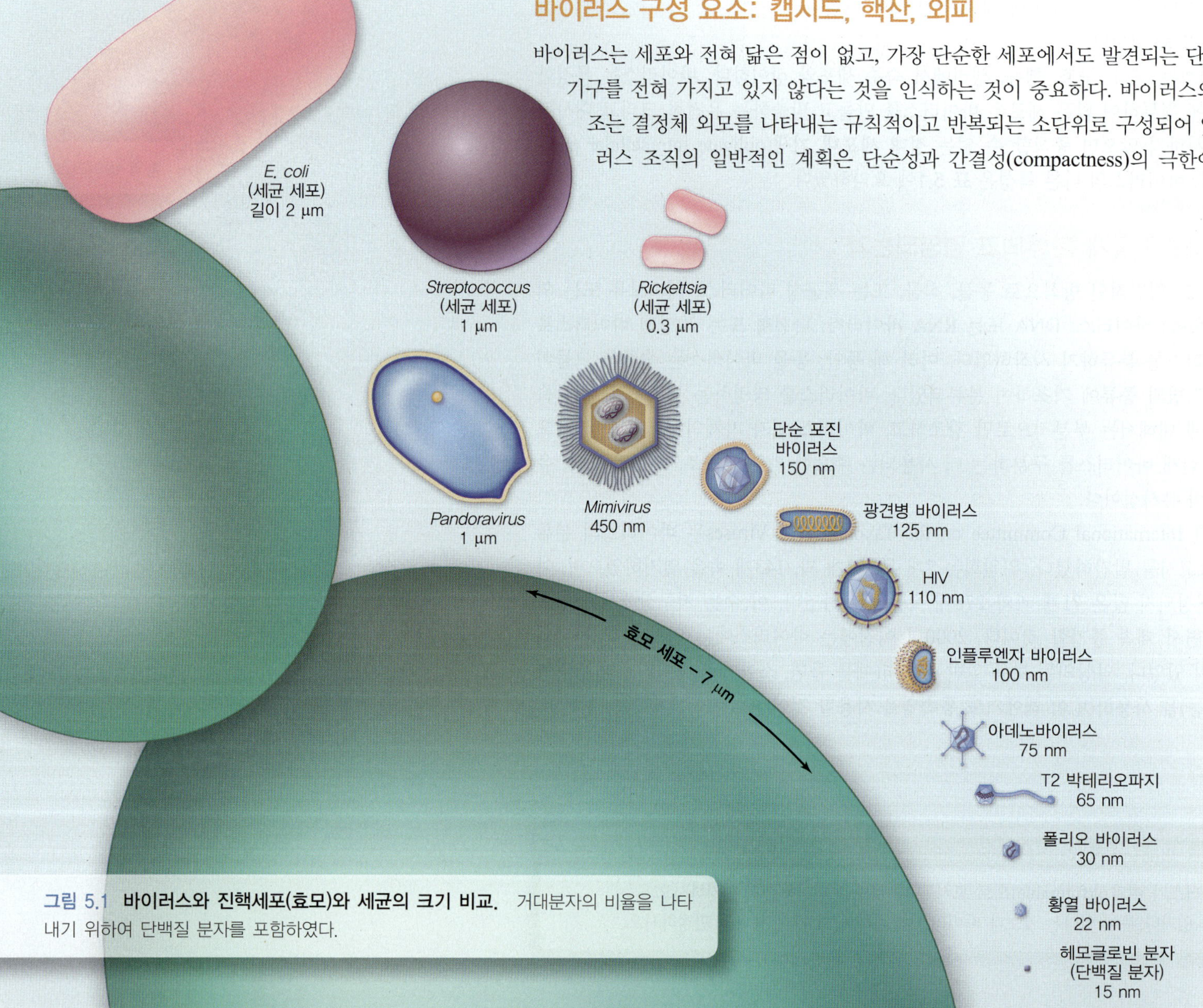

그림 5.1 바이러스와 진핵세포(효모)와 세균의 크기 비교. 거대분자의 비율을 나타내기 위하여 단백질 분자를 포함하였다.

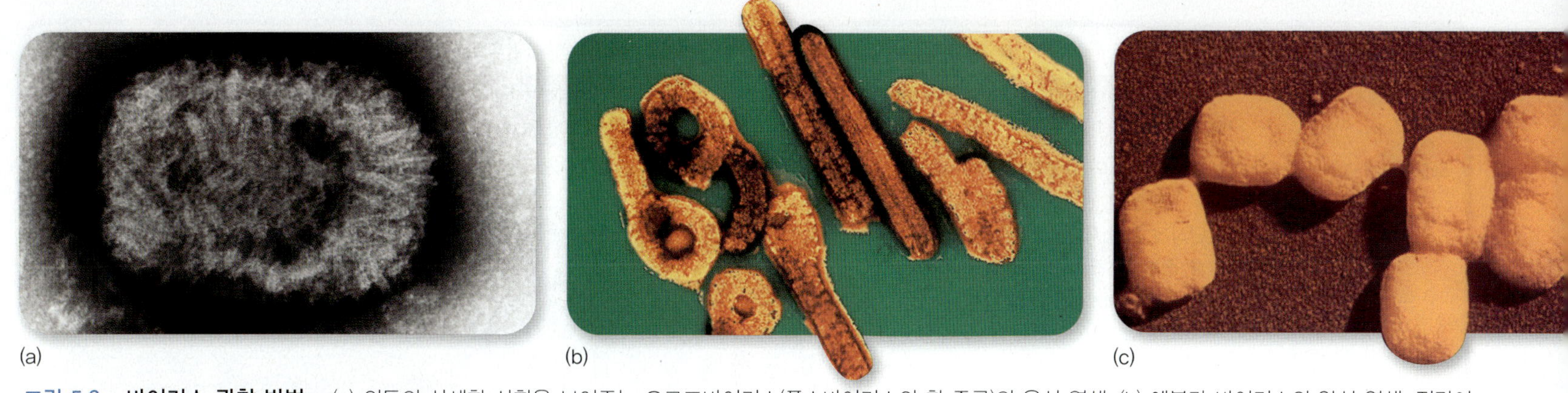

그림 5.2 **바이러스 관찰 방법.** (a) 외투의 상세한 사항을 보여주는 오르프바이러스(폭스바이러스의 한 종류)의 음성 염색. (b) 에볼라 바이러스의 양성 염색. 질감이 있는 캡시드를 주목하라. (c) 박시니아 바이러스의 투영영상(Shadowcasting image).

러스는 외투와 DNA 또는 RNA의 하나 또는 두 가닥을 가지고 있는 핵심, 그리고 한두 개의 효소 등 숙주 세포에 침투하고 통제하기 위하여 필요한 요소만 포함하고 있다. 이러한 조직화의 양상은 다음의 흐름도로 나타낼 수 있다.

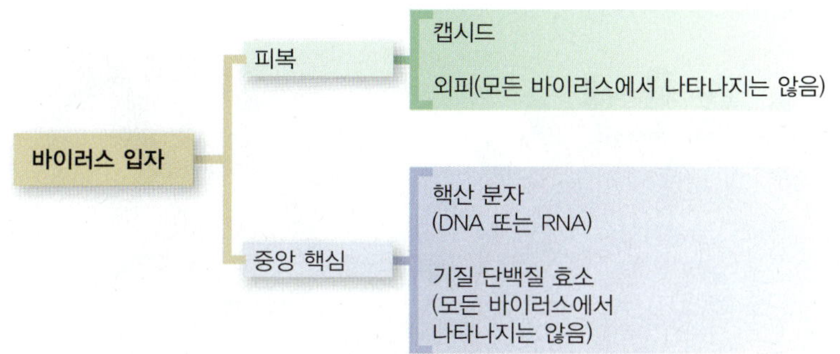

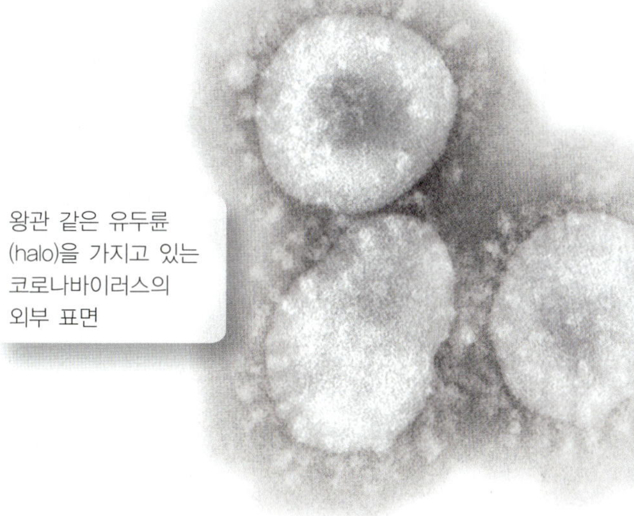

모든 바이러스는 중앙 핵심의 핵산을 둘러싸는 단백질 **캡시드(capsid)** 또는 껍질을 가지고 있다. 캡시드와 핵산은 함께 **뉴클레오캡시드(nucleocapsid)**로 불린다**(그림 5.3)**. 동물 바이러스의 20개 과 중에서 13개 과가 캡시드 외부에 외피라고 하는 추가적인 피복을 가지고 있는데, 외피는 숙주 세포 막이 변형된 조각이다**(그림 5.3b)**. 뉴클레오캡시드로만 구성된 바이러스를 **노출 바이러스**(naked virus)라고 한다**(그림 5.3a)**. 노출 바이러스와 외피 보유 바이러스는 외부 표면에 뉴클레오캡시드나 외피에서 돌출되는 단백질을 가지고 있다. 이들은 바이러스가 숙주 세포에 결합할 수 있도록 하며 **스파이크**(spike)라고 한다. 나중에 배우게 되겠지만, 외피 보유 바이러스는 노출 바이러스와 숙주 세포로 들어가고 떠나는 방식에 차이가 있다. 숙주 세포에 감염을 확립할 수 있는 완전히 형성된 바이러스는 종종 **비리온(virion)**이라고 한다.

바이러스 캡시드와 외피

바이러스 입자를 수십만 배 확대하면 캡시드는 가장 현저한 기하학적 구조로 보인다. 일반적으로 각각의 캡시드는 **캡소미어(capsomere)**로 불리는 단백질 분자로 이루어진 동일한 소단위로 구성되어 있다. 캡소미어는 자발적으로 완성된 캡시드로 자가 조립된다. 캡소미어가 어떻게 생기고 배열되는가에 따라 조립 결과는 나선형(helical)과 20면체(icosahedral)의 2가지 유형으로 나타난다**(표 5.2)**.

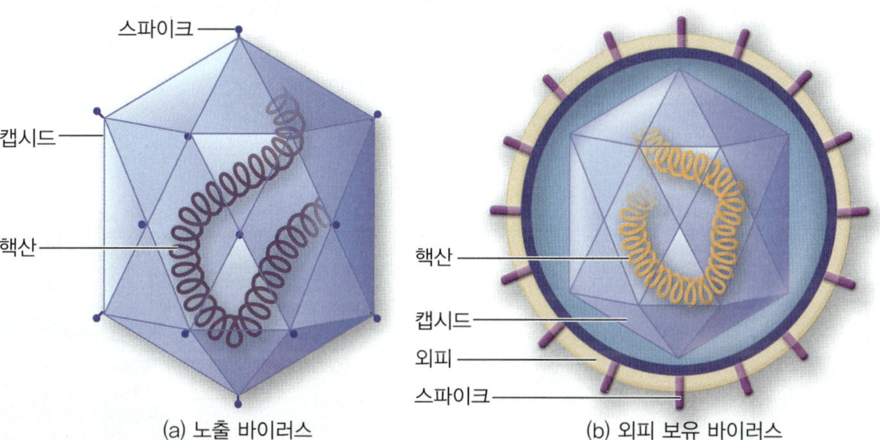

그림 5.3 **바이러스의 일반적인 구조.** (a) 가장 단순한 바이러스는 노출 바이러스(뉴클레오캡시드; nucleocapsid)이며, 핵산 가닥 주위에 결합된 기하학적인 캡시드로 구성되어 있다. (b) 외피 보유 바이러스는 외피라고 하는 유연한 막으로 뉴클레오캡시드를 싸고 있다. 외피는 특별한 수용체 스파이크가 삽입되어 있다.

표 5.2 캡시드 구조

나선형 캡시드

단순한 **나선형 캡시드(helical capsid)**는 팔찌를 닮은 속이 빈 일련의 판을 형성하는 막대 모양의 캡소미어가 결합되어 있다. 뉴클레오캡시드를 형성할 때, 이러한 판은 다른 판과 결합하여 핵산 가닥이 감기는 연속적인 나선을 형성한다.

노출

노출 바이러스의 뉴클레오캡시드는 매우 단단하며 원통 모양의 꾸러미로 단단하게 감겨 있다. 예는 담배 잎을 공격하는 **담배 모자이크 바이러스**(tobacco mosaic virus, TMV)이다(오른쪽).

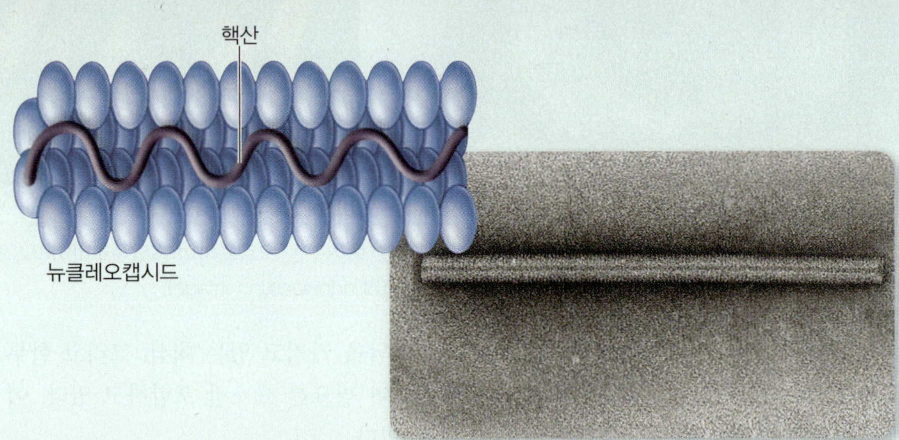

외피 보유

외피 보유 나선형 뉴클레오캡시드는 더 유연하며 외피 내에 느슨한 나선형으로 배열되어 있다. 이러한 종류의 형태는 인플루엔자, 홍역, 광견병 바이러스를 포함하는 몇몇의 외피 보유 인간 바이러스에서 발견된다.

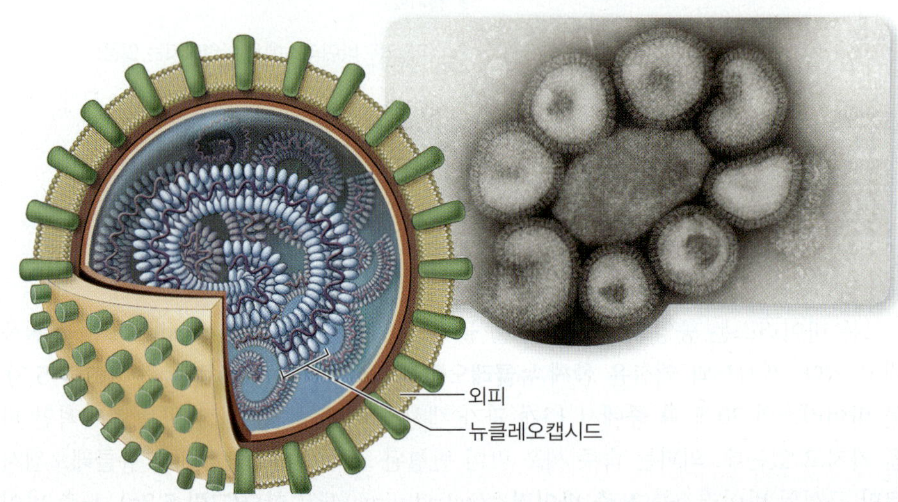

20면체 캡시드

이러한 캡시드는 12개의 균일한 간격의 모서리를 가지는 3차원적인 **20면체(icosahedron)**의 형상을 형성한다. 캡소미어의 배열은 바이러스에 따라 변한다. 일부 바이러스는 한 가지 유형의 캡소미어로 캡시드를 조립하며, 다른 바이러스는 여러 종류의 캡소미어를 포함하고 있다. 캡소미어의 수는 소아마비 바이러스의 32개에서 아데노바이러스의 252개까지 크게 차이가 난다.

노출

아데노바이러스는 노출 20면체 바이러스의 한 예이다. 그림에서 스파이크를 명확히 볼 수 있으며, 일부는 부러졌다.

표 5.2 (계속)

20면체 캡시드 (계속)	
외피 보유	B형 간염 바이러스(왼쪽)와 단순 포진 바이러스(오른쪽)와 같은 2종류의 매우 흔한 바이러스는 외피 보유 20면체이다.

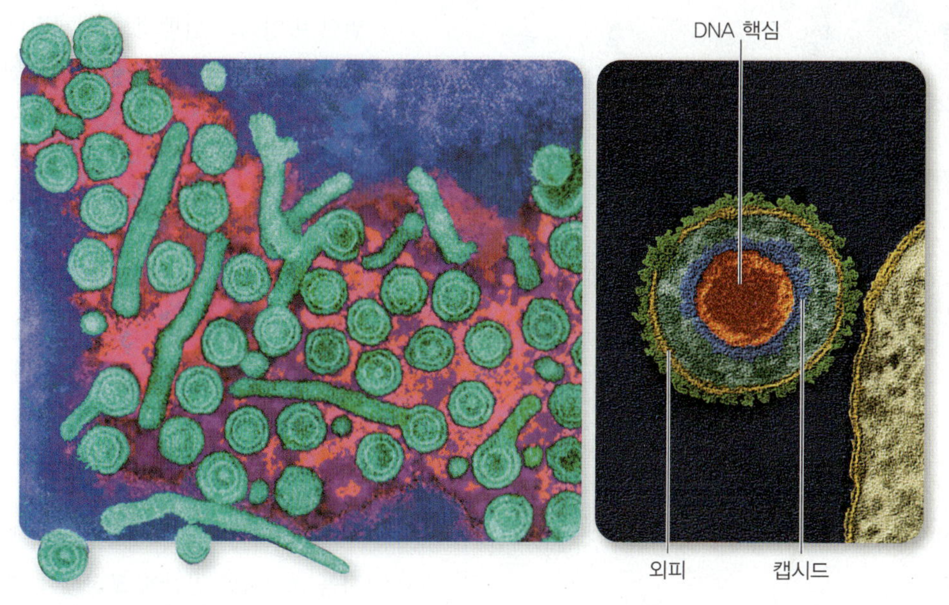

복합 캡시드	복합 캡시드(complex capsid)는 세균을 감염하는 바이러스에서 발견되는데, 대칭이 아닌 형태를 나타내는 여러 종류의 단백질을 가지고 있다. 외피를 절대 가지고 있지 않다. 오른쪽 그림은 T4 박테리오파지이다.

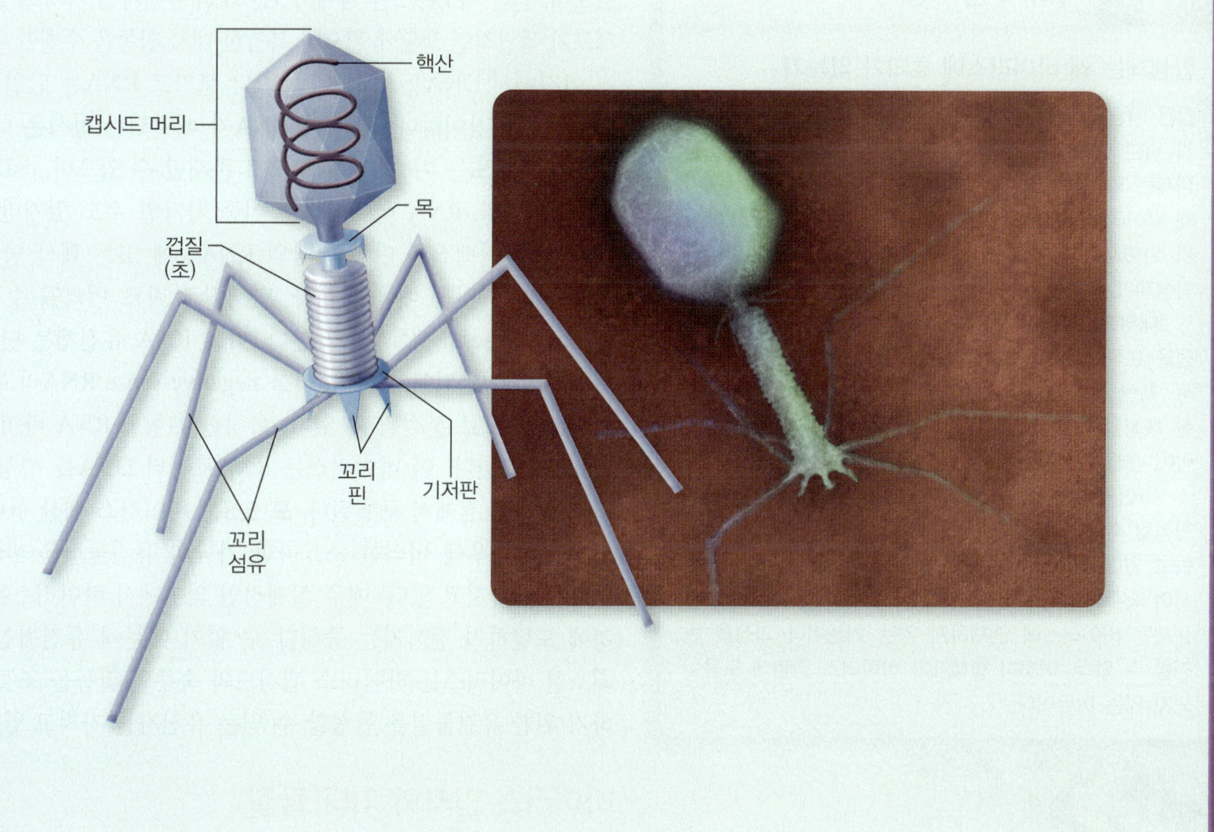

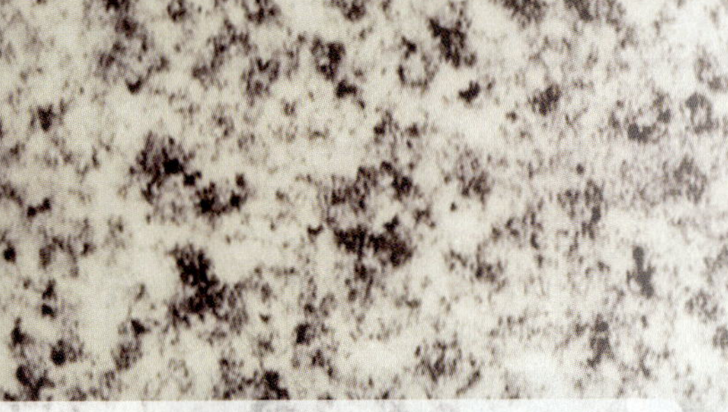

숙주 세포에서 방출된 인간 헤르페스 바이러스(푸른색과 금색)

대부분 동물 바이러스인 **외피 보유 바이러스(enveloped virus)**가 숙주 세포에서 방출될 때 외피의 형태로 막 시스템의 일부를 가지고 나온다. 일부 바이러스는 세포막에서 출아하며, 일부는 핵막이나 소포체를 통하여 떠난다. 어떠한 탈출 방법이든 바이러스 외피는 숙주의 세포막과 상당히 다르다. 외피에는 정규 막 단백질의 일부 또는 전부가 특별한 바이러스 단백질로 대체된다. 외피 단백질의 일부는 바이러스 캡시드에 부착되며, 당단백질은 외피의 외부에 노출된 채 유지된다. 이러한 돌출하는 분자는 외피 보유 바이러스에 나타나면 스파이크라고 하며, 바이러스가 숙주 세포에 부착하는 데 필수적이다. 외피는 캡시드에 비하여 더 유연하기 때문에 외피 보유 바이러스는 다형태(pleomorphic)이며 구형에서 실 모양까지 다양하다.

핵산: 바이러스의 핵심

생물이 보유하는 유전정보의 총합을 **유전체(genome)**라고 한다. 살아 있는 세포의 유전정보는 핵산(DNA, RNA)에 의해 운반된다는 것을 알고 있다. 바이러스는 살아 있거나 또는 세포도 아니지만, 이 법칙에 예외 없이 중요한 차이가 있다. DNA와 RNA를 모두 포함하고 있는 세포와 달리, 바이러스는 DNA 또는 RNA를 포함하지만 **둘 모두 가지고 있지는 않다**.

바이러스는 숙주 세포가 새로운 바이러스를 만드는 것을 지시하는 데 필요한 모든 유전자를 조그마한 공간에 포장해야 하기 때문에 세포와 비교하여 바이러스 유전자 수는 매우 적다. B형 간염 바이러스의 4개 유전자에서 일부 헤르페스 바이러스의 수백 개 유전자까지 다양하다. 바이러스는 숙주 세포에 침범하여 숙주 세포의 활동을 다시 지시하는 데 필요한 유전자만을 보유하고 있다. 비교하면 *Escherichia coli* 세균은 약 4천 개의 유전자를 가지고 있으며, 인간 세포는 2만 개에서 3만 개의 유전자를 가지고 있다. 이러한 추가적인 유전자는 세포가 독립적인 생활에 필요한 복잡한 대사 활동을 수행할 수 있도록 한다.

1장에서 DNA는 보통 이중 가닥 분자로 RNA는 단일 가닥으로 존재한다고 배웠다. 바이러스는 상이하다. RNA나 DNA가 배열되는 방식은 다양하다. DNA 바이러스는 단일 가닥(ss) 또는 이중 가닥(ds)으로 존재할 수 있으며, dsDNA는 직선 또는 원형으로 배열될 수 있다. RNA 바이러스는 이중 가닥일 수도 있지만, 단일 가닥이 더 흔하다. 8장에서 모든 단백질은 단일 가닥의 RNA상에 있는 핵산 암호를 아미노산 서열로 번역하여 만든다는 것을 배울 것이다. 단백질로 바로 번역될 수 있는 단일 가닥 RNA 유전체는 positive-sense RNA라고 한다. 다른 RNA 유전체는 단백질을 합성하려면 먼저 적절한 형태로 변환되어야 하며, 이를 negative-sense RNA라고 한다. RNA 유전체는 분리된 RNA 단편으로 분절될 수 있다. 특정한 유형의 RNA 바이러스는 **레트로바이러스**(retrovirus)라고 한다. 이 바이러스는 RNA로부터 DNA를 생성할 수 있는 자신의 효소를 가지고 있다는 점에서 구별된다. **표 5.3**은 바이러스 핵산 형태의 예를 보여준다.

모든 경우에 이러한 조그마한 가닥의 유전물질은 바이러스의 구조와 기능에 대한 청사진을 가지고 있다. 매우 실제적인 의미에서 바이러스는 핵산이 숙주 세포의 내부 환경에 도달하기 전까지는 증식할 수 없기 때문에 유전적인 기생생물이라고 할 수 있다. 최소한 바이러스는 바이러스 캡시드와 숙주의 활동을 조절하고 성숙한 바이러스를 포장하기 위한 유전물질을 합성할 수 있는 유전자를 가지고 있어야 한다.

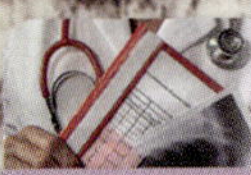

의학적 중요성

항생제는 왜 바이러스에 효과가 없는가

많은 사람은 일반 감기와 같은 바이러스 감염을 치료하기 위한 항생제를 만들 수 있다고 잘못 믿고 있다. 항생제는 왜 바이러스에 대하여 효과가 없을까? 항생제가 왜 바이러스가 감염에 대하여 작용하지 않는가를 이해하기 위해서는 바이러스를 독특하게 하는 특성뿐 아니라 항생제가 무엇을 하는지를 생각해야 한다(표 5.1 참조).

대부분의 항생제는 세균 내부의 특정한 기능이나 과정을 표적으로 한다. 항생제는 세포벽의 합성, 단백질 합성, 핵산 합성, 또는 세균이 생존하고 번식하는 데 필요한 특정한 단백질의 합성을 저해할 수 있다. 또한 세포막에 손상을 유발할 수 있다.

바이러스는 세포막을 가지고 있지 않으며, 단백질을 합성할 수 없으며, DNA 또는 RNA(둘 다는 아님)를 포함하고 있다. 바이러스는 새로운 바이러스를 생성하기 위하여 숙주의 유전물질을 강탈해야만 번식할 수 있다. 항생제는 바이러스에 존재하지 않는 기능이나 과정을 변경할 수 없다. 이것이 항생제가 바이러스 감염에 도움이 되지 않는 이유이다.

바이러스 입자의 기타 물질

캡시드 단백질, 외피의 단백질과 지질, 핵심의 핵산에 추가하여, 바이러스는 숙주 세포

표 5.3 바이러스 핵산

	도해	바이러스 이름	일으키는 질병
DNA 바이러스			
이중 가닥 DNA		두창 바이러스	천연두
		단순 포진 바이러스 II	성기포진
단일 가닥 DNA		파보바이러스	전염성 홍반 (피부)
RNA 바이러스			
단일 가닥 (+) 극성		폴리오바이러스	소아마비(회백 척수염)
단일 가닥 (-) 극성		인플루엔자 바이러스	독감
이중 가닥 RNA		로타바이러스	위장염
단일 가닥 RNA 역전사 효소		HIV	AIDS

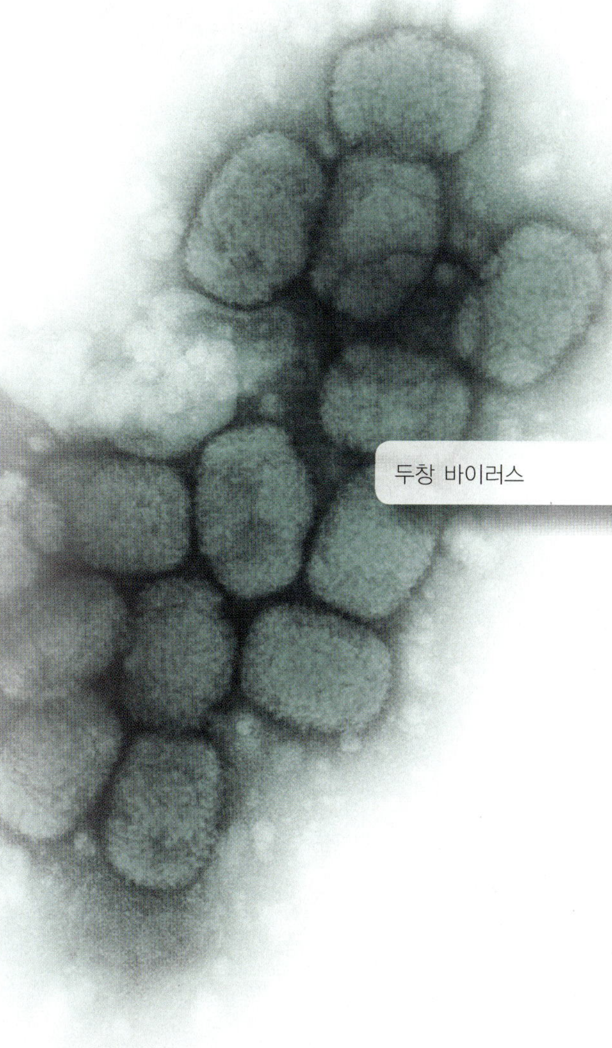

두창 바이러스

내에서 특정한 작용을 위한 효소를 포함할 수 있다. 효소는 바이러스 복제에 필요한 미리 형성된 효소일 수 있다. 예를 들면 DNA와 RNA를 합성하기 위한 **중합효소**(polymerase), RNA를 복사하는 복제효소 등이다. AIDS 바이러스는 RNA로부터 DNA를 합성하기 위한 **역전사효소**(reverse transcriptase)를 가지고 있다. 그러나 바이러스는 대사효소 합성을 위한 유전자는 완전히 결여되어 있다. 이러한 결핍은 바이러스가 숙주의 대사 자원을 완전히 가져올 수 있도록 적응되어 있기 때문에 전혀 영향이 없다. 일부 바이러스는 실제로 숙주 세포로부터 물질을 가져갈 수 있다. 예를 들면 아데노바이러스는 숙주의 리보솜을 함께 포장하며, 레트로바이러스는 숙주의 tRNA 분자를 빌린다.

5.2 학습 결과—진도 평가

3. 다른 미생물에 대한 바이러스의 크기에 대하여 논의하시오.
4. 바이러스 캡시드의 기능과 구조에 대하여 묘사하시오.
5. 외피 보유 바이러스와 노출 바이러스를 구분하시오.
6. 바이러스 표면 단백질(spike)의 중요성에 대해 설명하시오.
7. 바이러스가 보유할 수 있는 핵산의 가능한 배열을 도해하시오.

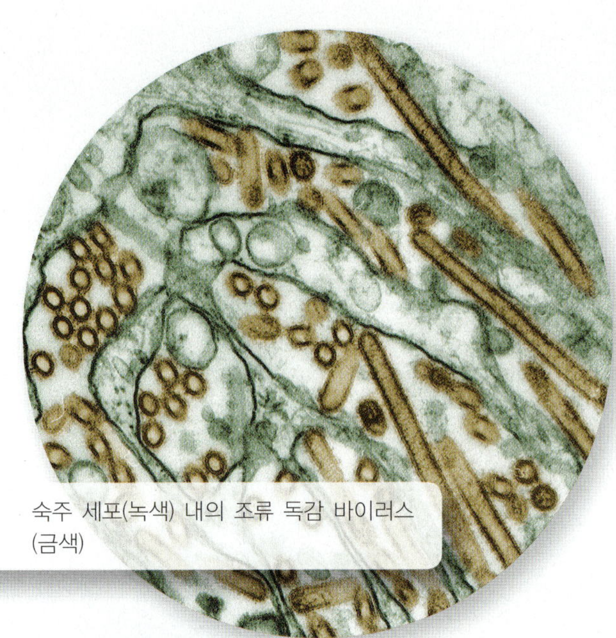

숙주 세포(녹색) 내의 조류 독감 바이러스 (금색)

5.3 바이러스 증식의 유형

바이러스 증식 과정은 대단한 생물학적 현상이다. 바이러스는 세포의 합성과 유전 기구의 통제를 탈취하는 미소한 기생생물이다. 이 주기의 본질은 바이러스가 전파되고 숙주에게 무엇을 행하고, 면역 방어의 반응, 바이러스 감염을 통제하기 위한 인간의 수단을 지시한다.

동물 바이러스의 증식 주기

동물 바이러스의 생활 주기의 일반적인 단계는 **흡착(adsorption)**, **침투 및 탈피(penetration and uncoating)**, **합성(synthesis)**, **조립(assembly)**, 그리고 숙주 세포로부터의 **방출(release)**이다. 전체 증식 주기의 길이는 소아마비 바이러스의 8시간부터 일부 헤르페스 바이러스의 36시간까지 변화한다. **표 5.4**는 +가닥의 RNA 바이러스를 이용하여 바이러스 생활 주기의 주요한 단계를 보여준다.

증식 주기에 대한 주해

흡착 바이러스는 특정한 숙주 분자와 정확히 맞아야만 침투할 수 있기 때문에 감염할 수 있는 숙주의 범주는 제한된다**(그림 5.4)**. **숙주 범위(host range)**라고 하는 이 제한은 인간의 간세포만 감염하는 B형 간염의 경우처럼 고도로 제한적일 수 있고, 영장류(인간, 유인원, 원숭이)의 장 세포와 신경세포를 감염하는 소아마비 바이러스처럼 중간 정도로 제한적이거나 모든 포유류의 다양한 세포를 감염할 수 있는 광견병 바이러스처럼 광범위할 수 있다. 적합한 바이러스 수용체를 가지고 있지 않는 세포는 바이러스의 흡착과 침투에 저항성이 있다. 이는 인간 간세포가 개의 간염 바이러스에 의해 감염되지 않고, 개의 간세포가 인간 A형 간염 바이러스의 숙주가 될 수 없는 이유를 설명해 준다. 이는 또한 바이러스가 특정한 세포에 대해서 **친화성**(tropism)이라고 하는 조직 특이성을 가지는 이유도 설명해 준다. B형 간염 바이러스는 간을 표적으로 하며, 이하선염 바이러스는 타액선(침샘)을 표적으로 한다.

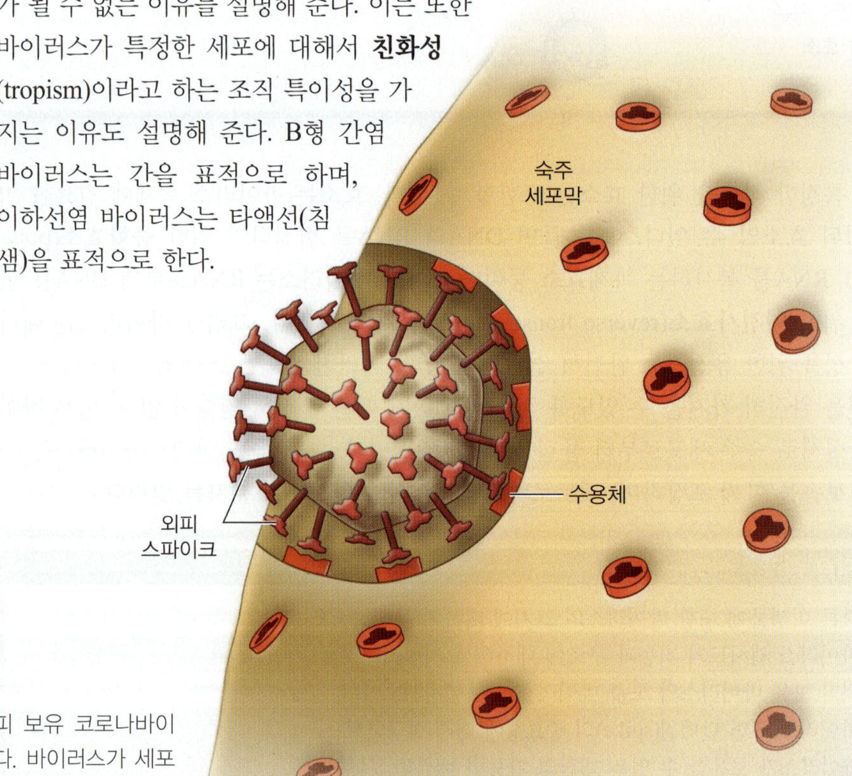

그림 5.4 바이러스의 부착 과정. 돌출한 스파이크를 가진 외피 보유 코로나바이러스. 스파이크의 형태는 세포 수용체와 상보적으로 맞게 되어 있다. 바이러스가 세포에 착륙하고 수용체에 결합하는 과정을 결합(docking)이라고 한다.

표 5.4 동물 바이러스의 생활 주기

1 **흡착(adsorption).** 바이러스가 감수성이 있는 숙주세포와 만나고 세포막 위의 수용체 부위에 특이적으로 흡착한다. 바이러스가 부착하는 막 수용체는 보통 세포가 정상적인 기능을 위해 필요로 하는 당단백질이다. 외피 위의 당단백질 스파이크(또는 노출 바이러스의 캡시드 위)는 세포막 수용체에 결합한다.

2 **침투와 탈피(penetration and uncoating).** 이 예에서 전체 바이러스가 세포에 의하여 삼켜지고(endocytose) 액포 또는 소낭에 싸여진다. 액포의 효소가 외피와 캡시드를 용해하면 바이러스는 탈피되었다고 하며, 이 과정으로 바이러스 핵산이 세포질로 방출된다.

3 **합성: 복제와 단백질 생산(synthesis: replication and protein production).** 바이러스 핵산은 거의 곧 바로 새로운 바이러스를 위한 구조 단위를 합성하기 시작한다. 먼저, 진입과 동시에 mRNA로 작용할 수 있는 + ssRNA는 바이러스 단백질로 번역되기 시작하며, 특히 바이러스 복제에 유용한 것이 먼저 번역된다. + 가닥은 그 후 – ssRNA로 복제된다. 이 RNA는 새로운 + ssRNAs를 대량으로 생성하는 주형이 되고, 이는 새로운 바이러스의 유전체로 사용된다. 추가적인 + ssRNA가 합성되어 다음 단계의 mRNA로 사용된다. 일부 바이러스는 바이러스 구성 성분의 합성을 위하여 필요한 효소를 가지고 있으며, 다른 바이러스는 숙주의 효소를 이용한다. 캡시드, 스파이크, 바이러스 효소의 단백질은 숙주의 리보솜에서 숙주의 아미노산을 이용하여 합성된다.

4 **조립(assembly).** 주기적으로 진행하면서, 부품으로부터 성숙한 바이러스 입자가 조립된다. 대부분의 경우 캡시드가 먼저 핵산 가닥의 용기로 작용하기 위하여 빈 껍질로서 위치한다. 외피 보유 바이러스의 방출로 인도하는 중요한 사건은 숙주세포 막에 바이러스 스파이크가 삽입되어, 바이러스가 외피와 함께 출아할 때 획득될 수 있도록 한다.

5 **방출(release).** 조립된 바이러스는 2가지 방법 중 하나에 의하여 숙주를 떠난다. 세포핵이나 세포질에서 성숙한 외피가 없는 복합 바이러스는 세포가 용해되거나 파열될 때 방출된다. 외피 보유 바이러스는 세포질, 핵, 소포체, 소낭의 막으로부터 출아에 의하여 방출된다. 이 과정 동안에 뉴클레오캡시드는 막에 결합하며, 막을 완전히 둘러싸서 작은 주머니를 형성한다. 주머니가 잘라지면서 바이러스가 외피와 함께 방출된다.

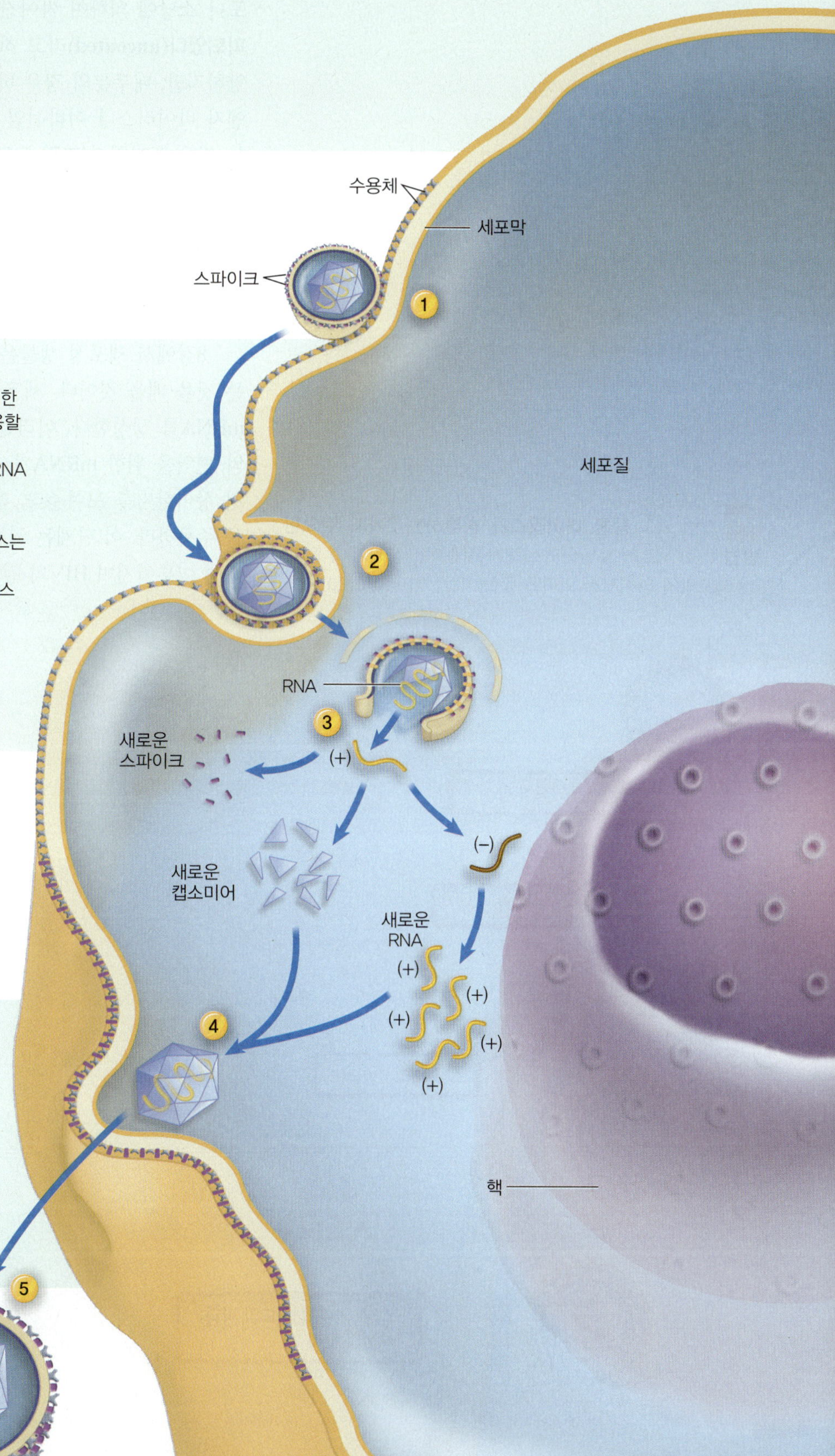

침투와 탈피 동물 바이러스는 숙주 세포에 진입하는 인상적인 기작을 나타낸다. 숙주의 유연한 세포막은 전체 바이러스나 핵산에 의하여 침투된다(**그림 5.5**). **세포내 이입(endocytosis)**에 의한 침투에서(**그림 5.5a**), 전체 바이러스는 세포에 의하여 삼켜져서 액포나 소낭에 의하여 싸여진다. 액포의 효소가 외피와 캡시드를 용해하면 바이러스는 **탈피되었다(uncoated)**라고 하며, 이 과정은 바이러스 핵산을 방출한다. 탈피의 방식은 다양하지만, 대부분의 경우 바이러스가 액포의 벽과 융합한다. 진입의 다른 방법은 인플루엔자 바이러스나 이하선염 바이러스처럼 바이러스 외피가 숙주 세포 막과 직접 융합되는 것을 포함한다(**그림 5.5b**). 이러한 형태의 침투에서는 외피가 세포막과 직접 합체되며, 그에 의해서 뉴클레오캡시드가 세포 내부로 유리된다.

합성: 복제와 단백질 생산 일반적으로, DNA 바이러스(폭스바이러스 제외)는 숙주 세포의 핵으로 침입하여 그곳에서 복제되고 조립된다. 레트로바이러스를 제외하고, 대부분의 RNA 바이러스는 세포질에서 복제되고 조립된다.

8장에서 세포성 생물은 DNA를 복제하여 새로운 유전체의 새로운 복사물을 만든다는 것을 배울 것이다. 세포성 생물은 DNA를 사용하여 새로운 단백질 합성을 지시하는 mRNA를 생성한다. 이러한 과정은 바이러스에서 매우 다르다. **표 5.5**는 새로운 유전체와 번역을 위한 mRNA가 합성되는 방식이 다양한 RNA 바이러스와 DNA 바이러스에서 상이한지를 보여준다. 레트로바이러스는 RNA 유전체를 DNA로 바꿀 수 있다는 것을 주목하라. 이 단계는 역전사 효소(reverse transcriptase)라고 하는 바이러스 효소에 의하여 이루어지며 HIV와 같은 바이러스의 감염에 중요한 관련을 가진다.

그림 5.5 동물 바이러스가 침투하는 2가지 주요한 방법. (a) 헤르페스 바이러스의 세포내 이입(삼키기)과 탈피. (b) 세포막의 바이러스 외피와 융합(이하선염 바이러스).

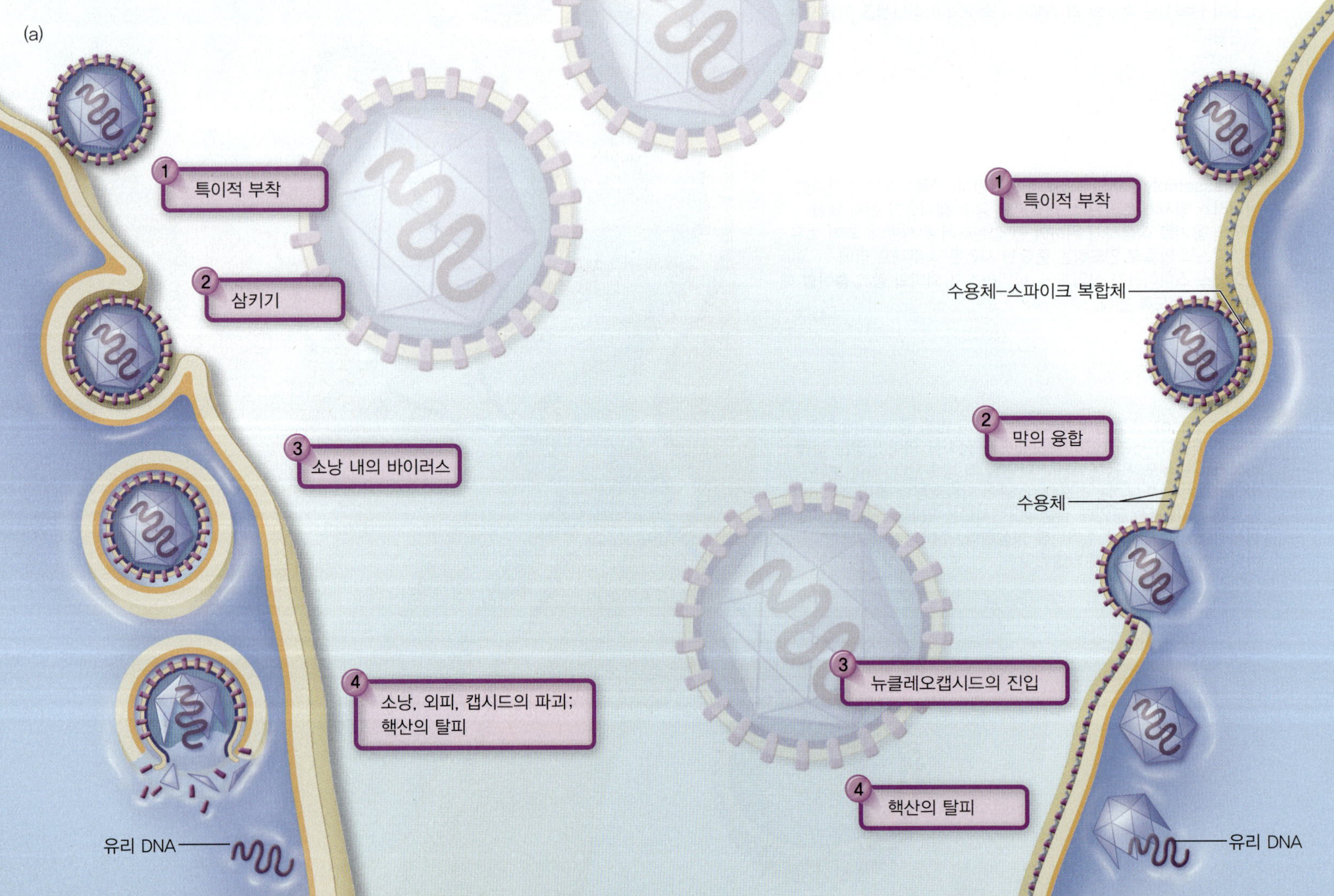

표 5.5 바이러스 전사와 번역 유형

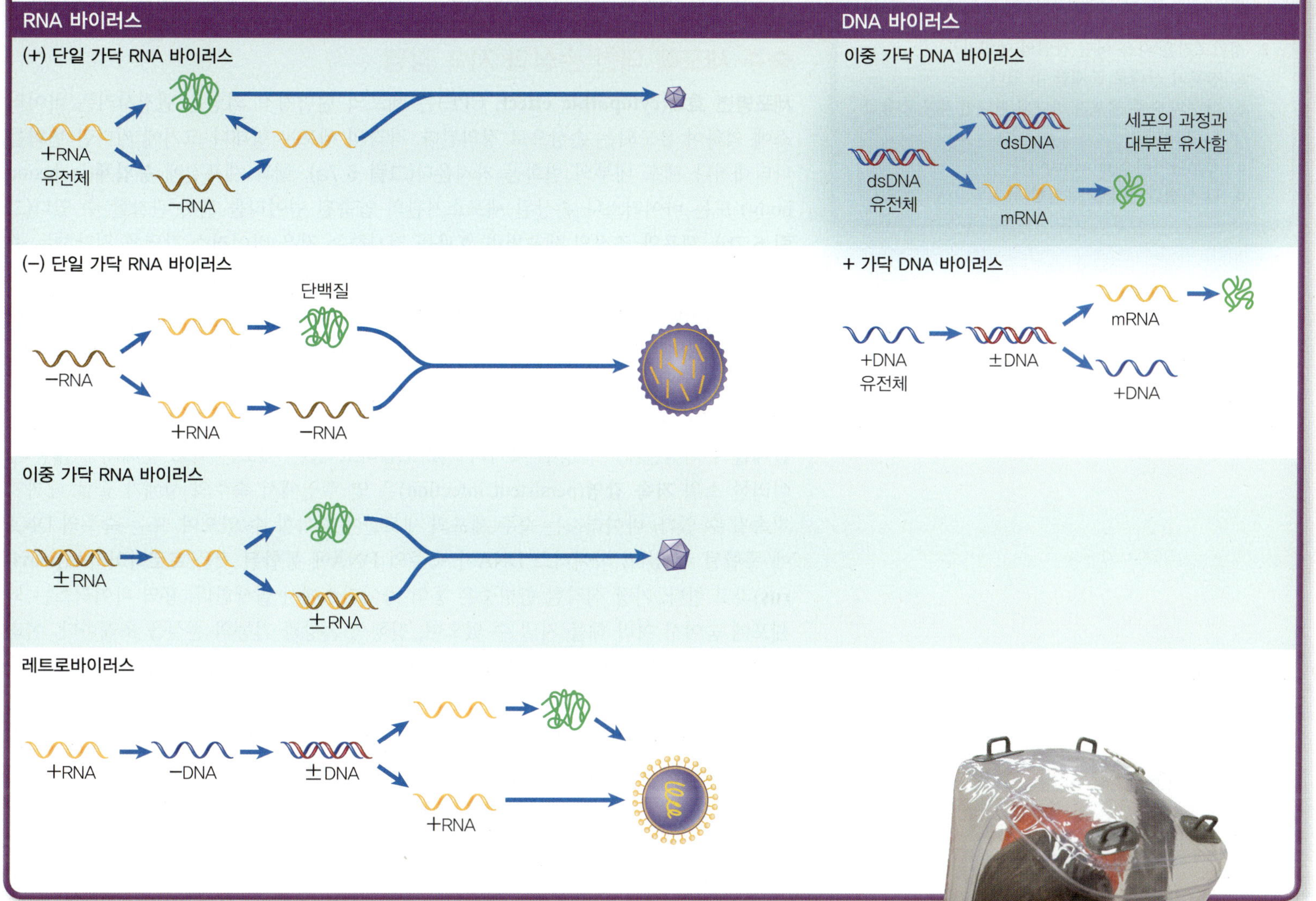

RNA 바이러스

(+) 단일 가닥 RNA 바이러스

+RNA 유전체
−RNA

(−) 단일 가닥 RNA 바이러스

단백질
−RNA
+RNA
−RNA

이중 가닥 RNA 바이러스

±RNA
±RNA

레트로바이러스

+RNA
−DNA
±DNA
+RNA

DNA 바이러스

이중 가닥 DNA 바이러스

dsDNA 유전체
dsDNA
mRNA
세포의 과정과 대부분 유사함

+ 가닥 DNA 바이러스

+DNA 유전체
±DNA
mRNA
+DNA

dsDNA 바이러스의 생활 주기에서 합성 단계는 두 부분으로 나뉜다. 초기 단계에는 바이러스 DNA가 핵으로 들어가며, 여러 유전자가 mRNA로 전사된다. 새로 합성된 RNA 전사물은 세포질로 이동하여 바이러스 DNA를 복제하는 데 필요한 단백질(효소)로 번역된다. 복제는 핵에서 일어난다. 숙주 세포 자체의 DNA 중합효소가 관련되기도 하지만, 일부 바이러스(헤르페스)는 자신의 중합효소를 가지고 있다. 후기 단계에는 바이러스 유전체의 다른 부분이 전사되고 캡시드와 다른 구조를 형성하는 데 필요한 단백질로 번역된다. 새로운 바이러스 유전체와 캡시드가 조립되고, 성숙한 바이러스는 출아나 세포 붕괴에 의하여 방출된다. 일부 바이러스에서는 바이러스 DNA가 조용히 삽입에 의하여 숙주 유전체의 특정한 부위에 통합된다. 이 통합은 숙주 세포를 암세포로 변환하고 종양을 형성할 수 있게 한다.

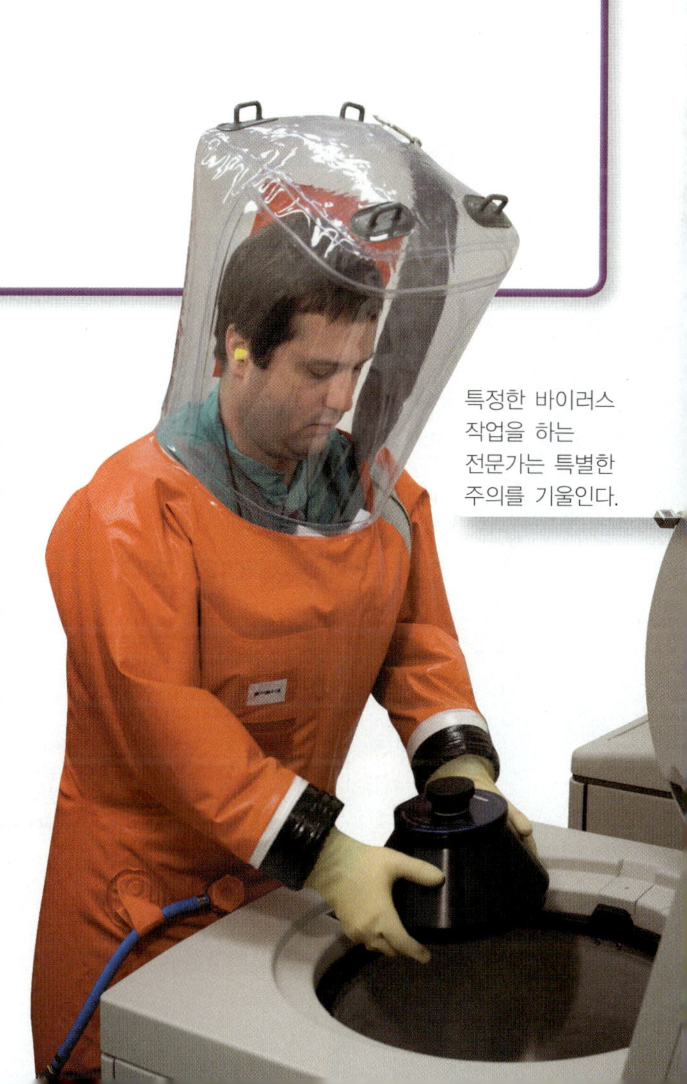

특정한 바이러스 작업을 하는 전문가는 특별한 주의를 기울인다.

조립 표 5.5에 나타냈듯이 이 단계는 새로운 캡시드와 새로운 핵산과 같은 합성 과정에서 제조된 부품을 새로운 바이러스로 실제로 조립하는 과정이다.

방출 **그림 5.6**은 숙주 세포로부터의 방출 기작을 나타낸다. 감염된 세포에서 방출되는 바이러스의 수는 바이러스의 크기와 숙주 세포의 건강도에 의하여 조절되므로 가변적이다. 폭스바이러스에 감염된 세포는 3천~4천 개의 비리온을 방출하며, 소아마비 바이러

NCLEX® 준비

2. 성기포진은 다음 어떤 감염의 예인가?
   a. 잠복기 상태로 존재할 수 있다.
   b. 다수의 숙주 세포가 하나의 거대한 세포로 융합된 결과이다.
   c. 프로바이러스(provirus)이다.
   d. 단 한번만 질병을 유발한다.

스에 감염된 세포는 10만 개의 비리온을 방출할 수 있다. 적은 수의 비리온이 다른 감수성이 있는 세포를 만나서 감염하더라도 신속한 바이러스 증식의 잠재력은 막대하다.

숙주 세포에 대한 손상과 지속 감염

세포병변 효과(cytopathic effect, CPE)는 세포의 현미경적 외형을 변경시키는 바이러스에 의하여 유도되는 손상으로 정의된다. 각각의 세포는 형태나 크기에 커다란 변화를 나타내거나 세포 내부의 변화를 가져온다(**그림 5.7a**). 핵과 세포질에 **봉입체**(inclusion body) 또는 바이러스나 손상된 세포소기관의 압축된 덩어리를 흔히 관찰할 수 있다(**그림 5.7b**). 세포와 조직의 세포병변 효과를 검사하는 것은 바이러스 감염을 진단하는 중요한 부분이다. 가장 흔한 CPE는 여러 개의 숙주 세포가 복수의 핵을 포함하는 하나의 거대한 세포로 융합되는 것이다. 이러한 **융합(syncytia**; 단수 syncytium)은 일부 바이러스가 막을 융합할 수 있는 능력의 결과이다. 호흡기 세포융합 바이러스(respiratory syncytial virus)는 이러한 효과로부터 명명되었다.

바이러스 감염의 축적된 손상은 대부분의 세포를 사멸시키지만 일부 세포는 보균체 관계를 유지하는데, 이 경우 바이러스를 보유하고 있는 세포는 바로 분해되지 않는다. 이러한 소위 **지속 감염**(persistent infection)은 몇 주일에서 숙주의 생애가 끝날 때까지 지속될 수 있다. 바이러스는 숙주 세포의 세포질에 잠복할 수 있으며, 또는 숙주의 DNA에 통합될 수 있다. 바이러스 DNA가 숙주의 DNA에 통합된 것을 **프로바이러스(provirus)**라고 한다. 가장 심각한 합병증은 홍역 바이러스에서 발생한다. 홍역 바이러스는 뇌세포에 숨어서 여러 해를 지낼 수 있으며, 진행성 손상과 기능의 손실을 초래한다. 여러 종류의 바이러스가 **만성적 잠복 상태**(chronic latent state)에 머무르면서 주기적으로 재활성화된다. 단순 포진 바이러스(구순포진과 성기포진)와 헤르페스 대상포진 바이러스(수두와 대상포진)가 그 예이다. 두 바이러스는 모두 신경세포에서 잠복기에 들어가서 재발성 증상을 유발하는 다양한 자극에 의하여 나중에 나타날 수 있다.

바이러스와 암

일부 동물 바이러스는 숙주 세포에 진입하여 유전물질을 영구히 변화시켜 암을 유발한다. 전문가들은 인간 암의 20% 정도는 바이러스에 의하여 유발된다고 추산한다. 이러한 바이러스를 **발암성**(oncogenic)이라고 하며 세포에 대한 효과를 **형질전환(transfor-**

그림 5.6 외피 보유 바이러스의 성숙과 방출. (a) 바이러스가 막에서 출아하면서, 동시에 막과 스파이크를 획득한다. (b) 표면에서 출아에 의하여 숙주 T 세포를 떠나는 HIV의 현미경 사진.

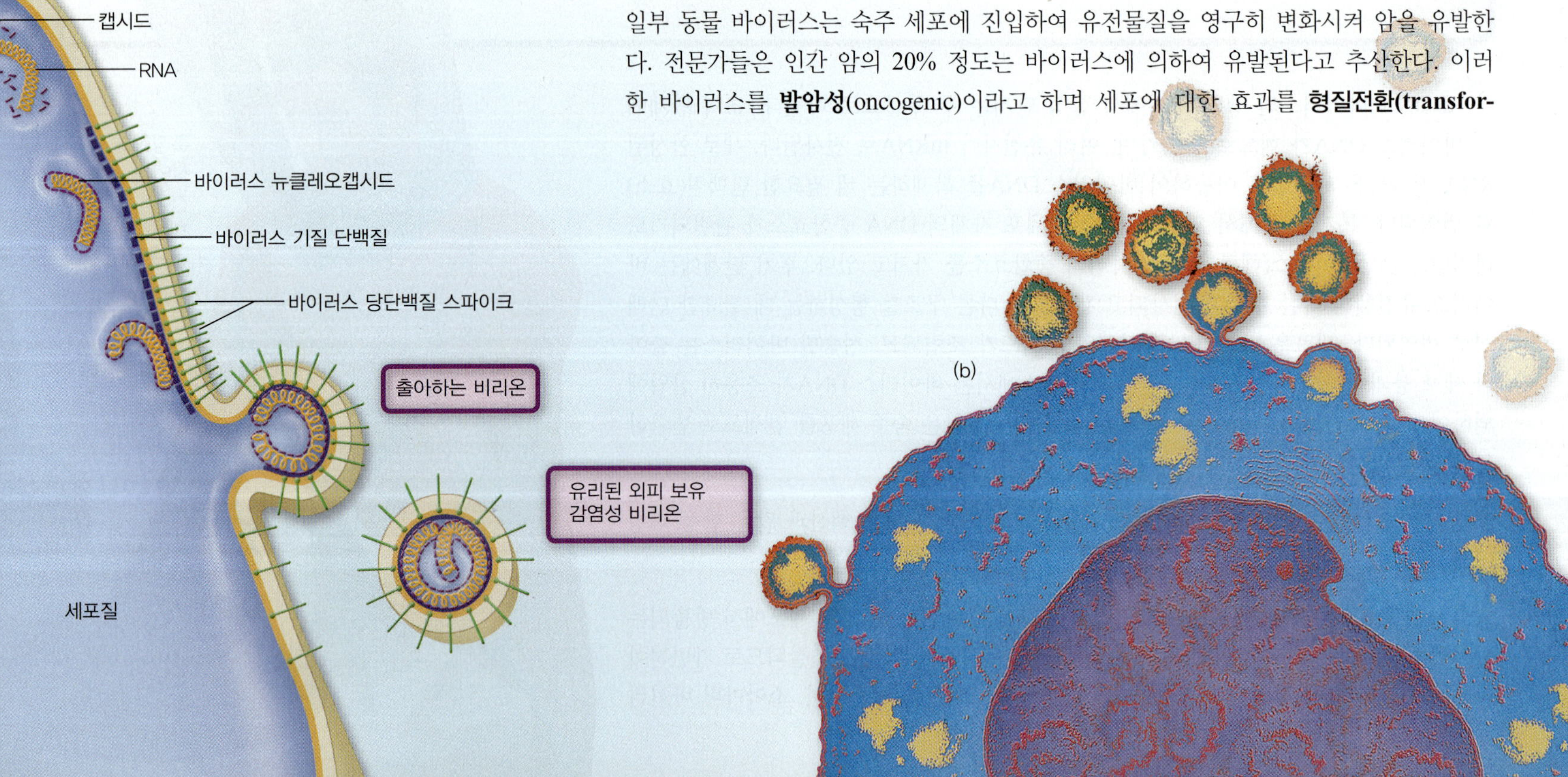

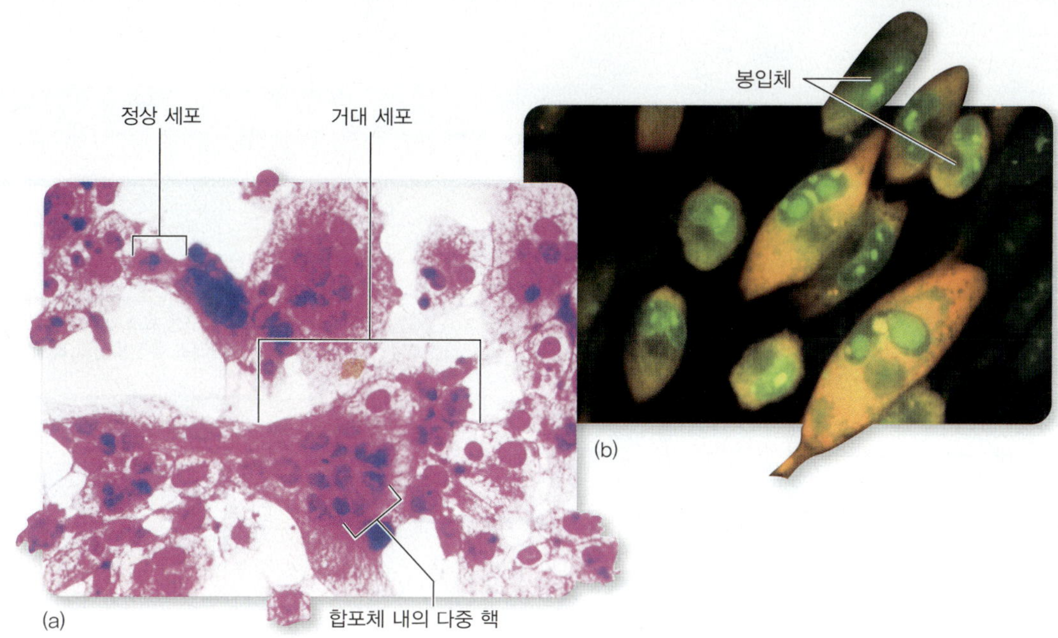

그림 5.7 세포와 세포 배양에서 바이러스 감염에 의한 세포병변 변화. (a) 단순 포진 바이러스에 의하여 감염된 다중 핵을 가지고 있는 거대 세포를 보여주는 인간 상피세포. (b) 세포거대바이러스에 의하여 감염된 형광 염색된 인간 세포. 봉입체를 주목하라(화살표).

mation)이라고 한다. 동물에서 암을 유발하는 바이러스는 **그림 5.8**과 같이 몇 가지 상이한 방법으로 작용한다. 어떤 경우에는 바이러스는 직접 암을 유발하는 유전자를 운반한다. 다른 경우에는 바이러스는 세포의 생장 조절을 상실하도록 유도하는 단백질을 생산하여 암을 유발한다. 형질전환된 세포는 생장이 증가하며, 염색체가 변경되고, 세포 표면 분자를 변화시키고, 정상 동물 세포와 다르게 무한히 분열할 수 있는 능력을 가진다. 암을 유발할 수 있는 포유류 바이러스를 **종양바이러스(oncoviruse)**라고 한다. 종양바이러스는 파필로마바이러스(성기 사마귀는 자궁경부암과 관련이 있다), 헤르페스 바이러스(Epstein-Barr 바이러스는 버킷림프종을 유발한다), B형 간염 바이러스(간암)와 같은 DNA 바이러스가 종양바이러스에 속한다. HIV(HTLV I)와 관련된 바이러스도 인간 암에 연관되어 있다. 이러한 발견은 암과 다발성 경화증과 같은 질병에 바이러스가 연관된 가능성에 대한 많은 의견을 자극하였다.

세균을 감염하는 바이러스

이제 **박테리오파지(bacteriophage)**라고 하는 다른 유형의 바이러스 생활 주기를 알아보자. 트워트(Frederick Twort)와 데렐(Felix d'Herelle)이 1915년 세균 바이러스를 발견하였을 때, 처음에는 세균 숙주 세포가 어떤 보이지 않는 기생생물에 의하여 먹히는 것으로 보였다. 따라서 **박테리오파지**(bacteriophage, 세균을 먹는)라는 이름이 사용되었다.

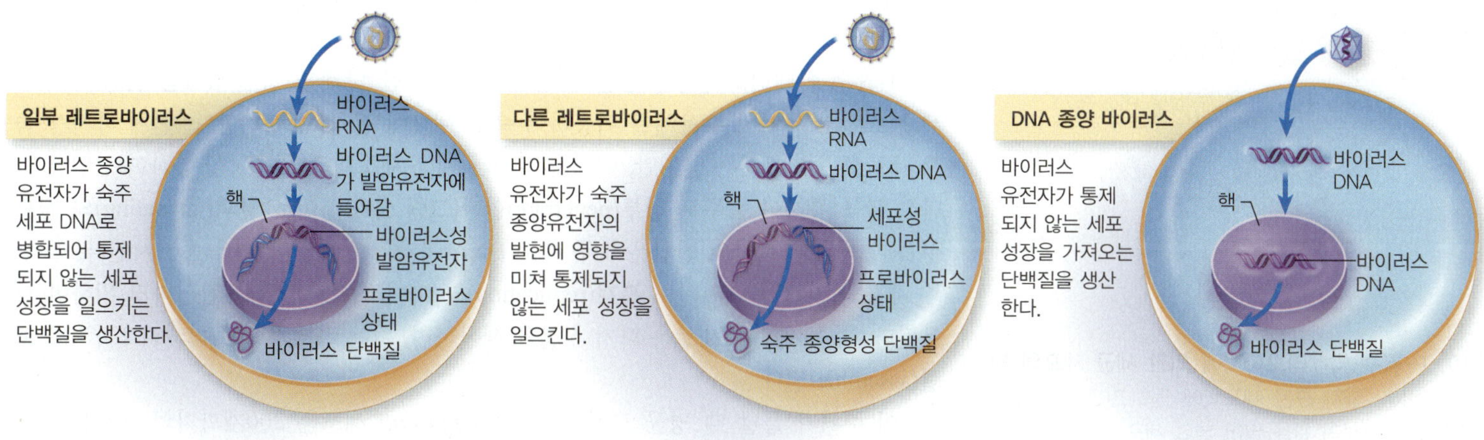

그림 5.8 바이러스가 암을 유발하는 3가지 기작.

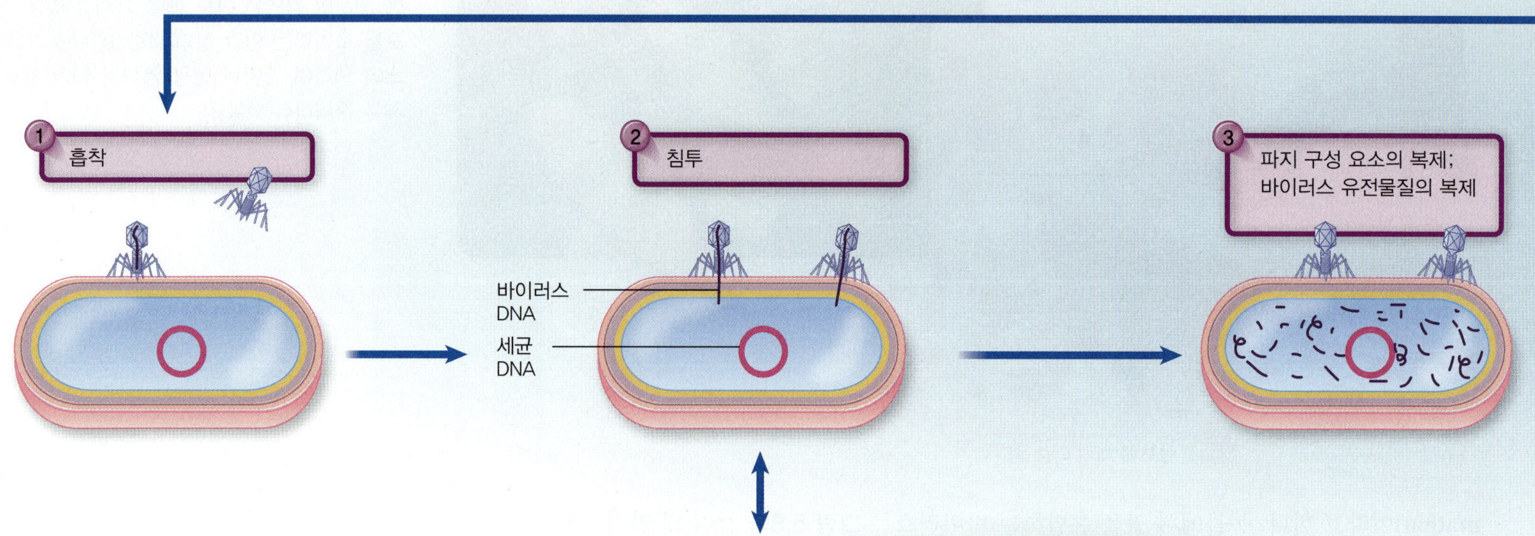

그림 5.9 **T-짝수 박테리오파지의 용균 주기 사건.** 용균 주기(1~6)는 용균과 비리온의 방출을 통하여 바이러스 감염을 완성하는 것을 포함한다. 종종 바이러스는 용원성의 가역적인 상태에 진입하며(오른쪽 그림) 숙주의 유전 물질에 통합된다.

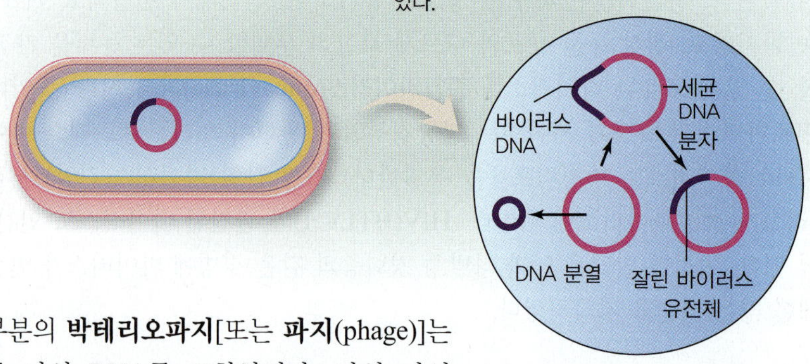

세균 내에서 용원성 상태. 바이러스 DNA 분자가 세균 염색체 상의 특정한 부위에 삽입된다. 바이러스 DNA는 정규 유전체와 함께 복제되며 숙주 세균에 적응을 돕는 유전자를 제공할 수 있다.

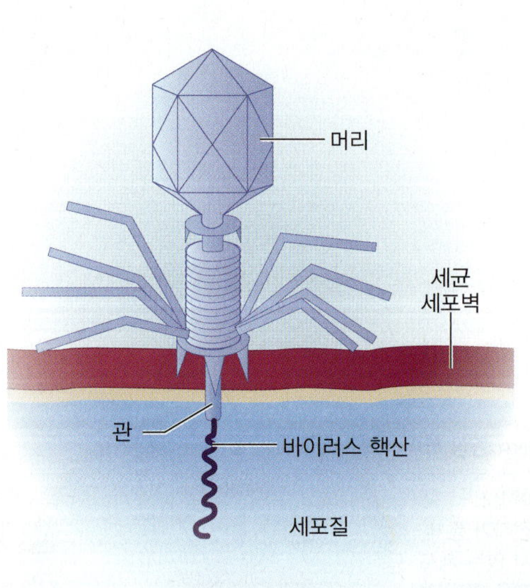

그림 5.10 **T-짝수 박테리오파지에 의한 세균 세포의 침투.** 흡착된 이후, 파지 판은 세포벽에 묻히고 껍질은 수축하여, 세포벽을 통과하여 관을 밀어 넣고 세포 내부로 핵산을 방출한다.

대부분의 **박테리오파지**[또는 **파지**(phage)]는 이중 나선 DNA를 포함하지만, 단일 나선 DNA와 RNA 유형도 존재한다. 현재까지 알려진 바로는 모든 세균 종은 다양한 종류의 특정한 박테리오파지에 의해 기생된다. 박테리오파지는 그들이 감염시키는 세균이 인간에게 더 병원성을 가지도록 하기 때문에 의학 미생물학자에게 커다란 관심 사항이다. 가장 많이 연구된 박테리오파지는 대장균인 *Escherichia coli* 특히 T2, T4와 같은 T-짝수 파지이다. 그들은 DNA를 포함하는 20면체 캡시드 머리, 껍질(초)로 둘러싸인 중앙 관, 목, 기저판, 꼬리 핀, 섬유를 포함하고 있으며, 이들의 조합은 세균 세포를 감염하는 효율적인 단위 완성품이다.

T-짝수 박테리오파지는 동물 바이러스와 유사한 단계를 거친다(**그림 5.9**). 파지는 세균 표면의 특이적 수용체를 이용하여 숙주 세균에 **흡착**(adsorb)한다. 전체 파지가 숙주 세포로 들어가지는 않지만, 핵산은 파지가 세균 세포벽과 세포막을 통하여 삽입한 단단한 관을 통하여 숙주로 **침투**(penetrate)한다(**그림 5.10**). 이는 **탈피**(uncoating)의 필요성을 제거한다. 핵산의 진입은 숙주 세포 DNA 복제와 단백질 합성을 중지시킨다. 곧 숙주 세포의 기관이 바이러스 **복제**(replication)와 바이러스 단백질을 합성하기 위하여 사용된다. 숙주 세포는 새로운 파지 성분을 생산하며, 이는 자발적으로 박테리오파지로 **조립**(assemble)된다.

이 주기가 끝날 때 평균 크기의 *Escherichia coli* 세포는 200개까지의 새로운 파지 단위체를 포함할 수 있다. 결국 숙주 세포는 바이러스로 꽉 차서 분해되어 쪼개져 열리

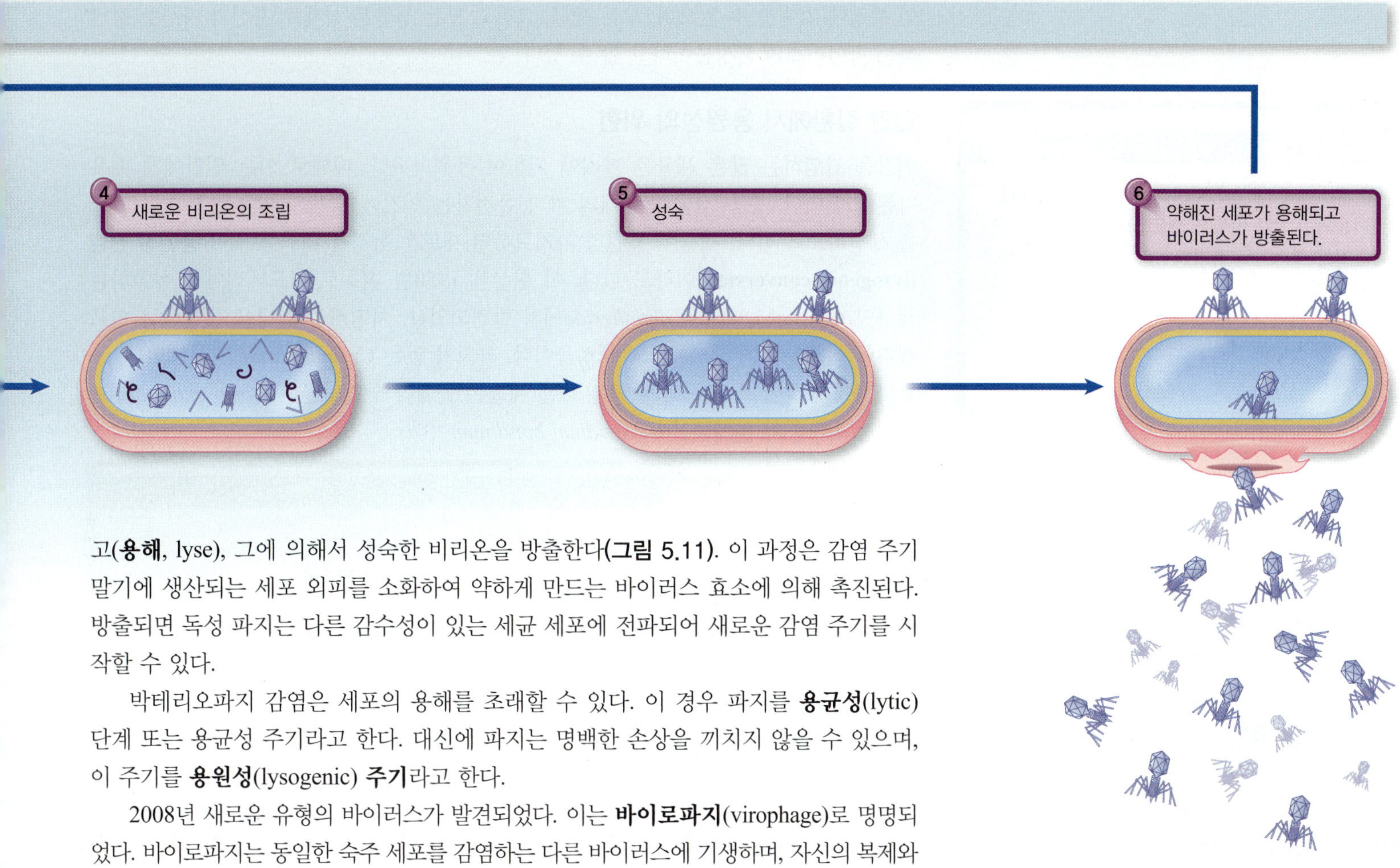

4 새로운 비리온의 조립

5 성숙

6 약해진 세포가 용해되고 바이러스가 방출된다.

고(**용해**, lyse), 그에 의해서 성숙한 비리온을 방출한다**(그림 5.11)**. 이 과정은 감염 주기 말기에 생산되는 세포 외피를 소화하여 약하게 만드는 바이러스 효소에 의해 촉진된다. 방출되면 독성 파지는 다른 감수성이 있는 세균 세포에 전파되어 새로운 감염 주기를 시작할 수 있다.

박테리오파지 감염은 세포의 용해를 초래할 수 있다. 이 경우 파지를 **용균성**(lytic) 단계 또는 용균성 주기라고 한다. 대신에 파지는 명백한 손상을 끼치지 않을 수 있으며, 이 주기를 **용원성**(lysogenic) **주기**라고 한다.

2008년 새로운 유형의 바이러스가 발견되었다. 이는 **바이로파지**(virophage)로 명명되었다. 바이로파지는 동일한 숙주 세포를 감염하는 다른 바이러스에 기생하며, 자신의 복제와 생산을 위하여 다른 바이러스의 유전자를 이용한다. 이들은 바이러스의 기생체이지만, 그들은 숙주 세포에 그들의 숙주 바이러스와 함께 존재해야만 한다는 것을 주목하라.

용원성: 잠재성 바이러스 감염

용원성 파지(temperate phage)라고 불리는 특별한 DNA 파지는 용균성 단계에도 참여할 수 있지만, 세균 숙주 세포에 흡착되고 침투하여 복제나 바로 방출되지 않는 능력도 가지고 있다. 대신에 바이러스 DNA는 동물 바이러스의 프로바이러스 상태를 연상시키는 불활성의 **프로파지(prophage)** 상태로 진입하며, 이 동안에 세균 염색체에 삽입된다. 이 바이러스 DNA는 세균 세포에 의하여 보유되어 정상적인 세포분열 동안에 복사되어 세포의 자손도 용원성 파지 DNA를 가지게 된다(그림 5.9 참조). 숙주 염색체가 박테리오파지 DNA를 가지고 있는 이 상태를 **용원성(lysogeny)**이라고 한다. 바이러스 입자가 생산되지 않기 때문에, 용원성 파지를 가지고 있는 세균 세포는 용균되지 않고 완전히 정상으로 보인다. 때에 따라 **유도(induction)**라는 과정에서 용원성 세포의 프로파지는 활성화되어 바로 바이러스 복제와 용균성 주기로 진행된다. 용원성은 완전한 용균성 주기에 비하여 덜 치명적인 형태의 기생이며, 바이러스가 숙주를 사멸시키지 않고 전파될 수 있도록 하는 진보로 생각된다.

박테리오파지는 이제야 생물학적 생명의 중요한 형성자로서 당연한 권리를 받고 있다. 과학자들은 생물권에 모든 다른 형태의 생명보다 박테리오파지가 더 많은 것으로 믿고 있다. 이 장의 서론에서 언급하였듯이, 바이러스 유전자는 인간, 동물, 식물, 세균의 유전체에 엄청난 수로 머무르고 있다. 그와 같이 바이러스는 세균의 본질적으로 영구적

그림 5.11 **바이러스로 가득 찬 약화된 세균 세포.** 세포는 파열되고 주변의 감수성이 있는 숙주 세포를 공격할 수 있는 수많은 비리온을 방출한다. 파열된 세포벽 주변에 사용된 파지의 빈 머리가 배열되어 있는 것을 주목하라.

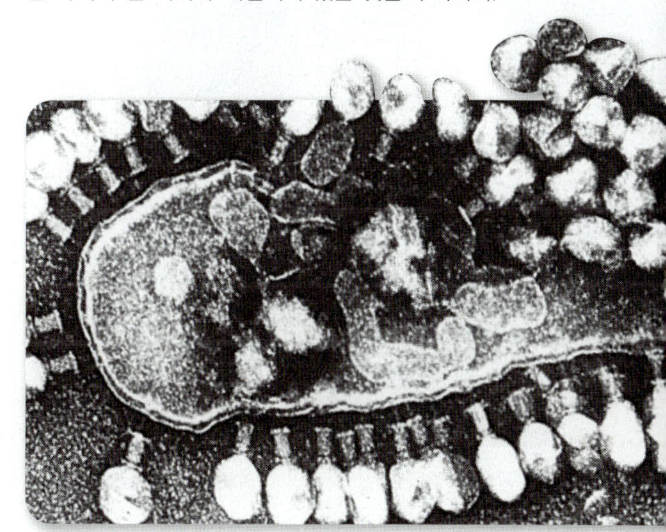

인 특징에 기여할 수 있으며, 모든 세균, 그리고 모든 생물은 실제로 자신과 자신을 감염하는 바이러스의 혼성물이라고 할 수 있다.

인간 질환에서 용원성의 위험

인간을 감염하는 많은 세균은 파지에 의하여 용원화된다. 때때로 이는 인간에게 매우 나쁜 소식이다. 종종 세균 염색체의 파지 유전자는 인간에 병을 유발하는 독소나 효소를 생산하도록 한다. 세균이 용원성 파지로부터 새로운 특징을 획득는 것을 **용원성 전환(lysogenic conversion)**이라고 한다. 이 현상은 1950년 최초로 디프테리아를 유발하는 세균인 *Corynebacrerium diphtheriae*에서 발견되었다. 치명적인 질병을 유발하는 디프테리아 독소는 박테리오파지의 생성물이다. 파지가 없는 *C. diphtheriae*는 무해하다. 프로파지에 의하여 독성을 띠게 되는 다른 세균은 콜레라의 원인균인 *Vibrio cholerae*, 보툴리눔 독소증의 원인균인 *Clostridium botulinum*이다.

NCLEX® 준비

3. 임상 현장에서 세균과 바이러스 감염을 구분하는 데 이용되는 진단 방법을 모두 고르시오.
   a. 환자가 메스꺼워 하거나 구토하는지 판단한다.
   b. 혈액 배양
   c. 신속한 연쇄상구균 검사
   d. 항생제 치료의 시작
   e. 차별적 전혈구 검사

5.3 학습 결과—진도 평가

8. 동물 바이러스의 5단계 생활 주기를 도해하시오.
9. 세포병변효과(cytophatic effect)라는 용어를 정의하고 예를 드시오.
10. 지속 감염과 변환 감염에 대해 논의하시오.
11. 박테리오파지의 용원성 감염과 용균 감염을 면밀하게 설명하시오.

5.4 동물 바이러스의 배양과 동정 기술

바이러스를 연구하기 위해서는 배양이 필수적이다. 이는 배지로 살아 있는 세포를 필요로 하는 생물에 많은 문제점을 제시한다. 과학자들은 실험실에서 교배한 동물 배아와 조류 조직에 접종하는 것(생체 내; *in vivo*)과 세포(또는 조직) 배양 방법(시험관 내; *in vitro*)을 포함하는 방법을 개발하였다.

바이러스 배양의 주된 목적은 다음과 같다.

1. 임상 표본의 바이러스를 분리하고 동정한다.
2. 백신 제조를 위한 바이러스를 준비한다.
3. 바이러스 구조, 증식 주기, 유전학, 숙주 세포에 대한 영향 등 세부적인 연구를 수행한다.

살아 있는 동물 접종을 이용하기

특별히 교배된 흰 생쥐, 시궁쥐, 햄스터, 기니피그, 토끼 품종은 바이러스를 배양하는 데 일반적으로 선택된다. 무척추동물(곤충) 또는 인간 외의 영장류도 이따금 사용된다. 바이러스는 숙주 특이성을 나타내기 때문에 특정한 동물은 다른 동물에 비하여 주어진 바이러스를 더 용이하게 번식시킬 수 있다.

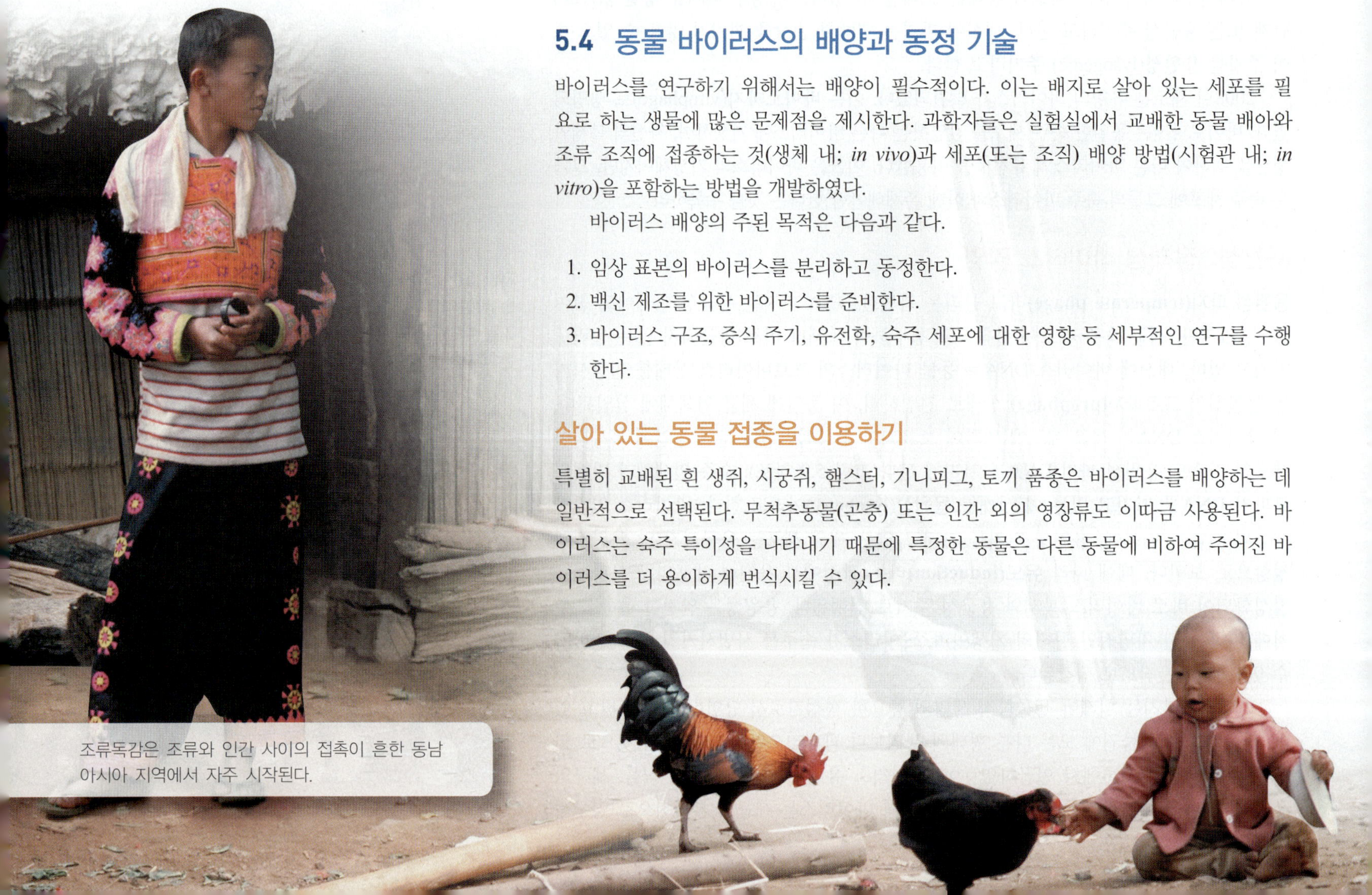

조류독감은 조류와 인간 사이의 접촉이 흔한 동남아시아 지역에서 자주 시작된다.

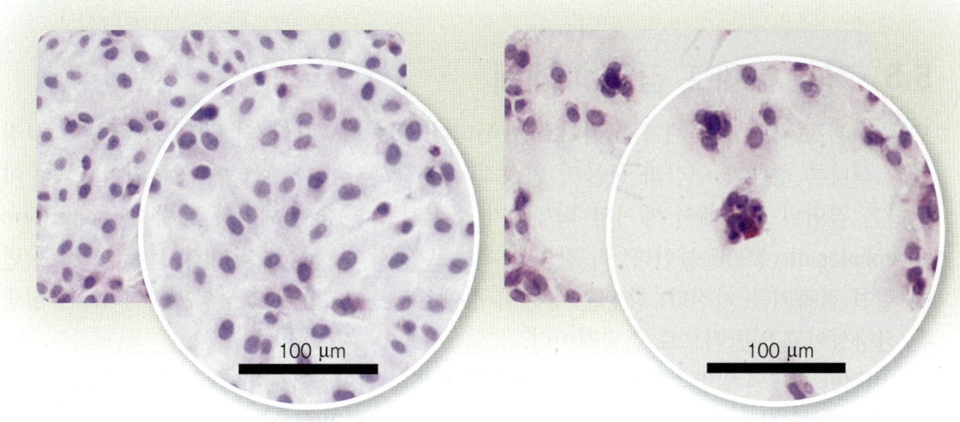

그림 5.12 정상적인 세포와 감염된 세포 배양의 모습. 바이러스로 감염되기 이전(왼쪽)과 이후(오른쪽)의 동물 세포층의 현미경 사진.

조류 배아를 이용하기

배아를 포함하고 있는 조류 알은 완벽한 멸균 환경과 영양을 가지고 있는 살아 있는 자립 가능한 단위체를 제공한다. 더구나 조류 알은 바이러스 증식을 용이하게 부양하는 몇몇 배아 조직을 공급한다. 달걀, 오리 알, 칠면조 알은 가장 보편적으로 배양에 선택된다. 바이러스는 알 껍질에 구멍을 뚫거나 작은 창을 통하여 주입된다.

세포(조직) 배양 기술을 이용하기

실험실에서 바이러스 배양을 용이하도록 한 가장 중요한 초기 발견은 분리된 동물 세포 개체군을 배양하는 단순하고 효과적인 방법의 개발이다. 이러한 유형의 세포 외(*in vitro*; 시험관) 배양 시스템을 **세포배양**(cell culture) 또는 **조직배양**(tissue culture)이라고 한다. 동물 세포배양은 동물 세포의 생존에 필요한 영양분을 포함하고 있는 배지가 담긴 멸균 챔버에서 생장한다. 배양된 세포는 바이러스 증식과 감염의 징후를 엄밀하게 검사할 수 있도록 하는 **단일층**(monolayer)의 유착된 세포층 형태로 생장한다**(그림 5.12)**.

최근의 조류 독감에 대한 우려는 과학자들이 1950년대부터 달걀에 생장시켰던 인플루엔자 바이러스의 백신 균주를 더 빠르고 효과적으로 배양할 수 있는 방법을 찾도록 촉구하였다. 과학자들은 개의 신장 세포에서 유래된 연속 세포 계열에서 바이러스를 증식하는 데 성공하였다. 2009년 세포배양에서 독감 백신을 생산하려는 계획이 있었지만, 대부분 좌절되었다. 2012년 최초로 FDA가 계절적인 인플루엔자 바이러스에 세포배양에 근거한 백신의 일반적인 사용을 허가하였다.

배양에서 바이러스의 생장을 탐지하는 한 방법은 세포 단일층의 감염된 세포의 퇴화와 용균을 관찰하는 것이다. 바이러스 감염된 세포가 파괴된 곳은 **플라크(plaque)**라고 하는 투명하고 명백한 구획으로 나타난다(그림 5.12). 플라크는 본질적으로 세포병변 효과(CPE)의 거시적 표현이다. 동일한 기술이 박테리오파지를 탐지하고 계수하는 데 이용되는데, 숙주 세포(세균)의 한천배지 배양에서 생장할 때에도 플라크를 생성하기 때문이다. 플라크는 감염된 숙주 세포에 의해 방출된 바이러스가 주변의 숙주 세포로 퍼져 나갈 때 발달한다. 새로운 세포가 감염되면서 사멸하고 더 많은 바이러스를 방출한다. 이 과정이 계속되면서 감염은 점진적으로 그리고 감염원으로부터 대칭적으로 퍼져 나가서, 사멸된 세포의 지역에 해당하는 둥글고 투명한 공간의 거시적 모습이 나타나게 한다.

5.4 학습 결과—진도 평가

12. 바이러스를 배양하는 3가지 주요한 목적을 열거하시오.
13. 바이러스가 배양되는 3가지 방법을 설명하시오.

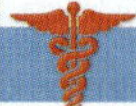

NCLEX® 준비

4. 조류 배아가 바이러스 배양에 사용되는 이유는?
   a. 멸균 환경을 제공하기 때문이다.
   b. 복제에 필요한 영양을 제공하기 때문이다.
   c. 자립 가능한 단위체이기 때문이다.
   d. 위 모두 옳다.

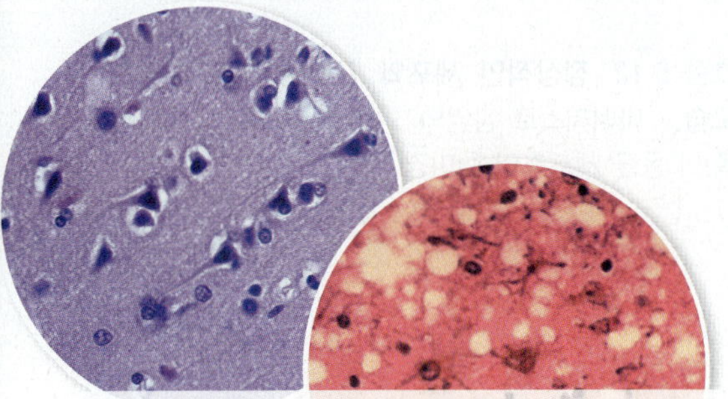

크로이츠펠트–야콥병에 의해 뇌조직에 가해진 손상. 질병 조직(오른쪽)은 스펀지같은 구멍이 보이지만 건강한 뇌(왼쪽)은 구멍이 보이지 않는다.

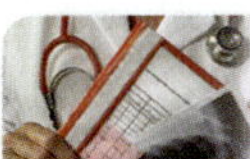

의학적 중요성

세균 감염과 바이러스 감염의 구별

바이러스성 질병과 세균성 질병은 동일한 증상을 많이 공유한다. 의사는 이 차이를 어떻게 구별할까? 세균 감염은 항생제 요법을 필요로 하고, 반면에 바이러스 질병은 항생제 요법이 효과가 없기 때문에 이 질문은 중요하다.

대부분의 바이러스성 질병은 세균성 질병에 비하여 순한 증상을 유발한다. 예를 들어 바이러스성 수막염은 세균성 수막염에 비하여 일반적으로 덜 심각한 질병이며, 세균에 의한 인두염은 바이러스성 인두염보다 더 심각한 증상을 유발한다. 따라서 의사는 환자가 바이러스성 감염인지 세균성 감염인지를 판단할 때 환자가 얼마나 아픈지를 고려한다. 의사는 또한 증상의 지속 기간, 계절, 지역 사회에 유행하는 알려진 질병 등을 확인한다.

그러나 위의 어느 것도 확실하고 변함없는 규칙이 아니다. 의사는 다양한 질병을 확인하는 데 매우 능숙하지만, 때로는 그들도 차이를 알 수 없다. 의심스러울 때는 혈액 분석, 배양, 기타 진단 검사가 진단하는데 도움이 될 수 있다. 신속 연쇄상구균 검사(rapid strep testing, RST)와 같은 실험실 검사의 진보에 따라 의사들이 바이러스성 질병과 세균성 질병을 구분하는 것이 용이하게 되었다.

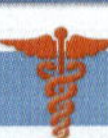

NCLEX® 준비

5. 다음 중 어느 것이 바이러스와 암 사이의 알려진 연관인가?
   a. 파필로마바이러스는 뇌암을 유발한다.
   b. 헤르페스 바이러스 감염은 AIDS를 유발한다.
   c. B형 간염은 간암과 연관되어 있다.
   d. 파필로마바이러스는 위암과 관련되어 있다.

5.5 기타 비세포 감염 매개체

모든 비세포 감염 매개체가 바이러스는 아니다. 바이러스보다 더 작고 단순한 다른 집단의 색다른 형태가 인간과 동물의 만성적이고 잠복기가 긴 질병에 연루되어 있다. 이 질병은 감염된 동물에서 제거된 뇌세포가 스펀지를 닮아서 해면상 뇌병증(spongiform encephalopathy)으로 불린다. 이 감염은 최초로 임상 증상이 나타나기 전에 보통 수 년에 걸친 잠복기를 가진다. 증상은 정신적 장애부터 근육 통제의 상실까지이다. 이 질병은 진행성이고 일반적으로 치명적이다.

이러한 상태의 일반적인 특징은 뇌 조직에 독특한 단백질 섬유가 침착되는 것이다. 연구자들은 이러한 섬유가 질병의 매개체라고 가정하였으며 **프리온(prion)**으로 명명하였다.

크로이츠펠트-야콥병(Creutzfeldt-Jakob disease)은 인간의 중추신경계를 괴롭히며 점진적인 퇴화와 사망을 유발한다. 양, 밍크, 엘크 같은 동물도 유사한 전염성 질환의 희생양이다. 광우병(Bovine spongiform encephalopathy, BSE)은 최근에 연구자들이 오염된 쇠고기를 먹은 사람이 질병에 걸릴 수 있다는 증거를 발견하였을 때 유럽에서 두려움의 대상이었다. 이는 프리온 질병이 동물에서 사람으로 전파되는 최초의 증거였다. 수백 명의 유럽인이 크로이츠펠트-야콥병의 변형 증상을 나타냈으며, 소와 쇠고기 제품의 수출을 엄격하게 정부에서 통제하게 하였다. 2003년 캐나다와 미국에서 BSE에 걸린 격리된 소가 발견되었다. 북미 소비자를 보호하기 위하여 예방적 조치를 취했다. 2011년 영국의 184,000마리에 비교하여, 미국에서는 단지 3마리의 광우병 양성인 소가 발견되었다. (이 질병은 17장에서 자세하게 설명된다.)

프리온 감염의 정확한 방식은 현재 연구 중에 있다. 프리온이 주로 단백질로 이루어졌다는 사실은 무엇이 감염원을 성립시킬 수 있느냐에 대한 우리의 생각에 혁명을 가져왔다. 가장 흥미를 끄는 질문 중 하나는 도대체 프리온이 어떻게 복제되는지인데, 그 이유는 모든 다른 감염성 매개체는 핵산을 필요로 하기 때문이다.

인간 질병에서 다른 바이러스 같은 매개체는 위성 바이러스(satellite virus)라고 하는 복제를 위하여 다른 바이러스에 실질적으로 의존하는 결함이 있는 형태이다. 2가지 주목할 만한 예는 아데노바이러스에 감염된 세포에서만 복제할 수 있는 것으로 생각되어서 이름 지어진 아데노 연관 바이러스(AAV)이다. 다른 위성 바이러스인 델타 병원체는 B형 간염 바이러스가 존재할 때만 발현되고 간 손상을 더 심각하게 하는 노출 원형 RNA이다.

식물도 **비로이드(viroid)**라고 하는 매우 작고(평균 바이러스의 1/10 크기) RNA의 노출 가닥으로만 구성되고, 캡시드나 어떤 유형의 피복도 없는 바이러스 같은 매개체에 의하여 기생된다. 비로이드는 토마토, 감자, 오이, 감귤나무, 국화 등 경제적으로 중요한 식물에게 중대한 병원체이다.

5.5 학습 결과—진도 평가

14. 바이러스 외에 비세포 감염 매개체 2가지의 이름을 말하시오.

5.6 바이러스와 인간 건강

전 세계적으로 발생하는 바이러스 감염의 수는 정확히 측정하는 것이 거의 불가능하다. 명백하게 바이러스는 감기, 간염, 수두, 인플루엔자, 헤르페스, 사마귀 등 급성 감염을 유발하는 극히 흔한 원인이다. 뎅기열, 리프트 계곡열, 황열 등 특정한 지역에서만 발견되는 현저한 바이러스 감염을 포함하면 총 발생 건은 연간 수십억 건을 쉽게 넘는다. 대부

표 5.6 중요한 인간 바이러스 과, 속, 통속명, 질병의 종류

과	바이러스 속	속 구성원의 통속명	질병명
DNA 바이러스			
Poxviridae	*Orthopoxvirus*	두창과 우두	천연두, 우두
Herpesviridae	*Simplexvirus*	단순포진바이러스 1 (HSV)	단순 포진, 구순 포진
		단순포진바이러스 2 (HSV)	성기 단순포진
	Varicellovirus	수포창 바이러스 (VZV)	수두, 대상 포진
	Cytomegalovirus	인간 거대세포바이러스(CMV)	거대세포바이러스 감염
Adenoviridae	*Mastadenovirus*	인간 아데노바이러스	아데노바이러스 감염
Papovaviridae	*Papillomavirus*	인간 유두종바이러스(HPV)	여러 종류의 사마귀
	Polyomavirus	JC virus (JCV)	진행성 다초점 백색질 뇌증(PML)
Hepadnaviridae	*Orthohepadnavirus*	B형 간염 바이러스(HBV or Dane particle)	혈청 간염
Parvoviridae	*Erythrovirus*	파보바이러스 B19	감염성 홍반
RNA 바이러스			
Picornaviridae	*Enterovirus*	소아마비바이러스	회백척수염
		콕사키 바이러스	수족구병
	Hepatovirus	A형 간염 바이러스(HAV)	단기 간염
	Rhinovirus	인간 라이노바이러스	감기, 기관지염
Caliciviridae	*Norovirus*	노워크 바이러스	바이러스성 설사, 노워크 바이러스증
Togaviridae	*Alphavirus*	동부형 말 뇌막염 바이러스	동부형 말 뇌막염(EEE)
		서부형 말 뇌막염 바이러스	서부형 말 뇌막염(WEE)
		세인트루이스 뇌막염 바이러스	세인트루이스 뇌막염
	Rubivirus	풍진 바이러스	풍진
Flaviviridae	*Flavivirus*	뎅기열 바이러스	뎅기열
		서부 나일강 열 바이러스	서부 나일강 열
		황열 바이러스	황열
Coronaviridae	*Coronavirus*	감염성 기관지염 바이러스(IBV)	기관지염
		장 코로나 바이러스	코로나 바이러스 장염
	Betacoronavirus	사스(SARS) 바이러스	중증 급성 호흡기 증후군
Filoviridae	*Ebolavirus*	에볼라, 마르부르크 바이러스	에볼라 열병
	Marburgvirus		
Orthomyxoviridae	*Influenza A virus*	A형 인플루엔자 바이러스(아시아, 홍콩, 돼지 인플루엔자 바이러스)	인플루엔자 또는 독감
Paramyxoviridae	*Respirovirus*	파라인플루엔자 바이러스 1–5형	파라인플루엔자
	Rubulavirus		
		이하선염 바이러스	이하선염
	Morbillivirus	홍역 바이러스	홍역
	Pneumovirus	호흡기 세포융합 바이러스(RSV)	감기 증후군
Rhabdoviridae	*Lyssavirus*	광견병 바이러스	광견병
Bunyaviridae	*Orthobunyavirus*	부니암웨라 바이러스	캘리포니아 뇌염
	Hantavirus	신 놈브레 바이러스	호흡 곤란 증후군
	Phlebovirus	리프트 계곡열 바이러스	리프트 계곡열
	Nairovirus	크림–콩고 출혈열 바이러스(CCHF)	크림–콩고 출혈열
Reoviridae	*Coltivirus*	콜로라도 진드기열 바이러스	콜로라도 진드기열
	Rotavirus	인간 로타바이러스	로타바이러스 위장염
Retroviridae	*Deltaretrovirus*	인간 T림프친화 바이러스 1 (HTLV–1)	T–세포 백혈병
	Lentivirus	인간 면역결핍 바이러스	후천성 면역결핍증(AIDS)
Arenaviridae	*Arenavirus*	라싸 바이러스	라싸열

분의 바이러스 감염은 사망을 초래하지는 않지만, 광견병, AIDS, 에볼라는 매우 높은 사망률을 보이며, 소아마비, 신생아 풍진 등은 장기간의 쇠약을 초래할 수 있다. 현재 연구는 I형 당뇨병, 다발성 경화증, 다양한 암, 알츠하이머, 심지어는 비만까지 원인을 모르는 만성병에 대한 바이러스의 연관 가능성을 밝히는 데 집중되고 있다.

표 5.6은 인간에 질병을 유발하는 가장 흔한 바이러스의 목록을 제공한다.

감염된 세포(분홍색)의 표면에서 방출되고 있는 HIV 비리온(녹색)

동물 바이러스 감염의 치료

바이러스의 본질로 인하여 효과적인 치료법을 고안하는 것이 어렵다. 바이러스는 세균이 아니기 때문에 세균 분쇄가 목적인 항생제는 바이러스에 작용하지 않는다. 현재까지 대부분의 항바이러스 약제는 숙주 세포를 표적으로 하여 바이러스 복제를 차단하도록 고안되었기 때문에 심각한 부작용을 유발할 수 있었다. 현재까지 허가된 거의 대부분의 항바이러스 약제는 이 장에서 학습한 바이러스 생활 주기 중 한 단계를 표적으로 고안되었다. HIV 약의 인테그라아제 저해제 계열은 HIV 유전 정보가 숙주 세포의 DNA로 통합되는 능력을 차단한다.

항바이러스 약제의 개발에 2011년 획기적인 발전이 이루어졌다. "*double-stranded RNA activated caspase oligomizer*(DRACO)"라는 분자가 개발되었다. 이 분자는 바이러스에 감염된 세포가 바이러스 종류를 불문하고 자신을 파괴하도록 한다. 이 전략은 매우 유망하지만, 임상적으로 사용되기까지는 여러 해가 소요될 것이다.

면역을 자극하는 백신은 매우 귀중한 수단이지만 제한된 종류의 바이러스성 질환에만 가용하다.

5.6 학습 결과—진도 평가

15. 인간의 감염과 질병에 대한 바이러스의 상대적인 중요성을 분석하시오.
16. 항바이러스 약제가 항균 약제에 비하여 설계하기가 더 어려운 주요한 이유에 대하여 논의하시오.

임상 사례 결론

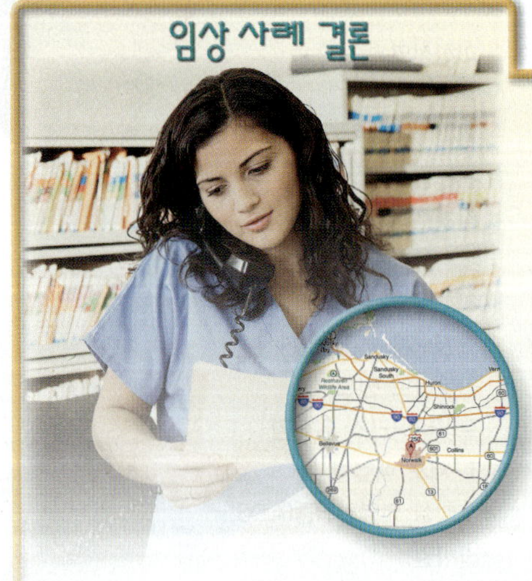

노워크 바이러스(노로바이러스, *Caliciviridae* 과)는 세계적으로 비세균성 유행성 위장염의 90%를 유발한다. 이 바이러스는 20개의 바이러스 입자만으로도 질병을 일으킬 수 있을 정도(감염 농도)로 극히 전염성이 높아서 바이러스가 용이하게 전파되게 한다. 이 바이러스는 직접 접촉이나 오염된 물이나 음식(샐러드나 조개류가 종종 연루됨)의 섭취로 전파된다. 이 바이러스는 에어로솔화되어 감염된 사람이 토할 때 가까이 있으면 바이러스 입자를 흡입할 수 있다.

증상은 메스꺼움, 구토, 복통 또는 경련, 수액성 설사, 쇠약, 두통, 근육통, 그리고 낮은 발열 등이 포함된다. 증상은 바이러스에 노출된 후 24~48시간에 나타나며, 24~60시간 내에 진정된다. 노인, 어린이, 그리고 면역계가 약화된 사람은 빨리 심하게 탈수될 수 있다. 사망은 드물지만, 노워크 바이러스는 미국에서 매년 300여 명의 사망을 초래한다. 노워크 바이러스 창궐은 학교, 장기 요양시설, 캠프, 교도소, 유람선 등 사람들이 밀접하게 상호작용하는 폐쇄된 집단에서 발생한다.

대상포진

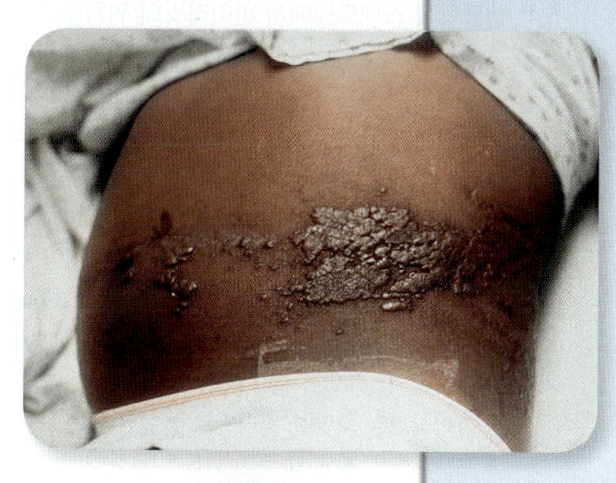

대상포진은 만성적 잠복기로 신체에서 잔류하여 몇 년 뒤에 다시 나타나는 바이러스에 의하여 유발되는 질병의 예이다. 이 질병은 수두를 유발하는 것과 동일한 바이러스인 수두 대상포진 바이러스(varicella zoster virus)에 의하여 발병한다. 개인이 수두에서 회복되면, 바이러스는 신경에 여러 해 잠복한다. 바이러스가 면역의 변화 등에 의하여 다시 자극되면, 활동성이 되어 대상포진을 유발한다. 어떤 사람에게서는 감정적 또는 육체적 스트레스가 재활성화를 자극하는 것으로 보인다. 대상포진은 보통 어린 시절에 수두를 앓았던 나이든 사람에게 발생한다. 대부분의 사람은 대상포진을 한번만 경험하지만, 일부 운이 나쁜 사람은 한 번 이상 앓게 된다. 대상포진에 걸린 사람은 한 번도 걸리지 않은 사람에게 바이러스를 전달하지만, 전달받은 사람은 대상포진이 아니라 수두를 앓게 된다.

대상포진은 초기에는 따끔거리고, 불타는 듯하고, 고통스러운 감각을 유발한다. 불쾌감 이후에 발진이 피부에 붉은 영역으로 나타나서 결국은 작은 물집을 형성한다. 물집은 결국 파열되어 피부의 겉껍질이 남으며, 2~3주 지나면 벗겨진다. 발진은 보통 척수의 감각 섬유에 의하여 공급되는 피부 지역인 피부 분절(dermatome)을 따라 형성된다. 보통 발진은 등에서 시작하여 신체의 한쪽으로 가슴이나 배의 피부를 돌아서 확장된다. 대상포진의 통증은 때로는 매우 격심하다. 일부 사람은 신경 손상으로 인하여 **대상포진 후 신경통**(postherpetic neuralgia)이 나타나게 되는데, 이는 만성적인 통증을 유발한다. 대상포진과 연관된 다른 증상은 발열, 두통, 으스스한 느낌, 복통, 관절통 등이다. 눈이나 귀에 침범하는 대상포진은 시력이나 청력을 잃게 할 수 있다.

진단은 보통 발진의 출현에 근거한다. 백혈구 증가증과 수두 바이러스 항체는 발진의 원인이 의심스러울 때 바이러스를 확인하는 데 도움이 된다. 그러나 대부분의 경우 발진의 출현이 진단을 하는 데 충분하다. 항바이러스 약제가 이용될 수 있지만 치료는 할 수 없고 질병의 시기를 단축시킬 수 있다. 그러나 항바이러스제는 증상이 시작되고 72시간 내에 복용하기 시작해야 하며 발진에 수반하는 수포가 나타나기 전에 복용하는 것이 좋다. 아시클로비어(acyclovir), 팜시클로비어(famciclovir), 발라시클로비어(valacyclovir)가 일반적으로 사용되는 항바이러스제이다. 보통 단순 포진 바이러스나 성기 단순 포진에 사용하는 것보다 고단위로 투약한다. 면역이 약화되었거나 파종성 질병의 위험이 있을 때에는 정맥으로 투약한다. 대상포진의 증상을 인지하면 바로 의사를 방문하여 항바이러스 치료를 시작해야 한다.

미국에서는 조스타박스(Zostavax)라고 하는 생백신이 수두를 앓았던 50세 이상의 성인에게 권장된다. 이 백신은 대상포진을 50%까지 예방할 수 있고, 매우 쇠약하게 하고 평생 동안의 고통을 가져오며 치료가 매우 어려운 대상포진 후 신경통의 발생도 감소시키는 것으로 나타났다.

수두 대상포진 바이러스(varicella zoster virus)는 수두와 대상포진의 원인균이다.

요약

5.1 생물학적 스펙트럼에서 바이러스의 위치

- 바이러스는 현미경과 조직배양의 기술적인 진보를 통하여 특징이 확인된 무세포 실체이다.
- 바이러스는 알려진 모든 유형의 세포를 침범하는 감염성 입자이다. 바이러스는 살아 있지 않지만, 살아 있는 세포의 대사를 재지시하여 바이러스 입자를 번식하게 한다.
- 바이러스는 생물권의 유전적 조성에 막대한 영향을 미친다.
- 국제 바이러스 분류 위원회(International Committee on the Taxonomy of Viruses)는 바이러스의 명명과 분류를 관장한다. 바이러스는 목, 과, 속으로 분류된다.
- 바이러스는 다양한 방식으로 분류된다. 이 책에서는 분류하는 데 구조, 유전적 조성, 숙주 범위를 이용한다.

5.2 바이러스의 일반적인 구조

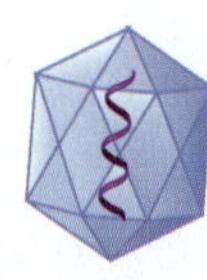

- 바이러스의 크기는 직경이 20~450 nm 범위이다. 바이러스는 DNA 또는 RNA와 다양한 효소를 싸고 있는 외부 단백질 캡시드로 구성되어 있다. 일부 바이러스는 캡시드 주위에 외피를 나타내기도 한다. 바이러스 캡시드나 외피 표면상의 스파이크는 숙주 세포에 부착하는 데 매우 중요하다.

5.3 바이러스 증식의 유형

- 바이러스는 일반적으로 흡착, 침투(때로는 탈피가 뒤따름), 바이러스 합성과 조립, 분해나 출아에 의한 바이러스 방출을 포함하는 증식 주기를 따른다.
- 이러한 사건은 숙주 세포를 새로운 바이러스를 만들고 퍼뜨리는 일에만 전념하는 공장으로 변환시킨다. 그 결과 궁극적으로 세포가 파괴된다.
- 동물 바이러스는 급성 감염을 유발하거나 숙주의 생애를 통하여 주기적으로 재활성화될 수 있는 만성적 잠재 감염으로 숙주 조직에 존속할 수 있다. 일부 지속적 동물 바이러스는 암을 유발할 수 있다.

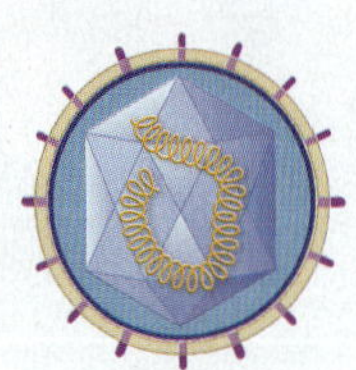

- 박테리오파지는 흡착, 침투, 복제 부위, 숙주 세포로부터 탈출하는 방법에서 동물 바이러스와 상당히 다르다.
- 용원성은 바이러스 DNA가 세균 염색체에 삽입되어 장기간 비활성으로 유지되는 것이다. 바이러스 DNA는 세균이 분열할 때마다 복제된다.
- 일부 세균은 자신의 염색체에 박테리오파지에 의하여 암호화된 독성 특징을 발현한다. 이 현상을 용원화 변환이라고 한다.

5.4 동물 바이러스의 배양과 동정 기술

- 동물 바이러스는 살아있는 세포나 조직에서 연구되어야만 한다.
- 바이러스는 다양한 방식으로 분류된다. 이 책에서는 분류하는 데 구조, 유전적 조성, 숙주 범위를 이용한다.
- 세포배양과 조직배양은 원하지 않는 미생물을 배제하기 위하여 멸균 기술을 이용하여 특별한 멸균 챔버에서 생장한 숙주 세포의 배양이다.
- 세포배양에서 바이러스 생장과 세균 밭에서 박테리오파지의 생장은 플라크의 출현으로 탐지된다.

5.5 기타 비세포 감염 매개체

- 다른 비세포 감염 매개체에는 바이러스가 아니라 단백질 섬유인 프리온, 매우 짧은 길이의 노출 핵산인 비로이드, 질병을 유발하기 위하여 더 큰 바이러스의 존재를 필요로 하는 위성 바이러스가 있다.

5.6 바이러스와 인간 건강

- 바이러스는 매년 수십억 건의 감염을 일으킨다. 원인을 알지 못하는 많은 만성 질환이 궁극적으로는 바이러스 매개체와 관련된 것이라는 것으로 생각된다.
- 바이러스 감염은 바이러스 복제를 공격하는 약이 숙주에게 부작용을 유발하기 때문에 치료하기 어렵다.

선다형 문제 Bloom의 1, 2단계: 기억, 이해

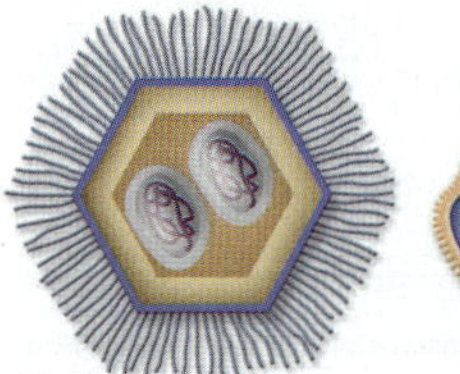

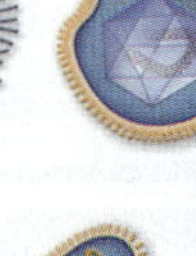

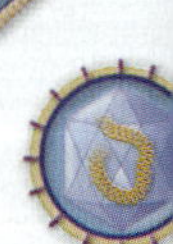

보기에서 맞는 답을 선택하시오.

1. 파지 핵산이 숙주 세포의 핵산에 통합되어 숙주 DNA가 복제될 때 함께 복제되는 것은 어떤 주기로 간주되는가?
   a. 용균 주기
   b. 독성 주기
   c. 용원성 주기
   d. 세포 주기
   e. 증식 주기
2. 용원성을 경험하는 바이러스는?
   a. 용원성 파지
   b. 비용원성 파지
   c. T-짝수 바이러스
   d. 동물 바이러스
   e. DNA 바이러스
3. 바이러스의 핵산에는?
   a. DNA만 존재한다.
   b. RNA만 존재한다.
   c. DNA와 RNA 모두 존재한다.
   d. DNA 또는 RNA 둘 중 하나만 존재한다.
4. 바이러스 증식 주기의 일반적인 단계는?
   a. 흡착, 침투, 합성, 조립, 방출
   b. 세포내 이입, 탈피, 복제, 조립, 출아
   c. 흡착, 탈피, 복제, 조립, 출아
   d. 세포내 이입, 침투, 복제, 성숙, 세포외 유출

5. 프로파지는 다음 어느 것의 초기 단계인가?
   a. 세균 바이러스
   b. 폭스바이러스
   c. 용원성 바이러스
   d. 외피 보유 바이러스
6. 일반적으로 RNA 바이러스는 세포 _______에서 증식하고, DNA 바이러스는 세포 _______에서 증식한다.
   a. 핵, 세포질
   b. 세포질, 핵
   c. 소낭, 리보솜
   d. 소포체, 핵
7. 바이러스가 배양되지 않는 것은 무엇인가?
   a. 조직 배양
   b. 조류(새) 배아
   c. 살아 있는 포유류
   d. 혈액 한천배지
8. 바이러스 감염 부위를 나타내는 세포 배양의 투명한 반점을 무엇이라고 하는가?
   a. 플라크
   b. 작은 구멍
   c. 군락
   d. 프리온

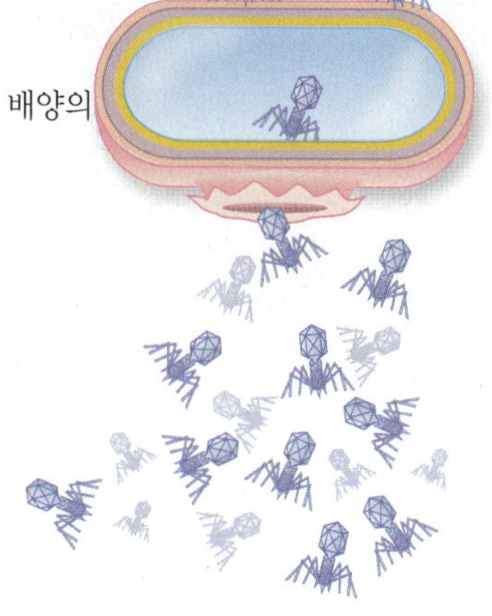

비판적 사고 Bloom의 3, 4, 5단계: 적용, 분석, 평가

비판적 사고는 사실과 개념을 이용하여 추론하고 문제를 해결하는 능력이다. 이러한 문제는 다양한 각도에서 접근될 수 있으며, 대부분의 경우 하나만의 옳은 답을 가지지는 않는다.

1. a. 바이러스의 어떠한 특징이 그들을 생명 형태로 특징짓는 데 이용될 수 있는가?
   b. 무엇이 바이러스를 생명이 없는 분자와 더 유사하게 하는가?
2. a. 정상적으로는 외피를 형성하는 바이러스가 출아하지 못하도록 방해되었다면, 바이러스는 감염성을 가질 것인가? 왜 그런지 또는 왜 그렇지 않은지 설명하시오.
   b. 인플루엔자 바이러스의 RNA가 자체로 세포에 주입되면 활동적인 감염을 유발할 것인가?
3. a. 여러분이 항바이러스 약제를 개발하는 데 연관되었다면, 중요한 고려 사항은 무엇인가? (약이 바이러스를 사멸시킬 수 있는가?)
   b. 어떻게 증식을 차단할 수 있는가?
4. '좋은 바이러스'와 같은 것이 있는가? 왜 그런지 아니면 왜 그렇지 않은지 설명하시오. 박테리오파지와 진핵생물 바이러스를 모두 고려하시오.
5. 인간의 세균 감염을 치료하는 데 박테리오파지 치료법을 사용하는 장점과 단점에 대하여 논의하시오.

시각적 연결 Bloom의 5단계: 평가

이 질문은 이전의 영상을 새로운 개념과 연결시킨다.

1. **1장 표 1.1.** 1장의 이 도표는 미생물에 의하여 가장 명백하게 유발되는 질병을 동정하였다. 이 장에서 배운 것을 고려하여, 붉은색으로 표시된 질병에 의하여 기인하는 것보다 미생물에 의하여 더 많은 사망을 초래하는 것이 있는가? 바이러스에 의하여 얼마나 많은 총 사망자가 발생하는지 추측할 수 있는가?

표 1.1 사망의 주요 원인–모든 질병

미국	사망자 수	전 세계	사망자 수
1. 심장병	617,000	1. 심장병	7 백만
2. 암	565,000	2. 뇌졸중	6.2 백만
3. 만성 하부 호흡기 질병	141,000	3. 하부 호흡기 감염(인플루엔자와 폐렴)	3.2 백만
4. 뇌혈관 질환	134,000	4. 만성 폐쇄성 폐질환	3 백만
5. 사고 (비의도적 부상)	122,000	5. 설사병	1.9 백만
6. 알츠하이머병	82,000	6. HIV/AIDS	1.5 백만
7. 당뇨병	71,000	7. 기도, 기관지, 폐암	1.5 백만
8. 인플루엔자와 폐렴	56,000	8. 진성 당뇨병	1.4 백만
9. 신장병	48,000	9. 도로 부상	1.3 백만
10. 자살	36,000	10. 조산	1.2 백만

*붉은색의 질병은 가장 명백하게 미생물에 의하여 유발되는 것이다.
출처: Data from the World Health Organization and the Centers for Disease Control and Prevention. Data published in 2014 representing final figures for the year 2011.

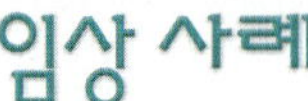

상처 치료

시립병원의 의료 병동에서 공인 간호사(RN)로 근무하고 있었다. 많은 환자가 당뇨병을 앓고 있었으며 다양한 합병증으로 고통 받고 있었고, 특히 원활하지 못한 혈액순환으로 인한 당뇨병 상처였다. 상처 치료가 내 임무의 주요한 부분이었다. 그 병동에서 2년 후 상처 치료 자격증을 획득하기로 하였다. 상처 치료 전문가가 되고 나서 같은 병원에서 계속 근무하였으며 복합 상처와 만성 상처를 가지고 있는 환자를 보았다.

Jones 씨가 내가 자격증을 받고 처음으로 상담한 환자였다. 그는 당뇨로 실명한 노년 신사였다. 내가 Jones 씨를 만났을 때, 그는 다리에 수개월된 만성적인 상처가 있었다. 그 상처는 다리 주위의 절반을 차지하고 있었다. 상처는 심하게 감염되어 있었다. Jones 씨는 감염의 항생제 치료를 위하여 입원하였다. 항생제가 상처를 치유하지 못하면 Jones 씨는 다리를 절단할 위험에 처해 있었다.

입원 후 하루 만에 항생제 치료만으로는 충분하지 않다는 것을 실감하였다. Jones 씨는 가스 괴저의 징후를 보였다. 상처 배양 결과는 근육 조직을 파괴하는 독소를 생산하여 치료받지 않으면 패혈증과 사망을 초래하는 *Clostridium perfringens* 양성으로 나타났다.

Jones 씨는 곧 바로 수술실에서 상처의 괴사 조직을 절제하였다. 그러고 나서 감염의 전파를 중지시키기 위하여 페니실린을 대량 투여하였다.

다음날, Jones 씨는 하루 45분씩의 고압산소 요법을 실시하였다. 상처는 서서히 치유되기 시작하였다. 두 차례 더 상처의 괴사 조직을 마취하에 절제하였으며, 상처 배양 결과가 *C. perfringens*가 음성으로 나타날 때까지 항생제를 투여하였다. 상처가 아물기 위해서는 수개월이 걸렸지만 Jones 씨는 다리를 온전하게 유지할 수 있었다.

- 고압산소 요법이란 무엇이고, *C. perfringens* 감염 상처에 사용되는 이유는 무엇인가?
- *C. perfringens*는 호기성인가? 혐기성인가?

임상 사례 결론은 162쪽에 있음.

CHAPTER 6

미생물 영양과 생장

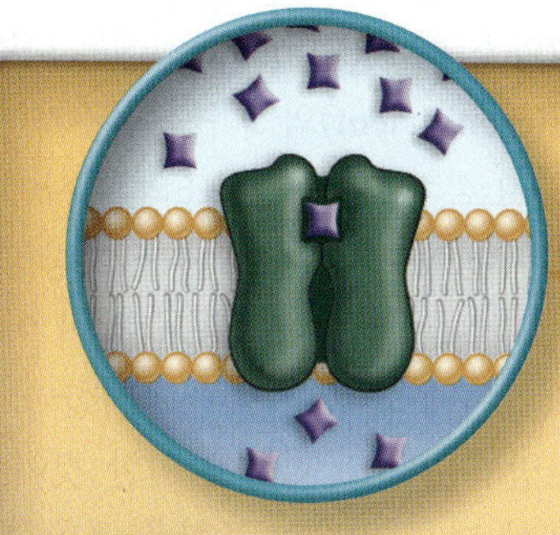

이 장에서는...

6.1 미생물의 영양

1. 세균 세포에 필수적인 영양소를 열거한다.
2. 다량영양소와 미량영양소를 구별한다.
3. 생물의 탄소원과 에너지원을 묘사하는 4가지 용어를 열거하고 정의한다.
4. 부생생물과 기생생물을 정의하고, 각각의 미생물의 예를 제공한다.
5. 확산과 삼투 과정을 비교하고 대조한다.
6. 세포의 등장성, 저장성, 고장성 조건의 영향을 판정한다.
7. 수동 수송의 2가지 유형과 능동 수송의 1가지 유형의 이름을 말한다.

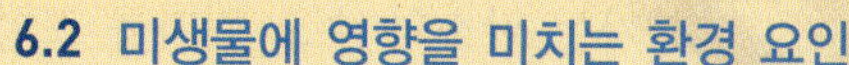

6.2 미생물에 영향을 미치는 환경 요인

8. 미생물의 최적 성장 온도를 표현하는 5가지 용어를 열거하고 정의한다.
9. 상이한 산소 조건하에서 미생물이 기능하는 3가지 방식을 요약한다.
10. 생물이 대처해야 할 3가지 중요한 환경 요인을 확인한다(온도와 산소 제외).
11. 미생물이 숙주와 맺을 수 있는 연합의 5가지 유형을 열거하고 묘사한다.
12. 생물막을 부유성 세균과 구별하는 특징에 대하여 논의한다.

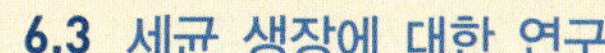

6.3 세균 생장에 대한 연구

13. 대부분의 세균이 이용하는 세포 분열의 단계를 요약한다.
14. 배가 시간을 정의하고, 어떻게 지수 성장을 가져오는지 설명한다.
15. 세균 생장 곡선에서 생장의 4단계를 비교하고 대조한다.
16. 세균 생장을 분석하는 정량적인 방법과 정성적인 방법 한 가지씩을 확인한다.

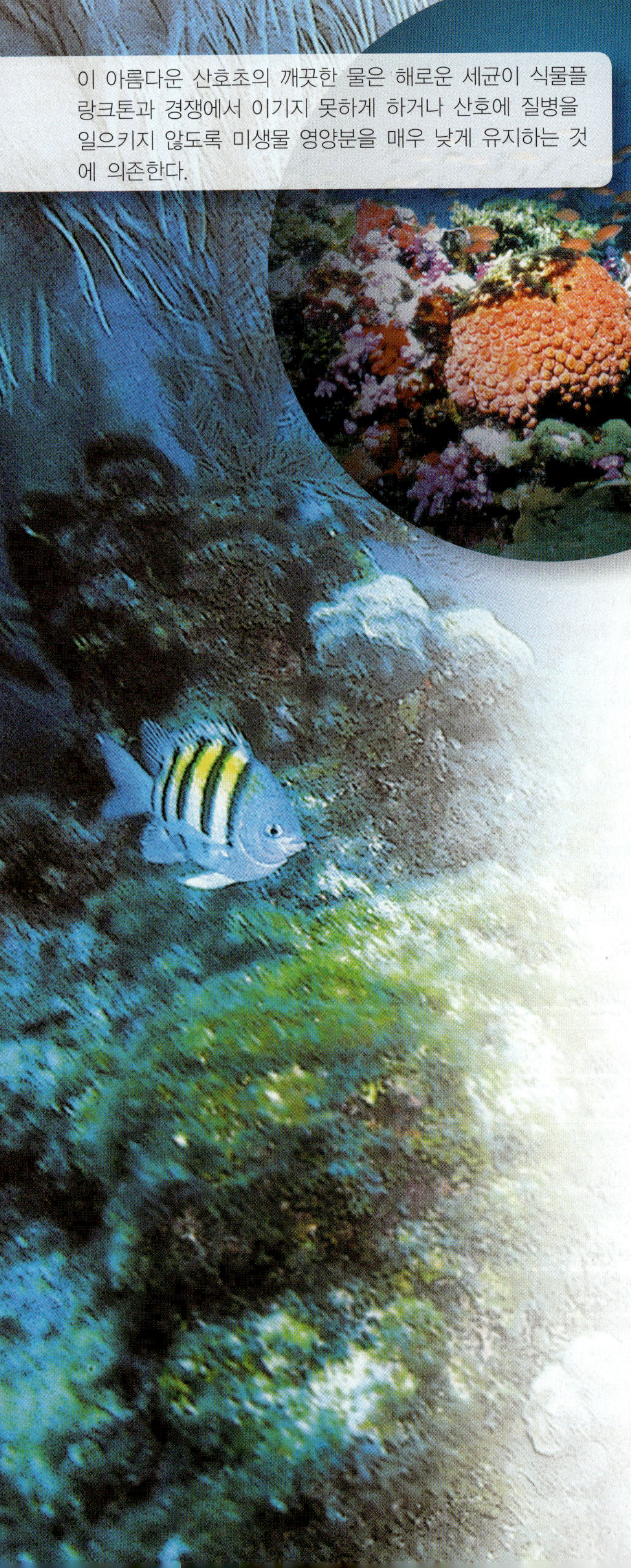

이 아름다운 산호초의 깨끗한 물은 해로운 세균이 식물플랑크톤과 경쟁에서 이기지 못하게 하거나 산호에 질병을 일으키지 않도록 미생물 영양분을 매우 낮게 유지하는 것에 의존한다.

6.1 미생물의 영양

영양에 대하여 미생물은 인간과 크게 다르지 않다. 무기 황을 먹고 진흙에서 서식하는 세균, 또는 흰개미의 장에서 목질을 소화하는 원생동물은 극단적인 생활양식을 가지고 있는 것 같지만, 이러한 생물조차도 서식처로부터 특정한 물질이 연속적으로 유입되는 것을 필요로 한다. 일반적으로 모든 생명체는 탄소, 수소, 산소, 인, 칼륨, 질소, 황, 칼슘, 철, 나트륨, 염소, 마그네슘과 다른 특정한 원소의 공급원을 필요로 한다. 그러나 특정한 원소의 궁극적인 공급원, 화학적 형태, 그리고 미생물이 어느 정도 요구하느냐는 생물의 유형에 따라 상이하다. **필수 영양소**(essential nutrient)에는 **다량영양소(macronutrient)**와 **미량영양소(micronutrient)**의 2가지 범주가 있다. 다량영양소는 비교적 많은 양을 필요로 하고 세포 구조와 대사에 주요한 역할을 한다. 다량영양소의 예는 탄소, 수소, 산소이다. 미량영양소 또는 **미량원소(trace element)**는 망간, 아연, 니켈 등과 같이 아주 작은 양 존재하며 효소 기능과 단백질 구조의 유지 등에 관여한다.

영양소를 분류하는 다른 방법은 탄소 함량에 의한 것이다. 무기 영양소는 탄소와 수소를 제외한 다른 원자의 조합을 포함하는 원자나 단순한 분자이다. 무기 화합물의 자연적인 저장소는 지각, 수체, 대기이다. 무기영양소의 예는 금속과 금속의 염(황산마그네슘, 질산철, 인산나트륨), 기체(산소, 이산화탄소), 물이다. 대조적으로 유기 영양소 분자는 탄소와 수소 원자를 포함하며, 보통 생명체의 산물이다. 유기 영양소는 가장 단순한 유기 분자인 메탄(CH_4)에서부터 커다란 중합체(탄수화물, 지질, 단백질, 핵산)까지 다양하다. 영양소의 공급원은 매우 다양하다. 어떤 미생물은 전적으로 무기 공급원에서 영양소를 획득하고, 다른 미생물은 무기 공급원과 유기 공급원의 조합을 필요로 한다.

미생물 세포질의 화학적 분석

표 6.1은 *Escherichia coli* 세균의 주요한 구성 성분을 열거하고 있다. 이러한 구성 성분의 일부는 바로 이용될 수 있는 형태로 흡수되고, 나머지는 단순한 영양소로부터 세포에 의하여 합성되어야 한다. 세포 조성의 중요한 특징은 다음과 같이 요약할 수 있다.

- 물이 모든 구성 요소 중에서 가장 풍부하다(70%).
- 단백질이 다음으로 지배적인 화학물질이다.
- 건조 중량의 약 97%가 유기 화합물로 구성되어 있다.
- 건조 중량의 96%가 6개의 원소로 구성되어 있다(CHONPS; 표 6.3 참조).
- 세포 생장의 전반적인 계획에 화학적 원소가 필요하지만, 대부분은 순수 원소가 아니라 화합물의 형태로 세포가 이용할 수 있다.
- *E. coli*처럼 단순한 세포도 5천 종의 상이한 화합물을 포함하고 있지만, 이러한 다양성을 합성하는 데 단지 몇 종의 영양소만을 흡수한다. 여기에는 황산암모늄($(NH_4)_2SO_4$), 염화철($FeCl_2$), 염화나트륨(NaCl), 미량원소, 포도당, 인산칼륨(KH_2PO_4), 황산마그네슘($MgSO_4$), 인산칼슘($CaHPO_4$), 물이 포함된다.

미생물이 먹는 것

지구의 무한한 서식처와 미생물의 적응은 미생물 영양 계획의 정교한 메뉴에 의하여 부

표 6.1 *Escherichia coli* 세포의 화학적 조성

	% 건조 중량		% 건조 중량
유기 화합물		**원소**	
단백질	50	탄소(C)	50
핵산		산소(O)	20
RNA	20	질소(N)	14
DNA	3	수소(H)	8
탄수화물	10	인(P)	3
지질	10	황(S)	1
기타	4	칼륨(K)	1
무기 화합물		나트륨(Na)	1
물	(-)	칼슘(Ca)	0.5
나머지	3	마그네슘(Mg)	0.5
		염소(Cl)	0.5
		철(Fe)	0.2
		미량 금속	0.3

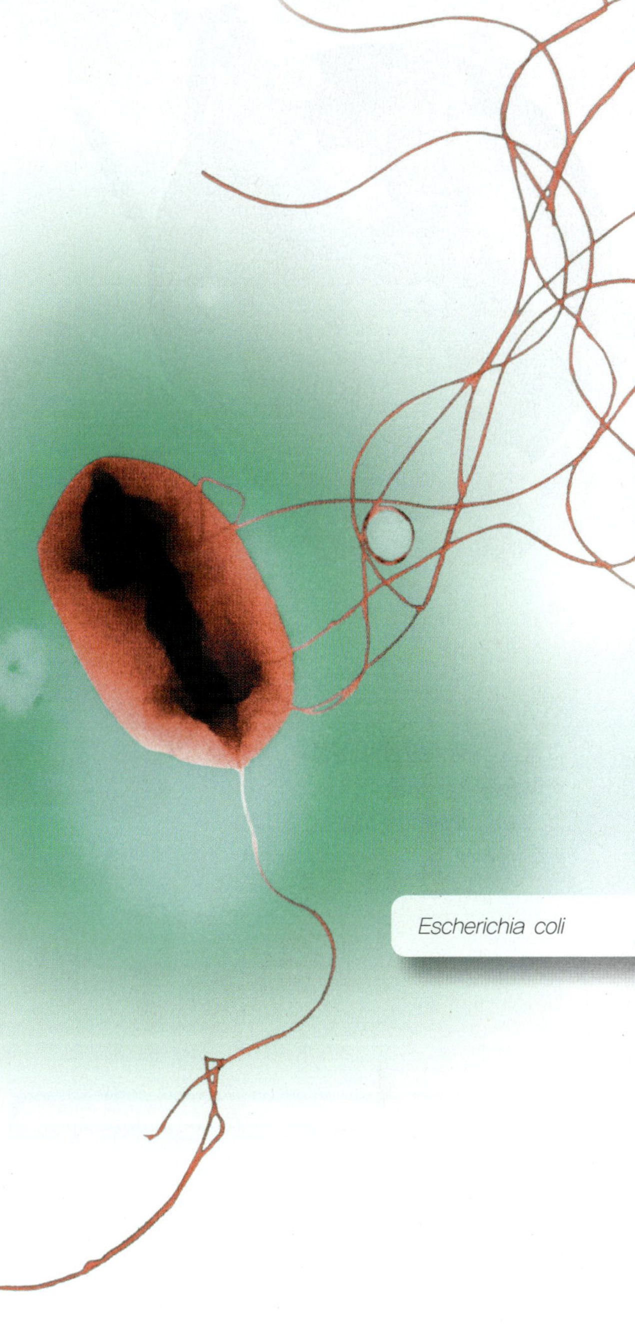

Escherichia coli

합된다. 다행히 대부분의 생물은 변하지 않는 경향을 보이며 몇 가지의 일반적인 범주 **(표 6.2)**와 몇 가지의 선택된 용어로 묘사될 수 있다. 미생물 영양 유형을 결정하는 주요한 요인은 탄소원과 에너지원이다.

먼저 탄소원에 의하여 미생물은 **종속영양 생물(heterotroph)** 또는 **독립영양 생물(autotroph)**로 나눌 수 있다. 종속영양 생물은 탄소를 유기 형태로 획득해야 하는 생물이다. 독립영양(또는 자가영양) 생물은 탄소원으로 무기 CO_2를 사용하는 생물이다. 독립영양 생물은 CO_2를 유기물로 변환할 수 있는 특별한 능력을 가지고 있기 때문에 다른 생명체에 영양적으로 의존하지 않는다.

미생물을 구분하는 다른 방법은 에너지원에 의해서이다. 미생물은 **광영양 생물(phototroph)**과 **화학영양 생물(chemotroph)**로 나뉠 수 있다. 광합성하는 미생물은 광영양 생물이고, 화학물질로부터 에너지를 얻는 생물은 화학영양 생물이다.

표 6.2 에너지원과 탄소원에 의한 미생물의 영양학적 범주

범주	에너지원	탄소원	예
독립영양 생물	**무생명 환경**		
광독립영양 생물	태양광	CO_2	조류, 식물, 시안세균과 같은 광합성 생물
화학독립영양 생물	단순한 무기물	CO_2	메탄생성균, 심해 열수공 세균과 같은 특정한 세균
종속영양 생물	**다른 유기물 또는 태양광**		
광종속영양 생물	태양광	유기물	자색 광합성 세균과 녹색 광합성 세균
화학독립영양 생물	다른 생물의 영양소를 대사적으로 변환함	유기물	원생동물, 진균, 많은 세균, 동물
부생생물	죽은 생물의 유기물을 대사함	유기물	진균, 세균(분해자)
기생생물	살아 있는 숙주의 조직, 체액을 이용함	유기물	다양한 기생생물과 병원균; 세균, 진균, 원생동물, 동물

탄소원과 에너지원에 대한 용어는 편의상 종종 한 단어로 통합된다. 여기에 서술된 범주는 단지 주요한 영양 집단을 묘사하기 위한 것이며 특이한 예외는 포함하지 않는다. **그림 6.1**은 2가지 예를 보여준다.

독립영양 생물과 에너지원

독립영양 생물은 태양광(광독립영양 생물)과 단순한 화합물을 포함하는 화학반응(화학독립영양 생물)의 2가지 가능한 무생물 공급원으로부터 에너지를 얻는다. **광독립영양 생물(photoautotroph)**은 광선으로부터 에너지를 포획하여, 세포 대사에서 이용될 수 있는 화학적 에너지로 변환하는 광합성을 한다. 광합성 생물(조류, 식물, 일부 세균)은 자신과 종속영양 생물이 이용할 수 있는 유기 분자를 생산하기 때문에 대부분의 먹이망에서 기반을 형성한다. 광합성 생물은 유기물의 1차 생산자이며 22장에서 논의한다.

화학독립영양 생물(chemoautotroph)에는 2가지 유형이 있다. 화학유기 독립영양 생물이라고 하는 유형은 에너지원으로 유기 화합물을 이용하고 탄소원으로 무기 화합물을 이용한다. 두 번째 유형의 화학독립영양 생물은 **무기독립영양 생물(lithoautotroph)**이라고 하며, 태양광이나 유기물을 필요로 하지 않고, 전적으로 무기 미네랄에 의존한다. 이러한 세균은 다양하고 놀라운 방식으로 에너지를 획득한다. 단순하게 이야기하면, 그들은 수소 기체, 황화수소, 황, 또는 철과 같은 무기 물질로부터 전자를 제거하여 이산화탄소와 수소를 결합한다.

(a)

(b)

그림 6.1 광독립영양 생물과 화학종속영양 생물.
(a) *Cyanobacterium*, 파란색, 광합성 독립영양 생물. (b) *Escherichia coli*, 화학종속영양 생물.

종속영양 생물과 에너지원

종속영양 생물은 대부분 유기 화합물로부터 탄소와 에너지를 모두 획득하는 **화학종속영양 생물(chemoheterotroph)**이다. 이러한 유기 분자를 호흡 또는 발효 과정을 거쳐서 ATP 형태로 에너지를 방출한다. 화학종속영양 미생물은 죽은 생물의 유기 쇄설물을 주로 먹는 자유생활 미생물인 **부생생물(saprobe)**과 살아 있는 숙주의 세포나 조직에서 양분을 획득하는 **기생생물(parasite)**의 2가지 주된 유형으로 나눌 수 있다. 부생생물은 식물 잔재, 동물 물질, 죽은 미생물 등의 분해자로서의 적소를 점유한다. 분해자의 활동이 없다면 지구는 점진적으로 유기물로 채워져서 영양소가 재순환되지 않을 것이다.

기생생물은 숙주의 내부 또는 표면에 서식하며 어느 정도의 해를 끼친다. 기생생물은 조직에 해를 유발하거나(질병) 사망까지 초래하기 때문에 **병원균(pathogen)**으로도 불린다. 기생생물은 바이러스부터 기생충까지 범위를 보이며, 숙주의 표면(체외 기생생물), 기관이나 조직 내(체내 기생생물), 심지어는 세포 내부(세포내 기생생물)에서까지 서식할 수 있다. 절대 기생생물(한센병 간균과 매독 스피로헤타)은 살아 있는 숙주의 외부에서 생장할 수 없다. 덜 엄격한 기생생물은 정확한 영양분과 환경 조건이 제공되면 인공적으로 배양할 수 있다. 패혈성 인두염을 유발하는 *Streptococcus pyogenes*와 황색포도상구균(*Staphylococcus aureus*)과 같은 세균은 인공 배지에서 생장할 수 있다.

인간 질병을 유발하는 대부분의 미생물은 화학독립영양 생물이다.

필수 영양소

특정한 생물에 필요하지만 자신이 만들 수 없는 화합물을 **필수적(essential)**이라고 부른다. 미생물에 있어서 필수 영양소는 탄소, 수소, 산소, 질소, 인산, 황이다. 생물학자들은 이 원소들을 CHONPS라는 약자로 기억한다(**표 6.3**).

NCLEX® 준비

1. 부생생물은 어디에서 에너지를 얻는가?
   a. 태양광
   b. 다른 생물로부터 영양소를 변환하여
   c. 살아 있는 숙주의 조직이나 체액을 이용하여
   d. 죽은 생물의 유기물을 대사하여

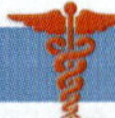

NCLEX® 준비

2. 미생물 영양에 이용되는 미네랄 이온은?
   a. 나트륨
   b. 칼륨
   d. 칼슘
   d. 마그네슘
   e. 위의 모든 것

표 6.3 필수 영양소

탄소	이러한 요구를 충족할 수 있는 흔한 유기 분자는 단백질, 탄수화물, 지질, 핵산이다. 대부분의 경우 이러한 분자들은 다른 영양소도 함께 제공한다.
수소	수소는 모든 유기 화합물과 물(H_2O), 염($Ca[OH]_2$), 그리고 자연적으로 나타나는 기체(H_2S, CH_4, H_2) 등 여러 무기 화합물의 주요 원소이다. 이러한 기체는 미생물에 의하여 이용되고 또 생산된다. 수소는 세포가 pH를 유지하도록 도와주고, 분자 사이의 수소결합을 형성하며, 호흡에서 자유 에너지의 공급원으로 작용한다.
산소	산소는 탄수화물, 지질, 핵산, 단백질 등 유기 화합물의 주요 성분이기 때문에 세포의 구조적 그리고 효소적 기능에 중요한 역할을 한다. 산소는 또한 황산, 인산, 질산, 물과 같은 무기염의 공통적인 성분이다. 자유 기체 산소(O_2)는 대기의 20%를 차지한다.
질소	질소의 주된 저장소는 지구 대기의 79%를 구성하고 있는 질소 기체(N_2)이다. 질소는 단백질, DNA, RNA, ATP의 구조에 필수적이다. 이러한 화합물은 종속영양 생물의 주요한 질소원이지만, 이용되기 위해서는 먼저 기본 구성단위로 분해되어야 한다(단백질은 아미노산으로; 핵산은 뉴클레오티드로). 일부 세균과 조류는 무기 질소 영양소(NO_3^-, NO_2^-, NH_3)를 이용할 수 있다. 적은 수의 세균과 고세균은 N_2를 질소고정이라는 과정을 통하여 다른 생물이 이용할 수 있는 화합물로 변환할 수 있다. 세포로 들어가는 무기 질소의 최초 형태가 어떤 것이든, 먼저 NH_3로 변환되어야만 탄소와 결합하여 아미노산과 다른 화합물을 합성할 수 있다.
인산염	인의 주요한 무기 공급원은 인산(H_3PO_4)에서 유도되고 암석과 해양 광물 퇴적물에서 발견되는 인산염(PO_4^{3-})이다. 인산염은 핵산의 주된 성분이며 따라서 세포와 바이러스의 유전에 필수적이다. 인산염은 ATP에서도 발견되기 때문에 세포의 에너지 전달에 작용한다. 그 외 인산염을 포함하는 화합물은 세포막의 인지질과 NAD^+ 같은 조효소이다.
황	황은 광물 형태로 환경 도처에 널리 분포되어 있다. 암석과 퇴적물(석고)은 황산염(SO_4^{2-}), 황화물(FeS), 황화수소 기체(H_2S), 원소상 황(S)을 포함할 수 있다. 황은 일부 비타민(B_1)과 메티오닌과 시스테인 같은 아미노산의 필수적인 성분이다. 시스테인은 이황화 결합이라고 하는 독특한 결합을 형성하여 단백질의 형태와 구조적인 안정성을 결정하는 것을 돕는다.

기타 중요한 영양소

미네랄 이온 또한 미생물 대사에서 중요한 요소이다. 칼륨은 단백질 합성과 막의 기능에 필수적이다. 나트륨은 어떤 유형의 세포 운반에 중요하다. 칼슘은 세포벽과 세균 내생포자를 안정시킨다. 마그네슘은 엽록소의 성분이며 막과 리보솜을 안정시킨다. 철은 세포호흡의 시토크롬 단백질의 중요한 성분이다. 아연은 진핵생물 유전의 필수적인 조절 요소이다. 아연은 또한 효소가 DNA의 특정 부위에 부착하도록 돕는 결합 인자인 "아연 핑거"의 주요 성분이다. 구리, 코발트, 니켈, 몰리브덴, 망간, 실리콘, 요오드, 붕소는 일부 미생물이 소량으로 필요로 한다. 한편으로 금속이 미생물에 강한 독성을 가질 수 있다는 것은 9장에서 배울 것이다. 금속 이온의 농도는 미생물이 유발하는 질병에 영향을 미치기도 한다. 예를 들어 임질과 수막염을 유발하는 세균은 철 이온이 있을 때 더 빨리 생장한다.

미생물은 어떻게 먹는가: 운반 기작

미생물 서식처는 풍부하거나 희귀한 필수적인 영양소를 제공하지만, 여전히 세포로 운반되어야만 한다. 생존을 위해서는 노폐물 또한 세포에서 환경으로 운반되어야 한다. 어떤 방향이든 운반은 이 역할에 전문화된 구조인 세포막을 통과하여 일어난다. 이는 세포벽을 가진 생물(세균, 조류, 진균)에서도 사실인데, 그 이유는 세포벽은 분자의 출입에 선택적이지 않기 때문이다.

운반의 추진력은 원자와 분자 운동이며, 원자와 분자의 자연적인 경향은 부단한 무작위적 운동이다. 원자나 분자가 고밀도 또는 고농도 지역에서 저밀도 또는 저농도 지역으로 경사를 따라 이동하는 이러한 분자 운동 현상을 **확산(diffusion)**이라고 한다.

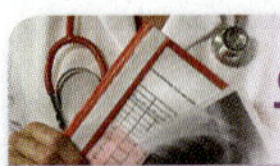

의학적 중요성

삼투와 정맥 수액

정맥 수액을 공급하는 것은 의학에서 매우 흔하게 실행된다. 물의 삼투 운동은 신체가 반투과성 막의 양쪽에 존재하는 상이한 용액 농도 사이의 균형을 잡기 위한 시도로 발생한다는 것을 기억하고서, 의술에서 사용되는 상이한 종류의 정맥 수액을 살펴보자.

등장액은 신체의 혈장과 동일한 탄력성을 가지고 있다. 등장액이 투여되면, 세포와 혈관 사이의 운동은 거의 없다.

고장액은 신체의 혈장에 비하여 높은 탄력성을 가지고 있다. 고장액을 투여하면 혈관 외 공간에서 혈액으로 물이 이동하여 혈관 내 체적을 증가시킨다. 이는 신체가 정맥 수액의 고농도의 전해질을 희석하기 위한 시도이다.

저장액은 신체 혈장에 비하여 낮은 탄력성을 가지고 있어, 물이 혈관 내에서 혈관 외 공간으로 전이되고, 궁극적으로는 조직의 세포로 들어가게 한다. 이 경우 신체는 용액의 전해질을 희석시키기 위하여 혈관 내 공간에서 세포로 물을 이동한다.

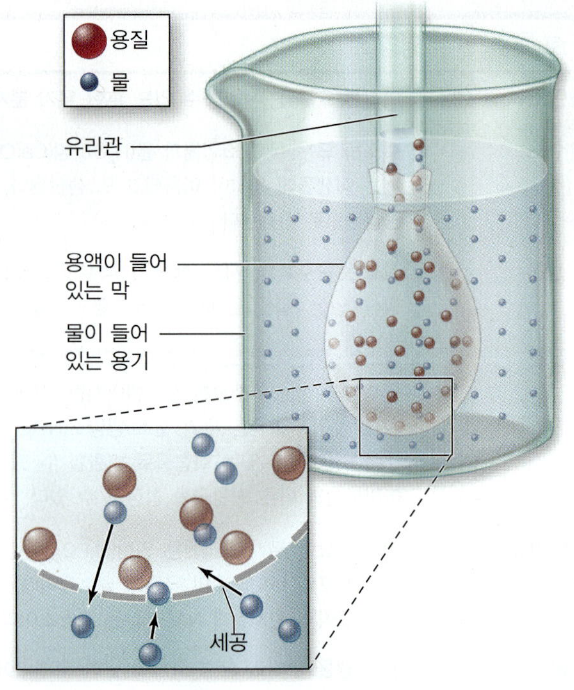

그림 6.2 **삼투를 설명하기 위한 모형 시스템.** 봉지 모양의 막에 둘러싸인 용액이 빈 관에 부착되어 있다. 막은 물(용매; solvent)에는 투과성이 있지만, 용질(solute)에는 불투과성이다. 봉지는 순수한 물의 용기에 잠겨 있다. 삽입 그림에서 물 확산의 순 방향은 막으로 들어가는 것을 볼 수 있다.

물의 이동: 삼투

삼투(osmosis)라고 하는 선택적 투과막을 통한 물의 확산은 무생물 물질로 실험실에서 쉽게 보여줄 수 있는 물리적인 현상이다. 삼투는 세포가 액체 용액에서 다양한 용질의 농도에 대처하는 모델을 제공한다. 삼투 체계에서, 막은 물의 확산은 자유로운 통로를 가지지만 특정한 다른 용존 분자는 차단할 수 있는 **선택적** 또는 **차별적 투과성**(selectively, or differentially, permeable)이다(**그림 6.2**). 다른 농도의 용액 사이에 막을 설치하고 용질이 막을 통과할 수 없다면, 확산의 법칙에 의해 물은 물이 많은 쪽에서 적은 쪽으로 더 빠르게 확산될 것이다. 용액의 농도에 차이가 있을 때까지 한쪽은 물을 잃게 되고 다른 쪽은 물을 얻게 되어 궁극적으로 평형이 이루어지고 확산 속도는 동등하게 된다.

생명 체계의 삼투도 **그림 6.3**에 나타낸 모형과 유사하다. 생체막은 일반적으로 큰 분자의 출입을 차단하고 물은 자유롭게 확산되도록 한다. 대부분의 세포는 약간의 자유수로 둘러싸여 있기 때문에 출입되는 물의 양은 세포 활동과 생존에 커다란 영향을 미친다. 세포와 환경과의 삼투 관계는 세포막 양쪽 용액의 상대적인 농도에 의하여 결정된다(그림 6.3). 이러한 시스템은 **등장성**, **저장성**, **고장성**(isotonic, hypotonic, hypertonic; -tonic이라는 어근은 장력을 의미함. iso-는 같다, hypo-는 적다, hyper-는 크다는 것을 의미한다)이라는 용어를 사용하여 비교할 수 있다.

등장성(isotonic) 조건에서 환경은 세포 내부 환경과 용액 농도가 동일하며, 물의 확산은 양쪽 방향으로 동일한 속도로 일어나기 때문에 세포 부피에는 순변화가 없다. 등장성 용액은 세포와 삼투적으로 이미 정상 상태이기 때문에 일반적으로 세포에 가장 안정된 환경이다. 숙주 조직에 서식하는 기생생물은 등장성 서식처에 생활하고 있다.

저장성(hypotonic) 조건에서 외부 환경의 용액 농도는 세포 내부 환경에 비하여 낮다. 순수한 물은 용질이 없기 때문에 세포에 가장 저장성 환경을 제공한다. 삼투의 순방향은 저장성 용액에서 세포 안으로 들어가며, 세포벽이 없는 세포는 부풀어서 파열될 것이다.

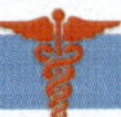

NCLEX® 준비

3. 의사가 수술 후 환자에게 24시간 저장액 비경구 치료를 처방하였다. 이 처방에 근거하여, 간호사의 우선적인 행동은?
   a. 의사와 조제실에 처방을 확인하고 수액을 처방대로 매단다.
   b. 주입을 위하여 펌프를 획득한다.
   c. 환자가 섭취하고 배설할 수 있도록 조치한다.
   d. 정맥 저장액 수액을 시작한다.

삼투

등장액 | 저장액 | 고장액

세포벽이 있는 세포

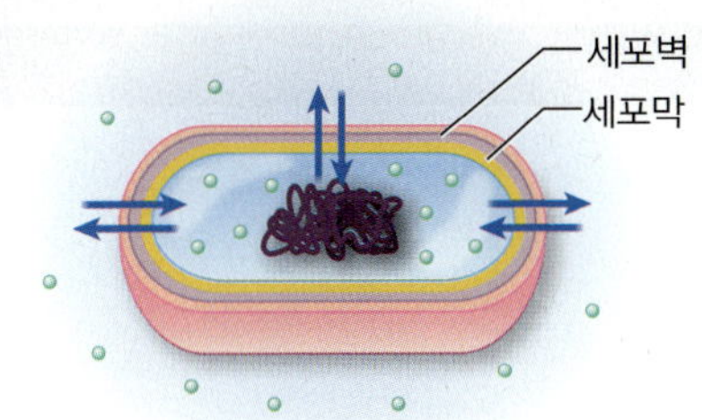

물 농도는 세포의 내부와 외부가 동일하기 때문에 확산 속도는 양방향 모두 같다.

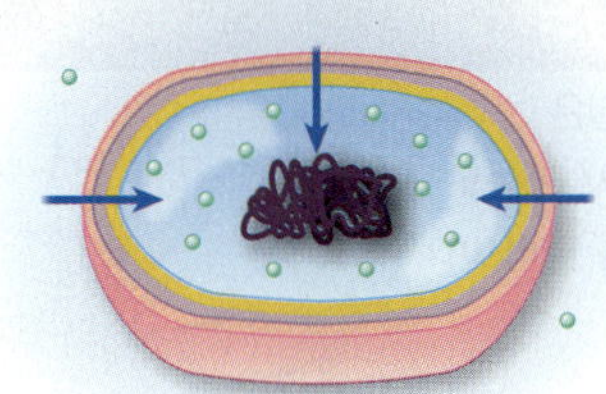

물의 순확산은 세포 내부 방향이다. 이는 원형질이 부풀어서 세포벽에 팽팽하게 밀도록 한다. 세포벽이 세포가 파열하는 것을 방지한다.

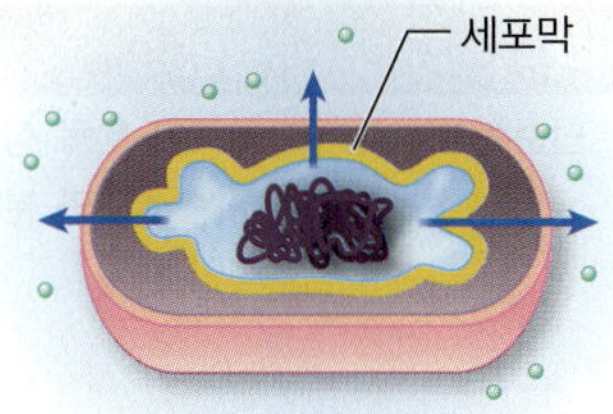

물이 세포 밖으로 확산되어 나가 세포막이 수축하여 세포벽으로부터 떨어지게 된다. 이를 원형질 분리라고 한다.

세포벽이 없는 세포

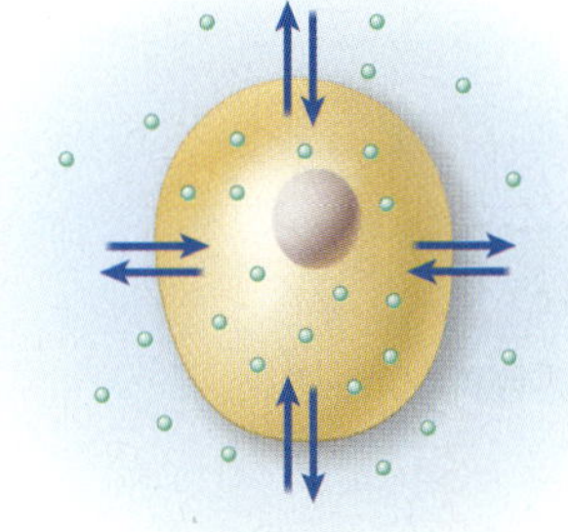

확산 속도는 양방향 모두 동일하다.

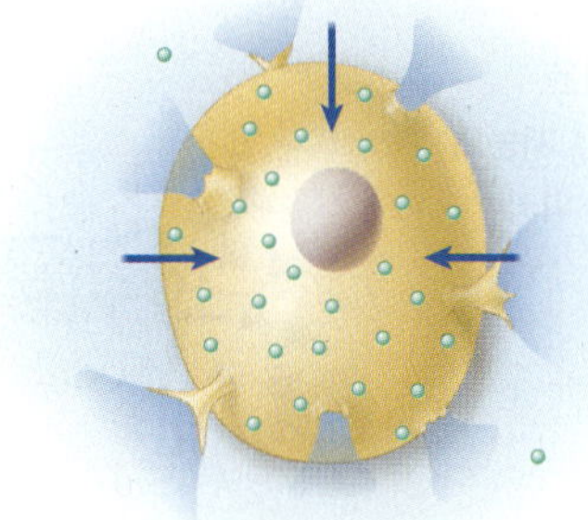

물이 세포 내로 확산되어 들어가 팽창하게 하며, 물을 제거하는 기작이 없으면 세포가 파열된다.

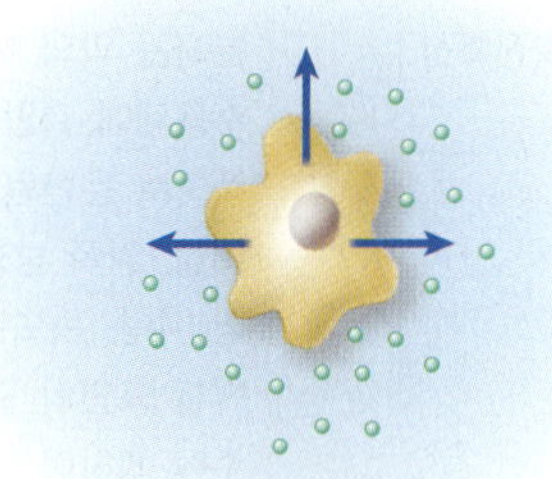

물이 세포 밖으로 확산되어 나가서 세포가 수축되고 뒤틀리게 된다.

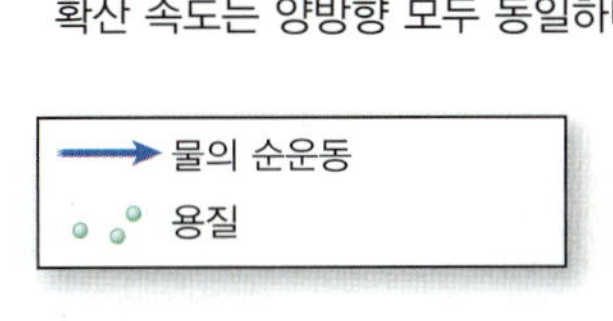

그림 6.3 **상이한 삼투 용질을 가진 용액에 대한 세포의 반응.** 그림 6.2와는 달리 여분의 액체가 상승할 수 있는 관이 없다는 것을 주목한다.

약간 저장성 환경은 세균 세포의 생장에 상당히 유리할 수 있다. 지속적이며 약간의 물이 세포로 유입되는 경향은 세포막이 완전히 팽창되고 세포질이 가득 차도록 한다. 이는 막의 내부와 표면에서 일어나는 많은 과정에 최적의 조건이다. 약간의 저장성은 세균이 단단한 세포벽을 가지고 있기 때문에 잘 견딘다.

고장성(hypertonic) 조건은 장력에서 세포의 세포질이 균형을 상실한 것이지만, 이 경우는 환경이 세포질에 비하여 높은 용액 농도를 가진다. 고장성 환경은 물이 세포 밖으로 확산되게 하기 때문에 높은 **삼투압**(osmotic pressure)을 가지고 있다고 한다. 고장성 용액이 미생물의 생장을 제한하는 효과는 가염된 햄과 같이 농축된 소금이나 설탕 용액이 식품의 보존제로 사용되는 원리이다.

용질의 이동

지금까지는 수동적 또는 단순확산에 대한 논의는 물리적 장벽을 추가하여 단순확산을 저해하는 막이나 세포벽의 추가적인 복잡성은 포함하지 않았다. 따라서 단순확산은 산소 또는 지용성 분자와 같은 막을 투과할 수 있는 작은 분자에 한정되어 있다. 그러나 세포는 극성 분자와 이온의 막을 통과한 운반이 불가피하며, 이는 단순확산에 의해서는 불가능하다. 따라서 미생물은 물질을 막을 가로질러 운반할 수 있는 다중의 기작을 발전시켰다. 이러한 것을 단순확산과 함께 **표 6.4**에서 볼 수 있다.

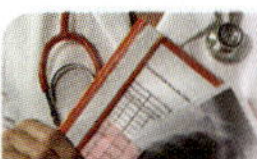

의학적 중요성

능동 수송과 이온 통로

능동 수송은 확산 구배에 반대하여 낮은 농도에서 높은 농도로 물질을 운반하는 것으로 정의된다. 칼슘과 같은 금속 이온은 막을 가로지르기 위하여 이온 통로를 필요로 한다. 이온 통로는 세공을 형성하는 단백질이며 세포의 원형질막을 가로질러 작은 전압의 구배를 조절하는 역할을 한다. 이온 통로는 세포의 신속한 변화를 포함하는 세포 수준에서의 매우 다양한 과정에 중요하다. 따라서 이온 통로는 많은 약물 치료의 표적이 되기도 한다.

칼슘 통로 차단제는 미국에서 매우 널리 처방되는 의약품이다. 그것들은 고혈압과 특정한 부정맥의 치료에 사용된다. 그들은 어떻게 작용하는가? 칼슘 통로 차단제는 칼슘 이온이 칼슘 이온 통로를 통과하는 것을 저해하여, 근육 수축에 이용될 수 있는 칼슘의 양을 감소시킨다. 칼슘 통로 차단제는 평활근 세포와 심장의 근육세포에 작용한다. 따라서 칼슘 통로 차단제는 동맥의 평활근을 이완시켜(정맥의 평활근은 이완시키지 않음) 혈압을 낮출 수 있고 맥박의 전도를 감소시켜 심박동을 느리게 한다.

표 6.4 세포의 수송 과정

	예	설명	에너지 요구
수동	단순확산	무작위 운동 상태로 존재하는 원자와 분자의 근본적인 성질	없음. 물질은 고농도에서 저농도로 경사를 따라 이동함
	촉진확산	분자는 막의 특이적 수용체에 결합하여 반대쪽으로 운반됨. 분자 특이성. 양쪽 방향으로 이동함. 수송 속도는 수송 단백질 표면의 결합 부위의 수에 의하여 한정됨	없음. 물질은 고농도에서 저농도로 경사를 따라 이동함
능동	운반체 매개 능동 수송	원자나 분자는 전문화된 수용체에 의하여 내부나 외부로 펌프됨	ATP나 양성자 구동력에 의하여 추진됨

표 6.4에서 볼 수 있듯이, 세포 내외로 분자를 이동하기 위해서는 에너지가 빈번하게 요구된다. 그 과정을 더 정확히 능동 수송이라고 한다. **능동 수송(active transport)** 시스템의 고유한 특성은 다음과 같다.

1. 확산 경사에 반하여 영양분을 수송하거나 자연적인 경사와 동일한 방향이지만 확산에만 의한 것보다 더 빠른 속도로 수송한다.
2. 특이적인 막 단백질(투과효소와 펌프)이 존재한다.
3. 에너지를 소비한다.

능동 수송되는 물질의 예는 단당류, 아미노산, 유기산, 인산염, 금속 이온 등이다.

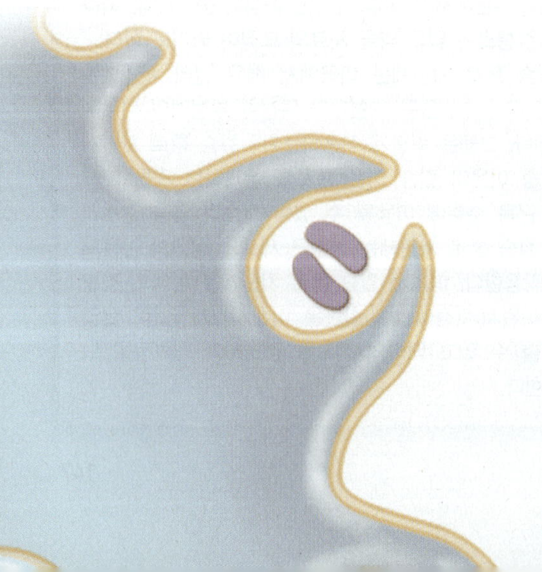

세포내 이입: 세포의 먹고 마시기

일부 진핵세포는 세포막을 가로질러 큰 분자, 입자, 액체, 심지어는 다른 세포까지 수송한다. 이러한 수송을 위해서 세포는 보통 에너지를 소비하기 때문에 이 과정도 능동 수송의 한 형태이다. 수송되는 물질은 막을 물리적으로 통과하는 것이 아니라 **세포내 이입(endocytosis)**에 의하여 운반된다. 먼저 세포는 물질을 막 안에 둘러싸고, 동시에 액포를 형성하여 삼킨다. 아메바와 특정한 백혈구는 **식세포작용(phagocytosis)**이라고 하는 세포내 이입의 한 가지 유형으로 세포 전체나 커다란 고형 물질을 섭취한다. 기름이나 용액의 분자와 같은 액체는 **음세포작용(pinocytosis)**이라고 하는 세포내 이입의 한 가지 유형을 통하여 세포로 들어간다.

6.1 학습 결과—진도 평가

1. 세균 세포에 필수적인 영양소를 열거하시오.
2. 다량영양소와 미량영양소를 구별하시오.
3. 생물의 탄소원과 에너지원을 묘사하는 4가지 용어를 열거하고 정의하시오.
4. 부생생물과 기생생물을 정의하고, 각각의 미생물의 예를 제공하시오.
5. 확산과 삼투 과정을 비교하고 대조하시오.
6. 세포의 등장성, 저장성, 고장성 조건의 영향을 판정하시오.
7. 수동 수송의 2가지 유형과 능동 수송의 1가지 유형의 이름을 말하시오.

6.2 미생물에 영향을 미치는 환경 요인

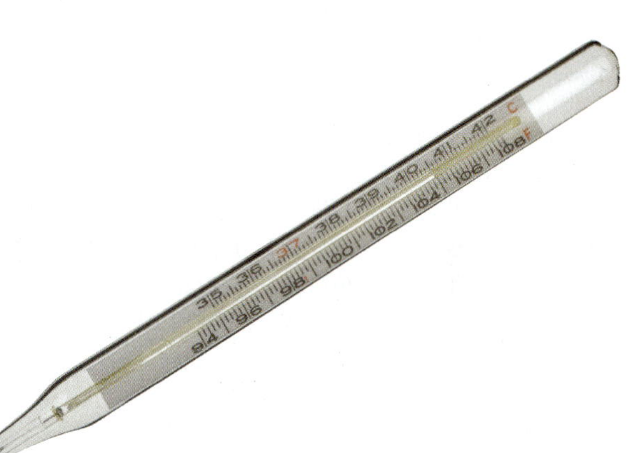

미생물은 영양소에 추가하여 다양한 환경 요인에 노출된다. 이러한 요인에는 열, 한랭, 기체, 산, 방사선, 삼투압과 정수압, 다른 미생물의 효과까지를 포함한다. 대부분의 미생물에서 환경 요인은 대사 효소의 기능에 근본적으로 영향을 미친다. 따라서 변화하는 환경에서 생존은 주로 미생물의 효소 체계가 서식지의 변화에 적응할 수 있느냐의 문제이다.

온도

미생물 세포는 자신의 온도를 조절할 수 없으며 따라서 자연적인 서식지의 주위 온도에 편승한다. 미생물의 생존은 서식지에서 마주치는 어떠한 온도 변화에서 적응할 수 있는가에 달려 있다. 어떤 미생물 종이 생장할 수 있는 범위는 3가지의 **주요 온도**(cardinal temperature)로 표현된다. **최저 온도(minimum temperature)**는 미생물이 지속적으로 생장하고 대사할 수 있도록 허용하는 가장 낮은 온도이며, 그 이하에서는 활동이 저해된다. **최고 온도(maximum temperature)**는 생장과 대사가 진행될 수 있는 가장 높은 온도이다. 이 온도보다 약간 상승하면 생장은 정지하지만, 그 이상 계속 증가하면 효소와 핵산이 영구적으로 불활성화(변성)되어, 세포는 사멸한다. 이것이 열이 미생물을 통제하는 매우 좋은 방법이 되는 원인이다. **최적 온도(optimum temperature)**는 좁은 범위를 포함하며, 최저 온도와 최고 온도의 중간쯤이고, 가장 빠른 생장과 대사를 촉진하는 온도이다(최적은 한 점은 아니다).

자연 서식지에 따라서 어떤 미생물들은 좁은 기본 온도 범위, 다른 미생물들은 넓은 범위를 가진다. 어떤 절대 기생생물은 숙주 체온에서 몇 도만 내려가거나 올라가도 자라지 않는다. 예를 들어 티푸스 세균은 32~38°C 범위에서만 증식하며, 감기를 일으키는 리노바이러스는 정상 체온보다 약간 낮은 온도(33~35°C)의 조직에서 가장 잘 증식한다. 다른 생물들은 그렇게 제한적이 아니다. *Staphylococcus aureus* 균주는 6~46°C 범위에서 생장하며, 장세균인 *Enterococcus faecalis*는 0~44°C 범위에서 생장한다.

온도 적응을 표현하는 다른 방법은 생물이 저온, 중온, 고온 범위에서 최적의 성장을 하느냐 하는 것이다. 이러한 생태학적 집단을 **호냉성균**(psychrophile), **중온성균**(mesophile), **호열성균**(thermophile)이라고 한다(**그림 6.4**).

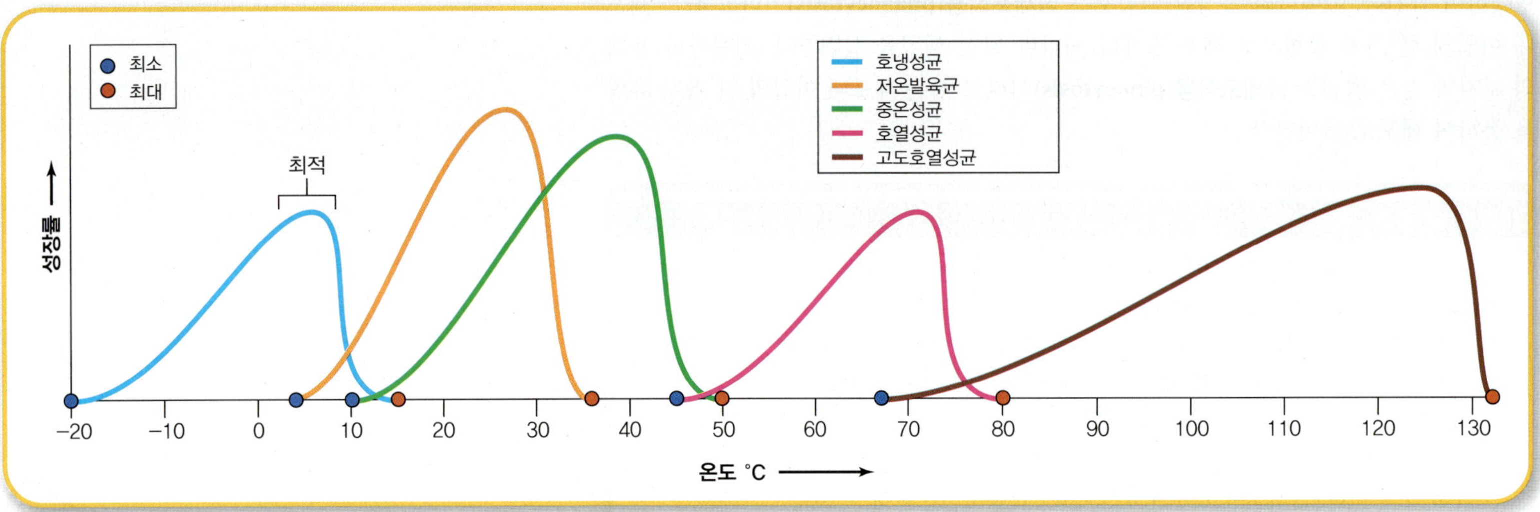

그림 6.4 온도 범위에 의한 생태학적 집단. 호냉성균은 0°C 이하에서도 생장할 수 있으며 15°C 이하의 최적 온도를 가지고 있다. 저온발육균은 15~30°C의 최적 온도를 가진다. 중온성균은 10~50°C에서 생장할 수 있지만, 최적 온도는 20~40°C이다. 일반적으로 호열성균은 45°C 이상에서 생장하며 80°C에서도 생장할 수 있다. 고도호열성균은 최적 온도가 80°C 이상이다. 이 범위는 어느 정도 겹칠 수 있다는 점에 주목하라.

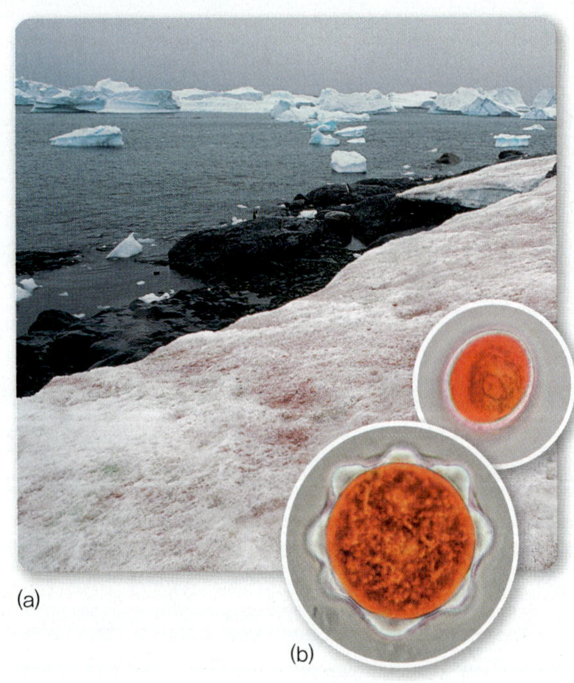

그림 6.5 붉은 눈. (a) 초여름 큰 눈더미는 *Chlamydomonas nivalis*와 같은 호냉성 광합성 생물에게 완벽한 서식지를 제공한다. (b) 이 눈 미생물의 현미경 사진(실제로는 녹조로 분류되지만, 생활 주기의 이 단계에서는 붉은색 색소가 지배적이다).

호냉성균(psychrophile)은 그림 6.4의 파란색 선이며, 최적 온도가 15°C 이하이고 0°C에서도 생장할 수 있다. 절대적으로 한랭성이며 20°C 이상에서는 일반적으로 생장하지 못한다. 대부분의 실험실 배양과는 달리 냉장고 보관은 배양을 저해하기보다 촉진한다. 예측할 수 있듯이, 호냉성 세균, 진균, 조류의 서식지는 호수와 강, 눈밭**(그림 6.5)**, 극지방 빙하, 그리고 심해이다. 거의 병원성이 아니다. 진정한 호냉성균은 한랭한 곳에서 서서히 성장하지만 15~30°C의 최적 온도를 보이는 덜 극단적인 **저온발육균**(psychrotroph; 그림 6.4의 황금색 선)과 구별되어야 한다. *Staphylococcus aureus*와 *Listeria monocytogenes*는 냉장 음식에서도 생장할 수 있고 식중독을 일으키기 때문에 중요하다.

의학적으로 중요한 미생물의 대부분은 중간 온도에서 생장하는 **중온성균(mesophile**; 그림 6.4의 녹색선)이다. 중온성균의 대부분은 최적 온도가 20~40°C 범위이다. 이 집단의 생물은 동식물과 온대, 아열대, 열대 지방의 토양과 물에 서식한다. 대부분의 인간 병원균은 30~40°C 범위의 최적 온도를 보인다(체온은 37°C임). 보통 중온성이지만 짧은 기간의 고온 노출에 생존할 수 있는 **내열성균**(thermoduric)은 가열되거나 저온살균 처리한 식품의 일반적인 오염자이다. 예는 열저항성 내생포자를 형성하는 *Bacillus*와 *Clostridium*을 포함한다.

호열성균(thermophile)은 45°C 이상에서 최적 성장을 나타내는 미생물이다. 이러한 열을 좋아하는 미생물은 화산활동과 연관된 토양이나 물, 퇴비 더미, 태양에 직접 노출된 서식지에서 산다. 호열성균은 열 요구도가 다양하지만, 일반적으로 45~80°C 범위를 보인다. 대부분의 진핵생물은 60°C 이상에서 생존할 수 없지만 일부 고도호열성균(그림 6.4의 갈색선)은 80~121°C에서 생장한다. 절대호열성균은 열에 저항성이 매우 강해서 연구자들은 배양에서 분리하기 위하여 고압증기멸균을 사용한다.

기체

미생물 생장에 가장 큰 영향을 미치는 대기 기체는 O_2와 CO_2이다. 이 중에서 산소가 미생물 생장에 가장 큰 영향을 미친다. 산소는 호흡에 중요한 기체일 뿐 아니라 다양한 독성 형태로 존재하는 강력한 산화제이다. 일반적으로 미생물은 다음의 3가지 범주에 속한다.

- 산소를 이용하고 해독할(detoxify) 수 있는 미생물
- 산소를 이용하지도 못하고 해독도 하지 못하는 미생물
- 산소를 이용하지는 못하지만 해독할 수는 있는 미생물

미생물은 어떻게 산소를 처리하는가

산소가 세포 반응에 들어가면 산소는 몇 가지 독성 산물로 변환된다. **단일체 산소**(singlet oxygen; O)는 매우 반응성이 큰 분자이다. 주목할 만한 것은 단일체 산소는 침입하는 세균을 사멸시키기 위하여 식세포에 의하여 생산되는 물질의 하나이다. 단일체 산소의 축적과 막 지질과 다른 분자의 산화는 세포를 손상하고 사멸시킬 수 있다. 반응성이 높은 **초과산화물 이온**(superoxide ion; O_2), **과산화수소**(hydrogen peroxide; H_2O_2), **수산기**(hydroxyl radical; OH^-)는 산소의 파괴적인 다른 대사 부산물이다. 손상에 대해 보호하기 위하여 대부분의 세포는 이러한 화학물질을 제거하고 중화시키는 일을 하는 효소들을 개발하였다. 초과산화물 이온을 무해한 산소로 변환하는 것을 완료하는 데는 2단계의 과정과 최소한 2개의 효소를 필요로 한다.

$$\text{단계 1.}\quad 2O_2^- + 2H^+ \xrightarrow[\text{불균화효소}]{\text{초과산화물}} H_2O_2\ (\text{과산화수소}) + O_2$$

$$\text{단계 2.}\quad 2H_2O_2 \xrightarrow[\text{분해효소}]{\text{과산화수소}} 2H_2O + O_2$$

이러한 일련의 반응에서(호기성 미생물에서 필수적인), 초과산화물 이온은 먼저 초과산화물 불균화 효소에 의하여 과산화수소와 보통 산소로 변환된다. 과산화수소 또한 세포에 독성을 띠기 때문에(소독제와 살균제로 사용됨), 과산화수소 분해 효소(catalase)에 의하여 물과 산소로 분해되어야 한다. 만약 미생물이 이러한 또는 유사한 기작에 의하여 독성 산소를 취급할 수 있는 능력이 없다면, 산소가 없는 환경에서만 생존해야 한다.

산소 요구도는 극적인 차이를 보이고 임상적으로 매우 중요하기 때문에 미생물은 몇 가지 일반적인 범주로 분류할 수 있다(**표 6.5**). **그림 6.6**에 기체를 이용하는 3가지 범주를 보여주는 시험관 사진을 나타내었다.

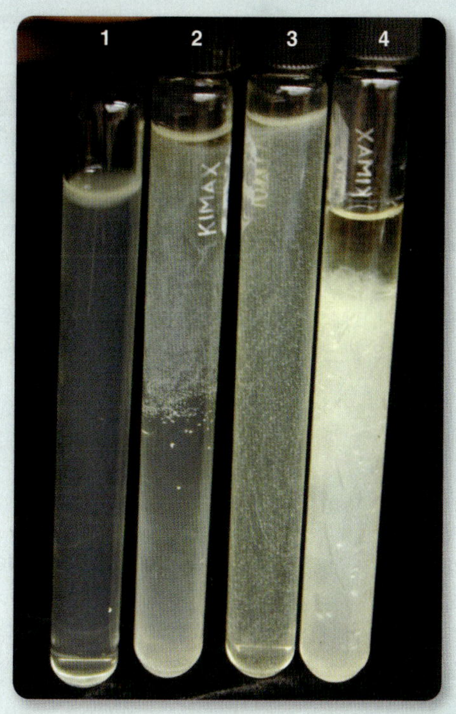

그림 6.6 상이한 3가지의 산소 이용 형태를 보여주는 4개의 시험관. 이 시험관들은 물의 산소를 감소시키는 티오글리코산염을 사용하여 배지로 산소가 확산되는 것을 제한하였다. 따라서 배지의 상부에는 산소가 풍부한 층이 있지만, 배지 내부로 가면서 산소 농도가 급격히 감소한다. 1번 시험관에는 절대호기성인 *Pseudomonas aeruginosa*가 배지의 맨 상부에서만 생장한다. 2번과 3번 시험관은 2종류의 다른 통성혐기성 세균을 보여준다. 대부분의 통성혐기성 세균은 호기적이나 혐기적 조건에서 모두 생장할 수 있지만, 호기성 방식에서 더 효과적으로 생장한다. 이는 2번 시험관(*Staphylococcus aureus*)에서 명백하게 나타나며 3번 시험관(*Escherichia coli*)에서도 볼 수 있다. 4번 시험관은 절대혐기성인 *Clostridium butyricum*을 포함하고 있다.

이산화탄소

모든 미생물이 대사에 약간의 이산화탄소를 필요로 하지만, **호탄산가스성미생물**(capnophile)은 대기 중의 정상적인 농도보다 높은 CO_2 분압에서 잘 생장한다. 이는 특히 *Neisseria*(임질, 수막염), *Brucella*(파상열), *Streptococcus pneumoniae*와 같은 병원균을 임상 표본에서 최초로 분리하는 데 중요하다.

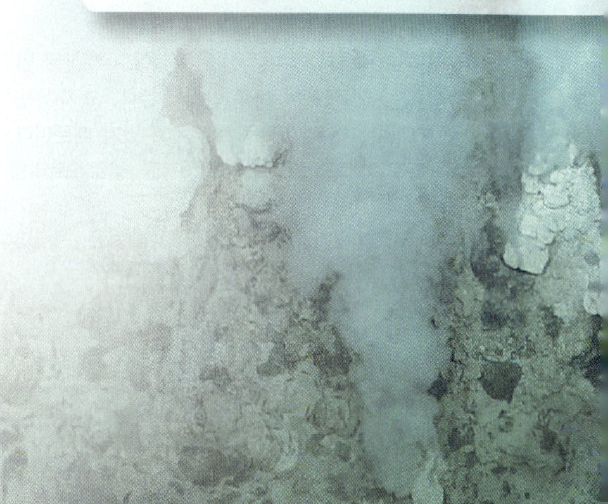

심해 열수공 주변에서 서식하는 고도 호열성 미생물 군집

pH

pH라는 용어는 용액의 산도나 알칼리도(염기도)의 정도로 정의된다. pH는 0~14까지의 일련의 수인 pH 척도로 표현된다. 순수한 물의 pH는 중성(7.0)으로 산성도 알칼리성도 아니다. pH 값이 0으로 감소할수록 산도는 증가하고, pH가 14로 증가할수록 알칼리도가 증가한다. 강산이나 강염기는 효소와 다른 세포 물질에 매우 파괴적이기 때문에 대부분의 생물은 pH 6~8 사이에서 서식하거나 생장한다.

몇몇 미생물은 극한 pH 환경에서도 서식한다. 절대 **호산성균**(acidophile)에는 pH

표 6.5 미생물의 산소 이용과 내성 양상

배양의 외형

모든 경우에 세균은 혐기성 세균을 공기에 노출된 시험관에서 생장할 수 있도록 하는 티오글리콜산염(thioglycollate) 배지에서 생장된다. 산소 농도는 시험관의 상부에서 가장 높다.

호기성균

대사에 기체 산소를 이용할 수 있고 독성 산소 산물의 처리에 필요한 효소를 가지고 있다. 산소가 없으면 생장하지 못하는 생물을 절대 혐기성이라고 한다.
예: 대부분의 진균, 원생동물, *Bacillus* 종과 *Mycobacterium tuberculosis*

(절대 호기성)

생장

미호기성균

정상적인 대기 산소 농도에서는 생장하지 않지만 대사에 산소를 소량으로 필요로 한다.
예: 직접 대기에 노출되지 않은 토양이나 물 또는 포유류 숙주에 서식하는 생물. *Helicobacteri pylori*, *Borrelia burgdorferi*

생장

통성혐기성균

대사에 산소를 필요로 하지는 않지만 존재하면 사용한다. 혐기성 대사도 수행할 수 있다. 오른쪽의 시험관에서 세균은 전체에 걸쳐 생장하지만, 일부 통성혐기성균에서는 호기성 생장이 더 빠르게 진행하기 때문에 시험관이 호기성 부분(상부)에서 생장이 더 많이 일어난다.
예: 대부분의 그램음성 장세균, 포도상구균

생장

혐기성균

호흡에서 산소를 이용하는 대사 효소 시스템이 결여된다. 절대혐기성균은 독성 산소를 처리하는 효소도 결여되어 있으며 산소가 있으면 사멸한다.
예: 대부분의 구강 세균, 장세균

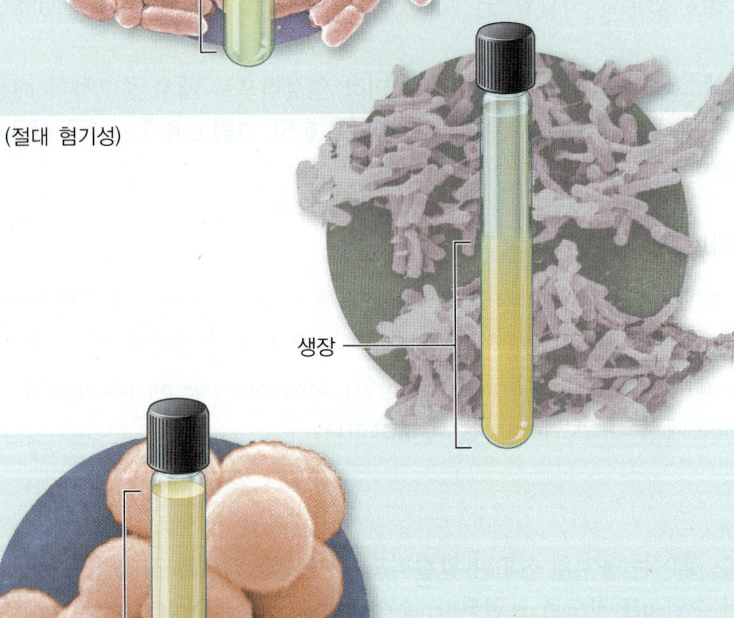

내기성 혐기성균

산소를 이용하지 않지만 산소가 있어도 제한된 범위에서 생존하고 생장할 수 있다. 산소에 의하여 해를 입지 않는데, 그 이유는 주로 과산화물과 초과산화물을 분해하는 대체 기작을 보유하고 있기 때문이다.
예: 특정한 젖산 간균과 연쇄상구균, 클로스트리듐 종

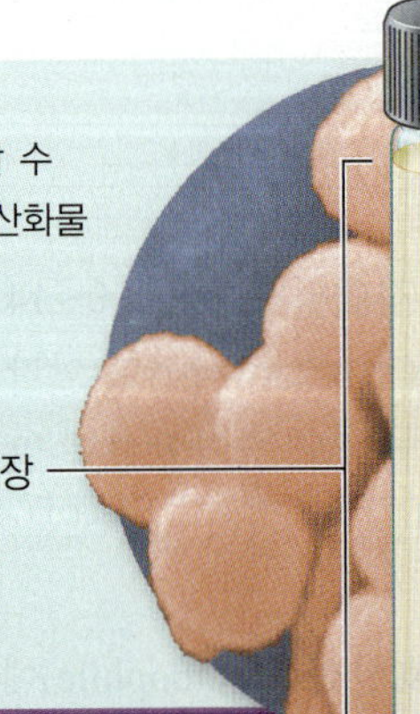

0~1의 산성 웅덩이에서도 생장할 수 있는 조류인 *Euglena mutabilis*, pH 1~2의 뜨거운 석탄 더미에서도 서식하고, pH 7에 노출되면 사멸하는 *Thermoplasma*가 포함된다. *Picrophilus*는 pH 0.7에서 잘 자라고, pH 0에서도 생장할 수 있다. 많은 곰팡이와 효모는 온화한 산을 견디기 때문에 가장 흔하게 절임 식품을 부패시킨다. *Natromonas* 종과 같은 **호염기성균**(alkalinophile)은 높은 수준의 염기성 광물을 포함하는 pH 12.0까지의 온천이나 토양에서 서식한다. 소변을 분해하는 세균은 오줌 성분인 요소가 분해되어 암모늄이 생성되기 때문에 염기성 조건을 생성한다. 요소 대사는 *Proteus* spp.가 소변의 산성을 중화하여 비뇨기계에 군락을 형성하고 감염할 수 있도록 하는 방법이다.

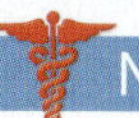

NCLEX® 준비

4. 미생물에 대한 환경 요인의 영향에 관한 바른 설명은?
   a. 미생물의 최적 온도 범위는 생장이 일어날 수 있는 최고 온도를 반영한다.
   b. 온도 적응은 제한된 생태학적 집단에 의해서만 달성된다.
   c. 어떤 미생물은 생장을 위하여 대기에서 발견되는 것보다 높은 이산화탄소 농도를 필요로 한다.
   d. 모든 미생물은 pH 6~8의 좁은 범위에서 서식하고 생장한다.
   e. 대부분의 미생물은 저장성 또는 등장성 용액에서 서식한다.

삼투압

대부분의 미생물은 저장성 또는 등장성 조건에서 존재하지만, **호삼투성균(osmophile)**은 용질의 농도가 높은 서식지에서 생활한다. 호삼투성균의 한 종류인 **호염성균(halophile)**은 고염을 선호한다. *Halobacterium*과 *Halococcus* 같은 절대호염성균은 염호수, 연못, 기타 고염 서식지에 서식한다. 그들은 35%의 NaCl 용액에서 최적 생장을 하지만 최소 9%의 염을 필요로 한다. 이러한 고세균은 세포벽과 세포막이 상당히 변형되어 있으며 저장성 서식지에서는 용해된다. 통성호염성균은 보통 고염 환경에 살지는 않지만 염에 놀라운 내성을 가진다. 예를 들어 *Staphylococcus aureus*는 0.1~20%의 NaCl 배지에서 생장할 수 있다.

방사선과 수압/대기압

방사선

일부 미생물(광영양균)은 에너지원으로 가시광선을 사용할 수 있지만, 비광합성 미생물은 빛과 접촉하여 생성되는 독성 산소에 의하여 해를 입는다. 일부 미생물 종은 노란 카로티노이드 색소를 생산하여 독성 산소를 흡수하고 파괴하여 빛의 상해 효과로부터 보호한다. 미생물을 해칠 수 있는 다른 종류의 방사선은 자외선과 전이선(X-선과 우주선)이다. 9장에서 이런 종류의 에너지가 어떻게 미생물의 통제에 이용되는지 배울 것이다.

압력

대양의 깊은 수심은 생물이 증가하는 수압의 영향을 받게 한다. 심해 미생물인 **호압성균(barophile)**은 대기압의 몇 배에서 1천 배 이상의 압력하에서 존재한다. 이러한 세균은 고압에만 적응되어 정상 대기압에 노출되면 파괴된다.

다른 미생물

지금까지 미생물의 생장에 영향을 미치는 무생물 환경의 중요성을 고려하였다. 다른 뿌리 깊은 영향은 서식지를 공유하는(때로는 서식지 자체임) 다른 생물로부터 온다. 드문 경우를 제외한 모든 경우에 미생물은 복잡하고 매혹적인 연합을 형성하는 공유된 서식지에서 서식한다. 어떤 연합은 유사하거나 상이한 유형의 미생물 사이에서 일어나며, 다른 것들은 동물 또는 식물과 같은 다세포 생물을 포함한다. 상호작용은 관련된 생물에게 유익하거나, 해롭거나, 또는 특별한 효과를 미치지 않는다. 상호작용은 의무적이거나 비의무적일 수 있으며, 영양적 상호작용을 종종 포함한다. 이러한 개요는 미생물 상호작용의 중요한 유형에 대한 개관을 제공한다.

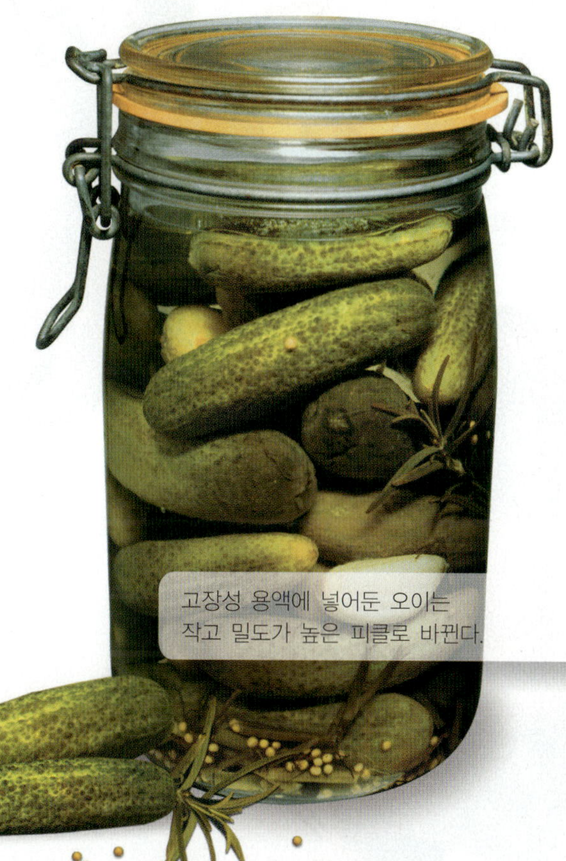
고장성 용액에 넣어둔 오이는 작고 밀도가 높은 피클로 바뀐다.

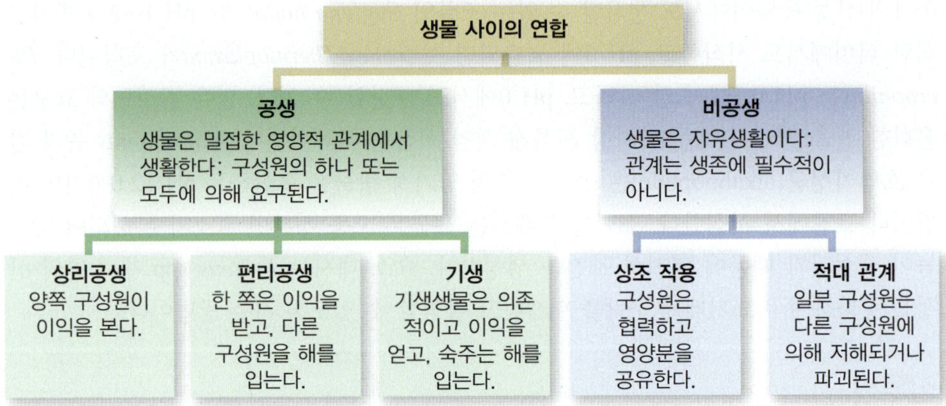

소딱따구리와 유제 동물(ungulate) 무리에서 새는 진드기를 안정적으로 확보할 수 있고 유제 동물은 흡혈 진드기를 제거할 수 있어, 서로 상리적인 관계를 가지고 있다.

강한 협력 관계: 공생

두 생물이 밀접한 협력 관계에서 함께 생활하는 상황을 나타내는 일반적인 용어는 **공생(symbiosis)**이며, 구성원을 **공생자**(symbiont)라고 한다. 공생의 3가지 주요한 유형은 다음과 같다.

- **상리공생(mutualism)**은 생물이 의무적이고 상호 이익을 얻는 관계에서 생활하는 경우이다. 인간의 내부 또는 표면에 서식하는 많은 미생물이 여기에 해당된다. 미생물은 필요한 영양분을 받고, 숙주는 일시적인 병원성 미생물로부터의 보호로부터, 강한 상주 미생물군계가 존재할 때만 가능한 건강한 면역 체계의 발달까지 다양한 이익을 얻는다.
- **편리공생(commensalism)**에서는 편리공생자라고 불리는 구성원은 이익을 받지만, 동반자는 해도 이익도 받지 않는다. 한 가지 예는 황로(새)와 소나 다른 가축 사이의 관계이다. 큰 동물이 들판에서 풀을 뜯어 먹을 때 동물은 곤충을 날려 보내며 새는 곤충을 더 쉽게 먹을 수 있다. 새는 이익을 얻지만 가축은 해를 입지도 도움을 받지도 않는다. 대부분의 정상균은 편리공생자로 간주되었는데, 그들이 숙주에게 해나 이익을 제공하지 않는다는 가정에서였다. 이제는 정상균이 인간 숙주의 건강에 커다란 기여를 한다는 것을 알기 때문에 정상균은 더 정확하게 상리공생자로 분류된다.
- **기생(parasitism)**은 숙주 생물이 기생 미생물에게 양분과 서식지를 제공하는 관계이다. 사람을 아프게 하는 미생물은 이 범주에 속한다.

협력 관계가 아닌 연합: 적대 관계와 상조 작용

생물은 공생 관계가 아니더라도 상호작용을 한다. 자유 생활하는 종 사이의 관계도 부정적이거나 긍정적인 결과를 나타낼 수 있다. **적대 관계(antagonism)**는 군집 구성원이 경쟁할 때 발생하는 자유 생활하는 종 사이의 연합이다. 이 상호작용에서는 하나의 미생물이 같은 서식지의 다른 미생물을 저해하거나 파괴하는 화학물질을 주변 환경에 분비한다. 첫 번째 미생물은 자신에게 가용한 공간과 영양분을 증가시켜 경쟁적 우위를 획득할 수 있다. 이러한 유형의 상호작용은 혼합된 군집이 공간과 먹이를 위해 경쟁하는 토양에서 흔하다. 항생제와 같은 저해 화합물을 생산하는 **항생 작용**(antibiosis)은 실질적인 적대 관계의 형태이다. 세균과 진균에서 수백 종류의 자연적으로 발생하는 항생제가 분리되었으며, 질병을 통제하기 위한 약품으로 사용된다.

상조 작용(synergism)은 2종 이상의 자유 생활 생물 사이에 이익을 얻는 상호관계이지만 생존에 필수적은 아니다. 그들은 함께 협동하여 혼자서는 할 수 없는 결과를 가져온다. 치주 질환, 충치, 일부 혈류 감염은 세균들이 상조적으로 상호작용하는 혼합감염을 포함한다.

생물막: 시너지의 전형 생물막은 표면과 서로 부착된 다양한 종류의 세균과 다른 미생물의 혼합된 군집으로, 세포와 세포내 물질의 여러 층의 집성체를 형성한다. 보통 치아나 폐 조직과 같은 표면에 최초로 부착하는 세균인 "선구자" 이주종이 있다**(그림 6.7)**. 그러면 다른 미생물들이 세균이나 미생물 표면 이주자에 의하여 필연적으로 분비되는 중합체 당이나 단백질에 부착한다. 많은 경우에, 세포가 부착되면 그들은 세포 개체군이 생장하면서 축적되는 화학물질을 방출하도록 자극을 받는다. 이러한 방법으로, 미생물은 자신 개체군의 크기를 감지할 수 있다. 이 과정을 **쿼럼 센싱(정족수 감지; quorum sensing)**이라고 한다. 세균은 쿼럼 센싱을 이용하여 같은 종의 다른 구성원뿐 아니라 가까이 있는 다른 종의 구성원과 상호작용할 수 있다. 궁극적으로 커다란 복잡한 군집이 형성되며, 군집의 다른 위치는 상이한 물리적 생물학적 특징을 가진다. 예를 들어 생물막의 하부는 표면에 비하여 매우 상이한 pH와 산소 조건을 가질 수 있다. 이제는 생물막의 미생물은 부유성 상태와 대조적으로, 환경에 대하여 매우 다르게 행동하고 반응한다. 두 상황에서 심지어는 다른 유전자가 활성화되기도 한다. 어쨌든 단일 생물막은 다중의 미생물 서식자의 협력 관계이며 따라서 개별 감염을 표적으로 하는 전통적인 방법으로는 근절할 수 없다. 이러한 종류의 상조 작용은 수없이 많은 다양한 상태를 치료하는 방법을 재고할 필요가 있도록 하였다.

그림 6.7 생물막 형성 단계. 사진은 거즈 붕대 위에 형성된 생물막의 SEM 사진이다. 파란색 세균은 메티실린 내성 *Staphylococcus aureus*(MRSA)이고, 주황색 물질은 세포외 기질이며, 녹색 관은 거즈의 섬유이다. 이는 아마도 단일종 생물막으로 보인다.

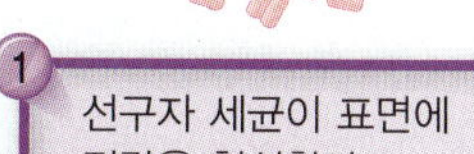

6.2 학습 결과—진도 평가

8. 미생물의 최적 성장 온도를 표현하는 5가지 용어를 열거하고 정의하시오.
9. 상이한 산소 조건하에서 미생물이 기능하는 3가지 방식을 요약하시오.
10. 생물이 대처해야 할 3가지 중요한 환경 요인을 확인하시오(온도와 산소 제외).
11. 미생물이 숙주와 맺을 수 있는 연합의 5가지 유형을 열거하고 묘사하시오.
12. 생물막을 부유성 세균과 구별하는 특징에 대하여 논의하시오.

6.3 세균 생장에 대한 연구

진핵 미생물의 생장은 다양한 방식으로 일어날 수 있지만, 세균은 대부분 **이분법(binary fission)**이라고 하는 독특한 과정을 이용하여 생장한다. 세균의 생장에 대하여 논의할 때 일반적으로 개체군 크기에서 생장을 가리킨다. 개체 세포 크기는 실제로 분열 사건이 일어나기 전에 증가하지만, 생장의 가장 타당한 관점은 수에 있다.

이분법

이분법은 하나의 세포가 둘로 되는 사실을 가리킨다. 이분법 과정에서 모세포는 크기가 커지고, 염색체를 복제하고, 진핵세포의 미세소관 구성 단백질인 액틴과 튜불린을 닮은 물질로 형성된 단백질 띠를 이용하여 세포 외피를 중앙으로 끌어당기기 시작한다. 세포벽은 궁극적으로 완전한 중앙 격막을 형성한다. 이 과정은 세포를 2개의 딸세포로 분할한다. 이 과정은 간격을 두고 각각의 딸세포에 의하여 반복되며, 분열이 연속적으로 일어날 때마다 개체군은 증가한다. **그림 6.8**에 이 연속적인 과정의 단계를 자세하게 나타내었다.

개체군 생장 속도

하나의 세포에서 두 개의 딸세포까지의 분열 주기를 완료하는데 소요되는 시간을 **세대 시간(generation time)** 또는 **배가 시간(doubling time)**이라고 한다. **세대**(generation)라는 용어는 인간에서와 유사한 의미를 가진다. 이는 개체의 출생에서 자손을 생산하기까지의 기간이다. 세균에서 각각의 새로운 분열 주기 또는 세대는 개체군을 2배로 증가시킨다. 최초 하나의 세포로 구성된 어버이 단계에서, 1세대는 2개, 2세대는 4개, 3세대는 8개, 그리고 16, 32, 64로 증가한다. 환경이 우호적인 한 이러한 배가 효과는 일정한 속도로 계속될 수 있다. 각각의 세대가 지나면서 개체군은 반복하여 배가될 것이다.

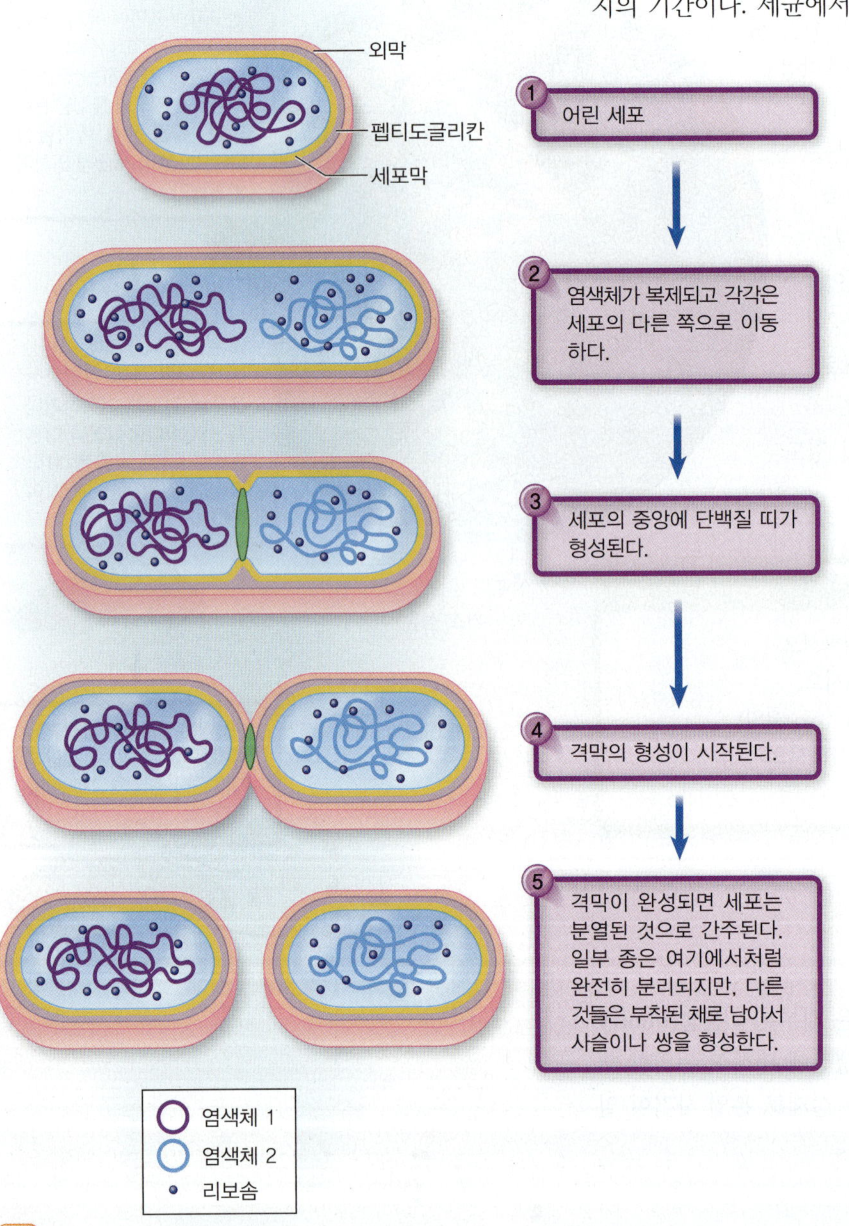

그림 6.8 **막대 모양 세균(간균)의 이분법 단계.** 2개의 염색체 색깔을 다르게 표시하였지만, 새로운 것은 오래된 것의 정확한 복제이다(약간의 실수를 제외하고는).

세대 시간의 길이는 생물의 생장 속도의 척도이다. 대부분의 다른 생명체의 생장 속도와 비교하여 세균은 빠르기로 악명이 높다. 최적 조건하에서 평균 세대 시간은 30~60분이다. 가장 짧은 세대 시간은 10~12분이지만, 일부 세균은 며칠이 되기도 한다. 예를 들어 한센병의 원인균인 *Mycobacterium leprae*는 일부 동물의 세대 시간과 같은 10~30일의 세대 시간을 보인다. 환경 세균은 보통 세대 시간이 몇 개월이다. 대부분의 병원균은 비교적 짧은 배가 시간을 가지고 있다. 식중독 세균인 *Salmonella enteritidis*와 *Staphylococcus aureus*는 20~30분 만에 배가되기 때문에, 짧은 기간 동안 음식을 실온에 방치하더라도 식중독을 유발할 수 있다. 몇 시간 만에 이러한 세균 개체군은 작은 수에서 쉽게 수백만으로 생장할 수 있다.

그림 6.9는 생장의 몇 가지 정량적 특징을 보여준다. 세포 개체군의 크기는 지수를 이용하여 숫자 2로 표시될 수 있다(2^1, 2^2, 2^3, 2^4). 각 세대마다 지수는 하나씩 증가하며, 지수의 수는 또한 세대 수이다. 이러한 생장 양식을 **지수적(exponential)**이라고 한다. 이러한 개체군은 종종 매우 큰 수의 세포를 포함하기 때문에 지수나 대수를 이용하여 표현하는 것이 유용하다. 생장하는 세균 개체군 자료를 세포 수를 시간의 함수로 한 도표를 그린다. 시간에 따른 대수를 표시하면 지수 생장을 나타내는 직선을 보여준다. 산술적으로 표시하면 꾸준히 곡선을 보인다. 일반적으로 대수 그래프가 특히 생장 단계의 초기에 정확한 세포 수를 용이하게 읽을 수 있어서 선호된다.

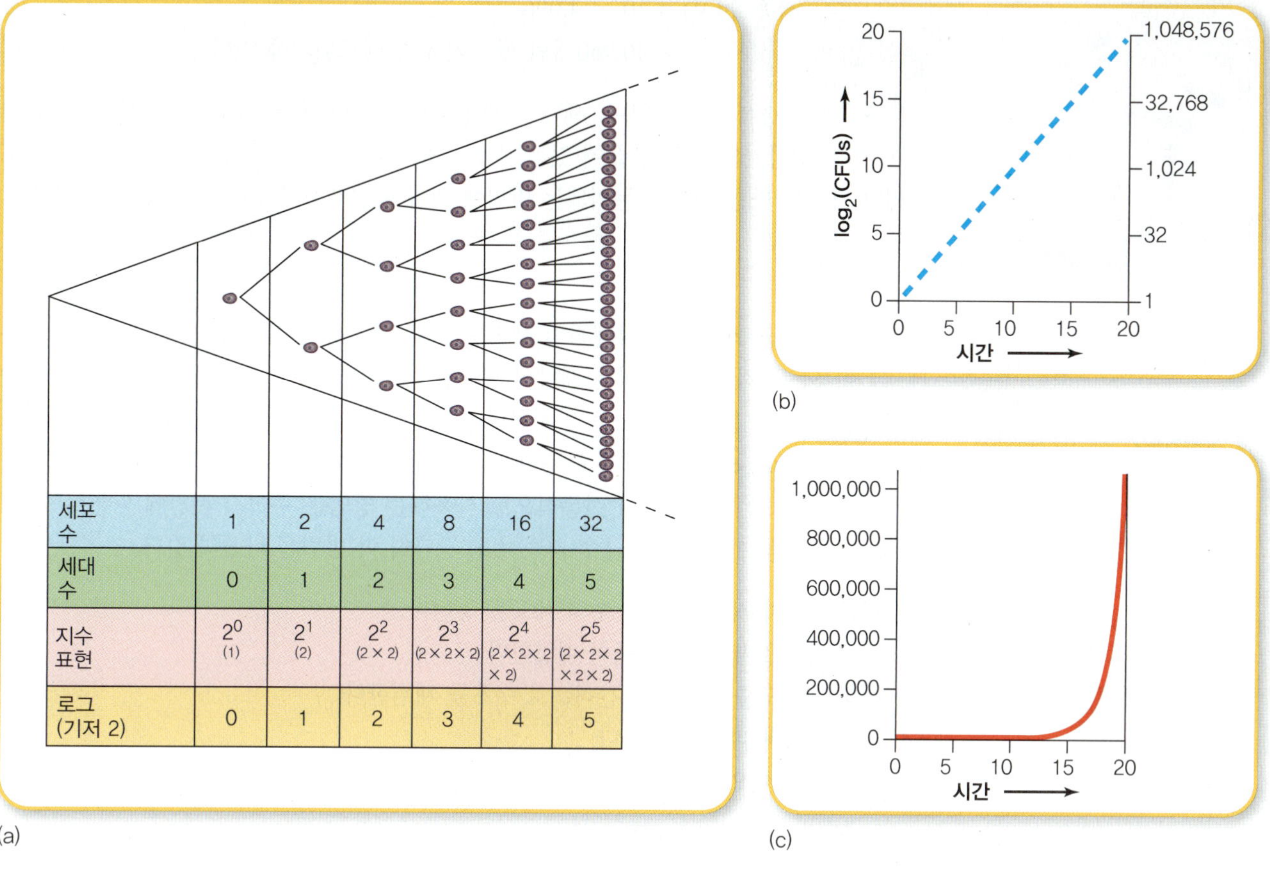

그림 6.9 개체군 생장의 수학. (a) 단일 세포로 시작하여 번식 산물이 이분법으로 분열되면, 각각의 새로운 세포 분열 또는 세대마다 개체군은 배가된다. 이 과정은 지수를 이용하여 대수적으로 또는 단순한 숫자로 표시될 수 있다. (b) 대수를 사용하여 도표를 그리면 지수 생장을 나타내는 직선이 형성된다. 반면에 (c) 세포 수를 산수로 표시하면 곡선의 경사를 나타낸다.

긴 생장기 동안에 생산되는 수백만 개의 세포의 수를 예측하는 것은 비교적 간단한 개념이다. 더하기 방법을 사용하거나(2 + 2 = 4; 4 + 4 = 8; 8 + 8 = 16; 16 + 16 = 32 등) 곱하기를 사용할 수 있지만(예를 들면 $2^5 = 2 \times 2 \times 2 \times 2 \times 2$), 20세대 또는 30세대에 대하여 보는 것은 쉽지만 계산은 매우 지루하다. 잇따른 세대에 걸쳐 개체군의 크기를 계산하는 더 쉬운 방법은 다음 식을 이용하는 것이다.

$$N_t = (N_i)2^n$$

여기에서, N_t는 개체군의 총 세포 수이다("t"는 시간을 나타냄). N_i는 시작 때의 세포 수이며, 지수 n은 세대 수를 나타내고, 2^n은 그 세대에서의 세포 수를 나타낸다. 두 값 중에서 하나만 알면, 다른 값은 계산될 수 있다. *Staphylococcus aureus*의 예를 들어 따뜻한 차 안에 4시간 동안 놓아두었을 때 계란 샐러드 샌드위치에 얼마나 많은 세포가 존재할지(N_t) 계산해 보자. 샌드위치를 만들 때 떨어진 세포 수인 N_i가 10이라고 가정하자. n을 유도하기 위해서 4시간(240분)을 세대 시간(20분을 사용)으로 나눈다. 계산 값은 12이므로, 따라서 2^n은 2^{12}와 같다. 계산기를 사용하면 2^{12}은 4,096이 된다.

이분법으로 분열한 *Staphylococcus aureus* 세균의 집락

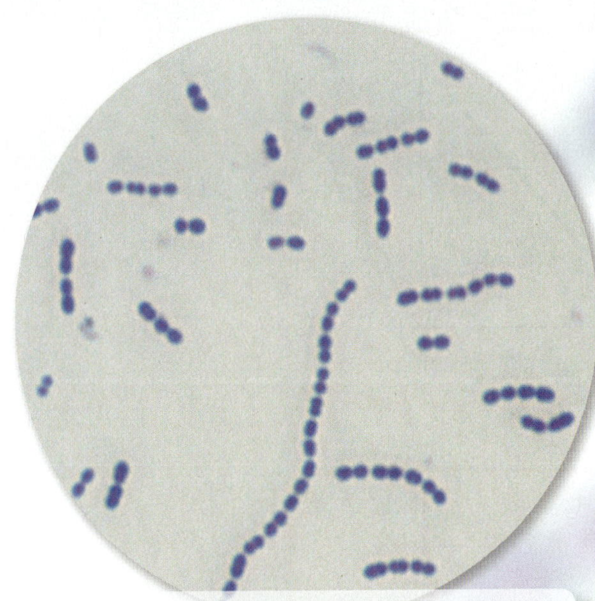

이분법에 의하여 분열된 *Streptococcus*의 길다란 조각. 성숙한 세포가 이와 같이 부착되어 있으면, 이는 완전히 분리되기 전에 이분법을 중단하였다는 것을 의미한다.

$$\text{최종 수}(N_t) = 10 \times 4{,}096$$
$$= 40{,}960\text{개의 세균 세포가 샌드위치에 있다.}$$

동일한 방정식을 변경하여, 세대 시간(generation time)을 측정하기 위하여 이용되는데, 이는 생장기의 시작과 끝에 있는 세포 수를 알아야 하는 조금 더 복잡한 계산이다. 이러한 자료는 다음 절에서 논의되는 방법에 의하여 실제적인 검증을 통하여 획득된다.

개체군 생장 곡선

현실에서는 세균 개체군은 잠재적인 생장 속도를 유지하지 않고 끝없이 배가되지 않는데, 그 이유는 폐쇄 시스템(회분 배양이라고 함)에서는 다양한 요인들이 세포가 최대 속도로 연속적으로 분열하는 것을 방지한다. 실험실 연구에 의하면 개체군은 전형적으로 **생장곡선(growth curve)**이라고 하는 예측 가능한 시간에 따른 양상을 나타낸다. 개체군 생장 양상을 관찰하기 위하여 전통적으로 사용하는 방법은 주어진 시간에 따른 살아 있는 총 세포 수를 계수하는 생균수 기법이다. 간단히 이 방법은 다음과 같다.

1. 멸균된 액체 배지에 적은 수의 세포를 놓는다.
2. 이 배양균을 몇 시간에 걸쳐 배양한다.
3. 배양하는 도중에 일정한 간격으로 수프를 채취한다.
4. 각각을 고체 배지에 놓는다.
5. 배양 후 군락의 수를 계수한다.

그림 6.10에 이 과정을 나타내었다.

500 mL 접종된 플라스크

시험관에 0.1 mL씩 첨가한다.

균등한 시간 간격	60분	120분	180분	240분	300분	360분	420분	480분	540분	600분
시료는 액체 한천 배지에 희석되고 고형화된 배지의 표면에 주입하거나 도말한다.										
평판을 배양하고, 집락을 계수한다.	없음									
0.1 mL 당 집락 수 (집락 형성 단위; CFU)	<1*	2	4	7	13	23	45	80	135	230
플라스크 내의 추정된 총 세포 개체군	<5,000	10,000	20,000	35,000	65,000	115,000	225,000	400,000	675,000	1,150,000

*단지 분석하기에 너무 작은 세포가 존재한다는 것을 의미함.

그림 6.10 **생균 평판 계수법의 단계: 회분 배양법.**

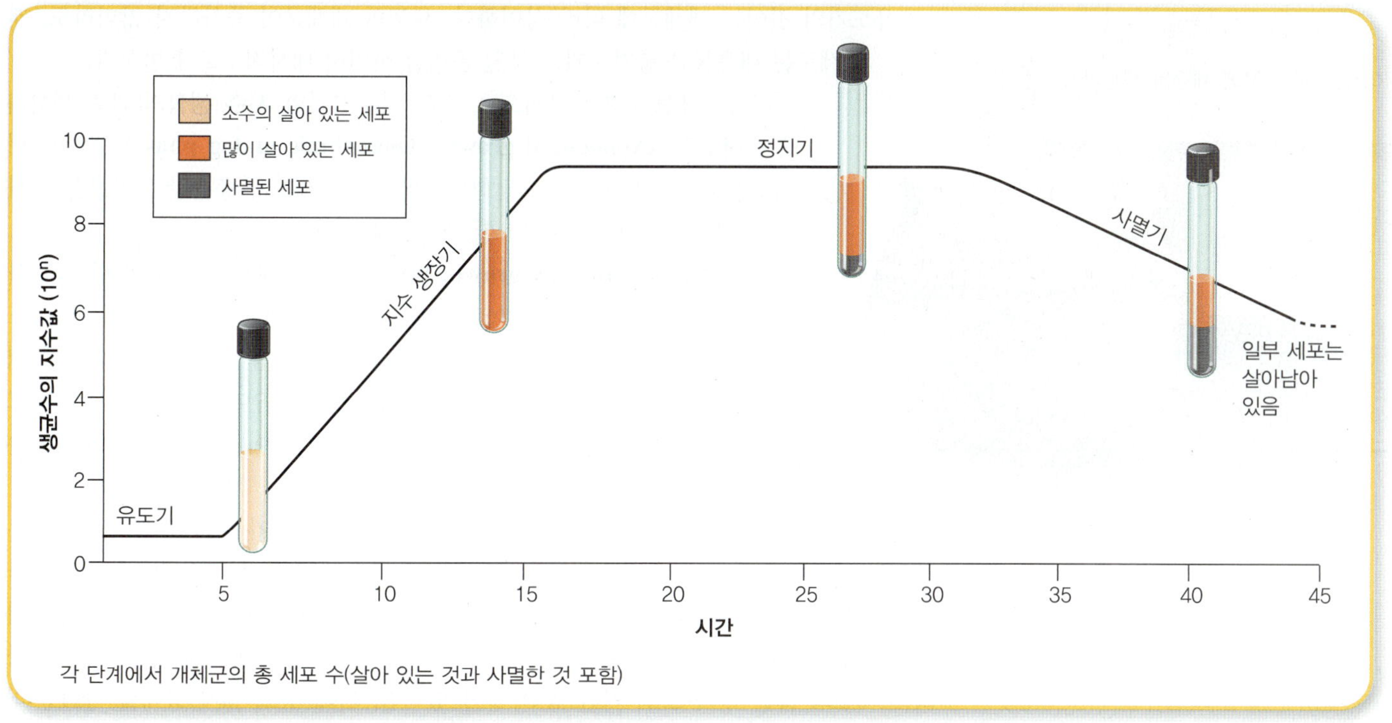

그림 6.11 **세균 배양의 생장 곡선.** 이 그래프에서는 생균수가 지수(log)로 시간에 대하여 표시되었다. 다양한 단계에 대한 토의는 본문을 참고하라. 35분의 세대 시간으로 개체군은 단지 16시간 만에 10개(10^1)에서 10억 개(10^9)의 세포로 증가하였다는 것을 주목하라.

시료를 평가하는 것은 미생물학의 공통적이고 중요한 원칙을 포함한다. 평판 상의 한 군락은 원래 시료에서 하나의 세포 또는 집락 형성 단위(colony-forming unit, CFU)를 나타낸다. 하나의 시료에 있는 집락의 수를 용기의 체적으로 곱하면 주어진 시점의 총 개체군 크기(세포 수)를 비교적 정확하게 추산할 수 있다. 생장곡선은 전체 배양 기간에 각 시료의 수를 순서대로 도표를 그려서 결정된다.

생장의 초기 단계에는 세포가 드물어서 일부 시료는 배양균에는 생균이 있더라도 0 값을 나타낼 수 있다. 또한 시료 채취 자체가 표 작성에 영향을 줄 정도로 충분한 생균을 제거할 수 있지만, 목적이 생장의 상대적인 경향을 비교하는 것이기 때문에 이러한 요인은 전반적인 양상에 크게 변화를 가져오지 않는다.

차가운 요구르트의 세균은 아마도 정지기일 것이다. 일단 따뜻한 신체로 들어가면, 세균은 다시 유도기에 진입하고 지수 생장기에 장에서 수를 증가시킬 수 있다.

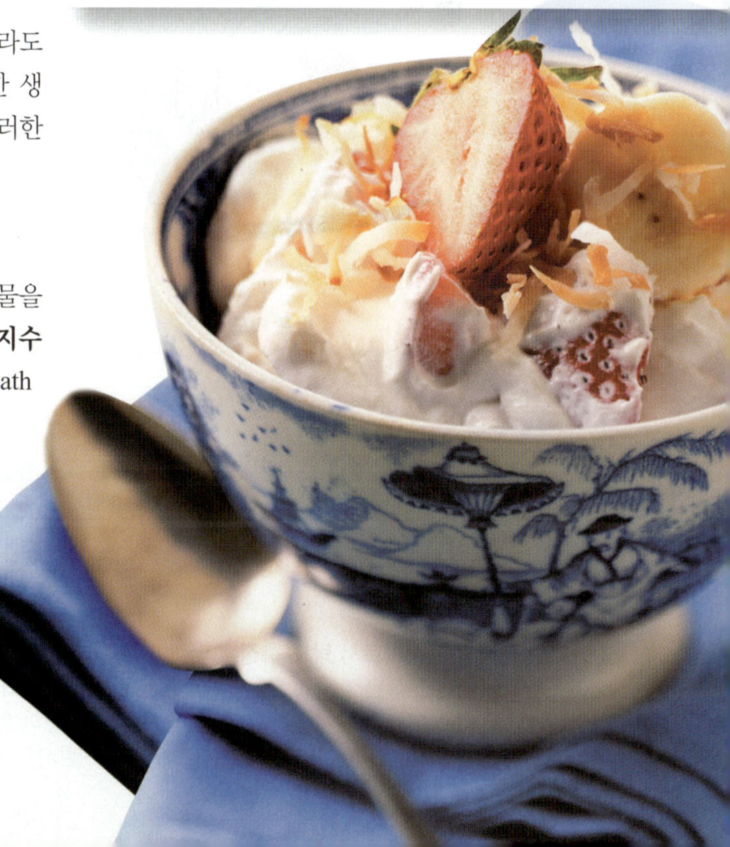

정상 생장 곡선의 단계

방금 살펴본 회분 배양 시스템은 폐쇄적이며, 이는 영양분과 공간이 유한하고 노폐물을 제거하는 기작이 없다는 것을 의미한다. 전체 생장기의 자료는 **유도기**(lag phase), **지수(대수) 생장기**(exponential growth (log) phase), **정지기**(stationary phase), **사멸기**(death phase)로 명명되는 일련의 단계로 이루어진 곡선을 나타낸다**(그림 6.11)**.

유도기(lag phase)는 개체군이 생장하지 않는 것처럼 보이거나 지수 성장보다 느린 속도로 생장하는 그래프의 비교적 평탄한 시기이다. 생장이 지연되는 이유는 주로 다음과 같다.

1. 새로 접종된 세포는 적응, 확대, 합성을 위한 시기가 필요하다.
2. 세포는 아직 최대 속도로 증식하지 않고 있다.
3. 세포의 개체군이 너무 희박하거나 희석되어 시료 채취에서 놓친다.

어항이 탁해지는 이유는 주로 물에 세균이 생장하기 때문이다.

유도기의 길이는 개체군에 따라 상이하다. 세포의 개체군이 증가하지 않더라도, 개체 세포는 내용물을 증가시키고 분열 준비를 하면서 대사적으로 활발하다.

세포는 곡선이 기하학적으로 증가하는 시기인 **지수 생장기(대수 생장기 또는 대수기; exponential growth, logarithmic or log phase)** 동안에 세포분열의 최대 속도에 도달한다. 이 단계는 세포가 충분한 영양분을 가지고 있고 환경이 우호적인 한 계속된다.

정지기(stationary growth phase)에는 개체군은 세포의 탄생과 사멸 속도가 어느 정도 같아지는 시기에 진입한다. 이 시기에 분열 속도는 느려진다(세포 사멸 속도가 새로운 세포의 형성 속도를 따라잡기 쉽게 함). 생장 속도의 감소는 세포 밀도의 증가로 인한 영양분과 산소의 고갈과 추가하여 유기산과 다른 생화학적 오염 물질이 생장 배지에 분비되는 것에 기인한다.

제한 요인이 증강되면서, 세포는 지수적으로 사멸하기 시작하고(문자 그대로 자신의 폐기물 속에서 죽어 감), 증식을 할 수 없게 된다. 곡선은 **사멸기(death phase)**가 시작되면서 아래로 내려간다. 사멸이 일어나는 속도는 종의 상대적인 저항성과 조건이 얼마나 독성을 띠는가에 관계하지만, 지수 성장기에 비교하면 보통 느리다. 이제는 배양되는 세포의 많은 수가 오랜 기간 동안 살아 있지만, 어느 정도 휴지 상태를 나타낸다. 그들은 휴지기에 깊이 진입하여 살아 있기는 하지만, 배지에서 생장하지 않고 집락 계수에서 누락된다. 이 상태를 **살아 있지만 배양이 안 되는(viable nonculturable, VNC)** 상태라고 한다.

생장 곡선의 실질적 중요성

개체군이 신속한 생장, 느린 생장, 사멸 단계를 보이는 경향은 미생물의 통제, 감염, 식품 미생물학, 그리고 배양 기술에 중요한 관련이 있다. 열과 살균제 같은 항미생물 제제는 모든 개체군의 사멸기를 가속시키지만, 지수 생장기의 미생물은 정지기에 진입한 미생물에 비하여 더 취약하다. 일반적으로, 활발하게 생장하는 세포가 세포 대사와 이분열을 파괴하는 조건에 더 취약하다.

미생물의 생장 양식은 감염 단계를 설명할 수 있다. 감염의 초기 또는 중기에 있는 세균을 퍼뜨리는 사람은 후기 단계의 사람에 비하여 다른 사람에게 전파시킬 가능성이 높다. 감염의 과정은 미생물 증식의 상대적으로 빠른 속도에 의해서도 영향을 받는데, 이는 숙주 자신의 세포 방어의 느린 생장 속도를 압도할 수 있다.

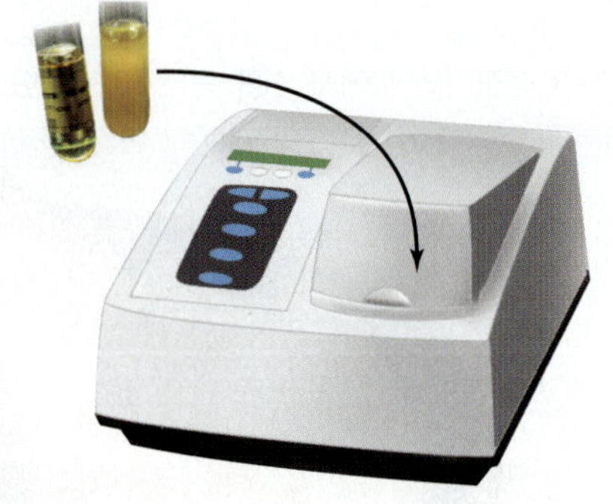

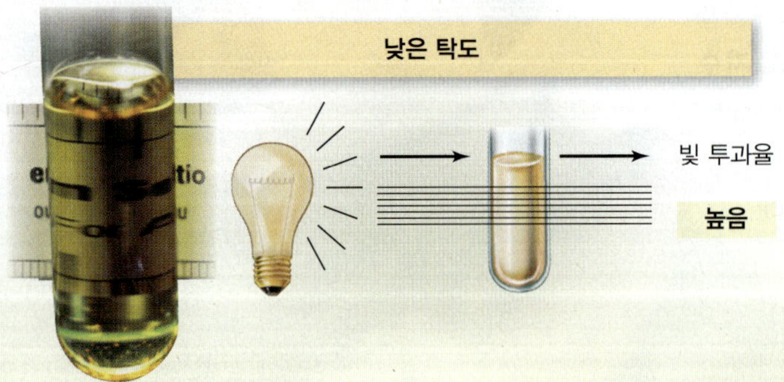

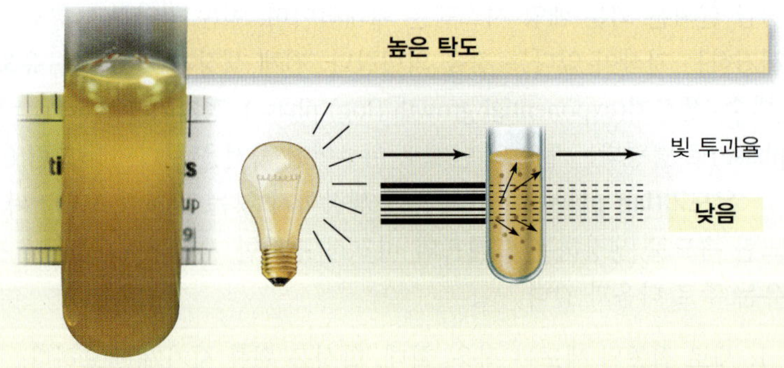

그림 6.12 **생장의 지시자로서 탁도 측정.** 액체 배지를 빛에 비추는 것은 탁도의 전반적인 차이를 확인하는 방법이다. 왼쪽의 액체 배지는 투명하여 생장이 적거나 없는 것을 나타내고, 오른쪽은 흐리고 불투명하여 대량의 생장을 나타낸다. 눈은 탁도의 미세한 정도를 느끼기에 민감도가 충분하지 않기 때문에 분광광도계(spectrophotometer)로 더 민감하게 측정할 수 있다. 왼쪽의 생장이 없는 시험관은 빛이 쉽게 통과하게 한다. 따라서 더 많은 빛이 광감지기에 도달하여 높은 투과도 값을 나타낸다. 생장이 있는 시험관(오른쪽)은 세포가 빛을 산란시켜 광감지기에 빛이 적게 도달하여 낮은 투과도 값을 보인다.

특정한 연구 또는 산업적 적용에는 4단계를 가지고 있는 폐쇄된 회분 배양은 불충분하다. 대안은 **환경 조절장치(chemostat)** 또는 연속배양 시스템이라고 하는 자동 생장 챔버이다. 이 장치는 새로운 영양분을 안정되게 공급하고 사용된 배지와 오래된 세포를 흘러 내보내도록 하여, 생장 속도와 세포 수를 안정화시킨다.

배양하지 않고 개체군 크기 분석하기

탁도

미생물학자는 정성적·정량적으로 세균의 생장을 분석하는 몇 가지 대체 방법을 개발하였다. 개체군의 크기를 추정하는 가장 간단한 방법의 하나는 탁도계를 이용하는 것이다. 이 기술은 투명한 영양분 용액은 미생물이 그 안에서 성장하면서 **탁하게(turbid)** 된다는 간단한 관찰에 의존한다. 일반적으로, 탁도가 클수록, 개체군의 크기가 더 크며, 이는 민감한 기기로 측정될 수 있다(**그림 6.12**).

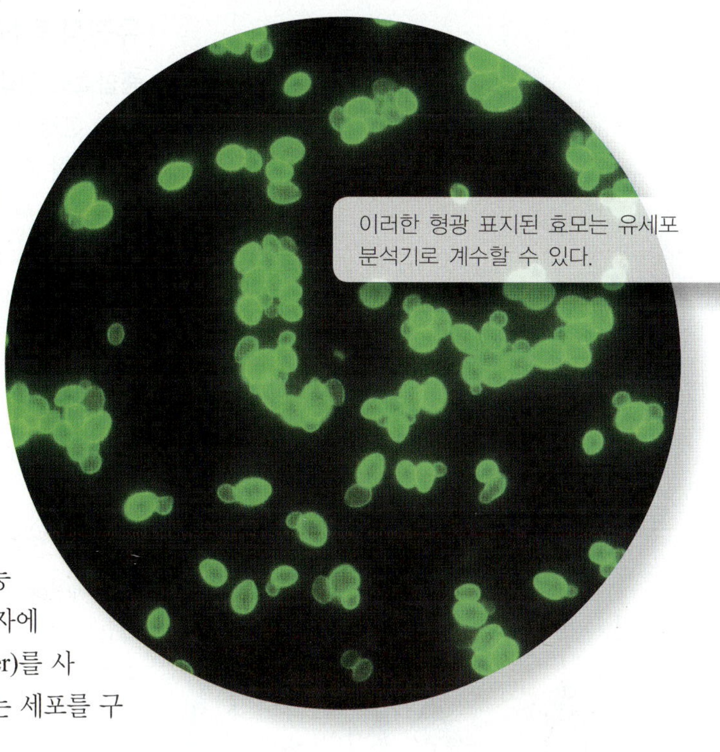

계수

알고 있는 양의 액체에 세포가 얼마나 있는지를 알면, 곱하여 총수를 계산할 수 있다. 현미경으로 세포를 **직접 계수(direct cell count)**하는 것이 가능하다(**그림 6.13**). 이 기술은 혈구 계수와 매우 유사하며, 미리 측정된 격자에 소량의 시료를 수용하도록 조정된 현미경 슬라이드(세포 계산기; cytometer)를 사용한다. 이 방법과 분광광도계의 고유한 부정확성은 죽은 세포와 살아 있는 세포를 구분할 수 없다는 것이다.

계수는 액체가 미세한 피펫을 통과할 때 전자적으로 스캔하는 **쿨터 계수기**(Coulter counter)와 같은 민감한 장치에 의하여 자동화될 수 있다. 각각의 세포가 통과하면서, 탐지되고 전자 감지기에 등록된다(**그림 6.14**). **유세포 분석기**(flow cytometer)는 유사한 원리로 작동하지만, 계수에 추가하여 세포 크기와 심지어는 살아 있는 세포와 죽은 세포를 구분할 수 있다. 세포를 표지하기 위한 형광 염료와 항체와 함께 결합하여 사용되면, 그램양성과 그램음성 세균을 구분하는 데 이용할 수 있다. 이는 환자의 표본에서 병원균을 신속하게 동정하고 혈구 세포를 구분하는 데 이용되도록 적응되었다. 고성능의 유세포 분석기는 세포를 종류에 따라 채집 장치의 분리된 격실에 분류할 수 있다.

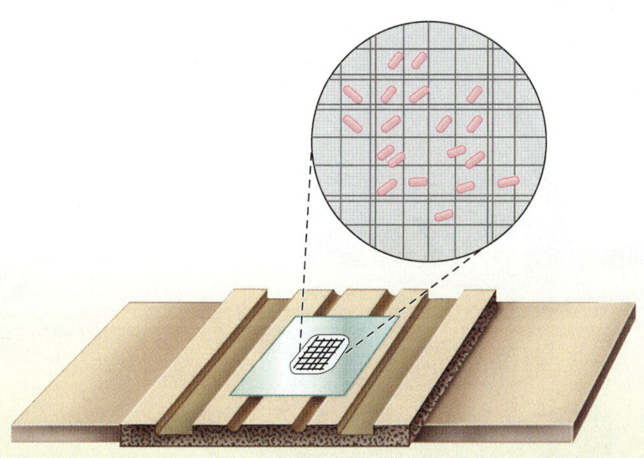

그림 6.13 **세균의 현미경 직접 계수.** 소량의 시료를 커버 글라스 아래의 격자에 놓는다. 개별 세포는 살아 있는 세포와 죽은 세포가 함께 계수된다. 이 숫자는 시료의 총 세포 수를 계산하는 데 이용된다.

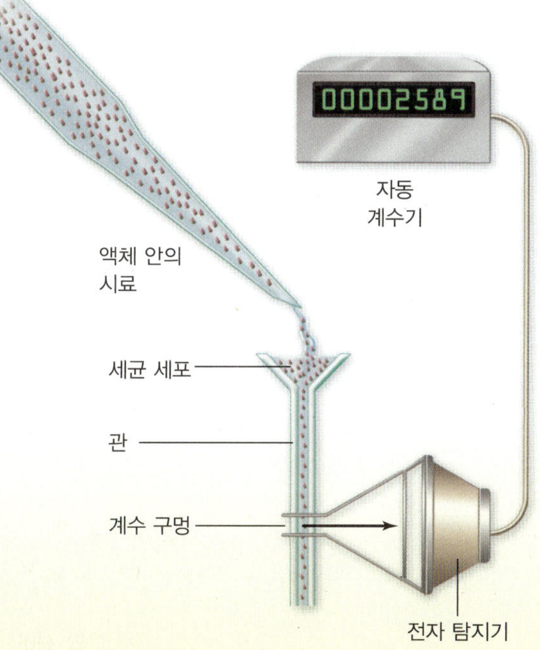

그림 6.14 **쿨터 계수기.** 세포가 이 장치를 통과하면서 수를 계산하는 전자 감응기를 자극한다.

유세포 분석기는 배양할 필요 없이 자연 시료의 세균을 계수하는 데 이용될 수 있지만, 여러분이 탐지를 원하는 세포를 형광 표지하는 것이 필요하며, 이는 항상 가능한 것은 아니다.

유전적 탐침

중합효소 연쇄반응(polymerase chain reaction, PCR)의 변형인 실시간 PCR은 과학자들이 환경이나 조직 시료에 존재하는 세균과 기타 미생물을 분리하거나 배양하지 않고 정량화할 수 있도록 하였다.

6.3 학습 결과—진도 평가

13. 대부분의 세균이 이용하는 세포 분열의 단계를 요약하시오.
14. 배가 시간을 정의하고, 어떻게 지수 성장을 가져오는지 설명하시오.
15. 세균 생장 곡선에서 생장의 4단계를 비교하고 대조하시오.
16. 세균 생장을 분석하는 정량적인 방법과 정성적인 방법 한 가지씩을 확인하시오.

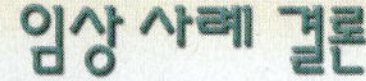

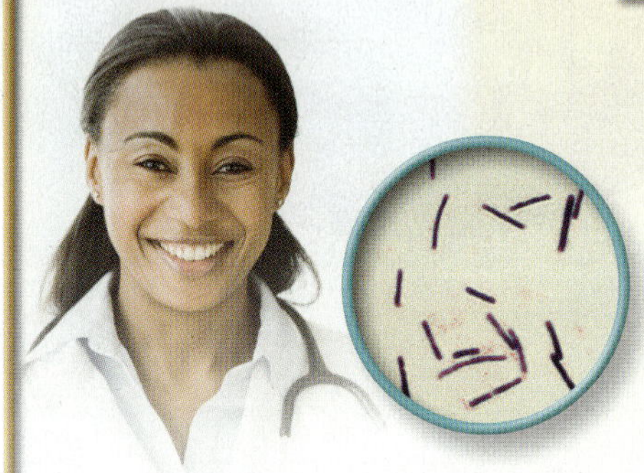

원 안의 사진은 *Clostridium perfringens*이다.

*C. perfringens*는 토양에서 흔히 발견되지만 장의 정상균에서도 발견된다. 이는 알파 독소라고 하는 독소를 생산하며, 독소는 상처를 통하여 근육 조직으로 들어갈 수 있다. 알파 독소는 조직을 파괴하고 가스를 생성하여 가스 괴저라고 한다. 대량 감염은 종종 패혈증과 사망을 초래한다.

가스 괴저의 치료는 상처의 괴사 조직 제거와 페니실린을 포함하지만, 페니실린은 모든 세균을 사멸시키기에 충분한 정도로 근육 조직 깊이 침투할 수 없다. 따라서 페니실린은 외과적 치료와 결합하여 사용된다. *C. perfringens*를 결정적으로 치료하기 위해서는 절단 수술이 필요한 경우도 있다.

고압 산소 요법(hyperbaric oxygen therap, HBOT)이 *C. perfringens*에 의하여 유발되는 감염을 포함한 상처 감염을 치료하기 위하여 이용되었다. *C. perfringens*와 같은 혐기성 세균은 산소 농도의 증가에 감수성이 있다. HBOT는 대량의 산소-자유 라디칼이 발생되며, 이는 세균이 산화적으로 사멸되도록 한다. HBOT는 알파 독소의 방출도 저해하는 것으로 나타났다. 마지막으로 HBOT는 항생제의 효과를 증진시킨다. *C. perfringens* 사례에 HBOT를 사용하여 절단을 피할 수 있었고, 환자의 생존률을 높이고 병원 입원 기간을 단축할 수 있었다.

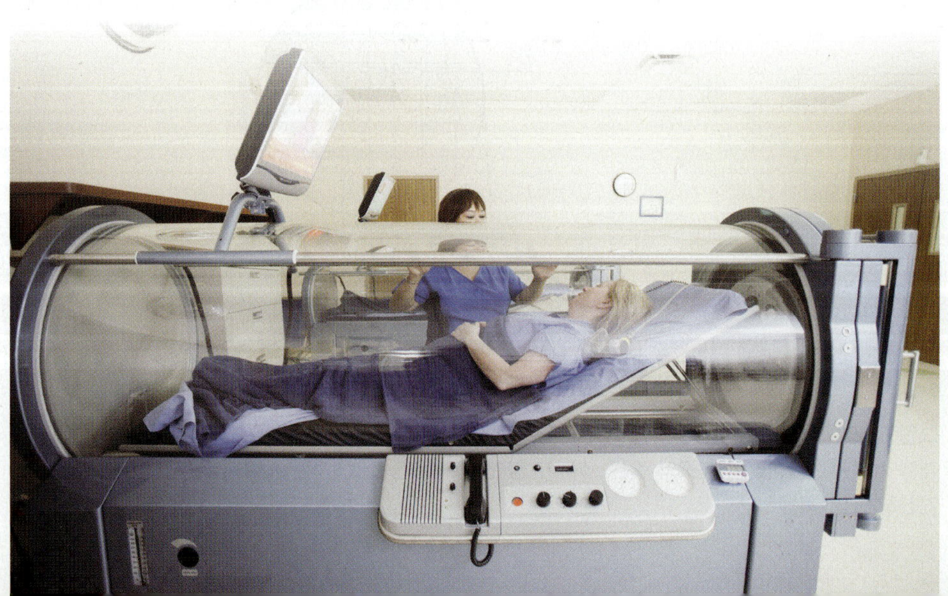

고압 챔버

발열: 치료할 것인가? 치료하지 않을 것인가?

병원 내부 사정

우리의 면역계는 미생물의 침입으로부터 우리를 보호한다. 신체가 자신을 방어하는 한 가지 방법은 신체에 존재하는 미생물에 반응하여 열을 발생하는 것이다(체온은 또한 염증과 부상에 의해서도 상승할 수 있다).

두뇌에 위치한 시상하부는 신체의 온도 조절 중추로 작용한다. 발열은 시상하부가 실제로 높은 온도로 재설정할 때 나타난다. 시상하부는 혈액을 피부로부터 신체 중심으로 돌려 체온을 상승시킨다. 시상하부는 근육의 수축인 떨림을 유발하여 온도를 상승시키기도 한다. 이것이 발열이 있을 때 사람들이 오한과 떨림을 경험하는 이유이다. 새로운 높은 온도에 도달하면(따뜻한 혈액이 시상하부에 도달함), 시상하부는 이 온도를 유지하도록 작동한다. "온도조절기"가 낮은 온도로 다시 설정되면, 신체는 이 과정을 되돌려서 혈액을 피부로 보낸다. 이것이 발열이 멈추면 사람이 발한(diaphoretic; 땀이 남)하게 되는 이유이다.

미생물이 신체로 들어가서 증식하기 시작하면, 신체는 미생물을 파괴하는 것이 목적인 거식세포와 단핵구의 공격으로 반응한다. 이 면역 반응은 발열을 유발한다.

발열은 종종 질병이 있는 환자가 경험하는 첫 번째 증상 중 하나이며, 개인이 발열이 나면 본인의 증상을 살펴보도록 자극한다. 의사를 포함하여 많은 사람은 아세타미노펜이나 기타 NSAID(nonsteroidal anti-inflammatory drug; 비스테로이드계 항염제)와 같은 해열제를 이용하여 일상적으로 발열을 치료한다. 만약 발열이 감염과 같은 신체에서 일어나는 비정상적인 과정에 대한 정상적인 반응이라면, 발열을 감소시키는 것이 좋은 생각일까? 전문가 모두가 동의하지는 않는다.

우리는 미생물이 상이한 온도에서 번창한다는 것을 안다(6.2절 미생물에 영향을 미치는 환경 요인 참조). 예를 들어 감기를 유발하는 리노바이러스는 정상 체온보다 약간 낮은 온도에서 잘 자란다. 만약 그럴 경우에 발열은 내부 환경을 바이러스에 덜 호의적으로 만드는 신체의 시도로 보일 수 있으며, 신체의 온도를 낮추는 것은 바이러스가 증식하게 할 수 있다. 따라서 발열은 미생물의 생장을 억제하는 자연적이고 유용한 방법으로 볼 수 있다.

대부분의 사람에게 발열은 해롭지 않다. 발열은 오한, 두통, 근육통과 관절통과 같은 불쾌한 증상을 유발할 수 있으며, 그 때문에 사람들은 발열을 치료하려 한다. 열성 경련을 경험하는 아동과 같은 적은 수의 사람은 고열의 부작용을 경험할 수 있다. 그러나 대부분의 사람은 발열을 아무런 악영향이 없이 견딜 수 있다. 고열은 때때로 심각한 질환에 의하여 유발될 수 있기 때문에 발열에 관한 다음의 지침은 마음에 새겨 두어야 한다.

- 6세 미만의 아동은 고열이 발생하면 의사에게 진단을 받아야 한다.
- 발열이 40°C 이상 상승하면 나이에 상관없이 반드시 치료해야 한다.
- 목이 뻣뻣하거나, 숨쉬기 힘들거나 숨이 가쁘거나, 의식 단계가 변화하거나(혼란), 지속적/극심한 복통, 또는 빛을 혐오하는 두통, 또는 열성 경련을 경험하는 사람은 반드시 의사의 진단을 받아야 하는데, 그 이유는 이러한 증상은 심각한 질병의 징후일 수 있기 때문이다.

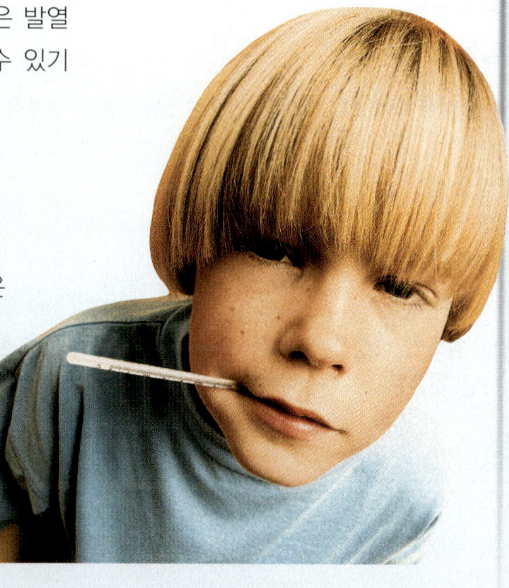

요약

6.1 미생물의 영양

- 영양은 모든 생명체가 환경으로부터 획득하여 대사에 이용하기 위하여 변환시키는 물질이다.
- 영양소는 요구되는 양(다량영양소 또는 미량영양소), 화학적인 구조(유기 또는 무기), 생물의 생존에 중요도(필수 또는 비필수)에 따라 분류할 수 있다.
- 미생물은 영양소의 화학적 형태와 이용하는 에너지원에 따라 분류할 수 있다.
- 영양소의 화학적 형태는 크게 변하지만, 모든 생물은 탄소, 수소, 산소, 질소, 인, 황의 6개의 원소를 생존, 생장, 번식을 위하여 필요로 한다.
- 영양소는 에너지를 소비하는 능동 수송과 에너지 입력이 필요하지 않은 수동 수송의 2가지 과정에 의하여 미생물 내부로 운반된다.

6.2 미생물에 영향을 미치는 환경 요인

- 미생물 생장을 조절하는 환경 요인은 온도; 기체; pH; 삼투; 수압과 기압; 방사선; 서식지에 있는 다른 생물이다.
- 환경 요인은 주로 미생물 효소에 영향을 미쳐 미생물의 생장을 조절한다.
- 미생물의 3가지 기본 온도는 온도 범위와 가장 잘 생장하는 온도를 서술한다. 기본 온도는 최저 온도, 최고 온도, 최적 온도이다.
- 미생물은 온도 요구에 따라 호냉성, 중온성, 호열성으로 분류된다.
- 대부분의 진핵 미생물은 호기성인 반면, 세균은 절대 호기성에서 혐기성까지 산소 요구가 다양하게 변화한다.
- 미생물은 다른 종과 상호 이익이 되는 공생에서부터 기생과 적대 관계까지의 연합에서 생활한다.
- 생물막은 자유 생활 미생물과 상이하게 행동하는 미생물의 복잡하고 상호 의존적인 군집의 예이다.

6.3 세균 생장에 대한 연구

- 유사한 크기의 딸세포 쌍을 형성하는 어버이 세균 세포의 분열을 이분법이라고 한다.
- 미생물 생장은 개체군에서 세포 크기의 증가와 세포 수의 증가에 모두 관련된다.
- 세대 시간은 미생물 개체군의 생장 속도의 척도이다. 세대 시간은 환경 조건에 따라 길이가 변한다.
- 영양소가 한정된 회분 환경에서 미생물 배양은 유도기, 지수(대수) 생장기, 정지기, 사멸기의 4가지 뚜렷한 단계를 나타낸다.
- 미생물 세포 개체군은 영양소와 노폐물 조건의 변화에 반응하여 뚜렷한 생장 단계를 나타낸다.
- 개체군 생장은 집락수, 용액의 탁도, 직접 계수에 의하여 정량화될 수 있다.

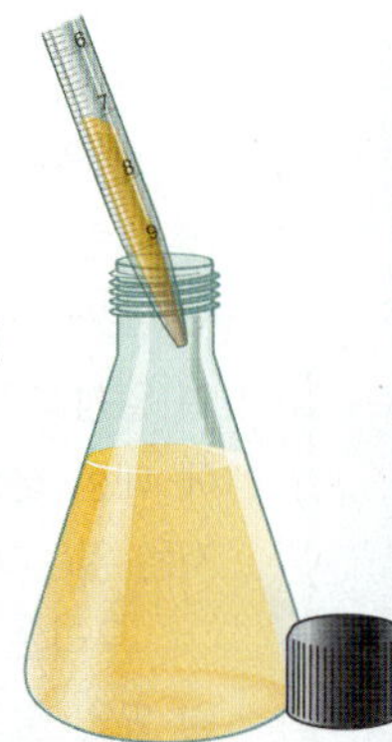

선다형 문제 Bloom의 1, 2단계: 기억, 이해

보기에서 맞는 답을 선택하시오.

1. 태양 에너지를 이용하여 CO_2로부터 필요한 모든 유기 성분을 합성할 수 있는 생물은?
   a. 광독립영양생물
   b. 광종속영양생물
   c. 화학독립영양생물
   d. 화학종속영양생물
2. 다음 중 어느 원소가 미생물이 생존, 생장, 번식하는 데 필요한 6가지 주요 원소가 아닌 것은?
   a. 산소
   b. 칼슘
   c. 황
   d. 질소
   e. 탄소
3. 대사에 산소를 필요로 하지는 않지만 가용하면 이용하는 미생물은?
   a. 미호기성균
   b. 통성 혐기성균
   c. 절대 혐기성균
   d. 내기성 혐기성균
   e. 절대 호기성균
4. 병원체를 정확하게 묘사한 것은?
   a. 기생생물
   b. 편리공생생물
   c. 부생생물
   d. 공생생물
5. 다음 중 수동 수송을 설명하는 것은?
   a. 구배(경사)를 필요로 한다.
   b. 세포벽을 이용한다.
   c. 세포내 이입을 포함한다.
   d. 단지 물만 이동한다.

6. 고장성 환경에 노출된 세포는 삼투에 의하여 어떤 일이 발생하는가?
   a. 물을 획득한다.
   b. 물을 잃는다.
   c. 물을 얻거나 잃지 않는다.
   d. 파열된다.

7. 호냉성 생물(psychrophile)은 어디에서 생장하리라 예상되는가?
   a. 온천
   b. 인체 표면
   c. 냉장 온도
   d. 낮은 pH

8. 생균 평판 계수법에서 각각의 ________은 시료 개체군에서 ________을 나타낸다.
   a. 세포, 집락
   b. 집락, 세포
   c. 시간, 세대
   d. 세포, 세대

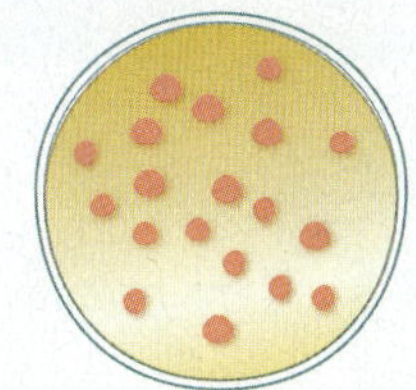

비판적 사고 Bloom의 3, 4, 5단계: 적용, 분석, 평가

비판적 사고는 사실과 개념을 이용하여 추론하고 문제를 해결하는 능력이다. 이러한 문제는 다양한 각도에서 접근될 수 있으며, 대부분의 경우 하나만의 옳은 답을 가지지는 않는다.

1. a. 무엇이 수송되고, 각각은 무엇을 요구하는지의 예를 들어 수동 수송과 능동 수송을 비교하고 대조하시오.
   b. 식세포작용과 음세포작용은 어떤 점이 유사한가? 그들은 어떻게 상이한가?
2. 등장성, 저장성, 고장성 용액이 아메바와 세균 세포에 미치는 효과를 비교하시오. 세포가 저장성 환경에서 생활하는데, 고장성 용액으로 옮기면 어떤 일이 발생하는가?
3. 개봉하지 않은 우유가 냉장 상태에서 변한 것을 관찰하였다면 여러분은 어떻게 설명할 것인가?
4. a. 따뜻한 차 안에서 4시간 동안 방치된 계란 샐러드 샌드위치에서 40,960 세균 세포가 발생하였다면, 한 세대 후에는 얼마나 더 많은 세포가 나타나겠는가?
   b. 초기 세균 수가 100이었다면, 4시간 이후의 세포 수는 얼마나 될까?
   c. 위 문제의 답은 음식의 준비와 보관에 청결 기술을 사용하는 데 대하여 무엇을 이야기할 수 있는가(심미적인 고려 이외에)?
5. 그림 6.6을 고려하고, 2번 시험관 바닥의 배지는 생장이 없이 투명하지만, 반면에 3번 시험관은 전체적으로 생장을 포함하고 있다는 것을 주목하라. 이러한 차이를 나타내게 하는 것은 무엇인가?

시각적 연결 Bloom의 5단계: 평가

이 질문은 이전의 영상을 새로운 개념과 연결시킨다.

1. **5장 그림 5.10.** 어떠한 형태의 공생 관계가 여기에 나타나 있는가?

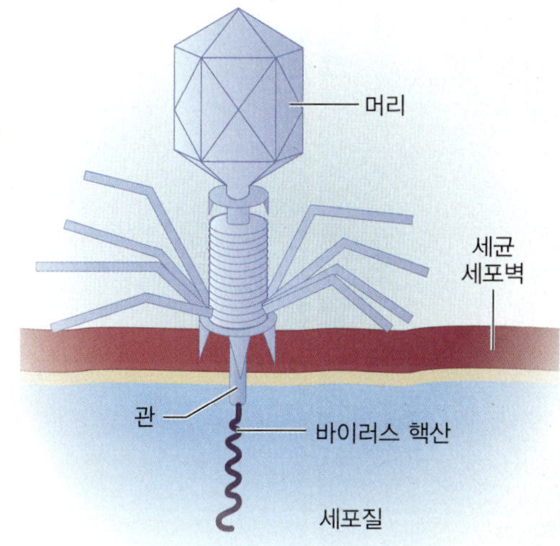

임상 사례

그렇게 달콤하지 않다

간호사 실습 마지막 단계로 소아과 병원 응급실에서 환자 분류를 하고 있을 때 한 어머니가 8세 된 딸을 데리고 들어왔다. 어머니는 딸이 메스꺼움과 구토로 사흘간 아팠다고 하였다. 딸은 이 기간 동안 갈증을 호소하고 물과 주스를 원했지만, 어떤 음식이나 액체도 삼킬 수 없었다고 한다. 어머니는 딸이 탈수가 될까 걱정하였다.

나는 소녀의 상태를 신속히 판단하여 열이 없고(피부는 상기되고 뜨거웠지만), 심박동이 빠르고(분당 125회), 혈압은 88/56 mmHg로 낮다는 것을 알았다. 호흡은 빠르고 깊었으며 힘들었다. 얼굴은 매우 창백하였고, 입술은 갈라졌다. 배가 아프고 졸음이 온다고 호소하였으며, 만지거나 말을 걸지 않으면 이내 잠에 빠져들었다. 숨에서는 달콤한 향기가 났는데, 이는 사흘간 구토를 한 경우로서는 이상한 점이었다.

환자가 매우 위중한 것으로 우려되어 지도 의사(preceptor)에게 알렸으며, 그녀는 곧 진단에 들어갔다. 또한 의사에게도 연락하였으며 그 역시 빨리 도착하였다. 정맥주사를 시작하여 환자에게 수분을 공급하면서 동시에 실험실 검사를 위한 혈액 시료를 채취하였다. 내과 의사의 포도당 측정(spot glucose) 요청으로 나는 환자의 손가락을 찔러서 피 한 방울을 획득하여 포도당 측정기에 넣었다. 모니터의 결과는 "HHH"였다. 나는 검사를 제대로 수행하지 못한 것으로 염려되어 결과를 내과 의사에게 보여주었는데, 그녀는 예상했던 결과라고 하였다. 지도 의사는 "HHH"가 환자의 혈당이 측정기가 읽을 수 없을 정도로 높다는 의미이며, 그것이 우리가 환자의 진단을 확진하기 위하여 필요한 모든 정보라고 하였다. 그녀는 내가 환자에게서 특이한 호흡 양식과 이상한 단 냄새를 느꼈는지 물어보았다. 나는 그렇다고 이야기하였으며, 갑자기 환자의 증상이 한꺼번에 기억났다. 나는 환자가 무엇이 잘못되었는지를 알 수 있었다 – 바로 당뇨병성 케톤산증(diabetic ketoacidosis)이었다.

- 이화작용이 무엇이고, 이것이 환자의 증상과 어떻게 연관되는가?
- 신체가 인슐린 결핍으로 에너지를 획득하기 위하여 포도당을 연소시킬 수 없으면 신체는 포도당 대신에 무엇을 연료로 사용하는가?

임상 사례 결론은 188쪽에 있음.

CHAPTER 7

미생물 대사

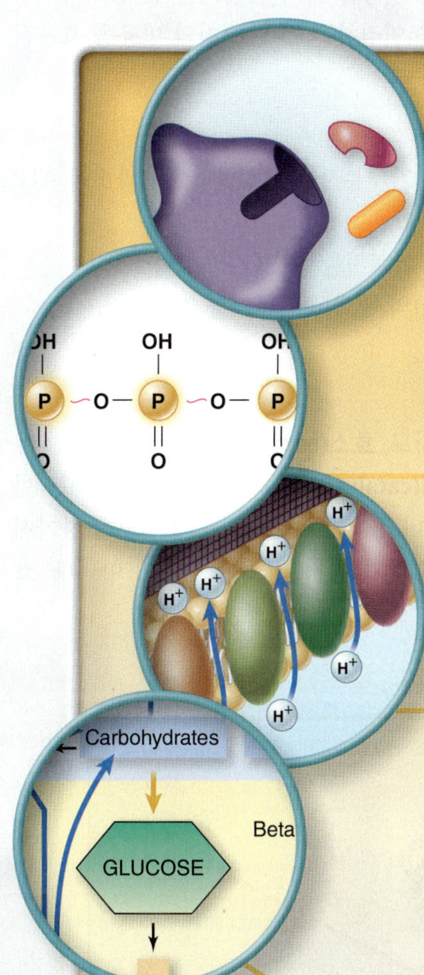

이 장에서는...

7.1 대사와 효소의 역할

1. 대사, 이화작용, 동화작용의 관계를 설명한다.
2. 효소의 구조와 기능을 충분히 설명한다.
3. 구성효소와 규제된 효소의 차이를 구별한다.
4. 대사의 4가지 주요한 양상을 도해한다.
5. 효소가 어떻게 조절되는지 설명한다.

7.2 에너지의 추적과 이용

6. 세포에서 에너지가 저장되는 화학물질의 이름을 말한다.
7. 산화환원 반응의 일반적인 도해를 생성한다.
8. 세포에 의하여 사용되는 전자 운반체를 확인한다.

7.3 이화작용

9. 3가지 기본적인 이화 경로를 열거하고 각각의 ATP 산출을 추정한다.
10. 해당작용을 요약하는 문장을 구성한다.
11. 크렙스 회로를 설명하고, 무엇이 들어가서 무엇이 나오는지 강조한다.
12. 전자전달계의 중요성에 대하여 논의하고, 세균과 진핵생물의 기작 차이를 비교한다.
13. 혐기성 호흡이 호기성 호흡과 다른 두 가지 방식을 진술한다.
14. 미생물 발효의 단계를 요약하고, 3가지 유용한 산물을 열거한다.
15. 비탄수화물 화합물의 이화작용 방법을 설명한다.

7.4 동화작용과 대사의 교차 경로

16. 대사의 동화 단계의 개관을 제공한다.
17. 양방향성 대사(amphibolism)를 정의한다.

NCLEX® 준비

1. 다음 중 어느 것이 동화 반응인가? 맞는 것을 모두 고르시오.
   a. 크렙스 회로
   b. 폴리펩티드 합성
   c. 조립
   d. 해당작용

7.1 대사와 효소의 역할

대사(metabolism)는 변화라는 뜻의 그리스어에서 왔으며, 세포의 모든 화학반응과 물리작용에 관계한다. 대사는 수천 가지의 다른 반응을 수반하지만, 대부분은 2가지의 일반적인 범주에 들어간다. **동화(anabolism)**는 **생합성**(biosynthesis)이라고도 불리며, 세포분자나 구조를 합성하는 어떠한 과정도 포함된다. 동화는 작은 분자로부터 조립하고 결합하여 거대분자를 형성하는 과정이며, 보통 에너지 유입을 필요로 한다. **이화(catabolism)**는 동화의 반대이다. 이화 반응은 큰 분자의 결합을 파괴하여 작은 분자로 나누며 보통 에너지를 방출한다. 세포에서 동화와 이화를 연결하는 것은 수천의 반응을 효율적으로 완성할 수 있도록 보장한다.

요약하면, 대사는 다음을 달성한다(**그림 7.1**).

1. 작은 분자들을 조립하여 세포가 필요로 하는 거대분자를 형성한다. 이 과정에 ATP(에너지)가 결합을 형성하는 데 이용된다(동화).
2. 거대분자를 작은 분자로 분해하며, 이 과정은 에너지를 산출한다(이화).
3. ATP(adenosine triphosphate; 아데노신삼인산)의 형태로 에너지를 저장한다.

효소: 생명의 화학반응을 촉매함

생명의 화학반응은 고도로 조직화되고 복잡하더라도, **효소(enzyme)**라고 하는 특별한 유형의 분자가 없으면 진행될 수 없다. 효소는 **촉매(catalyst)**의 놀라운 예인데, 촉매는 화학반응에서 생성물의 일부가 되거나 반응에서 소비되지 않고 화학반응의 속도를 증가시키는 화합물이다. 효소가 반응을 일으킨다고 생각하기 쉽지만, 이는 사실이 아니다. 효소의 주된 특징을 **표 7.1**에 요약하였다.

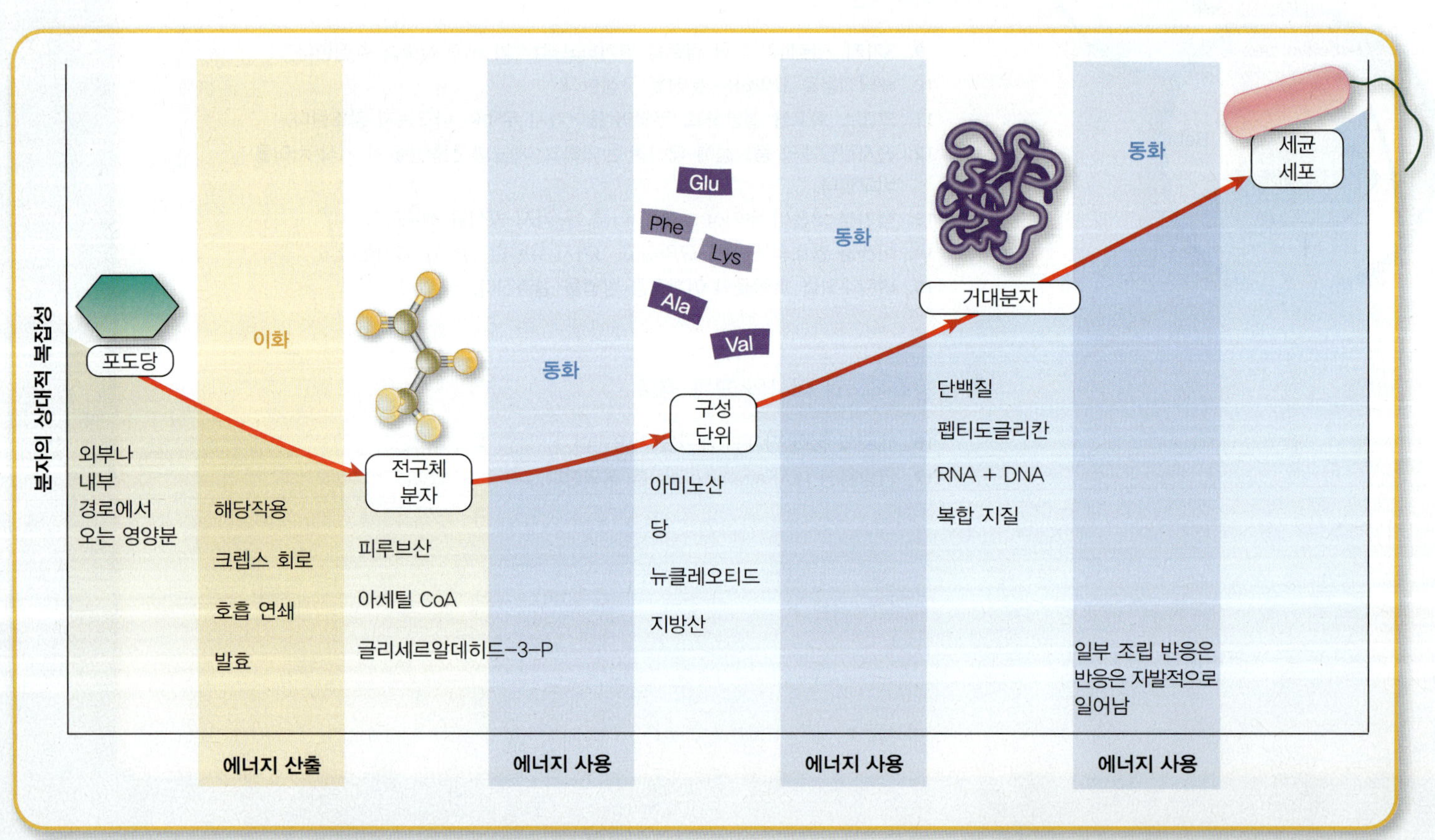

그림 7.1 대사의 단순화한 모형. 세포 반응은 2개의 주요한 범주에 속한다. 이화(노란색)는 에너지를 추출하기 위하여 복잡한 유기 분자를 분해하여 단순한 생성물을 형성하는 것을 포함한다. 동화(파란색)는 전구체로부터 필요한 거대분자와 세포 구조물을 합성하기 위하여 에너지를 사용한다.

표 7.1 효소 특징의 점검표

- 대부분 단백질로 구성되어 있으며, 보조 인자를 필요로 할 수 있다.
- 세포 반응을 촉진하기 위한 유기 촉매로 작용한다.
- 형태, 특이성, 기능과 같은 독특한 특징을 가진다.
- 생명과 조화되는 속도로 대사 반응이 진행할 수 있도록 한다.
- 기질이라고 하는 표적 분자를 위한 활성 부위를 가지고 있다.
- 기질에 비하여 크기가 훨씬 크다.
- 기질과 밀접하게 연합하지만 반응 생성물에는 통합되지 않는다.
- 반응에 의하여 소모되거나 영구히 변하지 않는다.
- 재사용될 수 있기 때문에 매우 낮은 농도에서 기능한다.
- 온도와 pH에 의하여 크게 영향을 받는다.

효소는 어떻게 작동하는가?

효소는 대사 반응의 속도를 빠르게 하는데, 도대체 어떻게 할까? 화학반응 동안에 반응물은 결합의 형성이나 결합의 파괴에 의하여 생성물로 변화된다. 이러한 모든 반응을 개시하기 위하여 특정한 양의 에너지가 필요한데, 이것이 속도를 제한한다. 속도는 열이나 다른 방법으로 빨라질 수 있지만, 생물학적 세포는 주요 반응의 속도를 매우 빠르게 하기 위하여 효소를 사용한다.

분자 수준에서 효소는 **기질(substrate)**이라고 하는 반응물 분자가 다양한 반응을 위하여 위치할 수 있는 물리적 장소의 역할을 하여 반응을 촉진시킨다. 효소는 기질보다 크기가 훨씬 크며, 그 특정한 기질에만 적합한 독특한 활성(또는 촉매) 부위를 나타낸다. 효소는 기질에 결합하여 기질의 변화에 직접 참여하지만, 생성물의 부분이 되지 않고, 반응에 의해 소모되지 않으며, 계속 반복하여 기능할 수 있다. 효소의 속도는 매초 효소 당 변환되는 기질의 수로 정의되는데 잘 기록되어 있다. 속도는 카탈라아제의 경우 수백만에서 젖산 탈수소효소의 경우 1천 정도이다.

효소의 구조

RNA로 이루어진 특별한 경우가 있지만 대부분의 효소는 단백질이며 단순 또는 복합으로 구분될 수 있다. 단순 효소는 단백질로만 이루어져 있으며, 복합 효소(**그림 7.2**)는 단백질과 비단백질 분자를 가지고 있다. 복합 효소는 **완전 효소(holoenzyme)**로 불리기도 하며, 단백질과 하나 이상의 **보조 인자(cofactor)**의 조합이다. 이 경우 실제 단백질 부분을 **아포효소(apoenzyme)**라고 한다. 보조 인자는 **조효소(coenzyme)**라고 하는 유기 분자이거나 무기 원소(금속 이온)일 수 있다. 예를 들어 6장에서 배운 카탈라아제는 과산화수소를 분해하며 금속 보조 인자로서 철을 필요로 한다.

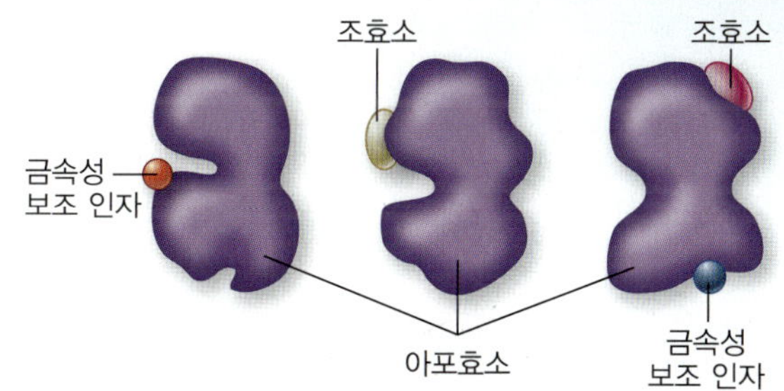

그림 7.2 복합 효소의 구조. 복합 효소는 아포효소(폴리펩티드 또는 단백질) 부분과 하나 이상의 보조 인자를 가지고 있다.

효소-기질 상호작용

반응이 일어나기 위해서 일시적인 효소-기질 결합이 활성 부위에서 일어나야만 한다(**그림 7.3**). 이는 매우 특이적으로 들어맞기 때문에 기질에 활성 부위의 주머니에 삽입되는

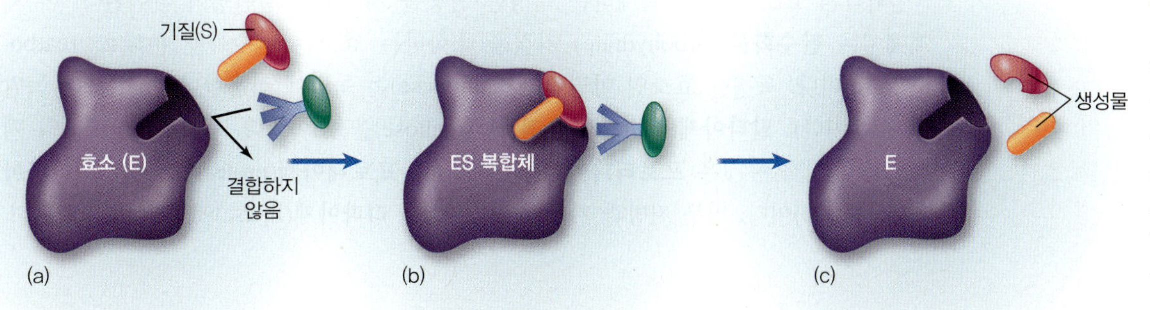

그림 7.3 효소-기질 반응. (a) 효소와 기질이 하나로 합치려면, 기질(S)은 효소(E)에 대하여 정확하게 일치되고 정확히 위치해야 한다. (b) ES 복합체가 형성되면 전이기에 들어간다. 일시적이지만 단단하게 서로 결합되는 동안 효소는 직접적으로 결합을 파괴하거나 형성하는 데 참여한다. (c) 반응이 완료되면 효소는 생성물을 방출한다.

"자물쇠-열쇠(lock-and-key)" 적합이라고도 한다.

기질과 효소 사이에 형성되는 결합은 필연적으로 약하고 가역 반응이 용이하다. 효소-기질 복합체가 형성되면, 기질 표면에 적절한 반응이 일어나며 종종 보조 인자의 도움과 함께 생성물이 형성되어 방출된다. 그러면 효소는 다른 기질에 부착하여 이 작용을 반복할 수 있다. 효소는 잠재적으로 반응을 양방향으로 촉매할 수 있지만, 이 장에서 대부분의 예는 한 방향으로만 작용하는 것을 보여준다.

보조 인자: 효소의 작동을 지지함

6장에서 미생물이 미량 원소라고 하는 특정한 금속 이온과 특정한 유기 생장 요인을 필요로 한다고 배웠다. 많은 경우 이러한 물질의 필요성은 효소의 보조 인자로서의 역할에서 발생한다. 금속 보조 인자는 철, 구리, 마그네슘, 망간, 코발트, 셀레늄, 그리고 많은 다른 금속을 포함하는데, 효소와 기질 사이의 정확한 기능에 참여한다. 일반적으로 금속은 효소를 활성화시키고, 활성 부위와 기질을 가깝게 가져오며, 효소-기질 복합체와 화학반응에 직접 참여한다.

조효소는 일종의 보조 인자이다. 조효소는 기질의 필요한 변경을 수행하기 위하여 아포효소와 협력하여 작용하는 유기화합물이다. 조효소의 일반적인 기능은 하나의 기질에서 화학기를 제거하여 다른 기질에 추가하는 것이며, 그렇게 하여 이 기의 일시적인 운반체가 된다. 이 장의 뒤에서 수소 원자, 전자, 탄소와 아미노기를 운반하고 전달하는 조효소들을 보게 될 것이다. 많은 조효소는 **비타민(vitamin)**에서 유도되었으며, 이는 비타민이 영양에 중요하고 생물에 생장 인자로 요구되는 이유를 설명한다. 비타민이 결핍되면 완전 효소의 형성이 완결되지 못한다. 그 결과 화학반응과 그 반응에 의존하는 구조나 기능이 손상된다.

효소 기능의 분류

효소는 작용의 부위, 작용의 종류, 기질과 같은 특징에 따라서 분류되고 명명된다.

일반적으로, 효소의 이름은 두 부분으로 구성되어 있다. 보통 작용하는 기질이나 촉매되는 반응인 특징에서 유도된 접두사나 어근, 그리고 뒤따르는 **-ase**이다.

효소의 일반적인 생화학적 작용에 기반하여 다음 6개의 집단으로 분류한다.

1. **산화환원효소**(oxidoreductase)는 전자를 하나의 기질에서 다른 기질로 전달하며, **탈수소효소**(dehydrogenase)는 수소를 한 화합물에서 다른 화합물로 전달한다.
2. **전이효소**(transferase)는 기능기를 하나의 기질에서 다른 기질로 전달한다.
3. **가수분해효소**(hydrolase)는 물을 추가하여 분자의 결합을 파괴한다.
4. **리아제**(lyase)는 이중결합 기질에 기를 추가하거나 기를 제거한다.
5. **이성화효소**(이성질화효소, isomerase)는 기질을 이성질체로 변화시킨다.
6. **연결효소**(ligase)는 ATP의 유입과 물을 제거하여 결합의 형성을 촉매한다.

각각의 효소는 또한 촉매하는 특정한 반응을 지시하는 일반명이 부여된다. 이 체계에서는 **탄수화물**(carbohydrate) 기질을 소화하는 효소는 탄수화물 분해효소(carbohydrase)이다. 특정한 효소인 **아밀라아제**(amylase)는 녹말에 작용한다(amylose는 녹말의 성분이다). **말타아제**(maltase)는 맥아당(maltose)을 소화한다. 단백질(protein)의 펩티드를 결합하는 것은 **프로티나아제**(proteinase), **프로테아제**(protease), 또는 **펩티다아제**(peptidase)이다. 일부 지방과 기타 지질(lipid)은 **리파아제**(lipase)에 의하여 소화된다.

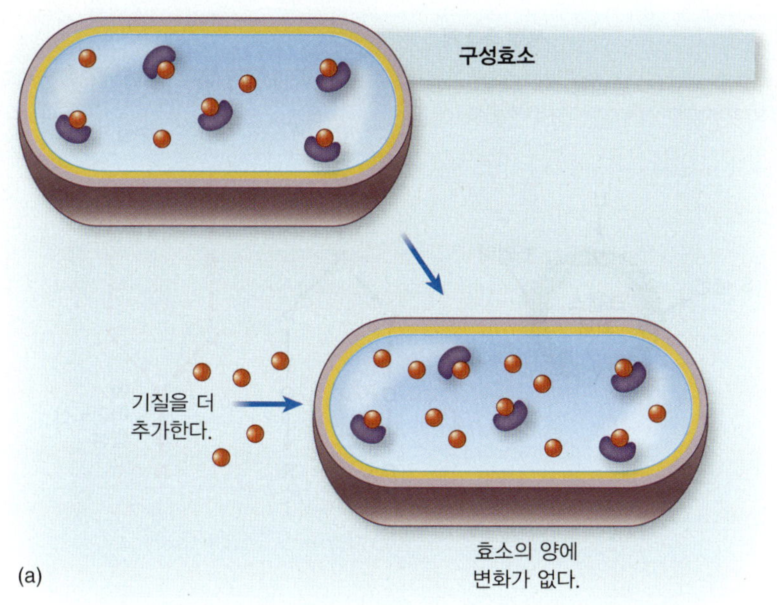

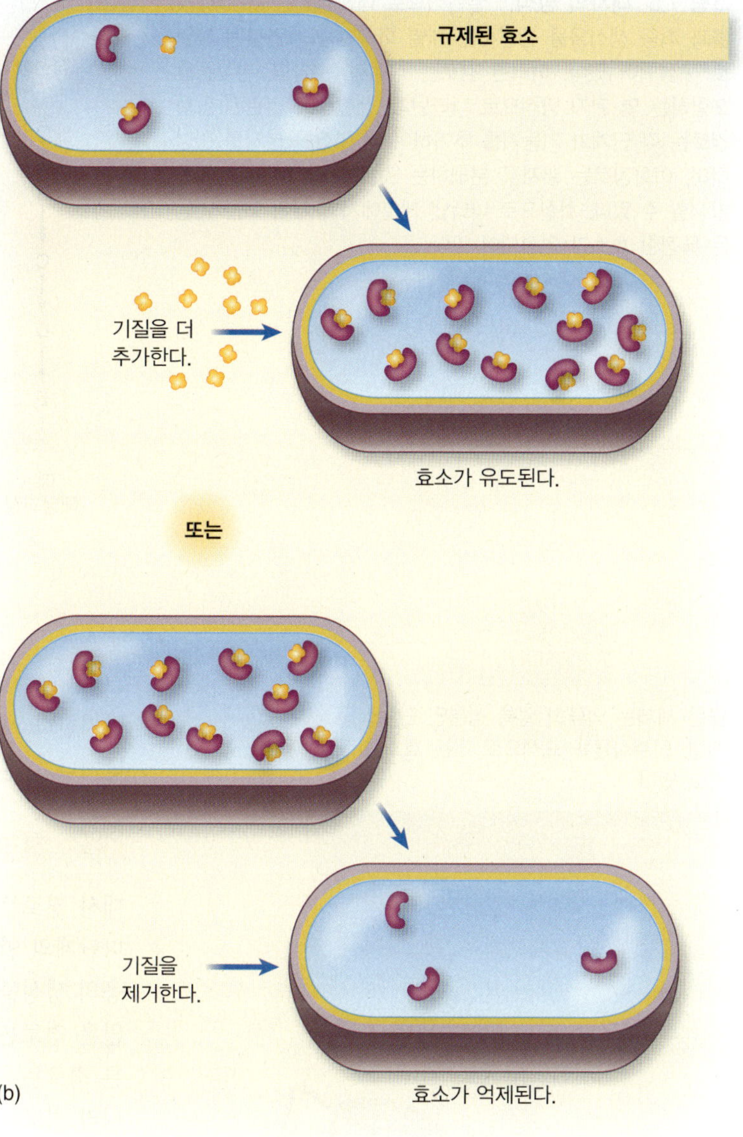

그림 7.4 **구성효소와 조절된 효소.** (a) 구성효소는 세포 내에서 일정한 양 존재한다. 기질을 더 추가하더라도 효소의 수는 증가하지 않는다. (b) 세포 내에서 조절된 효소의 농도는 기질 수준에 따라 증가하거나 감소한다.

DNA는 *DNase*로 줄여서 사용하는 **디옥시리보뉴클레아제**(deoxyribonuclease)에 의하여 가수 분해된다. **합성효소**(synthetase) 또는 **중합효소**(polymerase)는 작은 분자들을 큰 분자로 함께 결합한다.

효소 작용의 조절

효소는 모두 동일한 양 또는 동일한 속도로 생산되지 않는다. **구성효소(constitutive enzyme)**라고 불리는 어떤 효소는 기질의 양에 상관없이 항상 비교적 일정한 양만큼 존재한다(**그림 7.4a**). 예를 들면 포도당 이용에 연관된 효소들은 대사에서 매우 중요하며 따라서 구성효소이다. 다른 효소들은 **규제된 효소(regulated enzyme)**이며(**그림 7.4b**), 기질이 농도에 따라 생산이 유도되거나 억제된다.

효소의 활성은 세포의 환경에 의해 크게 영향을 받는다. 일반적으로 효소는 생물 서식처의 자연적인 온도, pH, 삼투압에서만 작용한다. 효소가 이러한 정상적인 조건에서 변화한 조건에 놓이면 화학적으로 **불안정(labile)**해진다. 저온은 촉매를 저해하며, 고온은 아포효소(apoenzyme; 복합효소의 단백질 부분)를 변성시킨다. **변성(denaturation)**은 아포효소의 자연적인 형태를 집단적으로 유지하는 약한 결합들이 파괴되는 과정이다. 변성은 효소의 형태가 극단적으로 뒤틀리게 하여 기질이 활성 부위에 부착하는 것을

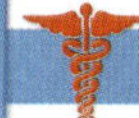

NCLEX® 준비

2. 산화환원효소(oxidoreductase)는 _____을(를) 하나의 기질에서 다른 기질로 전달하고, 탈수소효소(dehydrogenases)는 _____을(를) 하나의 화합물에서 다른 화합물로 전달한다.
   a. 기능기, 분자
   b. 기질, 전자
   c. 전자, 수소
   d. 이중결합 기질, 결합

그림 7.5 대사의 방식. 일반적으로 대사경로는 중간 대사물과 최종 생성물을 생성하는 개별 화학반응의 연결된 계열로 구성되어 있다. 이러한 경로는 직선형, 순환형, 분지형을 포함하는 몇 가지 방식으로 나타난다. 생합성에 연관된 동화경로는 각 단계가 기능기를 추가하여 더 복잡한 분자를 형성하며, 이화경로는 분자를 분해하는 것을 포함하며 에너지를 발생할 수 있다. 화살표로 나타낸 계열에서의 거의 모든 반응은 특정한 효소가 연관되어 있다.

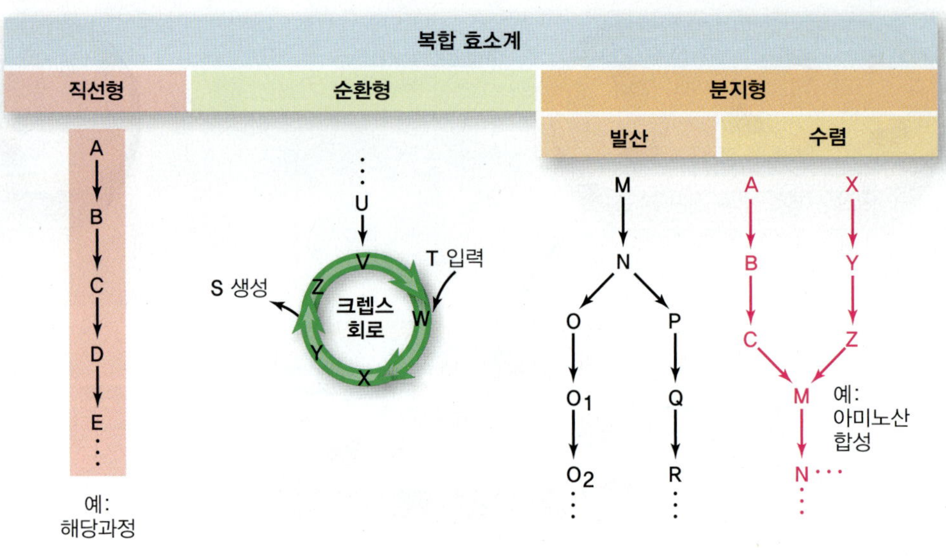

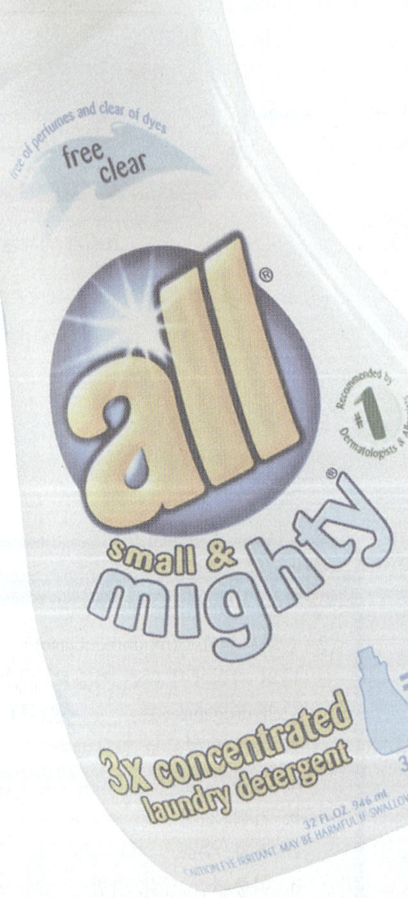

많은 세제는 의류의 얼룩 성분인 단백질, 지질, 탄수화물을 표적으로 하는 효소를 포함하고 있다.

방지한다. 이러한 비기능성 효소는 대사 작용을 차단하며 따라서 세포가 사멸되게 한다. 낮거나 높은 pH 또는 특정한 화학약품(중금속, 알코올) 또한 변성을 유발한다.

대사 경로

대사 경로는 좀처럼 단일 반응이나 단계로 구성되어 있지 않다. 더 흔하게 대사 반응은 다단계의 연속 또는 경로로 일어나며, 각 단계는 하나의 효소에 의하여 촉진된다. 한 반응의 생성물은 종종 다음 단계의 반응물(기질)이 되어, 반응의 일직선 사슬을 형성한다. 많은 경로는 양분의 처리를 위하여 우회하는 방법을 제공하는 분지를 가지고 있다. 다른 경로는 개시물질이 재생되어 새로운 주기를 시작하는 순환형이다(**그림 7.5**). 그뿐 아니라 경로는 홀로 작용하지 않고, 여러 경로가 서로 연결되어 많은 부위에서 합병된다.

효소의 작용에 대한 직접적인 통제

세균 세포는 효소의 활동에 직접 영향을 미치는 많은 방법을 가지고 있다. 세포는 효소의 정상적인 기질을 닮은 분자를 공급하여 효소 활성을 저해할 수 있다. 이 모방 물질은 효소의 활성 부위를 점령할 수 있어서, 실제 기질에 결합하는 것을 방해한다. 모방 물질은 효소에 의하여 작용될 수 없기 때문에 효소는 효율적으로 차단된다. 모방 물질이 결합 부위를 두고 기질과 경쟁하기 때문에 이러한 형태의 저해를 **경쟁적 저해(competitive inhibition)**라고 한다(**그림 7.6**)(10장에서 일부 항생제는 대사 과정을 차단하기 위하여 효소의 활성 부위와 경쟁하는 동일한 전략을 사용한다는 것을 배울 것이다).

다른 형태의 저해는 활성 부위와 조절 부위(regulatory site)라고 하는 2개의 결합 부위를 가지고 있는 특별한 유형의 효소에서 일어날 수 있다. 이러한 효소는 조절 부위에 기질이 아닌 다른 분자의 결합으로 인하여 조절된다. 조절 분자는 종종 효소 반응 자체의 생성물이다. 이는 생성물이 일정한 농도로 생산되면 효소 활성을 늦출 수 있는 음성 되먹임 작용을 제공한다. 이는 조절 분자가 기질과 동일한 부위에 결합하지 않기 때문에 **비경쟁적 저해(noncompetitive inhibition)**라고 한다.

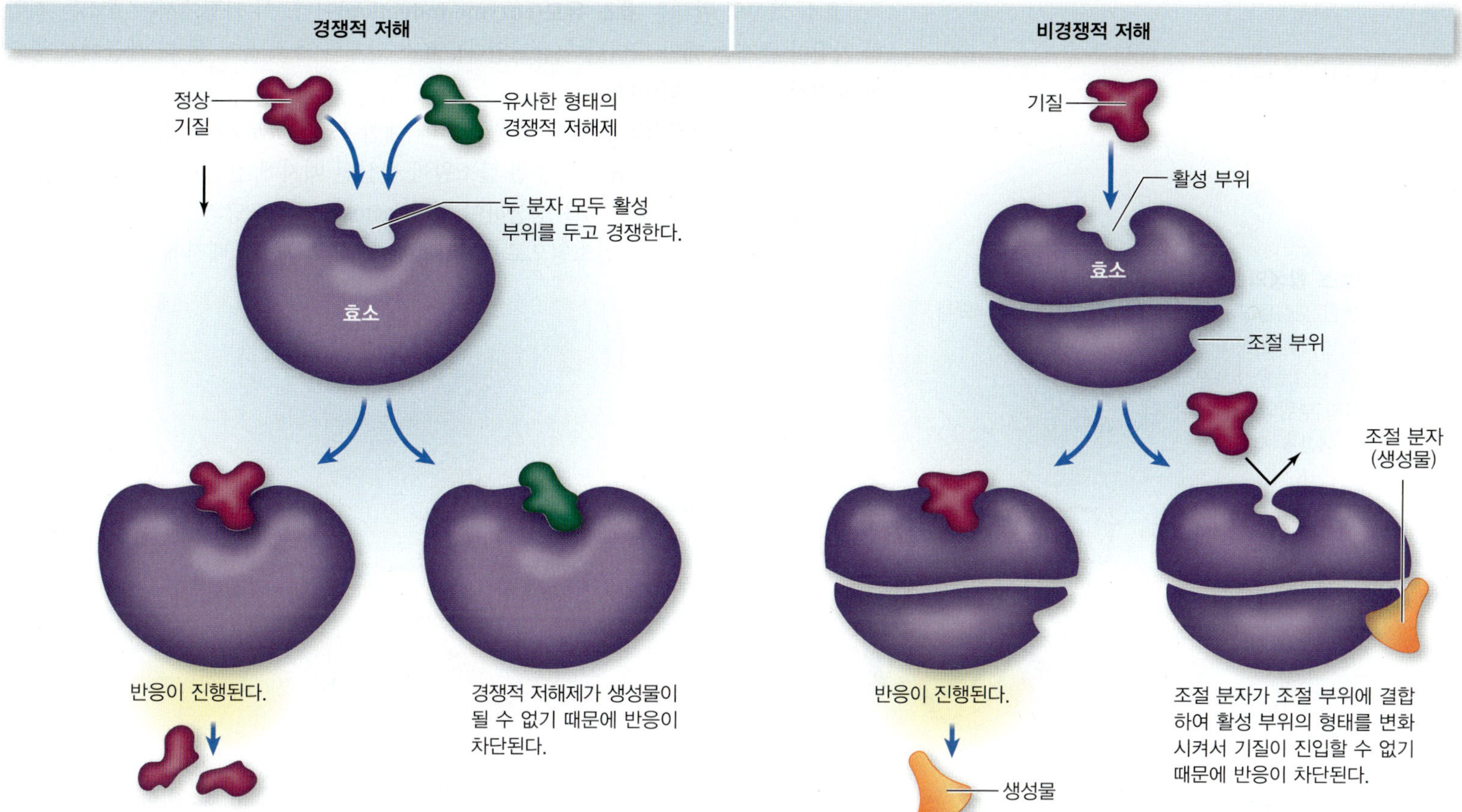

경쟁적 저해

정상 기질

유사한 형태의 경쟁적 저해제

두 분자 모두 활성 부위를 두고 경쟁한다.

효소

반응이 진행된다.

경쟁적 저해제가 생성물이 될 수 없기 때문에 반응이 차단된다.

비경쟁적 저해

기질

활성 부위

효소

조절 부위

조절 분자 (생성물)

반응이 진행된다.

생성물

조절 분자가 조절 부위에 결합하여 활성 부위의 형태를 변화시켜서 기질이 진입할 수 없기 때문에 반응이 차단된다.

그림 7.6 **효소의 2가지 보편적인 통제 기작의 예.**

효소 합성의 통제

효소 합성을 통제하여 효소를 조절하는 것은 효소가 무기한 지속되지 않기 때문에 또 다른 효과적인 기작이다. 일부는 낡고, 일부는 일부러 분해되고, 나머지는 세포 분열 시마다 희석된다. 촉매작용이 계속되기 위해서는 효소는 결국은 대체되어야 한다. 이 주기는 세포의 계획에 작용하여, 세포의 요구에 따라 효소의 대체가 조절될 수 있다. 이 시스템의 기작은 본질적으로 유전적인데, 이는 DNA와 단백질 합성의 조절을 필요로 한다는 것이며, 8장에서 다시 다루게 될 것이다.

효소 억제(enzyme repression)는 경로의 어느 부분에서 더 이상의 효소 합성을 중지시키는 것이다. 주어진 효소 반응의 최종 생성물 수준이 과도하게 축적되면, 이러한 효소들을 대체하는 유전적 기구가 자동적으로 억제된다(**그림 7.7**). 반응 시간은 되먹임 저해에 비하여 길지만 효과는 더 오래 지속된다.

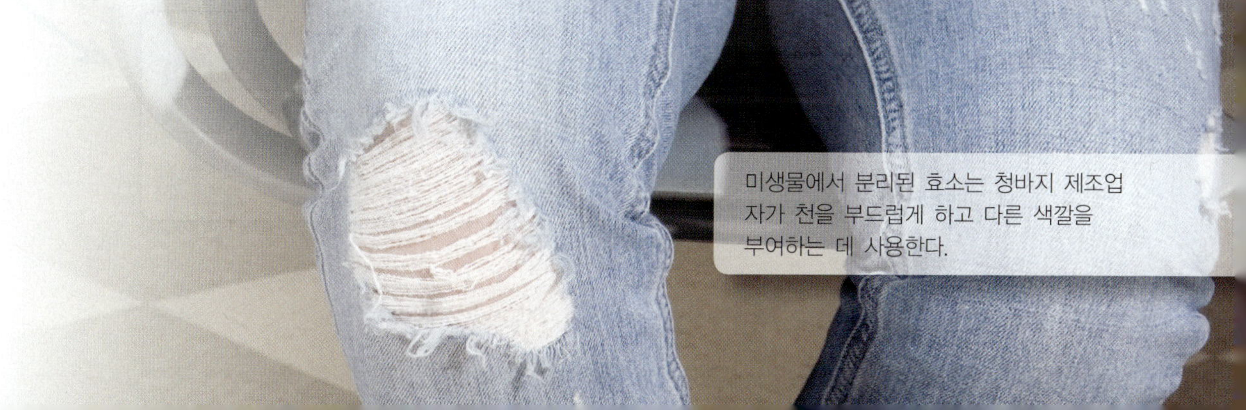

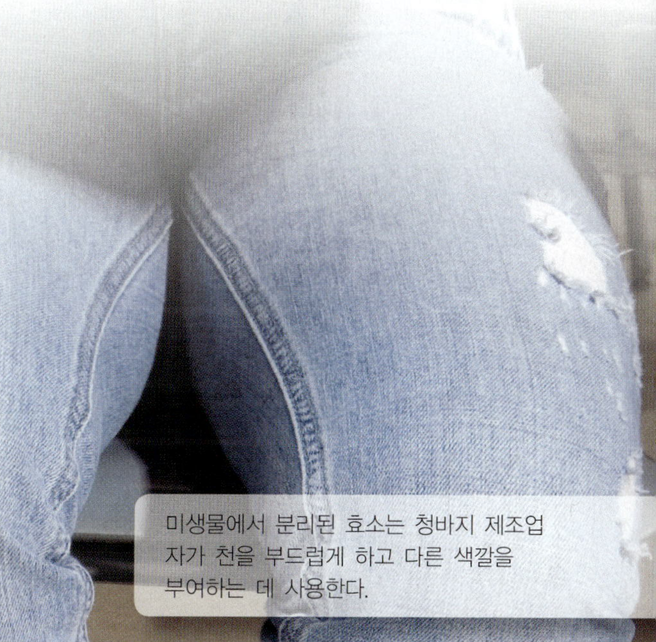

미생물에서 분리된 효소는 청바지 제조업자가 천을 부드럽게 하고 다른 색깔을 부여하는 데 사용한다.

효소 억제의 반대는 **효소 유도(enzyme induction)**이다. 이 과정에서는 효소는 적합한 기질이 존재할 때만 나타난다(유도된다). 효소 억제와 효소 유도 둘 다 세균에서 중요한 유전적 조절 시스템이다.

효소 유도의 고전적인 모델은 특정한 당에 대한 *Escherichia coli*의 반응이다. 예를 들어 *E. coli* 세균의 특정 균주가 주된 탄소원이 젖산인 배지에 접종되면, 세균은 락타아제(lactase; 젖당가수분해효소)를 생산하여 젖산(lactose)을 포도당과 갈락토오스로 가수분해한다. 세균이 뒤 이어 탄소원으로 설탕(sucrose)만 포함하는 배지에 접종되면, 세균

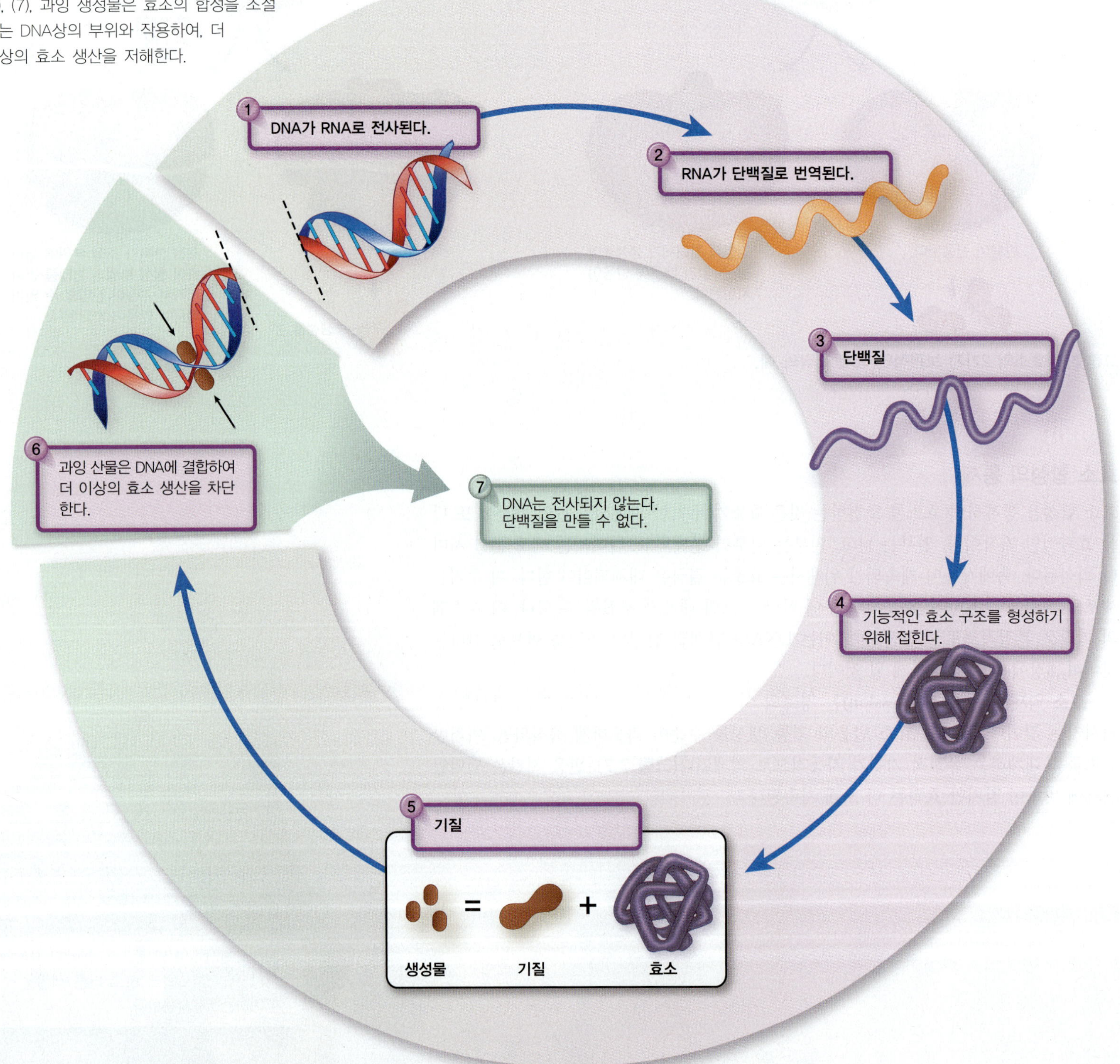

그림 7.7 효소 합성의 유전적 조절의 한 가지 유형. (1)-(5). 충분한 생성물이 만들어질 때까지 효소는 저해되지 않은 전사와 번역을 통하여 연속적으로 합성된다. (6), (7). 과잉 생성물은 효소의 합성을 조절하는 DNA상의 부위와 작용하여, 더 이상의 효소 생산을 저해한다.

은 락타아제 생산을 중지하고 수크라아제(sucrase; 설탕가수분해효소) 생산을 시작할 것이다. 이 반응은 생물이 다양한 영양소를 사용할 수 있도록 하며, 또한 기질이 존재하지 않는 효소를 생산하는 데 미생물이 에너지를 낭비하는 것을 방지한다.

7.1 학습 결과—진도 평가

1. 대사, 이화작용, 동화작용의 관계를 설명하시오.
2. 효소의 구조와 기능을 충분히 설명하시오.
3. 구성효소와 규제된 효소의 차이를 구별하시오.
4. 대사의 4가지 주요한 양상을 도해하시오.
5. 효소가 어떻게 조절되는지 설명하시오.

7.2 에너지의 추적과 이용

다수의 대사 과정을 수행하기 위하여, 세포는 이용할 수 있는 어떠한 형태의 에너지의 부단한 입력과 소비를 필요로 한다. 에너지는 직접 빛으로부터 오거나 화학 결합에 포함되어 물질이 대사(분해)될 때 방출된다. 에너지는 대부분 ATP에 저장된다.

이 에너지가 풍부한 사탕수수와 같은 식물 세포는 광합성으로부터 ATP를 생성한다.

세포의 에너지

세포는 분자를 변화시키는 화학반응의 형태로 에너지를 관리한다. 이는 종종 결합의 형성이나 파괴 그리고 전자의 전달과 같은 활동을 포함한다. 어떤 반응은 에너지를 방출하고, 어떤 반응은 진행하기 위하여 에너지를 필요로 한다. 예를 들어 다음과 같이 진행하는 반응은

$$X + Y \xrightarrow{\text{효소}} Z + \text{에너지}$$

진행하면서 에너지를 방출한다. 이 유형의 반응을 **에너지 방출 반응(exergonic reaction)**이라고 한다. 이 유형의 에너지는 세포가 일을 하는 데 이용할 수 있다. 다음과 같은 에너지 거래는:

$$\text{에너지} + A + B \xrightarrow{\text{효소}} C$$

에너지 흡수 반응(endergonic reaction)이라고 하는데, 이는 에너지의 추가를 필요로 하기 때문이다. 세포에서 에너지 방출 반응과 에너지 흡수 반응은 종종 결합되는데, 따라서 방출된 에너지는 바로 이용된다.

대사를 요약하면 세포가 에너지를 영양소에서 "창조(create)"하는 것처럼 만들지만, 그렇지 않다. 세포가 실제로 하는 것은, 휘발유 엔진이 연료를 연소하면서 에너지를 방출하는 것처럼, 영양소 연료에 이미 존재하고 있던 화학적 에너지를 추출하여 세포의 유용한 일에 그 에너지를 적용하는 것이다. 엔진은 에너지를 실제로 생산하는 것이 아니라 어떤 잠재적(위치) 에너지를 일을 하도록 변환한다.

가장 단순한 수준에서 세포는 영양소의 결합에 존재하는 에너지를 점진적으로 분해하면서 포획하는 전문화된 효소 시스템을 보유하고 있다. 에너지 방출 반응에서, 결합에 의해 방출된 에너지는 ATP와 같은 고에너지 인산염 결합에 저장된다. ATP의 잠정적으로 에너지를 저장하고 방출하는 능력은 에너지 흡수 반응에 연료를 제공한다. ATP에 대하여 논의하기 전에 전자 전달 뒤에 오는 산화환원 반응을 검토한다.

NCLEX® 준비

3. 진행하면서 에너지를 필요로 하는 반응은?
   a. 에너지 방출성
   b. 에너지 흡수성
   c. 산화성
   d. 환원성

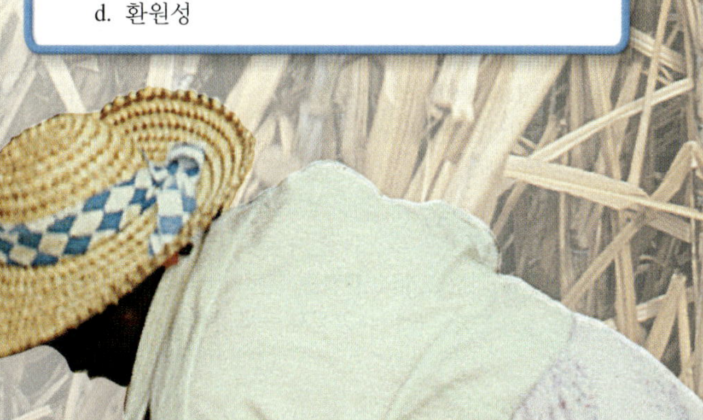

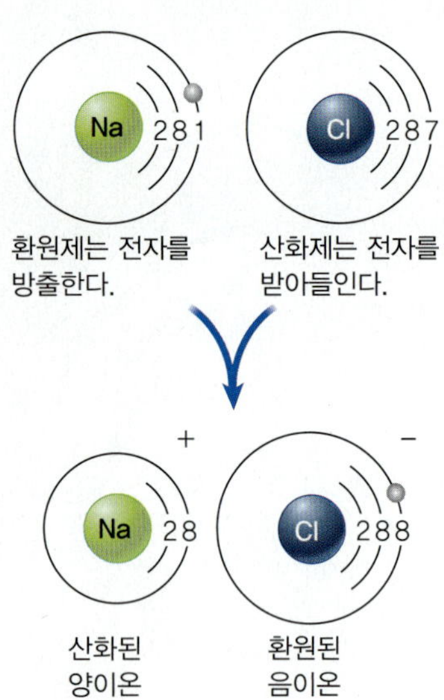

그림 7.8 **산화환원 쌍.**

산화와 환원

일부 원자와 화합물은 전자를 쉽게 주거나 받아서 산화(전자를 잃음) 또는 환원(전자를 얻음) 반응에 참여한다. 전자를 잃은 화합물은 **산화되고(oxidized)**, 전자를 받은 화합물은 **환원된다(reduced;** 그림 7.8). 이러한 **산화-환원(oxidation-reduction; redox)** 반응은 세포에서 공통적이며 필요로 하는 에너지 변환에 필수적이다. 세포의 산화환원 반응에 중요한 요소는 어떤 기질에서 전자를 제거하여 다른 물질에 전달하는 산화환원효소(oxidoreductase)이다. 산화환원효소의 조효소 운반체는 니코틴아미드 아데닌 디뉴클레오티드(nicotinamide adenine dinucleotide, NAD; **그림** 7.9)와 플라빈 아데닌 디뉴클레오티드(flavin adenine dinucleotide, FAD)이다.

산화환원(plain text) 반응은 항상 **쌍**으로 일어나며, 전자 공여체와 전자 수용체는 **산화환원 짝**(redox pair)을 구성한다. 산화-환원 반응은 전자를 전자가 포함하고 있는 에너지와 함께 이용한다.

이는 에너지 균형을 변화시켜 전에 환원된 화합물이 새로 산화된 화합물에 비하여 적은 에너지를 가지게 한다. 이제 전자 수용체에 존재하는 에너지는 ADP 또는 다른 화합물에 **인산화(phosphorylate**; 무기 인산염을 추가함)를 위하여 포획될 수 있다. 많은 경우 세포는 전자를 독립된 실체로 취급하지 않고, 하나의 양성자와 하나의 전자를 포함하고 있는 수소와 같은 다른 원자의 부분으로서 취급한다. 간단히 말하면, **전자전달**(electron transfer)이라는 용어를 계속 사용하지만, 이 전달 과정에는 종종 수소가 포함된다는 것을 기억하라.

전자 운반체: 분자 셔틀

전자 운반체는 교대로 싣고 내리는 셔틀을 닮아서 산화환원 에너지의 전달을 용이하게 하기 위하여 전자와 수소를 되풀이하여 받아들이고 방출한다. 이화작용 경로에서, 전자는 추출되어 특정한 경로의 마지막에 있는 최종 전자수용체에 도달할 때까지 일련의 산화환원 반응을 통하여 운반된다. 호기성 대사에서 최종 전자수용체는 분자 산소이며, 혐기성 대사에서 최종 전자수용체는 다른 무기 또는 유기 화합물이다.

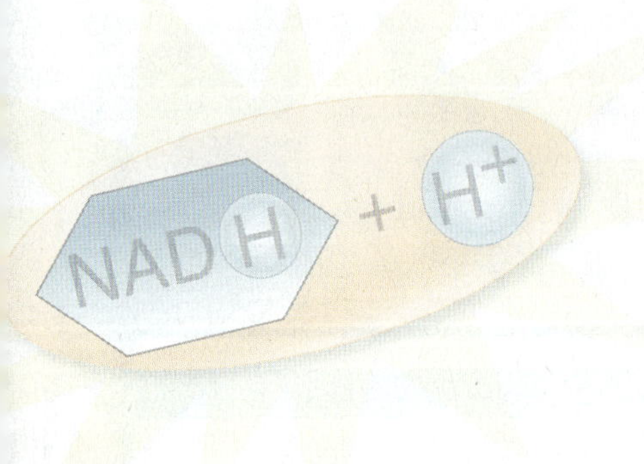

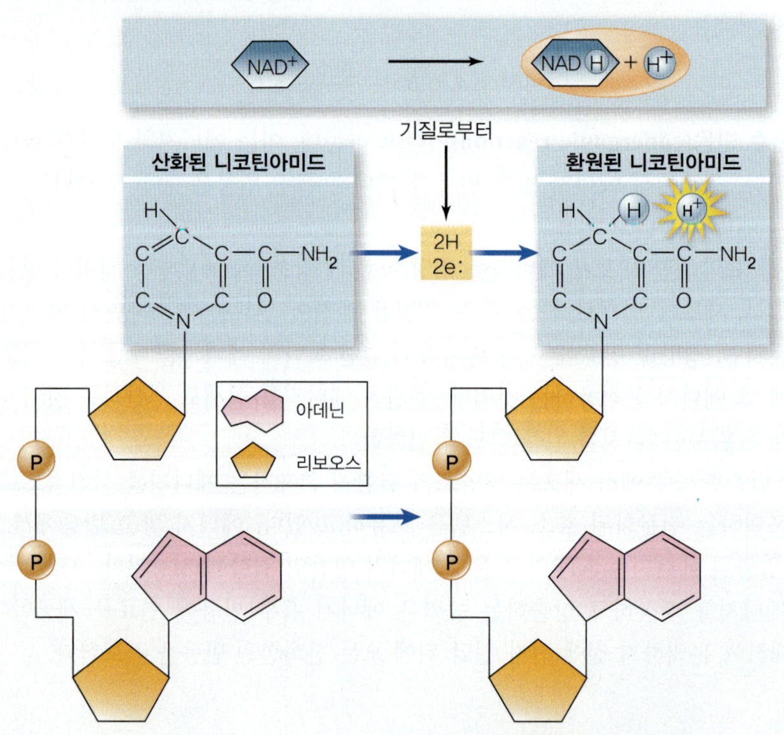

그림 7.9 **NAD 환원의 세부 사항.** 조효소 NAD는 이중의 리보오스 인산염 분자(dinucleotide)에 부착된 비타민인 니코틴아미드(nicotinamide; niacin)와 퓨린 아데닌을 포함한다. 활동의 주요 부위는 니코틴아미드이다(상자로 표기된 부분). 기질로부터 제공받은 수소와 전자는 고리 위의 탄소와 작용한다. 수소 하나는 2개의 전자를 운반하면서 그곳에 결합하고, 다른 수소는 용액에 H^+(양성자)로서 운반된다.

아데노신삼인산: 대사 작용의 화폐

발전소 분자인 아데노신삼인산에 대하여 자세히 살펴보자. ATP는 벌고, 저축하고, 소비하고, 교환할 수 있기 때문에 대사 작용의 화폐로 묘사된다. 일시적인 에너지 저장소로서, ATP는 에너지를 산출하는 이화작용과 에너지를 필요로 하는 다른 활동 사이의 연결을 제공한다. ATP의 에너지를 저장하는 성질에 대한 단서는 독특한 분자 구조에 있다.

그림 7.10 아데노신삼인산(ATP)의 구조. 왼쪽 끝의 인산기를 제거하면 ADP가 생성되고, 다음 인산기를 제거하면 AMP가 생성된다.

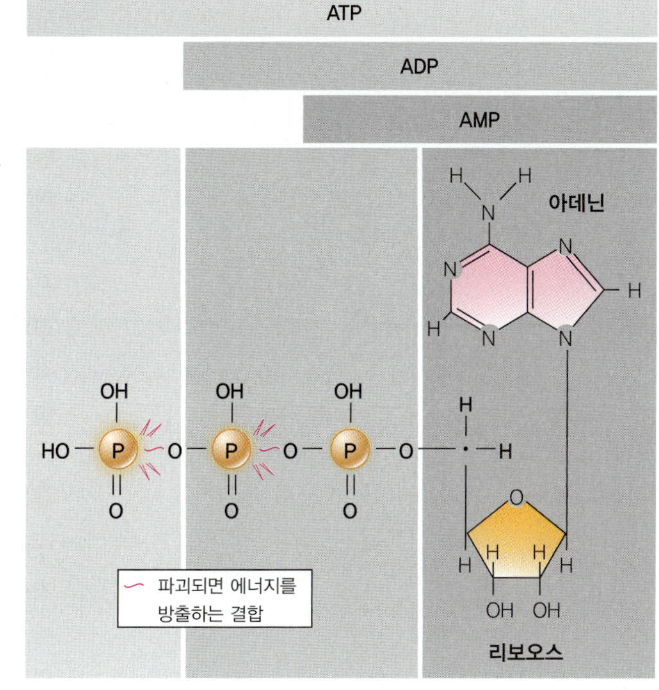

ATP의 분자 구조

ATP는 5탄당(리보오스)에 연결된 질소 염기(아데닌)와 리보오스에 결합된 3개의 인산기 사슬의 3부분으로 이루어진 분자이다(**그림 7.10**). ATP의 고에너지는 비교적 크고 음전하를 가지고 있는 인산기를 기원으로 하여 온다. 이러한 반발하는 정전기 전하의 근접성은 마지막 두 인산기 사이에서 가장 격심한 긴장을 부여한다. 인산염 결합에 작용하는 긴장은 마지막 인산기를 제거하면 자유에너지를 방출하기 때문에 ATP의 에너지 질의 원인이 된다.

ATP의 가장 바깥쪽 인산염 사이의 결합을 파괴하면 아데노신이인산(adenosine diphosphate, ADP)이 형성되고, 이는 아데노신일인산(adenosine monophosphate, AMP)으로 변환된다. AMP 유도체는 다른 조효소인 NAD, FAD, 조효소 A의 주요한 성분인 RNA 골격을 형성하는 데 기여한다.

ATP의 대사적 기능

ATP는 세포의 주된 에너지 화폐이며, 화학반응에서 사용되면 반드시 대체되어야 한다. 따라서 ATP 이용과 보충은 진행되는 회로를 형성한다. 종종 ATP의 가수분해에서 방출되는 에너지는 효소에 의하여 결합되기 전에 개별 기질들을 활성화시켜 생합성을 추진한다. 또한 해당작용의 초기 단계에서 6탄당이 인산화되는 것처럼, ATP는 이화작용을 위하여 분자를 준비하는 데 이용되기도 한다.

$$\text{포도당} \xrightarrow{\text{ATP} \quad \text{ADP}} \text{포도당-6-인산}$$

말단 인산기가 제거되어 에너지와 ADP로 방출되어 ATP가 이용되면, ATP는 다시 생성되어야 한다. 이 과정의 역은 ADP에 말단의 인산기를 추가하여 ATP를 보충하게 되는데, 여기에는 에너지의 유입이 필요하다.

기질 ~ PO_4 + ADP ⟶ 기질 + ATP

종속영양 생물에서 고에너지 인산기를 재생하는 에너지의 주입은 탄수화물과 같은 영양소가 분해되어 에너지를 산출하는 이화작용 경로의 특정한 경로에서 온다. ATP는 기질이나 전자 전달체가 ADP에 결합하게 되는 고에너지 인산기를 제공할 때 형성된다.

7.2 학습 결과—진도 평가

6. 세포에서 에너지가 저장되는 화학물질의 이름을 말하시오.
7. 산화환원 반응의 일반적인 도해를 생성하시오.
8. 세포에 의하여 사용되는 전자 운반체를 확인하시오.

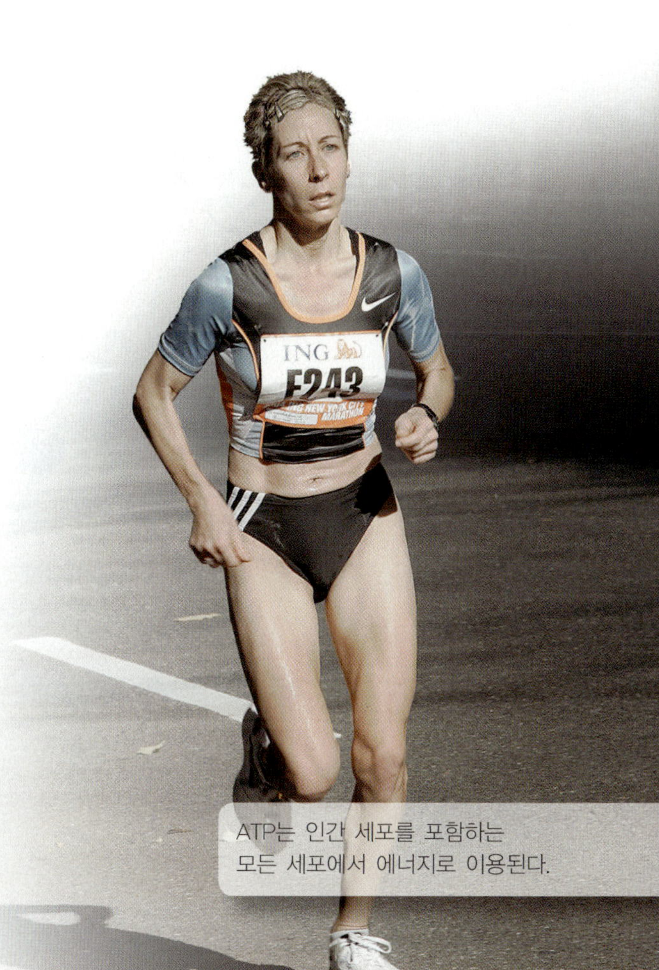
ATP는 인간 세포를 포함하는 모든 세포에서 에너지로 이용된다.

7.3 이화작용

이제 여러분은 세포가 **대사**(metabolize)를 하기 위하여 필요로 하는 모든 도구를 이해하였다. 대사는 **효소**(enzyme)를 이용하여 유기 분자를 분해(**이화**, catabolize)하여, 세포가 자신에게 적합한 크고 더 복잡한 분자를 만드는 일이다(**동화**, anabolize). 이 과정을 그림 7.1에 상징적으로 나타내었다. 대사의 다른 매우 중요한 점은 대사의 동화작용 부분을 위해서는(그림의 파란색 막대) 대량의 **환원력**(reducing power; NADH와 $FADH_2$의 전자)과 **에너지**(energy; ATP 결합에 저장된)가 필요하다는 것이다. 이들은 대사의 이화작용 부분에서 생성된다(노란색 막대).

대사는 환경의 "영양소"로부터 시작되는데, 보통 다른 생물이 버린 분자이다. 세포는 영양소를 내부로 가져와야 하며, 이를 위해서는 6장에서 논의된 기작을 이용한다. 이러한 기작의 일부는 에너지를 이용하며, 이 에너지는 세포에서 이미 일어나고 있는 이화작용에서 가용하다. 다음 단계에서 내부 영양소는 적절한 전구물질 분자로 분해되어야 한다. 이러한 이화작용 경로는 다음에 논의한다.

물질과 에너지를 획득하기

영양소의 처리는 매우 다양하며, 특히 세균에서 그러하지만 대부분의 경우 3가지 기본적인 이화작용 경로에 기반하고 있다. 대부분 그 영양소는 포도당이다. 앞에 논의하였듯이, 미생물은 산소 기체에 대한 요구에 따라 구분되었는데, 이 지정은 영양소 처리 경로와 직접 관련된다. **그림 7.11**은 필요한 전구체와 에너지를 생산하는(예, 이화작용) 3가지 주요 경로의 개요를 나타낸다.

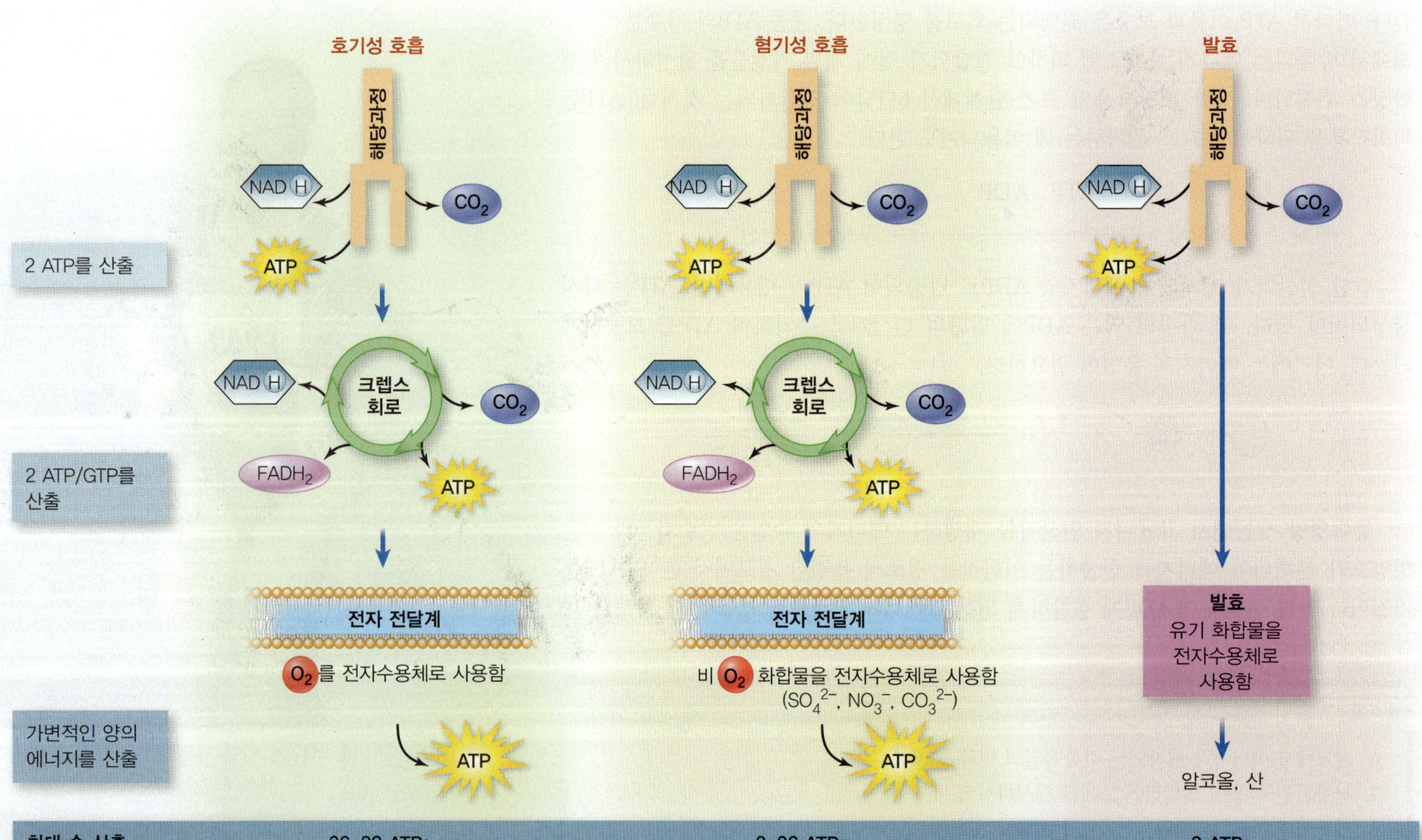

그림 7.11 이화작용의 3가지 주요 경로의 개관.

호기성 호흡(aerobic respiration)은 포도당을 CO_2로 변환하고 세포가 상당한 양의 에너지를 회수하도록 하는 일련의 반응이다(해당작용, 크렙스 회로, 호흡 연쇄). 호기성 호흡은 전자와 수소의 최종 수용체로서 자유 산소를 이용하며 비교적 많은 양의 ATP를 생산한다. 호기성 호흡은 많은 세균, 진균, 원생동물, 동물의 특징이다.

혐기성 호흡(anaerobic respiration)은 많은 미생물이 사용하는 대사 전략이며, 일부는 절대 혐기성이고 나머지는 산소에 상관없이 대사할 수 있다. 이 시스템은 호기성 호흡과 동일한 3가지 경로를 포함하지만, 최종 전자 수용체로 산소를 사용하지 않고, 대신에 NO_3^-, SO_4^{2-}, CO_3^{3-}, 그 외 산화된 화합물을 이용한다.

발효(fermentation)는 통성 혐기성 또는 내기성 혐기성 생물에 의하여 이용되는 적응이며, 포도당을 불완전하게 산화(발효)한다. 이 경우, 산소는 필요 없으며 유기 화합물이 최종 전자 수용체이고, 비교적 적은 양의 ATP가 생산된다.

미생물은 종종 죽은 식물이나 생물에서 영양소를 획득한다.

해당작용

모든 3가지 대사 경로는 **해당작용(glycolysis)**으로 시작하며, 해당작용은 포도당을 뒤 따르는 경로에서 독특하게 에너지를 산출하는 2개의 화합물로 변환한다. **표 7.2**는 해당작용을 보여준다.

피루브산—모든 3가지 대사 전략의 중심이다

절대 호기성 생물과 일부 혐기성 생물은, 피루브산이 크렙스 회로로 들어가 추가로 처리되어 에너지를 방출한다. 통성 혐기성 생물은 발효를 이용할 수 있으며, 발효는 피루브산이 산이나 다른 생성물로 다시 환원된다.

피루브산 이후 I: 호기성 호흡과 혐기성 호흡

세균의 호흡은 호기성이든 혐기성이든 크렙스 회로와 전자전달계를 이용하여 에너지와

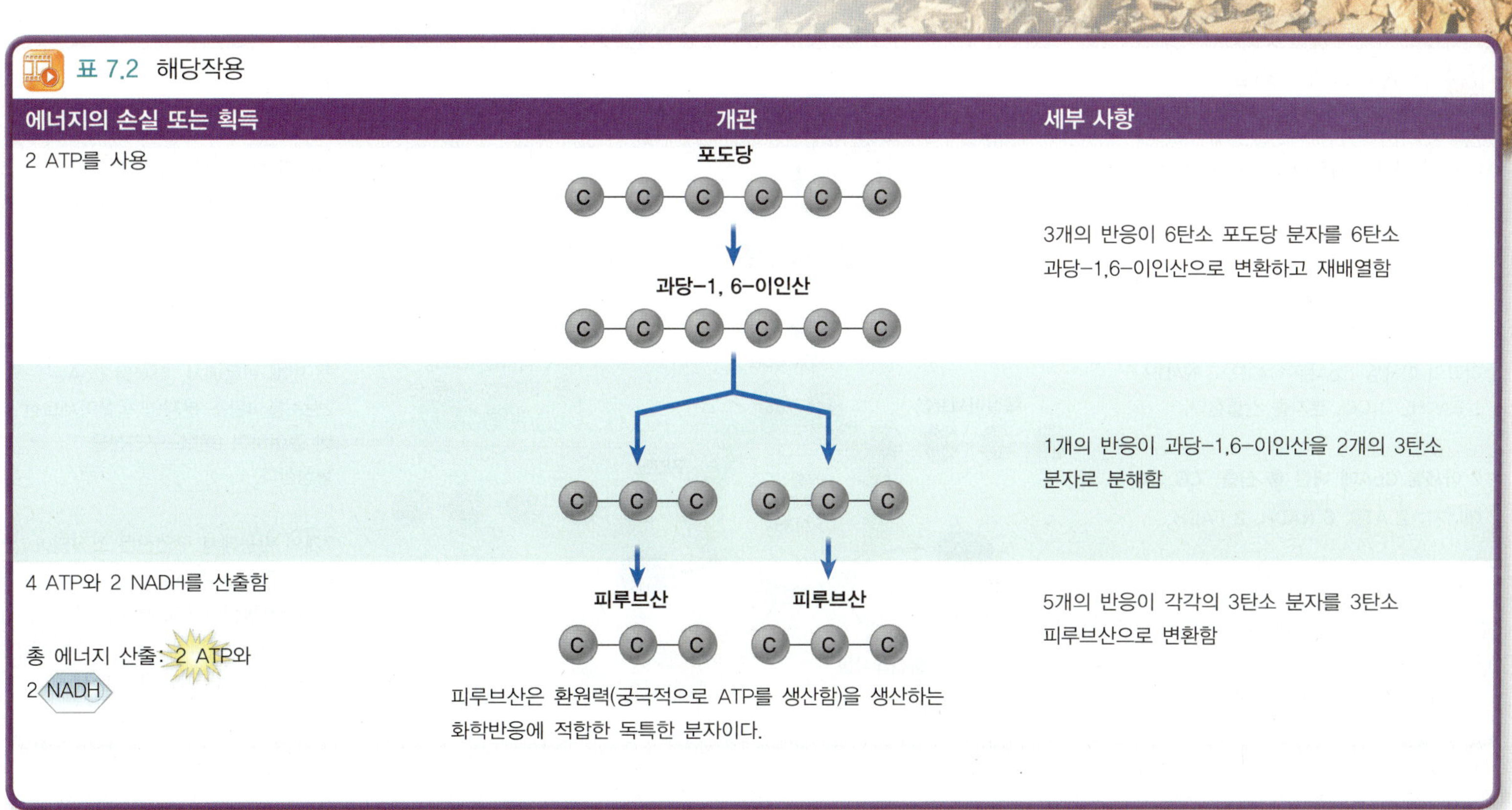

표 7.2 해당작용

에너지의 손실 또는 획득	개관	세부 사항
2 ATP를 사용	포도당 C—C—C—C—C—C → 과당-1, 6-이인산 C—C—C—C—C—C	3개의 반응이 6탄소 포도당 분자를 6탄소 과당-1,6-이인산으로 변환하고 재배열함
	C—C—C C—C—C	1개의 반응이 과당-1,6-이인산을 2개의 3탄소 분자로 분해함
4 ATP와 2 NADH를 산출함 총 에너지 산출: 2 ATP와 2 NADH	피루브산 C—C—C 피루브산 C—C—C 피루브산은 환원력(궁극적으로 ATP를 생산함)을 생산하는 화학반응에 적합한 독특한 분자이다.	5개의 반응이 각각의 3탄소 분자를 3탄소 피루브산으로 변환함

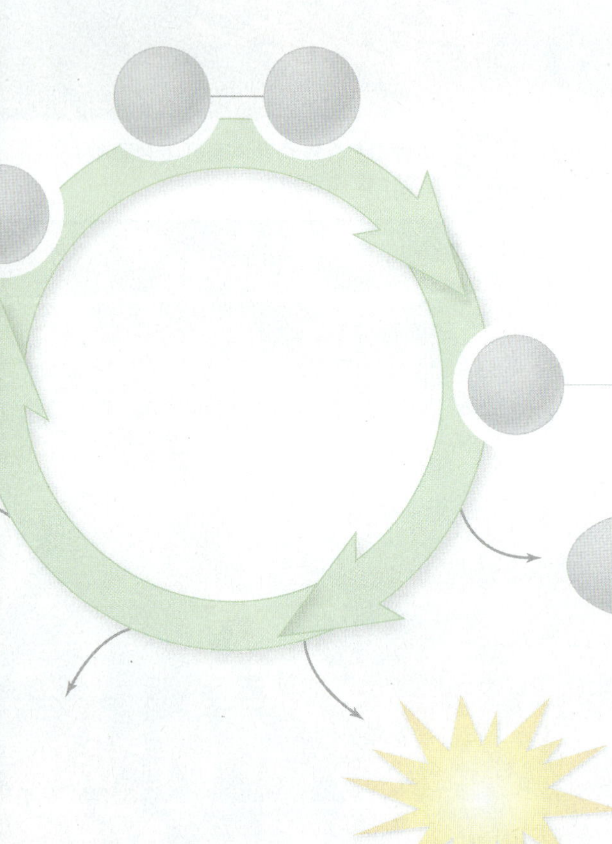

세포 성분을 만들기 위하여 필요한 생성물을 수확한다.

크렙스 회로는 호기성 호흡과 혐기성 호흡에서 유사하게 작동하며 다음에 다룬다.

크렙스 회로— 탄소와 에너지 회전

앞에서 보았듯이, 포도당의 산화는 비교적 적은 양의 에너지와 피루브산을 산출한다. 피루브산은 ATP 합성에 동력을 제공하는 추출할 수 있는 수소와 전자를 많이 포함하고 있어 아직 에너지가 풍부하지만, 이는 피루브산의 수소가 산소로 전달되는 호흡의 2단계와 3단계를 통해서만 가능하다. 다음 절에서, 이 과정의 다음 단계를 검토하는데, 이는 세균의 세포질에서 그리고 진핵생물의 미토콘드리아 기질에서 일어난다. **표 7.3**에는 이 단계와 크렙스 회로를 그려 넣었다.

크렙스 회로(Krebs cycle; TCA 회로라고도 알려짐)는 NAD^+와 FAD를 환원시켜(수소 이온을 전달하여) 아세틸 CoA에 저장된 에너지를 전달하는 것이다. 따라서 크렙스 회로의 주된 생성물은 이러한 환원된 분자이다(포도당 한 분자당 2ATP와 함께). 환원된 조효소인 NADH와 $FADH_2$는 전자전달계에서 일어날 에너지 생산의 원천이다. 회로를 따라가면서, 2탄소 아세틸 CoA는 4탄소 화합물인 옥살아세트산과 결합하며, 7단계의 화학적 변환에 참여하면서 NADH와 $FADH_2$를 파생한다. 이것이 우리가 때로는 크렙스 회로를 "탄소와 에너지 회전"이라고 하는 이유이다.

호흡 연쇄: 전자 수송

이제 에너지 연쇄에 도달하였는데, 이는 전자와 수소 이온의 마지막 처리 공장이며 ATP의 주요한 발생기이다. 전자 수송은 호기성 호흡과 혐기성 호흡 모두의 마지막 단계이다. 전반적으로, 전자전달계(electron transport system, ETS)는 해당작용과 크렙스 회로에서 생성된 환원된 운반체(NADH, $FADH_2$)로부터 전자를 받아서 하나의 산화환원 분자에서 다른 분자로 순차적이고 정연하게 전달하는 특별한 산화환원 운반체의 연쇄(사

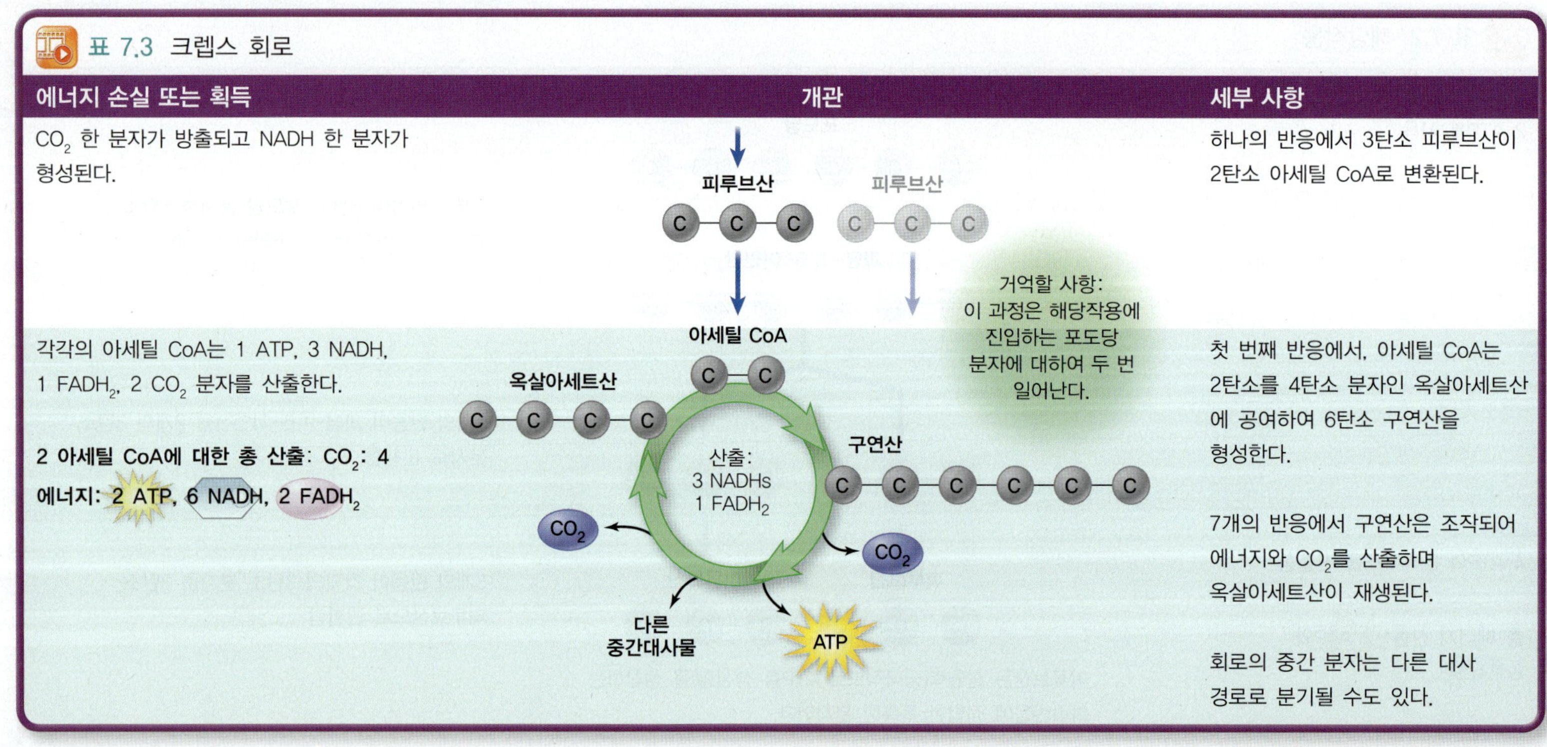

표 7.3 크렙스 회로

에너지 손실 또는 획득	개관	세부 사항
CO_2 한 분자가 방출되고 NADH 한 분자가 형성된다.		하나의 반응에서 3탄소 피루브산이 2탄소 아세틸 CoA로 변환된다.
각각의 아세틸 CoA는 1 ATP, 3 NADH, 1 $FADH_2$, 2 CO_2 분자를 산출한다. **2 아세틸 CoA에 대한 총 산출: CO_2: 4** **에너지: 2 ATP, 6 NADH, 2 $FADH_2$**		첫 번째 반응에서, 아세틸 CoA는 2탄소를 4탄소 분자인 옥살아세트산에 공여하여 6탄소 구연산을 형성한다. 7개의 반응에서 구연산은 조작되어 에너지와 CO_2를 산출하며 옥살아세트산이 재생된다. 회로의 중간 분자는 다른 대사 경로로 분기될 수도 있다.

슬)로 구성되어 있다.

이 연쇄를 따라 내려가는 전자의 흐름은 매우 강력하며 호흡 연쇄가 위치한 막의 밖으로 수소 이온을 능동 수송하도록 한다. 수송 과정을 종결짓는 단계는 산소가 전자와 수소를 수용하여 물을 생산하는 것이다. 이 과정은 산소를 소비한다. 생물에 따라서 약간의 변이가 존재하지만, 이러한 복잡한 반응을 수행하는 주요한 화합물은 NADH 탈수소효소, 플라빈단백질, 조효소 Q(유비퀴논), **시토크롬(cytochrome)**이다. 시토크롬은 전자를 수용하여 계열의 다음 운반체로 공여하는 데 적극적으로 연관된 단단하게 결합된 금속 원자를 중앙에 포함하고 있다. 호흡 연쇄의 고도로 구획된 구조는 이 기능에 중요한 요소이다. **표 7.4**에 전자 수송 운반체와 효소는 세균의 세포막에 내재되어 있다는 것을 주목하라. 진핵생물에서 이들을 수용하는 동등한 구조는 **그림 7.12**에 나타낸 미토콘드리아 내막이다.

해당작용과 크렙스 회로로부터 NADH를 첫 번째 수송체로 운반하면 다음 단계는 시동이 걸린다. 각각의 산화환원 교환에서, 반응물의 에너지 수준은 감소된다. 방출된 에너지는 막을 따라 배치되어 있고 ETS 수송체와 밀접하게 연관된 **ATP 합성효소(ATP**

표 7.4 호흡(전자 수송) 연쇄

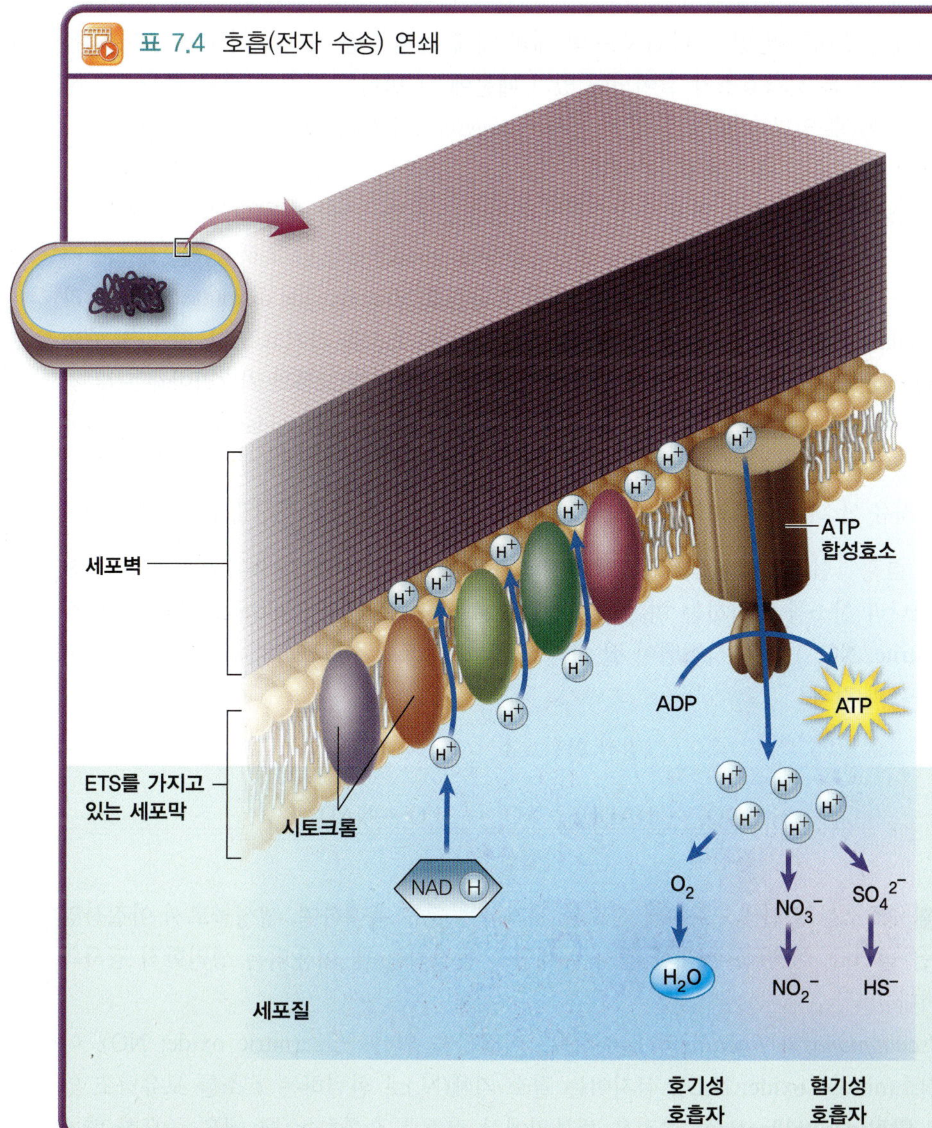

환원된 운반체(NADH, $FADH_2$)는 전자와 H^+를 연쇄의 첫 번째 전자 수송체인 NADH 탈수소효소로 전달한다.

전자와 H^+는 이제 순차적으로 점진적으로 더 강한 환원능을 지닌 4개 또는 6개의 수송체로 전달된다. 이러한 수송체는 시토크롬이라고 한다. 수송체의 수는 세균에 따라 상이하다.

전자 수송체의 환원과 동시에, 양성자는 막의 외부로 이동하며, 농도 경사를 생성한다(내부에 비하여 외부에 양성자가 더 많음). 세포외 공간이 세포내 공간보다 더 양으로 하전되며 더 산성이 된다. 이 조건은 양성자 구동력을 생성하며, 그것에 의하여 양성자가 막에 내재된 ATP 합성효소를 통하여 농도 경사를 따라 흘러 내려간다. 이 결과 ADP가 ATP로 변환된다.

일단 세포질 내로 들어오면, 양성자는 O_2와 결합하여 물을 형성하며 (왼쪽, 호기성 호흡자에서), 산소를 포함하는 다양한 화합물과 함께 더 환원된 화합물을 생산한다.

호기성 호흡은 NADH의 산화로 최대 3 ATP를 산출하고, $FADH_2$의 산화로 2 ATP를 산출한다.

혐기성 호흡은 NADH와 $FADH_2$ 당 더 적은 ATP를 산출한다.

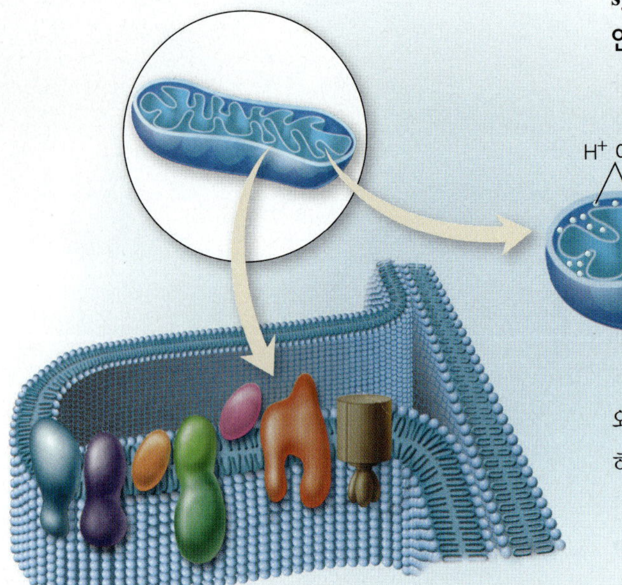

그림 7.12 미토콘드리아 크리스타의 내막 위에 있는 전자전달계.

synthase) 복합체를 통하여 운반된다. 이러한 전자 수송과 ATP 합성의 결합을 **산화적 인산화(oxidative phosphorylation)**라고 한다. 크렙스 회로에서 온 $FADH_2$의 전자는 NAD 반응에 비하여 뒷부분에서 회로에 진입하기 때문에 방출되는 에너지가 적어서 단지 2분자만의 ATP가 생성된다.

최종 단계

호기성 호흡 호기성 호흡의 최종 단계는 산소가 전자를 수용하며 시토크롬 산화효소로도 불리는 시토크롬 aa_3에 의하여 촉매된다. 이 커다란 효소 복합체는 시토크롬 *c*에서 전자를 수용하고, 용액에서 수소를 받아들이고, 산소와 반응하여 물 분자를 형성하는 데 특별히 적응되었다. 이 반응은 실제로는 훨씬 복잡하지만 다음과 같이 요약할 수 있다.

$$2H^+ + 2e^- + \frac{1}{2}O_2 \rightarrow H_2O$$

대부분의 진핵 호기성 생물은 완전하게 기능하는 시토크롬 시스템을 가지고 있지만, 세균은 시스템의 이 부분에서 광범위한 변이를 나타낸다. 일부 종은 한 개 이상의 산화환원 단계가 결여되어 있고, 나머지는 몇 개의 대체 전자 수송 기구를 가지고 있다. 많은 세균은 시토크롬 산화효소가 결여되어 있기 때문에 그 변이는 특정한 세균 속을 구분하는 데 이용될 수 있다. 산화효소 탐지 검사는 *Neisseria*와 *Pseudomonas* 속과 *Bacillus*의 일부 종을 동정하는 데 이용할 수 있다.

호기성 미생물의 호흡 연쇄의 잠재적인 부반응은 초과산화물 이온(O_2^-)과 과산화수소(H_2O_2)의 불완전한 환원이다. 6장에서 언급하였듯이, 이러한 독성 산소 생성물은 세포에 매우 해로울 수 있다. 호기성 생물은 **초과산화물 불균화효소**(superoxide dismutase)와 **카탈라아제**(catalase)를 포함하는 이러한 생성물을 다루는 중화 효소를 가지고 있다. 한 가지 예외가 *Streptoccus* 속인데, 이는 산소가 있어도 잘 성장하지만 시토크롬과 카탈라아제 모두 결여되어 있다. 이 세균의 산소에 대한 내성은 특별한 과산화효소(peroxidase)의 중화 효과에 의하여 설명될 수 있다. 혐기성 생물에서 시토크롬, 카탈라아제, 과산화효소의 결여는 일반적으로 자유 산소를 처리할 수 있는 능력을 제한하고 산소가 독성을 가지게 한다.

혐기성 호흡 혐기성 호흡의 최종 단계는 전자 수송에서의 최종 전자 수용체로 자유 산소가 아니라 산소를 포함하는 이온을 이용한다. 그 중에는 질산염(nitrate; NO_3^-)과 아질산염(nitrite; NO_2^-) 환원 시스템이 잘 알려져 있다. *Escherichia coli*와 같은 종에서의 반응은 다음과 같다.

$$\underset{\text{질산염}}{NO_3^-} + NADH \xrightarrow{\text{질산 환원효소}} \underset{\text{아질산염}}{NO_2^-} + H_2O + NAD^+$$

질산 환원효소는 질산염으로부터 산소를 제거하는 것을 촉매하며, 생성물로서 아질산염과 물을 남긴다. 이 반응에 대한 검사는 세균을 동정하는 데 이용되는 생리학적 검사의 하나이다.

*Pseudomonas*와 *Bacillus*의 일부 종은 아질산을 일산화질소(nitric oxide; NO), 아산화질소(nitrous oxide; N_2O), 심지어는 질소 기체(N_2)로 환원하는 효소를 보유하고 있다. 이 **탈질(denitrification)** 과정은 생물권에서 질소를 순환하는 데 매우 중요한 단계

이다. 다양한 세균에 의하여 혐기적으로 환원되는 산소를 포함하는 다른 영양소는 탄산염과 황산염이다. 어떠한 혐기성 경로도 호기성 호흡만큼 ATP를 많이 생산하지 못한다.

피루브산 이후 II: 발효

발효(fermentation)의 정의는 산소가 없을 때 포도당이나 다른 탄수화물이 불완전 산화되는 것이다. 이 과정은 유기 화합물을 최종 전자 수용체로 사용하고 적은 양의 ATP를 산출한다(그림 7.11 참조). 이 경로는 전자전달계를 보유하고 있지 않은 생물에 의하여 사용되며 따라서 호흡할 수 없다. 다른 생물들은 환경에 산소가 없을 때 전자전달계 단백질의 생산을 억제한다. 그들은 그때 발효로 복귀할 수 있다.

환원된 운반체로부터 많은 양의 ATP를 짜내는 전자전달계가 없으면 발효는 단지 빈약한 양의 에너지(포도당 한 분자당 최대 2분자의 ATP)만 산출하여, 이는 생장을 둔화시킬 것으로 보인다. 그러나 실제로는 대부분의 세균이 산소의 존재 하에서 만큼 빠르게 생장할 수 있다. 이러한 빠른 생장은 해당작용의 속도를 증가시켜서 가능하다. 다른 관점에서, 발효는 분자 산소에 의존하지 않게 하여 혐기성 환경에 집락을 형성할 수 있도록 한다. 또한 융통성이 있는 미생물이 산소 가용도의 변이에 적응할 수 있도록 한다. 그들에게 발효는 호기성 호흡을 하기에 산소 수준이 너무 낮을 때에 생장할 수 있는 방법을 제공한다.

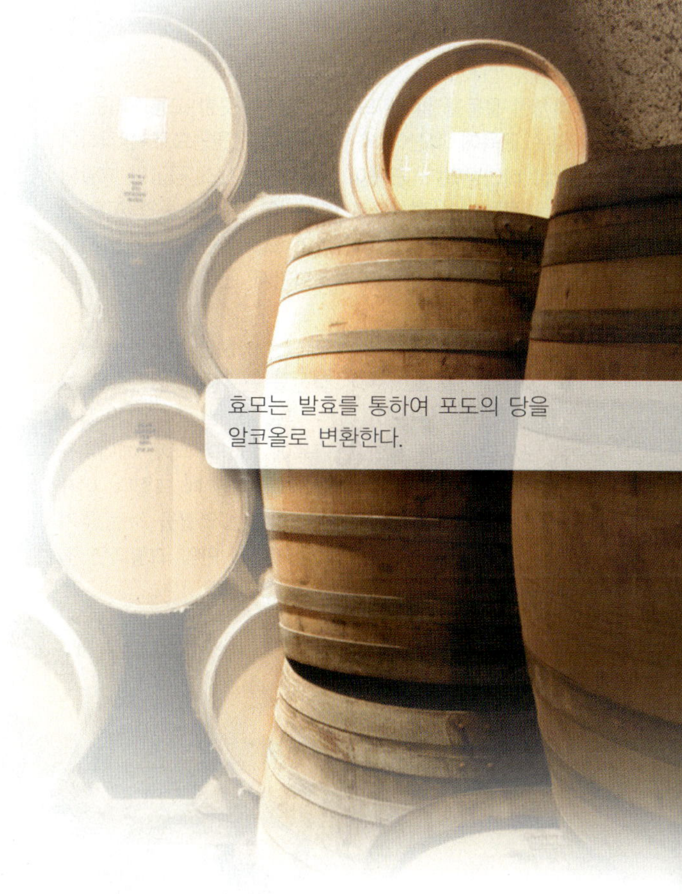
효모는 발효를 통하여 포도의 당을 알코올로 변환한다.

소의 혹위에서 셀룰로오스를 소화하는 세균은 주로 발효성이다. 초기에 셀룰로오스를 포도당으로 가수분해한 다음, 그들은 포도당을 유기산으로 발효하며, 이는 소의 주된 에너지원으로 흡수된다. 인간의 근육세포도 근육의 산소 공급이 소진된 이후에도 단기간의 활동을 허용하는 발효의 형태를 수행할 수 있다. 근육 세포는 피루브산을 젖산으로 변환하며, 이는 잠깐 동안 혐기적 ATP 생산이 진행되도록 한다. 그러나 이는 무기한 진행될 수 없고, 몇 분이 지나면 축적된 젖산은 근육 피로를 야기한다.

표 7.5는 발효의 개관을 보여준다.

표 7.5 발효

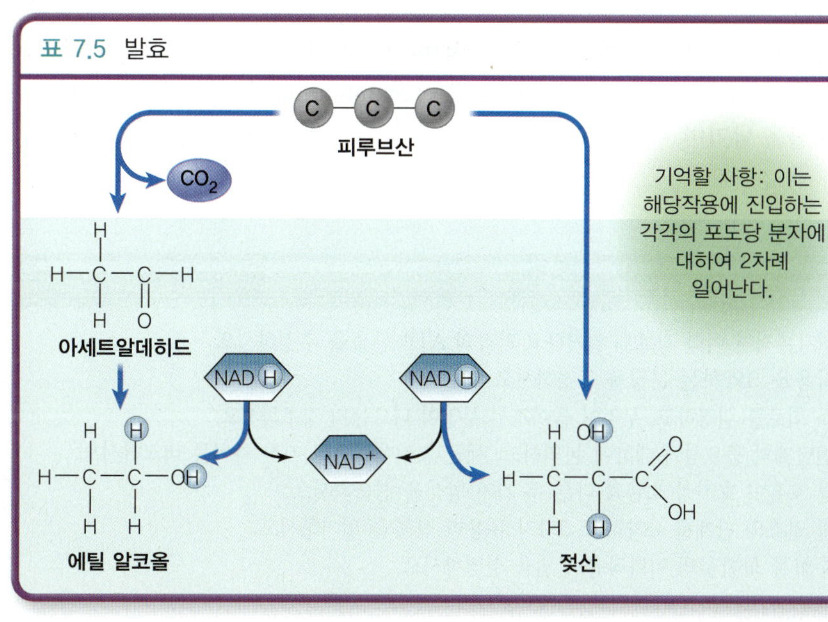

해당작용의 피루브산은 자신이 전자 수용체가 될 수 있다.

피루브산은 또한 효소에 의해 변경되어 전자 수용체로 작용할 수 있다.

NAD는 재생되어 해당작용으로 다시 진입한다.

전자 수용체로 역할을 하여 환원된 유기 분자는 매우 다양하며, 종종 에틸알코올, 젖산, 프로피온산, 부탄올 등 유용한 생성물을 산출한다.

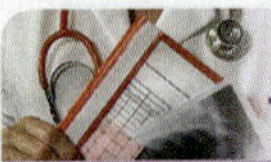

의학적 중요성

근육 대사

격심한 운동을 할 때 느끼는 불타는 듯한 고통스러운 느낌은 근육에 젖산이 축적되는 것을 원인으로 생각하여 항상 비난받았다. 근육이 운동할 때 산소 공급이 고갈되면 피루브산이 젖산으로 변환되어 단기간 동안 ATP 생산이 계속될 수 있도록 한다고 오랫동안 믿어왔다. 그래서 근육에 젖산 수준이 축적되면서, 근육통과 피로를 경험한다.

새로운 연구에 의하면 젖산은 그동안 잘못된 비난을 받았다는 것을 보여준다. 젖산을 근육통의 원인으로 보았지만 이제는 단순이 다른 연료원으로 생각된다. 젖산은 포도당에서 생산되고, 근육에 의하여 대체 에너지원으로 이용되며, 특히 강렬한 운동을 할 때 그렇다. 이제는 신체가 젖산을 에너지로 변환하는 역할을 하는 추가적인 단백질을 생산한다고 생각된다. 만약 그렇다면 격심한 운동을 하는 동안에 우리 모두 경험한 근육통을 왜 비난해야 할까? 일부 전문가는 근육통은 단순히 현미경적인 파열과 근육 외상의 결과라고 말한다.

미생물의 발효 산물

알코올음료(포도주, 맥주, 위스키)는 발효 산물 중에서 아마도 가장 뛰어나다. 알코올 발효의 산물은 에탄올뿐 아니라 CO_2도 있으며, 이 기체는 샴페인과 맥주의 거품을 일으키고 빵 반죽이 부풀도록 한다.

그 외 발효 산물은 용매(아세톤, 부탄올), 유기산(젖산, 초산), 낙농 제품, 그리고 많은 다른 식품이다. 단백질, 핵산, 그리고 기타 유기 화합물의 유도체는 발효되어 비타민, 항생제, 하이드로코르티존 같은 호르몬을 생산한다.

발효 산물을 간략하게 살펴보았지만, 미생물에 다양한 원재료를 제공하여 다양한 다른 물질을 합성하도록 이용할 수 있다는 것은 주목할 만하다. 사실상 **발효**(fermentation)라는 단어의 일상 회화적인 의미는 너무 광범위하여 미생물에 의한 대규모 산업적 합성은 여기에 묘사된 것과 완전히 다른 기작을 이용하기도 하며, 특히 항생제, 호르몬, 비타민, 아미노산 생산에서는 심지어 호기적으로 일어나기도 하다.

비탄수화물 화합물의 이화작용

한 예로서 탄수화물인 포도당을 이용한 이화작용의 한 가지 형태를 알아보았다. 다른 화합물도 연료로서 잘 작용한다. 복잡한 다당류는 쉽게 구성 당으로 분해되며, 이는 다양한 시점에서 해당작용으로 진입한다. 미생물은 물론 다른 분자들도 이용하기 위하여 분해할 수 있다. 미생물의 다른 2종류의 에너지원과 구성단위는 지질(지방)과 단백질이다. 대사물 전구체와 에너지를 생산하기 위해서는 둘 다 먼저 분해되어야 한다.

1장에서 지방은 글리세롤에 결합된 지방산이라는 것을 상기하라. **리파아제(lipase)**라고 하는 효소는 지방을 분해한다. 글리세롤은 디하이드록시아세톤 인산염(DHAP)으로 변환되어, 해당작용의 중간 단계로 진입할 수 있다. 지방산 성분은 **베타 산화(beta oxidation)**라고 하는 과정을 통과한다. 지방산은 다양한 수의 탄소를 가지고 있으며, 베타 산화에서는 2탄소 단위가 연속적으로 조효소 A로 전달되어 아세틸 CoA를 형성하며, 이는 크렙스 회로로 진입한다. 이 과정은 많은 양의 에너지를 산출할 수 있다. 6탄소 지방산의 산화는 6탄당의 38 ATP보다 더 많은 50 ATP를 생산할 수 있다.

단백질은 아미노산의 사슬이다. **프로테아제(protease)**라는 효소가 단백질을 아미노산으로 분해하며, 이후 아미노기는 **탈아미노반응(deamination)**에 의하여 제거된다. 이는 탄소 화합물을 남기며, 이는 크렙스 회로 중간산물 중 하나로 쉽게 변환된다.

7.3 학습 결과—진도 평가

9. 3가지 기본적인 이화 경로를 열거하고 각각의 ATP 산출을 추정하시오.
10. 해당작용을 요약하는 문장을 구성하시오.
11. 크렙스 회로를 설명하고, 무엇이 들어가서 무엇이 나오는지 강조하시오.
12. 전자전달계의 중요성에 대하여 논의하고, 세균과 진핵생물의 기작 차이를 비교하시오.
13. 혐기성 호흡이 호기성 호흡과 다른 두 가지 방식을 진술하시오.
14. 미생물 발효의 단계를 요약하고, 3가지 유용한 산물을 열거하시오.
15. 비탄수화물 화합물의 이화작용 방법을 설명하시오.

7.4 동화작용과 대사의 교차 경로

이제 이화작용과 에너지 추출로부터 동화작용과 생합성으로 논의를 전환한다. 이 절에서 양방향성 경로, 단순 분자의 합성, 거대분자의 합성을 포함하는 중재 대사의 관점을 제시한다.

세포의 검약

이제는 세포가 탄소 화합물을 세심하게 관리하는 기작을 가지고 있다는 것을 명백히 알았을 것이다. 막다른 길이 아니라, 대부분의 이화작용 경로는 동화작용 경로로 전환될 수 있는 전략적인 분자 중간물(대사물)을 포함하고 있다. 이러한 방식으로 주어진 분자는 다중 목적을 수행할 수 있으며, 세포 저장소의 모든 영양소와 대사물로부터 최대의 이익을 도출할 수 있다. 세포의 효율성을 개선하기 위하여 시스템이 이화작용과 동화작용 경로를 통합할 수 있는 능력을 **양방향대사(amphibolism)**라고 한다.

이 시점에서 그림 7.1에 나타낸 것보다 더 복잡한 대사의 관점을 평가할 수 있을 것이다. **표 7.6**은 중재 대사의 양방향대사의 성질을 보여준다.

표 7.6 포도당 대사의 양방향대사 경로

동화작용 경로

해당작용의 중간물이 아미노산 합성 경로로 공급된다. 그곳에서, 화합물은 단백질로 형성된다. 아미노산은 뉴클레오티드에 질소기를 기여하여 핵산을 형성한다.

포도당과 관련된 단순당은 추가적인 당을 형성하며 중합화하여 복잡한 탄수화물을 형성한다.

해당작용 생성물인 아세틸 CoA는 산화되어 지질의 필수적인 성분인 지방산을 형성할 수 있다.

이화작용 경로

이미 설명한 호흡과 발효 경로에 추가하여, 세균은 아미노산을 탈아미노화 할 수 있으며, 이는 피루브산과 아세틸 CoA를 포함하는 다양한 대사 중간물을 형성한다.

또한 지방산도 산화되어 아세틸 CoA를 형성한다.

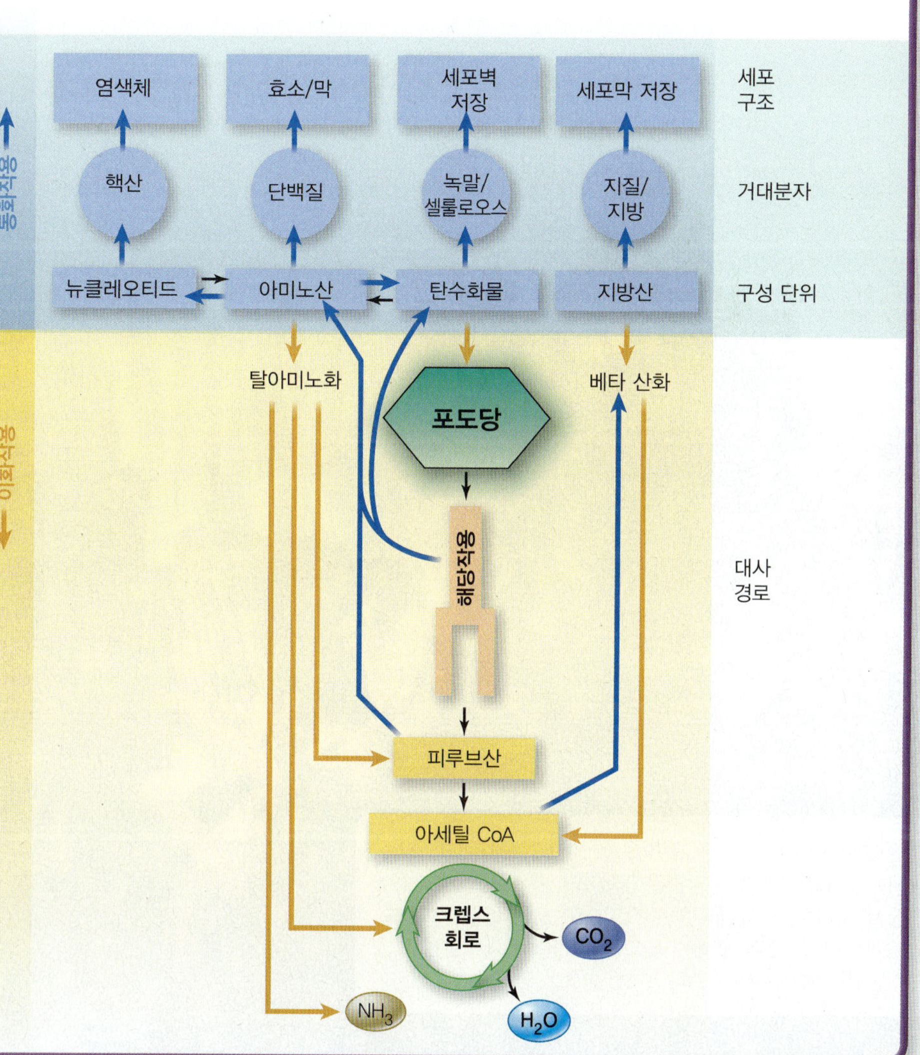

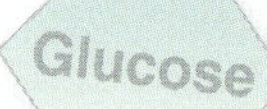

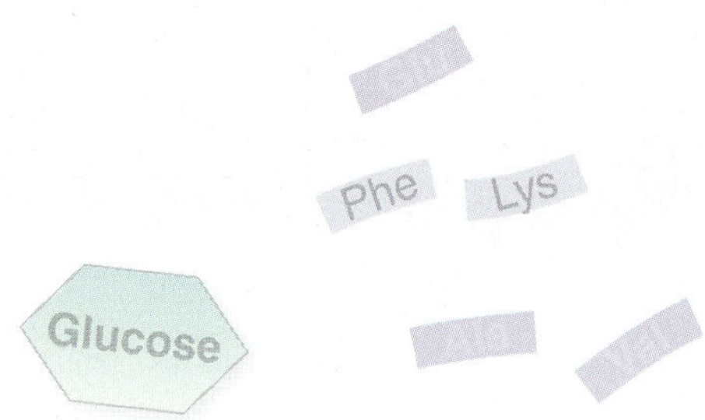

동화작용: 거대분자의 형성

세포의 다양한 거대분자와 소기관의 구성단위인 단당류, 아미노산, 질소 염기, 비타민은 두 가지 가능한 공급원에서 온다. 외부에서 바로 이용될 수 있게 세포로 진입하거나 다양한 세포 경로를 통하여 합성될 수 있다. 생물이 구성단위(단순 분자)를 합성할 수 있는 정도는 유전적 조성에 의하여 결정되며, 이는 집단에 따라서 엄청나게 변화한다. 6장에서 독립영양 생물은 탄소원으로 CO_2만을 요구하며, 세포 물질을 합성하기 위한 약간의 미네랄을 필요로 하지만, 유기 영양소는 요구하지 않는다고 배웠다. 일부 종속영양 생물(*E. coli*, 효모)은 매우 효율적이어서 미네랄과 포도당과 같은 하나의 유기 탄소원으로부터 모든 세포 물질을 합성할 수 있다. 이를 자신의 합성 능력은 거의 없고 대부분의 전구체 분자를 숙주로부터 획득하는 절대 기생생물과 비교하라.

공급원이 무엇이든지 무관하게 이런 구성단위가 대사 저장소에 추가되면 세포에 의하여 중합체의 합성에 이용될 수 있다.

탄수화물 생합성

대사와 에너지 이용에서 포도당의 역할은 매우 중요하기 때문에 포도당의 생합성은 몇 가지 대안 경로에 의하여 보장된다. 세포의 특정한 구조도 포도당의 적절한 공급에 의존한다. 포도당은 일부 진핵생물 셀룰로오스 세포벽과 특정한 저장 입자(녹말, 글리코겐)

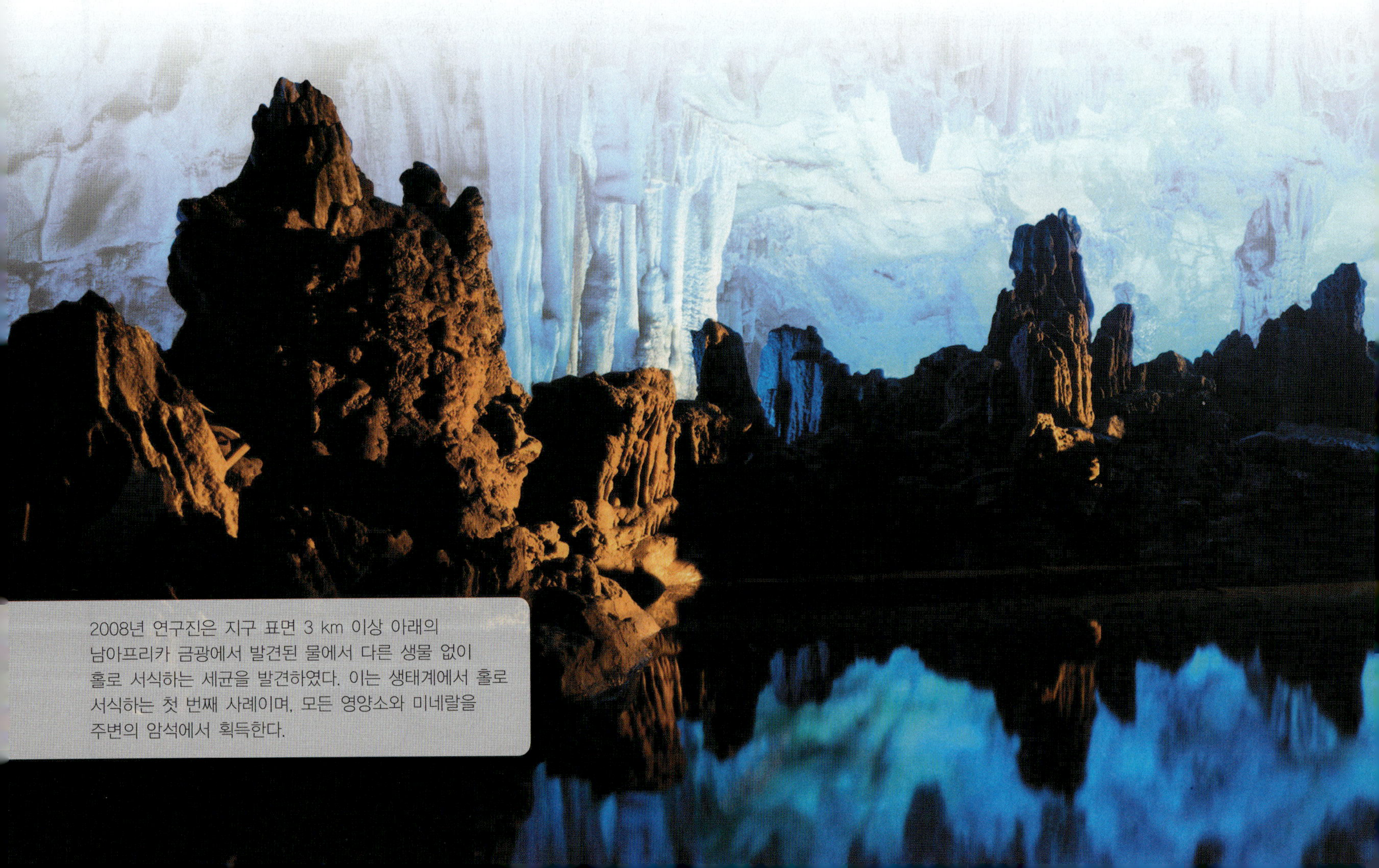

2008년 연구진은 지구 표면 3 km 이상 아래의 남아프리카 금광에서 발견된 물에서 다른 생물 없이 홀로 서식하는 세균을 발견하였다. 이는 생태계에서 홀로 서식하는 첫 번째 사례이며, 모든 영양소와 미네랄을 주변의 암석에서 획득한다.

의 주성분이다. 해당작용 중간물의 하나인 포도당-6-P가 글리코겐 합성에 이용된다. 포도당 이외의 단당류는 세균 세포벽의 합성에 중요하다. 펩티도글리칸은 뮤라민산과 글루코사민이 결합된 중합체를 포함한다. 해당작용의 과당-6-P가 이 두 당을 형성하는 데 사용된다. 탄수화물(디옥시리보오스, 리보오스)은 핵산의 필수적인 구성단위이기도 하다. 다당류는 협막(capsule)과 당질층(glycocalyx) 같은 세포 표면 구조의 지배적인 요소이며, 점질층에서 흔히 발견된다.

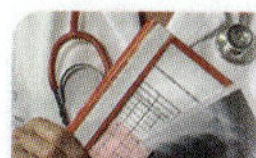

의학적 중요성

아미노산: 필수, 비필수, 조건적 필수 아미노산

필수 아미노산은 신체가 합성하는 능력이 결여되어 식단에서 획득해야만 하는 아미노산이고, 비필수 아미노산은 신체가 합성할 수 있는 아미노산이다.

그러나, 종종 모든 규칙에는 항상 흥미로운 예외가 있다. **조건적 필수**(conditionally essential) 아미노산은 충분한 양을 합성할 수 없는 특별한 개체군을 제외하고 보통 식단에는 필요하지 않다. 예를 들어 페닐케톤뇨증(phenylketonuria, PKU)이라는 유전적 조건을 가진 개인은 정신지체와 같은 합병증을 방지하기 위해서는 신체의 페닐알라닌 수준을 매우 낮게 유지하여야 한다. 그러나 페닐알라닌으로부터 충분한 티로신을 합성할 수 없기 때문에 그러한 개인에게는 티로신이 필수 아미노산이 된다.

아미노산, 단백질 합성, 핵산 합성

단백질은 세포 성분의 큰 부분을 차지한다. 단백질은 효소, 세포막, 세포벽, 세포 부속지의 필수적인 성분이다. 일반적으로 이러한 단백질을 합성하기 위하여 20가지의 아미노산이 필요하다. 일부 생물(예를 들면 *E. coli*)은 20가지 아미노산 합성에 필요한 모든 경로를 가지고 있지만, 동물을 포함한 다른 생물은 아미노산 합성의 일부 또는 모든 경로가 결여되어 있어 필수 아미노산을 식품에서 획득해야만 한다. 단백질 합성 자체는 유전적 청사진과 정교한 세포 기관을 필요로 하는 복잡한 과정이며, 8장에서 배우게 된다.

DNA와 RNA는 세포의 유전적 연속성과 단백질 합성의 전반적인 방향의 원인이 된다. 핵산의 합성은 유전학의 주요 주제이며 단백질 합성과 밀접하게 연합되어 있기 때문에 마찬가지로 8장에서 다룬다.

세포의 조립

세균 세포의 구성 부분은 영양소가 존재하고 세포가 휴면기 상태가 아니라면 연속적으로 합성이 일어나고, 이화작용도 또한 일어난다. 동화작용이 2개의 세포를 감당할 만큼 충분한 거대분자를 생산하고, DNA 복제가 세포의 유전물질의 복사본을 생산하면, 세포는 이분열을 수행하여 하나의 친세포로부터 2개의 세포를 형성한다. 2개의 세포는 2배의 리보솜, 2배 많은 효소 등을 필요로 할 것이다. 세포는 이러한 것들을 우리가 묘사한 동화작용 단계에서 생성하였다. 세포 분열 이전에, 막과 세포벽은 새로 태어난 세포의 거의 2배 크기의 세포를 생성하도록 증가하였을 것이다. 일단 합성되면, 막의 인지질 이중층 성분은 에너지의 유입없이 자발적으로 조립된다. 다른 조립 반응은 에너지의 유입을 필요로 한다. 단백질과 다른 성분이 막에 추가되어야 한다. 세포벽의 생장은 당과 펩티드의 결합이 추가되어 달성되는데, 에너지 유입을 필요로 한다. 이화작용 과정에 획득된 에너지는 이러한 복잡한 조립 과정에 필요한 모든 에너지를 제공한다.

7.4 학습 결과—진도 평가

16. 대사의 동화 단계의 개관을 제공하시오.
17. 양방향성 대사(amphibolism)를 정의하시오.

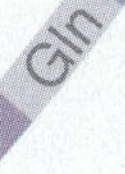

임상 사례 결론

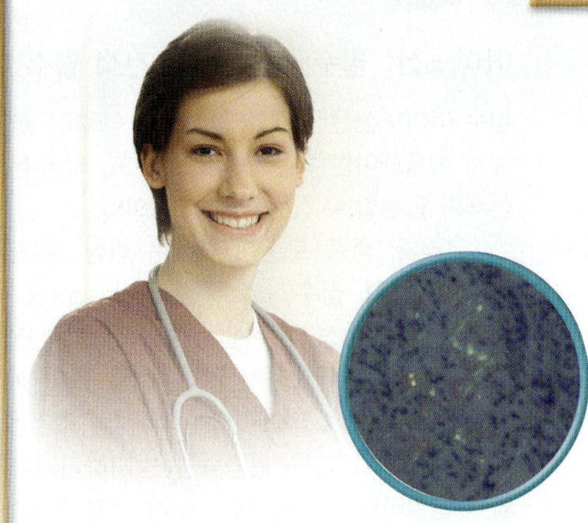

당뇨성 케톤산증(ketoacidosis, DKA)은 주로 I형 당뇨병 환자에게만 나타나는 생명을 위협하는 증상이지만, 가끔 II형 당뇨병 환자에게도 나타난다. DKA는 신체에 인슐린의 결핍으로 유발되며 때로는 당뇨의 최초 징후이기도 하다. DKA에서 신체는 이화작용 상태로 강제된다. 인슐린은 에너지를 얻기 위해 포도당을 분해하는 데 필요하다. 인슐린이 결여되면 신체는 포도당에 접근할 수 없으며, 따라서 신체는 에너지를 위해 근육과 지방을 연소하게 된다. 이러한 경우가 발생하면 지방산이 생산되어 혈액으로 방출되며, 대사적 산증이 초래된다.

임상 사례의 어린 환자는 DKA의 모든 전형적인 증상을 나타냈다. 변화된 호흡(빠르고 깊은 호흡은 이산화탄소를 배출하기 위한 신체의 시도임), 의식 수준의 변화(졸음부터 혼수 상태까지의 범위를 보일 수 있음), 숨에 과일 향(케톤 숨), 구토와 복통, 쇠약과 빈번한 배뇨를 수반하는 지나친 갈증 등이다.

환자는 소아과 집중치료실(ICU)에 입원하였으며 정맥 수액과 인슐린 치료를 받았다. 소변에 방출되는 케톤이 칼륨과 다른 전해질을 함께 배출하여 심각한 전해질 불균형을 유발하는 경향이 있기 때문에 혈액의 전해질을 빈번하게 감시하여야 했다. 환자가 안정되었을 때 환자와 가족은 퇴원하기 전에 그녀의 취급하는 집중적인 안내를 제공받았다.

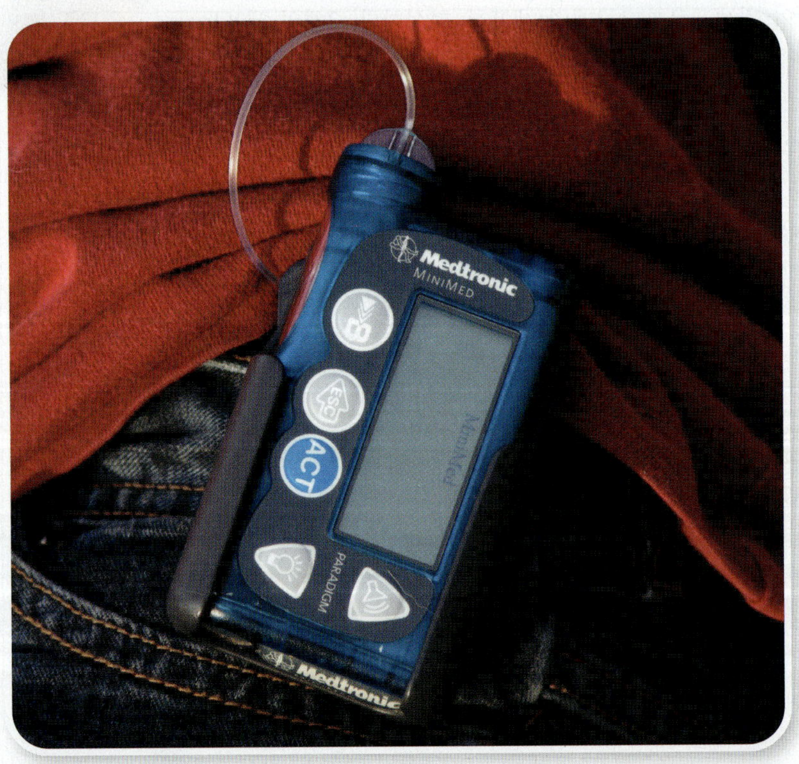

인슐린 펌프

비타민 D 결핍증

비타민은 정상적인 대사를 위하여 필요하다. 대부분의 비타민은 인체에서 합성되지 않거나 불충분한 양이 합성되기 때문에 음식에서 획득해야만 한다. 비타민은 많은 조효소들이 비타민에서 유도되기 때문에 필수적이다. 불충분한 비타민의 섭취는 결핍증을 일으키는데, 완전효소(holo-enzyme; 아포효소와 보조 인자가 결합)의 형성이 방지된다.

비타민 D는 최근에 광범위하게 연구되었다. 비타민 D 결핍은 다발성 경화증(multiple sclerosis, MS), 암, 고혈압, 자가면역 질환, 알츠하이머병, 치매, 조산, 그리고 특정한 감염성 질병과 연관되어 있다. 결핍은 오랫동안 아동의 구루병(곱사등)과 성인의 골연화증, 골다공증, 골절 등의 경향이 있다고 알려져 왔다.

무시할 양보다 많은 비타민 D를 포함하고 있는 식품이 거의 없고, 우유와 다른 식품이 비타민 D로 강화되기는 하지만, 비타민 D의 주요한 공급원은 태양광에 노출하는 것이다. 이것이 비타민 D가 종종 "햇빛 비타민"으로 불리는 이유이다.

불행하게도 태양광에 특히 UV-B에 과다하게 노출하면, 세포와 분자 손상을 유발하기 때문에 태양광의 좋은 면과 나쁜 면을 어떻게 균형을 맞출지 의아하게 된다. 우리는 태양 빛으로 나갈 때마다 피부암으로부터 보호하기 위하여 자외선 차단제를 사용해야 한다고 듣고 있다. 피부과 의사가 추천한 대로 자외선 차단제로 듬뿍 바른 결과 심지어는 피부암 발병률이 가장 높았던 오스트레일리아에서까지도 피부암 발병률이 감소하였다. 하지만 불행히도 피부암 발병률은 감소하지만, 비타민 D 결핍증 발생률은 상승하고 있다.

피부 색소가 많은 개인(아프리카계 미국인의 후손)은 태양광으로부터 비타민 D를 합성하는 능력이 감소되어 있다. SPF가 15인 자외선 차단제는 피부에서의 비타민 D 합성을 97~99% 감소시킨다. 매우 진한 피부를 가지고 있는 아프리카계 미국인은 SPF 15와 동등하며, 따라서 그들이 비타민 D를 합성하는 능력은 99%까지 감소된다. 종교적이나 문화적인 이유로 피부를 완전히 가리는 사람도 비타민 D 결핍증의 고위험군이다. 비만과 노화도 비타민 D를 합성하는 능력을 감소시킨다.

그렇다면 우리는 어떻게 해야 할까? 그 해답은 예측할 수 있고 허무하다. 그것은 바로 태양을 적당히 즐기는 것이다.

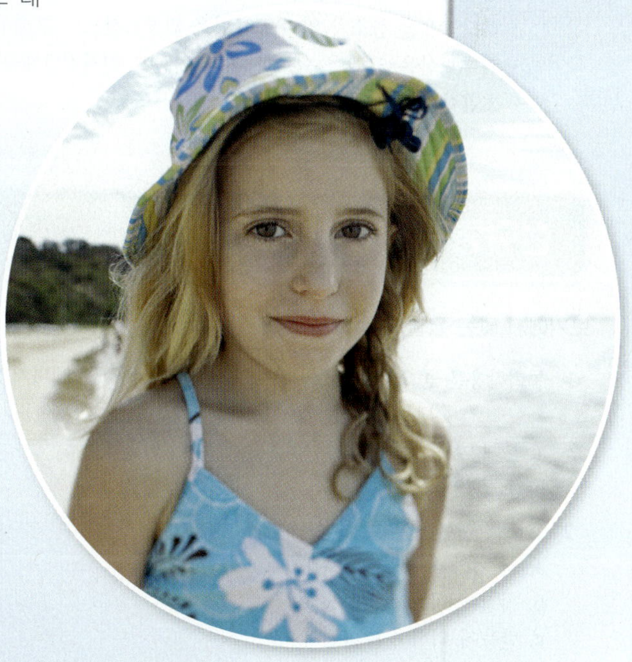

요약

7.1 대사와 효소의 역할

- 대사는 세포의 화학적·물리적 활동의 합이다. 대사는 작은 분자를 큰 분자로 변환하는 합성 반응인 동화작용과 큰 분자가 분해되어 에너지가 생산되는 이화작용으로 구성되어 있다.
  - 대사는 생물학적 과정과 조화되는 속도로 반응을 증가시키는 유기 촉매(효소)에 의하여 가능하게 된다.
- 효소는 소비되지 않고 재사용될 수 있다. 각각의 효소는 부합하는 분자(기질)에 특이적으로 작용한다.
- 기질의 부착은 활성(촉매) 부위라고 하는 특별한 오목한 곳에서 일어난다.
- 효소는 불안정하며 온도, 삼투압, pH의 좁은 작동 범위에서만 기능하며, 특히 변성에 취약하다.
- 효소는 종종 미생물을 통제하는 데 사용되는 물리적·화학적 약제의 표적이 된다.
- 조절적 통제는 효소에 직접 작용하거나 효소를 생성하는 과정에 작용한다.

7.2 에너지의 추적과 이용

- 에너지는 일을 수행할 수 있는 능력이다. 에너지는 에너지 흡수 반응에서 소비되고, 에너지 방출 반응에서 방출된다.
- 에너지를 추출하는 것은 전자 공여체와 전자 수용체 사이의 산화환원 연쇄에 배열된 일련의 전자 수송체를 필요로 한다.

7.3 이화작용

- 포도당과 같은 탄수화물은 이화작용에서 분자당 많은 수의 전자를 산출할 수 있기 때문에 에너지가 풍부하다.
- 해당작용은 산소가 없이 포도당을 피루브산으로 분해하는 경로이다.
- 피루브산은 크렙스 회로와 이와 연관된 전자전달계를 통한 호기성 호흡에 의하여 처리된다.
- 피루브산은 크렙스 회로에서 추가로 산화와 탈탄산반응을 거치며, 이는 ATP, CO_2, 그리고 많은 양의 환원된 운반체(NADH와 $FADH_2$)를 생성한다.
- 호흡 연쇄는 에너지 추출을 완료한다.
- 호기성 호흡에서 최종 전자 수용체는 산소이다. 혐기성 호흡에서서는 황산염, 질산염, 아질산염이 최종 전자 수용체 기능을 수행한다.
- 발효는 전자 공여체와 최종 전자 수용체가 모두 유기 화합물인 혐기성 호흡이다.
- 알코올, 식초, 그리고 특정한 산업적 용매의 생산은 발효에 의하여 이루어진다.
- 해당작용과 크렙스 회로는 이화작용과 동화작용의 경로를 연결하는 중심 경로이며, 세포가 필요로 하는 화합물을 합성하기 위한 다양한 종류의 분자를 분해할 수 있도록 한다.
- 피루브산과 같은 중간물은 아미노산으로 변환될 수 있으며, 아미노산은 차례로 포도당과 다른 탄수화물의 전구체로 이용될 수 있다.
- 피루브산으로부터 형성된 2탄소 아세틸 분자는 지방산의 합성에 이용될 수 있다.

7.4 동화작용과 대사의 교차 경로

- 세포나 시스템이 이화작용과 동화작용 경로를 통합하여 효율성을 향상하는 능력을 양방향대사라고 한다.
- 단백질, 탄수화물, 핵산과 같은 거대분자는 세포 외부(미리 형성된) 또는 동화작용 경로에서 합성을 통한 2가지 가능한 공급원의 구성단위로 이루어져 있다.

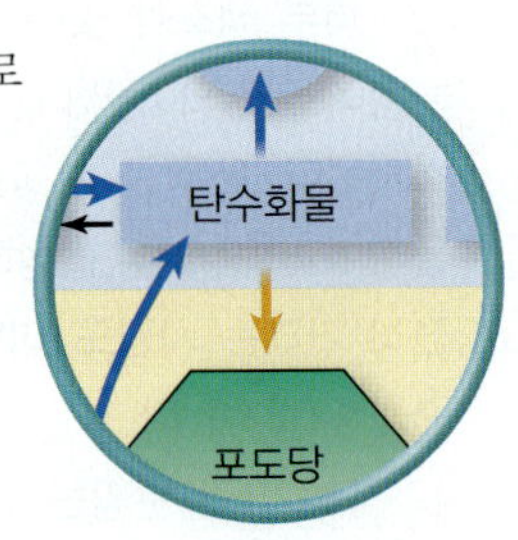

선다형 문제 Bloom의 1, 2단계: 기억, 이해

보기에서 맞는 답을 선택하시오.

1. 동화작용은 중요한 분자를 __________하기 위하여 에너지가 __________되는 대사 형태이다.
   a. 분해, 이용
   b. 조립, 이용
   c. 분해, 방출
   d. 조립, 방출
2. 효소에 대한 올바른 설명은?
   a. 최종 산물의 일부가 된다.
   b. 기질에 비특이적이다.
   c. 반응에 의하여 소비된다.
   d. 열과 pH에 불안정하다.
3. 다음 중 에너지 방출을 위하여 분해될 수 없는 물질은?
   a. 당
   b. 녹말
   c. 지방
   d. 단백질
   e. 위 모두 에너지를 방출할 수 있다.
4. 대부분의 조효소는 무엇으로부터 형성되는가?
   a. 금속
   b. 비타민
   c. 단백질
   d. 기질

5. 에너지는 어떠한 형태로 이화작용에서 동화작용으로 운반되는가?
   a. ADP
   b. 고에너지 ATP 결합
   c. 조효소
   d. 무기 인산염
6. 해당작용의 생성물은?
   a. ATP
   b. 피루브산
   c. CO_2
   d. a와 b 둘 모두
7. 호기성 호흡에서 포도당의 완전한 산화는 최대 ________ ATP를 산출하는가?
   a. 40
   b. 6
   c. 38
   d. 2
8. ATP 합성효소 복합체는 전자전달계로 진입하는 각각의 NADH에 대하여 ________ ATP를 생성할 수 있는가?
   a. 1
   b. 2
   c. 3
   d. 4

비판적 사고 Bloom의 3, 4, 5단계: 적용, 분석, 평가

비판적 사고는 사실과 개념을 이용하여 추론하고 문제를 해결하는 능력이다. 이러한 문제는 다양한 각도에서 접근될 수 있으며, 대부분의 경우 하나만의 옳은 답을 가지지는 않는다.

1. 완전 효소(holoenzyme)와 기질의 상호작용과 이 반응에서 형성될 수 있는 일반적인 생성물을 도표를 이용하여 나타내시오.
2. 기질의 산화가 산소가 없이 어떻게 진행할 수 있는지 설명하시오.
3. a. ATP와 NAD가 대사에서 하는 역할을 묘사하시오.
   b. ATP 구조의 어떠한 특징이 이러한 기능을 할 수 있도록 하는가?
4. a. "최종 전자 수용체"의 개념은 무엇을 의미하는가?
   b. 호기성, 혐기성, 발효 대사의 최종 전자 수용체는 무엇인가?
5. 발효성 생물에서 NADH의 최종 결과는 무엇인가?

시각적 연결 Bloom의 5단계: 평가

이 질문은 이전의 영상을 새로운 개념과 연결시킨다.

1. **3장 그림 3.15.** 그램양성과 그램음성 외피의 그림에서, 양성자 구동력을 생성하는 방식으로 적절한 구획에 양성자를 그리시오.

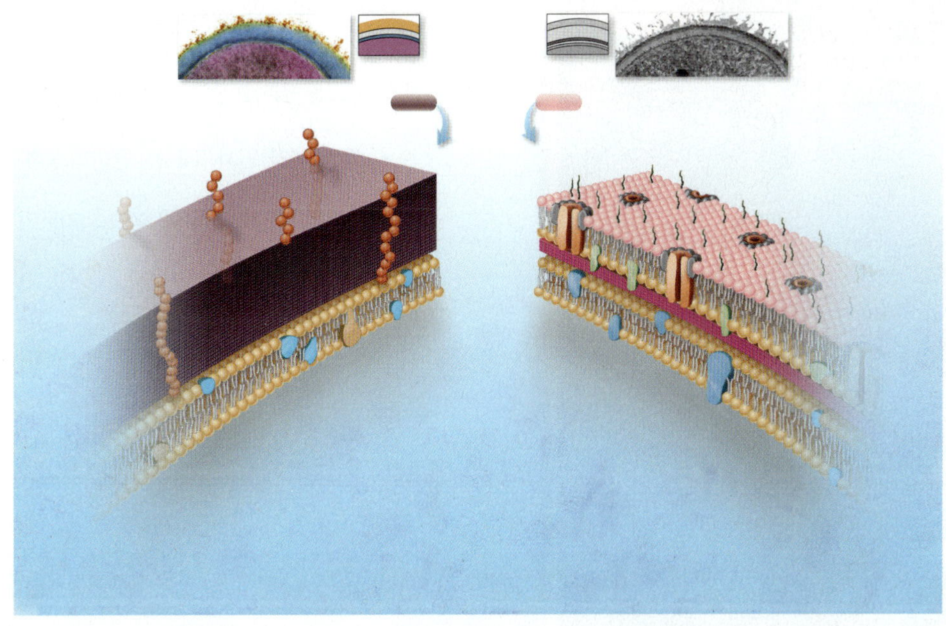

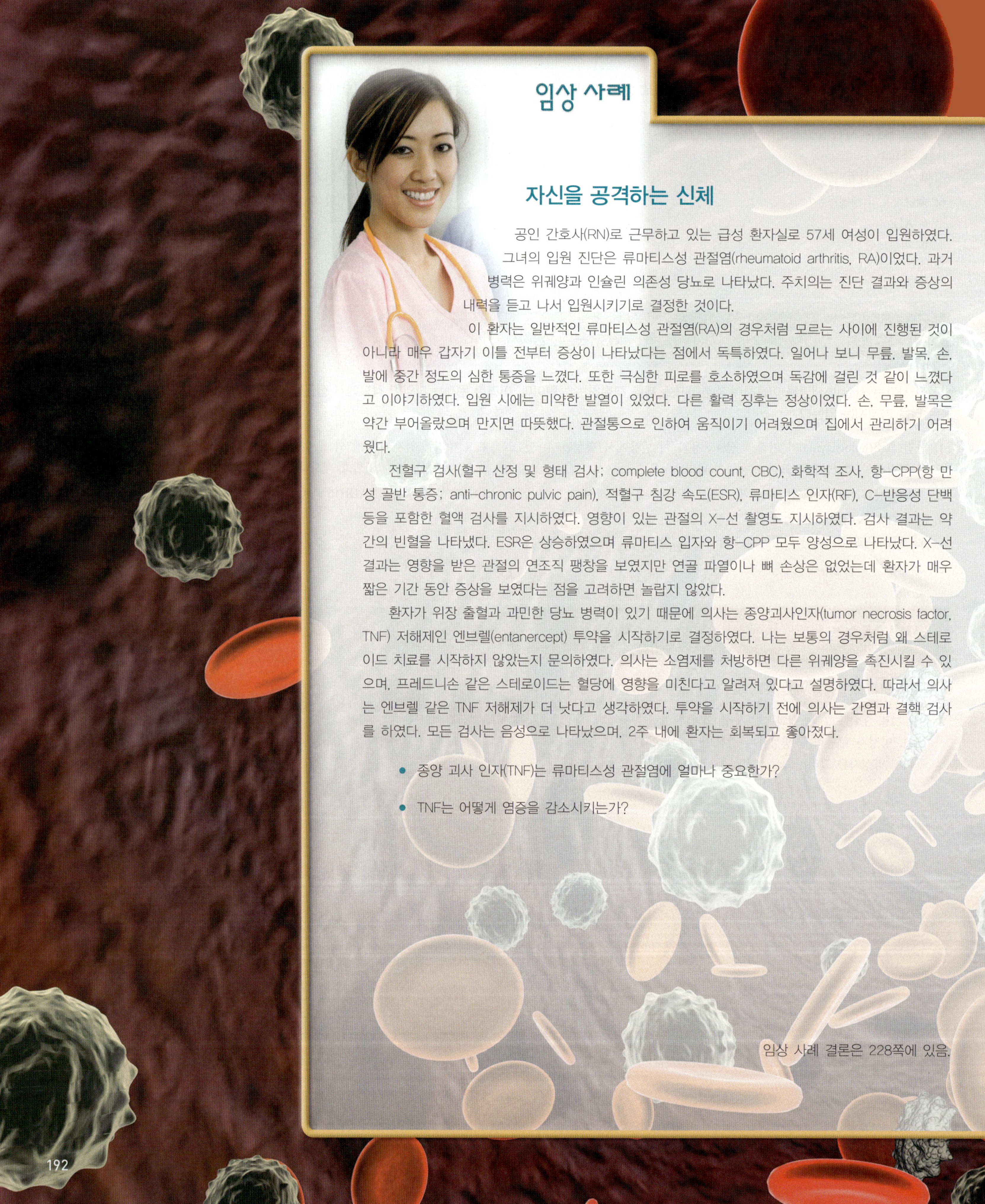

임상 사례

자신을 공격하는 신체

공인 간호사(RN)로 근무하고 있는 급성 환자실로 57세 여성이 입원하였다. 그녀의 입원 진단은 류마티스성 관절염(rheumatoid arthritis, RA)이었다. 과거 병력은 위궤양과 인슐린 의존성 당뇨로 나타났다. 주치의는 진단 결과와 증상의 내력을 듣고 나서 입원시키기로 결정한 것이다.

이 환자는 일반적인 류마티스성 관절염(RA)의 경우처럼 모르는 사이에 진행된 것이 아니라 매우 갑자기 이틀 전부터 증상이 나타났다는 점에서 독특하였다. 일어나 보니 무릎, 발목, 손, 발에 중간 정도의 심한 통증을 느꼈다. 또한 극심한 피로를 호소하였으며 독감에 걸린 것 같이 느꼈다고 이야기하였다. 입원 시에는 미약한 발열이 있었다. 다른 활력 징후는 정상이었다. 손, 무릎, 발목은 약간 부어올랐으며 만지면 따뜻했다. 관절통으로 인하여 움직이기 어려웠으며 집에서 관리하기 어려웠다.

전혈구 검사(혈구 산정 및 형태 검사; complete blood count, CBC), 화학적 조사, 항-CPP(항 만성 골반 통증; anti-chronic pulvic pain), 적혈구 침강 속도(ESR), 류마티스 인자(RF), C-반응성 단백 등을 포함한 혈액 검사를 지시하였다. 영향이 있는 관절의 X-선 촬영도 지시하였다. 검사 결과는 약간의 빈혈을 나타냈다. ESR은 상승하였으며 류마티스 입자와 항-CPP 모두 양성으로 나타났다. X-선 결과는 영향을 받은 관절의 연조직 팽창을 보였지만 연골 파열이나 뼈 손상은 없었는데 환자가 매우 짧은 기간 동안 증상을 보였다는 점을 고려하면 놀랍지 않았다.

환자가 위장 출혈과 과민한 당뇨 병력이 있기 때문에 의사는 종양괴사인자(tumor necrosis factor, TNF) 저해제인 엔브렐(entanercept) 투약을 시작하기로 결정하였다. 나는 보통의 경우처럼 왜 스테로이드 치료를 시작하지 않았는지 문의하였다. 의사는 소염제를 처방하면 다른 위궤양을 촉진시킬 수 있으며, 프레드니손 같은 스테로이드는 혈당에 영향을 미친다고 알려져 있다고 설명하였다. 따라서 의사는 엔브렐 같은 TNF 저해제가 더 낫다고 생각하였다. 투약을 시작하기 전에 의사는 간염과 결핵 검사를 하였다. 모든 검사는 음성으로 나타났으며, 2주 내에 환자는 회복되고 좋아졌다.

- 종양 괴사 인자(TNF)는 류마티스성 관절염에 얼마나 중요한가?
- TNF는 어떻게 염증을 감소시키는가?

임상 사례 결론은 228쪽에 있음.

CHAPTER 8

미생물 유전학과 유전공학

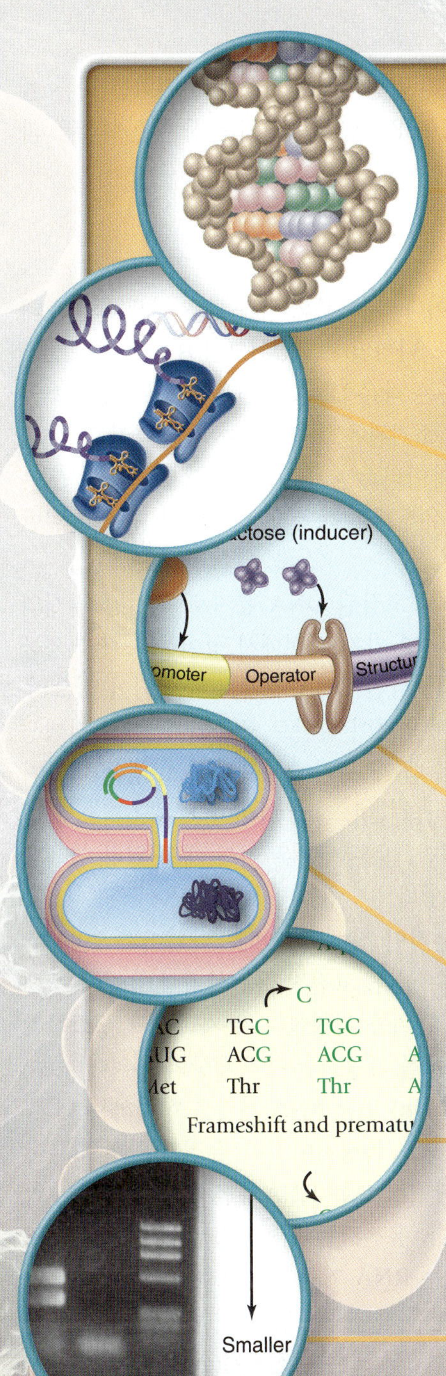

이 장에서는...

8.1 유전학과 유전자에 대한 소개

1. 유전체와 유전자의 용어를 정의한다.
2. 유전자형과 표현형을 구분한다.
3. DNA 단편을 그리고, 분자 내의 모든 중요한 화학기에 표지를 한다.
4. 세균 DNA 복제의 단계를 요약하고, 이 과정에 사용되는 효소를 밝힌다.
5. DNA 복제 과정에서 선도 가닥과 지연 가닥의 합성을 비교하고 대조한다.

8.2 전사와 번역

6. DNA, RNA, 단백질 사이의 관계에 대한 개관을 제공한다.
7. RNA와 DNA 사이의 중요한 구조적 · 기능적 차이를 확인한다.
8. 전사 과정을 그림으로 나타낸다.
9. 번역에 직접 관련된 3가지 종류의 RNA를 열거한다.
10. 코돈과 안티코돈을 정의하고, 3개의 개시 코돈과 중지 코돈을 열거한다.
11. 번역 과정에서 프로모터, 개시 코돈, A와 P 부위의 위치를 확인한다.
12. 진핵생물의 전사와 번역이 세균과 어떻게 다른지 나타낸다.

8.3 단백질 합성의 유전적 조절

13. 오페론이라는 용어를 정의하고, 세균 세포에 제공하는 이점을 설명한다.
14. *lac* 오페론의 작동의 주요 사항을 강조한다.

8.4 DNA 재조합 사건

15. 재조합 생물을 정의하는 특징을 설명한다.
16. 세균에서 이용되는 수평적 유전자 전달의 3가지 형태를 묘사한다.

8.5 돌연변이: 유전 암호의 변경

17. 돌연변이 용어를 정의하고, 미생물에서 긍정적인 예와 부정적인 예를 논의한다.
18. 해독틀 이동, 정지(nonsense) 돌연변이, 잠재성(silent) 돌연변이, 과오(missense) 돌연변이를 구분한다.

8.6 유전공학

19. 유전공학에서 제한효소의 중요성을 설명한다.
20. 중합효소 연쇄반응의 단계를 열거한다.
21. 유전자를 세균에 어떻게 복제하는지 설명한다.

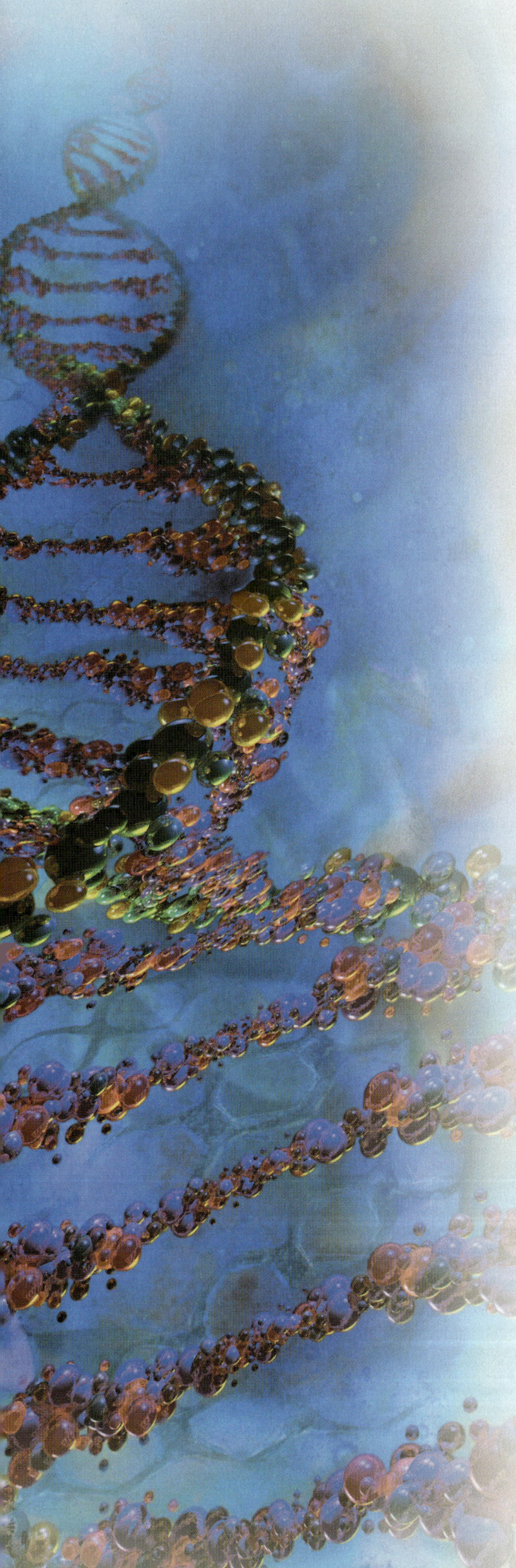

8.1 유전학과 유전자에 대한 소개

유전학(genetics)은 생명체의 세습 또는 **유전(heredity)**에 대한 학문이다. 유전학은 다음을 탐구하는 광범위한 과학이다.

- 어버이에서 자손으로 생물학적 특성(특징)의 전파
- 이러한 특징의 표현과 변이
- 유전물질의 구조와 기능
- 이러한 물질이 어떻게 변하는가

이 장에서는 유전물질인 DNA와 단백질, 그리고 단백질이 세포에 부여하는 다른 물질들을 탐구한다. 7장에서 배웠듯이 새로운 DNA, RNA, 단백질의 생산은 동화작용 과정의 예이다.

유전물질의 본질

유전체(genome)는 생물의 모든 유전물질의 합이다. 대부분의 유전체는 염색체의 형태로 존재하지만, 유전물질은 비염색체 부위에서도 나타날 수 있다(**그림 8.1**). 예를 들어, 세균과 일부 진균은 플라스미드(plasmid)라고 하는 작은 DNA 단편을 추가로 가지고 있으며, 미토콘드리아와 엽록체 같은 진핵생물의 소기관은 자신의 DNA를 가지고 있다. 세포의 유전체는 DNA로만 구성되어 있지만, 바이러스는 주된 유전물질로 DNA 또는 RNA 하나만 가지고 있다. 개별 생물의 특정한 유전체는 독특하지만, 핵산 구조의 일반적인 양상은 모든 생물에서 유사하다.

일반적으로 **염색체(chromosome)**는 교묘하게 포장된 DNA 분자로 구성된 별개의 세포구조이다. 진핵생물과 세균 세포의 염색체는 몇 가지 관점에서 상이하다. 진핵생물 염색체의 구조는 히스톤 단백질 주위에 단단하게 감긴 DNA 분자로 구성되어 있으며, 반면에 세균 염색체는 히스톤과 유사한 단백질에 의하여 다발로 응축되어 있다. 진핵생물 염색체는 핵에 위치하며, 그 수는 몇 개부터 수백 개 사이에서 변화하고, 쌍을 이루거나(diploid; 배수성) 또는 홀로(haploid; 반수성) 나타나며, 직선 형태이다. 대조적으로 대부분의 세균은 단일 원형(이중 가닥) 염색체이지만, 많은 세균은 여러 개의 원형 염색체를 가지기도 하고 일부는 직선 염색체를 가지고 있다.

모든 세포의 염색체는 유전자라고 하는 기본적인 정보의 다발로 나뉘어져 있다. **유전자(gene)**는 한 가지 이상의 관점에서 정의될 수 있다. 고전적 유전학에서 유전자는 생물의 주어진 특징의 원인이 되는 근본적인 유전단위를 지칭한다. 분자학적과 생화학적 관점에서 유전자는 특정한 세포 기능에 대한 정보를 제공하는 염색체상의 부위이다. 더 명확히 하자면, 유전자는 전통적으로 **단백질(protein)** 또는 RNA 분자를 형성하는 데 필요한 암호를 포함하고 있는 DNA의 특정한 단편으로 특징지어진다. 유전자 발현의 분야에 대한 새로운 발견과 함께, 유전자를 관련된 단백질 또는 RNA의 집단을 형성하는 암호를 가지고 있는 DNA의 단편으로 이야기 한다. 유전자는 단백질을 암호화하는 **구조 유전자(structural gene)**, 단백질 생산에 이용되는 RNA 기구를 암호화하는 유전자, 그리고 유전자 발현을 조절하는 조절 유전자의 3가지 기본적인 범주로 나뉜다. 이러한 모든 종류의 유전자의 합이 생물의 독특한 유전적 조성 또는 **유전자형(genotype)**을 구성한다. 유전자형의 발현은 **표현형(phenotype)**이라고 하는 특징(특정한 구조나 기능)을 생성한다. 인간이 눈 색깔이나 키와 같은 표현형을 가져오는 유전자의 조합(유전자형)을 유전 받듯이, 세균도 편모의 형성을 지시하는 유전자를 유전 받고, 바이러스는 캡시드 구조를 위한 유전자를 포함하고 있다. 모든 생물은 언제나 표현형으로 나타나는 것보

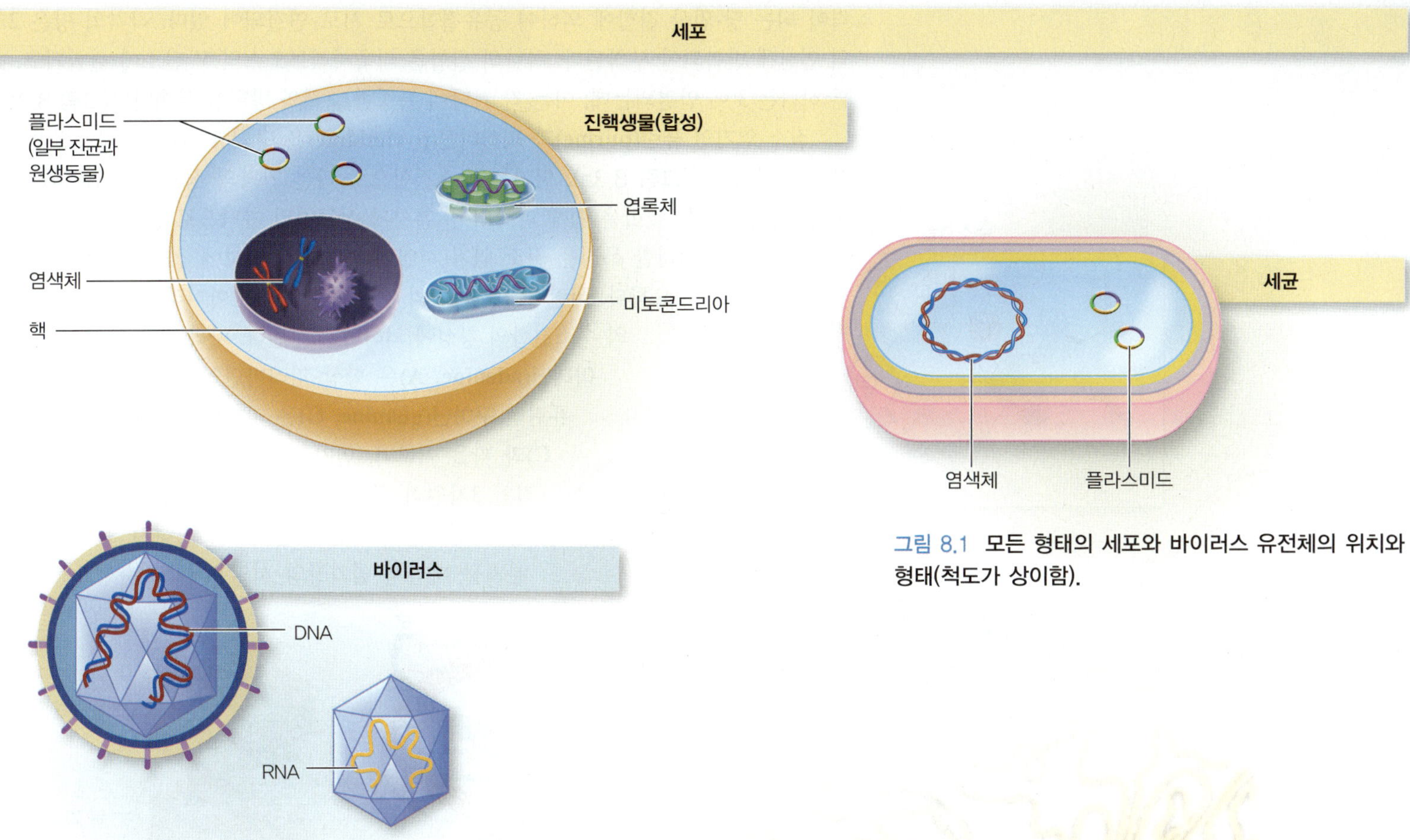

그림 8.1 모든 형태의 세포와 바이러스 유전체의 위치와 형태(척도가 상이함).

다 유전자형에 더 많은 유전자를 포함하고 있다. 다른 말로 어느 유전자가 발현되느냐에 따라서 표현형은 변화할 수 있다.

유전체의 크기와 포장

유전체는 크기가 매우 다양하다. 가장 작은 바이러스는 4개의 유전자를 가지고 있으며, *Escherichia coli* 세균은 4,288개의 유전자를 포함하는 염색체 하나를 가지고 있으며, 인간 세포는 46개의 염색체에 25,000개의 유전자를 가지고 있다. *E. coli* 염색체는 풀려서 늘였을 때 1 mm 정도이며, 이는 겨우 1 μm 길이인 세포에 들어가는데, 이는 세포의 길이보다 펼쳐진 DNA 길이가 천 배나 된다(**그림 8.2**). 그렇더라도 세균의 염색체는 세포 체적의 1/3 또는 1/2밖에 차지하지 않는다. 같은 방식으로 46개의 인간 염색체에 포함된 모든 DNA를 펼쳐서 이으면 약 1.8 m가 된다.

그림 8.2 파괴하여 DNA 분자가 방출된 *Escherichia coli* 세포. 세포는 나선이 풀린 단일 DNA 가닥을 주변 환경으로 내보냈다.

DNA 암호

DNA의 일반적인 구조는 단일 가닥 DNA를 가지고 있는 일부 바이러스를 제외하고는 보편적이다. DNA 구조의 기본 단위는 **뉴클레오티드(nucleotide)**이며, 전형적인 세균은 수백만 개의 뉴클레오티드가 한 줄로 연결되어 있다. 각각의 뉴클레오티드는 **인산(phosphate)**, **디옥시리보오스(deoxyribose)**, **질소 염기(nitrogenous base)**로 구성되어 있다. 뉴클레오티드는 각 가닥의 골격이 되는 당-인산 결합에 의하여 공유결합으로 서로 연결되어 있다. 각각의 당은 2개의 인산에 반복되어 부착된다. 하나의 결합은 디옥시리보오스의 5′ 탄소에 결합되고, 다른 하나는 3′에 연결되는데, 이는 각 가닥에 특정한 순서와 방향을 부여한다(**그림 8.3**).

질소 염기인 **퓨린(purine)**과 **피리미딘(pyrimidine)**은 당의 1′ 위치에 공유결합으로 가닥에 부착된다(**그림 8.3a**). 염기는 수소결합으로 다른 가닥의 상보적인 염기와 결합한다. 이러한 약한 결합은 쉽게 파괴되어, 분자가 상보적인 가닥으로 풀릴 수 있도록 한다. 이러한 특징은 질소 염기 서열에 암호화된 정보에 접근하는 데 매우 중요하다. 퓨린과 피리미딘의 쌍은 무작위적이 아니라 특정한 염기 사이의 수소결합의 형성에 의하여 지시된다. 따라서 DNA에서 퓨린인 **아데닌(adenine, A)**은 항상 피리미딘인 **티민(thymine, T)**과, 퓨린인 **구아닌(guanine, G)**은 피리미딘인 **시토신(cytosine, C)**과 짝을 이룬다. 염기들은 짝끼리 서로 부합되는 상보적인 3차원적 형태를 가지고 있기 때문에 서로 끌어당긴다. 염기쌍의 짝은 일반적으로 변하지 않지만, DNA 분자를 따라서 염기쌍의 서열은 어느 순서로도 올 수

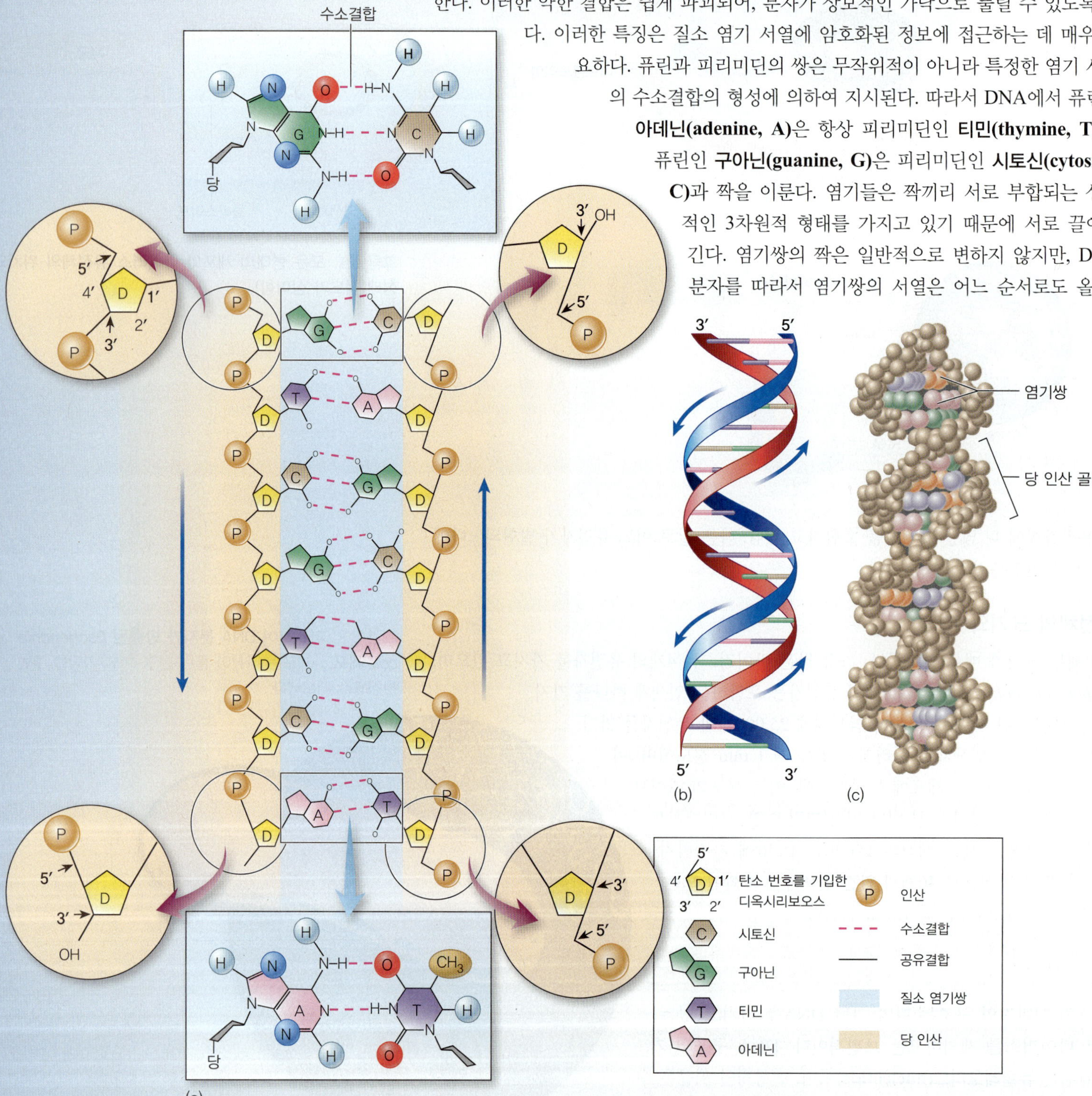

그림 8.3 DNA 구조의 3가지 개관. (a) 도식적 비나선 모형은 구성되어 있는 분자의 배열을 보여주기 위한 것이다. 인산과 당 결합의 순서가 한 가닥은 5′ 탄소에서 3′ 탄소이고, 다른 가닥은 3′ 탄소에서 5′ 탄소로 진행하는 것을 주목한다. 삽입된 그림은 질소 염기의 세부도이다. (b) 역평행 배열을 강조하는 단순 모형. (c) DNA의 3차원 구조를 더 정확하게 나타내는 공간 채움 모형.

있기 때문에 거의 무한한 뉴클레오티드 서열을 가능하게 한다.

DNA 구조의 다른 중요한 고려사항은 이중 나선 자체의 본성에 관한 것이다. 반쪽은 서로 동일한 방향으로 배열되어 있지 않다. 나선의 한쪽 면은 다른 쪽과 반대 방향으로 배열되어, 이를 **역평행(antiparallel)** 배열이라고 한다(**그림 8.3b**). 디옥시리보오스의 탄소와 인산 사이의 결합 순서는 나선의 양쪽의 방향을 추적하는 데 이용된다. 따라서 나선 하나는 5′에서 3′ 방향으로 이어지고, 다른 나선은 3′에서 5′ 방향으로 이어진다. 이 특징은 DNA 합성과 단백질 생산에 매우 중요한 요인이다.

DNA 구조의 중요성

영어는 26글자에 기초하여 무한히 다양한 단어를 생성할 수 있지만, 명백히 복잡한 유전 언어인 DNA는 어떻게 단지 4개의 질소 염기 글자에 기초할까? 수학적 예를 들면 이러한 가능성을 설명할 수 있다. 1천 개 길이의 뉴클레오티드로 이루어진 DNA 단편은 $4^{1,000}$의 상이한 서열이 가능하다. 이는 대략 1.5×10^{602}이며, 이는 거의 끝없는 변이 정도를 제공하는 매우 큰 수이다. 이 장에서 DNA가 진입하는 2종류의 독립적인 반응인 자신의 복제(세포 분열을 촉진함)와 단백질 생산에서의 역할을 다룰 것이다.

DNA 복제

DNA를 복사하는 과정을 **DNA 복제**(DNA replication)라고 한다. 다음의 예에서 세균의 복제를 보여준다. 약간의 예외를 제외하고는 이 과정은 진핵생물과 일부 바이러스에도 적용된다.

전반적인 복제과정

DNA 복제에는 기존의 DNA 분자 가닥을 분리하고, 가닥을 복사하고, 2개의 완전한 딸 분자를 생산하는, 30가지의 다른 효소(**표 8.1**에 일부를 열거하였음)의 면밀한 조직화가 필요하다. DNA 복제의 결정적인 특징은 각각의 딸 분자가 어버이 분자와 동일한 조성을 가져야 하지만 어느 하나도 완전히 새롭지 않다는 것이다. 주형으로 작용하는 가닥은 어버이 DNA 가닥이다. **반보존적 복제(semiconservative replication)**라고 하는 어버이 분자의 보전은 복제의 신뢰성과 충실성을 설명해준다.

복제의 개선과 세부사항

어버이 가닥을 주형으로 사용하여 새로운 딸 DNA 가닥을 합성하는 과정은 DNA 중합효소 III(DNA polymerase III)라고 하는 효소에 의하여 수행된다. 그러나 복제의 전체 과정은 몇 가지 효소에 의존하며, DNA 분자의 구조와 DNA 중합효소 III의 제한 사항에 모두 관련된 몇 가지 사항을 명심하면 쉽게 이해할 수 있다.

1. DNA 중합효소 III는 뉴클레오티드 사슬의 합성을 시작할 수 없고 단지 기존의 사슬에 추가할 수만 있다.
2. DNA 중합효소 III는 한 방향으로만 뉴클레오티드를 추가할 수 있기 때문에 새로운 가닥은 항상 5′에서 3′ 방향으로 합성된다.

표 8.1 DNA 복제에 연관된 일부 효소와 기능

효소	기능
헬리카아제	DNA 나선을 풀어줌
프리마아제	프라이머의 합성
DNA 중합효소 III	새로운 DNA 사슬에 염기를 첨가함. 사슬의 오류를 교정함
DNA 중합효소 I	프라이머를 제거하고, 간격을 메우고, 부정합을 수선함
연결효소	합성과 수선과정에 나타나는 DNA의 잘린 자리를 최종적으로 결합함
토포이소머라아제 I, II	초나선의 형성과 엉킨 것을 풀어줌

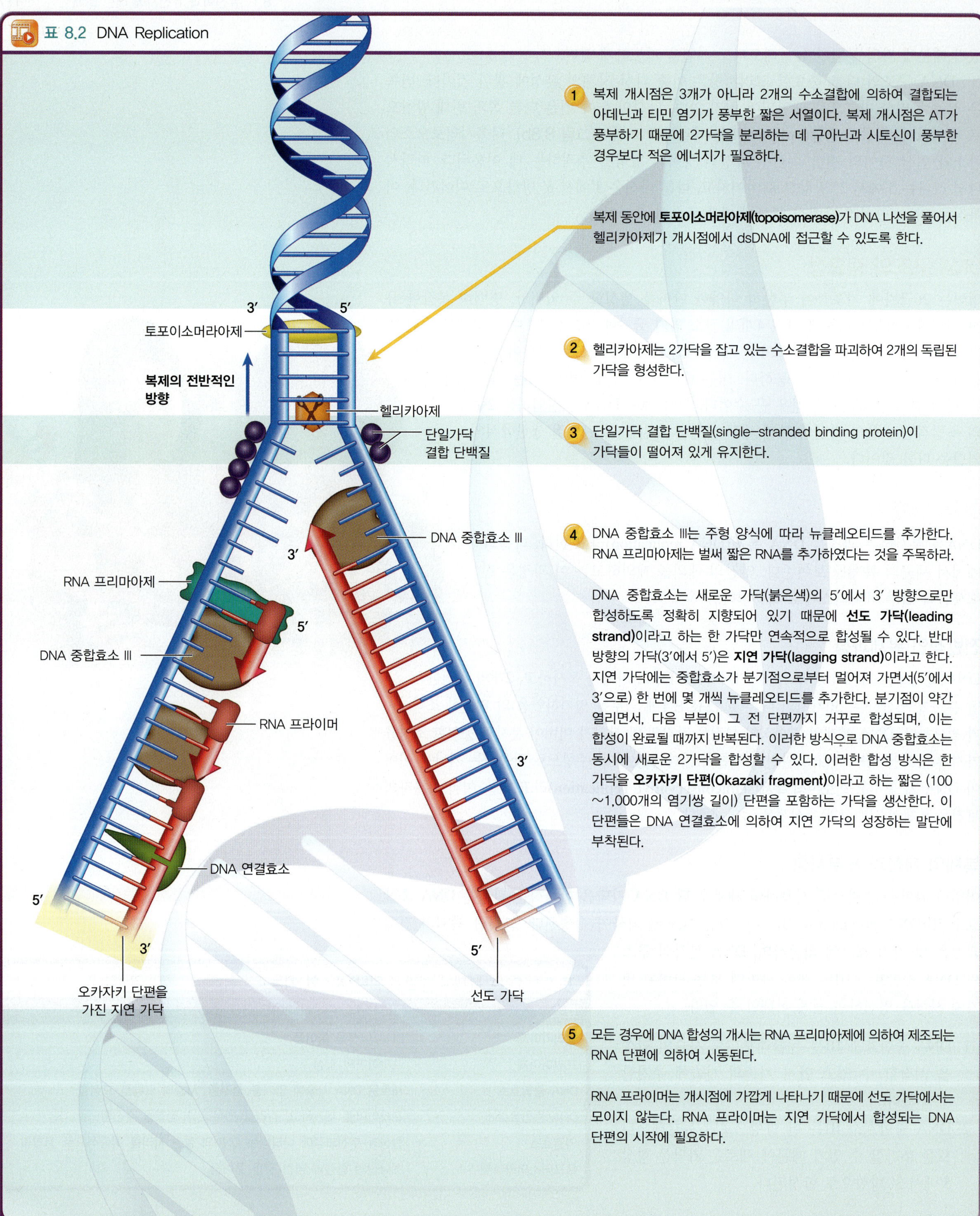

표 8.2 DNA Replication

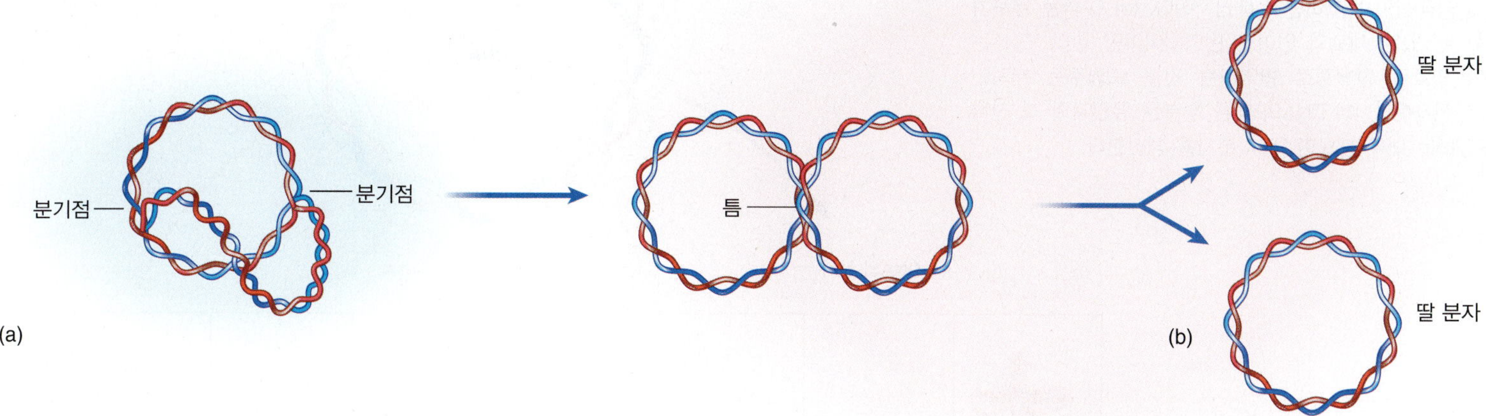

그림 8.4 **세균 염색체 복제의 완결.** (a) 복제가 진행하면서, 하나의 이중 가닥은 다른 가닥으로부터 고리지어 멀어져 간다. (b) 최종 분리는 수선과 2개의 완성된 분자가 분리되면서 일어난다. 딸세포는 이분법으로 분열할 때 이를 받는다.

이 제한 사항을 염두에 두고 **표 8.2**에서 과정을 살펴본다.

딸 분자의 연장과 종료 뉴클레오티드의 추가는 놀라운 속도로 진행하며, 세균의 경우 각 분기점에서 매초 750개의 염기로 추산된다! 복제가 진행되면서, 새로 생성된 이중 가닥은 아래로 고리 지어 내려간다**(그림 8.4a)**. DNA 중합효소 I은 DNA 합성을 개시하기 위하여 사용된 RNA 프라이머를 제거하며 이를 DNA로 교체한다. 분기점이 완전히 돌아서 연결되면 연결효소는 지연 가닥을 돌아다니며 단편을 초기 연결하기 시작하며 2개의 딸 분자의 합성과 분리를 완료한다**(그림 8.4b)**.

다른 언어와 마찬가지로, DNA도 성장하는 사슬에 부정확한 염기가 추가되면 가끔 철자가 틀린다. 연구에 의하면 이러한 실수는 약 10^8~10^9개의 염기에서 나타나지만, 실수의 대부분은 교정된다. 지속적인 세포의 보전은 정확한 복제에 전적으로 의존하기 때문에 세포는 DNA를 교정하는 자신의 기능을 진화하였다. DNA 중합효소 III은 분자를 연장시키는 효소인데, 부정확하고 짝이 맞지 않는 염기를 탐지하여 잘라내고 올바른 염기로 교체할 수 있다. DNA 중합효소 I도 손상을 입은 DNA 분자를 교정하고 수선할 수 있다.

8.1 학습 결과—진도 평가

1. 유전체와 유전자의 용어를 정의하시오.
2. 유전자형과 표현형을 구분하시오.
3. DNA 단편을 그리고, 분자 내의 모든 중요한 화학기에 표지를 하시오.
4. 세균 DNA 복제의 단계를 요약하고, 이 과정에 사용되는 효소를 밝히시오.
5. DNA 복제 과정에서 선도 가닥과 지연 가닥의 합성을 비교하고 대조하시오.

8.2 전사와 번역

유전체는 중대한 정보로 가득하지만 분자 자신이 직접 세포 과정을 수행하지는 않는다. 저장된 정보는 지시를 수행하는 RNA 분자로 전달된다. 유전 정보가 DNA에서 RNA를 거쳐 단백질로 흘러가는 개념을 생물학의 **중심 정설(central theme)**이라고 한다**(그림 8.5a)**. 더 정확하게는 DNA의 주된 암호가 먼저 **전사(transcription)**라고 하는 과정을 통하여 RNA 분자를 합성하는 데 이용되고, RNA에 포함된 정보는 **번역(translation)**이라는 과정에서 단백질을 생산하는 데 이용된다. 이 양상의 주요한 예외는 RNA에서 RNA로 변환하는 RNA 바이러스와 RNA에서 DNA로 변환하는 레트로바이러스에서 나타난다.

단백질을 생산하는 데 사용되는 RNA에 추가하여 다양한 RNA들이 유전자 기능을 조절하는 데 이용된다. 이는 방대한 양의 DNA 서열이 단백질을 전혀 형성하지 않는

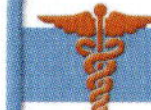
NCLEX® 준비

1. 생물학의 중심 주제는 DNA의 주 암호가 ______이라고 불리는 RNA 분자의 합성에 사용되며, RNA에 포함된 정보는 ______이라고 하는 단백질 합성에 사용된다는 것이다.
   a. 번역, 전사
   b. 전사, 번역
   c. 번역 후 변형, 중복성
   d. 전사, 종결

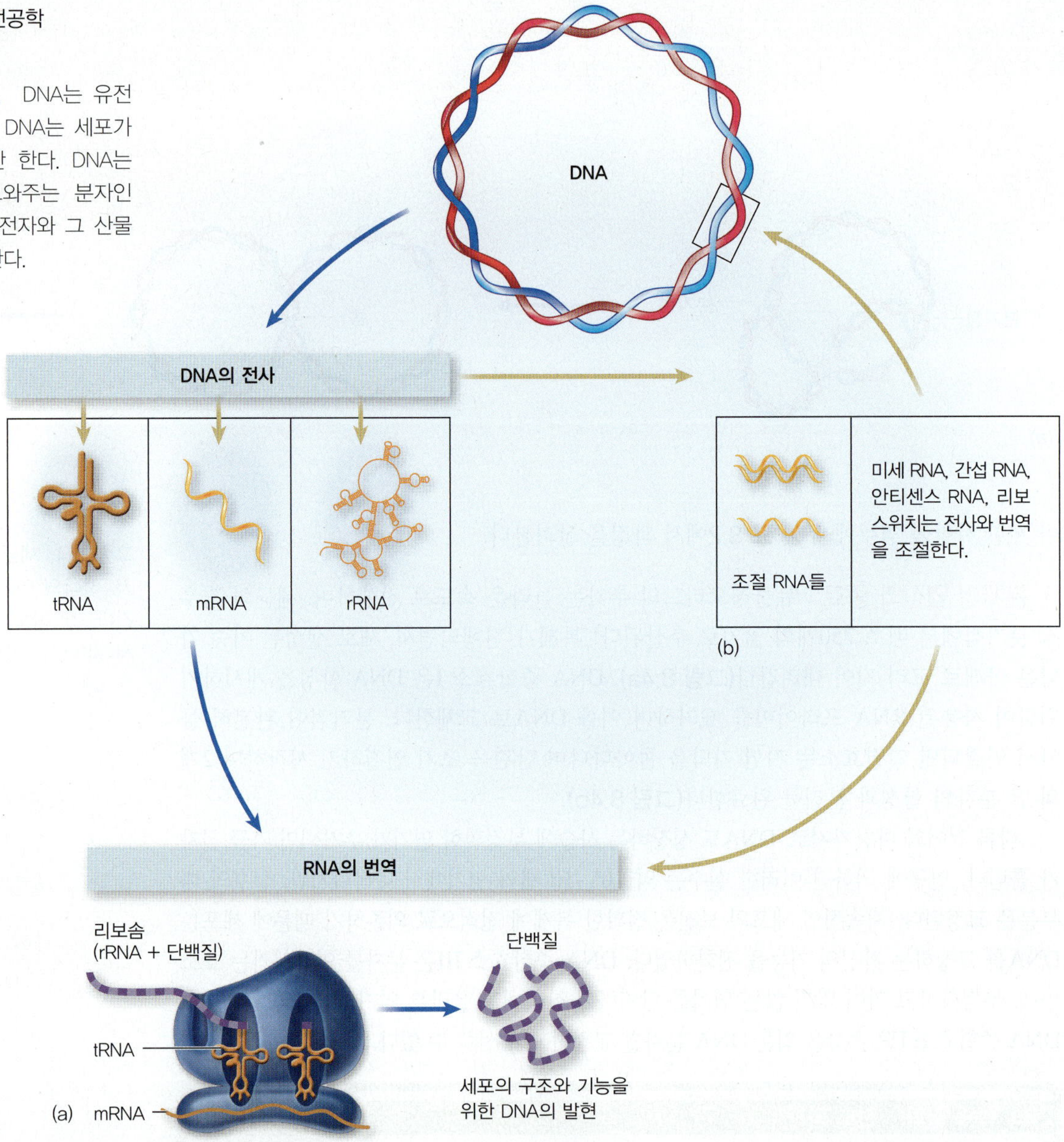

그림 8.5 세포에서 유전정보 흐름의 요약. DNA는 유전정보의 궁극적인 보고이면서 배급자이다. (a) DNA는 세포가 이용할 수 있는 세포의 언어로 번역되어야만 한다. DNA는 자신의 암호를 단백질로 번역하는 것을 도와주는 분자인 RNA로 전사한다. (b) DNA의 다른 부분은 유전자와 그 산물을 조절하는 매우 중요한 RNA 분자를 생산한다.

RNA들을 암호화한다는 것을 의미한다(**그림 8.5b**). 이러한 매우 중대한 RNA 분자를 암호화하는 DNA는 아주 최근까지 "쓰레기(junk)" DNA로 불렸는데, 그 이유는 그들의 기능을 이해하지 못하였기 때문이다.

전사: 유전자 발현의 첫 단계

전사 동안에 DNA 암호는 **RNA 중합효소(RNA polymerase)**라고 하는 크고 매우 복잡한 효소 체계에 의하여 지시되는 몇 단계를 거쳐서 RNA로 변환된다. **주형 가닥(template strand)**이라고 하는 단지 한 가닥의 DNA가 기능하는 폴리펩티드를 합성하는 의미 있는 지령을 포함하고 있다.

표 8.3은 전사를 묘사한다.

RNA들

일반적인 성질의 관점에서 리보핵산은 DNA와 유사하지만, 일반적인 구조는 몇 가지 점에서 상이하다.

1. RNA는 나선형으로 존재하는 단일 가닥의 분자이다. 이 단일 가닥은 분자 내의 결합으로 인하여 2차와 3차 단계의 복잡성을 나타내며, tRNA와 rRNA 같은 전문적인

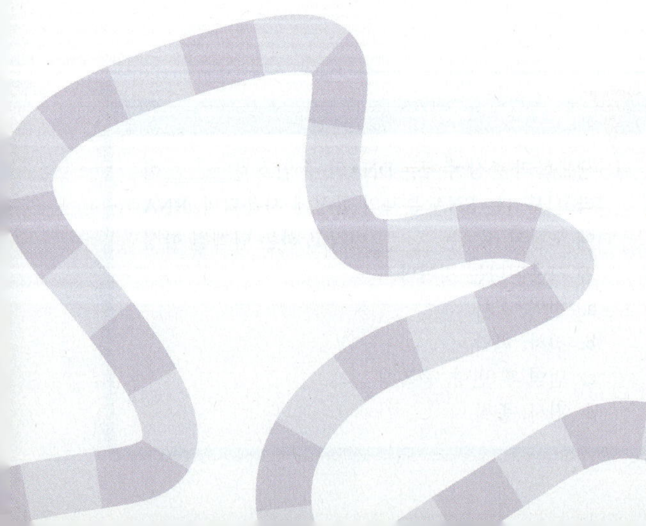

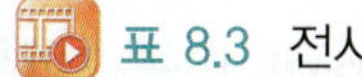

표 8.3 전사

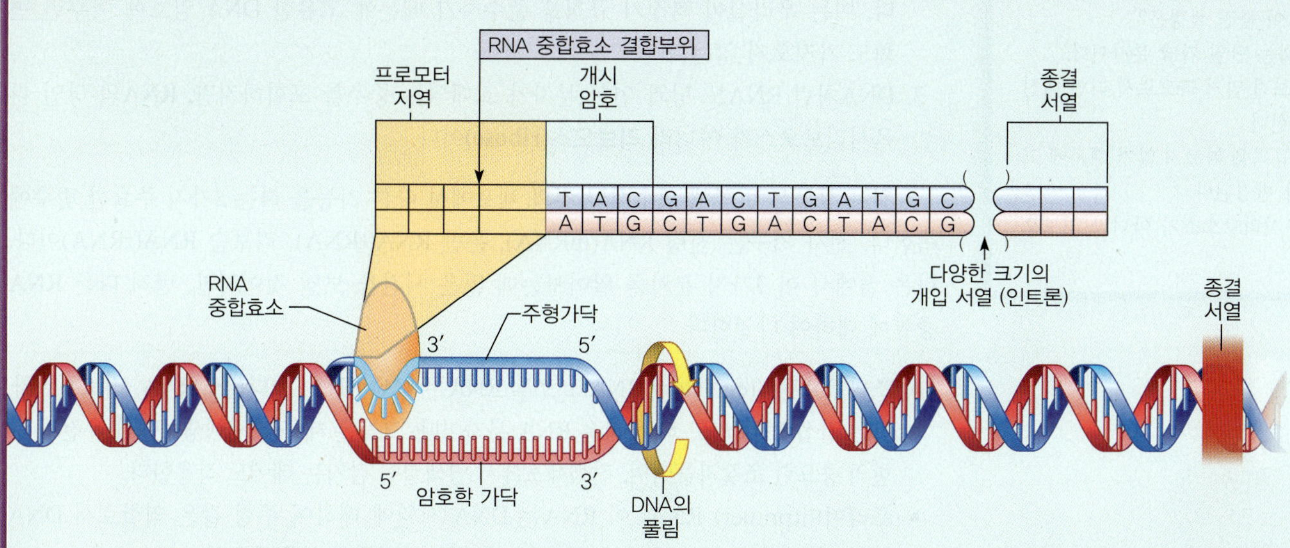

1 **개시(Initiation).** 전사는 RNA 중합효소가 **프로모터(promoter)**라고 하는 DNA의 부분을 인식할 때 개시된다. 이 구역은 전사될 유전자가 시작하기 직전에 2개의 DNA 서열로 구성되어 있다. 이러한 프로모터 서열은 RNA 중합효소가 DNA에 결합하도록 신호를 제공한다. 개시 암호(initiation codon)라고 하는 특별한 암호는 RNA 중합효소가 전사를 시작하는 곳이다. DNA 나선이 풀리면서 중합효소는 먼저 "DNA 스크런칭(scrunching)"이라는 과정으로 DNA의 선두 부분을 자신 안으로 끌어당기며, 스크런칭 과정에서 에너지를 획득하여, DNA 가닥을 내려가면서 DNA 주형가닥에 상보적인 RNA 분자를 계속하여 합성한다. 프로모터의 뉴클레오티드 서열은 유전자에 따라 약간 다르지만, 모두 아데닌과 티민이 풍부하다.

주형가닥(template strand)이라고 하는 단 한 가닥의 DNA가 RNA 중합효소에 의하여 복사된다.

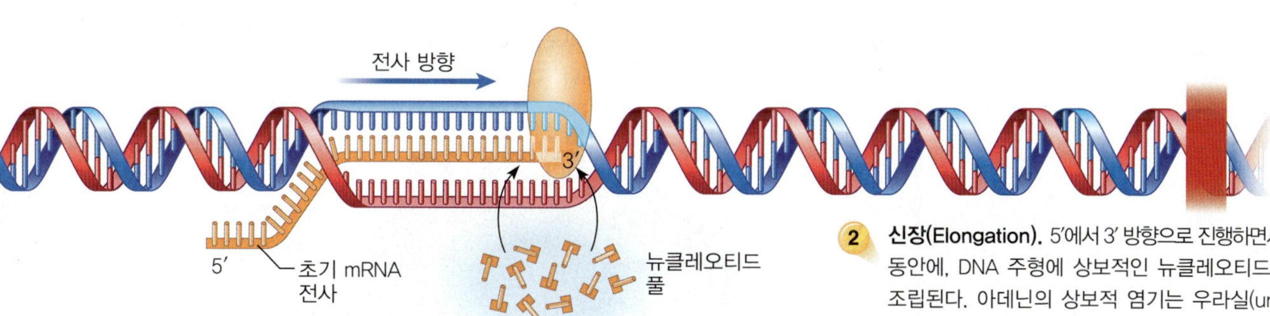

2 **신장(Elongation).** 5′에서 3′ 방향으로 진행하면서 RNA 분자가 신장하는 동안에, DNA 주형에 상보적인 뉴클레오티드가 추가되어 mRNA는 조립된다. 아데닌의 상보적 염기는 우라실(uracil, U)이 위치한다는 것을 기억하라. 계속하여 신장되면서, 이미 전사된 DNA 부분은 원래의 나선형으로 다시 감긴다.

신장
3′
5′
후기 mRNA 전사

3 **종결(Termination).** 종결 시에 중합효소는 mRNA 전사가닥이 분리되어 방출되는 신호를 하는 다른 암호로 인식한다. 가장 작은 mRNA는 100개의 염기로 구성되어 있으며, 평균 크기는 1,200염기이고, 큰 것은 수천 개의 염기를 가진다.

형태를 가져온다.

2. RNA는 아데닌에 대한 상보적인 염기쌍으로, 티민 대신 **우라실(uracil, U)**을 포함한다. 이는 우라실이 짝짓기 규칙을 준수하기 때문에 고유한 DNA 암호에 아무런 변화도 가져오지 않는다.
3. DNA처럼 RNA도 당과 인산 분자가 교대되는 중추를 포함하지만, RNA의 당인 디옥시리보오스가 아니라 **리보오스(ribose)**이다.

전사 산물은 번역에 필수적인 것과 세포에서 다른 기능을 하는 2가지 주요한 범주에 속한다. 전사 기구는 전령 RNA(mRNA), 운반 RNA(tRNA), 리보솜 RNA(rRNA)이다. 다음 절에서 이 3가지 분자를 알아보는데 많은 시간을 보낼 것이지만, 먼저 다른 RNA 종류에 대하여 나열한다.

- 조절 RNA들(regulatory RNAs): 조절 RNA는 미세 RNA, 안티센스 RNA, 리보스위치, 작은 간섭 RNA라고 하는 작은 RNA 분자이다. 그들은 세균과 진핵생물에서 유전자 발현의 중요한 조절자들이며, 진핵세포에서 염색질이 감기는 데에도 작용한다.
- 프라이머(primer) RNA: 이 RNA는 DNA 서열에 대하여 주형 같은 역할로서 DNA 복제 시 위치한다. 프라이머 RNA는 세균과 진핵세포에서 작용한다.
- 리보자임(ribozyme): 이 효소들은 RNA로 이루어져 있으며, 진핵생물에서 다른 RNA로부터 필요하지 않은 서열을 제거한다.

위의 모든 것과 tRNA, mRNA, rRNA는 염색체의 별개 유전자의 전사 산물이다.

이제 번역에 대해 알아보자.

NCLEX® 준비

2. 다음 중 RNA에 대하여 틀린 설명은?
   a. 나선형으로 존재하는 단일 가닥 분자이다.
   b. 아데닌에 대한 상보적 염기 짝으로서 티민 대신에 우라실을 포함한다.
   c. 우라실은 짝짓기 규칙을 따르지 않기 때문에 고유의 DNA 암호가 변경된다.
   d. RNA의 당은 디옥시리보오스가 아니라 리보오스이다.

진핵생물에서 전사는 사진으로 나타낸 핵에서 일어나며, 번역은 세포질에서 일어난다. 세균과 고세균에서는 전사와 번역 모두 세포질에서 일어난다.

표 8.4 전사에 관련된 3종류의 RNA

세균 리보솜(70S)은 단단히 포장된 **리보솜 RNA(rRNA**; 큰 회색과 파란색 영역)와 단백질(작은 연자주색과 자주색 영역)로 구성된 입자이다. 대사가 활발한 세균 세포는 이 아주 작은 공장을 2만 개까지 가지고 있으며, 모두 유전 프로그램을 읽고, 원료를 받아들이고, 단백질을 인상적인 속도로 생산하는 데 활발하게 종사하고 있다. 각각의 리보솜은 큰 소단위와 작은 소단위를 가지고 있으며, 각각의 소단위는 rRNA와 단백질로 구성되어 있다.

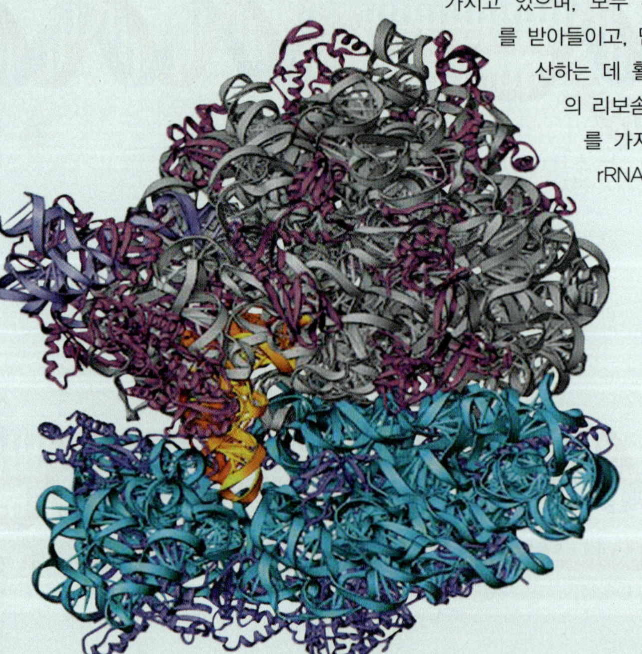

전사 이후: 번역

3가지 상이한 전사의 RNA 산물은 단백질 발현의 마지막 단계에 필요하다. 그들을 **표 8.4**에 서술하였다.

세균과 진핵생물의 리보솜은 크기가 상이하다. 세균의 리보솜과, 진핵생물의 엽록체와 미토콘드리아의 리보솜은 50S 큰 소단위와 30S 작은 소단위로 이루어진 70S 크기이다. "S"는 리보솜을 특징짓는 침전 속도의 측정치이다. 진핵생물 리보솜은 60S와 40S 소단위로 이루어진 80S이다. 작은 소단위는 mRNA의 5′ 말단에 결합하고, 큰 소단위는 단백질에 펩티드 결합을 형성하는 효소를 공급한다.

번역: 유전자 발현의 2단계

번역 중에는 mRNA에서 아미노산까지 단백질을 합성하기 위해 필요한 모든 요소가 리보솜 상에 집결된다(**그림 8.6**).

주된 유전자 암호: 전령 RNA의 메시지

번역은 중심 원칙에 의존한다. mRNA 뉴클레오티드는 3개의 집단으로 해독(read)된다. 3개의 뉴클레오티드를 **코돈(codon)**이라고 하며, 코돈이 성장하는 펩티드 사슬에 어느 아미노산을 추가할지를 지시한다. **그림 8.7**에 mRNA 코돈과 그에 상응하는 아미노산 특이성을 나타내었다. 64개의 세 글자 암호에 대하여 20종류의 아미노산만이 있기 때문에 어떤 아미노산은 여러 개의 코돈이 나타내는 것이 놀랍지 않다. 예를 들어 류신과

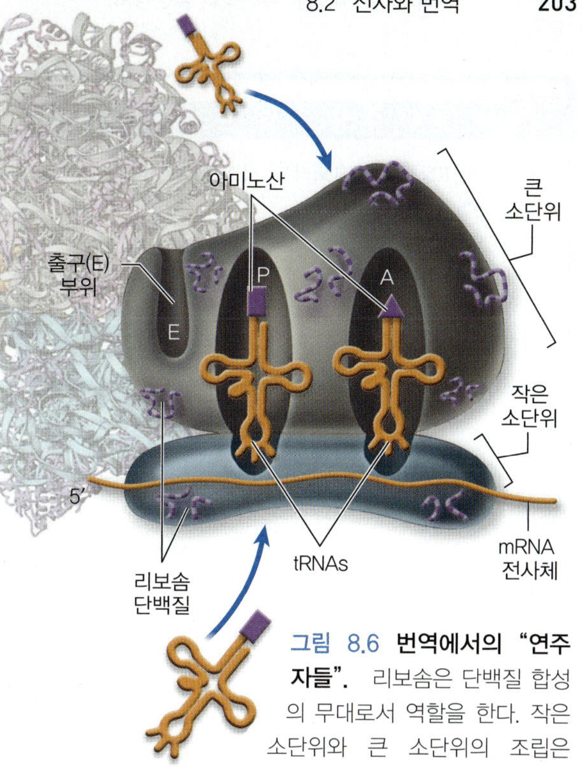

그림 8.6 번역에서의 "연주자들". 리보솜은 단백질 합성의 무대로서 역할을 한다. 작은 소단위와 큰 소단위의 조립은 mRNA와 아미노산과 결합한 2개의 tRNA를 보유하기 위한 특정한 부위를 가져온다. 이러한 리보솜의 묘사는 왼쪽 페이지의 묘사와 부합되어, 여러분은 분자적 영상과 이 책에서 사용되는 영상 사이의 연관을 볼 수 있다.

운반 RNA(tRNA)도 또한 DNA 특정 구역의 복사이지만, mRNA와 상이하다. 각각의 tRNA는 75~95뉴클레오티드 길이이고, 동일한 tRNA 가닥 내에서 상보적인 부분과 수소결합을 형성하는 염기 서열을 포함하고 있다. 그 끝에서, 분자는 몇 개의 머리핀 고리처럼 자체적으로 구부러져서, 2차적인 클로버 잎 같은 구조를 보이고 이는 더 접혀서 복잡한 3차원적 나선을 형성한다. 이 소형 분자는 RNA 언어를 단백질 언어로 변환하는 어댑터이다. 클로버 잎의 바닥 고리는 tRNA의 특이성과 mRNA 암호의 상보성을 함께 나타내는 안티코돈인 3개의 염기를 노출한다. 분자의 반대쪽에는 tRNA **안티코돈(anticodon)**에 특이적인 아미노산을 결합하는 부위이다. 20종류의 아미노산에 대하여 운반할 수 있는 최소한 하나 이상의 전문화된 tRNA가 존재한다.

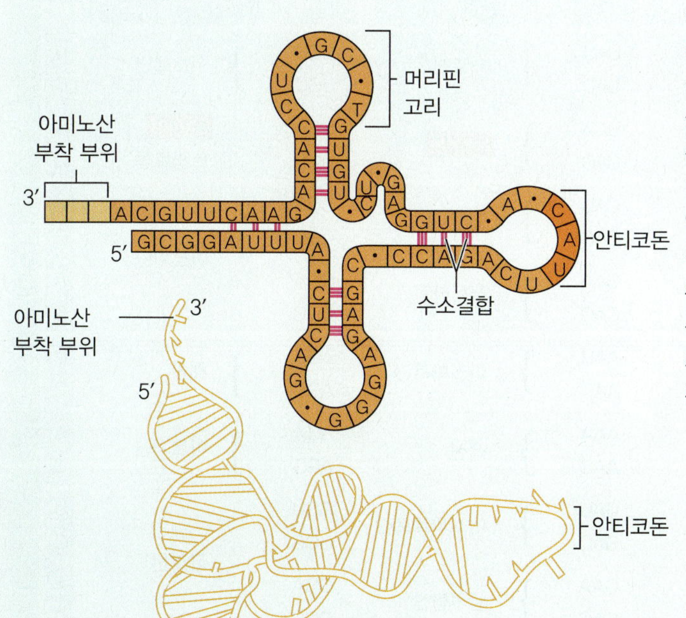

전령 RNA(mRNA)는 DNA의 구조 유전자의 전사물이다. 상보적 염기쌍 규칙은 암호가 정확히 mRNA 전사물에 복사되는 것을 보장한다. 전사된 가닥의 메시지는 나중에 **코돈(codon)**이라고 하는 3개의 연속으로 읽힌다. mRNA 분자의 길이는 100~수천 개의 뉴클리오티드이다. mRNA는 단백질의 최종 아미노산 서열을 지시한다.

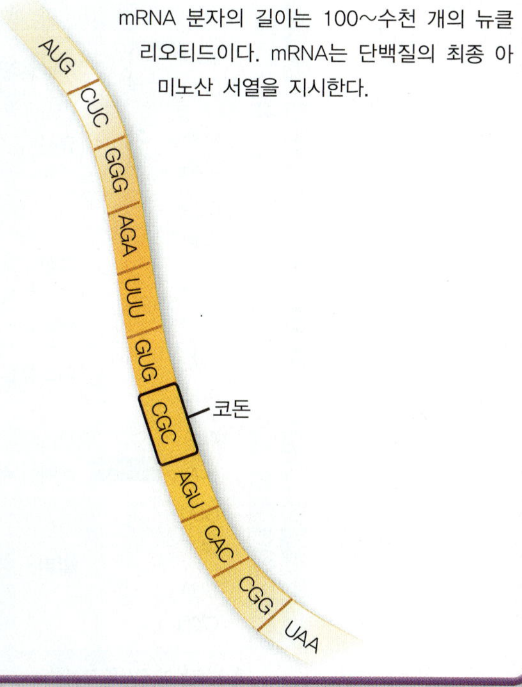

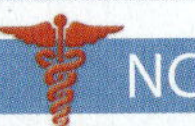

NCLEX® 준비

3. 3개의 RNA 뉴클레오티드 서열을 무엇이라고 하는가?
   a. 흔들림
   b. 폴리리보솜 복합체
   c. 코돈
   d. 펩티드 사슬

세린은 6개의 상이한 세 글자 코돈에 의하여 나타낼 수 있으며, 트립토판과 메티오닌만 하나의 코돈에 의하여 나타낸다. 이 특징을 **중복성(redundancy)**이라고 하며, 어김없이 나타나는 DNA 서열의 실수가 있더라도 정확한 아미노산이 삽입될 수 있도록 한다. 또한 류신 코돈의 경우 정확한 아미노산을 암호화하기 위해서는 처음 2개의 뉴클레오티드만 필요하며, 세 번째 뉴클레오티드는 의미를 변화시키지 않는다. 이 성질을 **흔들림(wobble)**이라고 하며, 메시지를 변경하지 않고 변화나 돌연변이를 허용한다. **그림 8.8**은 DNA 서열, RNA 코돈, 아미노산 사이의 관계를 보여준다.

새로 만들어진 단백질이 구조적 또는 효소적 역할을 수행하기 위해서는 종종 마지막 손질이 필요하다. 펩티드 사슬이 리보솜에서 방출되기 전부터 펩티드는 생물학적으로 활성을 가지는 3차 구조를 달성하기 위하여 스스로 접히기 시작한다. **번역후 변형(posttranslational modification)**이라고 하는 다른 변경도 필요할 수 있다. 일부 단백질은 개시 아미노산(fMet)이 떨어져 나가야 하며, 복합 효소가 되는 단백질은 보조 인자가 추가되어야 하고, 일부는 4차 구조를 형성하기 위하여 다른 완성된 단백질과 결합한다.

세균에 있어서 mRNA의 번역은 전사가 실행되고 있을 때부터 시작된다(**그림 8.9**). 하나의 mRNA는 동시에 하나 이상의 리보솜을 통하여 공급될 만큼 길이가 충분하다. 이는 동일한 mRNA 전사물이 리보솜의 사슬을 따라 배열하여 수백 개의 단백질 분자가 합성될 수 있도록 허용한다. 이 **폴리리보솜 복합체(polyribosomal complex)**는 단백질을 대량 생산하는 조립라인과 같다. 세균에는 진핵세포와는 달리 핵이 없기 때문에 전사와 번역이 함께 세포질에서 일어날 수 있다(진핵생물에서 전사는 핵에서 일어난다). 유전자 발현에 관련된 모든 과정은 동화작용 과정이라는 것을 기억하라. 단백질 합성은 엄청난 양의 에너지를 소비한다. 평균 크기의 단백질을 합성하는 데 거의 1,200 ATP가 요구된다. **표 8.5**에 번역의 세부 사항을 나타내었다.

진핵생물과 세균의 전사와 번역의 차이

진핵생물과 세균은 단백질 합성에서 많은 유사성을 공유한다. 진핵생물의 개시 코돈도

그림 8.7 유전 암호: 주어진 아미노산을 특정하는 mRNA의 코돈. 번역의 주된 암호는 mRNA 코돈에 위치한다.

제1문자(5′쪽)	제2문자 U		제2문자 C		제2문자 A		제2문자 G		제3문자(3′쪽)
U	UUU	페닐알라닌	UCU	세린	UAU	티로신	UGU	시스테딘	U
	UUC		UCC		UAC		UGC		C
	UUA	류신	UCA		UAA	중지**	UGA	중지**	A
	UUG		UCG		UAG		UGG	트립토판	G
C	CUU	류신	CCU	프롤린	CAU	히스티딘	CGU	아르기닌	U
	CUC		CCC		CAC		CGC		C
	CUA		CCA		CAA	글루타민	CGA		A
	CUG		CCG		CAG		CGG		G
A	AUU	이소류신	ACU	트레오닌	AAU	아스파라긴	AGU	세린	U
	AUC		ACC		AAC		AGC		C
	AUA		ACA		AAA	리신	AGA	아르기닌	A
	AUG	개시 f-메티오닌*	ACG		AAG		AGG		G
G	GUU	발린	GCU	알라닌	GAU	아스파르트산	GGU	글리신	U
	GUC		GCC		GAC		GGC		C
	GUA		GCA		GAA	글루탐산	GGA		A
	GUG		GCG		GAG		GGG		G

* 이 코돈이 전사를 개시한다.
** 번역을 중지시키는 이 코돈에는 상응하는 tRNA와 아미노산이 없다.

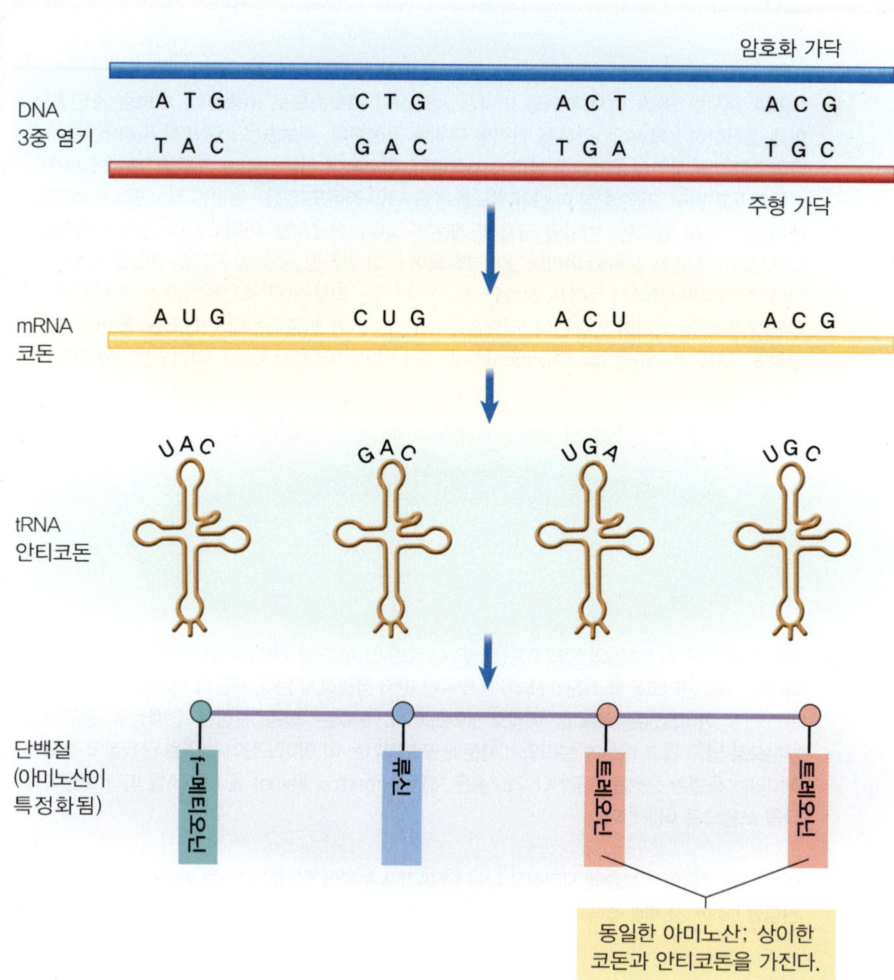

그림 8.8 DNA 암호의 해석. DNA 서열을 알면, mRNA 코돈도 추측할 수 있다. 코돈을 알면, 안티코돈과 궁극적으로는 아미노산 서열도 결정될 수 있다. 그 반대 방향인 아미노산 서열로부터 정확한 코돈이나 안티코돈을 결정하는 것은 암호의 중복성으로 인하여 간단하지 않다.

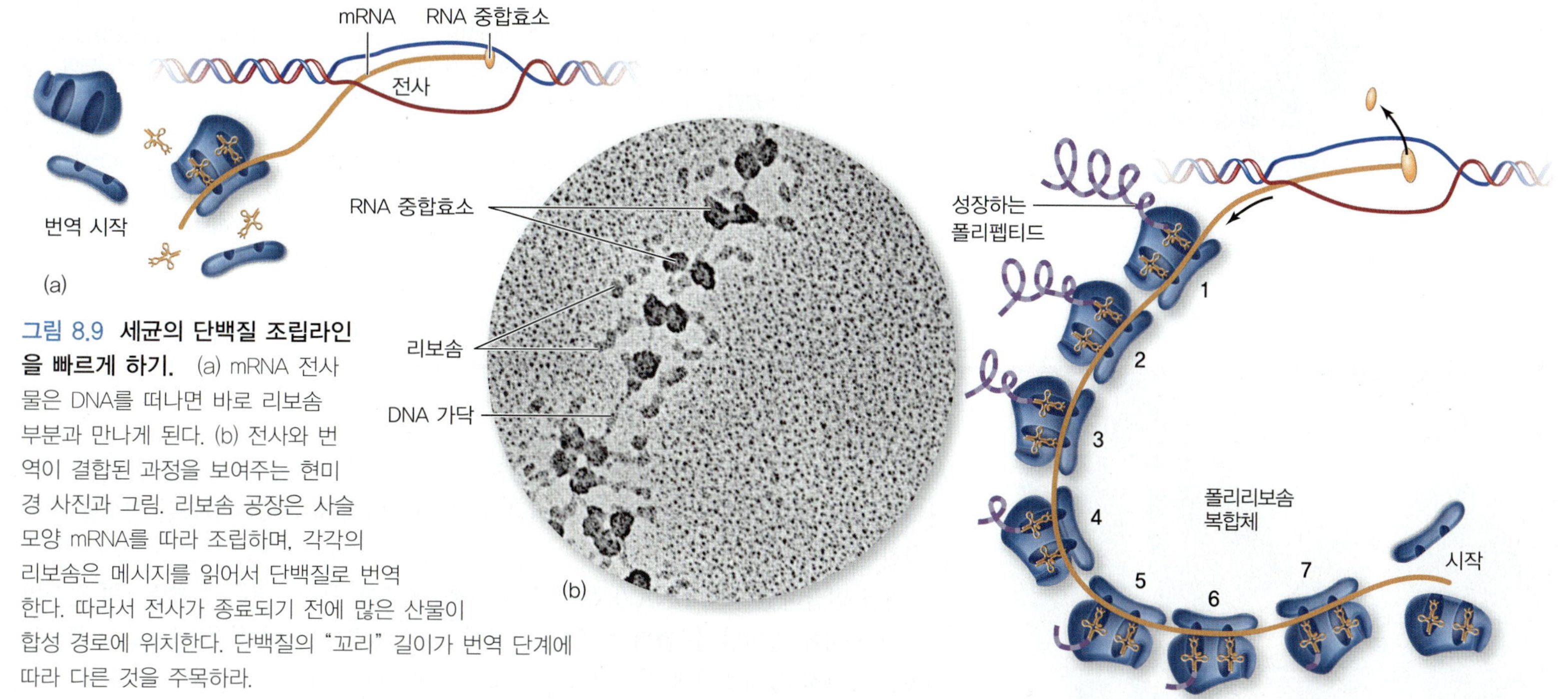

그림 8.9 세균의 단백질 조립라인을 빠르게 하기. (a) mRNA 전사물은 DNA를 떠나면 바로 리보솜 부분과 만나게 된다. (b) 전사와 번역이 결합된 과정을 보여주는 현미경 사진과 그림. 리보솜 공장은 사슬 모양 mRNA를 따라 조립하며, 각각의 리보솜은 메시지를 읽어서 단백질로 번역한다. 따라서 전사가 종료되기 전에 많은 산물이 합성 경로에 위치한다. 단백질의 "꼬리" 길이가 번역 단계에 따라 다른 것을 주목하라.

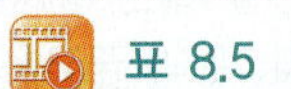

표 8.5 번역

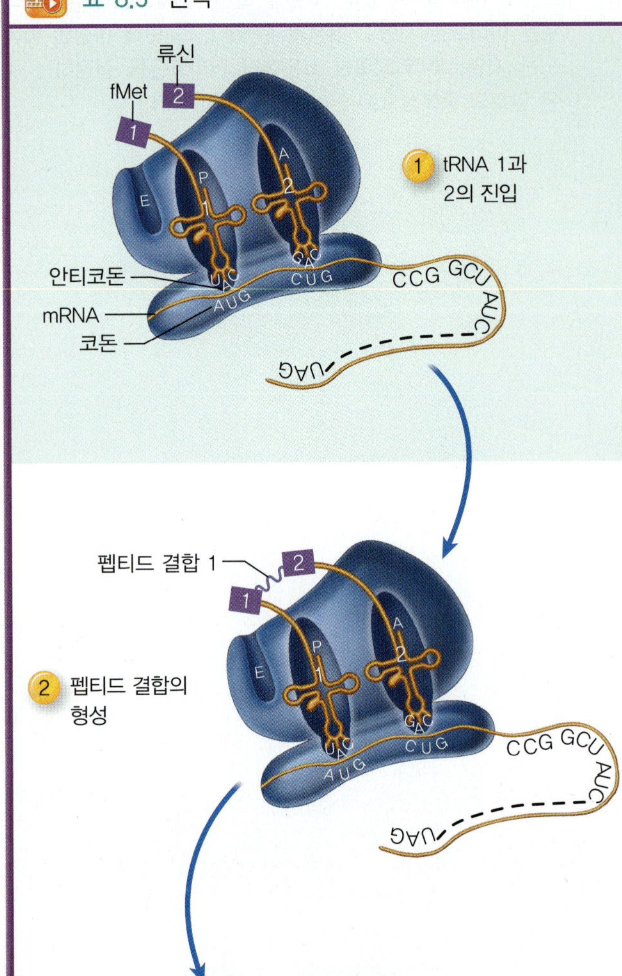

1 mRNA 분자는 DNA 전사 부위를 떠나서 세포질의 리보솜으로 수송된다. 리보솜 소단위는 함께 결합하여 mRNA와 tRNA를 간직할 부위를 형성한다. 리보솜은 mRNA를 따라 5′에서 3′ 방향으로 이동하면서 mRNA를 살피기 시작한다. 리보솜이 처음 만나는 코돈을 "개시(START)" 코돈이라고 하며, 거의 항상 AUG이다(드물게 GUG인 경우도 있음). 결합된 리보솜에서 mRNA 메시지가 자리 잡으면, 번역의 다음 단계는 tRNA가 상응하는 아미노산과 함께 진입한다. 세포질의 저장소는 정확한 아미노산이 부착되어 이미 장전된 tRNA의 완전한 배열을 포함하고 있다. 상보적인 tRNA가 mRNA 암호와 만나는 단계는 리보솜 큰 소단위의 P 부위(왼쪽)와 A 부위(오른쪽)에 의하여 인도된다. 리보솜은 또한 tRNA가 방출되는데 이용되는 출구(E; exit) 부위도 가지고 있다[P는 펩티드(peptide) 부위; A는 아미노아실(aminoacyl; 아미노산) 부위이다].

2 짝짓기 규칙은 이 tRNA의 안티코돈은 mRNA 코돈인 AUG와 반드시 상보적일 것을 지시한다. 따라서 UAC 안티코돈을 가진 tRNA가 P 부위를 먼저 점령하게 된다. 세균의 개시 tRNA에 의하여 운반되는 아미노산은 포르밀 메티오닌(fMet)이다. fMet는 보통 완성된 단백질의 영구적인 부분으로 남지 않고 대신에 분리되기 때문에 포르밀기는 이 아미노산이 번역된 단백질의 부분이 아니라는 특별한 신호를 제공한다. 리보솜은 "해독틀(reading frame)"을 mRNA를 따라 오른쪽의 다음 코돈으로 이동한다.

이는 다음 코돈이 리보솜에 자리하고 다음 tRNA가 A 부위에 진입할 공간을 마련한다. 아미노산과 인접한 tRNA 사이에 펩티드 결합이 형성되며, 폴리펩티드는 길이가 성장한다.

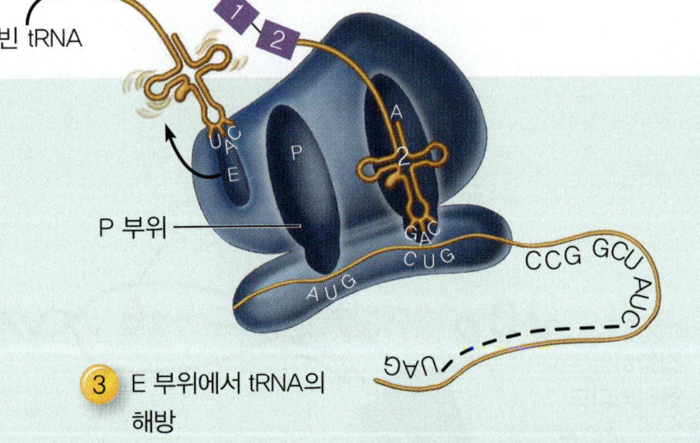

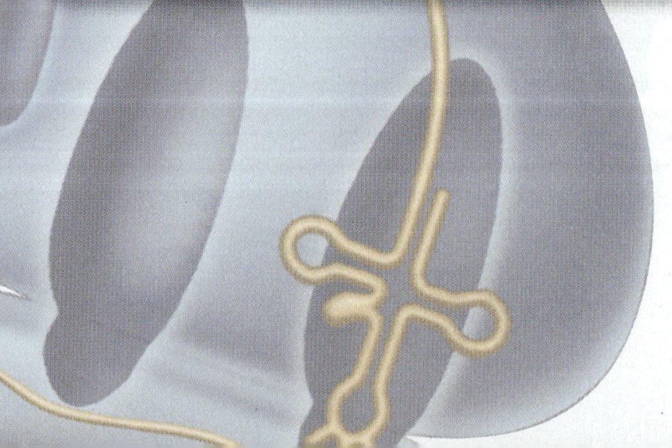

3 tRNA 2가 A 부위로 진입하면 tRNA가 운반하는 두 아미노산 사이에 펩티드 결합이 형성하기에 적당한 거리에 두 tRNA를 위치시킨다. fMet는 첫 번째 tRNA에서 두 번째 아미노산으로 전달되며, 두 개의 결합된 아미노산인 디펩티드(dipeptide)를 형성한다.

다음 단계가 진행하기 위해서는 리보솜 상에 공간이 필요하며, 다음 서열의 코돈이 읽혀지기 위해 자리에 와야만 한다. 이 과정은 전좌(translocation)라고 하는 효소에 의해 지시되는 리보솜이 mRNA 가닥을 따라서 오른쪽으로 이동하는 것이며, 이는 빈 tRNA 1이 리보솜의 E 부위에서 해방되게 한다.

AUG이지만, 다른 형태의 메티오닌을 암호화한다. 다른 차이점은 진핵생물 mRNA는 단지 하나의 단백질을 암호화하지만, 세균 mRNA는 여러 유전자의 연속된 정보를 종종 포함한다.

방금 언급하였듯이, DNA가 분리된 구획(핵)에 존재한다는 것은 진핵생물의 전사와 번역이 동시에 일어날 수 없다는 것이다. 진핵생물의 mRNA 전사물은 전사를 위해서는 핵공을 통과하여 세포질에 있는 리보솜으로 운반되어야 한다.

표 8.5 (계속)

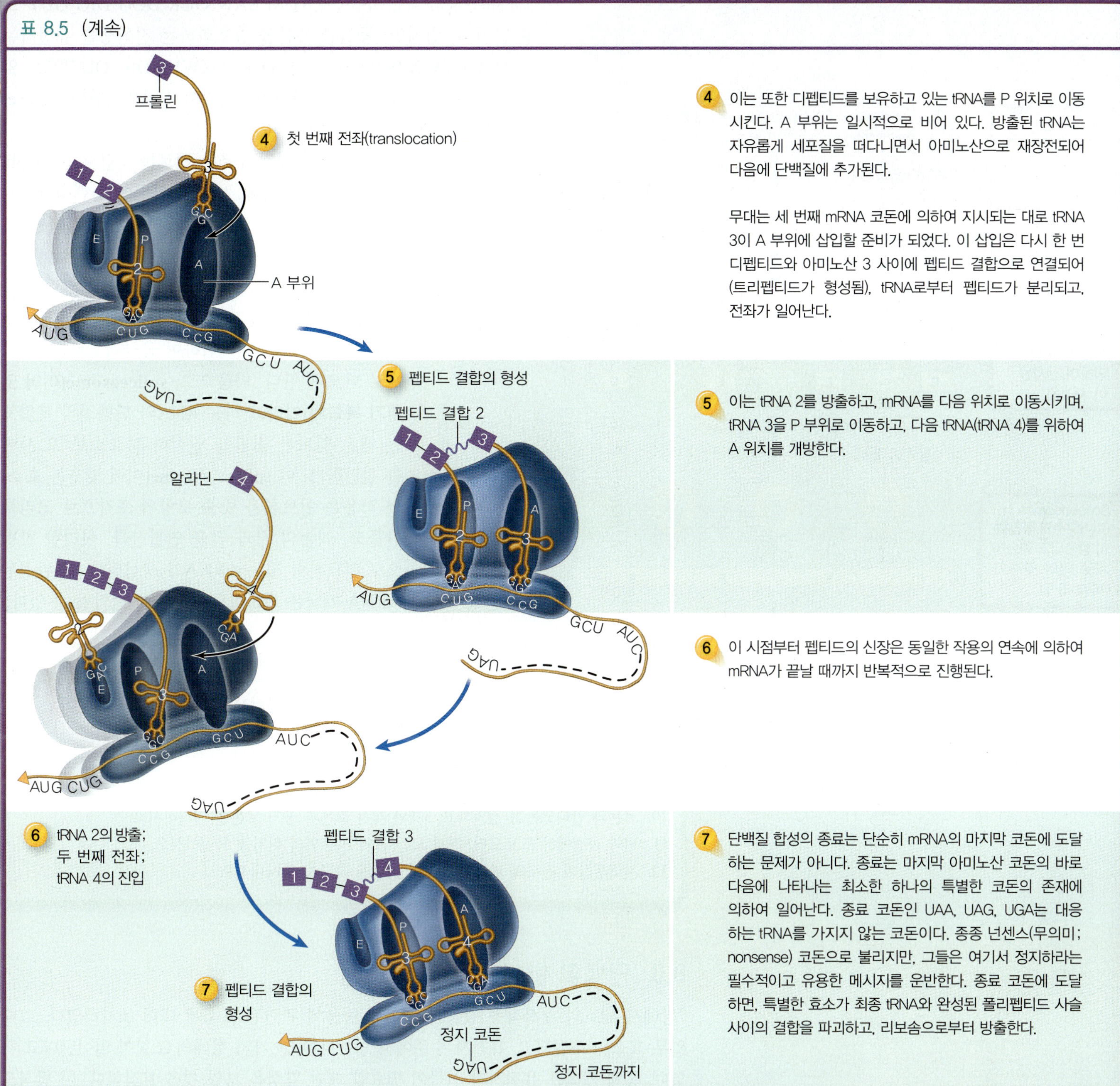

우리는 세균에서는 잘 작동하는 유전자의 단순한 정의를 내렸지만, 대부분의 진핵생물 유전자는(또한 놀랍게도 고세균 유전자도) 단백질에 대하여 연속된 3중 암호의 형태로 존재하지 **않는다**. 진핵생물 유전자는 단백질에 대한 암호를 포함하고 있지만, 이러한 유전자와 함께 **인트론(intron)**이라고 하는 하나 또는 여러 개의 단백질을 암호화하지 않는 간섭하는 염기 서열이 존재한다. 인트론은 단백질로 번역될 **엑손(exon)**이라고 하는 암호 지역에 산재되어 있다(**그림 8.10**). 단어를 예로 들어보자. 공직선성(colinear)

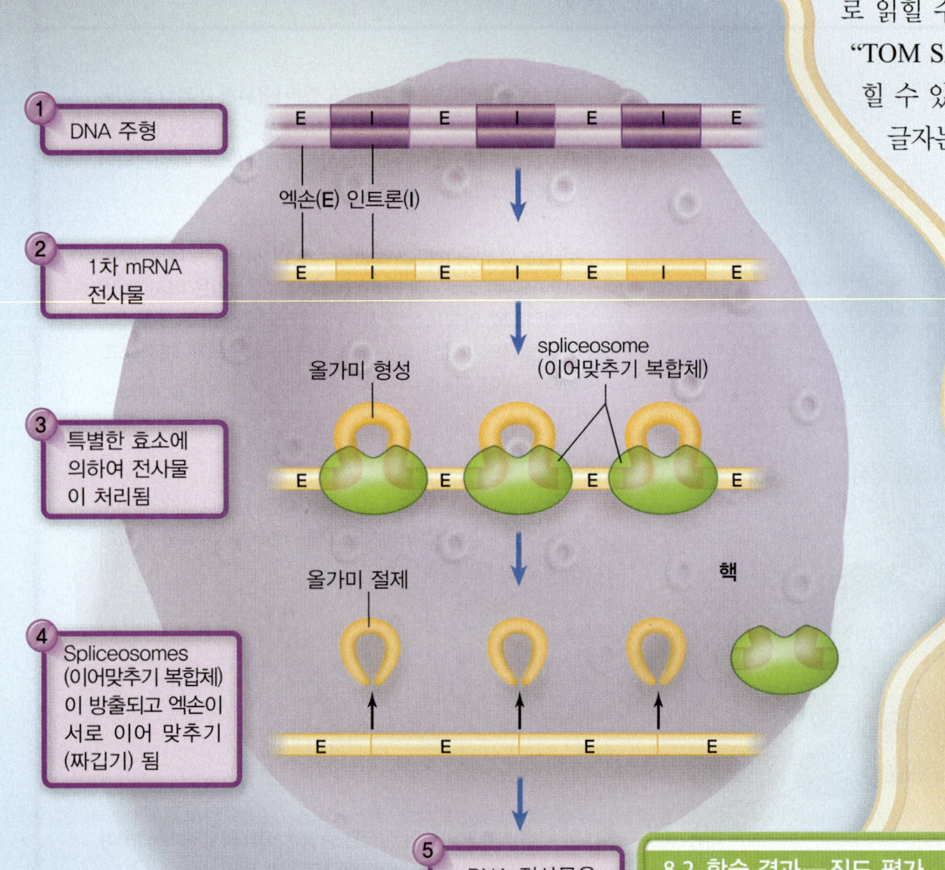

그림 8.10 **진핵생물의 분할 유전자.** 진핵생물 유전자는 전사에 추가적으로 복잡한 요소를 가지고 있다. 암호 서열 또는 엑손(exon; E)은 인트론(intron; I)이라고 하는 단백질 암호 부분이 아닌 단편에 의하여 간격을 두고 끊긴다. 인트론은 전사되지만 번역되지 않는데, 그러기 위해서는 번역되기 전에 RNA 이어 맞추기 효소(splicing enzyme)에 의하여 제거되어야만 한다.

세균 유전자의 짧은 부분은 "TOM SAW OUR DOG DIG OUT"으로 읽힐 수 있지만, 동일한 부분을 암호화하는 진핵생물 유전자는 "TOM SAW XZKP FPL OUR DOG QZWVP DIG OUT"으로 읽힐 수 있다. 인식될 수 있는 단어는 엑손이고 무의미한(nonsense) 글자는 인트론을 나타낸다.

이러한 색다른 유전적 구조는 때로는 분할 유전자(split gene)라고 불리는데, 번역되기 전에 진핵생물에서 그 이상의 처리가 필요하다. 엑손과 인트론을 모두 포함하는 전제 유전자의 전사가 먼저 일어나서 mRNA 전구체(pre-mRNA)를 생산한다. 일련의 아데노신이 mRNA 분자에 추가된다. 이는 mRNA 분자를 보호하고 번역을 위하여 궁극적으로는 핵 밖으로 나오게 한다. 다음으로, **spliceosome(이어 맞추기 복합체)**이라고 하는 RNA와 단백질의 복합체는 엑손-인트론 접합을 인식하고 효소로 그 사이를 절단한다. 이 splicer enzyme(이어 맞추는 효소)의 작용은 인트론을 밧줄 모양의 조각으로 고리를 만들고, 엑손의 끝과 끝을 연결한다. 이러한 방법으로 인트론이 없는 mRNA가 생성된다. 이 완성된 mRNA 가닥은 세포질로 이동하여 번역될 수 있다.

8.2 학습 결과—진도 평가

6. DNA, RNA, 단백질 사이의 관계에 대한 개관을 제공하시오.
7. RNA와 DNA 사이의 중요한 구조적 · 기능적 차이를 확인하시오.
8. 전사 과정을 그림으로 나타내시오.
9. 번역에 직접 관련된 3가지 종류의 RNA를 열거하시오.
10. 코돈과 안티코돈을 정의하고, 3개의 개시 코돈과 중지 코돈을 열거하시오.
11. 번역 과정에서 프로모터, 개시 코돈, A와 P 부위의 위치를 확인하시오.
12. 진핵생물의 전사와 번역이 세균과 어떻게 다른지 나타내시오.

8.3 단백질 합성의 유전적 조절

7장에서 세포의 대사작용 반응과 이러한 반응에 관련된 효소에 대해 조사하였다. 그때 일부 효소는 조절되고, 유전자 수준에서 일어나는 한 가지 형태의 조절이 일어난다고 하였다. 통제 기작은 유전자가 산물이 필요할 때만 활성을 보일 것을 보장한다. 이 방식으로 효소는 필요할 때만 생성되고 막다른 합성에서의 에너지와 물질의 낭비를 방지한다. 안티센스 RNA, 미세 RNA, 리보스위치(riboswitch)는 세균, 고세균, 진핵생물에서 조절을 제공한다. 세균과 고세균은 추가적인 전략을 가지고 있다. 그들은 유전자의 모음을 **오페론(operon)**으로 조직한다. 오페론은 전체가 단일 단위로서 조절되는 유전자의 통합된 세트로 구성된다. 오페론은 유도되거나 억제된다. 많은 이화작용 오페론, 또는 이화작용에 작용하는 효소를 암호화하는 오페론은 유도될 수 있는데, 이는 오페론이 구조 유전자가 암호화하는 효소의 기질에 의하여 켜진다(유도된다). 이 방식으로, 영양소(예를 들면 젖당)를 대사하는 데 필요한 효소가 그 영양소가 환경에 존재할 때만 생산된다. 억제되는 오페론은 종종 동화작용 효소를 암호화하는 유전자를 포함하는데, 예를 들면 아미노산을 합성하는 효소 등이다. 억제되는 오페론은 그 효소에 의하여 합성된 산물에 의하여 일련의 여러 유전자가 꺼진다(억제된다).

젖당 오페론: 세균에서 유도되는 유전자 조절의 모델

유전적 유도를 통하여 통제되는 것을 설명하는 가장 잘 이해된 세포 시스템은 **젖당 오페론(lactcose operon; *lac* operon)**이다. 이 시스템은 1961년 자코브(Francois Jacob)와 모노(Jacques Monod)에 의하여 최초로 묘사되었는데, *Escherichia coli*에서 젖당 대사를 조절하는 데 관여한다. 그 이후 유사한 방식의 작용을 하는 많은 다른 오페론이 확인되었으며, 그들은 함께 세포의 환경이 유전자 발현에 큰 영향을 미친다는 것을 보여주었다.

젖당 오페론은 3가지 중요한 특징을 가진다(**표 8.6**).

1. **조절자(regulator)**, 오페론을 억제하는 능력을 가진 단백질(**억제자; repressor**)을 암호화하는 유전자로 구성되어 있다.
2. RNA 중합효소에 의하여 인식되는 **촉진자(promoter)**와 전사의 개폐 스위치로 작용하는 서열인 **작동 유전자(operator)**의 2영역으로 통제 자리가 이루어져 있다.
3. 각각 젖당을 이화하는 데 필요한 다른 효소를 암호화하는 3개의 유전자로 이루어진 구조 자리이다.

β-galactosidase라고 하는 그중 한 효소는 젖당을 단당류로 가수분해하며, 다른 요소인 투과효소(permease)는 젖당을 세포막을 가로질러 운반한다.

오페론은 특정한 대사 경로의 유전자들이 단일 조절 요소에 의하여 일제히 유도되거나 억제될 수 있도록 하는 효과적인 전략을 제공한다. 촉진자, 작동 유전자, 구조 성분은 서로 인접하여 위치하지만, 조절자는 멀리 떨어져 있을 수 있다.

표 8.6은 *lac* 오페론이 어떻게 작용하는지 세부 사항을 보여준다.

lac 오페론에 대한 미묘하지만 중요한 점은 포도당이 없을 때만 기능하거나 세포의 에너지 요구가 가용한 포도당에 의하여 충족되지 않을 때만 기능한다는 것이다. 포도당은 바로 생장에 이용될 수 있고 오페론의 유도를 필요로 하지 않기 때문에 선호되는 탄소 공급원이다. 포도당이 존재할 경우, 두 번째 조절 시스템이 환경의 젖당 수준과 상관없이 *lac* 오페론이 불활성되도록 한다.

상 변이

세균이 명백한 표현형 변화를 가져오는 유전자 전체를 켜거나 끌 때, 이를 때때로 **상 변이(phase variation)**라고 한다. 상 변이는 표현형적 변이이지만, 그 이름은 다음 세대로 전달되어 내려가는 유전되는 표현형이라는 점이 가장 중요하고 특별한 특징으로 인해 이름 붙여졌다. 유전자를 켜는 과정은 종종 조절 단백질에 의하여 중재된다. **상 변이**라는 용어는 세균 세포 표면에 영향을 미치는 특징에 종종 적용되며 원래는 세균이 숙주의 면역 체계의 표적이 되는 표면의 구성 요소 변화 능력을 묘사하기 위하여 만들어졌다. 이러한 표면 분자는 세균이 표면에 부착하는 능력에도 영향을 미치기 때문에 상 변이를 할 수 있는 능력은 상이한 환경에 적응하고 부착하도록 허용한다. 상 변이의 예는 *Neisseria gonorrhoeae* 균주가 부착 핌브리아를 생산하는 능력과 *Streptococcus pneumoniae*가 협막을 생산하는 능력 등을 포함한다.

NCLEX® 준비

4. 다음 중 오페론에 대하여 옳은 설명은 무엇인가?
   a. 모두 단일 단위로서 조절되는 유전자의 조화된 집합으로 구성된다.
   b. 유도되거나 억제될 수 있다.
   c. 세균과 고세균만 오페론을 사용한다.
   d. 위 모두 옳다.

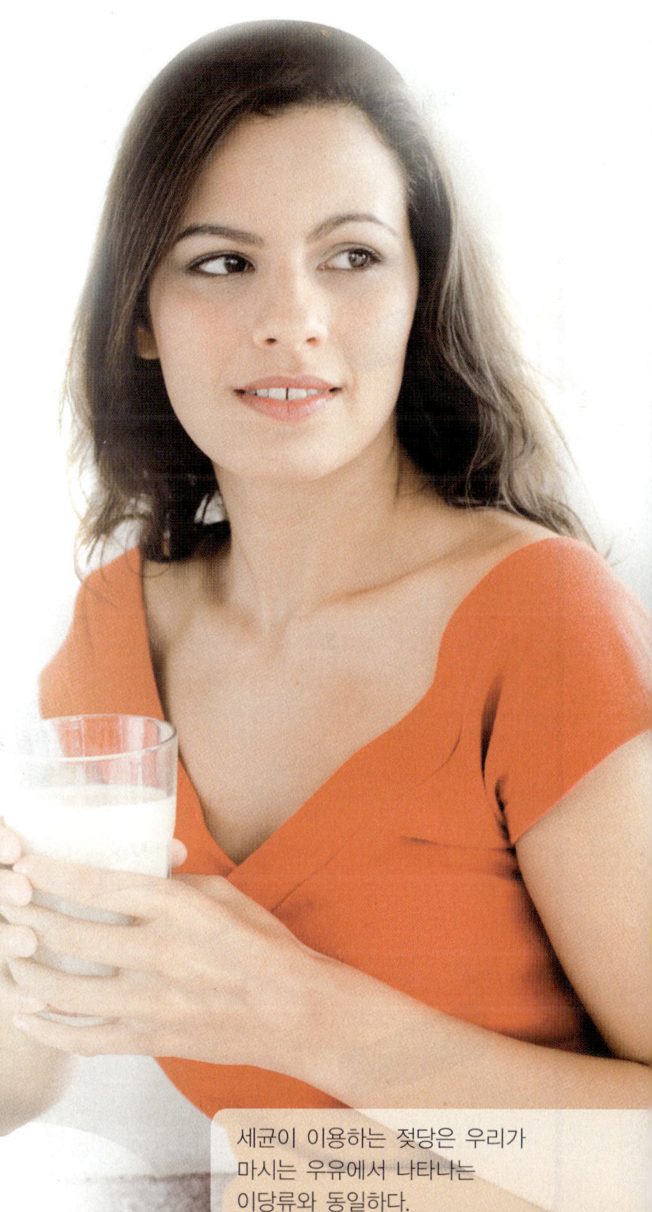

세균이 이용하는 젖당은 우리가 마시는 우유에서 나타나는 이당류와 동일하다.

표 8.6 *lac* 오페론

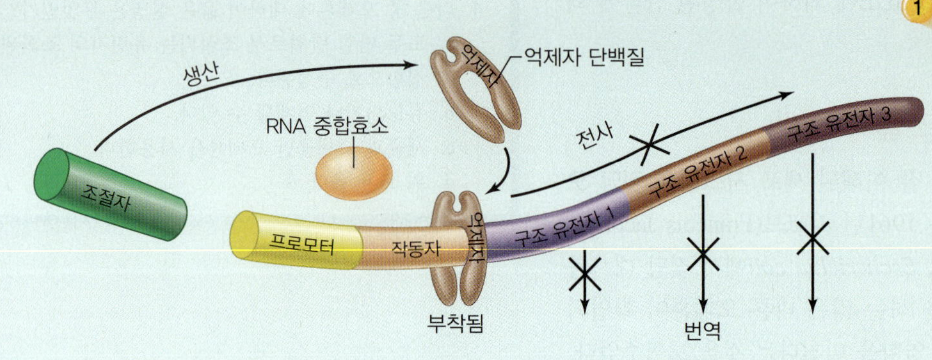

1 이 오페론은 보통 꺼져 있으며 적절한 기질이 없으면 전사를 개시하지 않는다. 오페론은 조절 유전자에 의하여 암호화되는 억제 단백질에 의하여 꺼짐 위치가 유지된다. 이 비교적 큰 분자는 하나는 DNA 작동 유전자(operator) 서열과 다른 하나는 젖당에 대한 2개의 결합 부위를 가지고 있는 다른 자리 입체성(allosteric)이다. 젖당이 없을 때는 이 억제자는 작동 유전자 부위에 결합하여, 아래쪽에 있는 구조 유전자가 전사되는 것을 차단한다. 억제자를 작동 유전자 상에 있는 자물쇠로 생각하면, 작동 유전자가 잠겨 있으면 구조 유전자는 전사될 수 없다. 중요한 것은 조절 유전자가 작동 유전자 영역의 상류(왼쪽)에 위치하며 오페론과 직렬로 통제되지 않기 때문에 구조적으로 전사된다.

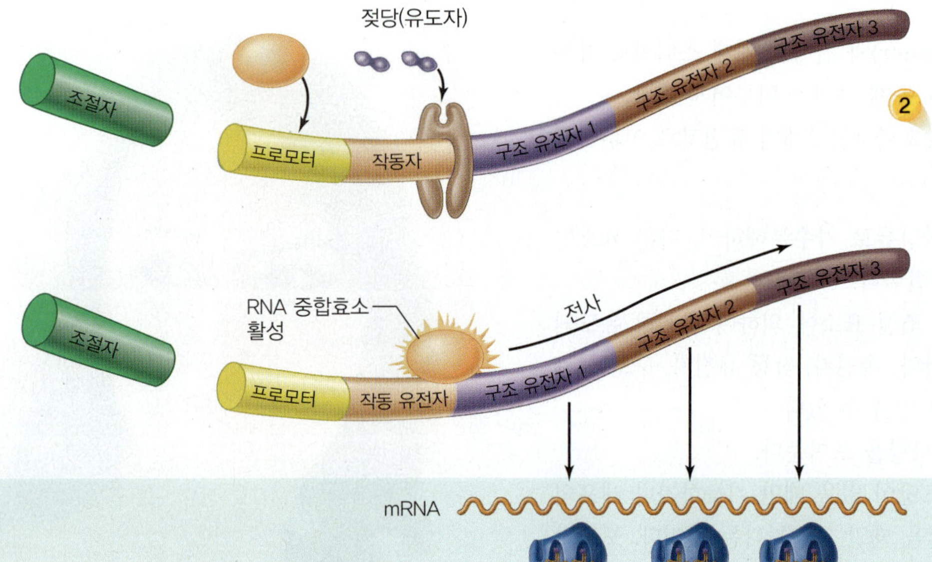

2 만약 젖당이 세포의 환경에 추가되면, 이는 오페론이 켜지는 사건을 유발한다. 젖당이 억제자 단백질에 결합되면 억제자의 형태를 변화시켜 DNA의 작동 유전자 부분에서 제거되도록 한다. 작동 유전자가 개방되면, RNA 중합효소가 촉진자에 결합하여 전사가 진행된다.

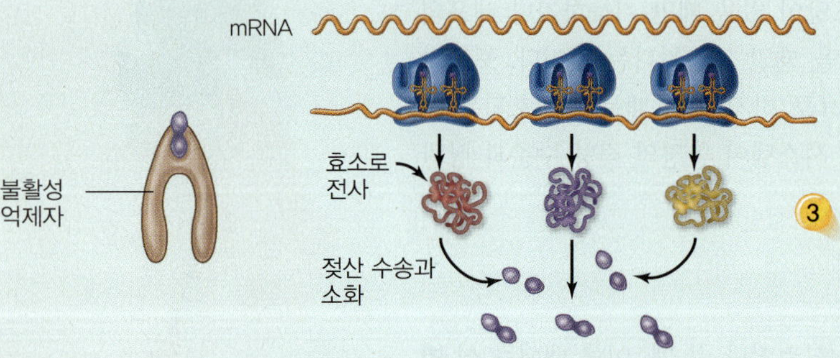

3 구조 유전자는 모든 3개의 효소에 대한 암호에 중단되지 않은 단일 전사물로 전사된다(그러나 번역 시에 각각의 단백질은 분리되어 합성된다).

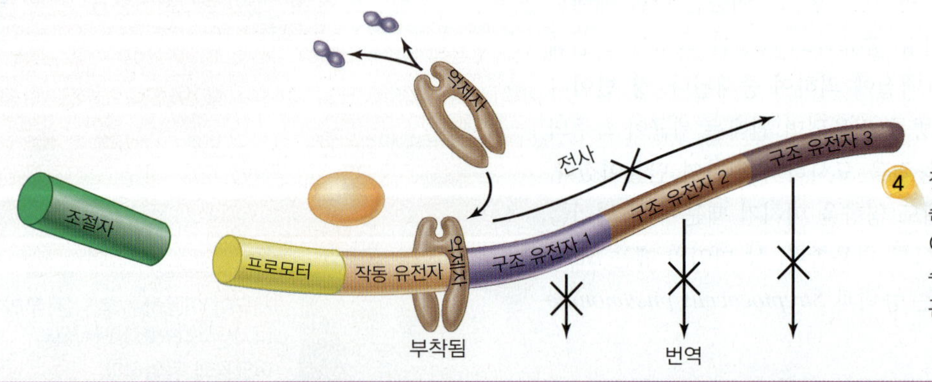

4 젖당이 고갈되면, 더 이상의 효소 합성은 불필요하며, 사건의 순서가 역전된다. 이 시점에 억제자를 저해할 만한 젖당이 더 이상 충분하지 않아서 억제자는 작동 유전자에 다시 부착될 수 있다. 작동 유전자는 잠기고, 구조 유전자의 전사와 젖당과 관련된 효소 합성은 모두 정지한다.

8.3 학습 결과—진도 평가

13. 오페론(operon)이라는 용어를 정의하고, 세균 세포에 제공하는 이점을 설명하시오.
14. *lac* 오페론의 작동의 주요 사항을 강조하시오.

8.4 DNA 재조합 사건

유성생식을 통한 유전적 재조합은 진핵생물에서 유전자 변이의 중요한 수단이다. 세균은 유성생식과 정확하게 동등한 기작은 없지만, 유전체의 일부를 공유하거나 재조합하는 원시적인 수단을 나타낸다. 하나의 세균이 다른 세균에게 DNA를 공여하는 하나의 사건을 **재조합(recombination)**이라고 하며, 그 최종 결과는 공여자나 수여자 균주 모두와 다른 새로운 균주이다. 세균에서의 재조합은 부분적으로는 세균이 염색체 외 DNA(플라스미드)를 가지고 있다는 것과 유전자를 교환하는 데 숙련되어 있다는 것에 좌우된다. 유전자 교환은 세균의 유전적 다양성에 엄청난 영향을 가진다. 유전자 교환은 약제와 대사 독에 대한 추가적인 유전자와 새로운 영양적 대사적 능력, 독성 증가와 환경에 대한 적응 등을 제공한다.

일반적으로, 다른 생물에서 기원한 유전자를 포함하는 생물을 **재조합 개체(recombinant)**라고 한다.

세균의 수평적 유전자 전달

어버이로부터 직접 받지 않은 새로운 유전자를 획득하는 생물이 생기게 하는 모든 DNA 전달을 **수평적 유전자 전달(horizontal gene transfer)**이라고 한다(번식 과정에서 어버이로부터 유전자를 획득하는 것은 수직적 유전자 전달이다). 세균은 수평적 유전자 전달에 참가하는 것으로 수십 년간 알려져 있었다. 이제는 인간을 포함하는 진핵생물도 종종 바이러스와 같은 미생물의 도움으로 수평적 유전자 전달을 하는 것이 명백해지고 있다. 이러한 의외의 사실은 분류학과 심지어는 "인간다움"에 대한 전통적인 관점을 뒤집었다.

세균 세포 사이의 DNA 전달은 전형적으로 플라스미드 또는 염색체 단편의 형태인 작은 DNA 조각이 관련되었다. 플라스미드는 자신의 복제 개시점을 포함하고 따라서 세균 염색체와 독립적으로 복제할 수 있는 작은 원형의 DNA 조각이다. 플라스미드는 대부분의 세균에서 (일부 진균도 함께) 발견되며 일반적으로 많아야 10여 개의 유전자를 포함한다. 플라스미드는 세균의 생존에 필수적은 아니지만, 항생제 내성과 같은 유용한 특징을 운반한다. 용해된 세균 세포에서 탈출한 염색체 단편도 흔히 세포 사이의 유전 정보 전달에 관련된다. 플라스미드와 단편 사이의 중요한 차이점은 플라스미드가 자신의 복제 개시점을 가지고 있고 안정적으로 복제되고 유전되지만, 염색체 단편은 복제되고 궁극적으로 자손 세포에 전달되기 위해서는 세균 염색체에 통합되어야만 한다. 유전자 재조합 과정은 자연에서는 비교적 드물지만 실험실에서는 빈도가 증가될 수 있으며, 생물 사이에 유전자를 뒤섞을 수 있는 능력은 매우 소중하다.

전달의 방식에 따라 세균의 유전자 재조합 방법은 접합, 형질 전환, 형질 도입으로 불린다. **접합(conjugation)**은 2개의 관련된 종이 부착하고 DNA를 수송할 수 있는 다리의 형성을 필요로 한다. **형질 전환(transformation)**은 노출된 DNA의 전달을 수반하며 특별한 운반체가 필요 없다. **형질 도입(transduction)**은 세균 바이러스에 의한 한 세균에서 다른 세균으로 DNA가 전달되는 것이다(**표 8.7**).

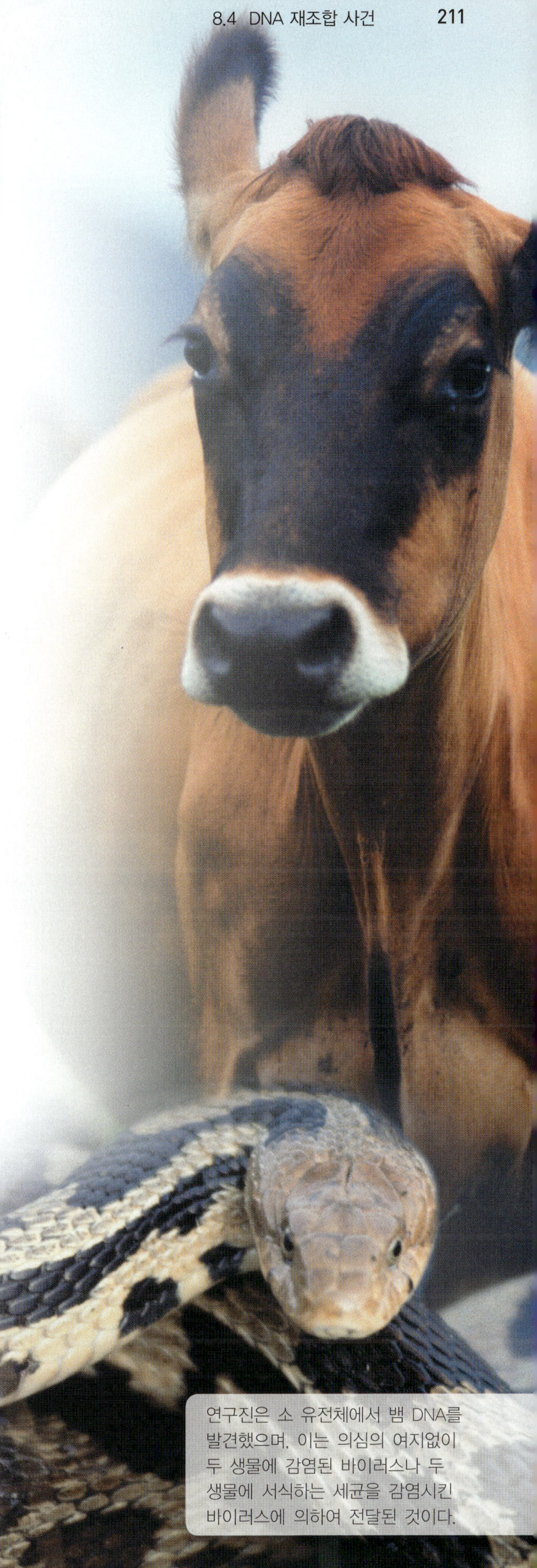

연구진은 소 유전체에서 뱀 DNA를 발견했으며, 이는 의심의 여지없이 두 생물에 감염된 바이러스나 두 생물에 서식하는 세균을 감염시킨 바이러스에 의하여 전달된 것이다.

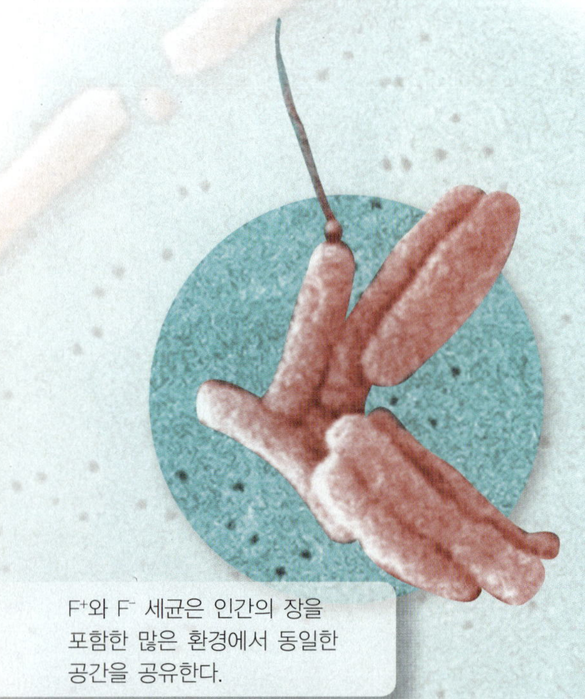

F⁺와 F⁻ 세균은 인간의 장을 포함한 많은 환경에서 동일한 공간을 공유한다.

표 8.7 세균에서 수평적 유전자 전달의 유형

방법의 예	연관된 요인	직접 또는 간접*	자연에서 일반적으로 전달되는 유전자**
접합	선모를 가진 공여 세포 공여자의 생식 플라스미드 공여자와 수여자 모두 살아 있다. DNA를 전달하기 위하여 세포 사이에 다리가 형성된다.	직접	약제 내성; 금속에 대한 내성; 독소 생산; 효소; 부착 분자
변형	자유 공여자 DNA(단편) 살아 있는 적당한 수여자 세포	간접	다당류 협막
형질 도입	공여자는 용해된 세균 세포이다. 결함이 있는 박테리오파아지가 공여자 DNA의 운반체이다. 공여자로서 동일한 종의 살아 있는 수여자 세포	간접	독소; 당 발효 효소; 약제 내성

* "직접"은 공여자와 수여자가 교환 시 접촉한다는 것을 의미함; "간접"은 접촉하지 않는 것을 의미함.
** 실험실에서는 거의 대부분의 유전자가 전달될 수 있음.

접합: 유전자 교환

접합은 플라스미드나 다른 유전물질이 공여자에서 수여자에게 직접적 세포 연결에 의하여 전달되는 유전자 교환 방식이다(**그림 8.11**). 그램양성과 그램음성 세포 모두 접합을 할 수 있다. 그램음성 세포에서 공여자의 플라스미드(**생식 인자**; **fertility** 또는 **F factor**)는 접합 **선모(pilus)**가 합성되도록 한다. 수여자 세포는 표면에 인식 부위를 가지고 있다. 접합에서 세포의 역할은 F 플라스미드를 가지고 있으면 F^+ 없으면 F^-로 표기된다. F^+ 세포로부터 선모가 생장해 나올 때 접촉이 이루어지며, F^- 세포 표면에 부착하고 수축되어 두 세포를 서로 가까이 당긴다. 그램양성 세포에서 인접한 두 세포 사이에 통로가 생성되며, 복제된 DNA는 하나의 세포에서 다른 세포로 가로질러 통과한다. 접합은 공여자 세균이 전달되는 유전물질의 사본을 일반적으로 보유(보존)하는 보존적인 과정이다.

접합 플라스미드는 수백여 가지로 특성에 약간의 변이가 있다. 가장 잘 이해된 플라

그림 8.11 **접합: 두 세포 사이의 직접적 접촉을 통한 유전자 전달.**

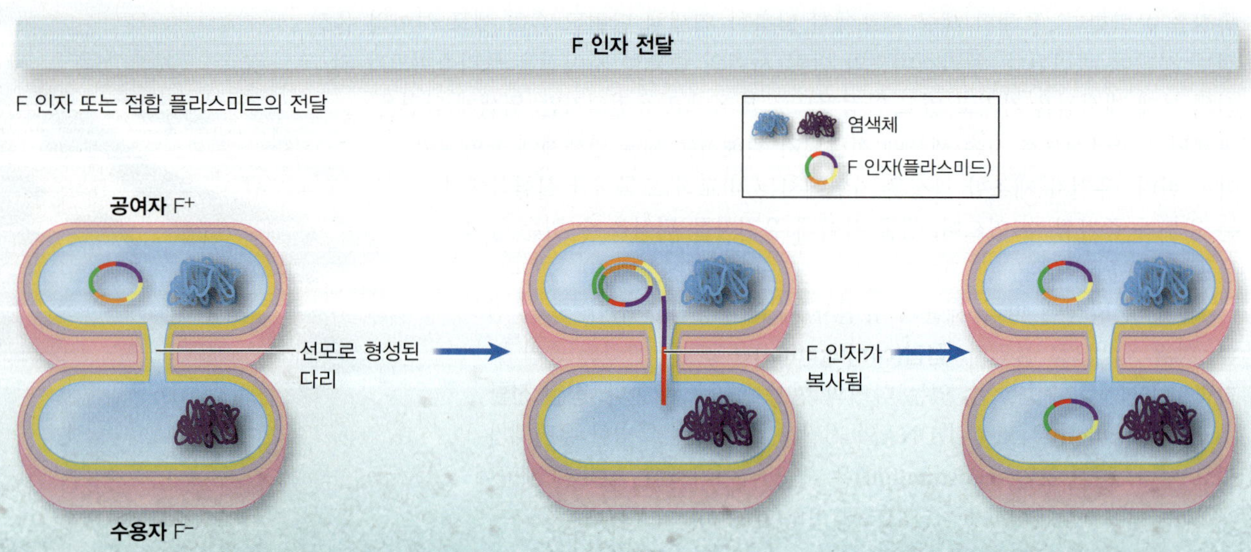

스미드는 *E. coli*의 F 인자인데, 다음의 일을 할 수 있다.

1. 공여자(F^+) 세포는 F 인자의 사본을 만들고 이를 수여자(F^-) 세포로 전달한다. F^- 세포는 그에 의하여 선모를 생성하고 다른 세포와 접합할 수 있는 F^+ 세포로 변화된다. 이때에는 추가적인 공여자 유전자가 전달되지 않는다.
2. 고빈도 재조합(high-frequency recombination, Hfr) 공여자에서, 플라스미드는 F^+ 공여자 염색체에 통합되며, 이는 복제되면 수여자 세포에 전달되기 시작한다. 이는 일부 염색체 유전자가 수여자로 전달된다는 것을 의미한다. 플라스미드 유전자는 전달될 수도 전달되지 않을 수도 있다.

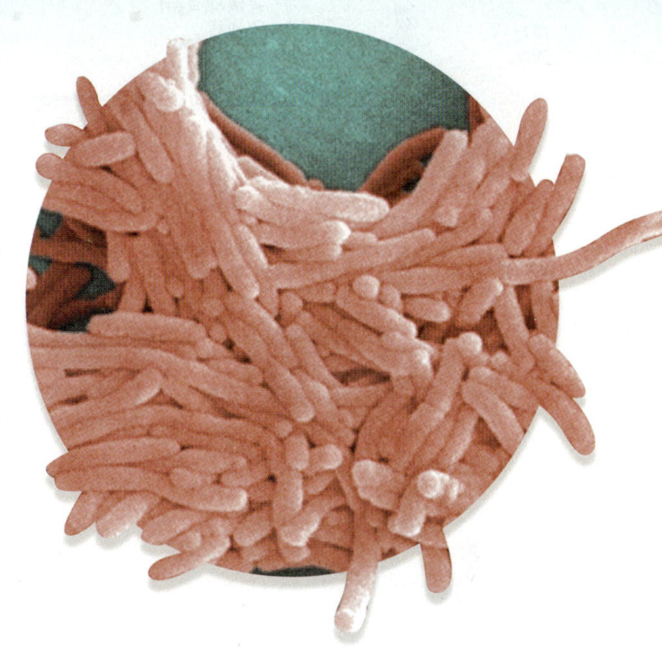

접합은 커다란 생물 의학적 중요성을 가진다. 특별한 **내성 플라스미드(resistance (R) plasmid)** 또는 **인자(factor)**는 항생제와 다른 약제에 대한 내성 유전자를 가지고 있으며 일반적으로 세균 사이에 접합을 통하여 공유된다. R 인자의 전달은 테트라사이클린, 클로람페니콜, 스트렙토마이신, 설폰아미드, 페니실린과 같은 항생제에 다중 내성을 부여할 수 있다. 다른 유형의 R 인자는 중금속(니켈과 수은)에 대한 내성 또는 세균 균주의 병원성을 증가시키는 독력 인자의 합성(독성, 효소, 부착 분자)을 위한 유전적 암호를 운반한다.

형질 전환: 용액에서 DNA를 획득하기

이제 용해된 세포에 의하여 방출되는 염색체가 수여자 세포에 의하여 받아들여지기에 충분히 작은 단편으로 쪼개지고 심지어는 사멸한 세포의 DNA도 유전적 서열을 보유한다는 것을 알고 있다. 이러한 세균 세포에 의한 주변 환경으로부터 용해성 DNA의 작은 단편을 비특이적으로 수용하는 것을 **형질전환(transformation)**이라고 한다. 형질전환은 주변 환경에서 DNA를 포획하는 세포벽 위의 특별한 DNA-결합 단백질에 의하여 촉진되는 것으로 보인다. 이러한 방법을 통하여 유전물질을 수용할 수 있는 세포를 **수용성(competent)**이라고 한다. 새로운 DNA는 세포질로 운반되며, 일부는 세포질에서 세균 염색체에 삽입된다. 형질전환은 그램양성과 그램음성 세균 종의 몇몇 집단에서 발견되는 자연적인 사건이다.

형질전환은 특별한 부속 기관을 필요로 하지 않고, 공여자와 수여자 세포가 직접 접촉할 필요가 없어서 이 과정은 어떤 유형의 재조합 DNA 기술에 유용하다. 이 기술로 전혀 관련이 없는 생물로부터의 이질 유전자가 플라스미드에 삽입되고, 이는 작은 조각

고빈도 전달

고빈도(high-frequency, Hf) 전달은 공여자 세포에서 수여자 세포로 염색체 유전자의 전달을 포함한다. 이 플라스미드는 염색체로 도약하며, 염색체가 복제되면 플라스미드와 염색체의 일부는 접합을 통하여 새로운 세포로 전달된다. 이 플라스미드/염색체 혼성물은 수용자 염색체에 통합된다.

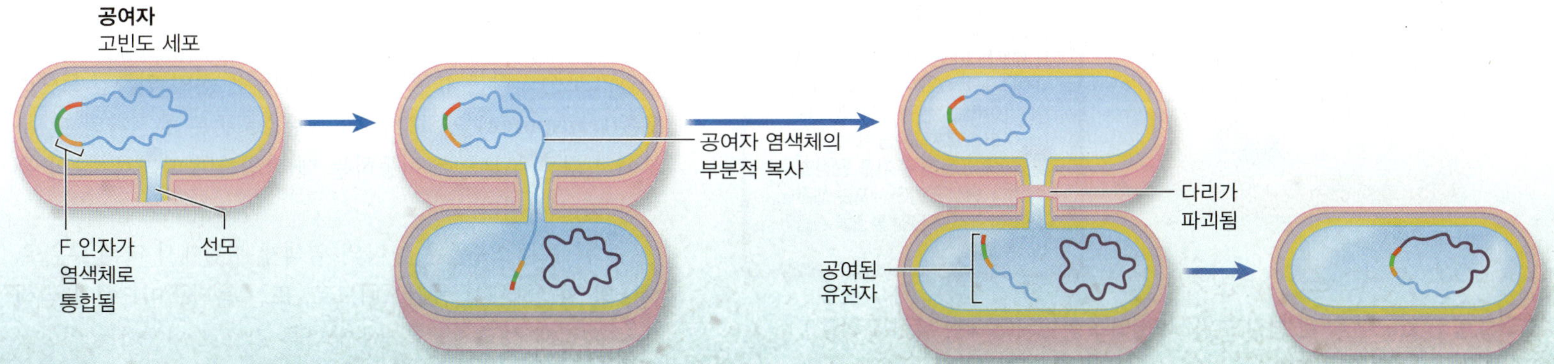

이 자연적으로 흡수되는 것과 동일한 방식으로 수용성 세균 세포에 도입된다. 이러한 재조합은 시험관에서 수행될 수 있고, 인간 유전자는 실험될 수 있는데, 심지어 인간 세포를 미생물 세포에 넣어 인체 외부에서 발현될 수 있다. 진핵세포에서 이와 동일한 현상을 **트랜스펙션(transfection)**이라고 하며, 유전자 변형된 효모, 식물, 쥐 등의 필수적인 면이며, 인간의 유전병을 치료하는 장래의 기술로 제안되었다.

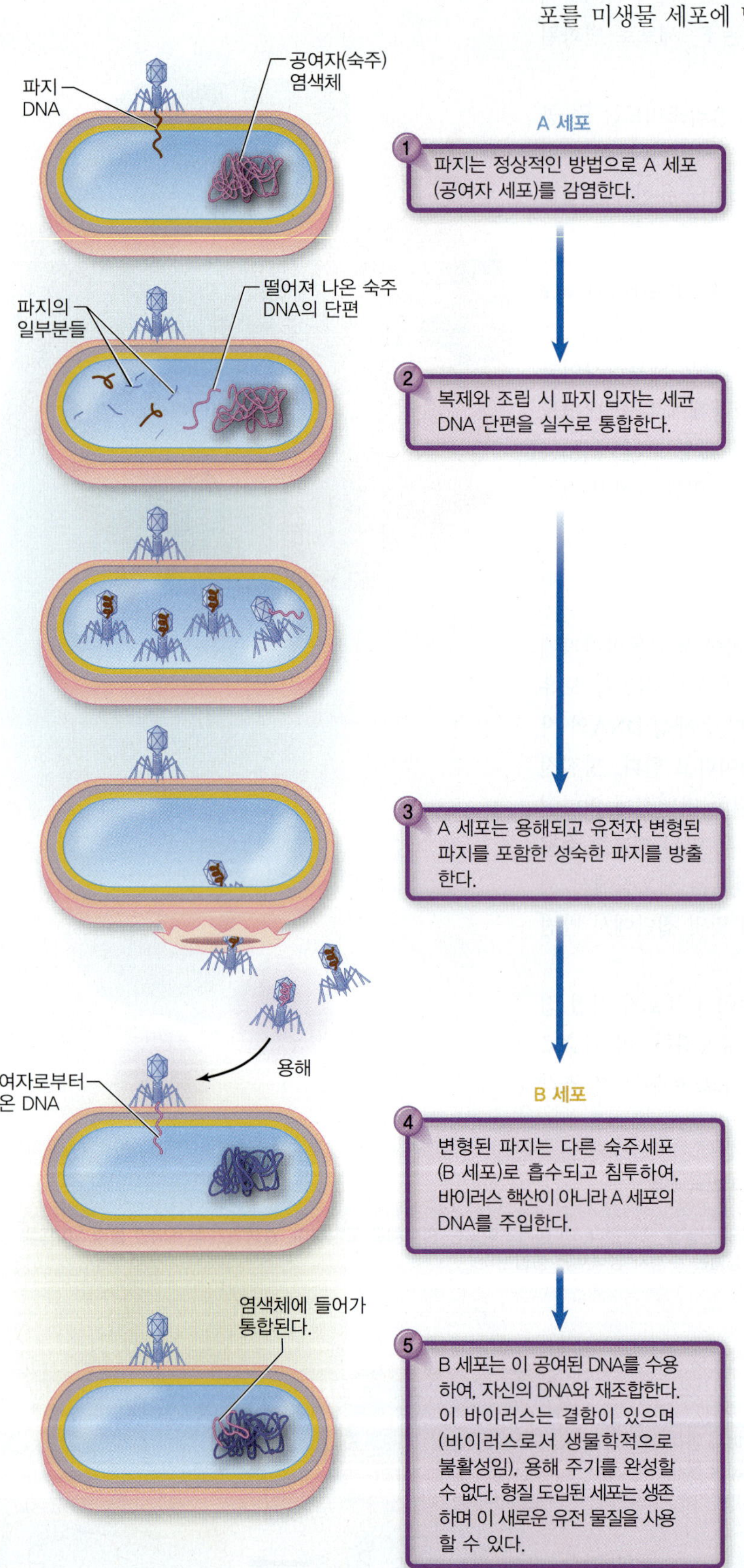

그림 8.12 일반화된 형질 도입: 바이러스 운반체에 의한 유전자 전달.

형질 도입: 편승하는 DNA 사례

박테리오파지(세균 바이러스)는 전에는 세균 기생자로 묘사되었다. 바이러스는 사실상 유전적 매개체(이물질 DNA를 세포로 가져갈 수 있는 실체)이다. 박테리오파지가 공여체 세포에서 수용체 세포로 DNA를 운반하는 과정을 **형질 도입**(transduction)이라고 한다. 형질 도입은 다양한 세균에서 자연적으로 일어난다. 단일 형질 도입 사건에 참여하는 세균은 숙주 세포에 대한 바이러스의 특이성으로 인하여 동일한 종이어야 한다.

형질 도입에는 2가지 형태가 있다. **일반화된 형질 도입**에서는(**그림 8.12**), 붕괴되는 숙주 DNA의 임의 단편은 조립될 때 파지(phage)에 의하여 흡수된다. 사실상 세균으로부터의 어떠한 유전자도 이 방법을 통하여 전달될 수 있다. **전문화된 형질 도입**에서(**그림 8.13**), 숙주 유전체의 고도로 분화된 부분은 정기적으로 바이러스에 통합된다. 이 특이성은 세균 염색체 상의 고정된 부위에 삽입된 용원성 프로파지의 앞선 존재에 의하여 설명된다. 활성화되면 프로파지 DNA는 세균 염색체에서 분리되어, 숙주 유전자의 작은 부분을 함께 운반한다. 용해 주기 동안에, 이러한 특정 바이러스-숙주 유전자 조합은 바이러스 입자에 통합되어 다른 세균 세포로 운반된다.

전문화된 형질 도입의 몇 가지 사례는 생물 의학적으로 중요하다. *Corynebacterium diphtheriae, Clostridium* spp., *Streptococcus pyogenes* 같은 세균의 독성 균주는 모두 심한 생리적 효과를 가지는 독소를 생산하지만, 비독성 균주는 독소를 생산하지 않는다. 독성은 형질 도입으로 들어온 박테리오파지 유전자가 존재하기 때문에 나타나는 것으로 판명되었다. 용원성 파지에 감염된 세균만 독소를 형성하였다(독소의 작용에 대한 세부 사항은 기관계-특정한 질병에 대한 장에서 논의된다).

트랜스포존 다른 유형의 유전자 전달은 전이 인자인 **트랜스포존(transposon)**을 포함한다. 트랜스포존은 유전자의 한 부분에서 다른 부분으로 이동하는 데 탁월하며 따라서 "도약 유전자"라고 불린다.

모든 트랜스포존은 하나의 염색체 부위에서 다른 부위로, 하나의 염색체에서 플리스미드로, 또는 플라스미드에서 염색체로 유전체 상의 한 장소에서 다른 장소로 이동하는 일반적인 특징을 공유한다(**그림 8.14**). 트랜스포존은 플라스미드에서 발생할 수 있기 때문에, 세균과 일부 진핵생물에서도 하나의 세포에서 다른 세포로 전달될 수 있다. 일부 트랜스포존은 다음 장소로 도약하기 전에 자신을 복제하기도 하고 나머지는 복제하지 않고 단순히 이동한다.

트랜스포존의 종합적인 효과는 유전 언어를 뒤섞어서, 염색체의 어느 곳에 삽입이 일어나는가, 어떤 종류의 유전자가 재배치되는가, 어느 유형의 세포가 연관되는가에 따라 이로울 수도 있고 해로울 수도 있다. 세균에서 트랜스포존은 다음과 관련되어 있는 것으로 알려져 있다.

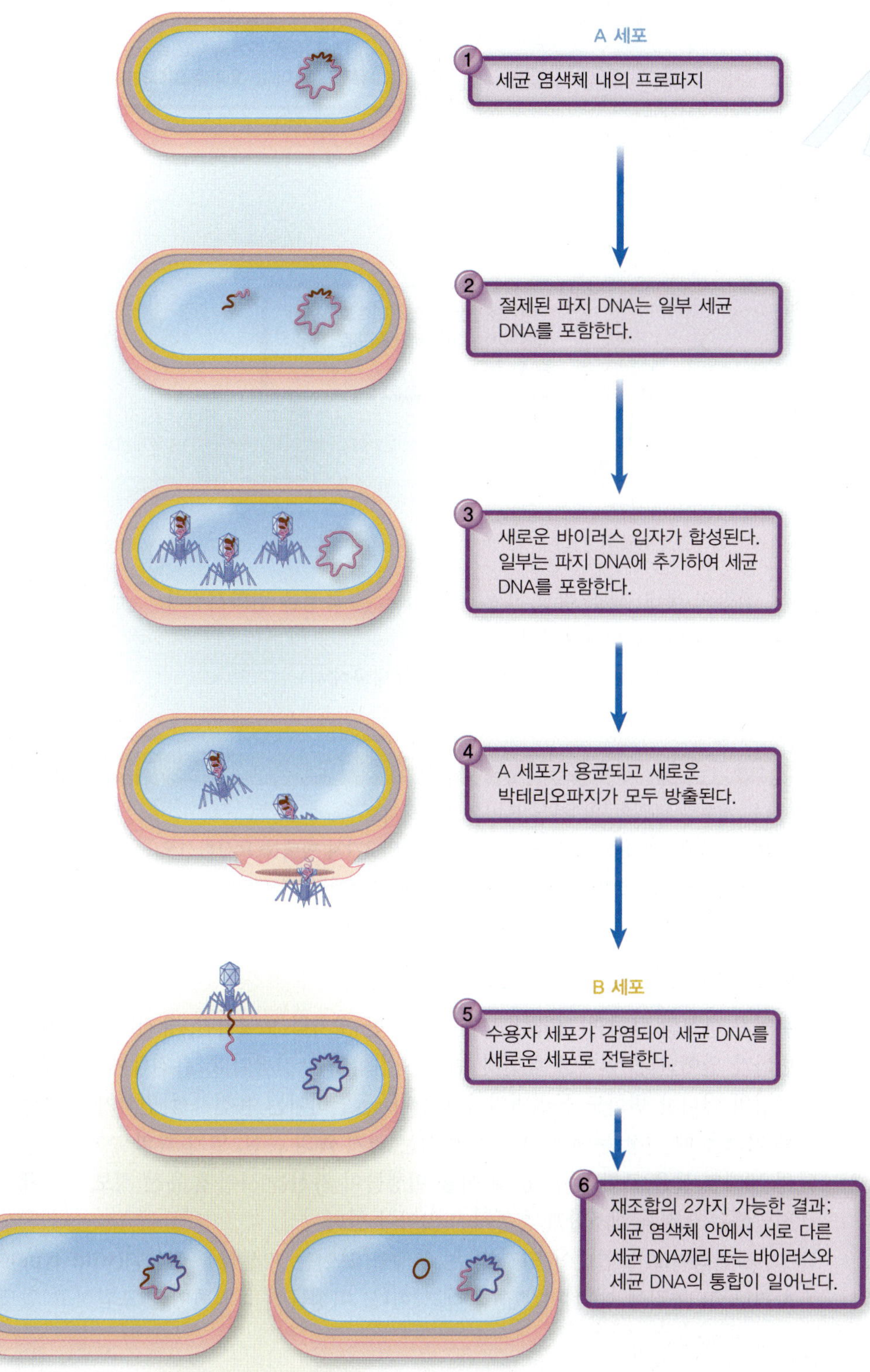

그림 8.13 **전문화된 형질 도입: 바이러스 운반체에 의한 특정한 유전물질의 전달.** 전문화된 형질 도입은 프로파지(숙주 세포 염색체에 통합된 바이러스 유전체)를 포함하고 있는 세포에서 시작된다. 드물게, 세균은 용균 주기에 진입하며, 숙주 세포로부터 절제되면서 실수로 세균 DNA를 일부 포함한다. 복제와 조립은 일부 세균 DNA를 포함하는 혼성 바이러스를 생산한다. 재조합 바이러스가 방출되고 뒤이어 새로운 숙주가 감염되면 세균 DNA가 세포 사이에 전달된다.

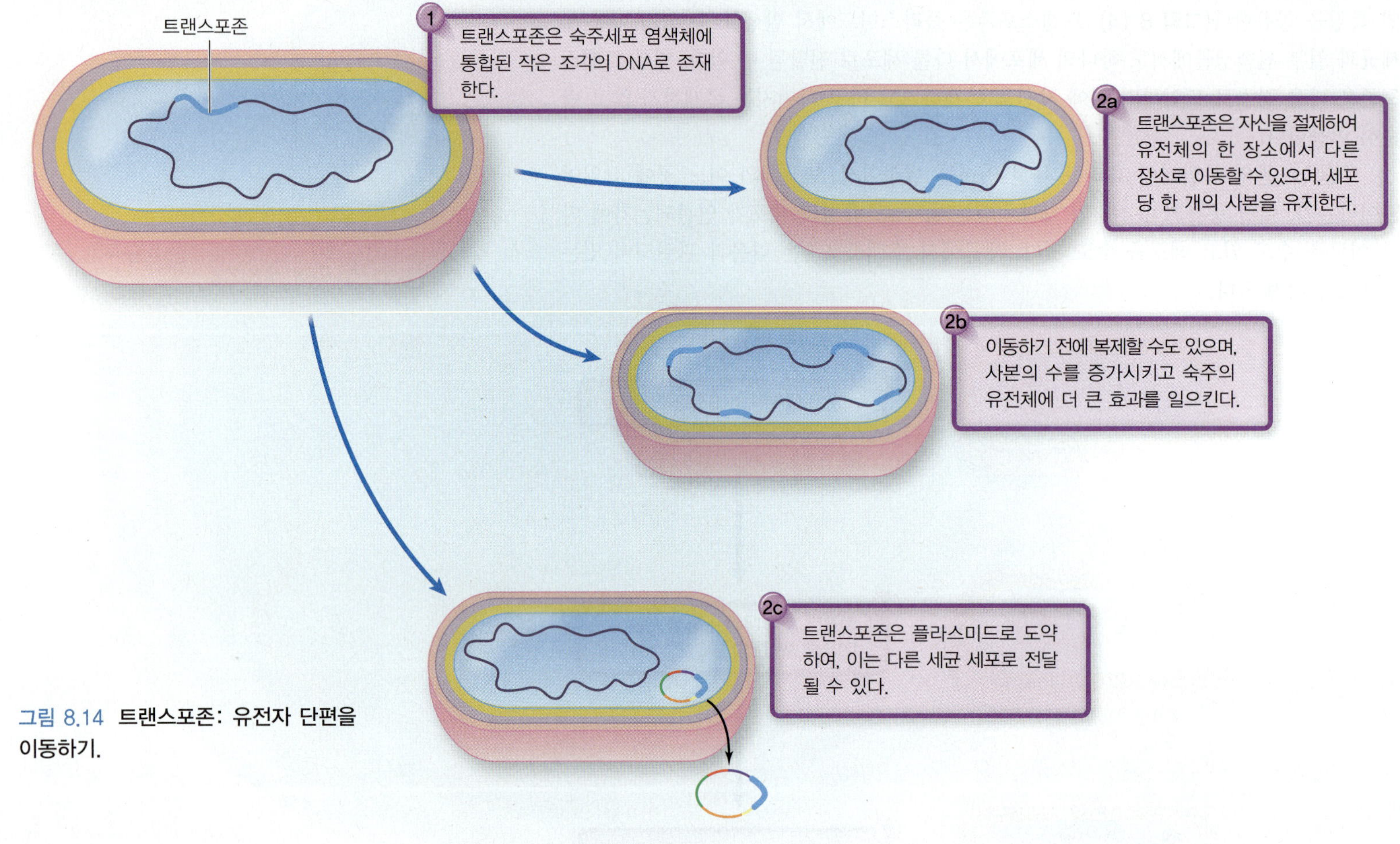

그림 8.14 **트랜스포존: 유전자 단편을 이동하기.**

- 집락의 형태, 색소 형성, 항원 특성과 같은 특성을 변화시킨다.
- 손상된 DNA를 교체한다.
- 약제 내성을 미생물 사이에 전달한다(세균에서).

8.4 학습 결과—진도 평가

15. 재조합 생물을 정의하는 특징을 설명하시오.
16. 세균에서 이용되는 수평적 유전자 전달의 3가지 형태를 묘사하시오.

8.5 돌연변이: 유전 암호의 변경

유전자 발현의 규칙이 정확하고 예측 가능한 것처럼 보이지만, 유전자 암호에 영구적인 변화가 일어난다. 실제로 유전자 변화는 진화의 추진력이다. 유전체에서 뉴클레오티드 서열의 어떠한 변화도 돌연변이라고 한다. 돌연변이는 유전자형 변화가 표현형의 변화를 가져올 때 가장 눈에 띈다. 돌연변이는 염기 짝의 손실, 염기 짝의 추가, 염기 짝 순서의 재배열 등을 포함할 수 있다. 이를 미생물이 자신들 사이에 유전 정보의 전체 부분을 전달하는 유전자 재조합과 혼동하지 않아야 한다.

자연적이고 돌연변이 되지 않은 특징을 보이는 미생물을 **야생형(wild type)**이라고 하거나 그 형질에 대한 야생 균주라고 한다. 미생물이 돌연변이를 포함하고 있으면 이를 **돌연변이 균주(mutant strain)**라고 한다. 돌연변이 균주는 형태, 영양적 특성, 유전자 통제 기작, 화학물질에 대한 내성, 온도 선호도, 효소 기능의 유형에 대한 변이를 보일 수 있다.

돌연변이의 원인

돌연변이는 원인에 따라 자발적이거나 유도될 수 있다. **자연 돌연변이(spontaneous mutation)**는 무작위로 발생하는 복제 오류에서 생기는 DNA의 무작위적 변경이다. 자연 돌연변이의 빈도는 많은 생물에서 측정되었다. 돌연변이율은 높게는 10^5 복제에서 하나의 돌연변이부터 낮게는 10^{10} 복제에서 하나의 돌연변이까지 크게 변화한다. 빠른 속도의 세균 번식은 대부분의 진핵생물에서보다 세균에서 자연 돌연변이가 더 쉽게 관찰될 수 있도록 한다.

유도 돌연변이(induced mutation)는 DNA와 파괴적인 방식으로 상호작용하는 주요한 물리적 또는 화학적 약제로 알려진 **돌연변이원(mutagen)**에 노출되어 초래된다. 돌연변이원의 예는 일부 유형의 방사선(자외선, X-선)과 아질산 같은 특정한 화학물질이다.

돌연변이의 범주

돌연변이는 커다란 유전자 서열이 획득되거나 손실되는 큰 돌연변이부터, 유전자의 단일 염기에만 영향을 미치는 작은 돌연변이의 범위를 나타낸다. 작은 돌연변이는 단일 염기의 추가, 삭제, 치환을 포함하며 **점 돌연변이(point mutation)**라고도 한다.

DNA의 변화가 어떻게 세포에 영향을 미치는지를 이해하기 위해서는, DNA 암호는 mRNA 코돈으로 전사되는 트리플렛(triplet; 3염기, 3중 암호)의 특정한 순서로 나타나며, 각각은 아미노산을 명시한다. DNA의 영구적인 변경은 mRNA에 충실하게 복사되며 번역되어 단백질의 구조를 변경시킬 수 있다. 단백질의 변화는 마찬가지로 세포의 형태와 생리를 변경시킬 수 있다. 일부 돌연변이는 세포에 해로운 영향을 미치며, 세포의 기능 장애나 사멸을 초래할 수 있어서 치사 돌연변이라고 한다. 중립 돌연변이는 해롭거나 이로운 변화를 생산하지 않는다. 적은 수의 돌연변이는 세포에 구조나 생리적으로 유용한 변화를 제공하여 유익하다.

상이한 아미노산을 배치하는 암호의 모든 변화를 **과오 돌연변이(미스센스 돌연변이; missense mutation)**라고 한다. 과오 돌연변이는 다음 중 하나의 작용을 한다.

- 결함이 있고 기능하지 않거나 기능이 저하된 단백질을 생성한다.
- 상이한 방식으로 기능하는 단백질을 생산한다.
- 단백질 기능에 뚜렷한 변화를 일으키지 않는다(**표 8.8** 참조).

반면에 **정지 돌연변이(넌센스 돌연변이; nonsense mutation)**는 정상 코돈은 아미노산을 암호화하지 않는 정지 코돈으로 변경하여 단백질의 생산을 중지시킨다. 정지 돌연변이는 거의 항상 기능이 없는 단백질을 초래한다(**표 8.8의 d열**은 해독틀 전이로 초래된 정지 돌연변이를 보여준다). **잠재성 돌연변이(silent mutation)**는 염기를 변경시키지만 아미노산은 변경되지 않아 영향이 없다(**표 8.8의 c열**). 예를 들어 암호의 중복성으로 인하여 ACU, ACC, ACG, ACA는 모두 트레오닌을 암호화하며, 마지막 염기만 변경하는 돌연변이는 메시지의 의미를 변경시키지 않는다. **복귀 돌연변이(back-mutation)**는 돌연변이를 거친 유전자가 원래의 염기 구성으로 되돌아가는 것이다.

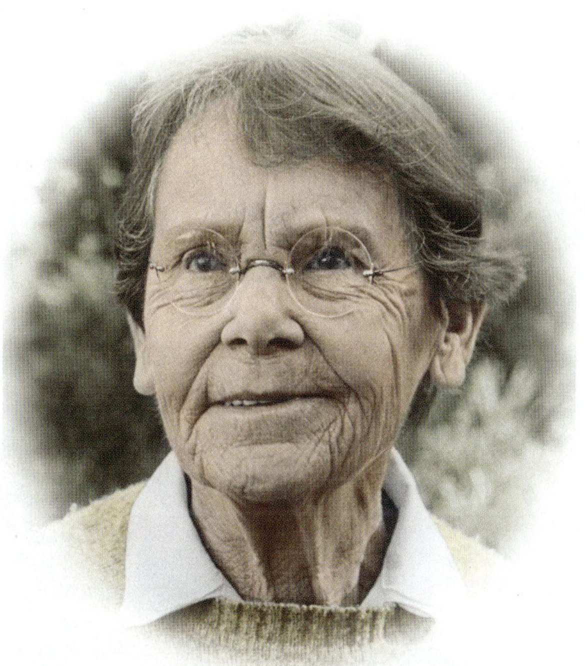

맥클린턱(Barbara McClintock)은 옥수수에서 이동성 유전 요소인 트랜스포존을 발견하여 1983년 노벨 생리의학상을 수여하였다.

표 8.8 점 돌연변이의 범주와 효과

(a)	DNA RNA 단백질	TAC AUG Met	TGG ACC Thr	CTG GAC Asp	CTC GAG Glu	TAC AUG Met	TTT... AAA... Lys...	정상 유전자
(b)	DNA RNA 단백질	TAC AUG Met	TGG ACC Thr	CTT GAA Glu	CTC GAG Glu	TAC AUG Met	TTT... AAA... Lys...	과오 돌연변이: 아미노산 스위치를 초래한다(기능할 수도 하지 않을 수도 있음)
(c)	DNA RNA 단백질	TAC AUG Met	TGG ACC Thr	CTA GAU Asp	CTC GAG Glu	TAC AUG Met	TTT... AAA... Lys...	염기 치환: 잠재적 (기능의 변화 없음)
(d)	DNA RNA 단백질	TAC AUG Met	TGC (G) ACG Thr	TGC ACG Thr	TCT AGA Arg	ACT UGA STOP	TT AAA...	**해독틀 이동 돌연변이** 결실 돌연변이 (d) ↓ 둘 다 해독틀 이동을 가져오며 정지 코돈이나 기능하지 못하는 단백질을 조기에 생성한다. ↑ 삽입 돌연변이 (e)
			해독틀 이동과 조기 중지					
(e)	DNA RNA 단백질	TAC AUG Met	TGG ACC Thr	GCT CGA Arg	GCT CGA Arg	CTA GAU Asp	CTT... GAA... Glu...	
				해독틀				

돌연변이는 새로 합성된 DNA 가닥에 하나 이상의 염기가 추가되거나 삭제될 때에도 발생한다. 이러한 돌연변이는 **해독틀 이동(frameshift, 표 8.8의 d와 e열)**이라고 하는데, 이는 mRNA의 해독틀이 변경되었기 때문에 명명되었다. 해독틀 이동 돌연변이는 돌연변이 이후의 모든 아미노산이 원래 DNA가 암호화한 것과 상이하기 때문에 거의 항상 기능하지 않는 단백질을 유래한다. 또한 3의 배수로(3, 6, 9 등) 염기가 삽입되거나 삭제되면 해독틀을 교란하지 않고 아미노산이 추가되거나 삭제된다.

돌연변이의 수선

앞에서 DNA가 영구적이 될 수 있는 복제의 오류를 수선할 수 있는 교정 기작을 가지고 있다고 하였다. 돌연변이는 잠재적으로 생명에 위협적이기 때문에, 세포는 다양한 돌연변이원과 돌연변이 과정에 의하여 손상된 DNA를 탐색하고 수선하는 추가적인 시스템을 갖추고 있다. 대부분의 통상적인 DNA 손상은 그러한 결함을 탐색하고 수선하는 데 전문화된 효소 체계에 의하여 해결된다.

자외선에 의해 손상된 DNA는 광 활성화(photoactivation) 또는 광 수선에 의하여 복구될 수 있다. 이 수선 기작은 가시광선과 광에 민감한 효소인 손상된 영역(비정상 피리미딘 결합 부위)을 탐지하고 부착할 수 있는 DNA 광분해 효소(DNA photolyase)를 필요로 한다. 자외선 수선 기작은 적은 수의 자외선 돌연변

자외선은 인간 피부 세포 DNA의 돌연변이를 유발한다. 이는 피부암을 일으킬 수 있다.

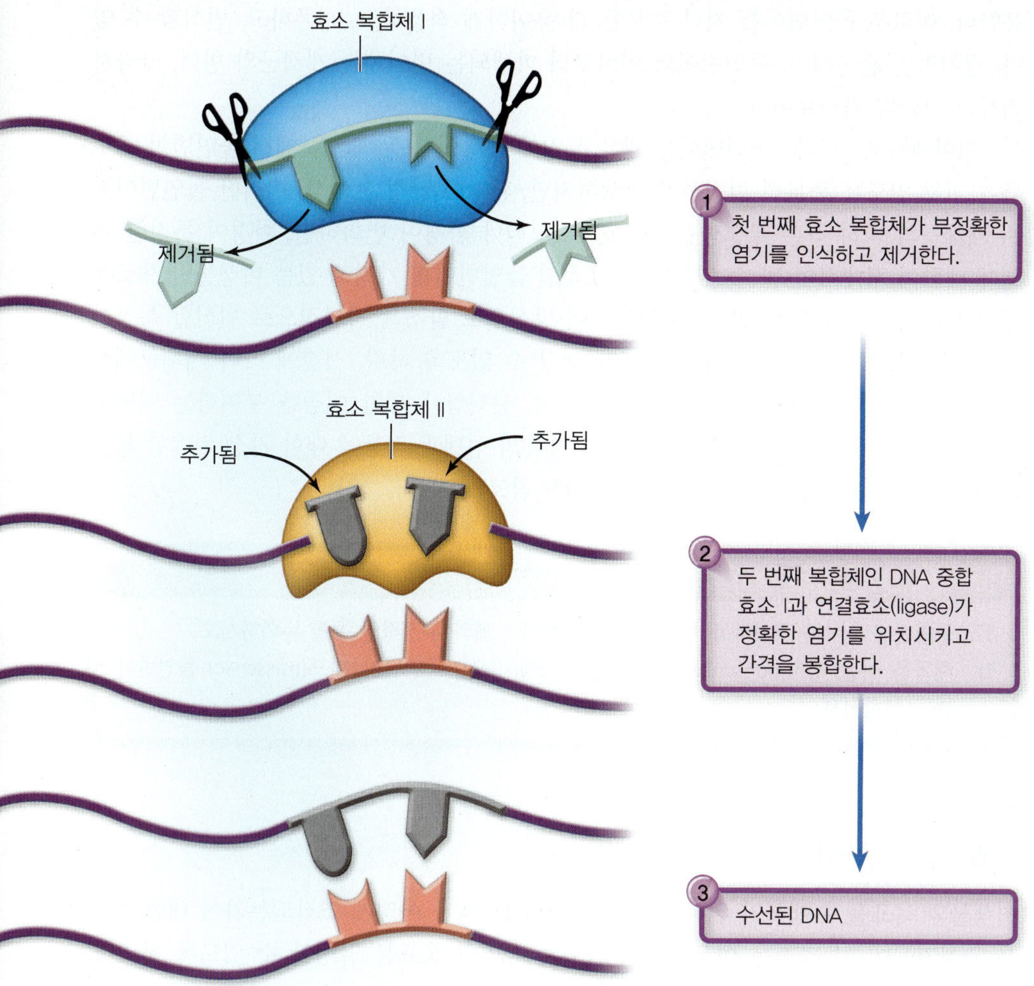

그림 8.15 효소에 의한 돌연변이의 절제 수선.

이에만 성공적이다. 세포는 심각하고 광범위한 손상은 수선할 수 없고 사멸된다.

돌연변이는 부정확한 염기를 제거하고 정확한 염기를 추가하는 일련의 효소에 의하여 절제될 수 있다. 이 과정을 절제 수선(excision repair)이라고 한다. 먼저, 효소가 오류 부위의 염기와 당-인산 가닥 사이의 결합을 파괴한다. 다른 효소가 뒤이어 결함 염기를 한 번에 하나씩 제거하고, 그 틈새는 DNA 중합효소 I과 연결효소(ligase)에 의하여 채워진다(**그림 8.15**). 수선 시스템은 또한 교정하면서 놓친, 예를 들면 C와 A, 또는 G와 T 같은, 잘못 짝지어진 염기의 위치를 찾아낼 수 있다. 염기는 잘못 짝지어진 후 바로 교체되어야 하는데, 그렇지 않으면 수선효소에 의하여 인식되지 않는다.

돌연변이의 긍정적 효과와 부정적 효과

많은 돌연변이는 수선되지 않는다. 세포가 어떻게 대처하는지는 돌연변이의 성질과 생물이 이용할 수 있는 전략에 의존한다. 돌연변이는 영구적이며 유전되고 생물의 자손과 새로운 바이러스에 전달되어 유전자 저장소에 오래 존재한다. 많은 돌연변이는 생물에 해롭지만; 일부는 적응상의 장점을 제공하기도 한다.

대부분의 자연 돌연변이는 이롭지 않지만, 적은 수는 특징을 발현하는 대안적 방법을 가진 변이 균주를 생성하여 개체와 개체군의 성공에 기여한다. 미생물은 이 이점을 알지 못하고 따라서 이러한 변화를 지시하지 않으며, 단순히 그들이 조우하는 환경에 반

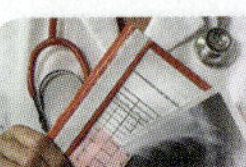

의학적 중요성

항생제 내성 생물과 싸우는 데 희망이 있는가?

항생제 내성 생물의 출현이 증가하면서 지난 수년간 과학계의 우려는 증가하고 있다. "병원균이 이기고 있다"는 일반적인 공감으로 보이며, 이는 실로 우려의 원인이다.

내성을 얻었다고 해서 모든 항생제 내성 미생물이 잘하는 것은 아니다. 예를 들어 연구진은 리팜피신 내성 수막구균(meningococci)은 리팜피신 감수성인 짝에 비하여 증식이 느리고 세포에 침입하는 데 덜 효과적이라는 사실을 발견하였다. 다른 의미로 내성 생물은 더 약했다. 이를 "적합도 비용(fitness cost)"이라고 하는데, 이는 내성균이 비내성 짝에 비하여 적합도가 떨어진다는 것을 의미한다.

다른 연구에 의하면 일부 세균의 항생제 내성 균주는 적합도 비용을 전혀 보이지 않는 완전히 반대의 결과가 나왔다. 세균이 항생제 내성이 될 때 결과를 이해하기 위해서는 추가적인 연구가 필요하다.

응한다. 이로운 돌연변이를 지닌 생물은 더 용이하게 적응하고, 생존하고, 번식할 수 있다. 장기적인 관점에서, 돌연변이와 이로부터 파생되는 변이체는 개체군의 변화, 따라서 적응과 진화의 원재료이다.

변이체를 생성하는 돌연변이는 많은 특징에 대하여 모든 개체군에서 돌연변이 균주를 가지고 있도록 충분히 빈번하게 발생하지만, 환경이 안정된 이상, 이러한 돌연변이체는 개체군의 극히 작은 부분만을 차지한다. 그러나 환경이 변화하면, 환경이 특정한 개체에 대하여 적대적이 될 수 있으며, 보호적인 돌연변이를 가지고 있는 미생물만 새로운 환경에서 생존하도록 갖추어질 수 있다. 이 방식으로 환경은 자연적으로 번식할 특정한 돌연변이 균주를 선택하고, 다음 세대가 생길 수 있도록 하며, 시간에 따라 개체군에서 우점하는 균주가 된다. 이러한 수단을 통하여, 선택압에 대한 이점을 부여하는 어떠한 변화도 개체군에 의하여 보유된다. 이러한 종류의 선택과 적응에 대한 가장 명백한 모델의 하나는 세균의 획득된 약제 내성이다(10장 참조).

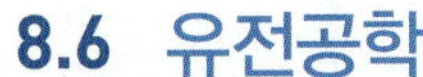

8.5 학습 결과—진도 평가

17. 돌연변이 용어를 정의하고, 미생물에서 긍정적인 예와 부정적인 예를 논의하시오.
18. 해독틀 이동, 정지(nonsense) 돌연변이, 잠재성(silent) 돌연변이, 과오(missense) 돌연변이를 구분하시오.

8.6 유전공학

미생물의 목표를 수행하기 위하여 세포 내에서 DNA가 어떻게 조작되는가에 대한 지식은 과학자들이 이 과정을 이용하여 인간에게 유리한 목표를 달성할 수 있도록 하였다. 1970년대 이후, 발견과 진보는 새로운 능력이 폭발하도록 했으며, 그 결과 미생물과 전반적인 생물학에 대한 새로운 지식이 폭발하였다. 이 장에서는 미생물에 특히 감염성 질병에 관련이 있는 몇 가지 기술을 강조하려고 한다.

핵산을 자르고 이어 붙이는 효소들

1971년 신기원을 이룬 **제한효소(restriction endonuclease)**의 발견은 이 절에서 논의하는 거의 모든 것을 가능하게 하였다. 이 효소는 세균 세포에서 유래하였다. 제한효소는 외래성 DNA를 인식하여 양쪽 가닥의 DNA에 있는 인접한 뉴클레오티드 사이의 인산디에스테르 결합을 파괴하여, DNA 가닥을 파괴한다. 세균 세포에서 이 능력은 박테리오파지 또는 플라스미드의 부적합한 DNA에 대항하여 보호한다. 생물공학 실험실에서 이 효소는 원하는 부위에서 DNA를 쪼개는 데 이용되며 재조합 DNA 기술에 필수적이다.

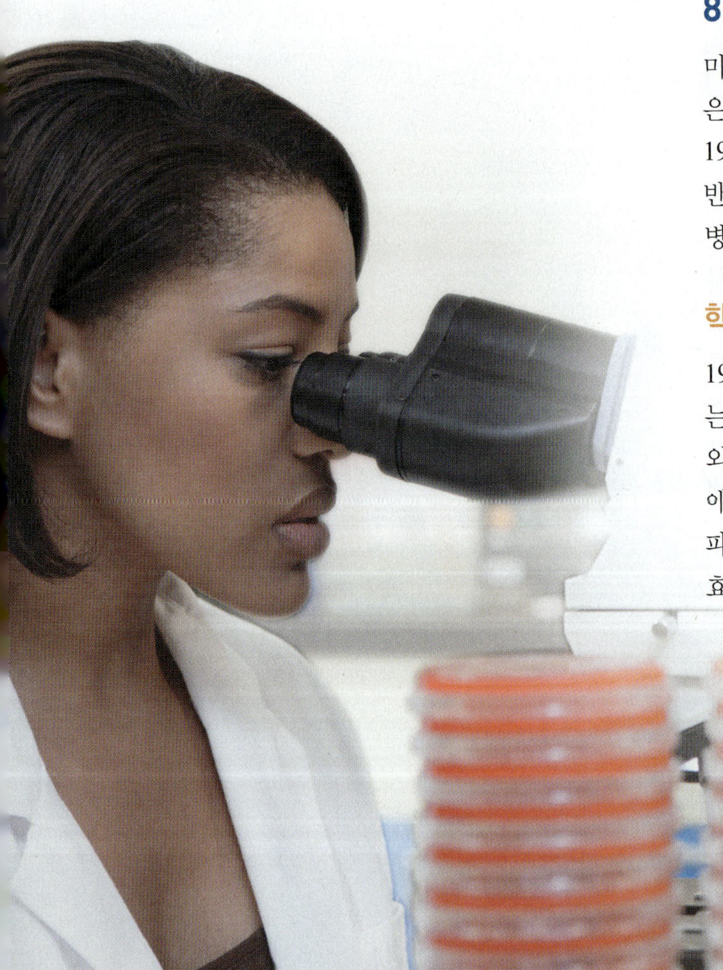

세균에서 수백 종류의 제한효소가 발견되었다. 각각의 유형은 표적으로 4~10개의 알려진 염기쌍 서열을 가지며, 따라서 절단 부위는 미세하게 통제될 수 있다. 이러한 효소는 **회문(palindrome**; 앞뒤 역순 상동 서열)이라고 하는 염기 서열을 인식하고 자르는 독특한 특징을 가지고 있다(**그림 8.16**). 회문은 한 가닥에서 5′에서 3′ 방향으로 읽고 다른 가닥에서는 3′에서 5′으로 읽을 때 동일한 DNA 서열이다.

제한효소는 보통 세균 속의 첫 글자, 종의 앞 두 글자, 그리고 제한효소 번호를 결합하여 명명된다. 따라서 *Eco*RI은 *Escherichia coli*의 R 균주에서 발견된 첫 번째 제한효소이며, *Hind*III는 *Haemophi-*

그림 8.16 DNA의 일부 유용한 특징.

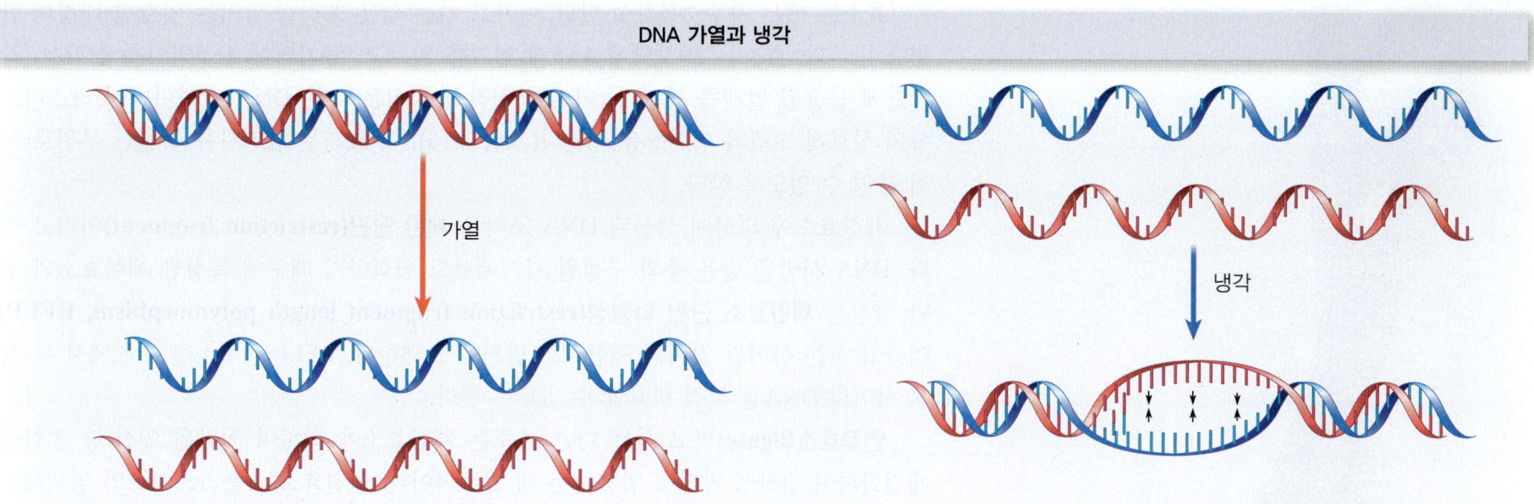

DNA는 열에 변성되는데, 이는 수소 결합이 파괴되고 두 가닥으로 분리되는 것이다. 냉각되면 두 가닥은 상보적인 영역으로 다시 결합한다. 두 가닥은 서로 부합하는 뉴클레오티드이면 동일한 생물에서 기원할 필요가 없다.

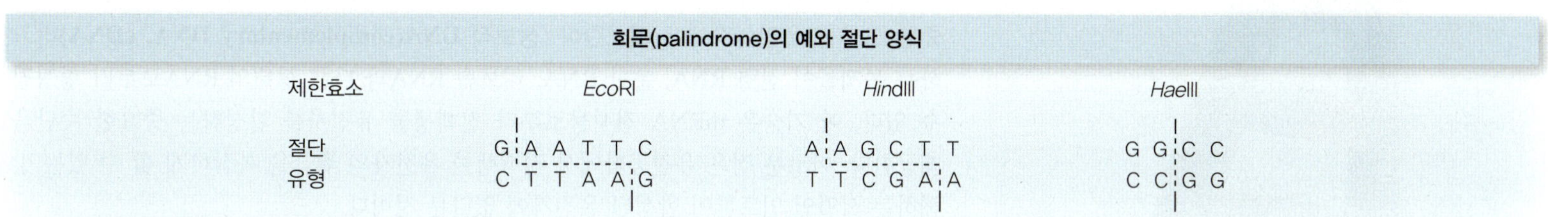

회문(palindrome)의 예와 절단 양식

제한효소	*Eco*RI	*Hin*dIII	*Hae*III
절단 유형	G A A T T C C T T A A G	A A G C T T T T C G A A	G G C C C C G G

제한효소의 작용

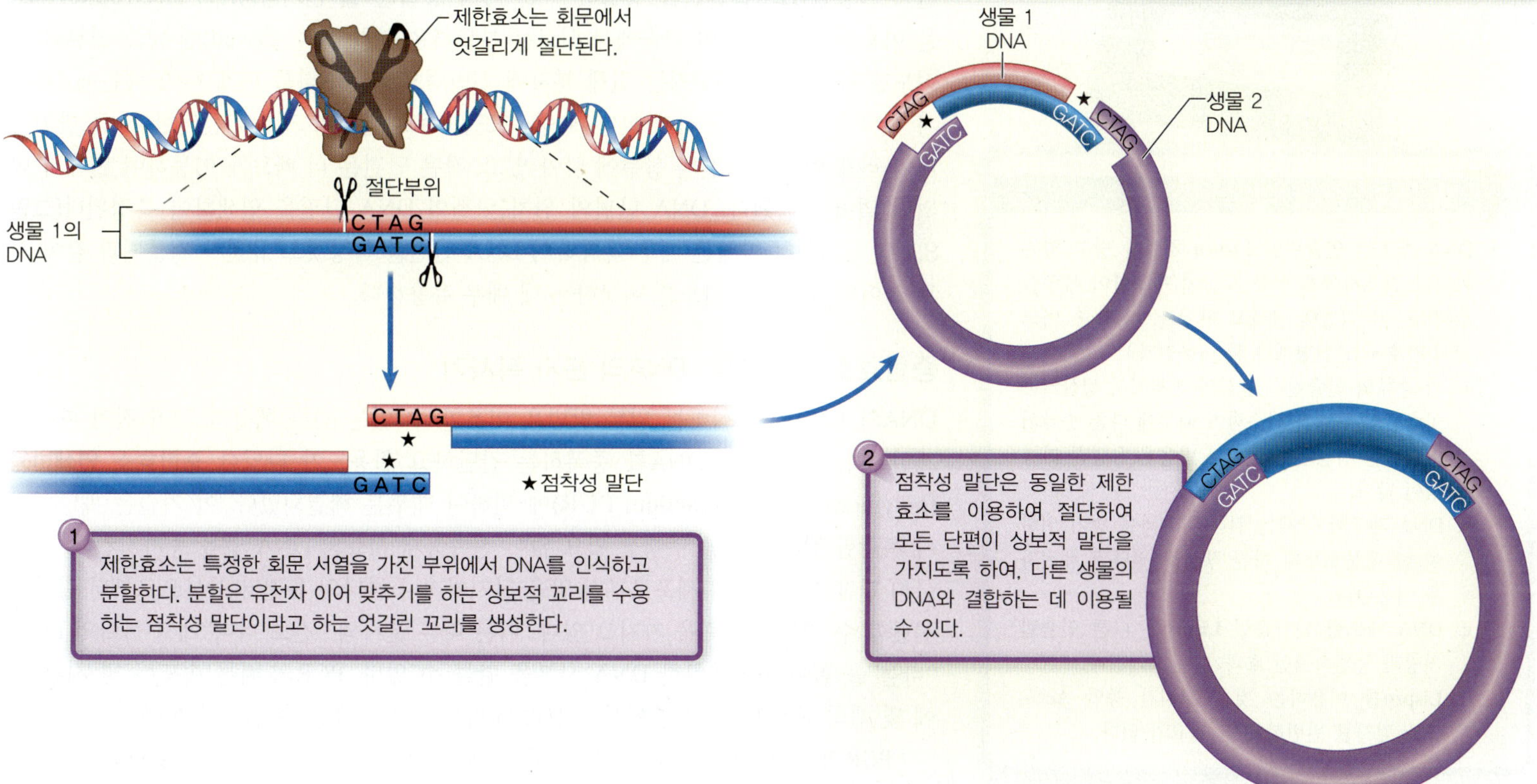

제한효소는 회문에서 엇갈리게 절단된다.

절단부위

생물 1의 DNA

CTAG
GATC

★점착성 말단

생물 1 DNA

생물 2 DNA

1 제한효소는 특정한 회문 서열을 가진 부위에서 DNA를 인식하고 분할한다. 분할은 유전자 이어 맞추기를 하는 상보적 꼬리를 수용하는 점착성 말단이라고 하는 엇갈린 꼬리를 생성한다.

2 점착성 말단은 동일한 제한효소를 이용하여 절단하여 모든 단편이 상보적 말단을 가지도록 하여, 다른 생물의 DNA와 결합하는 데 이용될 수 있다.

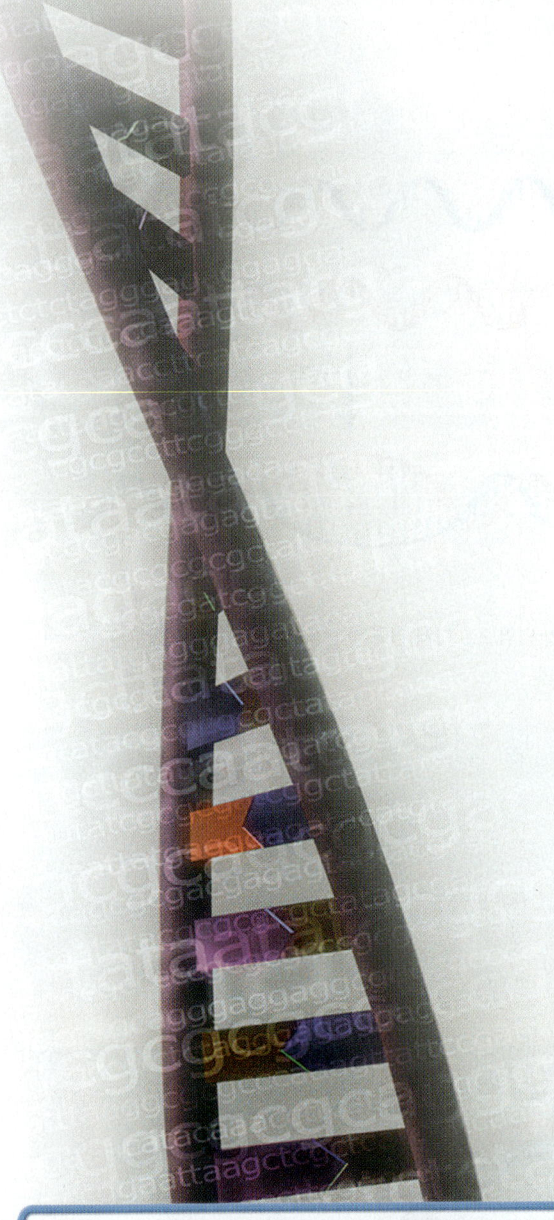

lus influenzae type d에서 세 번째로 발견된 제한효소이다(그림 8.16).

효소는 매우 자주 "점착성 말단"이라고 하는 짧은 꼬리를 남기는 엇갈린 대칭의 단편을 만든다. 효소는 39가닥에 4~5개 염기를 자르고, 59가닥에 4~5염기를 잘라서, 각 말단에 돌출된 날개를 남긴다. 이러한 점착성 꼬리는 다른 DNA 단편이나 플라스미드 상의 상보적 꼬리와 염기쌍을 이룬다(그림 8.16). 이 효과는 유전자를 특별한 부위로 이어 붙일 수 있도록 한다.

제한효소에 의하여 생산된 DNA 조각을 **제한 단편(restriction fragment)**이라고 한다. DNA 서열은 같은 종의 구성원 사이에서도 변화하기 때문에 특정한 제한효소의 절단 양상은 **제한효소 단편 다형성(restriction fragment length polymorphism, RFLP)**이라고 하는 상이한 길이의 제한효소 단편을 초래한다. RFLP는 특정한 부위에서 두 생물 사이의 DNA를 직접 비교할 수 있도록 한다.

연결효소(ligase)라고 하는 다른 효소는 제한효소에 의하여 절단된 인산-당 결합을 재결합하여 점착성 말단을 밀봉하는 데 필수적이다. 연결효소는 플라스미드와 염색체로 유전자를 최종적으로 이어 붙이기 하는 데 주로 적용된다.

역전사효소(reverse transcriptase, RT)는 AIDS 바이러스와 다른 레트로바이러스의 복제에서 작용하는 역할로 잘 알려져 있다. **RT**는 또한 RNA를 DNA로 변환하는 소중한 도구를 유전학자에게 제공한다. **상보적 DNA(complementary DNA, cDNA)**라고 하는 복제물이 전령 RNA, 운반 RNA, 리보솜 RNA와 다른 형태의 RNA로부터 형성될 수 있다. 이 기술은 mRNA 전사물로부터 진핵생물 유전자를 합성하는 중요한 수단을 제공한다. 이로운 점은 유전공학에서 진핵생물 유전자의 취급을 복잡하게 할 수 있는 방해하는 서열인 인트론이 합성된 유전자에 없다는 것이다.

DNA 분석

판독 가능한 DNA 단편을 생성하는 한 가지 방법은 **젤 전기영동(gel electrophoresis)**을 이용하는 것이다. 이 기술에서 시료는 부드러운 한천 젤의 웰(well)에 넣고 전류를 흘려보낸다. DNA의 인산기는 전체 분자에 전반적으로 음전하를 띠게 하기 때문에 DNA가 젤의 양극으로 이동하게 한다. 이동 속도는 주로 단편의 크기에 근거한다. 큰 단편은 더 느리게 이동하며 젤의 상부에 남아 있고, 작은 단편은 더 빠르게 이동하여 웰에서 더 멀리 멀어지게 된다. DNA 단편의 위치는 젤의 DNA 단편을 염색하여 측정된다(**그림 8.17**). 전기영동 양상은 매우 독특하며 DNA 단편을 특징짓고 유전자 지문법과 같이 시료 사이의 유전적 유사도를 비교하는 데 매우 유용하다.

중합효소 연쇄반응: DNA의 분자 복사기

DNA와 RNA를 분석하는 일부 방법은 이용할 수 있는 검사 핵산의 양이 적기 때문에 제한된다. 이 문제는 DNA를 증폭하는 간단하고 활용도가 다양한 **중합효소 연쇄반응(polymerase chain reaction, PCR)**에 의하여 대부분 해결되었다. 이 기술은 배양하거나 복잡한 정제 기술을 수행할 필요 없이 신속하게 시료의 DNA 양을 증가시킨다. 이는 극히 민감하여 하나의 세포로부터 암을 탐지하거나 하나의 유전자 사본으로부터 감염을 진단할 수 있는 잠재력을 가지고 있다. 이는 다른 분자의 "건초 더미"에서 하나의 DNA "바늘"을 뽑아내어 무한한 DNA 사본을 만들 수 있다. PCR의 빠른 속도는 몇 시간 만에 몇 개의 표적 DNA 사본에서 수십억 개의 사본을 복제할 수 있도록 한다.

PCR의 아이디어를 이해하기 위하여 세포에서 자연적으로 일어나는 DNA 합성을 묘사한 표 8.2를 복습하는 것이 도움이 될 것이다. PCR 방법은 이중 가닥을 풀고, 노출

NCLEX® 준비

5. DNA 재조합 인슐린인 **Lispro** 치료를 받고 있는 환자가 간호사에게 교육 시간에 **재조합**이 무엇을 의미하는지 설명해 달라고 하였다. 다음 중 어느 것이 간호사가 설명해야 할 내용인가?
   a. 이 종류의 인슐린은 당신의 신체에서 생산되는 인슐린과 구조가 비슷하기 때문에 다른 종류의 인슐린을 사용하는 것보다 반응을 유발할 가능성이 낮다.
   b. DNA 재조합 약제는 원하는 효과를 얻기 위하여 한 생물로부터 다른 생물로 전달된 유전자를 이용한다.
   c. DNA 재조합 의약품인 **Lispro**는 다른 인슐린 처방과 동일하지만 효과가 더 오래간다.
   d. **Lispro**를 이용하는 것은 24시간 동안 Accu-chek 검사를 빈번하게 할 필요가 없다.

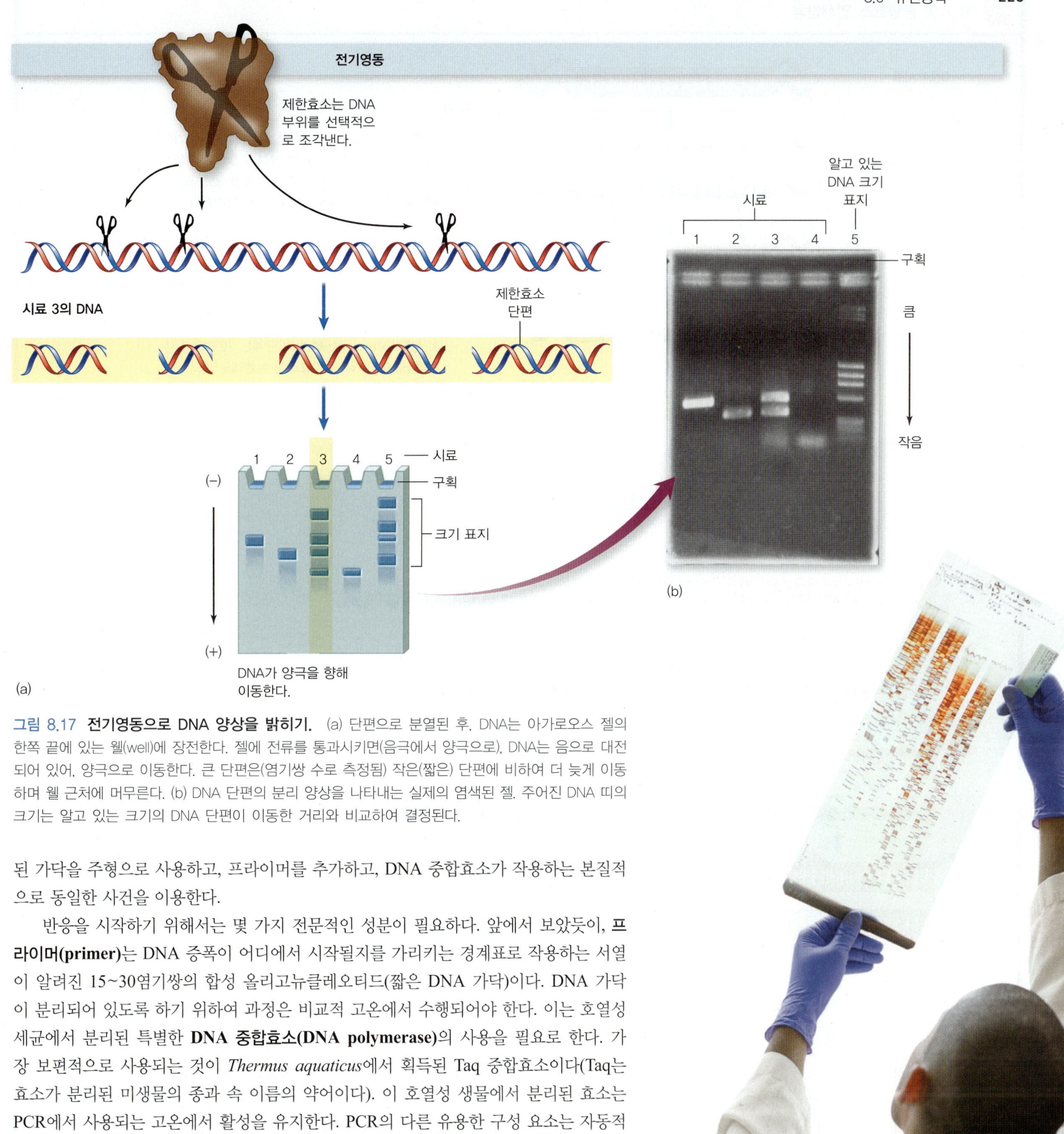

그림 8.17 전기영동으로 DNA 양상을 밝히기. (a) 단편으로 분열된 후, DNA는 아가로오스 젤의 한쪽 끝에 있는 웰(well)에 장전한다. 젤에 전류를 통과시키면(음극에서 양극으로), DNA는 음으로 대전되어 있어, 양극으로 이동한다. 큰 단편은(염기쌍 수로 측정됨) 작은(짧은) 단편에 비하여 더 늦게 이동하며 웰 근처에 머무른다. (b) DNA 단편의 분리 양상을 나타내는 실제의 염색된 젤. 주어진 DNA 띠의 크기는 알고 있는 크기의 DNA 단편이 이동한 거리와 비교하여 결정된다.

된 가닥을 주형으로 사용하고, 프라이머를 추가하고, DNA 중합효소가 작용하는 본질적으로 동일한 사건을 이용한다.

반응을 시작하기 위해서는 몇 가지 전문적인 성분이 필요하다. 앞에서 보았듯이, **프라이머(primer)**는 DNA 증폭이 어디에서 시작될지를 가리키는 경계표로 작용하는 서열이 알려진 15~30염기쌍의 합성 올리고뉴클레오티드(짧은 DNA 가닥)이다. DNA 가닥이 분리되어 있도록 하기 위하여 과정은 비교적 고온에서 수행되어야 한다. 이는 호열성 세균에서 분리된 특별한 **DNA 중합효소(DNA polymerase)**의 사용을 필요로 한다. 가장 보편적으로 사용되는 것이 *Thermus aquaticus*에서 획득된 Taq 중합효소이다(Taq는 효소가 분리된 미생물의 종과 속 이름의 약어이다). 이 호열성 생물에서 분리된 효소는 PCR에서 사용되는 고온에서 활성을 유지한다. PCR의 다른 유용한 구성 요소는 자동적으로 주기적 온도 변화를 수행하는 열 순환기(thermal cycler)이다.

PCR 기술은 변성, 프라이밍, 신장의 3가지 기본 단계를 반복하여 순환하면서 작동한다.

표 8.9는 PCR 단계의 개요를 나타낸다.

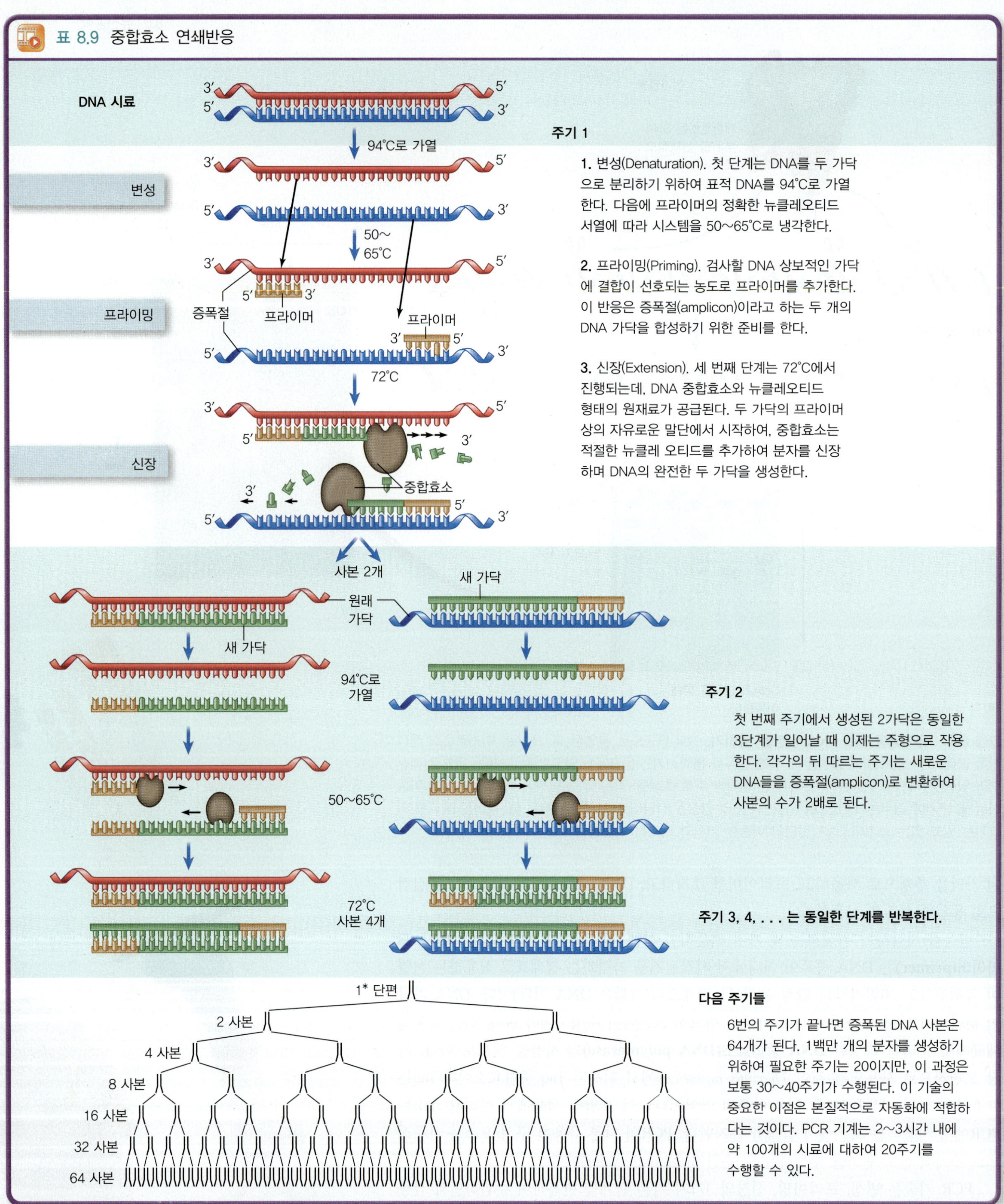

* 단순화시키기 위하여, 첫 번째 주기에서 완전한 원래의 어버이 가닥의 신장을 생략하였다. 결국, 작은 단편에만 상응하는 주형이 우점하며 복제된 DNA의 주된 집단이 된다.

중합효소 연쇄반응은 빠르게 분자생물학, 의학, 생물공학의 강력한 일꾼으로 유명해졌다. 이는 감염성 질병의 진단에도 중요한 역할을 한다.

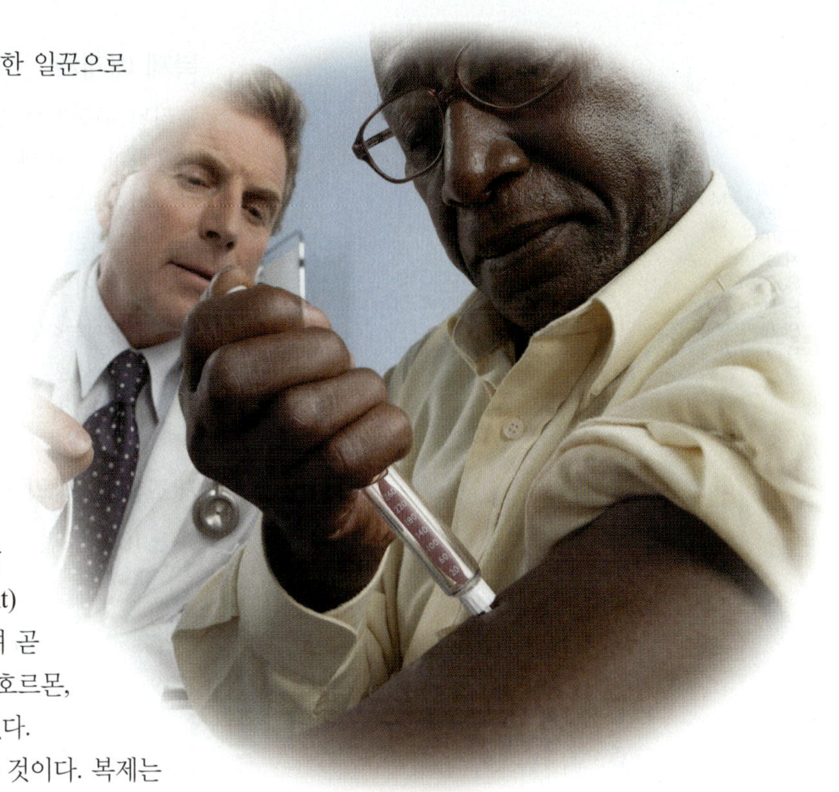

재조합 DNA 기술

재조합 DNA 기술(recombinant DNA technology)의 주된 의도는 한 생물에서 유전물질을 의도적으로 제거하여 다른 생물의 유전물질과 결합하는 것이다. 이 기술의 기원은 미생물학자가 최초로 세균이 자연적으로 플라스미드, 트랜스포존, 프로바이러스 등의 추가적인 DNA 조각으로 수행하는 멋진 기술을 복제하기 시작한 1970년대로 올라간다. 앞에서 언급하였듯이, 인간은 수세기 동안 특징의 유전적 전파에 인공적으로 영향을 미치려고 시도하였다. 세균이 용이하게 외부 DNA를 수용하고, 복제하고, 발현할 수 있다는 것을 발견한 것은 분리한 다른 생물의 유전자를 연구하는 강력한 동인(agent)이 되도록 하였다. 이 연구의 실질적인 적용은 생물공학자들에 의하여 곧 현실화되었다. 세균은 통상적인 산업적 방법으로는 합성이 어려웠던 호르몬, 효소, 백신과 같은 물질을 대량생산하도록 유전적으로 조작될 수 있었다.

이 기술의 중요한 목적은 유전적 **복제물(clone; 클론)**을 형성하는 것이다. 복제는 유전적 공여자인 동물, 식물, 미생물에서 선택된 유전자를 제거하여 다른 숙주 생물에 전파하는 것을 포함한다. 복제는 원하는 공여자 유전자가 먼저 선택되고, 제한효소에 의하여 잘라지고, 분리하는 것이다. 이 유전자는 다음에 **복제 숙주(cloning host)**에 DNA를 삽입할 플라스미드나 바이러스 같은 **매개체(vector)**로 삽입된다. 복제 숙주는 보통 유전자를 복제하고 암호화하는 단백질로 번역하는 세균이나 효모이다. 다음 절에서 유전자 분리, 매개체, 복제 숙주의 요소와 재조합 DNA 과정을 완료하는 데 그들이 어떻게 참여하는지 고찰한다.

재조합 DNA와 유전자 복제의 기술적인 면

표적 유전자를 복제하는 첫 번째 장애물은 유전적 공여자의 염색체 상에서 정확한 위치를 찾고 분리하는 것이다. 유전자를 분리된 상태로 획득하는 가장 보편적인 전략은 다음과 같다.

1. DNA를 세포에서 제거하여 제한효소에 의하여 단편으로 분리한다. 각각의 단편은 매개체로 삽입되고 복제된다. 복제된 단편들은 원하는 서열을 확인하기 위하여 면밀히 조사한다. 이는 각각의 DNA 단편이 복제된 유전자에 대하여 검사되어야 하기 때문에 길고 지루한 과정이다.
2. 유전자는 역전사효소를 이용하여 분리된 mRNA 전사물로부터 합성될 수 있다. 이 과정에서, 역전사효소는 mRNA로부터 DNA를 생성한다.
3. 유전자는 많은 경우 PCR을 이용하여 증폭될 수 있다.

유전자 복제와 분리는 매우 힘든 일이지만, 운이 좋은 결과는 일단 분리되면 미생물 순수배양과 같이 복제 숙주와 매개체에서 유전자가 유지될 수 있다는 것이다. **유전자 도서관(genomic library)**은 수많은 생물의 전체 유전체를 대표하는 DNA 복제물을 수집한 것이다.

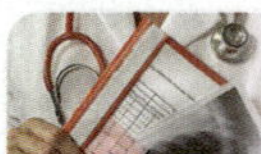

의학적 중요성

박토펙션(bactofection) — 직접적 유전자 전달

박토펙션은 세균을 이용하여 조직, 기관, 생물로 유전자를 직접 전달하는 기술이다. 다른 말로 하면, 유전자 치료를 위하여 변형된 세균이 플라스미드에 위치한 유전자를 표적 세포로 전달하는 것이다. 원하지 않는 질병을 피하기 위하여 인간에게 비병원성인 세균이 이 목적으로 이용된다. 박토펙션 목적으로 이용되는 세균은, 예를 들면 면역 반응을 유발하지 않도록, 일반적으로 변형된다. 그러나 세균의 변형에도 불구하고 감염과 자가면역 반응과 같은 원하지 않는 부작용이 종종 발생한다.

박토펙션의 단계는 다음과 같다.

1. 형질전환되고 전이유전자(transgene)를 운반하는 플라스미드를 포함한 세균이 표적 숙주로 도입된다.
2. 유전자 변형된 세균이 표적 세포로 침투한다.
3. 세균은 숙주 세포 세포질에서 용해되거나 파괴된다.
4. 방출된 플라스미드가 표적 세포의 핵으로 침투한다.
5. 치료 목적의 변형 유전자는 진핵세포의 전사와 번역 과정을 통하여 발현된다.

박토펙션은 면역 질환, 암, 낭포성 섬유종을 포함하는 다양한 질병 모델에 대하여 연구되었다.

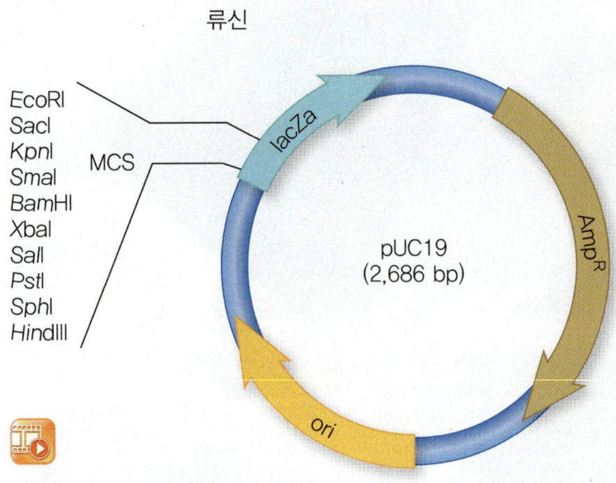

그림 8.18 pUC19 복제 매개체. 암피실린 내성 유전자를 황갈색으로 나타내었다.

복제 매개체

분리된 유전자는 실험실에서 쉽게 조작되지 않는다. 유전자는 일반적으로 제한효소를 이용하여 복제 매개체로 이어 맞추기가 된다. 플라스미드는 작고, 잘 특징지어졌고, 조작하기 쉽고, 변환을 통하여 적절한 숙주 세포로 전달될 수 있기 때문에 우수한 매개체이다. 박테리오파지도 형질 도입을 통하여 세균 숙주로 DNA를 주입할 수 있는 타고난 능력을 가지고 있기 때문에 잘 작용한다.

매개체는 일반적으로 복제 숙주에 약제 내성을 부여하는 유전자를 포함한다. 이러한 방식으로 세포는 약제가 포함된 배지에서 생장할 수 있으며, 플라스미드를 가지고 있는 세포만 선택적으로 생장할 수 있다(**그림 8.18**).

재조합 개체의 구성, 복제 숙주로 삽입, 유전자 발현

표 8.10은 유전자를 복제하는 단계적인 지침이다.

8.6 학습 결과—진도 평가

19. 유전공학에서 제한효소의 중요성을 설명하시오.
20. 중합효소 연쇄반응의 단계를 열거하시오.
21. 유전자를 세균에 어떻게 복제하는지 설명하시오.

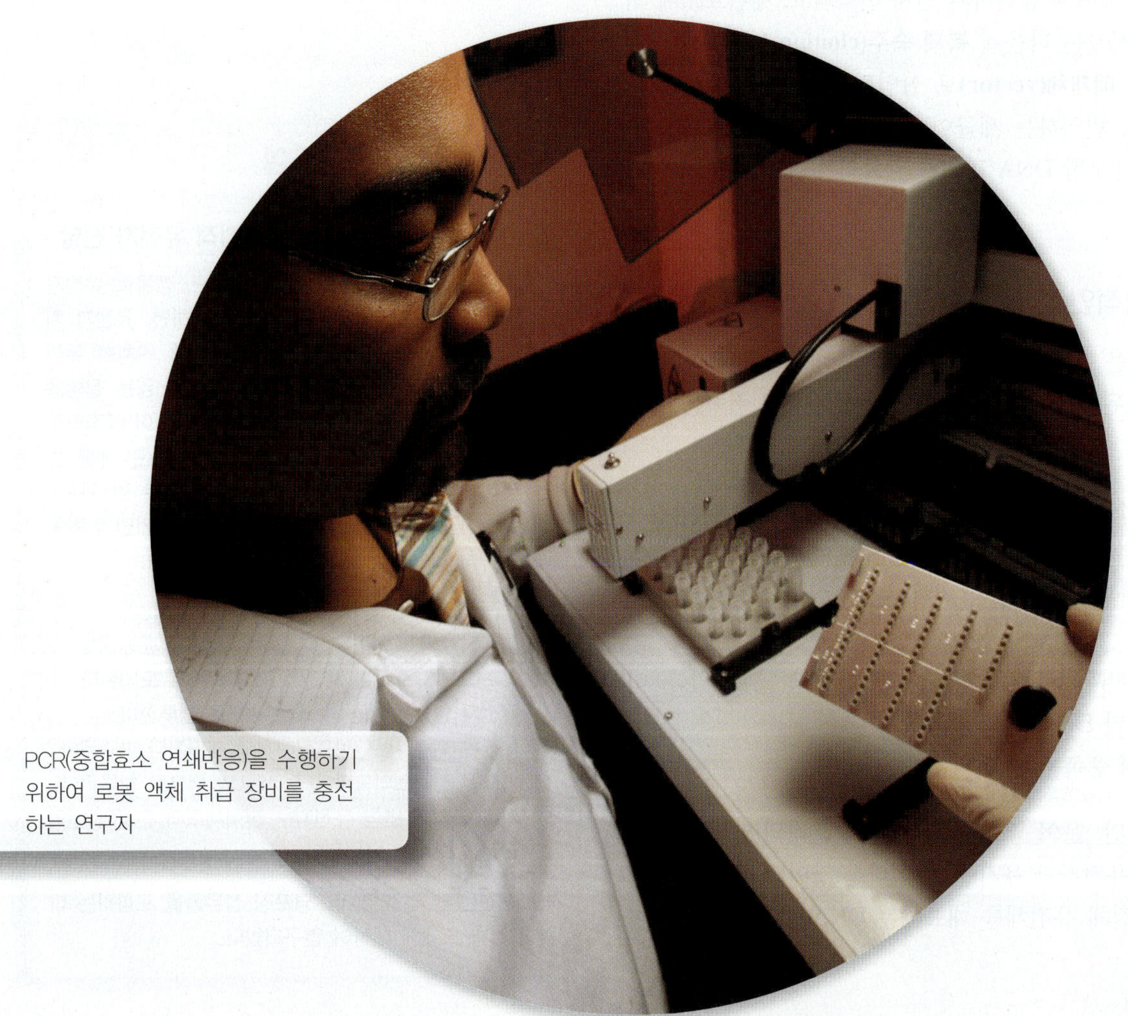

PCR(중합효소 연쇄반응)을 수행하기 위하여 로봇 액체 취급 장비를 충전하는 연구자

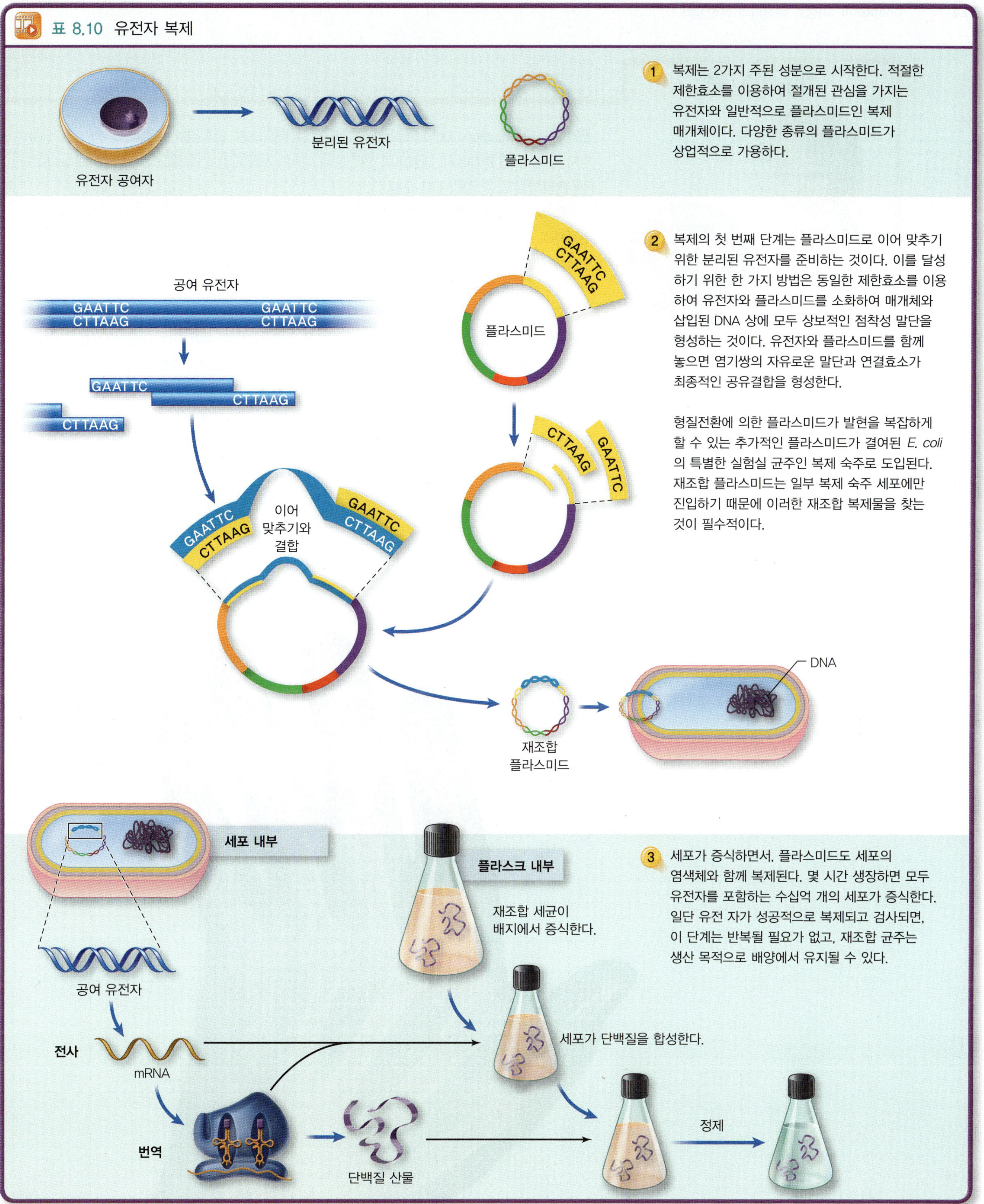
표 8.10 유전자 복제
유전자 공여자
분리된 유전자
플라스미드
1 복제는 2가지 주된 성분으로 시작한다. 적절한 제한효소를 이용하여 절개된 관심을 가지는 유전자와 일반적으로 플라스미드인 복제 매개체이다. 다양한 종류의 플라스미드가 상업적으로 가용하다.
공여 유전자
GAATTC
CTTAAG
GAATTC
CTTAAG
GAATTC
CTTAAG
CTTAAG
플라스미드
GAATTC
CTTAAG
CTTAAG
GAATTC
GAATTC
CTTAAG
이어 맞추기와 결합
GAATTC
CTTAAG
2 복제의 첫 번째 단계는 플라스미드로 이어 맞추기 위한 분리된 유전자를 준비하는 것이다. 이를 달성하기 위한 한 가지 방법은 동일한 제한효소를 이용하여 유전자와 플라스미드를 소화하여 매개체와 삽입된 DNA 상에 모두 상보적인 점착성 말단을 형성하는 것이다. 유전자와 플라스미드를 함께 놓으면 염기쌍의 자유로운 말단과 연결효소가 최종적인 공유결합을 형성한다.
형질전환에 의한 플라스미드가 발현을 복잡하게 할 수 있는 추가적인 플라스미드가 결여된 *E. coli*의 특별한 실험실 균주인 복제 숙주로 도입된다. 재조합 플라스미드는 일부 복제 숙주 세포에만 진입하기 때문에 이러한 재조합 복제물을 찾는 것이 필수적이다.
DNA
재조합 플라스미드
세포 내부
플라스크 내부
재조합 세균이 배지에서 증식한다.
3 세포가 증식하면서, 플라스미드도 세포의 염색체와 함께 복제된다. 몇 시간 생장하면 모두 유전자를 포함하는 수십억 개의 세포가 증식한다. 일단 유전 자가 성공적으로 복제되고 검사되면, 이 단계는 반복될 필요가 없고, 재조합 균주는 생산 목적으로 배양에서 유지될 수 있다.
공여 유전자
전사
mRNA
세포가 단백질을 합성한다.
번역
단백질 산물
정제

임상 사례 결론

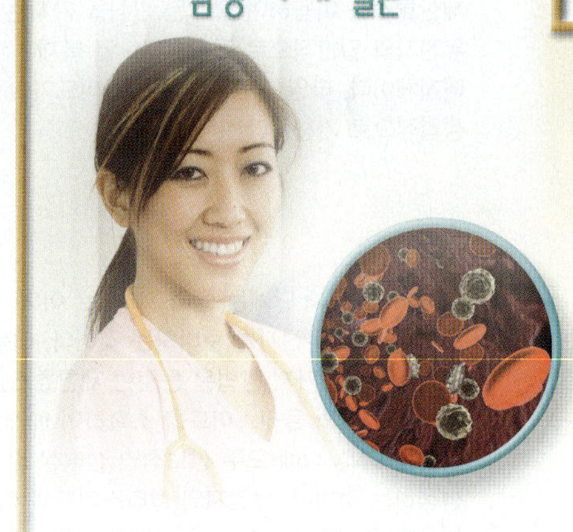

종양 괴사인자(tumor necrosis factor, TNF)는 류마티스성 관절염(rheumatoid arthritis, RA) 환자 관절의 윤활액에서 대량으로 발견된다. TNF 저해제인 엔브렐(Enbrel; etanercept)은 RA 환자의 염증을 경감시켜 준다.

Entanercept는 면역 글로불린 IgG의 Fc 부분에 융합된 인간 종양 괴사인자의 재조합 수용체로 구성되어 있다. 이는 어떻게 작용할까? 신체를 순환하는 TNF는 신체의 자연적 수용체 대신 약제에 결합한다. 이는 신체에서 작용하는 TNF의 유효 농도를 감소시켜 TNF에 의한 증상을 감소시킨다.

임상 사례의 환자는 위궤양과 당뇨병 과거 병력을 가지고 있어서, NSAID(이부프로펜 같은 비스테로이드성 소염제) 또는 RA의 초기 치료에 종종 사용되는 다른 약제를 사용하는 것이 위험하다. 스테로이드가 효과가 있을 수 있지만, 혈당을 변화시킬 수 있다. 환자는 감염과 결핵 검사를 하였는데, 이는 엔브렐을 복용하면 쉽게 감염될 수 있기 때문이다. Entanercept를 복용하는 환자는 감염 징후를 보고하도록 주의를 주어야 하며, 감염이 있으면 복용을 중지하여야 한다.

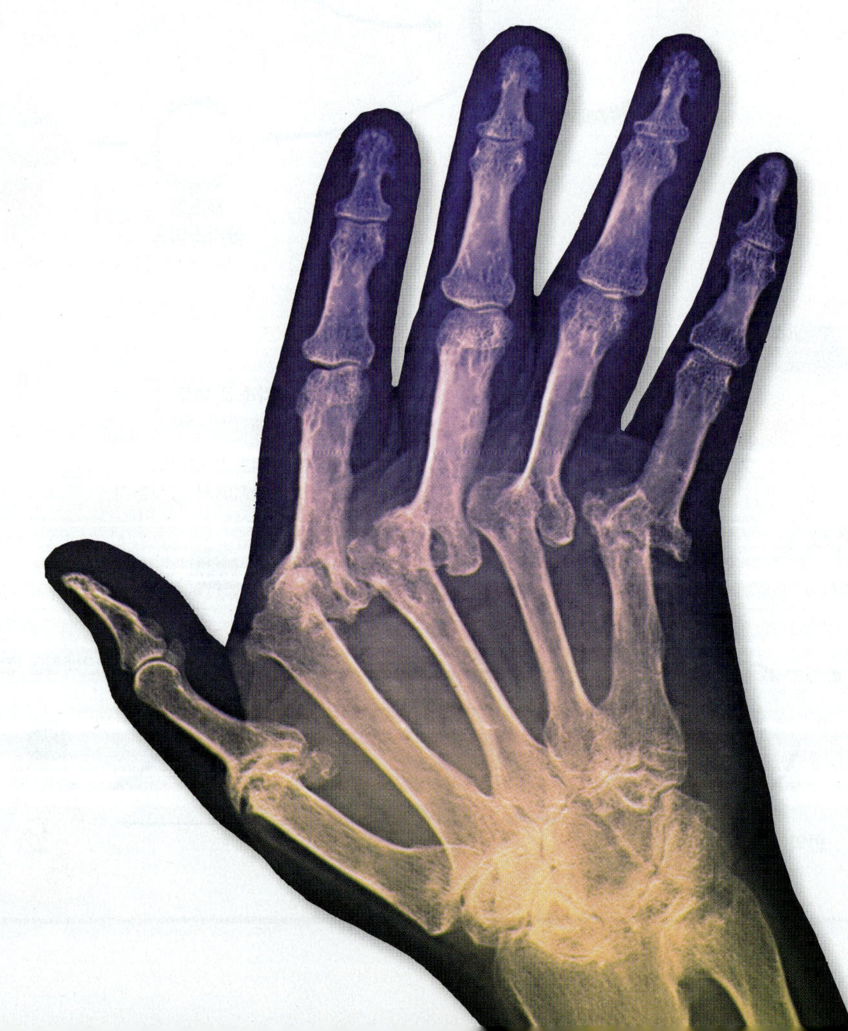

인슐린 생산을 위한 재조합 DNA의 사용

1922년 1월 캐나다 내과의인 밴팅(Frederick Banting)과 연구진이 14세 캐나다 소년에게 처음으로 인슐린을 처방하기 전까지 당뇨 환자는 본질적으로 죽을 운명이었다. 가용한 유일한 치료는 식단을 철저하게 제한하는 것이어서 많은 당뇨 환자는 영양실조로 사망하였다. 당이 없고 매우 낮은 탄수화물 식단에서도, 진단 후 최대 수년밖에 생존을 기대할 수 없었다.

최초의 인슐린은 소와 돼지의 췌장을 추출하여, 갈아서, 정제하여 제조되었다. 불행히도 동물에서 유도된 인슐린은 일부 환자에게 반응을 유발하였으며, 외부 물질을 주입하는 장기적인 영향에 대한 우려도 있었다.

1955년 생어(Frederick Sanger)는 인슐린을 연구하여(이 업적으로 1958년 노벨상을 수상하였음) 결국 특정한 서열의 아미노산으로 이루어져 있다는 것을 발견하였다(인슐린은 서열이 밝혀진 최초의 단백질이다). 인슐린의 정확한 단백질 서열이 알려지자 인공적으로 개조하는 것이 가능하게 되었다. 이는 매우 중요한 발견이며 많은 새로운 기술을 위한 발판이 되었다. 그러나 문제가 있었다. 연구진은 유용할 정도로 충분한 양을 한 번에 생산할 수 없었던 것이다.

1970년대에 연구진은 실험실에서 실로 대량으로 인간 인슐린을 합성하는 방법을 발견하였다. 그들은 어떻게 이를 성취하였을까? 그들은 재조합 DNA 기술을 이용하여 세균 세포를 "납치"하여 인간 유전자를 생산하도록 강요하였다. 작동하는 방식은 다음과 같다.

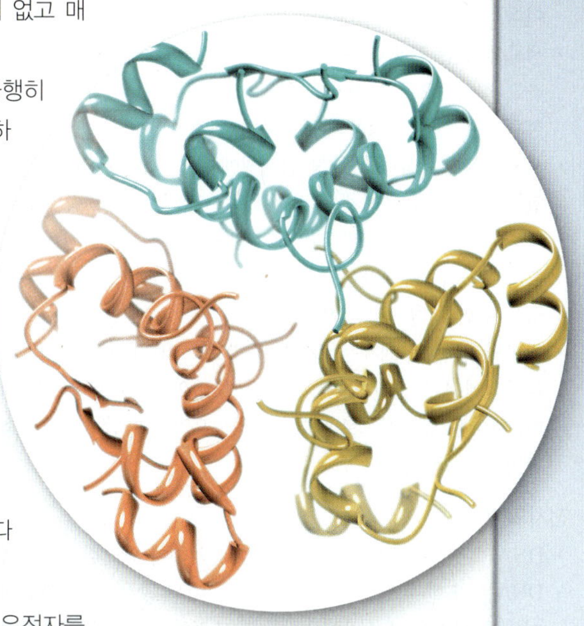

인슐린 단백질의 리본 그림

1. 인슐린을 생산하는 인간 염색체 유전자를 분리하여 작용에 필요한 충분한 인슐린 유전자를 복제한다.
2. 제한효소를 이용하여 플라스미드를 개방한다(플라스미드는 미생물에서 유래하지만 이러한 목적을 위하여 구입할 수 있다).
3. 플라스미드 고리가 개방되면, 인간 인슐린 유전자를 플라스미드에 삽입하고 다시 닫는다. 따라서 인간 인슐린 유전자는 세균 플라스미드 DNA와 재조합된다. 이러한 방식으로 많은 플라스미드 복제를 만든다.
4. 인간 인슐린 유전자를 포함하는 플라스미드는 적합한 숙주 세균(또는 진균) 종에 삽입된다.
5. 생장에 필요한 모든 것을 세균에 공급하여 증식한다. 세균 세포 과정은 인간 인슐린 유전자를 "켜서(작동시켜)" 세균 세포 내에서 인간 인슐린을 생산하기 시작한다. 세균 세포가 분열할 때, 인간 인슐린 유전자도 새로운 세포에서 생산된다.
6. 세균에 의하여 생산된 인간 인슐린 단백질은 채집되고 정제된다.

생산된 인간 인슐린은 다른 종에서 온 단백질이 아니므로 자가면역 반응의 가능성을 완전히 감소시킨다. 인체는 이 합성 인슐린과 췌장에서 생산된 천연 인슐린을 구분하지 못한다.

세균과 효모는 모두 인간 인슐린을 생산하기 위하여 이용된다. 수백만 명의 당뇨 환자는 재조합 DNA의 기적 덕분에 이제는 완전한 생활을 누릴 수 있다.

요약

8.1 유전학과 유전자에 대한 소개

- 핵산은 유전자의 형태로 생명의 청사진을 포함하고 있다. DNA는 모든 세포 생물의 청사진 분자이다. 바이러스의 청사진은 DNA 또는 RNA이다.
- 생물에 있는 DNA의 총량을 유전체(genome; 유전자형)라고 한다. 모든 유전자가 항상 발현되는 것은 아니다. 발현되는 유전자가 생물의 표현형을 결정한다.
- 세균 DNA는 하나의 원형 염색체에 수천 개의 유전자로 구성되어 있다. 진핵생물 유전체는 수천에서 수만의 유전자 범위를 보인다.
- DNA는 반보존적 복제 과정에 의하여 세포분열 직전에 자신을 복사한다. 반보존적 복제는 각각의 오래된 DNA 가닥이 새로운 가닥 합성을 위한 주형이라는 의미이다.
- 원형의 세균 염색체는 DNA 중합효소 III의 지시에 의하여 2개의 분기점에서 복제된다. 각 분기점에서, 2개의 새로운 가닥이 합성되며, 하나는 연속적으로 다른 하나는 오카자키 단편이라고 하는 짧은 단편으로 합성된다.

8.2 전사와 번역

- DNA의 정보는 전사와 번역 과정에 의하여 단백질로 변환된다.
- DNA는 또한 비단백질 암호 서열을 매우 많은 수로 포함하고 있다. 이러한 서열은 종종 세포 기능을 조절하는 역할을 하는 RNA로 전사된다.
- 진핵생물은 핵에서 DNA를 전사하고, 인트론을 제거하고, 세포질에서 번역한다. 세균은 DNA가 핵에 격리되어 있지 않고 세균 DNA는 인트론이 없기 때문에 전사와 번역이 동시에 일어난다.

8.3 단백질 합성의 유전적 조절

- 오페론은 조화된 기능을 가지는 산물을 암호화하는 세균의 유전자 집합이다.
- 영양소는 구조 유전자의 세트를 켜거나(유도 유전자) 끄는(억제 유전자) 조절 유전자 산물에 결합할 수 있다. *lac* (젖당) 오페론은 유도 오페론의 예이다.

8.4 DNA 재조합 사건

- 유전자 재조합은 진핵생물에서 유성생식과 수평적 유전자 전달을 통하여 일어난다.
- 세균에서 재조합은 수평적 유전자 전달을 통해서만 일어난다.
- 세균의 3가지 주요한 수평적 유전자 전달 유형은 형질전환, 접합, 형질 도입이다.
- 트랜스포존은 하나의 유전체에서 다른 유전체로 재배치될 수 있는 유전자이며, 유전물질의 재배열을 가져온다.

8.5 돌연변이: 유전 암호의 변경

- 유전자 암호의 변경은 돌연변이와 재조합의 2가지 방법에 의하여 일어날 수 있다.
- 돌연변이는 생물 유전체의 뉴클레오티드 서열의 변경이다.
- 돌연변이는 자발적이거나 어떤 외부 돌연변이원에 노출되어 유도될 수 있다.
- 모든 세포는 손상된 DNA를 수선하는 효소를 가지고 있다. 손상 정도가 효소가 수선할 수 있는 능력을 초과할 때 돌연변이가 발생한다.

8.6 유전공학

- 유전공학은 시각화, 서열 분석, 혼성, 특정 서열의 동정 목적으로 DNA를 물리적으로 조작하는 넓은 범위의 방법을 사용한다.
- 유전공학의 도구는 제한효소, 젤 전기영동, DNA 서열 분석을 포함한다.
- 중합효소 연쇄반응(PCR) 기술은 추후 분석을 위하여 소량의 DNA를 매우 많은 양으로 증폭하는 것이다.
- 복제(cloning)는 원래 숙주에서 유전자를 제거하고, 복제하기 위하여 복제 매개체를 이용하여 복제 숙주로 전달하는 것이다.

선다형 문제 Bloom의 1, 2단계: 기억, 이해

보기에서 맞는 답을 선택하시오.

1. 다음 보기에서 어느 것이 RNA의 특징인가?
   a. RNA는 이중 가닥이다.
   b. RNA는 아데닌과 짝을 이루는 티민을 포함한다.
   c. RNA는 디옥시리보오스를 포함한다.
   d. RNA 분자는 번역과 유전자 조절을 위하여 필요하다.
   e. 위 모두 옳다.

2. 다음 어느 집단이 개시 코돈과 중지 코돈의 완전하고 맞는 세트인가?
   a. 개시: AUG (f-Methionine). 중지: UGA.
   b. 개시: AUG (f-Methionine). 중지: UAA, UAG, UGA.
   c. 개시: AUG (f-Methionine) 또는 AUU (f-Isoleucine). 중지: UGA.
   d. 개시: AUG (f-Methionine) 또는 AUU (f-Isoleucine). 중지: UAA, UAG, UGA.

3. DNA 복제는 _____ 가닥이 _____ 분자의 절반이 되기 때문에 반보존적이다.
   a. RNA, DNA c. sense, mRNA
   b. 주형, 완료된 d. 코돈, 안티코돈
4. DNA에서 아데닌은 ____의 상보적 염기이고, 시토신은 ____에 상보적이다.
   a. 구아닌, 티민 c. 티민, 구아닌
   b. 우라실, 구아닌 d. 티민, 우라실
5. 일반적인 법칙으로 전사 시 DNA 주형 가닥은 항상 무엇으로 시작하는가?
   a. TAC c. ATG
   b. AUG d. UAC
6. *lac* 오페론은 보통 _____ 위치에 있고 _____ 분자에 의하여 활성화된다.
   a. 켜짐, 억제자 c. 켜짐, 유도자
   b. 꺼짐, 유도자 d. 꺼짐, 억제자
7. 다음 중 수평적 유전자 전달 기작이 아닌 것은?
   a. 자발적 돌연변이
   b. 형질 전환
   c. 형질 도입
   d. 접합
8. 유전자가 상이한 환경 조건에서 다르게 켜질 때, 이는 다음 무엇의 변화를 나타내는가?
   a. 종 c. 표현형
   b. 유전자형 d. 생장률

비판적 사고 Bloom의 3, 4, 5단계: 적용, 분석, 평가

비판적 사고는 사실과 개념을 이용하여 추론하고 문제를 해결하는 능력이다. 이러한 문제는 다양한 각도에서 접근될 수 있으며, 대부분의 경우 하나만의 옳은 답을 가지지는 않는다.

1. DNA의 역평행 배열은 무엇을 의미하는지 설명하시오.
2. 종이에 다음 DNA 단편의 복제물을 적으시오.
   5′ A T C G G C T A C G T T C A C 3′
   3′ T A G C C G A T G C A A G T G 5′
   a. 새로운 가닥의 복제 방향을 나타내고 지연 가닥과 선도 가닥이 무엇인지 설명하시오.
   b. 이것이 어떻게 반보존적 복제인지 설명하시오. 새로운 가닥은 DNA의 원래 가닥과 동일한가?
3. 다음 서열은 DNA 상의 3중 암호(triplet)을 나타낸다.
   TAC CAG ATA CAC TCC CCT GCG ACT
   a. 이 서열에 상응하는 mRNA 코돈과 tRNA 안티코돈을 나타내고, 폴리펩티드의 아미노산 서열을 나타내시오.
   b. 이것과 동일한 단백질을 합성하는 데 이용될 수 있는 다른 mRNA 가닥을 생각하시오.
4. 3번 문제의 DNA 단편을 이용하여, 결실, 삽입, 치환, 정지 돌연변이를 나타내시오. 어느 것들이 해독틀 이동 돌연변이인가? 여러분의 돌연변이 중에 정지 돌연변이가 있는가? 과오 돌연변이는? (이를 결정하기 위하여 범용 기호를 사용하시오.)
5. a. 유전자 탐침, 프로필 분석, 지도 작성이 여러분이나 자녀의 장래 유전병을 알려줄 수 있다면, 여러분은 이 기술을 사용하기를 원하는가?
   b. 종업원의 정보를 축적하기 위하여 이러한 기술이 이용될 때의 위험과 이익을 설명하시오. 여러분이 그 종업원이라면 느낌이 어떠하겠는가?
   c. 이러한 기술이 건강보험 회사에 의하여 수혜자의 정보를 축적하기 위하여 이용된다면 발생할 수 있는 위험과 이익을 설명하시오. 여러분이 수혜자라면 느낌이 어떠하겠는가?

시각적 연결 Bloom의 5단계: 평가

이 질문은 이전의 영상을 새로운 개념과 연결시킨다.

1. **3장 그림 3.10a.** 이 세포들이 왜 2개의 염색체(파란색)를 가지고 있는지 생각해보라.

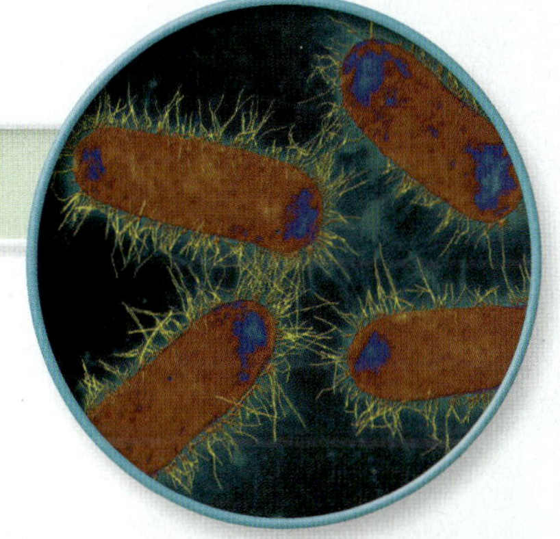

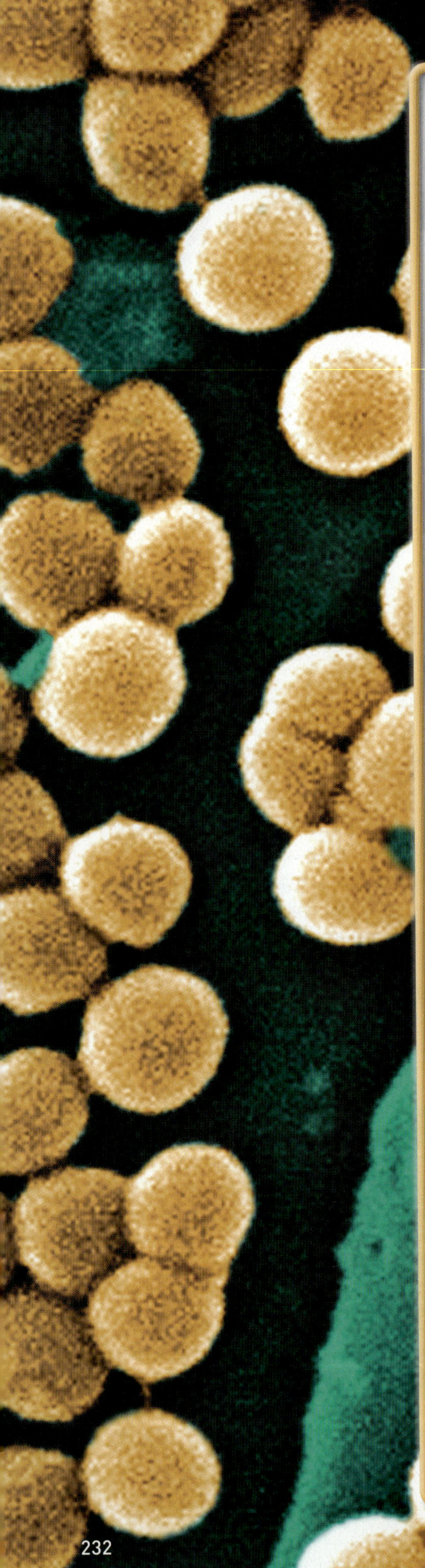

임상 사례

피부 준비하기

농업이 지역 경제의 주요한 생업의 하나인 농촌에 위치한 병원의 응급실에서 막 일을 시작하려고 할 때였다. 나는 봄철에 들판에서 파종하면서 다치거나 손가락, 손, 팔, 다리에 열상을 입은 환자를 특히 더 많이 본다는 것을 알게 되었다. 이러한 부상은 다양한 종류의 기계로 작업하면서 입기 때문에 대부분의 열상은 파상풍 주사와 함께 봉합이 필요하다.

면허 실무 간호사(LPN)로서 나의 임무는 봉합 수술 시 의사를 보조하는 것이었다. 의사가 손을 세척하고 멸균 장갑을 낄 때 먼저 멸균 봉합 도구를 준비하였다. 의사는 어떤 종류의 봉합 재료를 접시에 추가하고, 마취제로 무엇을 사용하기를 원하고, 봉합하기 전에 상처를 무엇으로 세척할지를 이야기한다.

처음으로 봉합을 도울 때였다. 의사는 봉합 접시의 작은 멸균 컵에 포비돈 요오드(베타딘)을 추가할 것을 요구하였는데, 이는 봉합을 하기 전에 상처를 철저히 씻어 내는 데 이용된다. 다음번에 봉합이 필요한 환자가 내원하였을 때, 나는 다른 의사를 도와 일을 하였으며 당연하게 컵에 베타딘을 추가하였는데, 이때까지 모든 의사가 소독제로 동일한 약제를 사용한다고 가정하였다. 그런데 의사는 불만을 나타냈으며 상처를 세척하기 위하여 멸균된 식염수 용액만을 사용한다고 이야기하였다. 나는 빨리 베타딘을 멸균 식염수로 교체하였다.

봉합을 마쳤을 마치고 나서 지도 의사를 찾아서 일어난 일을 설명하였다. 그녀는 나에게 많은 의사가 세정 용액의 선호도가 다르다는 사실을 이야기하지 않은데 대하여 유감으로 생각했다. 나는 그녀에게 왜 두 번째 의사는 환자의 상처를 세척하기 위하여 멸균 식염수 용액만을 사용하는지를 물었는데, 내 생각에는 베타딘이 상처의 세균을 사멸시키는 데 더 좋을 것으로 생각되었기 때문이다. 그녀는 습관이 종종 최선의 실행을 이긴다고 이야기하면서 상처 세정에 베타딘 대신 보통 식염수를 사용하는 것을 지지하는 사례를 찾을 수 있는지 직접 인터넷 검색으로 찾아보라고 하였다.

- 베타딘이 세균에 작용하는 기작은 무엇인가?
- 두 번째 의사가 환자의 상처를 세척하기 위하여 베타딘 대신에 보통 멸균 식염수를 선택한 이유는 무엇인가?

임상 사례 결론은 254쪽에 있음.

CHAPTER 9

미생물의 물리화학적 통제

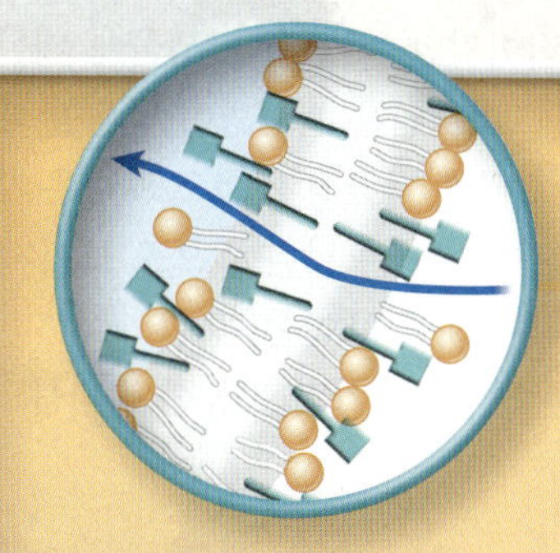

이 장에서는...

9.1 미생물의 통제

1. 멸균, 소독, 오염 제거, 위생 처리, 방부, 병균 제거의 용어를 명확히 정의한다.
2. 통제 수단에 대하여 가장 내성이 강하고, 가장 내성이 약한 미생물을 확인한다.
3. 멸균제와 정균제의 작용을 비교하고 각각의 예를 제공한다.
4. 물리화학적 제제의 세포 표적 4가지 범주의 이름을 말한다.

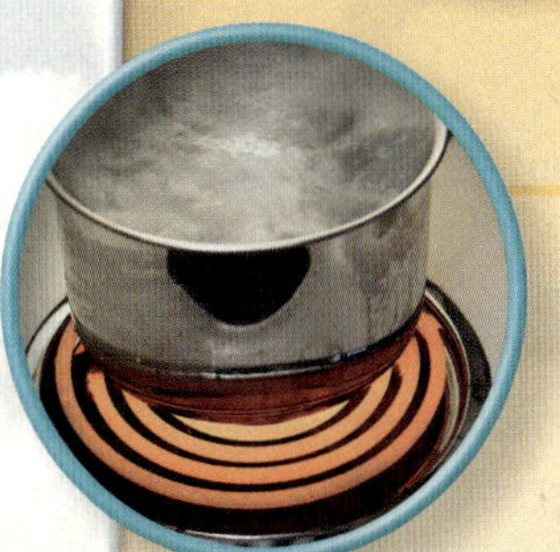

9.2 물리적 통제 방법

5. 미생물의 물리적 통제법 6가지의 이름을 말한다.
6. 습열법과 건열법에 대하여 논의하고, 각각의 여러 가지 예를 확인한다.
7. 열 사멸 시간과 열 사멸 온도를 정의한다.
8. 습식 열 통제 방법을 설명한다.
9. 건식 열 통제의 2가지 방법을 설명한다.
10. 냉각과 건조의 장점과 단점을 판정한다.
11. 복사선 통제 방법의 2가지 유형을 구별한다.
12. 여과와 삼투압이 통제 방법으로 어떻게 기능하는지 설명한다.

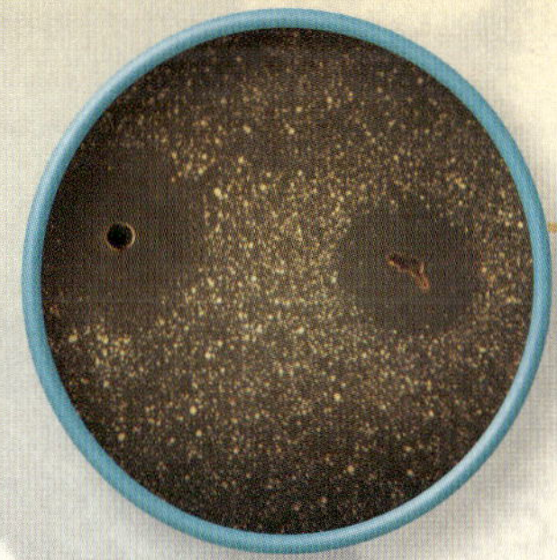

9.3 미생물 통제의 화학적 제제

13. 화학적 통제 약제의 바람직한 특징의 이름을 말한다.
14. 염소와 요오드와 그 사용에 대하여 논의한다.
15. 페놀 화합물의 장점과 단점을 열거한다.
16. 클로르헥시딘의 작용 방식을 설명한다.
17. 과산화수소 약제의 적용을 설명한다.
18. 중금속 통제 약제 몇 가지를 인지한다.
19. 알데히드 약제의 단점을 논의한다.
20. 에틸렌 옥사이드 멸균의 적용을 확인한다.

NCLEX® 준비

1. 다음 항균 통제 방법 중 내과-외과 층에서는 매일 환자와 물리적 환경을 간호하는 데 사용하지만, 임상 현장에서는 사용하지 않는 방법은 무엇인가?
   a. 멸균 c. 소독
   b. 방부처리 d. 위생처리

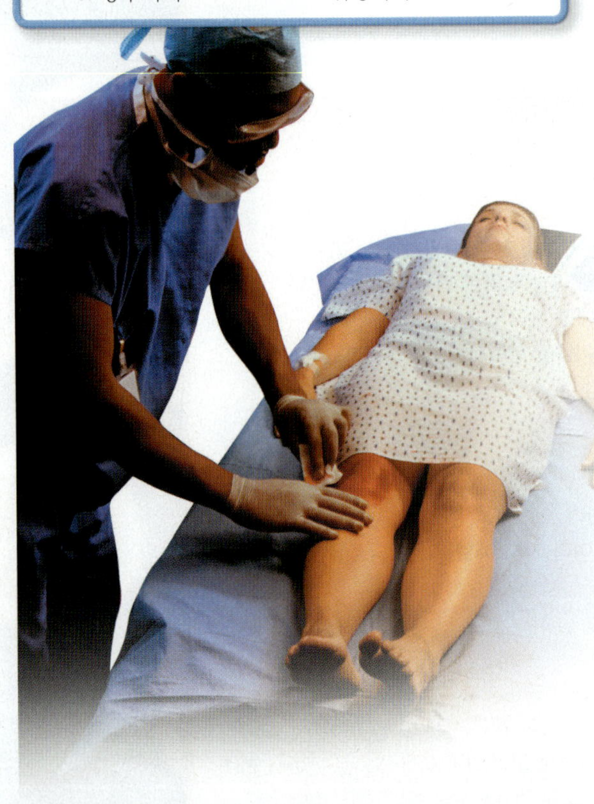

9.1 미생물의 통제

선진 세계에서 대부분의 경우 마실 수 있는 수돗물과 상하지 않은 음식, 병균을 박멸하는 선반 가득한 제품, 감염을 치료하는 약을 당연한 것으로 생각한다. 잠재적으로 해로운 미생물에 노출되는 정도를 통제하는 것은 우리의 생활에 대단히 큰 관심이다. 이것의 중요한 예는 2001년 미국 상원의 Hart 사무실용 건물에서 *Bacillus anthracis*(탄저균) 포자를 포함한 편지가 배달되어 개봉되었을 때 발생하였다. 미국 환경청(EPA)은 치명적이고, 감염성이 높고, 내생포자를 형성하는 세균의 모든 흔적을 제거하는 방법을 결정해야 했으며, 이는 커다란 도전이었다. 이 예는 극단적이지만, 해로운 미생물에 대한 노출을 통제하는 일은 항상 진행되는 관심사이다. 고대 그리스인은 전염병이 창궐할 때 시체와 의류를 소각하는 것을 배웠고, 이집트인은 강한 소금과 자극성 기름으로 죽은 사람의 신체를 방부 처리하였다. 이러한 방법들은 현대의 관점에서는 낡은 것으로 보이지만, 이러한 예는 미생물의 통제가 수세기 동안 관심사였다는 것을 보여준다.

신체 외부의 미생물을 통제하는 데 이용되는 방법은 4가지 가능한 결과를 초래하도록 고안되었다.

1. 멸균(sterilization)
2. 소독(disinfection)
3. 오염 제거(decontamination; 또는 위생 처리, sanitization)
4. 방부 처리(antisepsis; 또는 병균 제거, degermation)

이러한 용어는 **표 9.1**에 구별하였다. 이러한 과정의 일부에 하나 이상의 단어를 가지는 것은 세련되지 않아 보일 수 있지만, 그들이 사용되는 것을 들을 때 여러분이 인지하는 것이 중요하기 때문에 여기에 포함하였다. 문제를 복잡하게 하는 것은 이러한 용어의 일상적인 사용의 일부는 때로는 모호하고 부정확하다는 점이다. 예를 들어 때때로 환자의 피부를 "멸균" 또는 "소독"하라고 지시 받는데, 이러한 사용법은 용어의 기술적인 정의에 부합하지 않는다. 미생물 통제에 주된 적용과 목적을 요약하기 위하여 공정도를

표 9.1 항균 통제의 개념

멸균 능력이 있는 기술과 화학약품은 분홍색 배경으로 강조하였다.

용어	정의	요점	약제의 예
멸균	모든 생존 가능한 미생물(바이러스 포함)을 파괴하거나 제거하는 과정	**"멸균된(sterile)"**이라는 용어는 멸균 과정을 거친 물질을 가리키는 엄격한 의미로만 사용되어야 한다("약간 멸균되었다"라는 것은 없다). 일반적으로 인체의 일부를 멸균하는 것은 비현실적이고 위험하기 때문에 무생물 물체에 제한된다. 일반적인 사용: 수술 기구, 주사기, 상업적으로 포장된 식품	열(고압멸균) 멸균제(내생포자를 파괴할 수 있는 능력을 가진 화학적 약제)
소독	영양 단계의 병원체를 파괴하지만 세균 내생포자는 파괴하지 못하는 물리적 과정이나 화학적 제제 물질에서 미생물의 해로운 산물(독소) 제거	효과를 나타내기 위해 요구되는 소독제의 농도가 인간 조직에 해롭기 때문에 보통 생명이 없는 물체에 사용된다. 일반적인 사용: 식품 용기 끓이기, 검사대에 5% 표백 용액을 적용하기, 체온계를 사용 중간에 요오드 용액에 담그기	표백제 요오드 열(끓이기)
오염 제거/위생 처리	오염을 안전한 수준으로 감소시키기 위하여 미생물과 다른 파편을 기계적으로 제거하는 세척 기술	식당, 낙농업, 양조장, 다수의 더러운 가정 용품/용기를 취급하는 상업적 실체 일반적인 사용: 요리 기구, 접시, 병, 깡통은 재사용하기 위하여 위생 처리해야만 한다.	비누 세제 상업적 식기 세척기
방부 처리/병균 제거	인간 피부 위의 미생물 수를 감소시킴 오염 제거의 한 가지 형태이지만 살아 있는 조직에 사용	피부를 문지르거나 (기계적 마찰) 화학약품에 잠그는 것을 포함	알코올 수술적 손 씻기

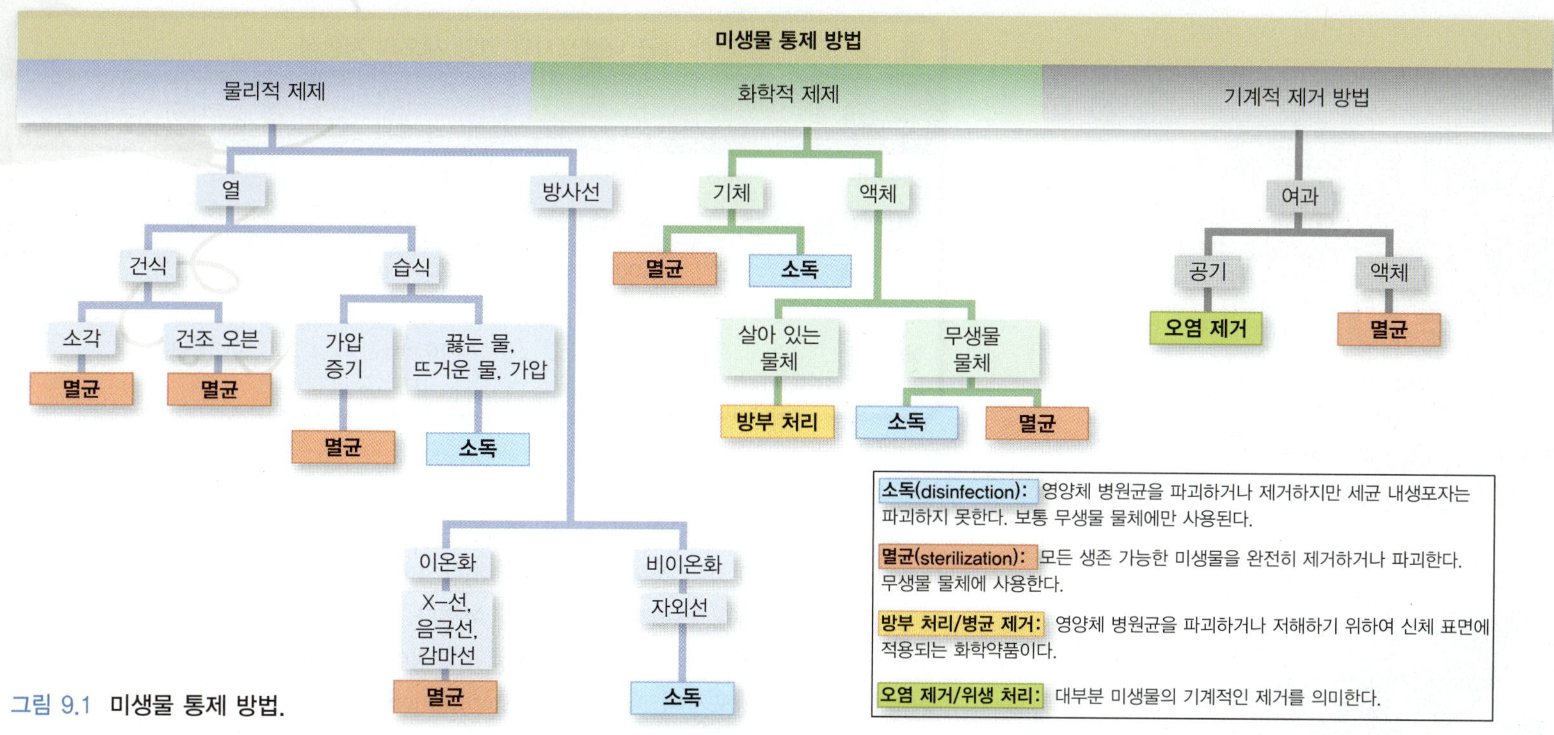

그림 9.1 **미생물 통제 방법.**

제공한다(**그림 9.1**). 주석: 이 표와 이 장의 다른 곳에서 멸균 능력이 있는 기술과 화학약품은 분홍색 배경으로 강조된다.

미생물 형태의 상대적 저항성

미생물 통제의 주된 표적은 외부 환경이나 인체에 항상 존재하면서 감염이나 손상을 야기하는 미생물이다. 이 표적된 개체군은 결코 단순하거나 획일적이지 않고, 사실상 저항성과 해로운 점에서 극단적인 차이를 가지는 미생물의 혼합을 포함한다. **그림 9.2**는 이러한 형태들이 물리적·화학적 통제 방법에 가지는 일반적인 저항성을 비교한다.

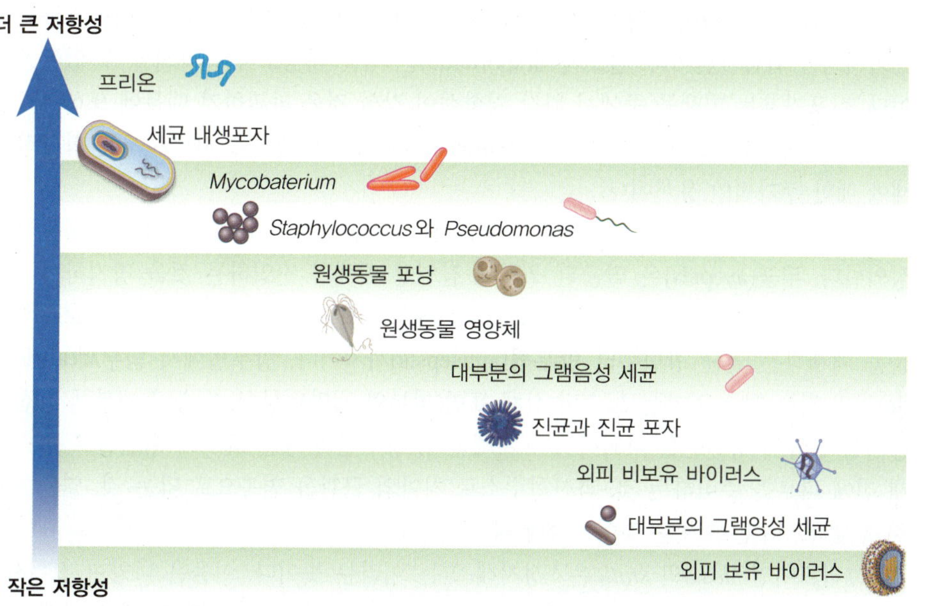

그림 9.2 **미생물 통제에 대한 상이한 미생물 유형의 상대적 저항성.** 이것은 매우 일반적인 체계이며, 상이한 통제 약제는 다양한 미생물에 대하여 더 또는 덜 효과적이다.

프리온(prion)에 대한 주석

프리온은 멸균 과정에 대해서는 그 자체만으로 하나의 부류에 속한다. 이 장에서 "멸균된"이라는 용어는 생존 가능한 미생물 생명이 전혀 없는 것으로 정의한다. 그러나 이 장에서 묘사된 어느 과정도 프리온을 파괴하기에는 충분하지 않다. 프리온은 열과 화학약품에 예외적으로 저항성이 있다. 기구나 다른 물체가 이러한 독특한 제제에 오염되면, 그들은 생물학적 위험물로서 폐기되거나, 미국 질병예방 및 통제센터(CDC) 지침에 따라 화학물질과 열의 조합을 적용해야 한다. 이 지침은 새로운 정보가 가용해지면서 끊임없이 발전한다. 그때까지 이 장에서는 세균 내생포자가 가장 강한 형태의 미생물 생명이라는 것을 이용하여 멸균에 대해 논의한다. 조직, 액체, 기구가 프리온을 포함하는 것으로 의심되면, 효과적인 멸균 조건을 결정할 때 감염 통제 전문가나 CDC와 상의할 것을 권장한다. 17장에서 프리온에 대하여 상세하게 서술한다.

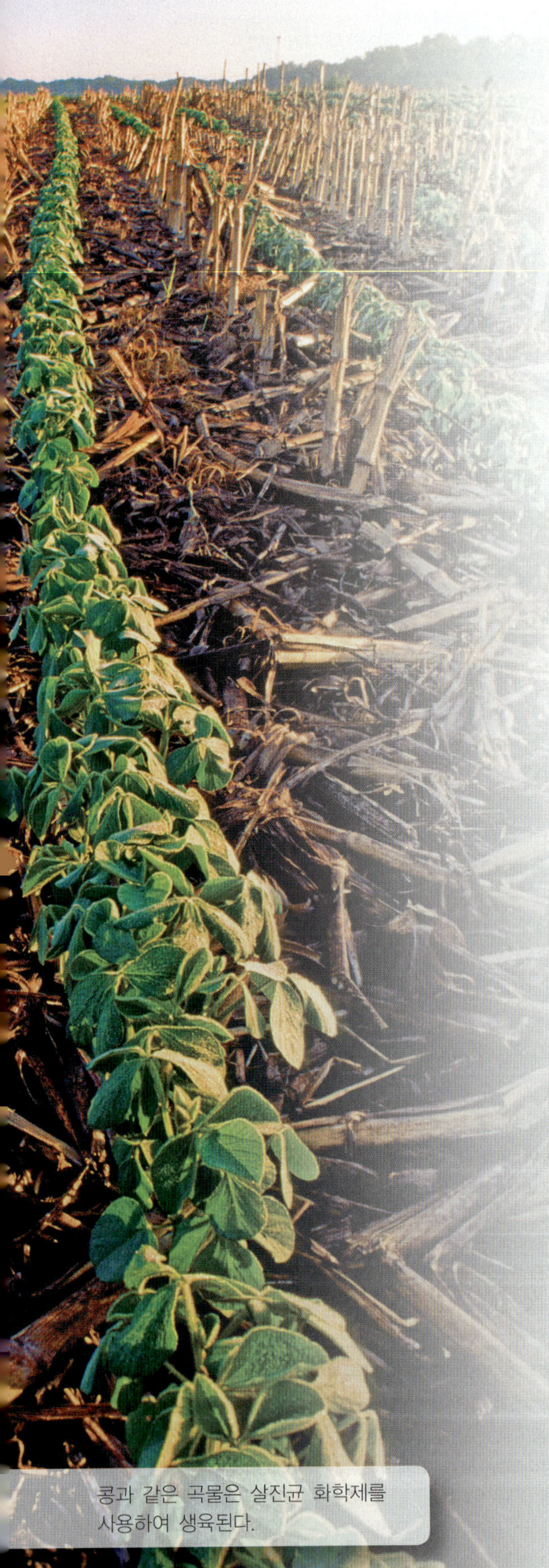
콩과 같은 곡물은 살진균 화학제를 사용하여 생육된다.

표 9.2 조절제에 대한 세균 내생포자와 영양 세포의 저항성

방법	내생포자	영양 세포	내생포자가 ____× 더 저항성이 있다
열(습식)	120°C	80°C	1.53
방사선(X-선) 투여량	4,000 Grays	1,000 Grays	43
멸균 기체 (에틸렌 옥사이드)	1,200 mg/L	700 mg/L	1.73
살포자액 (2% 글루타르알데히드)	3 h	10 min	183

표 9.2에 다양한 집단의 미생물을 파괴하는 데 요구되는 실제의 비교 숫자를 나타내었다. 세균 내생포자는 전통적으로 가장 저항성이 큰 미생물 실체로 고려되어 왔으며, 영양체 세포에 비하여 18배까지 파괴하기 어렵다. 내생포자는 미생물 통제에 저항성이 있어서, 이를 파괴하는 어떠한 과정도 항상 저항성이 약한 모든 미생물 형태를 사멸시킬 것이기 때문에 내생포자의 파괴는 **멸균**(sterilization)의 목표이다. 다른 통제 방법인 소독과 방부 처리는 내생포자보다 덜 강한 미생물에 주로 작용한다.

약제 대 과정

멸균(sterilization), **소독**(disinfection) 등의 용어는 과정을 가리킨다. 여러분은 과정에 사용되는 약제를 묘사하는 다른 용어들을 마주치게 될 것이다. 약제의 2가지 예는 **멸균제**(bactericidal)와 **정균제**(bacteristatic)이다. "사멸시킬 수 있는 능력을 가진"이라는 의미의 어근 **-cide**는 특정한 집단의 미생물을 파괴하는 데 목적을 가진 항미생물 약제를 정의하기 위하여 다른 용어와 결합될 수 있다. 예를 들어 **멸균제(bactericide)**는 내생포자 단계를 제외한 세균을 파괴하는 화학물질이다. 이는 다른 미생물 집단에는 효과가 있을 수도 없을 수도 있다. **살진균제**(fungicide)는 진균의 포자, 균사, 효모를 사멸시킬 수 있는 화학물질이다. **살바이러스제**(virucide)는 특히 살아 있는 조직에서 바이러스를 불활성화시키는 화학물질이다. **살포자제**(sporicide)는 세균 내생포자를 파괴할 수 있는 약제이다. 살포자제는 미생물 중에서 가장 저항성이 강한 것을 파괴하기 때문에 또한 살균제이다. **살균제(germicide)**와 **살미생물제(microbicide)**도 미생물을 사멸시키는 화학적 약제에 대한 추가적인 용어이다.

현대의 용법에서 **패혈증(sepsis)**은 혈액이나 기타 조직에서 미생물이 생장하는 것을 정의한다. **무균(asepsis)**은 멸균된 조직에 감염성 매체가 진입하는 것을 방지하여 감염을 방지하는 모든 실행을 가리킨다. 건강관리에서 흔히 시행되는 무균 기술은 모든 미생물을 배제하는 멸균 방법부터 **방부법**(antisepsis)까지이다. 방부법에서 **방부제(antiseptic)**라고 하는 화학 약제는 노출된 신체 표면(피부와 점막), 상처, 수술 절개부에 직접 적용되어 영양체 병원균을 파괴하거나 저해한다. 방부법의 예는 요오드 화합물로 수술 절개 전에 피부를 준비하는 것, 과산화수소로 치아의 근관을 면봉으로 닦는 것, 멸균 비누로 통상적으로 손을 씻는 것이 포함된다.

그리스어인 *stasis*와 *static*은 "정지해 있는"이라는 뜻이다. 이들은 다양한 접두사와 결합하여 미생물이 일시적으로 증식이 방지되어 있지만 당장 사멸되지 않은 상태를 나

타낸다. 미생물을 사멸시키거나 영구적으로 불활성화시키는 것이 미생물 통제의 일반적인 목적이지만, 정미생물제도 의미 있는 적용을 가지고 있다. **정균제(bacteristatic)** 약제는 조직상이나 환경의 표면 위에서 세균의 생장을 방지하며, **살진균제**(fungistatic) 화학물질은 진균의 생장을 저해한다. 신체에서 미생물을 통제하는 물질(방부제와 약제)은 많은 살미생물제가 인간 세포에 높은 독성을 가지고 있기 때문에 종종 **정미생물(microbistatic)** 효과를 가진다. 심지어는 **-cidal** 약제도 어떻게 사용되는가에 따라서 멸균을 일으키지 않기도 한다.

미생물 통제의 실용적 문제

미생물 통제를 위하여 실행할 수 있는 방법을 선택하는 것을 지배하는 다양한 고려사항이 있다. 환자와 접촉하는 도구가 어떻게 취급되어야 할지를 결정하는 유용한 틀의 하나는 그들이 **고위험**, **준위험**, **비위험**으로 간주되느냐 하는 것이다. **고위험**(critical) 의학기구는 멸균된 조직과 접촉하리라 예상되는 것들이다. 좋은 예는 주사 바늘이나 인공 고관절이다. 이들은 사용 전에 필히 멸균되어야 한다. **준위험**(semicritical) 도구는 점막과 접촉하는 것들이다. 내시경 관이 한 예이다. 이들은 최소한 고도의 소독이나 가능한 한 멸균되어야 한다. **비위험**(noncritical) 물체는 환자와 접촉하지 않거나 온전한 피부만 접촉하리라 예상되는 혈압 측정 띠나 목발 등이다. 혈액이나 체액으로 오염되지 않는 한 낮은 수준의 소독만이 필요하다.

놀랄 만큼 많은 물질이 멸균을 필요로 할 수 있다. 그들은 고무와 같이 내구성이 있는 고체로부터 혈장과 같은 상하기 쉬운 액체까지를 포함하며, 2001년 Hart 미 상원 사무실 건물이 *Bacillus anthracis* 내생포자로 오염되었을 때와 같이 심지어는 건물 전체를 포함하기도 한다. 멸균을 요구하는 수백 가지의 상황은 건강관리 분야에 종사하는 기술사, 간호사, 의사, 제작자의 네트워크에 직면하지만, 모든 경우에 작용하는 보편적인 방법은 없다.

비용, 효율성, 처분 방법 등이 모두 중요하다. 예를 들어 침투성 의료 방법에 사용되는 도뇨관(catheter)과 주사기 같은 일회용 플라스틱 물품은 잠재적으로 조직을 감염할 수 있다. 이러한 물품은 제조 과정에서 비가열(가스나 방사선) 방법에 의하여 멸균되어야 하는데, 이는 열이 플라스틱을 손상시킬 수 있기 때문이다. 이러한 물품을 사용한 후에는 취급자에 대한 잠재적인 위해로 인하여 폐기되기 전에 파괴되거나 오염을 제거하여야 한다. 이 시점에서는 신속하고 확실한 증기 멸균이 현명한 선택인데, 그 이유는 플라스틱이 파괴되더라도 상관이 없기 때문이다.

미생물의 사멸은 무엇인가?

사멸은 생물의 생존 작용을 영구히 종결시키는 것을 포함하는 현상이다. 동물과 같은 복잡한 생물의 생명 징후는 자명하지 않으며, 사멸은 신경 기능, 호흡, 심박동의 손실에 의하여 명백해진다. 대조적으로 단지 하나 또는 몇 개의 세포로 이루어진 현미경적 생물의 사멸은 탐지하기가 종종 어려운데, 그 이유는 그들이 현저한 활력 징후를 애초에 가지고 있지 않기 때문이다.

현재, 이러한 손상을 탐지하는 가장 실질적인 방법은 미생물 세포가 적합한 환경에 노출될 때 아직도 번식할 수 있는지를 판별하는 것이다. 미생물이 이상적인 환경 조건하에서도 더 이상 번식할 수 없을 정도로 대사적 또는 구조적 손상을 받았다면, 이는 더 이상 생존 가능하지 않다. 최적 생장 조건하에서도 생식 능력의 영구적 손실은 미생물학적 사멸의 정의로서 수용되었다.

사망률에 영향을 미치는 요인

배양되는 세포는 주어진 멸균제에 대한 감수성이 현격하게 차이가 난다. 전체 개체군의 사멸은 동시에 일어나지 않고 멸균제의 특정한 한계치(어떠한 시간과 농도의 조합)가 충족되었을 때 시작된다. 시간이나 약제의 농도가 증가되면서 사멸은 대수적(logarithmic) 방식으로 계속된다.

대부분의 멸균제는 세포의 대사 과정을 표적으로 하여 활발한 세포(어리고 빠르게 분열하는)가 대사적으로 덜 활발한(늙고 불활성인) 세포에 비하여 더 빠르게 사멸된다. 결국 어떠한 세포도 생존할 수 없는 시점에 도달하며, 이 시점이 멸균에 해당한다.

특정한 약제의 효율성은 시간 이외에 몇 가지 요인에 의하여 지배된다. 이러한 부가적인 요인은 항미생물제의 작용에 영향을 미친다.

1. 미생물의 수. 오염 부하량이 높을수록 파괴하는 데 시간이 오래 소요된다.
2. 개체군에서 미생물의 본질. 대부분의 실제 소독과 멸균 상황에서, 표적 개체군은 단일 종 미생물이 아니라 세균, 진균, 바이러스의 혼합이며, 미생물 저항성의 광범위한 스펙트럼을 보인다.
3. 환경의 온도와 pH.
4. 약제의 농도(투여량, 강도). 예를 들어 자외선 조사는 260 nm에서 가장 효과적이며, 대부분의 소독제는 고농도에서 더 작용이 강하다.
5. 약제의 작용 방식. 약제가 어떻게 미생물을 사멸시키거나 저해하는가?
6. 용매, 간섭하는 유기물, 저해제의 존재. 타액, 혈액, 분변은 소독제나 심지어는 열의 작용을 저해할 수 있다.

이러한 요인의 영향은 다음 절에서 매우 상세하게 논의된다.

항미생물제의 작용 방식

항미생물제가 세포에 미치는 해로운 영향을 **작용 방식**[또는 **기작**; mode(또는 mechanism) of action]이라고 한다. 약제는 하나 이상의 세포 표적에 영향을 미치며, 세포가 더 이상 생존할 수 없을 때까지 점진적으로 손상을 가한다. 항미생물제는 다양한 세포 표적을 가지며, 표적의 선택성이 낮을수록 다양한 범위의 미생물에 대하여 효과적이다(열과 방사선이 예임). 선택성이 높은 제제는(예, 약품) 단일 세포 구성 요소만 표적으로 하는 경향이 있으며 효과적인 미생물이 훨씬 제한된다.

물리적 화학적 제제의 세포 표적은 4개의 일반적인 범주에 속한다.

1. 세포벽
2. 세포막
3. 세포 합성 과정(DNA, RNA)
4. 단백질

표 9.3은 세포 구조물과 과정에 영향을 미치는 다양한 제제를 나타낸다. **그림 9.3**은 세포막이 계면활성제에 노출되었을 때 어떠한 일이 일어나는가를 보여준다.

표 9.3 다양한 물리적 · 화학적 약제가 세포에 미치는 작용

세포 표적	약제의 효과	사용된 약제의 예
세포벽	화학적 약제는 다음 방법으로 세포에 손상을 미친다. • 세포벽의 합성을 차단 • 세포벽의 소화	화학물질 세제 알코올
세포막	약제는 물리적으로 세포막의 지질층에 결합하여, 세포막을 개방하고 유해한 화학물질이 세포로 유입되고 중요한 이온이 세포에서 빠져나오게 한다.	세제
세포 합성	약제는 리보솜에 의한 단백질 합성을 차단하고, 생장과 대사에 필요한 단백질을 저해하여 증식을 방지한다. 유전자 변화를 일으킬 수 있다(돌연변이).	포름알데히드 방사선 에틸렌 옥사이드
단백질	일부 약제는 단백질을 변성시킬 수 있다(단백질 결합을 파괴하여, 단백질 구조가 파괴되는 것임). 약제는 단백질의 활성 부위에 부착하여, 화학적 기질과 상호작용하는 것을 방지한다.	습식 열 알코올 페놀 화합물

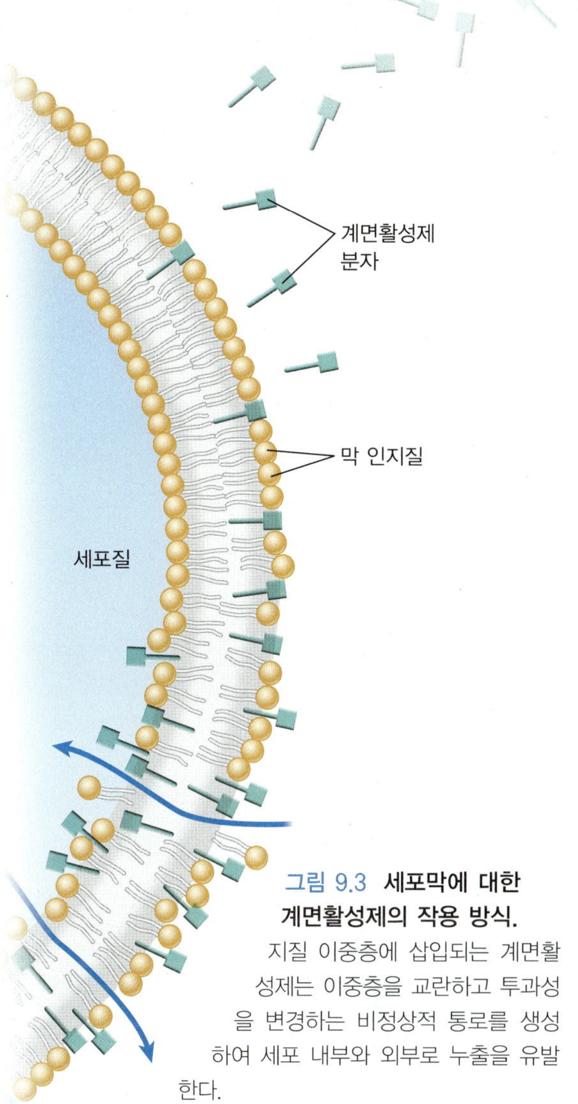

그림 9.3 세포막에 대한 계면활성제의 작용 방식. 지질 이중층에 삽입되는 계면활성제는 이중층을 교란하고 투과성을 변경하는 비정상적 통로를 생성하여 세포 내부와 외부로 누출을 유발한다.

9.1 학습 결과—진도 평가

1. 멸균, 소독, 오염 제거, 위생 처리, 방부, 병균 제거의 용어를 명확히 정의하시오.
2. 통제 수단에 대하여 가장 내성이 강하고, 가장 내성이 약한 미생물을 확인하시오.
3. 멸균제와 정균제의 작용을 비교하고 각각의 예를 제공하시오.
4. 물리화학적 제제의 세포 표적 4가지 범주의 이름을 말하시오.

9.2 물리적 통제 방법

미생물을 통제하는 방법은 물리적 방법과 화학적 방법의 2가지 광범위한 범주로 나눌 수 있다. 물리적인 방법부터 먼저 알아보자. 미생물은 지구가 제공하는 엄청나게 다양한 서식지에 적응되었으며, 이에는 온도, 습도, 압력, 빛의 가혹한 조건이 포함된다. 통상적으로 이러한 극한적인 물리적 조건을 견딜 수 있는 미생물에게, 인간이 통제하려고 시도하는 것은 거의 효과가 없을 수 있다. 다행히, 우리는 인간이 생활하는 것과 동일한 환경에서 번성하는 미생물의 통제에 가장 관심이 많다. 이러한 미생물의 거의 대부분은 그들의 환경을 급격히 변화시켜서 용이하게 통제될 수 있다. 항미생물 물리적 제제 중에서 가장 두드러진 것은 열이다. 다른 덜 광범위하게 사용되는 제제에는 방사선, 여과, 초음파, 심지어는 냉각이 포함된다. 다음 절들은 이러한 방법들을 조사하고 의학, 상업, 가정에서 그들의 실용적인 적용을 탐구한다.

열

일반적으로, 온도의 상승(최대 생장 온도를 초과하는)은 멸균성이며, 낮은 온도(최저 생장 온도 이하의)는 정균성이다. 열에 대하여 먼저 알아보자. 열은 습식 또는 건식의 형태로 적용될 수 있다. **습식 열**(moist heat; **습열**)은 뜨거운 물, 끓는 물, 수증기(기화된 물)의 형태로 나타난다. 실제로, 습열은 60~135°C 범위를 보인다. 알 수 있듯이, 수증기의 온도는 밀폐된 용기에서 압력을 조절하여 조절될 수 있다. **건식 열**(dry heat; **건열**)은 뜨거운 공기(오븐 내부) 또는 개방된 화염(불꽃)이다. 실제로 건열은 160°C에서 수천 °C까지 범위이다.

열의 작용 방식과 상대적 효율성

습열과 건열은 효율성뿐 아니라 작용 방식에서도 상이하다. 습열은 건열에 비하여 저온에서 작용하며 동일한 효율을 달성하기 위하여 노출 시간이 짧다(**표 9.4**). 습열로 많은 세포 구조가 손상을 받지만, 습열의 가장 중요한 멸균 효과는 단백질의 응고와 변성이며, 이는 신속하고 영구적으로 세포 대사를 중지시킨다.

건열은 세포를 탈수하며, 대사 작용에 필요한 물을 제거하고, 또한 단백질을 변성시킨다. 그러나 수분의 부족은 일부 단백질 구조의 안정성을 증가시키기 때문에 멸균을 위하여 건열이 사용될 때는 더 높은 온도가 필요하다. 매우 높은 온도에서, 건열은 세포를 산화하며, 재로 연소한다. 이 방법은 실험실에서 백금이를 화염 멸균하거나 산업체에서 의료 폐기물을 소각할 때 사용된다.

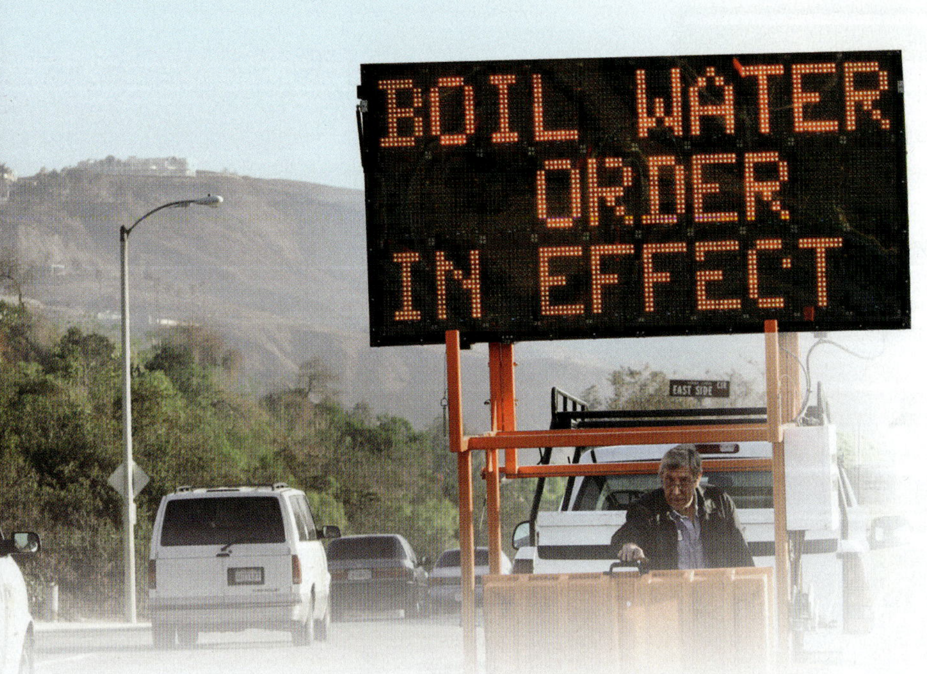

열 저항성과 열 사멸: 내생포자와 영양 세포

습열과 건열에 대하여 세균 내생포자는 가장 큰 저항성을 보이고 세균과 진균의 영양 상태는 가장 저항성이 작다. 내생포자를 파괴하기 위해서는 보통 비등점 이상의 온도가 필요하지만, 저항성은 크게 변화한다.

영양 세포도 또한 열에 대한 민감성이 다양하다. 세균 중에서 습열에 대한 사멸 시간은 50°C에서 3분(*Neisseria gon-*

표 9.4 건열과 습열을 이용하여 멸균을 달성하기 위한 시간과 온도의 비교

	온도 (°C)	멸균 시간 (분)
습열	121	15
	125	10
	134	3
건열	121	600
	140	180
	160	120
	170	60

저온 살균법은 낙농 제품의 유통 기한을 늘릴 수 있다.

orrhoeae)에서 60°C에서 60분(*Staphylococcus aureus*)의 범위를 보인다. 내생포자 형성균의 영양 세포는 내생포자 비형성균의 영양 세포와 감수성이 거의 같다는 것을 주목할 필요가 있다. 진균, 원생동물, 기생충을 포함하는 다른 미생물은 열에 대한 감수성이 유사하다. 바이러스는 놀라울 정도로 열에 대하여 저항성이 있으며, 내성 범위는 55°C에서 2~5분(아데노바이러스)에서 60°C에서 600분(A형 간염 바이러스)까지이다.

열에 대한 미생물의 감수성: 열 사멸 측정

앞에서 보았듯이, 고온은 짧은 노출 시간을, 저온은 긴 노출 시간을 필요로 한다. 이러한 2가지 변수의 조합은 **열 사멸 시간(thermal death time, TDT)**을 구성하는데, 이는 특정한 온도에서 모든 시험 미생물을 사멸하는 데 요구되는 최단 시간으로 정의된다. TDT는 다양한 열처리된 물질에서 흔하거나 중요한 오염물질인 미생물 종에 대하여 실험을 통하여 측정되었다. 미생물의 열에 대한 감수성을 측정하는 다른 방식은 **열 사멸 온도(thermal death point, TDP)**인데, 이는 10분 내에 시료 내의 모든 미생물을 사멸하는 데 요구되는 최저 온도로 정의된다.

대부분의 부패하기 쉬운 물질은 습열로 처리된다. 이러한 제품의 일부는 상온의 선반에서 수개월 심지어는 수년간 보관할 수 있다. 선택된 열처리는 제품에 손상이나 질병을 일으키는 인자가 없도록 해야만 한다. 동시에 상품의 질과 처리 시간과 비용도 함께 고려되어야 한다. 예를 들어 껍질 콩 통조림을 상업적으로 조리하기 위하여 제조사의 가장 큰 관심은 보툴리누스 중독 인자의 생장을 방지하는 것이다. *Clostridium botulinum* 내생포자의 몇 가지 가능한 TDT(시간과 온도의 조합)로부터, 공장에서는 모든 내생포자를 사멸시키지만 콩을 엉망으로 만들지 않는 조건을 선택해야 한다. 이러한 많은 고려 사항으로부터 주어진 처리 방법에 대한 최적 TDT를 알게 된다. 상업적 통조림 제조업자는 저산 식품을 121°C에서 30분간 처리하는데, 이는 이러한 식품을 멸균시킨다. 통조림 제조업체의 이러한 엄격한 통제 때문에 상업적 통조림 식품의 보툴리누스 중독 사례는 드물다.

습열 통제에 빈번하게 이용되는 접근법

미생물을 통제하기 위하여 채택되는 습열 방법의 3가지를 **표 9.5**에 나타내었다.

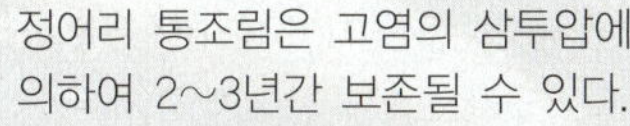
정어리 통조림은 고염의 삼투압에 의하여 2~3년간 보존될 수 있다.

표 9.5 습열 방법

멸균 능력이 있는 기술과 화학물질은 분홍색 배경으로 강조하였다.

방법	적용
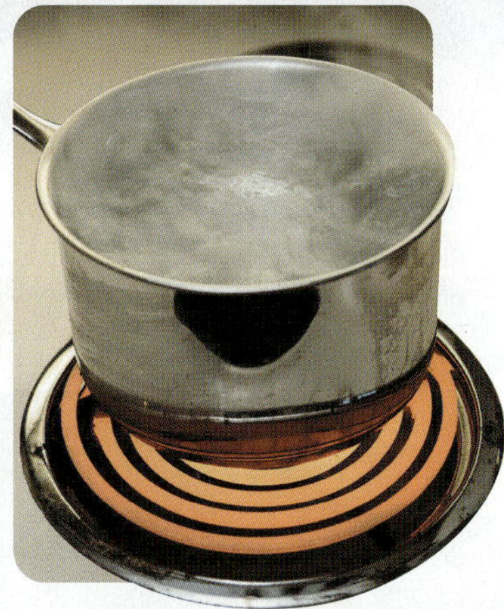 **끓는 물: 소독**(disinfection) 단순한 끓는 물 수조는 병원과 가정에서 신속하게 물건의 오염을 제거할 수 있다. 100°C에서 한번 처리하는 것은 모든 저항성 세포를 사멸시킬 수 없기 때문에, 이 방법은 멸균이 아니라 소독에만 관여한다. 물질을 끓는 물에 30분 노출시키면 대부분의 포자 비형성 병원균을 사멸시킬 수 있으며, 여기에는 결핵균과 포도상구균이 포함된다. 이 방법의 가장 큰 단점은 물체를 끓는 물에서 제거하면 쉽게 재오염된다는 것이다.	가정에서 물, 유아용품, 음식과 가정용품, 침구, 병실의 의류를 소독하는 데 유용하다.
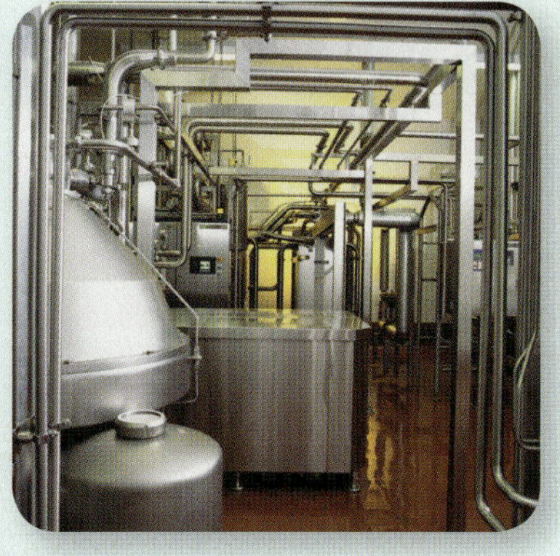 **저온살균(pasterurization): 음료수의 소독** 우유, 과일 주스, 맥주, 포도주는 채집과 처리 과정에서 쉽게 오염된다. 미생물이 이러한 식품을 상하게 하고 질병을 일으키는 잠재력이 있기 때문에 미생물 부하를 저감하고 병원균을 파괴하기 위하여 종종 열이 사용된다. **저온살균**은 감염과 손상을 시키는 잠재적인 병원체를 사멸하기 위하여 액체에 적용되지만, 동시에 액체의 향미와 영양가를 유지시키기 위한 기술이다. 통상적인 저온살균은 액체를 71.6°C에서 15초(순간법) 또는 63~66°C에서 30분(회분법) 노출하는 전문화된 열 교환 장치를 필요로 한다. 이 방법은 향미와 영양가를 변화시키지 않고, *Coxiella*와 *Mycobacterium* 같은 내성이 있는 병원균에 더 효과적이기 때문에 선호된다. 이러한 처리는 대부분의 바이러스를 불활성화시키고 세균과 진균의 영양 단계를 97~99% 파괴하지만, 내생포자 또는 특히 열 저항성 미생물(대부분의 비병원성 젖산균, 미구균, 효모)을 사멸시키지 못한다. 우유는 정상적인 저온살균 이후에는 더는 멸균 상태가 아니다. 사실상 저온살균 우유는 mL 당 20,000개 이상의 미생물을 포함하고 있으며, 이는 개봉하지 않은 우유팩도 결국 상하게 되는 것을 설명한다[새로운 기술은 보관 기간이 3개월인 멸균 우유(sterile milk)를 생산할 수 있다. 이 우유는 초고온(ultrahigh temperature, UHT)인 134°C에서 1~2초간 처리한다]. 이는 저온살균으로 간주되지 않기 때문에 저온살균을 멸균 방법으로 간주하지 않는다.	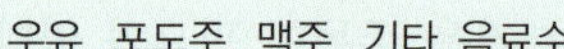 우유, 포도주, 맥주, 기타 음료수 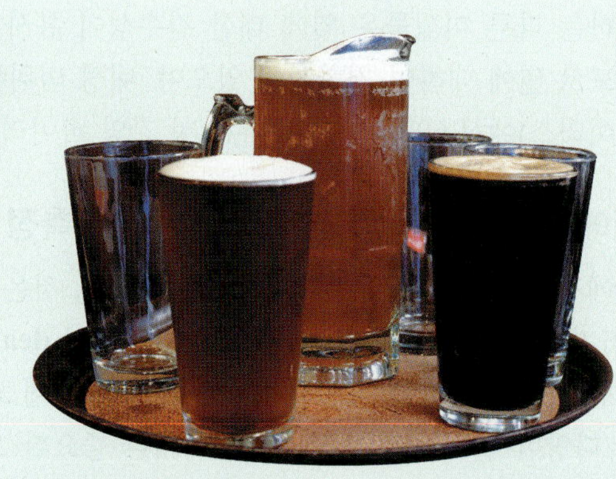

건열: 뜨거운 공기와 소각

건열은 습열만큼 용도가 넓지 않고 널리 이용되지 않지만, 몇 가지 중요한 멸균 적용을 가지고 있다. 건열에서 채택하는 온도와 시간은 특정한 방법에 따라 변하지만, 일반적으로 습열보다 높고 길다. **표 9.6**에 2가지 건열 방법에 대하여 서술하였다.

냉각과 건조의 효과

냉각 처리의 주된 이익은 식품의 처리와 보관에서 배양과 미생물의 생장을 둔화시키는 것이다. **냉각은 대부분의 미생물의 활동을 단순히 지연시키는 것뿐이라는 점이 강조되어야 한다.** 일부 미생물은 저온에서 사멸되는 것이 사실이지만, 대부분은 냉각, 장기간 냉장, 저온 냉동에 의하여 악영향을 받지 않는다. 사실상 −70~−135°C의 냉동 온도

표 9.5 (계속)

방법	적용
압력하의 수증기: 고압멸균(autoclaving) 해수면에서 정상적인 기압은 1기압 또는 15 psi (평방 인치당 파운드)이다. 1기압에서 물은 100°C에서 비등하며, 발생되는 수증기도 정확히 그 온도이지만, 불행하게도 이는 모든 미생물을 사멸시키기에는 너무 낮다. 수증기의 온도를 상승시키기 위해서는 수증기가 발생하는 압력을 증가시켜야 한다. 압력이 증가되면 물의 비등점도 따라서 증가하고 수증기의 온도 또한 상승한다. 예를 들어, 20 psi 압력에서(정상에서 5 psi 높음) 수증기 온도는 109°C이다. 정상에서 10 psi 증가하면 수증기 온도는 115°C로 증가하고, 15 psi 증가하면(총 2기압) 121°C로 증가한다. 압력이 아니라, 압력 증가가 생성하는 온도의 증가가 미생물을 사멸시키는 것이다. 이러한 압력–온도 조합은 순수한 수증기를 1기압 이상의 조건에 놓을 수 있는 특별한 도구로만 달성될 수 있다. 보건과 상업 기업에서는 이 목적으로 고압멸균(autoclave)을 사용하며, 압력 밥솥도 비견할 만한 가정용품이다. 멸균을 달성하는 데 가장 효율적인 압력–온도 조합은 15 psi에서 121°C이다. 너무 많이 넣거나 아무렇게나 넣으면 수증기가 내용물 주변에 자유롭게 순환되지 못하게 하여 필요한 완전한 접촉을 방해한다. 멸균 시간은 멸균하는 물건의 크기와 얼마나 많이 넣느냐에 따라서 조절된다. 분량이 얼마 되지 않을 경우에는 10분, 무겁고 큰 물체는 40분 정도이며, 평균 20분 정도 멸균한다.	열에 저항성이 있는 물질인 유리, 의류(수술복), 금속 기구, 액체, 종이, 일부 배지, 열 저항성 플라스틱 등이 있다. 열에 민감하지만 폐기할 것이라면(사용한 페트리 접시) 고압멸균이 적절하다. 그러나 습기를 배척하는 물질(기름, 왁스)이나 습기에 의하여 손상되는 물질(분말)의 멸균에는 비효율적이다.

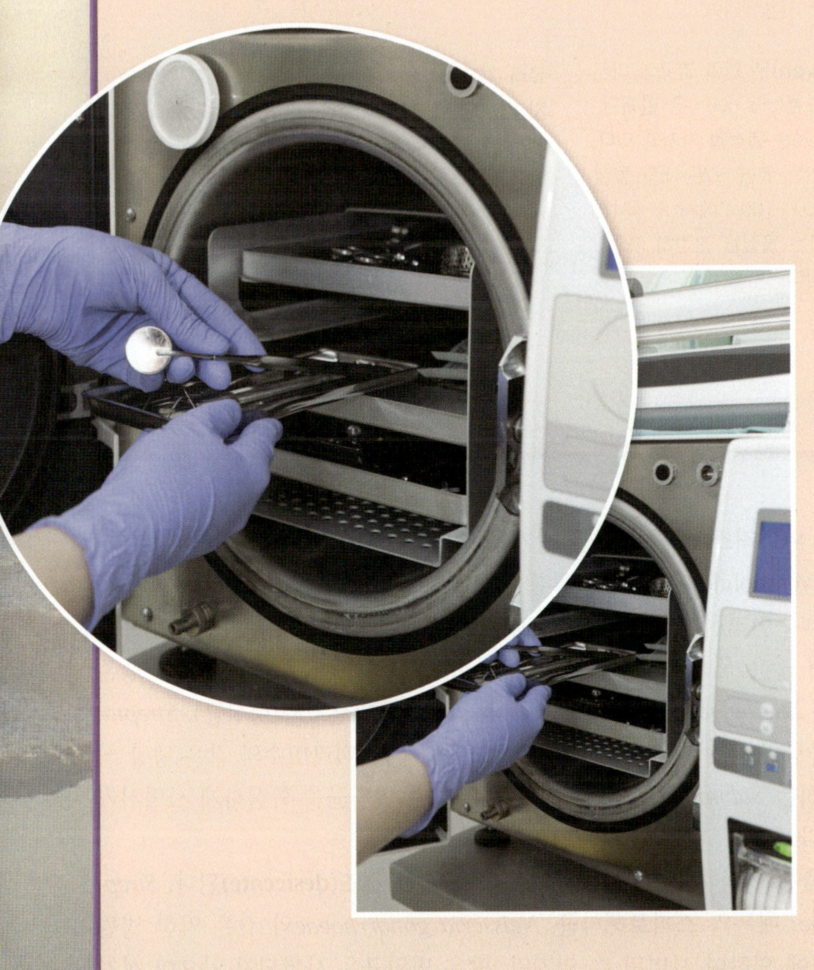

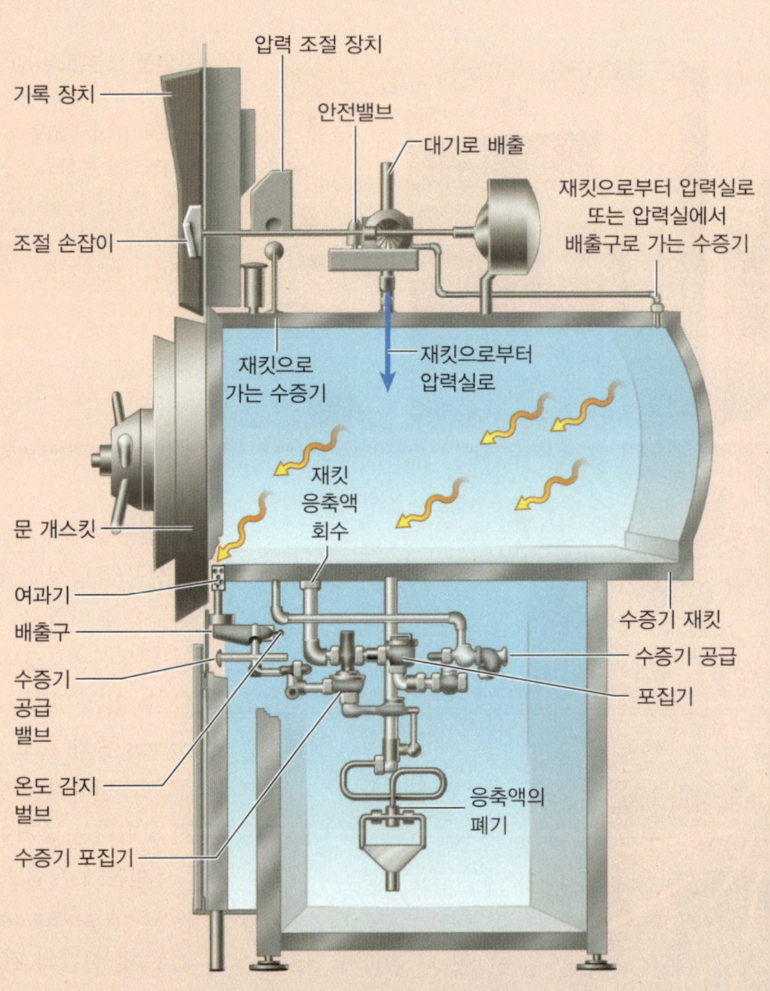

표 9.6 건열 방법

멸균 능력이 있는 기술과 화학물질은 분홍색 배경으로 강조하였다.

방법		적용
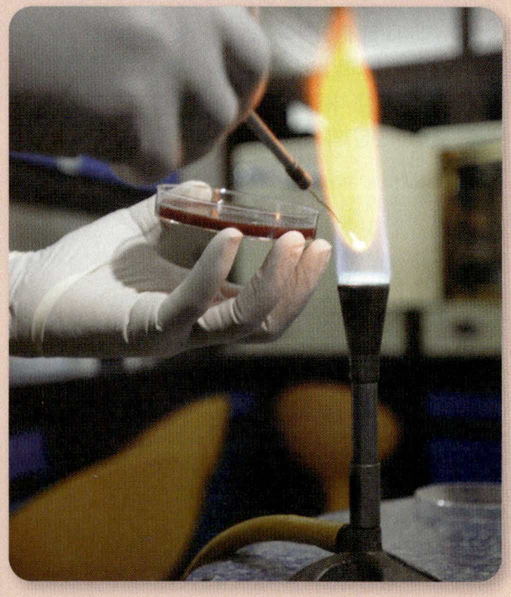	화염에서 **소각(incineration)**하는 것은 모든 열처리에서 가장 엄격하다. 분젠 버너의 화염은 가장 뜨거운 부분에서 1,870°C이며, 노와 소각로는 800~6,500°C 범위에서 작동한다. 이러한 강력한 열에 직접 노출되면 미생물과 다른 물질은 연소되어 재와 기체로 변한다. 접종용 백금이 위의 미생물 시료를 분젠 버너를 이용하여 소각하는 것은 미생물 실험실에서 매우 흔하게 실행된다. 이 방법은 빠르고 효과적이지만, 금속과 열에 저항성이 있는 유리 물질에 제한된다. 이 방법은 또한 조작자(개방된 화염)와 환경(화염에서 바늘이나 백금이의 오염물질이 튈 수 있음)에 위험을 준다. 이러한 이유로 탁상용 적외선 소각로가 많은 실험실에서 분젠 버너를 대체하였다. 대형 소각로는 감염성 물질을 완전히 파괴하기 위하여 병원과 실험실에서 일상적으로 사용된다.	분젠 버너/소규모 소각로: 접종용 백금이와 같은 실험실 기구, 대형 소각로: 주사기, 바늘, 배양 물질, 붕대, 밴드, 동물 사체, 병원성 시료
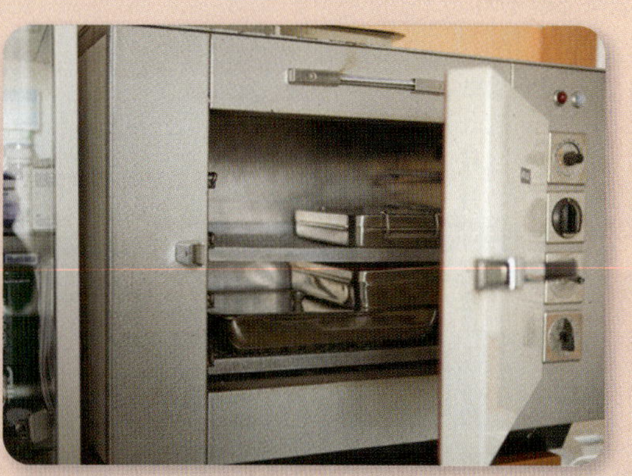	**열풍 오븐(hot-air oven)**은 건열 멸균의 다른 방법이다. 소위 **건조 오븐**(dry oven)은 밀폐된 구획 내에서 열을 발산하는 열선을 가지고 있다. 가열되고 순환되는 공기는 열을 오븐 내의 물질로 전달한다. 멸균은 150~180°C에서 2~4시간 노출을 필요로 하며, 이는 물질을 완전히 가열하고 내생포자를 사멸한다.	유리 기구, 금속 기구, 분말, 수증기가 잘 침투되지 않는 기름. 플라스틱, 면봉, 종이와 같은 고온에서 연소하는 것과 증발되는 액체에는 적합하지 않다.

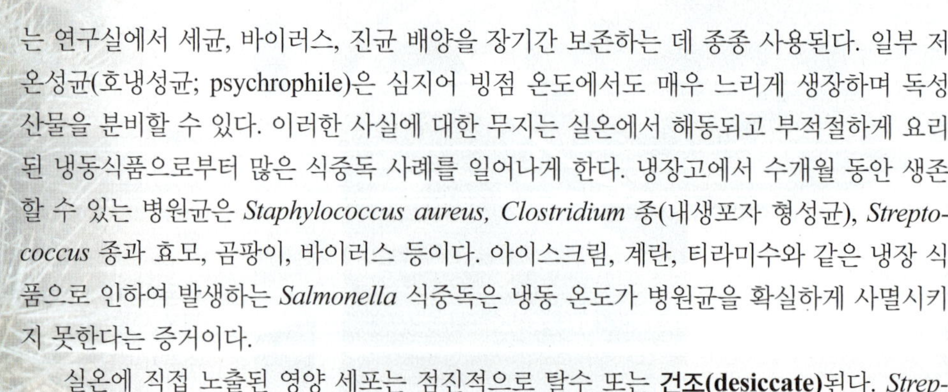

는 연구실에서 세균, 바이러스, 진균 배양을 장기간 보존하는 데 종종 사용된다. 일부 저온성균(호냉성균; psychrophile)은 심지어 빙점 온도에서도 매우 느리게 생장하며 독성 산물을 분비할 수 있다. 이러한 사실에 대한 무지는 실온에서 해동되고 부적절하게 요리된 냉동식품으로부터 많은 식중독 사례를 일어나게 한다. 냉장고에서 수개월 동안 생존할 수 있는 병원균은 *Staphylococcus aureus*, *Clostridium* 종(내생포자 형성균), *Streptococcus* 종과 효모, 곰팡이, 바이러스 등이다. 아이스크림, 계란, 티라미수와 같은 냉장 식품으로 인하여 발생하는 *Salmonella* 식중독은 냉동 온도가 병원균을 확실하게 사멸시키지 못한다는 증거이다.

실온에 직접 노출된 영양 세포는 점진적으로 탈수 또는 **건조(desiccate)**된다. *Streptococcus pneumoniae*, 매독의 스피로헤타균, *Neisseria gonorrhoeae*와 같은 약한 병원균은 몇 시간의 건조에 의하여 사멸될 수 있지만, 많은 병원균은 사멸되지 않으며 심지어 일부는 보존된다. *Bacillus*와 *Clostridium*의 내생포자는 극도로 건조한 조건에서도 수

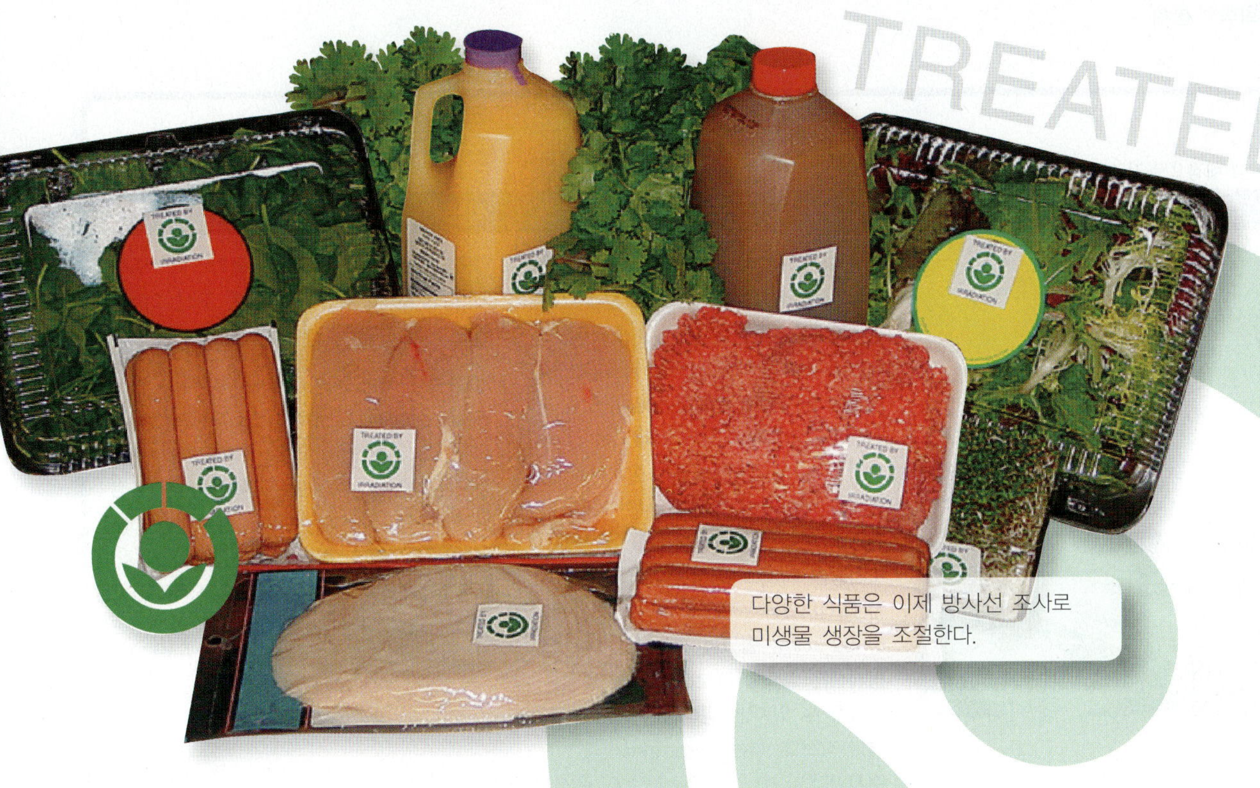

다양한 식품은 이제 방사선 조사로 미생물 생장을 조절한다.

천 년간 생존할 수 있다. 건조된 분비물의 포도상구균과 연쇄상구균과 가래로 둘러싸인 결핵균은 오랜 기간 건조한 공기와 먼지에서 생존할 수 있다. 많은 바이러스(특히 외피 비보유)와 진균 포자도 오랜 기간의 건조를 견딜 수 있다. 건조는 미생물 생장에 이용할 수 있는 물의 양을 크게 감소시키기 때문에 식품을 보존하는 중요한 방법이 될 수 있다.

냉동과 건조의 조합인 **동결 건조(lyophilization)**는 미생물과 다른 세포를 수년간 생존 상태로 **보전**(preserve)하는 일반적인 방법이다. 순수 배양은 순간적으로 냉동되고 신속하게 물을 제거하는 진공에 노출된다(물은 냉동 상태에서 수증기 상태로 바로 변환된다). 이 방법은 세포에 손상을 미치는 얼음 결정의 형성을 피할 수 있다. 모든 세포가 이 과정에서 생존하지는 않지만, 배양을 재구성할 정도로 충분한 개체가 생존한다.

일반적으로, 냉각, 냉동, 건조는 항균 효과가 일정하지 않고 불확실하기 때문에 소독이나 멸균 방법으로 간주되어서는 안 되며, 이러한 조건에서 병원체가 사멸된다고 확신할 수 없다.

방사선

에너지가 항균제로 작용할 수 있는 다른 방법은 방사선의 사용이다. **방사선(radiation)**은 원자 활동에서 방출되어 물질이나 공간을 통하여 고속으로 분산되는 에너지로 정의된다. **그림 9.4**는 방사선의 상이한 파장을 보여준다. 여기에서는 미생물 통제에 적합한 감마선, X-선, 자외선만을 고려한다. 이러한 형태의 방사선을 이용하는 특히 유용한 방법들이 있다(**표 9.7**). 실험실과 여러분의 일상생활에서 UV 방사선의 독특한 본질을 고려할 때, 이의 작용 방식을 이해하는 것이 중요하다(**그림 9.5**).

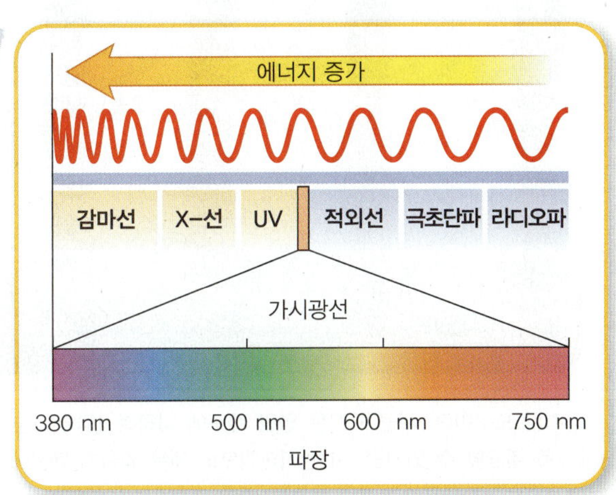

그림 9.4 **상이한 종류의 방사선을 나타내는 전자기 스펙트럼.**

다른 물리적 방법: 여과

여과는 공기와 액체에서 미생물을 제거하는 효과적인 방법이다. 실제로 액체는 액체가 투과하기에는 충분히 크지만 미생물이 통과하기에는 충분히 작은 여과기를 통하여 걸러진다(**그림 9.6a**).

표 9.7 방사선 방법

멸균 능력이 있는 기술과 화학물질은 분홍색 배경으로 강조하였다.

방법	적용
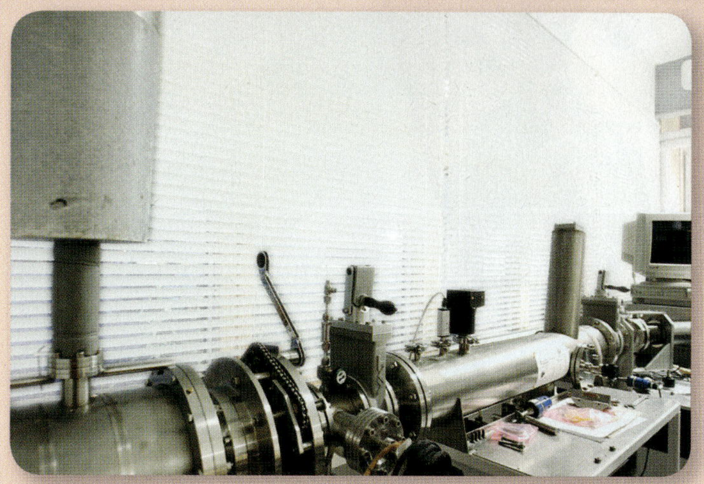 **이온화 방사선: 감마선과 X-선** 이온화 방사선은 열과 화학물질에 민감한 물질을 멸균하는 데 매우 효과적인 대안이다. 이온화 방사선을 방출하는 기구는 방사성 코발트를 포함하는 감마선 장치, 의학적 진단에 사용되는 것과 유사한 X-선 장치, 음극선 장치이다. 물건을 장치에 넣고 짧은 시간 동안 신중히 선택된 조사량을 쬔다. 방사선 조사량은 Gray로 측정된다(과거의 rad를 대체하였음). 적용에 따라서 노출은 5~50 kGray 범위를 조사한다. 이온화 방사선은 액체와 대부분의 고형 물질을 투과할 수 있지만, 감마선이 가장 투과력이 강하고, 다음 X-선, 음극선의 순서이다. 식품은 제한된 상황에서 50년 이상 **방사선 조사(irradiation)**가 이루어져 왔다. 밀가루에서 돼지고기와 간 쇠고기, 과일과 야채 등 방사선은 세균성 병원균뿐 아니라 곤충과 기생충 심지어는 감자의 발아를 억제하기 위하여 사용된다. 방사선 조사 식품은 광범위하게 연구되었으며, 안전하고 방사능이 없는 것으로 밝혀졌다. 방사선 조사는 식품의 티아민(비타민 B_1)을 약간 감소시킬 수 있지만, 이 변화는 대수롭지 않다. 방사선 조사 과정은 수명이 짧은 자유 라디칼 산화제를 생산하지만, 거의 바로 소멸된다(동일한 종류의 화학적 중간산물이 요리 과정에서도 생성된다). 어떠한 식품은 방사선 조사가 잘되지 않으며 이러한 종류의 항균 통제에 적합하지 않다. 달걀흰자는 흐려지고 액화되며, 자몽은 흐늘흐늘 해지고, 자주개자리(alfalfa) 씨앗은 발아가 잘되지 않는다. 마지막으로, 식품은 방사선 조사 과정에 의하여 방사성이 되지 않으며, 동물과 인간에 대한 연구에서 방사선 조사 식품을 섭취하는 것이 전혀 악영향이 없다는 결론이 내려졌다. 사실 NASA는 우주인들에게 방사선 조사 식품을 제공한다.	약품, 백신, 의료 기구(특히 플라스틱), 주사기, 수술 장갑, 뼈와 피부 같은 조직, 이식을 위한 심장 판막 2001년 탄저병 공격 이후에, 특정한 Washington, D.C. 우편번호로 배달되는 편지는 이온화 방사선으로 조사되었다. 이의 주요한 장점은 속도, 높은 투과력(외부 포장을 통해서도 멸균할 수 있다), 열이 발생하지 않는다는 점이다. 주된 단점은 방사선 장치 조작자에게 방사선 노출에 따른 잠재적인 위험과 일부 물질에 손상을 줄 수 있다는 것이다.
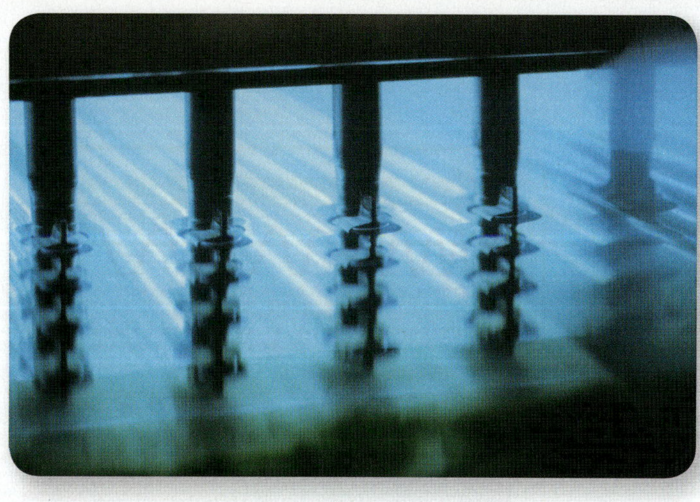 **비이온화 방사선: 자외선 UV 조사(ultravidet radiation)**는 방사선은 100~400 nm까지 파장 범위를 보인다. 자외선은 240 nm에서 280 nm가 가장 치명적이다(최고치는 260 nm). 낮은 에너지 상태로 인하여, 자외선은 이온화 방사선만큼 투과성이 크지 않다. UV 방사선은 공기를 잘 통과하고, 액체를 약간 통과하고, 고체는 잘 통과하지 못하기 때문에 소독할 물체는 직접 노출되어야 완전한 효과가 나타난다. 자외선은 진균 세포와 포자, 세균 영양 세포, 원생동물, 바이러스의 파괴에 강력한 도구이다. 세균 포자는 영양 세포에 비하여 10배 이상 저항성이 있지만, 노출 시간을 증가하여 사멸될 수 있다. UV로 멸균할 수 있지만, 이는 기술적으로 매우 힘들기 때문에 자외선을 멸균 기술이라고 부르지 않는다.	보통 멸균보다는 소독에 초점이 맞추어진다. 자외선 멸균등은 대기 중 미생물 농도를 99%까지 감소시킬 수 있다. 병실, 수술실, 학교, 주방, 치과 등에서 이용된다. 공기의 자외선 소독은 수술 후 감염의 감소, 호흡 비말에 의한 감염의 전파, 식품 처리 가공장과 도살장에서 미생물의 생장 감소 등에 효과가 있는 것으로 판명되었다. 액체의 자외선 조사는 액체를 램프에 직접 토출되는 얇은 유동막으로 펼치는 특별한 장비가 필요하다. 이 방법은 음용수, 우유, 과일 주스 같은 다른 액체를 처리하는 데 이용된다. 사진은 물을 소독하는 UV 시스템을 보여준다.

가장 현대적인 미생물 여과기는 공극 크기를 조절하고 표준화할 수 있는 셀룰로오스 아세테이트, 폴리카보네이트, 다양한 플라스틱 물질(테플론, 나일론) 등의 얇은 막이다. 숯, 규조토, 초벌구이 초자와 같은 물질도 일부 적용에 사용된다. 현미경으로 관찰하면, 대부분의 여과기는 매우 정확하고 균질한 공극으로 천공되어 있다(**그림 9.6b**). 공극 직경은 굵은 것(8 μm)부터 초미세(0.02 μm)까지 다양하며, 포획될 최소 입자 크기를 선택할 수 있도록 한다. 심지어 더 작은 공극 직경을 가지는 여과기는 바이러스를 제거하여 완전한 멸균이 될 수 있도록 하며, 어떤 것은 큰 단백질을 제거하기도 한다. 멸균된 액체 여과액은 일반적으로 액체를 멸균된 여과기를 통하여 미리 멸균된 용기에 흡입하여 생산된다. 이러한 여과기는 미생물 혼합물을 분리하거나 수질 분석에서 세균을 계수하는 데에도 이용된다.

여과는 혈장과 기타 혈액 산물, 백신, 약제, 정맥 수액, 효소, 배지를 포함하는 열을 견딜 수 없는 액체를 준비하는 데 사용된다. 여과는 향미를 변화시키지 않고 우유와 맥주의 오염을 제거하는 대안적인 방법으로 사용되었다. 여과는 신체에 심각한 반응을 유발할 수 있는 입자상 불순물(결정, 섬유 등)을 제거하는 데까지 사용 범위가 확장되고 있다. 여과는 질병을 유발할 수 있는 용해성 분자(독소)를 제거하지 못하는 단점이 있다.

여과는 감염과 손상의 흔한 원인인 공기 오염 물질을 제거하는 효과적인 수단이기도 하다. 고효율 미세 공기(high-efficiency particulate air, HEPA) 여과기는 병실과 멸균실에 오염이 제거된 공기를 제공하기 위하여 널리 이용되고 있다. HEPA 여과기를 가진 진공청소기가 2001년 말 테러 공격 이후 심하게 오염된 미국 상원 사무실에서 탄저균 내생포자를 제거하기 위하여 이용되기도 하였다.

삼투압

6장에서 삼투압이 세포에 미치는 영향에 대하여 공부하였다. 이 사실은 식품을 보전하

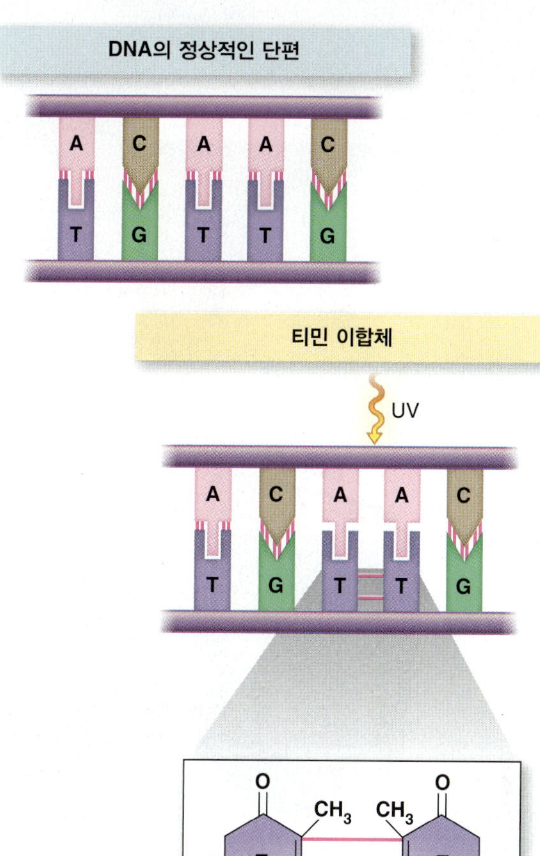

그림 9.5 **자외선(UV) 조사에 의한 파리미딘 이합체의 형성.** 그림은 DNA 가닥 위의 2개의 인접한 티민(T) 염기가 UV선에 의하여 서로 측면으로 결합될 때 무엇이 발생하는가를 보여준다. 그 결과는 티민 이합체이다(자세하게 나타냄). 이합체는 인접한 시토신, 그리고 티민과 시토신 사이에도 나타날 수 있다. 이들이 수선되지 않으면, 중합체는 그 부분의 DNA가 정확하게 복제되거나 전사되지 못하게 한다. 대규모 이합체의 형성은 세포에 치명적이다.

그림 9.6 **막 여과.** (a) 흡입으로 액체를 여과하기 위한 진공 조립품. 여과막의 표면은 확대되었으며, 여기에 미생물 세포가 진입하기에는 너무 작지만 액체가 통과하기에는 충분하게 큰 작은 미세한 통로(공극)를 보여준다. (b) 여과기의 SEM 사진(5,900×). 공극과 표면상에 포획된 세균의 상대적인 크기를 보여준다.

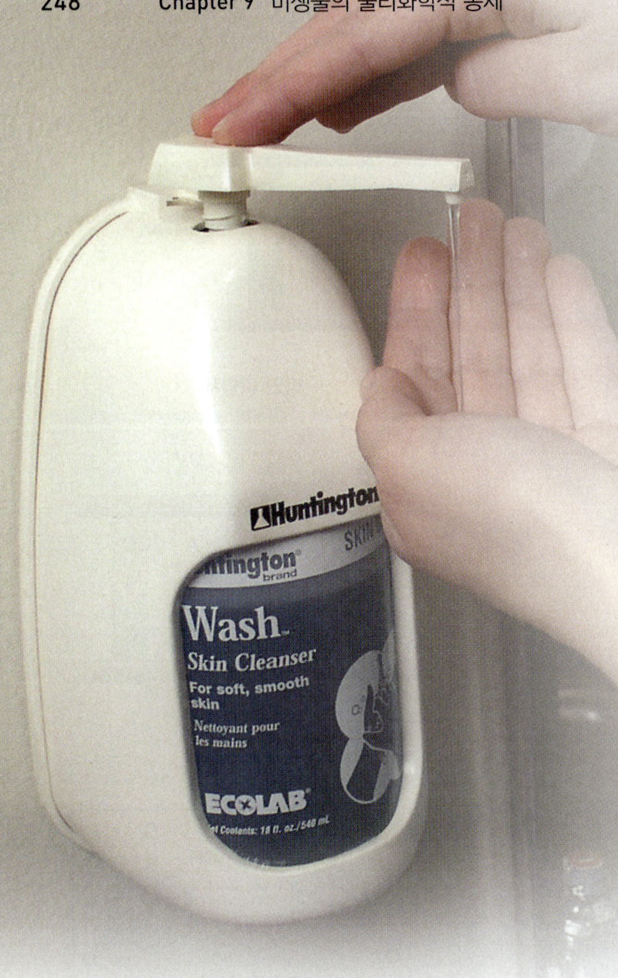

는 수단으로 오랫동안 이용되어 왔다. 식품에 대량의 소금이나 설탕을 첨가하면 식품에 있는 세균에게 고장성 환경을 생성하여, 원형질 분리를 유발하고 세균이 증식하지 못하게 한다. 사람들은 세균을 발견하기 오래 전에 이 기술을 알았다. 고대 시대에도 사람들은 미생물의 생장을 통제하기 위하여 식품의 절임, 훈제, 건조를 사용하였다. 이는 냉장하지 않고 장기간 보존하기 위하여 고기를 소금에 "절이는(cured)" 이유이다. 젤리와 같은 식품의 고당 농도도 동일한 효과를 가진다. 삼투압은 멸균 기술이 절대 아니다.

9.2 학습 결과—진도 평가

5. 미생물의 물리적 통제법 6가지의 이름을 말하시오.
6. 습열법과 건열법에 대하여 논의하고, 각각의 여러 가지 예를 확인하시오.
7. 열 사멸 시간과 열 사멸 온도를 정의하시오.
8. 습식 열 통제 방법을 설명하시오.
9. 건식 열 통제의 2가지 방법을 설명하시오.
10. 냉각과 건조의 장점과 단점을 판정하시오.
11. 복사선 통제 방법의 2가지 유형을 구별하시오.
12. 여과와 삼투압이 통제 방법으로 어떻게 기능하는지 설명하시오.

9.3 미생물 통제에서 화학적 제제

항균성 화학물질은 액체, 기체, 심지어는 고체 상태로 나타나며, 소독제와 방부제부터 멸균제에서 보존제(물질의 부패를 저해하는 화학물질)까지를 포함한다. 편의성을 위하여(때로는 안전성을 위해서), 많은 고체상 또는 기체상 항균 화학물질은 물, 알코올, 또는 둘을 혼합한 액체 용액에 용해된다. 용매로서 순수한 물을 포함하는 용액을 **액상(aqueous)**이라고 하고, 순수 알코올이나 물과 알코올의 혼합액에 용해된 것을 **팅크제(tincture)**라고 한다.

항균성 화학물질의 선택

항균성 화학물질의 선택과 적절한 사용은 의학과 치의학의 변치 않는 관심 사항이다. 화학적 오염 제거의 실제 임상 적용은 다양하지만, 살균제의 바람직한 품질에는 다음 사항이 포함된다.

- 낮은 농도에서도 신속한 작용
- 물이나 알코올에 용해되고 장기간의 안정성
- 인간이나 동물 조직에 독성이 없고 광범위 항균 작용
- 누적적이거나 지속적 작용을 하기 위하여 무생물 표면으로 침투
- 유기물에 의하여 불활성화되는 것에 대한 저항성
- 비부식성 또는 비착색성 특징
- 위생적이고 탈취 특성
- 가격이 적당하고 쉽게 이용할 수 있을 것

아직까지는 어떠한 화학물질도 위의 모든 요구 사항을 완전히 충족시킬 수 없지만, 글루타르알데히드와 과산화수소가 이 이상에 접근하고 있다. 동시에 구강 청결제와 소독제 스프레이 같은 상업적 약제들의 과장된 주장에 대하여 의문을 가져야 한다.

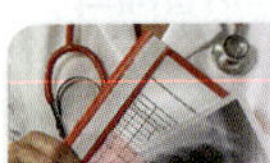

의학적 중요성

알코올 기반의 손 세정제 사용

손을 씻는 것은 병원에서 감염을 예방하는 가장 중요한 방법으로 인식되고 있지만, 연구에 의하면 많은 보건 종사자(health care worker, HCW)가 자주 씻지 않거나, 지침에 따라 씻지 않는다는 것을 보여주었다. 이러한 이유로 손 씻는 중간에 알코올 기반의 소독제를 사용하는 것이 흔한 일이 되었다. 대부분의 알코올 기반 손 소독제는 이소프로판올, n-프로판올, 에탄올을 포함한다. 일부는 2종류를 혼합하여 사용한다. 단백질이 변성되기 위해서는 물이 필요하기 때문에 60~80% 사이의 알코올 농도가 가장 효과적이며, 따라서 고농도의 알코올은 효과가 적다.

연구에 의하면 많은 HCW가 충분한 양의 알코올을 손에 바르지 않아, 피부에 일부 미생물이 생존하게 된다는 것을 보여주었다. 알코올 기반의 손 소독제를 적절하게 사용하기 위해서는 충분한 양을 한 손바닥에 놓고 소독제가 사라질 때까지 양손을 비빈다. 종종 놓치게 되는 지역인 손가락 사이와 엄지손가락 바닥에 관심을 가져야 한다.

살균제는 의학과 치의학 환경에서 미생물을 파괴하는 효율성에 의하여 평가된다. 3단계 화학적 오염 제거 과정은 **고**, **중**, **저**(high, intermediate, low)로 구분한다. 고수준 멸균제는 내생포자를 사멸시키며, 적절하게 사용하면 멸균제이다. 고수준의 통제를 필요로 하는 물질은 카테터, 심폐 장치, 임플란트 등의 의료 도구이며, 열 소독할 수 없고 의료 과정에서 신체 조직으로 들어가는 것이다. 중간수준 멸균제는 진균(세균은 아님) 포자, 결핵균과 바이러스 같은 저항성 병원균을 사멸할 수 있다. 이들은 호흡기구, 체온계 같은 점막과 밀접하게 접촉하지만 침투성은 아닌 물체를 소독하는 데 사용된다. 저수준 멸균은 단지 영양체 세균, 영양체 진균 세포, 그리고 일부 바이러스만을 제거한다. 이들은 전극, 띠, 가구 같은 피부와 접촉하지만 점막은 접촉하지 않는 물질을 세척하는 데 사용된다.

NCLEX® 준비

2. 임상 의사는 왜 상처 치료에 침투성 드레싱을 지시하였을까?
   a. 드레싱은 상처를 직접 관찰하고 검사하기 위하여 매일 교체되어야 한다.
   b. 침투성 드레싱은 상처 회복을 도와주는 항균제를 포함하고 있다.
   c. 드레싱은 일주일에서 10일 정도 부착될 수 있어, 빈번하게 교체하지 않아도 된다.
   d. 침투성 드레싱은 내용물의 양과 방출이 안정적이기 때문에 의료 분산에 용이하다.

화학물질의 살균 작용에 영향을 미치는 요인

살균제의 효과를 조절하는 요인에는 처리되는 미생물의 성질, 처리되는 물질의 성질, 오염의 정도, 노출 시간, 살균제의 화학적 작용의 강도 등이 포함된다. 농도와 시간의 변이는 매우 넓다(**표 9.8**).

화학적 범주

대부분 살균제의 작용 방식은 단백질, 핵산, 세포벽, 세포막 같은 앞에서 논의된 세포 표적을 공격하는 것이다. **표 9.9**는 가장 보편적으로 사용되는 화학물질과 작용 방식에 대한 세부 사항을 제공한다.

표 9.8 선택된 미생물에 대한 화학적 파괴에 요구되는 농도와 시간

생물체	농도	시간
약제: 염소		
Mycobacterium tuberculosis	50 ppm	50초
Entamoeba 포낭 (원생동물)	0.1 ppm	150분
A형 간염 바이러스	3 ppm	30분
약제: 에틸 알코올		
Staphylococcus aureus	70%	10분
Escherichia coli	70%	2분
폴리오바이러스	70%	10분
약제: 과산화수소		
Staphylococcus aureus	3%	12.5초
Neisseria gonorrhoeae	3%	0.3초
단순 포진 바이러스	3%	12.8초
약제: 제4암모늄 화합물		
Staphylococcus aureus	450 ppm	10분
Salmonella typhi	300 ppm	10분
약제: 에틸렌 옥사이드 가스		
Streptococcus faecalis	500 mg/L	2~4분
인플루엔자 바이러스	10,000 mg/L	25시간

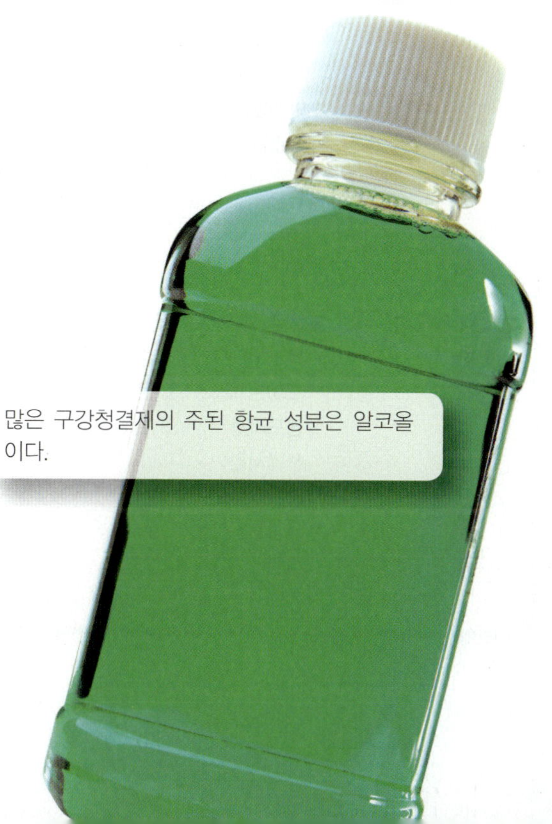
많은 구강청결제의 주된 항균 성분은 알코올이다.

표 9.9 화학적 집단에 따른 멸균제의 종류

멸균 능력이 있는 기술과 화학물질은 분홍색 배경으로 강조하였다.

약제	표적 미생물	형태	작용 방식	사용 지시	제한점
할로겐: 염소	내생포자(서서히); 다른 모든 미생물을 사멸	액체상/기체상 염소(Cl_2), 차아염소산염(OCl), 클로라민(NH_2Cl)	용액에서 이러한 화합물은 물과 결합하여 차아염소산을 방출함; 효소를 영구적으로 변성시키고 대사 작용을 중지시킴	염소는 세균, 내생포자, 진균, 바이러스를 사멸함. 기체상/액체상 염소: 음용수, 하수와 수처리; 차아염소산염: 의료 시설에서 상처 치료, 침대와 기구의 소독, 식당에서 식품 장비의 소독, 수영장과 온천; 클로라민: 음용수 처리에 순수 염소의 대체; 상처와 피부 표면을 치료에도 이용됨	빛, 알칼리성 pH, 과도한 유기물에 노출되면 효과가 감소함
할로겐: 요오드	내생포자(서서히); 다른 모든 미생물을 사멸	용액상의 자유 요오드(I_2) 요도드포(요오드와 알코올의 복합물)	미생물 세포에 침투하여 다양한 대사 기능을 방해함; 단백질의 수소결합과 이황화 결합을 방해함	2% 요오드, 2.4% 요오드화 나트륨(수용성 요오드)은 국소 방부제로 사용 5% 요오드, 10% 요오드화 칼륨은 플라스틱과 고무 기구, 칼날 등의 소독제로 사용 요오드포 제품은 서서히 방출되는 2~10%의 이용 가능한 요오드를 포함; 수술, 외과적 손 세척, 화상 치료, 소독제로 사용	피부에 극히 자극적이며 흡수되면 독성을 띰
과산화수소(H_2O_2)	내생포자와 다른 모든 미생물을 사멸함	무색, 부식성 액체 경금속이나 카탈라아제가 존재 시 물과 산소 기체로 분해됨	산소는 자유 라디칼을 형성하며, 이는 세포에 독성과 반응성이 강함	소독제로서 3% 과산화수소는 상처 세척, 구강 세척, 욕창 치료에 사용됨 혐기성 미생물 감염의 치료에 사용됨 35% 과산화수소는 예민한 기구를 보관하는 저온 소독장에 사용됨	고농도에서만 살포자성임
알데히드	내생포자와 다른 모든 미생물을 사멸함	말단 탄소에 —CHO 기를 가지고 있는 유기물	글루타르알데히드는 비가역적으로 세포에서 효소와 다른 단백질의 활동을 중단함 포름알데히드는 물에 잘 용해되어 포르말린이라고 하는 수용액을 형성하는 강렬하고 자극적인 기체임. 핵산과 아미노산의 기능기에 부착함	글루타르알데히드는 신속하게 사멸시키고 광범위함; 호흡기구, 관찰기구, 신장 투석기, 치과 장비 등을 멸균하는 데 이용 포름알데히드는 글루타르알데히드보다 서서히 사멸시킴; 수술 기구를 소독하는 데 사용됨	글루타르알데히드는 특히 높은 pH와 고온에서 약간 불안정 포름알데히드는 매우 독성이 강하며 피부와 점막을 자극함
기체상 멸균제/소독제	에틸렌 옥사이드(EO)는 내생포자를 사멸시킴; 다른 기체는 덜 효과적임	에틸렌 옥사이드는 실온에서 기체로 존재하는 무색의 물질임	에틸렌 옥사이드는 DNA 기능기와 단백질과 격렬하게 반응하여 DNA 복제와 효소 작용을 모두 차단함 이산화염소는 강력한 알킬화 약제임	에틸렌 옥사이드는 플라스틱 물질과 예민한 기기를 소독하는 데 사용됨; 또한 주사기, 수술 용품, 미리 포장된 의료 도구를 멸균하는 데에도 사용될 수 있음	에틸렌 옥사이드는 폭발성임—반드시 높은 비율의 이산화탄소나 불화탄소와 결합되어야 함 에틸렌 옥사이드는 직접 접촉되면 폐, 눈, 점막을 손상할 수 있음 에틸렌 옥사이드는 발암물질로 등급되었음

표 9.9 (계속)

약제	표적 미생물	형태	작용 방식	사용 지시	제한점
페놀(석탄산)	일부 세균, 바이러스, 진균	석탄 타르를 증류하여 유도됨 페놀은 하나 이상의 방향성 탄소 고리와 기능기로 이루어짐	고농도에서 페놀은 세포 독이며 세포벽, 세포막, 단백질을 붕괴함 저농도에서 페놀은 어떤 중요한 효소 시스템을 불활성화시킴	페놀은 다른 독성이 약한 페놀계 소독제를 평가하는 기준임; 페놀계수는 화학물질의 항미생물 특징을 비교함 페놀은 이제 배출구, 시궁창, 동물 축사 등 제한된 경우에만 사용함	많은 페놀 화합물의 독성은 방부제로 이용하기에는 위험함
클로르헥시딘	대부분의 세균, 바이러스, 진균	염소와 2개의 페놀 고리를 포함하는 복잡한 유기 염기	세균 세포막의 선택적 투과성을 잃게 하고, 단백질의 변성을 초래함	자극성이 없고, 저독성과 신속한 작용은 클로르헥시딘이 선호되는 요인임 손씻기, 수술을 위하여 피부를 준비하기, 분만 시 방부제, 점막의 관주제(irrigant) 등	바이러스와 진균에 대한 효과는 가변적임
알코올	대부분의 세균, 바이러스, 진균	하나 이상의 —H 기능기를 가진 무색의 탄화수소 에틸 알코올과 이소프로필 알코올이 항미생물 통제에 적합함	농도가 50% 이상일 때 막 지질을 용해하고, 세포의 표면장력을 붕괴하고, 막의 모습을 손상시킴	멸균성, 무자극성, 저가 일상적으로 피부 병원균 제거에 사용됨(70%~95% 용액)	증발이 효과를 감소시킴 증기를 흡입하면 신경계에 영향을 미칠 수 있음
세제	일부 세균, 바이러스, 진균	계면활성제로 작용하는 극성 분자 양이온 세제는 제한된 미생물 능력을 가짐 제4 암모늄 같은 음이온 세제가 더 효과적인 항미생물제임	분자의 양으로 하전된 말단이 주로 음으로 하전된 세균 표면 단백질과 결합함 길고 전하가 없는 탄화수소 사슬은 세제가 세포막을 교란하도록 함 세포막이 선택적 투과성을 상실하고, 세포 사멸을 일으킴	바이러스, 조류(algae), 진균, 그램 양성 세균에 효과적임 임상 현장에서 저수준 소독으로 평가되어 있음 식당 용품, 낙농 기구, 장비 표면, 화장실의 세척에 사용	결핵균, 간염 바이러스, *Pseudomonas*, 내생포자에는 효과가 없음 유기물이 존재하면 활성도가 크게 감소함 세제는 알칼리 용액에서 가장 기능을 잘함
중금속 화합물	일부 세균, 바이러스, 진균	무기 또는 유기 금속염을 포함하는 중금속 살균제; 팅크, 비누, 수용액 형태임	수은, 은, 기타 금속은 단백질의 기능기에 결합하여 불활성화시켜서 항미생물 작용을 수행함	유기 수은 팅크는 상당히 효과적인 방부제임 유기 수은은 화장품, 안과용 액제, 기타 물질의 보존제로 사용됨 질산은 용액은 국부 살균제와 연고에 사용됨	미생물이 금속에 내성을 발달할 수 있음 내생포자에는 효과가 없음 흡입, 섭취, 흡수되면 독성을 띨 수 있음 감수성이 있는 개인에게 알레르기 반응을 유발할 수 있음

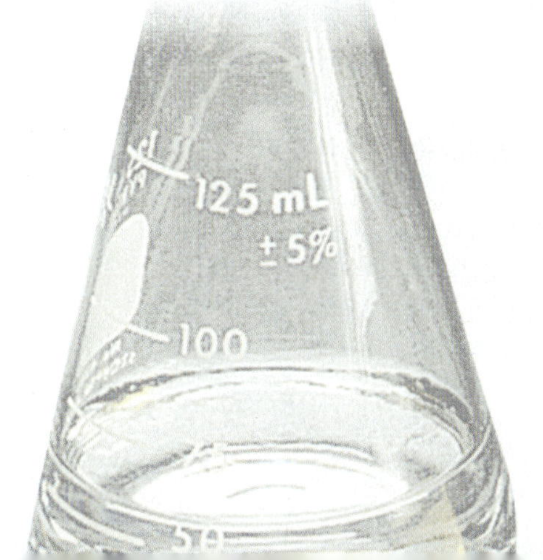

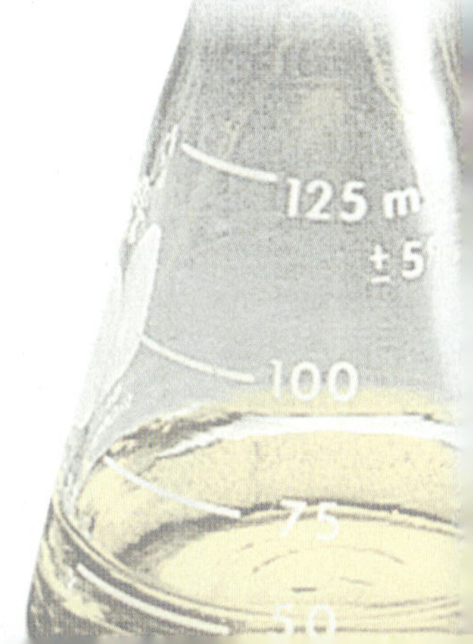

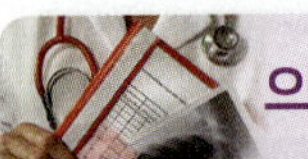

의학적 중요성

상처 치료용 은: 은을 침투시킨 드레싱

상처의 집락화와 감염은 항상 임상의에게 문제였다. 세균이 집락을 형성한 상처는 더 늦게 아물며, 특히 면역계가 약화되거나 당뇨병 환자의 다리 궤양과 같이 상처에 관류가 빈약한 경우에 더욱 그렇다.

이러한 이유로, 항미생물제를 포함하는 드레싱이 개발되었으며, 은이 가장 보편적으로 사용되는 약제이다. 은은 과거에 설퍼다이아진 은(silver sulfadiazine)의 형태로 화상을 치료하는 데 사용되었다. 그러나 이 형태는 피부에 착색을 하며 독성이 발달할 수도 있다. 추가적으로, 드레싱이 더 빈번하게 교체해야 해서 환자의 통증을 증가시킨다.

은을 포함하는 새로운 드레싱은 적용하기가 더 편리하고, 며칠간 교환하지 않아도 된다. 은은 심지어는 메티실린 내성 *Staphylococcus aureus*(MRSA)와 반코마이신 내성 장구균(VRE)에도 광범위한 항미생물 활성도를 가진다. 그러나 은을 포함하는 드레싱은 내용물의 성질과 은의 방출에서 다양하며, 이는 임상의가 이러한 드레싱을 선택하는 데 커다란 혼란을 가져온다. 은의 이용은 살생물제에 대한 미생물의 내성을 증가시킬 수 있다는 우려의 목소리가 있지만, 이는 그렇지 않은 것으로 판명되었으며, 은으로 침투된 드레싱은 계속해서 널리 이용되고 있다.

화학물질의 강도 또는 농도는 관례나 준비하는 방법에 따라 다양한 방식으로 나타낼 수 있다. 희석액에서, 소량의 액체 화학물질(용질)은 특정한 비율을 달성하기 위하여 대량의 용매에 희석된다. 예를 들어 리졸(Lysol) 같은 흔한 실험실 페놀계 소독제는 1:200으로 희석되는데, 이는 1부분의 화학물질이 부피로 200부분의 물에 추가되었다는 것이다. 염소와 같은 매우 낮은 농도에서도 효과가 있는 용액은 백만분의 1 (ppm)으로 표시된다. 퍼센트 용액에서, 용질은 용액의 특정한 비율로 무게나 부피에 의하여 물에 추가된다. 예를 들면 알코올은 50~95%의 백분율로 사용된다.

멸균의 효과에 기여하는 다른 요인은 노출 시간이다. 대부분의 화합물은 화학물질이 존재하는 미생물에 침투하여 작용하기 위하여 적절한 접촉 시간을 필요로 한다. 취급되는 물질의 조성도 반드시 고려되어야 한다. 매끈하고 고형의 물체는 토양을 포획할 수 있는 공극이나 오목한 부분을 가진 물체에 비하여 더 확실하게 소독될 수 있다. 혈장, 혈액, 타액, 고름, 분변 물질, 소변과 같은 생물 물질로 오염된 물체는 소독하는 데 문제를 나타낸다. 대량의 유기물은 소독제의 침투를 방해하며, 어떤 경우에는 소독제와 결합하여 활성도를 감소시킬 수 있다. 살균제나 소독제를 사용하기 전에 기구나 다른 재사용할 수 있는 물질은 적절히 세척되어야 한다. 그렇지 않으면, 살균 과정이 효과가 있을지 예측할 수 없다.

그림 9.7은 열과 중금속이 중요한 세포 표적인 단백질에 미치는 효과를 나타낸다. 세제의 구조는 **그림 9.8**에 나타내었다.

NCLEX® 준비

3. 많은 항세균 손비누는 _____ 화학적 약제를 포함하며, 이는 _____ 항미생물 범주에 속한다.
   a. 차아염소산 나트륨, 페놀계
   b. 트리클로산, 페놀계
   c. 아염소산 나트륨, 할로겐
   d. 에탄올, 알코올

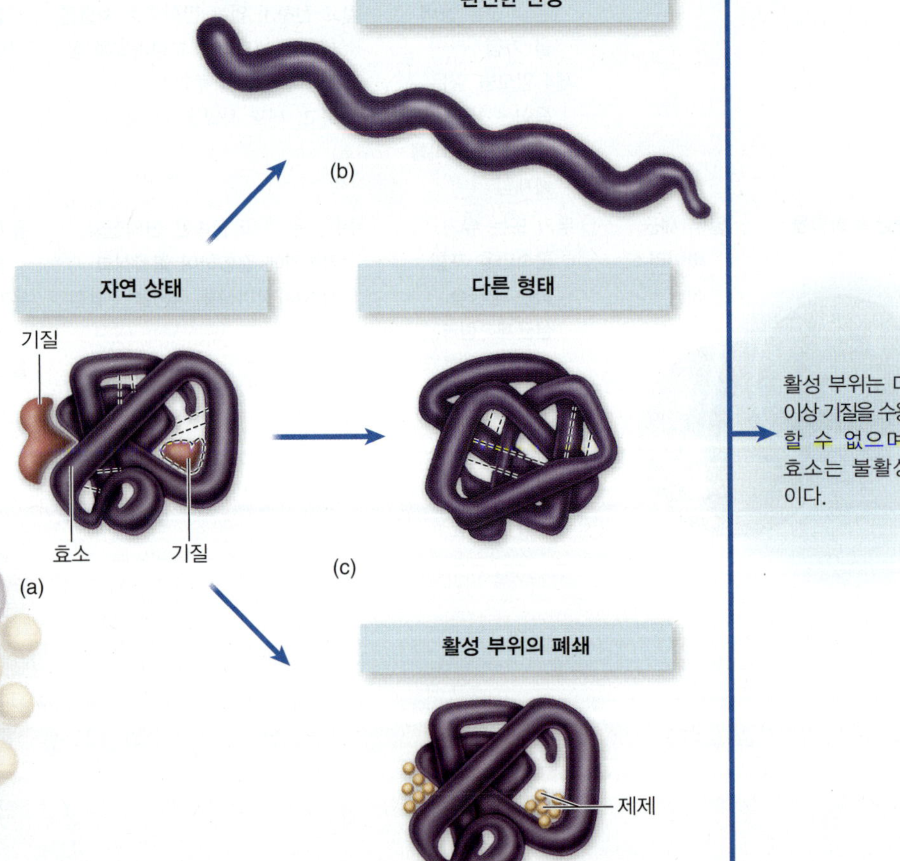

그림 9.7 단백질 기능에 영향을 미치는 작용의 방식. (a) 자연적(기능적) 상태는 기질에 적합하도록 활성 부위를 생성하는 결합들에 의하여 유지된다. 일부 제제는 단백질의 모든 결합 또는 일부 2차, 3차 결합을 파괴하여 변성시킨다. 그 결과는 (b) 완전히 풀리거나 (c) 무작의 결합과 부정확한 접힘이다. (d) 일부 제제는 활성 부위의 기능기와 반응하여 결합을 방해한다.

기타 항미생물 제제: 염료, 산, 알칼리

염색제는 물론 염색 기술과 배지의 선택적 제제와 분별 제제로서 주된 목적이 있지만, 또한 화학 치료 요법에 사용되는 특정한 약제의 주요한 근원이기도 하다. 크리스털 바이올렛(crystal violet)과 말라카이트 그린(malachite green)과 같은 아닐린 염색제는 그램 양성 세균과 다양한 진균에 매우 활성이 높기 때문에 피부 감염(예, 백선충 같은)을 치료하는 용액이나 연고에 종종 포함된다. 아크리딘 오렌지(yellow acridine) 염색제, 아크리플라빈(acriflavine)과 프로플라빈(proflavine)은 병원과 동물병원에서 방부제와 상처 치료에 사용되기도 한다. 대부분의 경우 염색제는 염색을 하고 활성도가 좁은 범위를 보이기 때문에 적용이 제한될 것이다.

산과 알칼리

매우 높거나 낮은 pH는 미생물 세포를 파괴하거나 저해할 수 있지만 부식성과 위험한 특성으로 적용이 제한적이다. 수산화암모늄의 수용액은 세제, 세척제, 탈취제의 보편적인 성분이다. 유기산은 내생포자의 발아와 세균과 진균의 성장을 방지하고 일반적으로 섭취하여도 안전한 것으로 간주되기 때문에 식품 보존제로 널리 이용된다. 아세트산(식초)은 세균의 성장을 저해하는 묽은 산 용액이며, 프로피온산은 곰팡이를 저해하기 위하여 빵과 케이크에 포함되고, 젖산은 혐기성 세균(특히 클로스트리듐)의 생장을 방지하기 위하여 sauerkraut(소금에 절인 양배추; 독일식 김치)와 올리브에 첨가되며, 벤조산과 소르브산은 음료수, 시럽, 마가린에 효모를 저해하기 위하여 첨가된다.

일반적인 가정 제품에서 찾아볼 수 있는 항미생물 화학물질을 알아보기 위해서는 **표 9.10**을 참조하라.

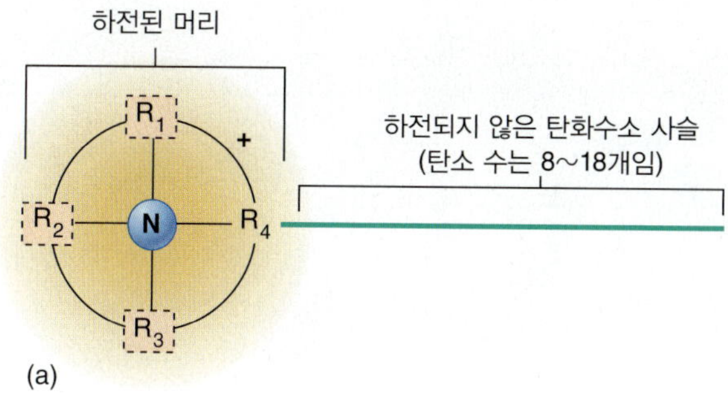

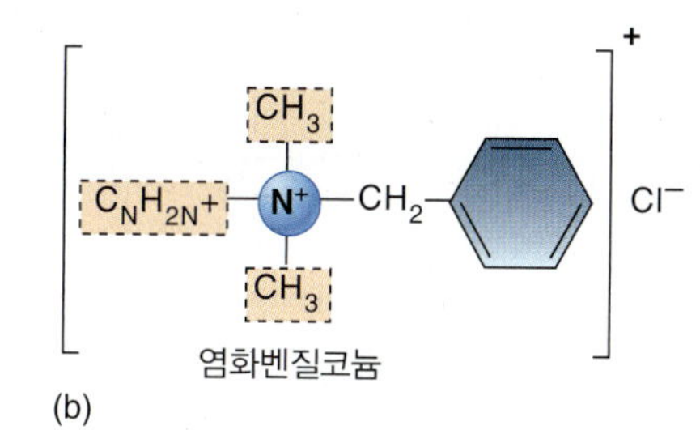

그림 9.8 세제의 구조. (a) 일반적으로, 세제는 양으로 하전된 머리와 최소한 하나의 전하가 없는 탄화수소 사슬로 이루어진 극성 분자이다. 머리는 다양한 알킬(R)기가 부착된 중앙의 질소 핵을 포함한다. (b) 보편적인 제4암모늄 세제인 염화벤질코늄.

표 9.10 다양한 상업적 항미생물 제품의 활성 성분

제품명	특유한 화학적 제제	항미생물제 범주
Lysol® 세정용 물티슈	염화벤질코늄(Dimethyl benzyl ammonium chloride)	세제(quat)
Clorox® 멸균용 물티슈	염화벤질코늄(Dimethyl benzyl ammonium chloride)	세제(quat)
Tilex® 곰팡이 제거제	차아염소산나트륨	할로겐
Lysol® 곰팡이 제거제	차아염소산나트륨	할로겐
Ajax® 항세균 손 세정제	트리클로산	페놀계
Dawn® 항세균 손 세정제	트리클로산	페놀계
Dial® 항세균 손 세정제	트리클로산	페놀계
Lysol® 소독 스프레이	알킬 디메틸 벤질 암모늄 사카리네이트/에탄올	세제(quats)/알코올
ReNu® 콘택트렌즈 용액	폴리아미노프로필 바이구아니드	클로르헥시딘
Wet Ones® 항세균 물수건	염화벤제토늄	세제(quat)
Noxzema® 3중 세정제	트리클로산	페놀계
Scope® 구강 청결제	에탄올	알코올
Purell® 즉석 손 소독제	에탄올	알코올
Pine-Sol®	페놀계와 계면활성제	혼합
Allergan® 점안제	아염소산 나트륨	할로겐

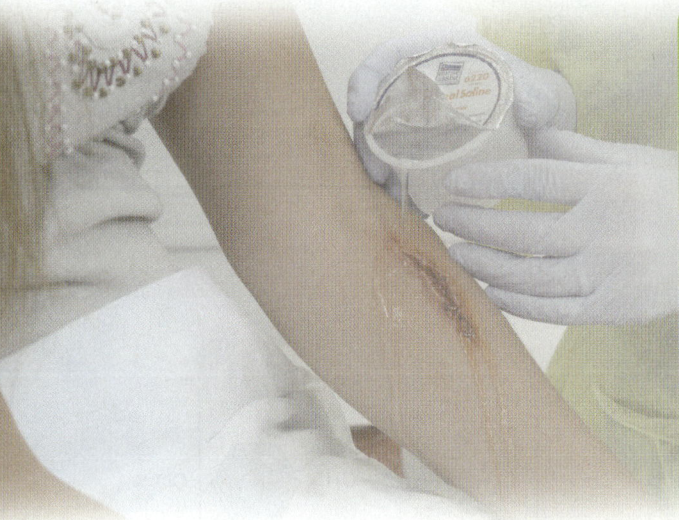

9.3 학습 결과—진도 평가

13. 화학적 통제 약제의 바람직한 특징의 이름을 말하시오.
14. 염소와 요오드와 그 사용에 대하여 논의하시오.
15. 페놀 화합물의 장점과 단점을 열거하시오.
16. 클로르헥시딘의 작용 방식을 설명하시오.
17. 과산화수소 약제의 적용을 설명하시오.
18. 중금속 통제 약제 몇 가지를 인지하시오.
19. 알데히드 약제의 단점을 논의하시오.
20. 에틸렌 옥사이드 멸균의 적용을 확인하시오.

임상 사례 결론

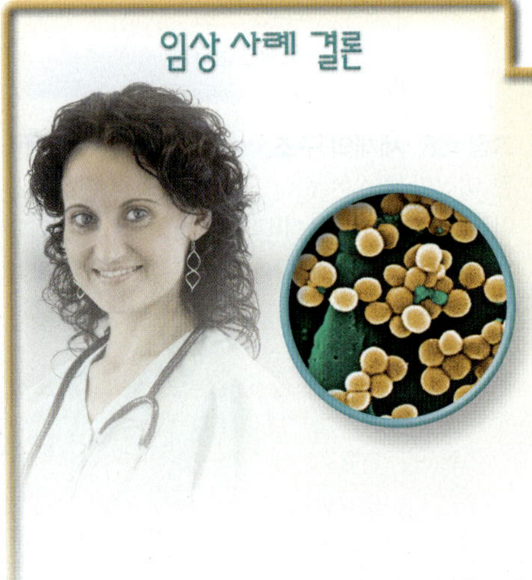

상처 치료에서 방부제를 사용하는 목적은 상처 회복 과정에 영향을 미치지 않고 상처에 존재할 수 있는 세균을 파괴하는 것이다. 방부제는 상처에 존재하는 생물학적 부하량을 감소시킬 수 있지만, 또한 상처의 회복을 지연시키고 건강한 인간 세포에 독성을 가질 수 있다. 수많은 연구에 의하면 방부제가 상처를 세척하기 위하여 이용되었을 때 상처의 회복에 악영향을 미친다는 것을 보여주고, 많은 저자들은 선호하는 대안으로 멸균된 생리 식염수를 지지한다. 사실상 미국 Agency for Health Care Research and Policy (2008)는 "세포독성이 있다고 나타났기 때문에 포비돈 요오드(povidone iodine), 요오드포(iodophor), 차아염소산나트륨 용액(sodium hypochlorite solution), 과산화수소(hydrogen peroxide), 초산(acetic acid)을 사용하지 마세요. 1평방인치당 4~15파운드(psi)의 생리 식염수를 사용하세요."라고 주장하였다.

생리 식염수는 등장성이며 따라서 상처를 세척하는 동안에 불편이 덜하다. 관주법(바늘이나 맥동 세척하는 주사기)과 결합하면, 세균의 생물학적 부하는 건강한 세포에 세포독성 효과를 유발하지 않고 방부제를 사용하는 것만큼 효과적으로 감소된다.

신선한 공기와 햇빛: 병원 내부의 수준 낮은 기술이 다시 최첨단이 되었다

20세기에 접어들 무렵 결핵은 두렵고 흔한 질병이었다. 돈이 있는 가정은 사랑하는 환자를 "태양 병원"이라고 부르는 치료 센터에 보냈다. 이러한 시설은 교외에 위치한 휴양지 같은 시설이었으며, 환자는 이동식 침대나 휠체어에서 충분한 시간을 외부에서 보내면서, 충분히 햇볕을 쬐고 신선한 공기를 마음껏 마셨다.

20세기 중반에 항생제를 이용할 수 있게 되면서, 이러한 아이디어는 기묘한 역사적인 유물이 되었다. 수십 년 동안 항생제의 효과는 감염과 싸우는 다른 기작에 대한 명백한 필요를 전혀 느끼지 못하게 하였다. 그러나 이 시기는 짧았다. 현재 우리는 몇 종의 미생물이 대부분 또는 모든 항생제에 내성이 있다는 것을 알고 있다. 이제야 이러한 오래된 방법들이 다시 검토되고 있다.

연구진은 순환되는 공기와 햇빛에 있는 것과 같은 자외선에 노출되는 것은 사람들이 새로운 감염을 회피하고 결핵에서 회복되는 것을 도와준다는 것을 발견하였다. 순환하는 공기에 있는 유익한 성분 중 하나는 수산기(•OH)이다. 수산기는 환경 대기에서 오존과 물 사이의 반응에 의하여 연속적으로 생산된다. 이들은 유기 분자를 산화하며 이는 세균에 해를 끼친다. 특정 파장의 자외선이 멸균 작용이 있다는 것은 잘 알려져 있다.

에어컨이 일반화되기 전에 병원 창문은 개방될 수 있었다. 지금은 창문을 개방하는 것이 안전 위험 요소로 간주된다. 병원과 모든 종류의 건물은 에너지 보존과 효율성 추구의 직접적인 결과로 공기가 밀폐되고 단열되도록 설계되었다. 아직까지는 병원 환자를 도시의 대기 오염(소음 공해는 말할 필요 없고)에 노출시키는 것이 바람직하지 않지만, 과학자들은 주거지와 병원에서 신선한 공기와 햇빛을 제한하는 것이 소중한 자연적인 항미생물 영향을 인간으로부터 앗아간 것이 아닌지에 대하여 숙고하고 있다.

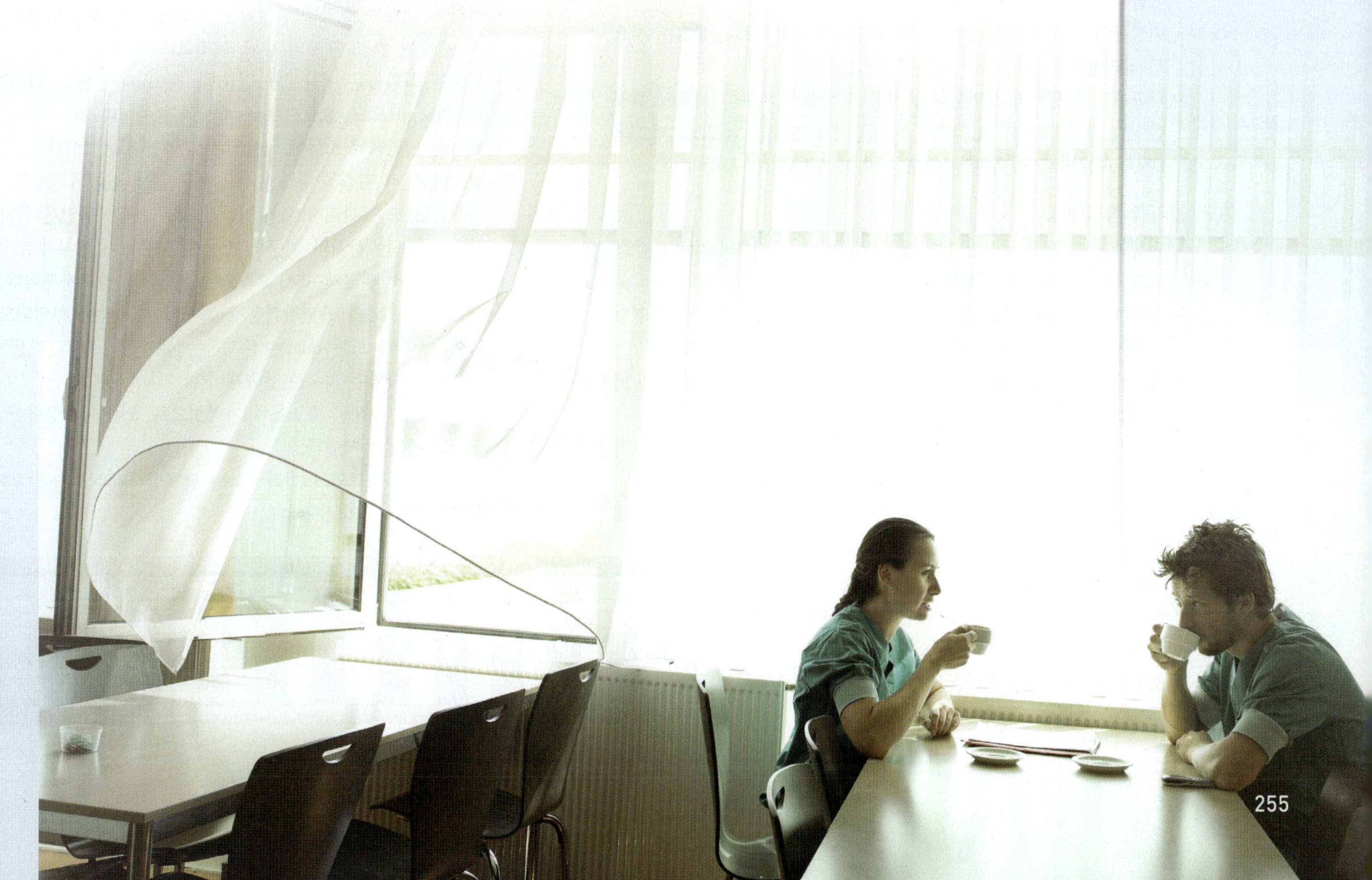

요약

9.1 미생물의 통제

- 미생물 통제 방법은 감염성 인자의 전파를 방지하고, 손상을 지연시키고, 상업적 제품을 안전하게 유지하기 위하여 특정한 환경에서 미생물을 제거하거나 감소시키는 물리적·화학적 제제를 이용하는 것을 포함한다.
- 손상이나 감염을 유발하는 미생물의 개체군은 크게 변화하며, 따라서 미생물 통제는 각각의 상황에 적합하도록 조절되어야 한다.
- 미생물 통제의 유형은 사용되는 용어에 의하여 지시된다. 멸균 제제는 바이러스를 포함한 모든 생존력이 있는 생물을 파괴한다. 방부법, 소독, 오염 제거/위생 처리, 방부/멸균은 생존 가능한 미생물의 수를 특정한 수준으로 감소한다.
- 항균제는 미생물의 생장을 파괴하거나 저해하는 능력에 의하여 서술된다. 멸균제는 미생물의 사멸을 유발한다. 그들은 무엇을 사멸시키는가에 따라서 -cidal 앞에 접두사가 온다. 예를 들면 살포자제(sporicide), 멸균제(bactericide), 살진균제(fungicide), 살바이러스제(viricide) 등이다.
- 방부제는 미생물을 파괴하거나 생장을 저해하기 위하여 조직에 적용하는 것이다.
- 소독제는 내생포자는 제외하고 병원체의 영양 세포를 파괴하기 위하여 무생물 물체에 사용된다.
- 오염제거/위생처리는 물리 화학적 방법에 의하여 무생물 표면의 미생물 수를 안전한 수준으로 감소한다.
- 미생물의 사멸은 미생물의 생식 능력이 영구적으로 상실되는 것으로 정의된다.
- 항균제는 미생물의 사멸이나 손상을 유발하기 위하여 세포의 특정한 부위를 공격한다. 4종류의 주요한 세포 표적은 세포벽, 세포막, DNA 또는 RNA의 생합성 경로, 단백질(효소) 기능 등이다.

9.2 물리적 통제 방법

- 미생물 통제의 물리적인 방법에는 열, 냉각, 조사(radiation), 건조, 여과, 삼투압 등이 포함된다.
- 열이 미생물 통제에 가장 널리 이용되는 방법이다. 열은 물과 결합하여(습열) 또는 건열(오븐, 화염) 등으로 사용된다.
- 열 사멸 시간(thermal death time, TDT)은 특정한 온도에서 모든 미생물을 사멸시키는데 필요한 가장 짧은 시간이다.
- 열 사멸 온도(thermal death point, TDP)는 모든 미생물이 특정한 시간 내에(10분) 사멸되는 가장 낮은 온도이다.
- 고압 증기멸균(autoclaving) 또는 증기 멸균은 비교적 짧은 시간 내에 다양한 범위의 물질을 멸균하기 위하여 압력하에서 증기를 가열하는 과정이다.
- 물을 끓이거나 음료수를 저온살균(pasteurization)하는 것은 물질을 소독하지만 멸균은 하지 않는다.
- 건열은 특정한 시간과 온도에서 멸균을 한다. 화염과 소각도 멸균성이다.
- 냉각, 냉동, 건조는 정균(microbistatic)이지만 멸균은 아니다. 이 방법들은 효과가 일관성이 없기 때문에 진정한 소독 방법으로 간주되지 않는다.

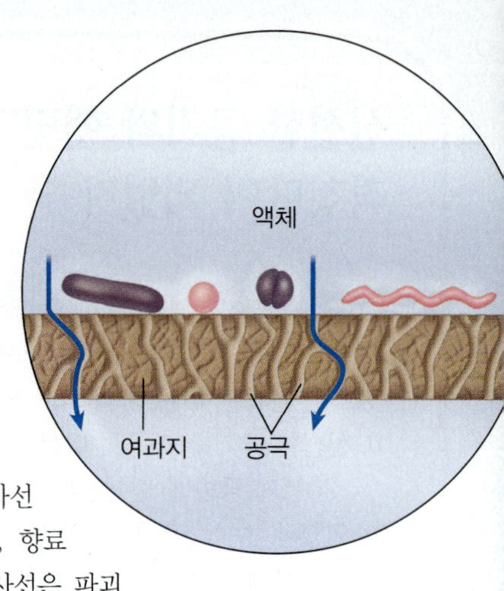

- 감마선이나 X-선 같은 이온화 방사선(저온 멸균)은 의료 기구, 육류, 향료 등을 멸균하는 데 사용된다. 방사선은 파괴적인 이온을 생성하여 DNA와 세포소기관에 손상을 끼친다.
- 자외선, 또는 비이온화 방사선의 투과력에는 한계가 있다. 따라서 보통 공기나 특정한 액체를 소독하는 데 제한적으로 사용된다.
- 여과에 의한 오염 제거는 열에 민감한 액체나 순환하는 공기로부터 미생물을 제거한다. 여과기의 공극 크기는 어떠한 종류의 미생물이 제거되는가를 결정한다.
- 다량의 염이나 당을 식품에 첨가하는 것은 삼투압에 의하여 보존한다.

9.3 미생물 통제의 화학적 제재

- 미생물 통제에 사용되는 화학적 제제는 물리적 상태와 화학적 성질에 의하여 분류된다.
- 화학적 제재는 살균제 또는 정균제이다. 이들은 또한 고, 중간, 저수준 살균제로 분류된다.
- 화학적 제제의 효과를 결정하는 요인에는 관련된 미생물의 종류와 수, 관련된 물질, 제제의 강도, 그리고 노출 시간이다.
- 할로겐 화합물은 멸균제와 정균제로서 효과가 있는 화학적 제제이다. 염소, 요오드, 요오드포(iodophor)가 예이다.
- 페놀은 일반적인 소독에 사용되는 강력한 멸균제이다.
- 알코올은 막 지질을 용해시키고 세포 단백질을 파괴한다. 알코올의 작용은 농도에 관계하지만, 일반적으로 정균 작용만을 한다.
- 과산화수소는 상처와 기구의 소독에 사용되는 방부제로 이용될 수 있는 다목적 멸균제이다. 고농도는 효과적인 살포자제이다.
- 세제는 세포막의 표면장력을 감소시켜 세포막이 파열되도록 한다. 음이온 세제, 또는 quat는 존재하는 유기물의 양과 미생물 부하에 의하여 제한되는 저수준 살균제이다.
- 알데히드는 미생물 효소를 비가역적으로 교란하는 강력한 멸균제이고 고수준 소독제이다.
- 에틸렌 옥사이드와 이산화염소는 단백질과 DNA를 알킬화하여 작용하는 기체상 멸균제이다.

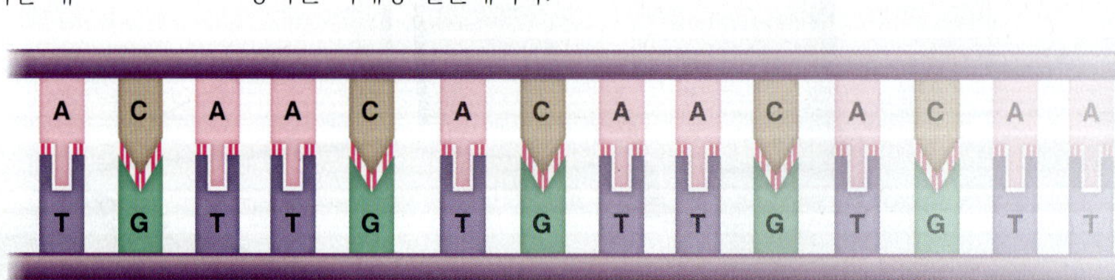

선다형 문제 Bloom의 1, 2단계: 기억, 이해

보기에서 맞는 답을 선택하시오.

1. ______을 사멸시키는 미생물 통제 방법은 다음의 어느 것을 멸균할 수 있는가?
   a. 바이러스 c. 내생포자
   b. 결핵균 d. 포자
2. 위생 처리에 대한 설명은?
   a. 물체의 미생물 부하량이 감소된다.
   b. 물체를 화학약품으로 멸균한다.
   c. 기구를 문질러 씻어 낸다.
   d. 피부 괴사 조직을 도려낸다.
3. 세포의 표면장력을 낮추는 약제는?
   a. 페놀 c. 알코올
   b. 염소 d. 포르말린
4. 고온은 ______하고 저온은 ______한다.
   a. 멸균, 소독
   b. 세포를 사멸, 세포 생장을 저해
   c. 단백질을 변성, 세포를 파열
   d. 대사를 촉진, 대사를 느리게
5. 저온살균의 표적이 되는 미생물에 포함되는 것은?
   a. *Clostridium botulinum* c. *Salmonella* 종
   b. *Mycobacterium* 종 d. b와 c 모두
6. 비이온화 방사선의 주된 작용 양식은?
   a. 초과산화 이온을 생성한다. c. 단백질을 변성시킨다.
   b. 피리딘 이합체를 형성한다. d. 이황화 결합을 파괴한다.
7. 열에 민감한 액체를 멸균하는 가장 다용도의 방법은?
   a. UV 조사 c. 베타 프로피오락톤
   c. 오존에 노출 d. 여과
8. 가장 저항성이 약한 것부터 순서대로 배열하시오.
   a. 대부분의 그램음성 세균, 외피 보유 바이러스, 프리온
   b. 대부분의 그램음성 세균, 포도상구균, 외피 보유 바이러스
   c. 대부분의 그램음성 세균, 대부분의 그램양성 세균, 프리온
   d. 외피 보유 바이러스, 원생동물 포자, 세균 내생포자
   e. 외피 보유 바이러스, 대부분의 그램음성 세균, 대부분의 그램양성 세균

비판적 사고 Bloom의 3, 4, 5단계: 적용, 분석, 평가

비판적 사고는 사실과 개념을 이용하여 추론하고 문제를 해결하는 능력이다. 이러한 문제는 다양한 각도에서 접근될 수 있으며, 대부분의 경우 하나만의 옳은 답을 가지지는 않는다.

1. 미생물의 종류가 항미생물제의 노출 효과에 어떻게 영향을 미칠 것인지 간단히 설명하시오.
2. 응급실에서 RN이 생리적 식염수와 과산화수소로 개방된 상처를 세척한다. 세척된 환부에서 채취한 시료로 미생물 슬라이드를 제작하여 고배율에서 세균 세포를 관찰한다. 이러한 세포들이 살아 있을지 죽어 있을지 설명하시오.
3. 동일한 미생물이 어떤 경우에는 심각한 오염이 되고 다른 경우에는 전혀 무해한 상황이 될 수 있는가?
4. 멸균 효과와 정균 효과의 차이를 구분할 수 있는 실험을 고안하시오.
5. 단백질 기능을 정지시키는 대부분의 항미생물제는 영향을 미치는 미생물에 대하여 비선택적이다. 사람의 피부나 조직에 이러한 제제를 적용하였을 때 어떠한 효과가 나타날 것인가?

시각적 연결 Bloom의 5단계: 평가

이 질문은 이전의 영상을 새로운 개념과 연결시킨다.

1. **3장 그림 3.15.** 그램음성 세포 외피의 그림을 검토하시오. 알코올은 이 2가지 막을 어떠한 방식으로 손상시키는가? 이는 어떻게 세포에 해를 미치는가?

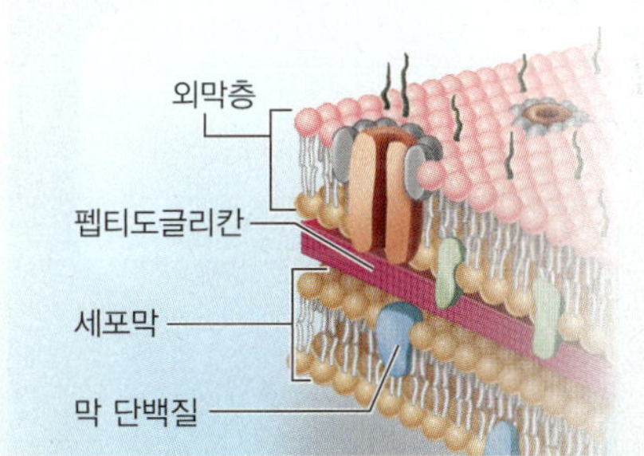

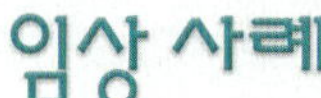

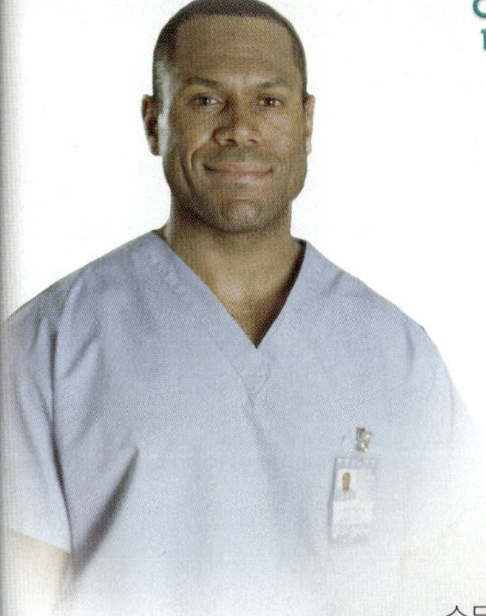

기대하지 않았던 일

나는 아동병원의 응급실에 근무하고 있었다. 한 어머니가 발진이 분명해 보이는 2세 여아를 데리고 왔는데, 그녀는 발진이 수두인지 의심하였다.

나는 아이와 어머니를 칸막이가 설치된 방으로 데리고 가서 아이의 병력을 살펴보았다. 아이는 건강했고 주요한 건강상의 문제가 전혀 없었다. 수두 백신을 포함한 예방 접종도 모두 마쳤기 때문에 수두 진단의 가능성이 낮았다. 아이는 최근에 중이염을 앓았으며, 세팔로스포린 항생제인 시클러(Ceclor) 항생제 요법을 마치려면 이틀 남아 있었다. 아이는 전에도 귀 감염으로 Ceclor를 복용한 적이 있었다.

활력 징후는 정상이었다. 열도 없었다. 발진은 중앙에 뾰루지 같은 분출이 있는 편평한 붉은색 발진인 반구진 발진(maculopapular)이었다. 발진은 얼굴, 가슴, 등, 팔, 다리를 덮고 있었다. 발진은 사실상 손바닥과 발바닥을 제외한 몸 전체를 덮었다. 아이는 명백하게 불편한 상황이었으며 노출된 피부를 할퀴었다.

어머니는 아이를 오후에 미용실에 데리고 갔으며 목에 몇 개의 반점을 발견하였다고 이야기하였다. 그때만 하여도 반점이 그렇게 많은 것으로 생각하지 않았다. 어머니는 아이의 할머니에게 맡기고 출근하였다. 근무 교대가 끝나고 아이를 데리러 할머니 집에 돌아왔을 때, 아이는 깨어 있었으며 과민하고 발진으로 덮여 있었다. 놀란 어머니는 아이를 바로 응급실로 데리고 왔다.

병력과 활력 징후를 기록하고 나서 의사에게 사실을 보고하였다. 의사는 문제가 무엇인지 알 것 같다고 하면서 진단을 말하기 전에 간단한 검진을 하였다. 의사는 발진을 보고 어머니에게 "내가 생각했던 것과 똑같다. 발진은 아이가 복용한 Ceclor에 대한 부작용이다. Ceclor 복용을 중단하면 발진은 사라질 것이다."라고 하였다. 어머니는 약에 대한 알레르기 반응은 처음 복용할 때 시작되는 것으로 생각해 왔기 때문에 놀랐다. 의사는 알레르기 반응은 여러 차례 같은 약을 복용하였더라도 언제든지 시작될 수 있다고 이야기하였다.

아이의 귀를 검사하였으나 감염의 징후는 없었다. 가려움을 조절하기 위한 항히스타민 처방을 받고 나서 퇴원하였다.

- Ceclor는 어느 범주의 항생제에 속하는가?
- 항생제에 대한 알레르기 반응의 기저에 있는 기작은 무엇인가?

임상 사례 결론은 284쪽에 있음.

CHAPTER 10

항균 치료

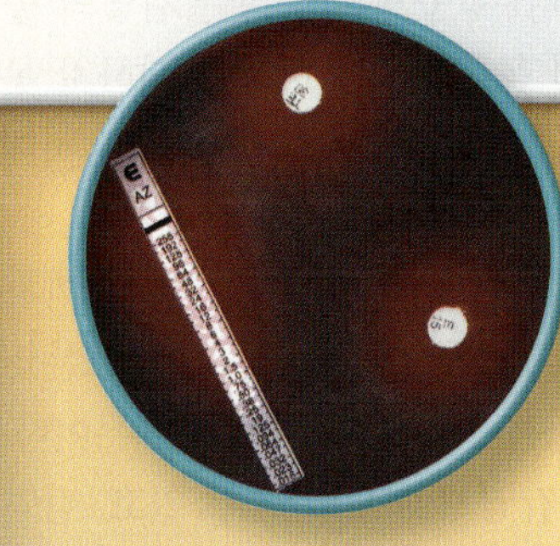

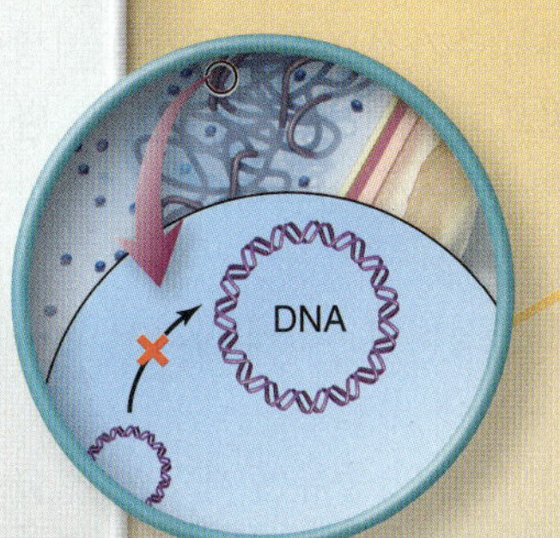

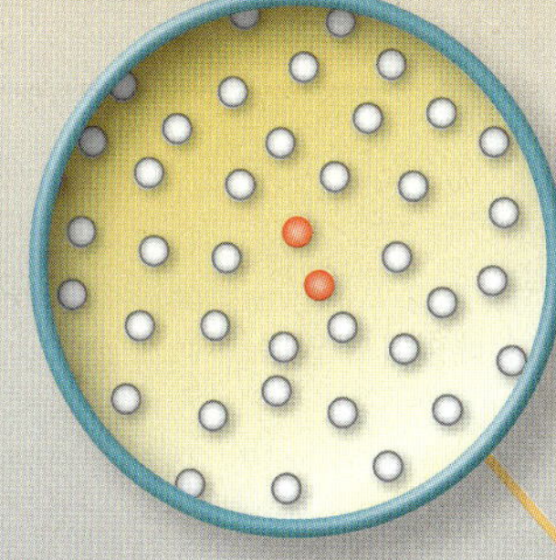

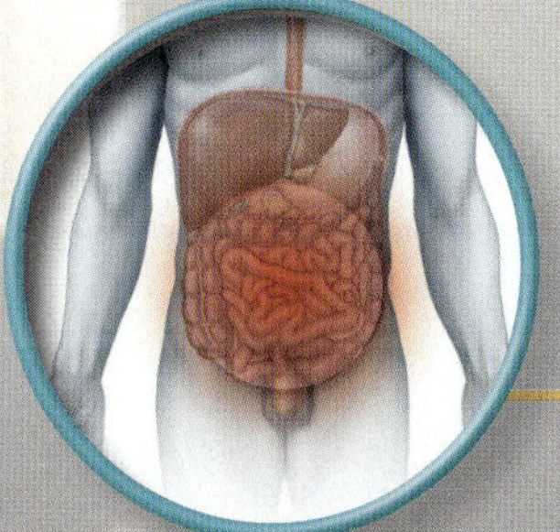

이 장에서는...

10.1 항균 치료의 원리

1. 항균 치료의 주된 목적에 대하여 서술한다.
2. 가장 보편적으로 사용되는 항균제의 출처를 확인한다.
3. 항균제 민감성을 검사하는 2가지 방법에 대하여 설명한다.
4. 치료 지수(therapeutic index)를 정의하고, 고단위 또는 저단위 지수 중 어느 것이 좋은지 확인한다.

10.2 약제와 미생물 사이의 상호작용

5. 선택적 독성의 개념에 대하여 설명한다.
6. 항균제의 5가지 주요 표적을 열거한다.
7. 어떤 범주의 약제가 가장 선택적 독성을 보이고 왜 그런지 확인한다.
8. 광범위 항균제와 협범위 항균제의 차이를 구분하고, 이 구분의 중요성에 대하여 설명한다.
9. 다양한 페니실린이 효과를 보이는 미생물을 동정한다.
10. 페니실린 분해 효소(penicillinase)의 작용 방식과 치료에서 중요성에 대하여 설명한다.
11. 단백질 합성을 저해하여 작용하는 2가지 항균제를 확인한다.
12. 엽산 합성을 표적으로 하는 약제가 어떻게 작용하는지 설명한다.
13. 플루오르퀴놀론(fluoroquinolone)의 한 가지 예를 확인한다.
14. 세포막을 표적으로 하는 약제의 작용 방식에 대하여 서술한다.
15. 생물막과 비생물막 감염의 치료가 어떻게 다른지 논의한다.
16. 항진균제의 4가지 주요한 범주의 이름을 말한다.
17. 항원생동물과 항기생충 약이 항균제에 비하여 독성이 큰지 설명한다.
18. 항바이러스제의 3가지 주요 작용 표적을 열거한다.

10.3 항균제 내성

19. 미생물이 항균제 내성을 획득하는 2가지 가능한 방법에 대하여 논의한다.
20. 미생물이 항균제에 저항하기 위하여 사용하는 5가지 세포 기작 또는 구조적 기작을 열거한다.
21. 현재 조사되고 있는 2가지 이상의 새로운 항균 전략에 대하여 논의한다.

10.4 약제와 숙주 사이의 상호작용

22. 약제 독성과 약제에 대한 알레르기 반응을 구분한다.
23. 중복감염(균교대증; superinfection)이 무엇이고 어떻게 발생하는지 설명한다.

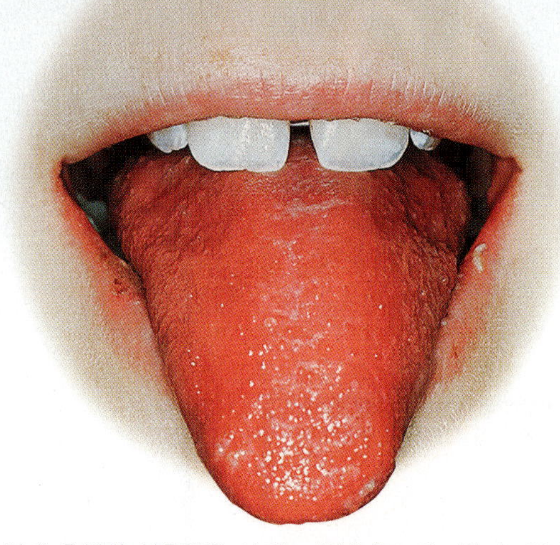

한때 흔했던 성홍열은 이제는 항생제로 치료할 수 있다. 딸기색 혀는 성홍열 증상의 하나이다.

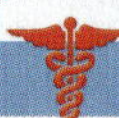

NCLEX® 준비

1. Jim은 수막구균성 수막염 진단을 받았다. 그의 가족들은 질병에 감염되는 것을 방지하기 위하여 항생제 치료를 시작하였다. 이는 무엇의 예인가?
   a. 감염
   b. 예방 조치
   c. 항균제 내성
   d. 숙주 방어

10.1 항균 치료의 원리

미국에서 1백 년 전에는 3명 중 1명의 아이가 5세가 되기 전에 감염성 질병으로 사망하였다. 성홍열, 디프테리아, 결핵, 수막염, 그리고 많은 세균성 질병은 조기 사망이나 평생의 쇠약하게 하는 것으로 전 세계 인구의 대부분 인간에게 두려운 존재이고, 부인할 수 없는 사실이었다. 1930년대에 들어 감염을 통제하기 위한 현대 약제의 도입은 인간의 수명을 뚜렷이 연장시키고 건강을 증진한 의학 혁명이었다. 여러 해 동안 특히 항생제가 기적의 약으로 간주된 것은 놀라운 일이 아니다. 항균제는 특정한 감염의 발생을 크게 감소시켰지만, 감염성 질병을 완전히 박멸하지 못하였으며 결코 박멸하지 못할 것이다. 사실상 많은 의사들은 약제가 더 이상 효과를 보이지 않는 항생제 이후 시대에 위험할 정도로 접근하였다고 경고한다.

항균 치료의 목적은 믿지 못할 정도로 단순하다. 숙주 세포에는 해를 끼치지 않고 감염원만 파괴하는 약을 감염된 사람에게 투여하는 것이다. 사실상 이 목표는 달성하기 어려운데, 그 이유는 많은 (때로는 상반되는) 요인들을 고려해야 하기 때문이다. 이상적인 약제는 투여가 용이하고, 신체의 어느 곳이든 감염체에 도달할 수 있고, 감염체에 절대적으로 독성을 가지면서, 숙주에는 독성이 없고, 원하는 동안 신체 내에서 활성을 유지하고, 안전하고 용이하게 분해되고 배출될 수 있어야 한다. 추가적으로 생물막의 미생물은 종종 생물막에 존재하지 않을 때와는 다른 약제를 필요로 한다. 간단히 말해서 완벽한 약제는 존재하지 않지만, 서로의 약제의 특성을 균형 맞추어, 일반적으로 만족할 만한 절충을 달성할 수 있다(**표 10.1**).

화학요법제는 기원, 효과 범위, 천연물인지 화학적으로 합성되었는지에 따라서 기술될 수 있다. **표 10.2**에서 앞으로 만나게 될 중요한 용어를 나타내었다.

이 장에서 항균제의 다른 유형, 작용 기전, 효과적인 미생물의 종류에 대하여 서술한다. 기관계에 관한 16장부터 21장에서는 병원체와 치료를 위하여 사용되는 약에 대하여 열거하였다.

표 10.1 이상적인 항균제의 특징
• 미생물에 선택적인 독성을 보이지만 숙주 세포에는 비독성
• 정균성(microbistatic)이 아닌 살균성(microbicidal)
• 비교적 용해성; 체액에 의하여 많이 희석되어도 기능함
• 작용에 충분히 오랫동안 효과가 있고 조기에 분해되거나 배출되지 않음
• 항균제 내성을 발달하지 않음
• 숙주의 방어 작용을 보완하거나 보조함
• 조직과 체액에서 활성을 유지함
• 감염 부위로 용이하게 전달됨
• 가격이 합리적임
• 알레르기 반응을 유발하거나 숙주가 다른 감염에 걸리기 쉽게 하여 숙주의 건강을 교란하지 않음

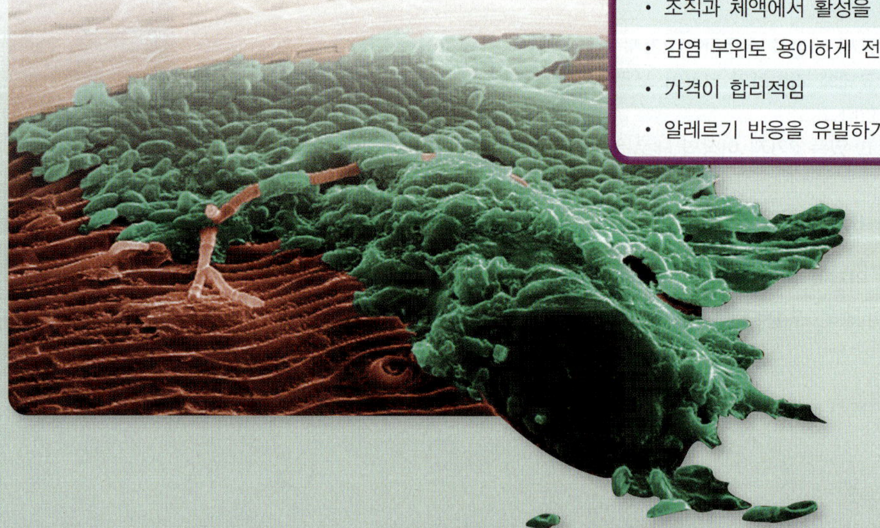

거미의 표면에 형성된 세균의 생물막

표 10.2 화학요법의 용어

화학요법제	질병의 치료, 경감, 예방에 사용되는 모든 화학물질
예방	위험에 처한 사람의 임박한 감염을 예방하기 위하여 약을 사용함
항균 화학요법	감염을 통제하기 위한 화학요법제의 사용
항균제	출처를 막론하고 모든 항균제를 포함하는 용어
항생제	다른 미생물을 저해하거나 파괴하는 일부 미생물의 자연적인 대사 과정에서 생산되는 물질
반합성 약제	천연물에서 분리된 이후 실험실에서 화학적으로 변경된 약제
합성 약제	완전히 화학 반응에 의하여 생성된 약제
협범위(제한 범위)	제한된 종류의 미생물에만 효과가 있는 항균제. 예: 그램양성 세균에만 주로 효과가 있는 약제
광범위(광대 범위)	다양한 종류의 미생물에 효과가 있는 항균제. 예: 그램양성 세균과 그램음성 세균 모두에 효과적인 약제

화학요법에 대한 주석

화학요법(chemotherapy)이라는 단어는 보통 암의 치료와 연관된다. 표 10.2에서 볼 수 있듯이 공식적인 의미는 그보다 넓으며 항균 치료에도 적용될 수 있다.

항균제의 기원

자연은 항균제를 많이 생산한다. 항생제는 결국에는 호기성 세균과 진균의 천연적인 대사산물이다. 동일한 서식지의 다른 미생물의 생장을 저해함으로써(antagonism), 항균제 생성 미생물은 영양분과 공간에 대한 경쟁이 덜하게 된다. 현재 항생제의 대부분은 *Streptomyces*와 *Bacillus* 속의 세균과 *Penicillium*과 *Cephalosporium* 속의 곰팡이에서 유도된다. 화학자들은 천연적으로 나타나는 항생제의 구조를 변경하여 새로운 물질을 생성할 뿐 아니라 세균이나 진균 이외의 다른 종에서 항균 효과를 가지는 대사 화합물을 활발하게 탐색하고 있다.

미생물의 동정과 치료의 시작

항균 치료를 시작하기 전에 최소한 다음의 3가지 요인을 아는 것이 중요하다.

1. 감염을 유발하는 미생물의 성질
2. 다양한 약제에 대한 미생물의 감수성(민감성) 정도
3. 환자의 전반적인 의학적 상태

신체 시료로부터 감염체를 동정하는 것은 가능하면 빨리 시도해야 한다. 이러한 시료는 항균제를 처방하여 약이 감염원의 수를 감소시키기 전에 채취하는 것이 특히 중요하다. 체액, 가래, 대변의 직접 검사는 세균이나 진균을 탐지하고 심지어는 동정하는 가장 신속한 초기 방법이다. 의사는 종종 이러한 즉시적인 결과나 정보로부터 최선의 추측에 근거하여 치료를 시작한다. 예를 들어 인후염이 *Streptococcus pyogenes*에 의하여 유발된 것으로 보이면 의사는 페니실린을 처방하는데 그 이유는 이 종이 현재까지는 가장 일반적으로 페니실린에 감수성이 있는 것으로 보이기 때문이다. 감염원이 분리되지 않을 경우에는 주어진 감염에 대한 가장 그럴듯한 병원체를 예측하기 위하여 역학적 통계를 사용할 수 있다. 예를 들어 아동의 세균성 수막염의 대부분의 사례는 *Streptococcus pneumoniae*에 의한 것이고, 그 다음이 *Neisseria meningitidis*이다.

1944년 최초로 대량생산된 페니실린은 2차 세계대전에서 많은 생명을 구했다.

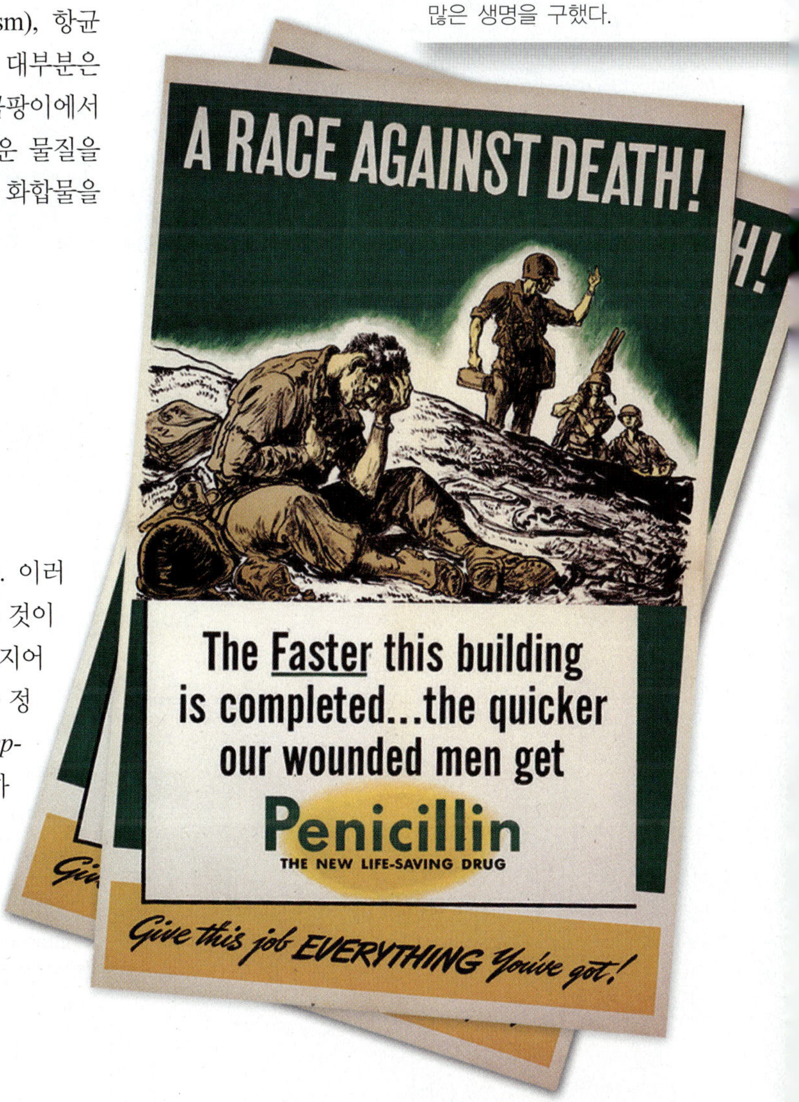

A RACE AGAINST DEATH!
The Faster this building is completed...the quicker our wounded men get
Penicillin
THE NEW LIFE-SAVING DRUG
Give this job EVERYTHING You've got!

미생물의 약제 감수성 검사

일부 감염원은 항균제 감수성 검사를 필요로 한다. 검사는 *Staphylococcus* 종, *Neisseria gonorrhoeae*, *Streptococcus pneumoniae*, *Enterococcus faecalis*, 그리고 호기성 그램음성 장 간균 등과 같이 흔히 내성을 보이는 세균 집단에 필수적이다. 반면에 진균이나 원생동물 감염에 대한 약제의 검사는 어렵고 항균제가 일반적으로 이러한 집단의 모든 대표적인 종을 표적으로 하기 때문에 종종 불필요하다. 마지막으로, A군 연쇄상구균과 모든 호기성균(*Bacteroides*를 제외한)과 같은 특정한 집단은 페니실린 G에 균일하게 감수성이 있기 때문에 환자가 페니실린에 알레르기를 보이지 않는 한 검사는 불필요하다.

적절한 항균제를 선택하는 것은 표준화된 방법을 사용하여 감염원의 몇 가지 약제에 대한 시험관 활성도를 보여주는 것으로 시작한다. 일반적으로 이러한 검사는 세균의 순수 배양을 몇 가지 상이한 약제에 노출시켜서 약제가 생장에 미치는 영향을 관찰하는 것을 포함한다.

커비-바우어 기법(Kirby-Bauer technique)은 항균제 감수성에 대한 유용한 자료를 제공하는 한천 확산 검사이다. 이 검사에서 특별한 배지의 평판 표면을 검사할 세균으로 도말하고, 미리 측정된 양의 항균제를 포함하는 작은 원판을 세균 깔개 위에 놓는다. 배양 후 원판을 둘러싸는 저해 지대를 각각의 약제에 대하여 측정하여 표준과 비교한다(**표 10.3**과 **그림 10.1**). 이러한 항균제 감수성의 윤곽을 항균제 감수성 도표(antibiogram)라고 한다. Kirby-Bauer 기법은 혐기성, 고도의 항산성, 또는 서서히 생장하는 세균(예, *Mycobacterium*)에 대해서는 효과가 떨어진다. 약제의 효과에 대한 추가적인 정보를 제공하는 대안적 확산 시스템은 E-test이다(**그림 10.2**).

더 민감하고 정량적인 결과는 시험관 희석 검사법에 의하여 얻을 수 있다. 먼저 항균제를 액체 배지가 들어 있는 시험관에 연속적

페니실린은 세균 세포벽에 손상을 끼친다.

표 10.3 표본 Kirby-Bauer 검사 결과

약제	필요한 지역의 크기 (mm) 감수성 (S)	내성 (R)	*Staphylococcus aureus*에 대한 결과(mm)의 예	평가
Bacitracin	>13	<8	15	S
Chloramphenicol	>18	<12	20	S
Erythromycin	>18	<13	15	I
Gentamicin	>13	<12	16	S
Kanamycin	>18	<13	20	S
Neomycin	>17	<12	12	R
Penicillin G	>29	<20	10	R
Polymyxin B	>12	<8	10	R
Streptomycin	>15	<11	11	R
Vancomycin	>12	<9	15	S
Tetracycline	>19	<14	25	S

R = 내성, I = 중간, S = 감수성

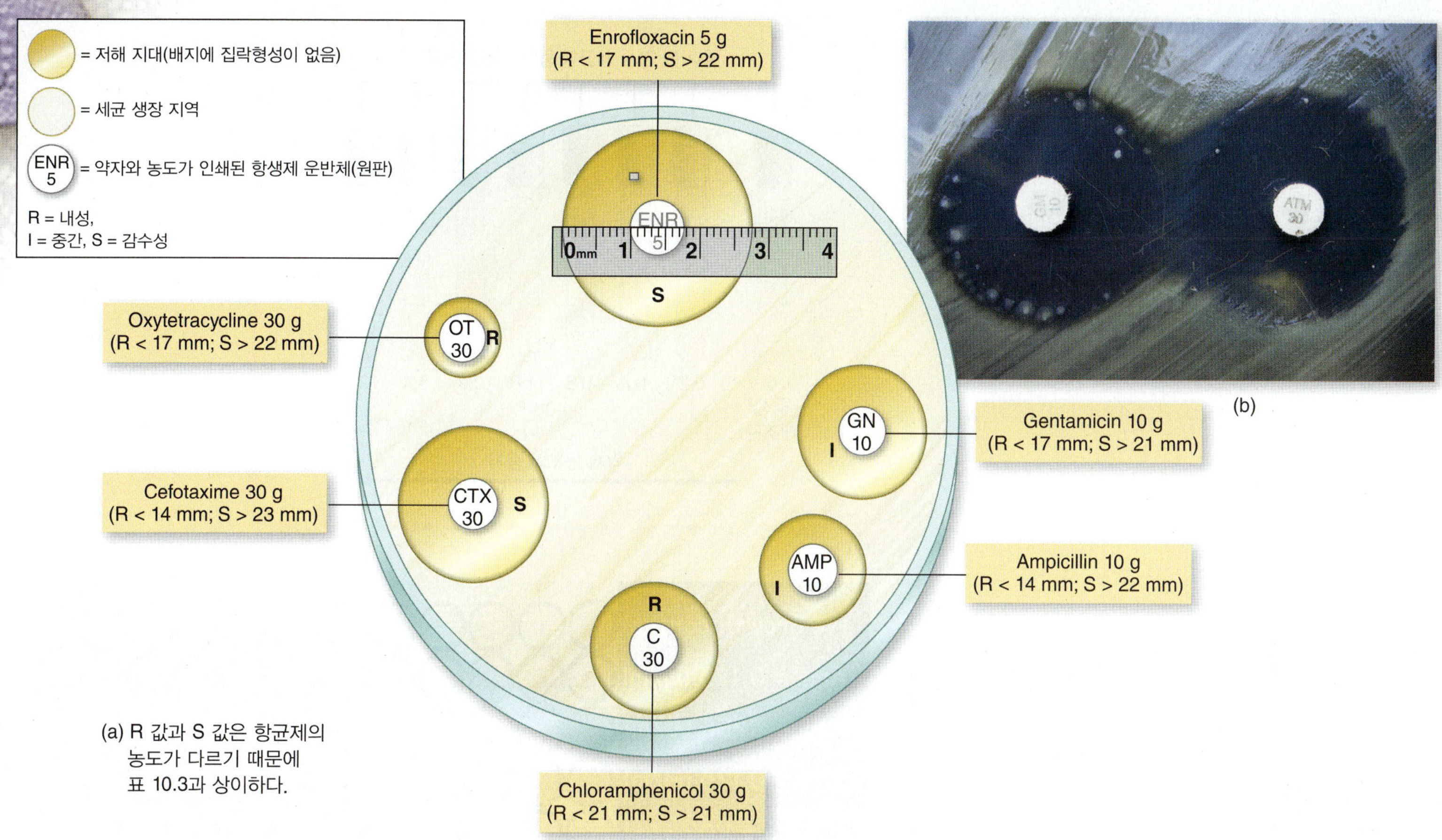

그림 10.1 **원판 확산 검사의 준비와 해석에 관한 기술.** (a) 세균 집락을 배지에 도말하기 위하여 표준화 방법이 사용된다. 분배기가 평판에 몇 가지 약제를 배달하고, 배양을 시작한다. 결과의 해석: 배양하는 동안, 항균제는 원판으로부터 확산되면서 배지에 점진적으로 희석된다. 검사하는 세균이 약제에 감수성이 있으면, 저해 지대가 원판 주위에 발달한다. 대략 말하면, 이 저해 지대의 크기가 클수록, 약제에 대한 세균의 감수성도 크다. 각 지대의 직경을 mm 단위로 측정하고 비교 표준에 의하여 감수성 또는 내성을 평가한다(표 10.3 참조). (b) *Escherichia hermannii*로 검사한 결과는 2종류의 상이한 항생제 사이에 상승작용 효과가 있다는 것을 나타낸다(두 약 사이에 확장된 지대를 주목하라).

으로 희석하고, 각각의 시험관은 순수 배양한 소량의 균질한 시료로 접종하고, 배양한 후, 생장을 탁도로 검사한다. 생장을 볼 수 있을 정도로 저해하는 가장 낮은 약제의 농도(최대 희석)를 **최소 저해 농도(minimum inhibitory concentration, MIC)**라고 한다. MIC는 약제의 가장 소량의 효과적인 용량을 측정하는 데 유용하고 다른 항균제와 비교하는 지수를 제공한다(**그림 10.3**). 많은 임상 실험실에서, 이러한 항균제 검사 과정은 수십 종의 약제를 동시에 검사할 수 있는 자동화된 기계를 사용하여 수행된다.

그림 10.2 **Kirby-Bauer 절차에 대한 대안.** 다른 확산 검사는 E-test인데, 이는 저해 지대를 생성하기 위하여 띠를 이용한다. E-test의 장점은 띠가 mg 단위로 눈금 매겨진 약의 경사를 포함하고 있다는 것이다. 이 방식으로, MIC(최소 저해 농도; minimum inhibitory concentration)는 저해 지대의 가장자리에 상응하는 띠의 표지를 관찰하여 측정할 수 있다.

그림 10.3 최소 저해 농도(MIC)를 측정하기 위한 시험관 희석 검사. (a) 항생제는 액체 배지가 담긴 시험관에 오른쪽에서 왼쪽으로 연속적으로 희석된다. 모든 시험관은 동일한 양의 검사 세균으로 접종되고 배양된다. 왼쪽의 첫 번째 시험관은 약제가 없고 최대 생장을 보이는 대조군이다. 생장을 보이지 않는(탁도가 없음) 첫 번째 시험관의 희석이 MIC이다. (b) 진핵생물 병원체에 적응된 다중 홈 평판의 미소 배양액 희석. 여기에서 amphotericin B, flucytosine, 그리고 몇 가지 azole 약제가 병원성 효모에 미치는 영향이 검사된다. 분홍색은 생장을 파란색은 무생장을 나타낸다. 숫자는 MIC의 희석을, X는 생장이 없는 첫 번째 웰(well)을 보여준다.

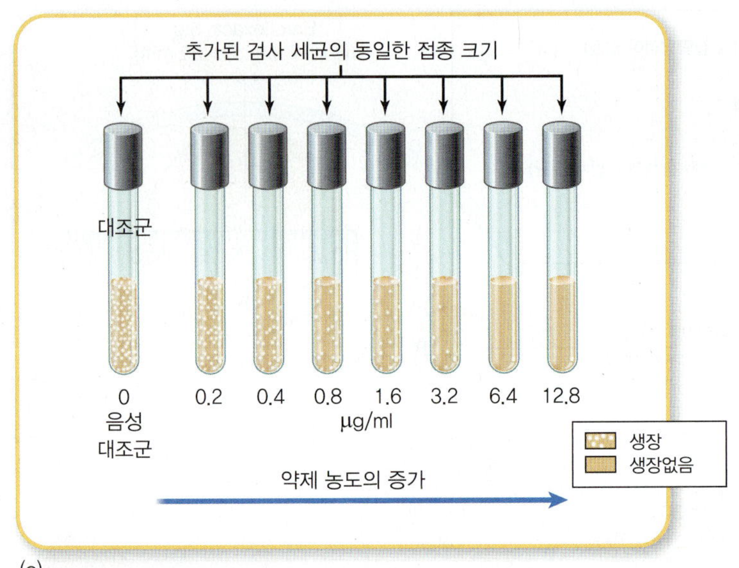

(a)

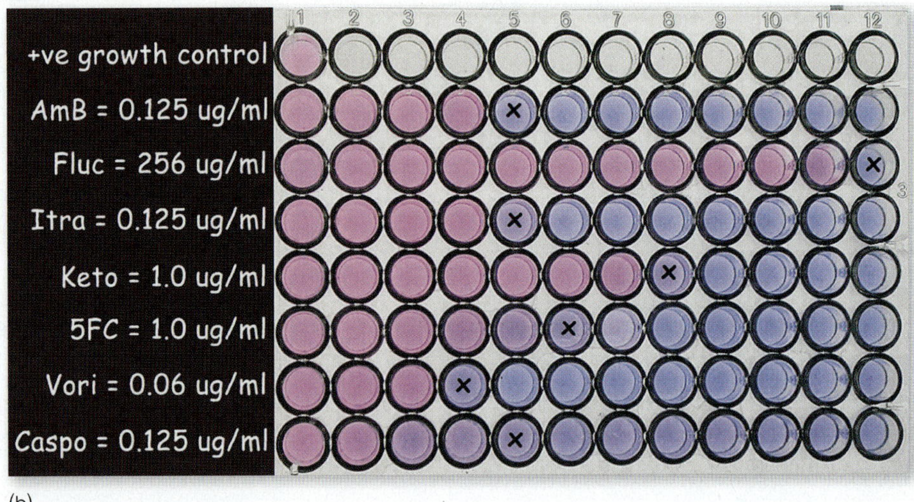

(b)

MIC와 치료 지수

항균제 감수성 검사 결과는 의사가 적합한 약제를 선택하는 지침이 된다. 치료가 이미 시작되었으면, 검사가 특정한 약제의 사용을 증명하는 것이 긴급하다. 일단 치료가 시작되었으면 환자의 임상 반응을 관찰하는 것이 중요한데, 그 이유는 약제의 시험관 활성도는 생체 내(*in vivo*) 효과와 항상 연관되지는 않기 때문이다. 항균제 치료가 실패할 경우, 실패는 다음 중 하나에 기인한다.

- 약제가 신체 부분(두뇌, 관절, 피부)에 확산되지 못한다.
- 검사를 위하여 채취된 시료에 도달하지 않는 감염 부위의 내성 미생물이다.
- 하나 이상의 병원체에 의한 감염(혼합 감염)으로, 병원체의 일부가 약제 내성이다.

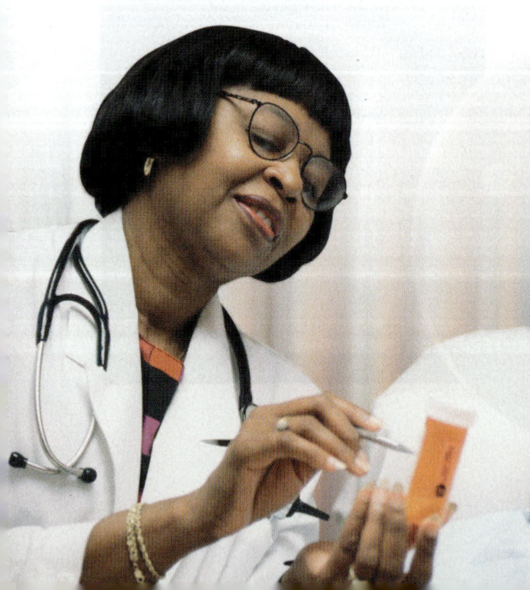

치료가 실패하면, 다른 약제, 복합 요법, 또는 다른 치료법을 고려하여야 한다.

숙주에 대한 약제의 독성이 우려되기 때문에 감염원에 대하여 높은 선택적 독성을 나타내면서 인간에 대해서는 낮은 독성을 가지는 약제를 선택하는 것이 최선이다. **치료 지수(therapeutic index, TI)**는 인간에 독

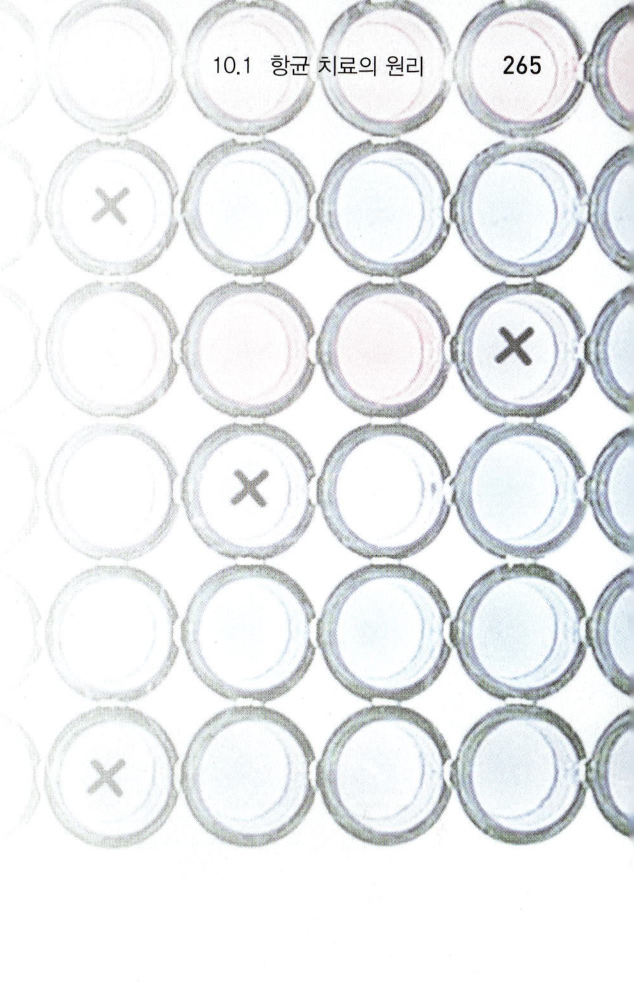

성을 나타내는 약제의 용량과 최소 효과(치료) 용량을 비교하는 비율로 정의된다. 이 값이 가까울수록(비율이 작을수록), 독성 약제의 잠재성이 더 크다. 예를 들어

$$\frac{10\ \mu g/mL\ (\text{독성 용량})}{9\ \mu g/mL\ (\text{MIC})}\ TI = 1.1$$

TI가 1.1인 약제는 TI가 10인 약보다 더 위험한 선택이다.

$$\frac{10\ \mu g/mL}{1\ \mu g/mL}\ TI = 10$$

유사한 MIC를 가진 일련의 약제들을 치료를 위하여 판단할 때, 높은 치료 지수(TI)를 가진 약이 안정도의 여유가 더 넓다.

의사는 또한 약제의 활성도나 환자의 반응에 영향을 미치는 어떠한 기존의 의료 상태를 찾아내기 위하여 환자의 병력을 면밀하게 검토해야 한다. 특정한 종류의 약제에 대한 알레르기의 병력은 그 약제와 그와 관련된 약제의 사용을 배제한다. 간이나 신장의 기저 질환도 이러한 기관은 약제를 대사하거나 배설하는 데 중요한 역할을 하기 때문에 약물 치료를 변경하는 것이 필요한 경우도 있다. 유아, 노인, 임산부도 특별한 주의를 필요로 한다. 예를 들어 노령은 위장관 흡수와 기관의 기능을 감소시킬 수 있으며, 대부분의 항균제는 태반을 통과할 수 있기 때문에 태아의 발생에 영향을 미칠 수 있다.

환자에게 그들이 복용하고 있는 다른 약제에 대하여 질문하여야 하는데, 그 이유는 불친화성은 약제의 독성을 증가시키거나 실패하도록 할 수 있기 때문이다. 예를 들어 아미노글리코시드와 세팔로스포린을 결합하면 신장에 독성을 나타낼 수 있으며, 제산제는 이소니아지드의 흡수를 감소시키고, 테트라사이클린 또는 리팜핀과 경구 피임약의 상호작용은 피임약의 효과를 파괴할 수 있다. 일부 약제의 조합(페니실린과 특정한 아미노글리코시드, 또는 암포테리신 B와 플루사이토신)은 상승작용을 하여, 병합요법에서는 각각의 용량을 감소하여 사용한다. 약제를 선택하는 데 다른 우려 사항은 환자의 유전적 또는 대사적 이상, 감염 부위, 투약 경로, 약제의 비용 등을 포함한다.

항균제 선택의 예술과 과학

모든 정보가 있더라도, 최종적으로 약제를 선택하는 것은 항상 쉽거나 간단하지 않다. *Klebsiella*에 의한 폐렴과 간과 신장 기능이 떨어진 복합 증상의 나이든 환자의 가상적인 사례를 고려해 보자. 위장관 벽의 사전 손상과 불량한 흡수로 인하여 모든 약제는 주사에 의하여 투여되어야 한다. 약제 검사는 3세대 세팔로스포린인 겐타마이신, 이미페넴, 아즐로실린에 감수성이 있는 병원체로 나타났다. 환자의 병력은 페니실린에 알레르기를 보여주기 때문에 이러한 약제는 배제된다. 알코올과 세팔로스포린 사이에 약제 상호작용이 나타나고, 노인 환자에게 심각한 출혈과도 연관되기 때문에 세팔로스포린도 좋은 선택이 아니다. 겐타마이신 같은 아미노글리코시드는 신장에 독성을 띠고 손상된 신장에 의하여 쉽게 제거되지 않는다. 이미페넴은 장에 불편을 초래하지만, 독성이 낮기 때문에 가능한 선택이 될 수 있다.

심각한 전신 *Candida* 감염이 있는 암 환자의 경우, 판단할 기준이 적다. 정맥 암포테리신 B 또는 플루코나졸만이 약제 독성과 다른 가능한 부작용에도 불구하고 가능한 선택이다. 위험한 화학요법만이 아마도 유일한 생존 기회인 생명이 위험한 상황에서는 선택의 폭은 감소되고 우선순위도 달라진다.

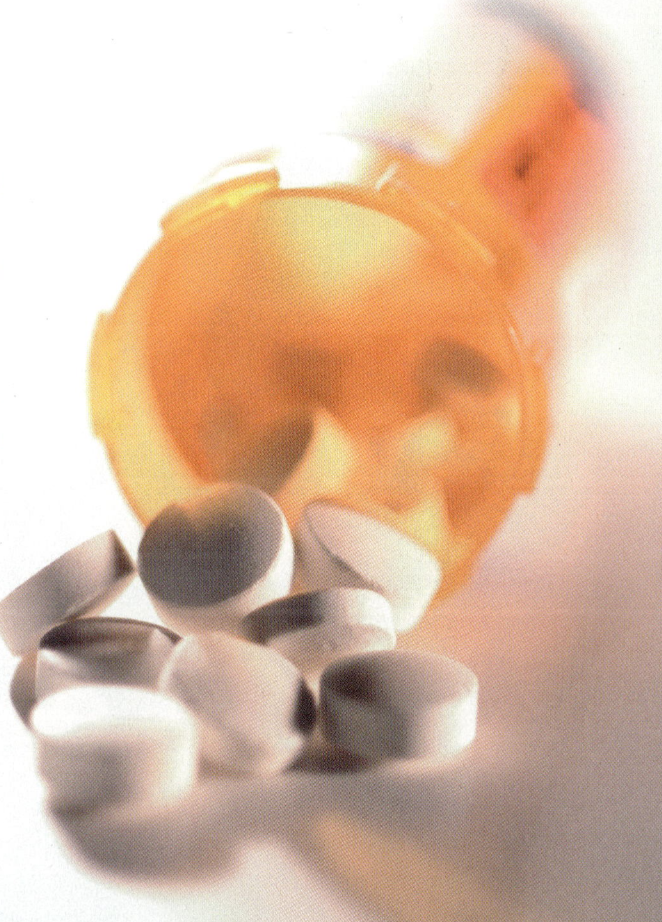

올바른 약제를 선택하는 것이 수많은 상이한 문제를 고려해야 하는 예술과 과학이지만, 이 과정은 스마트폰과 앱(app; application)의 출현으로 단순해지거나 최소한 휴대할 수 있게 되었다. 대부분의 의사는 주머니에서 스마트폰을 꺼내면 이제 글자 그대로 손가락 끝에 정보를 가지고 있다.

10.1 학습 결과—진도 평가

1. 항균 치료의 주된 목적에 대하여 서술하시오.
2. 가장 보편적으로 사용되는 항균제의 출처를 확인하시오.
3. 항균제 민감성을 검사하는 2가지 방법에 대하여 설명하시오.
4. 치료 지수(therapeutic index, TI)를 정의하고, 고단위 또는 저단위 지수 중 어느 것이 좋은지 확인하시오.

10.2 약제와 미생물 사이의 상호작용

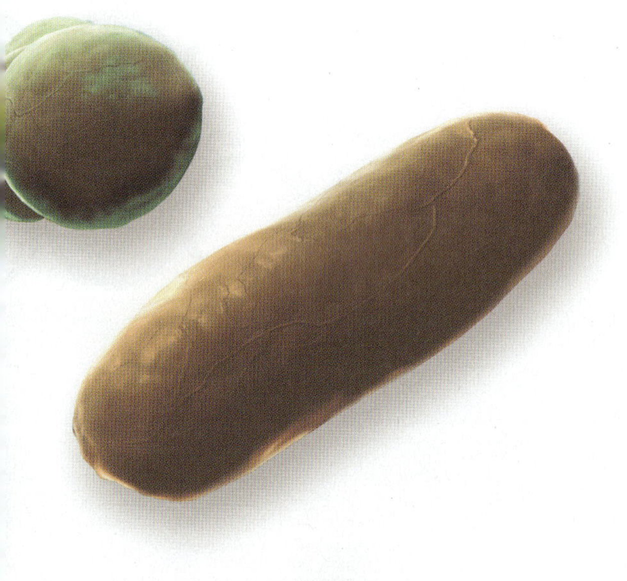

항균제의 목적은 세균, 진균, 원생동물의 세포 작용이나 구조를 붕괴시키거나 바이러스의 복제를 저해하는 것이다. 화학요법에 사용되는 대부분의 약제는 거대분자의 합성이나 조립에 필요한 효소의 기능에 간섭하거나 세포에 이미 형성된 구조를 파괴하는 것이다. 무엇보다도 약제는 숙주 조직을 동시에 손상하지 않으면서 미생물 세포를 사멸시키거나 저해하는 **선택적 독성(selectively toxic)**을 가져야 한다. 이 선택적 독성의 개념은 항생제 치료의 중심이 되며, 현재 사용되는 최선의 약제는 척추동물 세포는 제외하고 미생물 분자의 작용이나 합성을 차단하는 것이다. 우수한 선택적 독성을 가진 약제의 예는 세균 세포벽의 합성을 차단하는 페니실린이다. 인간 세포는 펩티도글리칸을 가지고 있지 않고 따라서 항생제의 작용에 의하여 영향을 받지 않기 때문에 페니실린은 인간 세포에 독성이 낮고 직접적인 효과가 거의 없다. 인간 세포에 가장 독성을 가지는 것 중 하나는 감염원과 숙주 세포에 공통적인 구조인 세포막에 작용하는 것으로, 진균 감염을 치료하는 데 사용되는 암포테리신 B가 그 예이다. 감염원의 특징이 숙주 세포와 유사할수록 선택적 독성은 달성하기가 더 어려워지며, 원하지 않는 부작용이 발생할 가능성이 높아진다.

약제 작용의 기작

화학요법의 목적이 생물이 더 이상 생존할 수 없을 때까지 구조나 기능을 파괴하는 것이라면, 이 목적을 달성하기 위한 첫 단계는 살아 있는 세포의 구조적·대사적 요구를 확인하는 것이다. 살아 있는 세포의 요구가 결정되면, 이러한 요구를 제거, 파괴하거나 간섭하는 방법이 잠재적인 화학요법 전략으로 사용될 수 있다. 활발하게 분열하는 세포의 대사는 새로운 벽 성분(대부분의 세포에서), DNA, RNA, 단백질, 세포막에 의하여 표지된다. 결과적으로 항균제는 이러한 대사 표적의 어느 것이 영향을 받는가에 따라 범주로 구분될 수 있다. 이러한 범주를 **그림 10.4**에 나타냈으며, 다음 사항을 포함한다.

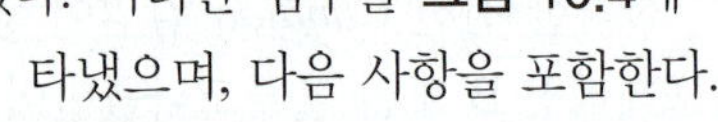

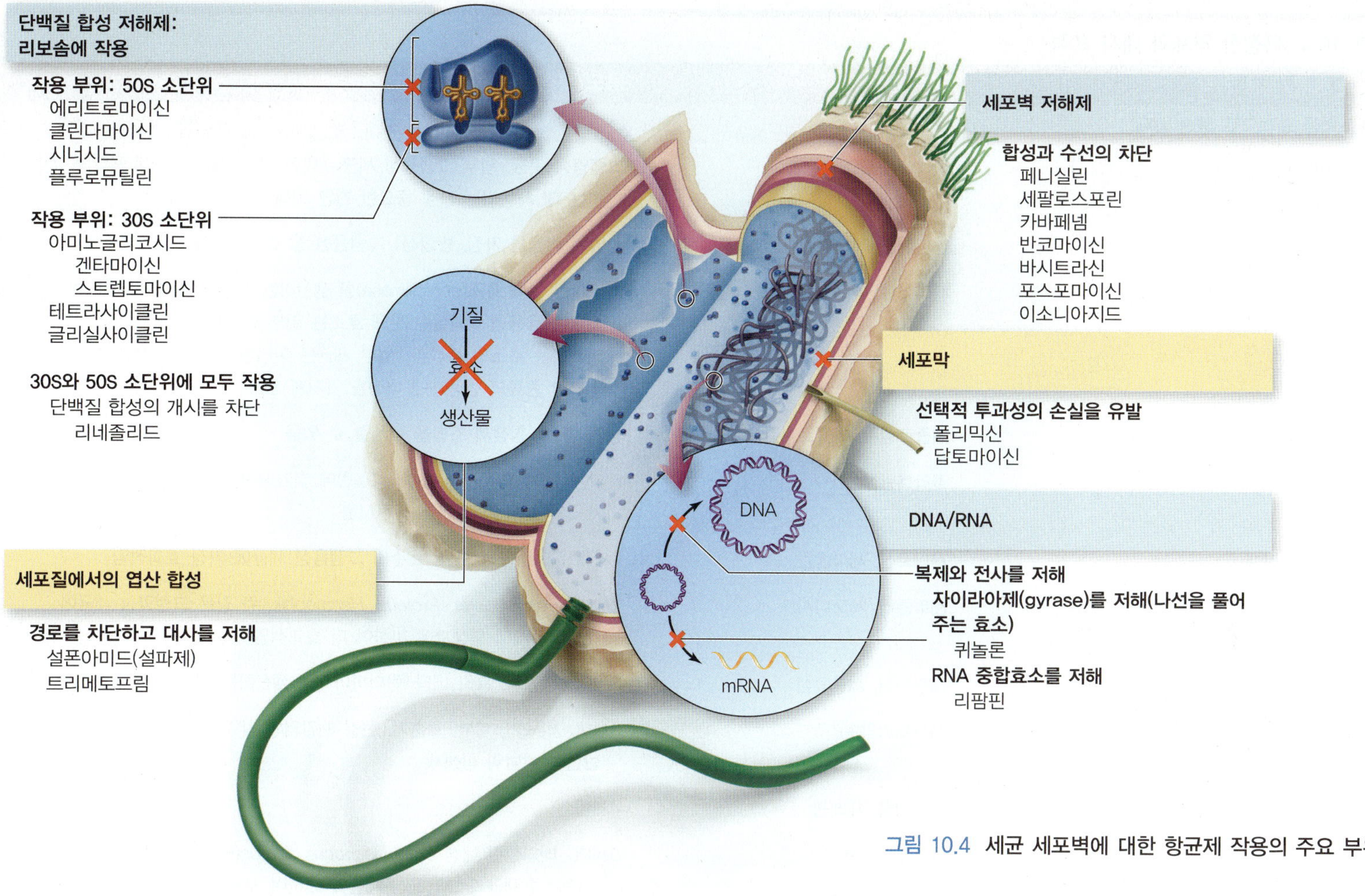

단백질 합성 저해제:
리보솜에 작용

작용 부위: 50S 소단위
에리트로마이신
클린다마이신
시너시드
플루로뮤틸린

작용 부위: 30S 소단위
아미노글리코시드
겐타마이신
스트렙토마이신
테트라사이클린
글리실사이클린

30S와 50S 소단위에 모두 작용
단백질 합성의 개시를 차단
리네졸리드

기질
효소
생산물

세포질에서의 엽산 합성

경로를 차단하고 대사를 저해
설폰아미드(설파제)
트리메토프림

세포벽 저해제

합성과 수선의 차단
페니실린
세팔로스포린
카바페넴
반코마이신
바시트라신
포스포마이신
이소니아지드

세포막

선택적 투과성의 손실을 유발
폴리믹신
답토마이신

DNA/RNA
DNA
mRNA

복제와 전사를 저해
자이라아제(gyrase)를 저해(나선을 풀어 주는 효소)
퀴놀론
RNA 중합효소를 저해
리팜핀

그림 10.4 세균 세포벽에 대한 항균제 작용의 주요 부위.

1. 세포벽 합성의 저해
2. 핵산(DNA와 RNA) 구조와 기능의 저해
3. 단백질 합성의 저해
4. 세포막 구조와 기능에 대한 간섭
5. 엽산 합성의 저해

이렇듯 범주는 완전히 별개가 아니고, 일부 효과는 중첩된다. **표 10.4**는 이러한 범주와 각각의 범주에 포함되는 일반적인 약제를 나타낸다.

작용의 범위

수십 종류의 항균제가 미국에서 시판되고 있다. 의학 서적과 약학 서적에는 수많은 종류의 다양한 항균제 이름이 있지만, 대부분은 소수 약제 계열의 변형이다. 앞 절에서 이미 접한 항균제를 분류하는 가장 유용한 방법은 **광범위(broad-spectrum)** 또는 **협범위(narrow-spectrum)**로 지정하는 것이다. 광범위 약제는 한 가지 이상의 세균 집단에 대하여 효과가 있으며, 협범위는 일반적으로 특정한 집단만을 표적으로 한다. **표 10.5**는 테트라사이클린은 광범위이고, 반면에 폴리믹신과 심지어는 페니실린도 협범위 제제라는 것을 보여준다.

페니실린은 매우 친밀한 항생제이고, 여러 해에 걸친 분자

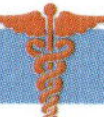

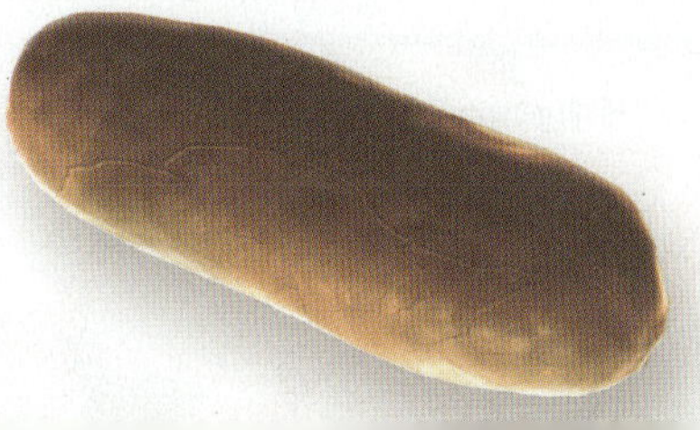

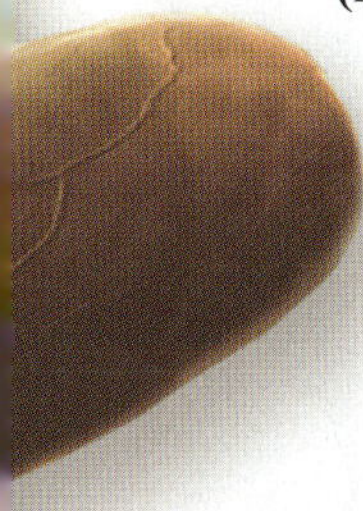

NCLEX® 준비

2. 치료 계획을 평가하는데 있어서, 치료 지수(TI)가 1.0으로 계산되었다. 이 결과에 기초하여, 간호사는 이 정보를 어떻게 해석할 것인가?
   a. 그 약은 독성 반응의 잠재성이 적기 때문에 사용될 수 있다.
   b. 그 약은 용량이 치료 범위 내에서만 사용될 수 있다.
   c. 이 결과에 기초하면 약의 반응이 나타날 가능성이 없다.
   d. 치료 계획에서 다른 약제가 고려되어야만 한다.

표 10.4 특정한 약제와 대사 표적

약제 종류/작용 기작	세부 집단	용도/특성
세포벽을 표적으로 하는 약제		
페니실린계	페니실린 G와 V	그램양성 구균, 일부 그램음성 세균(수막염 구균, 매독, 스피로헤타)을 치료하는 데 사용되는 가장 중요한 천연 형태
	암피실린, 카베니실린, 아목시실린	광범위 작용을 가짐, 반합성; 그램음성 장 간균에 사용
	메티실린, 나프실린, 클록사실린	페니실린 분해 효소(penicillinase)를 생산하는 세균에 의하여 유발되는 감염 치료에 유용함(페니실린 분해 효소는 일부 항생제의 베타-락탐 고리를 파괴하는 효소의 종류임; 일부 세균은 이러한 효소를 생산할 수 있어서, 이러한 종류의 항생제에 내성을 가지게 됨)
	메즐로실린, 아즐로실린	광대 범위; 항생제 조합을 대체할 수 있음
	클라불란산	베타 락탐계 효소를 저해; 페니실린에 첨가하여 페니실린 분해 효소 생산 세균의 존재 시 효과를 증진시킴
세팔로스포린계	세팔로신, 세파졸린	1세대*; 그램양성 구균, 소수의 그램음성 세균에 가장 효과적임
	세파클러, 세포니시드	2세대; *Enterobacter*, *Proteus*, *Haemophilus*와 같은 그램양성 세균에 대하여 1세대 항생제에 비하여 더 효과적임
	세팔렉신, 세포탁심	3세대; 광범위, 특히 베타-락타마아제를 생산하는 장 세균에 효과적임
	세프트리악손	3세대; 비뇨기, 피부, 호흡기, 신경계 감염의 다양한 종류를 치료하는 반합성 광범위 항생제
	세프피롬, 세페핌	4세대
	세프토비프롤	5세대; 메티실린 내성 *Staphylococcus aureus*(MRSA)와 페니실린 내성 그램양성 세균과 그램음성 세균에 대하여 사용됨
카바페넴계	도리페넴, 이미페넴	강력하지만 잠재적 독성; 다른 약제가 효과가 없을 때 사용하기 위하여 보류됨
	아즈트레오남	협범위; 폐렴, 패혈증, 요로 감염을 일으키는 그램음성 호기성 간균의 치료에 사용; 페니실린에 알레르기가 있는 사람에게 효과적임
세포벽을 표적으로 하는 기타 약제	바시트라신	협범위; 연쇄상구균과 포도상구균에 의하여 유발되는 피부 표면 감염을 치료하는 데 사용; 네오스포린(Neosporin)의 주성분
	이소니아지드	*Mycobacterium tuberculosis*의 치료에 사용되지만, 단지 생장하는 세포에만 작용; 활동성 결핵에 다른 약제와 병합하여 사용됨
	반코마이신	협범위 작용; 페니실린이나 메티실린 내성의 포도상구균 감염이나 페니실린에 알레르기가 있는 환자의 치료에 사용
	포스포마이신 트로메타민	인산 제제; 장 세균에 의하여 유발되는 요로 감염의 대체적인 치료로 효과가 있음
단백질 합성을 표적으로 하는 약제		
아미노글리코시드 30S 소단위 상의 부위에 삽입되어 mRNA가 잘못 읽히도록 하여, 비정상적인 단백질을 초래함	스트렙토마이신	광범위; 그램음성 간균, 특정한 그램양성 세균에 의한 감염의 치료에 사용; 선페스트, 야토병(tularemia), 결핵의 치료에 사용; 반코마이신은 단백질 합성뿐 아니라 세포벽도 표적으로 함

*약제의 새로운 개선된 변형을 새로운 "세대(generation)"라고 한다.

표 10.4 (계속)

약제 종류/작용 기작	세부 집단	용도/특성
단백질 합성을 표적으로 하는 약제 (계속)		
테크라사이클린계 tRNA가 A 수용체 부위에 부착하는 것을 차단하여 단백질 합성을 중지시킴	테트라사이클린, 테라마이신	그램양성과 그램음성 간균과 구균, 호기성 및 혐기성 세균, 미코플라스마, 리케치아, 스피로헤타에 대하여 효과적임
글리실사이클린계	티거사이클린	테트라사이클린의 새로운 파생물; 테트라사이클린에 내성인 세균에 효과적임
마크로라이드계 번역 시 소단위의 전위를 저해함(에리트로마이신)	에리트로마이신, 클라리트로마이신, 아지트로마이신	비교적 광범위, 반합성; 귀, 호흡기, 피부 감염과 AIDS 환자의 *Mycobacterium* 감염을 치료하는 데 사용
단백질 합성을 표적으로 하는 기타 약제	클린다마이신	페니실린 내성 연쇄상구균, 다른 항생제에 반응하지 않는 위와 장의 심각한 혐기성 감염을 치료하는 데 사용되는 광범위 항생제
	퀴누프리스틴과 달포프리스틴 (시너시드)	스트렙토그라민 계열의 약제에서 온 결합된 항생제; 심내막염과 수술 감염을 일으키는 내성균주를 포함하는 *Staphylococcus*와 *Enterococcus* 종에 효과적임
	리네졸리드	옥자졸리디논에서온 합성 약제; 단백질 합성의 개시를 저해하는 새로운 약제; MRSA와 VRE 같은 항생제 내성균의 치료에 사용
엽산 합성을 표적으로 하는 약제		
설폰아미드계 세포가 엽산의 합성에 필요로 하는 테트라하이드로폴레이트의 합성에 필요한 효소를 차단하여 엽산 대사에 간섭함	설파속사졸	적리(shigellosis), 급성 요로 감염, 특정한 원생동물 감염의 치료에 사용
	실버 설파디아진	화상, 눈 감염의 치료에 사용(연고나 용액의 형태)
	트리메토프림	설폰아미드에 의하여 저해되는 바로 직전의 중요한 대사 경로의 효소 단계를 저해; 트리메토프림은 종종 상승작용 효과로 인하여 설파메톡사졸과 함께 사용됨; AIDS 환자의 *Pneumocystis jiroveci*(폐포자충)의 치료에 사용
DNA 또는 RNA를 표적으로 하는 약제		
플루오로퀴놀론계 DNA 헬리카아제의 저해로 DNA 전사를 중지시킴	날리딕스산	1세대; 더 이상 거의 사용되지 않음
	시프로플록사신, 오플록사신	2세대
	레보플록사신	3세대; 다른 약제에 내성인 균을 일부 포함하는 그램양성 세균에 대하여 사용
	트로바플록사신	4세대; 혐기성 세균에 대하여 효과적임
DNA 또는 RNA를 표적으로 하는 기타 약제	리파마이신(화학적으로 리팜핀으로 변형됨)	대부분의 그램음성 간균의 세포 외피를 통과할 수 없기 때문에 제한된 범위; 주로 그램양성 간균과 구균 소수의 그램음성 세균에 의한 감염의 치료에 사용됨; 한센병과 결핵의 치료에 사용
세포막을 표적으로 하는 약제		
폴리믹신계 막 인지질과 상호작용; 세포 표면을 변형시키고, 특히 그램음성 세균에서 단백질과 질소 염기의 누출을 유발함	폴리믹신 B와 E	약제 내성 *Pseudomonas aeruginosa*와 그램음성 간균에 의한 요로감염을 치료하는 데 사용
	댑토마이신	그램양성 세균에 대하여 가장 효과적

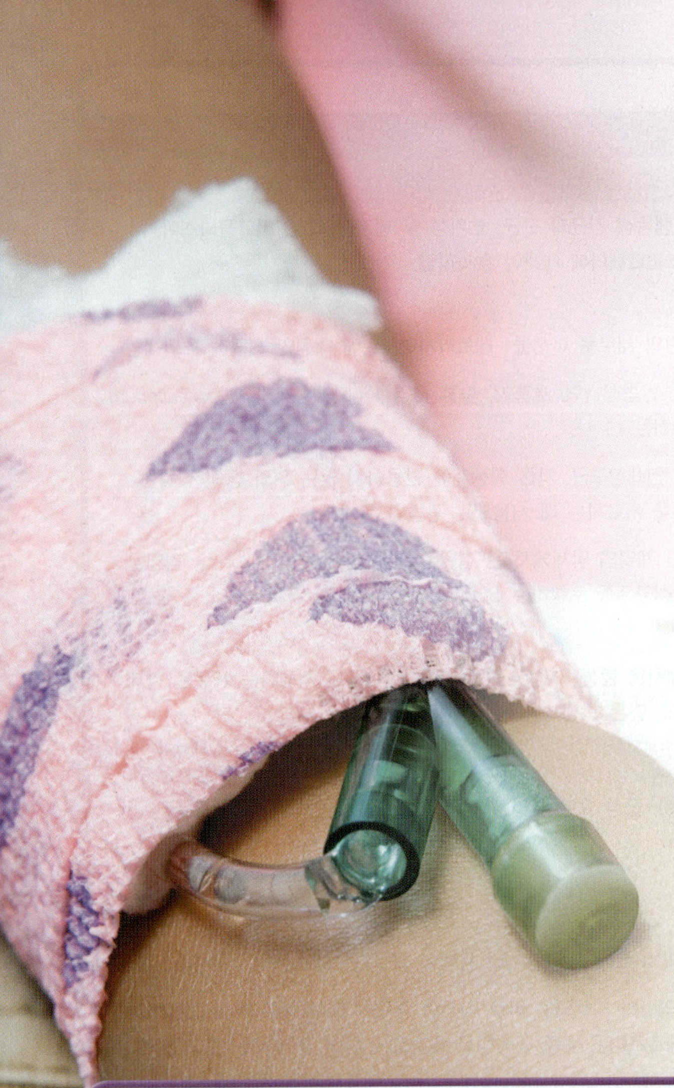

의 변경은 항생제가 어떻게 개발되고 개선되었는지를 보여주기 때문에 **표 10.6**에 개요로 나타내었다. 여기에서 원래 페니실린은 협범위이고 미생물의 반격에 민감하다는 것을 볼 수 있다. 그 후 페니실린은 이러한 2가지 한계를 극복할 수 있도록 개발되었다.

표 10.4로 다시 돌아가면, 항생제가 표적으로 하는 5가지 주요 기작에 기초한 다양한 항균제의 상세한 사항을 볼 수 있다.

항생제와 생물막

6장을 읽으면, 생물막 서식자는 자유 생활하는 짝과 다르게 행동한다는 것을 알 수 있다. 최소한 의학적 관점에서 생물막 서식자가 상이한 중요한 방식 중의 하나는 자유 생활할 때 작용하는 동일한 항균제에 의하여 종종 영향을 받지 않는다는 것이다. 이러한 사실이 최초로 인식되었을 때 그 이유는 침투의 문제로 가정되었는데, 이는 종종 이온으로 하전된 항균제가 생물막 생물을 둘러싸고 있는 끈끈한 세포외 물질을 통과할 수 없다는 것이었다. 그것도 하나의 요인이지만, 생물막의 저항성에 기여하는 더 중요한 것이 있는데, 바로 생물막 세균에 의하여 발현되는 상이한 표현형이다. 표면에 안정화되면, 세균은 상이한 유전자를 발현하고 따라서 상이한 항생제 감수성 프로파일을 가지게 된다.

여러 해에 걸친 연구에도 몇 가지 부분적으로 성공적인 전략이 있기는 하지만, 아직 이러한 문제에 대한 명백한 해결책을 제시하지 못하고 있다. 이들 중 하나는 세포 사이의 교신을 중재하고 표현형 발현을 변경시킬 수 있는 쿼럼 센싱(정족수 감지; quorum-sensing) 경로를 중단하는 것을 포함한다. 내성균에 의한 조직 깊숙한 감염에 효과적인 지질펩티드(lipopeptide)인 댑토마이신(daptomycin)은 생물막 감염 치료에 일부 성공을 보여주었다. 또한 일부 연구진은 항생제에 DNA 분해 효소(DNase)를 추가하는 것은 항생제가 세포외 부스러기를 통과하는 것을 도와준다는 것을 발견하였으며, 이들 일부는 명백히 분해된 세포의 DNA이다.

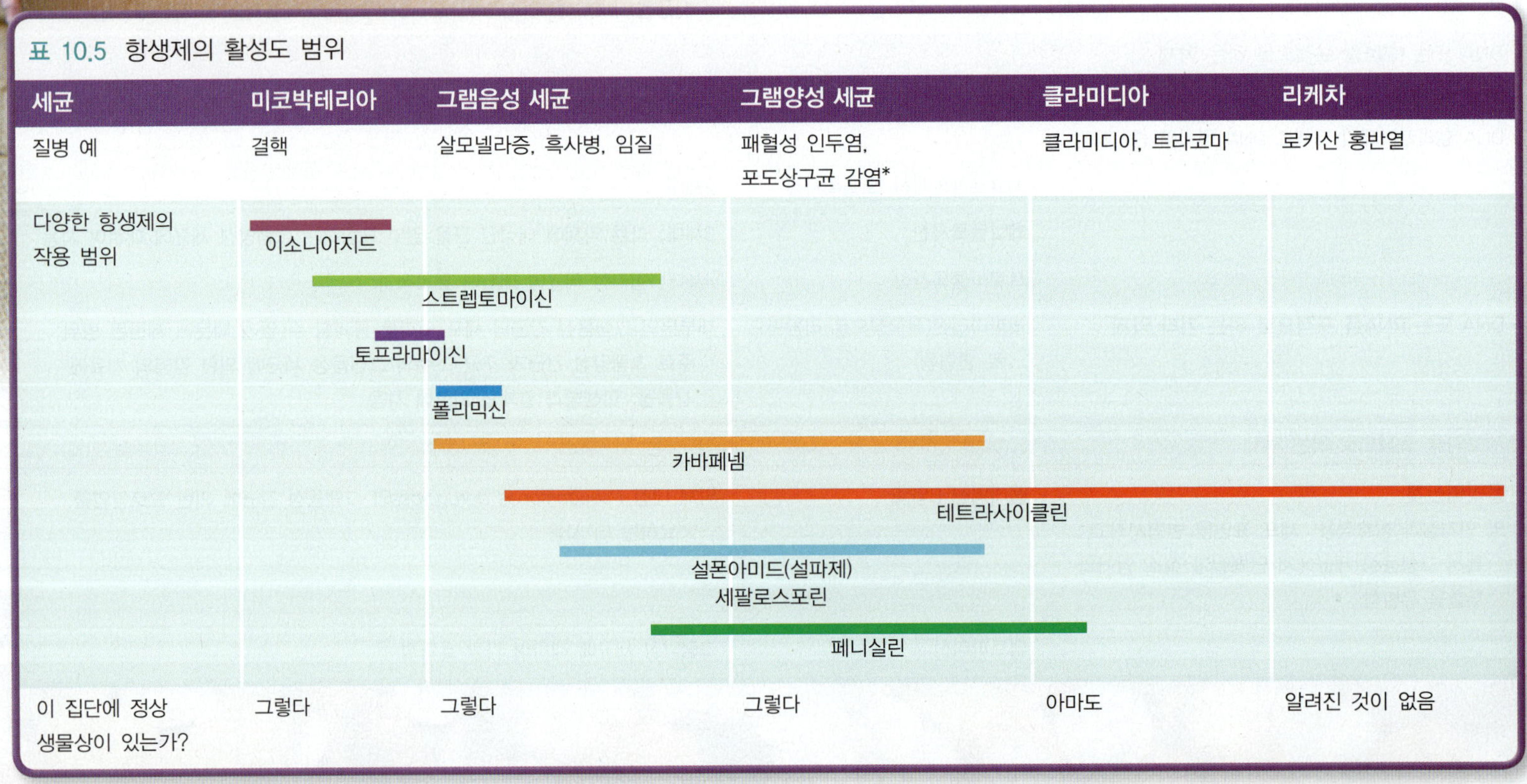

표 10.5 항생제의 활성도 범위

세균	미코박테리아	그램음성 세균	그램양성 세균	클라미디아	리케차
질병 예	결핵	살모넬라증, 흑사병, 임질	패혈성 인두염, 포도상구균 감염*	클라미디아, 트라코마	로키산 홍반열
다양한 항생제의 작용 범위	이소니아지드 스트렙토마이신 토프라마이신 폴리믹신 카바페넴 테트라사이클린 설폰아미드(설파제) 세팔로스포린 페니실린				
이 집단에 정상 생물상이 있는가?	그렇다	그렇다	그렇다	아마도	알려진 것이 없음

*세균 집단의 일부 구성원은 획득되거나 자연적인 내성에 의하여 지시된 항생제에 의하여 영향을 받지 않을 수 있다. 즉 예외가 존재한다.

표 10.6 선택된 페니실린 약제의 특성

약제명	작용 범위	용도, 장점	단점
페니실린 G (구조식: 베타-락탐 고리; CH_2—CO—N; S; CH_3; CH_3; N; O; COOH)	협범위	세균이 감수성이 있을 때 가장 최선의 선택; 저비용; 저독성	페니실린 분해 효소에 의하여 가수분해될 수 있음; 알레르기 발생; 주사가 필요함
페니실린 V	협범위	장에서 흡수 양호; 그 외에는 페니실린 G와 유사	페니실린 분해 효소에 의한 가수분해; 알레르기
메티실린, 나프실린 (구조식: CO—N; S; CH_3; CH_3; N; O; COOH)	협범위	페니실린 분해 효소에 보통 감수성이 없음	불량한 흡수; 알레르기; 내성의 증가
암피실린	광범위	그램음성 간균에 작용함	페니실린 분해 효소에 의하여 가수분해될 수 있음; 알레르기; 흡수가 약함
아목시실린	광범위	그램음성 감염; 흡수가 양호함	페니실린 분해 효소에 의한 가수분해; 알레르기
아즐로실린, 메즐로실린, 티카르실린 (구조식: CH—CO—N; COONa; S; S; CH_3; CH_3; N; O; COOH)	매우 광범위	*Pseudomonas* 종에 대하여 효과적; 아미노글리코시드와 비교하여 저독성	알레르기; 많은 베타락타마아제에 감수성

많은 생물막 감염은 신체에 삽입된 심장이나 비뇨기 카테터와 같은 생물질에서 발견된다. 이러한 것들은 집락화를 방지하기 위하여 삽입하기 전에 항생제를 스며들게 할 수 있다. 이는 물론 전립선이나 중이와 같은 자연적인 조직의 생물막 감염에는 사용될 수 없다.

흥미롭게도, 특히 아미노글리코시드와 같은 일부 항생제에 의한 화학요법은 세균의 생물막 형성이 처리하지 않았을 때보다도 더 빠른 속도로 진행되게 한다. 명백하게 생물막과 생물막의 통제를 이해하기 위해서는 훨씬 많은 연구가 필요하다.

진균 감염 치료제

진균 세포는 진핵이기 때문에 화학요법에서 특별한 문제를 제기한다. 하나는 화학요법제의 거의 대부분이 세균에 작용하도록 설계되었으며 진균 감염에는 일반적으로 비효과적이다. 다른 하나는, 진균 세포와 인간 세포 사이의 유사성은 진균에 독성인 약제는 인간 조직에도 종종 해를 끼칠 수 있다는 것을 의미한다. 특별한 항진균 특성을 가진 몇몇

제제가 진균에 의한 전신 감염과 표재성 감염 치료를 위하여 개발되었다. 현재 사용되고 있는 4가지 주요한 약제 집단은 마크롤라이드 폴리엔 항생제, 아졸계, 에키노칸딘계, 플루시토신계이다. **표 10.7**에 항진균 약제 집단과 작용에 대하여 자세하게 설명하였다.

원생동물 감염 치료제

원생동물과 기생충, 그리고 그에 상응하는 치료법의 엄청난 다양성은 이 책의 범위를 훨씬 벗어난다. 그러나 비교적 보편적인 약제의 일부를 여기에서 조사하였고, 기관계 장에서 특정한 질병에 대하여 다시 서술한다.

말라리아 치료제: 퀴닌과 연관 물질

퀴닌(quinine; 키니네라고도 함)은 기나나무 껍질에서 추출되었으며, 수백 년 동안 말라리아의 주요한 치료제였지만, 인간에 독성이 덜한 주로 클로로퀸과 프리마퀸과 같은 합성 퀴놀린으로 대체되었다. 말라리아 기생충인 *Plasmodium*에는 몇 가지 종이 있고 생활 주기에 많은 단계가 있기 때문에 단일 약제가 모든 종과 단계에 보편적인 효과를 가지지 못하며, 각 약제의 적용은 제한적이다. 예를 들어 프리마퀸은 감염의 간 단계를 제거하며, 클로로퀸은 적혈구 감염과 연관된 급성 공격을 억제한다. 아테미시닌 복합 요법(Artemisinin Combination therapy, ACT)은 현재 특정한 유형의 말라리아의 치료에 권장되는데, 이는 아테미시닌을 퀴논 유도체 또는 다른 약제와 함께 사용한다.

기타 원생동물 감염에 대한 화학요법

널리 사용되는 살아메바제인 메트로니다졸(Flagyl)은 *Entamoeba histolytica*에 의하여 발병하는 순하거나 심한 장 감염과 간 질환에 효과적이다. 경구 투여하면 Flagyl은 *Giardia lamblia*와 *Trichomonas vaginalis*에 의한 감염에도 적용될 수 있다(각각 20장과 21장에서 설명됨). 항원생동물 작용을 하는 다른 약제는 퀴나크린(퀴논 기반의 약제), 설폰아미드, 테트라사이클린이다.

기생충 감염 치료제

기생충 감염의 치료는 모든 화학요법 중에서 가장 어렵고 도전적인 과제였다. 흡충, 촌충, 회충은 다른 미생물에 비하여 훨씬 큰 기생생물이고, 동물이기 때문에 인간 생리와 유사성이 많다. 또한 생식을 차단하기 위하여 약제를 사용하는 일반적인 전략은 성충을 박멸하는 데 효과가 낮다. 가장 효과적인 약제는 생활 주기의 모든 단계에서 대사를 고정하거나 붕괴하거나 저해한다.

메벤다졸과 알벤다졸은 몇 종의 회충 장 감염에 사용되는 광범위 항기생충 약제이다. 이러한 약제는 장에서 국소적으로 기생충, 알, 유생의 미세소관 기능을 저해한다. 이는 기생충이 포도당을 더 이상 이용할 수 없도록 하여, 사멸되도록 한다. 피란텔 화합물은 장의 회충 근육을 마비시킨다. 결과적으로 회충은 장벽에 부착을 유지할 수 없어서 창자의 정상적인 연동작용에 의하여 대변과 함께 방출된다. 두 종류의 새로운 항기생충제는 다양한 촌충과 흡충을 치료하는 프라지퀀텔과, 현재는 인간의 분선충증(strongyloidiasis)과 사상충증(oncocercosis) 치료에 사용되는 동물용 약품인 이버멕틴이다. 기생충 질병은 기생충이 생활 주기의 대부분을 소화관에서 보내기 때문에 20장에서 서술한다.

말라리아 치료제인 퀴닌은 기나나무 껍질에서 추출된다.

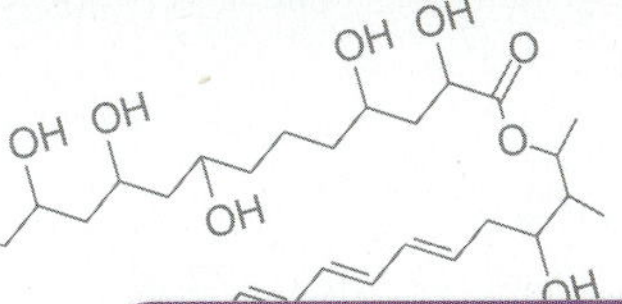

표 10.7 진균 감염의 치료에 사용되는 약제

약제 집단	약제의 예	작용
마크롤라이드 폴리엔계	암포테리신 B (구조는 위에 회색으로 나타내었음)	• 진균 막에 결합하여 선택적 투과를 상실하게 함; 매우 다능함 • *Candida albicans*에 의하여 유발되는 피부와 점막의 손상을 치료하는 데 사용될 수 있음 • 주입될 수 있는 형태의 약제는 히스토플라스마증과 *Cryptococcus* meningitis의 치료에 사용될 수 있음
아졸계	케토코나졸, 플루코나졸, 마이코나졸, 클로트리마졸	• 진균의 스테롤 합성을 방해함 • 케토모나졸-피부 진균증, 질과 구강의 칸디다 증, 전신 진균증 • 플루코나졸-AIDS 연관 진균증(아스페르길루스증, *Cryptococcus* meningitis) • 클로트리마졸과 마이코나졸-피부, 구강 질의 감염을 치료하는데 사용
에키노칸딘계	마이카펀진, 카스포펀진	• 세포벽 합성의 저해 • *Candida* 균주와 아스페르길루스증에 사용됨
시토신 뉴클레오티드 유사물	플루시토신	• 경구로 신속하게 흡수되고, 혈액과 뇌척수액(CSF)에 쉽게 용해됨 • 피부 진균증 치료에 사용 • 많은 진균이 이 약제에 내성이 있기 때문에 전신 진균증 치료에 보통 암포테리신 B와 병합하여 사용됨

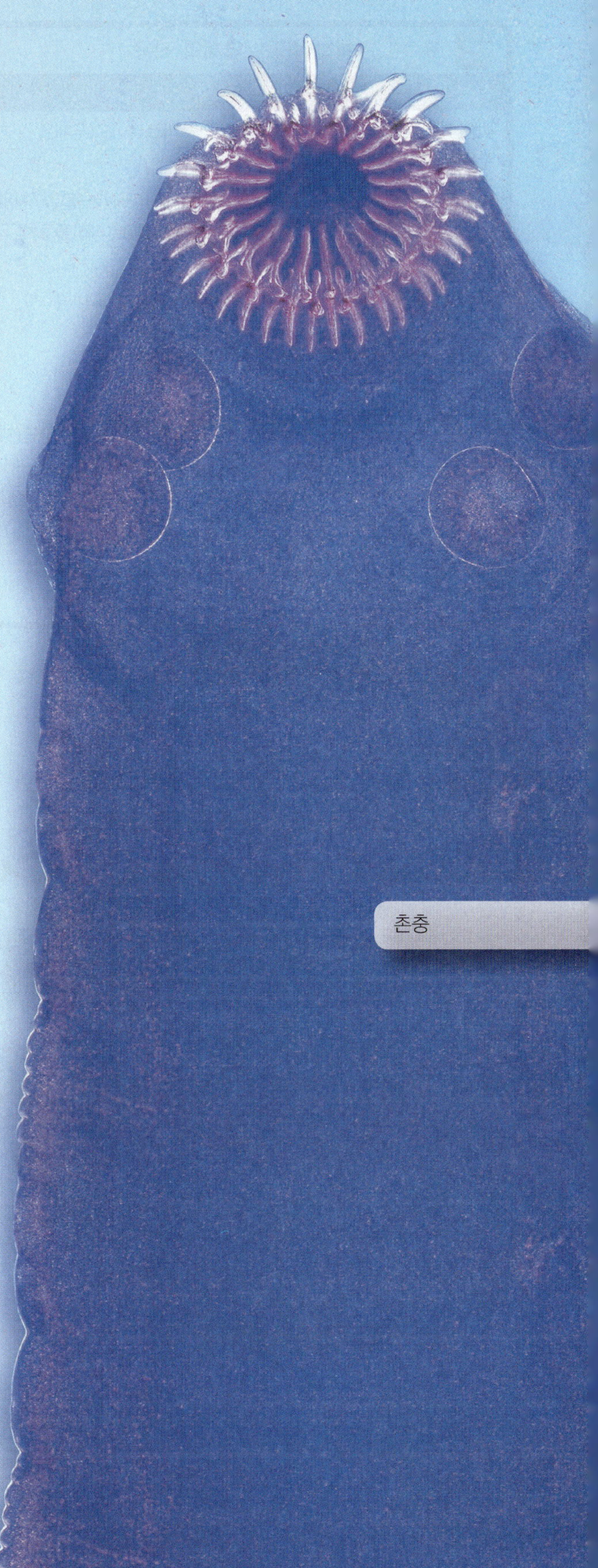

바이러스 감염 치료제

바이러스 감염의 화학요법 치료는 독특한 문제를 제기한다. 바이러스에서 대사 기능의 거의 대부분을 숙주 세포에 의존하는 감염원을 다룬다. 현재 사용되는 약제는 바이러스 대사를 파괴하기 위해서는 원하는 것보다 훨씬 큰 범위로 숙주 세포의 대사를 파괴하는 것을 필요로 한다. 다른 말로 하면, 단일 대사 체계가 바이러스와 숙주 모두의 안녕을 책임지기 때문에 바이러스 감염에 대한 선택적 독성은 성취하기 어렵다. 홍역, 이하선염, 간염과 같은 바이러스 질환은 효과적인 예방 접종으로 일상적으로 예방되지만, AIDS, 인플루엔자, 일반적인 감기와 같은 평범한 질병의 유행도 바이러스 병원체의 치료를 위하여 더 효과적인 약물 치료를 필요로 한다.

현재 사용되는 항바이러스제는 바이러스 감염 주기의 특정한 시기를 표적으로 개발되었다. 작용의 3가지 주요 방식은 다음과 같다.

1. 바이러스가 숙주 세포로 침투하는 것을 방지한다.
2. 바이러스 분자의 전사와 번역을 차단한다.
3. 바이러스 입자의 성숙을 방지한다.

표 10.8은 이러한 범주의 항바이러스제의 개관을 나타낸다. 동시에 연구진은 추가적인 약제에 대한 연구를 계속하고 있다. 바이러스 감염에 대한 획기적인 치료는 현재 실험실에서 검증되고 있다. 이는 DRACO(double-stranded RNA-activated caspase oligomizer; 이중 가닥 RNA 활성화 카스파제 올리고마이저)라고 한다. 거의 모든 유형의 바이러스는 생활 주기의 어느 시기에는 긴 이중 가닥 RNA(dsRNA)를 생성하며, 따라서 DRACO는 dsRNA를 포함한 세포를 추적하여 파괴한다. 연구진은 일단 완전히 검증이 되면 이는 광범위 항바이러스제가 될 수 있을 것으로 믿는다.

표 10.8 항바이러스 약제의 작용

작용 방식	예	약제의 효과
바이러스 진입의 저해 수용체/융합/탈각 저해제	엔푸비르타이드(푸제온©)	바이러스 단백질이 세포 수용체에 결합하는 것을 방지하여, 따라서 바이러스가 세포와 융합하는 것을 방지하여 HIV 감염을 차단
	아만타딘과 관련 물질, 자나미비르(렐렌자®), 오셀타미비르(타미플루©)	바이러스가 세포막과 융합(또한 방출)되는 것을 방해하여 **인플루엔자 바이러스**의 진입을 차단; 바이러스가 세포로 진입(그리고 조립)하는 데 필요한 인플루엔자 뉴라미니다아제의 작용을 중지시킴
핵산 합성의 저해	아시클로비어(조비락스®), 기타 "사이클로비어", 비다라빈	헤르페스 바이러스의 DNA 복제를 종결시키는 퓨린 유사체
	리바비린	**호흡기 세포융합 바이러스**(respiratory syncytial virus, RSV)와 **일부 출혈열 바이러스**(hemorrhagic fever viruse)에 사용되는 퓨린 유사체
	지도부딘(AZT), 라미부딘(3TC), 디다노신(ddI), 잘시타빈(ddC), 스타부딘(d4T)	뉴클레오티드 유사체 역전사효소(RT) 저해제; HIV 역전사 효소의 작용을 중지시켜 바이러스 DNA 생산을 차단
	네비라핀, 에파비렌즈, 델라비르딘	비뉴클레오티드 유사체 역전사효소 저해제; HIV RT 결합 부위에 부착하여 작용을 중지
바이러스 조립/방출 저해	인디나비르, 사퀴나비르	단백질 분해 효소 저해제; HIV 단백질 분해 효소에 삽입되어, 작용을 중지시키고 불활성 비감염성 바이러스를 야기

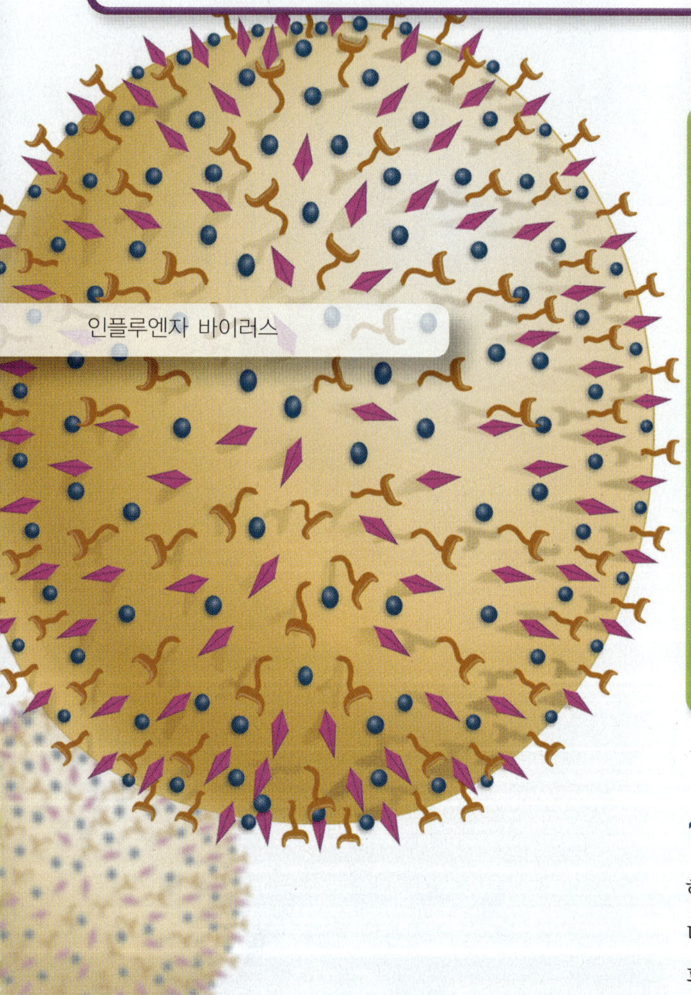

인플루엔자 바이러스

10.2 학습 결과—진도 평가

5. 선택적 독성의 개념에 대하여 설명하시오.
6. 항균제의 5가지 주요 표적을 열거하시오.
7. 어떤 범주의 약제가 가장 선택적 독성을 보이고 왜 그런지 확인하시오.
8. 광범위 항균제와 협범위 항균제의 차이를 구분하고, 이 구분의 중요성에 대하여 설명하시오.
9. 다양한 페니실린이 효과를 보이는 미생물을 동정하시오.
10. 페니실린 분해 효소(penicillinase)의 작용 방식과 치료에서 중요성에 대하여 설명하시오.
11. 단백질 합성을 저해하여 작용하는 2가지 항균제를 확인하시오.
12. 엽산 합성을 표적으로 하는 약제가 어떻게 작용하는지 설명하시오.
13. 플루오르퀴놀론(fluoroquinolone)의 한 가지 예를 확인하시오.
14. 세포막을 표적으로하는 약제의 작용 방식에 대하여 서술하시오.
15. 생물막과 비생물막 감염의 치료가 어떻게 다른지 논의하시오.
16. 항진균제의 4가지 주요한 범주의 이름을 말하시오.
17. 항원생동물과 항기생충 약이 항균제에 비하여 독성이 큰지 설명하시오.
18. 항바이러스제의 3가지 주요 작용 표적을 열거하시오.

10.3 항균제 내성

항균제 사용의 불행한 결과의 하나는 미생물이 보통은 저해하는 양의 약제에 대하여 견디기 시작하는 적응 반응인 미생물의 **약제 내성(drug resistance)** 발달이다. 항균제를 회피하거나 불활성화시키는 능력은 주로 미생물 군집의 유전적 다능성과 적응성이다. 약제 내성 특징은 내재성일 수도 있고 획득될 수도 있다. 내재적 약제 내성은 세균은 자신이 생산하는 어떠한 항생제에 대해서도 내성을 가져야 한다는 사실로 예를 들 수 있다. 더 중요한 것은 전에는 약제에 감수성이 있었던 미생물이 약제에 대한 내성을 획득하는 것이다. 이 책에서 **약제 내성(drug resistance)**이라는 용어는 두 번째 유형인 획득된 내성을 가리킨다.

약제 내성은 어떻게 발달하는가?

일반적인 믿음과는 반대로 항생제 내성은 고대의 현상이다. 2012년 지표와 수백만 년 동안 차단되었던 뉴멕시코의 동굴에서 93종의 세균이 발견되었다. 이 종들의 대부분은 다른 미생물에 의하여 천연적으로 생산되는 여러 항생제에 대하여 내성을 가지고 있는 것으로 나타났다. 우리가 가장 오래 치료 목적으로 사용한 항생제는 진균과 세균의 천연적인 산물이기 때문에 이들에 대한 내성은 미생물이 주변에 존재하는 한 다른 미생물의 생존 전략이었다. 인간의 치료를 위하여 항생제를 사용하는 관점에서 문제점의 범주는 1980년대와 1990년대에 명백하여졌는데, 과학자들과 의사들이 대규모 치료 실패를 관찰하면서였다. 뉴멕시코 자료와 다른 최근의 발견은 약제 내성의 획득이 항상 약제에 대한 노출의 결과는 아니라는 것을 말한다. 이는 항생제 효과를 연장하기 위한 환경의 항생제 양을 줄이는 데 초점을 맞추었던 현재까지의 노력에 또 다른 차원을 추가한다. 이제 우리는 미생물이 내성을 발달하는 것을 모두 방지하는 것이 중요하지만 충분하지 않다는 것을 알게 되었다.

항생제의 존재 여부와 상관없이, 미생물은 다음 2가지 사건 이후에 새롭게 약제 내성이 된다.

1. 결정적인 염색체 유전자의 자연적인 돌연변이
2. 다른 종으로부터 수평 전달을 통하여 완전히 새로운 유전자나 유전자 세트의 획득

염색체상에서 발견되는 약제 내성은 보통 세균 개체군의 자연적인 무작위 돌연변이의 결과이다. 이러한 돌연변이가 이로울 가능성은 매우 낮으며, 특정한 약제에 내성을 부여할 가능성은 더욱 낮다. 그렇지만 어떠한 개체군에 있는 수많은 수의 미생물과 일정한 비율의 돌연변이를 고려하면, 그러한 돌연변이가 나타난다. 최종 결과는 다량의 약제에 의하여 극복될 수 있는 미생물 감수성에 약간의 변화가 일어나는 것부터 감수성이 완전히 상실되는 것까지 변화한다. 약제 내성을 획득할 수 있는 세 번째 종류의 기작이 있을 수 있는데, 이는 유전자형이 아닌 표현형 적응이다. 최근의 연구에 의하면 항생제에 노출되면 항생제에 의하여 해를 입지 않도록 대사를 느리게 하거나 정지하는 "휴면" 상태로 될 수 있다고 시사한다. 항생제 농도가 감소하면 미생물은 다시 활성화될 수 있다. 이러한 세균은 "지속자(끈질긴 세균; persister)"라고 불리기도 한다(이는 생물막 세균이 자유 생활 세균에 비하여 항생제에 덜 민감한 이유 중의 하나이다). 다음 절에는 획득된 내성을 초래할 수 있는 2가지 유전적 변화에 초점을 맞출 것이다.

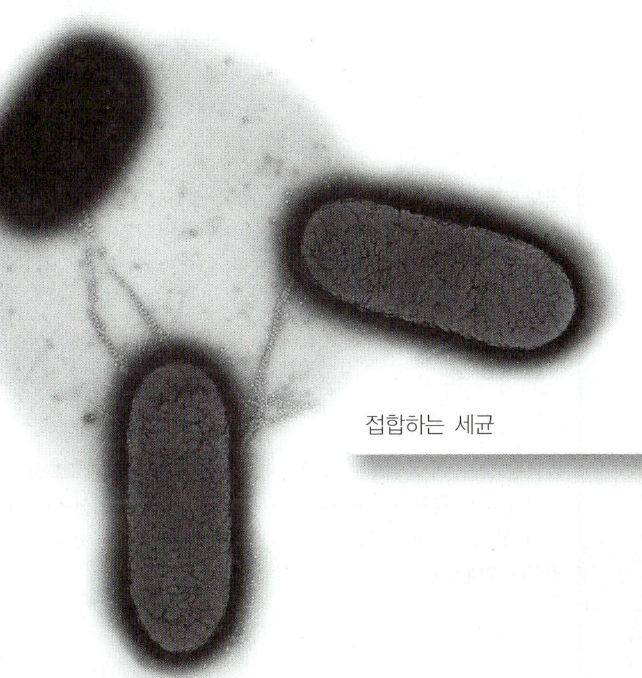

접합하는 세균

수평적 전달을 통하여 발생하는 내성은 접합, 형질 전환, 또는 형질 도입을 통하여 전달되는 **내성 인자(resistance (R) factor)**라고 하는 플라스미드로부터 유래한다. 이러한 특징은 발현되고 종에 적응력을 부여할 기회를 "기다리면서 앉아 있는" 상태이다. 많은 세균은 또한 트랜스포존(transposon)이라고 하는 복제되고 하나의 플라스미드에서 다른 플라스미드나 염색체로 삽입되고 전이될 수 있는 약제 내성 서열을 유지하기도 한다. 약제 내성 암호를 포함하는 염색체 유전자와 플라스미드는 충실하게 복제되어 모든 자손에게 유전된다. 이러한 내성 유전자의 공유는 약제 내성 종의 신속한 증식을 가져온다. 앞 장에서 배웠듯이, 유전자가 전혀 연관이 없는 세균이나 바이러스에서 오거

나 신체의 정상균으로 서식하는 다른 생물과 환경으로부터 오는 것과 같이 유전자 전달은 자연에서 매우 빈번하다.

약제 내성의 특이한 기작

앞서 보았듯이, 돌연변이와 수평적 전달은 약제 내성의 기작을 획득한 돌연변이체를 발생한다. **표 10.9**에 약제 내성의 가장 보편적인 기작을 열거하고 각각의 특이한 예를 제공한다.

표 10.9 약제 내성의 기작

기작	예
새로운 효소가 합성되어 약제를 불활성화시킨다(새로운 유전자가 획득되었을 때 나타남).	베타-락타마아제 또는 페니실리나아제라고 하는 세균 외 효소가 일부 페니실린의 베타락탐 고리 구조를 가수분해하여 약제가 불활성이 되도록 한다.
약제의 세균으로의 투과성 또는 흡수가 감소한다(돌연변이를 통하여 일어남).	
약제는 즉각적으로 제거된다(새로운 유전자의 획득을 통하여 일어남).	많은 세균은 약제를 세포 밖으로 능동 수송하는 다약제 내성(MDR) 펌프를 가지고 있어서, 많은 그램양성 병원체와 그램음성 병원체에 약제 내성을 부여한다.
약제 결합 부위의 수 또는 친화도가 감소한다(돌연변이 또는 새로운 유전자의 획득을 통하여 일어남).	에리트로마이신과 클린다마이신 내성은 50S 리보솜 결합 부위의 변형과 관련되어 있다.
영향을 받는 대사 경로는 차단되거나 대체 경로가 사용된다(원래 효소의 돌연변이로 인하여 발생함).	설폰아미드와 트리메토프림 내성은 미생물의 엽산 합성의 통상적인 양식에서 벗어날 때 발생한다.

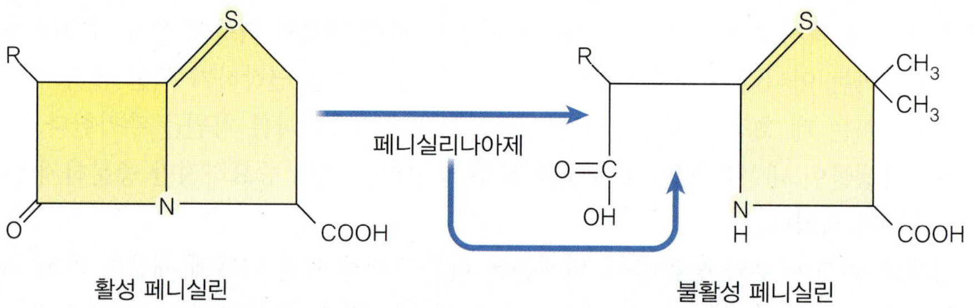

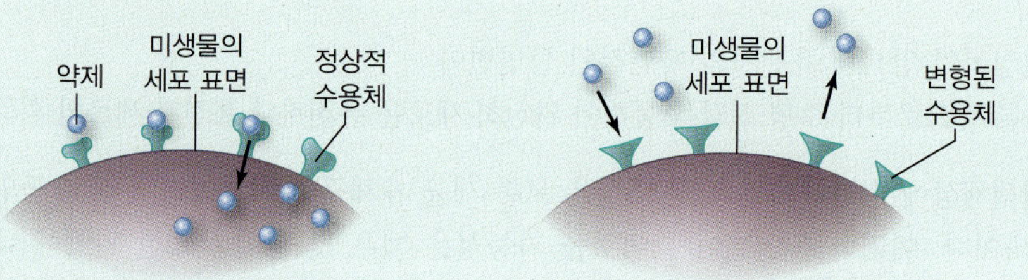

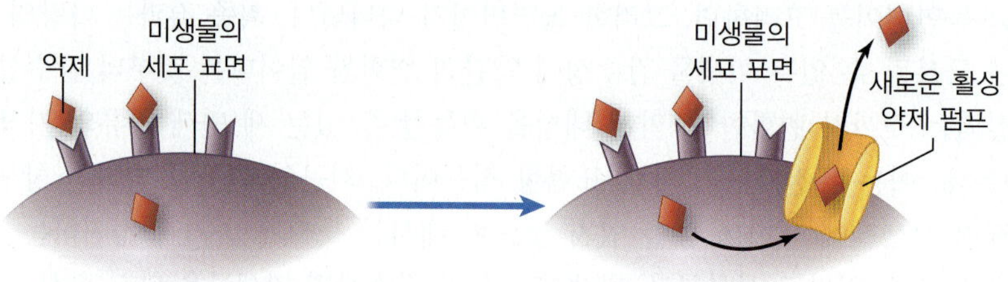

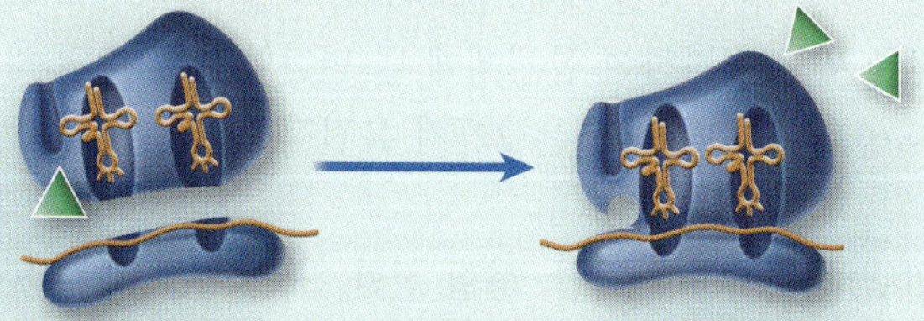

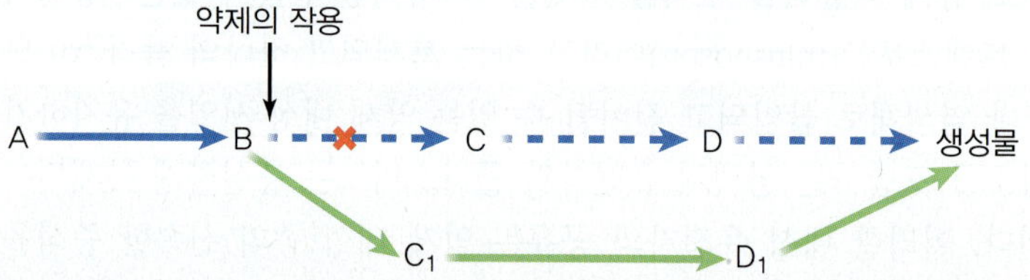

자연선택과 약제 내성

지금까지 약제 내성을 세포와 분자 수준에서 고려하였지만, 약제 내성의 완전한 영향은 이 내성이 세포 개체군을 통하여 일어날 때만 감지될 수 있다. 이러한 것이 어떻게 일어나는지 그리고 장기적인 치료적 결과에 대하여 검토해 보자.

미생물의 큰 개체군은 모두 이전의 돌연변이나 플라스미드의 전달로 인하여 이미 약제 내성인 몇몇 개체 세포를 포함하고 있을 가능성이 높다(**그림 10.5a**). 이러한 "괴짜"들이 개체군을 압도하도록 하는 많은 사실을 알고 있지만, 이러한 일이 일어나도록 하는 가장 신뢰할 수 있는 방법의 하나는 정확한 항생제가 존재하는 것이다(**그림 10.5b**). 감수성이 있는 개체는 저해되거나 파괴되며, 내성 형태는 생존하고 증식한다. 뒤이어 일어나는 개체군 생장에서 이러한 내성 미생물의 자손은 이 약제 내성을 물려받을 것이다. 시간이 흐르면, 대체 개체군은 약제 내성 형태가 우세하게 되며 궁극적으로는 완전히 내성이 될 수 있다(**그림 10.5c**). 생태학적 용어로 더 "적합한(약제 내성의)" 미생물이 생존할수록 허용하여 개체군은 약제 내성의 상태로 진화하였다.

긴급한 문제

이 책에서는 일반적으로 과장법과 느낌표를 사용하지 않는다. 그러나 항생제 내성의 위험은 절대 과장하지 않을 수 없다. 미국 질병통제 및 예방센터(CDC)는 2013년 최초로 이 문제에 대하여 〈위협 보고서(Threat Report)〉를 발간하였으며, "잠재적 재앙(potentially catastrophic)"으로 분류하여 이 상황을 지속적으로 감시하고 있다.

항생제 시대의 시작은 70년도 채 안되었지만, 우리는 너무 자신만만하여 항생제가 없던 시절이 어떠했는지를 영원히 잊어버린 것 같다. 어떠한 종류의 폐렴은 50%의 치사율을 보였다. 패혈성 인후염은 하룻밤 사이에 치명적이 될 수 있다. 감염된 상처는 종종 절단이나 사망을 초래하였다. 그러나 현재 우리가 이용할 수 있는 항생제의 효과는 감소하며, 일부 경우에는 매우 빠르게 감소하고 있다. 인간이 일부 감염은 치료할 수 없는 항생제 후 시대(postantibiotic era)로 진입할 것이라는 진정한 가능성이 있다.

새롭고 효과적인 항생제가 시장에 나오는 것은 더디었다. 여기에는 항생제(짧은 기간 복용됨)가 평생 동안 복용해야 하는 만성적인 질병 치료약만큼 제약회사에 수지맞는 일이 아니지만, 개발에는 시간과 경비가 그만큼 많이 든다는 경제적인 현실과 같은 다양한 이유가 있다. 정책 결정자들이 새로운 항생제의 발견과 제조를 장려하기 시작하고 있지만, 그렇더라도 새로운 약제도 시간에 따라 세균이 적응하면서 궁극적으로는 효과가 감소한다는 것을 잊지 않아야 한다.

CDC는 내성 세균을 "위험 단계(hazard level)"라고 하는 3개의 집단으로 구분하였다. 3가지 위험 단계는 **우려**(concerning), **심각**(serious), **긴급**(urgent)이다.

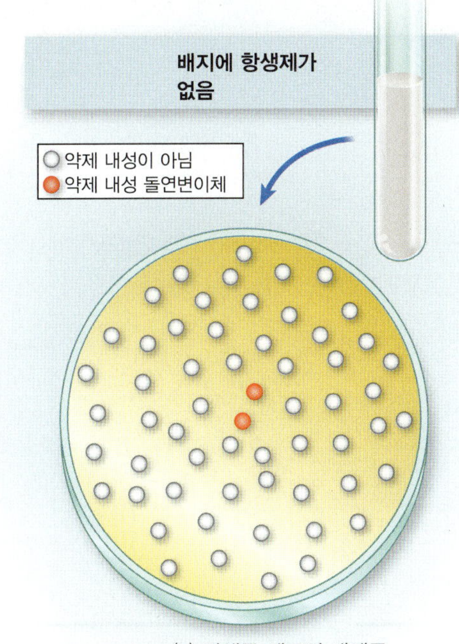

(a) 미생물 세포의 개체군

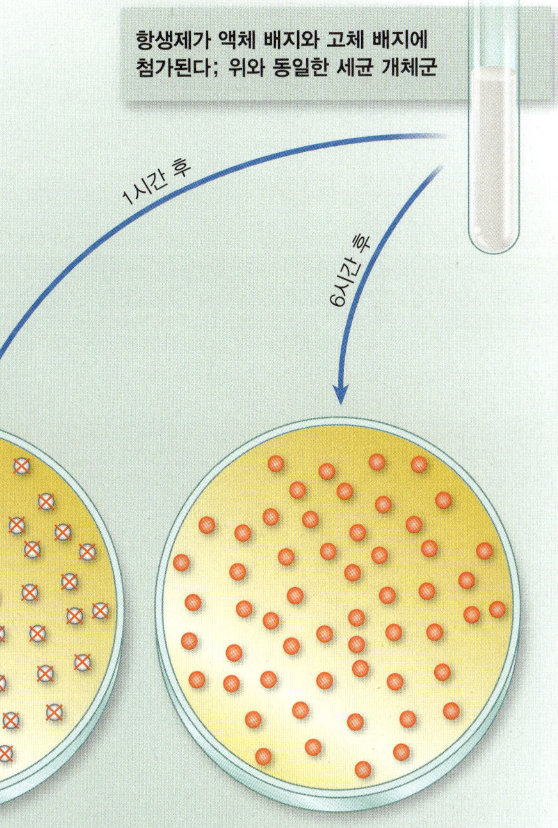

(b) 감수성이 있는 세포(sensitive cell)는 (⊗) 약제에 의해 제거됨; 내성 돌연변이체는 생존함

(c) 모든 세포는 이제 내성임

그림 10.5 **약제 내성에 대한 자연 선택의 사건.** (a) 미생물 개체군은 약제 내성을 부여하는 사전의 돌연변이를 가진 일부 구성원을 가지고 있을 수 있다. (b) 환경 압력(여기에서는 약제의 존재)이 이러한 돌연변이체의 생존을 선택한다. (c) 돌연변이체가 궁극적으로 개체군의 우점하는 구성원이 된다.

긴급한 위협

- 카바페넴 내성 장내 세균(Enterobacteriaceae, CRE)
- 약제 내성 *Neisseria gonorrhoeae*(임균)

심각한 위협

- 다중 약제 내성 *Acinetobacter*
- 약제 내성 *Campylobacter*
- 플루코나졸 내성 *Candida*(진균)
- 광대 범위 베타-락타마아제 생산 장내 세균(Enterobacteriaceae, ESBL)
- 반코마이신 내성 *Enterococcus* (VRE)
- 다중 약제 내성 *Pseudomonas aeruginosa*
- 약제 내성 비티푸스성 *Salmonella*
- 약제 내성 *Salmonella* typhi
- 약제 내성 *Shigella*
- 메티실린 내성 *Staphylococcus aureus* (MRSA)
- 약제 내성 *Streptococcus pneumoniae*
- 약제 내성 결핵(tuberculosis)

우려 위협

- 반코마이신 내성 *Staphylococcus aureus* (VRSA)
- 에리트로마이신 내성 A군 *Streptococcus*
- 클린다마이신 내성 B군 *Streptococcus*

미국에서만 매년 2백만 명의 사람이 내성 세균에 의하여 감염되고, 최소한 23,000명이 이로 인하여 사망한다(CDC는 *Clostridium difficile* 또한 긴급한 범주로 간주하는데, 이는 항생제 치료 자체에 특별한 내성이 없다. 그 대신 *Clostridium difficile*은 다른 감염에 대한 광범위한 항생제 치료가 이 세균의 과성장을 초래하여 심각한 질병을 일으켜서, 매년 미국에서 14,000명의 사망자를 초래한다).

항균체 요법의 새로운 접근 방법

종종 새로운 항균제 전략의 탐색은 세균 세포에서 새로운 표적을 찾아내서 그들을 목표로 하는 약제를 주문 설계하는 데 초점을 맞추고 있다. 시판되는 약제는 아직 완성하지 못한 흥미 있는 새로운 전략이 많이 있다. 예를 들면, (1) 세균의 철 포집(iron-scavenging) 능력을 표적으로 함; (2) RNA 간섭 전략을 사용함; (3) 방어 펩티드라고 하는 분자를 모방함; (4) 세균의 천적인 박테리오파지를 이용한 옛날 기술을 활용하여 세균을 사멸시키는 것 등이다.

8장에서 배운 RNA 간섭은 유전자의 발현을 조절하는 RNA의 작은 조각을 말한다. 이를 이용하여 병원성 미생물의 대사를 차단하려고 시도하고 있다. RNA 간섭의 인간에 대한 시도는 C형 간염과 호흡기 세포융합 바이러스를 치료하는 데 합성 RNA의 효과를 평가하는 시도도 포함된다.

다른 연구진도 숙주 또는 세균 방어 펩티드로 불리는 단백질을 조사하고 있다. 숙주 방어 펩티드는 20~50개의 아미노산으로 이루어져 있으며, 포유류 선천적 면역계의 일부로서 분비된다. 그들의 이름은 디펜신(defensin), 마게이닌(magainin), 프로테그린(protegrin) 등이다. 일부 세균도 유사한 펩티드를 생산한다. 이들은 박테리오신(bacteriocin)과 란티바이오틱(lantibiotic)이다. 숙주와 세균의 방어 단백질은 모두 세균에 대하여 막을 삽입하고 또한 세포의 다른 구조물을 표적으로 하는 다중의 활동을 한다. 이러한 이유로 연구진은 이들이 현재 사용되는 좁은 표적의 약제에 비하여 더 효과적이고 내성도 훨씬 덜 일으킬 것으로 믿고 있다.

때로는 저차원적 기술이 최선의 해법일 수 있다. 동유럽 국가들은 세균 감염에 박테리오파지의 혼합물을 사용으로 명성을 얻었다. 이러한 치료법의 효과에 대해서는 논란의 여지가 없지만, 서방에서는 사용이 승인되지 않았다. 최근의 인간에 대한 시도는 세균성 귀 감염을 치료하기 위하여 *Pseudomonas aeruginosa*에 특이적인 박테리오파지의 혼합물을 사용하였다. 이러한 감염은 생물막의 형태로 발견되며 치료가 극히 어려웠다. Biophage-PA로 불리는 파지 준비물은 장기간의 항생제 내성 감염을 앓고 있던 환자를 성공적으로 치료하였다. 다른 연구진은 상처 드레싱에 파지를 결합시킨다. 박테리오파지 치료의 명백한 장점의 하나는 단지 한 종의 세균만 영향을 받고, 신체의 정상균과 신체 자체에는 영향을 미치지 않는 파지의 극단적인 특이성이다.

자연을 따라 돕기

감염을 통제하는 다른 새로운 접근법은 **프로바이오틱(probiotic)**과 **프리바이오틱(prebiotic)**의 사용이다. 프로바이오틱은 장 미생물을 개선하기 위하여 동물과 인간에게 급이되는 살아 있는 미생물 준비물이다. 이는 항균 치료에 의하여 손실된 미생물을 대체하거나 기존의 미생물을 증강하는 역할을 한다. 이는 요구르트가 포함하고 있는 이로운 미생물을 섭취하는 것과 같은 경험적으로 오랫동안 사용된 방법을 약간 정교하게 적용하는 것이다. 최근에 일반 식료품점에서 판매되는 프로바이오틱의 수가 크게 증가하였다(**그림 10.6**). 전문가들은 이러한 제품이 일반적으로 안전하고, 때로는 효과가 있다는 것을 발견하였다. 프로바이오틱은 음식 알레르기를 관리하는 데 유용하다고 생각되며, 점막 면역을 자극하는 역할도 연구되고 있다.

프리바이오틱은 장에서 유익한 미생물의 성장을 촉진하는 영양소이다. 예를 들어, 프룩탄(fructan) 같은 당은 대장에서 유익한 *Bifidobacterium*의 생장을 촉진하고 잠재적

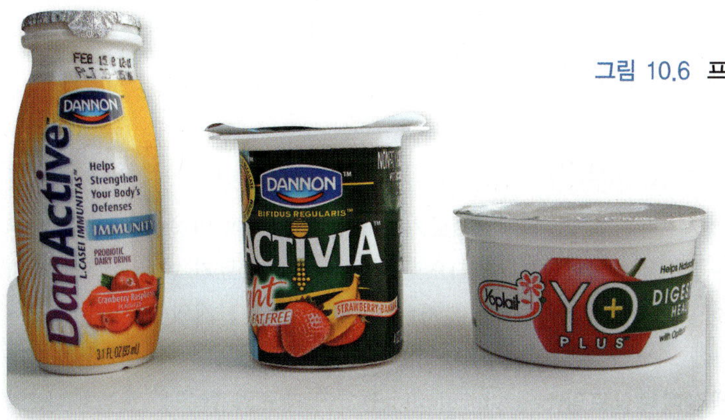

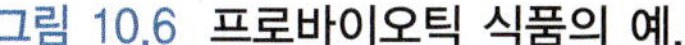
그림 10.6 **프로바이오틱 식품의 예.**

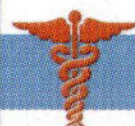
NCLEX® 준비

3. 요구르트는 ________의 한 예이며, 장 세균을 개선할 수 있는 살아 있는 미생물을 포함하고 있다.
   a. 프리바이오틱
   b. 안티바이오틱(항생물질)
   c. 수퍼바이오틱
   d. 프로바이오틱

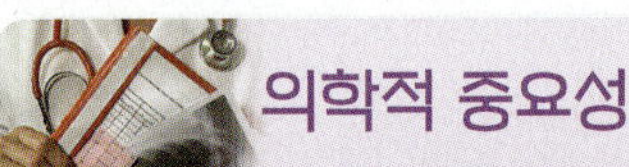

의학적 중요성

항생제는 왜 설사를 유발하는가?

여러분은 패혈성 인두염에 항생제 처방을 받아 처방대로 복용하였다. 그러나 갑자기 열과 인후염과 함께 원하지 않는 설사가 나타났다!

항생제를 복용하면 왜 종종 설사가 나타날까? 우리 장에는 상주하는 미생물이 있다. 이러한 세균은 해로운 세균을 제어하는 것과 같은 유용한 목적을 수행한다. 이러한 도움이 되는 세균을 "좋은" 세균으로, 질병을 유발하는 세균을 "나쁜" 세균으로 이야기할 수 있다. 항생제를 복용하면, 좋은 세균과 나쁜 세균 수 사이의 미묘한 균형을 뒤집어서 나쁜 세균이 좋은 세균을 능가하기 시작한다. 이는 설사를 유발하며, 많은 항생제의 나쁜 부작용이다.

항생제를 복용할 때 설사가 나타나는 것은 알레르기가 아니라(알레르기 반응은 면역 체계를 활성화시킴) 나쁜 부작용으로 간주된다. 설사가 심하거나 오래 지속되면 의사의 상담을 받아야 하는데, 이는 *C. difficile*의 중복감염이 항생제 치료 이후에 가끔 나타나기 때문이다 (20장 참조).

병원균의 생장을 저해하는 것으로 생각된다.

주류의 승인을 얻어 가는 기술은 재발하는 *Clostridium difficile* 감염과 궤양성 대장염의 치료에 분변 이식을 사용하는 것이다. 이는 사실상 단지 프로바이오틱의 변형일 따름이다. 그러나 몇 종의 이로운 세균 종이 장에서 정착하리라는 희망으로 경구 투입되는 대신에 풍부한 미생물이 정착할 대장에 직접 투여된다. 적절한 종을 포함하고 피복을 입혀서 위와 소장을 통과할 때까지 살아 있도록 해서 대장에 세균을 방출할 수 있도록 하는 알약의 개발도 진행 중에 있다. 명백히 이러한 제제의 사용은 우리가 익숙한 항균제 전략의 다른 유형이지만, 전통적인 항생제에 문제가 더 많아지게 될 미래에 설 자리가 있을 것이다.

10.3 학습 결과—진도 평가

19. 미생물이 항균제 내성을 획득하는 2가지 가능한 방법에 대하여 논의하시오.
20. 미생물이 항균제에 저항하기 위하여 사용하는 5가지 세포 기작 또는 구조적 기작을 열거하시오.
21. 현재 조사되고 있는 2가지 이상의 새로운 항균 전략에 대하여 논의하시오.

10.4 약제와 숙주 사이의 상호작용

지금까지는 이 장은 항균제와 표적인 미생물 사이의 상호작용에 초점을 맞추었다. 감염이 되면 미생물은 숙주의 내부나 표면에 서식하며, 표적은 미생물이지만 약제는 숙주에게 투여된다. 따라서 약제가 숙주에게 미치는 영향도 항상 고려되어야 한다.

선택적 항균제 독성이 항상 추구하는 이상이지만, 화학요법은 본질상 인간 조직에 해를 끼칠 수 있는 외부 화학물질과 접촉하게 된다. 사실상 항균제를 복용하는 사람의 최소한 5%는 심각한 부작용을 겪는 것으로 추산된다. 약제의 주요한 부작용은 독성에 의한 조직의 직접적인 상해, 알레르기 반응, 정상 미생물 균형의 교란 등 3가지 범주에 속한다. 항균제에 의한 상해는 단기간이거나 가역적이거나 영구적일 수 있으며, 심한 정도는 표면적인 것부터 치명적인 것까지 변화한다.

기관에 대한 독성

약제는 간(hepatotoxic), 신장(nephrotoxic), 위장관, 심장 혈관계와 혈액 형성 조직(hemotoxic), 신경계(neurotoxic), 호흡기, 피부, 뼈, 치아 등의 기관에 종종 악영향을 미친다. 약제가 신체에 미치는 잠재적인 독성과 이에 관여하는 약제를 **표 10.10**에 상세하게 정리하였다.

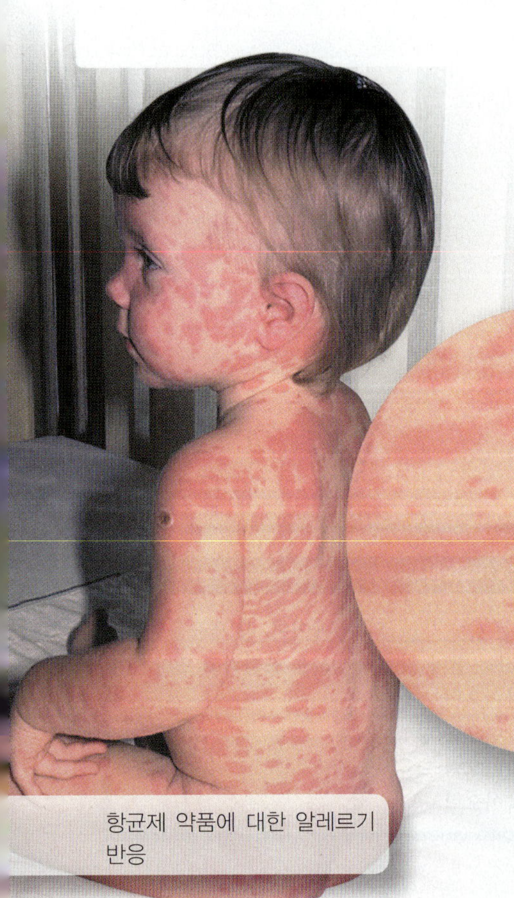

항균제 약품에 대한 알레르기 반응

약제에 대한 알레르기 반응

가장 빈번한 약제 반응 중 하나는 **알레르기(allergy)**이다. 이 반응은 약제가 항원(면역 체계를 자극할 수 있는 외부 물질)으로 작용하여 알레르기 반응을 자극하기 때문에 발생한다. 이 반응은 본래의 약제 분자나 약제에 대한 신체의 대사적 변경에 의하여 발생하는 물질에 의하여 유발될 수 있다. 페니실린의 예를 들면 페니실린 분자가 아니라 대사산물인 **벤질페니실로일**(benzylpenicilloyl)이 알레르기 반응을 유발한다. 알

표 10.10 일반적인 약제 집단에 대한 주요한 해로운 독성 반응

항균제	주요한 손상 또는 이상의 형성
항세균제	
페니실린 G	발진, 두드러기, 눈물 흘림
카르베니실린	비정상적 출혈
암피실린	설사와 전장염
세팔로스포린계	혈소판 기능의 저해 백혈구 순환의 감소; 신장염
테트라사이클린계	설사와 전장염 치아 상아질의 변색 태양광에 대한 반응(광 민감성)
클로람페니콜	적혈구와 백혈구 전구체의 손상
아미노글리코시드계(스트렙토마이신, 겐타마이신, 아미카신)	설사와 전장염 흡수 불량 청력 손실, 현기증, 신장 손상
이소니아지드	간염 발작 피부염
설폰아미드계	신장 결석; 뇨류(urine flow)의 차단 용혈 반응 적혈구 수 감소
폴리믹신	신장 손상 근육 반응의 약화
퀴놀론계(시프로플록사신, 노르플록사신)	두통, 현기증, 진전(떨림), 위장통
리팜핀	간세포 손상 피부염
항진균제	
암포테리신 B	신장 기능 장애
플루시토신	백혈구 수 감소
항원생동물제	
메트로니다졸	메스꺼움, 구토
클로로퀸	구토 두통 가려움
항기생충제	
니클로사미드	메스꺼움, 복통
피란텔	장염 두통, 현기증
항바이러스제	
아시클로비어	발작, 혼란 발진
아만타딘	신경과민, 가벼운 두통 메스꺼움
아지도티미딘(AZT)	면역억제, 빈혈

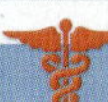

NCLEX® 준비

4. 어느 약물이 그램음성 세균, 그램양성 세균, 클리미디아, 리케차에 대하여 사용할 수 있는가?
   a. 토브라마이신
   b. 페니실린
   c. 테트라사이클린계
   d. 세팔로스포린계와 설폰아미드계

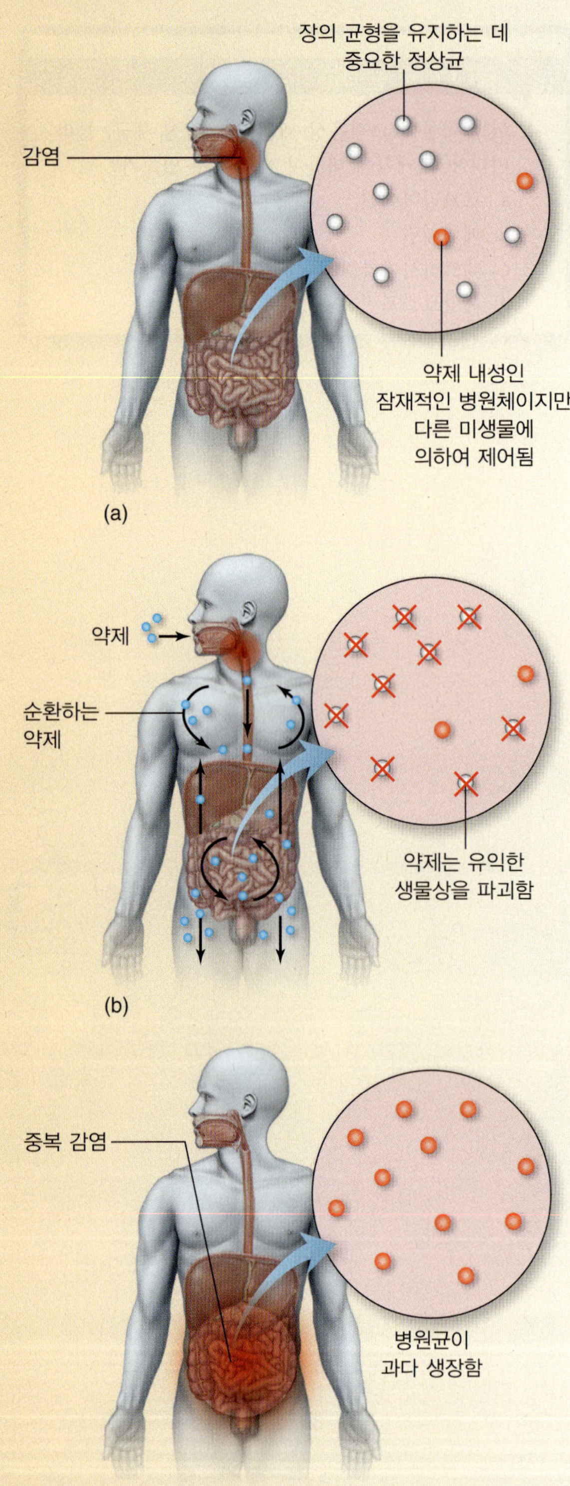

그림 10.7 미생물상과 중복감염에 있어서 항균제의 역할. (a) 목구멍의 1차 감염을 경구 항생제로 치료한다. (b) 이 약제는 장으로 운반되어 순환기에 흡수된다. (c) 1차 감염은 치유되지만, 항생제 내성 병원균은 생존하고 장의 중복감염을 일으킨다.

레르기 반응은 항균제의 모든 주요한 유형에 대하여 보고되었으나, 페니실린이 가장 많은 항균제 알레르기를 나타내고, 그 다음이 설폰아미드이다.

약제에 알레르기가 있는 사람은 처음 접촉 시에는 보통 증상이 없이 감작화(sensitize)된다. 일단 면역 체계가 감작화되면, 약제에 대한 두 번째 노출은 피부 발진(hive), 호흡기 염증, 그리고 드물게 빠르게 발생하고 치명적일 수 있는 급성의 압도적인 알레르기 반응인 아나필락시스(anaphylaxis)를 일으킬 수 있다.

항균제에 의한 미생물상의 억제와 변경

피부, 대장, 비뇨 생식기의 외부, 구강과 같은 대부분의 정상적이고 건강한 신체 표면은 미생물의 실질적인 "정원"으로서 수많은 서식처를 제공한다. 이러한 **생물상(biota)** 또는 미생물상이라고 하는 정상적인 집락 또는 정착 생물은 대부분 무해하거나 유익한 세균으로 구성되어 있지만, 소수는 잠재적으로 병원성일 수 있다. 이 주제에 대한 더 자세한 논의는 11장과 그 이후 장으로 연기하지만, 여기에서는 이러한 개체군에 대한 약제의 일반적인 효과에 초점을 맞춘다.

광범위 항균제가 감염 치료를 위하여 숙주에 도입되면, 항균제는 정상 생물상으로서의 역할에 무관하게 미생물을 파괴하며, 표적으로 하는 감염원뿐 아니라 원래 감염 지역에서 멀리 떨어진 다른 부위의 많은 미생물에도 영향을 미친다(**그림 10.7**). 이 치료가 이로운 상재 종을 파괴하면, 한때는 소수였던 다른 미생물이 과도 성장하여 질병을 유발한다. 이러한 합병증을 **중복감염(superinfection; 균교대증)**이라고 한다.

일반적인 사례에서 미생물 생물상의 교란이 어떻게 생물상의 교체와 중복감염을 일으키는지 알아보자. *Escherichia coli*에 의한 요로 감염을 치료하기 위하여 사용되는 광범위 세팔로스포린은 감염을 치유하지만, 질에서 보호하는 산성 환경을 정상적으로 유지하는 젖산균도 파괴한다. 세팔로스포린은 그러나 정상적인 질에 상재하는 효모인 *Candida albicans*에는 효과가 없다. 젖산균에 의하여 제공된 저해 환경에서 해방된 효모는 증식하여 증상을 유발한다. *Candida*는 구강 인두와 대장에도 유사한 중복감염을 유발할 수 있다.

테트라사이클린, 클린다마이신, 그리고 광범위 페니실린계와 세팔로스포린계의 경구 치료는 **항생제 연관 대장염**(antibiotic-associated colitis; 위막성 대장염)이라고 하는 심각하고 잠재적으로 치명적인 상태와 연관이 있다. 이 상태는 항생제에 내성인 내생포자 형성 세균인 *Clostridium difficile*이 장에서의 과도 성장에 기인한다. *Clostridium difficile*은 장 내벽에 침범하여 설사, 발열, 복통을 일으키는 독소를 방출한다. 20장에서 *C. difficile*를 포함하여 위장관의 감염성 질병에 대하여 더 배울 것이다.

항균제 딜레마

많은 감염성 질병을 치료하는 데 괄목할만한 진보는 항균제를 보통 감기와 여드름 등 다양한 감염의 "만병통치약"으로 바라보게 하였다. 그리고 일부 경우에는 올바른 항생제로 감염성 질병을 극적으로 처리하는 것이 사실이지만, 많은 경우에는 약제가 효과가 없거나 해로울 수 있다. 예를 들어 매년 미국에서 2억 건의 항균제가 처방된다. CDC는 이 중 50%까지가 필요하지 않았거나 적절하게 처방되지 않은 것으로 추정한다.

과거에는 많은 의사들이 사소한 감염에 "산탄총(shotgun)" 방식의 항균제 치료를 하였는데, 이는 특이적인 협범위가 아닌 광범위 약제를 투여하는 것이다. 이러한 관례는 중복감염과 다른 해로운 작용을 가져왔다. 중요한 것은 이는 함께 약제에 노출된 정상균인 "방관자" 미생물에 내성이 발생하게 하였다. 이는 병원균에 항생제 내성이 전파되도록 도와주었다. 항생제 내성에 대한 경각심의 증가로, 이러한 관례는 훨씬 감소하였다.

미국에서 생산된 수많은 과잉의 항균제가 통제가 엄격하지 않은 다른 나라로 수출된다. 라틴 아메리카와 아시아 국가에서 200종류에 가까운 항생제가 약국에서 판매된다. 이러한 나라의 사람들에게는 정확한 의학적 지침을 이해하지 못하고 자신이 스스로 약처방을 하는 것이 흔하다. 이렇게 사용되는 약제는 대부분 효과가 없지만, 더 나쁜 점은 이러한 약제가 나중에 전염병을 일으키는 약제 내성균의 출현의 원인이 된다는 것이다.

요컨대, 모든 건강 전문직 종사자들은 항균제의 감탄할 만하고 실리적인 면뿐 아니라 제한점도 비판적으로 깨달아야 한다는 것이다.

10.4 학습 결과—진도 평가

22. 약제 독성과 약제에 대한 알레르기 반응을 구분하시오.
23. 중복감염(균교대증; superinfection)이 무엇이고 어떻게 발생하는지 설명하시오.

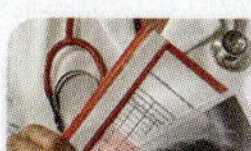

의학적 중요성

알레르기 또는 부작용?

의료인은 때로는 환자에게 약 알레르기에 대하여 질문을 해야만 한다. 환자는 실제로 그들이 문제되는 약제의 불쾌한 부작용을 경험하였다면, 어떤 약에 대한 알레르기를 이야기할 것이다. 차이가 무엇이고, 그것은 왜 문제가 되는가?

부작용은 약을 복용했을 때 나타나는 의도하지 않은 결과이다. 예를 들어 코데인을 복용하면 메스꺼움이나 위경련을 경험할 수 있다. 이는 진정한 약제 알레르기가 아니고, 알레르기는 여러분의 면역 체계를 활성화시키는 것을 포함한다.

이것이 왜 문제가 되는가? 예를 들면 첫 번째 약과 함께 다른 약을 동시에 복용하거나, 음식과 함께 복용하거나 소량 복용하여 때로는 부작용을 회피할 수 있다. 환자가 진정한 알레르기 반응을 겪었다면, 그 약은 다시 복용하여서는 안 되며 다른 약을 선택해야만 한다.

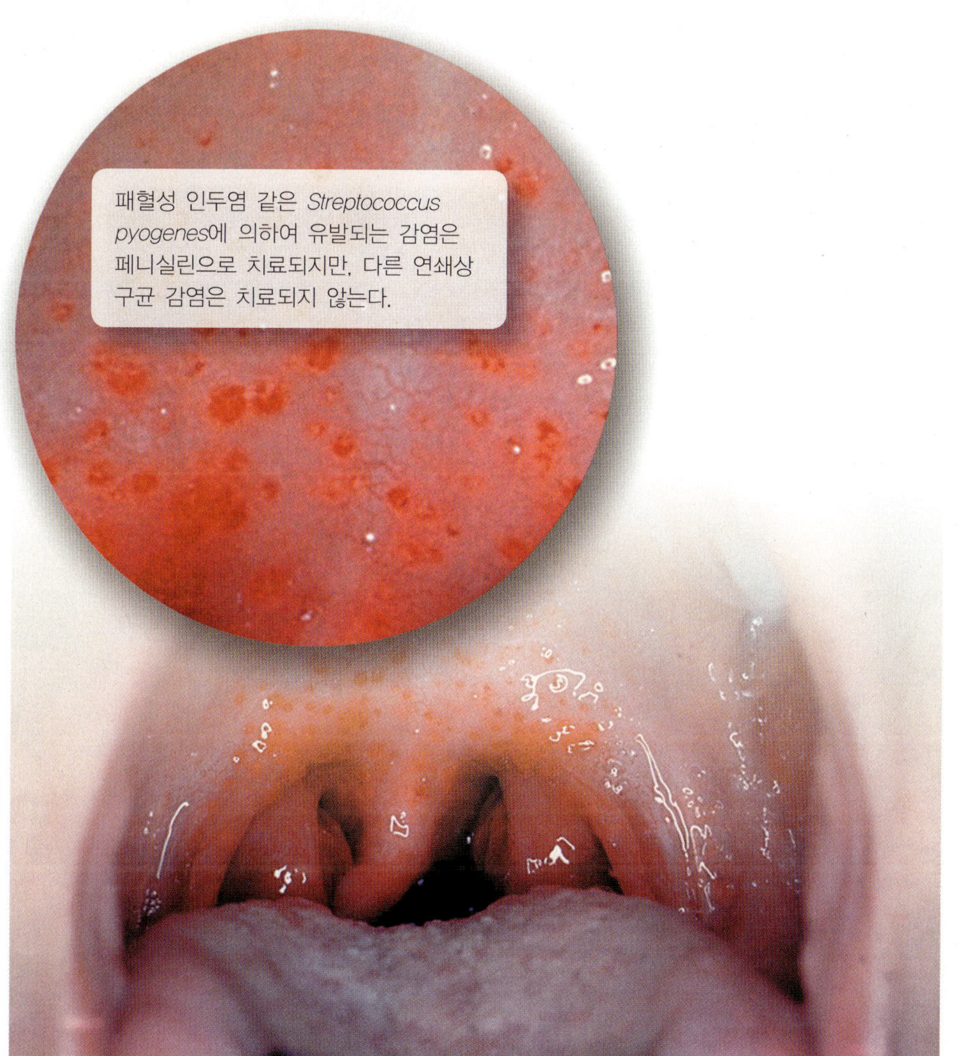

패혈성 인두염 같은 *Streptococcus pyogenes*에 의하여 유발되는 감염은 페니실린으로 치료되지만, 다른 연쇄상구균 감염은 치료되지 않는다.

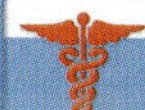

NCLEX® 준비

5. Mary는 요로 감염이 있어서 10일간의 세팔렉신(cephalexin) 처방을 받았다. 치료가 끝나 갈 무렵, Mary는 질 효모 감염이 발생하였다. 이 효모 감염은 무엇의 예인가?
   a. 중복감염(균교대)
   b. 예상된 합병증
   c. 알레르기 반응
   d. 독성 반응

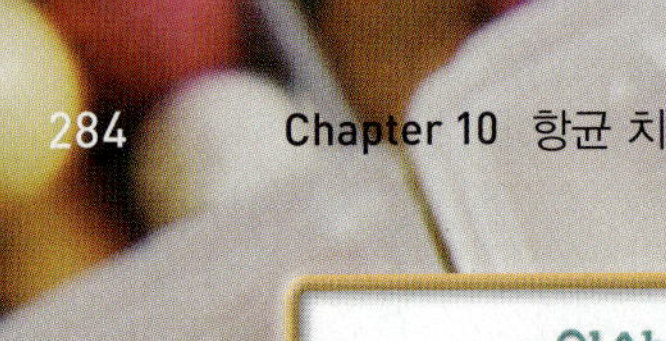

임상 사례 결론

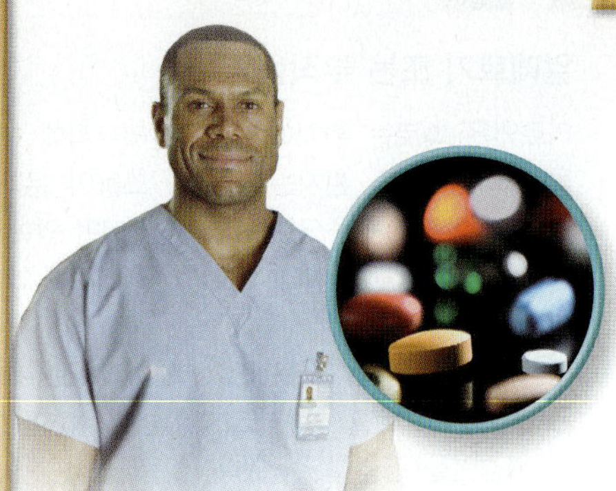

시클러(Ceclor)를 포함한 다양한 상표명으로 알려진 세파클로르(cefaclor)는 그램음성 세균의 치료에 사용되는 2세대 세팔로스포린 항생제이다. 처음 나왔을 때 세파클로르는 의사들 사이에서 중이염(otitis media) 치료에 인기가 있었지만, 많은 환자에게서 발진을 유발하였다. 이제는 새로운 세팔로스포린계 항생제의 출현으로 선호도가 없다.

페니실린에 알레르기가 있는 사람은 세파클로르를 복용하면 안 되는데, 그 이유는 교차반응의 가능성이 있기 때문이다. 이는 페니실린과 일부 세팔로스포린의 잔기 사슬 구조가 유사하기 때문이다. 페니실린에 알레르기를 보이는 개인에게 세팔로스포린의 사용을 회피할지의 선택은 종종 알레르기 증세와 고려하는 약제에 근거한다. 어떤 사람은 세팔로스포린을 복용하더라도 전혀 부작용이 없을 수 있지만, 아무리 작더라도 반응의 가능성을 경계해야 한다.

항생제에 대한 알레르기 반응은 약제가 면역반응을 자극하는 외부 물질인 항원 역할을 하기 때문에 발생한다. 항생제에 알레르기가 있는 사람은 보통 처음 접촉에서 감작화되지만, 보통 현저한 증상이 전혀 나타나지 않는다. 일단 신체가 감작화되면, 그 약제에 대한 연속된 노출은 알레르기 반응을 일으킨다. 노출이 반복될수록 증상은 더 심각해진다.

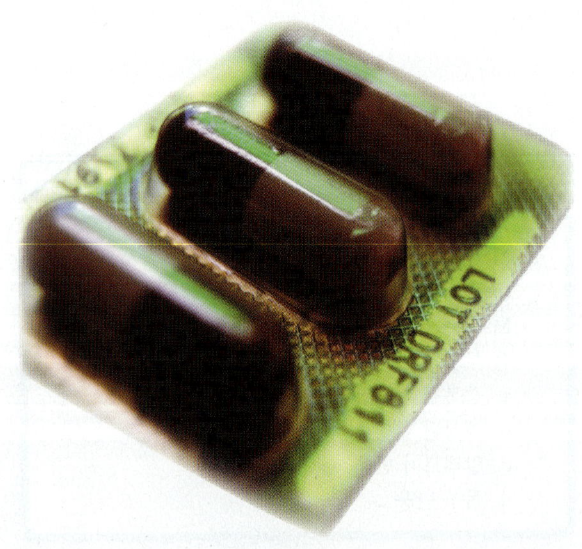

항생제를 요구하는 것: 약제 내성에서 소비자의 역할

항생제 내성의 원인으로 인용된 것에는 가축의 건강과 크기를 개선하기 위한 사용, 개발도상국에서 항생제의 남용(특히 처방전 없이 항생제가 판매되는 경우), 의사에 의한 항생제의 오용(바이러스 치료를 위한 항생제 처방) 등 다양하다.

대부분의 의사는 항생제 처방의 관습은 강화되어야 한다는 것을 잘 인식하고 있다. 그러나 많은 환자가 이 중요한 교훈을 배워야만 한다. 많은 사람들은 감기와 같은 바이러스 감염으로 의사를 방문하여 계속해서 항생제 처방을 요구한다. 사회는 어떠한 것이 고통을 주더라도 항생제 처방을 제공받도록 습관이 되어 있으며, 의료 소비자는 그들의 상태가 항생제 처방을 받을 이유가 없더라도 종종 항생제를 요구한다. 의사에 압력을 가하여 갈망하는 처방을 얻을 수도 있지만, 이는 환자 개인과 사회 전체적으로 위험한 관습이다.

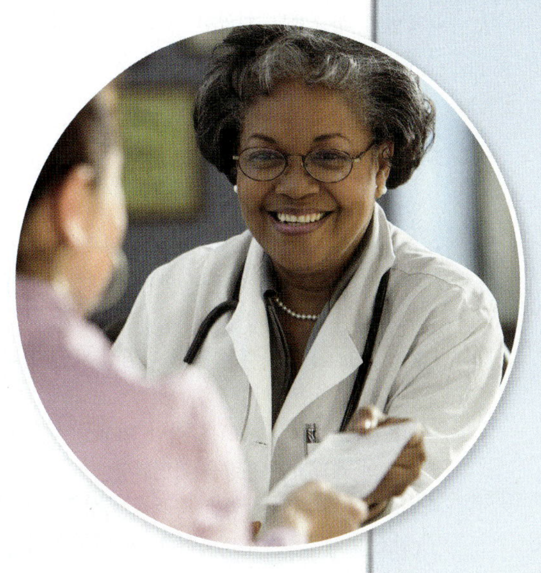

보건 교육은 의사의 책임일 뿐 아니라 간호사, 약사, 환자와 직접 대하는 다른 직업인 모두의 책임이다. 바이러스 감염에 항생제를 요구하는 환자에게는 항생제가 왜 바이러스에 적합하지 않고 이 관례가 무책임한지를 설명해 줄 필요가 있다. 신뢰하는 보건 전문가로부터 이러한 정보를 듣는 것은 정부의 교육 홍보를 통한 동일한 정보를 듣는 것보다 대중에게 더 큰 영향이 있다.

다음은 항생제 내성균의 전파를 감소하기 위하여 환자에게 줄 수 있는 지시에 대한 제안이다.

- 처방받은 대로 모든 항생제를 다 복용한다. 상태가 좋다고 느껴도 중간에 복용을 멈추지 말아야 한다. 항생제는 의사가 그만 복용하라고 지시할 때만 중지한다(예를 들어 알레르기 반응의 경우처럼).
- 의사에게 바이러스 감염에 대하여 항생제를 처방해 달라고 요청하지 않는다. 의사는 여러분이 항생제가 필요한지 아닌지 알 수 있는데, 필요하지 않을 때 항생제를 복용하는 것은 위험하다. 항생제는 바이러스에 대하여 효과가 없다.
- 다른 사람과 항생제를 절대로 공유하지 않는다.
- 사용하지 않은 항생제를 변기에 버리거나 쓰레기통에 버리지 않는다. 항생제는 상수도 공급원에 유입되어 항생제 내성 문제를 증가시킬 수 있다. 그 대신 약국에 가져다주어 약을 처분해 달라고 요청한다.
- 부모는 자녀가 의사가 처방한 대로 항생제를 복용하도록 하고, 전체 항생제 복용을 마치도록 한다.
- 무엇보다도 우선 질병에 걸리지 않아야 한다. 예방할 수 있는 모든 질병에 대하여 예방접종을 한다. 질병의 전파를 예방하기 위하여 손을 수시로 씻는다. 손 씻는 것이 질병 예방의 가장 효과적인 방법이다. 음식을 안전하게 저장, 취급, 준비한다.

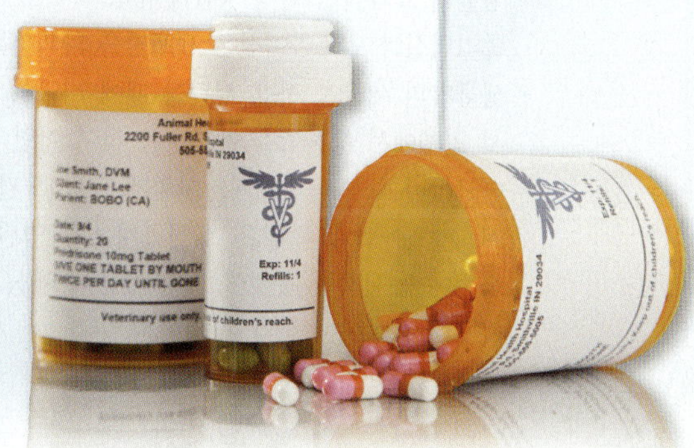

요약

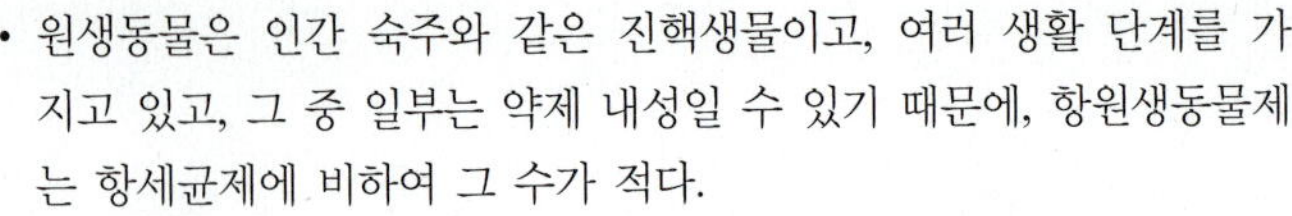

10.1 항균 치료의 원리

- 항생제 화학요법은 신체 표면 또는 내부의 감염을 통제하기 위하여 약제를 사용하는 것을 포함한다.
- 항균제는 합성되거나 천연 기원에서 생산된다.
- 광범위 항균제는 다양한 유형의 미생물에 대하여 효과적이다. 협범위 항균제는 제한된 집단의 미생물에 효과적이다.
- 세균과 진균은 현재 사용되는 항생제의 주요한 공급원이다. 이러한 화합물의 분자 구조는 화학적으로 변경되거나 실험실에서 모방될 수 있다.
- 효과적인 항균제를 선택하는 데 필요한 3가지 주요 고려 사항은 감염 미생물의 동정, 가용한 약제에 대한 미생물의 감수성, 감염된 숙주의 전반적인 건강상태이다.
- Kirby-Bauer 검사는 특정한 감염성 세균 분리주에 대하여 효과적인 항균제를 확인한다.
- MIC(최소 저해 농도)는 감염 미생물에 독성을 나타내는 항균제의 최소의 효과적인 용량을 확인한다.
- TI(치료 지수)는 감염된 숙주에 독성을 나타내는 약제의 양과 MIC(최소 저해 농도)의 비율이다. 이 비율이 작을수록 숙주-약제 반응에 대한 잠재적인 독성이 크다.

10.2 약제와 미생물 사이의 상호작용

- 항균제는 화학적 조성, 공급원 또는 기원, 작용 부위에 따라 20여 가지의 주요 약제 계열로 분류된다.
- 항세균제에는 수많은 종류가 있지만, 원생동물, 기생충, 진균, 바이러스에 효과적인 약제는 제한적이다.
- 미생물에서 항균제의 주요 표적에는 세포벽 합성, 핵산 구조와 기능, 단백질 합성, 세포막, 엽산 합성 등 5종류가 있다.
- 페니실린계, 세팔로스포린계, 카바페넴계, 반코마이신은 세포벽 합성을 차단한다.
- 아미노글리코시드계, 테트라사이클린계, 옥사졸리디논, 플루로무틸린계는 세균의 단백질 합성을 차단한다.
- 설폰아미드계, 트리메토프림, 플루오로퀴놀론계는 다양한 범위의 미생물에 효과적인 합성 항균제이다.
- 폴리믹신과 댑토마이신은 세포막을 파괴하는 주요한 약제이다.
- 생물막의 세균은 자유 생활할 때에 비하여 상이하게 반응한다. 따라서 인체에서 생물막을 제거하는 것이 어렵다.
- 마크롤라이드 폴리엔계, 아졸계, 에키노칸딘계, 알릴아민계와 같은 항진균제는 감염된 숙주에 잠재적인 독성이 있기 때문에 세심하게 관찰하여야 한다.
- 원생동물은 인간 숙주와 같은 진핵생물이고, 여러 생활 단계를 가지고 있고, 그 중 일부는 약제 내성일 수 있기 때문에, 항원생동물제는 항세균제에 비하여 그 수가 적다.
- 항기생충제는 감염하는 기생충을 고정하거나 분해하고 또는 대사를 저해한다.
- 항바이러스제는 세포로 바이러스가 진입하는 것을 차단하거나 복제 과정을 차단하거나 바이러스 소단위가 완전한 바이러스 입자(virion)로 조립되는 것을 방지하여 바이러스 복제에 간섭한다.
- 많은 항바이러스제는 뉴클레오티드 유사물이다. 이들은 바이러스 핵산에 통합되었을 때 복제 과정을 불활성화시킨다. HIV 항바이러스제는 바이러스 입자의 성숙을 방지하기 위하여 역전사효소나 단백질 분해 효소를 저해한다.

10.3 항균제 내성

- 미생물이 전에 감수성이 있었던 항균제에 의하여 더 이상 저해되지 않을 때 약제 내성이라고 한다.
- 미생물은 항균제를 불활성화시키거나 탈출하는 방법을 암호화하는 유전자를 획득하거나 약제의 효과에 영향을 미치는 돌연변이를 획득한다.
- 미생물 약제 내성의 기작은 불활성화, 약제 흡수의 감소, 약제 수용체 부위의 감소, 이전에는 약제에 의하여 공격되었던 대사 경로의 변경 등을 포함한다.
- 만연한 항균제의 남용은 모든 보편적인 약제에 내성인 미생물의 폭발적인 증가를 초래한 한 가지 요인이다.
- 프로바이오틱과 프리바이오틱은 병원성 세균을 몰아내고 이로운 세균의 생장에 우호적인 환경을 제공하는 방법이다.

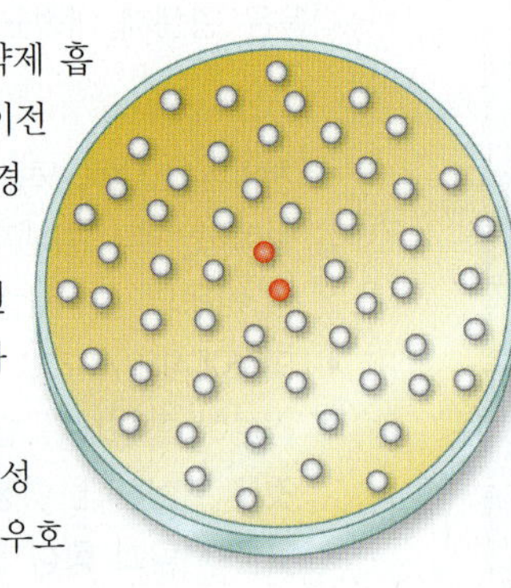

10.4 약제와 숙주 사이의 상호작용

- 항균제의 3가지 주요한 부작용은 기관에 대한 독성, 알레르기 반응, 정상균의 교대에 따라 발생하는 문제이다.
- 모두는 아니고 대부분의 정상균을 파괴하는 항균제는 영향을 받지 않은 정상균이 과다 생장하여 중복감염(균교대현상)을 일으킨다.

선다형 문제 Bloom의 1, 2단계: 기억, 이해

보기에서 맞는 답을 선택하시오.

1. 세균이나 진균에 의하여 합성되어 다른 미생물을 파괴하거나 생장을 저해하는 화합물은?
   a. 합성 약제
   b. 항생제
   c. 인터페론
   d. 경쟁적 저해제
2. 효과적인 항균제를 선택할 때 주요한 고려 사항은?
   a. 감염하는 미생물의 동정
   b. 가용한 약제에 대한 미생물의 감수성
   c. 감염된 숙주의 전반적인 건강 상태
   d. a와 b
   e. a, b, c 모두
3. 세균 세포벽의 형성을 방지하는 약제는 무엇인가?
   a. 퀴놀론계
   b. 페니실린계
   c. 테트라사이클린계
   d. 아미노글리코시드계
4. 약제에 대한 미생물의 내성은 어떻게 획득되는가?
   a. 접합
   b. 형질 전환
   c. 형질 도입
   d. 위 모두 옳다.
5. 항말라리아 치료가 어려운 이유는?
   a. 원생동물 기생생물(*Plasmodium*)이 진핵생물이고 따라서 인간 세포와 유사하기 때문이다.
   b. *Plasmodium*에 여러 종이 있기 때문이다.
   c. 단일 약제는 *Plasmodium*의 모든 생활 단계를 표적으로 할 수 없기 때문이다.
   d. 위 모두 옳다.
6. 대부분의 항기생충제는 어떻게 기능하는가?
   a. 기생충을 약화시켜서 장에서 쓸려 나가도록 한다.
   b. 기생충의 대사를 저해한다.
   c. 영양소의 흡수를 차단한다.
   d. 알의 생산을 저해한다.
7. MIC는 미생물의 생장을 저해하는데 필요한 약제의 _____이다.
   a. 가장 높은 농도
   b. 표준 용량
   c. 가장 낮은 농도
   d. 가장 낮은 희석
8. 치료 지수(TI)가 _____ 항균제는 치료 지수가 _____ 항균제에 비하여 더 좋은 선택이다.
   a. 낮은, 높은
   b. 높은, 낮은

비판적 사고 Bloom의 3, 4, 5단계: 적용, 분석, 평가

비판적 사고는 사실과 개념을 이용하여 추론하고 문제를 해결하는 능력이다. 이러한 문제는 다양한 각도에서 접근될 수 있으며, 대부분의 경우 하나만의 옳은 답을 가지지는 않는다.

1. 약제가 살균성이기보다는 정균성인 경우가 더 나은 상황을 생각할 수 있는가? 이에 대하여 충분히 논의하시오.
2. 페니실린 계열의 약제는 왜 다른 항생제에 비하여 독성이 약한가?
3. 약제 내성 현상을 미생물 유전학적 관점에서 설명하시오(R 인자의 설명을 포함).
4. Kirby-Bauer 검사에서 저해 지대의 생장이 없는 부분에서 시료를 취하여 비선택 배지에 접종하라고 지시받았다.
   a. 만약 새 평판에서 생장이 일어난다면 이는 무엇을 의미하는가?
   b. 만약 새 평판에서 생장이 일어나지 않는다면 이는 무엇을 의미하는가?
5. a. 병합 요법의 기본원리를 설명하시오.
   b. HIV 감염을 치료하는 데 병합 요법이 왜 유용할 수 있을지 이유를 말하시오.

시각적 연결 Bloom의 5단계: 평가

이 질문은 이전의 영상을 새로운 개념과 연결시킨다.

1. **8장 표 8.5.** 그림에서 세균의 단백질 합성이 약제에 의하여 저해되는 장소에 X표를 하시오.

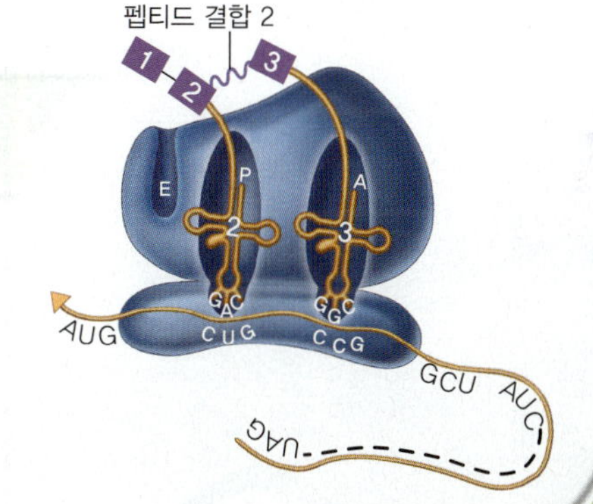

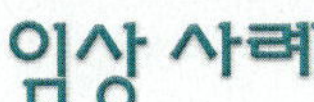

영구적인 해결책

내가 도시 병원에서 초음파 기사로 근무할 때 방광 요관 역류(vesicoureteral reflux, VUR)를 앓고 있는 Jaelyn을 만났다. VUR은 요관(수뇨관; ureter)이 방광 벽에서 소변이 방광으로부터 신장으로 역류(reflux)할 수 있는 각도로 부착되는 비뇨기계의 선천적인 장애이다. VUR을 가지고 있는 어린이는 때로는 영구적인 신장 장해를 일으킬 수 있는 신장 감염을 빈번하게 겪게 된다.

온건한 VUR을 가지고 있는 많은 어린이는 신우신염(pyelonephritis)의 발현을 방지하기 위하여 지속적인 항생제 억제 요법을 필요로 한다. 이러한 어린이들은 수년간 항생제로 유지할 수 있지만 수뇨관이 성장하면서 문제가 발생하기도 한다. Jaelyn도 온건한 VUR을 가진 대부분의 다른 아이들과 차이가 없었으며, 증상이 발견된 생후 7개월 이후 계속적으로 항생제 치료를 받아왔다. Jaelyn은 신장을 관찰하기 위하여 6개월마다 초음파 검사를 받아야 하고, 입원과 정맥 항생제 치료를 필요로 하는 감염이 발생되면 더 자주 해야 할 것이다.

Jaelyn은 신장 감염에 추가하여, 주변의 모든 벌레에게 물리는 병약한 어린아이였다. 항상 감기에 걸려 있고, 귀 감염, 위장과 바이러스에 감염되어 있었는데, 이는 그녀의 면역계가 요로 감염과 싸우기 위하여 항상 작동하기 때문인 것 같았다. 그녀가 항상 항생제를 복용하는 사실도 빈번한 감염에 기여하는 것으로 보인다.

Jaelyn이 세 살 때 다섯 번째 신장 감염으로 입원하였다. 나는 초음파 검사를 위하여 호출되었다. 초음파상에 그녀의 신장은 팽창되어 나타났으며, 소변 배양은 기회감염 병원체인 그람양성 세균 *Pseudomonas aeruginosa*를 나타냈다. Jaelyn의 소변에서 *P. aeruginosa*가 나타나서 요관의 방향을 교정하여 소변이 더 이상 신장으로 역류하지 않도록 하기 위한 수술을 하기로 결정하였다. 수술 후에 Jaelyn은 한 달 동안 억제 항생제 치료를 받았으며, 그 이후 항생제를 중단할 수 있었다. 수술 후 신장을 재검진하기 위하여 Jaelyn을 한차례 더 보았다. 마지막 초음파 검진에서 Jaelyn의 신장은 정상 크기였으며 기능도 잘하였다.

- 기회감염 병원체가 무엇인가?
- Jaelyn의 소변에서 왜 *P. aeruginosa*가 발견되어 수술하도록 결정하였는가?

임상 사례 결론은 318쪽에 있음.

CHAPTER 11

미생물과 인간 사이의 상호작용

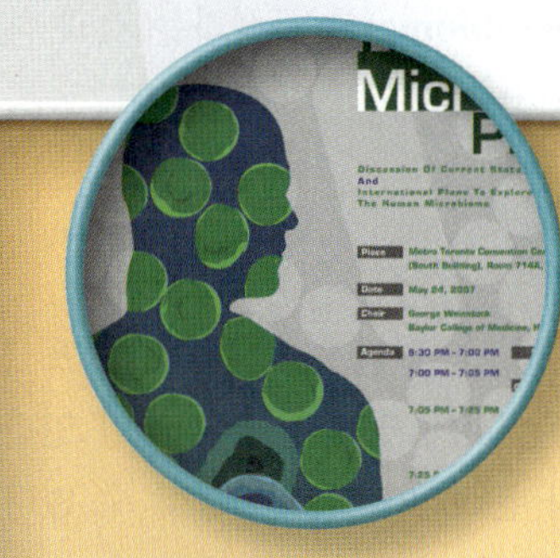

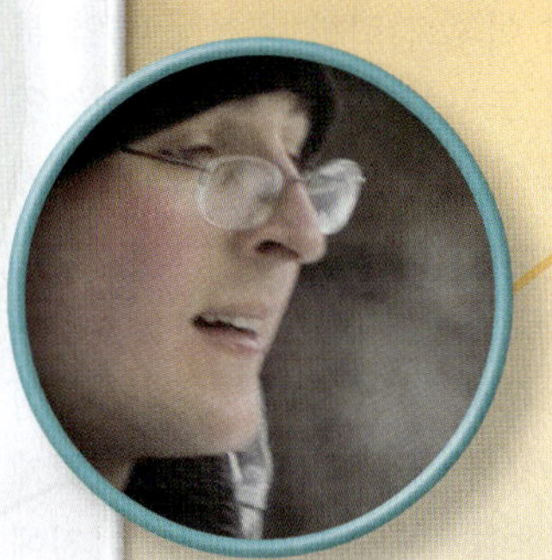

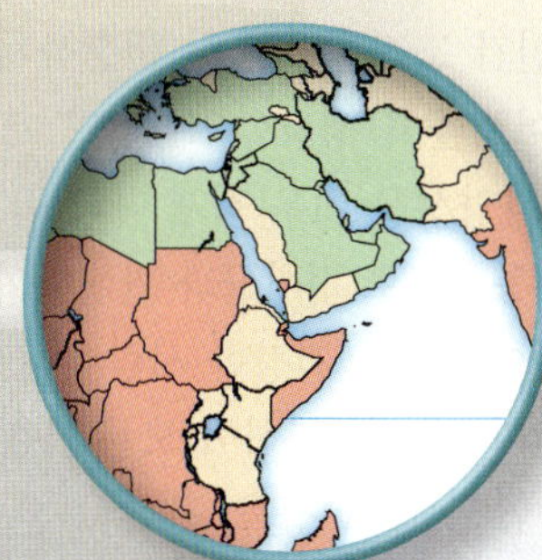

이 장에서는...

11.1 인간 숙주

1. 집락형성, 감염, 질병의 용어를 구분한다.
2. 인체에서 정상균이 나타나는 부위를 열거한다.
3. 인간 미생물군계 프로젝트가 정상균에 대한 이해를 어떻게 변화시켰는지 논의한다.

11.2 감염의 진행

4. 미생물의 병원성과 독력을 구분한다.
5. 기회주의를 정의하고, 일반적인 기회감염 병원체의 예를 든다.
6. 미생물이 질병을 유발하는 시점까지 소요되는 단계를 열거한다.
7. 출입의 관문을 몇 가지 열거한다.
8. 감염 농도를 정의하고, 감염이 정착하는 역할을 설명한다.
9. 미생물이 조직 손상을 일으키는 3가지 방식을 설명한다.
10. 내독소와 외독소의 주요한 특징을 비교하고 대조한다.
11. 독력 인자의 정의를 제공한다.
12. 인간 질병의 단계를 도표로 그린다.
13. 보유숙주의 다양한 유형을 구분하고, 각각의 예를 제공한다.
14. 감염원의 상이한 전파 방식의 예를 몇 가지 열거한다.
15. 의료 관련 감염을 정의하고, 가장 일반적인 2가지 유형을 열거한다.
16. Koch의 가설을 열거하고, 인과관계를 정립하는 데 있어서 언제 적절한 지 논의한다.

11.3 역학: 집단의 질병에 대한 연구

17. 역학의 목적을 요약하고, 전통적인 의료 행위와 구분한다.
18. "신고 대상"과 "보고 대상" 질병이 무엇을 의미하는지 설명하고 예를 제공한다.
19. 발병률과 유병률을 정의하고, 두 용어 사이의 차이를 설명한다.
20. 3가지 주요 유형의 유행병에 대하여 논의하고, 각각에 연관된 유행 곡선을 확인한다.

NCLEX® 준비

1. 어떠한 요인들이 감염의 진행을 촉진하는가? 맞는 답을 모두 선택하시오.
   a. 낮은 미생물 독력
   b. 최적 감염 농도의 백분율 증가
   c. 정확한 진입문
   d. 미생물에 대한 숙주의 내성에 대한 유전적 프로파일
   e. 이 감염에 대한 사전 노출이 없음
   f. 전반적인 건강상태의 약화

11.1 인간 숙주

인간과 나머지 포유동물은 별개의 독립적인 생물이고 좋은 비병원성 미생물이 집락을 이루고 있는 것으로 생각하기 쉽다. 사실상 이는 과학자들이 지난 150년간 생각해 왔던 것이다. 그러나 실상은 인간과 나머지 포유동물이 **그들의 미생물과 밀접한 접촉을 통하여 형성된** 형태와 생리를 가지게 되었다. 그 차이를 알 수 있을까? 인간의 표면과 내부의 모든 미생물의 합인 미생물군계(microbiome)는 숙주 생물의 건강과 기능에 매우 중요하다. 이 장에서는 **인간 미생물군계(human mocrobiome)**를 구성하는 것과 해로운 것을 모두 포함하는 인간과 미생물과의 관계를 설명한다.

인간 미생물군계

세균과 인간의 진화 연대표를 고려하면(그림 1.1 참조), 인간은 세균과 단세포 진핵생물이 오랫동안 서식하고 있던 환경에서 진화하였다는 것이 명백하다. 따라서 인간이 생장과 발생기 또는 생애의 어느 시기에라도 미생물과 분리되어서는 건강할 수 없다는 것은 전혀 놀라운 일이 아니다.

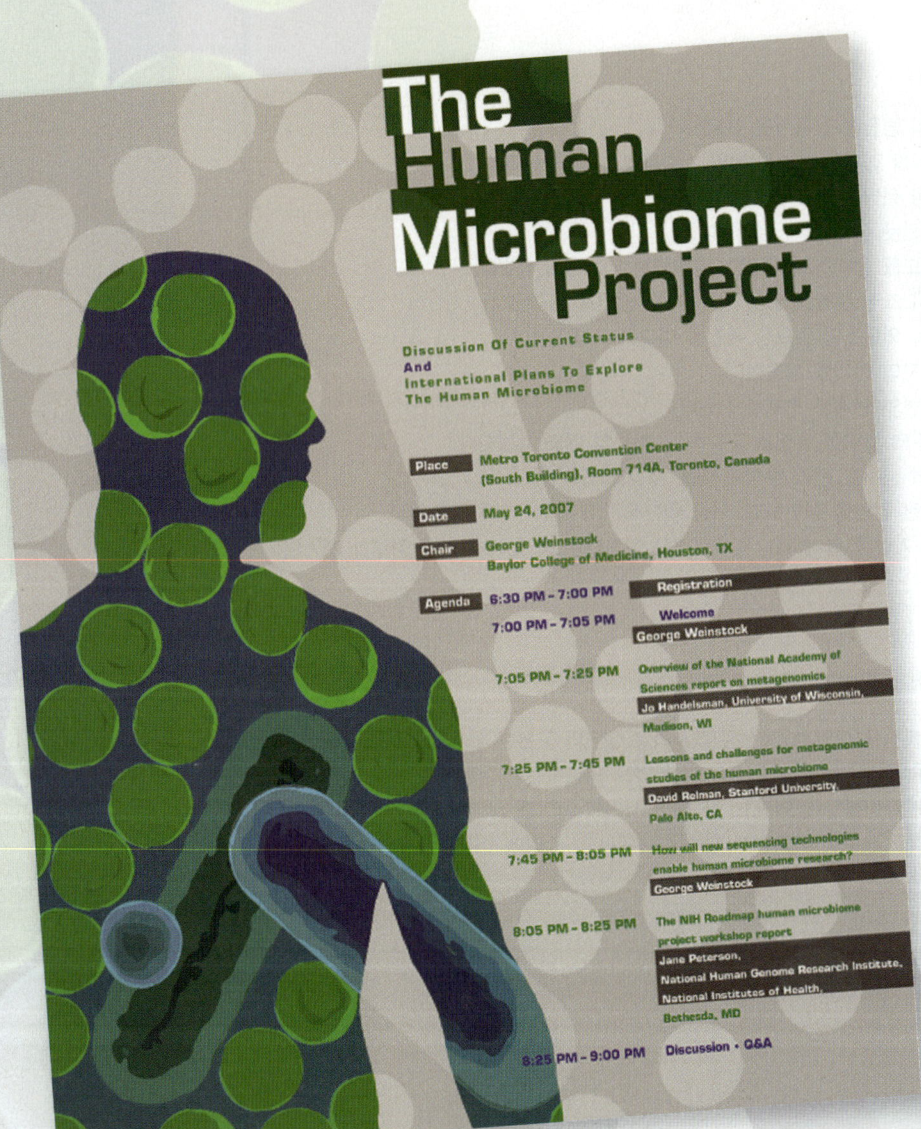

과학자들이 연구하면서도 사실이 이러한 정도인 것에 대하여 놀라고 있다. 2007년 이후 강력한 유전체 서열 분석과 "빅 데이터(big data)" 도구를 이용한 전 세계적인 연구가 진행되고 있다. 미국의 노력은 **"인간 미생물군계 프로젝트(Human Microbiome Project, HMP)"**라고 하며 유사한 계획이 세계적으로 진행되고 있다. 이 계획의 목적은 인간이 건강할 때 인체에 서식하는 미생물의 특징을 묘사하는 것뿐 아니라 다양한 질병의 미생물이 어떻게 다른지도 측정하는 것이다. 이러한 국제적 계획 이전에 과학자들과 임상의들은 정상균이 어떻게 구성되어 있는지를 판정하기 위하여 주로 배양에 의존하였다. 이는 우리가 실험실에서 생육할 수 있는 세균과 진균에 대해서만 알았다는 것이며, 인간 조직에서는 잘 생장하지만 실험실에서는 대부분의 미생물이 생장할 수 없기 때문에 배양은 미생물의 수와 다양성을 매우 적게 나타냈다.

바이러스는 전통적으로 정상균과 관련하여 논의되지 않는다. 그러나 바이러스는 건강한 사람에서 엄청난 양으로 존재한다. 진화 역사를 통하여 모든 유형의 세포에 대한 바이러스 감염은 세포, 생물, 군집, 물론 전체 생태계가 발달하는 방식에 대하여 영향을 미쳤다. 바이러스가 기여하는 중요성은 이제야 정밀하게 연구되고 있다.

이 책에 나타난 인간 미생물군계에 대한 정보는 아직 예비 조사로 간주되는 새로운 발견을 반영한다. 저자는 다양한 기관계의 정상균에 대한 과거의 묘사와 새로운 최근의 묘사의 차이를 보여주도록 노력할 것이다. 의학사의 이 시점에서, 전환기의 관점을 살펴보는 것은 중요한 일이다.

상재균의 획득

인체는 장소에 따라 온도, pH, 영양소, 산소압의 다양한 변이와 함께 거의 끝없는 환경 적소(niche)를 제공한다. 인체가 이러한 다양한 서식처를 제공하기 때문에 다양한 종류의 미생물의 생장을 부양하는 것은 놀라운 일이 아니다. **표 11.1**에는 건강한 숙주의 내부와 표면에서 서식하는 미생물에 대하여 현재 이해하고 있는 것을 구분하여 나타내었다. 맨 위 열은 미생물학자들이 오랫동안 정상균을 가지고 있는 것으로 알고 있는 부위를 포함한다. 가운데 열은 건강한 인간에서 미생물이 서식하는 새로 발견된 부위를 나타낸다. 마지막 열인 두뇌와 혈류는 다양한 종의 세균 DNA를 포함하고 있는 것으로 나타났다. 그곳에서 정확한 역할은 아직 명백하지 않다.

인체와 접촉하는 미생물의 대부분은 숙주의 방어 체계에 의하여 특정한 지역에 정착하기 오래 전에 제거되거나 파괴된다. 지속적으로 존재하는 이러한 미생물 중에 적은 수만이 신체 방어 체계의 원하지 않는 관심을 유인하지 않고 남아 있을 수 있다. 이 마지막 집단의 미생물은 인간 숙주와 함께 진화하여 숙주에 해를 미치지 않는 복잡한 관계를 형성한다. 6장에서 미생물과 숙주 사이의 상호작용은 6가지 유형이 있다는 것을 상기하라. 정상균은 숙주와 일반적으로 편리공생이나 상리공생 관계를 나타낸다.

좋은 미생물이 침입하는 미생물에 대하여 나타내는 일반적인 적대 효과를 **미생물 적대 관계(microbial antagonism)**라고 한다. 정상균은 숙주와 안정된 관계를 정립하여 존재하며 유입되는 미생물에 의하여 쉽게 대체되지 않는다. 이러한 적대적 보호는 숙주 세포의 부착 부위가 제한적이어서 모든 부위가 정상균에 의하여 안정적으로 점령되어 초래된다. 이러한 적대 관계는 상재균에 의하여 형성되어 다른 대부분의 미생물에 적대적인 화학적·물리적인 환경에 의하여서도 가능하다. 정상균 중에서 대량으로 증식하면 병원성이 되는 구성원도 종종 있다. 미생물 적대 관계는 이러한 것도 통제한다.

정상균을 이룹거나 최악의 경우 편리공생으로 특징짓는 것은, 숙주가 완전히 기능하는 면역 체계를 가지고 건강하며 미생물이 인체 내의 자연적인 미소서식지(microhabitat)에서만 존재한다는 것을 전제로 한다. 면역 체계가 약화된 숙주는 과거에 정상균이었던 세균에 의하여 질병이 쉽게 발생할 수 있다. 숙주 방어를 약화시키고 감염에 대한 감수성을 증가시키는 요인에는 다음이 포함된다.

- 고령과 유아 또는 조산아
- 면역의 유전적 결핍과 후천적 면역 결핍(AIDS)
- 수술과 기관 이식
- 암, 간부전, 당뇨와 같은 근원적인 질병
- 화학요법/면역억제제
- 물리적 정신적 스트레스
- 임신
- 다른 감염

신생아의 초기 집락 형성

2013년까지 자궁과 내용물은 배아와 태아 발생기에 멸균 상태이고, 이 상태가 출산 직전까지 유지된다고 생각되었다. 우리는 이제 갓난아이가 산모의 질 미생물에 의하여 집락화될 때 출생 과정 자체에서 광범위한

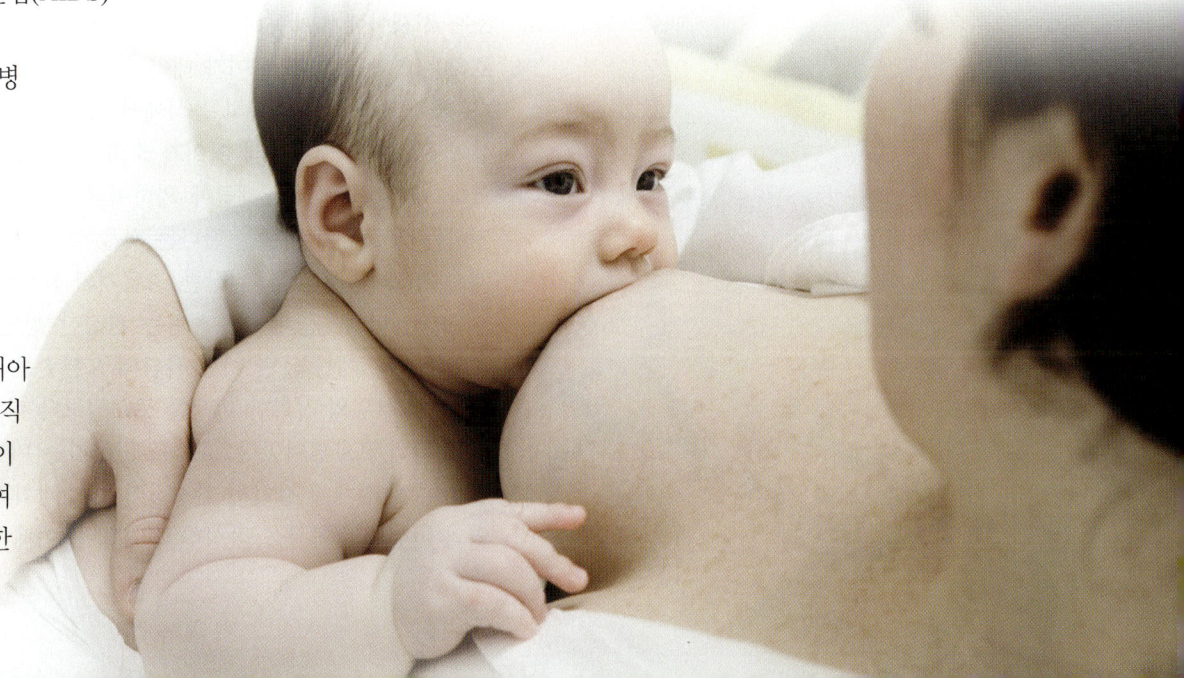

표 11.1 정상균이 잠복하는 것으로 이미 알려진 부위

피부와 인접한 점막	외부 생식기
상기도	질
입을 포함한 위장관	외이도의 외부
요도의 외부	눈의 외부(눈꺼풀, 결막)
최소한 일부 정상균(또는 DNA)이 잠복하는 것으로 현재 생각되는 추가적인 부위	
폐(하기도)	
방광(소변 포함)	
모유	
양수와 태아	
미생물의 DNA가 탐지된 부위	
두뇌	
혈류	

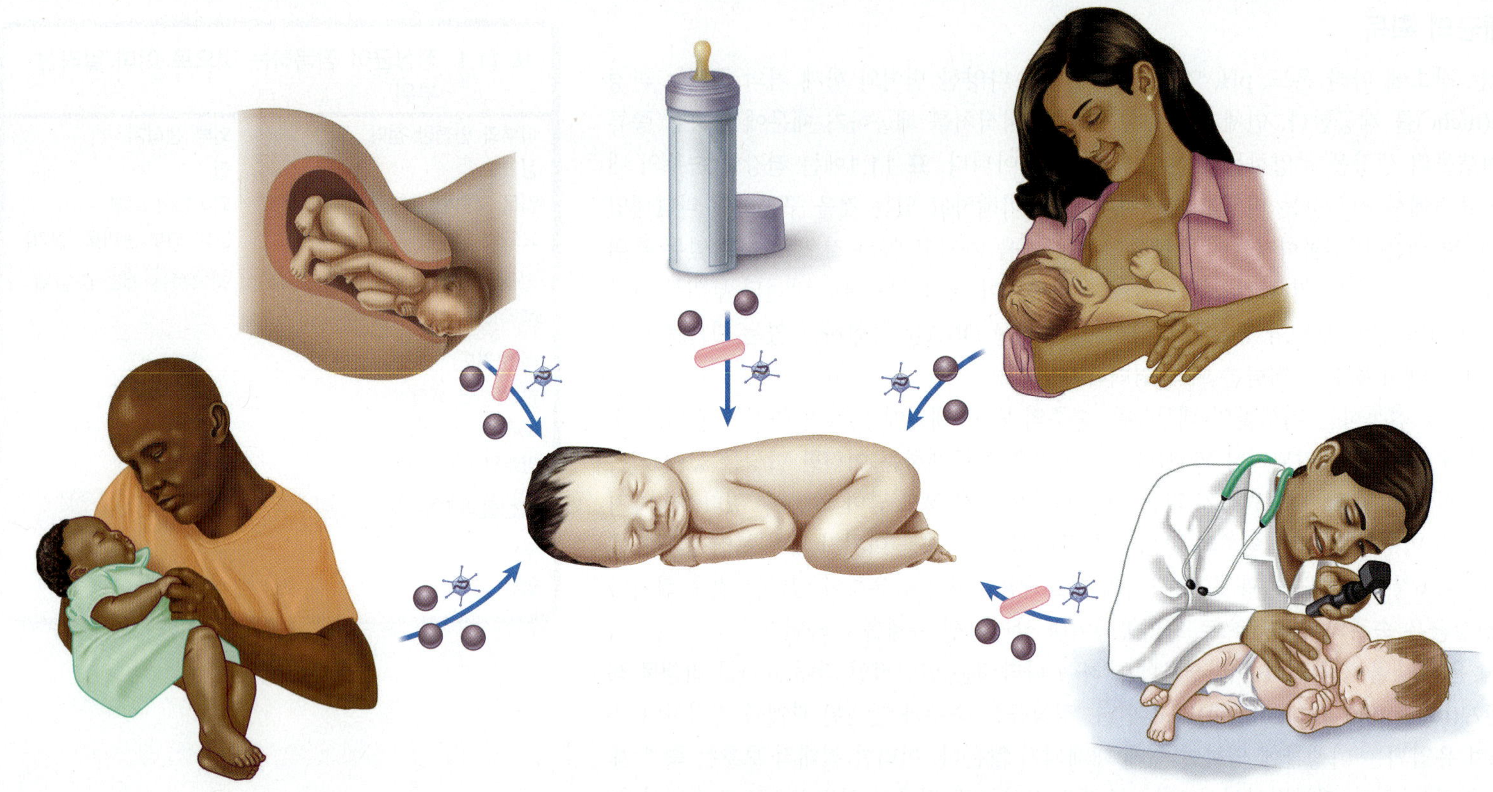

그림 11.1 신생아 미생물군계의 기원. 출생 순간부터 유아는 환경에서 미생물군을 획득하기 시작한다.

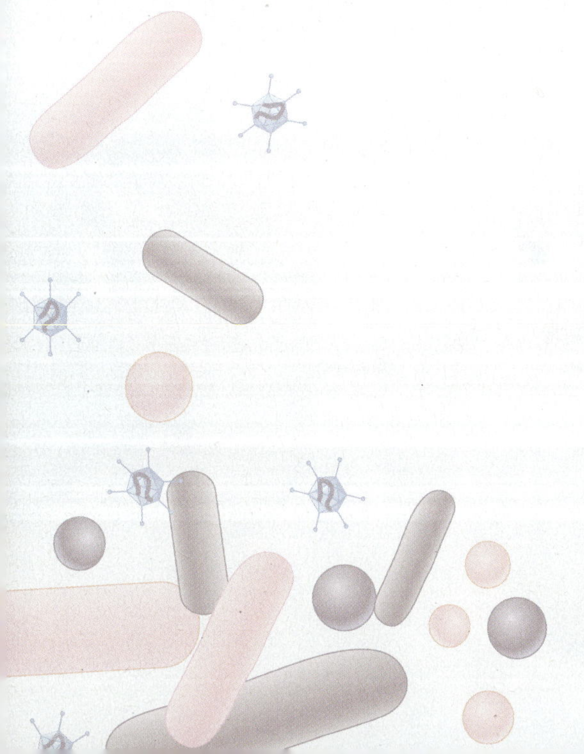

노출이 발생한다는 것을 알고 있다(**그림 11.1**). 많은 과학자들은 이제 자궁이 멸균 환경이 아니라고 믿는다. 2010년도의 연구에 의하면 첫 번째 식사를 하기 전에 채취한 건강한 신생아의 대변은 다양한 세균을 포함하고 있어서, 자궁에서부터 장이 집락화되었다는 것을 나타낸다. 이러한 발견은 그 이후 다른 연구에서 확인되었다.

분만 후 8~12시간 내에 질 분만한 신생아는 주로 산도에서 획득된 *Lactobacillus*, *Prevotella*, *Sneathia*와 같은 세균에 의해 집락화된다. 인간 미생물군계 프로젝트의 자료에 의하면 질의 미생물 조성은 임산부에서 뚜렷한 변화를 보이는 것으로 나타났다. 초기에는 젖을 소화하는 *Lactobacillus* 종이 질에 서식하기 시작한다. 분만 직후 산도에 세균 종이 추가적으로 집락화한다. 과학자들은 젖산균이 젖을 소화하기 위하여 필요한 효소를 신생아에게 제공하며, 그 이후의 집락형성 세균은 피부 질환과 다른 상태로부터 보호하는 역할을 한다. 아이가 태어난 이후에 산모의 질 미생물군은 임신 전 상태로 회복된다. 아기는 환경에서 특히 음식에서 상재 미생물군을 계속해서 획득한다. 과학자들은 모유가 600여 종의 세균과 아이가 소화할 수 없는 많은 당을 포함하고 있다는 것을 발견하였다. 당은 건강한 장 세균에 의하여 사용되는데, 이는 아이의 건강한 장 미생물군을 유지하는 데 모유가 역할을 한다는 것을 시사한다. 아이가 가족, 의료 인력, 환경, 음식 등과 계속 접촉하면서 피부, 위장관, 호흡기와 요생식기의 일부분은 계속적으로 집락화된다.

인간 미생물군계 프로젝트는 건강한 성인 사이에 정상균이 크게 변화한다는 것을 보여주었다. 예를 들면 어떤 사람의 오른손은 왼손과 미생물군계가 크게 다르게 나타났다. 인체 부위의 정확한 미생물 프로필보다 더 중요한 것으로 보인 것은 단백질 특히 효소 능력의 프로필이었다. 효소를 공급하는 미생물은 크게 변할 수 있지만, 효소의 프로필은 주체 전체에 걸쳐서 안정적이었다. 과학자들은 메타 유전체학을 이용하여 세균 이외의 미생물의 목록을 작성하고 있으며, 이제야 인간 미생물군계에서 그 수를 평가하기 시작하고 있다. 예를 들어 장에 최소한 100종 이상의 진균이 서식하고 있으며 1 g의 분변에 수십억 개의 바이러스가 있다는 것을 이제는 안다.

11.1 학습 결과—진도 평가

1. 집락형성(colonization), 감염(infection), 질병(disease)의 용어를 구분하시오.
2. 인체에서 정상균이 나타나는 부위를 열거하시오.
3. 인간 미생물군계 프로젝트가 정상균에 대한 이해를 어떻게 변화시켰는지 논의하시오.

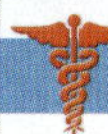

NCLEX® 준비

2. 진정한 병원균과 기회 병원균의 차이는 무엇인가?
   a. 진정한 병원균은 면역억제제의 존재하에 질병을 유발하지만 기회 병원균은 그렇지 않다.
   b. 기회 병원균은 독력을 발달하지만 진정한 병원균은 그렇지 않다.
   c. 진정한 병원균과 연관된 질병은 경증에서 중증의 감염을 보이지만 기회 병원균은 항상 중증이다.
   d. 진정한 병원균은 건강한 개인에 질병을 유발하지만 기회 병원균은 일반적으로 면역이 약화된 사람에게 질병을 유발한다.

11.2 감염의 진행

숙주와의 관계가 기생이고 감염과 질병을 초래하는 미생물을 **병원균(pathogen)**이라고 한다. 질병은 건강에서 벗어난 것으로 정의된다. 감염, 음식, 유전, 노화 등의 요인에 의하여 유발되는 수백 종류의 질병이 있다. 이 장에서는 미생물이나 미생물의 생성물에 의하여 유발되는 조직이나 기관이 와해되는 **감염성 질병(infectious disease)**에 대해서만 논의한다.

숙주-기생생물 관계의 유형은 접촉으로 시작하여, 감염으로의 진행, 질병으로 끝나는 1년의 단계로 볼 수 있다. 숙주의 내성과 병원성의 정도와 관련된 수많은 요인들로 인하여, 모든 접촉이 집락화를 가져오지 않으며, 모든 집락화가 감염을 일으키지 않고, 모든 감염이 질병을 가져오지 않는다. 사실상 집락화가 없는 오염과 질병이 없는 집락화가 일반적이다. 감염의 유형과 심각성은 미생물의 병원성과 숙주의 상태에 모두 의존한다. **그림 11.2**는 이를 그림으로 보여준다. 이는 여러분은 병에 걸리지만 친구는 걸리지 않는 이유를 모두 설명해 준다. 이 그림에 시간을 투자하라. 이 그림에는 어떤 미생물이 왜 특정한 사람에게만 병을 유발하는지에 대한 많은 정보가 들어 있다.

숙주의 다양한 관점은 미생물이 중증, 경증, 또는 전혀 효과를 미치지 않을지에 영향을 미친다. 면역 체계의 구성 요소에 대한 또는 감염 부위의 형태에 대한 유전자 암호의 변화는 이러한 요인 중 하나이다. **병원성(pathogenicity)**은 미생물이 질병을 유발하는 잠재력을 서술하는 넓은 개념이며 미생물을 2개의 집단으로 구분하는 데 사용된다. **진정한 병원균(true pathogen**; 1차 병원균)은 정상적인 면역 방어를 가진 건강한 사람에게 질병을 일으킬 수 있다. 이들은 일반적으로 경증(감기)에서 중증(말라리아) 그리고 치명적(공수병)까지 다양한 특정 질병과 연관되어 있다. 진정한 병원균에는 인플루엔자 바이러스, 흑사병 간균, 말라리아 원생동물 등이 포함된다.

기회 병원균(opportunistic pathogen)은 숙주의 방어가 약화되거나 병원균이 자연적이 아닌 인체의 부분에 정착할 때 질병을 유발한다. 기회 병원균은 정상적인 건강한 사람에게는 병원성으로 간주되지 않으며, 진정한 병원균과는 달리 잘 발달된 독력 특징을 보통 가지고 있지 않다. 기회 병원균에는 *Pseudomonas* 종과 *Candida albicans*가 포함된다.

특정한 미생물에 의하여 유발되는 질병의 상대적인 정도는 미생물의 **독력(virulence)**과 관계된다. **병원성**(pathogenicity)과 독력은 종종 교환되어 사용되지만, 독력이 병원성의 정도를 설명하는 정확한 용어이다. 미생물의 독력은 다음의 능력에 의하여 결정된다.

호흡기가 가장 일반적인 침입로이다.

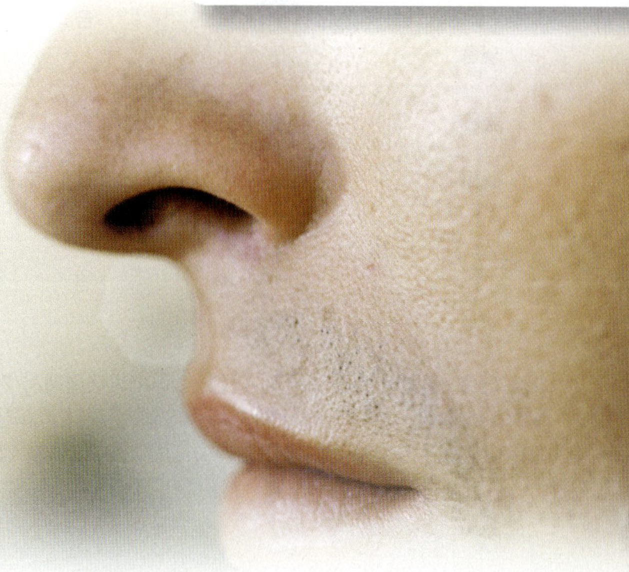

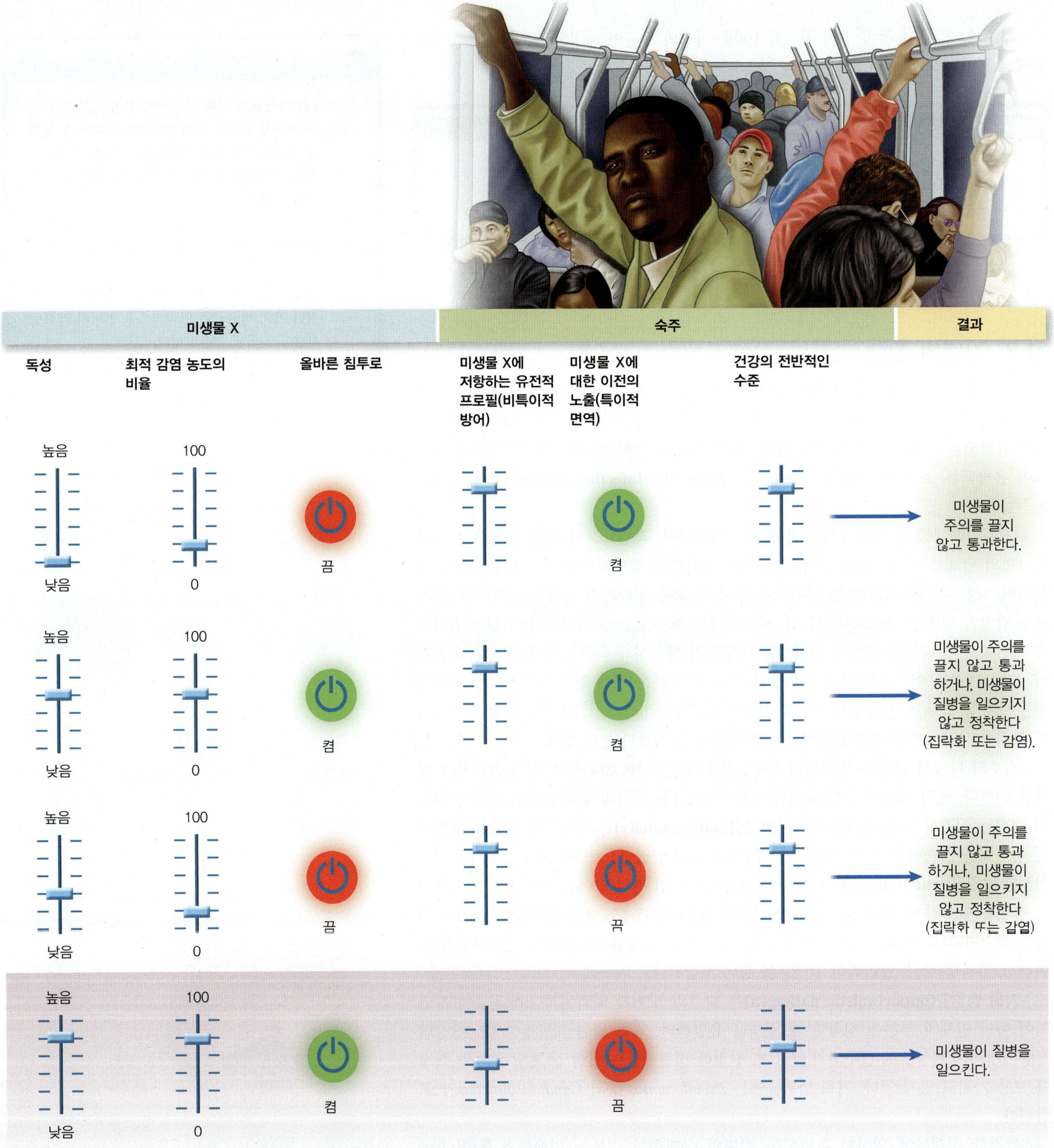

미생물 X			숙주			결과
독성	최적 감염 농도의 비율	올바른 침투로	미생물 X에 저항하는 유전적 프로필(비특이적 방어)	미생물 X에 대한 이전의 노출(특이적 면역)	건강의 전반적인 수준	
높음 / 낮음	100 / 0	끔		켬		미생물이 주의를 끌지 않고 통과한다.
높음 / 낮음	100 / 0	켬		켬		미생물이 주의를 끌지 않고 통과하거나, 미생물이 질병을 일으키지 않고 정착한다(집락화 또는 감염).
높음 / 낮음	100 / 0	끔		끔		미생물이 주의를 끌지 않고 통과하거나, 미생물이 질병을 일으키지 않고 정착한다(집락하 또는 감염)
높음 / 낮음	100 / 0	켬		끔		미생물이 질병을 일으킨다.

그림 11.2 **질병이 인간 숙주와 미생물 사이의 대결에서 기인하는가?** 대부분의 경우 모든 슬라이더 바는 올바른 범위에 있어야 하며 미생물의 스위치는 켜져 있고, 숙주의 스위치는 꺼져 있어야 질병이 일어날 수 있다. 이들은 단지 일부 예이며 유일한 선택은 아니다. 예를 들어, 여러분은 세 번째 열에서 숙주가 특이 면역이 없더라도 미생물은 질병을 유발할 충분한 이점을 가지고 있지 않다.

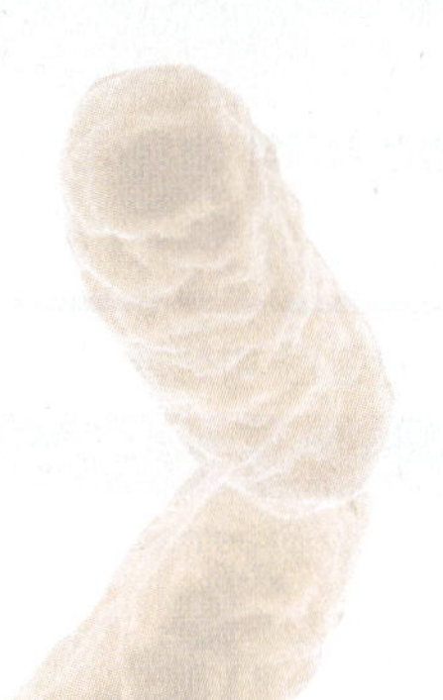

1. 숙주에 자신을 정착한다.
2. 상해를 유발한다.

이 단계들에는 많은 것이 관련되어 있다. 숙주에 자신을 정착하기 위해서 미생물은 숙주에 침투하고, 조직에 단단히 부착하고, 숙주의 방어에 살아남아야만 한다. 상해를 입히기 위하여 미생물은 독소를 생산하거나 숙주에게 실제로 해가 되는 숙주 방어를 유도해야 한다. 이러한 활동에 기여하는 미생물의 특징이나 구조를 **독력 인자(virulence factor)**라고 한다. 독력은 단일 또는 복합적인 인자에 기인할 수 있다. 일부 미생물에서 독력의 원인은 명백하게 정립되어 있지만, 다른 미생물에서는 알지 못한다. 또한 하나 이상의 집락 형성 미생물에 의하여 영향을 받는 질병 증상인 **혼합 세균 감염(polymicrobial infection)**이 증가하고 있다. 다음 절에서는 감염의 진행 단계를 나타내면서 독력 인자의 영향을 검토한다.

1단계: 정착하기—침입로

감염을 개시하기 위하여 미생물은 **침입로(portal of entry)**라고 하는 보통 피부나 점막과 같은 특징적인 통로로 인체의 조직으로 침입한다. 감염원의 기원은 환경이나 다른 사람 또는 동물과 같은 신체 외부에서 기원하는 **외인성(exogenous)**, 또는 정상균이나 전에는 무증상이었던 기존에 존재하고 있던 내인성(endogenous)이다.

대부분의 병원체는 생장과 전파를 위한 서식지를 제공하는 특정한 침입로에 적응되었다. 이러한 적응은 극히 제한적이어서 특정한 병원체가 잘못된 곳으로 침입하면 감염을 일으키지 못한다. 예를 들어 인플루엔자 바이러스로 코 점막을 접종하면 감기에 걸릴 수 있지만, 피부만 접촉하면 감염이 일어나지 않는다. 예를 들어 *Mycobacterium tuberculosis*는 호흡기와 위장관을 통하여 침입할 수 있고, *Streptococcus* 속과 *Staphylococcus* 속은 피부, 비뇨생식관, 호흡기를 통하여 침투하도록 적응되었다. **표 11.2**에 일반적인 침입로, 이러한 침입로와 연관된 미생물과 질병, 침입 방법을 요약하였다.

접종원의 크기

감염의 경로에서 중요한 다른 요인은 접종되는 미생물의 양이다. 대부분의 감염원에서 감염은 **감염 농도**(infectious dose; ID)라고 하는 최소한의 수가 존재할 때만 감염이 진행한다. 이 숫자는 많은 미생물에 대하여 실험을 통하여 측정되었다. 일반적으로 작은 감염 농도를 가진 미생물이 독력이 강하다. Q열의 원인균인 *Coxiella burnetii*의 ID는 단일 세포이며, 결핵, 편모충증, 콕시디오이데스 진균증은 ID가 10개의 감염성 세포이다. 임질의 ID는 1,000개의 세균, 티프스열은 1만 개의 세균, 이에 대비하여 콜레라는 10억 개의 세균이다. 감염 농도 이하의 수는 일반적으로 감염을 일으키지 않는다. 양이 ID를 훨씬 초과하면 질병의 시작이 매우 빠를 수 있다.

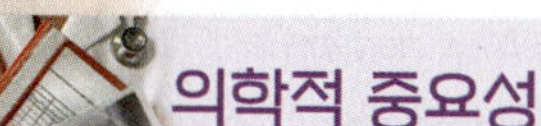

의학적 중요성

침입로가 손상되었을 때

다양한 침입로는 감염원이 침입하는 것을 방지하기 위한 보호 기작을 가지고 있다. 예를 들면 눈은 눈물을 생산하는데, 눈물은 병원체를 씻어 낼 뿐 아니라 병원체와 싸우는 화학물질을 포함하고 있다. 피부는 온전할 때 물리적인 장벽으로 작용한다.

침입로의 보호가 실패하면 어떠한 일이 발생할까? 기도는 입자를 앞뒤로 청소하여 목구멍으로 운반하여 기도에 잔류하지 않고 삼켜지도록 하는, 세포에서 손가락 모양으로 돌출된 섬모로 배열되어 있다. **원발성 섬모 운동 이상증**(primary ciliary dyskinesia)에 영향을 받은 사람은 완전하게 기능하는 섬모가 결여되어 있다. 그들은 출생 시부터 호흡 곤란을 경험하기도 한다. 만성적 호흡기 감염은 기관지 확장증을 유발할 수 있다. 이러한 상태는 16,000명에 1명 정도에 영향을 미치며 결함 유전자를 가지고 있지만 증상은 없는 부모들로부터 유전되는 상염색체 열성 유전이다.

표 11.2 침입로와 일반적으로 관련된 미생물

침입로	미생물/질병	접근 방법
피부	*Staphylococcus aureus, Streptococcus pyogenes, Clostridium tetani*	벤 곳, 찰과상, 찔린 곳, 피부가 손상된 지역을 통하여
	단순 포진(1형)	입술의 점막을 통하여
	기생충	피부를 파고 들어서
	바이러스, 리케차, 원생동물(말라리아, 웨스트 나일 바이러스)	곤충 물림을 통하여
	Haemophilus aegyptius, Chlamydia trachomatis, Neisseria gonorrhoeae	안구 결막을 통하여
위장관	*Salmonella, Shigella, Vibrio, Escherichia coli*, 폴리오바이러스, A형 간염, 에코바이러스, 로타바이러스, 장 원생동물(*Giardia lamblia, Entamoeba histolytica*)	오염된 음식이나 음료수의 섭취를 통하여 감염원에 오염된 무생물 매개물을 통하여
기도	수막염, 인플루엔자, 홍역, 볼거리, 루벨라, 수두, 감기를 유발하는 세균, *Streptococcus pneumoniae, Klebsiella, Mycoplasma, Cryptococcus, Pneumocystis, Mycobacterium tuberculosis, Histoplasma*	미생물의 흡입을 통하여
비뇨 생식로	HIV, *Trichomonas*, B형 간염, 매독, *Treponema pallidum, Neisseria gonorrhoeae, Chlamydia trachomatis*, 포진(herpes), 성기 사마귀(곤지름)	음경의 피부/점막, 외부 생식기, 질/자궁경부, 요도를 통하여 침입; 상처가 없는 표면이나 벤 곳 또는 찰과상을 통하여 침입할 수 있음

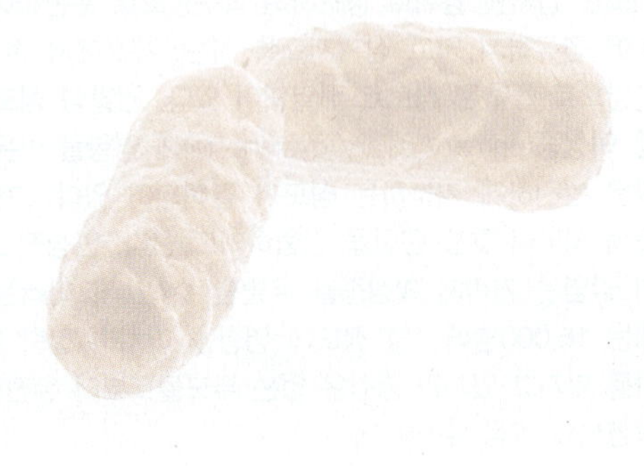

2단계: 정착하기—숙주에 부착

부착(adhesion)은 미생물이 숙주 조직에 더 안정된 발판을 확보하는 것이다. 부착은 숙주와 병원체 모두의 표면에 있는 특이적인 분자의 결합에 의존하기 때문에, 특정한 병원체는 결합할 수 있는 특정한 세포(생물)에 제한된다. 일단 부착되면 병원체는 신체 부분으로 침입하기 위하여 유리한 태세가 된다. 세균, 진균, 원생동물 병원체는 선모(fimbriae; pili), 표면 단백질, 부착성 점질이나 협막을 종종 이용하고; 바이러스는 전문화된 수용체를 이용하여 부착된다. 추가적으로 기생충은 흡판, 갈고리, 미늘(barb)를 이용하여 침입로에 기계적으로 고정된다. 미생물이 숙주 조직에 부착하는 방법은 다양하다. 신체가 조직으로부터 미생물을 제거하는 수많은 기작이 있기 때문에 숙주 조직에 단단하게 부착하는 것은 질병을 일으키는 데 필수적이다.

3단계: 정착하기—숙주 방어로부터 생존

숙주의 특정한 신체 부위에 정상적인 관계를 정립하지 않은 미생물은 처음 침입할 때 특히 **식세포(phagocyte)**라고 하는 백혈구의 숙주 저항에 직면하게 된다. 식세포는 효소와 항균물질로 병원체를 삼키고 파괴한다(12장 참조).

항식세포 인자(antiphagocytic factor)는 일부 병원체가 식세포를 피하기 위하여 사용하는 독력 인자이다. 미생물의 항식세포 인자는 식세포 과정의 일부를 회피할 수 있도록 한다(**그림 11.3c**). 가장 공격적인 전략은 직접 식세포를 사멸시키는 세균을 포함한다. *Streptococcus*와 *Staphylococcus*는 **류코시딘(leukocidin**; 백혈구독)을 생산한다. 일부 미생물은 식세포가 물리적으로 삼키기 힘들도록 하는 점질이나 협막 같은 세포외 표면층을 분비한다. *Streptococcus pneumoniae, Salmonella typhi, Neisseria meningitidis, Cryptococcus neoformans*가 대표적인 예이다. 일부 세균은 식세포에 섭취된 이후 내부

장 상피에 부착된 *Salmonella* 세균

에서 생존하도록 적응되었다. 예를 들면 병원성인 *Legionella, Mycobacterium,* 대부분의 리케차는 쉽게 섭취되지만 그 이상 파괴는 되지 않는다. 식세포 내부에서 생존할 수 있는 능력은 미생물이 숨고, 생장하고, 신체 전체로 전파될 수 있는 장소를 제공하기 때문에 특별히 중요하다.

4단계: 질병의 유발

독력 인자가 조직 손상에 어떻게 기여하는가

독력 인자는 병원체가 숙주에 감염을 유발하도록 하는 구조 또는 능력이다. 미생물의 관점에서 이는 숙주에 침입하여 정착하기 위하여 이용하는 단순한 적응이다. 병원체 독력 인자의 조직에 대한 영향은 크게 변화한다. 예를 들어 감기 바이러스는 침입하여 증식하지만 숙주에 비교적 가벼운 손상을 입힌다. 반대로 *Clostridium tetani* 또는 HIV는 숙주를 심각하게 손상하거나 사망하게 한다. 미생물이 숙주에 손상을 일으키는 방법에는 3가지 주요한 방식이 있다.

1. 효소의 작용을 통하여 직접적으로(**그림 11.3a**)
2. 독소(외독소와 내독소)의 작용을 통하여 직접적으로(**그림 11.3b**)
3. 숙주의 방어가 과도하게 또는 부적절하게 유도되도록 하는 간접적으로(**그림 11.3c**)

효소, 내독소, 외독소가 독력 인자라는 것은 명백하지만, 숙주의 과잉 반응을 일으키는 미생물의 다른 특징도 독력 인자로 간주된다. *Streptococcus pneumoniae*의 협막은 좋은 예이다. 협막은 폐에서 식세포에 의하여 제거되는 것을 방지하여, 체액이 폐 공간으로 계속 유입되도록 한 뒤 폐렴을 일으킨다(그림 11.3c).

세포외 효소 많은 세균, 진균, 원생동물, 기생충은 조직을 분해하고 손상을 유발하는 **세포외 효소(exoenzyme)**를 분비한다. 다른 효소들은 숙주의 방어벽을 분해하고 미생물이 조직 깊숙이 전파되도록 촉진한다.

효소의 예는

1. 점액 효소(mucinase)는 점막의 보호 피막을 소화하며 아메바성 이질의 인자이다.
2. 히알루로니다아제(hyaluronidase)는 동물 세포를 결합하는 기반 물질인 히알루론산을 분해한다. 이 효소는 포도상구균, 클로스트리듐, 연쇄상구균, 폐렴균의 중요한 독력 인자이다.

일부 효소는 혈액 구성 요소와 작용한다. 병원성 포도상구균이 생산하는 효소인 응고효소(coagulase)는 혈액이나 혈장의 응고를 일으킨다. 대조적으로 세균 키나아제(streptokinase, staphylokinase)는 이와 반대로 피브린 응고를 용해하고 손상된 조직의 침범을 촉진시킨다. 한 종류의 streptokinase는 색전증 환자의 혈전을 용해하는 치료제이다.

세균 독소: 세포 상해의 강력한 공급원 **독소(toxin)**는 미생물이 생산하는 다른 생물에 독이 되는 특별한 화학물질이다. 독소는 작용하는 특정한 표적에 따라 명명된다. 신경독소(neurotoxin)는 신경계에 작용하고, 장독소(enterotoxin)는 장에 작용하고, 혈액 독소(hemotoxin)는 적혈구를 용해하고, 신세포 독소(nephrotoxin)는 신장에 상해를 끼친다.

세균 독소는 크게 2가지 범주로 나눌 수 있다. **외독소(exotoxin)**는 표적 세포에 대하여 강한 특이성을 가지고 있으며 매우 강력한 때로는 치명적인 영향을 미친다. 외독소

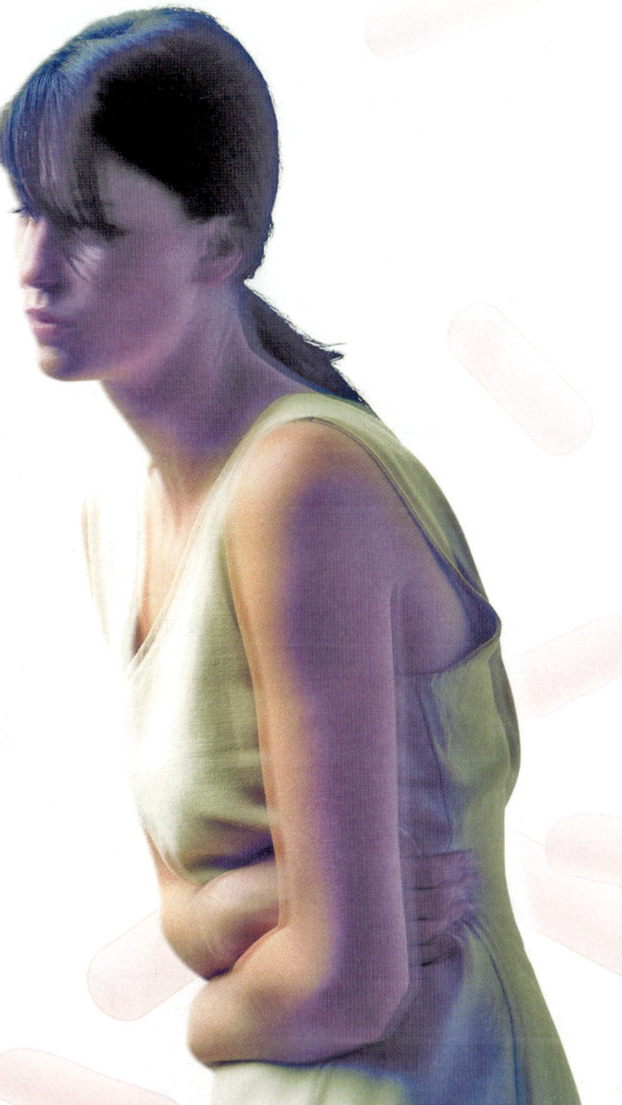

많은 위장관(gastrointestinal, GI) 질환은 위장관에 영향을 미치는 세균 독소에 의하여 유발된다. 이들을 장독소라고 한다.

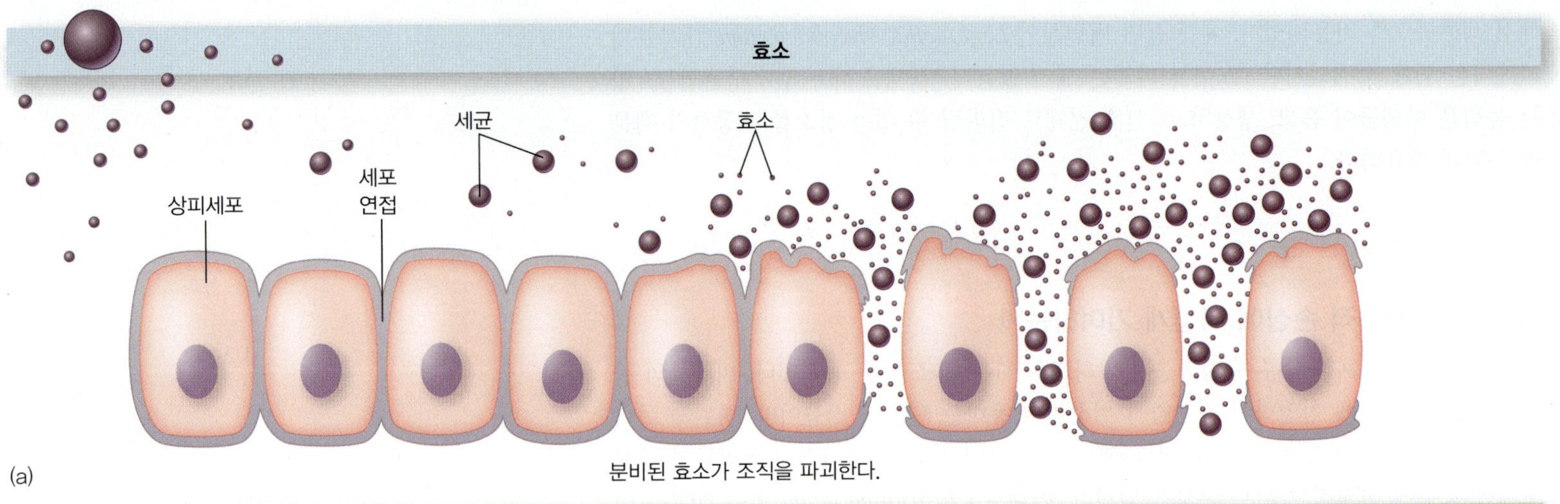

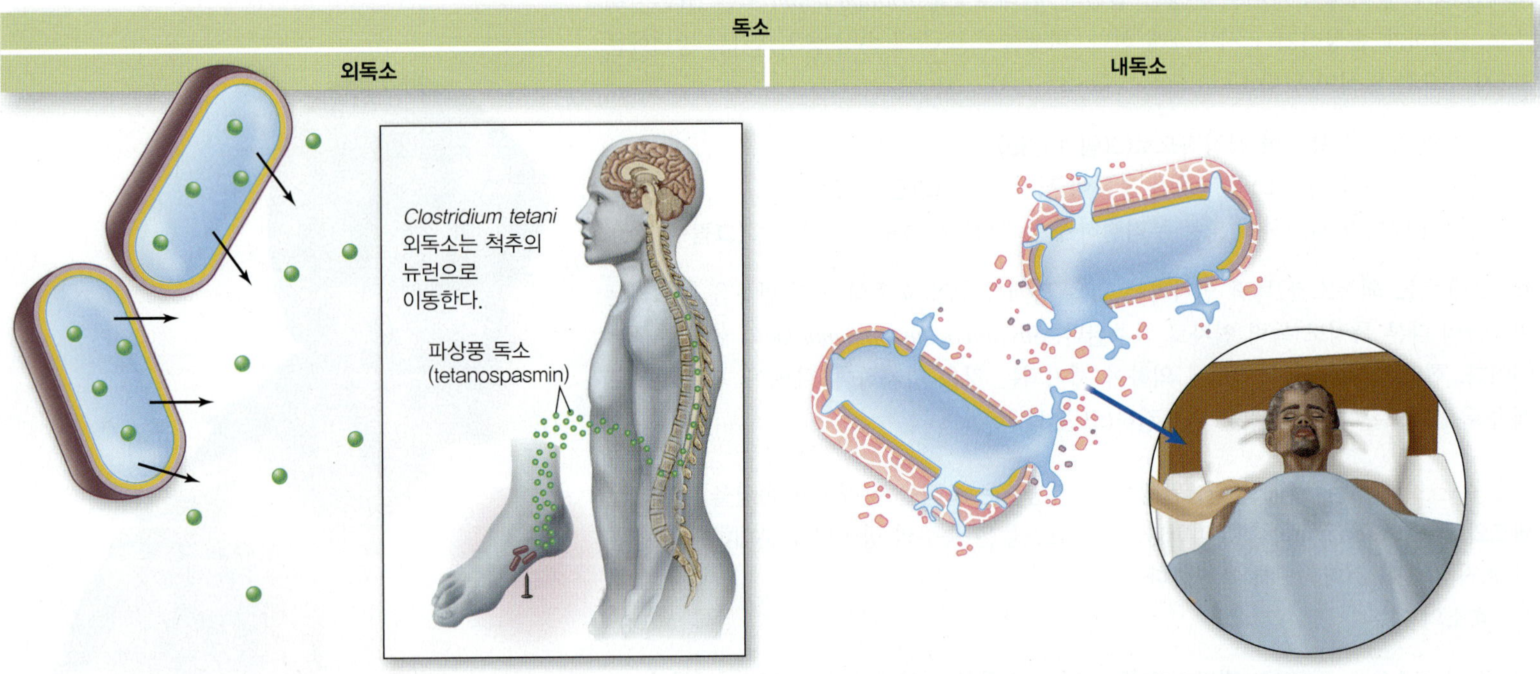

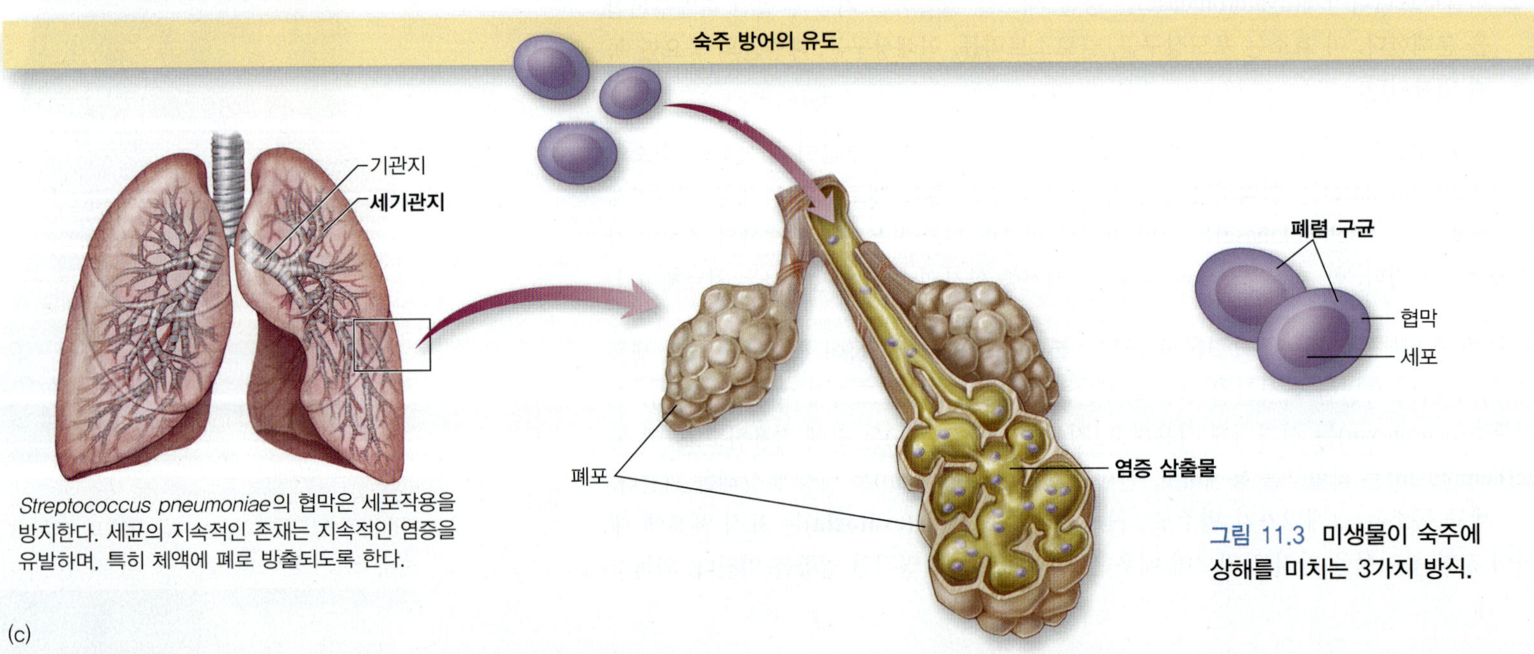

그림 11.3 미생물이 숙주에 상해를 미치는 3가지 방식.

는 일반적으로 세포막에 상해를 끼치고 용해를 시작하거나 세포내 기능을 붕괴하여 영향을 미친다. **용혈소(hemolysin)**는 적혈구의(때로는 다른 세포도) 세포막을 파괴하는 세균 외독소이다. 이 손상은 적혈구가 파열되어(**용혈**; **hemolyze**) 헤모글로빈 색소를 방출하게 한다. 병원성을 증가시키는 용혈소에는 *Streptococcus pyogenes*의 streptolysin과 *Staphylococcus aureus*의 알파(α) 독소와 베타(β) 독소가 포함된다. 세균 군락이 혈액 배지에서 생장할 때 용혈소를 생산하면 집락 주변에 뚜렷한 지역이 형성된다. 이러한 용혈 양상은 세균을 동정하고 독력도를 측정하는 데 종종 사용된다(**그림 11.4**).

다양한 종류를 포함하는 외독소와 대조적으로 **내독소**(endotoxin)는 단일 물질을 가리킨다. 내독소는 그램음성 세균 세포벽 외막의 일부인 지질다당류(lipopolysaccharide, LPS)이다. 그램음성 세균은 이러한 LPS 분자를 조직이나 순환계에 뿌린다. 내독소는 조직과 기관에 다양한 전신 증상을 보인다는 점에서 외독소와 상이하다. 존재하는 양에 따라서 내독소는 발열, 염증, 출혈, 설사를 유발할 수 있다. *Salmonella, Shigella, Neisseria meningitidis, Escherichia coli*와 같은 그램양성 세균에 의한 혈액 감염은 치명적인 내독소 쇼크를 유발할 수 있기 때문에 특히 위험하다. **표 11.3**에 외독소와 내독소에 대한 중요한 정보를 나타내었다.

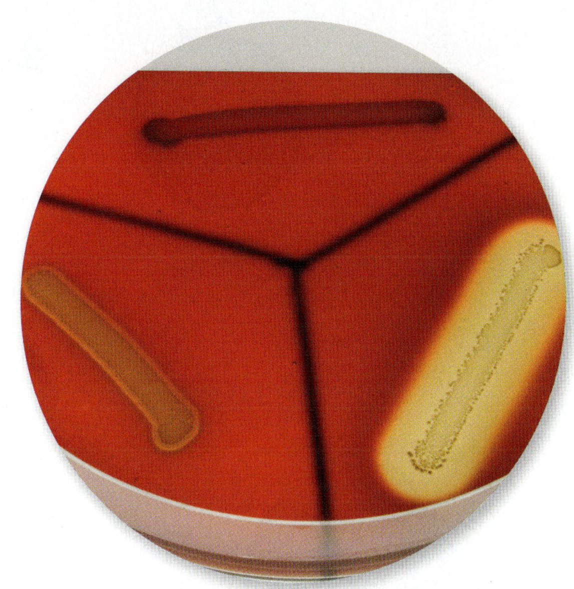

그림 11.4 **혈액 배지에 다른 세균에 의하여 형성된 베타(β) 용혈과 알파(α) 용혈.** 우하의 베타 용혈은 배지에 적혈구가 통합되어 완전하게 제거되었다. 좌하의 알파 용혈은 적혈구가 불완전하게 용해되어 집락과 주변에 녹색의 기미를 남긴다.

유해한 숙주 반응의 유도 직접적인 독력 인자인 효소와 독소에 대한 광범위한 논의에도 불구하고, 더 많은 미생물 질병은 간접적인 상해, 또는 숙주의 미생물에 대한 과잉반응 또는 부적절한 반응의 결과이다. 이는 매우 중요한 점인데 그 이유는 병원성이 미생물의 고유한 특질이 아니라 실제로는 미생물과 숙주 사이의 상호작용의 결과이기 때문이다.

감염과 질병의 과정

정착, 전파, 병변 효과

독력 인자의 도움으로 미생물은 궁극적으로 특정한 표적 기관에 정착하며 그 부위에 상해를 입힌다. 이 과정에서 가하는 상해의 유형과 범주는 감염의 전형적인 단계, 감염성 질병의 형태, 신체에서의 표현 등의 이유가 된다.

효소, 독소, 다른 요소의 부작용에 추가하여 병원체의 증식은 숙주 조직을 약화시킨다. 병원체는 혈관, 림프관, 나팔관(수란관), 담도 등의 관상 구조를 차단할 수 있다. 손상

표 11.3 세균 외독소와 내독소의 차별적 특성

특성	외독소	내독소
독력	소량으로 독력을 띰	대량 투여 시 독력
신체에 대한 영향	세포 유형에 따른 특이성(혈액, 간, 신경)	전신성: 발열, 염증
화학적 조성	작은 단백질	세포벽의 지질다당류(LPS)
열에 의한 변성(60°C)	예	아니오
변성 독소(toxoid) 형성	변성 독소로 변환될 수 있음	변성 독소로 변환되지 않음
면역 반응	항독소를 자극함	항독소를 자극하지 않음
발열 자극	보통 하지 않음	발열 자극
방출 방식	간 세포에서 분비	세포에서 발산되거나 용해에 의하여 방출됨
주요 기원	일부 그램양성 세균과 그램음성 세균	모두 그램음성 세균

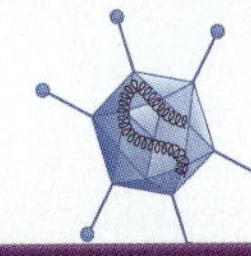

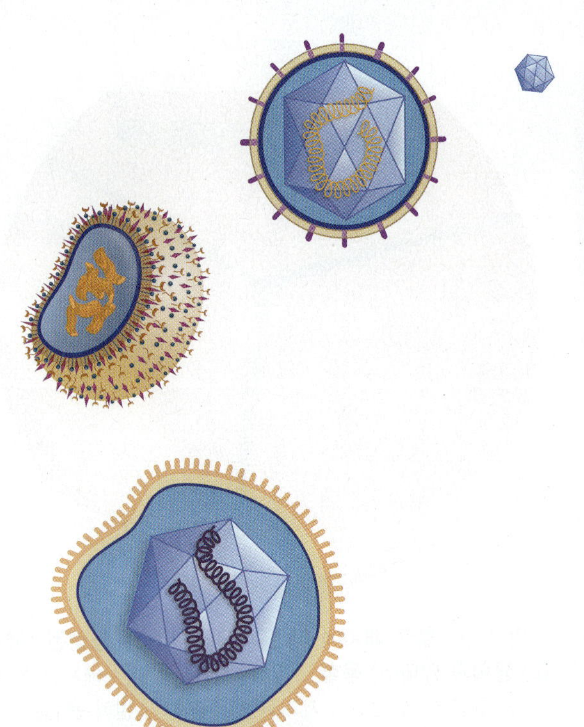

표 11.4 감염 유형의 정의

감염 유형	정의	예
국소 감염	미생물이 인체에 침입하여 특정한 조직에 제한된다.	종기, 사마귀, 진균성 피부 감염
전신 감염	감염이 여러 부위와 주로 혈류를 통하여 조직액으로 전파되지만, 신경(공수병)과 뇌척수액(수막염)을 통하여서도 운반된다.	이하선염, 풍진, 수두, AIDS, 탄저병, 티푸스, 매독
병소 감염	감염원이 국소 부위에서 전파되어 다른 조직으로 운반된다.	
혼합 감염(다균성 감염)	감염 부위에 여러 감염원이 동시에 정착한다.	물린 곳 감염, 상처 감염, 가스 괴저병
1차 감염	최초의 감염	어떠한 감염도 가능함
2차 감염	다른 미생물에 의한 두 번째 감염이며 1차 감염에 합병증을 일으킨다. 종종 숙주 면역 방어의 약화에 기인한다.	인플루엔자의 폐렴 합병증, 감기의 세균성 중이염(otitis media) 합병증
급성 감염	신속하고 중증의 감염이지만 효과가 단기이다.	인플루엔자
만성 감염	장기간에 걸쳐 진행되고 지속된다.	HIV

이 축적되면 세포와 조직의 **괴사(necrosis)**를 가져올 수 있다. 바이러스는 독소나 파괴적 효소를 생산하지 않지만, 증식하고 세포를 용해하여 파괴한다. 바이러스 감염의 많은 세포병변 효과는 대사 장애와 세포 사멸에 의하여 발생한다(5장 참조).

감염의 형식 감염의 형식은 매우 다양하다. **표 11.4**에 감염을 설명하는 데 사용되는 다양한 용어를 나타내었다.

그림 11.5는 미생물이 질병을 유발할 때 따르는 경로를 요약하였다.

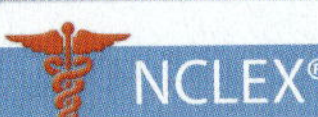

NCLEX® 준비

3. 다음 중 숙주 방어를 약화시키지 않는 요인은 무엇인가?
   a. 매우 어리거나 많은 나이
   b. 근원적인 질병 상태
   c. 수술
   d. 적당한 운동

징후와 증상: 질병의 경고 신호

감염이 질병을 일으키는 병리학적 변화를 일으킬 때, 이는 다양한 징후와 증상을 수반한다. **징후(sign)**는 관찰자에 의하여 주목되는 질병의 객관적인 증거이며, **증상(symptom)**은 환자가 느끼는 질병의 주관적인 증기이다. 예를 들면 뇌 감염의 징후는 척수 액에 세

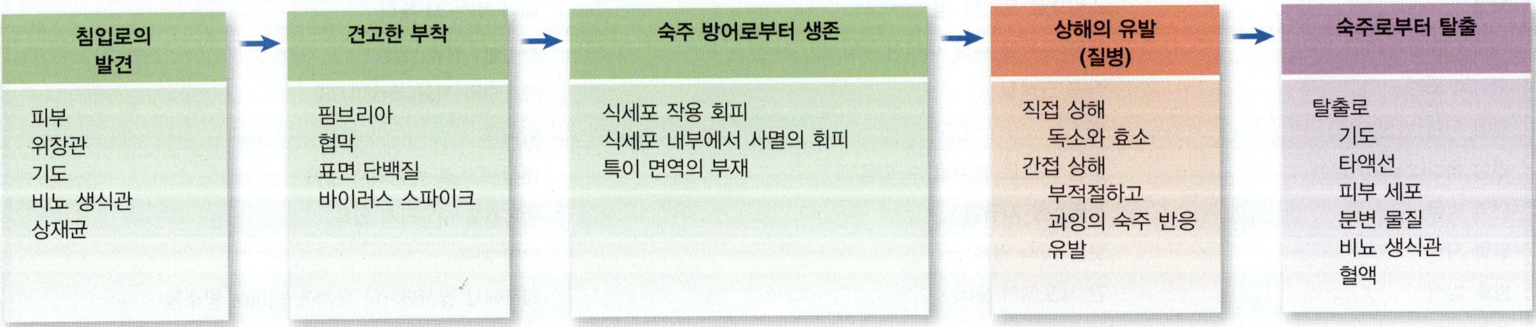

그림 11.5 미생물이 숙주에 질병을 유발하는 데 관련된 단계.

균이 존재하는 것이고, 증상은 두통이다. 질병이 특정한 복합적인 징후와 증상으로 확인되거나 정의되는 것을 **증후군(syndrome)**이라고 한다. 특정한 감염성 질병의 징후와 증상은 16~21장에서 다룬다.

염증의 징후와 증상

질병의 최초 증상은 **염증(inflammation)**이라고 하는 신체 방어 과정의 활성화에서 초래된다. 염증 반응은 조직의 파괴에 비특이적으로 반응하는 세포와 화학물질을 포함한다. 이 주제는 12장에서 자세하게 논의할 것이지만, 감염의 많은 징후와 증상은 이 체계의 동원에 기인한다. 염증의 공통적인 증상은 발열, 고통, 통증, 종기 등을 포함한다. 감염의 징후는 앓고 있는 조직에 액체가 축적되는 **부종(edema)**, **육아종(granuloma)**과 **종기(absces)**, 조직의 염증 세포와 미생물의 벽이 파괴된 집합, 림프절이 붓는 **림프절염(lymphadenitis)** 등이다.

혈액의 감염 징후

순환하는 백혈구 수의 변화는 가능한 감염의 징후로 예측할 수 있다. **백혈구 증가증(leukocytosis)**은 백혈구 수준의 증가이며, **백혈구 감소증(leukopenia)**은 백혈구 수준의 감소이다. 감염의 다른 징후는 미생물의 출현 주위에 선회하거나 혈액 내에 생성물의 존재이다. 혈액 감염의 의학적 용어는 **패혈증(septicemia)**이며, 이는 미생물이 혈액 내에서 증식하여 대량으로 존재하는 일반적인 상태를 가리킨다. 혈액에 소수의 세균이나 바이러스가 존재할 때 **균혈증(bacteremia)** 또는 **바이러스 혈증(viremia)**이라고 하며, 이는 미생물이 혈액 내에 존재하지만 반드시 증식하는 것은 아니다.

감염 동안 정상적인 숙주는 혈청에 항체의 형태로 면역 반응의 징후를 반드시 나타낸다. 이 사실은 AIDS 또는 매독과 같은 감염성 질병의 진단에 이용되는 몇 가지 혈청학적 검사의 기초이다. 그러한 특이적 면역 반응은 신체가 병원체에 대하여 특이적인 면역을 발달하는 시도를 가리킨다. 숙주 방어의 이러한 역할에 대하여 12장과 13장에서 다룬다.

간과되는 감염

미생물이 숙주 조직에서 활동하더라도 감염이 두드러진 증상을 나타내지 않는 것이 어느 정도 흔하다. 다른 말로하면, 감염되었더라도 숙주는 질병을 나타내지 않는다. 이러한 성질의 감염을 환자가 증상을 경험하지 않고 치료가 필요 없기 때문에 **자각증상이 없는(asymptomatic)** 또는 **무증상(subclinical**; 불현성)이라고 한다.

5단계: 숙주의 예방 접종—탈출구

앞에서 기생생물이 숙주를 떠나는 준비가 없고 다른 감수성 있는 숙주로 이동할 수 없으면 **성공적이 아니라는** 아이디어를 소개하였다. 거의 예외 없이, 병원체는 **탈출구(portal of exit)**라는 특별한 수단을 통하여 떠나간다(**그림 11.6**). 대부분의 경우, 병원체는 분비, 배출, 방출, 조직의 탈락 등을 통하여 신체로부터 발산되거나 방출된다. 이러한 물질에 매우 높은 수의 감염원이 존재하면 병원체가 다른 숙주에 도달할 가능성을 높인다. 많은 경우에 탈출구는 침입로와 동일하지만, 일부 병원체는 상이한 경로를 사용한다. 다음 절에서 볼 수 있듯이, 탈출구는 개체군의 감염 전염에 큰 영향을 미치기 때문에 역학자의 관심사이다.

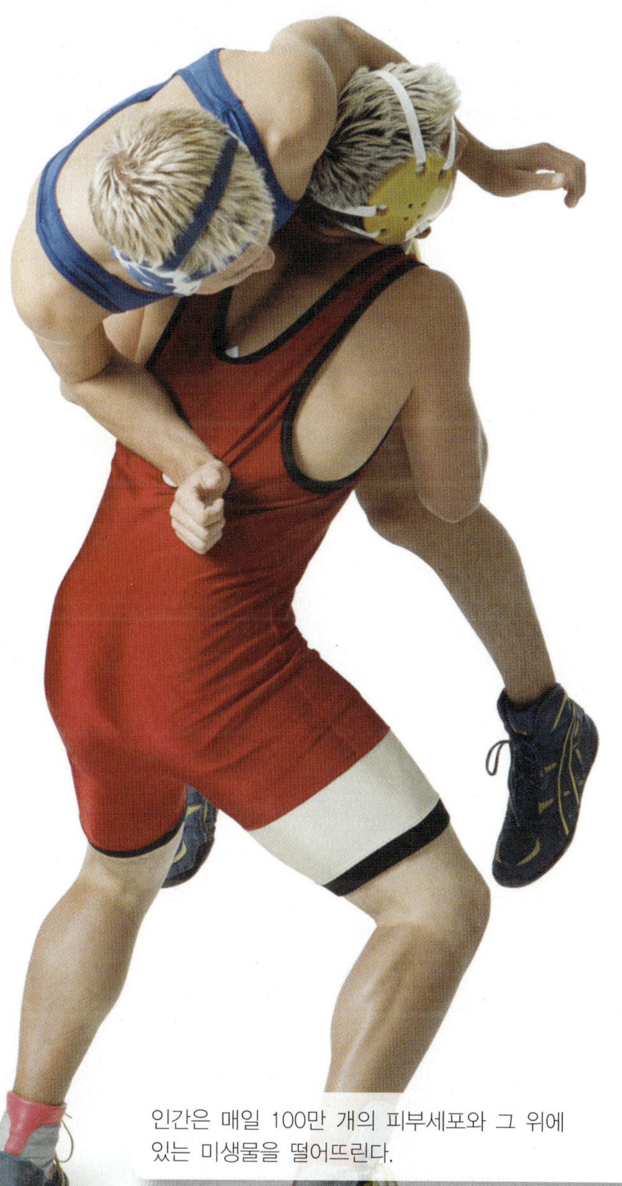

인간은 매일 100만 개의 피부세포와 그 위에 있는 미생물을 떨어뜨린다.

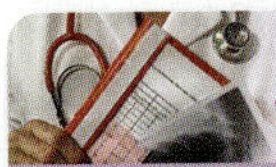

의학적 중요성

징후와 증상의 구분

많은 의료인은 초보일 때 징후와 증상을 구별하기 어렵다는 것을 알게 된다. 징후와 증상에 대하여 생각하는 간단한 방식은 증상은 환자가 경험하는 것이고, 징후는 의료인이 보고, 듣고, 느끼고, 냄새 맡을 수 있는 것이다. 예를 들면, 의사를 방문하는 환자는 오한, 발열, 기침, 인후염 등을 불평한다. 오한, 발열, 기침, 인후염 등이 환자의 증상이다. 환자를 평가하는 간호사는 환자의 목구멍이 빨갛고, 콧물이 흐르고, 폐를 청진기로 청진하였을 때 울혈된 소리가 들리는 것을 관찰할 수 있다. 이러한 것은 환자 질환의 징후이다.

물론 의학에서 단순한 것은 아무것도 없다! 질병의 일부 표시는 징후이면서 증상이 될 수 있다. 발열이 한 가지 예이다. 환자는 오한이나 열 같은 발열의 증상을 보고할 수 있다. 발열은 체온계로 체온을 측정하거나 객관적으로 관찰될 수 있다. 다른 예는 코피인데, 환자는 코에서 피가 나는 것에 대하여 불평할 수 있으며, 이 상태는 다른 사람도 관찰할 수 있다.

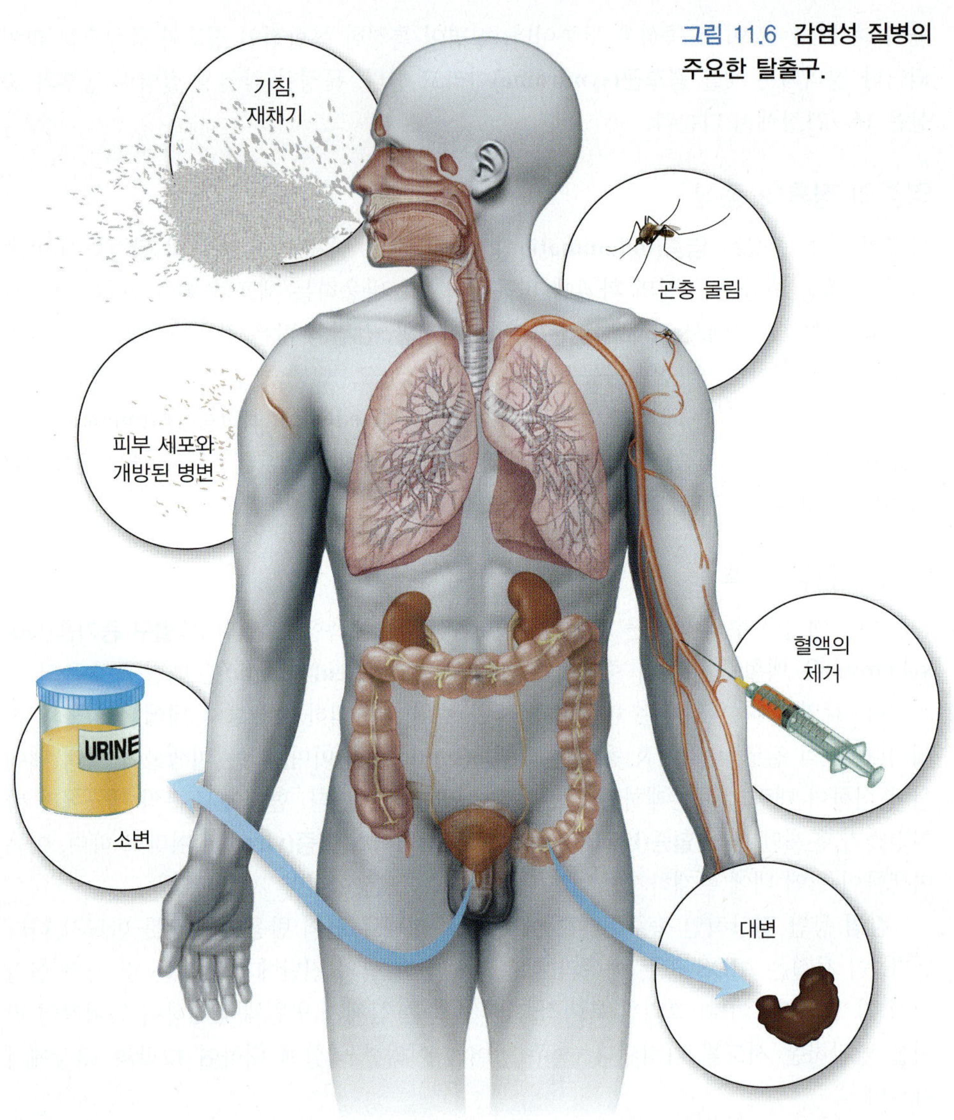

그림 11.6 감염성 질병의 주요한 탈출구.

미생물의 지속성과 병리적 상태

숙주의 외견적인 회복은 항상 미생물이 숙주의 방어에 의하여 완전히 제거되거나 파괴되었다는 것을 의미하지는 않는다. 어떠한 만성 감염성 질병의 초기 증상 이후에, 감염원은 **잠복(latency)**이라고 하는 휴면 상태로 물러날 수 있다. 이 잠복상태 내내 미생물은 주기적으로 활성화되어 질병을 재발할 수 있다. 단순포진(herpes simplex), 대상 포진(herpes zoster), B형 간염, AIDS, 엡스타인-바(Epstein-Barr) 바이러스는 오랜 기간 숙주에서 지속할 수 있다. 매독, 티푸스 열, 결핵, 말라리아도 잠복기로 진입할 수 있다. 지속성 감염원이 잠복하고 있는 사람은 잠복기 동안에 병원체를 퍼뜨릴 수도 퍼뜨리지 않을 수도 있다. 병원체가 퍼뜨려질 경우 그 사람은 다른 개체군에 감염의 출처로 작용하는 만성적 보균자이다.

일부 질병은 조직이나 기관에 장기적 또는 영구적 손상의 형태로 **후유증(sequelae)**을 남긴다. 예를 들면 수막염은 난청, 패혈성 인후염은 류마티스성 심장 질환, 라임(Lyme) 병은 관절염, 소아마비(polio)는 마비를 일으킬 수 있다.

감염과 질병의 뚜렷한 4단계는 잠복기, 전구 증상(prodrome), 침입기, 회복기이다.

여러분의 신체에 무슨 일이 발생하는가

잠복기(incubation period)는 감염원과 침입로에서 초기 접촉부터 최초의 증상이 나타날 때까지이다. 잠복기에 감염원은 침입로에서 증식하지만 증상을 이끌어 낼만큼 충분한 상해를 유발하지는 않았다. 잠복기는 각각의 미생물에 대하여 비교적 잘 정의되어 있지만, 숙주의 내성, 독력 정도, 표적 기관과 침입로 사이의 거리(거리가 멀수록 잠복기가 길다)에 따라 변화한다. 전반적으로 잠복기는 폐 페스트의 수 시간에서 한센병의 수 년까지 변화할 수 있다. 그러나 대부분의 감염은 잠복기가 2~30일 사이를 나타낸다.

대부분 감염의 최초의 감지할 수 있는 증상은 두통과 근육통, 피로, 배탈, 으스스한 느낌과 같은 불편한 어렴풋한 느낌이다. 이 짧은 기간(1~2일)을 **전구 증상기(prodromal stage)**라고 한다. 일부 질병은 매우 특이적인 전구 증상을 나타낸다. 다음에 감염원은 **침입기(period of invasion)**에 진입하며, 높은 수준으로 증식하고, 가장 큰 독력을 나타내며, 표적 조직에 잘 정착하게 된다. 침입기는 발열과 함께, 기침, 발진, 설사, 근육 통제의 상실, 종기, 황달, 삼출물의 배출, 심한 통증 등 특정한 감염에 따라 현저하고 더 특이적인 징후와 증상이 뚜렷이 나타난다. 침입기의 길이는 매우 가변적이다.

환자가 감염에 반응하기 시작하면서, 증상은 때로는 극적으로 때로는 서서히 감소한다. 뒤따르는 **회복기(convalescent period)**에 면역 반응의 치유 성질에 의하여 환자의 체력과 건강이 서서히 복귀한다. 회복기에 많은 환자가 신체 내에 아직 병원체가 있음에도 불구하고 항생제 복용을 중단한다. 치료의 이 시기에 아직 살아 있는 병원체는 개체군 내에서 항생제에 가장 내성이 강한 것들이라는 것을 생각해보라. 약 복용을 중지하면 다시 증식하는 세균은 내성이 높은 것들이다.

이 4단계에서 미생물의 전염성은 미생물에 따라 상이하다. 소수의 감염원은 잠복기에 대부분 방출된다(예, 홍역). 많은 감염원은 주로 침입기에 방출되며(*Shigella*), 나머지는 모든 단계에서 전파될 수 있다(B형 간염).

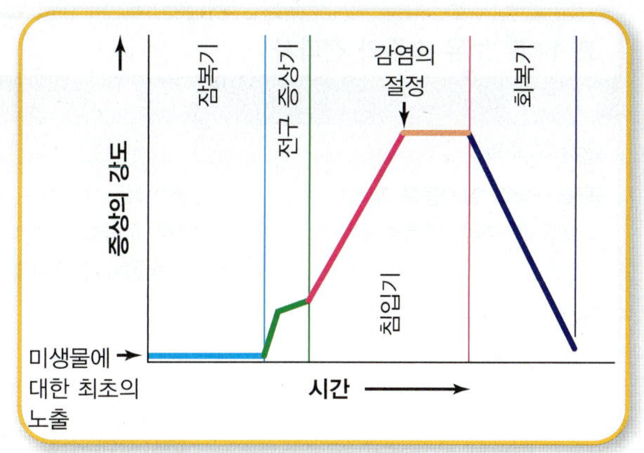

그림 11.7 감염과 질병 과정의 단계. 각 단계는 감염에 따라 상이한 존속 기간을 가진다.

보유 숙주: 병원체가 존속되는 장소

감염원이 계속 존재하고 전파되기 위해서는 거주할 영구적인 장소를 가져야만 한다. **보유 숙주(reservoir)**는 자연계에서 병원체가 유래하는 주요한 서식처이다. 토양, 물, 식물도 보유 숙주가 될 수 있지만 종종 인간이나 동물 보균자이다. 보유 숙주는 감염이 실제로 획득되는 개체나 물체인 감염 **전파원**(transmitter)과 구별될 수 있다. 매독과 같은 질병에서 보유 숙주와 전파원은 동일하다(인체). A형 간염의 경우는 보유 숙주(인간 보균자)는 보통 전파 방식(오염된 음식)과 상이하다. **표 11.5**에 보유 숙주와 전파원이 어떤 관계가 있는지를 나타내었다.

살아 있는 보유 숙주

살아 있는 보유 숙주의 목록을 표 11.5에 나타내었지만, 여러분은 인간에게 영향을 미치는 매우 많은 수의 감염은 보유 숙주를 다른 인간에 가지고 있다고 (옳게) 추측할 수 있을 것이다. 명백한 증상 감염을 보이는 사람이나 동물은 감염의 명백한 근원이지만, **보균자(carrier)**는 정의에 의하여 눈에 띄지 않게 병원체를 보호하고 예고 없이 전파하는 개인이다. 보균자 상태의 지속 기간은 짧기도 하고 길기도 하지만, 기억해야 할 중요한 것은 보균자는 미생물에 의하여 질병을 경험하거나 하지 않을 수도 있다는 것이다.

몇 가지 상황이 보균자 상태를 가져올 수 있다. **표 11.6**에 다양한 보균자 상태를 설명하고 각각의 예를 들었다.

NCLEX® 준비

4. 다음 중 어느 특징이 내독소와 연관되는가? 맞는 답을 모두 선택하시오.
   a. 최소 농도에서 독력을 가짐
   b. 그램음성 세균
   c. 발열의 존재
   d. 변성
   e. 발산에 의하여 세포에서 방출됨

표 11.5 보유 숙주와 전파자

보유 숙주	전파 사례
생물 보유체	
동물(사람과 절지동물 제외) 포유류, 조류, 파충류 등	병원체를 보유하는 동물은 인간에게 직접 전파할 수 있다(사람에게 공수병을 전파하는 박쥐); 매개체는 병원체를 동물에서 사람으로 전파할 수 있다(쥐에서 사람으로 흑사병을 전달하는 벼룩); 물과 같은 매개물은 렙토스피라증의 경우처럼 동물에서 기원하는 병원체를 전파할 수 있다.
인간 활동성 질병	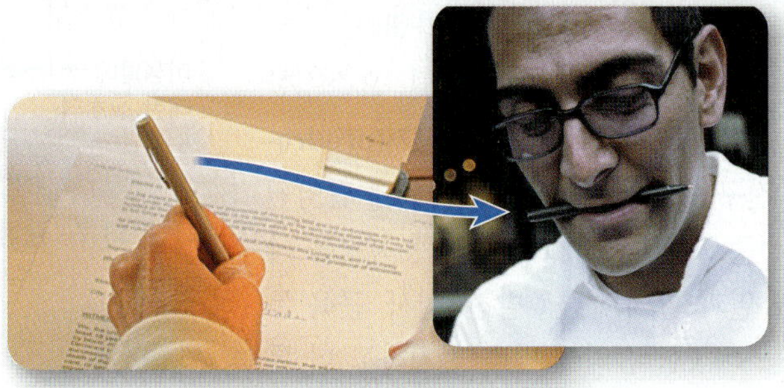 감기에 걸린 사람은 펜을 오염시키고, 건강한 사람이 집는다. 이는 간접 전파이다. 대신에 아픈 사람은 건강한 사람에게 재채기를 통하여 병원체를 직접 전파할 수 있다.
보균자	간염에서 완전히 회복되었지만 아직 분변에 A형 간염 바이러스를 발산하는 사람이 적절치 않은 손 씻기를 할 수 있다. 그는 음식을 오염시키고, 건강한 사람이 섭취한다(간접 전파). 보균자는 직접적인 방법으로 전파할 수도 있는데, 감염 사실을 알지 못하는 사람이 HIV의 배양 보균자일 경우 성적 접촉을 통하여 바이러스를 전파하는 것이다.
절지동물 생물학적 매개체	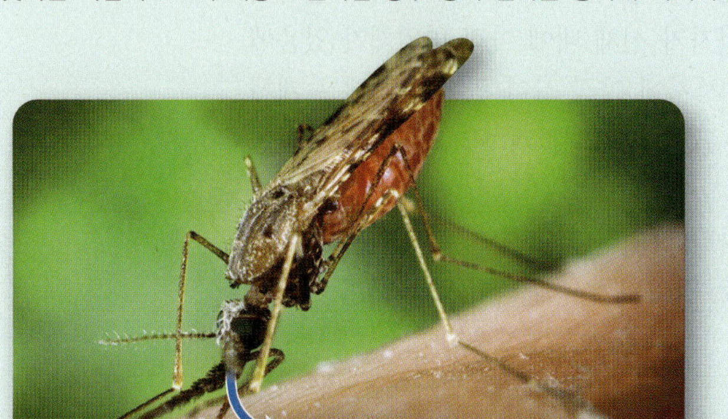 절지동물이 병원체의 숙주(그리고 보유 숙주)일 때, 이는 또한 전파 양식이기도 하다.
무생물 보유체	
토양 **물** **공기** **인위적 환경**	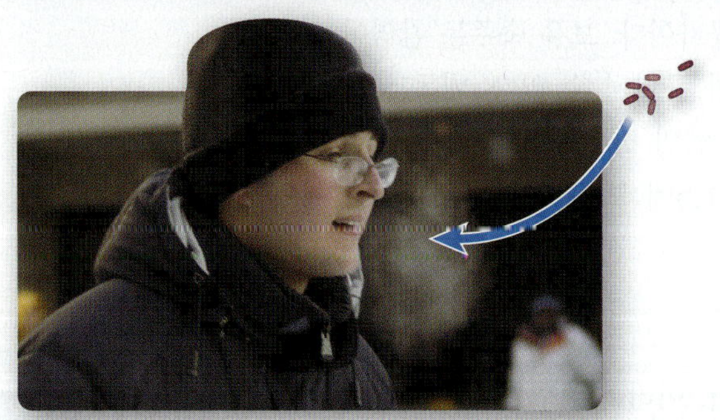 결핵균과 같은 일부 병원체는 무생물 보유체에서 오랜 기간 생존할 수 있다. 이들은 오염된 토양, 물, 공기와 접촉할 때 직접적으로 인간에게 전파될 수 있다.

보유 숙주와 공급원으로서의 동물 동물은 감염의 보유 숙주로서 특별히 고려할 가치가 있다. 동물 보유 숙주 매개체의 대부분은 벼룩, 모기, 파리, 진드기 같은 절지동물이다. 포유류(공수병), 조류(앵무새병), 도마뱀(살모넬라증) 같은 대형동물도 감염을 전파할 수 있다.

표 11.6 보균자 상태

보균자 상태	설명	예
자각증상이 없는 보균자	감염되었지만 질병의 증상이 전혀 나타나지 않음	임질, 병변이 없는 성기 포진, 사람 유두종 바이러스
배양 보균자	배양기 동안에 감염원을 전파한다.	감염성 단핵구 증가증
회복기 보균자	증상이 없는 회복기 환자; 그들은 계속해서 생존 가능한 미생물을 발산하며 다른 사람에게 감염을 전달한다.	A형 간염
만성 보균자	감염원의 잠복으로 인하여 회복된 후 오랜 기간 동안 감염원을 보유하고 있는 개인	결핵, 티푸스 열
수동 보균자	환자의 분비물과 혈액으로 심하게 오염된 지속적으로 환자 물질을 취급해야만 하고 기계적으로 실수로 병원균을 다른 환자에게 전파할 수 있는 위험성을 가진 병원 또는 치과 직원	다양한 의료 관련(원내) 감염

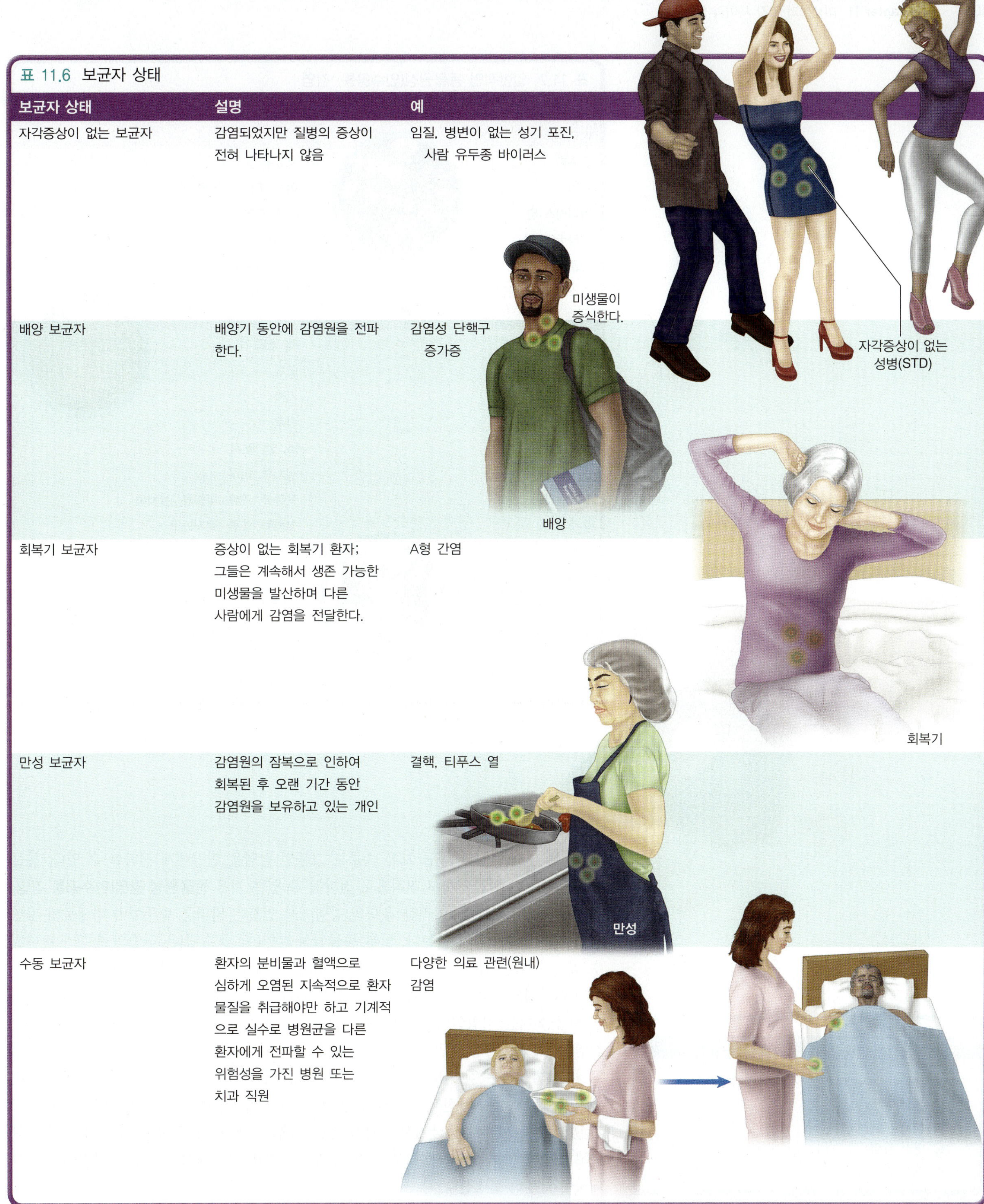

표 11.7 일반적인 동물원성(인수공통) 감염

질병	1차 동물 보유 숙주
바이러스	
공수병	포유류
황열	야생 조류, 포유류, 모기
바이러스 열	야생 포유류
한타바이러스	설치류
인플루엔자	닭, 조류, 돼지
웨스트 나일 바이러스	야생 조류, 모기
세균	
로키산 홍반열	개, 진드기
앵무새병	조류
렙토스피라증	가축
탄저병	가축
브루셀라병	소, 양, 돼지
흑사병	설치류, 벼룩
살모넬라증	포유류, 조류, 파충류, 설치류
야토병	설치류, 조류, 절지동물
기타	
백선	가축
톡소플라즈마증	고양이, 설치류, 조류
트리파노소마증(수면병)	가축 및 야생 포유류
선모충증	돼지, 곰
촌충	소, 돼지, 어류

많은 매개 동물과 동물 보유 숙주도 그들의 감염을 인간에게 전파할 수 있다. 동물에 고유하지만 인간에게 자연적으로 전파될 수 있는 것을 **동물원성 감염(인수공통 감염; zoonosis)**이라고 한다. 이러한 유형의 감염에서 인간은 막다른 숙주이며 미생물의 자연적인 지속에 기여하지 않는다. 일부 동물원성 감염(예, 공수병)은 다중의 숙주가 관련될 수 있으며, 다른 감염은 야생에서 매우 복잡한 주기를 가질 수 있다(18장의 페스트). 동물원성 감염의 전파는 인간과 동물의 밀접한 관련에서 촉진되며, 동물과 관련되거나 야외 활동을 하는 직업인이 큰 위험에 처한다. 전 세계적으로 최소한 150종류의 동물원성 감염이 있으며, 가장 일반적인 것들을 **표 11.7**에 나타내었다. 동물원성 감염은 세계적으로 새로 발생하는 질병의 70%에 해당한다. 동물원성 감염은 동물 보유 숙주를 완전히 제거하지 않고서는 완전히 제거될 수 없다. 모기와 특정한 설치류를 제거하기 위한 시도가 있었으며, 2004년 중국에서는 급성 중증 호흡기 질환인 SARS의 근원으로 생각된 사향고양이 수만 마리를 도살하였다. 22장에서 인간의 감염에서 동물원성 감염의 역할에 대하여 자세히 설명한다.

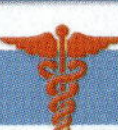
NCLEX® 준비

5. 국부에서 다른 조직으로 전파되는 감염은?
   a. 혼합 감염
   b. 1차 감염
   c. 병소 감염
   d. 만성 감염

무생물 저장소

명백하게 미생물은 생물권의 거의 모든 서식지에 적응되었다. 미생물은 토양과 물 그리고 종종 공기 중에서도 생존한다. 미생물은 인공 환경인 집의 표면, 사무실 건물, 그리고 모든 종류의 구조에 집락을 형성한다. 이러한 미생물의 대부분은 부생균이며 인간에게 해를 끼치지 않고 이롭지만, 일부는 기회성이며 소수는 항상 병원체이다. 인간 숙주는 이러한 환경 공급원과 일상적으로 접촉하기 때문에 자연 서식지에서 병원체를 획득하는 것은 진단과 역학적으로 중요하다.

비행기는 질병을 전파하는 역할을 하지만 여러분이 생각하는 방식은 아니다. 연구에 의하면 공기 전염병은 비행기 객실에서 더 쉽게 전파되지 않는다. 그러나 비행기는 환자를 한 대륙에서 다른 대륙으로 빠르게 운반하여 전염병을 전 세계에 널리 퍼뜨린다.

감염원의 획득과 전파

감염성 질병은 어떻게 획득되느냐에 따라서 분류될 수 있다. 감염된 숙주가 감염원을 다른 숙주에 전파하여 그 숙주에 감염을 정착할 수 있다면 **전염성(communicable)**이다(이 용어가 표준이지만 질병이 전염성이 아니라 미생물이 전염성이라는 것을 인식하여야 한다. 또한 감염이라는 단어가 전염과 교체되어 사용되기도 하지만, 이는 정확한 용법이 아니다). 감염원의 전파는 직접적 또는 간접적이며, 질병 전파의 용이성은 감염원에 따라 크게 변한다. 감염원의 전염성이 높을 때, 특히 직접 접촉 시 이를 **접촉 전염성(contagious)** 질병이라고 한다. 인플루엔자, 홍역은 숙주에서 숙주로 빠르게 이동하며 따라서 접촉 전염성이며, 반면에 한센병(나병)은 약한 전염성이다. 전염병은 인구를 통하여 전파되기 때문에 다음 절의 주요한 논점이다.

대조적으로 **비전염성(noncommunicable)** 감염 질병은 숙주에서 숙주로의 감염원의 전파로 발생하지 않는다. 감염과 질병은 다른 특별한 상황에서 획득된다. 비전염성 감염은 면역이 약화된 사람이 자신의 미생물군에 의하여 침범되거나(어떤 폐렴의 경우) 토양과 같은 무생물 저장소에 존재하는 미생물과 우발적으로 접촉하였을 때 발생한다. 예는 진균 포자를 흡입하여 획득되는 진균증과 오염된 물질에서 상처를 통하여 침입하는 *Clostridium tetani* 포자에 의한 파상풍이다. 이렇게 감염된 사람은 다른 사람에게 질병의 공급원이 되지 않는다.

전염성 질병의 전파 방식

질병 전파의 경로와 방식은 많고 다양하다. 질병의 전파는 생물 또는 무생물 물체와 직접 또는 간접 접촉에 의해서 전파되며 수평적 또는 수직적이다. **수평적**(horizonfal)이라는 용어는 질병이 하나의 감염된 개체에서 다른 개체로 개체군 내에서 전파되는 것이고, **수직적**(vertical)은 난자, 정자, 태반, 젖을 통하여 부모에서 자손으로 전파되는 것을 의미한다. 미생물 사이에서 전파 방식이 매우 복잡하기 때문에 일반화하기 매우 어렵다. 그러나 쉽게 조직화하여 **표 11.8**과 같이 직접 접촉에 의한 형태와 어떤 운반체가 관련된 간접적인 경로의 2가지 주요한 집단으로 구분한다.

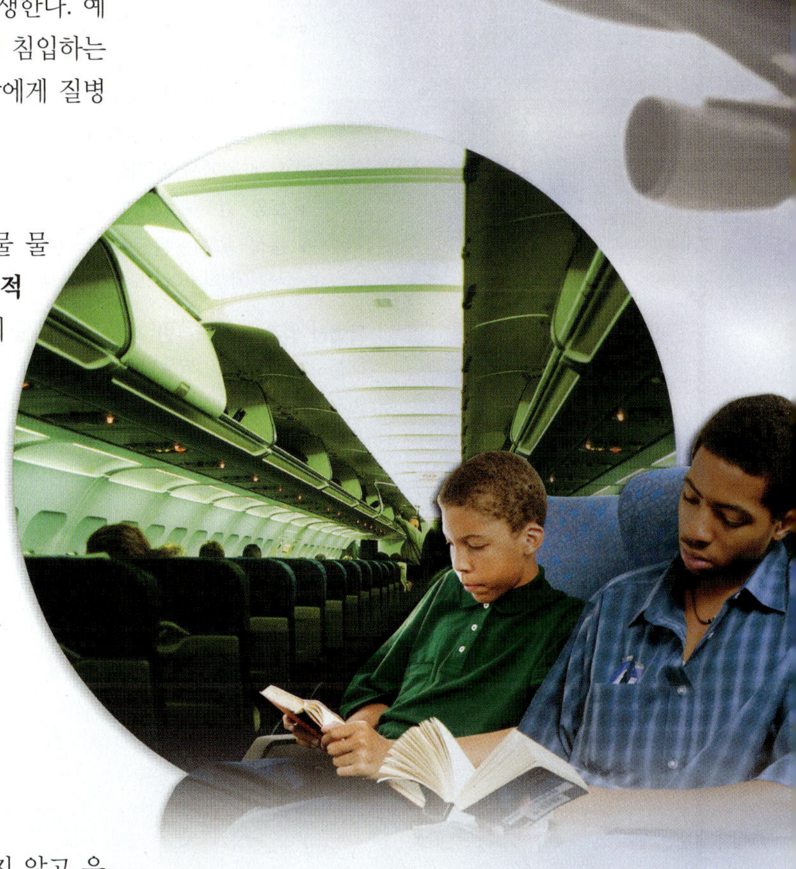

절지동물은 다른 보유 숙주와 마찬가지로 감염의 전파자로 작용할 수 있다. 생물학적 매개체는 물거나, 에어로졸 형성, 접촉에 의하여 감염원을 인간에게 전달한다. 무는 매개체의 경우 동물은 다음을 한다.

1. 감염된 타액을 혈액으로 주입한다(모기).
2. 문 상처 주변에 배변을 한다(벼룩).
3. 혈액을 상처에 토한다(체체파리).

기계적 매개체는 감염원의 생활 주기에 필요하지 않으며 단순히 감염되지 않고 운

표 11.8 전염성 질병의 전파 방식

전파 양식	정의
수직	**전파는 난자, 정자, 태반, 모유를 통하여 부모에서 자손으로 전파된다.**
수평	**질병은 감염된 개인에서 개체군을 통하여 전파된다.**
직접(접촉) 전파	감염된 사람과 새로 감염되는 사람 사이에 물리적인 접촉이 포함된다. 유형: • 만지기, 키스, 성교 • 비말이 재채기나 기침할 때 사람에게 직접 분무되는 비말 접촉 • 깊은 조직으로 의도적 또는 비의도적 주입에 의한 **비경구적(parenteral)** 전파(바늘, 칼, 나뭇가지, 깨진 유리 등)

간접 전파	감염원은 반드시 감염된 숙주에서 중간 운반체를 거쳐 다른 숙주로 전달된다.
	
	감염된 개인은 활동을 통하여 물체, 음식, 공기를 감염시킨다.
	
	유형:
	• **매개물**-병원체를 보유하고 전파하는 무생물 물체(문손잡이, 전화 수화기, 수도 꼭지)
	• **운반체**-감염원을 전파할 수 있는 자연적인 무생물 물질
	  • **공기**-증발되어 공기 중에 머무를 수 있고 새로운 숙주와 만날 수 있는 작은 입자. 에어로졸은 살아 있는 병원체를 포함하는 대기 중 미세한 먼지 또는 습기 입자의 현탁물이다.
	  • **물**-일부 병원체는 물에서 오랜 기간 생존할 수 있으며 물에 침전된 지 오랜 뒤에서 인간을 감염시킬 수 있다.
	  • **토양**-건조에 내성이 있는 미생물은 토양에서 서식하고 전파될 수 있다.
	  • **음식**-육류는 동물이 감염된 병원체를 포함할 수 있다. 음식은 취급하는 사람에 의하여서도 오염될 수 있다.
	
	특별한 범주: 구강-분변 경로(oral-fecal route)-운반체나 매개물의 이용. 적절하지 못한 개인위생의 분변 보유자는 취급 시 음식을 오염시킬 수 있으며, 인지하지 못한 사이에 섭취한다. 다른 방식으로는 분변 물질로 오염된 표면을 만진 사람이 입을 만지면 분변 미생물을 섭취하게 된다.

매개체 전파	유형: • **기계적 매개체**-곤충은 신체 부분 위에 미생물을 숙주로 운반한다. • **생물학적 매개체**-곤충이 미생물을 숙주에게 주입한다. 미생물 생활 주기의 일부가 곤충 내에서 완결된다.

접촉: 키스와 성교 (엡스타인-바 바이러스, 임질)

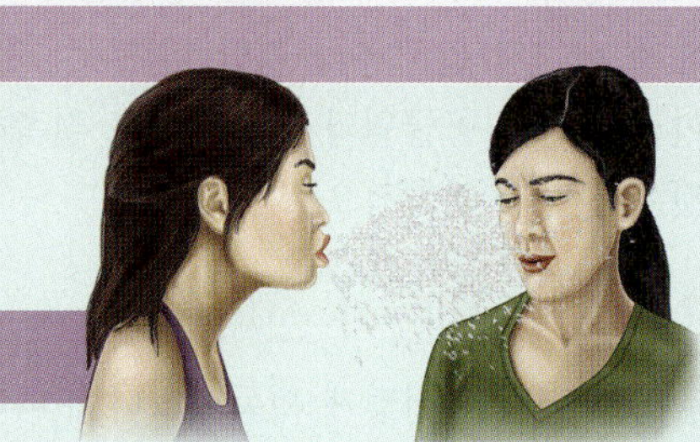

비말 (감기, 수두)

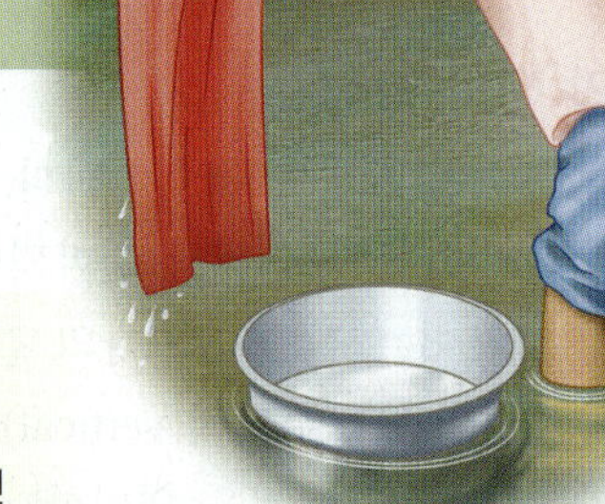

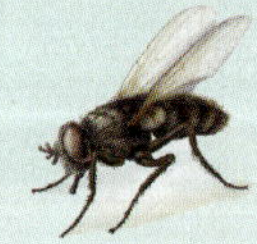

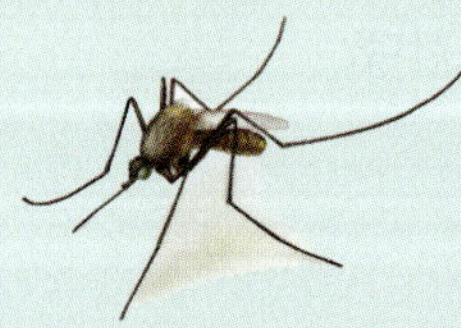

반만 한다. 이러한 동물의 신체 외부는 병원체 공급원과 물리적으로 접촉할 때 오염된다. 감염원은 그 후 음식과 같은 매개물을 통하여 간접적으로, 또는 종종 일부 눈 감염과 같이 직접 접촉을 통하여 인간에게 전달된다. 집파리는 악명 높은 기계적 매개체이다. 집파리는 부패하는 쓰레기나 분변을 먹으며, 이때 발과 구기(입 부분)가 쉽게 오염된다.

의료 관련 감염

병원이나 의료 관련 시설에서 획득되거나 발생한 감염성 질병을 **의료 관련 감염(health-care-associated infection)** 또는 **원내 감염(nosocomial infection)**이라고 한다. 이 개념은 병원이 질병을 치료한 곳이지 질병을 획득하는 곳이 아니기 때문에, 처음에는 앞뒤가 안 맞는 것 같이 느껴진다. 그러나 외과 수술 환자의 절개부나 화상 환자가 임상 현장에서 폐렴을 일으키는 것은 보기 드문 일이 아니다. 의료 관련 감염은 임상 현장에 따라 0.1%에서 20%까지 변화하지만, 평균 5% 정도이다. 입원 환자 수의 관점에서 보면 년간 2백만에서 4백만 사례가 되며, 거의 9만 명이 사망한다. 의료 관련 감염은 고통뿐 아니라 시간과 경비를 초래한다. 추산에 의하면 연간 8백만 일의 추가적인 입원일에 해당하며 50억~100억 달러(5조~10조 원 정도)의 경비가 증가한다.

병원 또는 장기 요양기관 환경에서 수많은 요인이 의료 관련 감염과 연관되어 있기 때문에 일부 감염은 실질적으로 회피할 수 없다. 결국 병원은 문제가 있는 환자를 유인하고 생성하며 병원체의 수집 장소로 작용한다. 일부 환자는 외과 수술이나 약화된 방어가 상재균이 조직을 침범하도록 하여 감염된다. 다른 환자들은 매개물, 의료 기구, 다른 환자, 의료인, 방문자, 공기, 물에서 직간접적으로 감염을 획득한다.

의료 과정 자체가 감염원이 한 환자에서 다른 환자로 전달되는 가능성을 높인다. 인공호흡 장치나 체온계 같은 재사용 기구를 이용한 치료는 감염원의 가능한 공급원을 구성한다. 카테터, 인공 심장 판막, 이식, 배뇨관, 기관지 절개관은 감염원의 손쉬운 침입로와 서식지를 형성한다. 매우 높은 비율의 입원 환자가 항균제를 처방받기 때문에 약제 내성 미생물은 병원 외부에 비하여 훨씬 높은 비율로 선택된다.

가장 보편적인 의료 관련 감염은 비뇨기관, 호흡기, 외과적 절개부를 포함한다**(그림 11.8)**. 그램음성 장균(*Escherichia coli, Klebsiella, Pseudomonas*)은 의료 관련 감염 환자의 반 이상에서 배양된다. 그램양성 포도상구균과 연쇄상구균, 효모가 나머지 대부분을 차지한다. *Mycobacterium tuberculosis, Salmonella*, B형 간염, 인플루엔자 바이러스 같은 진성 병원체 또한 임상 현장에서 전파될 수 있다.

미국 연방 정부는 의료 관련 전파를 통제하기 위하여 병원에 장려책을 수여하는 단계를 취하고 있다. 2008년 가을 Medicare와 Medicaid 프로그램은 의료 관련 카테터 관련 비뇨기관 감염, 혈관 카테터 관련 혈류 감염, 외과 수술부 감염에 대하여 배상하지 않겠다고 발표하였다.

병원은 일반적으로 병원의 전반적인 적절한 시술과 절차를 보완할 뿐 아니라 잠재적인 발생, 무균 처리 불이행의 확인, 무균 처리 기술에 대한 다른 의료 근무자의 훈련을 책임지는 **감염 통제관**(infection control officer)을 고용한다. 이러한 훈련을 가장 필요로 하는 사람은 본연의 임무가 자신을 바늘, 감염성 분비물, 혈액, 환자와 물리적인 접촉을 하는 간호사와 양호사 등이다. 환자의 감염 경로를 차단하는 동일한 절차가 의료인을 보호할 수 있다. 이러한 이유로 대부분의 병원이 임상 현장에서 모든 사람의 분비물이 감염성이고 전파는 어느 방향으로도 일어날 수 있다는 것을 인식하는 보편적인 예방책을 채택하였다.

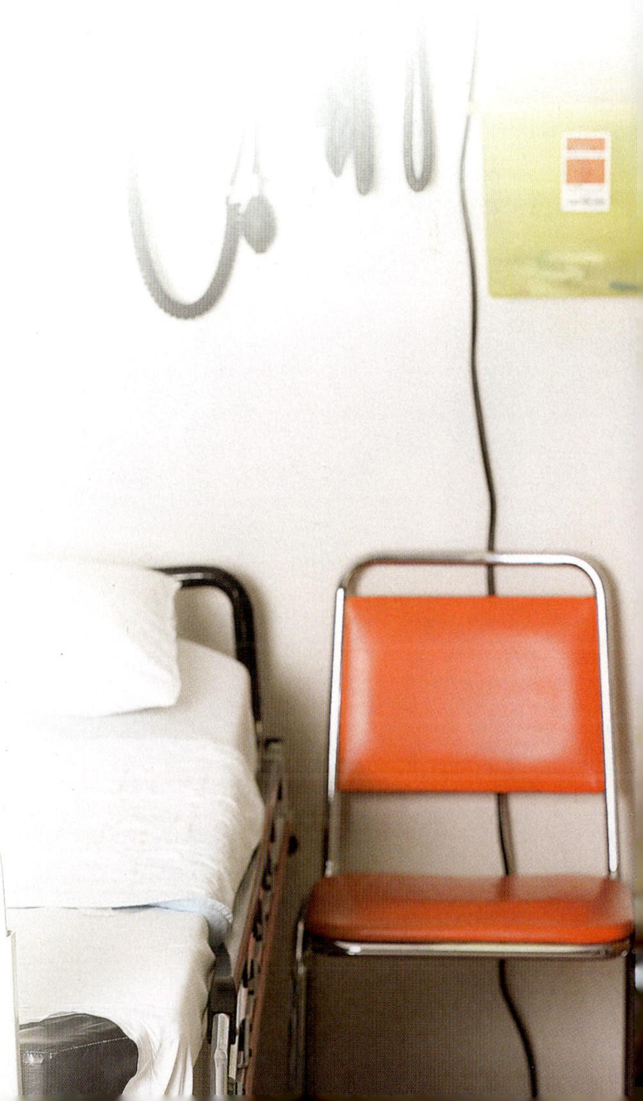

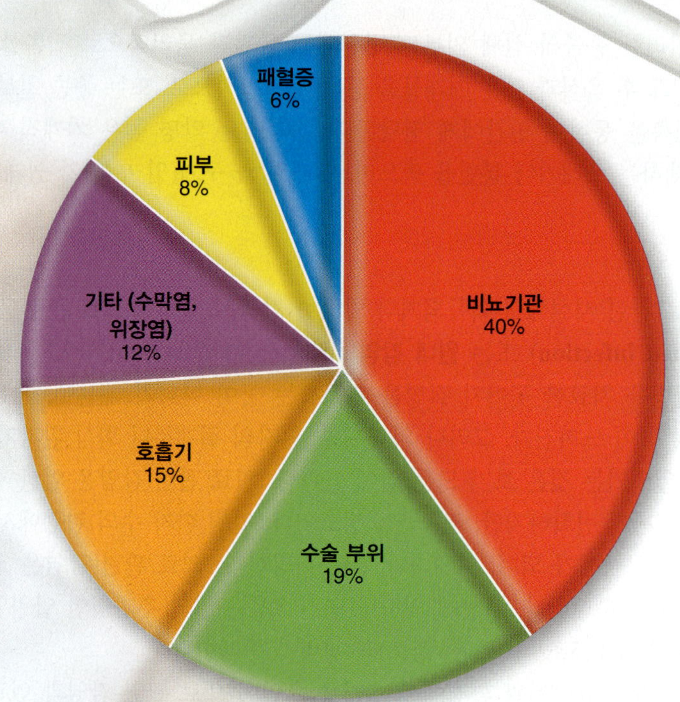

그림 11.8 **가장 보편적인 의료 관련 감염.** 표적 면적에 의한 상대적 빈도.

보편적 혈액과 체액 예방책

병원과 치과병원 현장은 환자와 환자 사이, 환자에서 의료진, 그리고 의료진에서 환자로의 의료 관련 감염의 전파를 방지하기 위한 엄격한 방책을 요구한다. 예방책에도 불구하고, 이러한 감염률은 상당히 높다. 최근의 증거는 의료 관련 감염의 1/3 이상이 일관적이고 엄격한 감염 통제 방법으로 예방될 수 있다는 것을 보여준다.

과거에 통제 지침은 질병 특이적이었으며, 감염이 특정한 규제와 기술로 관리될 수 있다고 명백하게 확인하였다. 이러한 제도와 함께, 직원들은 감염으로 표지된 물질을 그렇지 않은 물질에 비해 훨씬 더 조심스럽게 취급하였다. AIDS 유행은 이러한 정책을 재검토하도록 박차를 가하였다. 진단되지 않은 HIV 감염 환자의 증가의 잠재로 인하여, 미국 질병통제 및 예방센터(CDC)는 환자와 신체 물질을 취급하는 더 엄격한 지침을 마련하였다. 이러한 지침은 **주의 지침(universal precaution, UP)**이라고 하였으며, 이는 모든 환자가 감염원을 보유할 수 있고 따라서 동일한 주의 정도로 치료되어야 한다는 가정에 기초하였다. CDC는 또한 알려진 사례의 감염에 대해 생체 물질 분리(body substance isolation, BSI) 기술을 사용하도록 포함하였다.

이러한 예방책은 임상 현장에서 환자, 의료인, 일반인 등 모든 개인을 보호하기 위하여 고안되었다. 일반적으로 예방책은 병원체와의 접촉과 오염을 방지하고, 방지가 불가능하면 잠재적으로 감염성인 물질의 오염을 제거하기 위한 의도적인 수단을 취하도록 고안되었다.

모든 보건 현장에서 권장되는 보편적인 예방책은 다음과 같다.

1. 마스크와 장갑을 포함한 장벽 예방책이 환자의 혈액이나 체액과 피부나 점막의 접촉을 방지하기 위하여 취해져야 한다. 장갑은 보이지 않는 구멍이 있을 수 있기 때

문에, 2중으로 장갑을 착용하면 위험을 더 줄일 수 있다. 수술, 정맥 천자, 응급 처치 시 보호를 위하여 가운, 앞치마, 그리고 다른 신체 보호장구를 착용해야 한다. 치과 종사자는 혈액과 타액이 튀는 것으로부터 보호하기 위하여 안경류와 안면 보호장구를 착용하여야 한다.

2. 의료인의 10% 이상이 매년 날카롭고 오염된 기구에 의하여 찔린다. 이러한 사고는 HIV뿐 아니라 B형 간염, C형 간염, 그 외 질병 위험을 수반한다. 접종 감염을 방지하기 위해서는 적절한 기술을 주의 깊게 준수하는 것이 필요하다. 침습성 과정의 모든 일회용 바늘, 외과용 메스, 날카로운 기구는 멸균과 최종 처분을 위하여 뚫리지 않는 용기에 즉시 넣어야 한다. 어떠한 상황에서도 작업자는 주사기를 다시 씌우거나(recap), 주사기에서 바늘을 제거하거나, 사용된 주사기를 다른 사람에 위험을 처할 수 있는 보호하지 않은 상태로 방치하면 안 된다. 재사용 가능한 바늘이나 뾰족한 도구는 취급하기 전에 뚫리지 않는 용기에서 열 멸균하여야 한다.
3. 치과용 핸드피스는 환자 사이에 멸균되어야 하며, 가능하지 않을 경우에는 고단위 소독제(과산화수소, 차아염소산염)로 철저히 살균되어야 한다. 혈액과 타액은 살균하기 전에 모든 오염된 치과 기구와 구강 내 기구에서 제거되어야 한다.
4. 혈액이나 다른 액체로 우발적으로 오염된 손과 피부 표면은 즉시 살균 비누로 세척해야 한다. 손은 고무장갑, 마스크, 또는 다른 장벽 기구를 제거한 이후에 세척한다.
5. 타액은 일부 유형의 감염에 대한 공급원이 될 수 있으므로 모든 구강 대 구강 인공 호흡에서 장벽을 사용해야 한다.
6. 고름이 나오는 피부나 점막 손상을 입은 의료인은 환자나 다른 환자와 접촉할 수 있는 기구를 취급하지 않아야 한다. 임신한 의료인은 태아를 감염시킬 위험이 있으며 특히 이러한 지침에 주의를 기울어야 한다. 직원은 가능하면 항상 예방 접종으로 보호되어야 한다.

사례에 따라 알려진 또는 의심되는 감염에 대한 고립 조치도 실시되어야 한다.

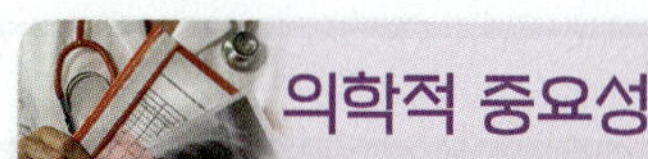

의학적 중요성

직업에 대한 시선: 감염 통제 개업의

감염 통제 개업의(infection control practitioner, ICP)는 많은 병원과 보건 조직에서 필수적인 위치를 차지한다. ICP의 가장 큰 역할은 의료 관련 감염의 전파를 감소하고, 감염성 질병의 전파를 제한하는 것이다. 간호사, 의사, 역학자, 또는 이러한 매우 중요한 역할에 준비하여 전문적인 훈련을 받은 많은 다양한 직업인이 ICP로 지명될 수 있다.

ICP의 책임은 다음과 같다.

- 치료가 충족되었다는 것을 보장하는 양성 배양의 추적
- 전염성 질병에 대한 실질적이고 잠재적인 노출의 추적
- 직원에게 감염 통제 실행과 계획에 대한 훈련과 교육
- 감염 통제 매뉴얼의 갱신
- CDC(미국 질병통제 및 예방센터), 주 보건성, 작업자 보상 위원회, 미국 연방 직업 안전 및 보건국(Occupational Safety and Health Administration, OSHA) 등 정부 기구와 연락

감염 통제 개업의는 유사한 역할을 하는 사람으로부터 훈련을 받거나 공인을 받을 수 있다. 미국에서의 공인을 위해서는 2년 이상의 관련된 임상 경험이 필요하다. 지원자는 선택한 직업에 자격이 있거나 보건 관련 분야의 학사 학위 이상을 보유해야 한다.

어떤 감염원이 원인인가? 병인을 결정하기 위한 Koch의 가설

감염과 질병을 연구하는 본질적인 목표는 새로 인지된 상태에 대한 정확한 **병인원(etiologic agent)**을 결정하는 것이다. 현대 기술 시대에 특정한 감염이 특정한 미생물에 의해 기인한다는 것을 당연하게 생각한다. 1세기 이전에 코흐(Robert Koch)는 질병의 배종설을 증명하기 위해서 과학적인 정밀한 검사를 통과할 수 있는 원인을 결정하는 표준을 개발해야 한다는 것을 실감하였다. 소에서 탄저병의 전파를 관찰한 실험에서 **Koch의 가설(Koch's postulates)**이라고 하는 일련의 증명을 하였으며, 이는 병인학 연구의 주요한 기준이 되었다. **표 11.9**는 Koch의 가설의 원칙을 증명한다.

Koch의 가설은 현대의 병인학에서도 필수적인 역할을 하고 있다. 10여 년마다 새로운 질병이 과학계를 도전하고 이 가설의 적용을 요구하고 있다.

Koch의 가설은 많은 감염성 질병에 대하여 신뢰할 수 있지만, 어떤 상황에서는 완전히 충족될 수 없다. 예를 들어 일부 감염원은 쉽게 분리되지 않고 실험실에서 배양이 되지 않는다. 동물에 접종하여 인간에서 나타나는 것과 유사한 감염을 유발할 수 없다면 병인을 증명하기가 매우 어렵다. 바이러스 질병에 대하여 Koch의 가설을 만족하기가 어려운데 그 이유는 바이러스가 매우 좁은 숙주 범위를 보이기 때문이다. 인간 바이러스는

표 11.9 코흐의 가설

가설 #1	가설 #2
각 질병 사례에 대한 특정한 미생물의 증거를 찾는다.	감염된 주체에서 미생물을 분리하여 실험실에서 순수배양을 한다. 현미경 관찰과 생물학적 특성을 완전히 분석한다.

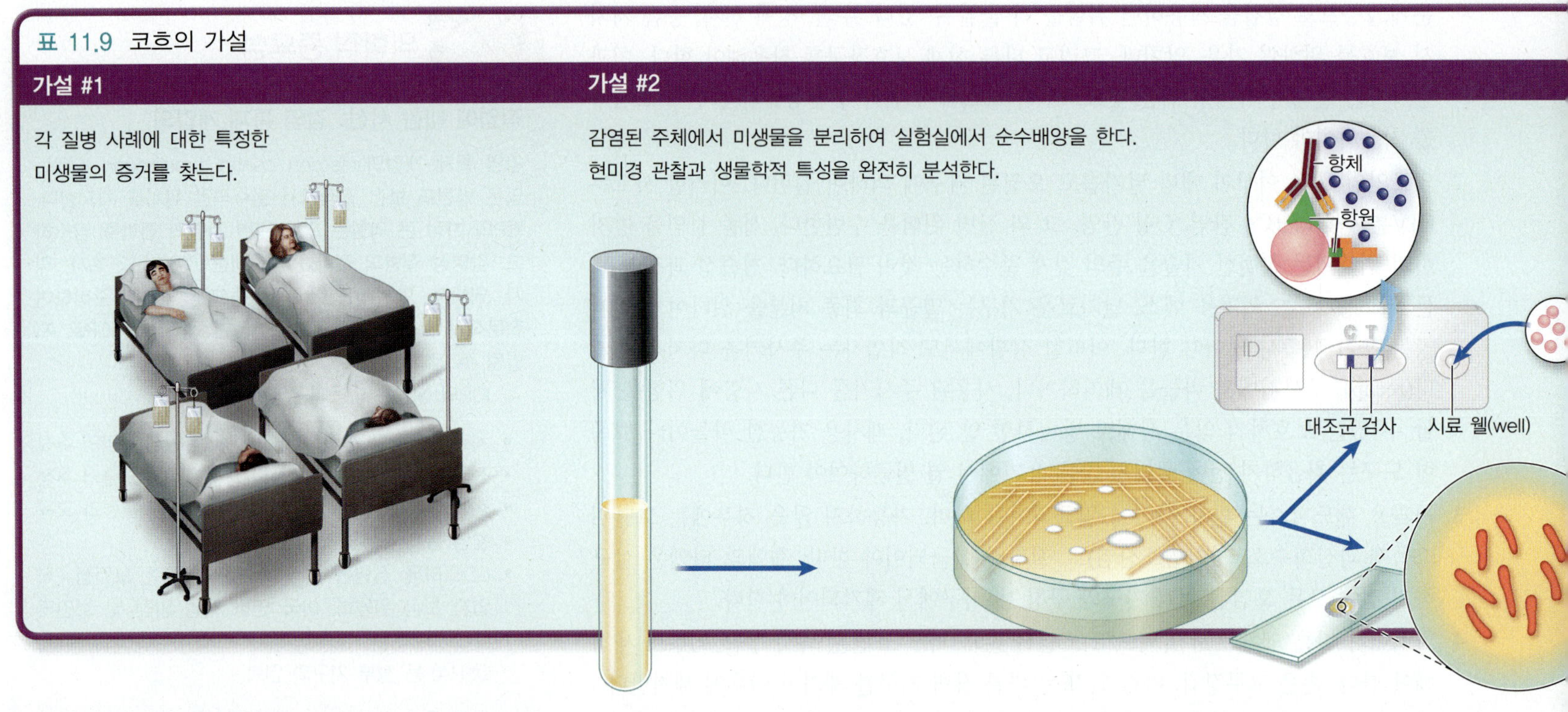

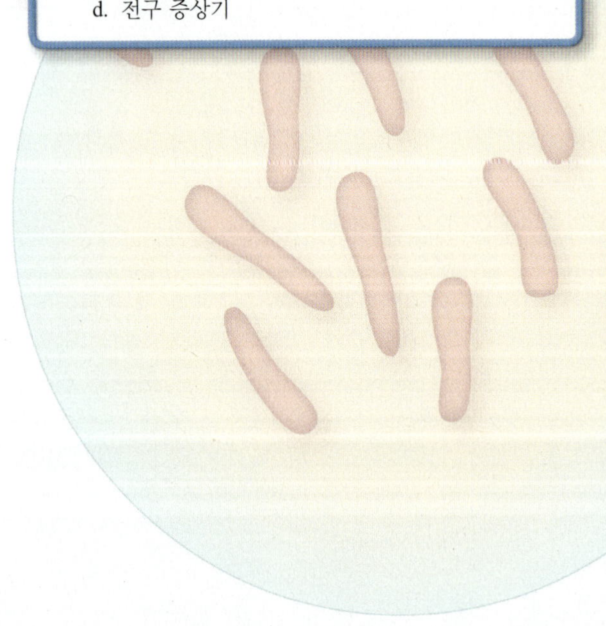

NCLEX® 준비

6. 환자가 며칠 전에 낮은 발열, 관절통, 피로 증상을 호소하였다. 환자는 의료진에 의하여 외래병동에서 발견되었으며, 세균 감염으로 진단되어, 항균제 치료를 처방받았다. 현재 환자는 항균제 치료가 사흘 남았다. 환자의 감염은 어느 단계인가?
   a. 침입기
   b. 회복기
   c. 잠복기
   d. 전구 증상기

인간에게만 또는 어쩌면 영장류에만 질병을 유발할 수 있으며, 유인원에서 질병의 증상은 종종 상이하다. 이를 해결하기 위하여 리버스(T. M. Rivers)는 바이러스 감염에 대한 변경된 가설을 제안하였다. 이 가설은 2003년 SARS의 원인이 코로나바이러스라는 것을 결정적으로 판정하였다.

또한 Koch의 가설을 다미생물 질병의 원인을 판단하는 데 이용하는 것도 거의 불가능하다. 치주염과 연조직 종기와 같은 질병은 다양한 미생물의 혼합에 의하여 유발된다. Koch의 가설 3단계에 대한 각각의 구성원을 분리하고 각각 배양균의 정확한 비율을 재생성하는 것이 이론적으로는 가능하지만 실질적으로 시도되지 않는다.

11.2 학습 결과—진도 평가

4. 미생물의 병원성과 독력을 구분하시오.
5. 기회주의를 정의하고, 일반적인 기회감염 병원체의 예를 드시오.
6. 미생물이 질병을 유발하는 시점까지 소요되는 단계를 열거하시오.
7. 출입의 관문을 몇 가지 열거하시오.
8. 감염 농도(infection dose)를 정의하고, 감염이 정착하는 역할을 설명하시오.
9. 미생물이 조직 손상을 일으키는 3가지 방식을 설명하시오.
10. 내독소와 외독소의 주요한 특징을 비교하고 대조하시오.
11. 독력 인자(virulence factor)의 정의를 제공하시오.
12. 인간 질병의 단계를 도표로 그리시오.
13. 보유숙주의 다양한 유형을 구분하고, 각각의 예를 제공하시오.
14. 감염원의 상이한 전파 방식의 예를 몇 가지 열거하시오.
15. 의료 관련 감염(healthcare-associated infection)를 정의하고, 가장 일반적인 2가지 유형을 열거하시오.
16. Koch의 가설을 열거하고, 인과관계를 정립하는 데 있어서 언제 적절한 지 논의하시오.

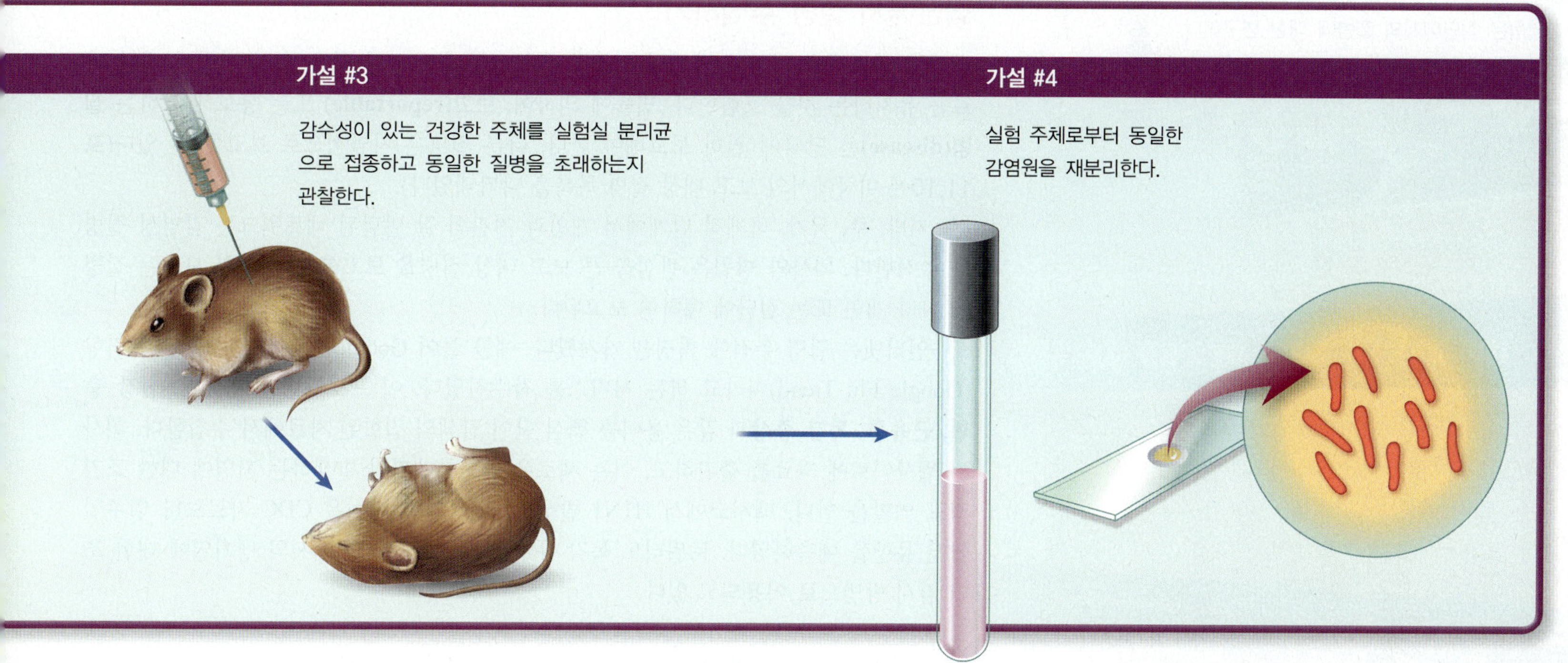

11.3 역학: 집단의 질병에 대한 연구

지금까지 개인에 대한 감염성 질병의 영향에 대하여 주로 논의하였다. 이제 관심을 **역학(전염병학, epidemiology)**이라고 하는 영역의 군집에 대한 질병의 영향으로 전환한다. 정의에 의하여 역학은 정의된 집단에서 질병과 다른 건강 관련된 요인의 빈도에 분포에 대한 연구를 포함한다. 역학은 미생물학뿐 아니라 해부학, 생리학, 면역학, 의학, 심리학, 사회학, 생태학, 통계학이 관련되며, 심장병, 암, 약물 중독, 정신 질환 등 모든 형태의 질병을 고려한다.

개척자인 영국 간호사인 나이팅게일(Florence Nightingale)이 현대 역학의 기초를 형성하는 것을 도왔다. Nightingale은 1850년대 중반 전투 중인 영국군이 매우 높은 비율로 사망하고 있는 터키의 크림 전쟁 지역에 도착하였다. 20%의 병사가 사망한 것으로 추정된다(대조적으로 베트남전에서 미국군의 2.6%가 사망하였다). 배종설이 발견되기 여러 해 전이었지만, Nightingale은 불결이 질병에 기여한다는 것을 이해하였고, 야전병원에서는 전혀 본적이 없는 방법을 실시하였다. 그녀는 각각의 환자에 대하여 별도의 내의와 수건을 사용하고, 바닥을 청결하게 하고, 하수관이 막히지 않을 것을 주장하였다. Nightingale은 무엇이 환자를 사망하게 하는지 세심하게 기록하였으며 외상보다는 질병에 의하여 많은 사람이 사망한다는 것을 증명할 수 있었다. 그녀는 정부 관리에게 이러한 양상이 사실이라는 것을 납득시키기 위하여 통계적 분석을 사용하였다. 이는 질병이 어떻게 전파되는지 이해하고 이를 위하여 통계학의 사용을 시도한, 실로 역학으로의 최초의 진출이었다.

역학의 기술은 운동과 흡연과 같은 행동을 추적하는 데도 사용된다. 역학자는 병원체, 병리학, 공급원, 전파 방식에 대한 단서를 수집하고 지역사회에서 질병 사례의 수와 분포를 추적하는 의학적인 탐정이다. 이러한 연구의 결과는 공중보건 부서에서 예방과 치료 계획과 예측을 위한 기초를 정립하는 것을 도와준다.

역학은 집단에서의 질병에 대한 연구이다.

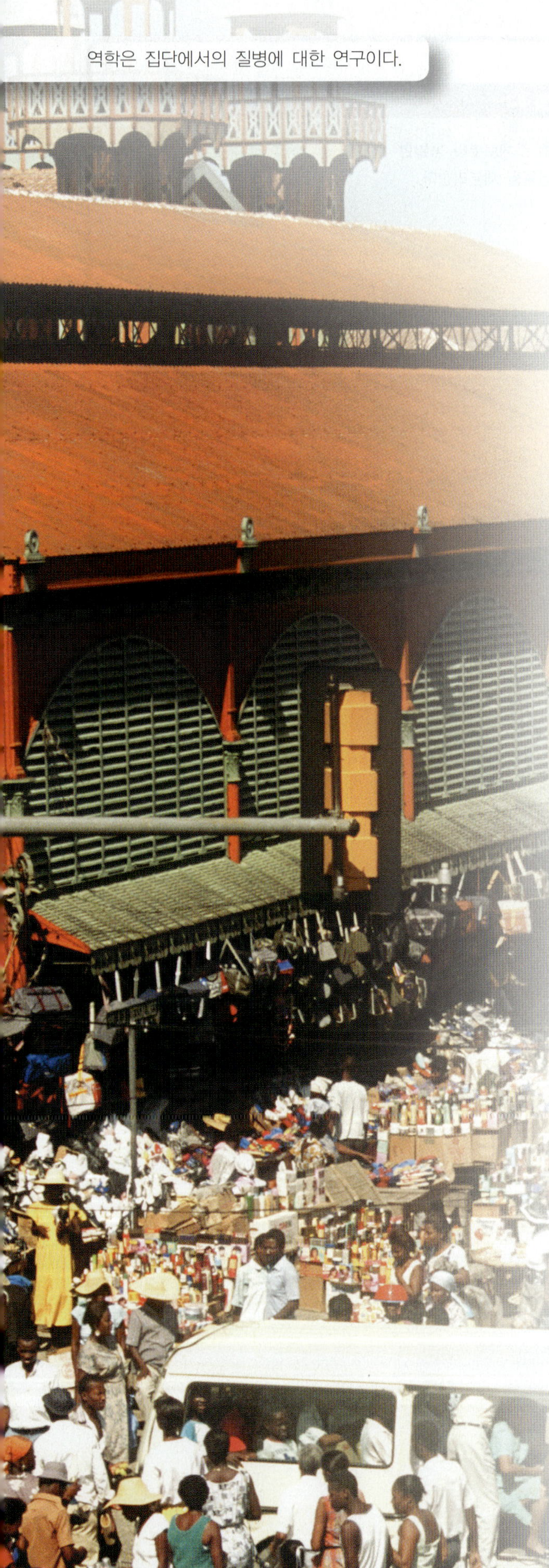

집단에서 질병 추적하기

감시는 의료계에 의하여 발견되고 공중보건 당국에 보고된 많은 수의 질병에 대한 자료를 유지하는 것을 포함한다. 법률에 의하여, **보고(reportable)** 또는 통보해야 하는 **질병(disease)**은 당국에 필히 보고해야 한다. 다른 질병은 자발적으로 보고할 수 있다(**표 11.10**에 미국에서의 보고 대상 질병 목록을 나타내었다).

지방, 주, 국가, 국제적 단계에서 개인과 기관의 잘 발달된 네트워크는 감염성 질병을 추적한다. 의사와 병원은 관심을 끈 보고 대상 질병을 보고한다. 이러한 보고는 질병에 따라 개인 또는 집단에 대하여 보고된다.

인터넷은 질병 추적에 혁명을 가져왔다. 예를 들어 Google은 구글 인플루엔자 경향(Google Flu Trend)이라고 하는 서비스를 착수하였다. 이 프로그램은 **체온계**, **심장 충혈**, **근육통**, **독감 증상**과 같은 용어를 핵심 단어 탐색의 집합된 자료에서 수집한다. 회사는 웹사이트에 자료를 출판하고, 이는 새로운 인플루엔자가 발생하는 지역에 대한 조기 경보 역할을 한다. 멕시코에서 H1N1 발생 자료에 다한 분석은 CDC 자료보다 일주일 앞서 유행을 예측하였다. 트위터도 독감 유행과 심지어는 남미에서의 뎅기열에 대한 조기 감시 방법으로 이용되고 있다.

역학적 통계: 사례의 빈도

질병의 **유병률(prevalence)**은 전체 집단에 대한 존재하는 사례의 전체 수의 비율이다. 이는 종종 스냅사진으로 생각되며 보통 주어진 시간에 특정한 질병을 가지고 있는 집단의 비율로 보고된다. 질병 **발병률(incidence)**은 특정한 시기 동안에 새로운 사례의 수를 측정한다. 이러한 통계는 사례 비율 또는 이환율(morbidity)로도 불리는데 감염 비율과 위험을 나타낸다. 이러한 비율을 나타내는 데 사용되는 방정식은 다음과 같다.

$$\text{유병률} = \frac{\text{집단에서 총 사례 수}}{\text{집단의 전체 인원 수}} \times 100 = \%$$

$$\text{발병률} = \frac{\text{지정된 기간 내에 새로운 사례의 수}}{\text{감수성 개인의 총 수}} \quad \text{(보통 10만 명당 수로 보고됨)}$$

유병률과 발병률의 변화는 계절별, 연도별, 장기적 기반에서 추적되며 경향을 예측하는 데 도움이 된다(**그림 11.9**). 역학자들이 관심을 가지는 통계는 성별, 인종, 지리학적 지역에 관한 질병의 비율이다. 중요한 것이 **사망률(mortality rate)**인데, 이는 특정한 질병으로 인하여 집단에서 사망하는 전체 수를 측정한다. 20세기에 감염성 질병에 걸린 사람의 수(**이환율; morbidity rate**)는 비교적 높게 유지되었지만, 감염성 질병으로 인한 선진국의 전반적인 사망률은 감소하였다.

특정한 지리적 지역에서 질병이 증가하면, 감염이 **점원(point-source)**, **공통원(common-source)**, 또는 **전파된 유행병(propagated epidemic)**인지를 판정하기 위하여 유행곡선(시간에 따른 발병률)을 검토하는 것이 도움이 된다. 점원 유행병은 **그림 11.10a**에 나타내었으며, 이는 단일 공급원에서 감염원이 기원하였으며, 모든 희생자가 그 공급원에 노출되었다. 이의 고전적인 예는 참가자가 직접 싸온 도시락이나 식당에서 오염된 음식에 노출되어 발생하는 식중독이다. 공통원 유행병이나 창궐은 일정한 기간 동안 단일 공급원의 감염에 공통적으로 노출되어 발생하는 것이다(**그림 11.10b**). 일주일에 걸쳐서 많은 사람을 감염시킨 수생 식물이나, 좋은 위생법을 실행하지 않는 A형 간염 보균자인

표 11.10 미국에서의 보고 대상 질병*

- *Anaplasma phagocytophilum*
- 탄저
- 바베스 열 원충증
- 보툴리눔 독소증
- 브루셀라증
- 캘리포니아 혈청군 바이러스 신경계 감염
- 암†
- 연성 하감
- *Chlamydia trachomatis* 감염
- 콜레라
- 콕시오이데스 진균증
- 크립토스포리듐증
- 원포자충
- 뎅기열
- 디프테리아
- 에를리히증
- 뇌염/수막염, 아르보바일스성
  - 뇌염/수막염, 캘리포니아 혈청군 바이러스성
  - 뇌염/수막염, 동부형 마(말)
  - 뇌염/수막염, 포와산
  - 뇌염/수막염, 세인트루이스
  - 뇌염/수막염, 서부형 마(말)
  - 뇌염/수막염, 웨스트 나일
- 식중독 창궐
- 편모충증(기아디아증)
- 일빌
- *Haemophilus influenzae* 침습병
- 한센병(나병)
- 한타바이러스 폐 증후군
- 용혈성 요독 증후군
- 간염, 바이러스성, 급성
- A형 간염, 급성
- B형 간염, 급성
- B형 간염, 주산기 감염
- C형 간염, 급성
- 간염, 바이러스성, 만성
- 만성 B형 간염
- C형 간염 바이러스 감염(과거 또는 현재)
- HIV 감염
- 인플루엔자 연관 소아 사망
- 납 중독†
- 레지오넬라증
- 렙토스피라증
- 리스테리아 감염증
- 라임병
- 말라리아
- 홍역
- 수막구균성 수막염
- 이하선염
- 신종 인플루엔자 A 감염
- 백일해
- 농약 중독†
- 흑사병(페스트)
- 폴리오(소아마비), 마비성
- 소아마비 바이러스 감염
- 포와산 바이러스 병
- 앵무새병
- Q열
- 공수병
  - 공수병, 동물
  - 공수병, 인간
- 풍진
- 풍진, 선천성
- 살모넬라증
- 중증 급성 호흡기 증후군 관련 코로나바이러스(SARS-CoV) 병
- 시가 독소 생성 *Escherichia coli* (STEC)
- 적리
- 규폐증†
- 천연두
- 홍반열 리케차증
- 연쇄상구균 독소 충격 증후군
- *Streptococcus pneumoniae*, 침습병
- 매독
- 매독, 선천성
- 파상풍
- 독소 충격 증후군
- 선모충증(트리키넬라증)
- 결핵
- 야토병
- 장티푸스
- 반코마이신 부분 내성(intermediate) *Staphylococcus aureus* (VISA)
- 반코마이신 내성 *Staphylococcus aureus* (VRSA)
- 수두
- 비브리오병
- 바이러스성 출혈열
- 황열

* CDC 보고 대상; 다른 질병은 주 보건국에 보고할 수 있다.
† 비감염성 질병(암의 경우 자궁경부암처럼 미생물에 의하여 시작될 수 있으나 모든 암을 범주에 포함함)

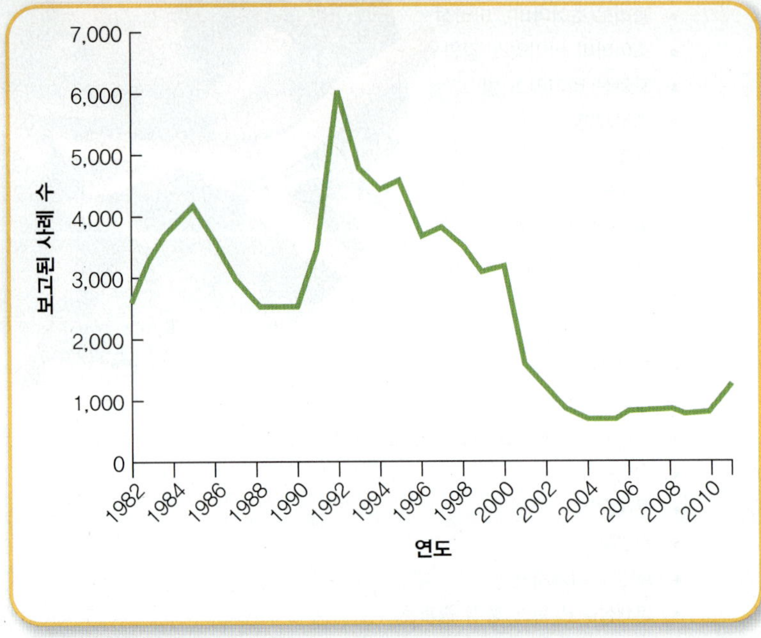

(a)

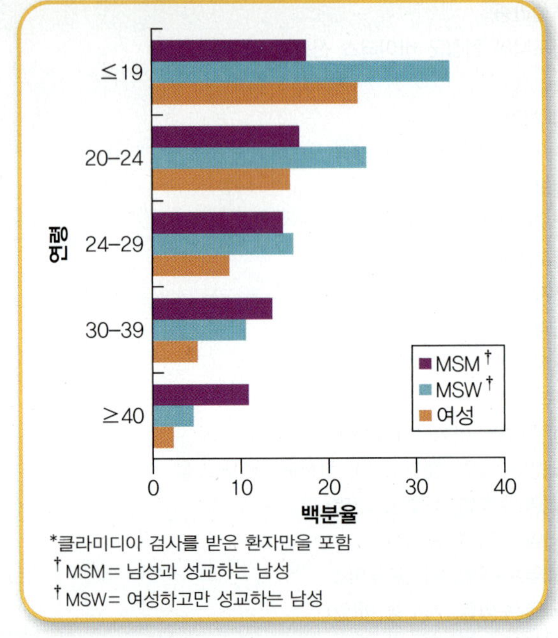

(b)

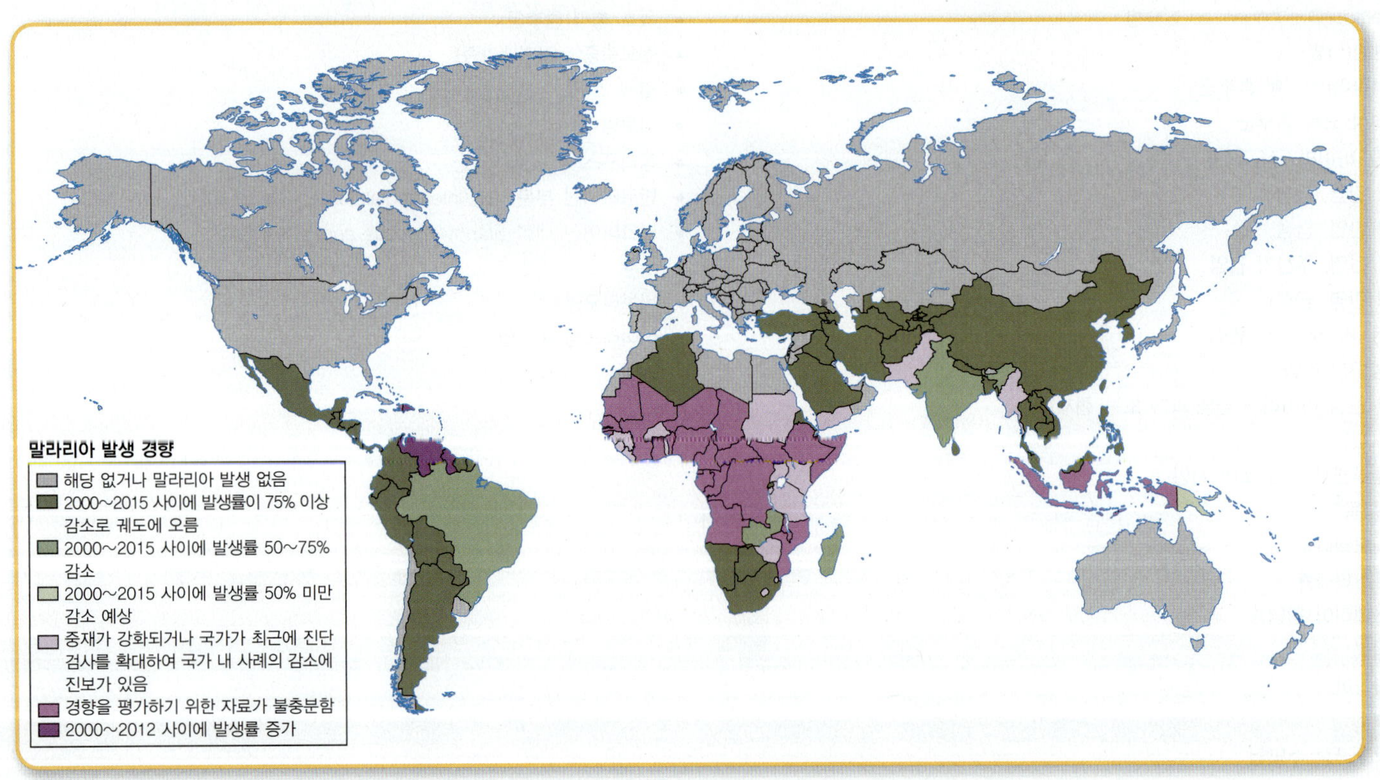

(c)

그림 11.9 역학 자료의 도표. 질병통제 및 예방센터(CDC)는 (a) 시간과 (b) 연령에 따른 분석 자료를 수집한다. (c)에 지리학적 자료와 시간 자료를 모두 나타내었다.

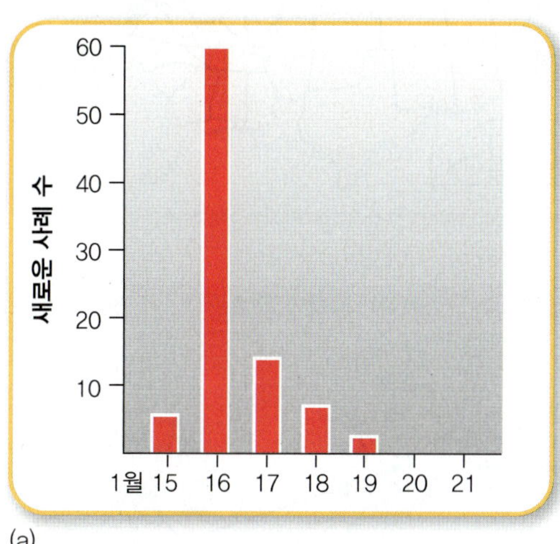

(a)

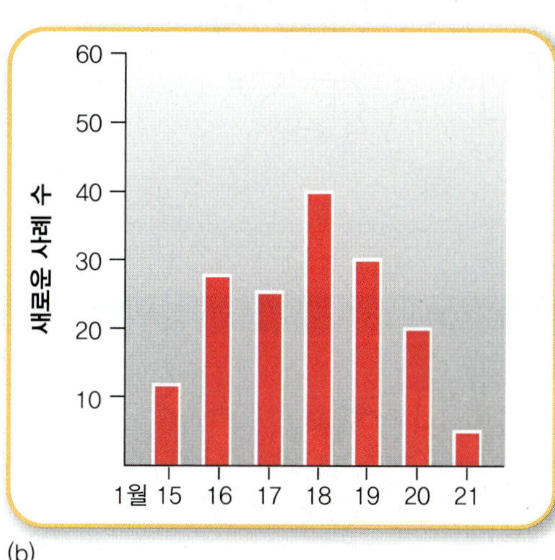

(b)

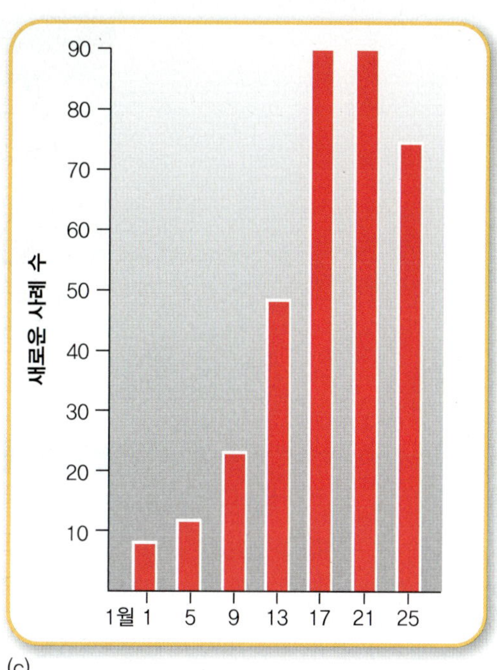

(c)

그림 11.10 **다른 형태의 상이한 발병 또는 유행 곡선.** (a) 점원 유행병, (b) 공통원 유행병, (c) 전파된 유행병.

식당 종업원을 생각해보라. 마지막으로 전파된 유행병은(**그림 11.10c**) 사람 사이에 전염성이 있고 따라서 집단 내에서 유지되고 전파되는 감염원으로부터 초래되는 것이다. 요점은 이러한 각각의 전파 유형은 발병 형태 또는 유행곡선(그래프에 시간에 따른 새로운 사례의 수를 표시하여 결정됨)으로부터 명확해진다는 것이다.

추가 용어인 **지침 사례(index case)**는 역학 조사에서 최초로 발견된 환자를 가리킨다. 이 사례로부터 어떻게 퍼지는지는 유행병의 유형을 설명하는 데 도움이 된다. 지침 사례는 조사가 진행됨에 따라서 더 이른 사례가 발견되어 최초 사례가 아닌 것으로 판명될 수 있지만, 지침 사례는 유행병이 공무원의 주목을 받은 사례이다. 통계를 모니터하면 집단에서 질병의 빈도를 정의하는 것이 가능하다. 오랜 기간 동안 비교적 안정된 빈도로 특정한 지리적 지역에서 나타나는 감염성 질병을 **풍토병(endemic)**이라고 한다(**그림 11.11a**). 예를 들어 라임병은 진드기 매개체가 나타나는 미국 특정 지역의 풍토병이다. 매년 이 지역에서 특정한 수의 새로운 사례가 나타날 것으로 예상된다. 질병이 **산발성(sporadic)**인 경우, 무작위 지역에서 불규칙한 간격으로 사례가 가끔 보고된다(**그림 11.11b**). 파상풍과 디프테리아가 미국에서 산발적으로 보고된다(연간 50사례 미만).

통계적으로 집단에 대하여 예상되는 이상으로 풍토병이나 산발성 질병의 유병률이 증가하면, 이 양상을 **유행병(epidemic)**이라고 한다(**그림 11.11c**). 미국에서 매년 몇몇의 유행병이 발생하는데, 가장 최근에는 클라미디아와 임질과 같은 성병(STD)이었다. 대륙을 가로지르는 유행병을 **전국적(대륙적, 세계적) 유행병(pandemic)**이라고 하는데, AIDS와 인플루엔자가 그 예이다(**그림 11.11d**).

11.3 학습 결과—진도 평가

17. 역학의 목적을 요약하고, 전통적인 의료 행위와 구분하시오.
18. "신고 대상"과 "보고 대상" 질병이 무엇을 의미하는지 설명하고 예를 제공하시오.
19. 발병률(incidence)과 유병률(prevalence)을 정의하고, 두 용어 사이의 차이를 설명하시오.
20. 3가지 주요 유형의 유행병에 대하여 논의하고, 각각에 연관된 유행 곡선을 확인하시오.

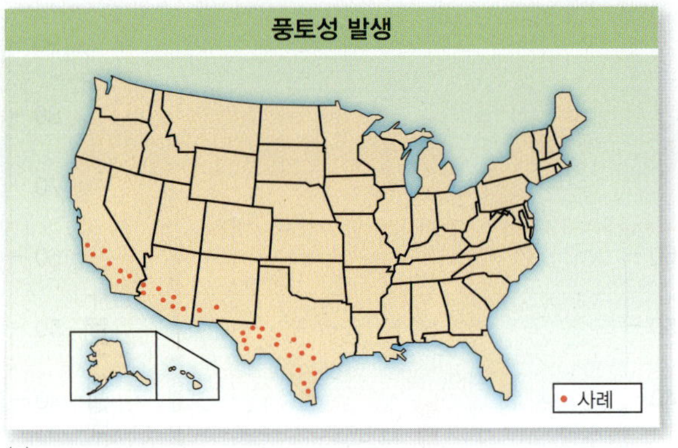

(a)

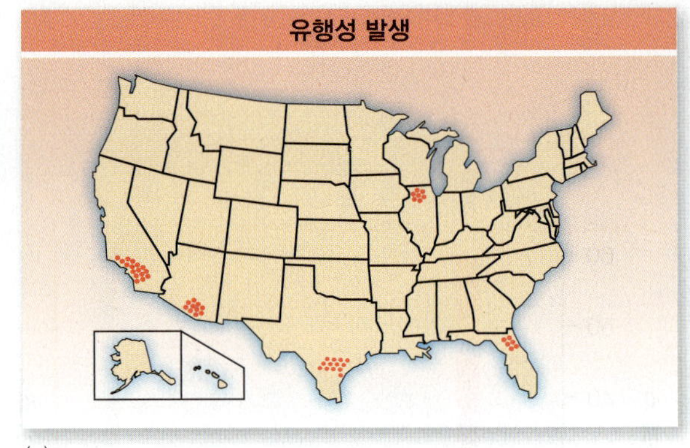

(c)

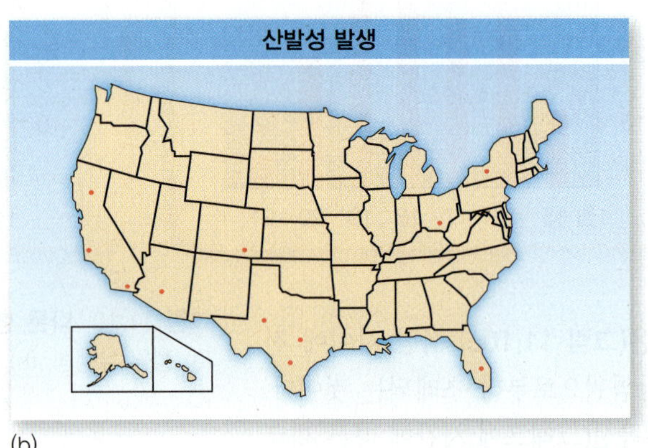

(b)

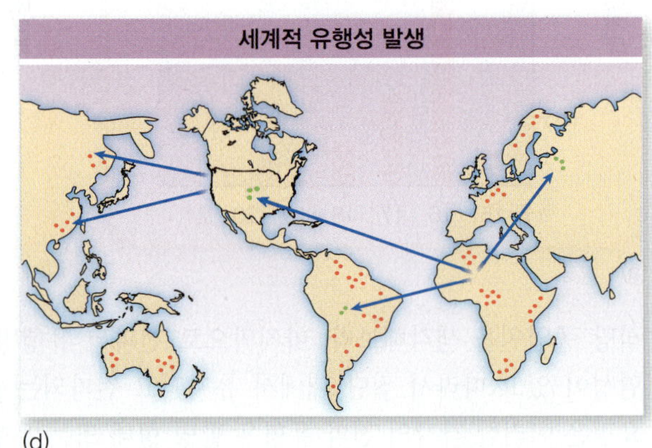

(d)

그림 11.11 **감염성 질병 발생의 방식.** (a) 풍토성 발생에서 사례는 비교적 안정적인 비율로 한 지역에 집중된다. (b) 산발성 발생의 경우 넓은 지역에서 소수의 사례가 무작위적으로 발생한다. (c) 유행성은 종종 지리학적 집단에서 사례가 증가하는 것이다. 집단은 식당 관련된 식중독처럼 지역적일 수 있고, *Chlamydia* 경우처럼 전국적일 수 있다. (d) 세계적 유행병은 유행병이 한 대륙 이상에 걸쳐 분포하는 것이다.

임상 사례 결론

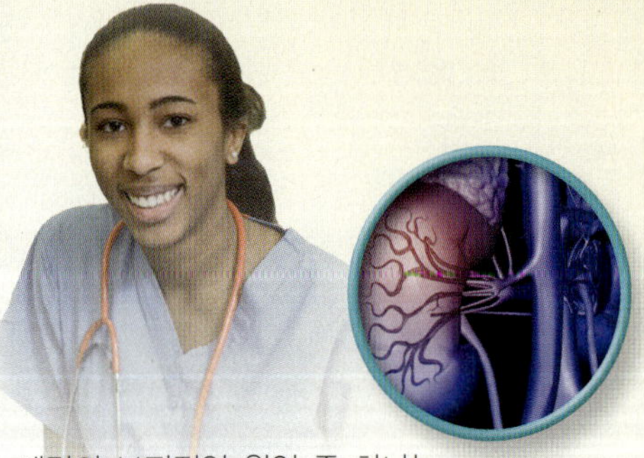

폐렴의 보편적인 원인 중 하나는 *Streptococcus pneumoniae*이며, 매우 큰 협막을 가지고 있다.

*Pseudomonas aeruginosa*는 인간의 기회감염에 연관된 일반적인 세균이다. *Pseudomonas aeruginosa*는 물, 토양, 피부 표면, 그리고 대부분의 인위적 환경에서 번성한다. 이는 감수성 개인에게 원내 감염을 유발하는 일반적인 원인균이다. 모든 원내 감염의 10% 정도가 *P. aeruginosa*에 의하여 유발되는 것으로 추산된다.

*P. aeruginosa*는 일부 균주가 많은 항생제에 매우 내성이 높기 때문에 면역력이 약화된 환자에게 우려 대상이다. 이 내성은 *P. aeruginosa* 감염의 치료를 매우 어렵게 할 수 있다.

Jaelyn은 *P. aeruginosa*에 감염된 것으로 판명되었을 때 이미 항생제를 매일 복용하고 있었다. 이 병원체는 빈번한 감염과 지속적인 항생제의 복용으로 면역 체계가 이미 약화된 Jaelyn에게 받아들이기 어려운 위험을 초래하였다. *P. aeruginosa* 감염은 방광 요관 역류(vesicoureteral reflux, VUR)를 앓는 아이에게 원치 않은 결과인데, 이는 세균이 항생제 치료에 빠르게 내성이 되고 생명을 위협하는 신장 감염을 초래할 수 있기 때문이다. 이러한 이유로 수술을 선택하였는데, VUR에 대한 수술은 치료법이기 때문이다. 수뇨관이 방광에서 정확한 각도로 부착되었을 때, 더 이상의 역류가 없으며 신장에 대한 감염 위험도 더 이상 없다.

병원 내부 사정

분변 이식

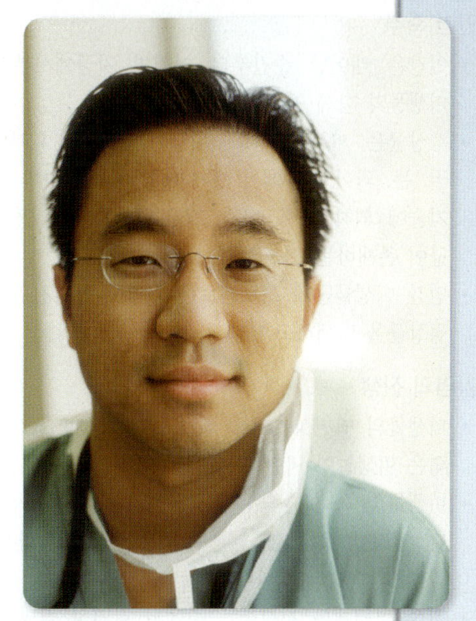

Clostridium difficile 감염은 장의 정상균이 파괴될 때 어떤 일이 발생하는지에 대한 극단적인 사례이다. *C. difficile*은 내생포자를 형성하는 그램양성 세균이다. *C. difficile*은 성장이 더디며 분리하는 것이 어렵다.

*C. difficile*은 가장 보편적이고 심각한 원내 감염 중 하나이다. 이 미생물은 최악의 경우 대장 점막에 종종 나타나는 위막성 플라크가 나타나는 위막성 장염(pseudomembranous colitis)을 유발한다. 항생제 치료가 *C. difficile*의 가장 보편적인 원인 중 하나이다. 항생제는 대장의 정상균을 극적으로 변경시켜 *C. difficile*이 증식할 수 있도록 하여, 대장의 점막을 공격하는 독소를 방출하여 감수성이 있는 노약자에게 때로는 사망을 초래할 수 있는 극심한 복통과 설사를 초래한다.

C. difficile 치료에는 메트로니다졸(metronidazole; Flagyl) 또는 피닥소미신(fidaxomicin; Dificid)와 같은 *C. difficile*에 대하여 효과적인 강력한 약제를 빈번하게 필요로 한다. Dificid는 심각한 사례에 사용된다. 그러나 재발이 나타날 수 있다. 재발하는 환자는 항생제 치료를 마치고 3일~3주일 내에 발생한다.

주목을 받기 시작하는 치료법은 분변 이식 또는 인간 프로바이오틱 주입(human probiotic infusion, HPI)이다. 분변 이식의 원리는 대장의 세균 감염을 무해한 세균으로 병원성 미생물을 대체하여, 대장의 정상적인 균형을 회복하는 것이다. 이 치료법은 혐오감이 느껴지지만 효과가 있는 것으로 증명되었다.

분변 이식은 공여자 분변을 포함하는 관장을 *C. difficile* 같은 대장의 세균 감염을 앓고 있는 환자에게 공급하는 것이다. 공여자는 일반적으로 가족이며, 공여되는 분변은 공여자가 어떠한 세균, 바이러스, 또는 다른 해로운 감염이 없다는 것을 보장하기 위하여 광범위하게 검사된다. 수여자는 5~10일간 분변 관장을 투여 받을 수 있는데, 때로는 한차례 치료만으로 충분할 수도 있다.

2013년 1월 *NEJM*(*New England Journal of Medicine*)에 출판된 연구는 반코마이신으로 31% 만의 치료율에 비하여, 분변 미생물 이식에 의하여 94%의 치료율을 보여주었다. 이 결과는 압도적으로 긍정적이어서 연구는 조기에 종결되었는데, 이는 다른 연구 참여자 모두에게 분변 미생물 이식을 하지 않는 것은 비윤리적으로 간주되었기 때문이다. 2013년 6월 FDA(미국 식약청)는 표준 의약 치료에 반응하지 않는 *C. difficile* 환자에게 분변 이식을 승인하였다.

아직 *C. difficile*가 발병하지 않았지만 위험에 처해 있는 사람에게는 ARGF(autologous restoration of gastrointestinal flora; 위장 세균의 자기이식 회복)이 해결책이 될 수 있다. 이 방법에서, 환자는 자신의 분변을 제공하여 냉장 환경에 보관한다. 환자가 감염되면 생리적 식염수로 시료를 추출하여 여과한다. 여과액은 동결 건조하여 장피막 캡슐로 포장한다. 환자는 캡슐을 삼키고, 이는 환자의 정상균을 회복하는 것을 도와준다.

요약

11.1 인간 숙주

- 인간은 태어난 순간부터 어쩌면 자궁에서부터 미생물과 함께 공존한다.
- 정상균은 피부와 기도, 위장관, 요도의 외부, 질, 눈, 외이도 등에서 쉽게 배양된다. 분자학적 기술에 의하여 폐, 방광, 모유, 양수에서도 정상균이 존재하는 것을 밝혔다.
- 인간 미생물군계 프로젝트는 과거에 알려진 것보다 훨씬 광범위한 정상균을 탐색하고 있다.

11.2 감염의 진행

- 미생물의 병원성은 질병을 유발하는 능력을 가리킨다. 미생물의 독력은 미생물이 미칠 수 있는 상해의 정도이다.
- 미생물의 독력은 숙주에 정착하고 상해를 가하는 능력으로 측정된다. 이러한 두 가지를 할 수 있는 능력을 강화시키는 특징이나 구조를 독력 인자라고 한다.
- 진성 병원체는 건강한 숙주에서 감염성 질병을 유발한다. 기회 병원체는 숙주의 면역 체계가 어떠한 방식으로 약화되었을 때만 손상을 유발한다.
- 미생물이 숙주 조직과 최초로 접촉하는 부위를 침입로라고 한다.
- 미생물의 저장소는 미생물의 전파자와 같을 수도 있고 상이할 수도 있다.
- 감염 농도(ID)는 숙주에 감염을 시작하기 위하여 요구되는 최소한의 미생물 세포 수를 가리킨다. ID는 종종 쿼럼 센싱 화학물질에 의하여 영향을 받는다.
- 핌브리아와 점착성 협막은 병원체가 숙주 조직에 물리적으로 부착되도록 한다.
- 분비된 효소와 독소 그리고 상해성 숙주 반응을 유도하는 능력은 병원체가 숙주 조직에 상해를 끼치기 위하여 사용하는 독력 인자이다.
- 외독소와 내독소는 화학적 조성과 조직 특이성에서 상이하다.
- 부적절하거나 극단적인 숙주 반응이 대부분의 감염성 질병의 주요한 인자이다.
- 감염 형태는 연관된 병원체 또는 병원체들에 따라 변화한다. 예는 국부 감염, 병소 감염, 전신 감염이다.
- 인간 감염의 단계는 미생물의 생장과 평행하다.
- 혼합 감염은 과거 평가했던 것보다 더 보편적이다.
- 탈출구는 병원체가 숙주를 떠나는 곳이며 종종 침입로와 동일하지만 항상 그렇지는 않다.
- 탈출구와 침입로는 병원체가 집단에서 어떻게 전파되는지를 결정한다.
- 일부 병원체는 인체 내에서 잠복기 상태로 지속된다.
- 감염과 질병에는 잠복기, 전구 증상기, 침입기, 회복기의 명백한 4단계가 있다.
- 전염성 질병은 감염된 숙주에서 다른 숙주로 전파될 수 있지만, 모든 감염성 질병이 전염성은 아니다.
- 감염성 질병이 사람에서 사람으로 전파되는 것을 수평 전파라고 한다. 부모에서 자식으로 전파되는 것을 수직 전파라고 한다.
- 감염성 질병은 직접, 간접, 또는 매개체 경로의 전파 경로를 통하여 전파된다. 간접 전파의 운반체는 토양, 물, 공기, 매개물(무생물)을 포함한다.
- 의료 관련 감염은 병원이나 요양 시설에서 수술 과정, 기구, 인원, 그리고 약제 내성 미생물에 노출되어 획득된다.
- 감염성 질병의 원인체는 코흐의 가설에 따라 확인될 수 있다.

11.3 역학: 집단의 질병에 대한 연구

- 역학은 집단에서 감염성과 비감염성 질병의 분포를 측정하는 학문이다.
- 특정한 보고 대상 질병에 대한 자료는 지방, 국가, 세계적인 기관에 의하여 수집된다.
- 질병의 유병률은 주어진 집단에서 존재하는 사례의 백분율이다. 질병 발생률 또는 이환율은 특정한 기간 내에 집단에서 새로 감염된 구성원의 수이다.
- 창궐과 유행병은 병원체의 공급원에 기초하여 점원, 공통원, 또는 전파성으로 묘사된다.

선다형 문제 Bloom의 1, 2단계: 기억, 이해

보기에서 맞는 답을 선택하시오.

1. 인체에서 인간과 상호작용하는 정상적인 상재균은 어떠한 특징을 보이는가?
   a. 편리공생
   b. 상리공생
   c. 병원성
   d. a와 b
   e. a, b, c 모두

2. 상재균이 존재하지 않는 곳은?
   a. 인두
   b. 심장
   c. 장
   d. 모낭

3. 독력 인자에 포함되는 것은?
   a. 독소
   b. 효소
   c. 협막
   d. a와 b
   e. a, b, c 모두
4. 병원체와 조우하고 첫 번째 증상이 나타날 때까지의 시간은?
   a. 전구 증상
   b. 침입기
   c. 회복기
   d. 잠복기
5. 질병의 초기 일반적인 으스스함과 통증을 나타낼 수 있는 짧은 시기는?
   a. 잠복기
   b. 전구 증상
   c. 후유증
   d. 침입기
6. 병원체의 수동적인 동물 운반체는?
   a. 동물원성 감염
   b. 생물학적 매개체
   c. 기계적 매개체
   d. 무증상 보균체
7. HIV에 대한 양성 항원반응은 감염의 _______이다.
   a. 징후
   b. 증상
   c. 증후군
   d. 후유증
8. 인플루엔자의 계절적 창궐은 어떤 유형의 창궐에 대한 예인가?
   a. 점원
   b. 공통원
   c. 전파성
   d. a와 b
   e. a, b, c 모두

비판적 사고 Bloom의 3, 4, 5단계: 적용, 분석, 평가

비판적 사고는 사실과 개념을 이용하여 추론하고 문제를 해결하는 능력이다. 이러한 문제는 다양한 각도에서 접근될 수 있으며, 대부분의 경우 하나만의 옳은 답을 가지지는 않는다.

1. 오염(contamination), 감염(infection), 질병(disease)을 구분하시오. 각각의 가능한 결과는 무엇인가?
2. 감염성 질병은 다른 질병과 어떻게 상이한가?
3. 병원체와 접촉부터 숙주에서 탈출할 때까지 감염의 과정을 묘사하시오.
4. 여동생이 나무를 올라가다 무릎 피부가 벗겨진 이후 뜨겁고 어지러운 느낌이 있다고 호소한다. 여동생을 관찰하였더니 체온이 올라가고 무릎의 벗겨진 곳이 빨갛고 액체가 스며 나오는 것을 발견할 수 있었다. 여동생의 감염이 국부 감염인지 또는 전신 감염인지 설명하시오.
5. a. Koch의 가설의 주된 특징을 열거하시오.
   b. 어떤 질병에 대해서는 증명이 어려운 이유는 무엇인가?

시각적 연결 Bloom의 5단계: 평가

이 질문은 이전의 영상을 새로운 개념과 연결시킨다.

1. **2장 그림 2.4a.** 이 그림에서 미생물이 생산하는 화학물질은 무엇인가? 이것이 어떻게 미생물의 병원성을 증가시키는가?

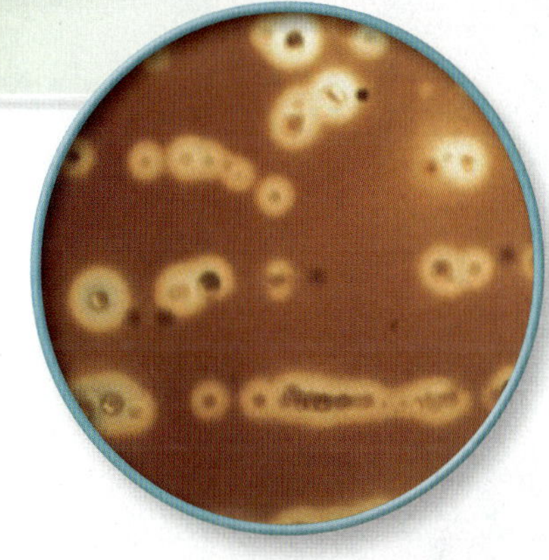

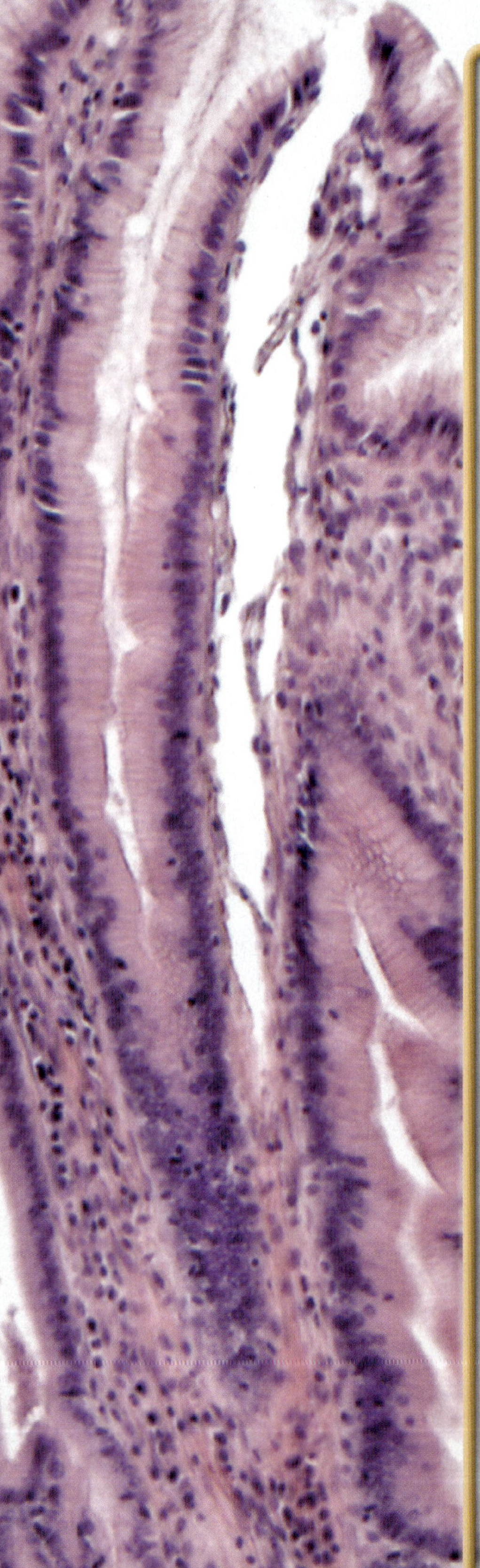

임상 사례

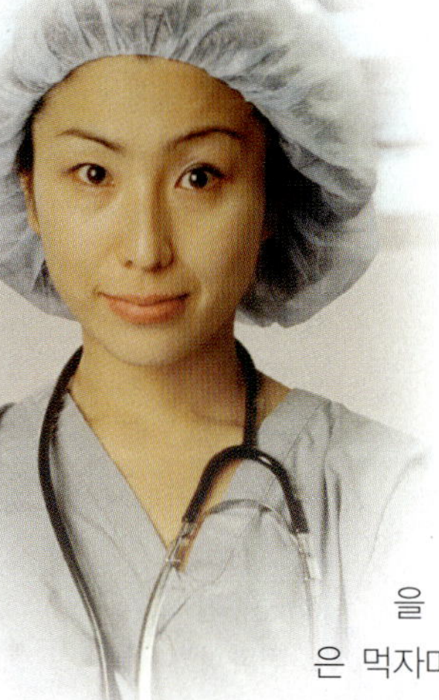

세균이 그 원인?

20세 대학생인 Natasha를 만났을 때 나는 공인 간호사(registered nurse; RN)로 내시경과에서 근무하고 있었다. Natasha는 지속적인 위통증의 원인을 판정하기 위하여 위내시경 검사를 하였다.

Natasha는 5년간 간헐적으로 상복부 통증이 재발하였다. 4~6주마다 강의와 일을 포함한 통상적인 활동을 할 수 없을 만큼의 극심한 상복부 통증을 겪었다. 그녀는 극도로 배고픔과 비슷한 정도의 통증을 경험하였지만, 통증은 먹자마자 바로 악화되었기 때문에 통증이 최악인 경우에는 먹지 않게 되었으며, 이는 길게는 5일 동안 지속되었다.

Natasha는 강력한 통증의 발작으로 응급실에 입원하였다. 그녀는 탈수되고 약했으며 통증은 지속적이었다. 실험실 조사에서는 탈수를 나타내는 헤모글로빈 수치가 증가하였고, 정상적인 백혈구 수를 보여주었다. 발열은 없었다. 상복부 부위를 촉진하니 적당하게 부드러웠다. 맥박은 그녀가 경험하고 있는 통증에 반응한 것처럼 상승하였다. 그녀를 진찰한 응급실 의사는 입원시킨 뒤 긴급 위내시경을 하도록 지시하였다.

내시경과에서 Natasha는 의식을 안정시키기 위하여 약을 복용하였다. 목구멍 뒤쪽을 마취하였으며 내시경이 목구멍을 지나서 내려갔다. 식도는 정상으로 나타났다. 그러나 위는 붉게 물들었으며, 이전에 치유된 궤양의 증거가 있었다. 치유되지 않은 작은 손상도 하나 남아 있었다.

응급실 의사가 예상했던 대로 Natasha는 위궤양이었다. 염증 부분을 생검하였으며, 손상 부위도 사진촬영하고, 내시경을 제거하였다. Natasha는 안정제의 효과를 되돌리기 위하여 투약을 하였다. 완전히 회복되었을 때 퇴원하여 집으로 돌아갔다.

일주일 뒤 Natasha는 소화기 전문의와 예약을 하였으며, 그는 그녀의 위에 *Helicobacter pylori* 가 있다는 것을 이야기하였는데 이는 궤양의 원인이었다. Natasha는 항생제와 제산제를 복합으로 처방받았으며, 치료를 마쳤을 때 치료의 효과를 확인하기 위하여 사후 관리 예약을 하였다. 그녀는 위 통증이 다시 재발하면 소화기과에 연락하도록 지시를 받았다.

- *H. pylori*는 위의 산성 환경에서 어떻게 생존하는가?
- Natasha는 손상에 대하여 어떠한 전형적인 반응을 나타냈는가?

임상 사례 결론은 344쪽에 있음.

CHAPTER 12

숙주의 방어 I

개요와 비특이적 방어

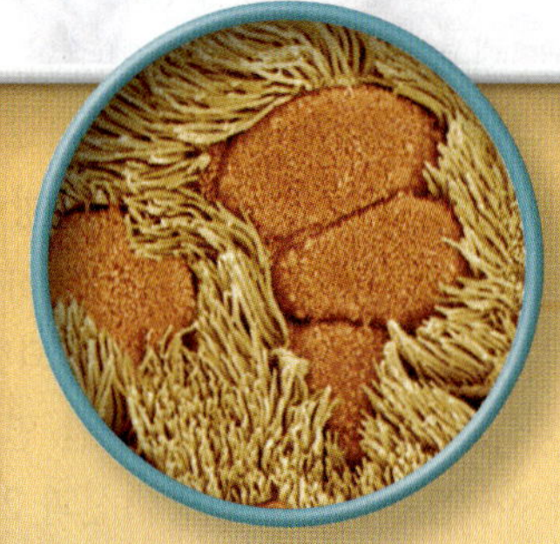

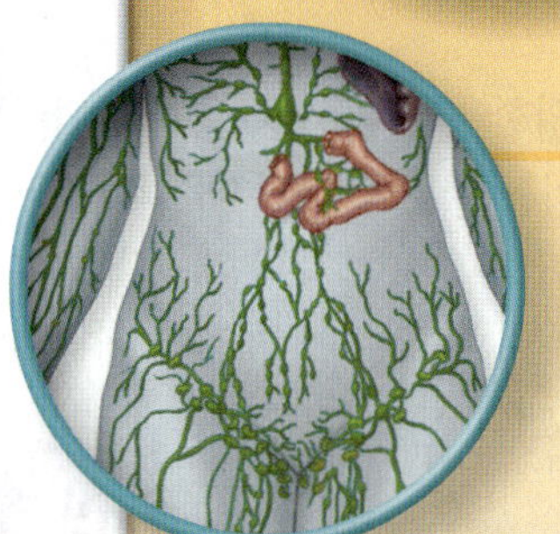

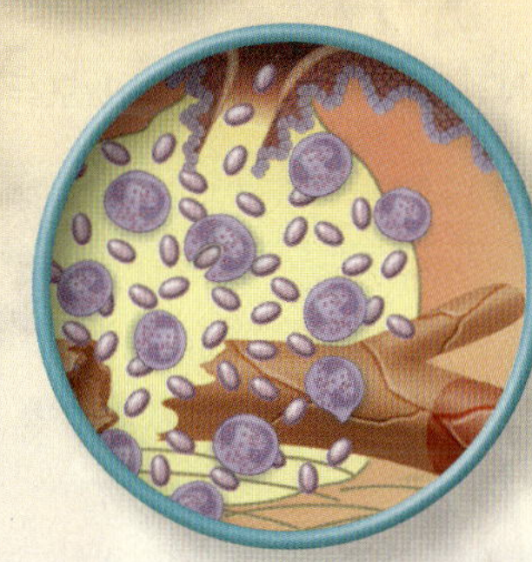

이 장에서는...

12.1 숙주의 방어 기작 조망

1. 숙주 방어의 3단계를 요약한다.
2. 1차 방어선 3가지 요소를 확인한다.
3. 정상 미생물상이 1차 방어선에 어떻게 기여하는지 2가지 예를 서술한다.

12.2 2차 방어선과 3차 방어선: 개요

4. 표지를 정의하고, 2차 방어선과 3차 방어선에서 표지의 중요성에 대하여 논의한다.
5. 면역에 참여하는 신체 부분 4곳의 이름을 말한다.
6. 단핵구 식세포 체계를 나머지 선천성 면역에 연관한다.
7. 림프계의 구조와 기능에 대하여 서술한다.
8. 비특이적 면역에서 기능하는 3종류의 혈액 세포의 이름을 말하고, 각각의 가장 중요한 기능에 대하여 설명한다.
9. 특이적 면역에 관련된 2종류의 림프구 이름을 말한다.

12.3 2차 방어선

10. 비특이적 면역의 4가지 주요한 범주를 열거한다.
11. 식세포 작용 단계의 개요를 말한다.
12. 염증 단계의 개요를 말한다.
13. 발열의 기작과 신체 방어를 어떻게 돕는지 논의한다.
14. 항균 단백질 3종류의 이름을 말한다.
15. 보체계의 목적과 작용 방식에 대한 좋은 개관 문장을 작문한다.

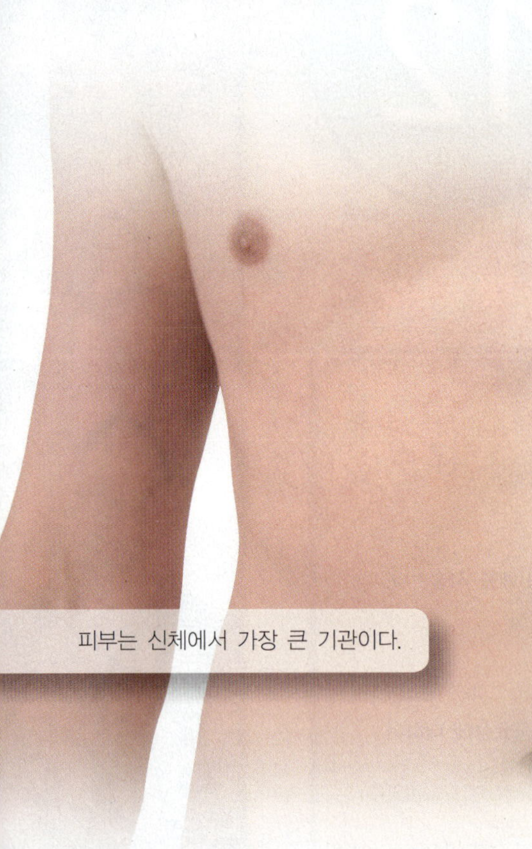

12.1 숙주의 방어 기작 조망

숙주 방어는 1차, 2차, 3차 방어선에 속하는 선천적 비특이적 보호와 특이적 **면역(immunity)**의 다단계 네트워크이다(**그림 12.1**). 이러한 3단계 방어의 상호작용과 협동으로 인하여 감염에 대한 완전한 보호를 평소에는 제공할 수 있다. **1차 방어선**(first line of defense)은 침입로를 차단하는 모든 장벽을 포함한다. 이 비특이적 방어선은 인체의 내부 조직에 접근하는 것을 제한한다. 그러나 이는 특이적인 이물질을 인식하지 않고 작용이 매우 일반적이기 때문에 진정한 면역 반응으로 간주되지 않는다. **2차 방어선**(second line of defense)도 비특이적이지만, 보호 세포, 액체, 그리고 염증과 식세포 작용과 같은 과정을 포함하는 더 내부적인 체계이다. 1차 방어선이 회피되면 2차 방어선은 신속하게 국부적 그리고 전신적 단계에서 작용한다. 매우 특이적인 **3차 방어선**(third line of defense)은 각각의 이물질이 림프구라고 하는 백혈구에 의하여 조우하였을 때만 획득된다. 각각의 상이한 외부 미생물과의 반응은 미생물과 다시 조우하게 되었을 때 작용하게 되는 독특한 보호 물질과 세포를 생산한다. 3차 방어선은 장기적인 면역을 제공한다. 3차 방어선은 13장에서 자세하게 논의한다. 이 장에서는 1차 방어선과 2차 방어선에 대하여 초점을 맞춘다.

인체는 완전히 독립적인 방식으로 작동하지 않는 다양한 단계의 방어로 무장되어 있다. 대부분의 방어는 중복되며 일부 효과는 과잉이다. 이는 미생물 침입자를 전체 공격력으로 폭격하며, 생존이 가능하지 않게 한다. 그림 12.1은 3가지 체계의 개관을 보여준다. 2차 방어선과 3차 방어선을 모두 연결하는 아래의 하늘색 상자는 체계가 어떻게 중복되는지를 보여주는 좋은 예이다.

장벽: 1차 방어선

선천적·비특이적 방어는 미생물뿐 아니라 살아 있든 죽어 있든 불문하고 모든 이물질의

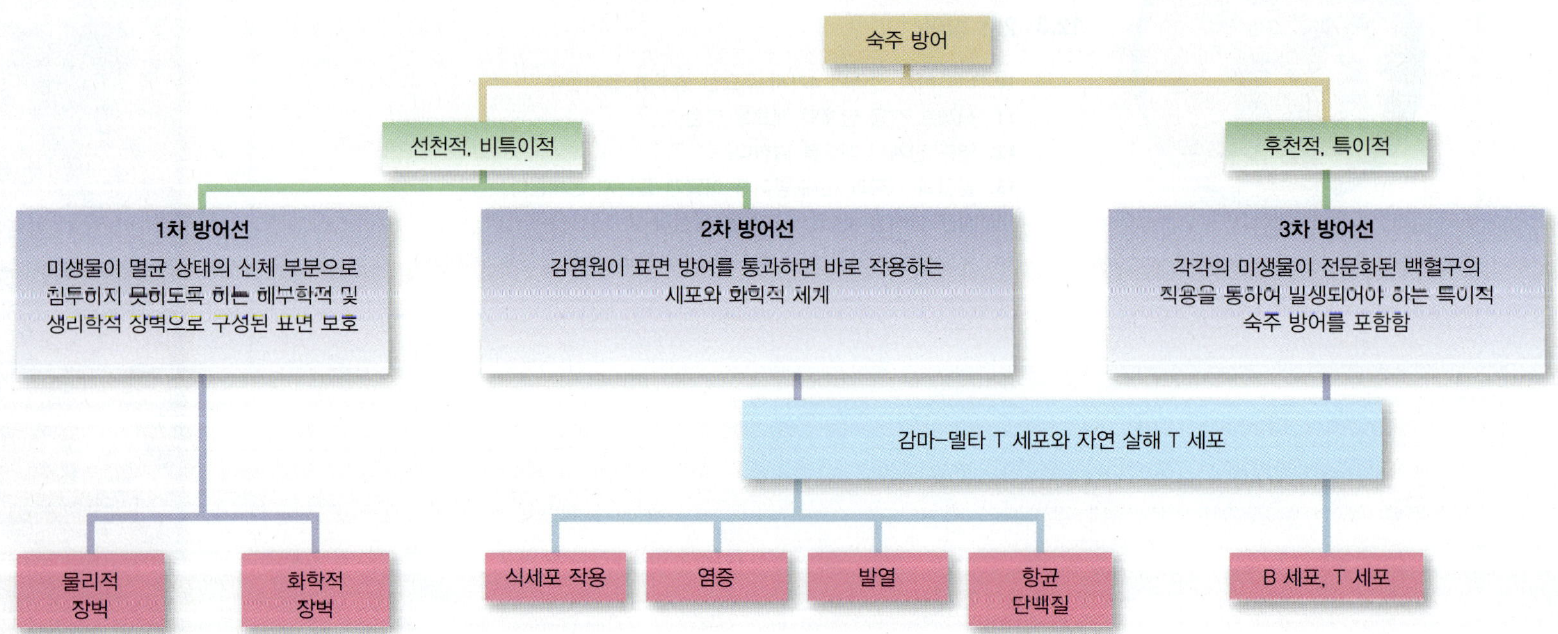

그림 12.1 숙주 방어의 주요 구성 요소를 요약한 순서도. 방어는 2가지 일반적인 범주로 구분된다. (1) 선천적 비특이적 방어, (2) 후천적 특이적 방어. 이는 1차, 2차, 3차 방어선으로 세분될 수 있으며, 각각은 상이한 단계와 유형의 보호로 특징지어진다. 선천적 방어와 후천적 방어의 범주에 걸쳐 있는 일련의 세포들도 있다(하늘색 상자).

침입을 방해하는 물리적·화학적 장벽이다(**그림 12.2**).

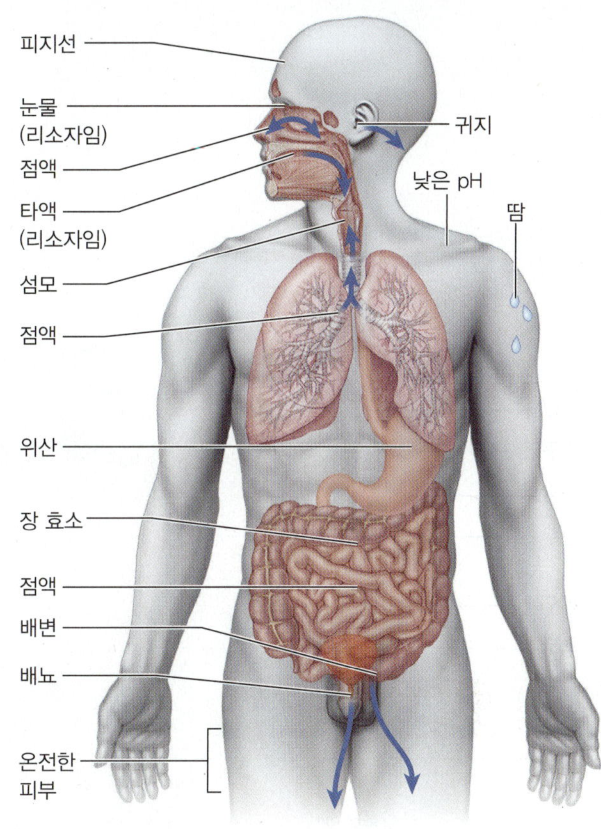

그림 12.2 **1차 물리적·화학적 방어 장벽.**

신체 표면의 물리적 또는 해부학적 장벽

피부와 호흡관(기관) 및 소화관의 점막은 몇 가지 내장된 방어를 가지고 있다. 피부의 최외곽 층(각질층; stratum corneum)은 꽉 차고, 함께 결합되고, 불용성 단백질인 케라틴을 함유한 상피 세포로 구성되어 있다. 그 결과 손상되지 않고 방수가 되는 두껍고 강한 층이 형성된다. 이 손상되지 않은 층을 통과할 수 있는 병원체는 거의 없으며, 신체의 다른 부분보다 각질층이 훨씬 두터운 발바닥이나 손바닥 지역은 더욱 그렇다. 부가적으로 피부의 외부 층은 연속적으로 탈피하며, 연관된 미생물을 함께 제거한다. 다른 피부 장벽은 모낭과 피부 분비샘이다. 모간(hair shaft; 털줄기)은 주기적으로 벗겨지며, 모낭 세포는 **박리된다(desquamated)**. 땀샘의 씻어 내는 효과도 미생물 제거를 도와준다.

소화관, 비뇨기관, 호흡기관(기도), 눈의 점막도 습기가 있고 침투성이다. 그들은 케라틴 층 없이 장벽 보호를 제공한다. 일부 막의 자유 표면의 점질 피복은 세균의 침입과 부착을 저해한다. 눈 깜빡임과 눈물 흘림(lacrimation)은 눈 표면을 눈물로 씻어 내고 자극성 물질을 제거한다. 타액의 연속적인 흐름은 미생물을 위의 가혹한 환경으로 운반한다. 구토와 배변도 신체에서 독성 물질과 미생물을 제거한다.

호흡기관(기도)은 정교하고 매우 효율적인 적응에 의하여 감염으로부터 연속적으로 보호된다. 코털은 큰 입자를 포획한다. 알레르기와 감기에 걸렸을 때 발생하는 많은 양의 점액과 액체의 흐름은 씻어 내는 작용을 한다. 호흡기(주로 기관과 기관지)에는 섬모상피(섬모 에스컬레이터라고 함)가 점액에 포획된 이물질 입자를 인두로 전달하여 제거되도록 한다(**그림 12.3**). 비강의 자극은 반사적으로 재채기를 유발하며, 이는 대량의 공기를 빠른 속도로 배출한다. 유사하게 기관지, 기관, 후두의 이물질에 대한 급성 감수성은 기침을 유발하여 자극 물질을 몸 밖으로 몰아낸다.

요생식로는 수뇨관을 통하여 연속적으로 소변을 흘리고 방광을 주기적으로 비워서 요도를 씻어 내서 부분적인 보호를 획득한다. 질 분비물은 여성의 하부 생식관을 세척한다. 폐경기 후의 나이 든 여성은 에스트로겐 생산 감소로 인한 질 분비물의 결여로 인하여 질 감염에 걸리기 쉽다.

정상균의 조성과 보호 효과는 11장에서 논의되었다. 정상균은 해부학적 장벽을 구성하지는 않지만, 정상균의 존재는 병원체가 상피 표면에 접근하는 것을 차단하고 제한 영양분에 대한 경쟁과 국부적 pH를 변화시켜 병원체에게 불리한 환경을 생성한다.

인간 미생물군계 프로젝트(Human Microbiome Project)에서 파생된 최신의 연구는 특이적 면역(13장에서 설명됨)뿐 아니라 비특이적 면역(이 장에서 설명됨)의 발달에서 정상균의 중요성을 계속 강조한다. 건강한 공생균의 존재는 공생균은 제어되고 병원체는 제거되는 방식으로 숙주 방어를 "훈련"시킨다. 증거에 의하면 크론병(Crohn's disease)과 궤양성 대장염을 포함하는 대장의 염증은 우리 환경의 미생물을 제거하고 항생제로 자신을 과잉 치료하는 지나치게 열성적인 시도의 결과이다. 그 결과는 공생균에 부적절하게 반응하는 "잘못 훈련된" 장 방어 체계이다.

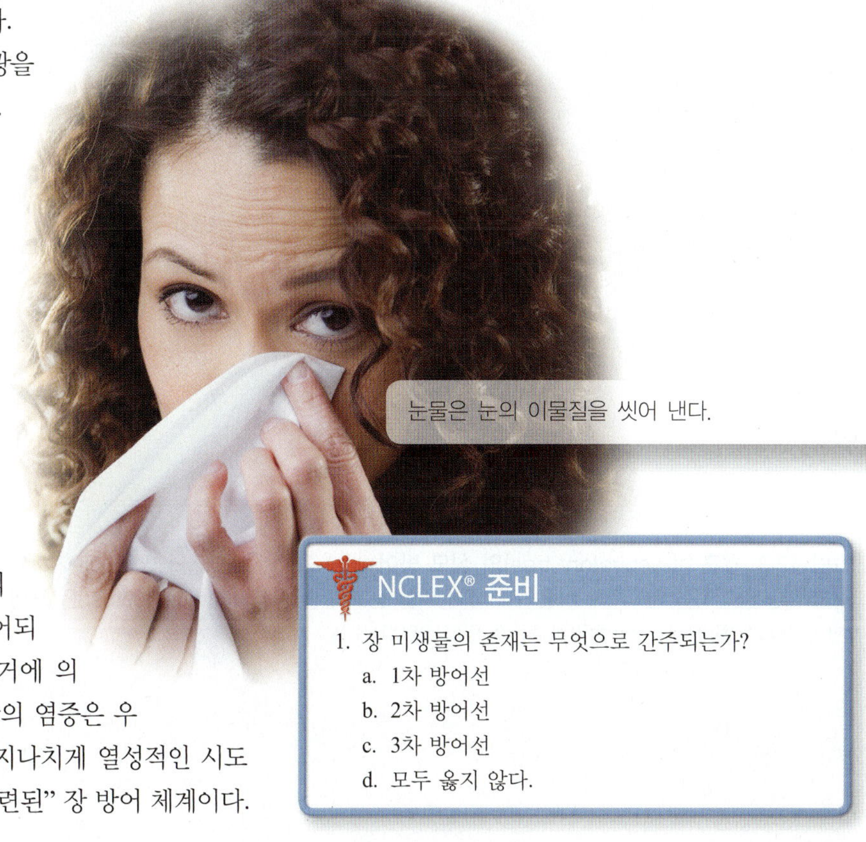

눈물은 눈의 이물질을 씻어 낸다.

NCLEX® 준비

1. 장 미생물의 존재는 무엇으로 간주되는가?
   a. 1차 방어선
   b. 2차 방어선
   c. 3차 방어선
   d. 모두 옳지 않다.

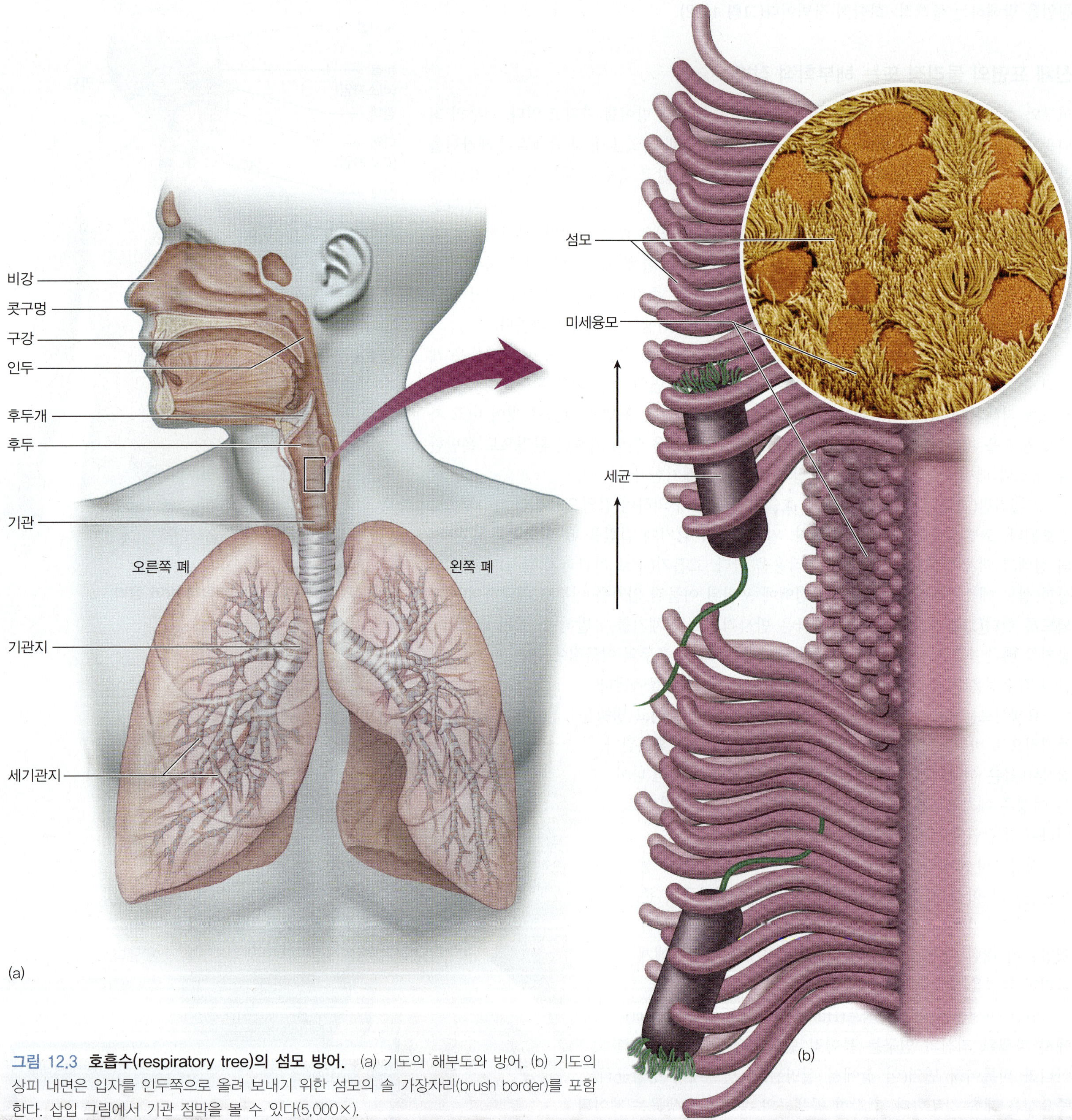

그림 12.3 **호흡수(respiratory tree)의 섬모 방어.** (a) 기도의 해부도와 방어. (b) 기도의 상피 내면은 입자를 인두쪽으로 올려 보내기 위한 섬모의 솔 가장자리(brush border)를 포함한다. 삽입 그림에서 기관 점막을 볼 수 있다(5,000×).

비특이적 화학적 방어

피부와 점막은 다양한 화학적 방어를 제공한다. 피지선의 분비물은 항균 작용이 있으며, 눈꺼풀의 전문화된 분비샘은 항균 분비물로 결막을 미끄럽게 한다. 눈물과 타액의 추가적인 방어는 세균 세포벽의 펩티도글리칸을 가수분해하는 효소인 **리소자임(lysozyme)**이다. 땀의 높은 젖산과 전해질 농도와 피부의 산성 pH와 지방산 함량도 많은 미생물을 저해한다. 같은 방식으로 장의 소화액과 담즙은 미생물에 잠재적으로 파괴적이다. 심지어는 정자도 세균을 저해하는 항균 화학물질을 포함하며, 질은 정상균에 의하여 유지되는 보호적인 산성 pH를 나타낸다.

모든 유형의 장벽의 필수적인 기여는 장벽을 잃었거나 가지지 않은 사람에서 명백하게 증명된다. 화상으로 인하여 심각한 피부 손상을 입은 사람은 감염에 극히 감수성을 가지며, 타액선, 눈물관, 장, 요로가 막힌 사람은 감염에 위험이 크다. 중요하기는 하지만, 1차 방어선만으로는 감염에 대하여 보호하기에 충분하지 않다. 많은 병원체는 독력인자(11장에서 논의되었음)를 이용하여 장벽을 회피하기 때문에 염증, 식세포 작용, 특이적 면역반응과 같은 완전히 새로운 방어 기구가 작동한다.

12.1 학습 결과—진도 평가

1. 숙주 방어의 3단계를 요약하시오.
2. 1차 방어선 3가지 요소를 확인하시오.
3. 정상 미생물상이 1차 방어선에 어떻게 기여하는지 2가지 예를 서술하시오.

12.2 2차 방어선과 3차 방어선: 개요

면역학(immunology)은 신체의 2차 방어선과 3차 방어선의 모든 특징에 대한 연구를 포함한다. 이 장은 감염성 미생물 병원체에 대하여 관련되지만, 면역학은 암과 알레르기와 같은 다양한 학문 분야의 중심이 된다는 것을 인식해야 한다.

신체에서 면역계의 지령은 쉽게 서술된다. 건강하게 기능하는 면역계는 다음의 책임을 가진다.

1. 신체의 감시
2. 이물질의 인지
3. 이물질로 간주되는 실체의 파괴이다(**그림 12.4**).

꽃가루와 같은 일부 입자뿐 아니라 모든 세포(미생물과 기타)는 면역계가 이물질인지 아닌지를 결정하기 위하여 감지하는 화학물질을 나타낸다. 외부 세포나 물질은 어떠한 침입로를 통해서도 들어갈 수 있기 때문에, 면역계 세포는 끊임없이 신체를 돌아다니면서 잠재적인 병원체를 탐색한다. 이 과정은 주로 신체 세포(**자기; self**)와 침입하는 세균 세포와 같은 신체의 이물질(**비자기; nonself**)을 인지하도록 훈련된 백혈구에 의하여 수행된다. 자기 또는 비자기로 세포와 거대분자를 평가할 수 있는 능력은 면역계의 기

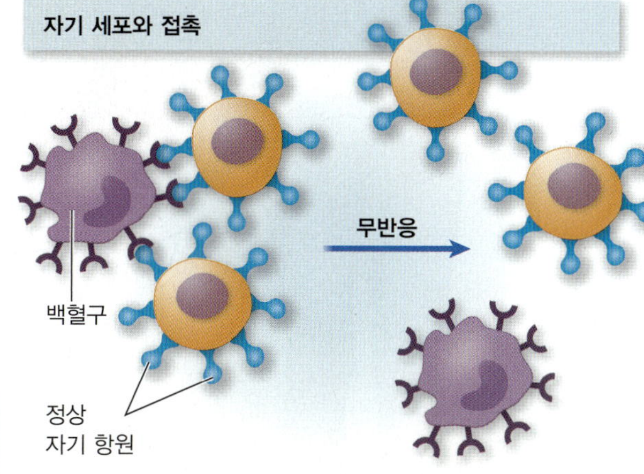

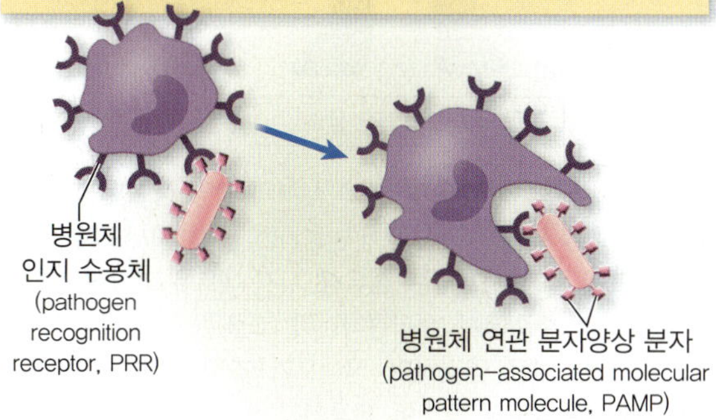

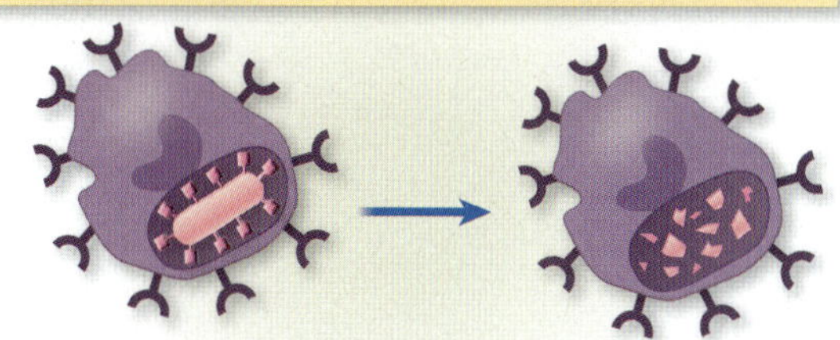

그림 12.4 탐색(search), 인지(recognize), 파괴(destroy)는 면역계의 지령이다. 백혈구는 매우 민감한 "촉감"을 구비하고 있다. 백혈구가 조직을 따라 내려가면서, 자기와 비자기를 결정하도록 도와주는 표면 표지를 느낀다. 자기 표지가 인지되면 반응을 하지 않는다. 그러나 비자기가 탐지되면 파괴하는 반응이 시작된다.

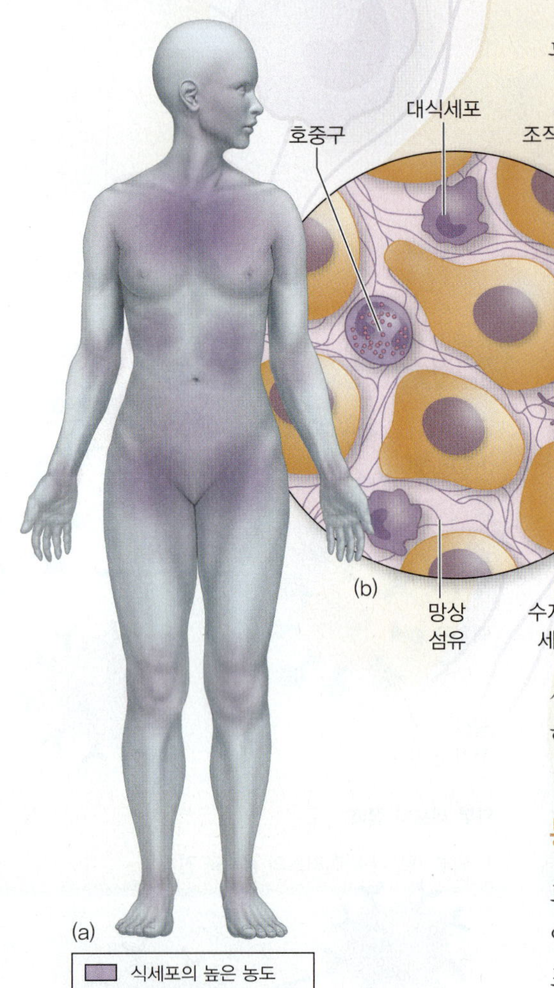

그림 12.5 단핵 식세포계. (a) 신체의 명암 정도는 식세포 농도의 변화를 나타낸다(진함 = 높음). (b) 단핵 식세포계는 각각의 세포를 둘러싸고 있는 섬유상 지지 네트워크(망상 섬유)의 현미경적 수준에서 시작한다. 이 그물은 조직이나 기관 내의 세포를 서로 연결하며 식세포가 조직 내부와 사이를 기어 다닐 수 있도록 적소를 제공한다.

능에 중심이 된다. 이물질이 잠재적인 위협으로 인지되고 적절히 처리되어야 하는 한편, 자기 세포와 화학물질은 면역 방어에 공격받아서는 안 된다. 많은 자가면역 질환은 면역계가 신체 자신의 조직과 기관을 실수로 공격하는 데서 초래된 결과이다. 예를 들어 류마티스성 관절염은 신체가 자신의 관절과 조직을 공격하여 통증과 기능의 상실을 초래하는 것이다.

면역계가 평가하는 표면 화학물질을 **표지(marker)**라고 한다. 이러한 표지는 일반적으로 단백질이나 당으로 구성되어 있으며, 사람의 얼굴 특징과 같은 세포의 등가물이며 면역계 세포가 새로 발견된 세포가 위협을 초래하는지 아닌지를 확인할 수 있도록 한다. 자기로 간주되는 세포는 내버려두고, 이물질로 표시된 세포나 물체는 다양한 방법으로 파괴되도록 표지되며, 가장 보편적인 파괴방법은 식세포 작용이다. 많은 다양한 종류의 미생물이 공통적으로 가지고 있는 표지를 **병원체 연관 분자 양상(pathogen-associated molecular pattern, PAMP)**이라고 한다.

다른 기관계와 달리 면역계는 하나의 정의된 부위에 존재하는 것이 아니라 세포의 크고 복잡하고 분산된 네트워크와 모든 기관과 조직을 침투하는 액체이다. 이러한 배열이 신체에서 해로운 물질을 걸러 내는 데 도움을 주는 감시와 인식을 촉진한다.

통해 있는 신체 구획

효과적인 면역 반응을 위하여 한 구획의 활동은 다른 구획과 통해야 한다. 현미경 수준에서 조직 세포의 집단은 **단핵 식세포계(mononuclear phagocyte system, MPS)**와 세포 외액(extracellular fluid, ECF)과 직접 접촉한다. 모세혈관과 림프관은 이러한 조직으로 침투한다. 이러한 밀접한 연합은 MPS와 ECF에서 기원한 세포와 화학물질이 혈액과 림프액으로 확산 또는 이동하도록 하며, 림프 반응의 모든 산물은 이 두 기관계의 연결을 통하여 혈액으로 직접 전파된다. 혈액에서 기원하는 특정한 세포와 화학물질은 혈관벽을 통하여 세포외 공간과 림프계로 이동한다.

단핵 식세포계

신체 조직은 주변 세포를 서로 연결하고 모든 기관을 둘러싸는 방대한 연결 조직의 그물인 연결 조직 섬유(망상 조직; reticulum)의 지지 네트워크로 침투되어 있다. 이 네트워크에 깔려 있는 식세포를 집합적으로 단핵 식세포계(MPS; **그림 12.5**)라고 하며, 때로는 세망 내피계(reticuloendothelial system, RES)라고도 한다. MPS는 중요한 백혈구가 성숙하는 흉선과 림프절, 편도선, 비장, 장과 호흡기 점막의 림프 조직 등 MPS의 작용이 주로 일어나는 곳에서 발견된다. MPS는 대식세포(macrophage)라고 하는 피부, 폐, 간, 림프절, 비장, 골수에 도착하면 지나가는 외부 침입자를 공격하는 백혈구로 채워져 있다.

림프계

림프계(lymphatic system)는 관, 세포, 진문화된 보조 기관의 구획된 그물 구조이다(**그림 12.6**). 림프계는 림프액을 운반하는 미세한 모세관으로서 조직의 가장 먼 곳에서 시작하여 점점 증가하는 관과 여과기(림프절)를 통과하며, 정규 순환계로 되돌아가도록 배

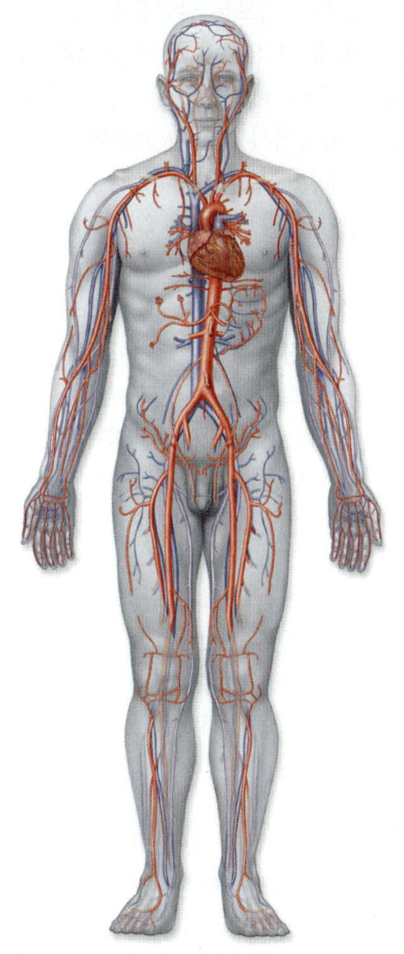

순환계

신체 구획은 심장 혈관계의 순환하는 백혈구(WBC)에 의하여 걸러진다.

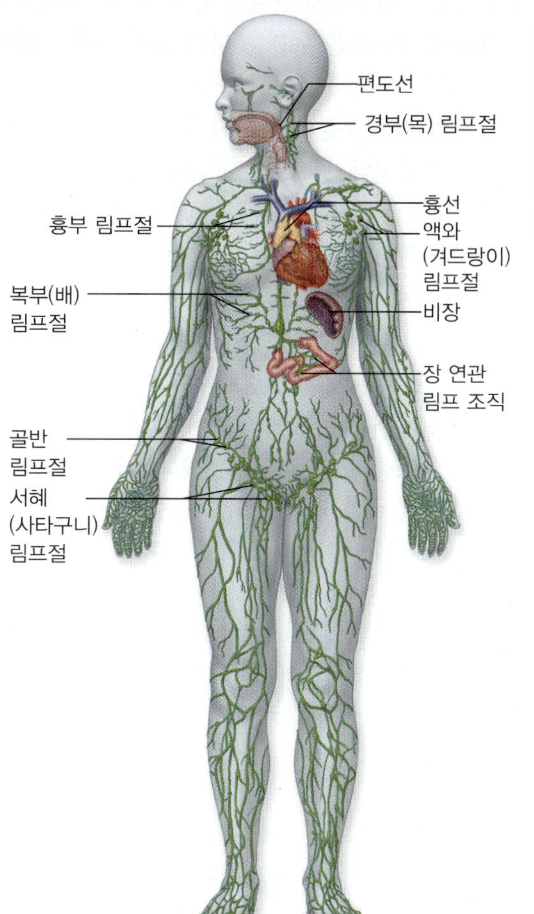

림프계

림프계는 신체의 대부분 지역으로 신장되는 분지된 관의 네트워크로 구성되어 있다. 감염의 빈번한 접촉 지점인 손, 발, 가슴의 막다른 지역에서 림프관이 높은 농도를 보이는 것을 주목하라. 다른 림프 기관은 림프절, 비장, 장 연관 림프 조직(gut-associated lymphoid tissue, GALT), 흉선, 편도선이다.

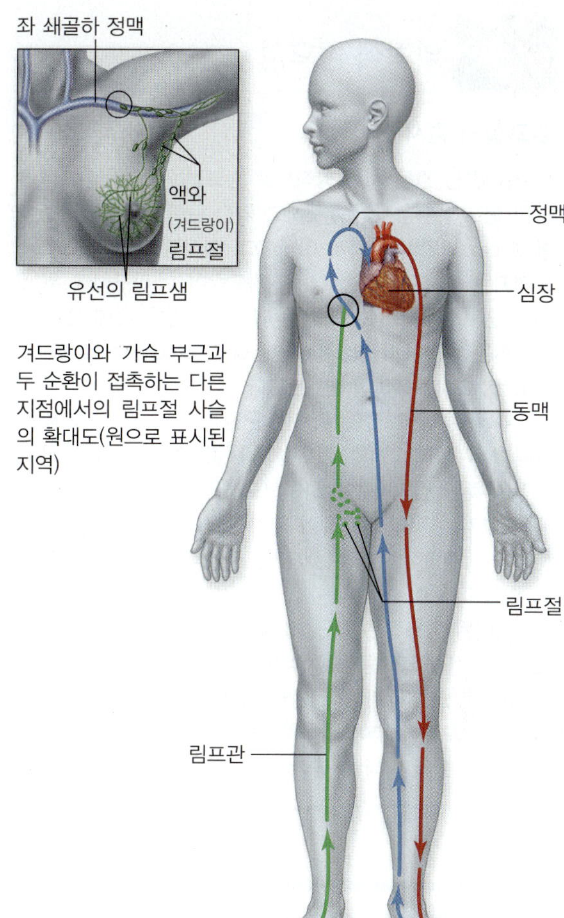

림프계와 순환계

림프계와 혈액의 일반적 순환의 비교. 림프관은 혈액 순환과 평행하지만, 림프관은 혈액의 순환적 양상과 달리 일방통행이다. 두 순환 사이의 직접적인 연결은 림프관이 정맥으로 액체를 비우는 심장 부근(원으로 표시된 지역)에서 일어난다.

그림 12.6 **순환계와 림프계.**

수하는 주된 관으로 진행한다. 림프계의 주요한 기능은 다음과 같다.

1. 세포외액이 고유 순환계로 되돌아갈 수 있는 경로를 제공한다.
2. 염증 반응의 배출 시스템으로 작용한다.
3. 림프구, 식세포, 항체의 체계를 통하여 감시, 인지, 이물질로부터 보호를 제공한다.

림프액 림프액은 림프 순환에 의하여 운반되는 혈장 같은 액체이다. 림프액은 특정한 혈액 성분이 혈관 밖으로 나와서 세포외 공간을 통과하여 림프 모세관으로 확산되거나 이동하는 것이다. 혈액과 마찬가지로 림프액은 수많은 백혈구(특히 림프구)와 지방, 세포 쇄설물, 조직 공간으로 접근한 감염원 등을 포함한다.

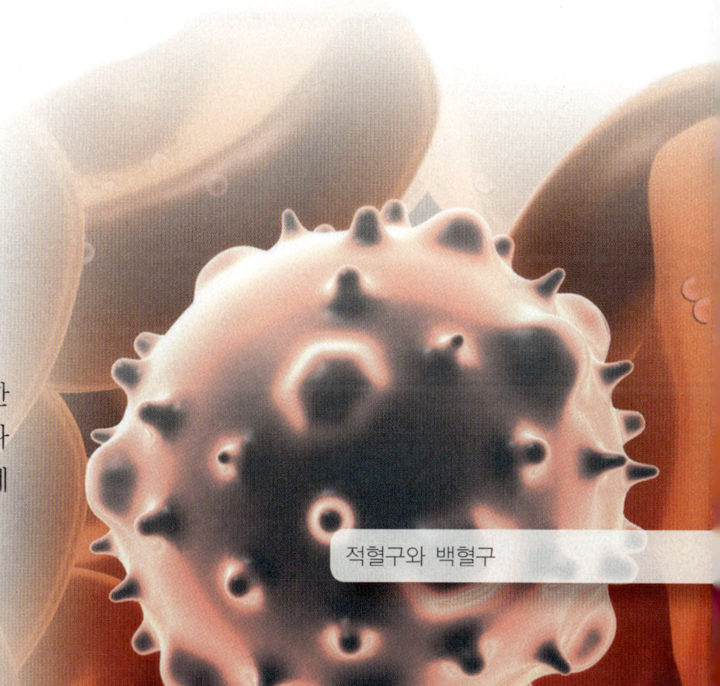

적혈구와 백혈구

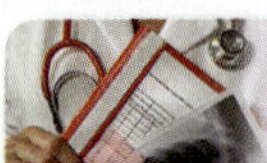

의학적 중요성

림프절의 검사

의사는 건강 검진 시 일상적으로 림프절을 검사한다. 건강한 림프절은 윤곽이 뚜렷하고 약간 탄력성이 있다. 보통 2 cm 미만이며 쉽게 이동한다. 확장되었을 때 쉽게 느껴지는 림프절은 귀 뒤, 목, 겨드랑이, 사타구니에 위치한 림프절을 포함한다. 가슴과 같은 깊은 곳에 있는 림프절은 X-선이나 컴퓨터 단층촬영(computed tomography, CT)에 의하여 볼 수 있다.

부어오른 림프절의 위치는 근원적인 병상의 단서를 제공할 수 있다. 개별 림프절이나 림프절의 사슬은 비교적 무해한 감염에 반응하여서도 확대될 수 있다. 예를 들어 감기는 목의 림프절이 약간 확장되게 할 수 있다. 분산되고 전반적인 확장은 자가면역 질환, 전신 감염, 또는 암을 나타낼 수 있다.

확대된 림프절은 피곤, 발열, 체중 감소, 식은땀, 또는 기타 건강상의 증상을 수반하지 않으면, 자체적으로는 우려의 원인이 아니다. 혈액 검사, X-선 촬영, 생검을 통하여 림프절이 부어오른 원인을 판단할 수 있으며, 특히 다른 증상이 나타날 때 더욱 그렇다.

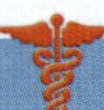

NCLEX® 준비

2. 어떤 요소가 2차 방어선과 연관되어 있는가? 관련되는 것을 모두 선택하시오.
   a. 모성 항체
   b. 화학적 · 물리적 장벽
   c. 발열과 염증
   d. 인터페론
   e. 식세포 작용

림프관 림프를 운반하는 관 체계는 혈관을 따라서 구성된다. 림프는 압력을 받지 않기 때문에 림프관은 두꺼운 벽의 동맥보다는 얇은 벽의 정맥과 더 유사하다. 가장 작은 관인 림프 모세관은 모세혈관에 수반하여 발생하며 중추신경계와 뼈, 태반, 흉선을 제외한 신체의 모든 부분에 펼쳐져 있다. 림프관의 얇은 벽은 순환계에서 탈출한 세포외액으로 쉽게 침투된다. 림프관은 손, 발, 가슴의 유두륜 주변에 특히 많이 발견된다.

다음 절에서는 혈류와 혈관에 대하여 배울 것이다. 혈류와 림프계에는 2가지 중요한 차이가 있다. 첫 번째는 림프계의 주요 기능의 하나가 림프액을 순환계로 되돌리는 것이기 때문에, 림프의 흐름은 한 방향이며 말단에서 심장 쪽으로 이동한다. 궁극적으로 림프는 흉관이나 오른쪽 림프관을 통하여 심장 부근의 쇄골하 정맥을 거쳐 혈류로 돌아간다. 두 번째는 림프가 림프계의 관을 통하여 어떻게 이동하느냐 하는 것이다. 혈액은 심장이라는 전용 펌프에 의하여 신체 전체에 운반되지만, 림프는 림프관이 통과하는 골격근의 수축을 통해서만 이동한다. 이러한 근육 운동에 대한 의존은 밤에(근육이 활동을 하지 않을 때) 손과 발이 붓지만 일어난 이후 바로 사라지는 현상을 설명한다.

흉선: T 세포 성숙이 일어나는 부위 **흉선(thymus)**은 배아에서 삼각형 구조로 융합되는 아래 목 부근의 2개의 림프절로서 유래한다. 흉선 호르몬의 영향으로 흉선 세포는 특이성을 발달하며 성숙한 T 세포로서 순환계로 방출된다. 뒤이어 T 세포는 다른 림프 기관(림프절과 비장)으로 이동하여 정착하며, 여기에서 앞에서 설명된 특정한 부위를 차지한다.

림프절 림프절은 림프 통로와 흉강과 복강의 큰 혈관을 따라 주로 집단으로 위치하는 작고, 피복된 콩 모양의 기관이다(그림 12.6 참조). 림프절의 주된 집단은 겨드랑이(액와 림프절), 사타구니(서혜 림프절), 목(경부 림프절)의 느슨한 연결 조직에 나타난다. 림프절의 역할은 림프의 물질을 여과하고 면역 반응에 적절한 세포를 제공하는 것이다. 림프절의 확장은 의사가 환자의 상태를 판단하는 데 중요한 단서를 제공한다. 일반적인 림프절의 확장은 전신 질환을 나타내며, 개별 림프절의 확장은 국부 감염의 증거이다.

비장 비장은 복강 좌상부의 림프 기관이다. 비장은 림프액 대신에 혈액을 여과하는 작용을 하는 것 이외에는 림프절과 어느 정도 유사하다. 비장의 주된 기능은 순환계에서 낡은 적혈구를 제거하는 것이지만, 가장 중요한 면역학적 기능은 혈액에서 병원체를 여과하고 뒤이어 비장에서 대식세포에 의하여 식세포 작용을 하는 것이다. 수술로 비장을 제거한 성인은 비교적 정상적인 생활을 할 수 있지만, 비장이 없는 어린이는 극심하게 면역이 약화된다. 비장은 출혈 시 방출되는 혈액의 저장소로도 작용한다. 비장은 한 컵 정도의 혈액을 보유할 수 있으며, 이러한 이유로 비장이 손상되면 많은 출혈이 발생한다.

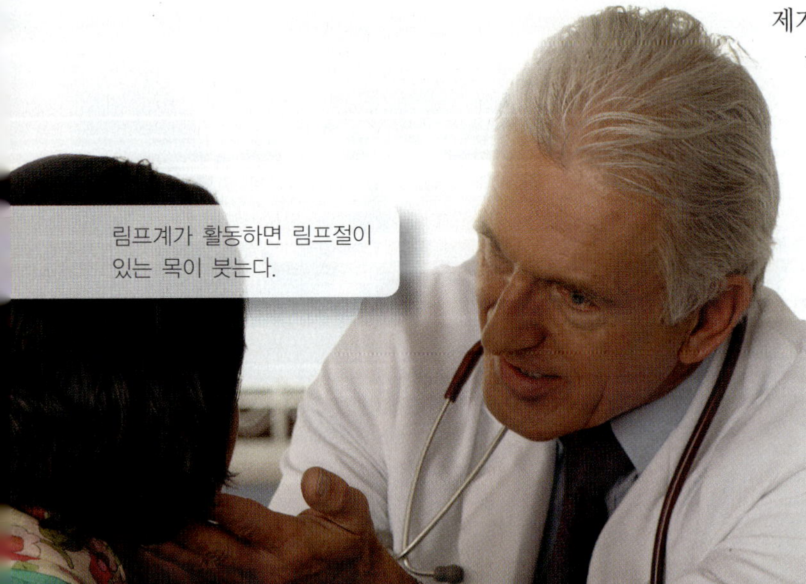

림프계가 활동하면 림프절이 있는 목이 붓는다.

기타 림프 조직 위장관과 호흡관 점막 표면이나 바로 아래의 많은 부위에 림프세포의 독립된 다발이 위치한다. 이러한 분산 체계는 음식과 공기의 미생물과 다른 이물질의 부단한 유입으로부터 효과적인 초기 타격 능력을 제공한다. 인두에서 편도선이라고 하는 조직의 고리는 림프구의 활발한 공급원을 제공한다. 임산부 또는 수유부의 가슴도 항체를 생산하는 림프 조직의 일시적인 부위가 된다. 장관은 **장 연관 림프 조직(gut-associated lymphoid tissue, GALT)**이라고 하는 가장 발달된 림프 조직의 집합을 수용한다. GALT의 예는 충수, 유미관(각각의 장 융모에 위치한 특별한 림프관), 그리고 소장의 회장에 있는 림프구의 치밀한 집단인 **파이어 판(Peyer's patche)**을 포함한다.

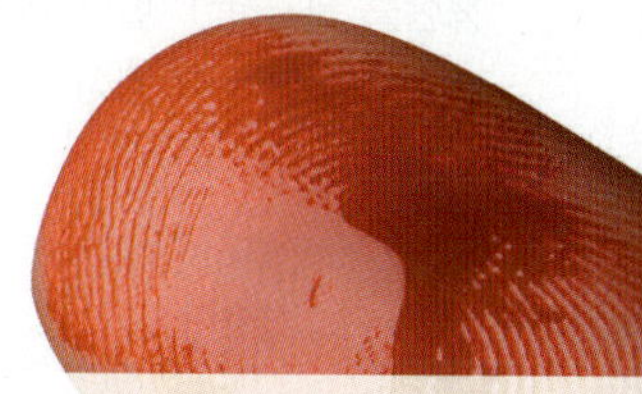

혈액은 백혈구에 비하여 적혈구가 약 천 배 정도 많이 있기 때문에 붉은 색으로 보인다.

혈액

순환계는 혈액을 순환하는 심장, 동맥, 정맥, 모세혈관과 림프액을 순환하는 림프관과 림프기관(림프절)을 포함하는 림프계로 구성되어 있다. 알 수 있듯이 이 두 순환은 평행하고, 서로 연관되어 있으며, 상호 보완적이다.

동맥, 정맥, 모세혈관을 통과하여 진행하는 물질을 **전혈(whole blood)**이라고 하며, 이는 **혈장(plasma)**에 **혈구 세포(blood cell**; 형태가 있는 성분)가 떠 있는 액체이다. 응고되지 않은 혈액을 시험관에 넣어 방치하거나 원심분리하면 이 두 성분을 맨눈으로 볼 수 있다. 세포의 밀도는 시험관의 바닥에 불투명한 층으로 침전되도록 하며, 맑고 노란색 액체인 혈장이 위에 남는다. 혈청은 응고된 혈액의 맑은 액체라는 점을 제외하고는 혈장과 본질적으로 동일하다. 혈청은 면역 검사와 치료에 종종 사용된다.

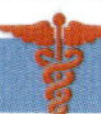

NCLEX® 준비

3. 다음 중 어느 것이 순환에서 낡은 적혈구를 제거하는 혈액의 여과기로 작용하는가?
   a. 파이어 판
   b. 흉선
   c. 비장
   d. 편도선

혈액 세포의 조사 혈액 세포의 생산을 **조혈(hematopoiesis)**이라고 한다. 새로운 혈액 세포의 1차 전구체는 골수에 유지되는 다능성 **줄기 세포(stem cell)**라고 하는 분화되지 않은 세포의 집단이다. 발생 과정에서 이러한 줄기 세포는 증식하고 전문화되지 않은 미성숙 세포에서 전문화된 기능하는 성숙한 세포로 분화한다. 이 과정에서 발생하는 1차 계열은 적혈구(red blood cell, RBC; erythrocyte), 백혈구(white blood cell, WBC; leukocyte), 혈소판(thrombocyte)이다. **그림 12.7**은 혈액에서 발견되는 다양한 세포의 기원과 발생의 개요를 나타내었으며, 이들의 대부분은 비특이적 방어와 특이적 방어에 극히 중요하다.

백혈구 계열은 분화의 마지막 과정에서 몇 가지 2차 계열의 세포로 발달하도록 프로그램되었다. 이러한 전념하는 계열의 백혈구는 대부분 면역 기능을 담당한다.

백혈구(white blood cell)는 **leukocyte**라고도 한다. 백혈구의 아형 중 하나는 **림프구(lymphocyte)**이다.

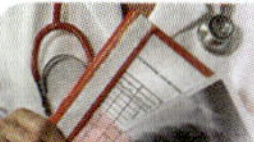

의학적 중요성

편도선

편도선은 목구멍 뒤쪽 혀의 양쪽에 위치하며, 바강의 뒤에서 아래로 연장되는 인두 편도(adenoid)는 림프 조직으로 구성되어 있다. 이들은 코나 입을 통하여 침입하는 외부 침입자를 포획하고 사멸시켜서 질병으로부터 보호하는 것으로 생각된다.

한 때는 일상적으로 제거되었지만, 편도선은 이제 발병이 재발하지 않은 경우에는 제거하지 않는다. 편도선염의 증상은 목이 몹시 아프고, 삼키기 어려우며, 귀의 통증, 두통, 발열, 목소리가 변한다. 일부 어린이는 편도선염이 재발하는 것을 경험하며, 편도선에 만성적, 아급성 감염의 결과로 뚜렷한 증상을 경험한다. 추가적으로, 부적절하게 치료된 *Streptococcus* 감염은 편도선 주위 농양 또는 신장 질환 같은 심각한 합병증을 초래할 수 있다.

그러나 편도선 또는 인두 편도의 제거는 무해한 절차가 아니다. 출혈이 발생할 수 있으며 심각할 수 있다. 추가적으로 전신 마취에는 항상 위험이 수반된다. 수술 후 감염도 회복을 복잡하게 할 수 있다. "고장 나지 않으면, 고치지 말라"는 격언은 편도선의 일상적인 제거에 적용될 수 있다.

12.2 학습 결과—진도 평가

4. 표지를 정의하고, 2차 방어선과 3차 방어선에서 표지의 중요성에 대하여 논의하시오.
5. 면역에 참여하는 신체 부분 4곳의 이름을 말하시오.
6. 단핵구 식세포 체계를 나머지 선천성 면역에 연관하시오.
7. 림프계의 구조와 기능에 대하여 서술하시오.
8. 비특이적 면역에서 기능하는 3종류의 혈액 세포의 이름을 말하고, 각각의 가장 중요한 기능에 대하여 설명하시오.
9. 특이적 면역에 관련된 2종류의 림프구 이름을 말하시오.

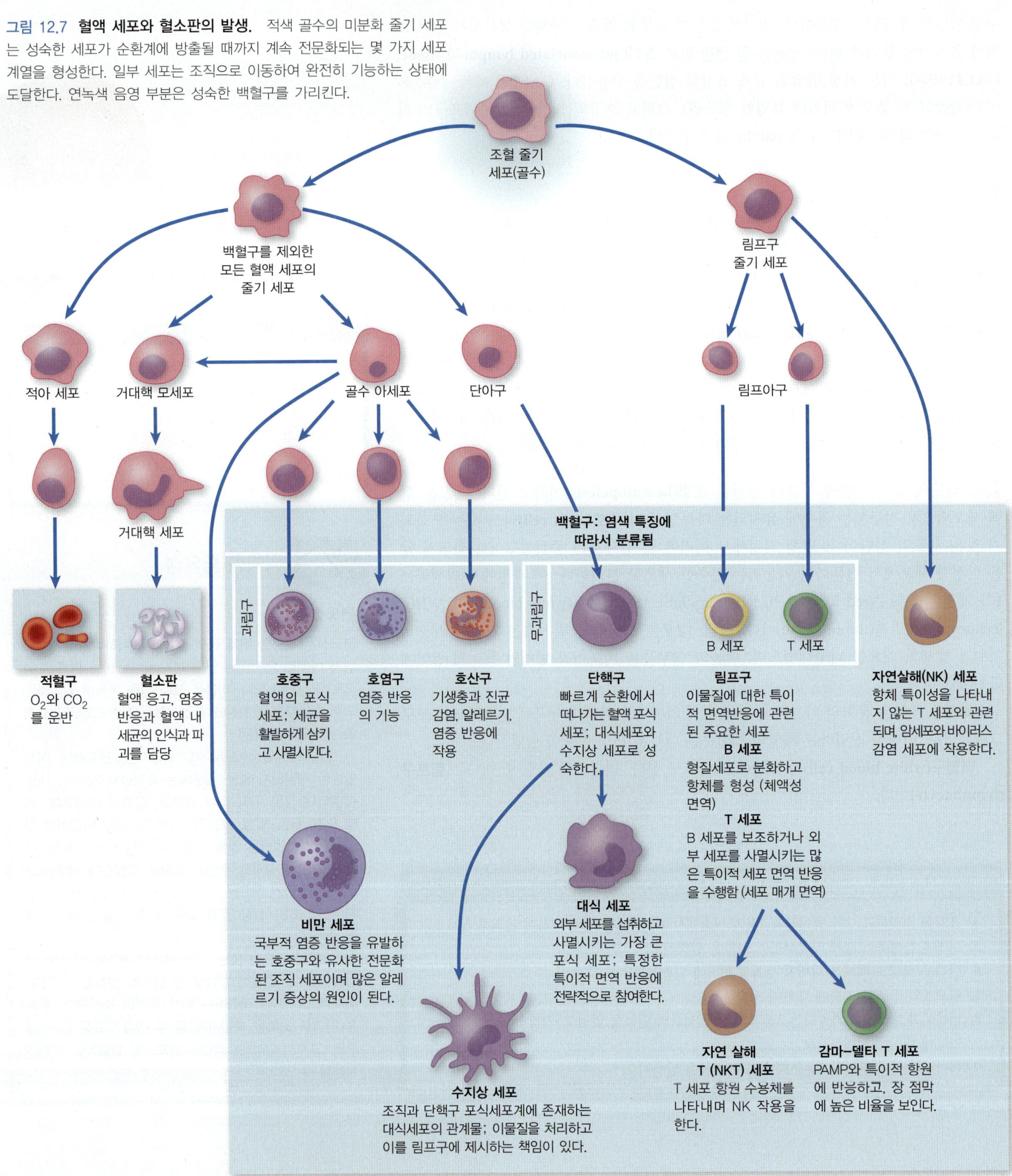

그림 12.7 **혈액 세포와 혈소판의 발생.** 적색 골수의 미분화 줄기 세포는 성숙한 세포가 순환계에 방출될 때까지 계속 전문화되는 몇 가지 세포 계열을 형성한다. 일부 세포는 조직으로 이동하여 완전히 기능하는 상태에 도달한다. 연녹색 음영 부분은 성숙한 백혈구를 가리킨다.

12.3 2차 방어선

면역계의 주요한 해부적·생리학적 체계를 소개하였으니 숙주 방어에 중요한 역할을 하는 몇 가지 기작을 다룬다. (1) 식세포 작용, (2) 염증, (3) 발열, (4) 항균 단백질이다. 이러한 방어의 일반화된 본질로 인하여, 그들은 효과가 비특이적이지만, 13장의 특이적 면역 반응을 후원하고 상호작용한다.

식세포 작용: 염증과 특이적 면역의 토대

어떠한 기준에서도 식세포 작용은 살아 있는 기계의 인상적인 부분을 나타내는데, 조직 사이를 거닐면서 표적을 탐색하고, 포획하여 파괴한다. 식세포 작용의 일반적인 활동은 다음과 같다.

1. 조직 구획을 조사하여 미생물, 입자상 물질(먼지, 탄소 입자, 항원-항체 복합체), 손상되거나 사멸한 세포를 찾는다.
2. 이러한 물질을 섭취하고 제거한다.
3. 외부 물질에서 면역학적 정보(항원)를 추출한다.

모든 세포는 물질을 삼키는 능력을 어느 정도 가지고 있다고 일반적으로 인정되지만, 직업적 식세포는 이 일이 생계 수단이다. 식세포의 3가지 주요한 유형은 호중구, 단핵구, 대식세포이다.

호중구

앞에서 서술하였듯이 **호중구(neutrophil)**는 세균, 기타 외부 물질, 손상된 조직에 반응하여 염증 반응의 초기에 작용하는 다용도의 식세포이다. 세균 감염의 공통적인 증세는 혈액에 호중구 수가 증가하는 것이며(neutrophilia), 호중구는 고름의 주된 성분이다.

단핵구와 대식세포: 식세포의 왕

혈류에서 조직으로 빠져나온 이후에 **단핵구(monocyte)**는 다양한 염증 매개체에 의하여 **대식세포(macrophage)**로 변형된다. 이 과정은 크기의 증가와 리소좀과 다른 세포소기관의 발달이 증강되는 것으로 현저하다. **조직구(histiocyte)**라고 하는 전문화된 대식세포는 특정한 조직에 존재하며 평생 동안 그곳에 머무른다. 예는 폐포 대식세포; 간의 쿠퍼(Kupffer) 세포; 피부의 수지상 세포(**그림 12.8**); 비장, 림프절, 골수, 신장, 뼈, 두뇌의 식세포이다. 다른 대식세포는 특정한 조직에 영구적으로 머무르지 않고 MPS 전체에 걸쳐 방랑자처럼 떠돈다. 대식세포는 활기 있는 청소부일 뿐 아니라 외부 물질을 처리하고 B 림프구와 T 림프구의 반응을 위하여 준비한다.

식세포의 인식, 삼키기, 사멸시키기 기작

식세포(phagocyte)라는 용어는 문자 그대로 "세포를 먹는다"는 의미이다. 그러나 식세포 작용은 삼키는 물리적인 과정 이상인데, 그 이유는 식세포가 다양한 항균 물질로 활발하게 외부 세포를 공격하고 제거하기 때문이다. 식세포 작용은 하나의 식세포가 작은 자극에 반응하여 그 구역에서 수행하는 고립된 사건으로 수행되거나 다음 절에 서술된 것처럼 조직화된 염증 사건의 일부로 일어날 수 있다. 식세포 작용의 사건은 주화성, 섭취, 포식 용해소체(phagolysosome) 형성, 파괴, 분비 등이 포함된다. **표 12.1**에 식세포 작용의 자세한 내용을 수록하였다.

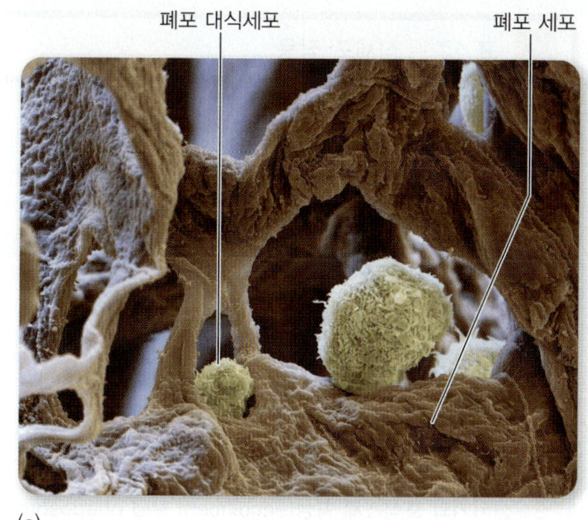

(a)

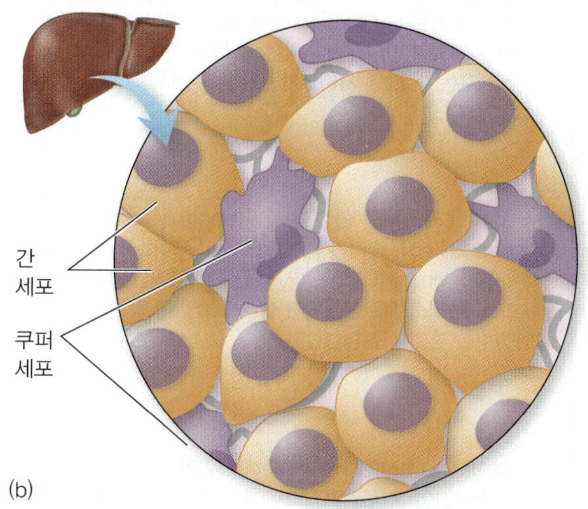

(b)

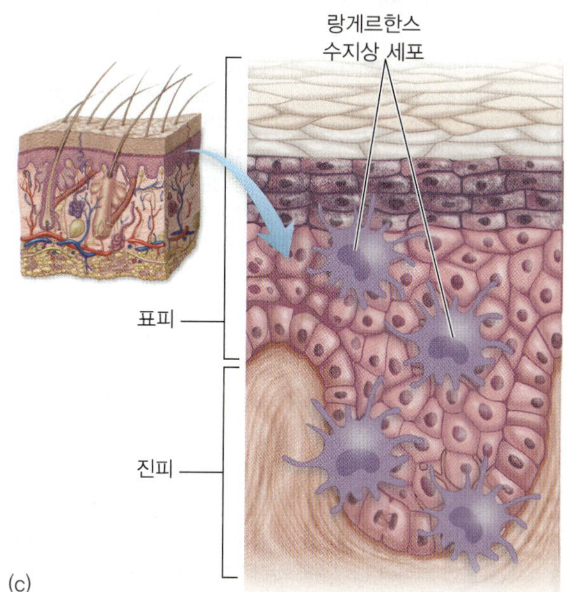

(c)

그림 12.8 대식세포. (a) 허파 내부의 폐포 대식세포의 주사현미경 사진. (b) 쿠퍼 세포를 가진 간 조직. (c) 표피 깊숙한 곳에 위치한 랑게르한스 세포.

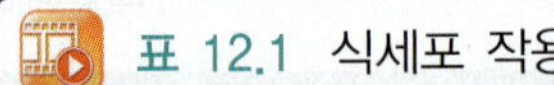

표 12.1 식세포 작용

1 **주화성(chemotaxis).** 식세포가 기생충과 상처 부위의 숙주 세포에서 생산되는 자극제의 경사에 의하여 유인되어 계획적인 방향성을 가지고 염증 지역으로 이동한다.

2 **부착(adhesion).** 식세포가 외부 세포를 인식하고 부착하기 위하여 양상 인식(pattern recognition)을 사용한다.

3 **삼키기와 포식소체 형성(engulfment and phagosome formation).** 식세포가 일단 먹이와 접촉하면, 세포 또는 입자를 에워싸는 위족(pseudopod)을 뻗어서 포식소체라고
4 하는 액포에 받아들인다. 선천 반응을 증폭하기 위하여 식세포는 더 많은 사이토카인을 분비한다.

5 **포식 용해소체의 형성과 사멸(phagolysosome formation and killing).** 단기간 내에 리소좀이 포식소체로 이동 융합하여 포식 용해소체를 형성한다. 항균 화학물질을 포함하는 과립이 포식 용해소체로 방출되어 섭취한 물질에 독을 가하고 분해하는 강력한 혼합액을 형성한다.

6 **파괴(destruction).** 포식 용해소체에는 2종류의 독립적인 파괴 화학물질이 미생물을 기다린다. 산소 의존계(호흡 파열 또는 산화 파열)는 6장과 9장에서 설명된 몇 가지 물질을 포함한다. 과립 구에서 나타나는 효소인 미엘로퍼옥시다아제(myeloperoxidase)는 강력한 산화제인 할로겐 이온(OCl^-)을 형성한다. 과산화수소, 과산화물 음이온(O_2^-), 활성화 또는 단일 상태 산소(singlet oxygen; $^{\bullet}O_2$), 유리 수산기 ($OH^{\bullet}$)가 독립적으로 그리고 함께 가공할 만한 살균력을 보유한다. 작용하는 다른 기작은 세균을 사멸시키고 바이러스 복제를 저해하는 젖산, 리소좀, 일산화질소(NO)이다. 세균 세포막을 상해하는 양이온 단백질과 다양한 단백질 분해 효소와 다른 가수분해 효소가 임무를 완수한다.

7 **제거(elimination).** 소화할 수 없는 작은 부스러기는 세포외 유출에 의하여 대식세포로부터 방출된다.

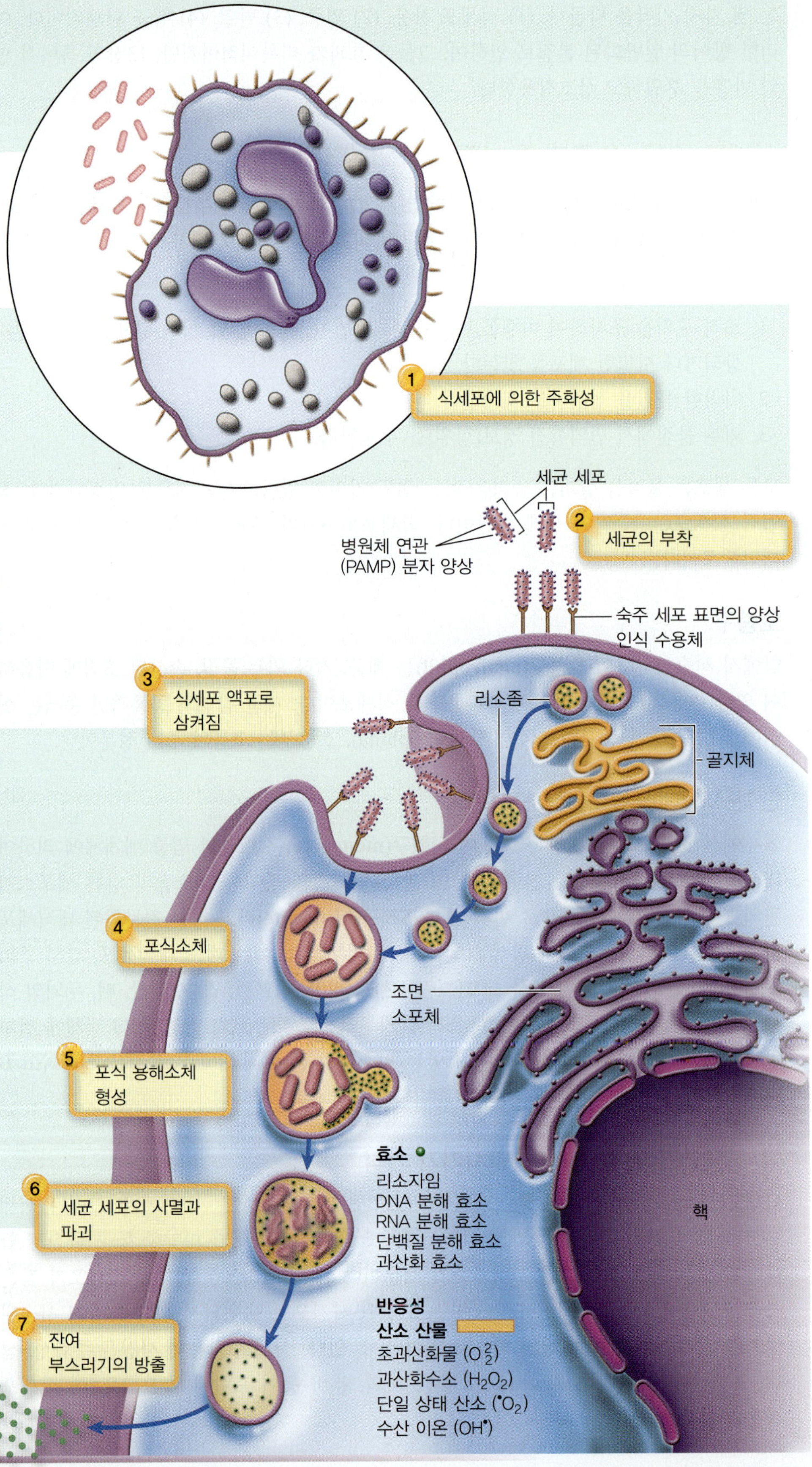

1 식세포에 의한 주화성
세균 세포
병원체 연관 (PAMP) 분자 양상
2 세균의 부착
숙주 세포 표면의 양상 인식 수용체
3 식세포 액포로 삼켜짐
리소좀
골지체
4 포식소체
조면 소포체
5 포식 용해소체 형성
6 세균 세포의 사멸과 파괴
7 잔여 부스러기의 방출
효소
리소자임
DNA 분해 효소
RNA 분해 효소
단백질 분해 효소
과산화 효소
반응성 산소 산물
초과산화물 (O_2^-)
과산화수소 (H_2O_2)
단일 상태 산소 ($^{\bullet}O_2$)
수산 이온 ($OH^{\bullet}$)
핵

식세포와 다른 방어 세포는 미생물이 표면에 가지고 있는 신호 분자로 인하여 일부 미생물을 이물질로 인식할 수 있다. 이러한 병원체 연관 분자 양상(PAMP)은 많은 미생물에 의하여 공유되지만 포유류에는 존재하지 않으며, 따라서 식세포와 선천성 면역의 다른 세포에게 "붉은 깃발" 역할을 한다.

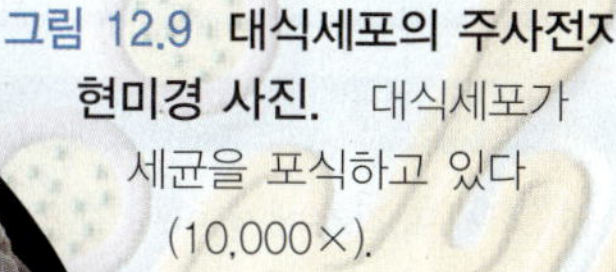

그림 12.9 대식세포의 주사전자 현미경 사진. 대식세포가 세균을 포식하고 있다 (10,000×).

세균 PAMP는 펩티도글리칸과 지질다당류를 포함한다. 일부 바이러스에서만 발견되는 이중 가닥 RNA도 PAMP이다. 숙주 쪽에서는 식세포, 수지상 세포, 상피세포, 심지어는 림프구도 표면에 PAMP를 인식하고 결합하는 양상 인식 수용체(PRR)를 가지고 있다. 이러한 세포는 과거에 PAMP와 조우한 사실과 상관없이 항상 PRR을 가지고 있다. 선천성 면역계의 많은 식세포는 세포질 내에 PRR을 포함하고 있다. 이들을 **염증 복합체(inflammasome)**라고 하며, 일단 식세포 작용을 받은 손상된 숙주 세포의 표지뿐 아니라 미생물 PAMP도 인식한다. 인식되면 염증을 개시하고 조절하는 신호를 방출한다. (면역학에는 많은 약어가 있다. 약어를 놓치지 말고 기억하라. 모든 약어가 무슨 뜻이고 무엇을 하는지를 알게 되면, 여러분은 숙주 방어를 절반은 이해한 것이다.)

그림 12.9는 세균을 삼키는 식세포의 전자 현미경 사진이다.

염증 반응: 손상을 일으키는 복잡한 반응의 협력

가장 일반적인 수준에서, 염증 반응은 조직의 모든 상처에 대한 반응이다. 염증 반응은 매우 흔해서 우리는 모두 매일 어떠한 방식으로든 염증을 나타낸다. 고양이가 할퀴어 부은 것, 화상의 물집, 감염에 의한 아픈 환부, 알레르기 증상 등에서 염증이 나타난다. 외부 표면에서는 전형적인 증세와 증상은 *rubor*, *calor*, *tumor*, *dolor*라는 라틴어의 용어로 간결하게 특징지을 수 있다. 적열(rubor)은 손상된 조직에서 혈액이 증가하고 혈관이 확장되어 유발된다. 열(calor)은 혈류의 증가로 인하여 열이 발산되는 것이다. 종양(tumor)은 조직으로 체액의 탈출이 증가하여 초래된다. 통증(dolor)은 신경 말단의 자극에 의하여 발생한다. 다섯 번째 증상인 기능의 상실(loss of function)이 염증의 효과를 완전하게 설명하기 위하여 추가되었다.

심혈관 질환과 같은 만성적인 질환이 만성적인 염증에 의하여 유발될 수 있다는 것이 명백해지고 있다. 우리는 염증을 손가락 같은 국소적인 것에 대하여 이야기하지만, 염증은 혈관, 폐, 피부, 관절 등 기관계 전체에 대하여 영향을 미칠 수 있다. 일부 연구진은 노화도 신체의 여러 부위에서 염증이 증가한 결과라고 믿는다.

염증을 유도할 수 있는 요인에는 감염에 의한 외상(이 절에서 주로 다루게 됨), 물리적 또는 화학적 매개체에 의한 조직의 손상 또는 괴사, 그리고 특이적 면역 반응이다. 염증의 세부적인 사항은 매우 복잡하지만, 주요한 기능은 다음과 같이 요약될 수 있다.

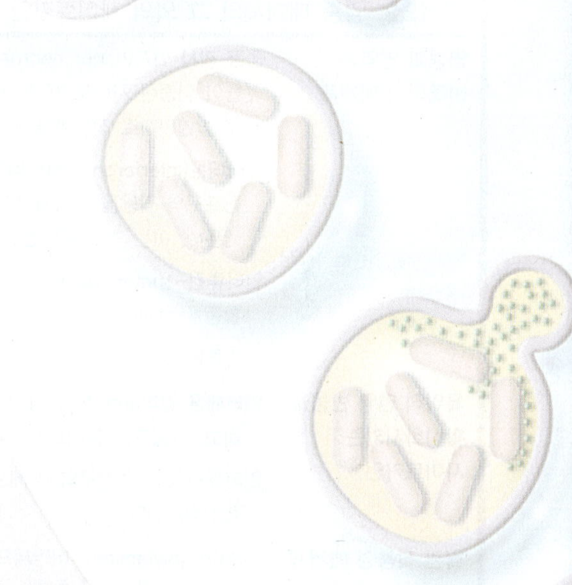

1. 상처 부위로 면역 구성 요소를 이동하고 유인한다.
2. 조직 손상을 수선하고 해로운 물질을 국한하고 제거하기 위하여 운동 기작을 시작한다.
3. 미생물을 파괴하고 추가적인 침입을 차단한다.

면역 반응은 강력한 방어 작용이며, 신체가 상처를 입은 후 안정을 유지하고 회복하는 수단이다. 그러나 이는 실제로 조직 손상, 파괴, 질병을 유발할 수 있는 잠재력을 가지고 있다.

NCLEX® 준비

4. 면역 기능을 평가하기 위하여 간호사는 의사가 무엇을 가장 먼저 지시하리라 예상하는가?
   a. 분별 백혈구(WBC) 계수
   b. 분별 적혈구(RBC) 계수
   c. 화학 프로필
   d. 응집 프로필

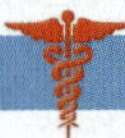

NCLEX® 준비

5. 식세포 작용에서 어느 작용이 파괴와 연관되는가?
   a. 세포외 유출
   b. 부착
   c. 산화적 파열
   d. 주화성

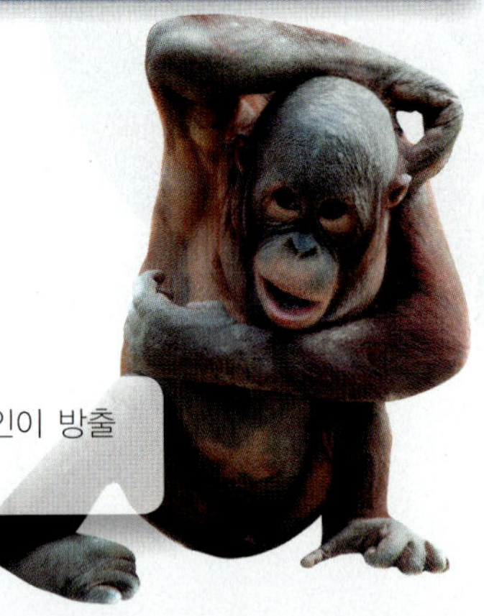

동물과 인간은 사이토카인이 방출되면 가려움을 느낀다.

염증 매개체의 역할

염증 진행의 세부 사항을 알아보기 전에, 방어 반응뿐 아니라 염증 반응에 영향을 미치는 일부 강력한 화학물질의 역할에 대하여 이해할 필요가 있다.

세포 발생, 염증, 면역의 많은 면을 조절, 자극, 억제, 즉 통제를 하기 위하여 수백 종류의 작고 활성이 있는 분자가 계속적으로 분비된다. 이러한 물질이 단핵구, 대식세포, 림프구, 섬유아세포, 비만세포, 혈소판, 혈관의 상피세포 등에서 생산된다. 이러한 물질의 효과는 국부적 또는 전신적이거나, 단기간 또는 장기간 지속되거나, 비특이적 또는 특이적이거나, 보호적 또는 병리적일 수 있다. 이러한 분자는 일반적으로 **사이토카인(cytokine)**이라고 한다. 기능에 따른 주요한 유형은 다음과 같이 분류할 수 있다.

1. 염증과 식세포 작용 같은 비특이적 면역 반응을 매개하는 사이토카인
2. 염증 발생 시 면역 반응을 활성화시키는 사이토카인
3. 혈관 작용성 매개체자
4. 림프구의 생장과 활성화를 조절하는 사이토카인
5. 백혈구의 조혈 인자
6. 다양한 염증 매개체

표 12.2에 이러한 매개체의 중요한 예를 제공한다.

표 12.2 염증 매개체와 그 외의 사이토카인

염증과 면역의 비특이적 매개체	**종양 괴사 인자(tumor necrosis factor, TNF)**, 대식세포, 림프구, 그리고 다른 세포에서 생성되는 주화성과 식세포 작용을 증가시키고 다른 세포들이 염증성 사이토카인을 분비하도록 자극하는 물질이다. TNF는 또한 발열, 혈액 응고의 증가, 골수의 억제, 식욕의 억제 등을 유발하는 내인성 발열인자로 작용한다. **인터페론(interferon, IFN)**, 백혈구, 섬유아세포, 기타 세포에서 생성되며, 바이러스 복제와 세포 분열을 저해하고 다른 세포를 살해하는 특정한 림프구의 작용을 증가시킨다. 인터페론은 또한 신체의 콜레스테롤을 감소시킨다. 콜레스테롤은 세균과 바이러스에 의하여 영양분으로 이용되기 때문에, 이는 추가적인 선천적 방어를 제공한다. **인터류킨-1(interleukin-1, IL-1)**, 대식세포와 수지상 세포의 산물이며 발열 유도와 특정한 백혈구를 활성화시키는 TNF와 동일한 많은 생물학적 활동을 보인다. 인터류킨-6, 대식세포와 T 세포에 의하여 분비된다. 주요한 효과는 B 세포의 생장을 자극하고 간 단백질의 합성을 증가시키는 것이다.
특이적 면역 반응을 활성화시키는 사이토카인	**인터페론 감마(interferon gamma)**, T 세포에서 유도된 매개체이며 주요한 기능은 대식세포의 활성화이다. 또한 T 세포와 B 세포의 분화를 촉진하고, 호중구를 활성화시키고, 혈관외 유출(diapedesis)을 자극한다. 인터류킨-5는 호산구와 B 세포를 활성화시킨다. 인터류킨-10은 대식세포를 저해하고 B 세포를 자극한다. 인터류킨-12는 T 세포와 살해 세포를 활성화시킨다.
혈관 작용성 매개체	**히스타민(histamine)**, 비만세포와 호염구에 의하여 생산되는 혈관 작용성 매개체이며, 혈관 확장, 혈관 투과성, 점액 생산을 증가시킨다. 주로 염증과 알레르기에 작용한다. **세로토닌(serotonin)**, 혈소판과 장 세포에 의하여 생산되는 매개체이며, 평활근의 수축을 유발하고, 위산 분비를 저해하며, 신경전달물질로 작용한다. **브래디키닌(bradykinin)**, 혈액이나 조직의 혈관 작용성 아민이며, 평활근의 수축을 자극하고, 혈관 투과성, 점액 생산, 통증을 증가시킨다. 특히 알레르기 반응에 작용한다.
림프구 생장과 활성화를 조절하는 사이토카인	**인터류킨-2(interleukin-2)**, T 세포의 주요한 생장 인자이다. 흥미롭게도 분비하는 동일한 세포에 작용한다. 유사분열과 다른 사이토카인의 분비를 자극한다. B 세포에서 생장 인자이고 항체 생산을 자극한다. 대식세포 집락 자극 인자(M-CSF)는 다양한 세포에 의하여 생산된다. M-CSF는 미분화 전구 세포로부터 대식세포의 생장과 발달을 촉진한다.
다양한 염증 매개체	**프로스타글란딘(prostaglandin)**, 대부분의 신체 세포에 의하여 생산된다. 예를 들면 혈관의 확장과 수축과 같은 반대적인 효과를 가지는 복합적인 화학적 매개체이며 염증과 통증의 강력한 자극제이다. **류코트리엔(leukotriene)**은 평활근의 수축을 자극하고 혈관 투과성을 강화한다. 즉시형 알레르기(기도의 수축)의 심각한 발현에 연관되어 있다. **혈소판 활성 인자(platelet-activating factor)**, 호중구에 의하여 방출되는 물질이며, 혈소판의 응집과 즉시형 알레르기 반응에서 다른 화학적 매개체의 방출을 일으킨다.

염증의 단계

염증을 유발하는 과정은 수 분에서 수 시간 지속되는 급성, 또는 며칠, 몇 주, 또는 수년간 지속되는 만성일 수 있는 동적이고 예측 가능한 연속되는 사건이다. 최초 손상이 발생하면, 손상된 조직 부위에서 연쇄반응이 일어나며, 손상된 지역에 이로운 세포와 체액을 소환한다. 예를 들어 **표 12.3**에 현미경 수준에서 손상을 입은 곳을 검사하고 주요한 사건의 흐름을 관찰한다.

표 12.3 염증

1 상해/즉시 반응

상해를 입은 후 손상된 조직 부근의 맥관 구조(소동맥, 모세혈관, 소정맥)에서 초기 변화가 일어난다. 이러한 변화는 손상된 지역의 신경 자극, **화학적 매개체**, 혈액 세포, 조직 세포에서 방출되는 **사이토카인**, 그리고 혈소판에 의하여 통제된다. 일부 매개체는 **혈관**의 상피 세포와 평활근에 영향을 미치는 **혈관 작용성**(vasoactive)이고, 나머지는 백혈구에 영향을 미치는 **케모카인(chemokine)**이라고 하는 **주화성 인자(chemotactic factor)**이다.

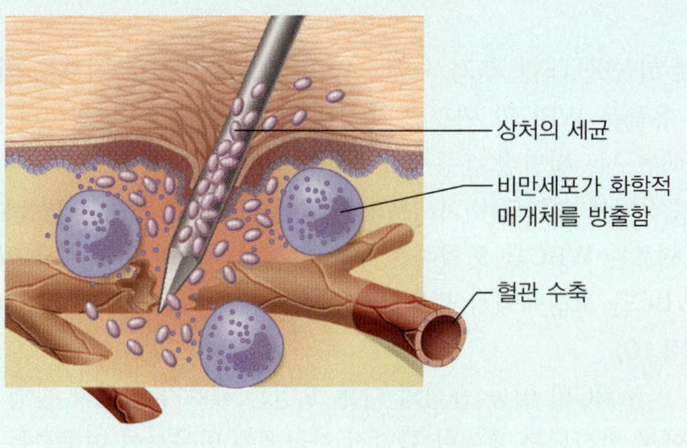

2 혈관 반응

소동맥의 수축이 먼저 자극되지만, 이는 몇 초에서 몇 분간만 지속되고 혈관 확장의 반대 방향 작용이 뒤따른다. 혈관 확장의 전반적인 효과는 그 지역으로 혈액의 흐름을 증가시키고, 이는 면역 구성 요소의 유입을 용이하게 하며 적열과 열을 발생한다.

일부 혈관 작용 물질은 모세관 후 정맥 벽의 내피 세포를 수축하게 하며 혈액의 구성 성분이 세포외 공간으로 삼출되도록 틈을 형성한다. 탈출하는 체액 부분을 **삼출액**(exudate)이라고 한다.

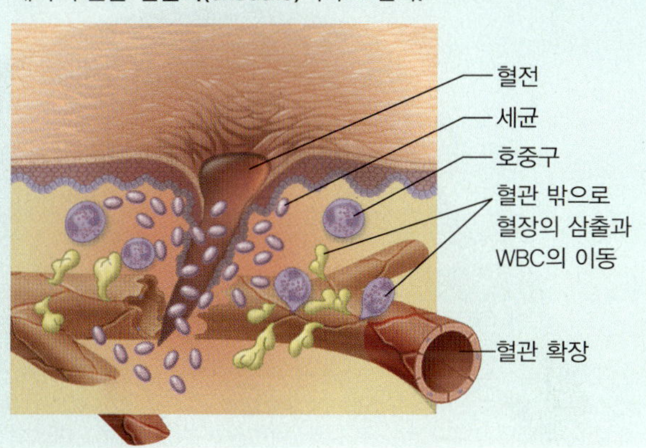

3 부종과 고름의 형성

조직에 체액이 축적되면 **부종**(edma)이라고 하는 국부적인 팽창과 경화가 일어난다. 그 액체는 다양한 양의 글로불린, 알부민, 피브리노겐, 혈구, 세포 부스러기 같은 혈장 단백질을 포함한다. 이 내용물에 따라 액체는 투명하거나(**혈장성**, **serous**) 적혈구를 포함하거나 고름이다. 고름은 주로 백혈구와 식세포 작용에 의하여 생성되는 부스러기이다. 어떤 종류의 부종에서는 피브리노겐이 피브린 섬유로 변환되어 상처 부위를 그물로 싼다. 한 시간 내에 특별한 신호 분자에 주화성으로 반응하는 수많은 호중구가 상처 부위에 몰려든다.

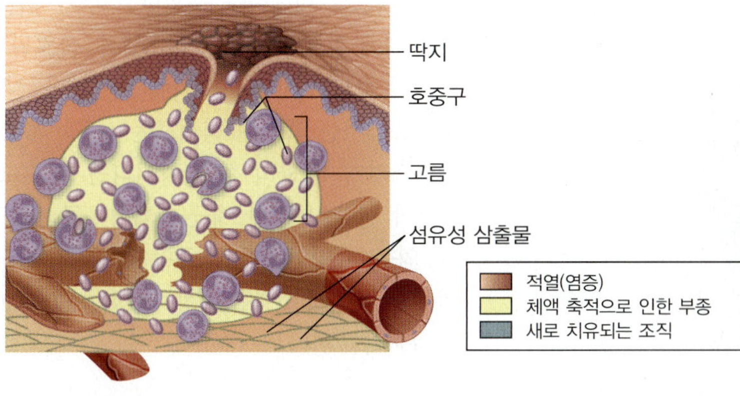

4 분해/흉터 형성

수선은 마지막 단계이며 이 결과는 건강한 조직의 완전한 분해, 또는 흉터 조직의 형성인데, 이는 조직 유형과 손상의 정도에 의존한다. 대식세포는 **혈관외 유출**(diapedesis)이라는 과정을 통하여 혈관을 떠나는 것을 나타내었다.

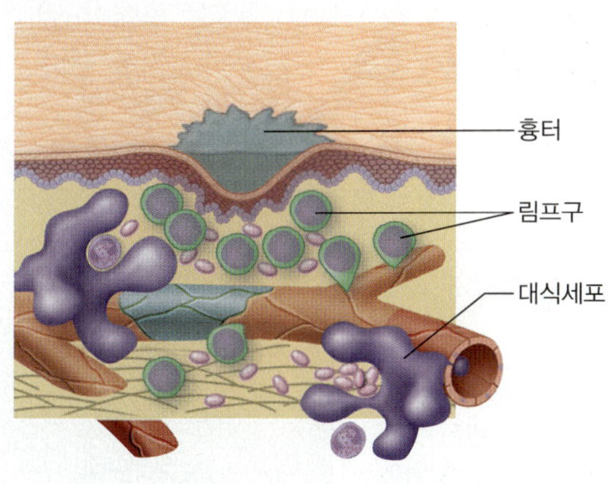

그림 12.10 백혈구의 혈관외 유출(diapedesis)과 주화성. (a) 혈관외 유출에 의하여 혈관의 공간 사이로 빠져나가는 백혈구를 보여주는 소정맥의 모습. 이 과정은 백혈구가 어떻게 내피 벽에 부착하는지를 나타낸다. 이 부위에서 백혈구는 혈관에서 조직 공간으로 나갈 준비를 하고 있다. (b) 현미경 사진은 세포외 유출을 하고 있는 호중구를 보여준다.

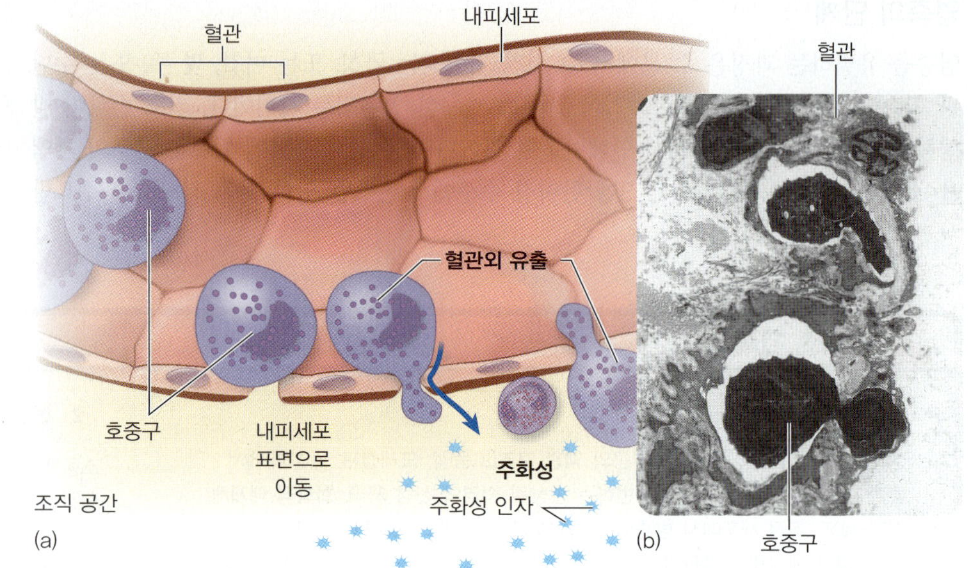

혈관외 유출과 주화성에 대한 추가 사항 WBC가 혈관에서 조직으로 이동하는 혈관외 유출은 WBC의 연관된 특징들에 의하여 도움을 받는다. 예를 들면, 백혈구는 활발한 운동성을 보이며 쉽게 형태를 바꾼다. 이 현상은 소정맥에 배열된 내피세포의 성질에 의해서도 도움을 받는다. 내피세포는 WBC를 포획하는 부착 수용체 복합체를 가지고 있으며 WBC를 소정맥에서 세포외 공간으로 운반하는 데 참여한다(**그림 12.10**).

WBC의 이동 습성의 다른 요인은 세포가 상처나 감염 부위에서 발산되는 특이한 화학적 자극제에 반응하여 이동하는 경향인 **주화성(chemotaxis)**이다. 이 수단을 통하여 세포는 많은 구획으로부터 감염 부위로 모여들어 체류하면서 일반적 그리고 특이 면역 기능을 수행한다. 이러한 기초적인 특성은 대부분의 면역 반응에 요구되는 세포의 상호 교신과 배치에 절대적으로 필요하다.

부종과 투과성 혈관의 혜택 액체의 분비와 호중구의 여과는 생리학적으로 이로운 활동이다. 액체의 유입은 독성 물질을 희석하며, 피브린 엉김은 효과적으로 미생물을 포획하고 추가적인 전파를 방지한다. 염증 부위에 집결되는 호중구는 세균, 사멸된 조직, 입자성 물질의 식세포 작용과 파괴에 관여한다. 일부 유형의 염증에서는 축적된 식세포는 세포, 액화된 세포 부스러기, 세균의 흰색 덩어리인 **고름(pus)**의 원인이 된다. 특정한 세균(연쇄상구균, 포도상구균, 임균, 수막염균)은 호중구의 매우 강력한 유인제이며, 따라서 고름을 형성하는 **화농성(pyogenic)** 세균이라고 한다.

인후염의 통증은 (1) 미생물에 의하여 입게 되는 복합적인 손상, (2) 주변 신경에 압력을 가하는 염증 반응, (3) 통증 유발 사이토카인의 방출 등에 의하여 유발된다.

발열: 염증의 부속물

염증과 일반적으로 선천성 면역의 중요한 전신 요소는 비정상적으로 체온이 상승하는 발열이다. 발열은 감염에서 매우 보편적이지만, 특정한 알레르기, 암, 다른 기관의 질환과도 연관된다. 원인이 알려지지 않은 발열은 원인 불명 발열(fevers of unknown origin, FUO)이라고 한다.

체온은 보통 뇌 시상하부의 통제소에서 유지된다. 이 온도 조절 장치는 신체의 열 생산과 손실을 조절하며 중심 체온을 37°C(98.6°F)에 설정하며 하루 주기에 따라 약간의 변동이 있다. 발열은 순환하는 **발열 물질(pyrogen)**이 시상하부의 온도 조절 장치를 높은 온도로 재설정할 때 시작된다. 이 변화는 근육 조직이 열 생산을 증가하고 말단 소동맥이 혈관 수축을 통하여 열손실을 감소하도록 신호를 한다. 발열은 낮은 등급(37.7~38.3°C, 또는 100~101°F)에서 높은 등급(40.0~41.1°C, 또는 104~106°F)까지의 범위를 보인다. **외인성(exogenous)** 발열 물질은 바이러스, 세균, 원생동물, 진균과 같은 감염원의 산물이다. 잘 특징지어진 외인성 발열 물질은 그램음성 세균의 세포벽에서 발견되는 지질다당류(lipopolysaccharide, LPS)이다. 혈액, 혈액 산물, 백신, 주사 용액 또한 외인성 발열 물질을 포함할 수 있다. **내인성(endogenous)** 발열 물질은 단핵구, 호중구, 대식세포에 의하여 식세포 작용 동안에 방출되며 면역 반응의 자연적인 부분으로 보인다. 대식세포에 의하여 방출되는 2가지 강력한 발염 물질은 인터류킨-1(IL-1)과 종양괴사인자(TNF)이다.

수천 년 간 사람은 발열이 선천적 보호 반응의 일부라고 믿었다. 히포크라테스(Hippocrates)는 발열이 독성 물질을 태워 없애려는 신체의 시도라는 아이디어를 제공하였다. 사이든햄 경(Sir Thomas Sydenham)은 7세기에 "오, 발열은 자연의 기구이다!"라고 기록하였다. 발열이 치유적이라는 관점이 매우 광범위하여 발열 요법(pyretotherapy; 간헐적으로 열을 유도하여 질병을 치료함)이 한때 매독, 임질, 리슈마니아증(원생동물 감염), 암의 치료에 이용되었다. 이러한 방법은 열을 내리는 아스피린이 1900년대 초반 처음으로 사용되기 시작하면서 선호도가 감소하였으며, 반대하는 관점이 지배하기 시작하였다.

발열의 혜택

질병의 증세로서 실질적이고 의학적인 중요성과 별도로, 체온의 증가는 추가적인 혜택을 가진다.

- 발열은 소아마비 바이러스, 감기 바이러스, 수두 대상포진 바이러스, 전신과 피하 진균 병원체와 같은 온도에 민감한 미생물의 증식을 저해한다.
- 발열은 철의 가용성을 감소시켜 세균의 영양을 방해한다.
- 발열은 대사를 증진시키고 면역 반응을 자극하며 본질적으로 보호적인 생리적 과정이다. 발열은 조혈, 식세포 작용, 특이적 면역 반응을 가속하며 특이한 백혈구가 감염 부위로 집결하도록 한다.

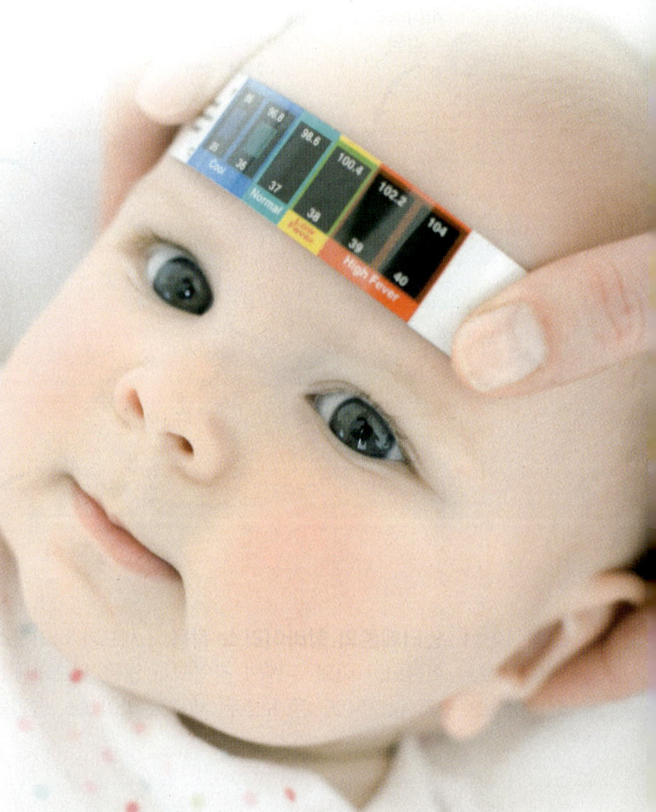

발열의 치료

발열에 대한 관점의 개정으로 발열을 억제할지에 대한 결정이 어려운 문제이다. 옹호자들은 건강한 사람의 약한 발열은 잠재적인 이익과 최소한의 부작용의 견지에서 볼 때 진행되도록 두는 것이 좋다고 한다. 발열의 부작용은 빈맥(tachycardia; 빠른 심박동), 빈호

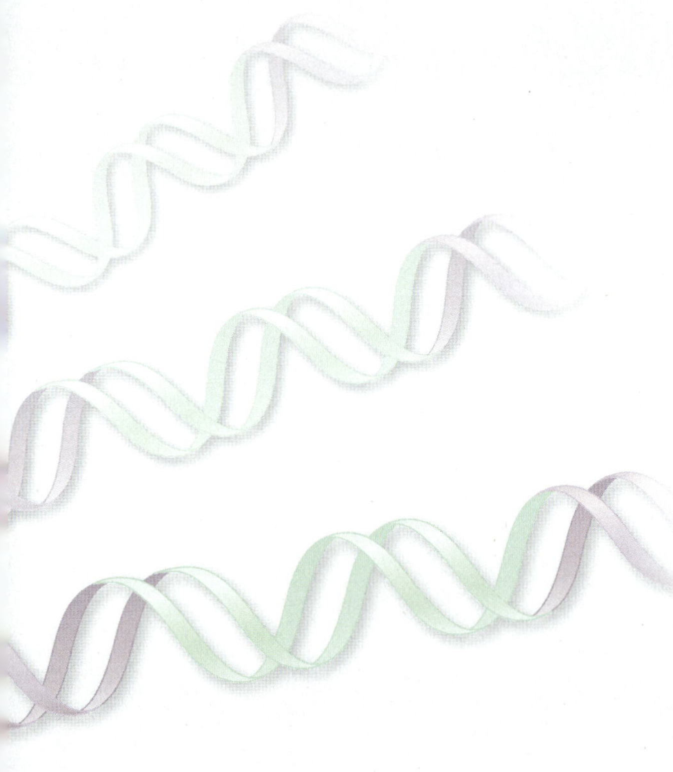

흡(tachypnea; 호흡률의 증가), 그리고 일부 사람에게는 발작 역치의 감소이다. 따라서 모든 의학 전문가는 고열이 지속되거나 심장 혈관 질환, 두부 외상, 발작, 호흡기 질환 환자는 위험하기 때문에 즉시 해열제로 치료해야 한다는 것에 동의한다.

항균 단백질(1): 인터페론

인터페론(interferon, IFN)은 특정한 백혈구와 조직 세포에서 자연적으로 생산되는 작은 단백질이다. 인터페론 체계는 원래 바이러스에 대해만 배타적으로 유도되는 것으로 생각되었으나, 이제는 다른 미생물에 대한 방어와 면역 제어 그리고 상호 교신에도 관련된 것으로 알려졌다. 3가지 주요한 유형은 림프구, 섬유 아세포, 대식세포에 의하여 생산되는 인터페론 알파와 베타, 그리고 T 세포의 산물인 **인터페론 감마(interferon gamma)**가 있다.

인터페론의 생물학적 활성은 광범위하다. 모든 경우에 인터페론은 세포 표면에 부착하여 유전자 발현을 유도하지만, 정확한 결과는 가변적이다. 다음 장에서 논의될 항바이러스 효과에 추가하여, 모든 3종류 IFN은 암 유전자의 발현을 저해할 수 있으며 종양 억제 효과를 가진다. IFN 알파와 베타는 식세포 작용을 자극하며, IFN 감마는 대식세포와 T 세포와 B 세포의 면역 조절자이다.

인터페론의 특징

바이러스와 때로는 다른 미생물 또는 구성 부분이 숙주 세포의 수용체에 결합하면, 세포가 인터페론을 합성하도록 하는 신호가 핵으로 전달된다. 인터페론 유전자가 전사되고 번역되어, 새로 합성된 인터페론 분자는 신속하게 세포에서 세포외 공간으로 분비되어, 다른 숙주 세포에 결합한다. 두 번째 세포에 인터페론이 결합되면 그 세포에서 바이러스 RNA의 분해 또는 바이러스 단백질 번역의 합성을 저해하는 것과 같은 다양한 기작을 통하여 바이러스의 증식을 저해하는 단백질 생산을 유도한다(**그림 12.11**). 인터페

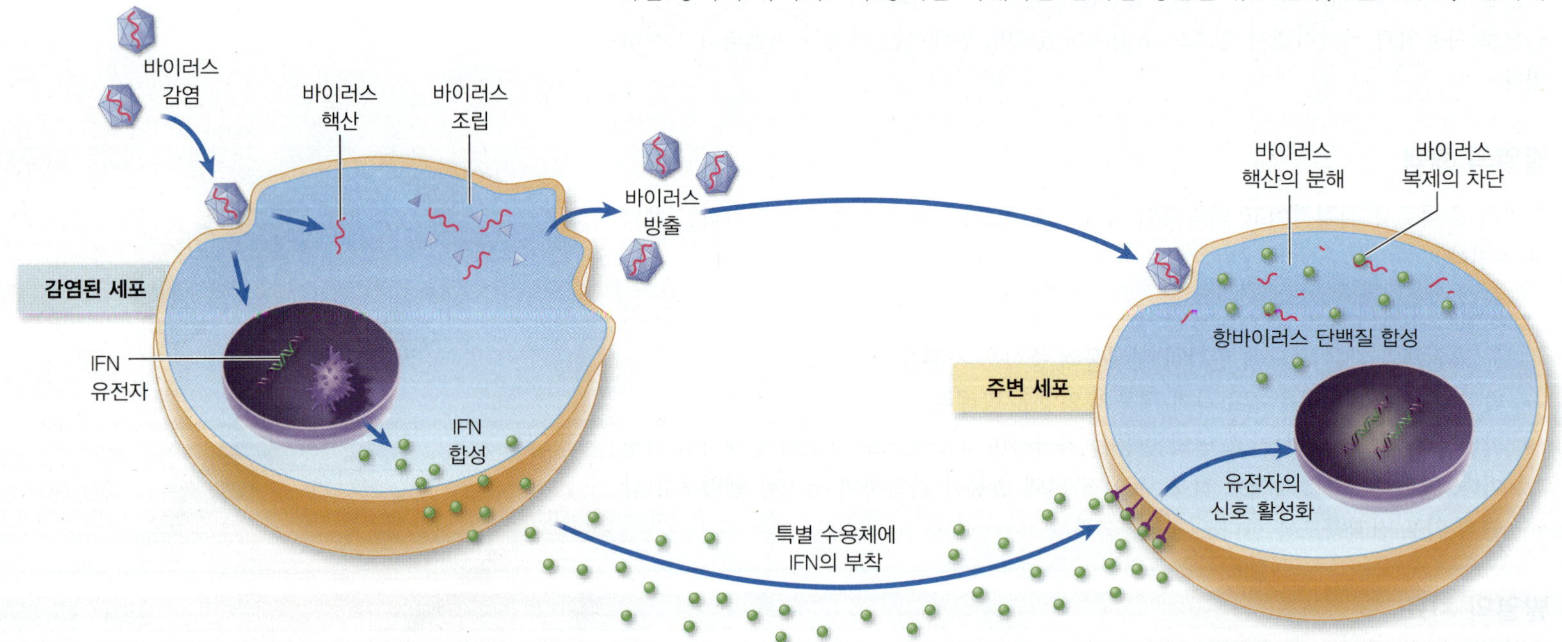

그림 12.11 인터페론의 항바이러스 작용. 세포가 바이러스(또는 다른 미생물)에 감염되면, 핵이 인터페론(IFN) 유전자를 전사하고 번역하도록 유발된다. 인터페론은 세포 밖으로 확산되어 나와 주변의 감염되지 않은 세포의 IFN 수용체에 결합하여, 외부 미생물의 유전자를 제거하는 단백질의 생산을 유도한다. 원래 세포는 IFN에 의하여 보호되지 않으며 IFN은 보호된 세포로 바이러스 침입을 차단하지 않는다.

론은 병원체를 손상시키는 반응성 산소 화합물과 같은 감염과 싸우는 다른 단백질의 생산도 유도할 수 있다. 이러한 단백질은 바이러스의 저해제이기 때문에 다양한 바이러스 감염의 치료에 중요하다.

인터페론의 다른 역할

인터페론은 백혈구의 발달을 활성화하거나 지시하는 중요한 면역 제어 사이토카인이다. 인터페론에 대한 추가 정보는 표 12.2를 참조하라.

항균 단백질(2): 보체

면역계는 **보체(complement)**라고 하는 복잡하고 다중 임무 시스템을 가지고 있는데, 이는 염증과 식세포 작용과 같이 여러 단계에서 도입된다. 보체는 면역 반응을 "보충"한다는 의미이며, 협동하여 세균과 특정한 바이러스를 파괴하는 30종류 이상의 혈액 단백질로 구성되어 있다.

폭포 반응의 개념은 보체 기능을 이해하는 데 도움이 된다. 폭포 반응은 혈액 응고와 같은 순차적 생리 반응인데, 화학 계열의 첫 번째 물질이 다음 물질을 활성화시키고, 이는 다음을 순차적으로 활성화시켜서, 최종 산물에 도달할 때까지 계속된다. 3가지 경로의 마지막 단계는 동일하며 비슷한 최종 결과를 얻게 된다. 논의를 위하여 대체 경로로 알려진 것에 대하여 초점을 맞추고 다른 경로는 어떻게 다른지를 알아본다.

보체 폭포의 전반적인 단계

일반적으로 보체 폭포는 개시, 증폭과 폭포, 중합화, 막 공격의 4단계를 포함한다. 최초에는 기폭제(이 경우 세균 또는 바이러스의 표면)가 첫 번째 보체 단백질인 C3와 반응하며, 이는 반응을 추진한다. 표적 세포의 표면에는 초기 C 보체가 결합하는 인식 부위가 있다. 일련의 단계를 통하여 각각의 구성 요소는 인식 부위의 표면이나 부근에서 다른 구성 요소와 반응한다. 모든 보체 경로의 기능하는 최종 산물은 막 공격 복합체라고 하는 커다란 고리 형태 단백질이다. 이 복합체는 세균, 세포, 외피 보유 바이러스의 세포막을 소화하여 구멍을 형성할 수 있으며, 이를 통하여 사멸시킨다(**그림 12.12**).

여기에 그림으로 나타낸 대체 경로는 단순히 병원체 막의 존재로 인하여 활성화되기 때문에 진정한 비특이적 방어 기작이다. 고전 보체 경로는 13장에서 다루는 특이적 면역 반응의 도움을 받는다. 고전 경로는 병원체에 결합한 숙주 항체(특이적 면역에 의하여 생산된)에 의하여 개시된다. 그 경우 다른 보체 단백질은 항체와 결합되었을 때 보체 폭포를 시작한다. 몇 가지 반응이 일어나서, 그림 12.12의 경로의 C3 부품을 형성한다. 고전 경로는 항체에 의존하기 때문에 새로 감염된 이후 시작되는데 시간이 더 오래 소요된다. 렉틴 매개 경로는 경로가 진행되기 위해서는 만노오스 결합 단백질(렉틴)이 병원체의 표면에 있는 만노오스 잔기에 결합해야만 하는 것 이외에는 대체 경로와 유사하다.

감염은 전체적으로 보체의 작용에 의하여 증폭된다. 최근에 보체의 과잉 작용은 낭창(lupus), 류마티스성 관절염, 중증 근무력증(myasthenia gravis)과 같은 자가면역 반응을 악화시키는 것으로 알려졌다.

항균 단백질(3): 항균 펩티드

항균 펩티드는 12~50개의 아미노산으로 이루어진, 세균 막에 삽입될 수 있는 짧은 단

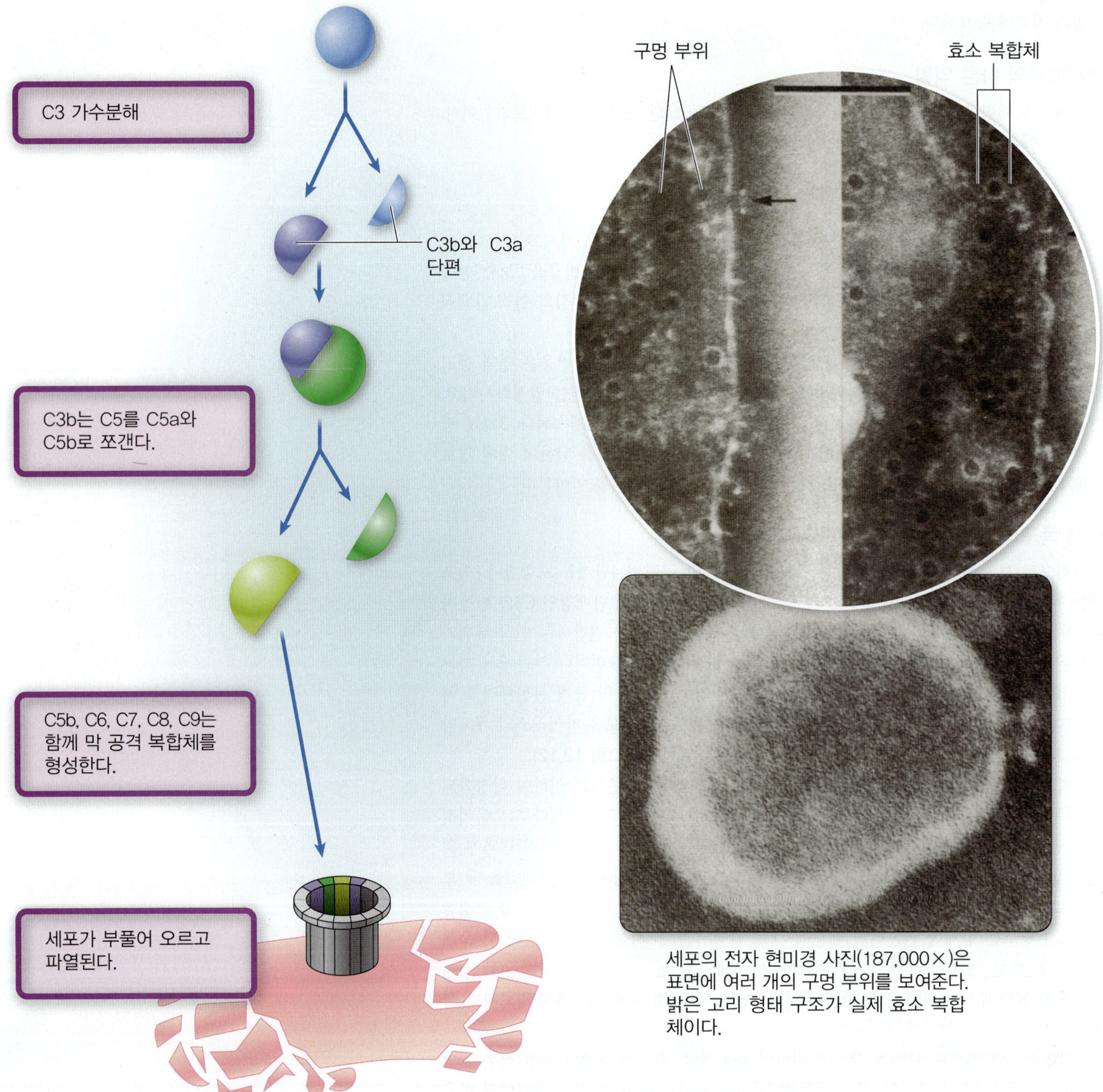

그림 12.12 **단일 부위의 대체 보체 경로의 단계.** 모든 보체 경로는 유사한 방식으로 기능하지만 자세한 사항은 상이하다. 대체 경로를 여기에 나타내었다.

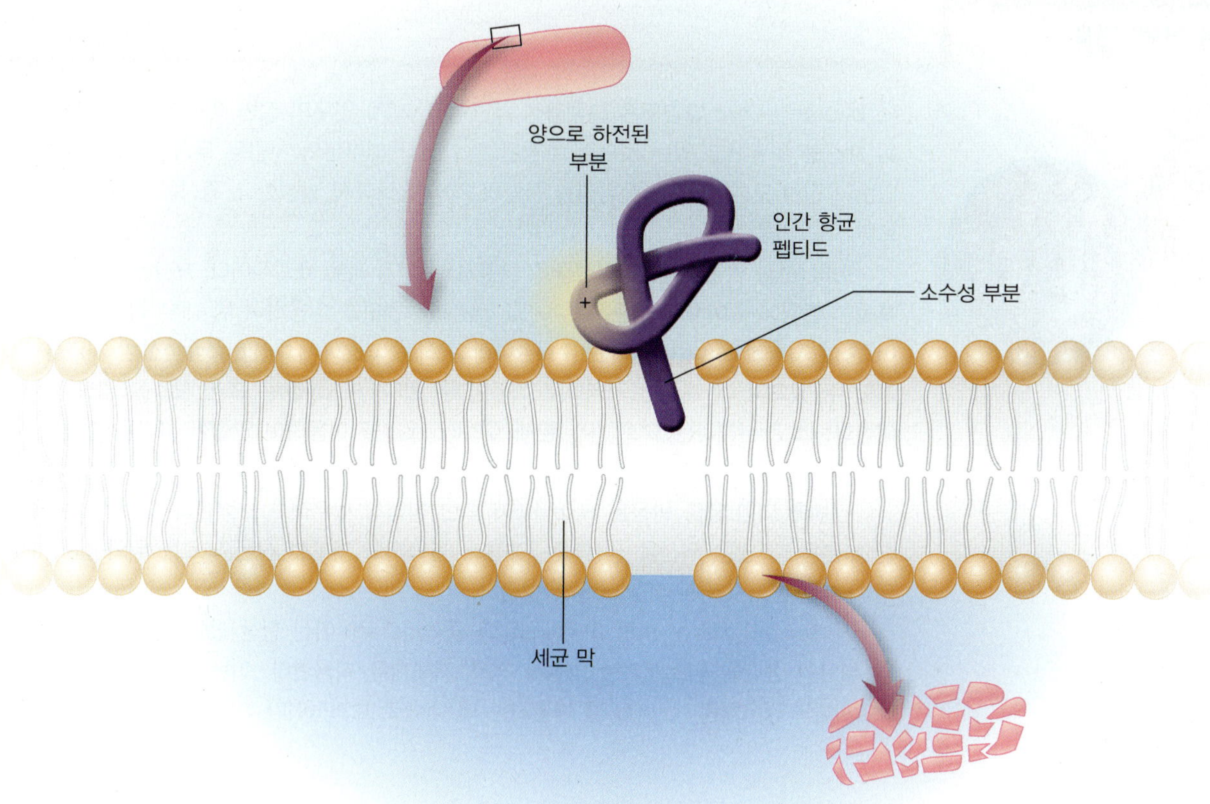

그림 12.13 항균 펩티드. 이러한 펩티드는 다양한 기작을 가지고 있지만, 가장 보편적인 것은 양전하와 소수성 꼬리를 사용하여 병원체 막에 삽입하는 것이다.

백질이다(**그림 12.13**). 이 기작과 다른 기작을 통하여 항균 펩티드는 미생물을 사멸시킨다. 항균 펩티드는 **디펜신**(defensin), **마게이닌**(magainin), **프로테그린**(protegrin)과 같은 이름을 가진다. 그들은 선천적 면역계의 일부이며 비특이적 면역과 특이적 면역의 다른 작용에도 효과를 가진다. 많은 연구진이 이러한 항균 펩티드를 치료약과 같은 실질적인 사용을 할 수 있도록 노력하고 있다. 면역 반응을 조절할 수 있는 항균 펩티드의 능력은 시중의 다른 항생제와 구별될 수 있도록 하고 미생물 약제 내성과의 전쟁에서 새로운 무기가 될 수 있다. 그들의 임상적 이용은 완전히 개발되지 않았지만, 연구진은 실험실에서 가장 효과적인 항균 펩티드를 고안하기 위하여 컴퓨터 프로그램을 사용하여 방법을 찾고 있다.

12.3 학습 결과—진도 평가

10. 비특이적 면역의 4가지 주요한 범주를 열거하시오.
11. 식세포 작용 단계의 개요를 말하시오.
12. 염증 단계의 개요를 말하시오.
13. 발열의 기작과 신체 방어를 어떻게 돕는지 논의하시오.
14. 항균 단백질 3종류의 이름을 말하시오.
15. 보체계의 목적과 작용 방식에 대한 좋은 개관 문장을 작문하시오.

임상 사례 결론

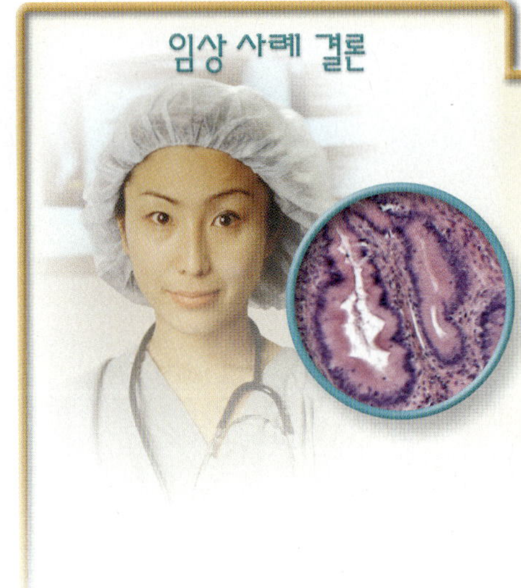

*H. pylori*는 위에서 발견되는 그램음성 세균이다. 세계 인구의 절반 이상이 상부 위장관에 이 세균을 보유하고 있는 것으로 추정된다. 그러나 대부분의 사람은 무증상이며 미생물이 있는지 전혀 모른다. 증상은 감염된 사람의 20% 정도에서 발생한다. 증상은 위통, 위 확대, 트림, 메스꺼움 등이다.

위의 산성 환경은 삼킨 미생물을 사멸시키는 데 매우 효과적이다. *H. pylori*는 이러한 혹독한 환경에서 어떻게 생존하는가? *H. pylori*는 편모를 이용하여 위 내부 점막을 파고들어 중성 지역에 도달한다. 이는 주화성이라고 하는 과정에서, *H. pylori*는 산성 지역을 감지할 수 있으며 더 쾌적한 지역으로 이동할 수 있다. *H. pylori*는 또한 요소를 암모니아와 이산화탄소로 분해하는 요소 가수 분해 효소(urease)를 이용하여 인접한 환경을 중화할 수 있는 능력을 가지고 있다. 암모니아는 해로운 위산을 중화한다.

신체에 의한 염증 반응은 *H. pylori*에 의한 침입과 싸우려고 노력한다. 이 반응의 중요한 부분은 더 많은 위산을 생산하는 것이다. 불행히도 과도한 산은 때로는 위와 십이지장의 내벽을 손상시켜 궤양(ulcer)을 유발한다.

*H. pylori*의 치료는 보통 아목시실린과 클라리트로마이신 항생제를 복용하고, 함께 과잉 위산의 생산을 감소시키는 양성자 펌프 저해제를 복용한다. 이는 3중 치료라고 하며 Natasha의 경우처럼 *H. pylori*를 박멸하는 데 대체로 효과적이다.

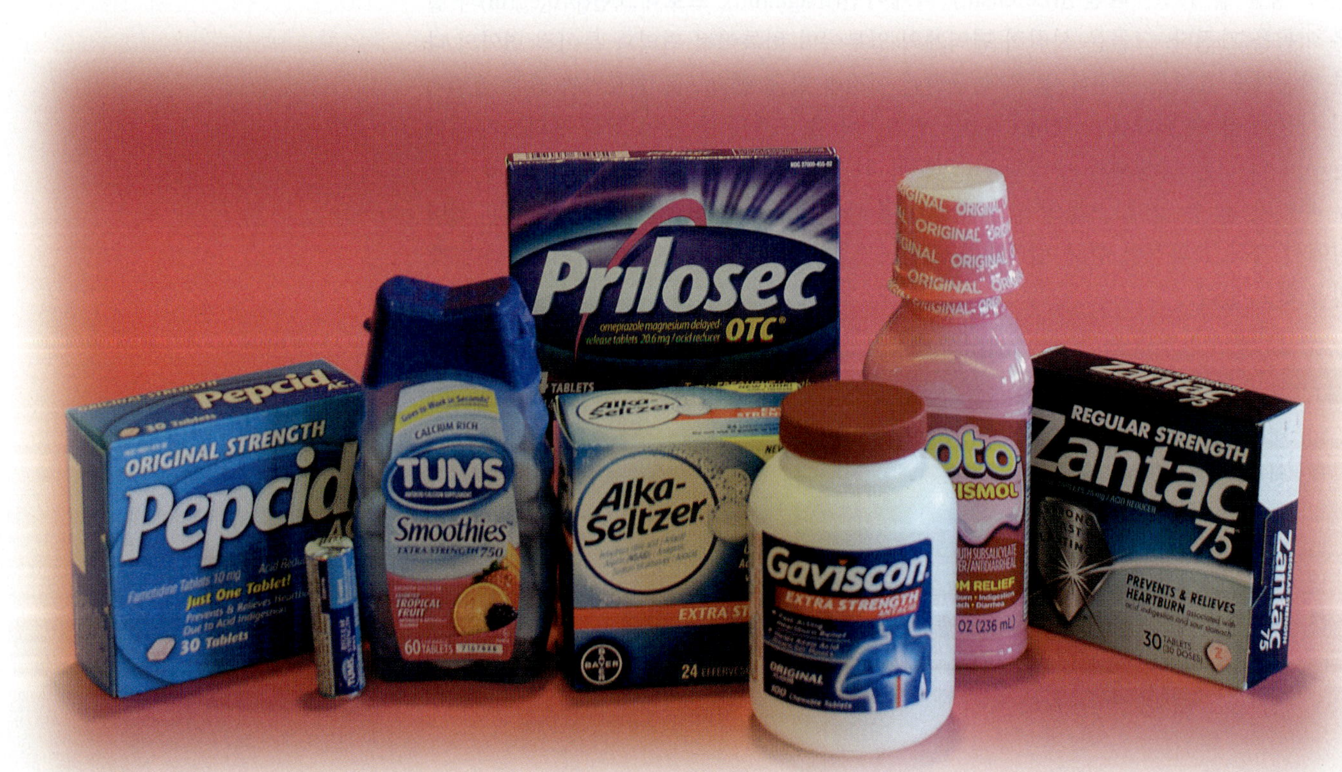

원인 불명 발열: 의학적 불가사의

명백한 원인이 없는 발열은 환자와 의사에게 모두 걱정이 된다. 원인 불명 발열(fever of unknown origin, FUO)은 3주 이상 발열(38.3°C [101°F])이 단속적으로 나타나고 입원하여 1주일 이상 검사하더라도 원인을 결정할 수 없는 의학적 진단이다.

철저한 조사에도 불구하고 5~15%의 환자는 진단된 발열의 원인을 결코 알지 못한다. 나머지 환자에서 FUO는 다음의 원인에 의하여 발생한다.

- 30~40%는 감염
- 20~30%는 암
- 10~20%는 콜라겐 혈관 질환
- 15~20%는 다른 다양한 질병

UFO의 원인을 찾는 것은 탐정의 일과 같다. 상세한 병력을 획득하는 것이 원인을 판정하는 첫 번째이고 가장 중요한 단계이다. 병력은 발병 및 연관된 증상을 포함하는 증상의 상세한 분석을 포함해야 한다. 체중 감소, 식은땀, 피로와 같은 건강상의 증상의 존재에 특별히 주의를 기울여야 한다. 직업 경력, 여행 이력, 약의 사용(처방약, 비처방 약, 불법 약), 동물에 노출(애완동물과 야생동물), 가족력, 성 관계, 영양도 면밀하게 검토되어야 하고 이들은 중요한 단서를 제공해줄 수 있다. 인구 통계와 지리도 중요한 단서를 제공하는데, 이는 특정한 질병이 어떠한 지리적 지역에서 더 유행할 수 있기 때문이다(예, 결핵은 개발도상 국가에서 더 보편적임).

신체검사는 모든 증상을 포함해야 하고, 특히 림프절, 피부, 심장, 복부, 비장, 눈에 비중을 두어야 한다. 노인이나 어린아이의 경우에도 성기를 무시하면 안 된다. 관절통과 신경 증상도 질문하여야 한다.

FUO의 근원적인 원인을 찾아내기 위한 검사는 일반적으로 명백한 것에서부터 시작하여 덜 명백하고 결과에 의하여 안내되는 쪽으로 진행한다. 시작으로 CBC(전혈구 검사), 화학적 조사, 소변 분석, 흉부 X-선, 혈액 배양을 수행해야 한다. 다른 검사는 초기 검사 결과와 병력과 신체 검사에서 발견된 인자를 근거로 가능한 진단에 따라서 지시된다.

전문적인 검사는 다음을 포함할 수 있다.

- 컴퓨터 단층촬영(CT) 스캐닝 검사
- 뼈 스캔
- 자기 공명 영상(MRI) 검사
- 방사성핵종(radionucleotide) 조사
- 초음파진단(ultrasonography) 조사
- 양전자 방출 단층촬영(PET) 스캔
- 내시경 검사
- 골수 생검
- 면역 기능 검사를 포함한 혈청 검사

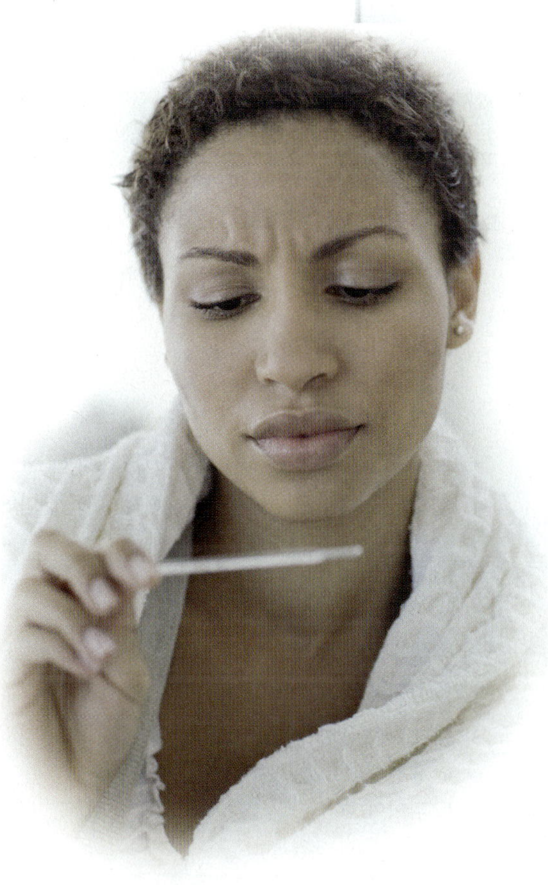

일반적으로 현재 가용한 정교한 검사는 FUO의 원인을 정확하게 진단할 수 있다. 그러나 앞에서 언급하였듯이, 15% 정도의 환자는 결코 진단되지 않는다. 관찰하면서 기다리는 것이 필요하며, 이는 질병이 자신을 나타내서 적절하게 치료될 수 있도록 시간을 부여한다. 때로는 환자가 장기간 발열을 경험하지만 어떠한 다른 증상도 나타나지 않는다. 어떤 경우에는 몇 주 또는 몇 개월 동안의 발열 후 사라지며, 답이 없는 의문만을 남기기도 한다. 연구에 의하면 FUO를 경험에 의하여 치료할 이유가 전혀 없으며, 이는 원인 없이 항생제를 처방하는 것인데, 특히 항생제 내성균에 대한 현재의 우려를 생각하면 더욱 그렇다.

요약

12.1 숙주의 방어 기작 조망

- 미생물 침입에 대한 숙주 방어의 상호 연관적인 네트워크는 3단계 방어선으로 조직되어 있다.
- 1차 방어선은 피부와 점막과 연관된 물리적 화학적 장애물로 구성되어 있다.
- 2차 방어선은 조직과 혈액에서 발견되는 모든 비특이적 세포와 화학물질을 포함한다.

12.2 2차 방어선과 3차 방어선: 개요

- 면역계는 숙주의 자기 인식 표지와 외부 세포의 비자기 인식 표지를 구별하는 감시 체계로 작용한다.
- 면역계는 신체의 모든 기관, 조직 공간, 체액 구획, 혈관 망상 구조에 침투하는 체액과 세포의 복합적인 집합이다.
- 단핵구 식세포계는 신체 연결 조직 섬유의 네트워크 전체에 분포되어 있는 세포로 구성된다. 그들은 1차 방어선을 회피한 미생물을 공격하고 섭취하기 위하여 준비하고 있다.
- 세포외액(extracellular fluid, ECF) 구획은 모든 조직 세포를 둘러싸고 혈관과 림프관에 의하여 침투되며, 혈관과 림프관은 감염 미생물을 공격하기 위한 2차 방어선과 3차 방어선의 모든 구성 요소를 공급한다.
- 림프계는 3가지 기능을 가진다. (1) 조직액을 일반 순환으로 되돌린다; (2) 염증 조직의 과잉 체액을 처리한다; (3) 외부 침입자를 농축하고 처리하며 특이적 면역 반응을 개시한다. 림프 조직의 중요한 부위는 림프절, 비장, 흉선, 편도선, GALT이다.
- 혈액은 특이적 방어와 비특이적 방어를 모두 포함하고 있다. 비특이적 세포 방어는 과립구, 대식세포, 수지상 세포를 포함한다. 특이적 면역 반응의 2가지 주요한 성분은 특이적 세포 매개 면역을 제공하는 T 림프구와 특이적 항체 매개 면역을 생산하는 B 림프구이다.

12.3 2차 방어선

- 비특이적 면역 반응은 유형에 관계없이 침입에 대한 일반적인 반응이다. 여기에는 식세포 작용, 염증, 발열, 많은 항균 단백질을 포함한다.
- 식세포 작용은 호중구와 일부 다른 세포 유형과 함께 대식세포에 의하여 달성된다.
- 염증의 4가지 증상은 발적(rubor), 발열(calor), 종양(tumor), 통증(dolor)이다. 기능의 상실이 때로는 이들을 수반한다.
- 발열은 비특이적 면역의 또 다른 구성 요소이다. 발열은 내인성과 외인성 발열 물질에 의하여 유발된다. 발열은 숙주 면역 반응의 속도를 증가시키며 많은 미생물 침입자의 생존력을 감소시킨다.
- 항균 단백질에는 보체계, 인터페론, 철 결합 단백질의 3가지와 항균 펩티드가 있다.

선다형 문제 Bloom의 1, 2단계: 기억, 이해

보기에서 맞는 답을 선택하시오.

1. 감염에 대한 비특이적 화학적 장벽의 예는?
   a. 온전한 피부
   b. 타액의 리소자임
   c. 호흡관의 섬모
   d. 위 모두 옳다.
2. 숙주 방어는 선천적, 비특이적 구성 요소와 후천적 특이적 구성 요소를 포함한다. 다음 중 어느 것이 후천적·특이적 면역에 한정되는가?
   a. 백혈구
   b. 항균 단백질
   c. 염증
   d. 발열
   e. 림프구
3. GALT에는 어느 것이 포함되는가?
   a. 흉선
   b. 파이어 판
   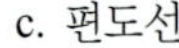
   c. 편도선
   d. 가슴 림프절
4. 다음 중 어느 것이 국소적 염증 반응을 유발하고 많은 알레르기 증상의 원인이 되는 호염구와 유사한 전문화된 조직 세포인가?
   a. 비만 세포
   b. 대식세포
   c. 수지상 세포
   d. 자연 살해 세포
   e. 호중구

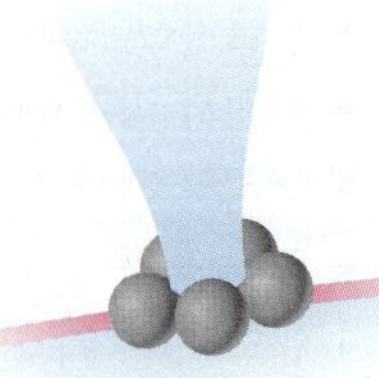

5. 외인성 발열 물질의 예는?
   a. 인터류킨-1
   b. 보체
   c. 인터페론
   d. 내독소

6. 다음 중 어느 구성 요소가 2차 방어선뿐 아니라 3차 방어선에서도 역할을 하는가?
   a. 발열
   b. 보체
   c. 리소자임
   d. 위 모두 옳다.

7. 다음 중 어느 것이 섭취된 미생물을 파괴하기 위하여 식세포에서 형성되지 않는가?
   a. 수산기
   b. 초과산화물 음이온
   c. 과산화수소
   d. 브래디키닌

8. 다음 중 어느 것이 보체계의 최종 산물인가?
   a. 프로퍼딘
   b. 폭포 반응
   c. 막 공격 복합체
   d. C9 보체 인자

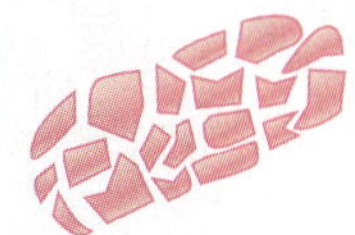

비판적 사고 Bloom의 3, 4, 5단계: 적용, 분석, 평가

비판적 사고는 사실과 개념을 이용하여 추론하고 문제를 해결하는 능력이다. 이러한 문제는 다양한 각도에서 접근될 수 있으며, 대부분의 경우 하나만의 옳은 답을 가지지는 않는다.

1. 면역 반응에 많은 작용의 중복성과 상호작용하는 면이 있는 이유를 제안하시오.

2. a. 면역계가 자기와 비자기를 구분하는 과정의 주요 요소를 설명하시오.
   b. 조직의 감시는 어떻게 수행되는가?
   c. 이러한 감시는 무엇이 수행하는가?
   d. 면역계에 관련하여 "이물질(foreign)"이라는 용어는 무엇을 의미하는가?

3. 피부를 베는 것은 숙주 방어의 1단계를 파괴하는 것이다. 그러나 완전히 기능하는 1단계 방어가 베임의 부정적 효과를 줄이는 데 어떻게 돕는지 설명하시오.

4. 식세포는 어떤 방식에서 살균제의 미세한 용기라고 할 수 있는가?

5. 화창하고 따뜻한 6월의 어느날, 여러분이 소풍을 갔는데 벌이 손가락을 쏘았다. 약간 아프기는 했지만 초여름의 하루를 즐겼다. 다음날 아침 일어나 보니 손가락이 붓고, 상당히 딱딱하고, 붉고, 다른 곳보다 따뜻하였다. 추가적으로, 약간의 발열이 있는 것 같았다.
   a. 면역계의 어느 부분이 활성화되었는가?
   b. 여러분은 손상에 대하여 어떠한 전형적인 반응을 경험하였는가?
   c. 여러분의 증상에 대하여 어떠한 사이토카인과 세포 유형이 원인이 된다고 생각하는가?

시각적 연결 Bloom의 5단계: 평가

이 질문은 이전의 영상을 새로운 개념과 연결시킨다.

1. **11장 그림 11.3.** 이 그림에서 나타낸 결핵의 증상에 대한 염증의 특이적인 사건을 연관지으시오.

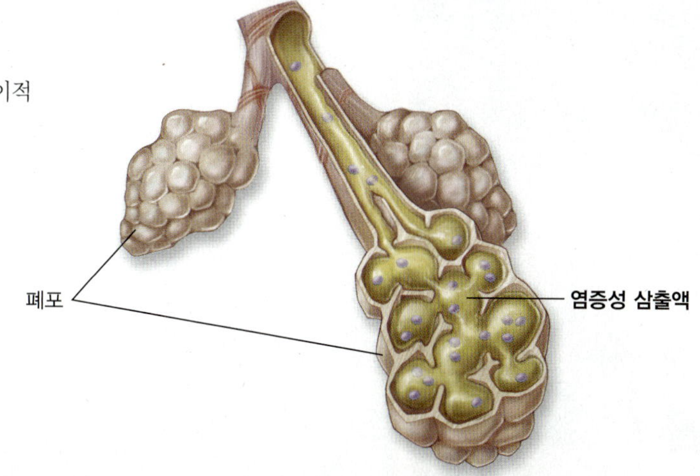

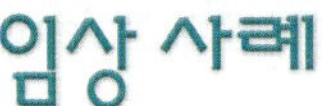

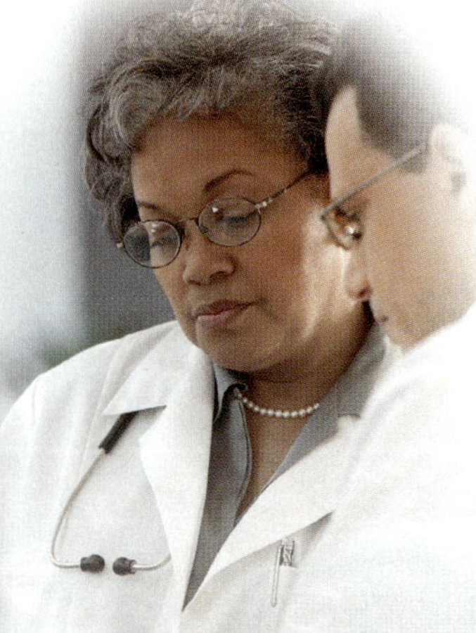

면역 균형

심장을 회복할 수 없을 정도로 손상시킨 바이러스 질환을 앓다가 3년 전 심장이식을 한 65세의 Campbell 씨를 만났을 때 나는 심장병 전문 병원에 근무하고 있었다. Campbell 씨는 이식 이후 매우 양호하였으며 매우 모범적인 환자였다. 기관 거부반응을 방지하기 위하여 면역계를 억제하는 약을 한 줌이나 복용해야 했는데도 전혀 불평하지 않았다. 병원의 모든 사람은 Campbell 씨가 다시 방문하기를 기대하였다. 그의 되찾은 건강에 대한 기쁨은 모두에게 전이되었다. 그는 항상 환한 미소를 지었으며 농담을 주고받았다.

그러던 11월의 어느 날 아침 Campbell 씨는 예약보다 3주나 일찍 내원하였다. 여전히 미소 짓고 농담을 하였지만 상태가 좋지 않다는 것을 금방 알 수 있었다. 그는 의사와 나에게 쇠약하고 피곤을 느꼈으며 2주일간 열이 오르내렸다고 이야기하였다. 그는 흉부 감염으로 항생제를 복용하고 있었다. 그의 가정의는 Campbell 씨가 면역억제제를 복용하고 있는 것을 우려하여 서둘러 전문의 검진을 받도록 조처하였다.

우리는 Campbell 씨를 검사실로 안내하였다. 그의 활력 징후는 약간의 열과 심장박동의 증가를 제외하고는 정상이었다. 기침을 자주 하였고 폐는 울혈된 것으로 보였으며, 매우 창백하게 보였다. 의사는 Campbell 씨를 진찰하기 시작하였으며 목에 확장된 림프절 몇 개를 발견하였다. 또한 식욕이 없고 체중이 감소되었다고도 하였다.

의사는 그의 통상적인 심장 기능 검사에 추가하여 완전 혈구 검사를 포함한 혈액 검사, 흉부 X-선과 복부 CT 스캔을 지시하였다. 결과는 걱정되었다. Campbell 씨는 빈혈이었으며 혈소판 수치도 낮았다. 백혈구 수도 비정상적으로 낮게 나타났다. 더욱 치명적인 것은 복부 CT 스캔에서 발견된 종양이었다. 부어 있는 림프절 생검을 즉시 계획하였다. 결과는 우려했던 바였다. Campbell 씨는 확산된 대형 B 세포 림프종을 앓고 있었다.

- 어떠한 요인이 Campbell 씨가 림프종의 발생 위험을 증가시켰는가?
- 림프종에서는 왜 감염이 흔한가?

임상 사례 결론은 375쪽에 있음.

CHAPTER 13

숙주의 방어 II

특이 면역과 면역법

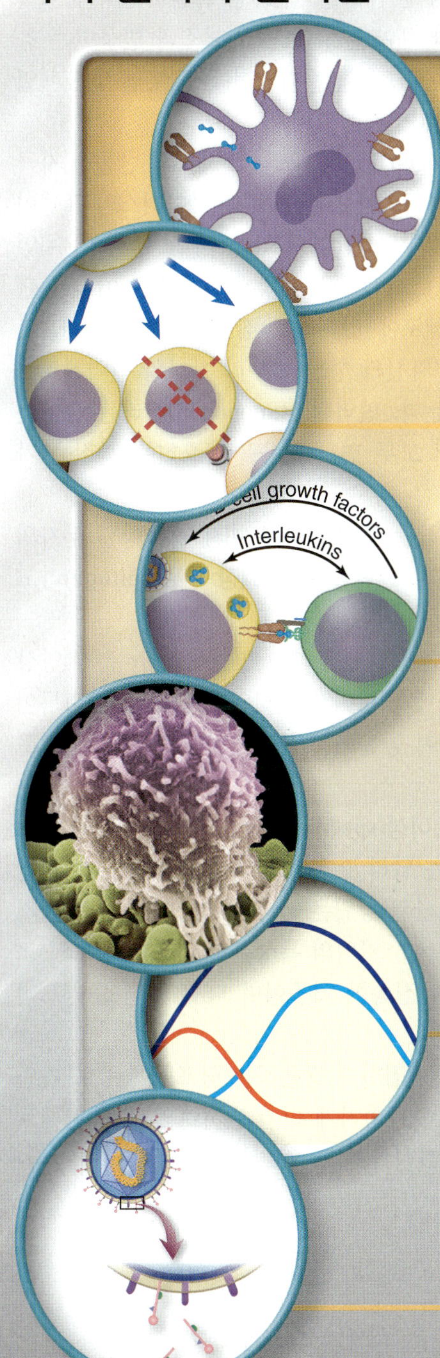

이 장에서는...

13.1 특이적 면역: 3차 및 최후의 방어선

1. 3차 방어선이 1, 2차 방어선과 어떻게 다른지 설명한다.
2. 항원, 면역원, 항원 결정 부위(epitope)를 비교한다.
3. 특이적 면역 반응의 4단계를 열거한다.
4. 면역 반응에서 세포 표지의 역할에 대하여 설명한다.
5. 주요 조직적합 복합체(MHC)를 2문장으로 묘사한다.

13.2 I 단계: 림프구 다양성의 발달

6. B 세포와 T 세포의 성숙 과정을 요약한다.
7. 림프구가 어떠한 항원 결정 부위에도 반응할 수 있다는 것을 보여주는 도표를 작성한다.
8. B 세포 수용체와 T 세포 수용체의 구조를 설명한다.
9. 클론 선택과 확장 과정에 대하여 개요를 설명한다.

13.3 II 단계: 항원의 제시

10. 면역원성(immunogenicity)을 최적화하는 항원의 특징을 나열한다.
11. 면역계가 동종항원(alloantigen), 초항원(superantigen), 알레르기원(allergen)에 대하여 어떻게 반응하는지 설명한다.
12. 항원 제시 세포로 작용할 수 있는 세포의 유형을 열거한다.

13.4 III, IV 단계: T 세포 반응

13. 자극 이후에 분화되는 3가지 주요한 유형의 T 세포를 열거한다.
14. 이러한 3가지 유형의 T 세포의 주요한 기능에 대하여 설명한다.
15. 감마-델타 T 세포와 그 외 T 세포 사이의 유사성과 차이점을 지시한다.

13.5 III, IV 단계: B 세포 반응

16. B 세포 활성화 단계가 생산되는 모든 유형을 포함하여 도표로 나타낸다.
17. 항체 분자의 자세한 그림을 작성한다.
18. 항체가 항원에 결합하는 다양한 최종 결과에 대하여 설명한다.
19. 5가지 유형의 항체와 각각에 대한 중요한 사실을 열거한다.
20. 1차, 2차 면역 반응의 발달을 보여주는 그래프를 수평축에 시간으로 그리고 표지한다.

13.6 특이적 면역과 예방 접종

21. 특이적 면역 상태의 4가지 상이한 서술자를 열거하고 정의한다.
22. 효과적인 백신의 특성에 대해 논의한다.
23. 백신의 2가지 주요한 범주와 각각의 하위 범주의 이름을 말한다.
24. 집단 면역의 원리와 집단 면역이 유지되지 않을 때 발생하는 위험성을 설명한다.

13.1 특이적 면역: 3차 및 최후의 방어선

숙주 장벽과 비특이적 면역이 감염원의 통제에 실패하면, 정상적으로 작동하는 면역계를 가진 사람은 면역의 3차 방어선이라고 하는 병원체에 저항하는 기작을 가지고 있다. 이 종류의 면역은 선천성이 아니고 적응성이다. 이는 감염과 같은 면역 사건 이후에만 획득된다.

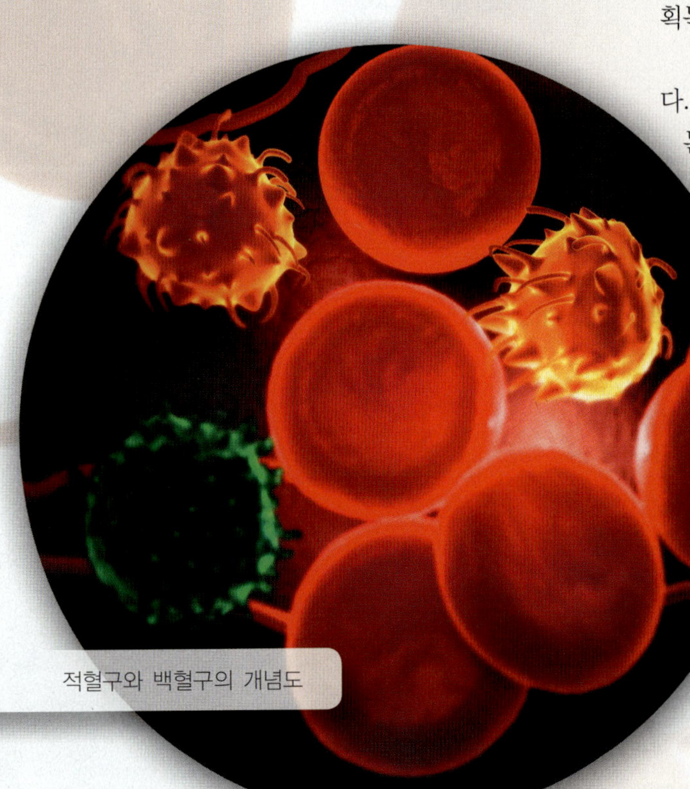

적혈구와 백혈구의 개념도

획득된 특이적 면역은 앞에서 언급한 B 림프구와 T 림프구의 이원적 체계의 산물이다. 발생 과정에서 이러한 림프구는 특이적인 항원이나 면역원에만 도달하도록 준비하는 선택적인 과정을 겪는다. 이 시기에 신체가 헤아릴 수 없는 이물질과 반응하는 능력인 **면역성(immunocompetence)**을 발달한다. 유아는 다양한 물질의 놀라운 배열에 반응하는 이론적인 잠재력을 가지고 태어난다.

항원(antigen) 또는 **면역원(immunogen)**은 T 세포와 B 세포의 반응을 자극하는 분자로 정의된다. 항원은 자신을 포함한 모든 세포와 바이러스의 표면이나 내부에 있는 단백질 또는 다당류 분자이다(환경 화학물질도 항원일 수 있다. 이에 대해서는 14장에서 다룬다). 사실상 노출되거나 방출된 어떠한 단백질 또는 다당류는 우리 자신의 세포에 있더라도 잠재적인 항원이다. 다음에 논의하는 이유로 인하여 우리 자신의 항원은 우리 자신의 면역계로부터 일반적으로 반응을 일으키지 않는다. **면역원**(immunogen)이라는 용어는 **항원**(antigen)의 동의어이다. 두 용어 모두 면역 반응을 유도하는 물질을 가리킨다.

림프구가 분자 형태의 차이를 구별하는 능력은 매우 미세하여 항원 분자의 단지 일부분을 인식하고 반응한다. 이 분자 단편을 **항원 결정 부위(epitope)**라고 하며, 분자가 이물질이라는 주요한 신호이다.

12장에서 선천성 방어 반응에서 식세포의 반응을 자극하는 병원체 연관 분자 양상(pathogen-associated molecular pattern, PAMP)에 대하여 논의하였다. PAMP는 비특이적 반응을 자극하는 많은 유형의 미생물에 의하여 공유되는 분자이지만, 항원은 고도로 개별적이며 특이적 면역을 자극한다.

이 3차 방어선을 가장 잘 특징짓는 점은 **특이성(specificity)**과 **기억(memory)**이다. 해부학적 장벽이나 식세포 작용과 같은 기작과는 달리 후천적 면역은 특이적이다. 일반적으로, 수두 바이러스에 대한 감염에 대하여 생산된 항원은 그 바이러스에 대해서만 기능하고, 홍역 바이러스에 대해서는 기능하지 않는다. 기억의 특성은 침입자와 최초의 교전을 "상기(recall)"하도록 프로그램된 림프구의 신속한 기동이며 다시 공격을 받으면 돌격한다.

면역 기능의 정확성과 복잡성은 식세포와와 밀접하게 작용하는 림프구에 주로 기인한다. 면역 발달과 상호작용 네트워크를 단순하고 명확하게 하기 위하여 일련의 단계로 나타냈으며, 각 단계는 개별적인 절에서 다룬다(**그림 13.1**). 주요한 단계는 다음과 같다.

I. 림프구의 발달과 분화
II. 항원 제시
III. 항원에 의한 B 세포와 T 세포의 도전
IV. T 림프구 반응: 세포 매개 면역; B 림프구 반응: 항체의 생산과 작용

면역 반응의 간략한 개관

림프구의 발달

모든 림프구는 동일한 기본적인 줄기 세포에서 발생하지만, 발생의 어느 시점에 2가지

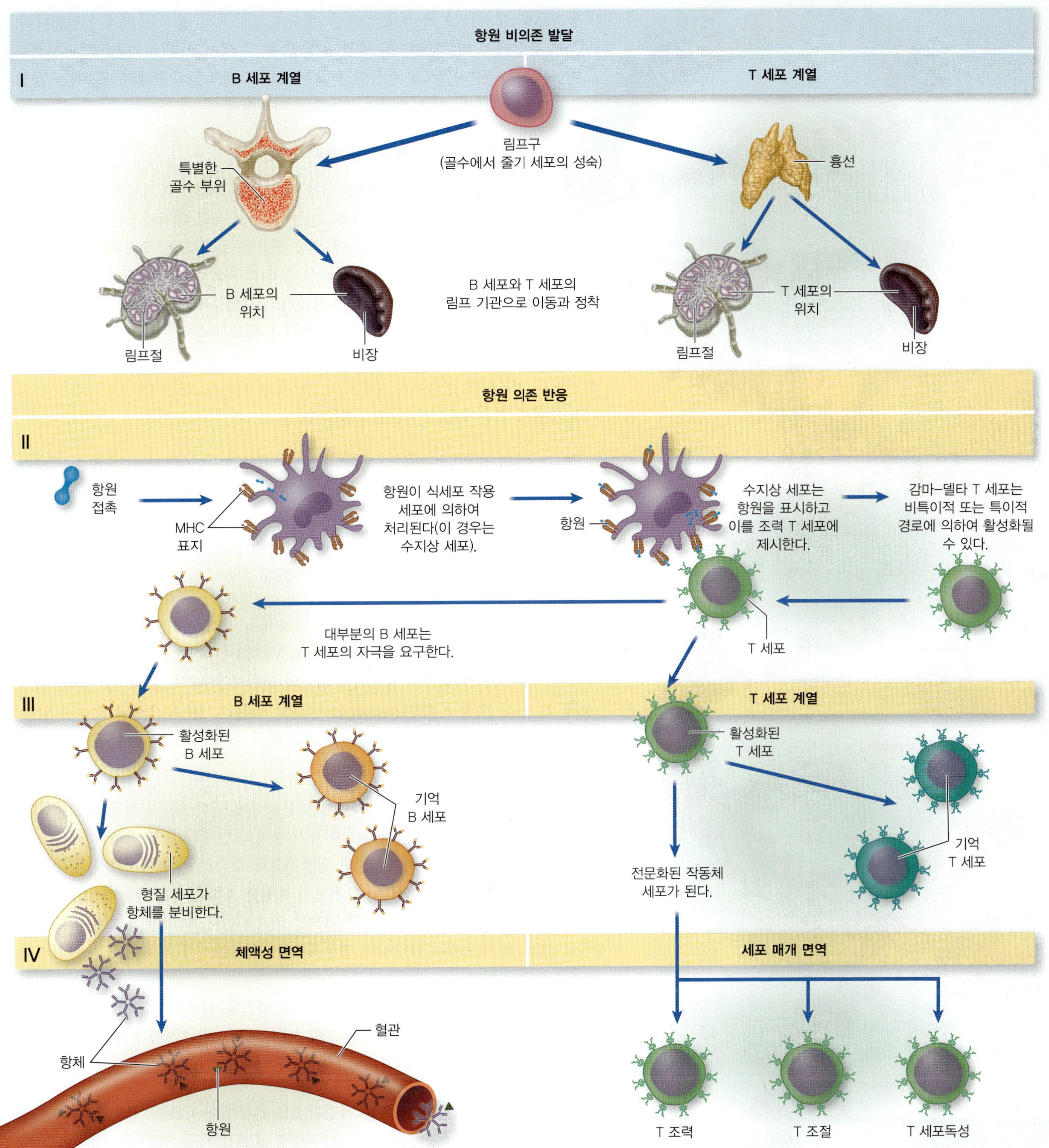

그림 13.1 **림프구 발달과 단계와 기능에 대한 개관.** I. B 림프구와 T 림프구 특이성의 발달과 림프 기관으로의 이동. II. 수지상 세포에 의한 항원 처리와 림프구에 제시; T 세포가 B 세포를 도와준다. III. 림프구 활성화, 클론 확장, 기억 B 세포와 T 세포의 형성. IV. 림프구 활성의 최종 결과. 왼쪽: 항체의 방출; 오른쪽: 세포 매개 면역. 이러한 과정의 세부 사항은 각각의 상응하는 절 제목에서 다룬다.

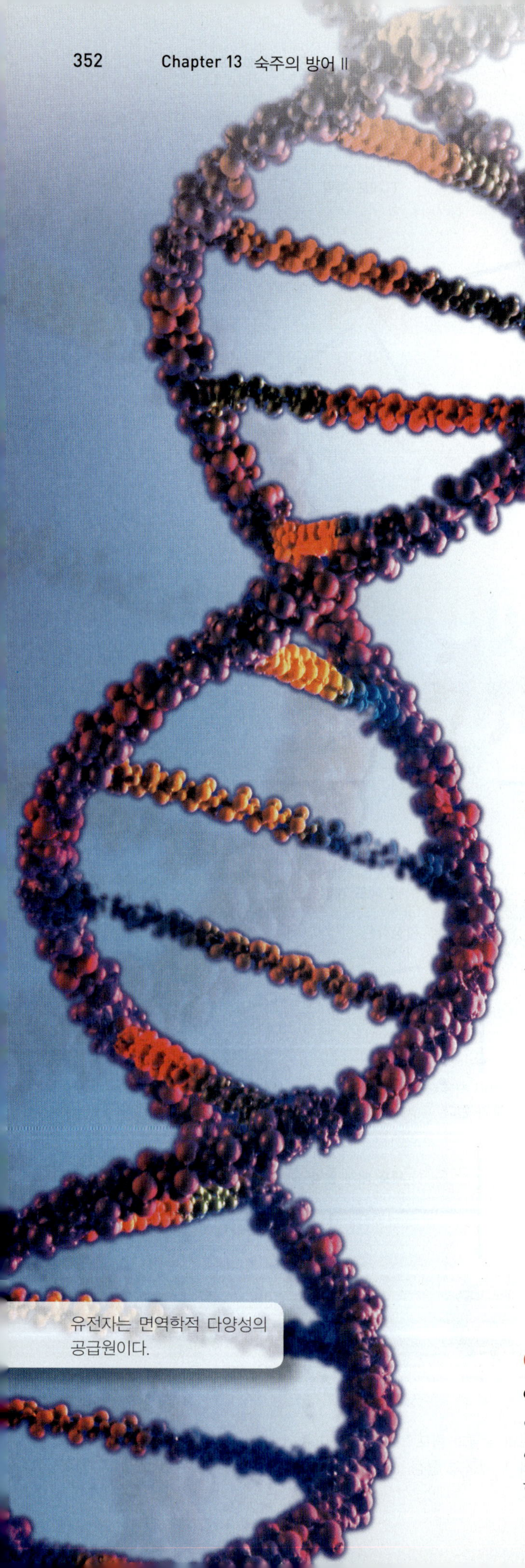

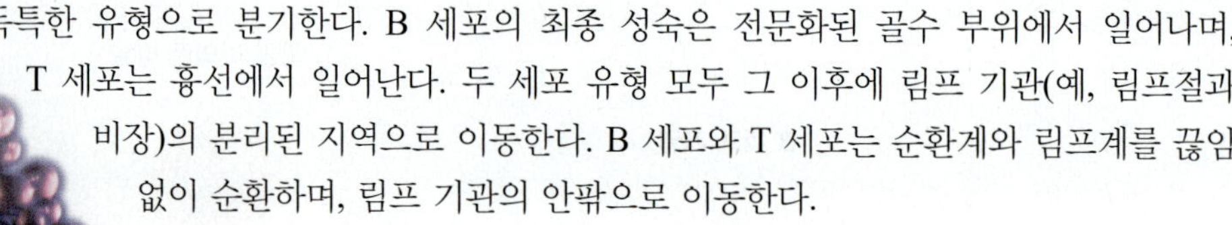

독특한 유형으로 분기한다. B 세포의 최종 성숙은 전문화된 골수 부위에서 일어나며, T 세포는 흉선에서 일어난다. 두 세포 유형 모두 그 이후에 림프 기관(예, 림프절과 비장)의 분리된 지역으로 이동한다. B 세포와 T 세포는 순환계와 림프계를 끊임없이 순환하며, 림프 기관의 안팎으로 이동한다.

항원의 침입과 제시 및 클론 선택

병원체와 같은 이질 세포가 1차 방어선을 넘어서 조직으로 침입하면, 상재하는 식세포가 그 부위로 이동한다. 조직의 대식세포는 병원체를 섭취하고 적절할 경우 조직에 염증 반응을 유도한다. 조직의 수지상 세포는 항원을 섭취하고 가장 가까운 림프 기관으로 이동한다(종종 배출 림프절). 여기에서 그들은 항원을 처리하고 T 림프구와 B 림프구에 제시한다. 대부분의 경우, B 세포의 반응은 조력 T 세포라고 하는 특별한 종류의 T 세포의 추가적인 도움을 필요로 한다. 감마-델타 T 세포라고 하는 특별한 종류의 T 세포는 비특이적 반응에서 보았듯이 PAMP에 의하여, 또는 여기에 나타낸 것처럼 특이적 항원에 의하여 신속하게 활성화될 수 있다.

제시와 활성화에서 표지와 수용체의 역할 이질 세포와 "자기" 세포 등 모든 세포는 표면에 다양한 표지를 가지고 있으며, 각각의 유형은 탐지, 인식, 세포 교신에 독특하고 중요한 역할을 한다. 세포 표지는 면역 반응에서 중요한 역할을 하며, 면역의 상이한 구성 요소를 활성화시키는 역할을 한다. 면역 반응에서 이들이 매우 중요하므로 이 절에서 림프구와 대식세포의 주요한 표지에 대하여 집중한다.

주요 조직적합 복합체 인간 세포 표지 또는 수용체를 암호화하는 유전자는 **주요 조직적합 복합체(major histocompatibility complex, MHC)**이다. 이 유전자 복합체는 적혈구를 제외한 모든 세포 표면에서 발견되는 일련의 당단백질(MHC 분자라고 함)을 발생한다. MHC는 인간 백혈구 항원(human leukocyte antigen, HLA)으로도 알려져 있다. 이 표지 집합은 면역계에 의하여 자기를 인식하고 이질 조직을 거부하는 데 중요한 역할을 한다. 3종류의 MHC 유전자가 확인되었다.

1. 클래스 I 유전자는 핵을 보유한 모든 세포의 표면에 나타나는 표지를 암호화한다. 이들은 자기의 유일한 특징을 나타내며 자기 분자의 인식과 면역 반응의 조절을 할 수 있도록 한다. 이 체계는 복잡하지만 일반적으로 각각의 인간은 비교적 예측 가능한 방식으로 클래스 I MHC(HLA) 유전자의 특정한 조합을 유전 받는다.
2. 클래스 II MHC 유전자도 면역 조절 표지를 암호화한다. 이러한 표지는 대식세포, 수지상 세포, B 세포에서 나타나며 협동적 면역 반응에서 T 세포에 항원을 제시하는 데 관련되어 있다.
3. 클래스 III MHC 유전자는 보체계와 관련된 단백질을 암호화한다. 이 장에서는 클래스 I과 클래스 II에 초점을 맞춘다. **그림 13.2**는 이러한 2가지 유형의 표지를 보여준다.

유전자는 면역학적 다양성의 공급원이다.

CD 분자 면역에 중요한 다른 표지는 특정한 CD 분자이다. CD는 "분화 집단(cluster of differentiation)"을 말하며, 이는 단지 많은 세포 표면 분자를 명명하는 설계일 따름이다. 300종류 이상의 CD 분자가 명명되었다. 많은 CD 분자(약하여 CD)가 면역 반응에 관련되어 있다. CD3, CD4, CD8을 포함하는 중요한 CD에 대하여 다음 절에서 논의한다.

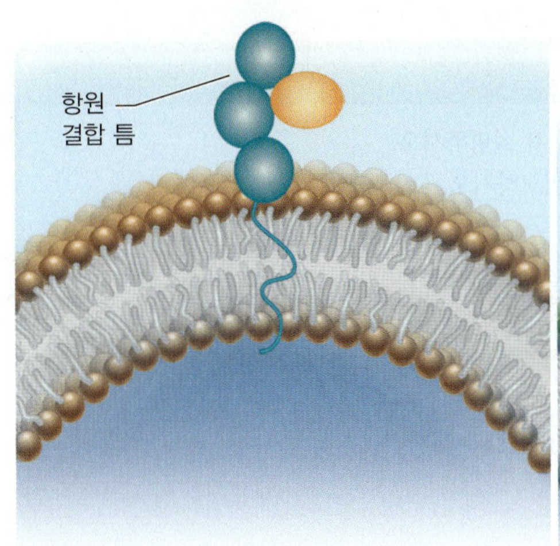

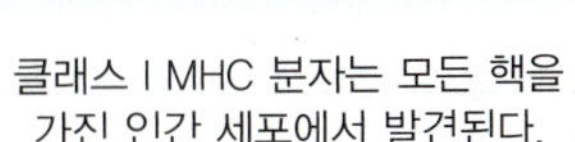
클래스 I MHC 분자는 모든 핵을 가진 인간 세포에서 발견된다.

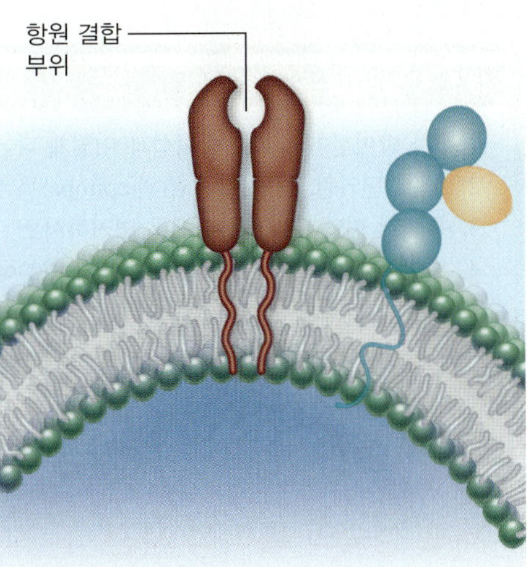

클래스 II MHC 분자는 일부 유형의 백혈구에서 발견된다(클래스 I 분자도 물론 나타남).

그림 13.2 **인간 주요 조직적합 복합체의 클래스 I과 클래스 II 분자.**

림프구 수용체 림프구 표지는 흔히 수용체라고도 하는데, 이는 어떤 형태의 항원을 "수용" 또는 "붙잡는" 주요한 역할을 강조하는 이름이다. B 세포는 항원을 결합하는 수용체를 가지고 있으며, T 세포는 처리되고 제시 세포 표면의 MHC 분자와 복합체를 형성한 항원을 결합하는 수용체를 가지고 있다. **그림 13.3**에 B 세포와 T 세포의 표면과 항원 수용체를 도해한다. 항원에는 잠재적으로 수백만 그리고 심지어는 수십억 가지의 유형이 있다. 항원의 많은 출처는 미생물뿐 아니라 환경의 무한한 화합물을 포함한다. T 세포와 B 세포가 그렇게 많은 다양한 항원을 어떻게 인식하는지 보게 될 것이다.

항원으로 B 세포와 T 세포에 도전하기

항원의 도전을 받으면 B 세포와 T 세포는 증식하고 분화한다. 특정한 림프구의 증식은 유전적으로 동일한 세포인 클론을 생성하는데, 일부는 그 항원에 대한 장래의 반응을 보장하는 기억 세포이다. B 세포와 T 세포의 순서는 이 시점부터 매우 상이하게 반응하는데, 별도로 요약하였다.

세포가 어떻게 항원에 반응하는가: 세포 매개 면역(CMI)

T 세포의 유형과 반응은 극히 다양하다. 항원에 의하여 활성화(감작; sensitize)되면 T 세포는 3가지 유형 중 하나의 세포를 생성하는데, 각각은 세포 매개 면역 반응에 관련된다. T 세포의 3가지 주요한 기능 유형은 다음과 같다.

1. 조력 T 세포는 대식세포를 활성화하고, B 세포 작용을 보조하며, 세포독성 T 세포의 활성화를 돕는다.
2. 조절 T 세포는 T 세포의 반응을 통제한다.
3. 세포독성 T 세포는 감염된 숙주 세포와 그 외 이질 세포를 사멸을 가져온다.

T 세포는 병원체를 파괴하는 것을 도와주고 면역반응을 조절하는 사이토카인을 분비하지만, 항체를 생산하지는 않는다.

B 세포는 항원에 어떻게 반응하는가: 항체의 방출

B 세포가 항원에 의하여 활성화(또는 감작)되면, 분열하여 모든 동일한 반응 프로필을 가지는 형질세포를 생성한다. 이러한 항체가 특이적인 항원에 부착되면 항원은 파괴나 중화되기 위하여 표지된 것이다.

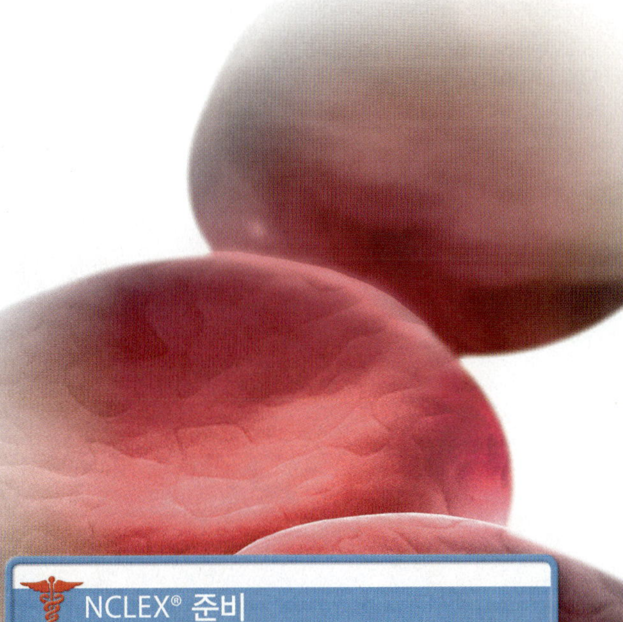

NCLEX® 준비

1. 주요 조직적합 복합체(MHC)는 세포의 표면에서 발견되는 일련의 당단백질(MHC 분자)을 생성하는데, 여기에 포함되지 않는 세포는?
   a. 적혈구
   b. 백혈구
   c. 형질세포
   d. B 세포

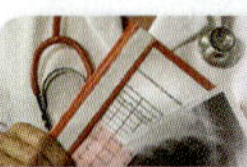

의학적 중요성

흉선

흉선은 일부는 목에 일부는 가슴에 위치한 흉골 뒤의 작은 분비샘이다. 출생 시에는 약 15 g이며, 사춘기에 가장 크게 성장하고, 그 이후에는 서서히 위축된다.

흉선의 주요한 기능은 무엇일까? 흉선 내에서 흉선세포(thymocyte; 골수에서 기원한 조혈 전구체)는 T 세포로 성숙한다. T 세포가 완전히 성숙하면 흉선을 떠나서 면역의 많은 면을 책임지는 순환하는 T 세포의 군체를 형성한다. 흉선이 기능 부전이거나 근원적인 질병으로 인하여 올바르게 작동하지 않으면 어떤 일이 발생할까? 다음의 상태가 발생할 수 있다.

- **디조지 증후군**(DiGeorge syndrome). 이 드문 유전 상태는 흉선 결핍으로 초래된다. 이 증상을 가진 환자는 심각한 면역결핍을 나타낸다.
- **중증 복합 면역결핍 증후군**(Severe combined immunodeficiency [SCID] syndromes). 이는 B 세포와 T 세포 모두의 결핍을 유발하는 결함이 있는 조혈 전구체 세포로부터 초래되는 유전적 질환의 집단이다.
- **암**(Cancer). 흉선 상피세포에서 기원하는 암인 흉선종(thymomas)과 흉선세포에서 기원하는 암인 림프종(lymphomas)은 흉선에 영향을 미치는 주요한 종양이다.

13.1 학습 결과—진도 평가

1. 3차 방어선이 1, 2차 방어선과 어떻게 다른지 설명하시오.
2. 항원, 면역원, 항원 결정 부위(epitope)를 비교하시오.
3. 특이적 면역 반응의 4단계를 열거하시오.
4. 면역 반응에서 세포 표지의 역할에 대하여 설명하시오.
5. 주요 조직적합 복합체(MHC)를 2문장으로 묘사하시오.

13.2 I 단계: 림프구 다양성의 발달

T 세포 성숙의 특이적 사건

대부분의 T 세포의 성숙과 특이 수용체의 발달은 흉선과 흉선 호르몬에 의하여 지시된다(표 13.1). 그 외 T 세포는 위장관에서 완전히 성숙한다. 항원 특이성 T 세포 수용체에

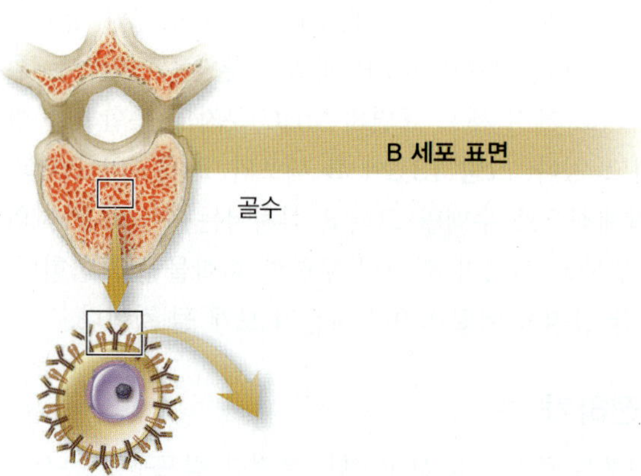

그림 13.3 **T 세포와 B 세포의 표면.**

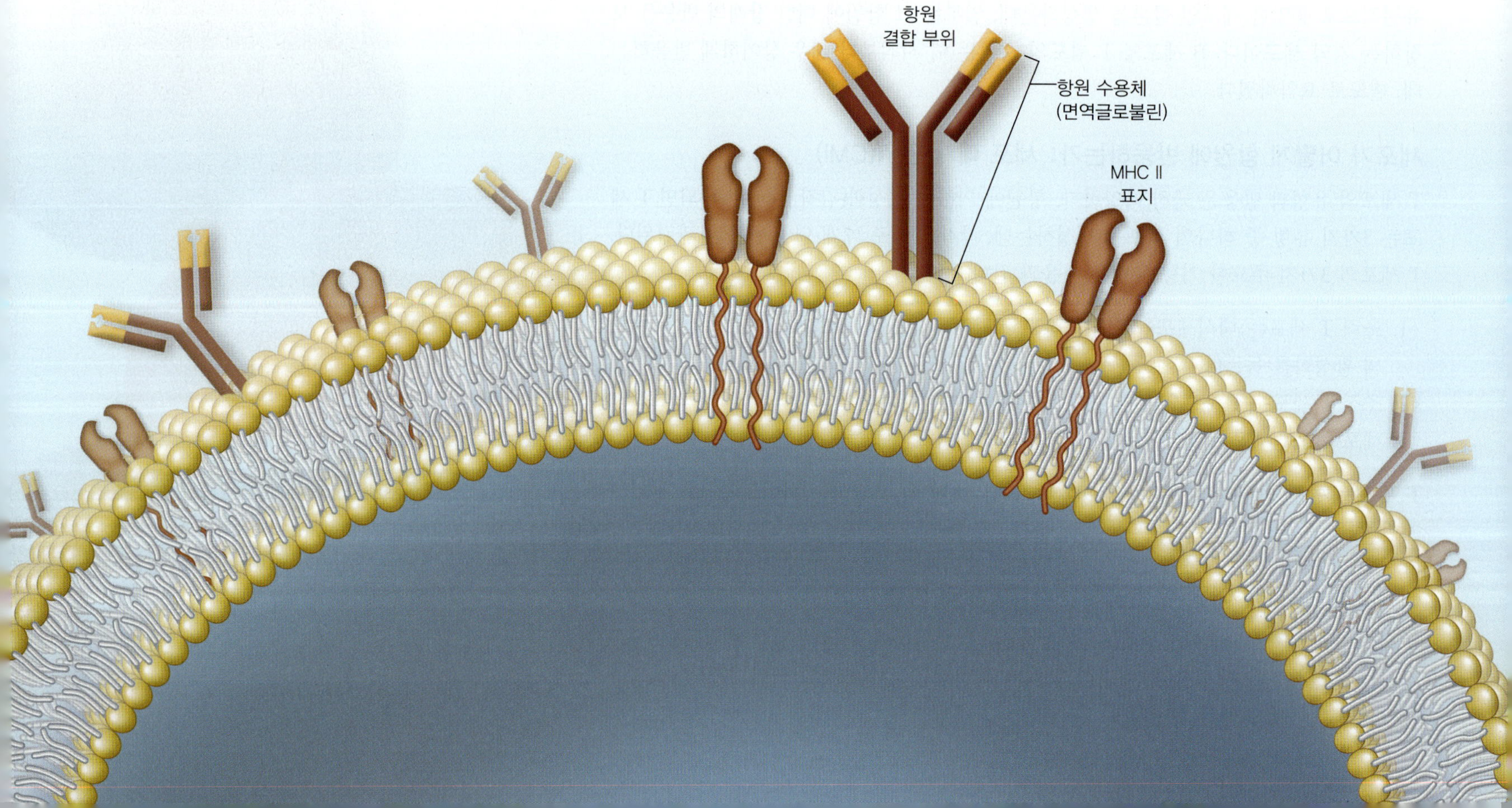

추가하여, 모든 성숙한 T 림프구는 CD3라고 하는 공동수용체를 발현한다. CD3 분자는 T 세포 수용체를 둘러싸며 결합을 보조한다. T 세포는 또한 CD4 또는 CD8 공동수용체를 발현한다(그림 13.3). CD4는 MHC 클래스 II 분자에 결합하는 조력 T 세포 표면의 보조 수용체 단백질이다. CD8은 세포독성 T 세포 표면에서 발견되며, MHC 클래스 I 분자를 결합한다. B 세포와 마찬가지로, T 세포도 림프 순환계와 일반 순환계 사이를 끊임없이 순환하며, 림프절과 비장의 특이적 T 세포 영역으로 이동한다. 림프 순환과 일반 순환 사이에 하루에 10^9개 이상의 T 세포가 통과하는 것으로 추산된다.

B 세포 성숙의 특이적 사건

B 세포는 골수에서 발달한다. 유전자 변형과 선택의 결과로, 수

표 13.1 B 세포와 T 세포의 대조적인 특징

	B 세포	T 세포
성숙 부위	골수	흉선
특이적 표면 표지	면역글로불린	T 세포 수용체 몇 종류 CD 분자
혈액에서의 순환	적은 수	많은 수
항원 수용체	B 세포 수용체(면역글로불린)	T 세포 수용체
림프 기관에서의 분포	피질(소낭)	부피질 부위(소낭의 내부)
MHC와 함께 항원 제시의 필요성	없음	있음*
항원 자극의 산물	형질 세포와 기억 세포	몇 가지 유형의 활성화된 T 세포와 기억 세포
일반적 기능	표적 항원을 불활성화, 무력화하기 위한 항체의 생산	다른 면역 세포를 돕기 위하여 활성화됨; 비정상 세포를 억제하거나 사멸시킴; 과민증 매개; 사이토카인 합성

* 감마-델타 T 세포는 상이하게 활성화될 수 있다.

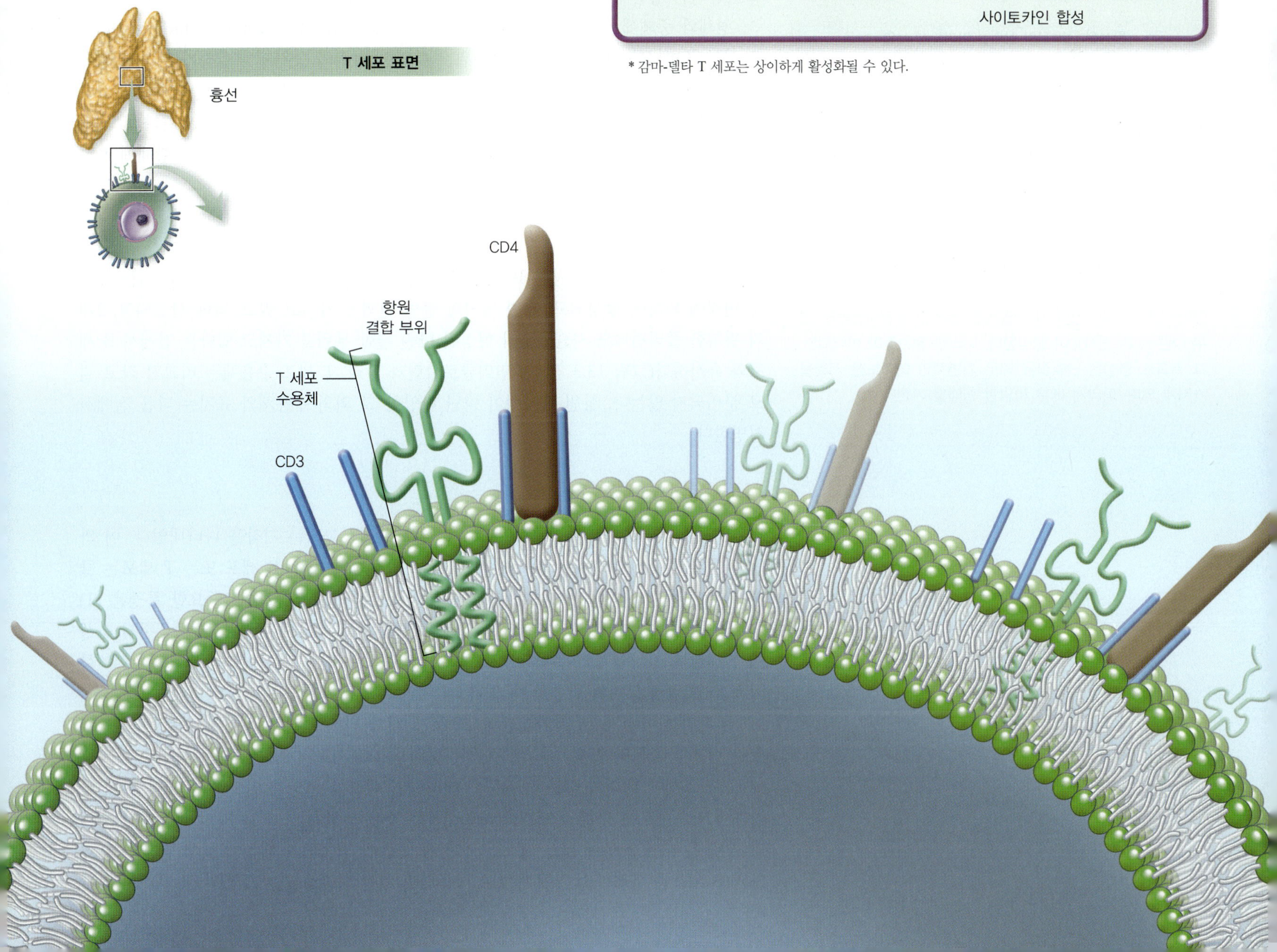

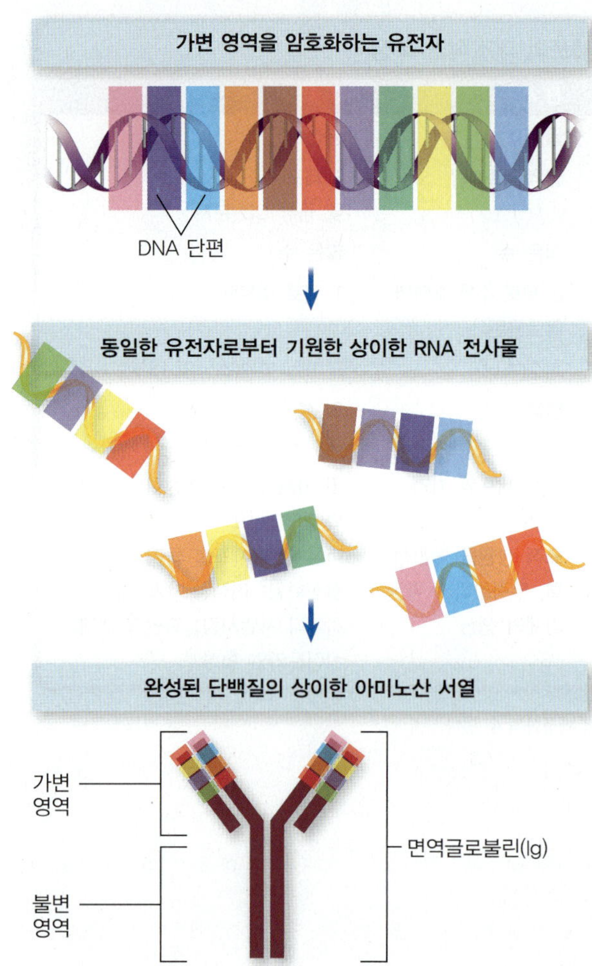

그림 13.4 **항체 변이성 배후의 기작.** 항체 분자의 가변 영역을 암호화하는 유전자는 다중의 상이한 단편을 가지고 있다. 선택적 이어 맞추기의 결과로, 동일한 유전자로부터 매우 다른 RNA 전사물이 생성된다. 이러한 전사물이 번역되면, 그 결과로 형성된 단백질은 매우 가변적인 아미노산 서열을 가지게 되며, 따라서 매우 다양한 형태를 가진다.

억 종류의 독특한 B 세포가 발달한다. 이러한 미성숙 림프구는 혈액을 통하여 순환하며, 림프절, 비장, 그 외 림프 조직의 특이적 부위로 "귀소(homing)"하여, 특이한 결합 분자에 부착한다. 여기에서 이들은 일생을 통하여 항원과 접촉할 것이다.

면역학적 다양성의 기원

T 세포와 B 세포가 림프 조직에 도달할 때쯤에 각각은 독특한 항원에 반응할 채비를 이미 갖추고 있다. 이 놀라운 특이성은 T 세포와 B 세포의 항원 수용체를 암호화하는 500개 이상의 유전자 단편의 광범위한 재배열에 의하여 생성된다(**그림 13.4**). 시간에 따라 모든 가능한 재조합이 발생하며 막대한 종류의 백혈구를 형성한다. 각각의 사람은 10조 종류 이상의 상이한 특이성을 가진 항체를 생산할 수 있는 것으로 추산된다.

특이적 B 세포 수용체: 면역글로불린 분자

B 림프구에서 앞서 설명한 재조합이 일어나는 수용체 유전자는 **면역글로불린(immunoglobulin, Ig)**의 합성을 암호화하는 유전자이다. 면역글로불린은 B 세포의 항원 수용체로 작용하는 당단백질 분자이며, 분비되면 항체이다(그림 13.3 참조).

경쇄와 중쇄에 의하여 형성된 분기의 끝은 **항원 결합 부위(antigen binding site)**라고 하는 주머니를 가지고 있다. 이 부위는 다양한 범주의 항원에 부합하기 위하여 형태가 매우 가변적이다. 이러한 극단적인 가변성은 항원 결합 부위의 **가변 영역(variable [V] region)** 때문이며, B 림프구의 클론에 따라 아미노산의 조성이 매우 변화가 크다. 나머지 경쇄와 중쇄는 불변(C) 영역으로 구성되어 있으며, 아미노산 성분은 항체에 따라 크게 변화하지 않는다.

T 세포 수용체

항원에 대한 T 세포 수용체는 B 세포 수용체와 같은 단백질 계열에 속한다. 이는 유전자 변경에 의하여 형성되고, 가변 영역과 불변 영역을 가지고 있고, 막에 삽입되고, 2개의 평행한 폴리펩티드 사슬로부터 형성된 항원 결합 부위를 가지고 있다는 점에서 B 세포와 유사하다(그림 13.3 참조). 면역글로불린과 달리, T 세포 수용체는 비교적 작고 결코 분비되지 않는다. 항원 특이성이 아닌 다양한 그 외의 수용체와 표지는 다음 절에서 설명한다.

클론 선택과 확장

표 13.2는 정확히 올바른 B 세포 또는 T 세포가 활성화되는 기작을 나타내었다. 이 과정을 **클론 선택(clonal selection)**이라고 한다. 활성화된 이후, B 세포 또는 T 세포는 클론 확장이라는 과정을 통하여 신속히 증식한다. 클론 선택의 2가지 중요한 특징은 (1) 림프구 특이성은 미리 프로그램되어 있는데, 항체가 조직에 들어가기 전에 유전적 조성에 존재한다; (2) 각각의 유전적으로 독특한 림프구는 단일 특이성만을 발현하며 그 화학적 항원 결정 부위와 반응할 수 있다.

무작위적 유전적 분류에서 잠재적으로 문제가 되는 결과는 **자기**(self)와 반응할 수 있는 림프구 클론의 발생이다. 이 결과는 면역계가 실제로 자기 분자를 이물질로 감지하고 숙주 조직에 대하여 해로운 반응을 개시하면 심각한 손상을 일으킬 수 있다. 이러한 잠재적으로 해로운 클론을 **제거**(deletion)하는 것은 면역 관용 또는 자기 관용의 기초이다. 인간은 생애 동안에 많은 새로운 항원성 물질에 노출되기 때문에 신체 말단의 T 세포와 B 세포는 무해한 물질에 대하여 작용하지 않는 기작을 가지고 있다. 자가면역과 갈

표 13.2 B 세포와 T 세포의 클론 선택과 확장

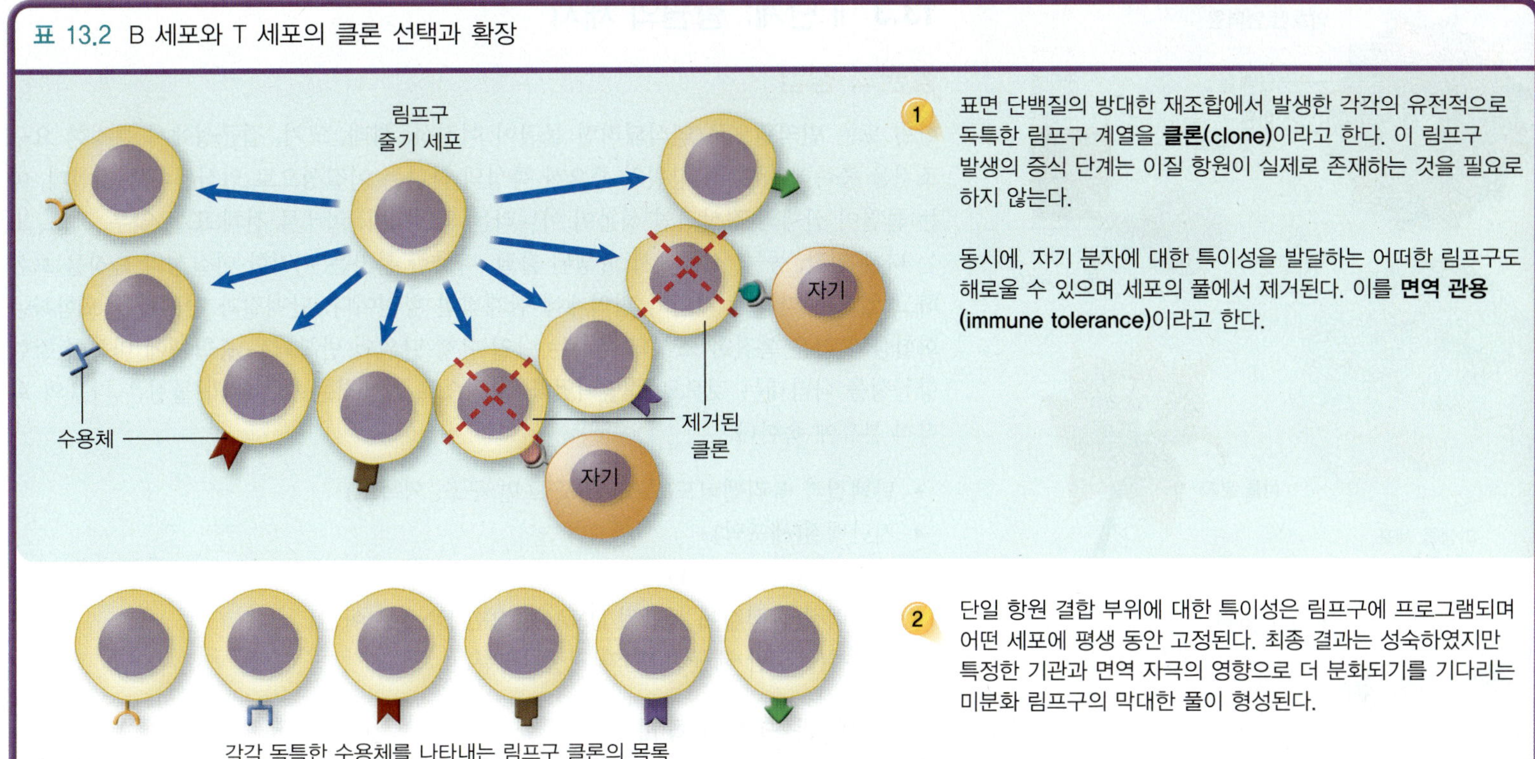

1 표면 단백질의 방대한 재조합에서 발생한 각각의 유전적으로 독특한 림프구 계열을 **클론(clone)**이라고 한다. 이 림프구 발생의 증식 단계는 이질 항원이 실제로 존재하는 것을 필요로 하지 않는다.

동시에, 자기 분자에 대한 특이성을 발달하는 어떠한 림프구도 해로울 수 있으며 세포의 풀에서 제거된다. 이를 **면역 관용(immune tolerance)**이라고 한다.

2 단일 항원 결합 부위에 대한 특이성은 림프구에 프로그램되며 어떤 세포에 평생 동안 고정된다. 최종 결과는 성숙하였지만 특정한 기관과 면역 자극의 영향으로 더 분화되기를 기다리는 미분화 림프구의 막대한 풀이 형성된다.

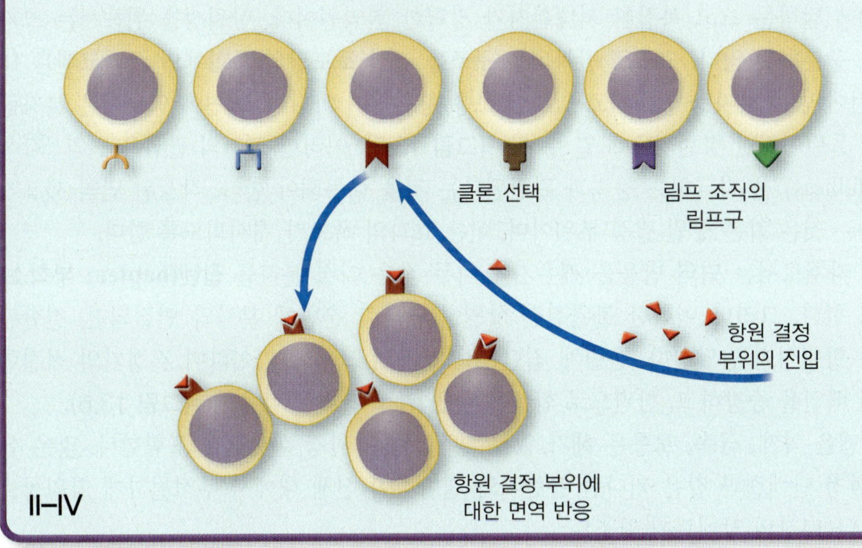

3 항원 결정 부위가 면역 감시 체계로 들어가면 인식할 준비가 된 특이적 림프구와 만난다. 이러한 접촉은 그 클론이 유사 분열을 겪어, 모두 동일한 특이성을 가지는 림프구의 큰 집단으로 확장된다.

은 일부 질병은 특정한 "금지된 클론"의 생존 또는 이러한 다른 체계의 실패를 통하여 면역 관용을 상실하여 유발되는 것으로 생각된다(14장 참조).

13.2 학습 결과—진도 평가

6. B 세포와 T 세포의 성숙 과정을 요약하시오.
7. 림프구가 어떠한 항원 결정 부위에도 반응할 수 있다는 것을 보여주는 도표를 작성하시오.
8. B 세포 수용체와 T 세포 수용체의 구조를 설명하시오.
9. 클론 선택과 확장 과정에 대하여 개요를 설명하시오.

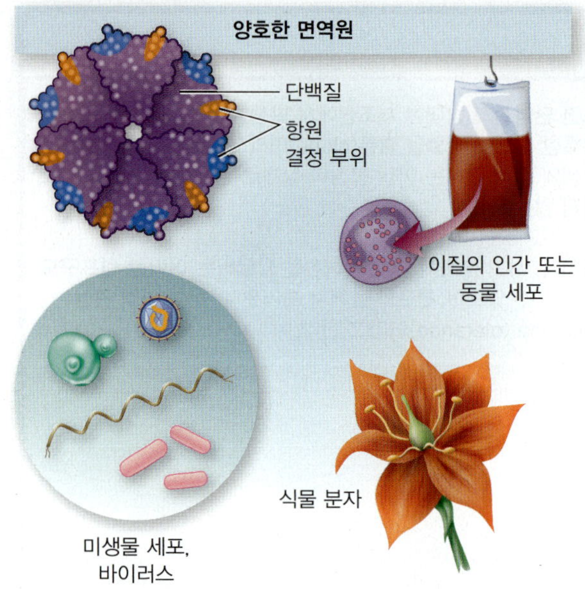

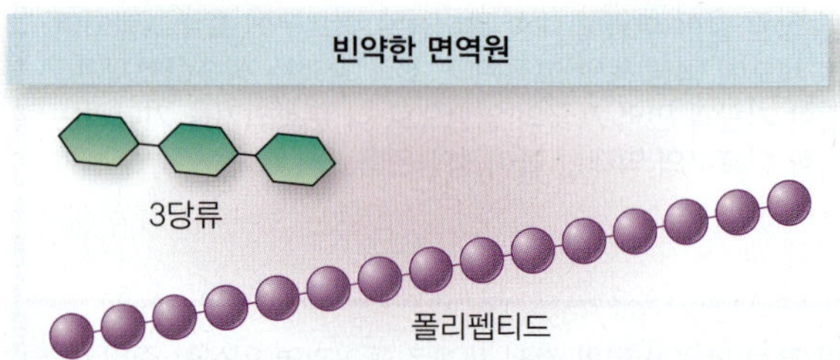

그림 13.5 양호한 면역원과 빈약한 면역원의 비교. 위: 양호한 면역원은 크고 복잡하다. 아래: 작은 분자와 직선 분자는 양호한 면역원이 될 가능성이 낮다.

13.3 II 단계: 항원의 제시

항원의 침입

항원 또는 면역원으로 인식되려면 물질이 이질성, 형태, 크기, 접근성에서 특정한 요구 조건을 충족해야 한다. 항원의 중요한 특성의 하나는 이질성으로 인식된다는 것인데, 이는 물질이 신체의 정상적인 성분이 아니라는 의미이다. 미생물 전체 또는 일부, 세포, 또는 다른 인간, 동물, 식물에서 파생된 물질, 다양한 분자는 이러한 이질성의 특징을 보유하고 있으며 따라서 개인의 면역계에 잠재적인 항원이다. 단백질과 단백질을 포함하는 화합물과 같은 복잡한 조성의 분자는 단일 유형 단위의 반복되는 중합체에 비하여 강한 항원성을 나타내는 것으로 증명되었다. 항원으로 작용하는 대부분의 물질은 다음의 화학적 분류에 속한다.

- 단백질과 폴리펩티드(효소, 세포 표면 구조, 외독소)
- 지단백질(세포막)
- 당단백질(혈구 표지)
- 핵단백질(단백질에 복합된 DNA; 순수한 DNA는 아님)
- 다당류(특정한 세균 협막)와 지질다당류

분자 형태와 크기의 효과

면역 반응을 개시하기 위해 물질은 감시 세포의 "주의를 끌" 만큼 커야만 한다. 10만 돌턴(Da)에 달하는 크고 복잡한 거대분자가 강력한 면역원이다. 항원성을 위해서는 크기만으로 충분하지 않다. 고도로 반복되는 구조를 가진 포도당의 중합체인 글리코겐은 10만 돌턴이 넘는 분자량을 가지고 있지만 보통 항원성이 아니며, 반면에 인슐린은 분자량이 6천 돌턴이지만 항원성을 보일 수 있다(**그림 13.5**). 이러한 크기의 관점은 면역 "각성(wakefulness)"을 자극하는 능력과 관련된다는 것을 주목해야 한다. 각성된 면역 세포가 결합하는 것은 작은 항원 결정 부위이며, 이는 효과의 폭포가 개시되도록 한다.

그 자체로서는 면역 반응을 깨우기에 너무 작은 이질 분자를 **합텐(hapten; 부착소)**이라고 한다. 그러나 이러한 불완전한 항원이 커다란 운반체 분자와 연결되면, 결합된 분자는 항원성이 발달한다. 운반체 집단은 복합체의 크기에 기여하며 결정기의 적절한 공간적 배열을 증강하고, 한편으로 합텐은 항원 결정 부위로 작용한다(**그림 13.6**).

합텐은 약제, 금속, 보통은 해가 없는 가정, 산업, 환경 화합물을 포함한다. 많은 합텐은 혈청 단백질과 같은 커다란 운반체와 결합하여 신체 내에서 부적절하게 항원성을 발달한다(14장의 알레르기 참조).

각각의 인간은 유전적으로 그리고 생화학적으로 독특하기 때문에(일란성 쌍둥이를 제외하고), 한 사람의 단백질이나 다른 분자는 다른 사람에게 항원성일 수 있다. **동종 항원(alloantigen)**은 동일한 종의 일부 구성원에서 나타나지만 다른 종에서는 나타나지 않는 세포 표면 표지나 분자이다. 동종 항원은 개인의 혈액형과 주요 조직적합 프로파일의 기초가 되며, 수혈이나 기관 이식에서 나타나는 부적합의 원인이 된다.

그림 13.6 합텐. 일부 작은 분자는 빈약한 면역원이지만 운반체와 복합체를 형성하여 강한 항원성을 띠게 할 수 있다.

빈약한 면역원
양호한 면역원
운반체

일부 세균 독소는 **초항원(superantigen)**이라고 하는 면역원의 집단에 속하는데, T 세포의 강력한 자극제이다. 감염에서 초항원의 존재는 일반적인 항원에 비하여 1백 배 빠른 속도로 T 세포를 활성화시킨다. 그 결과는 압도적인 사이토카인의 방출과 세포 사멸을 가져올 수 있다. 독소 충격 증후군과 특정한 자가면역 질환과 같은 이러한 질병은 이 집단의 항원과 연관되어 있다.

알레르기 반응을 일으키는 항원을 **알레르기원(allergen)**이라고 하며, 14장에서 특성을 기술한다.

항원 처리와 제시

대부분의 면역 반응에서, 항원은 **항원 제시 세포(antigen-presenting cell, APC)**에 의하여 작용되어 림프구에 공식적으로 제시되어야 한다. 대식세포, B 세포, **수지상 세포(dendritic cell)**의 3종류의 세포가 APC로 작용할 수 있다. 처리가 완료되면 항원은 MHC 수용체에 결합하여 제시하는 동안에 T 림프구가 쉽게 접근하도록 APC의 표면으로 이동한다. **표 13.3**은 항원이 T 세포에 어떻게 제시되는가를 보여준다. 이 반응의 산물인 활성화된 T 세포는 모든 T 세포 면역과 대부분의 B 세포 면역의 중심이 된다.

대부분의 항원은 궁극적으로는 T 세포와 B 세포계 모두를 활성화시키지만, 먼저 T 세포에 제시되어야 한다. 그러나 일부 항원은 APC나 조력 T 세포의 협동이 없이 직접 B 림프구로부터 반응을 유발할 수 있다. 이들을 T 세포 비의존 항원이라고 한다. 이들

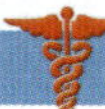

NCLEX® 준비

2. 환자의 병력을 검토하면서, 간호사는 환자의 혈액형이 O-음성이라는 것을 주목하였다. 환자의 혈액형은 다음 무엇의 존재 여부에 기초하는가?

a. 합텐
b. 동종항원
c. 면역원
d. 지단백질

표 13.3 항원이 어떻게 T 세포에 제시되는가

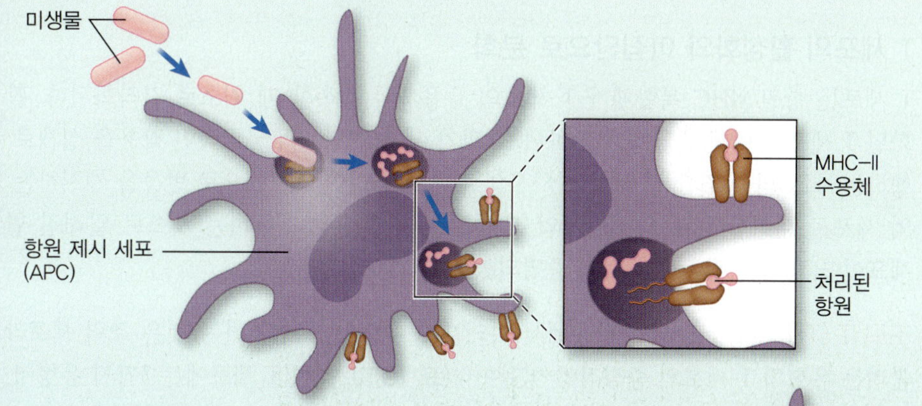

미생물
항원 제시 세포 (APC)
MHC-II 수용체
처리된 항원

항원 제시 세포(APC)는 미생물을 삼키고, 세포내 소낭으로 들여와서, 작은 펩티드나 조각으로 분해한다. MHC-II 수용체와 복합체를 형성한 항원 조각은 APC 막으로 운반된다(삽입 그림). 이러한 표면 위치로부터 항원은 제시되는 항원에 특이적인 조력 T 세포에 제시된다.

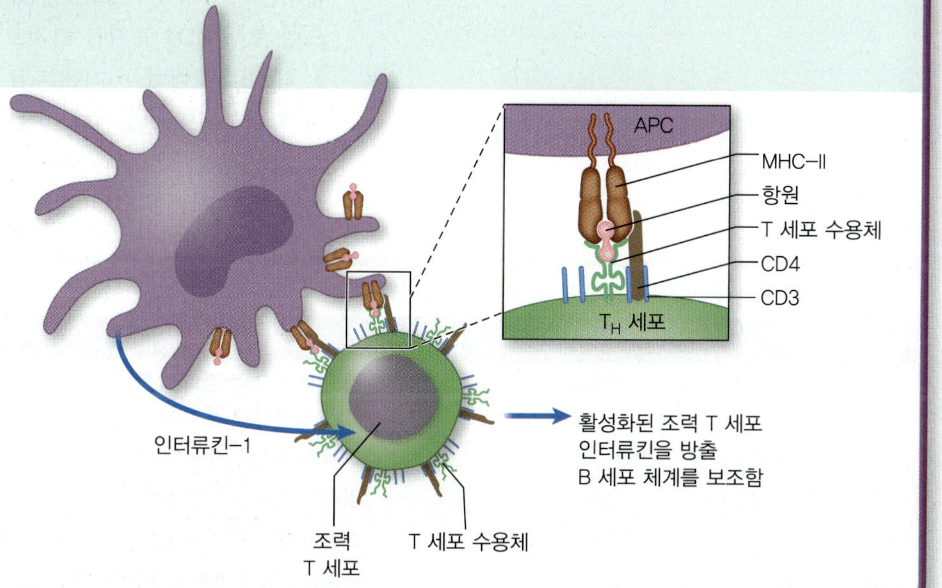

먼저, APC 표면의 MHC-II 항원은 T 세포 수용체에 결합한다.

다음에 T 세포상의 공동수용체(전형적으로 CD4 세포)는 항원(비자기)과 MHC 수용체(자기)를 동시에 인식하는 것을 보장하기 위하여 복합체에 갈고리로 건다. 인식이 이루어지면, APC는 이 조력 T(T_H) 세포를 활성화시킨다. APC는 또한 **인터류킨-1(IL-1)**을 분비한다. T_H 세포는 차례로 **IL-2**를 생산하는데, 이는 조력 T 세포와 세포독성 T 세포의 생장 인자이다. 이러한 조력 T 세포는 B 세포의 활성화를 도울 수 있다.

APC
MHC-II
항원
T 세포 수용체
CD4
CD3
T_H 세포
인터류킨-1
조력 T 세포
T 세포 수용체
활성화된 조력 T 세포
인터류킨을 방출
B 세포 체계를 보조함

항원 결정 부위와 항원에 대한 주석

지금까지 면역원성 물질을 "항원"이라고 불렀지만, 항원 결정 부위(epitope)가 더 정확한 용어이다. 예를 들어 "미생물 단백질의 항원 부분이 항원 결정 부위이다"라고 말할 수 있다. 여러분은 실무에서, 임상에서, 그리고 심지어는 이 책의 다른 부분에서도 정확한 용어가 "항원 결정 부위"임에도 "항원"이라는 용어를 사용한다는 것을 알 수 있을 것이다. 그러나 면역계에 의하여 실제로 인식되는 분자의 부분이 항원 결정 부위라는 것을 알 수 있다. 이는 또한 모든 항원 결정 부위는 유전적 재조합 과정에서 형성되는 B 세포와 T 세포에 의하여 인식될 수 있다는 것을 의미한다. 이 결정 인자의 특정한 3차 구조와 형태는 림프구의 수용체 "자물쇠"에 들어맞는 열쇠와 같아야 하며, 그 이후 반응한다. 단백질의 표면에 접근 가능한 특정한 아미노산이나 돌출된 탄수화물 곁사슬이 전형적인 예이다. 많은 이물질 세포와 분자는 항원적으로 매우 복잡하며, 수많은 구성 요소를 가지고, 각각은 독립적이고 상이한 림프구 반응을 유발한다. 이러한 다중의 또는 모자이크 항원에는 세포벽을 포함하는 세균 세포; 막; 편모, 협막, 독소 항원과 바이러스가 포함된다. T 세포 항원 수용체는 MHC 분자와 공동으로 항원의 작은 부분인 항원 결정 부위를 인식한다.

은 보통 많이 반복되는 불변의 결정기를 가진 탄수화물과 같은 단순한 분자이다. 예는 *Escherichia coli* 세포벽의 지질다당류, *Streptococcus pneumoniae* 협막의 다당류, 공수병과 엡스타인-바 바이러스의 분자를 포함한다. 극히 일부 항원만이 이러한 유형이기 때문에, 대부분의 B 세포는 조력 T 세포의 작용을 필요로 한다.

13.3 학습 결과—진도 평가

10. 면역원성(immunogenicity)을 최적화하는 항원의 특징을 나열하시오.
11. 면역계가 동종항원(alloantigen), 초항원(superantigen), 알레르기원(allergen)에 대하여 어떻게 반응하는지 설명하시오.
12. 항원 제시 세포로 작용할 수 있는 세포의 유형을 열거하시오.

13.4 III, IV 단계: T 세포 반응

세포 매개 면역(cell-mediated immunity, CMI)

T 세포 반응은 면역계에서 가장 복잡하고 다양하며, 그들을 활성화시키는 APC에 의하여 특정한 작용이 지시되는 다양한 T 세포의 아집합을 포함한다. T 세포는 제한되었다고 이야기하는데, 이는 T 세포가 활성화되기 전에 어떤 유형의 MHC(자기) 인식을 필요로 하며, 모두 다양한 생물학적 효과를 가지는 사이토카인을 생산한다.

T 세포 자극의 최종 결과는 다른 T 세포, B 세포, 식세포를 동원하는 것이다.

T 세포의 활성화와 아집단으로 분화

T 세포는 항원/MHC 복합체가 T 세포의 수용체와 접촉할 때 최초로 감작화된다. 활성화된 T 세포는 이제 분열을 시작하여, 효과기 세포(면역계의 궁극적인 작용을 실제로 수행하는 세포)의 아조합 중 하나와 차후의 접촉에 대하여 즉각적으로 반응을 개시하는 기억 세포로 분화한다(**표 13.4**). 기억 T 세포는 가장 오래 생존하는 것으로 알려진 혈액세포이다(70년을 생존하는 것이 증명되었음).

조력 T (T_H) 세포 T 세포 반응에서 여러분이 가장 먼저 인지하는 것은 조력 세포라고 불리는 유형의 T 세포의 중심적인 역할이다(**표 13.5**). 조력 T 세포에는 3가지 유형이 있으며 모두 CD4 표지를 가지고 있다. 3가지 유형 모두 항원에 대한 면역 반응을 조절하는 데 필수적이며, 여기에는 B 세포와 다른 T 세포가 포함된다. 조력 T 세포는 대식세포의 활성화에도 연관된다. 이들은 직접적으로 수용체 접촉에 의하여 간접적으로 인터페론 감마(IFNγ)와 같은 사이토카인을 분비하여 활성화시킨다. 조력 T 세포는 인터류킨-2를 분비하는데, 이는 세포독성 T 세포를 포함한 많은 종류의 T 세포의 1차적인 성장과

표 13.4 전형적 T 세포 반응에서 T 세포 아집단의 특징

유형	T 세포상 1차 수용체	기능/중요한 특징
조력 T 세포 1 (T_H1)	CD4	세포 매개 면역 경로의 활성화; 종양 괴사 인자와 인터페론 감마의 분비; 또한 지연성 과민 반응의 원인임 (접촉 이후 수시간 또는 수일 이후에 발생하는 알레르기)
조력 T 세포 2 (T_H2)	CD4	B 세포 증식을 가동; IL-4, IL-5, IL-13 분비
조력 T 세포 17 (T_H17)	CD4	염증의 촉진; IL-17 분비
조절 T 세포 (T_{reg})	CD4	특이적 면역 반응의 통제; 자가면역을 방지함
세포독성 T 세포 (T_C)	CD8	분해에 의하여 표적 이물질 세포를 파괴함; 복잡한 미생물, 암 세포, 바이러스 감염된 세포의 파괴; 이식 거부 반응에 중요함; MHC-I을 필요로 함

활성화를 자극한다. 일부 조력 T 세포는 인터류킨-4, 5, 6을 분비하는데, 이들은 B 세포의 다양한 작용을 자극한다. 조력 T 세포는 혈액과 림프 기관에서 가장 지배적인 유형의 T 세포이며, 전체 백혈구의 65%를 차지한다. 이러한 종류의 T 세포(CD4 수용체를 가진)가 HIV에 의하여 심각하게 억제되는 것이 AIDS의 면역 병리학의 주요한 이유가 된다.

항원에 대한 T 세포 반응의 세부 사항은 복잡하게 보일 수 있다. 표 13.5를 살펴보면 기작이 명백해질 것이다.

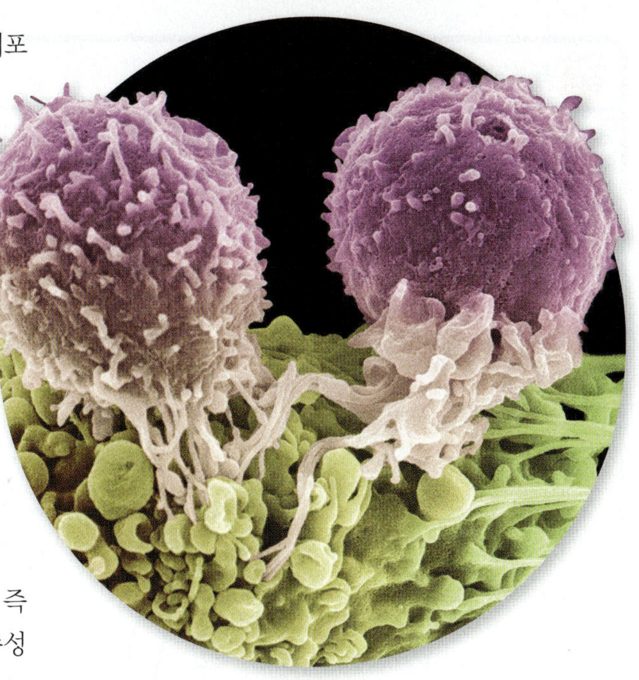

그림 13.7 암 세포를 공격하는 T 세포. 면역 세포와 이물질 세포를 함께 모으는 표지와 수용체의 그림을 보여주었다. 이것이 이러한 T 세포가 암 세포에 결합하는 방식이다.

세포독성 T(T_C) 세포: 다른 세포를 사멸시키는 세포 세포독성 T 세포는 다른 세포를 파괴하는 하나의 임무를 가지고 있다. T_C 세포가 파괴할 수 있는 표적 세포에는 다음이 포함된다.

- 바이러스 감염 세포. 세포독성 세포는 표면에 바이러스 펩티드가 폭로를 하기 때문에 인식할 수 있다. 세포독성 방어는 바이러스에 대한 필수적인 보호이다.
- 암 세포. T 세포는 조직을 끊임없이 검사하고 그들이 만나는 모든 비정상 세포를 즉시 공격한다(**그림 13.7**). 이 기능의 중요성은 T 세포가 결핍된 사람이 암에 감수성이 있다는 사실에서 명백하게 증명된다(14장 참조).
- 다른 동물과 인간의 세포. 세포독성 CMI는 이식 거부에서 가장 중요한 요인이다. 이 경우 T_C 세포는 수여자의 신체에 이식된 이물질 조직을 공격한다.

감마-델타 T 세포 감마-델타 T 세포라고 하는 T 세포의 하위 범주는 다른 T 세포와 다르다. 그들은 다양한 범주의 항원을 인식하도록 재배열된 T 세포 수용체를 가지고 있지만, 종종 비특이적 면역계의 WBC가 작용하는 것처럼 미생물의 특정한 종류의 PAMP에 반응한다. 그러나 그들은 활성화되면 여전히 기억 세포를 생산한다. 이러한 이유로 감마-델타 T 세포는 비특이적 면역 반응과 특이적 면역 반응의 중개 역할을 하는 것으로 간주된다. 그들은 특정한 유형의 인지질에 특히 반응하며 종양 세포에 대하여 반응한다.

살해 명령을 받은 추가적인 세포 자연 살해(natural killer, NK) 세포는 항원에 대한 특이성이 결여된 T 세포와 연관된 백혈구의 종류이다. NK 세포는 비장, 혈액, 폐를 순환하면서, 암 세포와 바이러스 감염 세포를 최초로 공격하는 세포이다. 그들은 T 세포와 유사한 기작으로 이러한 세포를 파괴한다. 그들은 특이적 세포 매개 면역으로 간주되지 않지만, 그들의 작용은 인터류킨-12와 인터페론 같은 사이토카인에 예민한 감수성이 있다. 마지막으로 부분적으로는 살해 세포이고 부분적으로는 T 세포인 혼성 세포가 있는데, 항원에 대한 T 세포 수용체와 세포를 사멸시키는 사이토카인을 매우 신속하게 다량으로 방출하는 능력을 가지고 있다. 이러한 세포는 자연 살해 T(natural killer T, NKT) 세포라고 한다. T 세포 수용체를 가지고 있지만 매우 신속하게 반응하기 때문에 NKT 세포는 비특이적 면역과 특이적 면역의 또 다른 중요한 연결로 간주된다.

지금까지 살펴보았듯이, T 세포 체계는 매우 복잡하다. 요약하면, T 세포는 5가지 상이한 유형으로 분화하며(기억 세포도 포함), 각각은 수많은 사이토카인의 영향하에 조직적인 면역 반응에 기여한다.

13.4 학습 결과—진도 평가

13. 자극 이후에 분화되는 3가지 주요한 유형의 T 세포를 열거하시오.
14. 이러한 3가지 유형의 T 세포의 주요한 기능에 대하여 설명하시오.
15. 감마-델타 T 세포와 그 외 T 세포 사이의 유사성과 차이점을 지시하시오.

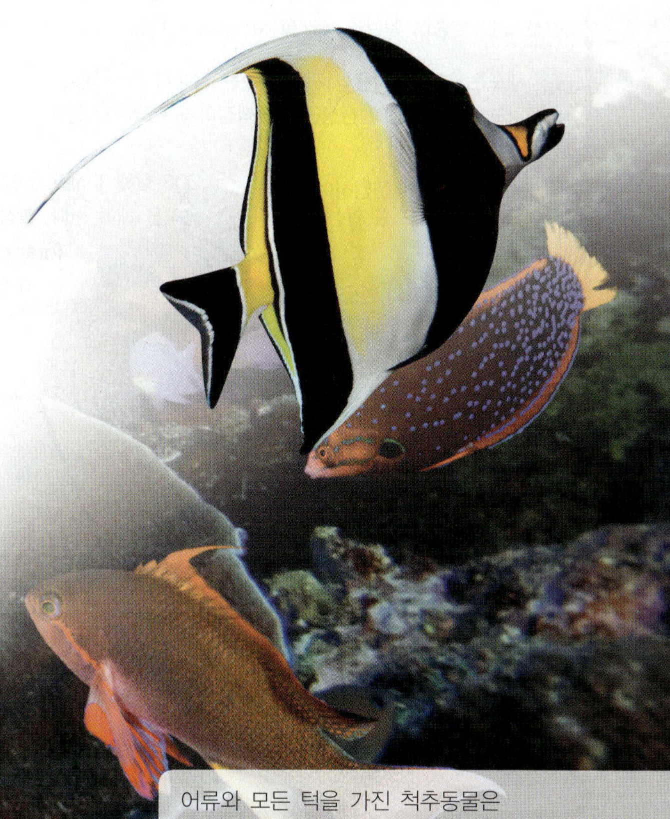

어류와 모든 턱을 가진 척추동물은 특이적 면역계의 많은 특징을 공유한다.

표 13.5 T 세포 활성화

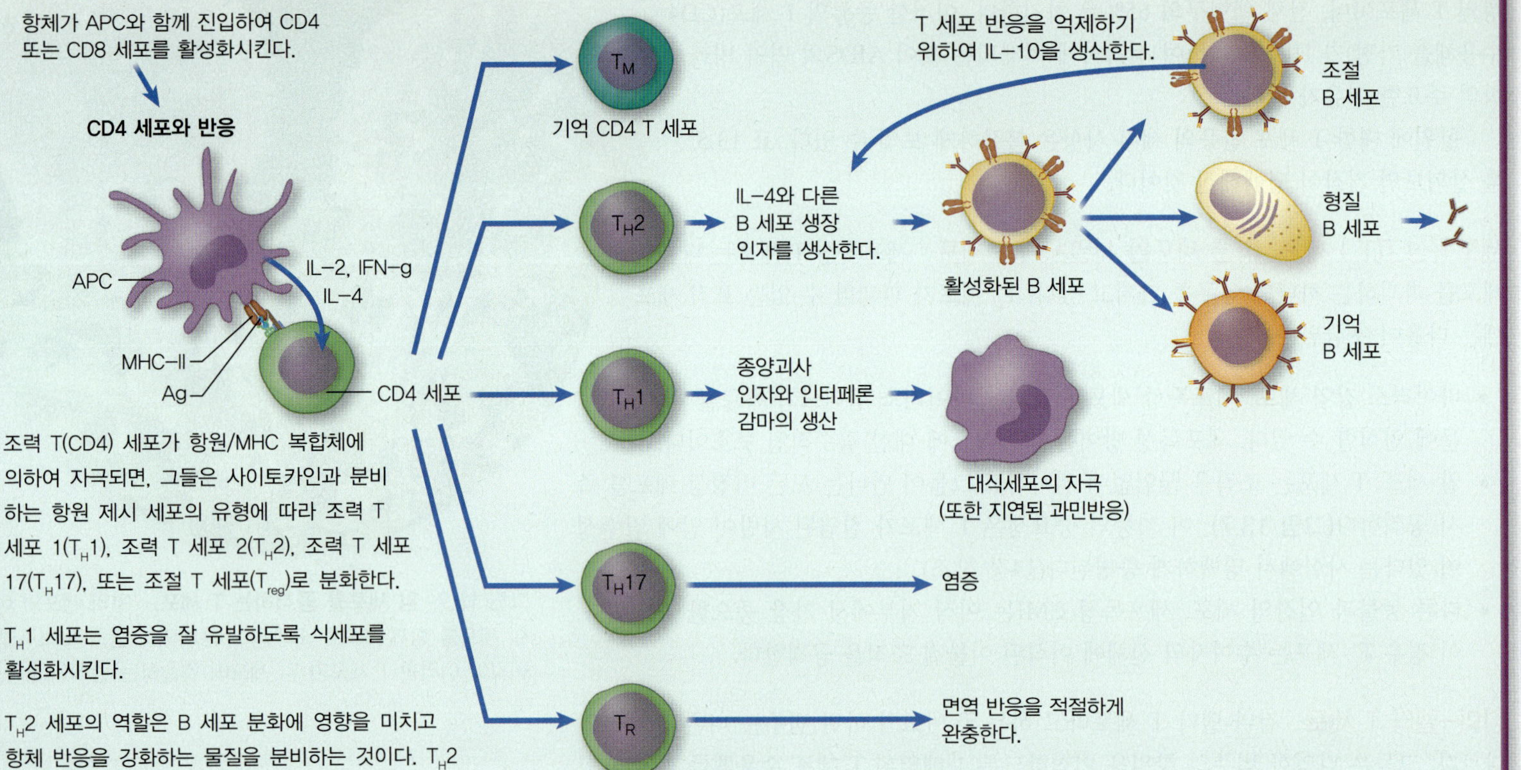

항체가 APC와 함께 진입하여 CD4 또는 CD8 세포를 활성화시킨다.
CD4 세포와 반응
APC
IL-2, IFN-g
IL-4
MHC-II
Ag
CD4 세포
T_M
기억 CD4 T 세포
T_H2
IL-4와 다른 B 세포 생장 인자를 생산한다.
T 세포 반응을 억제하기 위하여 IL-10을 생산한다.
활성화된 B 세포
조절 B 세포
형질 B 세포
기억 B 세포
T_H1
종양괴사 인자와 인터페론 감마의 생산
대식세포의 자극 (또한 지연된 과민반응)
T_H17
염증
T_R
면역 반응을 적절하게 완충한다.

조력 T(CD4) 세포가 항원/MHC 복합체에 의하여 자극되면, 그들은 사이토카인과 분비하는 항원 제시 세포의 유형에 따라 조력 T 세포 1(T_H1), 조력 T 세포 2(T_H2), 조력 T 세포 17(T_H17), 또는 조절 T 세포(T_{reg})로 분화한다.

T_H1 세포는 염증을 잘 유발하도록 식세포를 활성화시킨다.

T_H2 세포의 역할은 B 세포 분화에 영향을 미치고 항체 반응을 강화하는 물질을 분비하는 것이다. T_H2 세포의 중요한 역할은 세포외 미생물, 기생충, 알레르기원에 반응하는 것이다.

T_H17 세포는 인터류킨-17을 분비하며, IL-17은 염증을 촉진하는 다른 사이토카인의 생산을 가져온다. 염증은 물론 유용하지만, 과도하거나 부적절할 때 크론병이나 건선 같은 염증성 질환을 초래할 수 있다. T_H17은 이러한 상태에 결정적일 수 있다.

T_{reg} 세포는 CD4 표지를 가지고 있다는 점에서 넓은 범위의 T_H 계열에 속한다. 그러나 보통 자신의 범주에 포함시킨다. T_{reg} 세포는 염증 과정을 통제하며, 자가면역을 방지하고, 면역 반응이 정상균을 부적절하게 표적하지 않도록 보장한다.

CD8 **살해 T 세포**가 활성화되기 위해서는, 자기 MHC-1과 복합체를 이룬 외부 펩티드를 인식해야 하며 표적 세포에 직접적인 공격을 해야 한다. 활성화된 이후에, T_C 세포는 표적 세포를 심각하게 손상시킨다. 이 과정은 **퍼포린(perforin)**과 **그랜자임(granzyme)**의 분비를 포함한다. 퍼포린은 표적 세포의 막에 구멍을 뚫는 단백질이다. 그랜자임은 표적 세포의 단백질을 공격하는 효소이다. 퍼포린의 작용은 표적 세포에서 이온이 누출되도록 하여 그랜자임이 진입할 수 있는 통로를 형성한다. 이러한 사건은 세포 사멸(apoptosis)이라고 하는 과정을 통하여 표적 세포가 사멸되도록 한다.

항원은 APC와 함께 진입하여 CD4 또는 CD8 세포를 활성화시킨다.
CD8 세포와 반응
APC
MHC-I
Ag
IL-2
T_H1
CD8 세포
T_M
기억 CD8 T 세포
활성화된 CD8 세포
퍼포린
그랜자임
T_C 세포가 감염된 자기 세포를 인식
CD8 분자
Ag
MHC-I
감염된 숙주 세포
파괴된 숙주 세포

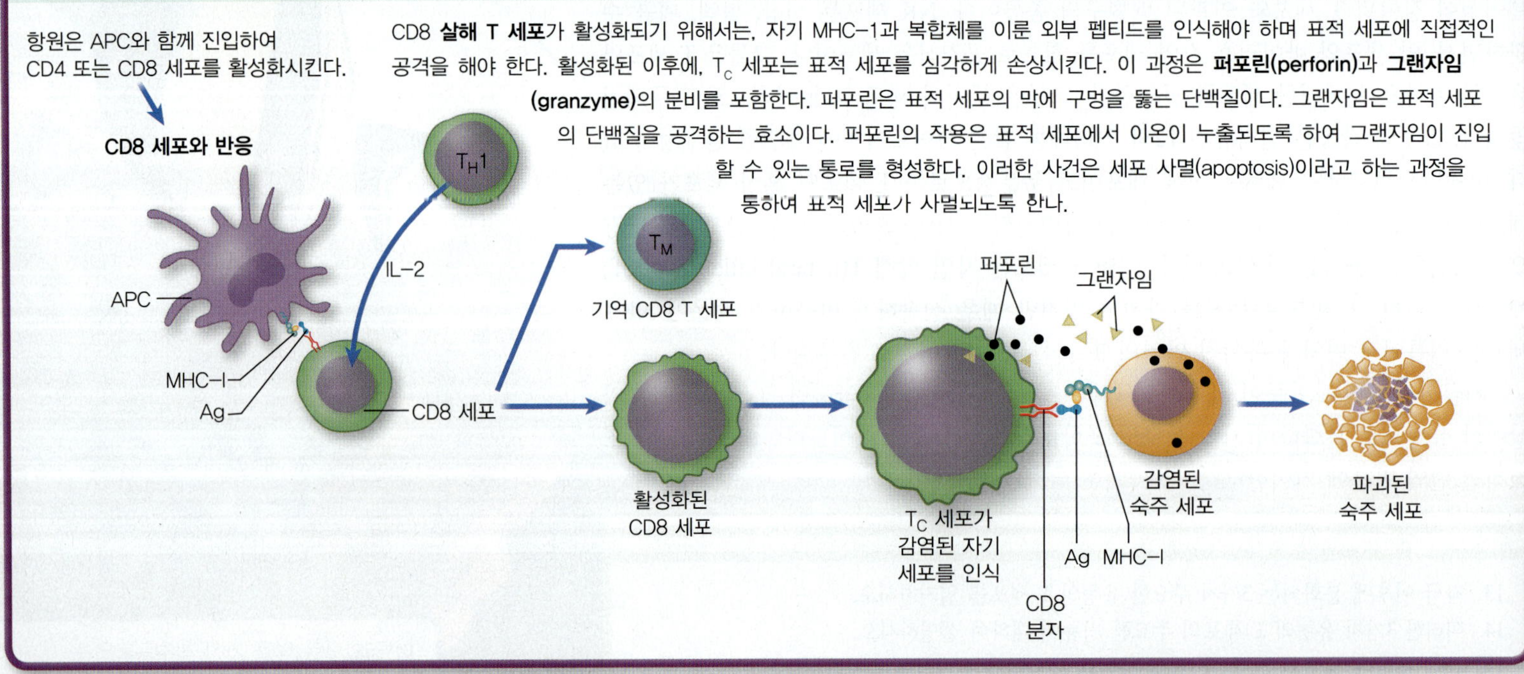

13.5 III, IV 단계: B 세포 반응

B 림프구의 활성화: 클론 확장과 항체 생산

T 세포계가 활성화되는 것과 동시에 B 세포도 자극된다. 대부분 B 세포의 면역학적 활성화는 일련의 사건을 필요로 한다. **표** 13.6에 상세하게 나타내었다.

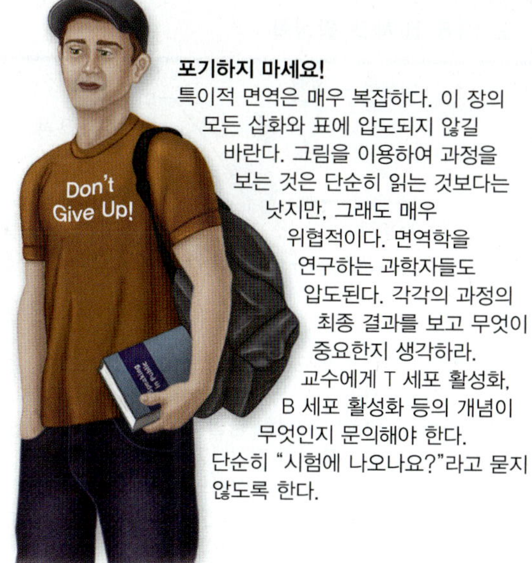

포기하지 마세요!
특이적 면역은 매우 복잡하다. 이 장의 모든 삽화와 표에 압도되지 않길 바란다. 그림을 이용하여 과정을 보는 것은 단순히 읽는 것보다는 낫지만, 그래도 매우 위협적이다. 면역학을 연구하는 과학자들도 압도된다. 각각의 과정의 최종 결과를 보고 무엇이 중요한지 생각하라. 교수에게 T 세포 활성화, B 세포 활성화 등의 개념이 무엇인지 문의해야 한다. 단순히 "시험에 나오나요?"라고 묻지 않도록 한다.

B 림프구의 산물: 항체 구조와 기능

앞에서 면역글로불린(Ig)의 기본 분자가 어떻게 많은 상이한 가변 영역을 가질 수 있는지 살펴보았다. 이 구조를 IgG 분자를 모델로 하여 다시 한 번 살펴보자. IgG에는 **단편**(fragment)이라고 하는 기능적으로 독특한 2개의 부분이 있다. 항원에 결합하는 2개의 팔을 **항원 결합 부위**(antigen binding fragment, Fab)라고 하며, 나머지는 결정 부위(crystallizable fragment, Fc)라고 한다. 기본적인 면역글로불린 분자는 한 쌍의 동일한 중쇄(H)와 한 쌍의 동일한 경쇄(L)로 이루어진 4개의 폴리펩티드 사슬의 복합체이다(**그림 13.8**). 경쇄 하나가 중쇄 하나와 결합하며, 2개의 중쇄는 서로 이황화 결합으로 결합되어, 대칭의 Y자 배열을 형성한다.

Fab 단편(중쇄와 경쇄의 가변 영역으로 구성된)의 끝은 항원 결정 부위를 수용하는 홈으로 접힌다. Fab와 Fc 단편 사이의 부착 부위의 특별한 지역의 존재는 Fab 단편이 회전할 수 있도록 한다. 이러한 방식으로, 그들은 거리와 위치가 약간 변화하는 인접한 항원 부위를 수용할 수 있도록 갖도록 변화할 수 있다. 그림 13.8은 항체 구조의 2가지 관점을 나타낸다.

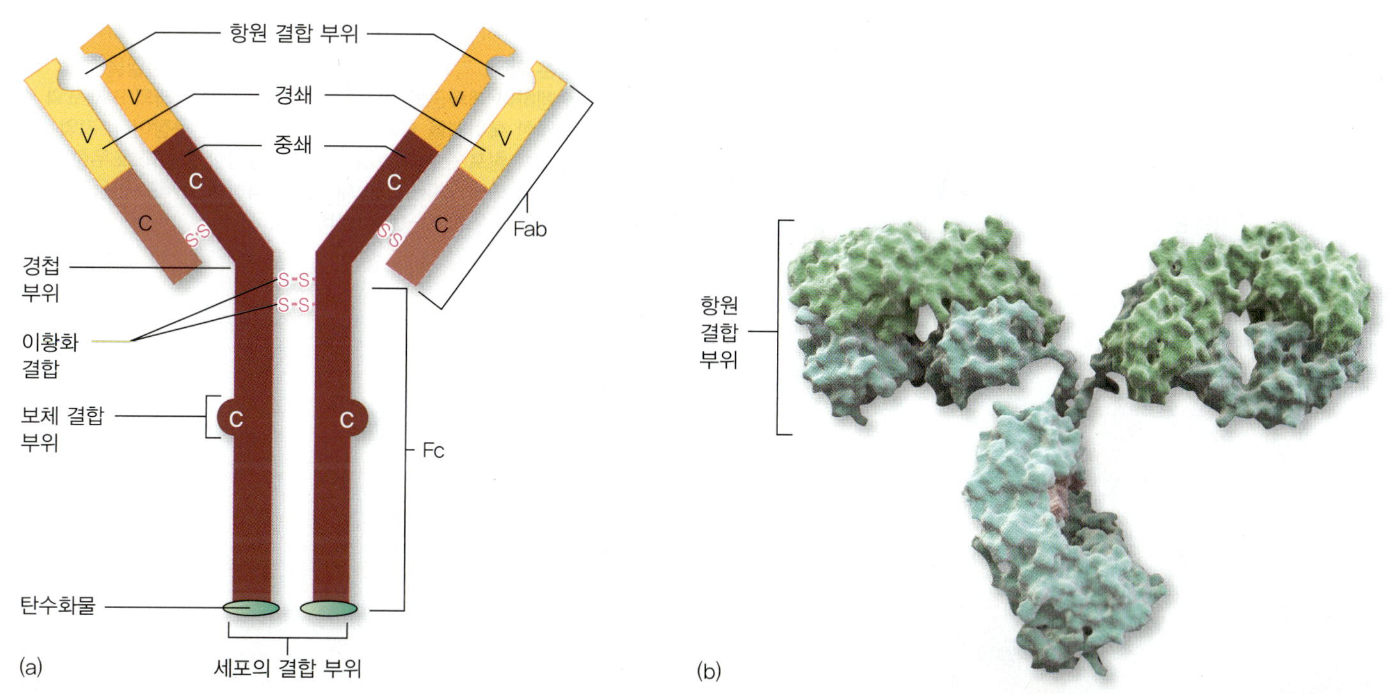

그림 13.8 항체 구조의 작동 모형. (a) IgG의 개략도는 분자의 주요한 기능 영역(Fab와 Fc)을 나타낸다. 각각의 Fab는 가변 영역(V)과 불변 영역(C)을 포함한다. (b) 면역글로불린의 사실적인 모형은 추가적인 사슬 내 결합과 사슬 간 결합에 의하여 달성되는 3차 구조와 4차 구조를 보여준다.

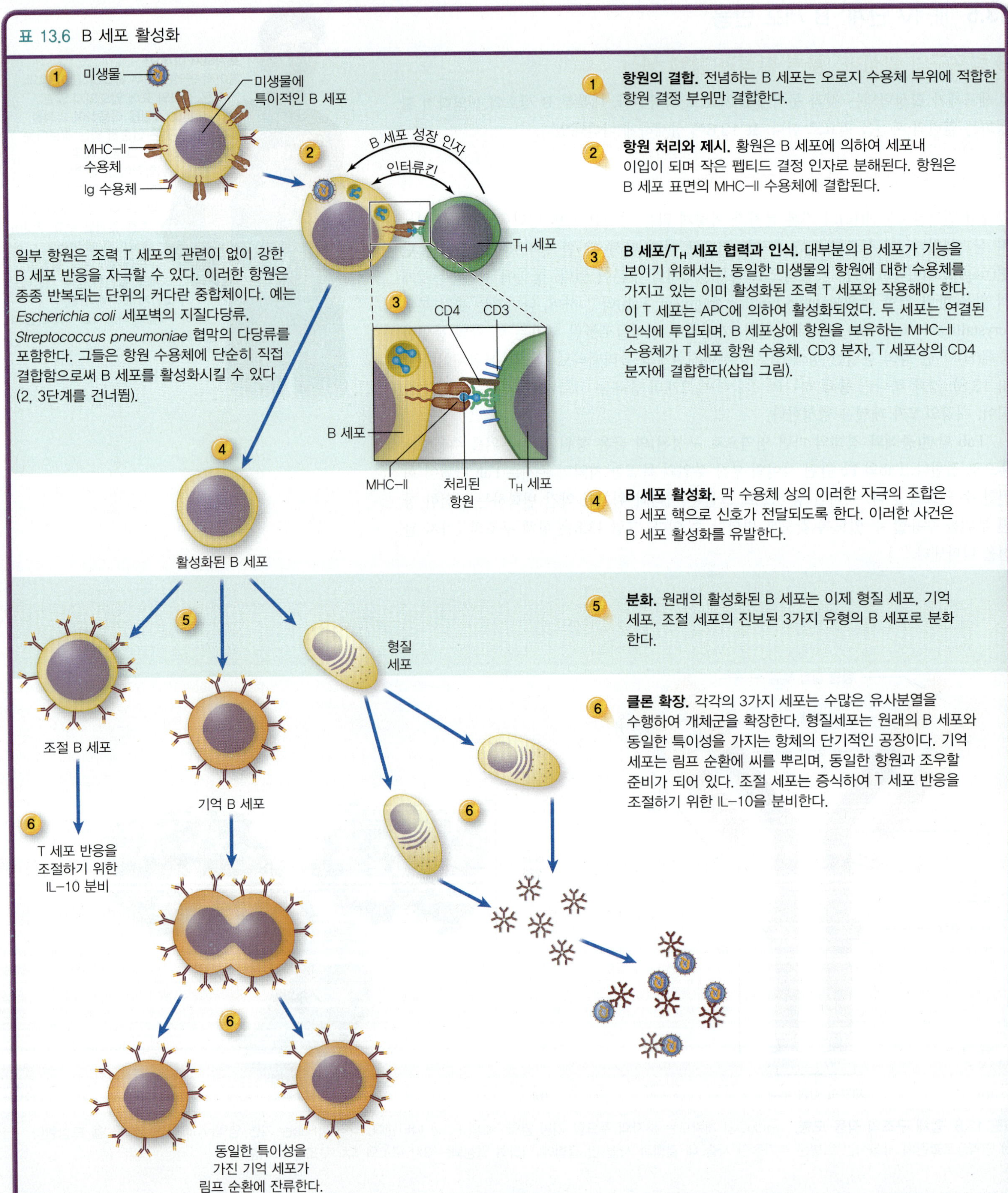
표 13.6 B 세포 활성화
1 미생물
미생물에 특이적인 B 세포
MHC–II 수용체
Ig 수용체
2
B 세포 성장 인자
인터류킨
T_H 세포
일부 항원은 조력 T 세포의 관련이 없이 강한 B 세포 반응을 자극할 수 있다. 이러한 항원은 종종 반복되는 단위의 커다란 중합체이다. 예는 *Escherichia coli* 세포벽의 지질다당류, *Streptococcus pneumoniae* 협막의 다당류를 포함한다. 그들은 항원 수용체에 단순히 직접 결합함으로써 B 세포를 활성화시킬 수 있다 (2, 3단계를 건너뜀).
3
CD4
CD3
B 세포
MHC–II
처리된 항원
T_H 세포
4
활성화된 B 세포
5
형질 세포
조절 B 세포
기억 B 세포
6
T 세포 반응을 조절하기 위한 IL–10 분비
동일한 특이성을 가진 기억 세포가 림프 순환에 잔류한다.
1 **항원의 결합.** 전념하는 B 세포는 오로지 수용체 부위에 적합한 항원 결정 부위만 결합한다.
2 **항원 처리와 제시.** 황원은 B 세포에 의하여 세포내 이입이 되며 작은 펩티드 결정 인자로 분해된다. 항원은 B 세포 표면의 MHC–II 수용체에 결합된다.
3 **B 세포/T_H 세포 협력과 인식.** 대부분의 B 세포가 기능을 보이기 위해서는, 동일한 미생물의 항원에 대한 수용체를 가지고 있는 이미 활성화된 조력 T 세포와 작용해야 한다. 이 T 세포는 APC에 의하여 활성화되었다. 두 세포는 연결된 인식에 투입되며, B 세포상에 항원을 보유하는 MHC–II 수용체가 T 세포 항원 수용체, CD3 분자, T 세포상의 CD4 분자에 결합한다(삽입 그림).
4 **B 세포 활성화.** 막 수용체 상의 이러한 자극의 조합은 B 세포 핵으로 신호가 전달되도록 한다. 이러한 사건은 B 세포 활성화를 유발한다.
5 **분화.** 원래의 활성화된 B 세포는 이제 형질 세포, 기억 세포, 조절 세포의 진보된 3가지 유형의 B 세포로 분화한다.
6 **클론 확장.** 각각의 3가지 세포는 수많은 유사분열을 수행하여 개체군을 확장한다. 형질세포는 원래의 B 세포와 동일한 특이성을 가지는 항체의 단기적인 공장이다. 기억 세포는 림프 순환에 씨를 뿌리며, 동일한 항원과 조우할 준비가 되어 있다. 조절 세포는 증식하여 T 세포 반응을 조절하기 위한 IL–10을 분비한다.

표 13.7 항원 기능의 요약

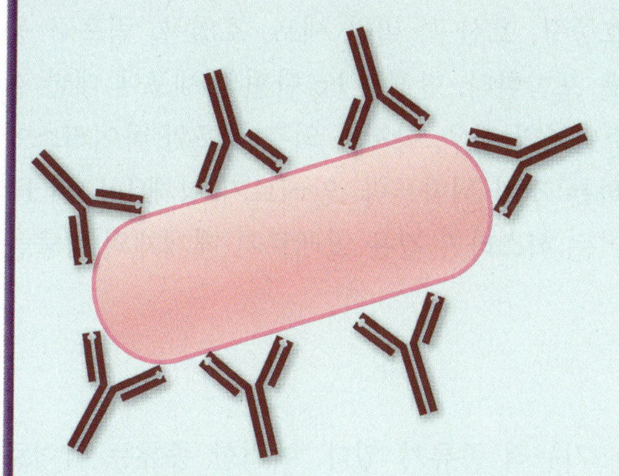

항체는 세균의 표면을 피복하여, 다양한 방식으로 세균의 정상적인 기능과 번식을 방지한다.

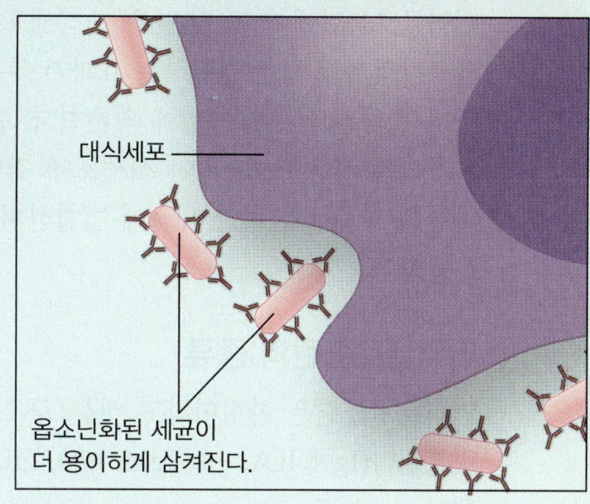

옵소닌(opsonin)이라고 하는 항체는 미생물이 식세포 작용에 의하여 더 용이하게 인식되도록 하는 **옵소닌화(opsonization)** 과정을 자극한다. 옵소닌화는 식세포 작용이 더 잘 잡도록 미끄러운 물체에 손잡이를 제공하는 것과 같다.

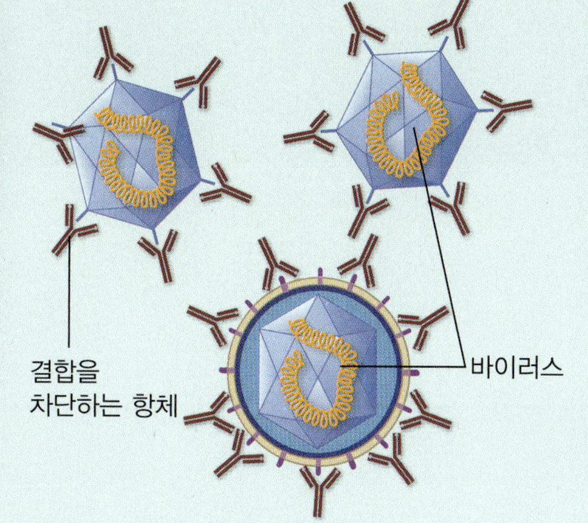

중성화(neutralization) 과정에서, 항체는 바이러스의 표면이나 미생물 효소의 표면을 채워서 정상적으로 부착하는 것을 방지한다.

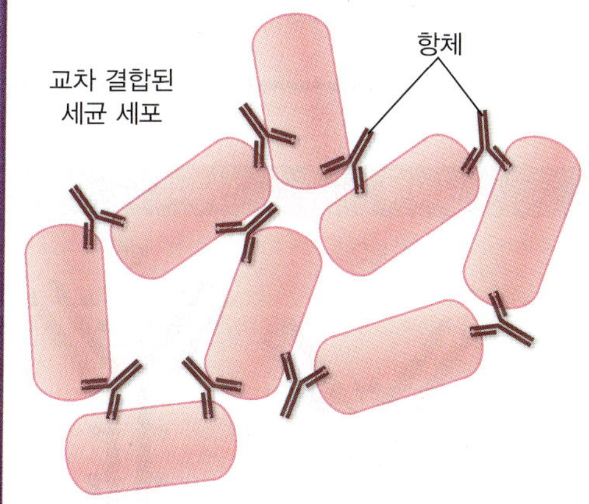

항체가 항원을 집합, 또는 **점착(agglutinate)**할 수 있는 능력은 세포 또는 입자의 교차 결합으로 큰 덩어리를 형성한 결과이다. 점착은 미생물이 움직이지 못하도록 하고 식세포 작용을 증강시킨다. 이는 15장에서 논의된 특정한 면역 검사의 원리이다.

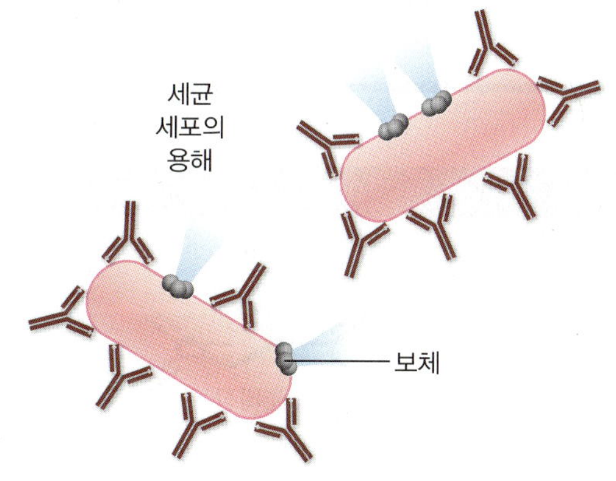

항체가 보체와 상호작용은 세포와 일부 바이러스의 특이적인 파열을 초래할 수 있다.

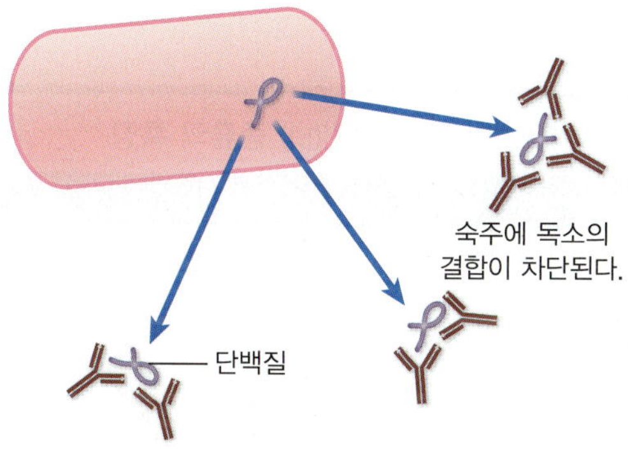

항독소(antitoxin)는 세균 외독소를 중화할 수 있는 특별한 유형의 항체이다.

항체-항원 상호작용과 Fab의 기능

항원 결정 부위가 결합하는 항체 부위는 아미노산 함량이 극단적으로 변화할 수 있는 가변 영역으로 구성되어 있다. 항원 결합 부위의 특이성은 효소와 기질과 유사하다. 2개의 Fab 부위의 특이성은 동일하기 때문에, Ig 분자는 동일한 세포 또는 2개의 독립된 세포의 항원 결정 부위를 결합하여 연결할 수 있다.

항체의 주요한 활동은 그것을 위하여 형성된 항원을 결합하거나, 고정하거나, 관심을 유발하거나, 중화시키는 것이다. 각각이 어떻게 작동하는지 보기 위하여 **표 13.7**을 따라가 보자.

Fc 단편의 기능

Fab 단편이 항원에 결합하지만, Fc 단편은 상이한 결합 기능을 가지고 있다. 대부분의 면역글로불린에서 Fc 말단은 대식세포, 호중구, 호산구, 비만 세포, 호염구, 림프구 등 세포막의 수용체에 결합하는 효과기 부분을 포함한다. 항체의 Fc 단편의 세포에 대한 결합의 효과는 세포의 역할에 의존한다. 옵소닌화의 경우, 항체가 외부 세포와 바이러스에 부착하는 것은 Fc 단편이 식세포에 결합하는 것이 뒤따른다. 알레르기 항체(IgE)의 Fc 말단은 호중구와 비만 세포에 결합하며, 이는 히스타민 같은 알레르기 매개체의 방출을 유발한다.

면역글로불린의 종류

면역글로불린은 아형이라고 하는 구조적·기능적 종류가 있다. 이러한 종류는 약어로 구분된다(Ig에 IgA, gA, IgM, IgD, IgE 처럼 나타냄). **표 13.8**에 완전한 설명을 나타내었다.

IgA는 더 조사할 가치가 있다. IgA의 2가지 형태는 (1) 혈액에서 소량으로 순환하는 단량체와 (2) 타액선, 장, 비강막, 가슴, 폐, 요생식로의 점막과 혈장 분비물의 중요한 성분인 이량체이다. 분비성 IgA라고 하는 이량체는 J 사슬에 의하여 결합된 2개의 단량체로 형성된다. IgA를 막을 통과하여 운반하는 것을 용이하게 하기 위하여, 분비성 조각이 나중에 추가된다. IgA는 점막의 표면을 피복하며 또한 타액, 눈물, 초유, 점액에 부유

표 13.8 면역글로불린(Ig) 종류의 특징

	단량체	이량체, 단량체	5량체	단량체	단량체
	IgG	IgA	IgM	IgD	IgE
항원 결합 부위의 수	2	4, 2	10	2	2
분자량	150,000	170,000~385,000	900,000	180,000	200,000
혈청 내 총 항체의 비율	80%	13%	6%	1%	0.002%
항체 내에서 평균 반감기(일)	23	6	5	3	2.5
태반의 통과?	예	아니오	아니오	아니오	아니오
보체의 고정?	예	아니오	예	아니오	아니오
Fc의 결합	식세포				비만세포와 호염구
생물학적 기능	1차 반응에서 형질 세포에 의하여 생산되고 주어진 항원 자극에 대하여 2차 반응에서 기억 세포에 의하여 생산되는 단량체; 조직액과 혈액을 순환하는 가장 지배적인 항체; 독소를 중화하고, 옵소닌화, 보체를 고정함	이량체는 점막의 분비성 항체임; 단량체는 혈액에 소량으로 존재함	항원에 대한 첫 번째 반응으로 생산; B 세포 수용체로 작용할 수 있음	B 세포상의 수용체; B 세포 활성화의 유발 분자	알레르기의 항체; 기생충 감염; 아나필락시스, 천식 등을 중재함

된다. 이는 장, 호흡, 요생식기 병원체에 대한 가장 중요한 국부적인 특이적 면역을 제공한다. 수유 시 가슴은 IgA를 생산하는 림프구가 증식하는 부위가 된다. **초유(colostrum)**라고 하는 가슴의 초기 분비물인 묽은 노란색 젖은 IgA가 매우 높다. 이러한 항체는 유아 위장막의 보호 피복을 형성하며, 이는 많은 장 병원균(*Escherichia coli*, *Salmonella*, 폴리오 바이러스, 로타바이러스)에 대하여 방어한다. 이는 초유의 면역 성질을 이용하기 위하여 최소한 몇 주 동안은 신생아에게 모유를 수유해야 하는 이유 중 하나이다. 이 단계에서의 보호는 유아의 IgA와 자연적인 장 보호벽이 아직 발달되지 않았기 때문에 특히 중요하다. 태반의 면역과 같이, 필수적인 항체는 산모가 이전의 감염이나 예방 접종을 통하여 능동 면역을 가지고 있을 때만 공여될 수 있다.

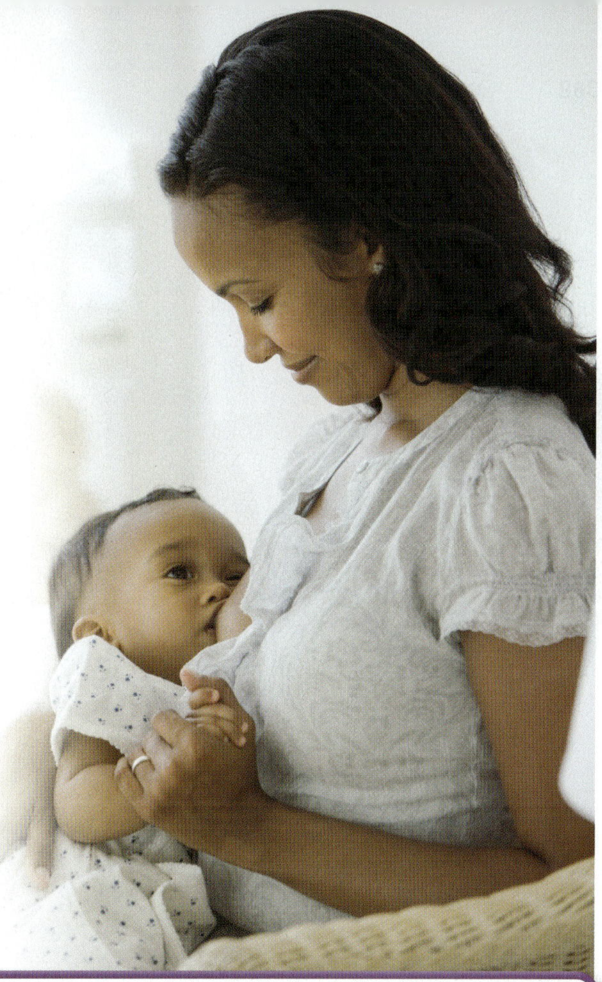

시간에 따른 항체 생산의 감시: 항원에 대한 1차 반응과 2차 반응

혈청에서 시간에 따른 항체의 수준을 연구하면 면역계가 어떻게 작용하는지 많은 것을 배울 수 있다. 이 수준은 항체의 농도인 **역가(titer)**로 정량적으로 표현될 수 있다. **표 13.9**는 특이적 면역 반응의 가장 중요한 특징인 기억에 대하여 나타낸다.

기억 B 세포와 T 세포는 특이적 항원에 의하여 활성화된 클론에서만 생성된다는 것은 일반적으로 인정된 원리이다. 이는 두 번째와 그 이후의 모든 노출에 대하여 훨씬 신속하고 효과적인 반응을 제공한다. 그러나 이제 연구진은 한동안 의심되었고 정밀한 연구에 의하여 확인된 현상을 조사하고 있다. 특정한 항원에 대한 노출은 숙주가 항원을

표 13.9 항원에 대한 1차 반응과 2차 반응

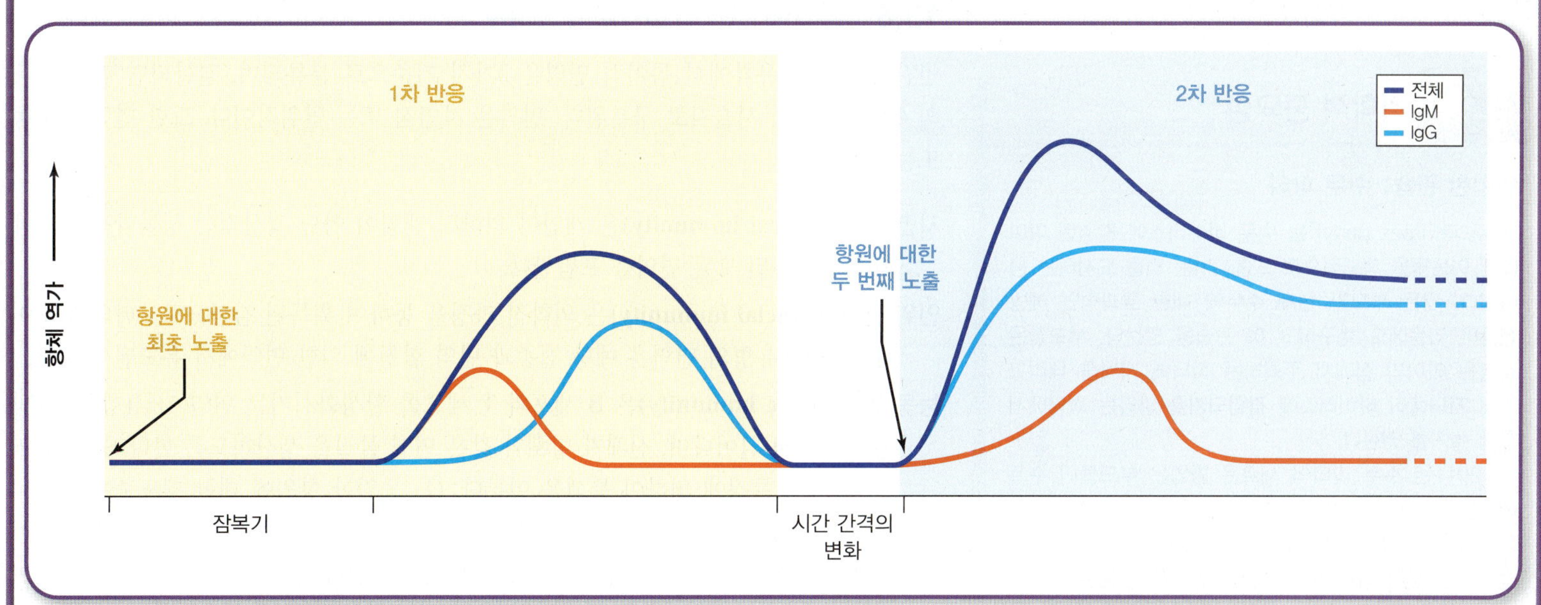

항원에 최초로 노출된 이후, 면역계는 **1차 반응**(primary response)을 경험한다. 이 반응의 초기 단계인 **잠복기**는 항원에 대한 항체가 결여되어 있지만, 많은 활동이 일어난다. 이 시기에 항원은 림프 조직에 농축되며 B 림프구의 정확한 클론에 의하여 처리된다. 형질 세포가 항체를 합성하면서 혈청의 역가는 최고에 이르며 수주 또는 수개월에 낮은 수준으로 감소한다. 1차 반응의 초기에 항체는 대부분 IgM 형태이며, 이는 형질 세포에 의하여 분비되는 첫 번째 종류이다. 그 이후 항체의 종류는 IgG나 다른 종류(IgA 또는 IgE)로 전환된다.

최초 반응 이후에는 활동이 없지만, 동일한 특이성을 가지는 기억 세포가 림프계 전체에 파종된다.

면역계가 동일한 면역원에 수주 후, 수개월 후, 심지어는 수년 이후에 다시 노출되면, **2차 반응**(secondary response; anamnestic response)이 발생한다. 항체 합성 속도, 역가 최고치, 항체의 지속 기간이 1차 반응에 비하여 크게 증가한다. 이 반응의 속도와 강도는 1차 반응에서 형성된 기억 B 세포에 기인한다. 이 반응의 장점은 명백하다. 2차 반응은 감염원의 뒤이어 일어나는 노출에 대하여 신속하고 강력한 타격을 제공한다.

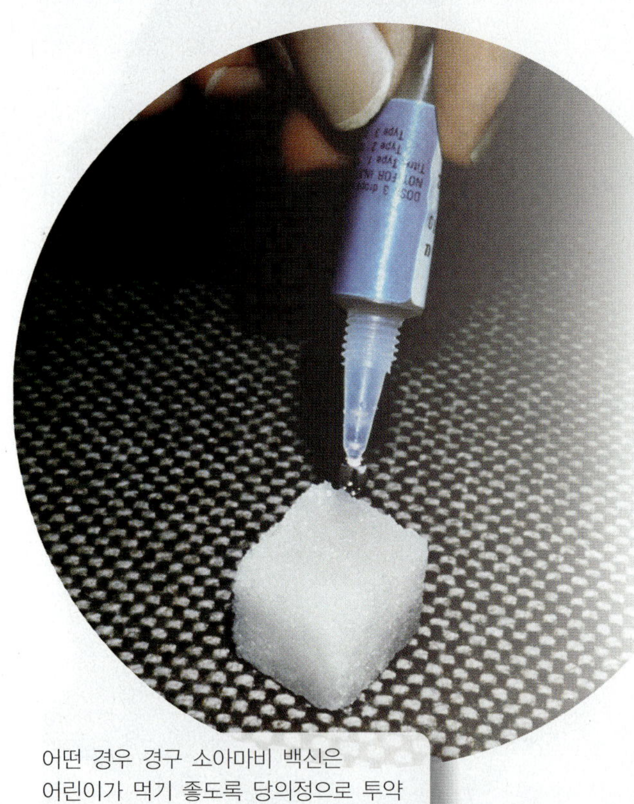

어떤 경우 경구 소아마비 백신은 어린이가 먹기 좋도록 당의정으로 투약한다.

만나지 않았더라도 **화학적으로 연관된**(chemically related) 항원을 인식하는 기억 세포를 생기게 할 수 있는 것으로 보인다. 이는 많은 개발도상국에서 명백하게 나타난 잘 알려진 현상인 하나의 질병에 대한 예방 접종이 다른 질병에 대한 일부 보호를 제공하는 현상을 설명할 수 있다. 예를 들어 아프리카에서 홍역에 대한 예방 접종은 폐렴, 패혈증, 설사에 의한 사망을 1/3 감소시켰다.

이러한 인지는 기억은 특이적 노출에 의해서만 존재한다는 오래된 관점을 뒤엎었지만, 특이적 면역이 미생물 표면의 거대분자의 작은 조각인 항원 결정 부위를 인식하여 어떻게 활성화되는 것을 고려한다면 이해가 된다. 다른 미생물이 이러한 화학적 지문(항원 결정 부위)를 공유한다면, 기억 세포는 그들에 대해서도 반응할 것이다. 이는 유망한 발달인데, 그 이유는 더 위험한 미생물에 대한 보호를 위하여 비병원성 미생물을 이용할 수 있기 때문이다.

13.5 학습 결과—진도 평가

16. B 세포 활성화 단계가 생산되는 모든 유형을 포함하여 도표로 나타내시오.
17. 항체 분자의 자세한 그림을 작성하시오.
18. 항체가 항원에 결합하는 다양한 최종 결과에 대하여 설명하시오.
19. 5가지 유형의 항체와 각각에 대한 중요한 사실을 열거하시오.
20. 1차, 2차 면역 반응의 발달을 보여주는 그래프를 수평축에 시간으로 그리고 표지하시오.

13.6 특이적 면역과 예방 접종

인간과 다른 포유류에서 특이적 면역은 2가지 기준으로 분류되며, 결합되면 면역 상태의 4가지 특이적 서술자로 구분된다. 면역은 자연적 또는 인위적이다. 또한 면역은 능동 또는 수동이다.

자연 면역(natural immunity)은 개인이 의학적 개입이 아닌 정상적인 생물학적 경험에 의하여 획득된 모든 면역을 포함한다.

인위 면역(artificial immunity)은 의학적 과정을 통하여 획득된 감염으로부터의 보호이다. 이러한 유형의 면역은 예방 접종과 면역 혈청에 의한 면역에서 유도된 것이다.

능동 면역(active immunity)은 B 세포와 T 세포를 활성화시키는 면역 자극(항원)을 받은 개인에서 일어나며, 신체가 항체와 같은 면역 물질을 생산하도록 한다. 능동 면역은 몇 가지 특징에 의하여 특색을 이룬다. (1) 동일한 항원에 대한 재노출에 대하여 사람이 신속하게 반응을 준비하도록 하는 기억을 생성한다. (2) 발달하는 데 며칠이 필요하다. (3) 비교적 오랫동안, 때로는 평생 지속된다. 능동 면역은 자연적 또는 인위적인 수단에 의하여 자극될 수 있다.

수동 면역(passive immunity)은 개인이 다른 사람의 신체나 동물 공여체에서 능동적으로 생산된 면역 물질(보통 항체)을 받을 때 일어난다. 수여자는 항원에 대한 사전 노출과 관계없이 짧은 기간 동안 보호된다. 수동 면역은 (1) 원래 항원에 대한 기억의 결여; (2) 그 질병에 대한 새로운 항체 생산의 결여; (3) 보호의 즉각적인 개시; (4) 단기간 효과(항체는 제한된 기간 기능하며, 궁극적으로 수여자의 신체는 항체를 폐기한다)의 특징을 가진다. 수동 면역 또한 기원이 자연적 또는 인위적이다.

의학적 중요성

위험한 관습: 수두 파티

"수두 파티(pox party)"는 수두 바이러스에 감염된 아이에게 아동들을 의도적으로 노출시키는 것을 묘사하는 용어이다. 많은 부모가 현재 수두에 대한 효과적인 예방 접종이 있음에도 불구하고 이 관습을 믿는다. 부모들은 감염된 아이의 집에서 주최하는 파티에 자녀를 데리고 가서 자녀들이 바이러스에 감염되기를 바라는 희망에서 함께 놀기를 권한다.

2011년 수두 파티의 새로운 방법은 부모들이 수두에 걸린 아이에 의하여 감염된 물건을 수두에 걸리지 않은 아이의 어머니에게 보내기 위하여 페이스북을 통하여 접촉하는 것이 나타났다. 감염된 물건은 감염된 아이가 입에 넣었던 막대 사탕과 수두에 걸린 아이가 입었던 옷 같은 것이었다. 말할 나위 없이 이는 위험한 관습이다.

2014년 3월 페이스북 사이트는 프로필에 다음과 같은 공지를 하였다. "대상포진은 아이가 수두에 노출되지 않아서 발생합니다. 여러분 주위의 수두 파티를 찾으세요." 이 진술은 명백하게 거짓이다. 대상포진은 수두 바이러스의 재활성화에 의하여 유발되며, 수두는 여러분이 예방 접종을 받으면 보호받을 수 있다.

표 13.10 획득된 면역의 4가지 유형

자연 면역은 인간의 정상적인 생활 경험을 통하여 획득되며 의학적 방법에 의하여 유도되지 않는다.

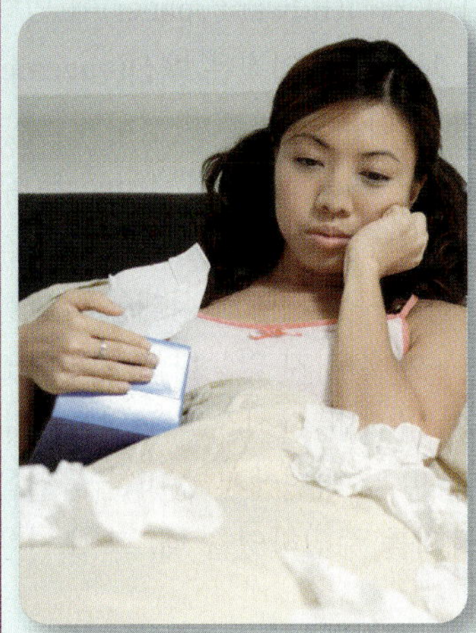

능동

감염성 질환에서 회복된 이후에 사람은 일반적으로 질병에 따라 상이한 기간에 재감염에 능동적으로 내성을 가지게 된다. 홍역, 이하선염, 풍진과 같은 소아기 바이러스 감염의 경우, 이러한 자연적인 능동 자극은 거의 평생 동안의 면역을 제공한다. 다른 질병은 몇 개월에서 몇 년의 면역을 제공하며(폐렴구균과 적리 등), 재감염이 가능하다. 무증상의 감염도 자연적인 능동 면역을 자극할 수 있다. 이는 일부 사람이 현시적으로 감염되거나 예방 접종을 받지 않고도 감염원에 면역이 되는 것을 설명한다.

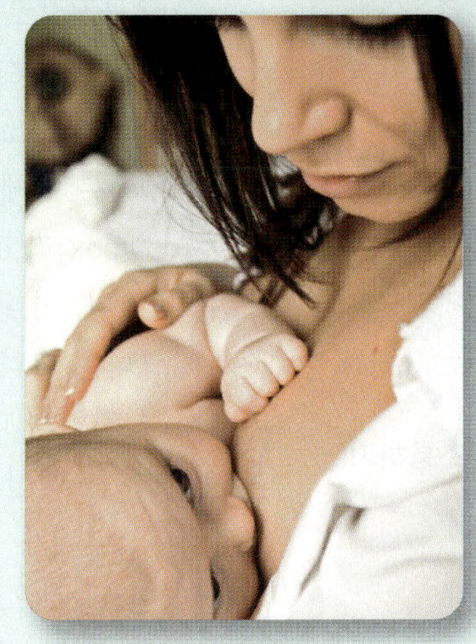

수동

자연히 수동적으로 획득된 면역은 출산 전후의 모자 관계에서만 나타난다. 태아기에 모성 혈류를 순환하는 IgG 항원은 태반을 통과하여 운반될 정도로 작다. 이 자연적 기작은 유아에게 자신의 면역계가 점진적으로 능동 면역을 발달하는 동안, 자궁 밖에서 처음 위급한 수개월 동안 많은 모성 항체의 혼합물을 공급한다. 미생물에 따라서 수동적 보호는 수개월에서 1년까지 지속된다.

자연적 수동 면역의 다른 공급원은 모유를 통하여 제공된다. 인간 유아는 자연 수동 면역의 99%를 태반에서 공급받고 1%만 수유를 통하여 공급받지만, 모유에 포함된 항체는 자궁을 통한 항체로부터 가용하지 않은 특별한 종류의 장 보호를 제공한다.

인공 면역은 의학적 절차를 통하여 의도적으로 생산되는 것이다.

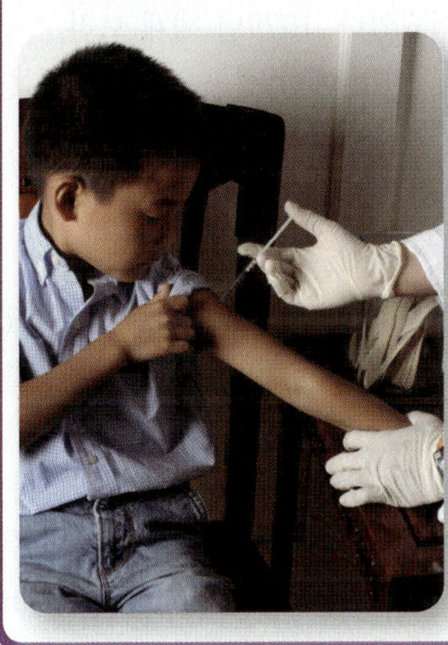

능동

예방 접종은 특별히 준비된 미생물(항원) 자극에 사람을 노출시키며, 이는 장차 그 미생물에 대한 노출에 대하여 보호하는 항체와 림프구를 생산하는 면역계를 자극한다. 자연적 능동 면역과 마찬가지로, 보호의 정도와 기간은 가변적이다.

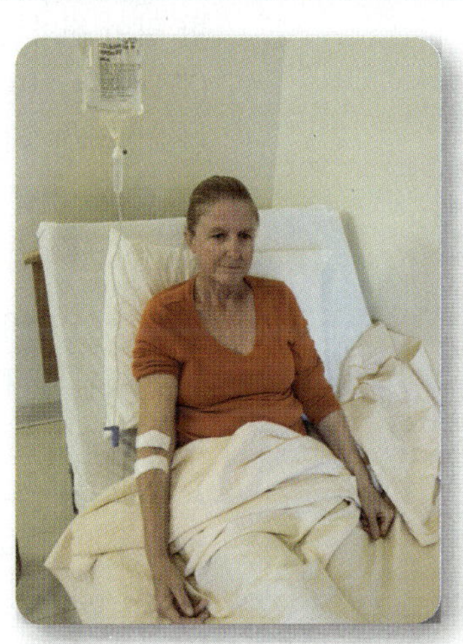

수동

수동 면역요법은 특정한 감염원에 대한 특이적 항체를 포함하고 있는 조제를 포함한다. 공여자 혈액의 혈청(감마 글로불린)과 다량의 항체를 포함하고 있는 면역 혈청 글로불린의 혼합물이 종종 사용된다.

표 13.10은 획득된 면역의 가능한 조합을 나타낸다.

면역법: 활발한 역사

면역법의 기본적인 개념은 수천 년간 존재하여 왔다. 이는 특정한 전염성 질병에서 회복된 사람이 두 번째는 거의 걸리지 않는다는 것을 관찰하면서 유래하였다. 의심의 여지없이, 초기의 조악한 시도는 감수성이 있는 사람을 질병을 가진 사람이나 동물에 접촉하는 것이었다. 면역이 기록된 최초의 시도는 6세기 중국에서 나타났다. 이는 천연두 딱지를 건조하고 갈아서 약한 가족의 콧구멍에 밀짚으로 불어넣는 것이다. 10세기에 이러한 실행은 천연두 환자 농포의 건조된 고름을 건강한 사람의 팔에 접종하는 것으로 변경되었는데, 이 기술을 **종두(variolation**; variola는 천연두 바이러스임)라고 한다. 이 방법은 1721년 영국으로 전파되기 전에 극동 지방에서 수세기 동안 사용되었다.

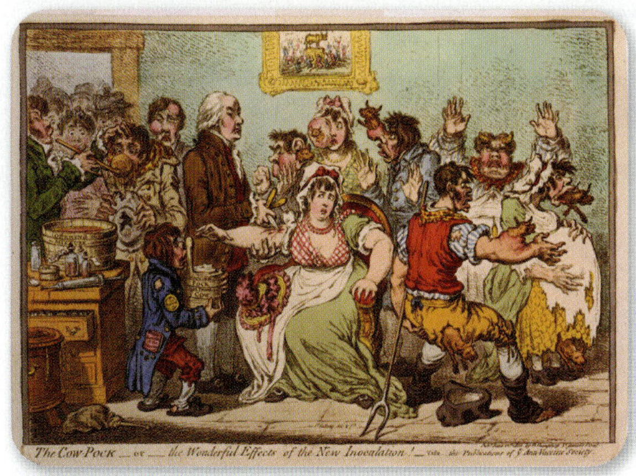

그림 13.9 예방 접종의 새로운 아이디어를 조롱하기. 이 풍자화는 Jenner가 천연두에 대한 예방 접종을 주장할 때 신문에 실렸다.

이 기술의 원리는 일부 장점이 있지만, 불행히도 수여자와 접촉한 사람들이 천연두로 많이 사망하였다. 이 결과는 실행 가능한 백신에 대한 기본적인 규칙을 명확하게 증명한다. 백신은 보호를 제공하지만 질병을 유발하지 않는 항원을 포함해야만 한다.

궁극적으로 이러한 인간의 실험은 1796년 영국 의사인 제너(Edward Jenner)에 의하여 개발된 최초의 실제로 효과적인 백신의 길을 닦았다. Jenner의 업적은 **백신(vaccine;** 라틴어로 vacca는 "소"라는 뜻)과 **예방 접종**(vaccination)이라는 용어를 탄생하게 하였는데, 이는 이제는 선택된 항원으로 접종하여 획득된 모든 면역에 적용된다. Jenner는 우두(cowpox)라고 하는 농포성 감염에 감염된 낙농장에서 일하는 여자의 사례에서 영감을 받았다. 이 관련된 바이러스는 소는 병들게 하지만 인간에게는 경증의 상태를 유발한다. 그녀는 그녀와 다른 낙농장에서 일하는 여자는 천연두에 걸리지 않는다고 설명하였다. 그 지역의 다른 거주자도 우두의 교차 보호에 대하여 유사한 자신감을 표명하였다. 이 새로운 백신의 효과를 검사하기 위하여 Jenner는 인간 우두 병변에서 준비한 물질을 어린 소년에게 접종하였다. 2개월 후에 천연두 환자의 딱지를 주입하였을 때, 그 소년은 면역이 된 것으로 증명되었다.

Jenner의 발견은 병원성이 약한 감염원이 병원성이 강한 감염원에 대한 보호를 부여할 수 있다는 것인데, 현미경이 아직 초기 단계이고 바이러스의 본성이 알려져 있다는 관점에서 볼 때 특히 주목할 만하다. 처음에는 백신을 사용하는 것은 두려움과 회의론으로 간주되었다**(그림 13.9)**. Jenner의 방법이 성공적으로 증명되고 그 중요성에 대한 말이 전파되면서, 이는 결국 많은 다른 나라에서 채택되었다. 1979년 세계 보건 기구(WHO)는 천연두가 박멸되었다고 선언하였다. 그 결과 천연두 예방 접종은 최근까지 중단되었는데, 이는 생물학 테러의 위협 때문이다.

수동 면역법

수동 면역의 유일한 자연적인 형태는 (1) 태아기 발생하고 태반 장벽을 가로지를 수 있는 선택된 항체를 만날 때, (2) 신생아가 출생과 그 이후 짧은 기간 동안 분비되는 IgG를 초유로 수유할 때 받는 것이다.

인위적 수동 면역의 최초 시도는 파상풍을 예방하고 디프테리아에 노출된 환자를 치료하기 위하여 말의 혈청을 수혈하는 것이었다. 그 이후, 동물의 항혈청은 다양한 특이성을 가지는 사람 기원의 산물로 대체되었다. 면역 혈청 글로불린(immune serum globulin, ISG; 감마 글로불린으로도 불림)은 인간 공여자의 혈액에서 추출된 면역글로불린을 포함한다. ISG를 처리하는 방법은 효능을 증가시키고 잠재적인 병원체(B형 간염과 HIV 같은)를 제거하기 위하여 농축한다. 이는 면역결핍 환자의 항체를 대체하기 위한 선택적 치료이다.

특이적 면역글로불린(specific immune globulin, SIG)은 더 명확한 공여자 집단에서 획득된다. SIG를 조제하는 회사는 백일해, 파상풍, 수두, B형 간염 같은 감염으로부터 회복 중이고 고도로 면역된 환자로부터 혈청을 획득한다. 이러한 글로불린은 작은 환자 집단으로부터 획득된 특이적 항체의 높은 역가를 포함하기 때문에 ISG에 비하여 선호된다. 공여된 면역은 비교적 단기간만 지속되지만, 즉각적으로 작용하며 다른 유용한 약품이나 백신이 존재하지 않는 환자를 보호할 수 있다.

인위적 능동 면역: 예방 접종

예방 접종의 기본적인 원리는 1차 반응과 기억반응을 자극하여 독성 병원체에 대한 장래의 노출에 대하여 면역계를 준비하는 것이다. 만약 이 병원체가 신체에 침입하면, 면역 반응은 즉각적이고, 강력하고, 지속될 것이다.

예방 접종은 한때 흔하고 때로는 치명적이었던 많은 감염성 질병의 유행과 영향을 크게 감소시켰다. 처음에는 홍역, 볼거리, 풍진과 같은 과거의 일반적인 유년기 질병에 대하여 갓난아이와 아이들의 면역에 비중을 두었다. 최근에 인간 유두종 바이러스(human papilloma virus, HPV), *Streptococcus pneumoniae*, 대상포진에 대한 청년과 성인에 대한 면역에 대하여 추가적으로 추진되고 있다. 예방 접종은 미생물이 전혀 관련되어 있지 않은 인간 건강의 위협에 대하여도 개발되고 있다.

이 절에서 백신의 조제에 대한 원리와 백신 표시와 안전에 관련된 중요한 고려 사항을 개관한다.

백신 조제의 원리

자연 면역에서 감염원은 비교적 장기간의 보호 반응을 자극한다. 인위적 능동 면역의 목적은 변형된 미생물이나 성분으로 동일한 반응을 얻는 것이다. 효과적인 백신의 속성은 다음과 같다.

- 병원체의 자연적이고 야생 형태의 노출에 대하여 보호해야 한다.
- 부작용이나 독성의 수준이 낮아야 하고 피해를 유발하지 않아야 한다.
- 항체(B 세포) 반응과 세포 매개(T 세포) 반응을 모두 자극해야 한다.
- 장기간의 지속되는 효과를 가져야 한다(기억의 생산).
- 여러 차례 투여하거나 촉진하지 않아야 한다.
- 저렴하고, 긴 유효기간을 가지고, 투여하기 용이하여야 한다.

백신 조제는 전체 생물 또는 일부 생물 조제로 넓게 분류될 수 있다. 이러한 분류는 또한 세부 분류를 가진다.

1. 전체 세포 또는 바이러스
   a. 살아 있고 약화된 세포 또는 바이러스
   b. 사멸된 세포나 불활성화된 바이러스
2. 일부 생물 조제: 세균 세포나 바이러스(소단위)에서 유도된 항원 분자
   a. 세포 또는 바이러스 배양에서 유도된 소단위
   b. 병원체에서 발견된 자연적인 분자를 모방하는 화학적으로 합성된 소단위
   c. 유전공학적으로 제조된 소단위
   d. 면역성을 증강하기 위하여 단백질(종종 다른 미생물의)과 결합된 소단위. 이들은 **복합 백신(conjugated vaccine)**이라고 한다.

이러한 분류도 **표 13.11**에 나타내었다.

주석: 2008년에, 사멸된 전체 세균으로 구성된 이용할 수 있는 백신이 미국에 전혀 없었다. 마지막으로 가용한 백신은 콜레라와 페스트에 대한 것이다.

새로운 백신의 개발

상당한 성공에도 불구하고, 수십 종의 세균성, 바이러스성, 원생동물성, 진균성 질환은 작용하는 백신이 아직 없다. 현재 세계적으로 2억 명 이상에 영향을 미치는 말라리아, HIV/AIDS, 다양한 설사성 질환, 호흡기 질환, 기생충 감염에는 확실한 백신이 없다. 그보다 심각한 것은 현재 존재하는 대부분의 백신이 대부분의 사람에게는 미치지 않는다.

현재, 항원 합성, 재조합 DNA, 유전자 클론 기술을 사용하는 백신 제조의 새로운 전

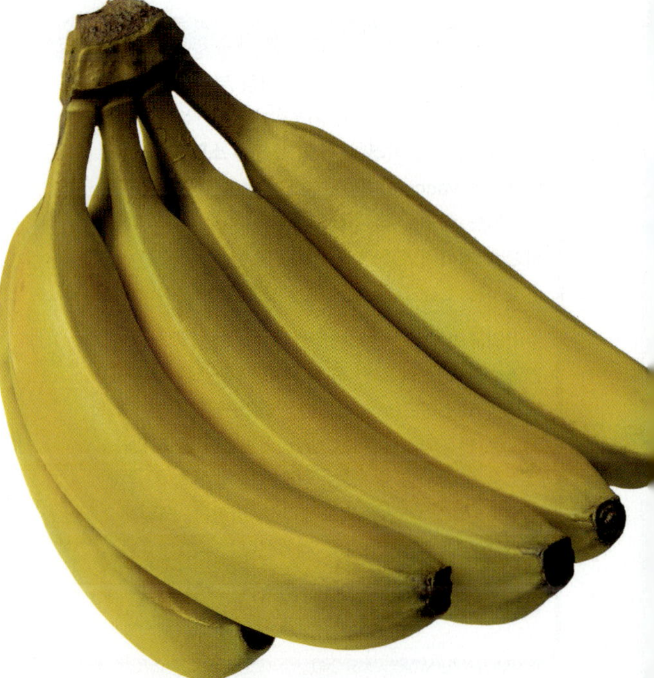

과학자들은 개발도상국에서 더 널리 이용될 수 있도록 유전공학적으로 제조된 백신을 가지고 있는 식품에 대하여 연구하고 있다.

표 13.11 백신의 유형

전세포 백신

전체 세포나 바이러스는 매우 효과적인 면역원인데, 그 이유는 크고 복잡하기 때문이다. 백신에 따라 사멸되거나 약독화된다.

사백신(killed vaccine; 바이러스는 사멸되는 것이 아니라 "불활성화[inactivated]"된다)은 원하는 세균 균주나 바이러스를 배양하고 화학약품, 방사선, 열, 항원성을 파괴하지 않는 다른 약품으로 처리한다. A형 간염 백신과 3가지 유형의 인플루엔자 백신은 불활성화된 바이러스를 포함하고 있다. 미생물이 증식하지 않기 때문에 사백신은 효과를 위하여 종종 다량으로 투여하거나 효능 촉진제를 필요로 한다.

약독화 생백신(live attenuated vaccine)은 독력이 경감되거나 제거된 살아 있는 미생물을 포함한다. 이는 독력 인자를 제거하도록 보통 생장 조건이나 미생물 유전자를 변경하여 달성된다. 홍역, 이하선염, 소아마비(Sabin), 풍진 백신은 살아 있는, 비독력 바이러스를 포함한다.

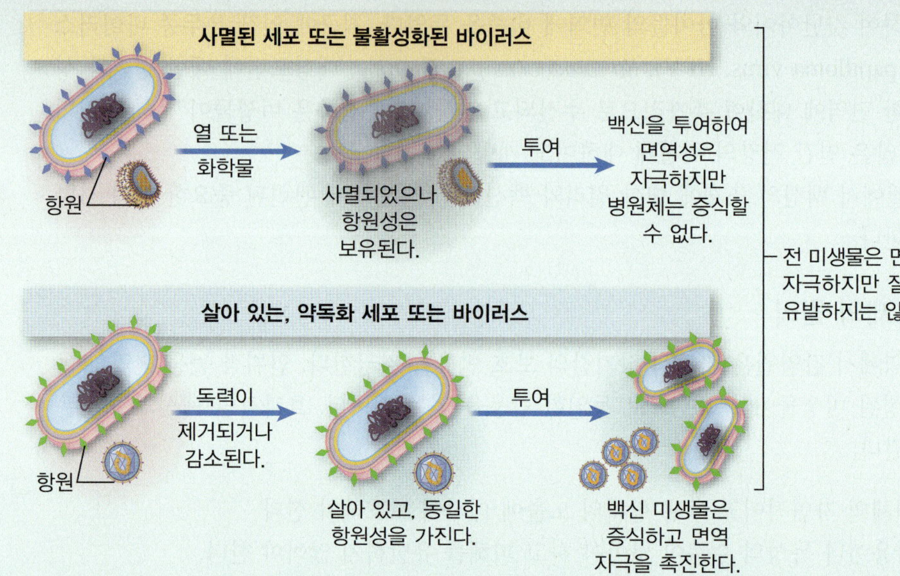

생균 조제 약품의 장점은 다음과 같다.

1. 살아 있는 미생물은 자연 상태의 생물과 유사하게 증식하고 감염(질병은 아님)을 유발한다.
2. 장기간 지속되는 보호를 부여한다.
3. 다른 유형의 백신에 비하여 일반적으로 소량의 투여량과 효능 촉진제를 필요로 한다.
4. 세포 매개 면역을 유발하는 데 특히 효과적이다.

백신에 살아 있는 미생물을 사용하는 단점은 특별한 저장 시설을 필요로 하고 돌연변이를 통하여 다시 독력을 가질 수 있다.

소단위 백신(생물의 일부)

면역을 자극하는 정확한 면역 결정 부위를 알면, 선택적인 미생물 성분에 기초한 백신을 생산하는 것이 가능하다. 이러한 세균 백신을 **소단위 백신(subunit vaccine)**이라고 한다. 이러한 백신에서 사용되는 항원은 미생물의 배양, 유전공학, 화학적 합성에 의하여 생산될 수 있다.

현재 사용되고 있는 성분 항원의 예는 폐렴 구균과 수막염균의 캡슐, 탄저병의 단백질 표면 항원, B형 간염 바이러스의 표면 단백질이다. 특별한 유형의 백신은 **톡소이드(toxoid; 변성 독소)**인데, 이는 화학적으로 변성되고 정제된 세균 외독소이다. 자연 독소를 중화시킬 수 있는 항독소의 생산을 자극하여, 톡소이드 백신은 디프테리아, 파상풍, 백일해 등의 질병에 대한 보호를 제공한다.

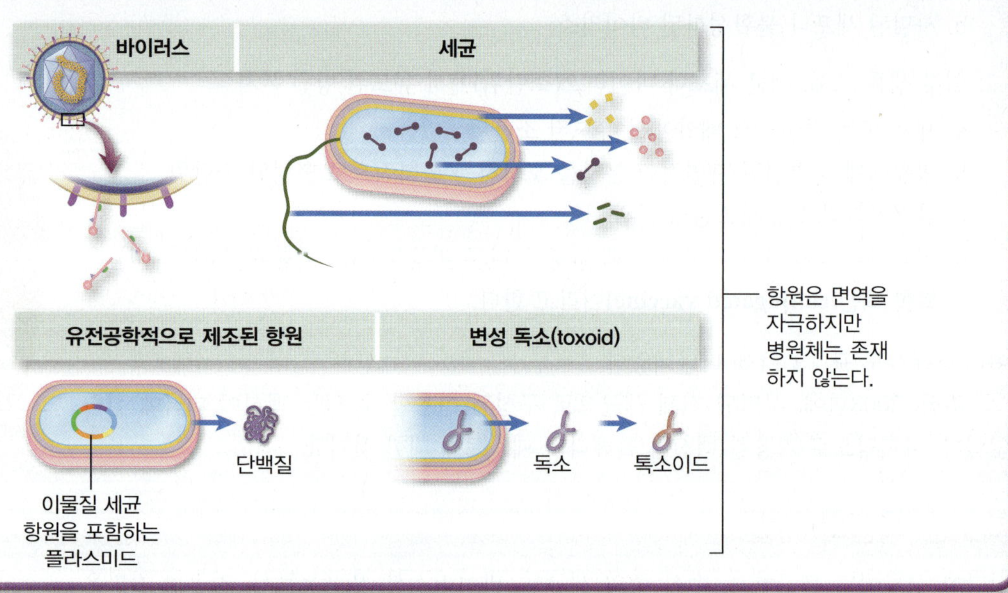

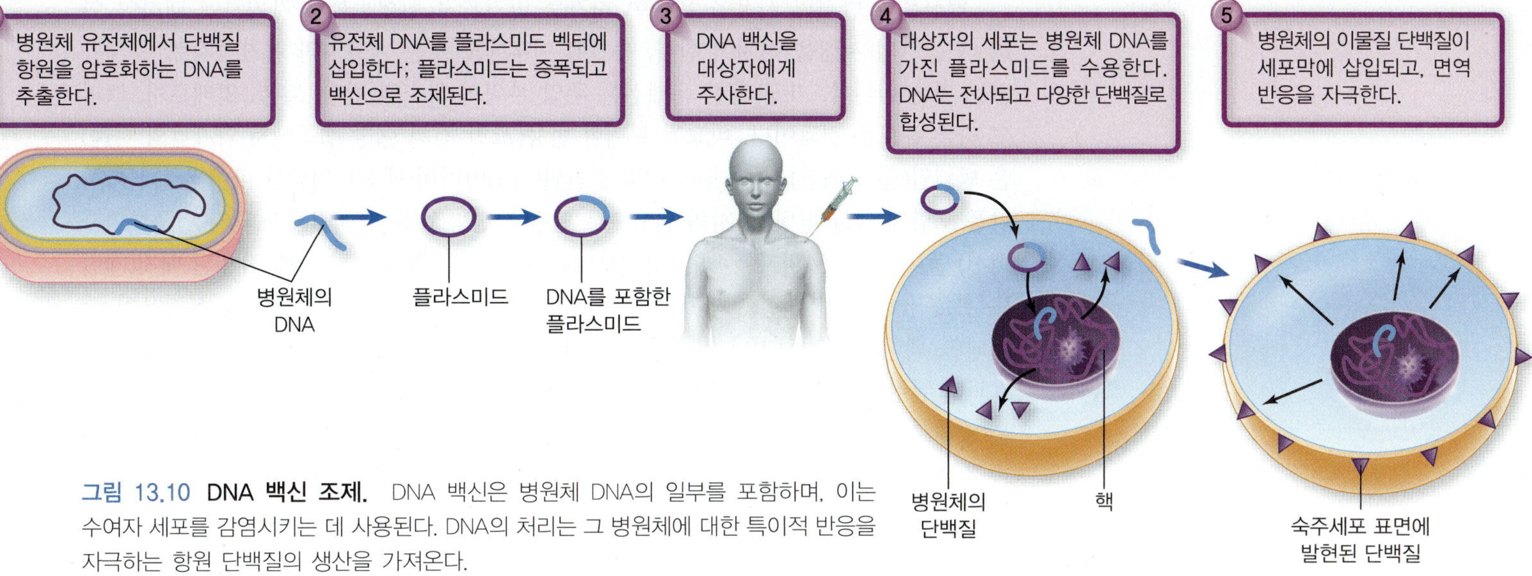

그림 13.10 DNA 백신 조제. DNA 백신은 병원체 DNA의 일부를 포함하며, 이는 수여자 세포를 감염시키는 데 사용된다. DNA의 처리는 그 병원체에 대한 특이적 반응을 자극하는 항원 단백질의 생산을 가져온다.

략에 많은 관심이 집중되고 있다. **DNA 백신(DNA vaccine)**은 면역법의 새로운 유망한 접근 방법이다. 이러한 공식에서의 기술은, 인간 유전자 대신에 미생물 유전자가 플라스미드 벡터에 삽입되고 수여자에게 접종된다는 사실을 제외하면, 8장의 유전자 치료법과 매우 유사하다(**그림 13.10**). 여기에서 기대하는 것은 인간 세포가 플라스미드를 일부 흡수하여 미생물 DNA를 단백질 형태로 발현하는 것이다. 이러한 단백질은 이물질이기 때문에 면역 감시에 의하여 인식되어 B 세포와 T 세포가 감작되어 기억 세포를 형성할 것이다.

예방 접종 전략은 현재 비감염성 질병의 치료를 위하여 진지하게 연구되고 있다. 좋은 예의 하나는 알츠하이머병에 대한 예방 접종이다. 연구진은 알츠하이머 환자의 뇌 플라크에서 발견되는 펩티드를 투여하는 것이 질병을 예방할 수 있을지 조사하고 있다. 이 원리는 미생물 감염에 대한 백신과 동일하다. 이러한 발병 단백질을 인식하는 T 세포와 기억 B 세포가 숙주의 예방 접종을 통하여 생성될 수 있다면, 환자에서 단백질이 일단 형성되기 시작하면 상해를 끼치기 전에 기억 반응이 이 단백질을 제거한다. 장차 다양한 감염성과 비감염성 질환에 대한 백신이 개발될 수 있을 것으로 기대할 수 있다.

투여 경로와 백신의 부작용

대부분의 백신은 피하, 근육내, 피내 주사에 의하여 주입된다. 인플루엔자 백신 중 한 가지는 코 스프레이 형태이다. 경구(또는 비강) 백신은 일부 질병에만 가능하지만, 몇 가지 뚜렷한 장점을 가진다. 백신의 경구 또는 비강 투여는 침입로 점막의 보호를 자극할 수 있다(IgA 생산). 경구와 비강 백신은 주사에 비하여 투여하기 쉽고, 쉽게 수용되고, 잘 견딜 수 있다.

일부 백신은 특별한 결합 물질 또는 **보조제(adjuvant**, 효능 강화제)를 필요로 한다. 보조제는 면역성을 증강시키고 주입 부위에서 항원의 보유를 연장하는 화합물이다. 보조제는 항원을 침전시키고 조직에 붙들어서 서서히 방출되도록 한다. 서서히 방출되는 것은 항원 제시 세포와 림프구와의 접촉을 촉진한다. 가장 보편적인 보조제는 명반(alum; 수산화 암모늄염)이다.

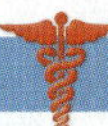
NCLEX® 준비

3. 수동 인공 면역과 관련된 특징은 무엇인가?
   a. 장기적인 보호 기간
   b. 보호를 발달하기 위하여 며칠이 소요된다.
   c. 즉각적인 보호
   d. 항원 노출에 반응하여 기억의 생성

백신은 일반적인 사용을 위하여 허가를 받기까지 실험동물과 자원자에 대하여 여러 해 동안의 시험을 거쳐야 한다. 승인된 이후에도 모든 치료약과 마찬가지로, 문제가 없는 것은 아니다. 가장 흔한 문제점은 주입 부위의 국소적 반응, 발열, 알레르기, 그리고 다른 해로운 결과이다. 비교적 희귀한 반응(22만 건의 예방 접종에서 약 1건의 사례)은 범뇌염(홍역 백신), 독력 균주로의 돌연변이(소아마비 백신), 위험한 바이러스나 화학약품 오염에 의한 질병, 미지의 원인으로 인한 신경학적 효과(백일해와 돼지 인플루엔자 백신) 등이다. 일부 환자는 백신 항원보다는 백신 생물을 생육하는 데 사용된 배지(계란 또는 조직 배양)에 대한 알레르기 반응을 경험한다. 알려지거나 의심되는 부작용이 탐지되면, 백신을 변경하거나 취소한다. 수년 전에 전세포 백일해 백신은 해로운 신경학적 효과와 관련되어 무세포 캡슐(acellular capsule, aP) 형태로 대체되었다. 백신 제조 회사는 알레르기와 다른 잠재적인 부작용을 유발하는 것으로 생각되는 티메로살(thimerosal)과 같은 보존제의 사용을 중단하였다.

일부 사람은 유년기 예방 접종을 나중에 당뇨, 천식, 특히 자폐증의 발생과 연관하려고 시도하였다. 그러나 백신이 자폐증의 원인이 될 수 있다는 최초의 1998년 과학 논문은 최근에 완전히 불신되었으며, 당국이 연구와 주장이 부정한 것이라는 것을 발견한 이후에 주저자의 의사 면허가 취소되었다.

2011년 널리 존경받는 미국 국립 과학원(National Academies of Science) 산하의 독립적인 비영리 기관인 의학 연구소(Institute of Medicine)는 유년기 백신에 대한 포괄적인 조사 결과를 발표하였으며 MMR 백신이 자폐증을 유발하지 않는다고 명료하게 주장하였다. 홍역, 이하선염, 디프테리아, 소아마비, 장티푸스, 백일해의 창궐이 미국의 많은 대학 기숙사, 예방 접종 반대 종교 단체, 비행기에서 발생하였다.

이러한 창궐은 종종 집단 면역(인구의 특정한 비율이 예방 접종된 현상; 집단 면역은 미생물이 개체군을 통하여 순환을 유지할 수 없는 것을 의미함) 수준의 감소에 기인한다. 이는 예방 접종을 받는 것이 여러분의 안녕뿐 아니라 공동의 안녕에도 기여한다는 것을 의미한다는 것을 생각해야 한다. 세계 인구의 대부분이 백신을 극성스럽게 요구할 때, 선진국의 일부 사람들은 예방 접종을 거부하였으며, 다른 사람들이 자신과 자녀들을 안전하게 지키기 위하여 예방 접종을 받으려는 자발적인 의향에 근본적으로 의존하였다.

인플루엔자 생백신은 비강 내에 투여된다.

일부 사람들은 예방 접종이 너무 훌륭하게 임무를 완수하였다고 생각하는데, 그렇게 오랫동안 너무 효과적이어서 많은 젊은 부모들은 예방 접종 이전 시대에 대한 기억이 없고 예방 접종을 하는 것에 비하여 접종을 하지 않는 커다란 위험에 대하여 알지 못한다는 점에서 최소한 그러하다. 홍역 예방 접종이 시작되기 10여 년 전에, 미국에서 매년 3백~4백만 사례가 발생하였다. 일반적으로 매년 3백~4백 명의 어린이가 사망하였으며 1천 명 이상이 홍역 뇌염으로 인하여 만성적으로 불구가 되었다. 간단히 말해서, UNICEF에 유아기 백신은 의하면 세계적으로 2백 50만 명의 생명을 구하였다.

예방 접종에 관련된 전문가들은 접종의 고유한 위험을 이해해야 하지만 감염성 질환의 위험이 백신의 부작용보다 훨씬 중요하다는 것 또한 실감하여야 한다. 면역력이 떨어진 사람과 태아에 대한 위험으로 인하여 임산부에 대한 백신은 매우 조심스럽게 다루어져야 한다.

예방 접종: 누구에게 언제하나?

최근까지 예방 접종은 백신이 가용한 모든 전형적인 유아기 질병과 특별한 경우(보건 종사자, 여행자, 군인)에 성인에게 권장되었다. 공중 보건 공무원에게 성인에 대한 예방 접종은 오래된 면역을 활성화시키고, 성인 감염(예, 노인의 폐렴)에 대해 보호하고, 특정한 의학적 상태에 있는 사람에게 특별한 보호를 제공하기 위하여 필요한 것으로 명백해졌다.

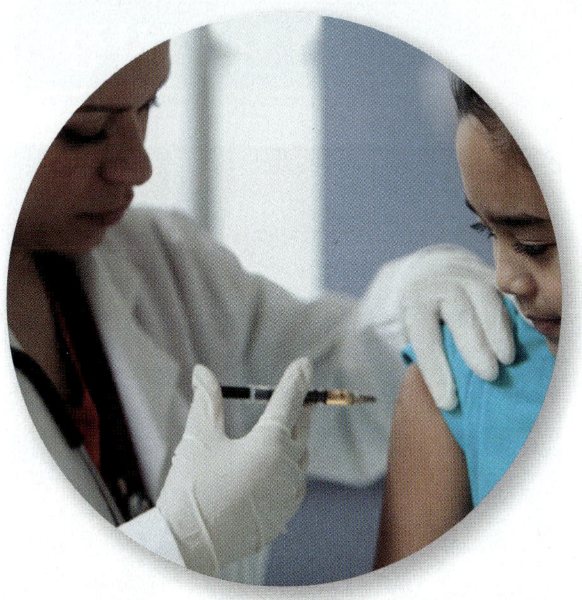

13.6 학습 결과—진도 평가

21. 특이적 면역 상태의 4가지 상이한 서술자를 열거하고 정의하시오.
22. 효과적인 백신의 특성에 대해 논의하시오.
23. 백신의 2가지 주요한 범주와 각각의 하위 범주의 이름을 말하시오.
24. 집단 면역의 원리와 집단 면역이 유지되지 않을 때 발생하는 위험성을 설명하시오.

임상 사례 결론

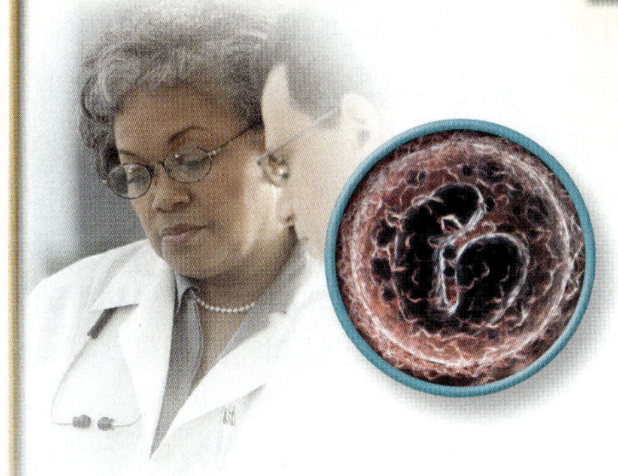

림프종은 혈액에 영향을 미치는 가장 보편적인 유형의 암이다. 림프종에서 림프구는 통제되지 않는 방식으로 증식하고 생장한다. 이러한 비정상적인 림프구는 비장, 림프절, 혈액, 골수, 다른 기관으로 이동하여 종양을 형성한다. B 세포와 T 세포 모두 림프종을 발생할 수 있다. 분산된 대형 B 세포 림프종이 비 호지킨 림프종의 가장 보편적인 형태이다. 증상은 림프절 확장, 식은땀, 체중 감소, 발열 등이다.

림프종에서 림프구가 비정상적이기 때문에, 그들은 임무를 효과적으로 수행할 수 없다. 림프종에 걸린 개인은 감염의 위험이 증가한다. 면역이 약화된 사람(임상 사례 연구의 Campbell 씨처럼)은 림프종의 위험이 높다. 사실상 면역억제는 B 세포 림프종의 알려진 위험 요인이다.

병원 내부 사정

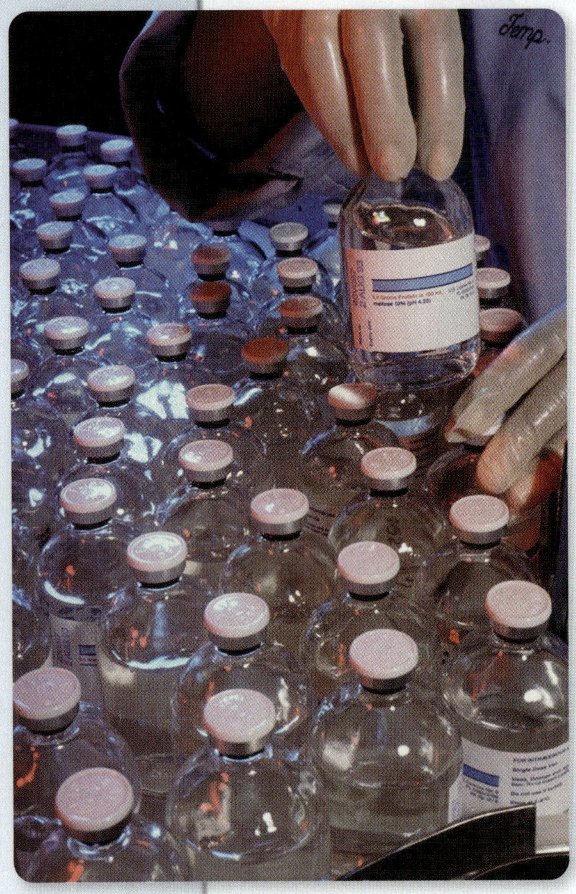

IVIG 요법

정맥 면역글로불린(intravenous immune globulin, IVIG)은 면역에 영향을 미치는 다양한 상태를 치료하는 데 사용될 수 있다. IVIG는 주로 IgG로 이루어져 있지만, 다른 종류의 면역글로불린(예, IgA, IgM, IgD, IgE)도 소량 포함되어 있다. IVIG는 다음의 자가면역과 면역결핍 상태를 치료하는 데 사용된다.

- 대숙주성 이식편병
- 가와사키 증후군
- 만성 가변적 면역 결핍
- 1차 면역 결핍
- 다발성 경화증
- 다초점 운동 신경 장애
- 피부근염
- 길랭-바레 증후군
- 탈수초성 염증 신경 장애
- 특발성 혈소판 감소 자반병
- 미숙 유아의 감염

IVIG는 또한 이 치료법이 승인되지 않은 많은 인가되지 않은 상태에도 이용된다.

IVIG 요법은 면역계가 매우 미성숙한 개인(예, 조산아) 또는 항체를 형성하는 능력이 결여된 개인에게 수동적인 면역의 형태로 생각할 수 있다. IVIG는 세심하게 선택된 공여자의 집단에 존재하는 항체를 혈장 사혈을 통하여 수동 면역을 부여한다. 면역글로불린은 또한 일부 형태의 자가면역 질환에서 면역 반응을 억제하는 데 이용될 수 있다.

IVIG가 인간 공여자 혈장에서 유도되기 때문에 항상 혈액 매개 병원체의 전파 위험성이 약간 존재한다. 그러나 이 위험은 매우 낮은데, 그 이유는 공여자가 엄격하게 선발되고 IVIG 자체가 대부분의 IgA(마주치는 대부분의 부작용을 유발함)를 제거하기 위하여 세척되고, 여과되고, 저온살균되는 존재하는 모든 바이러스를 불활성화시키기 위하여 고안된 다양한 기작을 통과하기 때문이다.

IVIG를 투여하기 전에는 환자로부터 고지에 의한 동의가 필요하다. 정맥주사가 행해지며 IVIG는 2~4시간에 걸쳐 투여된다. 특별한 여과관이 이용될 수 있다. 대부분의 환자는 부작용이 없이 IVIG를 견딜 수 있다. 드물게, IVIG 투여는 수혈 반응과 유사한 반응(발열, 오한, 숨가쁨, 발진), 신장부전, 또는 혈전 용해 합병증(심부 정맥 혈전증, 폐색전, 뇌졸중) 등을 초래할 수 있다. 이러한 이유로 합병증을 감시하기 위한 충분한 의료진이 있는 병원이나 치료소에서 치료를 받는 것을 권장한다.

요약

13.1 특이적 면역: 3차 및 최후의 방어선

- 모든 세포막의 표면은 단백질 표지 또는 수용체를 포함하고 있다. 이들은 인식, 교신, 세포 발달의 기능을 한다. 일부는 자기 인식 표지이다.
- 인간 인식 표지는 주요 조직적합 복합체(MHC)에 의하여 유전적으로 결정된다.
- 림프구는 항원 결정 부위라고 하는 항원의 특정한 부분에 반응한다. 하나의 미생물은 많은 항원 결정 부위를 가지고 있다.
- 획득된(후천성) 특이적 면역은 4단계로 구성된다.
  - **I 단계.** 림프구는 조혈 조직에서 기원하지만 B 세포와 T 세포의 2가지 다른 유형으로 분화한다.
  - **II 단계.** 항원 제시 세포는 침입하는 병원체를 탐지하고 이러한 항원을 림프구에 제시하며, 림프구는 항원을 인식하여 특이적 면역 반응을 개시한다.
  - **III 단계.** 림프구는 증식하고, 반응 세포, 조절 세포, 기억 세포의 집단을 포함하는 자손의 클론을 생산한다.
  - **IV 단계.** 활성화된 T 림프구(3가지 아형 중 하나)는 특이적 면역 반응을 조절하고 직접 참여한다. 활성화된 B 림프구는 대량의 항체를 생산하고 분비하는 형질 세포가 된다. 조절 B 세포도 생산된다.

13.2 I 단계: 림프구 다양성의 발달

- 조혈 조직에서 방출된 미성숙 림프구는 추가적인 발달을 위하여 골수 또는 흉선으로 이동한다. B 세포는 골수의 간질 세포에서 성숙한다. T 세포는 흉선에서 성숙한다.
- 발생 도중에 B 세포와 T 세포는 수백만의 유전적으로 상이한 클론으로 발달한다. 이러한 클론은 수백만의 상이한 항원에 반응하기에 충분한 유전적 변이를 가진다.
- 특정한 클론에 항원이 결합하는 것을 클론 선택이라고 한다. 클론은 클론 확장이라고 하는 과정에서 배타적으로 증폭된다.

13.3 II 단계: 항원의 제시

- 항원 또는 면역원은 숙주의 면역 반응을 유발하는 고분자 단백질 또는 다른 복합 분자이다.
- 항원은 개개의 숙주에서 이물질로 인식되는 분자 표지이다.
- 수지상 세포와 대식세포와 같은 항원 제시 세포(APC)는 이물질 항원을 포식하고 처리하여 CD4 T 림프구에 제시하기 위하여 자신의 세포 표면의 클래스 II MHC 분자에 항원 결정 부위를 결합한다.

13.4 III, IV 단계: T 세포 반응

- 3가지 주요한 종류의 T 세포는 조력 T 세포, 조절 T 세포, 세포독성 T 세포이다. 각 유형의 T 세포는 림프구를 자극하거나 이물질 세포를 파괴하는 독특한 사이토카인 집단을 생산한다.
- 감마-델타 T 세포는 T 세포 수용체를 가지고 있지만 비특이적 양식으로 반응할 수 있다.
- 자연 살해 T(NKT) 세포는 자연 살해(NK) 표지와 T 세포 표지를 가지고 있다. 자연 살해 세포는 자체로서는 특이적이 아니지만, 특이적 면역 반응에 참여한다.

13.5 III, IV 단계: B 세포 반응

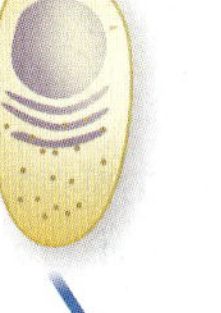

- B 세포는 IgM, IgG, IgA, IgD, IgE의 5가지 종류의 항체를 생산한다.
- 항체는 항체의 생산, 항원의 고정과 면역계의 다른 구성 요소에 의하여 파괴할 수 있도록 자극하는 항원의 특정 부위(항원 결정 부위)에 물리적으로 결합한다.

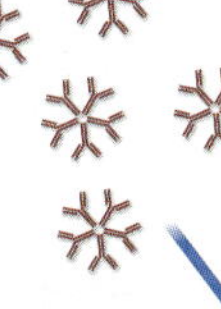

- 기억 반응은 항원에 대한 두 번째 노출이 첫 번째 반응에 비하여 훨씬 신속하고 훨씬 강력한 반응을 불러일으키는 것을 의미한다.

13.6 특이적 면역과 예방 접종

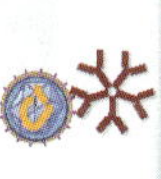

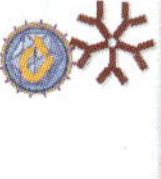

- 능동 면역은 여러분의 신체가 병원체에 대한 항체를 생산하는 것을 의미한다. 여러분이 질병에 걸리며, 자연적 능동 면역을 발달한다. 예방 접종을 받으면, 여러분의 신체는 인위적 능동 면역을 생산할 것이다.
- 수동 면역에서, 여러분은 다른 사람으로부터 항체를 받는다. 자연적 수동 면역은 어머니로부터 온다. 인위적 수동 면역은 의술에 의하여 투여된다.
- 인위적 수동 면역은 보통 항체의 투여가 관련되어 있다. 공여자(인간 또는 기타)에서 수집된 항체가 즉각적인 보호를 필요로 하는 사람에게 주입된다.
- 인위적 능동 면역제는 수여자에서 실제로 질병을 유발하지 않고 보호적 면역 반응을 유발하는 백신이다.

선다형 문제 Bloom의 1, 2단계: 기억, 이해

보기에서 맞는 답을 선택하시오.

1. 주요한 B 세포 수용체는 다음 중 어느 것인가?
   a. IgD
   b. IgA
   c. IgE
   d. IgG

2. 인간에서, B 세포는 _____에서 성숙하고 T 세포는 ____에서 성숙한다.
   a. GALT, 간
   b. 점액낭, 흉선
   c. 골수, 흉선
   d. 림프절, 비장

3. 항체에 의한 항원의 교차결합은 무엇인가?
a. 옵소닌화
b. 교차 반응
c. 응집
d. 보체 고정

4. T-____ 세포는 B 세포와 다른 T 세포의 기능을 보조한다.
a. 감작화된
b. 세포독성
c. 조력
d. 자연 살해

5. T_C 세포는 다음 어느 것을 통제하는 데 중요한가?
a. 바이러스 감염
b. 알레르기
c. 자가면역
d. 위 모두 옳다.

6. 다음 중 어느 것이 항원 제시 세포(APC)로 작용하는가?
a. T 세포
b. B 세포
c. 대식세포
d. 수지상 세포
e. b, c, d

7. 바이러스의 일부를 포함하는 백신은 무엇이라고 하는가?
a. 무세포
b. 재조합
c. 소단위
d. 약독화

8. 복합 백신은 항원과 무엇을 결합하는가?
a. 항체
b. 보조제
c. 항원 결정 부위
d. 이물질 단백질

비판적 사고 Bloom의 3, 4, 5단계: 적용, 분석, 평가

비판적 사고는 사실과 개념을 이용하여 추론하고 문제를 해결하는 능력이다. 이러한 문제는 다양한 각도에서 접근될 수 있으며, 대부분의 경우 하나만의 옳은 답을 가지지는 않는다.

1. 주요 조직적합 복합체에 대하여 서술하고, 이것이 어떻게 면역 반응에 참여하는지 설명하시오.
2. 항체 특이성과 다양성에 대한 클론 선택 이론에 대하여 설명하시오.
3. B 세포와 T 세포가 유사한 3가지 방식과 상이한 5가지 방식을 서술하시오.
4. 항원 제시 세포의 작용을 서술하시오.
5. a. 면역글로불린의 구조를 서술하시오.
   b. Fab와 Fc 부위의 기능은 무엇인가?
   c. 면역에서 항체가 기능하는 5가지 방식을 서술하시오.

시각적 연결 Bloom의 5단계: 평가

이 질문은 이전의 영상을 새로운 개념과 연결시킨다.

1. **표 13.9.** 항원에 대한 1차 반응과 2차 반응을 서술한 이 그림에서, 예방접종이 가장 효과적인 곳이 어디인지 가리키고, 자연 감염이 역할을 하는 곳이 어디인지 지시하시오.

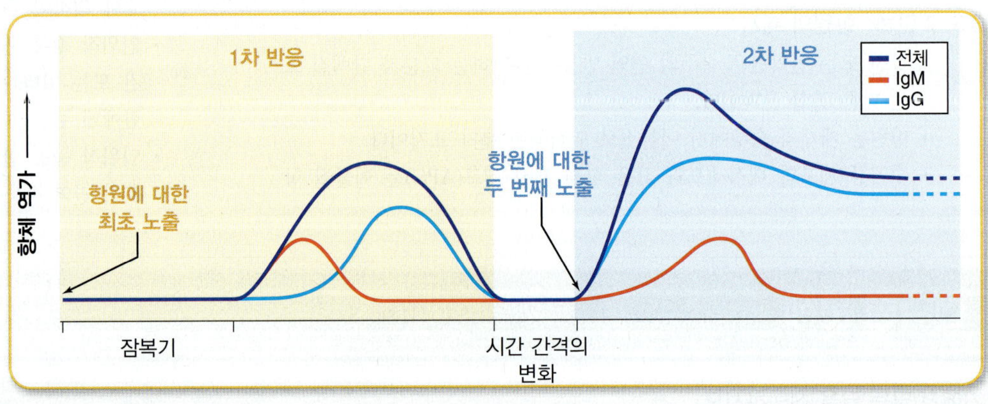

임상 사례

좋은 것도 한 번 두 번이지

젊은 여성인 Stacy가 입원하였을 때 나는 신경학 병동에서 근무하고 있었다. Stacy는 24세였다. 그녀는 기혼이고 두 살짜리 아이가 있었다. 그녀는 전업 학생으로 지역 대학에서 사회복지를 전공하고 있었다.

Stacy는 특이한 증상으로 인하여 가정의로부터 우리 병원의 신경과 의사를 소개받았다. 지난 몇 달간 Stacy는 "물 아래에서 걷는 것 처럼" 느낀다고 이야기할 정도로 피곤이 증가하였다. 그녀는 시야가 흐리다고 불평하였으며 눈꺼풀이 처졌다. 체중이 감소하였으며 먹는 것이 너무 힘들다고도 하였다. 씹는 것이 너무 힘들어서 고기나 다른 음식은 먹지 않고 부드러운 음식만 주로 먹었다. 안면 표현은 굳었으며, 웃는 것조차 매우 힘들어했다. Stacy와 그녀 가족은 그녀의 증상에 대하여 매우 두려워했다.

신경과 의사가 Stacy를 진단하였으며, 그는 바로 중증 근무력증(myasthenia gravis)을 의심하였다. 그는 Stacey를 병동에 입원시키고 이 진단을 확진하기 위하여 아세틸콜린 수용체 항체, 근전도 검사, 신경전도 검사를 포함한 여러 검사를 지시하였다. 흉부 CT 스캔도 지시되었다. 중증 근무력증 환자의 15%는 흉선종(thymoma)을 가지고 있다.

CT 검사 결과는 흉선종이 존재함을 보여주었고, 다른 검사도 모두 중증 근무력증을 나타내었다. Stacy는 흉선 적출술 계획을 잡았다. 그녀는 프레드니손과 네오스티그민 투약도 시작하였다.

수술 후에 점진적으로 호전되었지만 피곤은 여전히 그녀를 괴롭혔다. 그러나 근육 강도는 전반적으로 개선된 것을 느꼈다. 그녀는 계획된 휴식기를 가지면서 시간제로 학업을 계속할 수 있었다.

- 중증 근무력증의 기저에 있는 원인은 무엇인가?
- 면역억제제가 어떻게 중증 근무력증의 증상을 개선하는가?

임상 사례 결론은 404쪽에 있음.

CHAPTER 14

면역 장애

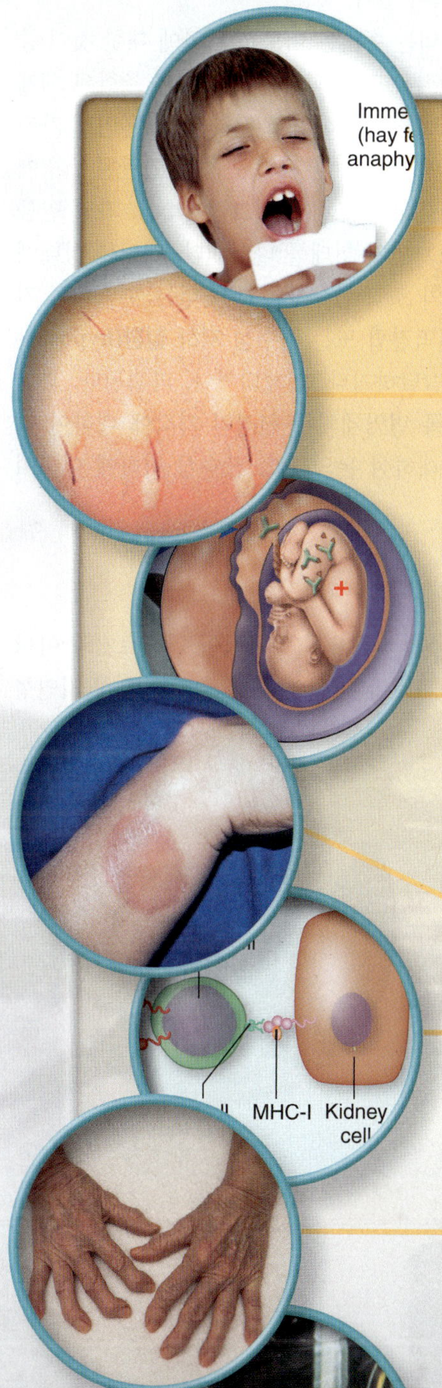

이 장에서는...

14.1 면역 반응: 양면의 동전

1. 면역병리학을 정의하고, 면역 기능 장애의 2가지 주요한 범주를 묘사한다.
2. 과민증 또는 항원에 대한 과잉반응의 4가지 주요한 범주를 확인한다.

14.2 I 유형 알레르기 반응: 아토피와 아나필락시스

3. 알레르기 발생에 영향을 미치는 유전적·환경적 요인을 요약한다.
4. IgE 매개 알레르기 반응의 3가지 상태를 확인한다.
5. 아나필락시스의 2가지 임상 형태를 확인하고, 하나가 다른 것에 비하여 왜 더 치명적인지 설명한다.
6. I 유형 알레르기 반응을 치료하고 예방하는 2가지 전략의 작용 방식을 설명한다.

14.3 II 유형 과민증: 이물질 세포를 용해하는 반응

7. II 유형 과민 반응에서 세포 분해를 유발하는 3가지 면역 구성 요소를 열거한다.
8. 용혈성 질병 발생에서 Rh 인자의 역할과 신생아에서 어떻게 용혈이 방지되는지 설명한다.

14.4 III 유형 과민증: 면역 복합체 반응

9. II 유형과 III 유형 과민증 사이의 공통점과 차이점을 확인한다.

14.5 IV 유형 과민증: 세포 매개(지연형) 반응

10. IV 유형 지연형 과민 반응의 한 가지 예를 설명한다.
11. 이식의 4가지 종류를 열거하고, 숙주 대 이식 조직 그리고 이식 조직 대 숙주의 질병이 어떻게 발생하는지 설명한다.

14.6 자기에 대한 부적절한 반응: 자가면역

12. 3가지 이상의 자가면역 질환과 그들 사이의 공통적인 면역학적 특징을 열거한다.

14.7 면역결핍 질환: 면역계의 감수성 저하

13. 1차 면역결핍과 2차 면역결핍을 구분하고, 각각이 어떻게 발생하는지 설명한다.

14.1 면역 반응: 양면의 동전

인간은 방어를 위한 강력하고 복잡한 체계를 가지고 있으며, 이는 본질상 상해와 질병을 유발할 수 있는 잠재력도 가지고 있다. 대부분의 경우, 면역 기능의 결함은 건초열과 피부염처럼 평범하지만 괴로운 증상이다. 그러나 비정상적 또는 원하지 않는 면역 기능은 천식, 아나필락시스, 당뇨병, 류마티스성 관절염, 이식 조직 거부와 같은 쇠약하게 하거나 생명을 위협하는 질병에도 능동적으로 관련되어 있다.

거의 예외 없이, 면역 반응에 대한 이전의 논의는 수많은 이로운 효과에 대한 것이 중심이었다. 무한한 종류의 이물질을 탐색하고, 인식하고, 파괴하는 정교하게 조화된 체계는 명백히 보호물이지만, 이는 질병을 방지하기보다는 오히려 촉진하는 다른 면도 가지고 있다. 이 장에서, 우리는 면역 반응의 과잉 반응 또는 미온적인 반응과 연관된 질병에 대한 연구인 **면역병리학(immunopathology)**에 대하여 조사한다(**그림 14.1**). 과잉 반응(또는 과민증; hypersensitivity)은 알레르기와 자가면역 형태를 나타낸다. 이러한 상태에서 조직은 이물질을 표현하는 것으로부터 자신의 조직을 구별하지 못하는 면역학적 기능에 의하여 공격을 받는 무구한 방관자이다. 면역결핍 또는 **감수성 저하 질환(hyposensitivity disease)**에서 면역 기능은 불완전하게 발달하거나, 억제되거나, 파괴된다. 과학자들이 면역 장애에 대하여 더 많이 알게 될수록 면역계의 근원적인 기작에 대하여 더 잘 이해하게 된다. 이 장에서는 먼저 과민증에 대하여 논의하고, 감수성 저하에 대하여 알아본다.

그림 14.1 면역계 질환의 개관. T 세포와 B 세포 체계가 감염과 질병에 필요한 보호를 제공하듯이 동일한 체계가 면역 자극에 대하여 과잉 반응(과민증) 또는 미온적인 반응(감수성 저하)에 의하여 심각하고 쇠약하게 하는 상태를 초래할 수 있다.

과민증: 4가지 유형

과민 반응은 4가지 주요한 유형으로 분류할 수 있다. I 유형(일반적인 알레르기와 아나필락시스), II 유형(IgG와 IgM 매개 세포 상해), III 유형(면역 복합체), IV 유형(지연형

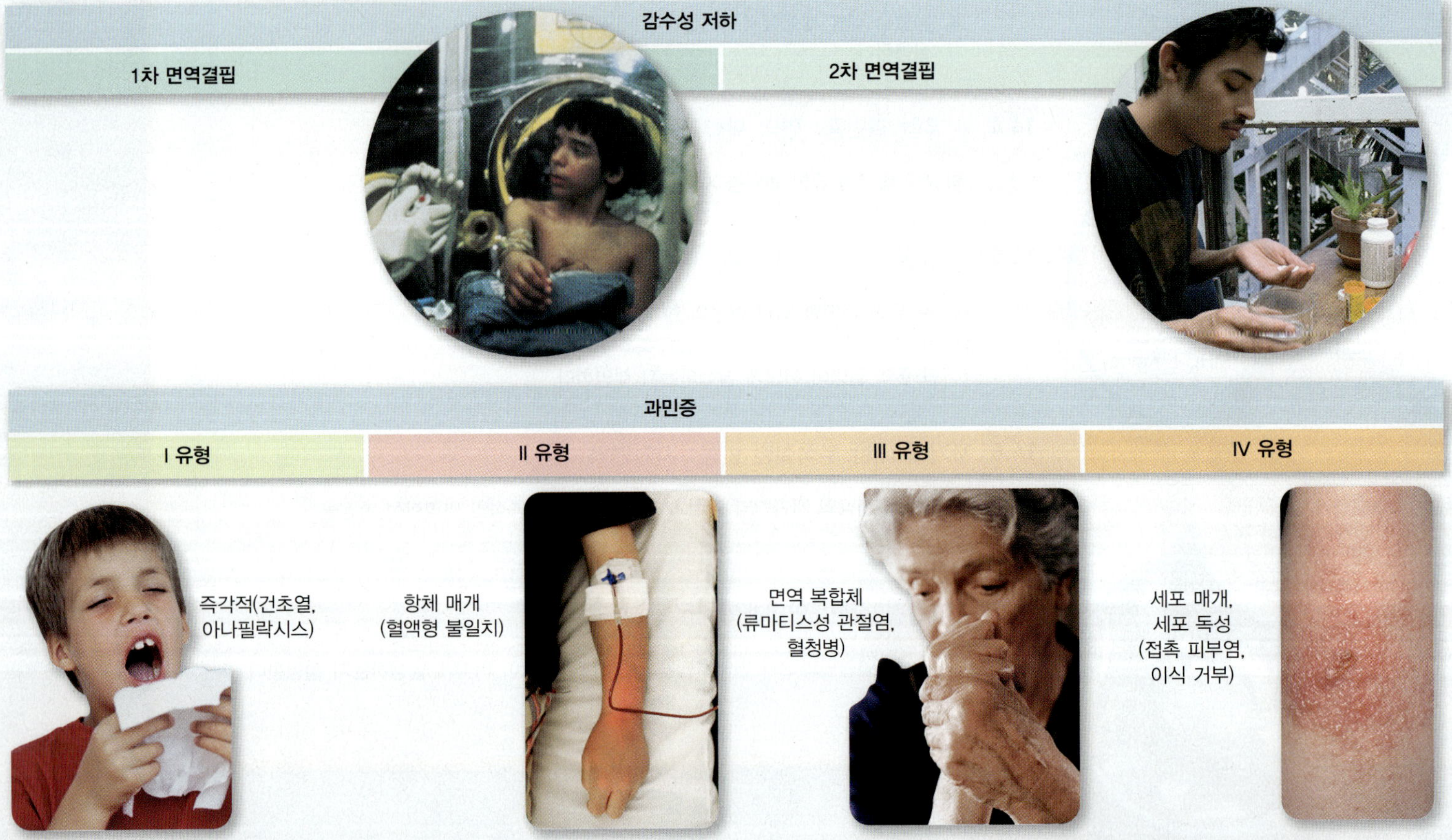

표 14.1 과민증 상태

유형		연관된 체계와 기작	예
I	즉시형 과민증	IgE 매개; 비만 세포, 호중구, 알레르기 매개체가 관련됨	아나필락시스, 건초열, 천식과 같은 알레르기
II	항체 매개	IgG, IgM 항체가 보체와 함께 세포에 작용하며 세포 용해를 유발; 일부 자가면역 질환을 포함함	혈액형 불일치; 악성 빈혈; 중증 근무력증
III	면역 복합체 매개	항체 매개 염증; 순환하는 IgG 복합체가 표적 기관의 기저막에 침적됨; 일부 자가면역 질환을 포함함	전신 홍반성 루푸스; 류마티스성 관절염; 혈청병; 류마티스 열
IV	T 세포 매개	지연형 과민증과 조직의 세포독성 반응; 일부 자가면역 질환을 포함함	감염 반응; 접촉성 피부염; 이식 거부

과민증)이다(**표 14.1**). 일반적으로, I, II, III 유형은 B 세포-면역글로불린 반응을 포함하고, IV 유형은 T 세포 반응을 포함한다. 이러한 반응을 유발하는 항원은 신체 외부에서 오는 외인성(미생물, 꽃가루 입자, 이물질 세포와 단백질), 또는 자기 조직에서 발생하는 내인성(자가면역)이다.

알레르기가 감염으로 오인되는 이유 중 하나는 12장에서 서술된 것과 같은 조직 손상과 염증 반응을 유발한다는 것이다. 염증의 많은 증상과 징후(적열, 열, 피부 발진, 부종, 육아종)는 알레르기의 현저한 특징이다.

14.1 학습 결과—진도 평가

1. 면역병리학을 정의하고, 면역 기능 장애의 2가지 주요한 범주를 묘사하시오.
2. 과민증 또는 항원에 대한 과잉반응의 4가지 주요한 범주를 확인하시오.

14.2 I 유형 알레르기 반응: 아토피와 아나필락시스

알레르기(allergy)라는 용어는 염증에 의하여 나타나는 과장된 면역 반응을 가리킨다. 알레르기 체질의 개인은 **알레르기원(allergen)**이라고 하는 항원과 반복되는 접촉에 민감한 감수성이 있는데, 알레르기원은 비알레르기 체질의 사람에게는 눈에 띄는 영향이 없다. 모든 I 유형의 반응은 유사한 생리학적 기작을 공유하며, 발증이 즉각적이고, 특이적 항원의 노출과 연관되어 있다. 그러나 정도에 있어서는 2단계가 있다. **아토피(atopy)**는 건초열과 천식과 같은 만성 국부 알레르기이며, **아나필락시스(anaphylaxis)**는 전신성이고, 때로는 기도의 폐색과 순환 허탈(circulatory collapse)과 같은 치명적인 반응이다.

과민증의 일반적인 효과는 유해하지만, 이는 보호적 면역에서 작용하는 것과 매우 유사한 면역 반응을 포함한다는 것을 자각해야 한다. 이러한 사실에 기초하여, 모든 인간은 특정한 상황에서 알레르기를 발생할 수 있는 잠재성을 가지고 있다.

누가 영향을 받는가?

미국 인구의 거의 절반이 먼지, 꽃가루, 곰팡이와 같은 공기 중 알레르기원에 의하여 영향을 받는다. 이러한 알레르기원과 연관된 천식, 건초열, 습진의 치료에 매년 2천1만 달러가 소요되어, 미국에서 6번째로 많은 비용을 차지한다. 고용인의 쇠약과 결근으로 인한 금전적 손실은 헤아릴 수 없으며, 또한 감염된 아동들의 결석과 노는 시간도 빼앗는다. I 유형 알레르기의 대부분은 비교적 가볍지만, 천식과 아나필락시스와 같은 형태는 입원을 필요로 하며 어린 환자는 사망할 수도 있다. 일부의 경우 아토피성 알레르기는 평생 지속될 수도 있고, 일부는 성장하면서 치유되지만, 일부는 성인 때 갑자기 발병하기도 한다.

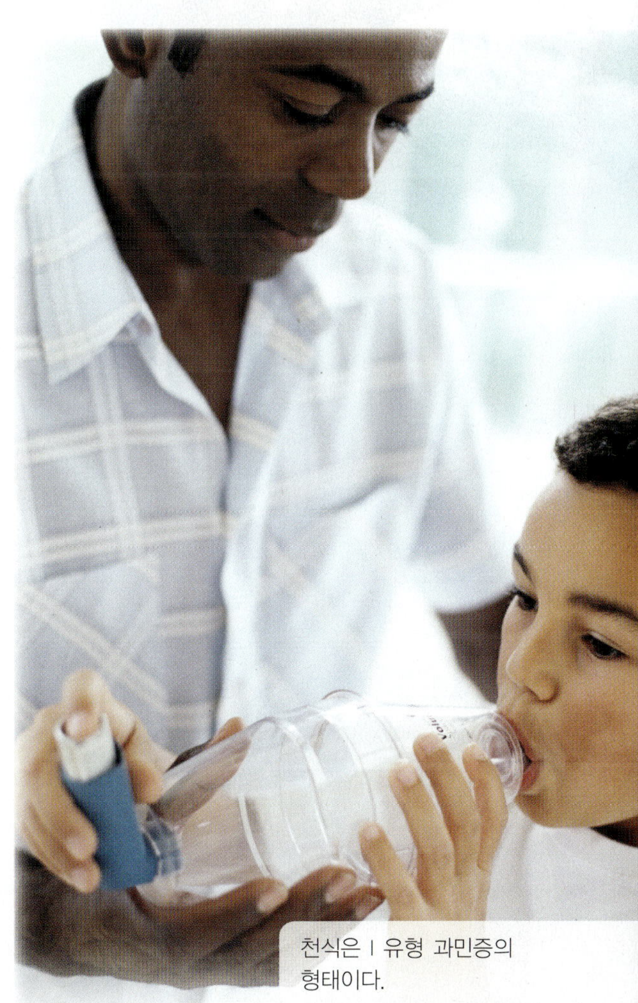

천식은 I 유형 과민증의 형태이다.

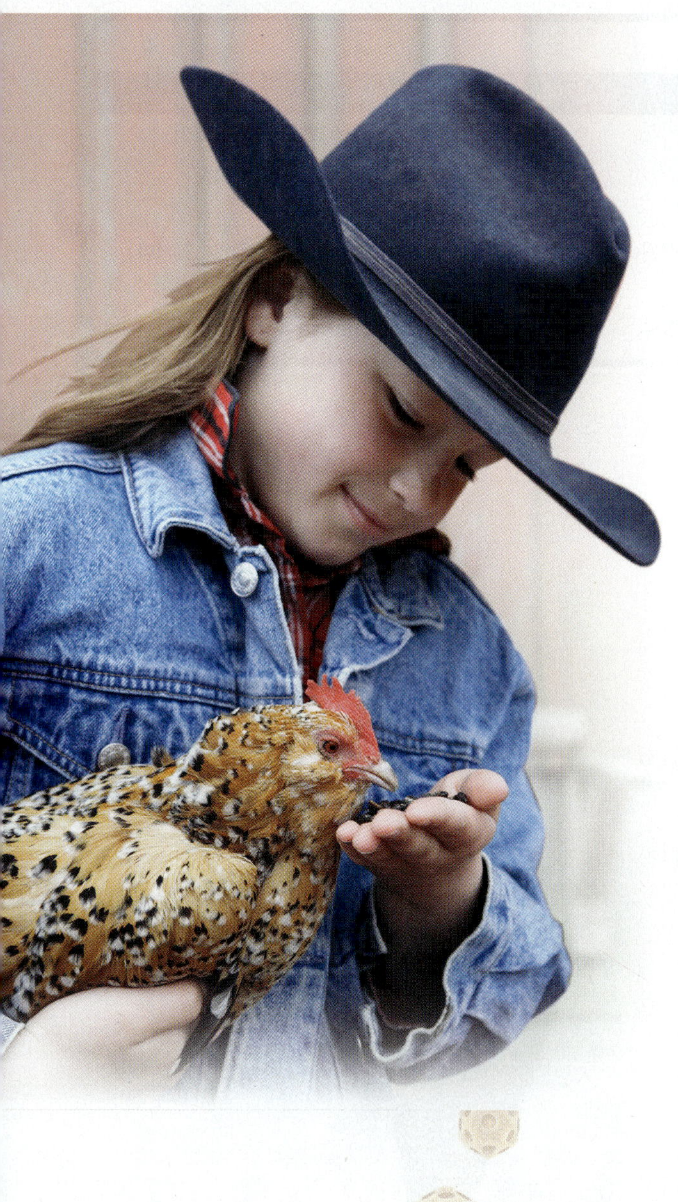

알레르기 소인은 강한 가족적인 연관이 있는 것으로 보인다. 이 유전은 **일반적인 감수성**(generalized susceptibility)이고 특정한 물질에 대한 알레르기가 아니라는 것을 인식해야 한다. 예를 들어 돼지풀에 알레르기가 있는 부모는 고양이 털에 알레르기를 나타내는 아이를 가질 수 있다. 아동이 아토피성 알레르기를 발생할 수 있는 기대치는 한 부모가 증상이 있으면 최소한 25%이며, 조부모나 형제도 알레르기이면 50%로 증가한다. 아토피의 실질적인 근거는 알레르기성 항체(IgE)의 생산, 비만 세포의 반응성 증가, 표적 조직의 알레르기 매개체에 대한 감수성 증가를 선호하는 유전적 프로그램으로 보인다.

"위생학 가설"은 알레르기 발생의 환경 요소에 대한 가능한 설명을 제공한다. 이 가설은 산업화된 사회는 매우 위생적인 환경을 생성하였으며, 이는 모든 종류의 항균 제품과 격리된 가정이 좋은 예가 되는데, 이는 인간의 면역계에 나쁘다는 것이다. 인간의 면역계는 인간이 발생하면서 미생물과 상호작용하여 "훈련"될 필요가 있는 것으로 보인다. 사실상, 농장에서 자란 어린이는 몇 가지 유형의 알레르기에 대하여 발생률이 낮은 것으로 나타났다. 또한 연구진은 제왕절개로 분만된 아이와 모계의 알레르기 이력이 음식에 대한 알레르기의 위험을 8배나 증가시킨다는 것을 발견하였다. 과학자들은 제왕절개에 의한 분만이 아이가 질과 분변 세균에 노출되는 것을 방지한다고 시사하였다. 추가적인 연구에 의하면 IgA 체계가 정상적으로 발달하기 위해서는 아이가 편리공생 세균에 노출되어야 한다는 것을 보여주었다.

알레르기 발생에 영향을 미치는 다른 가능한 요인은 모유 수유와 관련이 있는 것으로 보인다. 처음 4개월간을 모유만 수유한 신생아는 천식과 습진의 위험이 낮았으며, 이는 특히 알레르기 가족력이 있을 경우에 그러하였다. 이는 알레르기원에 대한 반응성이라기보다는 모유에 포함된 사이토카인과 생장 인자가 장막의 내성을 유도하는 것으로부터 오는 것으로 생각된다. 인간 미생물군계 프로젝트(Human Microbiome Project)로부터 발견된 새로운 정보에 의하면 모유를 통하여 600종 가까운 세균이 유아에게 전달될 수 있다는 것을 밝혔다. 여러 연구의 결과를 종합한 결과 장의 미생물 개체군을 파괴하면 천식의 발생에 영향을 미칠 수 있다는 것이 나타났으며, 이러한 미생물이 이물질 항원에 대한 내성의 발달에 중요한 역할을 한다는 것이 명백하다.

그렇다면 알레르기가 일부 유익한 진화적 적응을 반영하지 않을까? 알레르기로 고생하는 사람의 대부분은 결코 "아니오!"라고 답할 것이다. 사람이나 다른 포유류가 무엇 때문에 고통, 조직 손상, 심지어는 사망을 초래할 수 있는 알레르기 반응을 진화할까? 알레르기 반응에 관련된 구성 요소가 어쩌면 기생충과 기타 다세포 인간 기생생물에 대한 방어일지도 모른다. 인간 진화의 역사를 통하여 선진국이 이러한 기생충 감염이 극적으로 감소한 것은 비교적 최근의 일이다. 하나의 가설은 기생충과 싸우는 면역계의 일부가 최근에 이러한 기생충이 박멸되어 면역계의 역할이 없어져서 뒤틀렸다는 것이다.

마지막으로, 어느 저자가 이야기한 "산업화된 국가에서 현재의 알레르기 유행은 개선된 위생으로 유아 사망률이 급격히 감소한데 대하여 치러야 할 작은 대가이다. 우리의 인접한 환경에 미생물이 너무 적은 것은 문제이지만, 너무 많은 것은 훨씬 더 나쁘다."라는 것을 기억해야 한다.[1]

알레르기원의 본성과 침입로

모든 항원과 마찬가지로 알레르기원은 특정한 면역학적 특징을 가지고 있다. 단백질은 탄수화물, 지방, 핵산에 비하여 알레르기성이 더 강하다. 일부 알레르기원은 합텐이라고 하는 신체에서 수송체 분자와 복합체를 형성할 수 있는 분자량 1,000미만의 비단백질

[1]2007, January–February. *American Scientist:* 28–35.

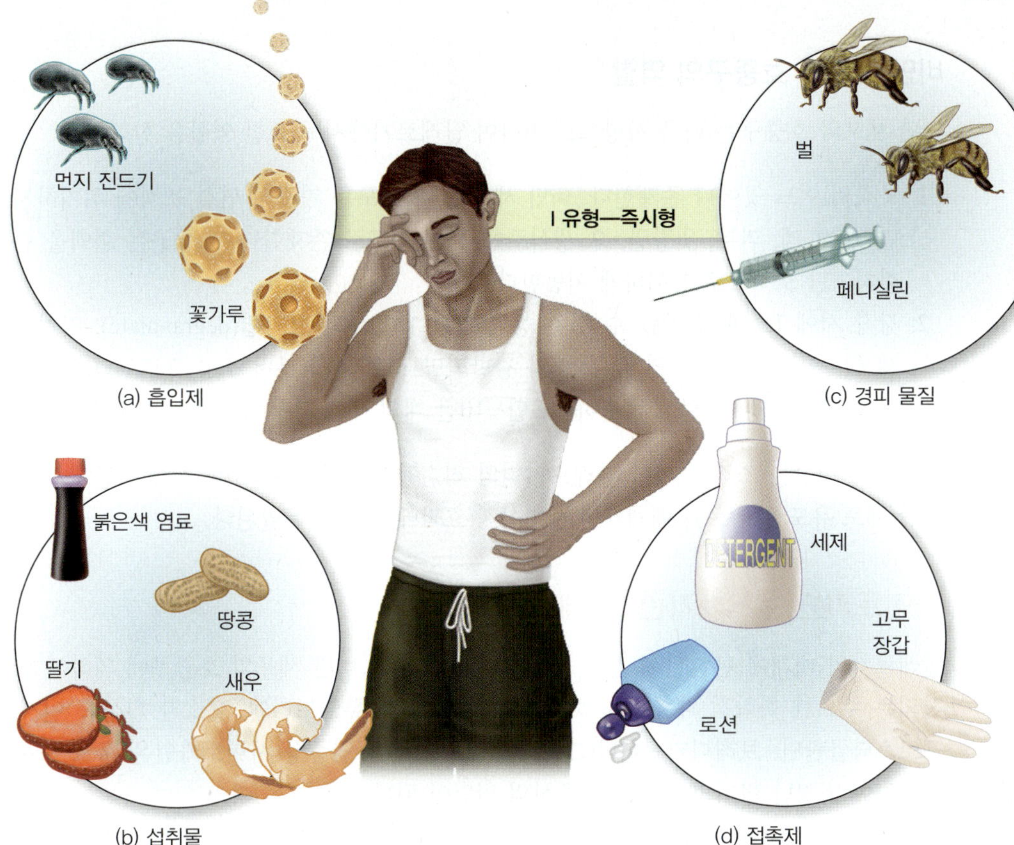

그림 14.2 **침입로에 따라 분류한 일반적인 알레르기원.** (a) 꽃가루와 곤충 부분을 포함하는 일반적인 흡입제(inhalant), 또는 대기 환경 알레르기원. (b) 경구를 통하여 침입하는 알레르기원인 일반적인 섭취물(ingestant). (c) 장관 경로를 통하여 침입하는 알레르기원인 일반적인 경피 물질(injectant). (d) 피부를 통하여 침입하는 알레르기원인 일반적인 접촉제(contactant).

물질이다(그림 13.6). 산업과 가정용품, 화장품, 식품, 약에서 발견되는 유기 또는 무기 화합물이 일반적으로 이러한 유형이다.

알레르기원은 전형적으로 호흡관, 위장관, 피부의 상피 침입로를 통하여 침입한다 **(그림 14.2)**. 얇고 습한 장의 점막 표면과 호흡기계는 보통 침투가 매우 용이하다. 건조하고 강한 케라틴으로 피복된 피부는 침투성이 떨어지지만 상처, 분비샘, 모낭을 통하여 접근이 일어난다.

꽃가루, 집안 먼지, 비듬, 진균 포자와 같은 대기 환경 알레르기원을 **흡입제**(inhalant)라고 한다**(그림 14.2a)**. 지역에 따라 계절과 습도에 따라서 대기 중 물질의 조합은 독특하다. 꽃가루는 나무와 다른 현화 식물에 의하여 계절적으로 방출되지만, 곰팡이 포자는 연중 방출된다. 대기 중 동물 털과 비듬, 깃털, 개와 고양이의 침도 알레르기원의 공통적인 공급원이다. 대부분의 먼지 알레르기를 일으키는 집안의 먼지 성분은 토양이나 다른 부스러기가 아니라 분해된 신체와 먼지에 흔히 서식하는 진드기의 분변이다.

구강을 통하여 침입하는 알레르기원인 **섭취물**(ingestant)은 종종 음식 알레르기를 유발한다**(그림 14.2b)**. **경피 물질**(injectant) 알레르기는 약, 백신, 벌 독에 의하여 유발된다**(그림 14.2c)**. **접촉제**(contactant)는 피부를 통하여 침입한다**(그림 14.2d)**. 많은 접촉성 알레르기는 IV 유형(지연형) 알레르기이며, 이 장의 다음에서 논의한다. 또한 페니실린과 같은 어떤 알레르기원은 정액 내 알레르기원의 존재로 인하여 성교 시에 노출될 수도 있다.

I 유형 알레르기의 기작: 감작화와 자극

일반적으로 I 유형 알레르기는 단계별로 일어난다. **그림 14.3**에 알레르기에 대한 상태를 마련하는 알레르기원과의 최초로 마주치는 것으로부터 시작하여 다음의 접촉에서 발현되기까지 전체를 나타내었다.

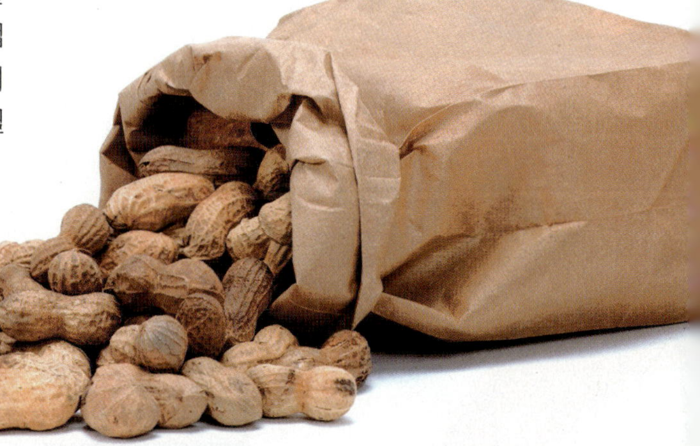

비만 세포와 호중구의 역할

비만 세포와 호중구는 다음 사항으로 인하여 알레르기에서 중요한 역할을 한다.

1. 조직의 어느 곳에나 존재한다. 비만 세포는 거의 모든 기관의 연결 조직에 위치하지만, 특히 폐, 피부, 위장관, 요 생식로에 높은 농도로 존재한다. 호중구는 혈액을 순환하지만 조직으로 용이하게 이동한다.
2. 감작 시에 IgE에 결합할 수 있는 능력(**그림 14.3a**)과 **탈과립**(degranulate). 각각의 세포는 알레르기원과 연합된 IgE와 결합되면 세포 과립(분비 소낭)으로부터 염증성 사이토카인을 유발하고 방출하는 3만~10만 개의 세포 수용체를 보유하고 있다.

알레르기 증상은 조직에 대한 알레르기원의 직접적인 작용이 아니라 조직 기관에 대한 비만 세포 유도 알레르기 매개체의 생리학적 효과에 의하여 유발된다.

사이토카인, 표적 기관, 알레르기 증상

알레르기의 매개에 관련된 수많은 물질이 확인되었다. 비만 세포와 호중구에 의하여 생산되는 주요한 화학적 매개물은 히스타민, 세로토닌, 류코트리엔, 혈소판 활성화 인자, 프로스타글란딘, 브래디키닌이다(**그림 14.3c**). 이러한 염증성 사이토카인은 홀로 또는 연합하여 엄청난 범위의 알레르기 증상의 원인이 된다.

히스타민(histamine)은 가장 풍부하고 신속하게 작용하는 알레르기 매개체이며, 분

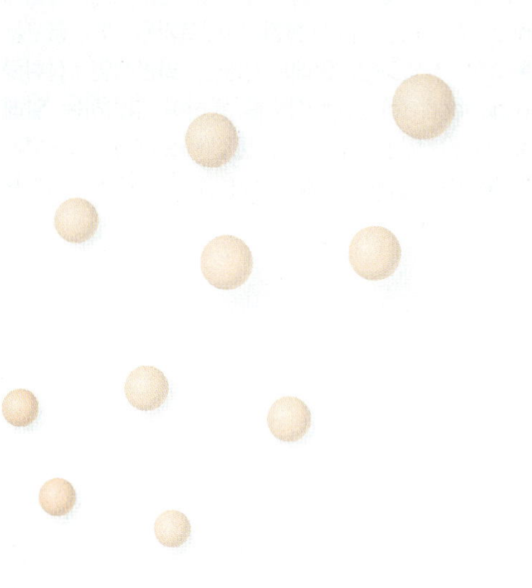

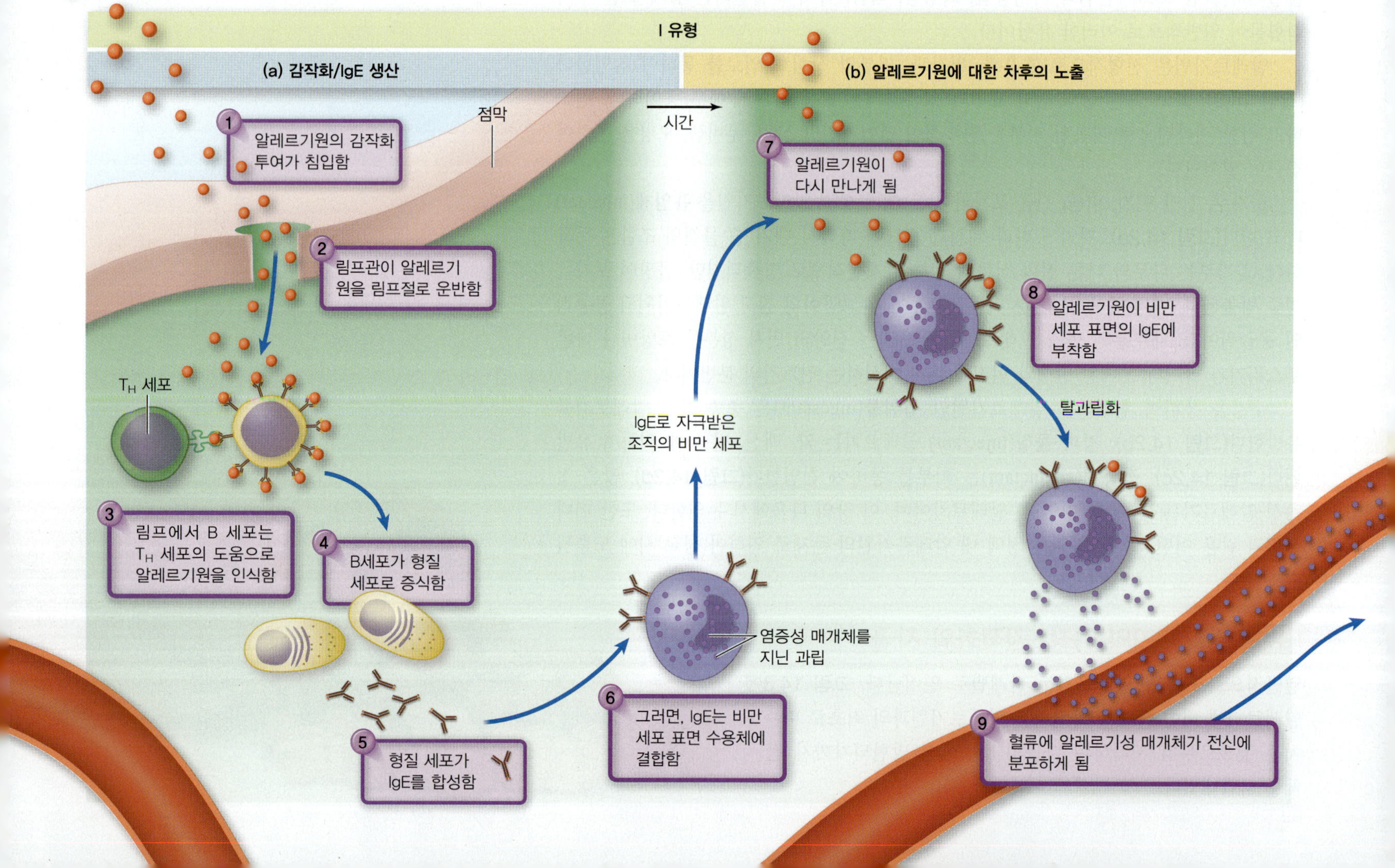

그림 14.3 **I 유형 알레르기 반응 시 세포 반응의 개요도.** (a) 감작화(감작화 투여에 대한 최초 접촉), 1~6. (b) 자극(자극 투여에 의한 이후의 접촉), 7~9. (c) 비만 세포에 의하여 방출되는 염증성 사이토카인에 대한 반응의 범위와 표적 조직과 기관에 유발하는 일반적인 증상.

비샘과 평활근의 강력한 자극제이다. 평활근에 대한 히스타민의 작용은 위치에 따라 변화한다. 히스타민은 소기관지와 장의 평활근 층을 **수축**(constrict)하여, 호흡이 힘들게 하고 장의 운동성을 증가시킨다. 대조적으로 히스타민은 혈관 평활근을 **이완**(relax)시키고 소동맥과 소정맥을 팽창시켜, 피부에 **발진과 발열**(wheal-and-flare) 반응과 소양증(가려움)을 초래한다. 히스타민은 또한 호산구가 염증성 사이토카인을 방출하도록 자극하여 증상을 강화시킨다.

알레르기 반응에서, **브래디키닌(bradykinin)**은 세기관지의 평활근이 지속적으로 수축되도록 하고, 말초 세동맥의 확장, 모세혈관 투과성의 증가, 점액 분비를 증가를 초래한다. 인간 알레르기에서 **세로토닌(serotonin)**의 정확한 역할은 불확실하지만, 히스타민과 브래디키닌의 역할을 보조하는 것으로 보인다.

류코트리엔(leukotriene)은 평활근의 점진적인 수축을 유도하는 성질로 인하여 "아나필락시스의 완속 작용물질"로 알려져 있다. 이 유형의 류코트리엔은 천식 환자의 지속적인 기관지 경련, 혈관 투과성, 점액 분비의 원인이 된다. 다른 류코트리엔은 다양한 면역 기능에서 역할을 하는 다형핵 백혈구, 또는 과립구의 활동을 자극한다(12장 참조).

프로스타글란딘(prostaglandin)은 강력한 염증제의 집단이다. 보통 이러한 물질은 평활근 수축을 조절한다(예, 출산 시 자궁의 수축을 자극함). 알레르기 반응에서 혈관 확장, 혈관 투과성의 증가, 통증에 대한 감수성의 증가, 기관지 수축의 원인이 된다. 아스피린과 이부프로펜 같은 비스테로이드계 항염제(nonsteroidal anti-inflammatory drug, NSAID)는 프로스타글란딘의 작용을 방해하여 작용한다.

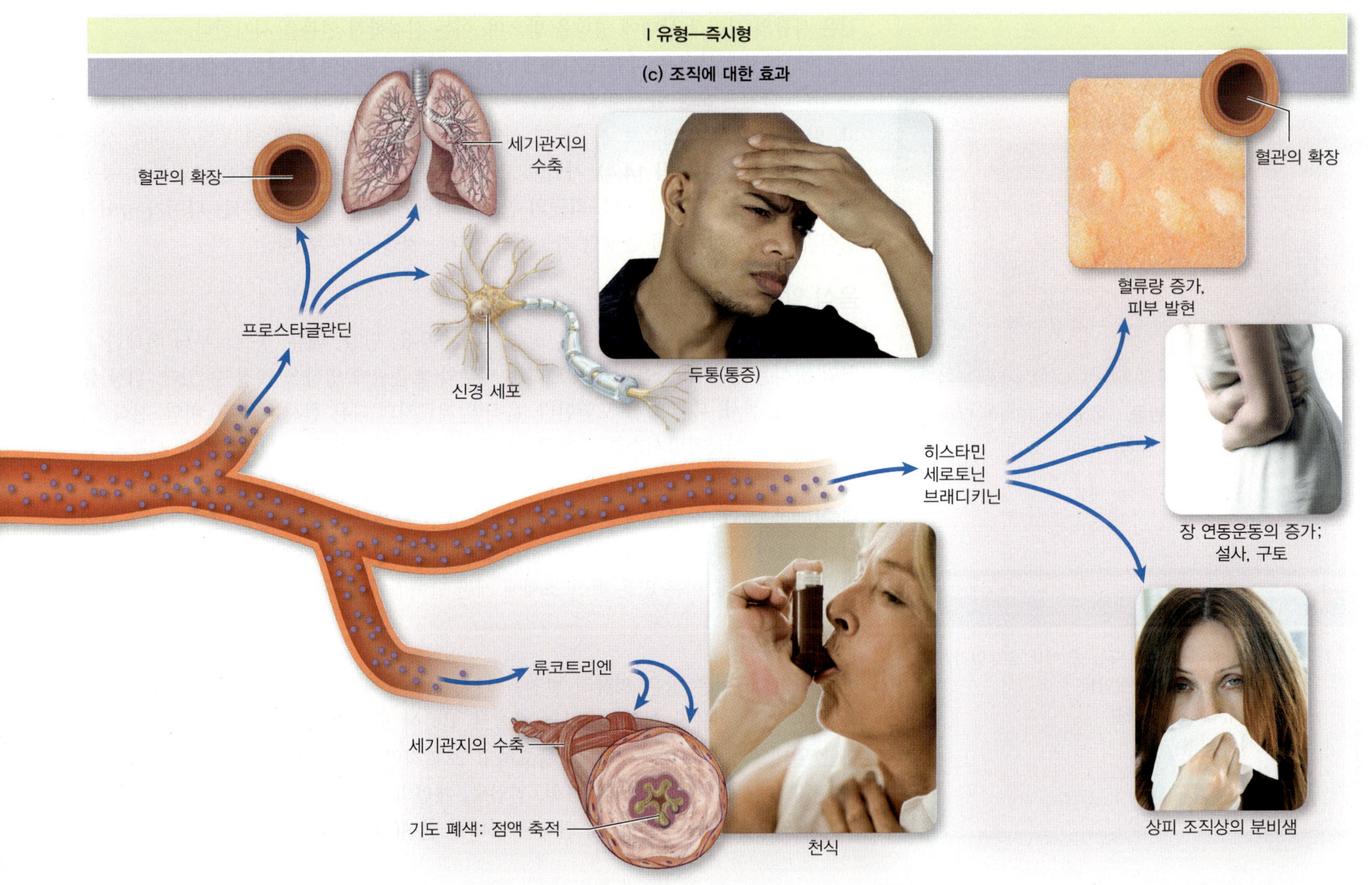

I 유형—즉시형

(a)

(b)

그림 14.4 **아토피성 피부염, 또는 습진.** (a) 소포성, 삼출성, 딱지 지는 병변이 감염된 유아에서 전형적이다. (b) 성인이 되면 병변은 건조하고, 비늘 형이고, 두꺼워진다.

IgE와 비만 세포 매개 알레르기 상태

지금까지 설명한 기작은 건초열, 알레르기성 천식, 음식 알레르기, 약 알레르기, 습진 발생의 근저에 있다. 이 절에서는 이러한 상태의 주요 특징을 다룬다.

아토피성 질환

건초열(hay fever)은 알레르기성 비염을 가리키는 용어이며, 이는 흡입된 식물 꽃가루나 곰팡이에 대한 계절적인 반응, 또는 다양한 대기 알레르기원과 흡입제에 의한 광범위한 연중 반응이다. 표적은 일반적으로 호흡기 막이며, 증상은 코 막힘; 재채기; 기침; 다량의 점액 분비; 가렵고, 충혈되고, 눈물 나는 눈; 가벼운 기관지 수축이다.

천식(asthma)은 심한 기관지 수축으로 인한 호흡 곤란 사건으로 특징지어지는 호흡기 질환이다. 천식 환자의 기도는 극소량의 흡입제, 섭취물, 감염원 같은 다른 자극에 격렬하게 반응한다. 천식 증상은 간헐적인 호흡 곤란의 성가신 발작부터 치명적인 질식까지의 범위를 보인다. 힘든 쉼, 숨 가쁨, 쌕쌕거림, 기침, 환기 **수포음(rale)**이 어느 정도 나타난다. 천식 환자의 호흡관은 만성적으로 염증을 나타내며, 특히 폐 비만 세포의 류코트리엔과 세로토닌과 같은 알레르기 매개체에 대한 심각한 과잉반응을 보인다. 알레르기 반응이 활성화되면, 자연 살해(NT) T 세포가 소집되고 활성화되어, 폐에서 일어나는 사이토카인 폭풍에 추가된다. 호흡기 평활근의 신경 통제의 불균형이 천식에 명백히 관련되어 있으며, 이 사건은 사람의 심리적 상태에 영향을 받으며, 이는 신경학적 연관을 시사한다.

아토피성 피부염은 피부가 심하게 가려운 염증 상태이며, 때때로 **습진(eczema)**이라고 한다. 습진은 보통 유년기에 얼굴, 두피, 목, 손발과 몸통의 내부 표면에 붉고, 삼출되고, 딱지 진 피부 병변으로 시작되며 성인 때 건조하고, 비늘 모양의 두터운 피부 상태로 진행할 수 있다(**그림 14.4**). 가렵고 고통스러운 병변은 엄청난 불편을 초래하며, 종종 2차 세균 감염에 걸리기 쉽다. 최근의 연구에 의하면 습진에 걸린 유아는 나이가 들어서 천식과 음식 알레르기를 발생할 가능성이 높다는 것을 보여주었다.

I 유형—즉시형

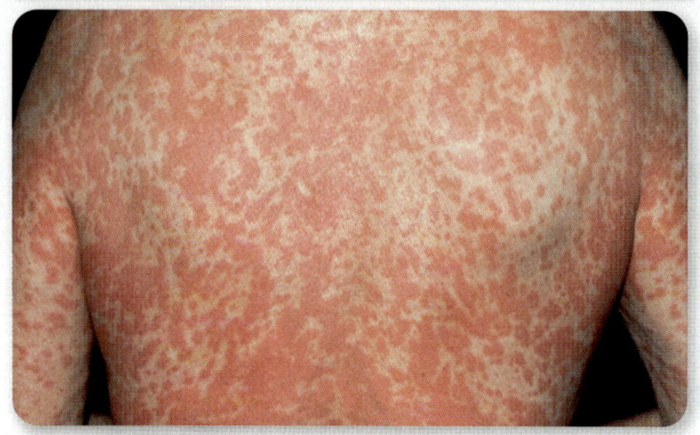

그림 14.5 **약 알레르기 반응.** 항생제에 대하여 알레르기 반응에서 발생한 전형적인 발진.

음식 알레르기

가장 일반적인 음식 알레르기원은 땅콩, 어류, 우유, 달걀, 패류, 콩으로부터 유래한다. 침입 방식은 장이지만, 음식 알레르기는 피부와 호흡관에 영향을 미칠 수 있다. 위장 증세는 구토, 설사, 복통 등을 포함한다. 음식 알레르기의 다른 현시는 발진, 비염, 천식, 그리고 때때로 아나필락시스를 포함한다. 전형적인 음식 과민증은 IgE와 비만 세포의 탈과립을 포함하지만, 모든 반응이 이 기작을 포함하지는 않는다(음식 알레르기와 음식 **불내증**[intolerance]을 혼동하면 안 된다. 예를 들면 많은 사람은 전당을 분해하는 효소의 결핍으로 인하여 젖당 불내증을 앓는다). 계란 알레르기는 특히 예방 접종 시 반드시 고려되어야 하는데, 이는 많은 백신 조제에 계란 단백질이 존재하기 때문이다.

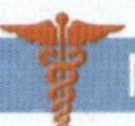

NCLEX® 준비

1. 아나필락시스의 특징은 다음 중 어느 증상인가?
   a. 순환기 방해(빈맥, 저혈압)
   b. 입술, 혀, 목구멍의 팽창
   c. 일반적인 발진
   d. 의식 불명
   e. 위 모두 옳다.

약 알레르기

현대의 화학요법은 많은 의학적 발전을 가져왔다. 불행히도 약이 알레르기 반응을 자극할 수 있는 이물질 화합물이라는 사실로 인하여 또한 방해를 받았다. 사실상, 약에 대한 알레르기는 치료에서 가장 중요하고 보편적인 부작용의 하나이다(입원 환자의 5%~10%에서 존재함). 알레르기원, 침입로, 개인의 감수성에 따라, 신체의 거의 모든 조직이 영향을 받을 수 있으며, 반응은 가벼운 발진(**그림 14.5**)에서 치명적인 아나필락시스까지 범위를 보인다. 가장 자주 연루되는 화합물은 항생제(페니실린), 합성 항균제(설파제), 아스피린, 아편제, X-선에 사용되는 조영 염료 등이다. 실제적인 알레르기원은 온전한 약 자체가 아니라 간이 약을 처리할 때 발생하는 합텐이다.

아나필락시스: IgE 매개 알레르기 반응의 개관

아나필락시스(anaphylaxis)는 알레르기원에 대한 신속한 반응을 가리킨다. 인간에서 2가지 임상 유형의 아나필락시스가 나타난다. **피부 아나필락시스**(cutaneous anaphylaxis)는 알레르기원의 국소적인 주입에 대한 발진과 발열 염증 반응이다. 반면에 **전신 아나필락시스**(systemic anaphylaxis)는 몇 분 이내에 치명적일 수 있는 호흡기와 순환기의 갑작스러운 붕괴이다. 아나필락시스를 유발하는 알레르기원 유형과 침입로는 다양하지만, 벌에 쏘이는 것과 항체 또는 혈청의 주입이 가장 자주 연루된다. 벌 독은 노출 이후에 수십 년간 지속되는 감수성을 생성할 수 있는 몇 가지 알레르기원과 효소를 포함하고 있는 복잡한 물질이다.

전신 아나필랄시스의 근원적인 생리학적 사건은 아토피와 유사하지만, 화학적 매개체의 농도와 반응의 강도가 크게 증폭된다. 알레르기원의 자극성 투여에 노출된 감작화된 사람의 면역계는 조직과 혈액에 갑작스럽게 다량의 화학물질을 배출하여 반응하며, 이는 표적 기관에 신속하게 작용한다. 아나필락시스에 걸린 사람은 기도가 완전히 차단되어 15분 이내에 사망하는 것으로 알려졌다.

알레르기의 진단

알레르기는 감염과 기타 상태와 비슷하기 때문에 사람이 실제로 알레르기이고 특정한 알레르기원을 판단하는 것이 중요하다. 알레르기 진단에는 비특이적, 특이적, 시험관, 생체 방법을 포함하는 여러 단계의 검사가 포함된다.

가장 널리 사용되는 혈액 검사는 방사능 알레르기 흡착(radioallergosorbent test, RAST) 검사인데, 이는 특이적 알레르기원에 대한 IgE의 수준을 측정한다. 환자가 알레르기를 경험하였는지 구별하는 새로운 검사는 알레르기 반응 시 증가하는 비만 세포에 의하여 방출되는 트립타아제 효소의 증가 수준을 측정하는 것이다. 몇 가지 유형의 특이적 시험관 검사도 환자 혈액 시료의 알레르기 잠재력을 측정할 수 있다. 분별 혈구 수 측정도 알레르기를 지시하는 호중구와 호산구의 높은 수준을 밝힐 수 있다. 백혈구 히스타민 방출 검사는 특이적 알레르기원에 노출되었을 때 환자의 호중구에서 방출되는 히스타민의 양을 측정한다.

피부 검사

정확한 아토피성 또는 아나필락시스성 감수성을 탐지하는 믿을 수 있고 정확한 생체 방법은 피부 검사이다. 이 방법에서 환자의 피부에 소량의 순수 알레르기원 추출물을 주입하거나, 피부를 긁거나, 찌른다. 이러한 알레르기원 추출물에는 일반적인 대기 알레르기원과 많은 색다른 알레르기원(노새 비듬, 극장 먼지, 새 깃털) 등을 포함한 수백 종이 있다. 불행히도, 음식 추출물을 사용한 음식 알레르기에 대한 피부 검사는 대부분의 경우 신뢰성이 없다. 수많은 알레르기를 지닌 환자에서 알레르기 전문 의사는 팔뚝의 내면이나 등의 피부에 지도를 그려서 미리 결정된 양식에 따라서 알레르기원을 피내 주사한다(**그림 14.6a**).

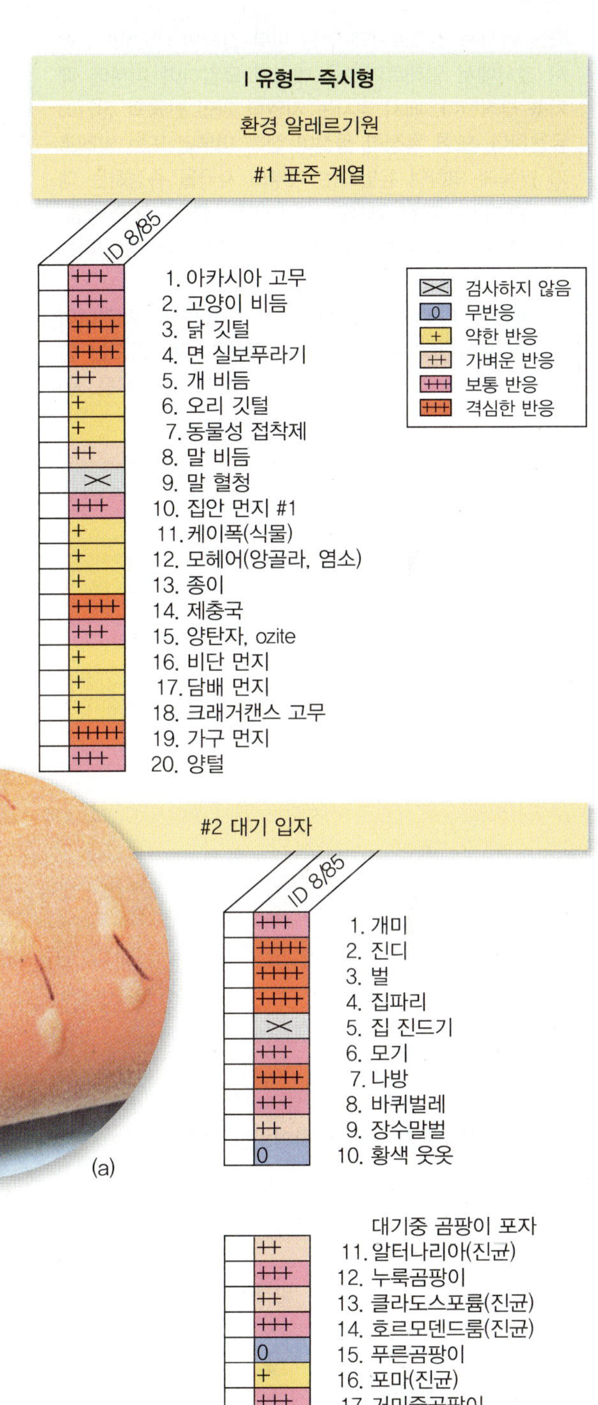

그림 14.6 **알레르기 피부 검사를 수행하는 방법.** 팔뚝(또는 등)에 지도를 그려서 선정된 알레르기원 추출물을 주입한다. 알레르기 전문 의사는 이러한 주입에 의하여 유발되는 잠재적인 아나필락시스 발생을 충분히 인지하여야 한다. (a) 많은 양성 반응(진한 선은 측정자의 표시임)을 보여주는 피부 발진의 확대도. (b) 일부 보편적인 환경 알레르기원의 실제 피부 검사 기록[(a)와 연관이 없음)].

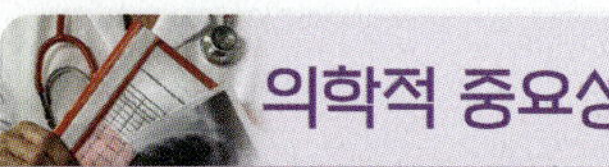

의학적 중요성

패치 검사

패치 검사는 알레르기에 대한 피부 검사의 대안이다. 패치 검사에서 알레르기원을 패치에 도입하여 피부에 패치를 부착한다. 패치 검사는 지연형 과민 반응의 진단에 유용하다. 또한 특정한 물질이 접촉 피부염 또는 알레르기 반응에 의하여 유발되는 피부의 자극을 측정하는 데도 유용하다. 패치 검사는 모발 염료, 향수, 고무 제품, 수지 제품, 은과 같은 금속에 대한 알레르기를 탐지하는 데에도 사용될 수 있다.

패치를 피부(보통 등)에 48시간 부착 후 제거하여 자극을 평가한다. 패치 검사 시 목욕, 샤워, 과도한 땀이 발생할 수 있는 활동(야외에서 작업하거나 운동 등)을 피하는 것이 중요하다.

항원 자극 후 약 20분 이후에 히스타민 방출을 가리키는 각 부위의 발진을 평가한다. 발진의 직경을 측정하여 0(무반응)에서 4(15 mm 이상)까지 척도로 평가한다**(그림 14.6b)**.

알레르기의 치료와 예방

일반적으로, I 유형 알레르기의 치료와 예방 방법은 다음 사항을 포함한다.

1. 많은 경우 매우 어렵지만 알레르기원을 피한다.
2. 림프구, 비만 세포, 화학적 매개체의 작용을 차단하는 약을 복용한다.
3. 알레르기 반응을 짧게 하는 주사를 사용한다.

알레르기 차단제의 복용

항알레르기 처방의 목적은 IgE 생산과 증상 발현 사이의 경로의 어느 부분에서의 알레르기 반응의 진행을 차단하는 것이다**(그림 14.7)**. 코티코스테로이드 같은 경구 항염제는 림프구의 활동을 저해하며 따라서 IgE의 생산을 감소시키지만, 위험한 부작용도 가지고 있으며 따라서 장기간 복용하면 안 된다. 일부 약제는 비만 세포의 탈과립을 차단하고 염증성 사이토카인 수준을 감소시킨다. 천식과 비염을 앓는 사람은 류코트리엔과 IgE를 불활성화시키는 단일클론 항체의 합성을 차단하는 약[오말리누주맙(Xolair)]으로 경감될 수 있다.

아토피성 알레르기 증상을 방지하는데 널리 사용되는 약품은 **항히스타민제(antihistamine)**인데, 처방 없이 구입할 수 있는 대부분의 알레르기 조절 약제의 활성 성분이다. 염증 증상을 완화하는 다른 약제는 아스피린과 아세트아미노펜인데, 이는 호흡기 평활근의 경련을 되돌리는 기관지 확장제인 프로스타글란딘과 테오필린을 저해하여 통증을 경감시킨다. 아나필락시스 발병으로 고통 받는 사람은 주사할 수 있거나 분무할 수 있는 에피네프린(아드레날린)과 감수성을 나타내는 인식표를 항상 소지하도록 해야 한다. 에피네프린은 기도의 수축을 되돌리며 알레르기 매개체의 방출을 더디게 한다. 에피네프린은 신속하고 효과적으로 작용하지만 반감기가 매우 짧다. 아나필락시스 반응이 1회 투여량 이상을 필요로 하는 것이 보통이다. 주사 가능한 에피네프린은 계속되는 치료를 위하여 병원에 도착할 수 있는 시간을 벌어 준다.

알레르기 "백신"

알레르기 환자의 약 70%가 피부 검사에 의하여 결정된 특이적 항원의 통제된 주사로 혜

그림 14.7 **알레르기 발병을 회피하는 전략.**

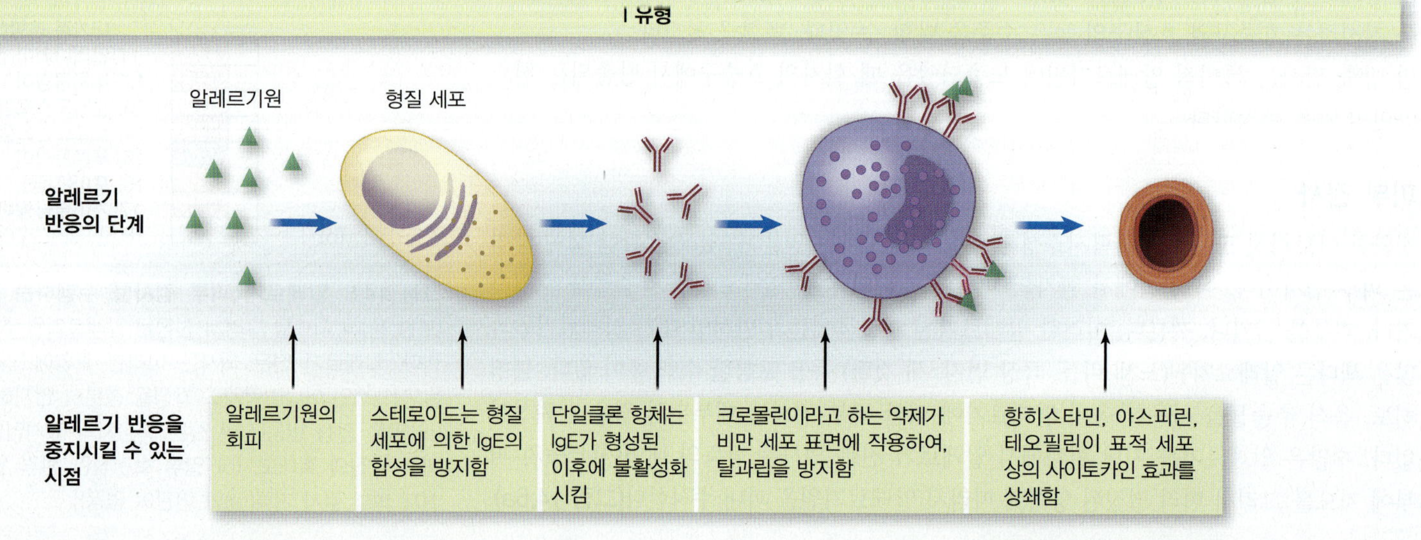

택을 받는다. 이 기술은 **탈감작화(desensitization)**, 또는 **저감작화(hyposensitization)**라고 하는데, 알레르기원 IgE, 비만 세포 사이의 작용을 방지하는 치료 방식이다. 알레르기 조제물은 식물 항원, 독, 먼지 진드기, 비듬, 곰팡이 등을 포함한다(현재까지 음식에 대한 저감작화는 그다지 효과적이 아닌 것으로 판명되었다). 이 치료의 면역학적 기초는 해석에 차이가 있다. 하나의 가설은 주사된 알레르기원이 알레르기원 특이적 IgG(**차단항체; blocking antibody**)의 형성을 자극하여 알레르기원이 IgE에 결합하기 전에 제거할 수 있다(그림 14.7). 또한 이러한 방식으로 배달된 알레르기원이 IgG 자체와 결합하여 순환되는 것을 방지하는 것도 가능하다.

더 새로운 실험적 치료법은 알레르기원을 포함하지 않고 대신에 단순히 세균을 닮은 무해한 분자인 "미끼"를 포함하는 알레르기 주사이다. 이는 알레르기에 활성이 있는 면역계의 구성 요소를 끌어들여, 특이적인 알레르기원에 부적절하게 반응하는 것을 중지하도록 한다. 아주 최근에 고양이 알레르기로 고생하는 사람들을 돕기 위한 백신이 개발되었다. 알레르기를 경감하고 동시에 바이러스 감염에 대하여 보호하는 다른 백신의 개발을 위한 연구가 진행되고 있다.

NCLEX® 준비

2. 항히스타민제는 어떻게 작용하는가?
   a. 환자를 졸리게 하여 증상에 의해 괴롭지 않게 한다.
   b. 표적 기관의 히스타민 수용체에 결합한다.
   c. 알레르기 매개체의 방출을 더디게 한다.
   d. 프로스타글란딘을 방해한다.

14.2 학습 결과—진도 평가

3. 알레르기 발생에 영향을 미치는 유전적 · 환경적 요인을 요약하시오.
4. IgE 매개 알레르기 반응의 3가지 상태를 확인하시오.
5. 아나필락시스의 2가지 임상 형태를 확인하고, 하나가 다른 것에 비하여 왜 더 치명적인지 설명하시오.
6. I 유형 알레르기 반응을 치료하고 예방하는 2가지 전략의 작용 방식을 설명하시오.

14.3 II 유형 과민증: 이물질 세포를 용해하는 작용

II 유형 과민증이라는 질병은 세포 표면 항원에 대한 항체(Ig와 IgM)에 의한 외부 세포의 보체 보조 파괴(용해)를 포함하는 복잡한 집단의 증후군이다. 이 범주는 수혈 반응과 일부 유형의 자가면역(다음 절에서 논의됨)을 포함한다. 파괴되도록 표적된 세포는 종종 적혈구이지만, 다른 세포들도 연관될 수 있다.

12장과 13장에서 세포막의 독특한 표면 표지의 기능에 대하여 설명하였다. 통상적으로 이러한 분자들은 운반, 인식, 발생에 필수적인 역할을 하지만, 한 사람의 조직이 다른 사람의 신체에 이식되었을 때 의학적으로 중요하다. 수혈과 기관 기증은 수여자의 림프구에 의하여 인식되는 공여자 세포상의 **동종 항원(alloantigen)**을 도입한다. 이러한 반응은 알레르기와 자가면역처럼 실제로 면역 기능 장애가 아니다. 면역 반응은 실제로 정상적으로 작동하지만, 면역계는 이식된 조직의 바람직한 이물질 세포와 미생물의 원하지 않는 세포를 구별할 수 없다.

Rh 인자와 임상적 중요성

수혈을 할 때 혈액형이 일치해야 한다는 것을 모두 잘 알고 있다. 이러한 혈액형은 적혈구 표면에 있는 A, B, O 항원과, 또 다른 항원인 **Rh 인자(Rh factor**; 또는 D 항원)에 기초하여 비교한다. Rh 인자는 정상적인 임신과 같은 자연적인 조건에서 질병을 유발할 수 있기 때문에, II 유형 과민증의 예로 사용하고자 한다. 붉은털 원숭이(rhesus monkey)의 적혈구(RBC)로 접종한 토끼는 인간 RBC와도 반응하는 항체를 생산한다. 추가적인 실험에 의하여 이 원숭이 항원("rhesus"에서 Rh로 명명)은 인간의 85%에서 존재하고 15%에서는 존재하지 않는다는 것을 알게 되었다. Rh 유전의 자세한 사항은 복잡하지만, 간단히

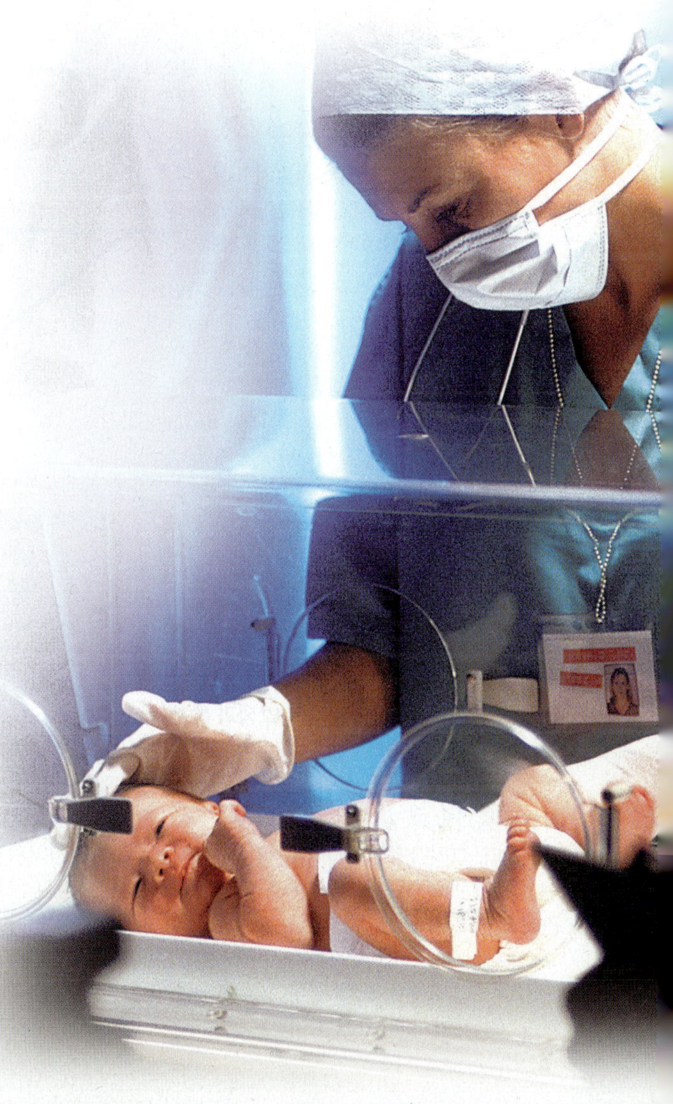

말하면, 어떤 사람의 Rh 혈액형은 인자를 암호화하는 우성과 암호화하지 않는 열성의 2종류로 가능한 대립 유전자의 조합에 의하여 결정된다. 이는 혈액형 다음에 Rh 상태를 반영하는 "+" 또는 "−"로 나타낸다(예, O+). ABO 항원과 달리, 사람이 이 인자에 대하여 항체를 발생할 수 있는 유일한 방법은 태반 감작화 또는 수혈을 통해서이다. Rh 인자는 수혈을 위하여 일치되어야 하지만, Rh 혈액형을 모르면 Rh− 혈액으로 수혈하는 것도 허용된다.

신생아의 용혈성 질환과 Rh 불일치

태반 감작화의 잠재성은 산모가 Rh−이고 아이가 Rh+일 때 발생한다. 출산 시에 태아의 RBC가 산모의 순환기로 누출될 수 있는데, 이는 태반이 분리되면서 태아의 혈액이

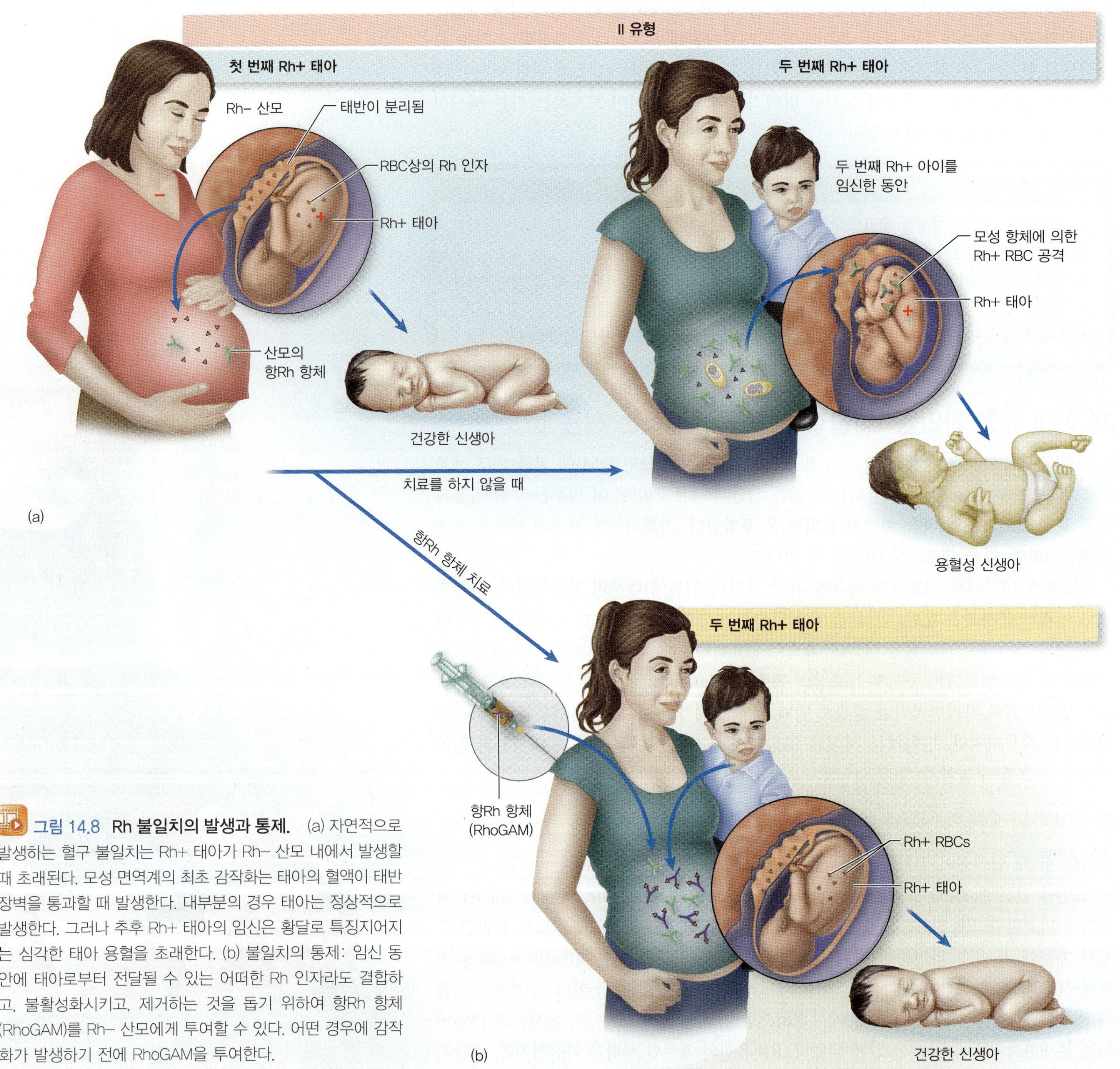

그림 14.8 Rh 불일치의 발생과 통제. (a) 자연적으로 발생하는 혈구 불일치는 Rh+ 태아가 Rh− 산모 내에서 발생할 때 초래된다. 모성 면역계의 최초 감작화는 태아의 혈액이 태반 장벽을 통과할 때 발생한다. 대부분의 경우 태아는 정상적으로 발생한다. 그러나 추후 Rh+ 태아의 임신은 황달로 특징지어지는 심각한 태아 용혈을 초래한다. (b) 불일치의 통제: 임신 동안에 태아로부터 전달될 수 있는 어떠한 Rh 인자라도 결합하고, 불활성화시키고, 제거하는 것을 돕기 위하여 항Rh 항체(RhoGAM)를 Rh− 산모에게 투여할 수 있다. 어떤 경우에 감작화가 발생하기 전에 RhoGAM을 투여한다.

산모의 순환기로 들어가는 통로를 생성할 때이다. 산모의 면역계는 태아 RBC의 이물질 Rh 인자를 탐지하여 항체와 기억 B 세포를 생산하여 감작화된다. 첫 번째 Rh+ 아이는 이 과정의 임신의 마지막 단계에 시작되고 모성의 감작화가 완료되기 전에 태어나기 때문에 보통 영향을 받지 않는다. 그러나 어머니의 면역계는 차후의 임신에서는 이 인자에 대하여 두 번째 접촉에 강력하게 준비되어 있다(**그림 14.8a**).

다음 번 Rh+ 태아의 임신에서, 태아의 혈구가 임신 말기에 모성 순환기로 탈출하여 기억 반응을 유발한다. 모성 항Rh 항체는 태반을 가로질러 태아의 순환계로 들어가서 태아의 RBC에 부착되어 보체 매개 용혈을 유발한다. 이러한 결과는 잠재적으로 치명적인 **신생아 용혈성 질환(hemolytic disease of the newborn, HDN)**을 유발하며, 심각한 빈혈과 황달로 특징지어진다. 이는 미성숙 유핵 RBC(적아 세포)가 파괴된 RBC를 보충하기 위하여 방출되는 것을 반영하여 **태아 적아구증**(erythroblastosis fetalis)이라고도 한다.

모성-태아 부적합은 ABO 혈액형에서도 가능하지만, ABO 혈액형 집단의 항체는 IgG가 아니라 IgM이고 태반으로 대량 통과할 수 없기 때문에 부작용이 덜 빈번하게 발생한다. 사실상, 모성-태아 관계는 방대한 접촉 잠재성에도 불구하고 거부되지 않는 이물질 조직의 환상적인 예이다.

신생아 용혈성 질환의 방지

Rh 인자에 대한 모성 감작화가 발생하면 모든 다른 Rh+ 태아는 신생아 용혈성 질환의 위험에 처한다. 예방을 위해서는 Rh− 산모의 가족력을 주의 깊게 살펴야 한다. 아버지 또한 Rh−일 경우는 아이도 Rh−이기 때문에 위험이 없지만, 아버지가 Rh+인 경우에는 태아도 Rh+일 가능성이 있다. 이 경우, 산모는 Rh 인자에 대한 항체를 포함하는 항혈청을 수동적으로 예방 접종해야 한다. 이 항혈청을 RhoGAM이라고 한다. 이것은 인간 항 Rh 혈청의 면역글로불린 부분이며, 혼합된 인간 혈청에서 조제된다. 이 항혈청은 임신 28~32주 사이와 분만 직후 주사되며, 모성 순환으로 탈출한 모든 태아 RBC와 반응하여, Rh 인자에 대한 모성 면역계의 감작화를 방지한다(**그림 14.8b**). 항Rh 항체는 Rh+ 태아를 임신할 때마다 투여되어야 하는데, 산모가 전에 감작화되었다면 효과가 없다.

14.3 학습 결과—진도 평가

7. II 유형 과민 반응에서 세포 분해를 유발하는 3가지 면역 구성 요소를 열거하시오.
8. 용혈성 질병 발생에서 Rh 인자의 역할과 신생아에서 어떻게 용혈이 방지되는지 설명하시오.

14.4 III 유형 과민증: 면역 복합체 반응

III 유형 과민증은 용해성 항원이 항체와 반응하여 발생하는 복합체가 신체의 다양한 조직에 침전되는 반응을 포함한다. II 유형과 유사한데, 그 이유는 항원에 대한 반복된 노출 이후에 IgG와 IgM을 생산하고 보체 활성화를 포함하기 때문이다. III 유형은 항원이 세포 표면에 부착하지 않는다는 점에서 II 유형과 상이하다. 이러한 항원의 항체와의 상호작용은 조직에 침적될 수 있는 떠다니는 복합체를 형성하여, **면역 복합체 반응(immune complex reaction)** 또는 질환을 유발한다.

면역 복합체 질환의 기작

많은 항원에 최초 노출된 이후에 면역계는 액체 구획을 순환하는 다량의 항체를 생산한

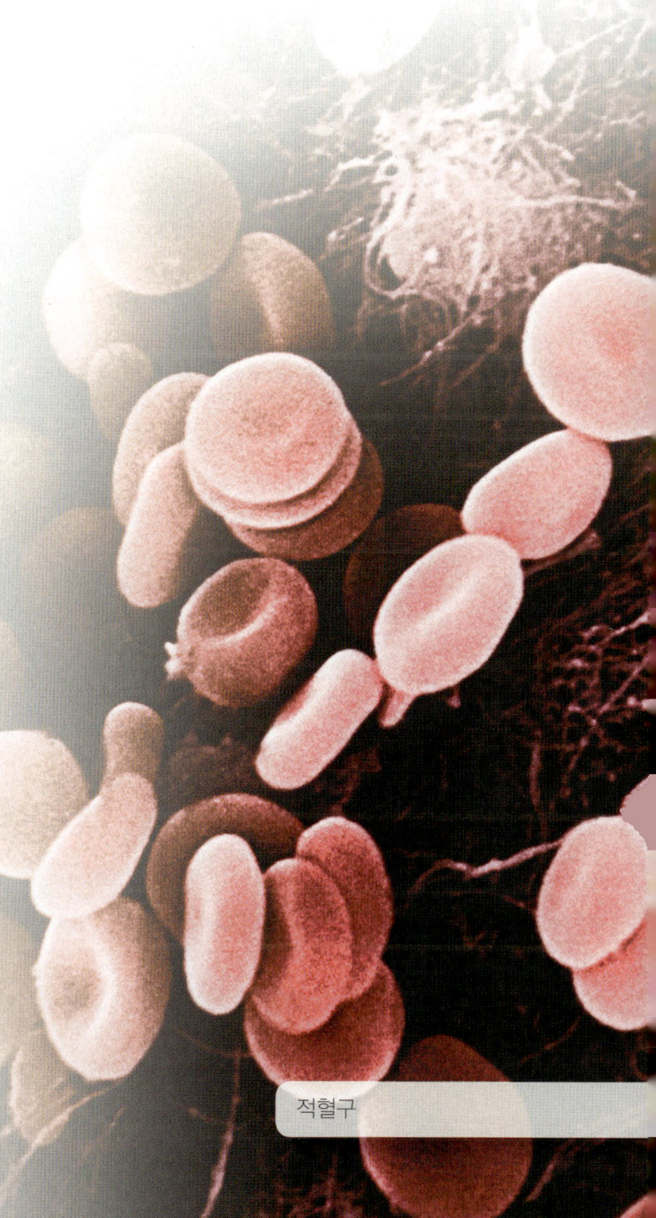
적혈구

III 유형

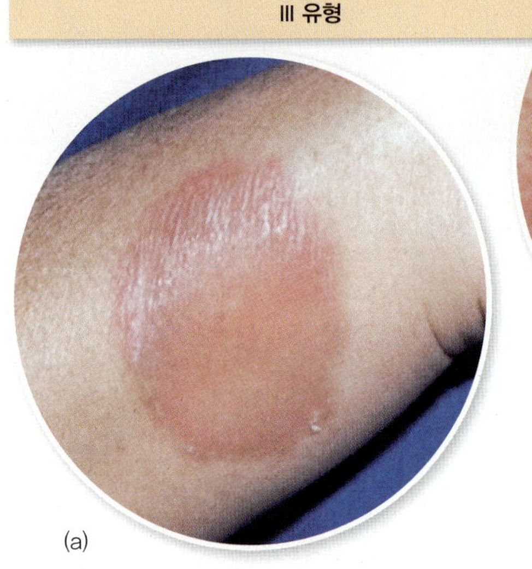

(a)

(b)

그림 14.9 2종류 면역 복합체 질환인 아더스 반응(a)과 혈청병(b)의 전형적인 표현.

다. 이 항원이 두 번째로 신체에 침입하면, 항원은 항체와 반응하여 항원-항체 복합체를 형성한다. 이러한 복합체는 보체와 호중구 같은 염증 구성 요소를 모집하는데, 이들은 보통 정상적인 면역 반응의 일환으로 항원-항체(Ag-Ab) 복합체를 제거한다. 그러나 면역 복합체 질환에서는 이러한 복합체가 너무 많아서 상피 조직의 **기저막(basement membrane)**에 침적되어 접근하지 못하게 된다. 이러한 사건에 반응하여, 호중구는 조직을 소화하는 리소좀 과립을 방출하여 파괴적인 염증 상태를 유발한다.

면역 복합체 질환의 유형

면역요법의 초기 검사에서 혈청과 백신에 대한 과민성 반응은 흔했다. 아나필락시스에 추가하여, 특정한 유형의 수동 예방 접종(특히 동물 혈청)과 연관된 **아더스 반응(Arthus reaction)**과 **혈청병(serum sickness)**의 2가지 증후군이 확인되었다.

혈청병과 아더스 반응은 모두 감작화와 미리 형성된 항체를 필요로 한다는 점에서 유사하다. 혈청병과 아더스 반응을 아나필락시스로부터 구별하는 특징은 다음과 같다.

1. 혈청병과 아더스 반응은 IgE가 아닌 IgG, IgM, 또는 IgA(침전 항체)에 의존한다.
2. 혈청병과 아더스 반응은 대량의 항원 투여를 필요로 한다(아나필락시스에서는 소량만 필요함).
3. 혈청병과 아더스 반응은 지연형이다(몇 시간에서 며칠).

아더스 반응은 모든 주입된 항원 인근 혈관의 염증에 의한 **국소적**(localized)인 피부 상해이다. 그러나 혈청병은 혈액을 순환하고 다양한 부위의 막에 침적되는 항원-항체 복합체에 의하여 개시되는 **전신**(systemic) 상해이다.

아더스 반응

아더스 반응은 보통 처음 주입과 동일한 부위에 두 번째로 주입되는 약제나 백신(효능 촉진제)에 대한 급성 반응이다. 몇 시간이 지나면 그 지역은 빨갛고, 만지면 뜨겁고, 부어오르고, 매우 고통스럽다(**그림 14.9a**). 이러한 증상은 주로 혈관 내부와 주위 조직의 파괴와 비만 세포와 호중구에서 방출된 히스타민에 기인한다. 이 반응은 보통 자기 제한적이고 신속하게 제거되지만, 혈관 내 혈액 응고는 때로는 괴사와 조직의 손상을 유발할 수 있다.

혈청병

혈청병은 파상풍을 치료하기 위하여 말 혈청을 반복적으로 주사한 이후 군인에서 나타난 증상에 대한 이름인데, 이는 동물 호르몬이나 약제의 주사에 의해서도 유발된다. 면역 복합체가 순환기에 침입하고; 신체 전반에 운반되고; 궁극적으로 신장, 심장, 피부, 관절의 혈관에 침적된다. 상태는 만성적이 되어 림프절의 확장, 발진, 관절통, 부어오름, 발열, 신부전 등을 유발한다(**그림 14.9b**).

14.4 학습 결과—진도 평가

9. II 유형과 III 유형 과민증 사이의 공통점과 차이점을 확인하시오.

14.5 Ⅳ 유형 과민증: 세포 매개(지연형) 반응

지금까지 다룬 해로운 면역 반응은 B 세포의 관련과 항체에 의하여 주로 설명된다. IV 유형 과민증은 이와 다른데, 면역계의 T 세포 부분이 주로 관련된다. 일반적으로, IV 유형의 질환은 T 세포가 자기 조직이나 이식된 이물질 세포에 제시된 항원에 반응할 때 초래된다. IV 유형 면역 기능 장애는 항원과의 두 번째 접촉 이후에 하루에서 며칠 후에 증상이 나타나기 때문에 전통적으로 지연형 과민증으로 알려져 있다.

감염성 알레르기

전형적인 지연형 과민증은 결핵 감염에 의하여 감작화된 사람이 *Mycobacterium tuberculosis* 세균 추출물(투베르쿨린; tuberculin) 주사를 받을 때 발생한다. 소위 투베르쿨린 반응은 24~48시간 내에 주사 부위에 나타나는 급성 피부 염증이다. 이 기술은 존재하거나 이전의 결핵을 탐지하는 데 매우 유용하고 진단적이어서 선택된 선별 전략이다(19장 참조). 유사한 피부 검사를 하는 다른 감염은 한센병, 매독, 히스토플라스마증, 톡소플라스마증, 칸디다증이다. 이러한 형태의 과민증은 특정한 T 세포 계열(T_H1)과 이들이 방출하여 대식세포, 호중구, 호산구 등 다양한 염증 세포를 모집하는 사이토카인이 관련된 시간이 소요되는 세포 사건으로부터 발생한다. 부위에 체액과 세포가 축적되어 빨간 융기가 발생한다(**그림 14.10a**).

접촉 피부염

가장 흔한 지연형 알레르기 반응인 접촉 피부염은 넝쿨 옻나무 또는 옻나무의 수지에 대한 노출, 수천 종의 가정 또는 개인 물품(보석, 화장품, 고무 넣은 천으로 만든 속옷), 특정한 약제에 노출되어 발생한다. 즉시형 아토피성 피부염과 마찬가지로, 이러한 알레르기원에 대한 반응은 감작화 투여에 이어서 자극 투여를 필요로 한다. 알레르기원은 먼저 외부 피부층을 침투하고, 랑게르한스 세포(피부 수지상 세포)에 의하여 처리되고, T 세포에 제시된다. 추후의 노출이 림프구와 대식세포를 이 지역으로 유인하면, 이 세포들은 바로 인접한 상피를 심각하게 손상시키는 효소와 염증성 사이토카인을 방출한다. 이 반응은 초기 증상인 심하게 가려운 구진(혹)과 수포의 형성을 가져온다(**그림 14.10b**). 치유가 진행되면서 상피는 두꺼운 케라틴화된 층으로 대체된다.

T 세포와 기관 이식에서 역할

기관의 이식(transplantation 또는 grafting)은 일반적인 의료 방법이다. 이는 생명을 구하지만, 이 기술은 림프구가 이물질 항원을 탐색하여 파괴하기 위한 행동을 하는 자연적인 경향으로 인하여 시달리게 된다. 이식 거부에서 상해의 대부분은 세포독성 T 세포 작용에 기인한다.

이식 거부의 유전적 생화학적 기초

13장에서 주요 조직적합 복합체(MHC 또는 HLA) 클래스 I과 클래스 II의 유전자와 표지는 자기를 인식하고 면역 반응을 조절하는 데 매우 중요하다는 것을 배웠다. 각 개인의 세포는 이러한 세포 표면 분자 양상에 변이성을 나타내지만, 이러한 양상은 같은 사람의 상이한 세포에서는 아주 동일하다. 연관된 형제자매나 부모 사이에 유사성이 발견되지만, 관계가 멀어질수록 MHC 유전자와 표지가 같을 가능성이 감소한다. 공여자 조직(이식편)이 상이한 MHC 클래스를 나타내면 수여자(숙주)의 T 세포는 이질성을 인식하고 이에 대하여 반응할 것이다.

Ⅳ 유형

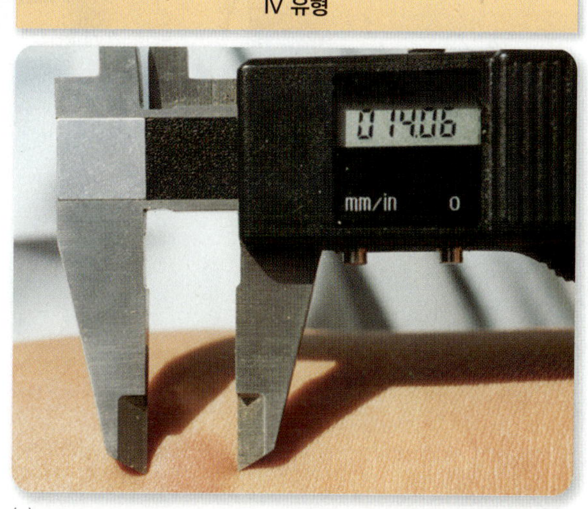

(a)

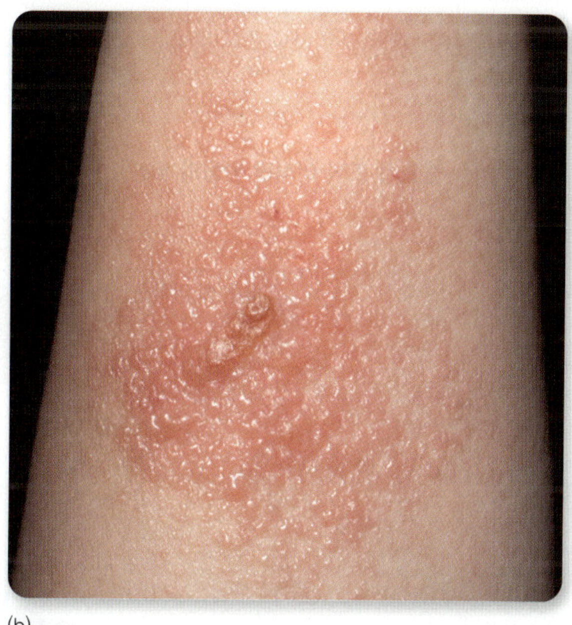

(b)

그림 14.10 Ⅳ 유형 지연형 반응. (a) 투베르쿨린 양성 검사. 투베르쿨린 추출물의 피내 주사는 결핵에 감작화된 사람에게 직경 10 mm 이상의 약간 융기된 붉은 혹을 생산한다. (b) 다양한 단계의 관련을 보여주는 옻나무에 의한 접촉 피부염: 수포, 딱지, 두터워진 구획.

일란성 쌍둥이는 정확히 부합하는 조직 항원을 가진 유일한 사람이다.

이물질 MHC 수용체의 T 세포 매개 인식

이식편의 숙주 거부 숙주의 세포독성 T 세포가 이식된 세포 표면상의 이물질 클래스 I MHC 표지를 인식하면, 그들은 일반적인 면역 동원의 일부로서 인터류킨-2를 방출한다(**그림 14.11**). 이식 2주일 이내에 항원 특이적 조력 T 세포와 세포독성 T 세포가 이식된 조직에 결합하여 거부 과정을 시작하는 림포카인을 분비한다. 이식된 조직에 대하여 형성되는 항체가 이 상해에 기여하여 혈관 공급을 파괴하고 이식편을 사멸시킨다.

숙주의 이식편 거부 이식편 불일치는 양방향 현상이다. 일부 이식된 조직(특히 골수)은 고유한 승객 림프구(passenger lymphocyte)를 포함하고 있다(그림 14.11). 이는 이식편이 숙주를 거부할 수 있도록 하여 **대숙주성 이식편병(graft versus host disease, GVHD)**을 유발한다. 이식편에 대하여 이물질 HMC 표지를 가지는 어떠한 숙주 조직도 공격을 받을 수 있기 때문에 GVHD의 효과는 광범위하게 전신성이고 독성이다. 다른 기관도 영향을 받지만 구진, 허물 벗는 피부 발진이 가장 흔한 증상이다. GVHD는 일반적으로 이식 후 100~300일 이내에 발생한다. 전반적으로, 이러한 반응은 이식 조직을 잘 선별하고 선택하기 때문에 감소하고 있다.

이식편의 클래스 이식편은 일반적으로 공여자와 수여자 사이의 유전적 관계에 따라 분류된다(**그림 14.12**). 한 개인 신체의 한 부위에서 다른 부위로 이식된 조직을 **자가이식편(autograft)**이라고 한다. 전형적인 예는 화상에서 피부 대체와 관상동맥 우회술을 위하여 정맥을 사용하는 것이다. **동계이식(isograft)**에서는 일란성 쌍둥이의 조직이 사용된다. **동종이식(allografts)**은 가장 보편적인 유형의 이식이며, 동일한 종에 속하는 유전적으로 상이한 개체(두 사람) 사이의 교환이다. 대부분의 동종이식을 위하여 밀접한 유전적 상관관계를 찾는다. **이종이식(xenograft)**은 다른 종 개체 사이의 조직 교환이다.

이식의 유형

미국에서 매년 28,000명 이상의 사람이 이식을 받는데, 이는 이러한 현대 의료 방법의 유익한 본성을 반영한다. 두뇌의 일부를 포함하는 모든 주요 기관을 포함하는 이식이 수행되었지만, 대부분은 피부, 간, 신장, 관상 동맥, 각막, 골수이다. 기관과 조직의 공급원

그림 14.11 **불일치 조직 이식편 반응의 발생.**

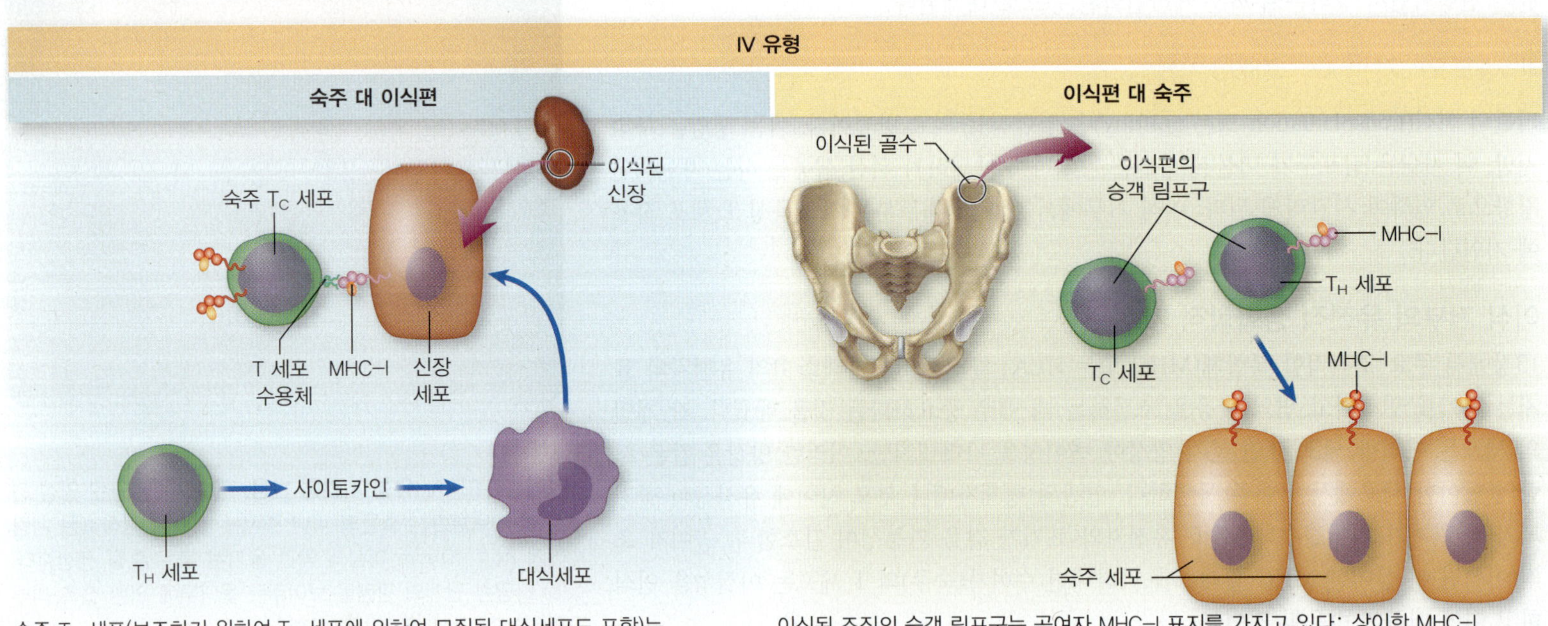

숙주 T_C 세포(보조하기 위하여 T_H 세포에 의하여 모집된 대식세포도 포함)는 이물질 MHC-I 표지를 지닌 이식된 세포를 공격한다.

이식된 조직의 승객 림프구는 공여자 MHC-I 표지를 가지고 있다; 상이한 MHC-I 특이성을 가진 수여자 세포를 공격한다.

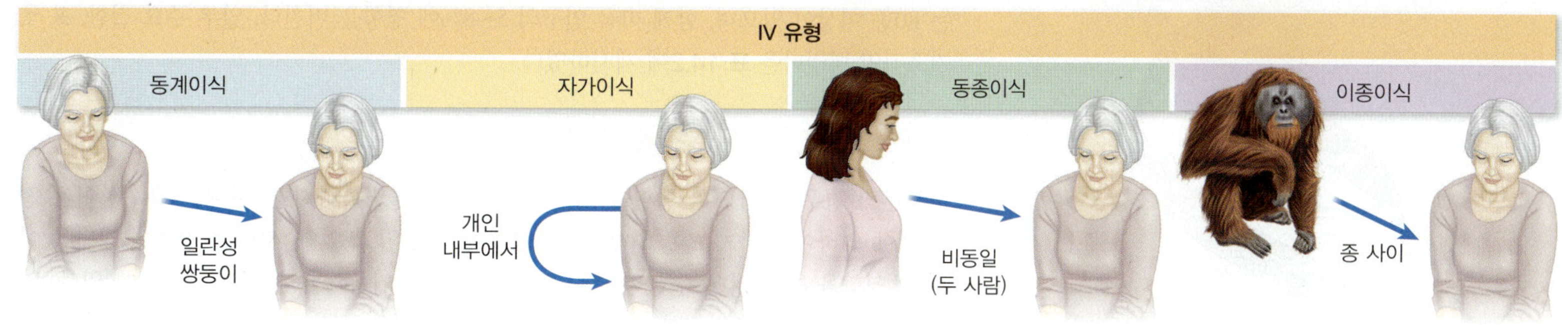

그림 14.12 **4종류의 조직 이식.**

은 공여자(신장, 피부, 골수, 간), 시체(심장, 신장, 각막), 태아 조직이다.

지난 10년간, 이식 과학의 진보는 치료와 생존의 가능성을 확장하였다. 태아 조직은 당뇨병과 파킨슨병의 치료에 사용되었고, 반면에 부모는 성공적으로 낭포성 섬유종 또는 간 질환을 앓는 자녀를 구하기 위하여 기관의 일부를 성공적으로 기증하였다. 줄기 세포 기술의 최근 진보는 혈액 공여자로부터 줄기 세포를 분리하는 것을 가능하게 하였으며, 탯줄 혈액 세포의 사용은 이 분야의 과학에 더욱 진보를 가져왔다. 아직 많은 장애물이 존재하지만, 과학자들은 유전공학 기술을 사용하여 이종기관이식(xenotransplantation)을 위하여 적합하고 안전한 조직을 충분히 공급하기 위하여 개발하고 있다.

골수 이식은 면역 결핍, 재생불량성 빈혈, 백혈병과 기타 암, 방사선 상해 환자에 사용된다. 밀접하게 일치하는 공여자 골수를 주입하기 전에, 환자는 새로운 골수 세포의 거부를 방지하기 위하여 자신의 혈액 줄기 세포를 파괴하기 위한 화학요법과 전신 방사선 조사로 사전 치료를 한다. 그 이후 공여자의 골수 세포를 순환기에 정맥을 통하여 떨어뜨리고, 새로운 세포는 자동적으로 적절한 골수 지역에 정착한다. 그러나 공여자 림프구 세포가 아직 GVHD를 유발할 수 있기 때문에 거부 반응 방지 약제가 필수적이다. 흥미롭게도, 이식 후에 수여자의 혈액형이 공여자의 혈액형으로 변경될 수 있다!

14.5 학습 결과—진도 평가

10. IV 유형 지연형 과민 반응의 한 가지 예를 설명하시오.
11. 이식의 4가지 종류를 열거하고, 숙주 대 이식 조직 그리고 이식 조직 대 숙주의 질병이 어떻게 발생하는지 설명하시오.

14.6 자기에 대한 부적절한 반응: 자가면역

지금까지 다룬 면역 질환은 모두 이물질 항원에 의하여 유발된다. 자가면역의 경우, 개인은 실제로 자신에 대하여 과민증을 일으킨다. 이러한 병리학적 과정은 **자가면역 질환(autoimmune disease)**을 일으키는데, **자가항체(자기항체, autoantibody)**, T 세포, 어떤 경우에는 둘 다 자기 항원에 대한 비정상적인 공격을 개시한다. 자가면역 질환의 범위는 몇 가지의 주요 기관을 포함하는 **전신성**(systemic) 또는 단지 하나의 기관이나 조직을 포함하는 **기관 특이적**(organ-specific) 반응을 포함한다. 자가면역 질환에

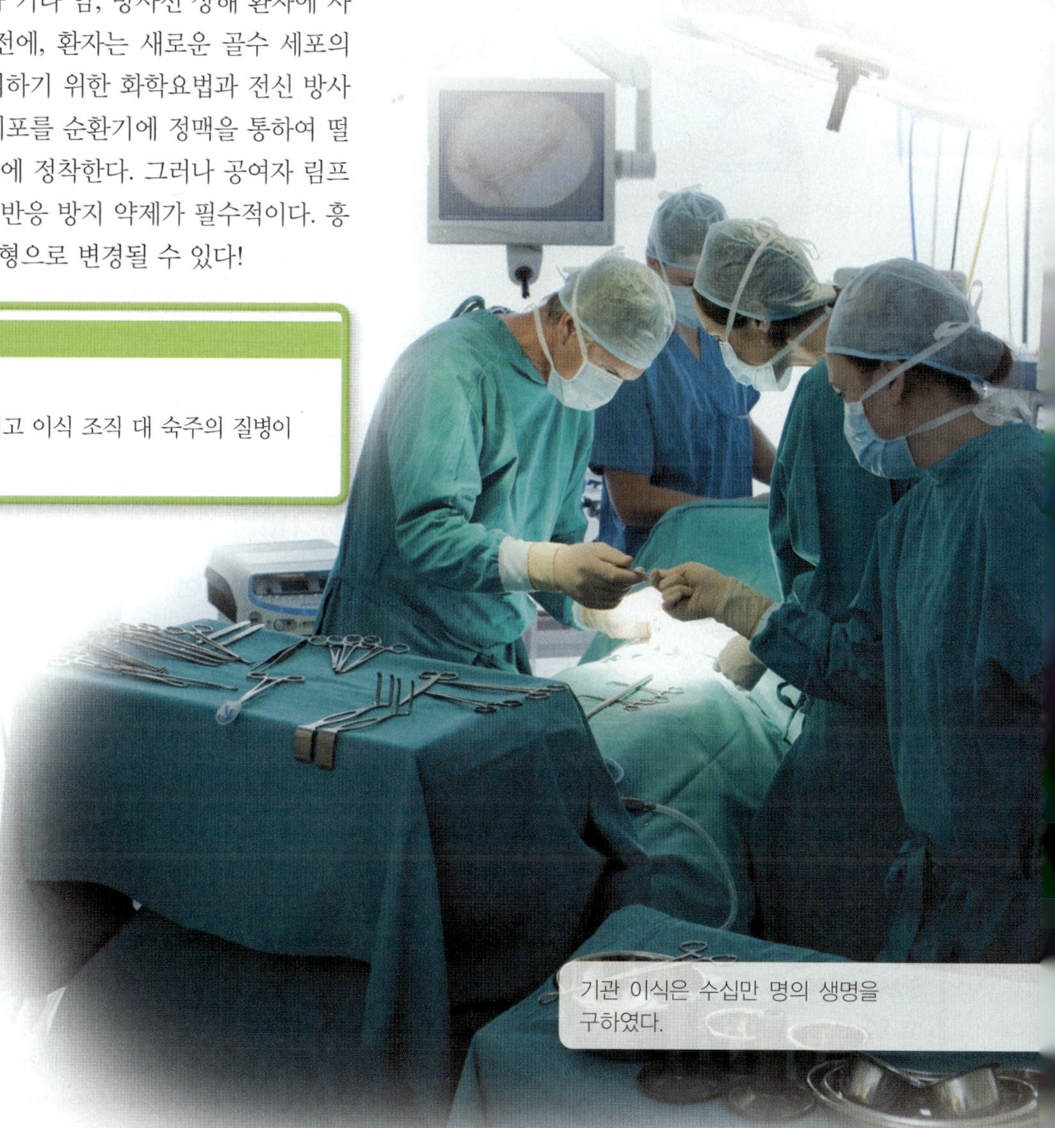
기관 이식은 수십만 명의 생명을 구하였다.

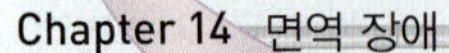

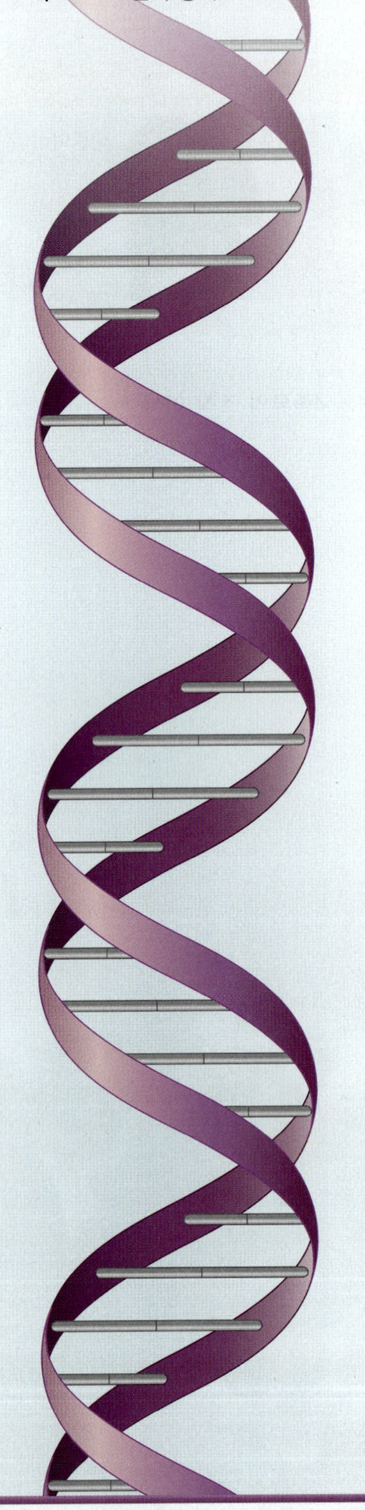

는 80종 이상이 있으며, 함께 미국 인구의 5~8%에 영향을 미친다. 일부 주요 질환, 표적, 기초적인 병리학을 **표 14.2**에 제시하였다.

자가면역 질환의 유전적 상관성

대부분의 경우, 자가면역 질환을 촉진하는 원인은 불명확하지만, 이제는 감수성이 유전과 성에 의하여 강하게 영향을 받을 수 있다는 것을 알고 있다. 사례는 가족에 집단을 이루며, 영향을 받지 않은 구성원도 그 질환에 대한 자기항체를 발생하는 경향이 있다. 연구에 의하면 주요 조직적합 복합체 클래스 I과 클래스 II의 특정 유전자가 특정한 자가면역 질환과 일치한다는 것을 보여준다. 예를 들어 류마티스성 관절염과 강직성 척추염(ankylosing spondylitis)과 같은 자가면역 관절 질환은 B-27 HLA 유형을 가진 사람에게 더 흔하다. 유전자 기술의 확장과 전체 유전체의 선별을 통하여, 자가면역 경로에 역할을 하는 많은 새로운 유전자가 발견되었다. 유전체 서열분석은 질병의 임상적 진단 또는 치료에 새로운 수단을 보여줄 수 있으며, 연구에 의하면 자폐증과 같은 연관이 없는 것으로 보이는 질환도 자가면역 질환과 공통적인 유전적 기초를 공유할 수 있다는 것을 시사하였다.

적당하고 조절된 양의 자가면역은 낡은 세포와 세포 파편을 처분하기 위하여 반드시 요구된다. 질병은 이러한 조절 기구 또는 인식 기구가 실패할 때 나타나는 것이 명백해 보인다. 때로는 숙주의 유전적 불규칙성이나 생리학적 과정에 있는 본질적인 오류에 의하여 실패한다. 그러나 사례의 많은 경우에서 미생물이 기능 부전의 배후에 있다.

분자 의태(molecular mimicry)는 인간 세포와 유사한 분자 결정 부위를 가지는 미생물 항원이 정상적인 조직과 교차 반응할 수 있는 항체의 형성을 유도하는 과정이다. 이는 류마티스 열의 병리학에 대한 하나의 가능한 설명이다. 유사하게, 연쇄상구균 표면 단백질과 반응하도록 준비된 T 세포는 피부의 케라틴 세포와도 반응하여 증식하도록 하는 것으로 보인다. 이러한 이유로 건선 환자는 패혈성 인후염 감염 이후에 종종 갑작스러운 재발을 보고한다.

I형 당뇨병과 다발성 경화증과 같은 자가면역 질환은 **바이러스 감염**(viral infection)에 의하여 유발되는 가능성이 있다. 바이러스는 세포 수용체를 현저하게 변경할 수 있으며, 그에 의하여 면역 세포가 바이러스 수용체를 가지고 있는 조직을 공격하도록 한다.

자가면역 질환의 예

전신 자가면역

중증 만성 자가면역 질환 중 하나는 전신 홍반성 루프스(systemic lupus erythematosus,

표 14.2 선택된 자가면역 질환

질환	표적	과민증의 유형	특징
전신 홍반성 루프스(SLE)	전신성	III	많은 기관의 염증; 적혈구, 백혈구, 혈소판, 응고 인자, 핵 DNA에 대한 항체
류마티스성 관절염과 강직성 척추염	전신성	II, III, IV	혈관염; 빈번한 표적은 관절 내면임; 다른 항체(류마티스 인자)에 대한 항체, T 세포 사이토카인 상해
그레이브스병	갑상선	III	갑상선 자극 호르몬 수용체에 대한 항체
중증 근무력증	근육	III	신경-근육 연접부 상의 아세틸콜린 수용체에 대한 항체가 기능을 변경함
I형 당뇨병	췌장	IV	T 세포가 인슐린 생산 세포를 공격함
다발성 경화증	미엘린	II, IV	미엘린 수초에 감작화된 T 세포와 항체가 뉴런을 파괴함

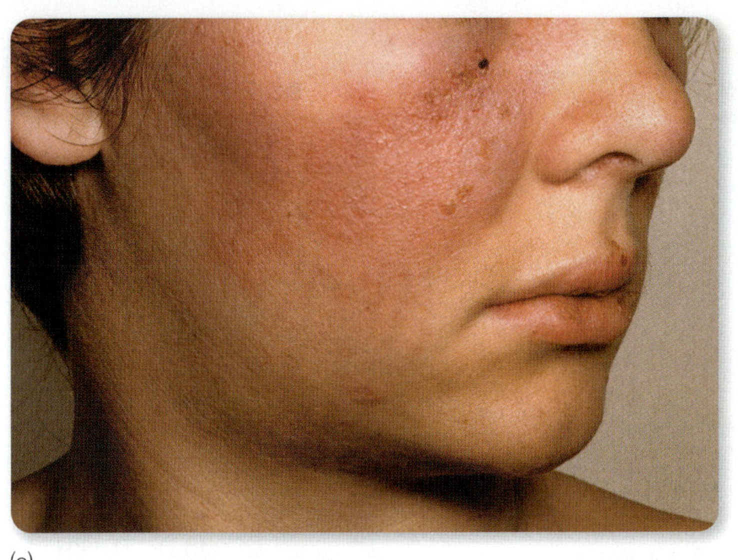
(a)

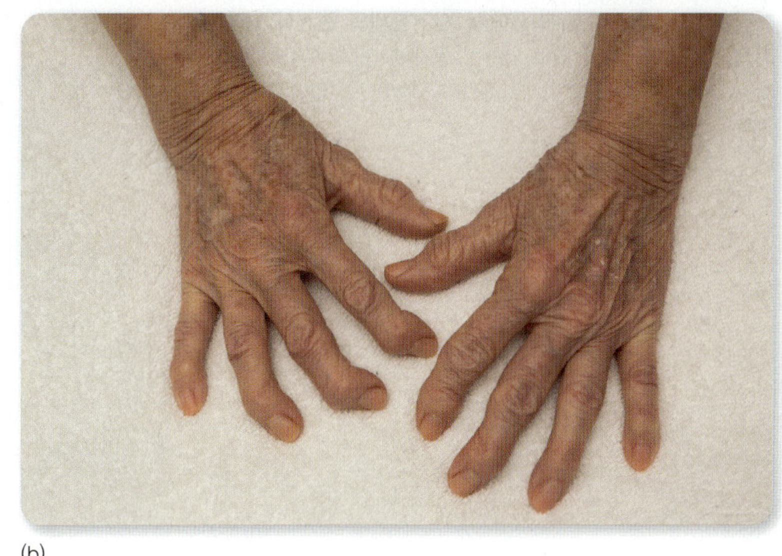
(b)

그림 14.13 **일반적인 자가면역 질환.** (a) 전신 홍반성 루프스. 증상 중 하나는 코와 뺨을 가로지르는 현저한 발진이다. 이러한 구진과 부스럼은 가슴과 사지에도 발생할 수 있다. (b) 류마티스성 관절염은 보통 관절의 활액막을 표적으로 한다. 시간에 따라, 만성적 염증은 이 막이 두꺼워지고, 관절 연골의 침식, 관절의 융합을 초래한다. 이러한 효과는 운동을 심각하게 제한하고 궁극적으로 부어올라 관절을 뒤틀리게 할 수 있다.

SLE)이다. 이 명칭은 코와 뺨을 가로질러 드리워지는 특징적인 나비 모양의 발진으로부터 유래하였는데**(그림 14.13a)**, 고대 의사가 발진이 얼굴의 늑대 물림을 닮았다고 생각했다(라틴어로 *lupus*는 "늑대"를 의미). 이 질병의 표현은 매우 다양하지만, 모든 SLE 환자는 기관과 조직, 또는 핵과 미토콘드리아의 핵단백질과 같은 세포내 물질을 포함하는 다양한 표적에 대하여 자기항체를 생산한다. 이러한 전반적인 자기 관용의 상실이 어떻게 발생하는지는 알려져 있지 않지만, 바이러스 감염과 정상적인 면역반응 억제의 상실이 의심되고 있다.

또 다른 전신 자가면역 질환인 류마티스성 관절염은 관절과 때로는 폐, 눈, 피부, 신경계를 쇠약하게 하는 진행성 상해를 유발한다. 관절 형태 질환에서, 자기항체는 관절의 활액막에 결합하는 면역 복합체를 형성하여, 식세포가 사이토카인을 방출하도록 활성화시킨다. 만성적 염증이 발생하며 상처 조직과 관절 파괴를 가져온다. 이러한 사이토카인(예, 종양 괴사 인자; tumor necrosis factor, TNF)은 이제 추가적인 IV 유형 과민증 반응을 유발할 수 있다. 엡스타인-바 바이러스가 촉진하는 원인으로 연루되었으며, 류마티스 인자(rheumatoid factor, RF)로 불리는 IgM 항체의 존재는 이 질병을 진단하는 데 이용될 수 있다. 치료는 최근에 TNF나 TNF 매개 경로를 표적으로 하는 것을 포함하지만, 이제 다른 면역계 구성 요소를 표적으로 하는 새로운 약제가 출현하고 있다.

내분비샘의 자가면역

그레이브스병(Graves' disease)의 근원적인 원인은 갑상선의 티록신 분비 소낭 세포상의 수용체에 자기항체가 결합하는 것이다. 이러한 세포의 비정상적인 자극은 이 호르몬이 과잉생산되도록 하여 거의 모든 신체에 영향을 미치는 갑상선 기능 항진증(hyperthyroidism)을 유발한다.

I형 당뇨병은 자가면역의 결과에 의한 다른 상태일 수 있다. 췌장의 베타 세포에서 분비되는 인슐린은 세포에 의한 포도당의 이용을 조절한다. 분자 의태가 I형 당뇨에서 세포독성 T 세포의 감작화에 연루되어 있으며, 이는 베타 세포의 분해를 초래한다. 인슐린 양의 감소가 이 질병 증상의 근저에 있다. 최근의 연구에 의하면 I형 당뇨병 환자가 완전한 면역 억제 이후에 자신의 줄기 세포를 재주입하였을 때 당뇨병이 완전히 회복된다는 것을 보여주었다. 자가면역에 대한 이해가 증가하면서 이러한 치료의 예를 더 많이 볼 수 있을 것으로 기대할 수 있다.

NCLEX® 준비

3. 자가면역 질환과 과민 반응에 대하여 옳은 문장은?
   a. 다발성 경화증은 B-27 HLA 유형의 유전자를 가진 개인에서 더 흔하게 발생한다.
   b. 그레이브스병은 비정상 T 세포 기능을 보이는 II 유형 과민증과 연관되어 있다.
   c. I형 진성 당뇨병은 T 세포 기능 장애와 연관되어 있다.
   d. 전신 홍반성 루프스는 IV 유형 과민 반응과 연관되어 있다.

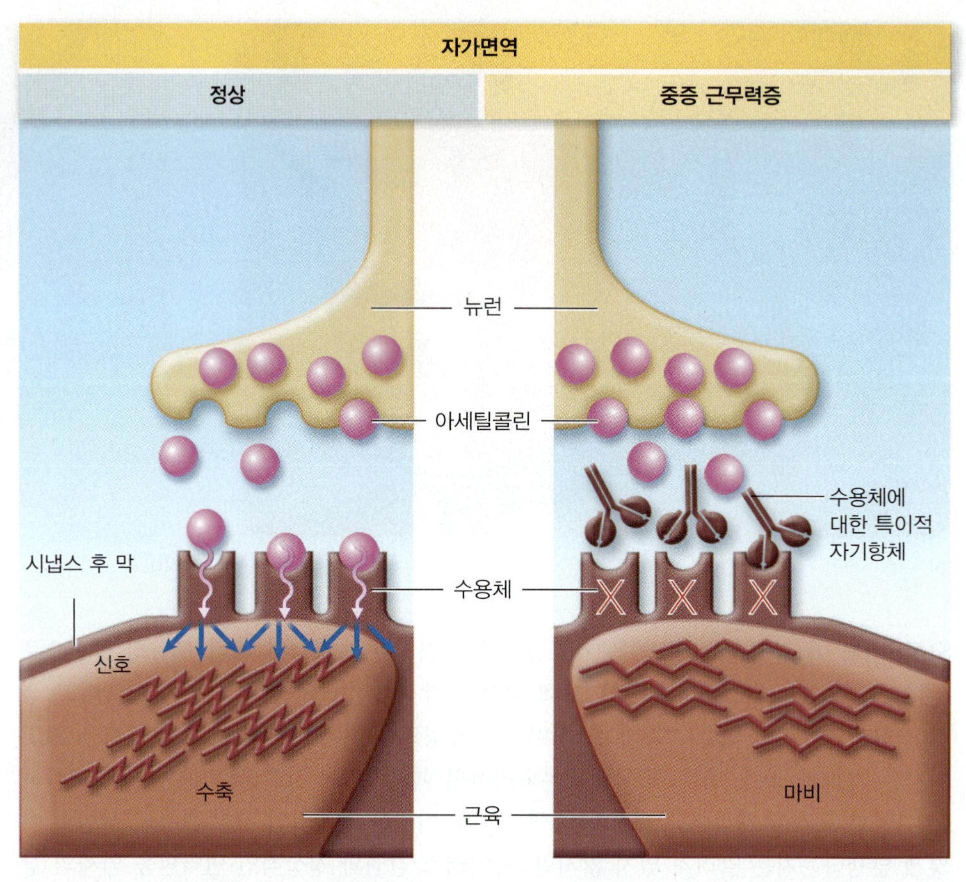

그림 14.14 중증 근무력증에서 자기항체의 관련에 대한 기작. 시냅스 후 막 위에 있는 수용체에 대하여 발달한 항체는 그들을 차단하여 아세틸콜린이 결합할 수 없어서 근육 수축이 저해된다.

신경근 자가면역

중증 근무력증(myasthenia gravis)은 근육으로의 시냅스 연접을 가로질러 신경 자극을 전파하는 아세틸콜린 수용체에 결합하는 자기항체에 의하여 유발되는 증후군이다(**그림 14.14**). 첫 번째 효과는 보통 눈과 목구멍의 근육에서 느껴지지만 증후는 궁극적으로 골격근 기능이 완전한 상실과 사망으로 진행한다. 현재 치료는 보통 면역억제 약제와 순환에서 자기항체를 제거하는 치료법을 포함한다.

다발성 경화증(multiple sclerosis, MS)은 중추 신경계의 백질에 있는 뉴런을 둘러싸는 절연성 미엘린 수초의 손상과 연관된 마비성 신경근 질환이다. T 세포와 자기항체 유도 상해는 심각하게 뉴런이 자극을 보내는 능력을 손상하여, 근육 쇠약과 진전(떨림), 언어와 시력의 곤란, 마비를 초래한다. 자료에 의하면 인간 헤르페스 바이러스 6 감염과 질병의 개시가 연관성이 있다는 가능성을 시사한다. 코티존과 인터페론 베타와 같은 면역억제제는 증상을 완화시켜주며, 특정한 T 세포 항원에 대한 단일클론 항체 요법으로 치료될 수 있다.

14.6 학습 결과—진도 평가

12. 3가지 이상의 자가면역 질환과 그들 사이의 공통적인 면역학적 특징을 열거하시오.

표 14.3 선택된 예와 면역결핍 질환의 일반적인 범주

1차 면역 결핍(유전적, 선천적)	2차 면역 결핍(후천적)
B 세포 결함(B 세포와 항체의 낮은 수준)	**자연적인 원인으로부터**
무감마글로불린혈증(X-연관, 비성연관)	감염(AIDS) 또는 암
저감마글로불린혈증	영양 결핍
선택적 면역글로불린 결핍	스트레스
T 세포 결함(모든 종류의 T 세포 결여)	임신
흉선 무형성증(디조지 증후군)	노화
B 세포와 T 세포의 결합된 결함(보통 림프구 줄기 세포의 결여나 비정상에 의하여 유발됨)	**면역억제제로부터**
중증 복합형 면역 부전증(SCID) 질환	방사선 조사
아데노신 탈아미노효소(ADA) 결핍	중증 화상
보체 결함	스테로이드(코티존)
보체 구성 요소 하나의 결여	면역억제 약제
류마티스 질환과 연관된 유전적 혈관부종	비장의 제거

14.7 면역결핍 질환: 면역계의 감수성 저하

가끔 면역계의 발생에 오류가 나타나며, **면역결핍(immunodeficiency)**이라고 하는 사람의 면역 반응이 약화되어 태어나거나 발생한다. 면역결핍의 가장 명백한 결과는 재발성의 저항할 수 없는 감염이며, 종종 기회 미생물에 의한다. 면역결핍은 출생 시(선천적) 존재하고 보통 유전적 오류에서 유래하는 **1차 질환**(primary disease)과 출생 후에 획득되고 자연적 또는 인위적 인자에 의하여 유발되는 **2차 질환**(secondary disease)의 2가지 일반적인 범주에 속한다(**표 14.3**).

1차 면역결핍 질환

1차 결함은 특이적 면역과 식세포 작용과 같은 덜 특이적인 면역에 모두 영향을 미친다. 림프구의 정상적인 순차적 발달의 장소와 어느 곳에서 결함이 일어날 수 있고, 가능한 결과를 조사하기 위해서는 **그림 14.15**를 참고한다. 많은 경우 이 결핍은 유전된 비정상에 기인하지만, 많은 질병에 대하여 비정상의 정확한 본질은 알려져 있지 않다. 어떤 결핍의 경우 문제되는 림프구가 완전히 없거나 매우 낮은 수준으로 존재하며, 다른 경우는 림프구가 존재하지만 정상적으로 기능하지 않는다. B 세포와 T 세포의 발달은 어느 시점에서 분기하며 개인은 하나 또는 둘 모두 계열이 결여될 수 있다. 그러나 일부 결핍은 다른 세포의 기능에도 영향을 미친다는 것이 강조되어야 한다.

B 세포 발달 또는 발현에서 임상적 결핍

B 세포의 유전학적 결핍은 비정상적 면역글로불린의 발현을 초래한다. 어떤 경우에는 단지 특정한 면역글로불린 종류만 없으며; 다른 경우에는 모든 유형의 면역글로불린(Ig)이 감소된다.

무감마글로불린혈증(agammaglobulinemia)은 문자 그대로 면역글로불린을 포함하는 혈청 부분인 감마 글로불린이 존재하지 않는다는 것이다. Ig가 완전히 존재하지 않는 것은 매우 희귀하기 때문에 의사들은 **저감마글로불린혈증(hypogammaglobulinemia)**이라는 용어를 선호한다. 재발하는 심각한 세균 감염 증상이 보통 출생 후 약 6개월부터

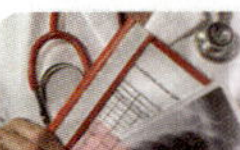

의학적 중요성

손 씻기

손 세척의 중요성은 더 이상 강조될 수 없으며, 특히 손상된 면역계를 가진 환자를 간호할 때에는 더욱 그렇다. 이러한 단순한 단계가 감염과 싸울 수 없는 환자에게는 생명을 구하는 일이 될 수 있다. 이러한 사실을 인식하여, 병원은 의료 종사자의 준수를 증가시키기 위하여 손 세척대를 늘리려고 의식적이고 집중된 노력을 하였다.

의료 종사자가 배워야 할 가장 중요한 기술의 하나는 올바른 손 세척 기술이다. 알코올 기반 소독제는 손 세척의 준수를 증가시켰다. 손 세척제를 한쪽 손바닥에 넉넉하게 바른다. 그리고 손을 서로 비벼서 소독제를 손가락과 손목을 포함한 양손의 표면에 분산한다. 손이 눈에 띄게 더러울 때에는 흐르는 깨끗한 물과 비누를 사용하여야 한다.

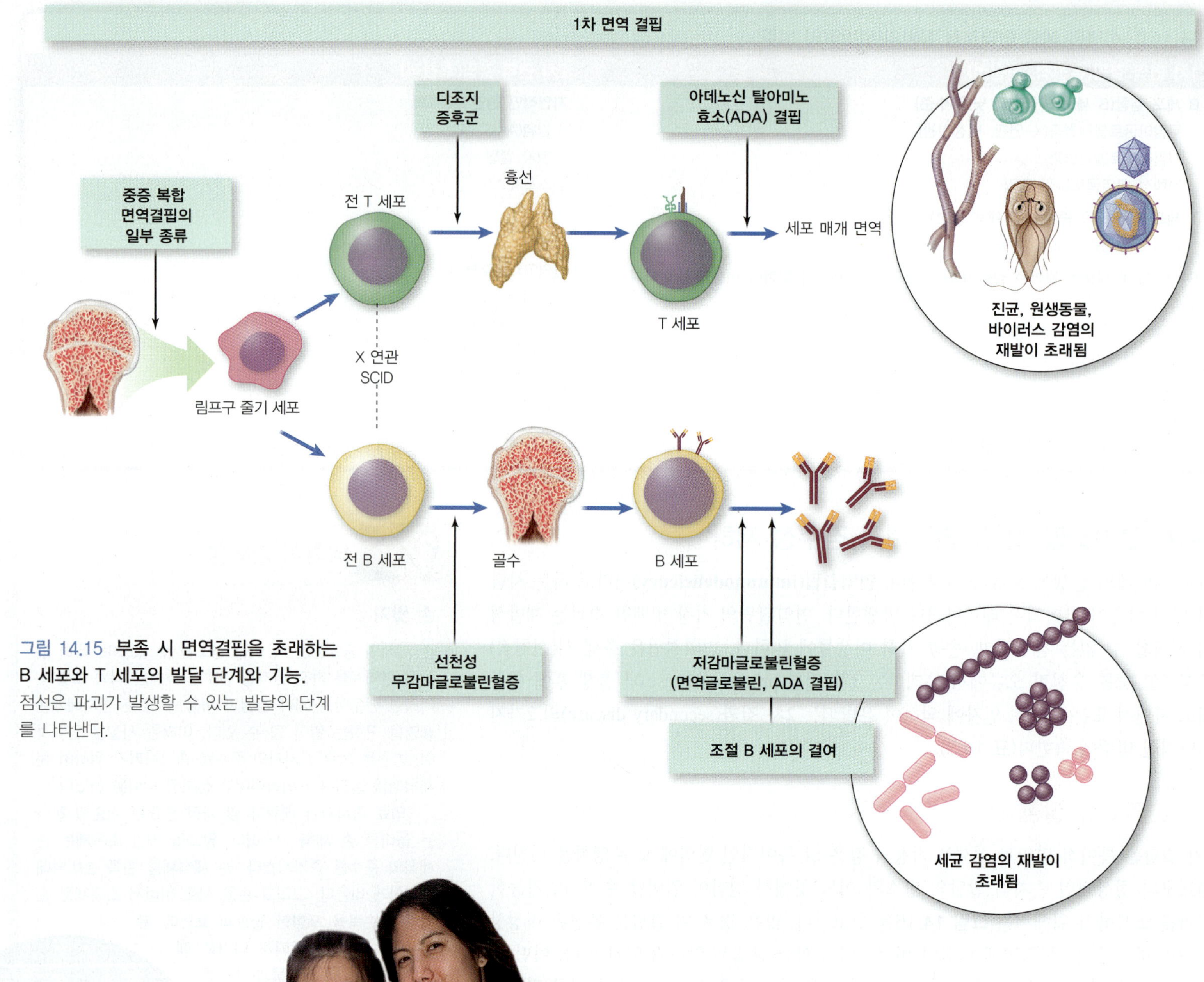

그림 14.15 **부족 시 면역결핍을 초래하는 B 세포와 T 세포의 발달 단계와 기능.** 점선은 파괴가 발생할 수 있는 발달의 단계를 나타낸다.

에이즈(AIDS)는 2차 면역결핍증 질환이다.

나타난다. 가장 흔하게 연루된 세균은 화농성 구균, *Pseudomonas, Haemophilus influenzae*이며; 가장 보편적인 감염 부위는 폐, 부비강, 수막, 혈액이다. 많은 Ig 결핍 환자는 바이러스와 원생동물에 의해 재발하는 감염도 나타날 수 있다. 이러한 상태에 대하여 널리 사용되는 치료는 면역 혈청 글로불린에 의한 수동 면역요법과 연속적인 항생제 요법이다.

특정한 종류의 면역글로불린이 결여되는 것은 비교적 흔한 상태이지만, 기저의 유전적인 기작은 명확하지 않다. IgA 결핍이 가장 지배적인 형태인데, 환자는 B 세포와 다른 면역글로불린은 정상적인 양을 가지고 있지만 IgA를 합성할 수 없다. 결과적으로, 그들은 점막의 국소적 미생물 침입에 대하여 보호가 결여되어 호흡기와 위장관 감염이 재발한다. IgA 결핍에 대해서는 현재 치료 방법이 없는데, 그 이유는 전통적인 면역 혈청 글로불린의 조제는 IgG는 높지만 IgA는 낮기 때문이다.

T 세포 발달 또는 발현에서 임상적 결핍

면역 방어에서 T 세포의 중요한 역할로 인하여, T 세포 발달의 유전적 결함은 중증의 기회 감염과 암을 포함하는 다양한 범위의 질병을 초래한다. 사실상, 기능 장애 T 세포 계열은 B 세포 계열 결함보다 훨씬 파괴적인데, 그 이유는 조력 T 세포가 대부분의 특이적 면역 반응에 필요하기 때문이다.

흉선의 비정상 발달 가장 중증의 T 세포 결핍은 흉선의 유전적인 부재 또는 미성숙을 포함한다. 흉선 무형성증, 또는 **디조지 증후군(DiGeorge syndrome)**은 진균, 원생동물, 바이러스의 지속적인 감염에 아동을 매우 감수성 있게 만든다. 약독화 생균을 이용한 예방 접종은 위험을 제기하며, 수두와 같은 흔한 아동기 감염은 이러한 어린이에게는 궤멸적이고 치명적일 수 있다. 이 환자들은 일반적으로 항체 수준도 감소된다.

중증 복합 면역결핍증: B 세포와 T 세포의 기능 장애

중증 복합 면역결핍증(severe combined immunodeficiency, SCID)은 림프구계 둘 모두의 기능 장애가 포함되기 때문에 면역결핍 질환 중에서 가장 중증이고 잠재적으로 치명적인 형태이다. 일부 SCID는 골수의 림프구 줄기 세포가 완전히 부재하는 데 기인하며, 나머지는 발생의 후기에 B 세포와 T 세포의 기능 장애에 기인한다. SCID 유아는 출생 후 며칠 이내에 칸디다증, 패혈증, 폐렴, 또는 전신 바이러스 감염과 같은 T 세포 결핍을 발현한다.

2종류의 가장 흔한 형태인 스위스형 무감마글로불린혈증과 흉선 림프조직형성부전증에서, 림프구 세포 계열 발생의 유전적 결함은 모든 종류의 림프구 수가 극히 낮으며 체액성 면역과 세포성 면역이 빈약하게 발달하는 결과를 초래한다. **아데노신 탈아미노효소(ADA) 결핍(adenosine deaminase [ADA] deficiency)**이라고 하는 희귀한 형태의 SCID는 아데노신 대사의 상염색체성 열성 결함에 의하여 유발된다. 이 경우, 림프구는 발달하지만 대사산물이 비정상적으로 축적되어 선택적으로 림프구를 파괴한다. 작은 수의 SCID 사례는 B 세포와 T 세포상의 수용체 발달 결함에 기인한다.

특이적 적응 면역의 심각한 결여로 인하여, SCID 아동은 기회감염으로부터 보호하기 위하여 가장 엄밀한 종류의 무균 기술을 요구한다. 베터(David Vetter)에 의하여 예증된 멸균 플라스틱 풍선 속의 생명을 제외하고(**그림 14.16a**), 장기간 생존을 위한 유일한 진지한 선택은 기능장애 림프구를 완전히 대체하거나 교정하는 것이다. 일부 유아는 태아 간 또는 줄기 세포 이식으로 혜택을 볼 수 있지만, 이식은 이식편 대 숙주 질환으로 인하여 까다롭다. X 연관과 ADA 유형의 SCID에 모두에 대하여 더 오래 지속되는 치료법은 유전자 치료인데, 결함 유전자를 대체하기 위하여 정상 유전자를 삽입하는 것이다(8장 참조).

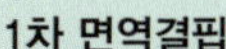

1차 면역결핍

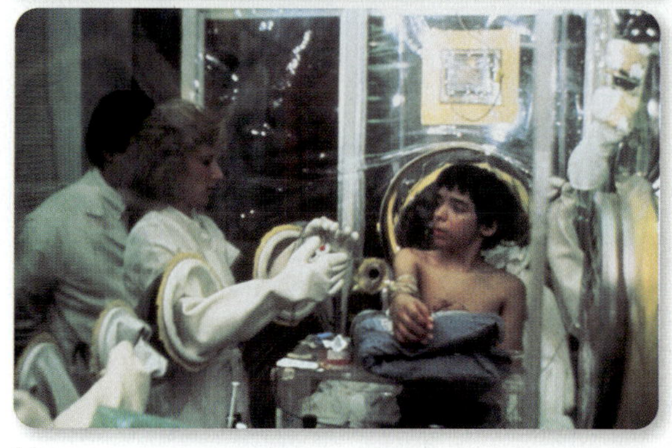

(a)

2차 면역결핍

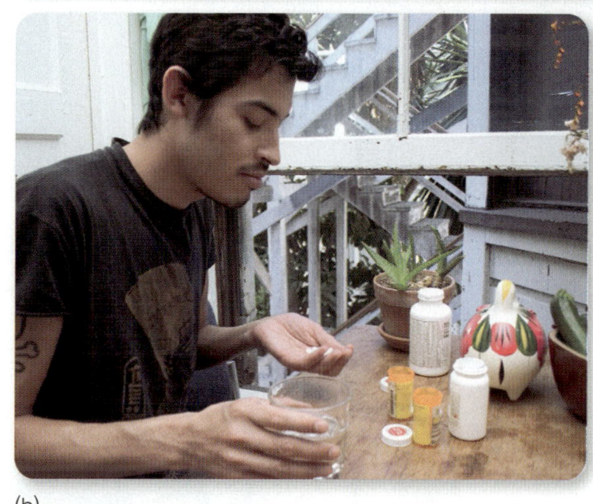

(b)

그림 14.16 면역 결핍의 2가지 유형. (a) David Vetter는 1971년에서 1984년 사망 시까지 멸균 풍선에서 생존하였다. (b) AIDS 환자.

2차 면역결핍 질환

B 세포와 T 세포의 2차적으로 획득된 결핍은 다음 4가지 일반적인 인자에 의하여 유발된다.

1. 감염
2. 비감염성 대사 질환
3. 화학요법
4. 방사선 조사

가장 잘 인식된 감염 유도 면역결핍은 **AIDS**이다(18장 참조). 이 증후군은 조력 T 세포,

NCLEX® 준비

4. 감염 유도 면역결핍인 AIDS는 다음 무엇에 영향을 미치는가?
   a. 조력 T 세포
   b. 항원 제시 세포
   c. 적혈구
   d. a와 b 모두
   e. b와 c 모두

단핵구, 대식세포, 항원 제시 세포를 포함하는 여러 유형의 면역 세포가 인간 면역결핍 바이러스(human immunodeficiency virus, HIV)에 의하여 감염될 때 발생한다. 조력 T 세포의 고갈과 면역 반응의 기능적인 결함이 궁극적으로 이러한 질환과 연관된 암과 기회감염을 초래한다고 일반적으로 생각된다(**그림 14.16b**). 면역을 고갈시킬 수 있는 다른 감염은 홍역, 한센병(나병), 말라리아이다.

골수 또는 림프기관을 표적으로 하는 암은 체액성 면역과 세포 면역 모두 극도로 기능 부전의 원인이 될 수 있다. 백혈병에서 암 세포가 정상 세포를 능가하여, 골수와 혈액에서 정상 세포를 대체한다. 형질 세포 암은 무기능 항체를 대량으로 생산하며, 흉선 암은 중증의 T 세포 결핍을 초래한다.

생명을 구하는 의료 방법의 얄궂은 결과는 환자의 면역계의 억제이다. 이식편 거부 또는 류마티스성 관절염을 방지하는 약제는 마찬가지로 이로운 면역 반응을 억제할 수 있으며, 방사선 조사와 항암제는 골수와 다른 신체 세포에 상해를 끼친다.

14.7 학습 결과—진도 평가

13. 1차 면역결핍과 2차 면역결핍을 구분하고, 각각이 어떻게 발생하는지 설명하시오.

임상 사례 결론

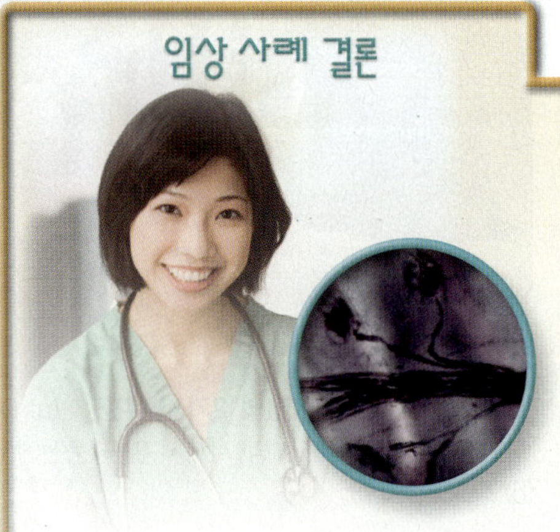

중증 근무력증은 일반적으로 40세 이하의 젊은 여성과 나이든 남성에 영향을 미치지만, 누구나 영향을 받을 수 있다. 이는 직접 유전되지 않는다.

중증 근무력증에서 항체는 신경근 연접부의 아세틸콜린 수용체를 차단하거나 파괴하여, 근육 수축이 일어나는 것을 방지한다. 신경 자극은 정상적으로 신경이 따라 신경 말단으로 진행하여 신경전달물질인 아세틸콜린이 수용체에 결합되면 근육 수축이 발생하도록 활성화된다.

중증 근무력증에는 항체의 생산을 억제하기 위하여 면역억제제를 사용하며, 따라서 근육 강도를 개선한다. 항콜린에스터라아제인 네오스티그민 등은 신경근 연접부에서 신경 신호의 전달을 개선한다. 흉선 적출술(thymectomy)은 증상을 경감시키고 심지어는 일부 환자를 치유한다.

관절염의 2가지 유형

골관절염(osteoarthritis)과 류마티스성 관절염을 구분하는 것은 의사에게도 어려운 일이다. 다음 표는 이 2가지 상태의 일부 차이점을 요약하여 보여준다.

구분 인자	골관절염	류마티스성 관절염
발병 연령	나이든 사람에게 더 흔함—"마모성(wear and tear)" 관절염	일반적으로 30~60세 사이
남성/여성 지배도	55세 이전에는 남성에서 더 보편적이고, 55세 이후에는 여성에서 더 흔함	여성이 2–3배 더 발병할 확률이 높지만, 남성과 아동도 질병에 걸릴 수 있음
최악 증상의 하루 중 시간	통증은 활동으로 악화됨; 저녁 때 악화됨	장시간의 조조(아침) 경직(30분 이상 지속됨)
원인	연령, 유전적 성향, 비만, 부상, 관절의 혹사	염증성 자가면역 질환, 유발시키는 사건 또는 유전적 원인
영향을 받는 관절	고관절(엉덩이), 무릎, 등 아래 부분(체중 지지 관절); 작은 관절도 영향을 미칠 수 있음	손, 손목, 발의 작은 뼈(다른 관절에도 영향을 미칠 수 있음); 대칭 관절 연관
진단에 사용되는 검사	X–선, 병력, 건강진단	X–선, 건강진단, 진단 검사(양성 류마티스 인자, C 반응성 단백질의 증가, 적혈구 침강 속도의 증가)
발생 빈도	미국에서 2천1백만 명에 영향을 미침	미국에서 2백만 명 이상에 영향
영향을 받는 기타 신체	없음—관절에만 영향을 미침	다른 기관계도 영향을 미칠 수 있음
증상 시작	점진적	돌연히 발생 가능
영향을 받는 관절 부위	연골	활액막(관절의 내면)

관절염(arthritis)이라는 용어는 문자 그대로 "관절의 염증"이다. 2가지 가장 흔한 유형인 골관절염과 류마티스성 관절염 이외에도 많은 유형의 관절염이 있다. **소아 류마티스성 관절염**(juvenile rheumatoid arthritis)은 아동에 영향을 미치며 쇠약하게 한다. **건선성 관절염**(psoriatic arthritis)은 자가면역 상태인 건선이 있는 사람에게 영향을 미치는 관절염이다. 건선성 관절염은 건선의 피부 발진보다 앞서 나타날 수 있다. **통풍**(gout)은 관절에 영향을 미치는 갑작스럽고 매우 고통스러운 적열과 부어오르는 것이며, 특히 엄지발가락에 영향을 미친다. 통풍은 관절에 축적되는 요산 결정에 의하여 유발되며, 통증과 염증을 일으킨다. **강직성 척추염**(ankylosing spondylitis)은 만성 염증 질환으로 궁극적으로 척추의 협착을 초래한다. **감염성 관절염**(infectious arthritis)은 바이러스, 세균, 진균에 의한 관절의 염증이다. **라이터 증후군**(Reiter's syndrome; 반응성 관절염)은 관절뿐 아니라 비뇨기관에도 영향을 미친다. **쇼그렌 증후군**(Sjogren's syndrome)은 눈과 구강에서 습기를 생산하는 분비샘의 기능 장애를 일으킨다. 이 증후군은 신체의 다른 부분도 영향을 미칠 수 있다.

섬유근육통(fibromyalgia)은 극심한 피로와 관절통/근육통을 유발한다. 이는 류마티스성 관절염과 혼동될 수 있지만, 섬유근육통 환자의 관절은 적열을 일으키거나 부어오르지 않는다. 섬유근육통 환자는 근육 내부에 통증을 유발하는 예민한 장소가 있다. 섬유근육통의 원인은 알려져 있지 않지만, 감염과 외상 모두 이 상태를 유발하는 데 연관되어 있다. 실험실 검사에는 보통 정상으로 나타난다.

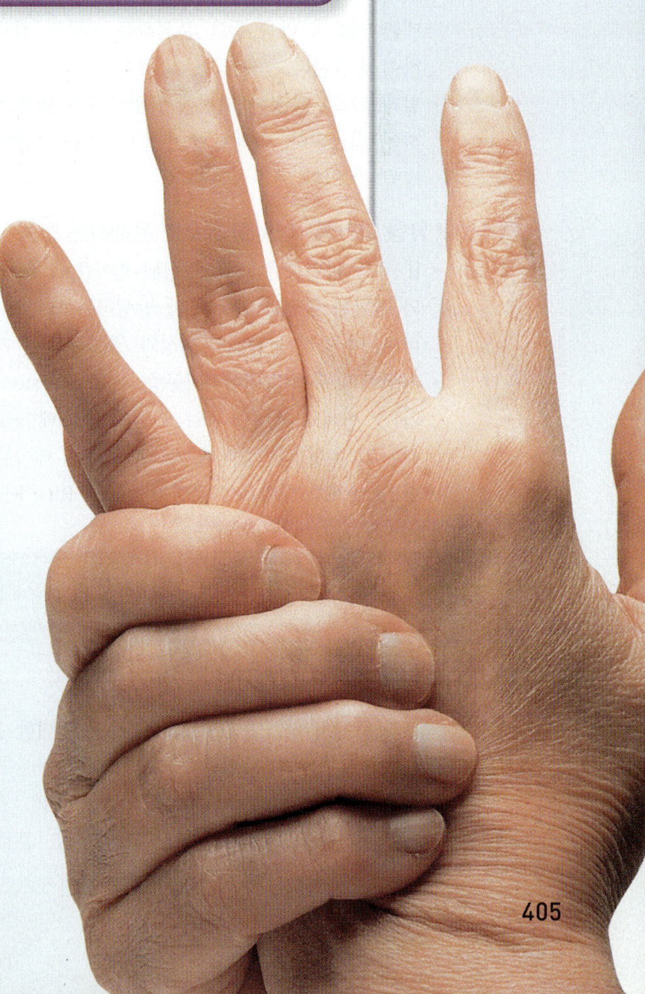

요약

14.1 면역 반응: 양면의 동전

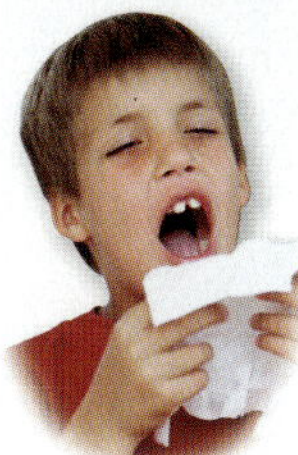

- 면역병리학은 면역 반응의 과도한 작용이나 활발하지 않는 작용과 연관된 질환을 연구하는 것이며, 알레르기, 자가면역, 이식과 수혈 작용, 면역결핍 질환, 암을 포함한다.
- 과민 반응에는 4가지 유형이 있다. I 유형(알레르기와 아나필락시스), II 유형(보체, IgG 매개와 IgM 매개 조직 파괴), III 유형(면역 복합체 반응), IV 유형(지연형 과민 반응)이다.

14.2 I 유형 알레르기 반응: 아토피와 아나필락시스

- 과민 반응을 유발하는 항원은 알레르기원이며, 이들은 외인성(숙주의 외부에서 유래) 또는 내인성(숙주 자신의 조직을 포함)이다.
- 아토피는 만성, 국부적 알레르기이며, 반면에 아나필락시스는 전신성, 잠재적으로 치명적인 알레르기 반응이다. 둘 다 외인성 항원에 반응하여 과잉의 IgE를 생산하여 초래된다.
- I 유형 알레르기원은 흡입제(inhalant), 섭취물(ingestant), 경피 물질(injectant), 접촉제(contactant) 등이 포함된다. 잠재적인 침입로는 피부, 호흡관, 위장관, 요생식관이다.
- I 유형 과민증은 알레르기원의 감작 투여로 준비되며 두 번째 자극 투여가 알레르기 반응을 유발할 때 발현된다.
- I 유형 과민증에 주로 참여하는 것은 IgE, 호염구, 비만 세포, 염증 반응 매개체이다.
- 알레르기는 특이적 면역 세포, IgE 생산, 알레르기원에 대한 국소적 반응 등을 분석하는 시험관 검사와 생체 검사를 사용하여 진단된다.
- 알레르기는 특정한 지점에서 알레르기 반응을 방해하는 약제에 의하여 치료된다. 알레르기 반응은 종종 탈감작 요법에 의해서도 예방될 수 있다.

14.3 II 유형 과민증: 이물질 세포를 용해하는 반응

- II 유형 과민증은 미리 형성된 항체(IgG 또는 IgM)가 이물질 세포와 결합된 항원과 반응할 때 발생하는 보체에 의하여 보조되는 반응이며, 막 공격 복합체의 형성과 세포 용해를 가져온다.
- 신생아의 용혈병(태아적아구증; erythroblastosis fetalis)은 Rh− 산모가 첫 번째로 태어난 Rh+ 아이의 RBC에 최초로 감작화될 때 발생하는 II 유형 과민증이다. 두 번째 Rh+ 태아를 임신하게 되면, 모성 항Rh 항체가 태반을 가로질러서 태아 Rh+ RBC가 용혈되도록 한다.

14.4 III 유형 과민증: 면역 복합체 반응

- III 유형 과민 반응은 대량의 항원이 숙주 항체와 반응하여 조직 세포막에 침착하는 불용성 면역 복합체를 형성할 때 발생하며, 만성 파괴적 염증을 유발한다.
- II 유형 반응과 마찬가지로, III 유형 과민증은 IgG와 IgM의 생산과 보체 활성화를 포함한다. 차이점은 이러한 반응에서 인식되는 항원이 용해성이라는 것이다.
- III 유형 과민증의 매개체는 용해성 IgA, IgG, 또는 IgM, 그리고 염증 반응의 인자를 포함한다.
- 국소(아더스) 그리고 전신(혈청병) 반응은 III 유형 과민증의 2가지 유형이다.

14.5 IV 유형 과민증: 세포 매개(지연형) 반응

- IV 유형 또는 지연형 과민 반응은, 투베르쿨린 반응과 이식 반응(숙주 거부 반응과 GVHD) 등이며, 세포독성 T 세포가 자기 조직 또는 이식된 이물질 세포를 공격할 때 발생한다.
- 이식 또는 이식편의 4가지 분류는 이식편과 숙주 사이의 MHC 유사성 정도에 의하여 결정된다. 가장 유사한 것부터 순서대로 자가이식(autograft), 동계이식(isograft), 동종이식(allograft), 이종이식(xenograft)이다.

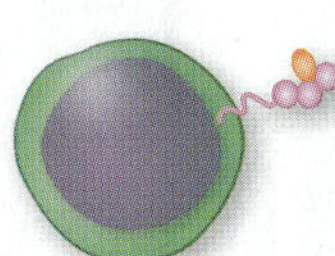

14.6 자기(self)에 대한 부적절한 반응: 자가면역

- 자가면역 반응은 자기항체 또는 숙주 T 세포가 자기 항원에 대하여 비정상적 공격을 개시할 때 발생하며, 이는 면역이 바이러스 유도에 의하여 변경되거나 자기 반응성 클론을 제거하지 못한 데에서 기인한다.
- 자가면역 질환의 예에는 전신 홍반성 루프스, 류마티스성 관절염, 진성 당뇨병, 중증 근무력증, 다발성 경화증 등이 포함된다.

14.7 면역결핍 질환: 면역계의 감수성 저하

- 면역결핍 질환은 면역 반응이 감소되거나 결여될 때 발생한다.
- 1차 면역 질환은 B 세포, T 세포, 흉선, 또는 이들의 조합의 결핍이 유전적으로 유도되는 것이다. SCID는 체액성 면역과 세포 매개 면역이 모두 상실되기 때문에 가장 중증이다.
- 2차 면역 질환은 감염(예, AIDS), 기관 질환, 화학요법, 또는 방사선 조사에 의하여 기인한다.

선다형 문제 Bloom의 1, 2단계: 기억, 이해

보기에서 맞는 답을 선택하시오.

1. 다음 문장 중에서 자가면역(autoimmunity)에 대한 올바른 설명은?
   a. 잘못 성형된 항체를 포함한다.
   b. "자동면역(automatic immunity)"을 의미한다.
   c. II 유형, III 유형, IV 유형 과민증으로 종종 나타난다.
   d. 급성 과정을 가지고 나서 보통 자체적으로 해결된다.
2. 면역계의 T 세포 분지는 주로 어떠한 과민증의 원인이 되는가?
   a. I 유형 b. II 유형 c. III 유형 d. IV 유형

3. 비만 세포를 준비시키는 알레르기원과 접촉을 무엇이라고 하는가?
   a. 감작화 투여
   b. 탈과립 투여
   c. 자극 투여
   d. 탈감작화 투여
4. 염증성 사이토카인과 기능을 올바르게 짝지은 것을 선택하시오.
   a. 프로스타글란딘/발진과 발열 반응
   b. 히스타민/세기관지 수축
   c. 류코트리엔/두통(통증)
   d. 에스트로겐/천식
5. 위생 가설은 다음 어느 것을 시사하는가?
   a. 환경에는 아직 너무 많은 미생물이 있다.
   b. 면역계가 성숙하는 데에는 미생물과 더 많은 접촉이 필요할 수 있다.
   c. 면역계가 성숙하는 데에는 항균제와 더 많은 접촉이 필요할 수 있다.
   d. 농장에는 충분한 미생물이 없다.
6. 아더스 반응(Arthus reaction)에서 다음 중 어느 것이 역할을 하는가?
   a. IgE 항체
   b. 보체
   c. 세포 연관 항원
   d. 세포독성 T 세포
7. II 유형 과민증은 다음 중 어느 것에 기인하는가?
   a. 비만 세포와 반응하는 IgE
   b. 세포독성 T 세포의 활성화
   c. 상피 조직을 방해하는 IgG-알레르기원 복합체
   d. 항체가 존재할 때 세포의 보체 유도 분해
8. 다음 중 SCID에 관하여 가장 올바른 설명은 무엇인가?
   a. 1차 면역결핍 질환 중에서 가장 덜 중증이다.
   b. 바이러스 감염으로부터 초래된다.
   c. 보체의 작용에 의하여 초래된다.
   d. B 세포계와 T 세포계 모든 림프구의 기능 장애를 포함한다.

비판적 사고 Bloom의 3, 4, 5단계: 적용, 분석, 평가

비판적 사고는 사실과 개념을 이용하여 추론하고 문제를 해결하는 능력이다. 이러한 문제는 다양한 각도에서 접근될 수 있으며, 대부분의 경우 하나만의 옳은 답을 가지지는 않는다.

1. I 유형 알레르기에서 감작과 자극을 통한 꽃가루 입자의 경로를 추적하고, 비만 세포, 호중구, IgE, 알레르기 매개체의 역할에 대하여 논의하시오.
2. 낙태, 유산, 또는 자궁외 임신을 경험한 Rh- 여성이 Rh 인자에 대하여 예방 접종 받는 것을 권장하는 이유는 무엇인가?
3. 조직 이종이식이 이물질 항원을 인식하는 면역계의 강한 능력의 관점에서 성공적일 수 있는지 설명하시오.
4. 31세의 남성이 페니실린 투여 후 중증의 전신 발진이 발생하였다. 그는 과거에 이 항생제를 전혀 투여한 적이 없다고 확신한다. 이 환자에서 발생하는 면역 반응을 요약하고, 그가 전에 페니실린을 처방받은 적이 없는데 증상이 왜 나타났는지 설명할 수 있는 가설에 대하여 논의하시오.
5. a. 무감마글로불린혈증의 아이가 출생 후 6개월까지 기회감염을 발생하지 않는지 설명하시오.
   b. B 세포 결핍인 사람이 인위적 수동 면역요법에서 왜 이익을 얻을 수 있는지 설명하고, 이러한 개인이 다양한 미생물에 대하여 성공적으로 예방 접종될 수 있을지 논의하시오.

시각적 연결 Bloom의 5단계: 평가

이 질문은 이전의 영상을 새로운 개념과 연결시킨다.

1. **13장**에서 배웠듯이, B 세포와 T 세포는 림프계 외부의 조직에서 비롯한다. 이를 기억하고, 이러한 지역(예, 골수 또는 흉선)의 비정상이 어떻게 면역결핍을 초래할 수 있는지 한 가지 이상의 예를 제공하시오.

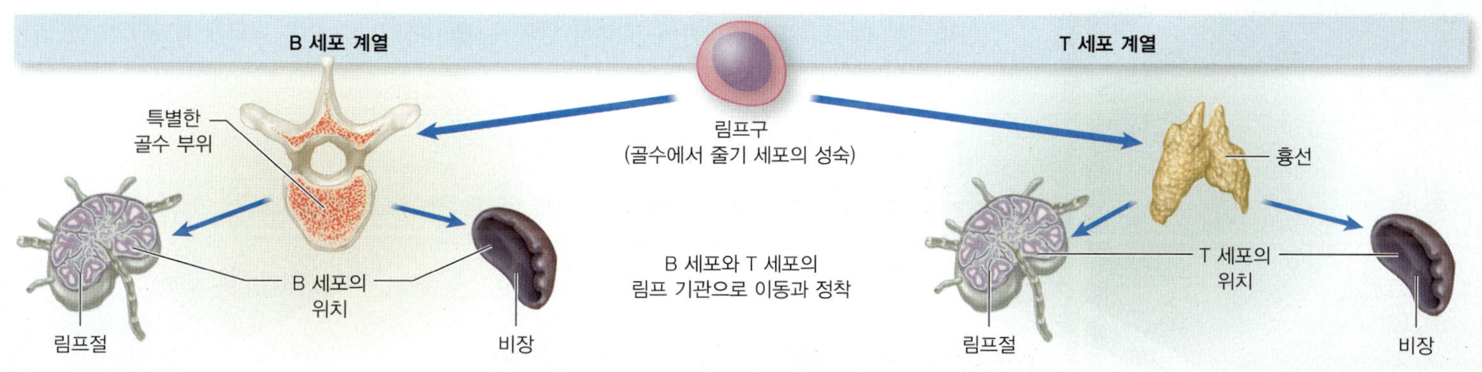

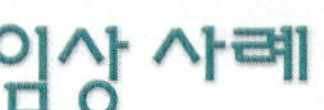

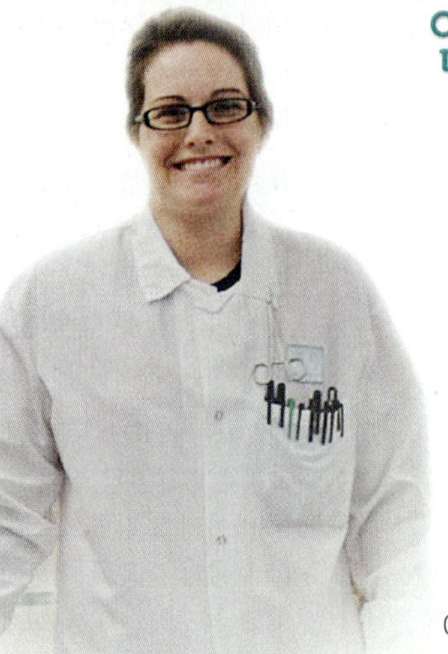

원인의 추적

내가 실험실 기술 학생일 때, 인턴 지도 교수와 나는 응급실(ER)에 가서 환자의 혈액을 채취하도록 요청받았다. 환자를 돌보던 간호사에 의하여 기입된 실험실 요청서에는 "의식 수준이 저하된 1주일간의 발열"이라고 적혀 있었다.

ER에 보고하고, 우리는 환자에게 안내되었는데, 환자는 검사실에서 바퀴 달린 침대에 누워 있었다. 환자는 78세의 창백하고 야윈 당뇨병을 앓고 있는 노신사였다. 우리는 소개를 하고 환자에게 채혈하러 왔다고 이야기하였다. 환자는 우리가 온 것을 겨우 알아차렸으며 깨어 있기가 어려운 것처럼 보였다. ER 간호사는 소변 분석과 배양을 위하여 환자의 폴리 카테터(Foley catheter)에서 이미 소변 시료를 채취하였다. 그들은 채취한 시료를 우리에게 전해 주었으며, 시료는 환자의 이름과 채취 날짜와 시간이 정확하게 표시되어 있었다.

우리는 의사의 지시에 따라 채혈을 진행하였다. 완전 혈구 측정, 전해질, 혈당, 간 기능, 심장 표지를 위한 혈액을 획득하였다. 또한 혈액 배양을 위하여 2곳의 다른 부위에서 채혈하였다. 모든 시료를 채취하고 나서 모든 것을 마쳤다고 간호사에게 통보하였다. 우리는 모든 채집 바이얼에 필요한 정보를 기입하고 실험실로 돌아왔다.

실험실 내부에서 할 수 있는 모든 검사를 수행한 이후에 모든 보고서의 사본을 ER로 보냈다. 환자의 헤모글로빈과 헤마토크릿은 약간 낮았다. 백혈구 계수는 매우 높았다. 환자의 칼륨 수준은 높았으며, 나트륨 수준도 낮았다. 간 기능은 정상이었고, 심장 표지도 정상이었다. 소변 분석에서 케톤과 단백질이 나타났으며, 이는 감염이 아니라 탈수의 증거였다. 환자의 혈당은 높았지만 위험할 정도는 아니었다.

이러한 실험실 조사를 바탕으로, 환자는 정맥 수액으로 수분을 재공급하였으며 칼륨과 나트륨 수준은 곧 교정되었다. 혈당을 낮추기 위하여 인슐린도 투여하였다. 환자는 소변과 혈액 배양 결과가 나올 때까지 광범위 정맥(IV) 항생제 투여를 시작하였다. 그는 고열이 지속되었으며 집중 치료 병동(intensive care unit; ICU)에 입원한 이후에야 겨우 반쯤 의식을 회복하였다.

예비 소변 배양은 환자의 소변에서 어떠한 세균도 동정하지 못하였다. 따라서 혈액 배양만 남았으며, 48시간 이후에 예비 결과가 나왔을 때 결과는 환자의 혈액에 *Staphylococcus epidermidis*가 존재하는 것을 밝혔다. 감수성 조사는 미생물이 페니실린 G, 리팜핀, 반코마이신에 감수성이 있다고 보여주었다. 또한 미생물이 현재 환자가 투여 받고 있는 세프트리악손에 내성이 있는 것으로 밝혀졌다. 환자는 페니실린 G로 변경하여 6시간마다 정맥 주사를 하였고, 그 이후 빠르게 회복되었으며, 발열은 36시간 이내에 사라졌다.

- 혈액 배양은 왜 2곳의 다른 부위에서 채혈되었는가?
- 실험실 요원이 시료를 채취한 이후에 간호사에게 통보하는 것이 왜 중요한가?

임상 사례 결론은 432쪽에 있음.

CHAPTER 15

감염의 진단

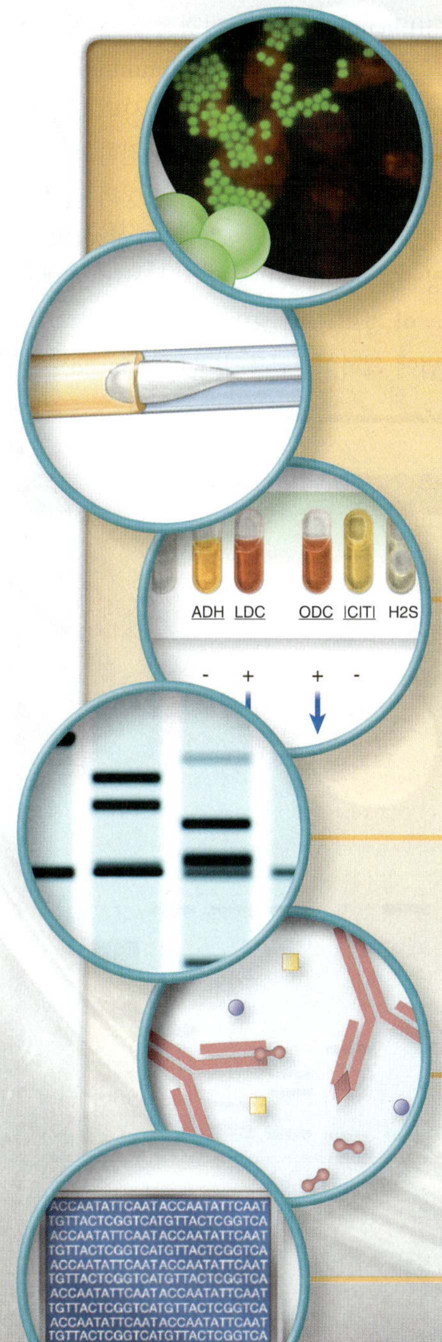

이 장에서는...

15.1 미생물 질환의 조사를 위한 준비

1. 미생물 동정 기술의 3가지 주요한 범주를 열거한다.
2. 각각의 3가지 범주에 대하여 한 문장의 서술을 제공한다.

15.2 감염원의 추적: 시료 채취

3. 환자의 시료에서 감염원의 동정에 영향을 미칠 수 있는 인자를 확인한다.
4. 분리한 미생물에 대한 검사와 환자 자신에 대하여 수행한 검사의 종류를 비교한다.

15.3 표현형 방법

5. 직접 동정 범주에 속하는 상이한 검사를 최소한 3가지 열거한다.
6. 생화학적 검사의 배후에 있는 주요 원리를 설명하고, 그러한 검사의 예를 확인한다.

15.4 유전자형 방법

7. PCR이 감염성 질환의 진단에 왜 유용한지 설명한다.
8. 미생물 동정의 혼성화법의 주요 단계를 열거한다.
9. rRNA 분석이 감염성 질환의 진단 과정에 어떻게 영향을 끼쳤는지 설명한다.

15.5 면역학적 방법

10. 혈청학 용어를 정의하고, 혈청학적 검사 배후의 면역학적 원리를 설명한다.
11. 직접 ELISA와 간접 ELISA의 차이를 설명하고, 각각의 임상 적용을 제공한다.

15.6 획기적인 방법론

12. 표준 배양 방법을 통하여 병원체를 분리하는 것이 시대에 뒤떨어진 진단 전략이 된 이유를 설명한다.
13. "획기적인 기술"의 이름을 최소한 3가지 이상 말하고 배후의 원리를 설명한다.

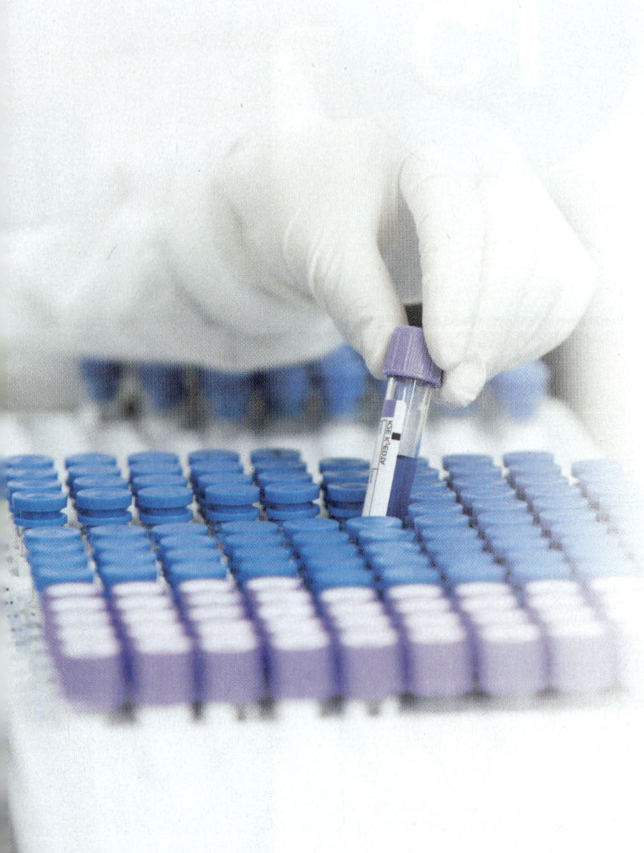

15.1 미생물 질환의 조사를 위한 준비

16장에서 21장은 임상적으로 가장 중요한 세균, 진균, 기생충, 바이러스 질병을 다룬다. 이들 장에서는 가장 유행하는 감염 상태와 이를 유발하는 생물에 대하여 조사한다. 이 장에서는 감염의 진단을 어떻게 할지에 대한 소개로 시작한다.

많은 학생에게(또한 전문가도), 미생물학에서 가장 절실한 주제는 환자 시료나 자연 시료에서 **미지의 미생물을 동정하는 방법**(how to identify unknown bacteria)이다. **표 15.1**에서 볼 수 있듯이, 속과 종 수준까지 세균을 동정하기 위하여 미생물학자가 사용하는 방법은 3가지 주요한 범주에 속한다. **표현형(phenotypic)**은 현미경적 또는 거시적 형태뿐 아니라 세균의 생리학과 생화학에 대한 고려를 포함한다. **면역학(immunologic)**은 혈청학적 분석을 수반하며, **유전자형(genotypic)** 기술이 있다. 이러한 검사의 단면도 자료로부터 어느 세균에 대해서든 독특한 프로필을 작성할 수 있다. 점점 유전학적 동정 방법이 세균을 동정하는 유일한 자원으로 사용되고 있다. 이제는 감염성 질병의 진단이 혁명 단계에 도달하고 있다. 5년 이내에 대부분의 전문가들은 대규모의 감당할 수 있는 유전학적 방법과 다른 방법들이 대부분의 표현형 또는 면역학 방법을 대체하여 채택될 것으로 예측한다. 이러한 새로운 기술에 대해서는 이 장의 끝에 요약하였다.

많은 생물은 생화학적, 혈청학적, 형태적 방법에 의하여 "전통적(old-fashioned)" 방

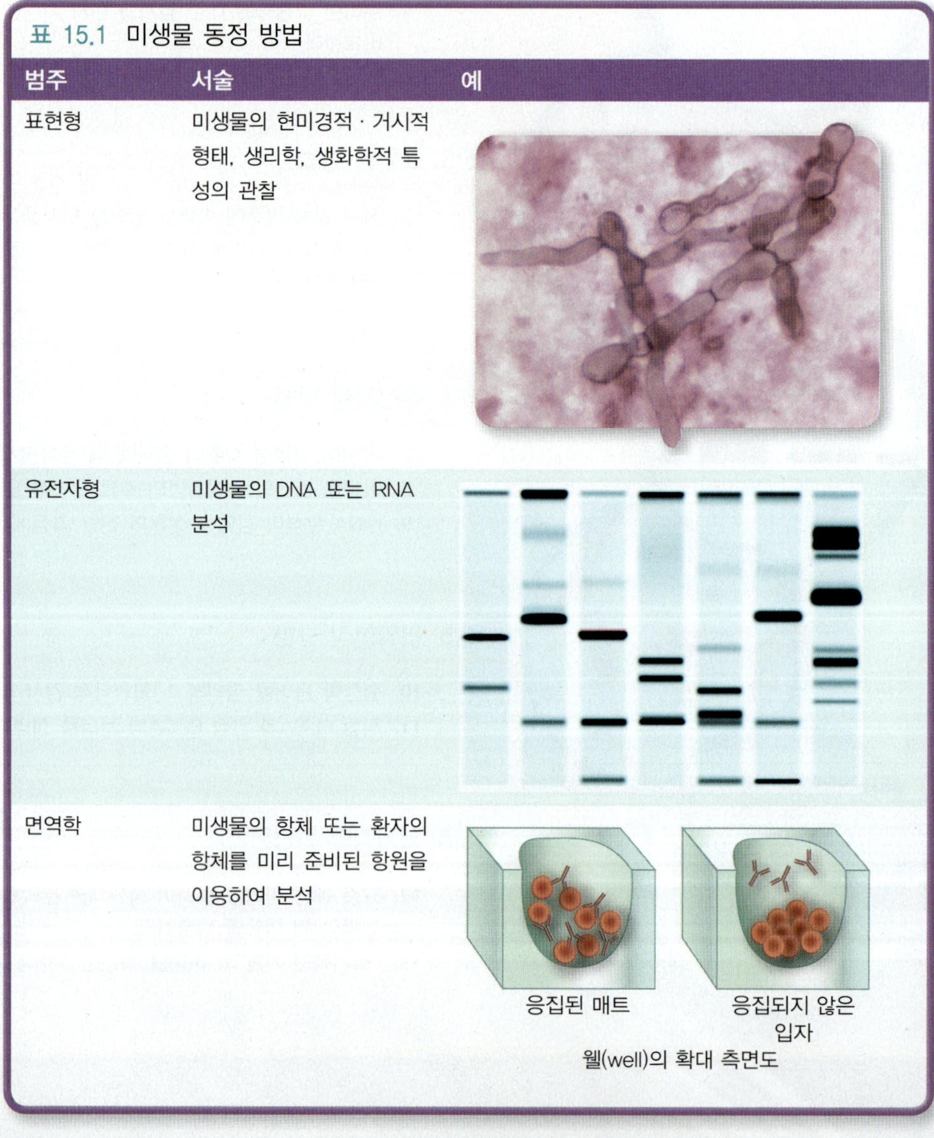

표 15.1 미생물 동정 방법

범주	서술	예
표현형	미생물의 현미경적 · 거시적 형태, 생리학, 생화학적 특성의 관찰	
유전자형	미생물의 DNA 또는 RNA 분석	
면역학	미생물의 항체 또는 환자의 항체를 미리 준비된 항원을 이용하여 분석	

법으로 동정되어야 한다. 사실상 혈청학은 일부 질환에 대해서 매우 신뢰성이 높아 결코 대체되지 않을 것이다.

일부 다른 기술들도 진단에 도움이 된다는 것을 주목해야 한다. 예를 들면 컴퓨터 단층촬영법(computerized tomography, CT)은 편도선 농양의 진단에 종종 이용되며, 그 이후 이 장에 서술된 방법을 이용하여 원인균을 동정할 수 있다. 자기 공명 영상(magnetic resonance imaging, MRI)과 양전자 방사 단층촬영(positron emission tomography, PET)은 심부 조직 감염 장소를 찾는 데 이용된다.

표현형 방법

현미경 형태

광학 현미경은 세포 형태, 크기, 배열, 그램 염색 반응, 항산 반응, 그리고 내생포자, 과립, 협막 같은 특별한 구조의 미생물 특징을 관찰하는 것을 도와준다. 전자 현미경 연구는 세포벽, 편모, 선모, 핌브리아 같은 추가적인 구조적 특성을 정밀하게 관찰할 수 있다.

거시적 형태

육안으로 평가될 수 있는 특징도 동정에 유용하다. 이러한 특징은 질감, 크기, 형태, 색소, 생장 속도, 액체 배지와 젤라틴 고체 배지에서 생장의 양식 등을 포함하는 집락의 모습이다.

생리학적/생화학적 특성

이 방법은 세균 동정의 전통적인 대들보였다. 세균의 효소 생산과 다른 생화학적 특징은 각각의 종을 동정하는 신뢰성 있고 안정된 지표이다. 특이적인 효소의 존재를 측정하고 영양학적 · 대사적 활동을 평가하는 수십여 종의 진단 시험이 존재한다. 예는 당 발효 시험; 단백질과 다당류 같은 복잡한 중합체를 소화하거나 대사하는 능력; 기체의 생산; 카탈라아제, 산화제, 탈탄산 효소의 존재; 항생제 감수성 등이다. 특별한 신속 동정 검사 체계는 이러한 유형의 검사에서 자료 수집과 분석을 능률적으로 할 수 있게 한다.

화학 분석

세포벽의 펩티드와 막 지질 프로필 같은 특이적 구조 물질의 분석도 미생물 동정에 도움이 된다.

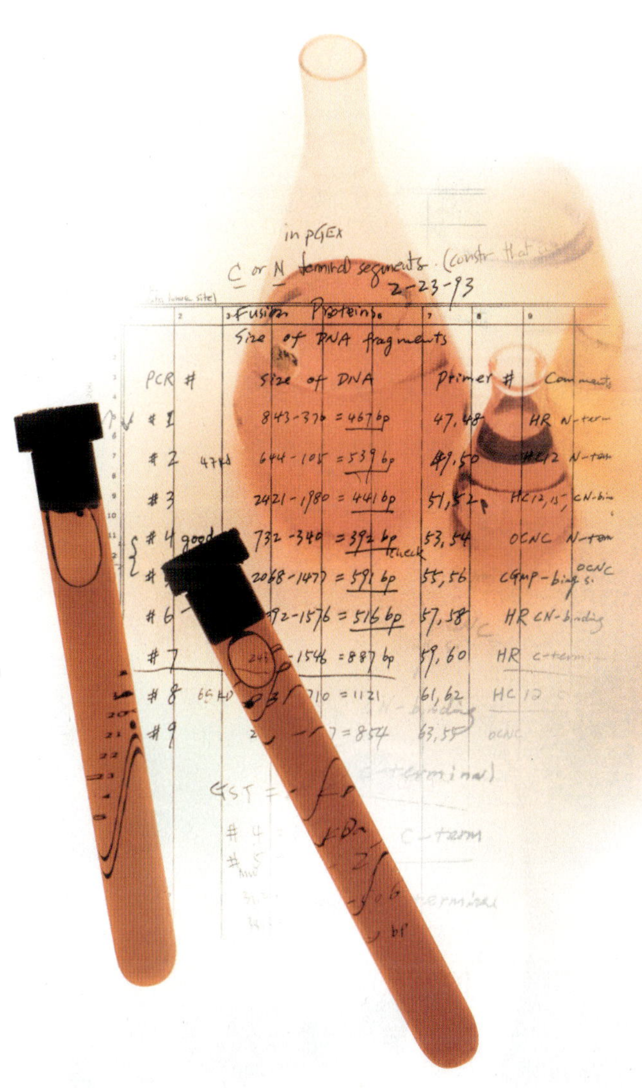

유전자형 방법

유전 물질 자체(DND/RNA)를 검사하는 것은 세균의 동정과 분류에 혁명을 가져왔다. 가용할 때 유전자형 방법은 표현형 방법에 비하여 많은 장점을 가지고 있다. 주요한 장점은 미생물을 배양하는 것이 항상 필요하지 않다는 것이다. 최근 10년간, 과학자들은 실험실에서 배양할 수 있는 미생물보다 배양할 수 없는 미생물이 훨씬 많다는 것을 인식하게 되었다. 수많은 **살아 있지만 배양할 수 없는(viable nonculturable, VNC)** 미생물은 현재 유전자형 방식으로 동정되고 있다. 다른 장점은 유전자형 방법은 점점 자동화되어 표현형 방법에 비하여 신속하고 종종 더 정확한 결과를 생산한다.

면역학 방법

13장에서 배웠듯이, 항원에 대한 면역 반응은 항체의 생산인데, 이는 특이적 항원에 단단히 결합하도록 고안되어 있다. 항체 반응의 본성은 환자의 시료가 의심되는 병원체(항원)의 존재를 검사할 때 진단적 목적으로 활용되고 있다. 이러한 기술에 기초를 둔 실험실 키트가 많은 병원체를 즉각적으로 동정하는 데 가용하다.

15.1 학습 결과—진도 평가

1. 미생물 동정 기술의 3가지 주요한 범주를 열거하시오.
2. 각각의 3가지 범주에 대하여 한 문장의 서술을 제공하시오.

15.2 감염원의 추적: 시료 채취

진단 방법에 관계없이 시료 채취는 임상 팀 모든 구성원의 보건 결정을 지도하는 데 공통적인 사항이다. 실제로 동정과 치료의 성공은 시료가 어떻게 채취되고, 취급되고, 저장되고, 배양되는가에 의존한다. 시료는 임상 실험실 과학자 또는 의학 기술자, 간호사, 의사, 또는 환자에 의해서 채취될 수 있다. 그러나 환경으로부터 또는 환자의 오염을 방지하기 위한 멸균 시료 용기와 다른 도구를 포함한 일반적인 무균 절차가 중요하다. **그림 15.1**에는 가장 일반적인 시료 채취 부위와 절차를 자세하게 설명하고 있다.

정상적으로 상재 미생물상을 포함하는 부위에서, 주변 지역이 아니라 감염 부위에서만 시료가 채취되도록 주의를 기울여야 한다. 타액은 mL당 대부분이 정상균인 수백만 개의 세균을 포함하고 있기 때문에 특히 원하지 않는 오염물이다. 하부 기도의 표면을 피복하는 점액인 가래는 기침으로 방출하거나 타액에 의한 오염을 피하기 위하여 카테터라는 가는 관으로 채취한다. 또한 목구멍과 코인두 면봉법은 혀, 볼, 또는 타액과 접촉하면 안 된다. 때에 따라서는 치아 진단에 타액 시료가 필요하며 환자가 용기에 뱉도록 하여 채취한다.

소변은 카테터를 사용하여 방광에서 무균적으로 채취한다. "청결 채취(clean catch)"이라고 하는 다른 방법은 외부 요도를 세척하고 중간 흐름을 채취하여 획득한다. 청결 포착은 불가피하게 시료에 정상균이 일부 포함되지만, 실제 감염에서는 병원체와 구별될 수 있다. 때때로 진단 기술은 처음에 무효화된 "오염된 채취" 세균을 필요로 한다. 요도, 질, 자궁 경부의 점액 내면은 면봉이나 도포용 막대로 채취할 수 있다.

피부 병변의 성질에 따라 피부는 면봉이나 심층을 노출하기 위하여 메스로 벗겨 낼 수 있다. 상처는 배양을 위하여 면봉으로 훔치기 전에 피부의 정상균을 채취하는 것을 피하기 위하여 씻어낼 수 있다. 혈액, 척수액, 조직액과 같은 멸균 물질은 멸균 바늘 흡입으로 채취해야 한다. 이러한 경우 천자된 부위를 살균하는 것은 매우 중요하다. 추가적인 시료의 출처는 눈, 외이도, 활액, 비강(모두 면봉), 외과 수술로 제거된(생검) 질병 조직이다.

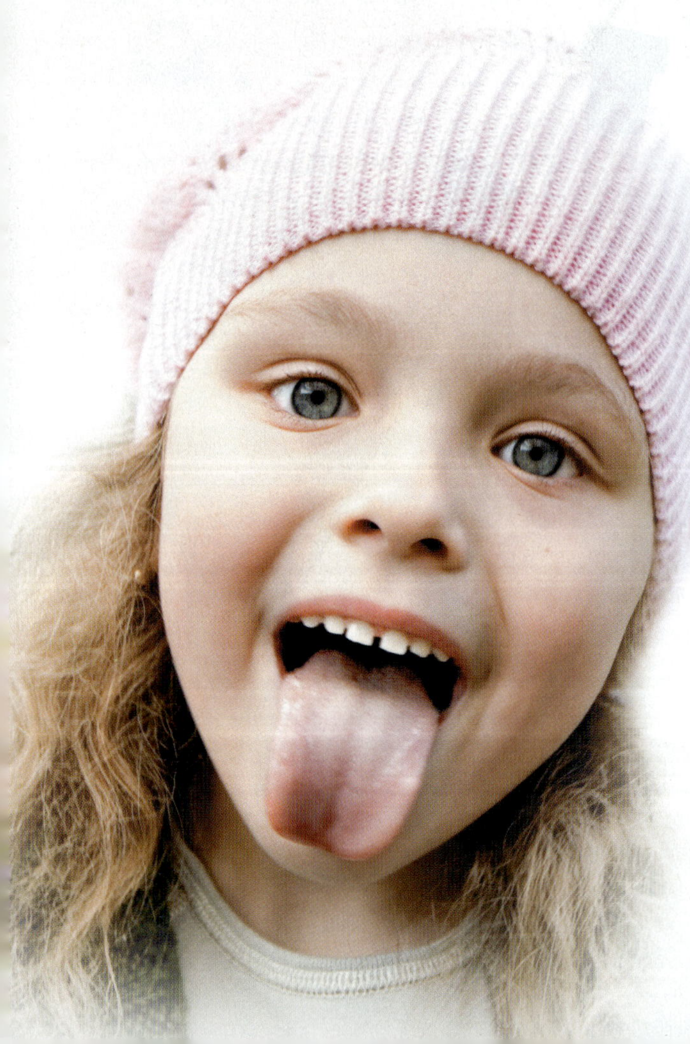

올바르게 채취한 이후, 시료는 신속히 실험실로 운반하여 당분간 보관이 필요하면 적절하게(보통 냉장) 저장하여야 한다. 특히 소변, 분변, 객담과 같은 비멸균 시료는 실온에서 특히 악화될 수 있다. 시료를 채취하고 몇 시간 동안 안정된 상태에서 유지하기 위하여 특별한 면봉과 운반 시스템이 고안되었다. 이러한 도구는 무영양 보존 배지(미생물이 생존하지만 증식은 하지 않도록), 완충제, 그리고 산소 민감성 세균에 파괴되지 않도록 무산소 환경을 제공한다.

시료를 적절하게 채취하고, 운반하고, 보관하는 방법을 아는 것은 많은 보건 의료인 임무의 중요한 면이다. 추가적으로 시료를 표지하고, 확인하고, 또한 정확한 환자의 병력을 제공하는 것은 적시에 정확한 결과를 획득하는 데 중요하다.

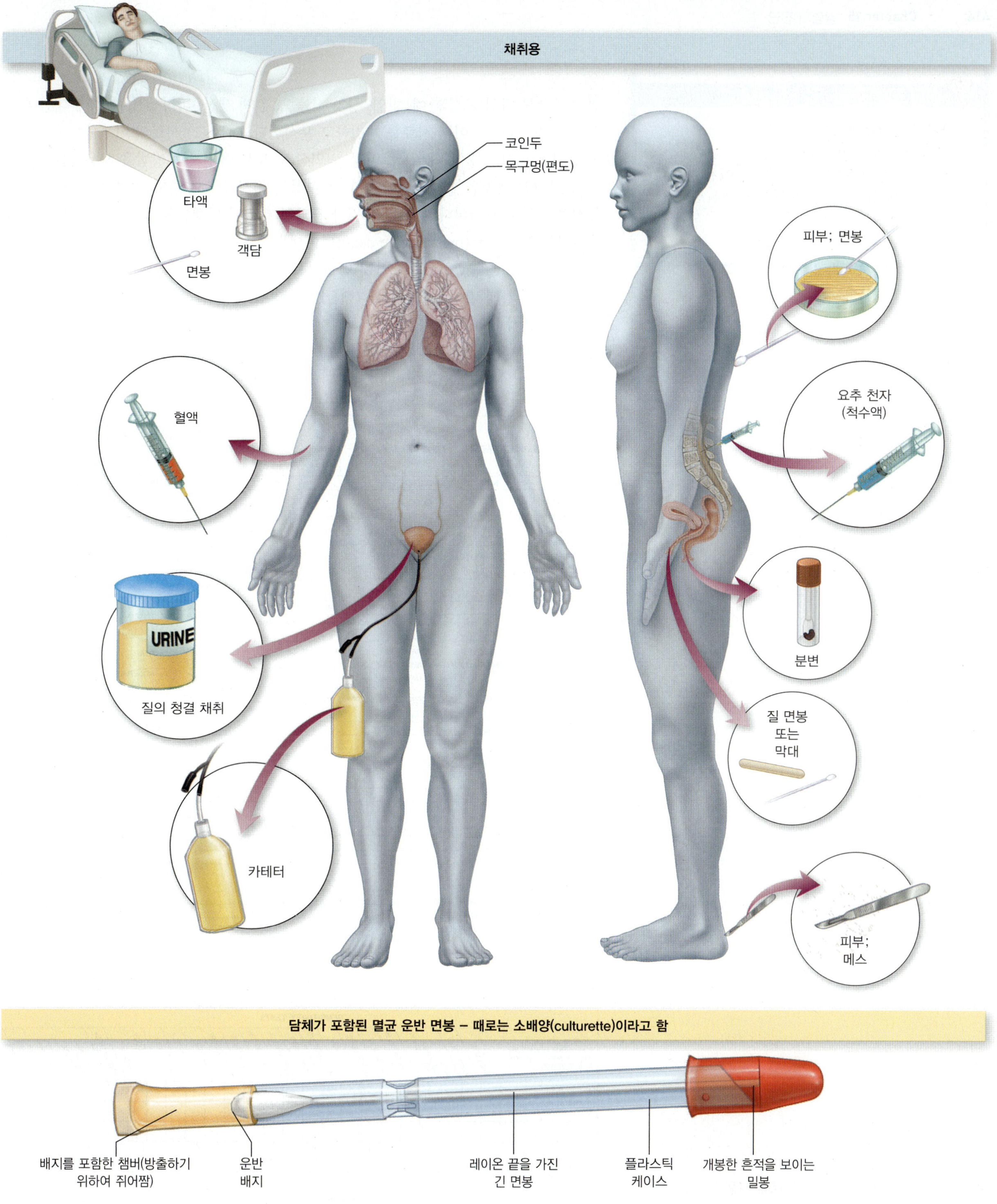

채취용
코인두
목구멍(편도)
타액
객담
면봉
피부; 면봉
혈액
요추 천자
(척수액)
URINE
질의 청결 채취
분변
질 면봉
또는
막대
카테터
피부;
메스
담체가 포함된 멸균 운반 면봉 – 때로는 소배양(culturette)이라고 함
배지를 포함한 챔버(방출하기
위하여 쥐어짬)
운반
배지
레이온 끝을 가진
긴 면봉
플라스틱
케이스
개봉한 흔적을 보이는
밀봉
그림 15.1 임상 실험실의 시료를 채집하기 위한 채취 부위와 방법.

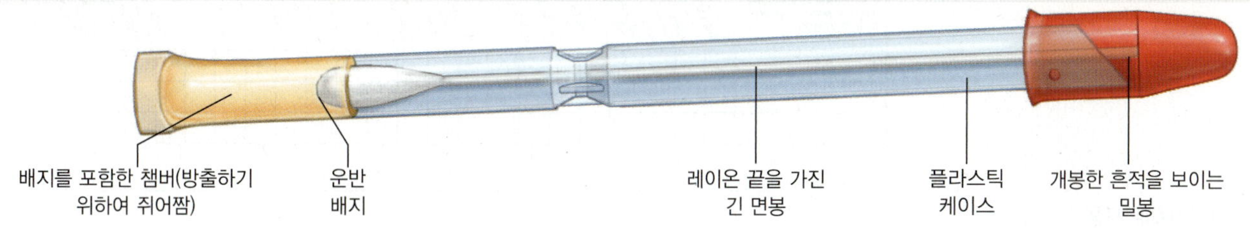

NCLEX® 준비

1. 부적절한 시료 채취의 결과는?
   a. 검사를 반복해야 한다.
   b. 환자를 잠재적으로 고통스러운 절차를 다시 치르게 한다(골수 생검, 요추 천자, 채혈 등).
   c. 적절한 치료의 지연
   d. 위 모두 옳다.

실험실 기술의 개관

먼저 미생물 감염의 징후(예, 발열, 상처 삼출액, 점액 생산, 비정상적 손상)에 대한 환자의 분석을 한다. 그 이후 시료를 채취하고 분석한다. 이는 (1) 시료의 미생물을 동정하는 데 즉각적인 단서를 제공하는 현미경, 면역학적, 또는 유전자적 방법을 사용하는 직접적인 검사; (2) 다양한 일반적인 그리고 특이적인 검사를 사용하여 병원체를 배양, 분리, 동정하는 것이 관련된다. 대부분의 검사 결과는 분리된 미생물을 속과 같은 예비 범주로 구분하는 추정 자료(presumptive data)와 미생물의 특이적인 신원을 정확히 지적하는 확증 자료(confirmatory data)의 2가지 범주에 속한다. 검사에 소요되는 시간은 연쇄상구균에 의한 인후통과 같이 몇 분에서 결핵 감염처럼 몇 주가 걸리기도 한다.

시료 분석 결과는 환자의 요약 차트에 기입되며(**그림 15.2**), 이는 평가와 치료 계획에 사용될 수 있다. 이는 따분한 형태로 보이지만, 읽는 데 시간을 투자해야 한다! 여러

MICROBIOLOGY UNIT

DATE, TIME & PERSON COLLECTING | SPECIMEN NUMBER | ANTIBIOTIC THERAPY | TENTATIVE DIAGNOSIS

SOURCE OF SPECIMEN

☐ THROAT ☐ BLOOD
☐ SPUTUM ☐ URINE - CLEAN CATCH
☐ STOOL ☐ URINE - CATH
☐ CERVIX ☐ BRONCHIAL WASHING
☐ AEROSOL INDUCED SPUTUM
☐ WOUND - SPECIFY SITE ______
☐ OTHER - SPECIFY ______

TEST REQUEST

☐ GRAM STAIN ☐ ACID FAST SMEAR
☐ ROUTINE CULTURE ☐ ACID FAST CULTURE
☐ SENSITIVITY ☐ FUNGUS WET MOUNT
☐ MIC ☐ FUNGUS CULTURE
☐ ANAEROBIC CULTURE ☐ PARASITE STUDIES
☐ R/O GROUP A STREP ☐ OCCULT BLOOD
☐ WRIGHT STAIN (WBC) ☐ PCR ANALYSIS

DO NOT WRITE BELOW THIS LINE -# FOR LAB USE ONLY

GRAM STAIN (4+ NUMEROUS; 3+ MANY; 2+ MODERATE; 1+FEW; 0 NONE SEEN)
COCCI: GRAM POS.______ GRAM NEG.______ W B C______
BACILLI: GRAM POS.______ GRAM NEG.______ EPITHELIAL CELLS______
INTRACELLULAR & EXTRACELLULAR GRAM-NEGATIVE DIPLOCOCCI______
YEAST______ ☐ No organisms seen.

FUNGUS: WET MOUNT ☐ No mycotic elements or budding structures seen.
☐ ______
CULTURE ☐ ______

AFB: SMEAR ☐ No acid fast bacilli seen.
☐ ______
CULTURE ☐ ______

PARASITE STUDIES: DIRECT:______
CONCENTRATE:______
PERMANENT:______

OCCULT BLOOD:
APPEARANCE OF STOOL:______
OCCULT BLOOD:______

COLONY COUNT: Urine organisms/ml. ☐ ______ ☐ > 100,000

MISCELLANEOUS RESULTS:
☐ NO GROWTH IN: ☐ 2 DAYS ☐ 3 DAYS ☐ 5 DAYS ☐ 7 DAYS
☐ NORMAL FLORA ISOLATED
☐ NO ENTEROPATHOGENS ISOLATED
☐ SPUTUM UNACCEPTABLE FOR CULTURE — REPRESENTS SALIVA — NEW SPECIMEN REQUESTED
☐ URINE > 2 COLONY TYPES PRESENT REPRESENT CONTAMINATION — NEW SPECIMEN REQUESTED

CULTURE RESULTS
1+ FEW 3+ MANY
2+ MODERATE 4+ NUMEROUS

ANAEROBES: ☐ BACTEROIDES ☐ CLOSTRIDIUM ☐ PEPTOSTREPTOCOCCUS ☐ ☐
ENTERICS: ☐ ESCHERICHIA COLI ☐ ENTEROBACTER ☐ KLEBSIELLA ☐ PROTEUS ☐
STAPHYLOCOCCUS: ☐ AUREUS ☐ EPIDERMIDIS ☐ SAPROPHYTICUS
STREPTOCOCCUS: ☐ GROUP A ☐ GROUP B ☐ GROUP D ENTEROCOCCI ☐ GROUP D NON ENTEROCOCCI ☐ PNEUMONIAE ☐ VIRIDANS ☐
YEAST: ☐ CANDIDA ☐
OTHER ISOLATES: ☐ PSEUDOMONAS ☐ HAEMOPHILUS ☐ GARDNERELLA VAGINALIS ☐ NEISSERIA ☐ CL. DIFFICILE ☐

SENSITIVITY TESTS

NOTE: Bacteria with intermediate susceptibility may not respond satisfactorily to therapy.	AMIKACIN	AMPICILLIN	BETA LACTAMASE PRODUCTION	CARBENICILLIN	CEFAZOLIN	CEFOTAXIME	CEFOXITIN	CEFUROXIME	CHLORAMPHENICOL	CLINDAMYCIN	ERYTHROMYCIN	GENTAMICIN	METHICILLIN	METRONIDAZOLE	NITROFURANTOIN	PENICILLIN	IMMUNOLOGY	TETRACYCLINE	TOBRAMYCIN	TRIMETHOPRIM-SULFAMETHOXAZOLE	VANCOMYCIN	CIPROFLOX
A																						
B																						
C																						

☐ COMMENTS: ______

DATE ______ TECHNOLOGIST ______

706-30A

그림 15.2 환자 시료의 보고 자료에 사용되는 임상 양식.

분은 검사의 편집된 자료가 여러분이 이미 익숙한 내용이라는 것을 알 수 있을 것이다. 의료인으로서 여러분이 실험 결과를 이해하고 전달하는 것은 성공적인 환자의 치료를 위하여 절대로 필요하다.

일부 질병은 시료의 실제 미생물을 분석하지 않고서도 진단할 수 있다. 환자의 혈청 검사는 항원 반응 분석을 통하여 특이적인 병원체의 간접적인 증거를 제공한다. 예를 들어 피부 검사는 결핵을 유발하는 감염원에 대한 과거의 노출이 있었던 일반적인 개체군을 확인하는 데 중요하다. 추가적으로 일부 병원체는 환자의 징후와 증상에 의해서만 확인된다. 예를 들어 AIDS는 바이러스를 분리하지 않고 혈청 검사와 복합적인 징후와 증상을 통해서만 진단된다. 무좀과 같은 다른 질병은 전형적인 표현된 증상으로만 진단되며 실험실 검사가 전혀 필요하지 않다.

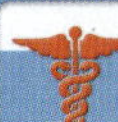
NCLEX® 준비

2. 환자 시료의 보고 자료에 사용되는 임상 양식에 포함되는 것은?
   a. 항생제 이력
   b. 환자의 증상
   c. 결혼 여부
   d. 시료 채취의 날짜와 시각
   e. a, b, d
   f. b, c, d

15.2 학습 결과—진도 평가

3. 환자의 시료에서 감염원의 동정에 영향을 미칠 수 있는 인자를 확인하시오.
4. 분리한 미생물에 대한 검사와 환자 자신에 대하여 수행한 검사의 종류를 비교하시오.

15.3 표현형 방법

시료의 즉각적인 직접 검사

생 시료나 염색 시료의 직접적인 현미경 관찰은 미생물 특징에 대한 추정 자료와 때로는 확증 자료를 측정하는 가장 신속한 방법 중 하나이다. 그램 염색과 항산성 염색(그림 2.18 참조)은 세균 동정에 가장 자주 사용된다. 이러한 염색이 유용하지만, 이러한 염색은 단지 몇몇의 미생물만 동정할 수 있다. 이러한 이유로 다양한 다른 기술들이 사용된다.

시료의 배양

분리 배지와 형태학적 검사

미생물 분리에 대한 배지가 너무 광범위하기 때문에 시료의 성질에 기초하여 어느 정도의 사전 선별이 필요하다. 의심되는 병원체가 소량으로 존재하거나 다른 종에 의하여 쉽게 압도되는 경우에는 시료를 특화된 배지로 초기에 증강할 수 있다. 소변이나 분변과 같은 다양한 세균 종을 포함하는 비멸균 시료는 의심되는 병원체만 생장하게 하는 선택 배지에 배양된다. 예를 들어 80% 정도의 비뇨관 감염은 *Escherichia coli*에 의하여 유발되는 것으로 알려져 있기 때문에 이러한 보편적인 병원체를 생장하도록 하는 선택 배지가 선택된다. 시료는 혈액에 대한 반응(혈액 배지)과 발효 양상(만니톨 염과 맥콘키 배지)과 같은 명확한 특징을 확인하기 위하여 종종 분별 배지에 접종된다. 혼합 배양이나 오염 배양으로 작업하는 것은 오도되거나 모호한 결과를 초래한다. 따라서 동정의 후속 단계는 최대한 정확해야 하며, 분리 배지에서 미생물의 순수 배양을 획득해야만 한다. 임상 미생물학자들은 의심되는 병원체의 현미경적 형태와 염색 반응, 배양 형태, 운동성, 산소 요구성을 생화학적 분석과 항생제 민감성 검사에 추가하여 관찰할 수 있다.

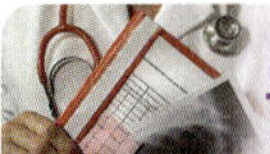
의학적 중요성

정성적 진단 대 정량적 진단

실험실 검사는 정성적이거나 정량적이다. 정성적 검사는 시료에 어떤 물질이 존재하는지를 판단하는 데 사용되며, 정량적 검사는 존재하는 물질의 양을 측정한다.

임신 검사는 정성적 또는 정량적일 수 있는 검사의 완벽한 사례이다. 대부분의 가정 임신 검사는 임신 이후 며칠 내로 임신부의 소변에서 나타나는 인간 융모성 성선 자극 호르몬(human chorionic gonadotropin, hCG)의 존재 여부를 검사한다는 점에서 정성적이다.

정량적인 임신 검사는 혈액 시료에서 측정된다. hCG 수준은 임신 초기 몇 주간 매일 2배가 된다. hCG 수준이 예상대로 상승하지 않으면, 임신에 문제가 있는 것이며(유산과 같이); 매우 높은 수준은 쌍둥이와 연관이 있다. 따라서 혈류의 hCG 양을 정확하게 측정하는 것은 임신 여부만 알려주는 정성적인 임신 검사에 비하여 주치의에게 훨씬 많은 정보를 제공한다.

생화학 시험

영양분과 기타 기질에 대한 세균의 생리학적 반응은 특정한 종에 존재하는 효소의 종류

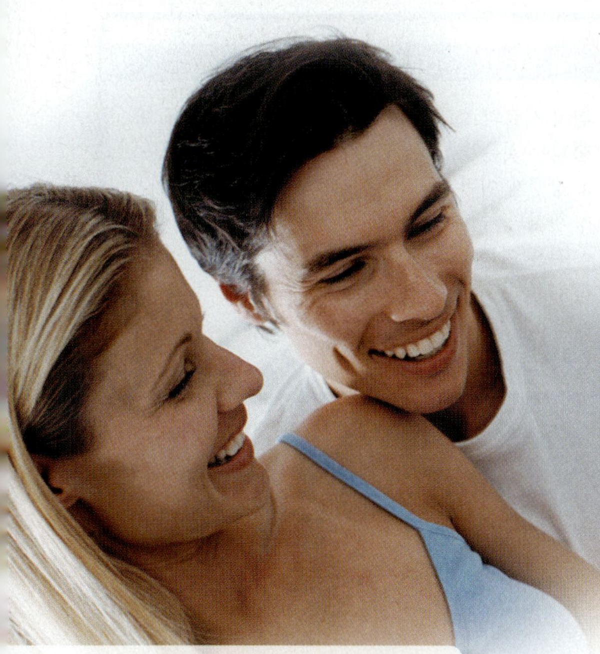

항체는 임신과 같은 비감염 상태를 진단하는 데에도 사용될 수 있다.

에 대한 탁월한 간접적 증거를 제공한다. 이러한 시험의 대부분은 색깔의 변화로 볼 수 있는 효소 매개 대사 반응에 기초한다. 이러한 유형의 반응은 특히 세균에 의미가 있는데, 이는 주어진 영양소를 이용하는 유전자를 일반적으로 발현하는 반수체 생물이기 때문이다.

미생물은 특별한 기질의 배지에 배양되며 특정한 최종 생성물에 대하여 검사한다. 효소의 미생물적 발현은 색깔을 나타내는 염료에 의하여 나타나는데, 색깔의 변화가 없으면 이러한 기질을 특정한 방식으로 이용하는 효소가 결여되어 있다는 것을 의미한다. 배양된 분리균에 대하여 일상적으로 수행되지만 환자 시료에 대한 직접적인 생화학적 검사는 이제는 며칠이 아니라 몇 시간 이내에 결과를 생산하도록 수행될 수 있다.

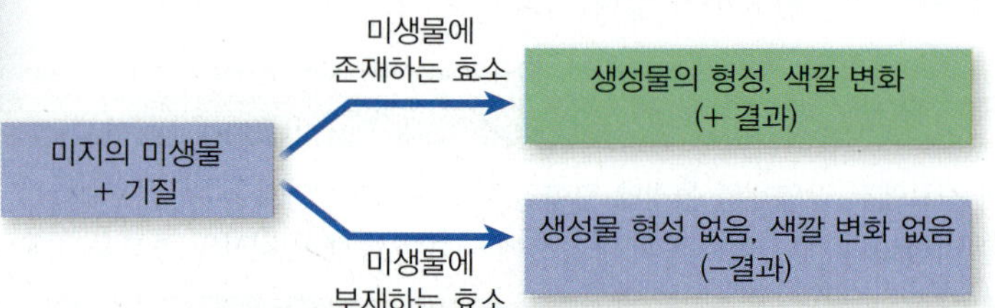

현저한 생화학적 검사 중에는 탄수화물 발효(산이나 기체의 생산); 젤라틴, 녹말, 기타 중합체의 가수분해; 카탈라아제, 산화 효소, 응고 효소와 같은 효소의 작용; 대사의 다양한 부산물 등이 있다. 대부분은 현재 작은 공간에서 동시에 23개의 특징을 측정할 수 있는 축소 시스템에서 수행될 수 있다(**그림 15.3**). 중요한 장점은 생화학적 프로필의 복잡성을 고려할 때, 컴퓨터화 된 분석에 용이하게 적용될 수 있다는 것이다.

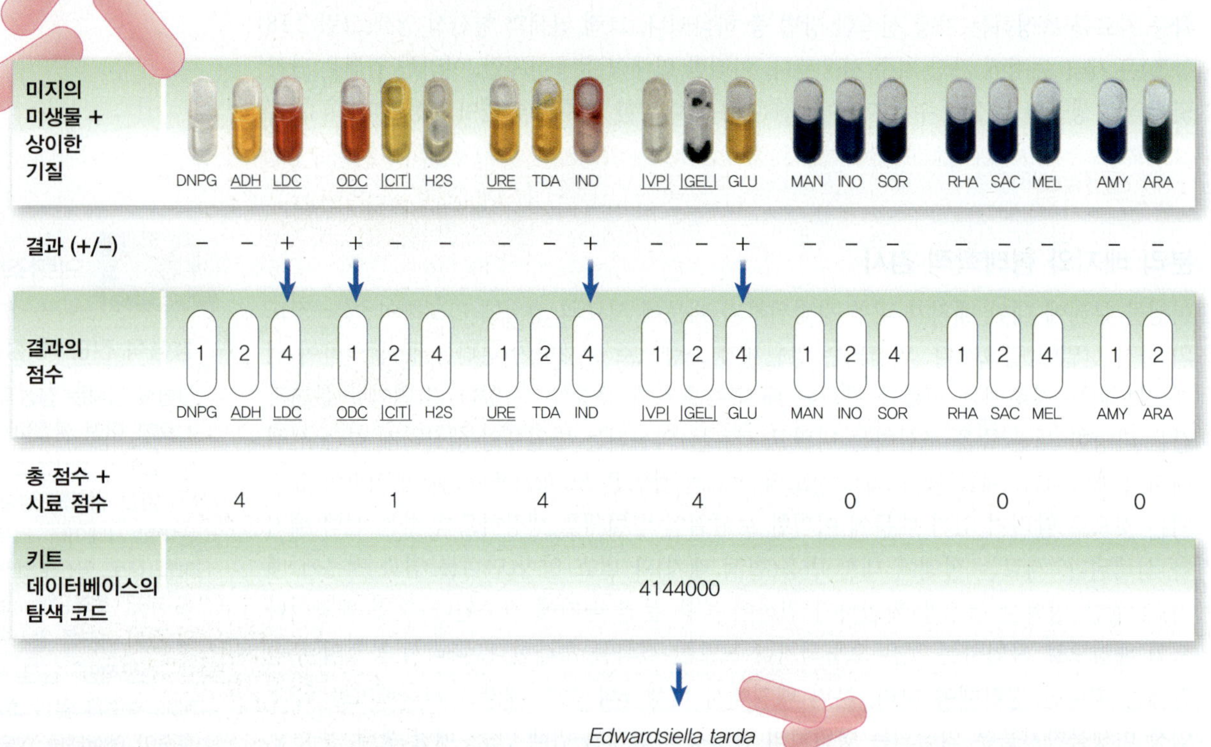

그림 15.3 신속 검사. 미생물 동정을 위한 생화학 체계. 단일 세균 배양 시료를(미지의 그램음성 세균) 생장 배지와 특정한 효소를 검사하기 위하여 고안된 화합물을 포함한 다른 컵에 넣는다. 미생물은 지시된 대로 4종류의 양성 결과를 나타낸다. 결과의 계산은 각각의 컵에서 나타낸 양성 결과의 지정된 값을 더하여 완료된다. 7개 숫자의 열은 미지의 미생물 동정을 결정하는 매뉴얼에 비교하는 코드를 생성한다.

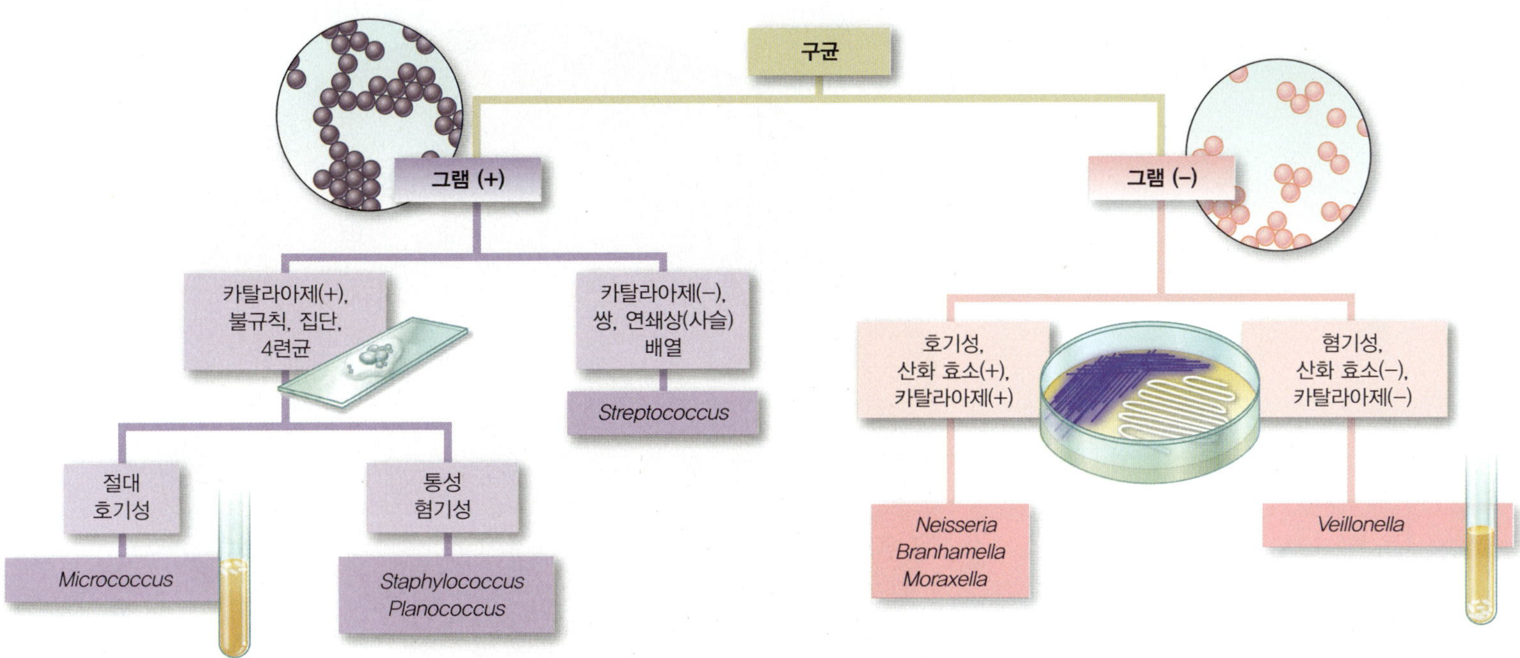

그림 15.4 **다양한 구균의 1차 속을 구별하는 흐름도.** 구균의 동정 계획은 인간 질병에 공통적으로 관련된다.

세균을 동정하는 공통적인 계획이 존재한다. 이들은 운동성, 산소 요구성, 그램 염색 반응, 형태, 포자 형성, 그리고 다양한 생화학적 반응과 같은 용이하게 인식할 수 있는 특징에 기초한다. **이분법 열쇠(dichotomous key)**는 각 단계에서 선택하는 2가지의 선택인 반대되는 특징(예, 양성 대 음성)의 짝을 제공하여 동정의 경로를 추적하는 데 이용되는 흐름도이다**(그림 15.4)**. 궁극적으로 종점에 도달하며, 특정한 특징의 조합에 부합하는 속이나 종의 이름이 나타난다. 이분법 열쇠는 학생과 연구실에서는 유용하지만, 임상적으로 중요한 종에 대한 정보를 요약된 양식으로 제공하는 진단 표가 대부분 임상 실험실에서 선호된다.

기타 검사

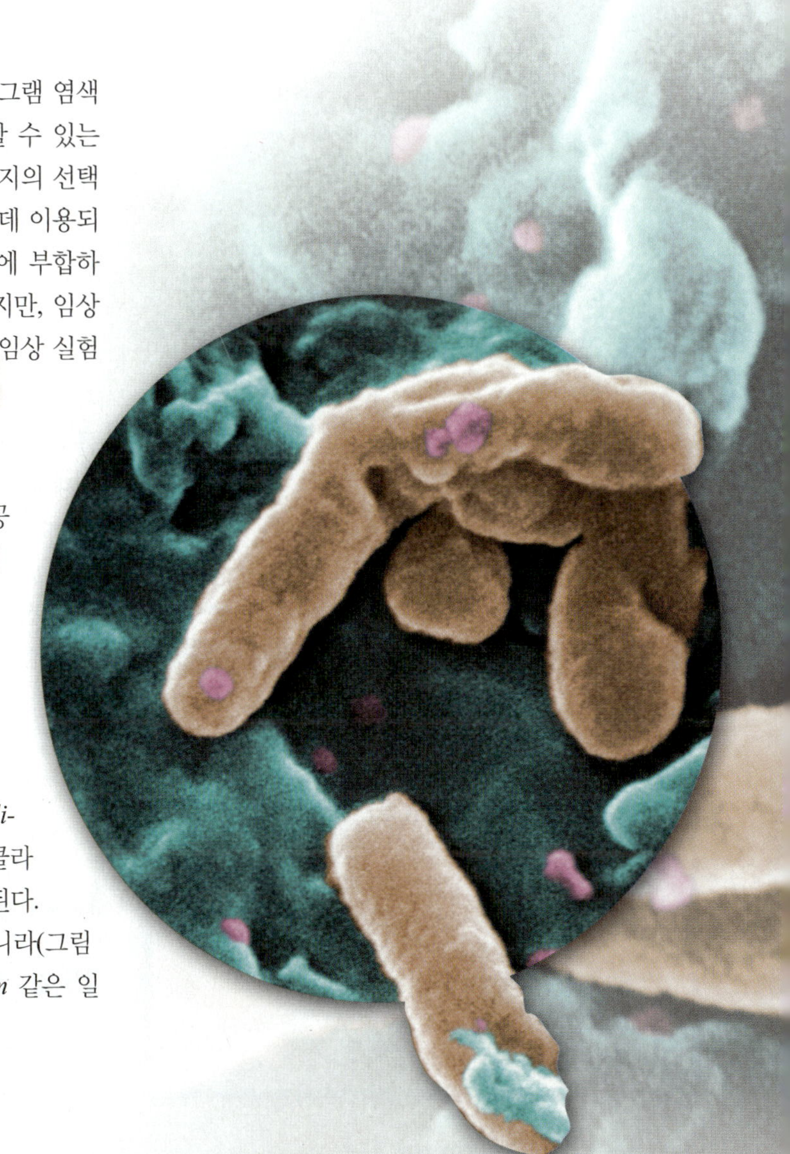

파지(phage)의 분류는 매우 종 특이적 그리고 균주 특이적 방식으로 세균을 공격하는 박테리오파지에 의존한다. 이러한 선택은 주로 *Salmonella*인 일부 세균을 동정하는 데 유용하며, 전염병의 세균 균주를 추적하는 데 종종 이용된다. 파지 분류의 기술은 세균 배양을 배지에 접종하고, 블록으로 지도를 그리고, 상이한 파지를 각각의 구획된 생장 구역으로 적용하는 것을 포함한다**(그림 15.5)**. 용해된 세포에 대응하는 투명한 지역은 파지에 대한 감수성을 나타내며, 세균의 동정은 이러한 양상으로부터 결정될 수 있다.

감수성 있는 동물이 *Mycobacterium leprae*와 상당한 양의 *Treponema pallidum*와 같은 세균을 배양하는 데 필요하며, 반면에 숙주 세포 의존성 리케차, 클라미디아, 그리고 바이러스를 생장하기 위해서는 조류 배아와 세포 배양이 사용된다.

항균 감수성 검사는 치료에 사용되는 약제를 결정하는 데 중요할 뿐 아니라(그림 10.3b 참조), 감수성의 양상은 또한 *Streptococcus*, *Pseudomonas*, *Clostridium* 같은 일부 종의 추정적인 동정에도 사용된다.

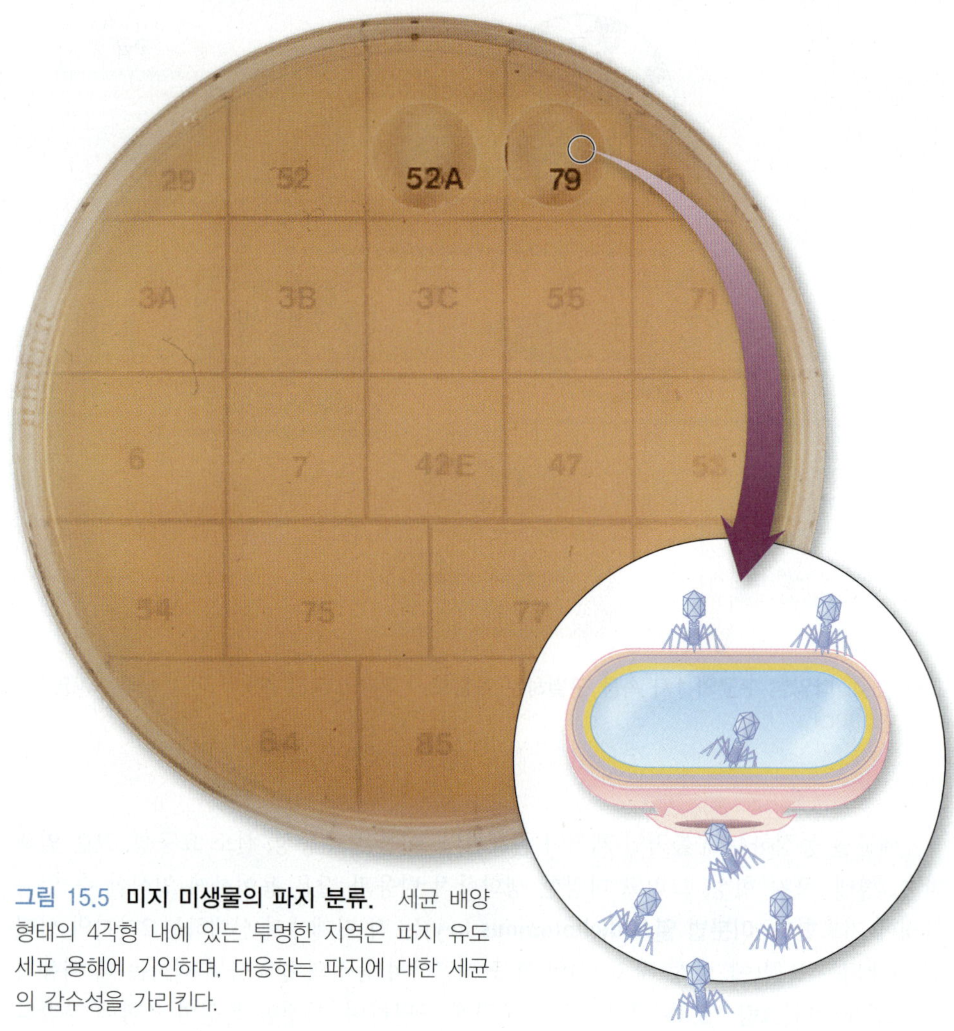

그림 15.5 **미지 미생물의 파지 분류.** 세균 배양 형태의 4각형 내에 있는 투명한 지역은 파지 유도 세포 용해에 기인하며, 대응하는 파지에 대한 세균의 감수성을 가리킨다.

배양의 임상적 중요성 측정

시료에서 분리된 균이 임상적으로 중요한지 또는 단순한 오염인지 아니면 정상균인지를 신속하게 판단하는 것이 중요하다. 이러한 질문에 대한 답은 어렵지만, 먼저 시료에 존재하는 미생물의 수에 초점을 맞춘다. 예를 들어 소변 시료에 소수의 *Escherichia coli* 집락이 나타나면 단순한 정상균을 가리키지만, 수백만 개의 집락이 나타나면 활발한 감염을 의미할 수 있다. 대조적으로 가래에 *Mycobacterium tuberculosis*와 같은 진성 병원체의 집락이 하나만 존재하거나 멸균 부위인 척수액이나 혈액에 기회균이 존재하면 질병에 감염될 가능성이 매우 높다. 더 나아가 어떠한 미생물이라도 비교적 순수배양에서 반복적으로 분리되면 이는 병원체일 가능성이 있다.

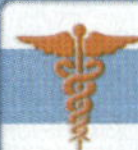

NCLEX® 준비

3. 배양의 임상학적 중요성을 결정할 때는?
   a. 미생물의 수가 상당하다.
   b. 진성 병원체의 집락이 하나만 존재하더라도 배양이 척수액과 같은 멸균 부위에서 채취되었을 경우에는 질병이 있다는 것을 가리킬 수 있다.
   c. 어떠한 미생물이라도 비교적 순수배양에서 반복적으로 분리되면 항상 그렇지는 않지만 병원체라는 것을 의미할 수 있다.
   d. 병원체를 동정하기 위해서는 다양한 검사가 필요할 수 있다.
   e. 위의 모두 옳다.

15.3 학습 결과—진도 평가

5. 직접 동정 범주에 속하는 상이한 검사를 최소한 3가지 열거하시오.
6. 생화학적 검사의 배후에 있는 주요 원리를 설명하고, 그러한 검사의 예를 확인하시오.

15.4 유전자형 방법

DNA와 RNA 내의 질소 염기 서열은 모든 미생물에서 독특하다. 이러한 것과 유전체 기술의 최근 발달로 인하여 핵산 기반 검사는 미생물 동정에서 대들보가 되었다.

중합효소 연쇄반응: 정보의 증폭

많은 핵산 검사는 **중합효소 연쇄반응(polymerase chain reaction, PCR)**을 채택한다. PCR은 몇 시간 내에 수많은 DNA 또는 RNA 사본을 생산한다(표 8.9 참조). 이 방법은 시료에 존재하는 미량의 핵산이라도 증폭할 수 있기 때문에 이 검사의 감도를 크게 향상시킨다. PCR 증폭은 다양한 세균, 바이러스, 원생동물, 진균의 유전물질에 대하여 수행될 수 있다. 인체와 환경의 메타유전체 분석(metagenomic analysis)은 이러한 부위의 핵산에 대하여 가용한 미생물 정보를 증폭하는 PCR에 의존한다. 미생물 개체군이 비교적 알려져 있지 않은 경우에는 **무작위 증폭 DNA 다형성(random amplified polymorphic DNA, RAPD)**이라고 하는 PCR을 이용하는데, 그 이유는 건초에서 미생물 바늘을 찾기 위하여 무작위 서열의 프라이머를 사용하기 때문이다.

혼성: 동일성의 탐색

혼성(hybridization)은 유전 물질의 단편을 분석하여 미생물을 동정할 수 있도록 하는 기술이다. 이는 **탐침(probe)**이라고 하는 특정한 미생물에서 분리된 핵산의 서열에 상보적인 것으로 알려진 단일 가닥 DNA(또는 RNA)의 작은 단편을 필요로 한다. 알려진 탐침이 핵산에 염기 짝을 이루는 것이 관찰되면 미생물의 동일성에 대한 증거이다. 혼성 기술은 매우 특이적이지만, 교차 반응을 배제하기 위하여 조절 탐침이 이용되어야만 한다. 탐침은 일반적으로 형광 표지되거나 혼성이 일어날 때 색깔의 변화를 유발하는 효소에 부착되어 있다(**그림 15.6**). 이는 자외선에 반응하여 가시광선을 방출하는 플루오레세인(fluorescein)과 로다민(rhodamine) 같은 염료의 성질에 근거한다. 형광의 특징은 진단 검사에서 많이 적용되고 있다.

혼성 원리를 변형한 몇몇 검사가 감염성 질병의 진단에 현재 이용되고 있다. 가장 오래된 방법에서, 미지의 검사 DNA가 시료 또는 배양 세포에서 추출되어 특별한 흡수지에 결합된다. 흡수지에 몇 종류의 상이한 탐침을 추가한 다음에 검사 DNA에 고정된(혼성된) 탐침이 보이는지를 관찰한다. 이러한 신속 혼성 검사 카드는 질염과 같은 감염 상태의 진단에 아직도 일상적으로 사용되고 있다.

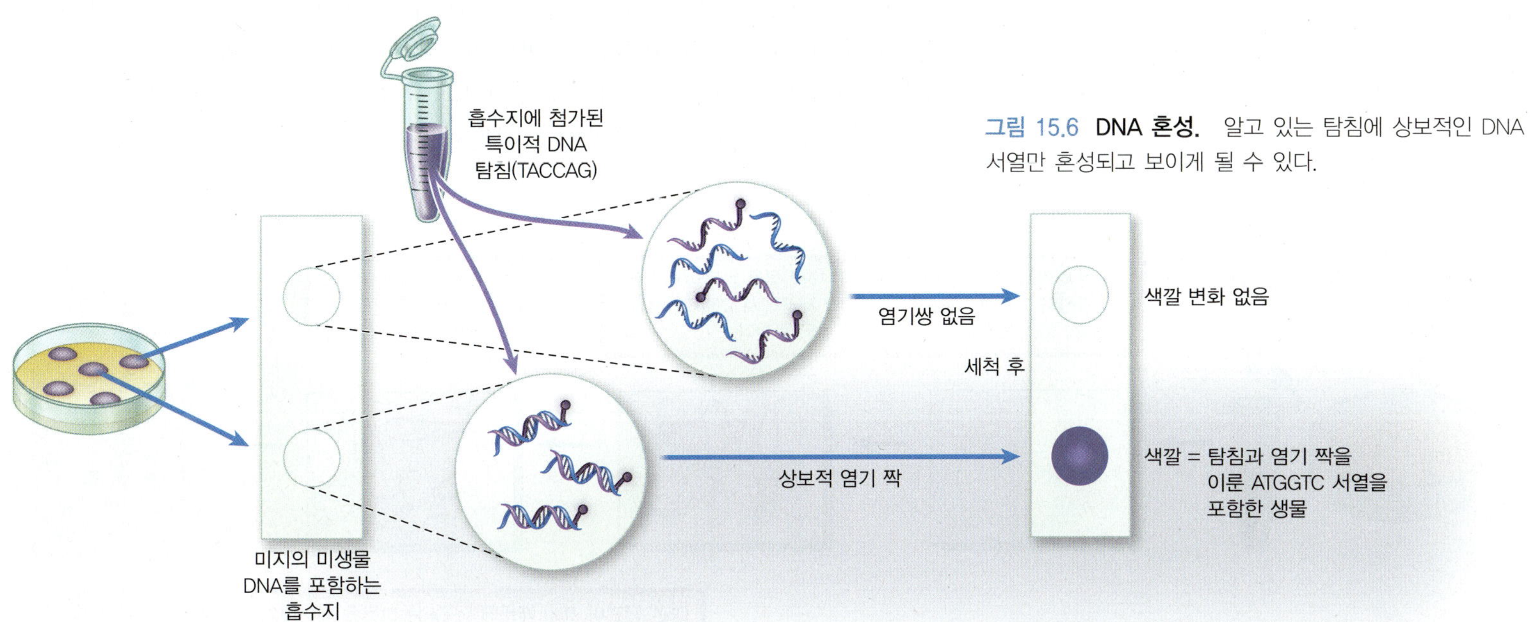

그림 15.6 DNA 혼성. 알고 있는 탐침에 상보적인 DNA 서열만 혼성되고 보이게 될 수 있다.

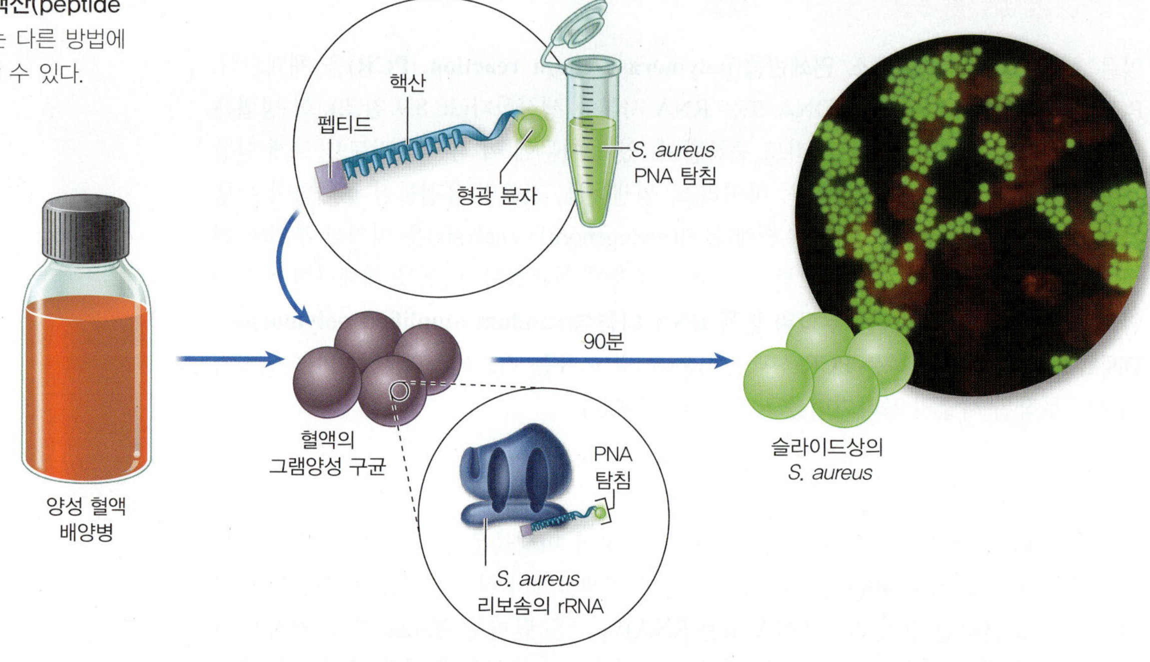

그림 15.7 ***S. aureus*에 대한 펩티드 핵산(peptide nucleic acid, PNA) FISH 검사.** 검사는 다른 방법에 비하여 혈액 병원체를 더 신속하게 동정할 수 있다.

형광 생체 혼성(fluorescent *in situ* hybridization, FISH) 기술은 환자 시료나 환경 시료에 있는 온전한 세포에 형광 표지된 탐침을 적용한다(**그림 15.7**). 현미경으로 "작열하는(glowing)" 세포를 관찰하며 특이적 미생물의 동정을 결론짓는다. FISH는 종종 진단을 확정하거나 생물막의 미생물 구성 요소를 동정하는 데 이용된다.

펄스 장 젤 전기영동: 미생물의 지문

8장에서 시료 내의 DNA 단편을 분석하는 방법으로 설명되었다(그림 8.17 참조). 펄스 장 젤 전기영동(pulsed-field gel electrophoresis, PFGE)은 유사한 기술이지만, 일반적인 젤 전기영동 방법에 의해서는 너무 큰 DNA 단편을 분리하는 것을 포함한다(**그림 15.8**). 이는 3가지 다른 방향에서 젤에 교류 전압을 서서히 적용하여 달성되며, 유사한 크기의 DNA 단편까지도 완전히 분리되도록 한다. 이 기술은 1993년 CDC가 미국에서 식중독 발병의 원인으로 *E. coli* O157:H7을 판단하는 데 사용되어 잘 알려졌다. 그 이후 이 방법은 환자의 시료에서 미생물 아형을 평가하고 동정하는 정확성으로 인하여 역학 연구에 중요한 방법이 되었다. PulseNet은 CDC에 의하여 설립되어 특히 식중독 병원체에

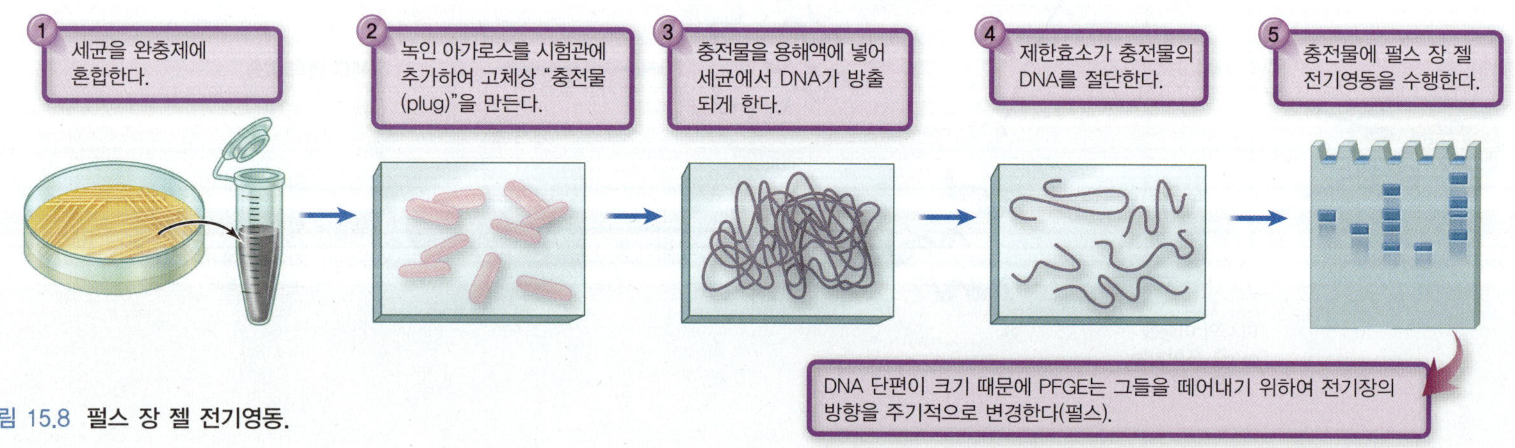

그림 15.8 펄스 장 젤 전기영동.

의하여 유발되는 가능한 감염성 질병의 발생을 조사하는 것을 도와주는 프로그램이다. 미국 내 공중 보건 시설의 과학자들은 환자의 시료와 다른 시료로부터 PFGE 자료를 신속하게 교신하고 비교할 수 있으며, 발병을 며칠 또는 몇 주가 아니라 몇 시간 이내에 확인할 수 있도록 한다.

리보타이핑(리보솜형): rRNA 분석

1장에서 진화적 연관성과 유래의 가장 실용적인 지시물은 16S 리보솜 RNA(rRNA)의 질소 염기 서열 비교라는 것을 기억하는가? 16S rRNA는 세균과 고세균 리보솜의 30S 소단위의 구성 요소이다. 다른 rRNA 서열은 종에 따라 변화하지만, 16S rRNA 서열은 종과 진화의 시간에 걸쳐 고도로 보존된다. 이는 이러한 RNA 분석 또는 리보타이핑이 세균의 동정과 뒤 따르는 감염의 진단에 완벽하게 적합하도록 한다. 환자 부위나 환경에서 획득된 배양된 세포의 리보솜 RNA를 분리하여 서열을 결정하고, 분석하여 이러한 정보를 획득한다.

앞에서 논의한 FISH 방법도 rRNA 분석에 이용될 수 있다. 이는 미생물을 배양하지 않고 16S rRNA 서열을 신속하게 확인할 수 있다. 혈액 배양에 존재하는 미생물을 동정하는 데 소요되는 시간은 이 방법을 사용하면 24시간에서 90분으로 감축할 수 있다(그림 15.7 참조).

앞으로 할 일은?

앞 절에서 널리 사용되는 유전체 진단 방법에 대하여 논의하였다. 새로운 유전체 방법이 많이 개발되었으며, 그들의 많은 방법은 장차 빠른 시일 내에 감염성 질병의 진단에 표준 도구가 될 것이다. 이러한 방법은 15.6절에서 논의한다.

15.4 학습 결과—진도 평가

7. PCR이 감염성 질환의 진단에 왜 유용한지 설명하시오.
8. 미생물 동정의 혼성화법의 주요 단계를 열거하시오.
9. rRNA 분석이 감염성 질환의 진단 과정에 어떻게 영향을 끼쳤는지 설명하시오.

15.5 면역학적 방법

면역 반응 시에 형성되는 항체는 감염과 싸우는 데 중요하지만 추가적인 실용적 가치를 가지고 있다. 항체의 특징(양과 특이성과 같은)은 환자가 미생물이나 항원과 접촉한 역사를 밝혀줄 수 있다. 이는 혈청 검사의 기초가 된다. **혈청학(serology)**은 전통적으로 혈청의 시험관 진단을 취급하는 면역학의 분야이다. 혈청학적 검사는 항체가 항원에 대하여 극도의 특이성을 가진다는 원리에 기초하며, 따라서 특정한 항원이 특이적인 항체에 노출되면 손과 장갑처럼 들어맞게 된다. 이러한 상호작용을 거시적 또는 현미경적으로 시각화할 수 있는 능력은 항체 또는 항원을 탐지, 동정, 정량하는 강력한 도구를 제공한다. 알려진 항원을 사용하여 미지의 항체를 탐지하거나 동정할 수 있으며, 또는 특이성이 알려진 항체를 이용하여 미지의 항원을 탐지할 수 있다(**그림 15.9**). 현대의 혈청학적 방법은 혈청을 검사하는 능력을 뛰어넘어 발전하여, 소변, 척수액, 전체 조직, 타액에 특이적 항체가 존재하는지 분석할 수 있다. 이것들과 그리고 다른 면역학적 검사는 환자의 면역학적 상태를 판단하고, 의심되는 진단을 확진하거나, 질병에 대하여 개인을 선별할 수 있다.

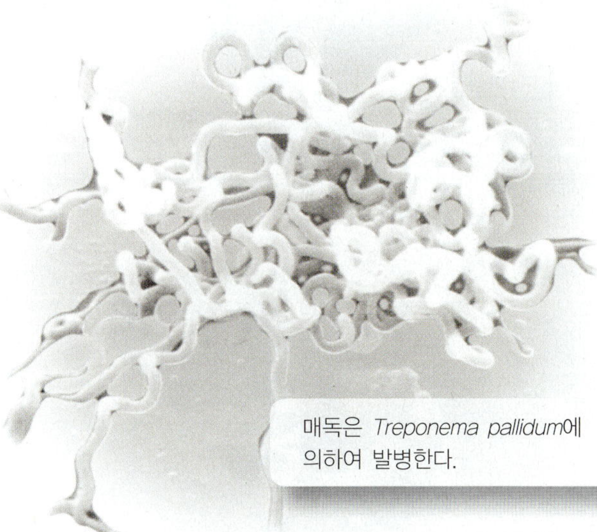
매독은 *Treponema pallidum*에 의하여 발병한다.

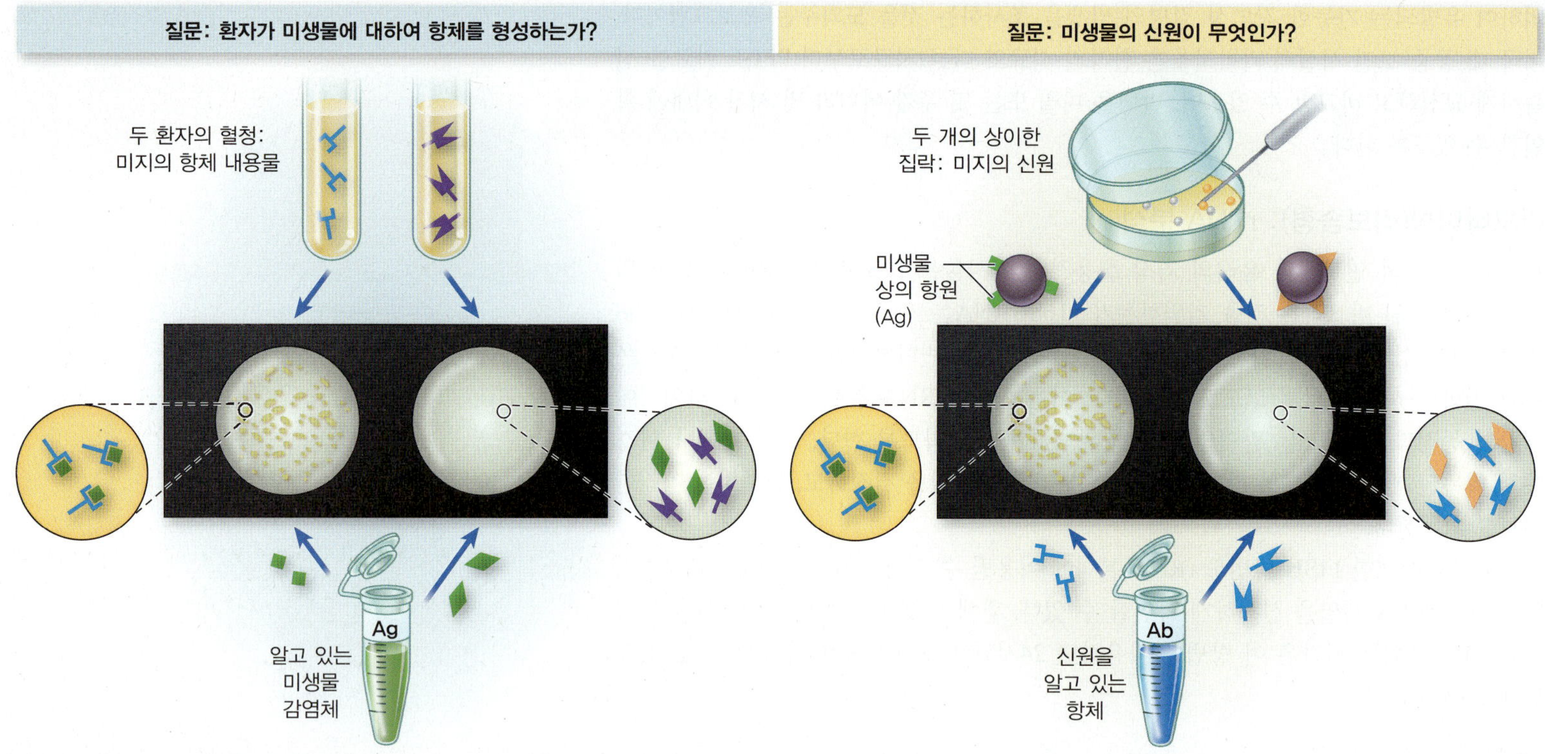

그림 15.9 **항체와 항원을 이용한 혈청학적 검사의 기본 원리.**

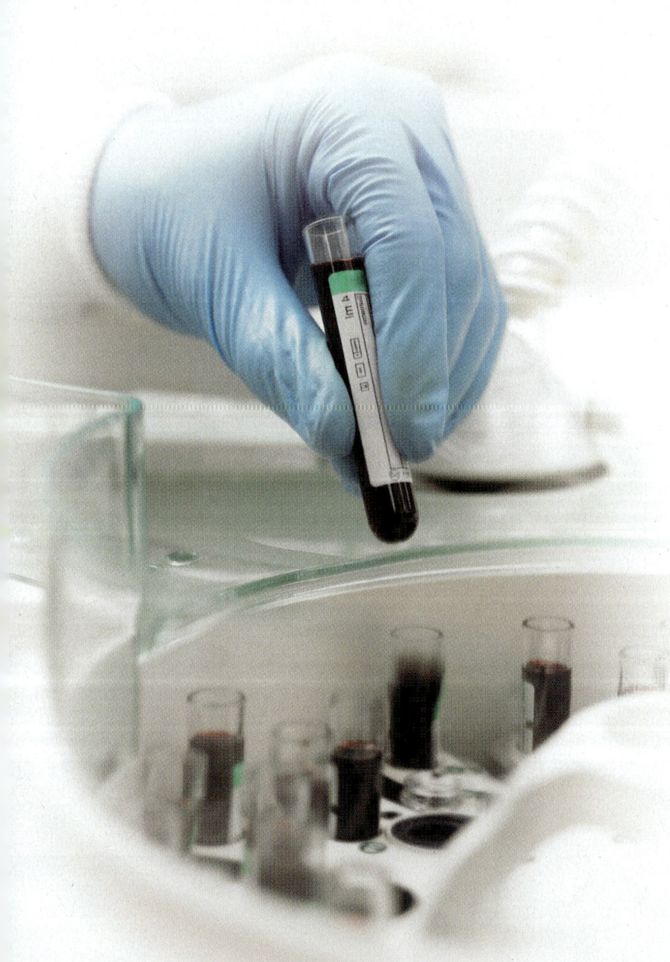

면역 검사의 일반적인 특징

면역 검사의 적용 범위는 다양하며, 이들은 항체와 항원에 도구로서 사용될 수 있는 재치 있고 상상력이 풍부한 방식을 보여준다. 가장 효과적인 혈청학적 검사는 고도의 특이성과 민감성을 가지고 있다. **특이성**(specificity)은 검사가 특정한 항체 또는 항원에만 초점을 맞추고 연관이 없거나 멀리 연관된 다른 것들에는 반응하지 않는 성질이다. 다시 말하면, 특이성은 검사가 어떤 상태를 가지고 있지 않는 사람은 (오류로) 탐지하지 않는 정도이다. **민감성**(sensitivity)은 시료에 존재하는 미소량의 항체 또는 항원이라도 탐지하는 것을 말하며, 검사가 모든 양성인 사람을 탐지하는 정도를 반영한다.

항원–항체 상호작용의 시각화

면역학적 검사의 분자적 기초는 항체(Ab)가 특이 부위(항원 결정 부위; epitope)에 결합하는 것이며, 전자현미경 사진만 이러한 복합체의 적합한 영상을 제공할 수 있다. 임상 현장에서 유용하기 위해서, 맨눈이나 광학현미경의 배율에서 보일 수 있는 반응을 가지는 혈청 검사가 개발되었다. 큰 세포 표면 항원을 분석할 때, 이러한 항원에 결합하는 항체는 육안이나 현미경으로 볼 수 있는 큰 덩어리나 집합체를 생성한다. 작은 항원-항체 복합체의 형성은 쉽게 관찰되지 않을 수 있기 때문에 검사에 염료나 형광 물질을 이용하여 반응의 최종점을 시각화할 수 있는 방법을 사용하는 특별한 지시자를 필요로 한다.

면역 검사의 임상 적용

응집과 침전 반응

표 15.2에서 볼 수 있는 응집과 침전의 본질적인 차이점은 항원의 크기, 용해도, 위치이

표 15.2 면역학적 방법의 요약

검사	설명	예
응집	전체 세포의 항체 매개 응집이 수반됨	바일-펠릭스 검사, 항체 역가
침전	무세포 시스템에서 항체-항원 복합체를 생산함	RPR 검사, 혈청형
웨스턴 블럿	단백질을 분리하고 차후에 항체 매개 탐지를 함	HIV 확증 검사 *Trichinella* (선모충) 진단
보체 고정	검사는 적혈구의 리신(lysin; 세포 용해소) 매개 용혈을 수반함	히스토플라스마증 검사
형광 항체	형광 염료로 표지된 단일클론 항체(FAb)	
직접적	미지의 시료를 알고 있는 FAb 용액에 노출함	수막염, 페스트 검사
간접적	환자 항체의 Fc 부위가 알고 있는 FAb와 결합함	매독에 대한 FTA-ABS 검사
면역 분석	미소량의 항체 또는 항원에 대한 민감성 있고 신속한 검사	
RIA	결합된 방사능 표지 항체 또는 항원의 측정	알레르기에 대한 RAST 또는 RIST
ELISA	미지의 항원 또는 항체를 탐지하기 위한 비색계 검사	*Helicobacter*, HIV 선별
생체 방법	반응을 유발하기 위하여 항원을 환자에 도입함	투베르쿨린 반응

현미경 사진

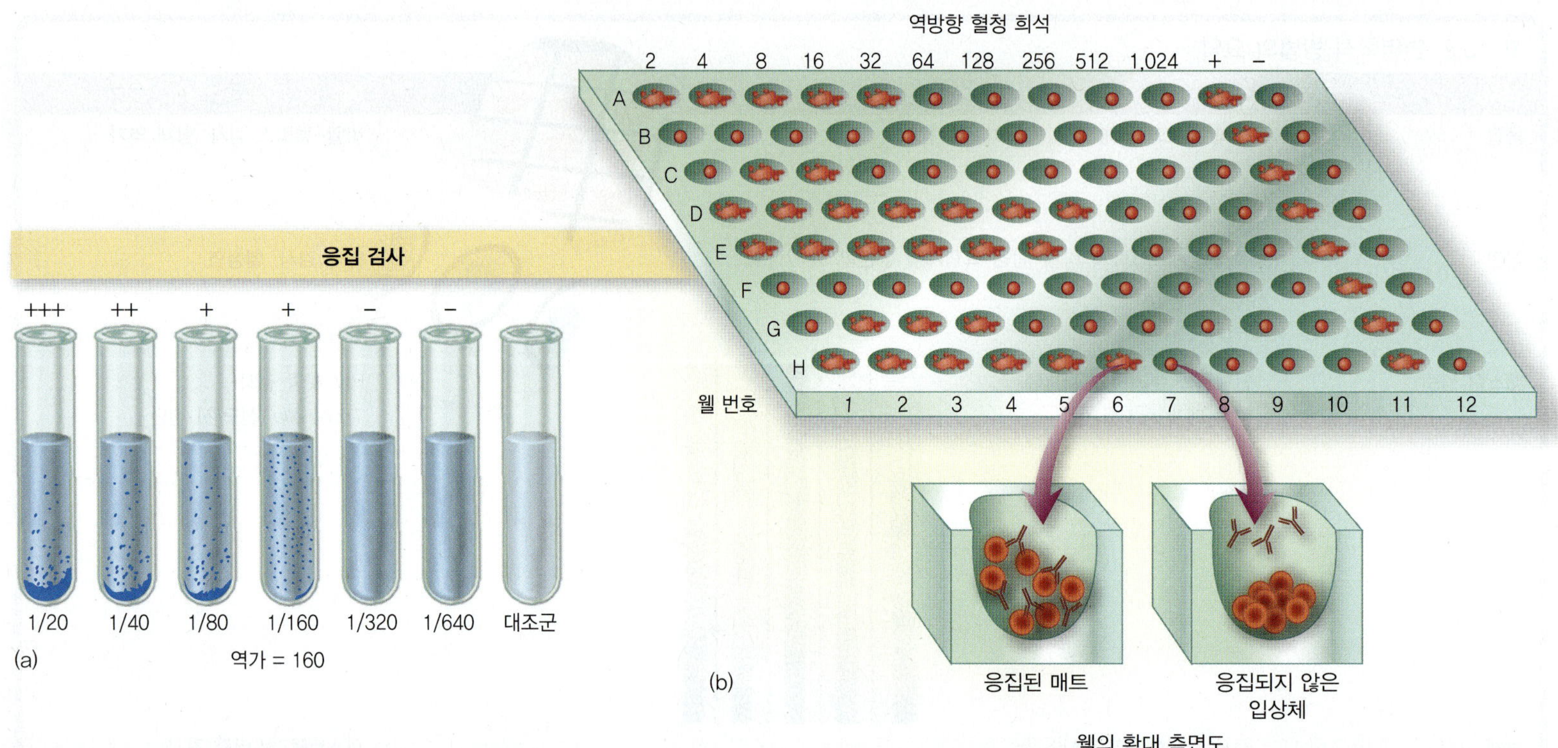

그림 15.10 응집 검사. (a) 항체 역가를 측정하는 시험관 응집 시험. 동일한 수의 세포(항원)를 각각의 시험관에 추가하고, 환자의 혈청을 연속적으로 희석한다. 이 시료의 역가는 희석 계열의 다음(1/320)에서 응집이 일어나지 않았기 때문에 160이다. (b) 혈액응고를 보여주는 미소역가 판. 항체를 웰(well) 1~10에 넣는다. 양성 대조군(11열)과 음성 대조군(12열)을 포함한다. 각각의 웰에 적혈구를 추가한다. 세포를 응집시키기에 충분한 항체가 존재하면, 웰의 바닥으로 분산된 매트처럼 가라앉는다. 항체가 불충분하면, 바닥에 단단한 입상체를 형성한다.

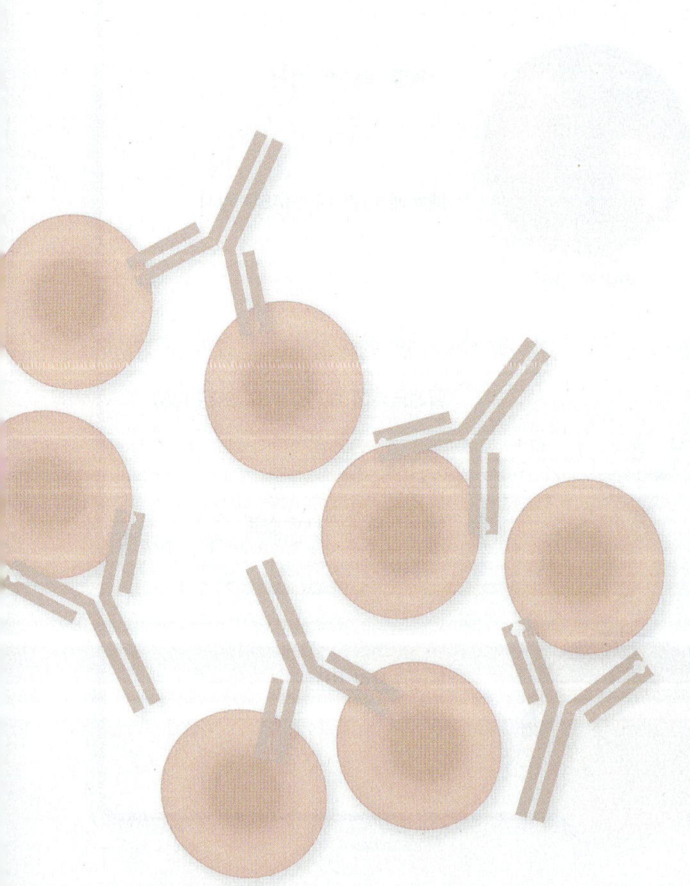

다. 응집에서 항원은 세포 표면 항원을 나타내는 적혈구, 세균, 바이러스 같은 전체 세포 또는 생물이다**(그림 15.10)**. 침전에서 검사되는 항원은 용해성 분자이다. 두 반응 모두 항원과 항체 농도가 적절하면, 하나의 항원은 여러 개의 항체와 교차 연결되어 불용성 집단을 형성하여 침전된다. 응집은 리케차 감염의 진단에 사용되는 **바일-펠릭스 반응**(Weil-Felix reaction)에서와 같이 세포의 가시적인 덩어리를 형성하기 때문에 용이하게 관찰된다. 응집은 혈액 적합성을 결정하는 데에도 사용된다. 그러나 침전 반응은 침전물이 액체 매질에서 쉽게 파괴되기 때문에 관찰하기가 더 어렵다. 파괴에 저항하고 확대하지 않고 볼 수 있는 새로운 방법이 개발되었다. 매독의 항체를 동정하는 데 사용되는 **신속 혈장 레아진**(rapid plasma reagin, RPR) 검사가 한 예이다. 감염을 확인하기 위한 응집과 침전 검사는 대부분 형광 또는 유전자 방법으로 대체되었지만, 새로운 기술이 가용하지 않은 개발도상국에서는 아직도 매우 유용하다.

항체 역가

액체에서 항원-항체 반응은 **역가(titer)** 또는 시료의 항체 농도로 읽는다(표 15.2). 역가는 환자의 혈청을 모두 동일한 양의 세균 세포(항원)를 포함하는 시험관이나 웰(well; 구획)에 연속적으로 희석하여 측정된다. 역가는 응집을 일으키는 혈청의 가장 높은 희석비로 정의된다. 일반적으로 혈청 시료를 더 희석하여도 항원과 반응할 때, 항체의 농도가 더 높으며 따라서 역가도 높다. 항체 역가는 류마티스성 관절염과 루프스 같은 자가면역 질환의 진단에 종종 사용되며, 풍진과 같은 특정 질병에 대한 과거의 노출을 측정하는 데에도 이용된다.

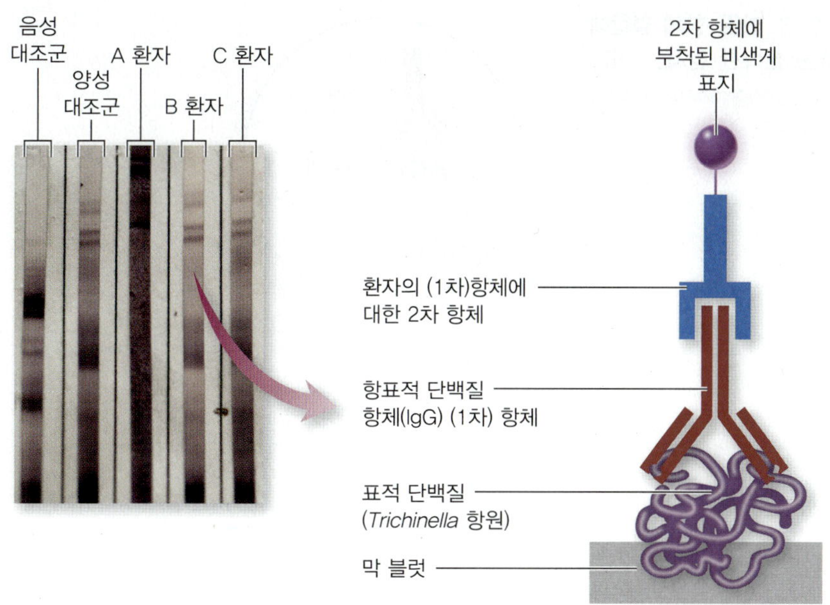

그림 15.11 웨스턴 블럿 과정. 주요 *Trichinella* 표면 단백질을 전기영동으로 분리하여 여과지에 옮긴다. 여과지를 환자의 (1차와) 2차 항체 용액과 함께 배양하여 비색계 표지로 현상한다; *Trichinella* 항원–항체 복합체를 띠로서 볼 수 있다. 모든 *Trichinella* 항원에 대한 양성 대조군과 음성 대조군은 A, B, C 환자 혈청을 비교하는 데 사용된다. B와 C 환자는 양성 결과를 나타낸다. A 환자 결과는 음성이다.

혈청형별

혈청형별(serotyping)은 혈청형이라고 하는 범주로 특정한 세균을 동정하고, 분류하고, 아집단으로 나누는 기술이다(표 15.2). 이 방법은 협막, 편모, 세포벽과 같은 세포 항원에 대하여 항혈청을 사용한다. 혈청형별은 *Salmonella* 종과 균주를 동정하는 데 널리 이용되며, 폐렴구균과 연쇄상구균 혈청형을 분별하는 기초가 된다. 협막 다당류 항원에 대한 침전 반응을 수반하는 협막 팽화 시험(Quellung test)이 하나의 예이다.

웨스턴 블럿 절차

웨스턴 블럿 검사(Western blot test)는 단백질을 전기영동으로 분리한 다음에, 이러한 단백질에 대한 항체 매개 탐지를 하는 것이다**(그림 15.11)**. 먼저 세포를 용해하여 획득된 단백질 시료를 젤 내에서 전하를 이용하여 분리한다. 젤에 내포된 단백질을 특별 여과지에 전달하고 고정시킨다. 다음에 여과지를 항체 용액과 함께 배양하고, 일부는 방사능, 형광, 또는 발광 분자로 표지된다. 배양이 끝나면, 특이적 항원-항체 결합 부위는 알고 있는 양성 대조군과 음성 대조군과 비교될 수 있는 띠의 양상으로 나타난다. 이 방법은 환자 시료에 미생물 특이적 항원 또는 항체의 존재를 확인하거나 증명하는 특이성이 매우 높고 민감한 방법이다. 웨스턴 블럿은 예비 항체 양성 HIV 선별 검사의 두 번째(확진) 검사이다.

면역형광 검사

면역형광 검사의 기본적인 도구는 형광 염료로 표지한 단일클론 항체인 형광 항체이다. 형광 항체(fluorescent antibody, FAb)는 2가지 방식으로 진단에 사용될 수 있다. **직접 검사**(direct testing)에서는 미지의 검사 시료 또는 항원을 슬라이드에 고정하여 알고 있는 조성의 FAb 용액에 노출시킨다. 만약 항체-항원 복합체가 형성되면, 시료에 부착된 채로 남아서 형광 현미경으로 관찰할 수 있고, 양의 결과를 나타낸다**(그림 5.12)**. 이러한 검사는 세포 표면이나 조직 내의 미생물 항원을 동정하고 위치를 찾고 무엇보다도 매독, 임질, 수막염 등의 원인균을 동정하는 데 가치가 있다.

대조적으로, **간접 검사**(indirect testing)에 사용되는 FAb는 환자 혈청 항체의 Fc 부

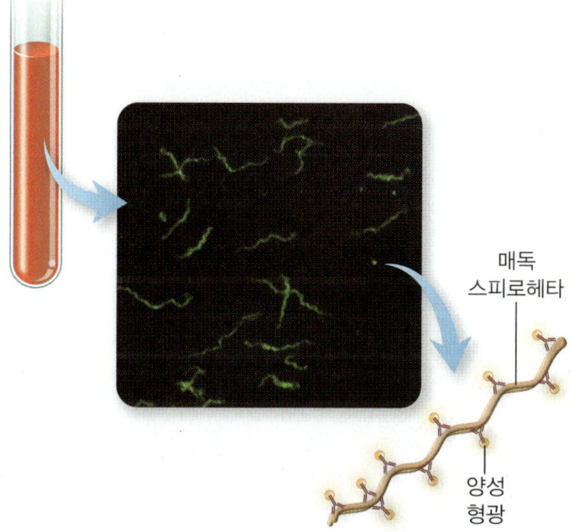

그림 15.12 직접 형광 항원 검사. 매독 스피로헤타인 *Treponema pallidum*의 직접 형광 검사 현미경 사진.

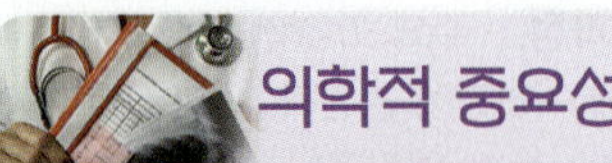

의학적 중요성

실험 결과를 이해하기

여러분이 보건직에 종사하려고 계획한다면 실험실 결과를 해석하고 환자의 임상 상태에 지식을 적용하는 것이 매우 중요하다. 예를 들어 환자가 발열과 하지부 상처로 입원하였고, 세균 피부 감염에 대하여 치료를 받고 있다. 입원하여 감염 부위에서 배양을 하였고 경험적으로 광범위 항생체 치료를 시작하였다. 다음 몇 시간에 걸쳐서, 환자 하지의 감염 부위는 항생제 치료에도 불구하고 크기가 증가하고 더 붉어졌으며, 체온도 상승하였다. 저녁 근무 시에 환자의 배양 보고서를 받았으며 항생제가 동정된 미생물에 적절하지 않다는 것을 알았다. 즉각 의사에게 보고하였고, 의사는 감수성 보고서에 기초하여 다른 항생제를 처방하였다. 환자는 새로운 치료에 24시간 이내에 반응하였으며, 체온이 낮아지고 적열도 감소하였다. 여러분이 의사에게 통보한 결정은 환자가 더 아프게 되는 것을 방지하고 입원 기간을 단축시켰을 수 있다.

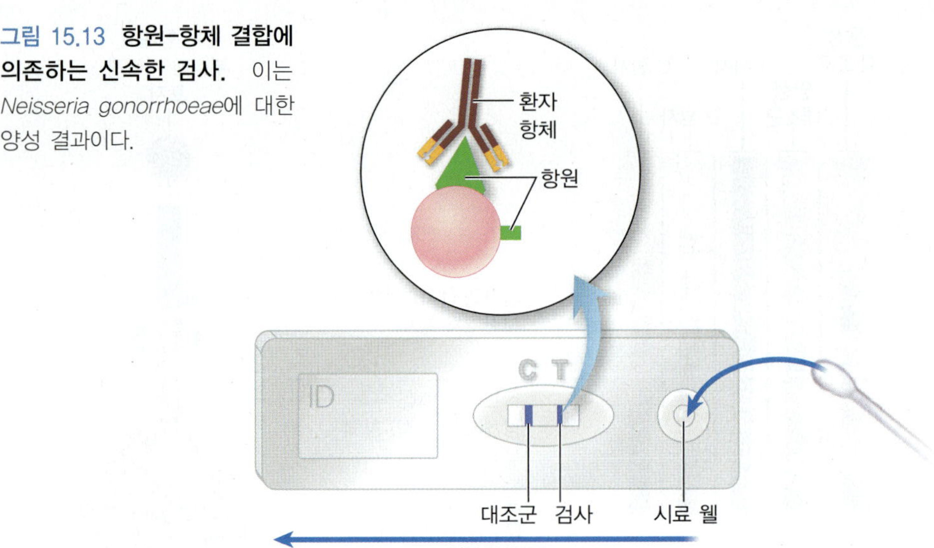

그림 15.13 **항원-항체 결합에 의존하는 신속한 검사.** 이는 *Neisseria gonorrhoeae*에 대한 양성 결과이다.

위를 인식한다(항체 자신이 항원성이라는 것을 기억하라!). 알고 있는 항원(예, 세균 세포)을 검사 혈청에 추가하고, 형광 현미경을 통하여 형광 항체의 결합을 관찰한다. 형광 집합체 또는 세포는 검사 혈청에서 FAb가 미생물 특이적 항체와 복합체를 형성했다는 것을 가리킨다. 이 기술은 매독과 다양한 바이러스 감염에 빈번하게 사용된다.

항원-항체 결합의 쉬운 적용도 있다. 사용하기 편리한 많은 키트가 알고 있는 항체를 이용하여 만들어져, 환자 시료나 세균 분리물에 적용된다. 이러한 반응에서 제조자가 항체에 염료를 추가하였기 때문에 결과를 맨눈으로 볼 수 있다. 예를 **그림 15.13**에 나타내었다.

면역분석

항체 반응의 본성은 체육, 범죄학, 정부, 상업에서 호르몬, 대사물, 약제와 같은 미량의 물질을 검사하는 데 활용되고 있다. 그러나 혈청학의 전통적인 기술은 이러한 화학물질의 일부 분자만 탐지할 수 있다. **면역분석(immunoassay)**은 증강된 민감성으로 인하여 단일클론 항체를 사용하여 미량의 항원이나 항체를 정확하게 측정하는 대안 방법이다.

방사성면역분석 **방사성 동위원소(radioactive isotope)**로 표지한 항체 또는 항원은 대응하는 미량의 항원이나 항체의 위치를 정밀하게 나타내는데 사용될 수 있다(표 15.2). 방사성면역분석은 주로 방사선면역흡착 검사(radioimmunosorbent test, RIST) 또는 방사선알레르기흡착 검사(radioallergosorbent test, RAST)에 의하여 시료의 호르몬 수준을 탐지하고, 환자의 알레르기를 진단하는 데 사용될 수 있다.

효소 결합 면역흡착 분석(ELISA, Enzyme-Linked Immunosorbent Assay) **ELISA** 검사는 효소 면역검사(enzyme immunoassay, EIA)로도 알려져 있는데, 항원-항체 반응을 시각화하기 위하여 효소 결합(가장 자주 이용되는 효소는 양고추냉이 과산화효소와 알칼리 포스파타아제임) 지시자 항체를 사용한다. 이 기술은 반응물을 흡착할 수 있는(표면 위로 끌어당김) 플라스틱 미소역가 판과 같은 고체 지지물에 의존한다(**그림 15.14**).

간접 ELISA 검사(indirect ELISA test)는 환자 혈청의 미생물 특이적 항체를 탐지한다. 웰의 표면에 알고 있는 항원을 흡착시키고 미지의 항체와 혼합한다. 항원-항체 복

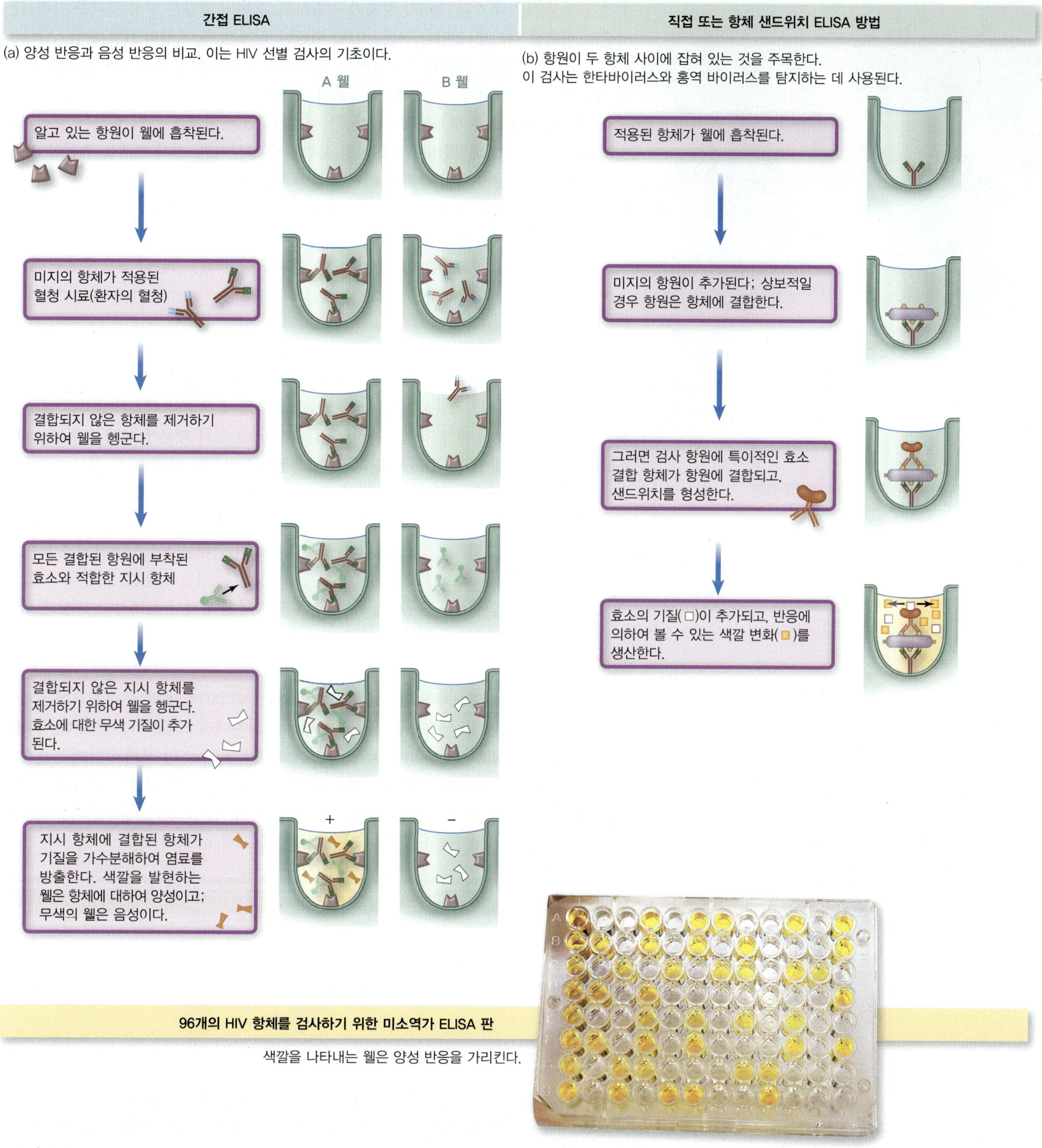

간접 ELISA

(a) 양성 반응과 음성 반응의 비교. 이는 HIV 선별 검사의 기초이다.

A 웰 B 웰

알고 있는 항원이 웰에 흡착된다.

미지의 항체가 적용된 혈청 시료(환자의 혈청)

결합되지 않은 항체를 제거하기 위하여 웰을 헹군다.

모든 결합된 항원에 부착된 효소와 적합한 지시 항체

결합되지 않은 지시 항체를 제거하기 위하여 웰을 헹군다. 효소에 대한 무색 기질이 추가된다.

지시 항체에 결합된 항체가 기질을 가수분해하여 염료를 방출한다. 색깔을 발현하는 웰은 항체에 대하여 양성이고; 무색의 웰은 음성이다.

+ −

직접 또는 항체 샌드위치 ELISA 방법

(b) 항원이 두 항체 사이에 잡혀 있는 것을 주목한다. 이 검사는 한타바이러스와 홍역 바이러스를 탐지하는 데 사용된다.

적용된 항체가 웰에 흡착된다.

미지의 항원이 추가된다; 상보적일 경우 항원은 항체에 결합한다.

그러면 검사 항원에 특이적인 효소 결합 항체가 항원에 결합되고, 샌드위치를 형성한다.

효소의 기질(□)이 추가되고, 반응에 의하여 볼 수 있는 색깔 변화(□)를 생산한다.

96개의 HIV 항체를 검사하기 위한 미소역가 ELISA 판

색깔을 나타내는 웰은 양성 반응을 가리킨다.

그림 15.14 **ELISA 검사 방법.** (a) 간접 ELISA는 환자의 항체를 탐지한다. 여기에 양성 검사와 음성 검사 모두 나타내었다. (b) 직접 ELISA는 환자의 항원(미생물)을 탐지한다. 여기에는 양성 반응만을 나타내었다.

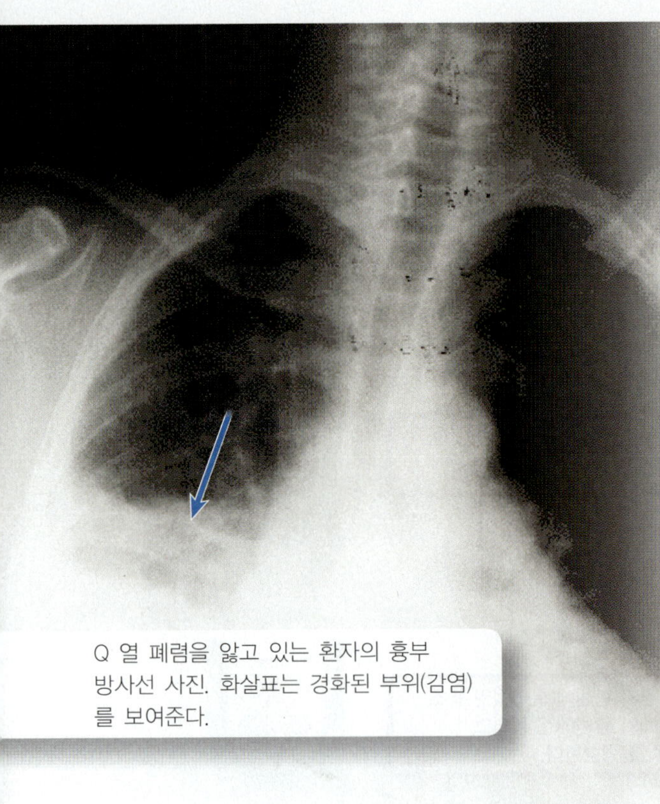

Q 열 폐렴을 앓고 있는 환자의 흉부 방사선 사진. 화살표는 경화된 부위(감염)를 보여준다.

합체가 형성되면, 추가된 지시자 항체가 결합하고, 후속의 발달은 양성 결과를 가리키는 색깔의 변화를 나타낼 것이다. 이는 HIV, 다양한 리케차 종, A형과 B형 간염, *Helicobacter* 항체의 선별에 사용되는 보편적인 검사이다. 부정확한 양성 결과가 발생할 수 있기 때문에, 확진 검사(웨스턴 블럿)가 필요할 수 있다.

직접 ELISA(또는 샌드위치) 검사에서는 알고 있는 항체를 웰의 바닥에 흡착시켜 미지의 항원과 함께 배양한다. 항체-항원 복합체가 형성되면, 지시 항체를 유인하고, 웰에서 색깔이 나타나서 양성 결과를 가리킨다.

더 빈번하게, 기계와 사진 필름으로 탐지되거나 정량할 수 있는 가시광선을 생산하는 알칼리 포스파타아제 기반 검사가 사용된다. 새로운 첨단 탐지 시스템은 항체-항원 복합체가 형성될 때 나타나는 전류의 미세한 변화를 감지하는 컴퓨터 칩을 활용한다.

보체 고정

리신(lysin; 세포 용해소)은 표적 세포의 용해 또는 파열을 유발하는 항체이며, 파괴를 완결하기 위하여 보체(12장 참조)를 필요로 한다. **용혈소**(hemolysin)는 적혈구상의 보체계 구성 요소와 상호작용할 수 있으며, 세포가 용혈(용해되어 헤모글로빈을 방출함)되도록 한다. 이 리신 매개 용혈은 용이하게 관찰될 수 있기 때문에 보체 고정(complement fixation, CF)이라는 검사 집단의 기초가 된다(표 15.2). 보체 고정 검사는 콕시디오이데스 진균증과 히스토플라스마 병과 같은 진균 질병의 진단과, Q열의 원인인 *Coxiella burnetii* 항체를 탐지하는 데 매우 중요하다. 항스트렙토리신 O(antistreptolysin O, ASO) 역가 검사는 보체고정과 연관된 기술을 사용하며 연쇄상구균 A 집단의 중요한 용혈소인 스트렙토리신 독소에 대한 항체 수준을 측정한다. 이는 성홍열, 류마티스 열, 그리고 다른 관련된 연쇄상구균 증후군에 대한 중요한 확진 검사이다(16장과 19장 참조).

생체 검사

실제로 생체 검사는 혈청학적 검사와 유사한 원리를 채택하며, 예외는 이 경우에는 항원이 어떤 종류의 가시적인 반응을 유발하기 위하여 환자에게 도입된다는 점이다. **투베르쿨린 반응(tuberculin reaction)**은 *Mycobacterium tuberculosis*의 정제된 단백질 유도체(purified protein derivative, PPD)가 피부에 소량 주사되는 것인데, 생체 검사의 전형적인 예이다(표 15.2). 48시간에서 72시간 지나서 붉고, 부어오르고, 두터워진 외상이 나타나는 것은 결핵에 전에 노출되었다는 것을 나타낸다(그림 14.10 참조).

15.5 학습 결과—진도 평가

10. 혈청학 용어를 정의하고, 혈청학적 검사 배후의 면역학적 원리를 설명하시오.
11. 직접 ELISA와 간접 ELISA의 차이를 설명하고, 각각의 임상 적용을 제공하시오.

15.6 획기적인 방법론

진단 미생물학은 새로운 시대의 직전에 있다. 유전학, 물리학, 정보과학(방대한 데이터베이스)의 많은 새로운 기술은 의료계가 근본적으로 새로운 진단 기술을 채택하도록 하였다. 진단의 표준은 침범하는 미생물을 배양하는(그리고 동정하는) 것이었지만, 이 기술은 몰락하였다. 분리하고 생육하는 미생물이 질병의 원인이 아니라 방관자라면 어떨까? 또한 배양은 최소한 18시간을 필요로 하며, 많은 미생물은 훨씬 긴 시간의 배양을 필요로 한다. 추가하여, 많은 감염이 모두 미생물 감염이라는 것을 더욱 실감하고 있다. 질병을 유발하는 하나의 미생물을 분리하려고 하는 외곬수의 노력은 심각한 오진을 초래할 수 있다.

혈류 감염(패혈증; septicemia)의 보편적인 예를 들어보자. 패혈증은 매우 빠르게 사망을 초래할 수 있는 질병이다. 적절히 관리할 수 있는 결정적인 시간대는 6시간 미만이다. 그러나 전통적으로 사건의 진행은 다음과 같다.

- 혈액 시료를 채취하여 혈액 배양 시험관에서 배양한다.
- 광범위 항생제 치료를 시작한다.
- 18~24시간에 혈액 배양의 미생물 동정을 시도하고, 항생제 감수성을 측정한다.
- 더 적절한 항균 요법을 시작한다.

연구에 의하면 18시간에서 24시간의 배양 기간 동안에, 환자가 투여 받는 광범위 항생제에 기초하여 호전되면, 대부분의 의사는 더 적절한 약제를 다시 처방하지 않는다. 환자가 호전되지 않은 경우, 항생제를 변경하는 것이 지연되면 종종 치명적이다.

이러한 이유로 즉시 실행할 수 있는 더 정교한 진단 기술의 필요가 절실하다. 이 장의 앞에서 설명된 많은 기술은 새로운 방법에 비교하면 상대적으로 저렴하지만, 새로운 검사로 환자의 결과가 개선되기 때문에 병원과 진료소가 새로운 기술을 채택하게 되리라는 교감이 있다. 그럼에도 불구하고 감염성 질병 전문가들은 진단 검사가 의료 치료 결정의 70%에 영향을 미치지만, 현재 미국 의료비용의 2%만이 검사에 지출되고 있다고 지적한다.

따라서 추후 5년간 미국 의료에서 가장 많이 볼 것으로 생각되는 진단 기술에 대한 개관이 뒤따른다. **그림 15.15**는 이러한 기술에 대하여 실례를 들어 설명한다.

미세 배열

감염성 질병의 진단을 위하여 고안된 **미세 배열**(microarray)은 조사되는 증후군(호흡기 감염, 또는 수막염 증상)에 기초하여 선택된 수천 종의 잠재적인 가능한 감염원의 유전자 서열을 포함하는 "칩(chip, 흡착판)"이다. 이러한 배열은 매우 큰 감별 진단에 기초하여 선택되었으며, 이는 어떠한 가능한 미생물이 이러한 증후군을 유발할 수 있느냐 하는 것이다. 배열은 한 번의 검사에서 세균, 바이러스, 진균 유전자를 포함하도록 제조될 수 있다. 이 각본에서, 환자 시료(가래, 뇌척수액) 또는 분리된 핵산은 미세 배열상에서 표지된 유전자 서열과 함께 배양된다. 부합하는 서열은 칩에 혼성되며, 표지(대부분의 경우 형광)는 컴퓨터 프로그램으로 탐지되어 분리된 병원체의 동정을 제공한다(**그림 15.15a**).

핵산 서열 분석: 사건의 전모

고성능 핵산 서열 분석의 개발은 인간 유전체의 분석에 혁명을 가져왔다(8장 참조). 전체 유전체의 분석 비용은 시간과 경비 면에서 매우 낮아서 이 기술은 전 세계의 병원과 역학 실험실에서 평범한 일이 될 수 있다. 이는 전염병 창궐과 약제 내성 미생물의 분석에 특히 유용하다. 이는 소위 "차세대 서열 분석" 기술의 생성도 가져왔다. 무작위 증폭 다형태 DNA 분석과 같은 기술은 새로운 핵산 서열을 확인하도록 하는 무작위 프라이머를 사용한다. 더 중요하게, 단일 유전체는 "심층 서열 분석"이라고 하는 과정에서 여러 차례 스캔되고 분석될 수 있어서 오류를 최소화한다. 일부 과학자들은 이러한 유형의 서

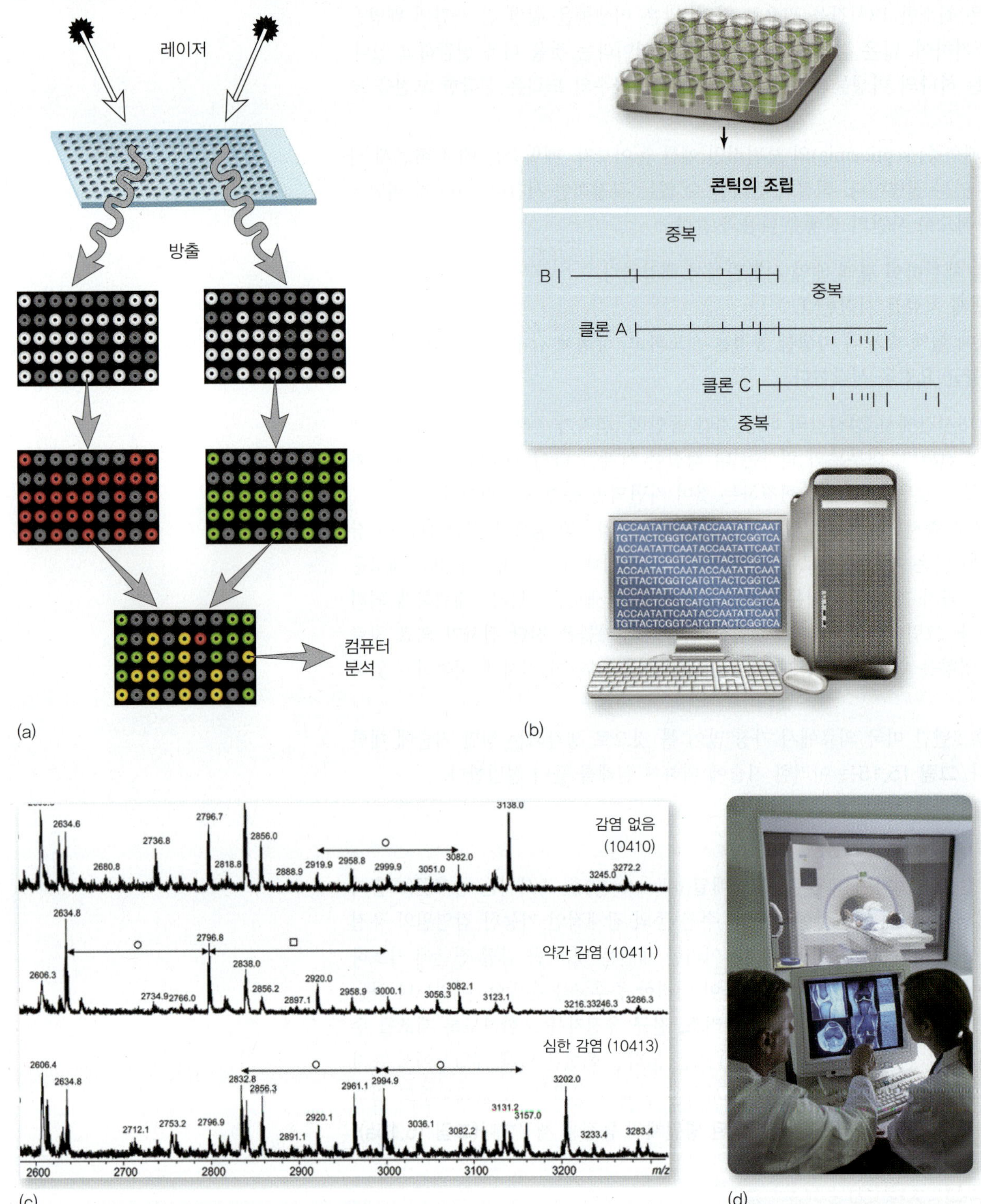

그림 15.15 **새로운 진단 기술의 개관.** (a) 미세 배열(microarray). (b) 핵산 서열 분석. 콘틱(contig)은 중복되는 한 벌의 DNA 단편이다. (c) 질량 분광계(mass spectometry). (d) MRI(자기 공명 화상법; magnetic resonance imaging) 검사를 받고 있는 환자.

열 분석이 매우 저렴하고 기계적이 되어 곧 환자의 시료에서 증상을 유발하는 미생물을 찾기 위하여 우리는 "모든 것을 서열 분석"할 수 있을 것이라고 생각한다**(그림 15.15b)**.

질량 분광계

질량 분광계(mass spectrometry)는 다양한 화학적 화합물과 생물학적 분자의 구조와 조성을 측정하는 데 여러 해 동안 이용되어 왔다. 질량 분광계를 사용한 분석은 불과 수분 내에 신속하고 고도로 정확한 미생물 동정을 제공하는 새로운 첨단의 기술이 되어 가고 있다. 이 기술은 MALDI-TOF(matrix-assisted laser desorption-ionization-time-of-flight)라고도 하는데, 순수 배양 분리물이나 환자 시료로부터 직접 단백질 지문을 분석하는 데 사용될 수 있다. 이는 환자의 시료를 금속판에 가하고 레이저로 공격한다. 이는 시료를 이온화시킨다. 샘플에서 발생한 이온은 질량 대 전하 비율에 따라 분리하고 확인하는 기계로 유도된다. 이 기술은 현재까지 세균, 바이러스, 진균의 동정에 적용되고 있으며, 전통적인 표현형적, 유전적, 면역학적 방법과 비교하여 신속하고, 정확하고, 비용 효과적인 능력으로 인하여 많은 병원과 연구 실험실에서 평범한 것이 될 수 있다.

미세 배열과 질량 분광계 기술은 명백히 중요한 이점인 항생제 감수성도 동시에 탐지하는 데 사용될 수 있다**(그림 15.15c)**.

화상 진찰

이따금 나타나는 감염에만 사용되는 감염 진단 방법에는 다양한 영상 기술이 포함된다. 예를 들어 고관절 이식과 연관된 감염은 혈액 시료를 통하여 접근하기가 어렵다. 세균은 이식된 물질상의 생물막에서 생장할 수 있고, 또는 고관절 깊은 곳의 농양에서 생장할 수 있다. 자기 공명 영상법(MRI), 컴퓨터 단층촬영(computerized tomography, CT) 스캔, 양전자 방사 단층촬영(positron emission tomography, PET) 스캔이 심부 조직의 국소적 감염에 많이 사용되고 있으며, 추후 배양을 위하여 조직을 흡출한다. 영상에 감염이 발견되지 않을 경우에 환자는 침습성 방법을 하지 않아도 된다. 이는 매우 새롭고 첨단 기술로 보이지만, 이미 결핵의 진단에 X-선이 수세기 동안 사용되었다**(그림 15.15d)**.

15.6 학습 결과—진도 평가

12. 표준 배양 방법을 통하여 병원체를 분리하는 것이 시대에 뒤떨어진 진단 전략이 된 이유를 설명하시오.
13. "획기적인 기술"의 이름을 최소한 3가지 이상 말하고 배후의 원리를 설명하시오.

임상 사례 결론

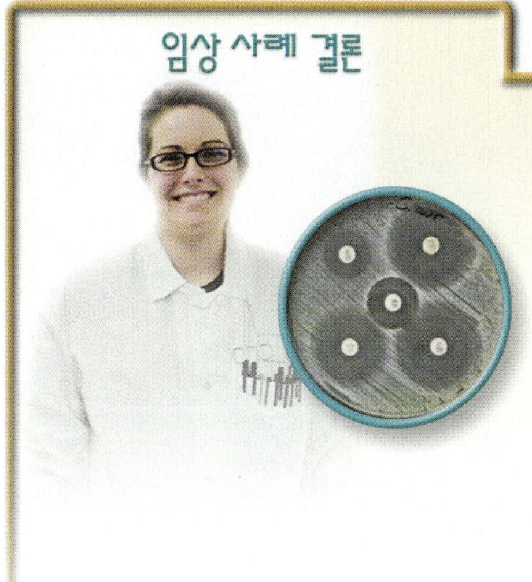

연구진은 혈액 배양의 5~15% 정도만 양성인 것을 발견하였다. 획득된 혈액 배양의 수를 증가하면 침입 미생물을 동정하는 가능성을 높여 주며 생명을 구할 수 있다. 2조의 혈액 배양을 획득하여 모두에서 병원체가 확인되었다면, 배양된 미생물이 오염에 의할 가능성은 거의 없다. 미생물 분리의 가능성을 높이기 위하여 호기성과 혐기성 혈액 배양을 모두 획득한다.

발열과 백혈구 증가증을 보이는 환자에게 비경구 항생제 치료를 하기 전에 혈액 배양이 지시된다. 항생제는 미생물이 분리되기 전에 생장을 저해할 수 있기 때문에 IV 항생제를 시작하기 전에 혈액 배양을 획득하는 것이 중요하다.

임상 사례에서 의식이 감소한 발열을 보였던 환자는 패혈증의 증상을 모두 가지고 있었다. 혈액 배양은 혈류에 침입한 생명을 위협하는 패혈증을 유발하는 미생물을 동정하기 위하여 사용되었다. 실험실 종사자는 배양을 채취하자마자 간호진에게 바로 통보하여야만 간호진이 IV 항생제를 최초로 투여할 수 있다.

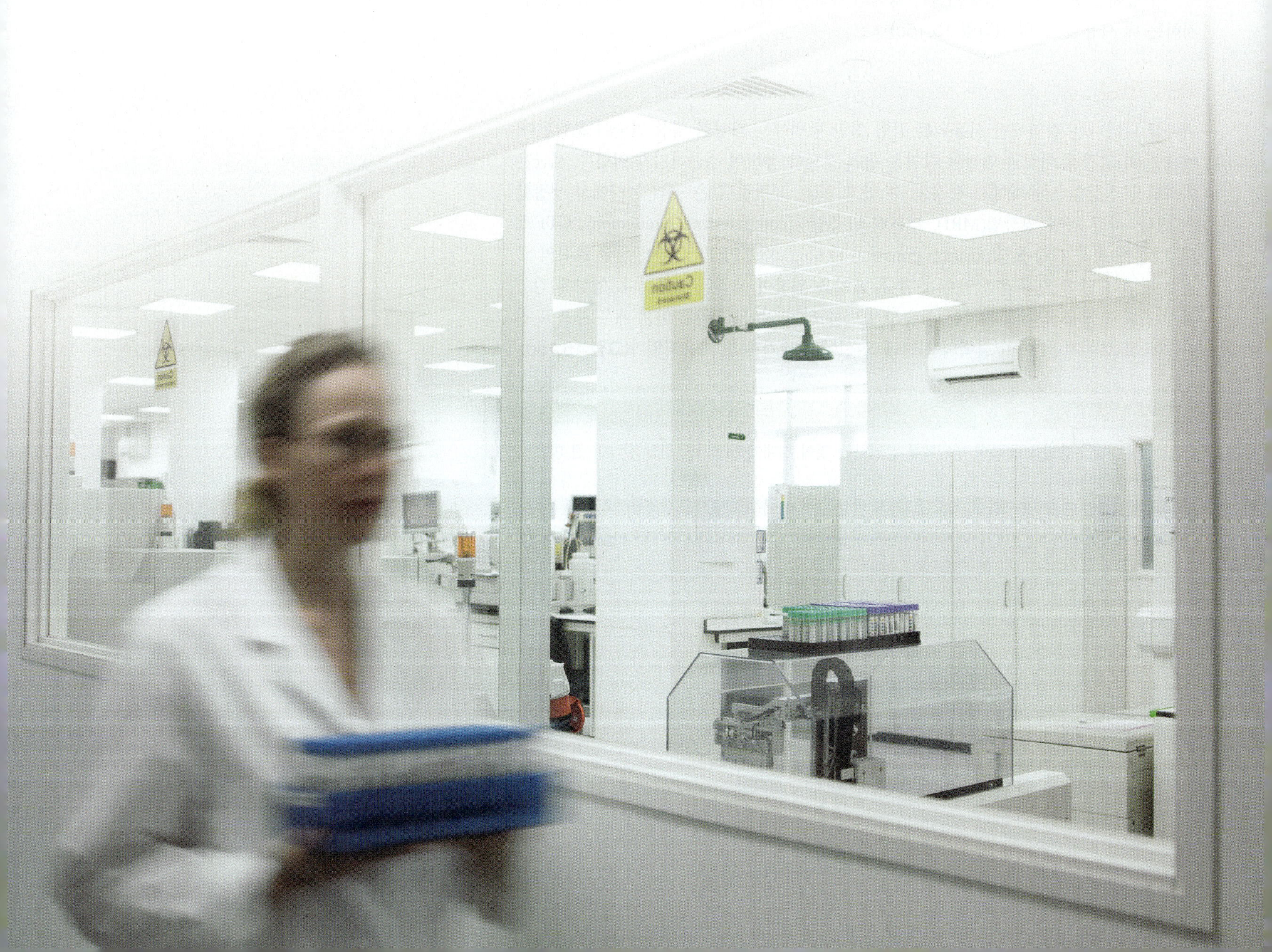

요추 천자를 통한 뇌척수액의 채취

요추 천자(lumbar puncture)는 뇌와 척수를 둘러싸고 있는 뇌척수액(cerebrospinal fluid, CSF)을 채취하기 위하여 수행된다. 바이러스, 진균, 세균에 의하여 유발되는 뇌 또는 척수에 영향을 미치는 상태는 요추 천자에 의하여 탐지될 수 있다. 요추 천자를 수행하는 것은 극히 침습성 과정이며, 따라서 이 검사를 반복하는 것은 특히 환자를 포함한 모두에게 원치 않는 일이기 때문에 시료를 취급하는 데 특히 유의하여야 한다!

의사가 조치를 수행하지만, 도와줄 다른 의료진이 필요할 수 있다. 환자는 목을 굽히고 무릎을 가슴으로 당겨서 옆으로 눕는다. 환자의 자세를 이렇게 취하는 것은 척추골 사이의 간격을 증가시켜서 의사가 작업할 공간을 늘려 준다. 채취할 지역을 무균 기술을 이용하여 준비한다. 대안으로 환자는 척추를 둥글게 하고 머리와 목을 앞으로 구부리고 반듯하게 앉아도 된다. 시료를 채취할 지역을 무균 기술을 이용하여 준비한다. 적합한 척추를 찾는다(척수가 L2 부근에서 끝나기 때문에 보통 L3/L4 또는 L4/L5임). 척추 바늘이 의도하는 경로를 따라 국부 마취제를 피하 주사한다. 해당 부위가 마취되면, 척추 바늘로 척추 사이에 삽입하여 조직이 나근나근 해지는 느낌이 들 때까지 바늘이 경막(dura mater)을 통과한다. 그 이후 바늘을 조금 더 전진하여 지주막(거미막; arachnoid mater)을 통과하여 지주막하강까지 삽입한다. 척추 바늘이 정확한 장소에 위치하면 바늘 안의 빨대를 제거하고 척수액을 채취한다.

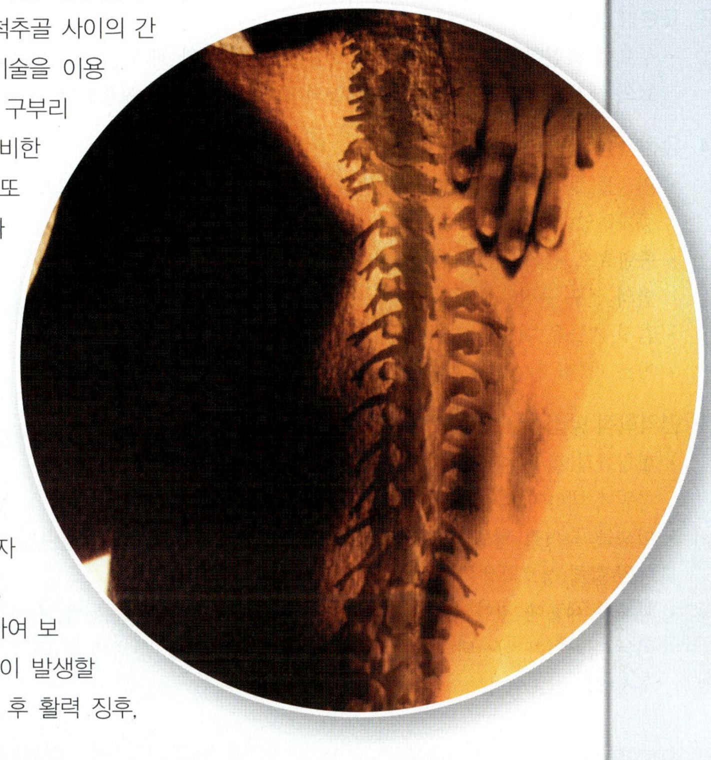

요추 천자는 수막염의 의심될 때 종종 수행되는데, 이는 신뢰성 있는 다른 검사가 없기 때문이다. 요추 천자는 또한 특히 유아와 소아의 원인 불명의 발열에도 사용된다. 실험실 요원이 시술 시 함께하여 시료를 채취하자마자 실험실로 가져갈 수 있으며, 또는 간호진이 이 임무를 맡을 수도 있다.

환자는 40%의 환자에서 발생하는 "척추 두통"의 가능성을 낮추기 위하여 보통 시술 후 몇 시간 동안 누워 있어야 한다. 등 아래 부분에 약간의 통증이 발생할 수도 있다. 출혈과 뇌간 감입(hernia)은 요추 천자의 드문 부작용이다. 시술 후 활력 징후, 신경학적 상태, 천자 부위를 면밀하게 관찰한다.

요약

15.1 미생물 질환의 조사를 위한 준비

- 미생물학자는 감염을 진단하기 위하여 표현형, 유전자형, 면역학 범주를 사용한다.

15.2 감염원의 추적: 시료 채취

- 임상 진단에서(환자 관찰 후) 첫 번째 단계는 시료를 획득하는 것이다. 이 단계가 정확하게 수행되지 않으면, 검사가 아무리 민감하더라도 시료 분석은 정확하지 않다.

15.3 표현형 방법

- 주요한 표현형 방법에는 시료의 직접 검사, 특별한 배지상에서 시료의 생장을 관찰, 그리고 순수 배양의 생화학적 검사를 포함한다.

15.4 유전자형 방법

- 미생물 동정에서 유전자형 방법을 사용하는 것은 기하급수적으로 증가하였다.
- 중합효소 연쇄반응은 자체로서 진단에 사용되거나 다른 유전적 방법의 선구 물질로 사용된다.
- 혼성 기술은 핵산의 염기 짝 특징을 이용한다.
- 펄스 장 젤 전기영동과 리보타이핑은 진단에 특별한 적용을 가진다.

15.5 면역학적 방법

- 혈청학적 검사는 다양한 체액 또는 조직에 수행될 수 있으며 항체가 항원에 대하여 엄격한 특이성을 가진다는 원리에 기초한다.
- 미생물 특이적 항원 또는 항체 검사는 보통 시험관에서 수행되며, 항원-항체 상호작용은 맨눈 또는 현미경으로 볼 수 있다.
- 항체와 세포에 결합된 항원 사이에 응집 반응이 일어나서, 눈에 보이는 덩어리가 형성된다. 이는 환자 혈청의 역가(titer; 항체 농도)를 측정하는 기초이다.
- 항체와 항원 사이에서도 침전 반응이 일어나 불용성의 보이는 침전을 생산하지만, 일반적으로 방사성 또는 효소 표지를 추가하여 보이도록 한다.
- 혈청형별은 협막, 편모, 세포벽과 같은 세포 항원에 대한 항혈청을 사용하여 세균 종과 균주를 동정한다.
- 웨스턴 블럿 절차에서, 전류에 의하여 분리된 단백질은 표지된 항체에 의하여 확인된다.
- 직접 형광 항체 검사는 미생물 항원의 존재를 가리키며 감염원의 확인에 유용하다. 간접 형광 검사는 미생물 특이적 항체의 존재를 가리키며 감염을 진단하는 데 사용된다.
- 면역분석은 매우 적은 양의 항원, 항체, 또는 다른 물질을 탐지할 수 있으며 항원-항체 복합체를 보이게 하기 위하여 염료나 방사성 동위원소를 사용한다.
- ELISA 검사는 환자 시료에서 항원(직접 방법) 또는 항체(간접 방법)를 탐지하기 위하여 널리 사용된다.
- 보체 고정은 항균 항체를 탐지하기 위하여 리신의 보체 의존성 작용을 포함하며 진균과 세균 질병을 진단하는 데 사용된다.
- 투베르쿨린 반응과 같은 생체 혈청학 검사는 숙주에서 눈에 보이는 면역 반응을 유발하기 위하여 항원을 주입하는 것을 포함한다.

15.6 획기적인 방법론

- 다음 5년간 많은 새로운 기술이 감염성 질병의 진단에 널리 사용되기 시작할 것이다.
- 전체 유전체 서열분석은 미생물의 DNA 서열분석에 의존한다.
- 질량 분광기는 단백질 지문을 통하여 미생물을 탐지한다.

선다형 문제 Bloom의 1, 2단계: 기억, 이해

보기에서 맞는 답을 선택하시오.

1. PCR은 다음 무엇에 사용되는가?
   a. 유전자 사본의 수를 증폭하기 위하여
   b. 유전자의 핵산 서열을 확인하기 위하여
   c. 특정한 유전자의 신원을 결정하기 위하여
   d. 특정한 유전자의 기능을 측정하기 위하여
2. 질량 분광계는 무엇을 통하여 미생물을 동정하는가?
   a. 항체의 형광
   b. 침전 반응
   c. 단백질 지문
   d. 항원의 형광
3. 바이러스는 외관이 충분히 독특하기 때문에, 다음 어느 표현형 방법에 의하여 과 또는 속 수준에서 때때로 동정될 수 있는가?
   a. 세포 배양
   b. PCR
   c. 전자 현미경
   d. ELISA
4. 다음 중 어느 방법이 미생물의 상이한 균주를 동정할 수 있는가?
   a. 현미경 관찰 c. 혈청형별
   b. 방사능면역분석 d. 응집 검사

5. 응집 반응에서, 항원은 _____이고; 침전 반응에서 항원은 _____이다.
   a. 용해성 분자, 전체 세포
   b. 전체 세포, 용해성 분자
   c. 세균, 바이러스
   d. 단백질, 탄수화물
6. 어떤 유형의 방법이 미생물의 영양소 이용에 기초하는가?
   a. 유전자형
   b. 면역학
   c. 생화학
7. 다음 중 어느 것이 생체 면역학 방법인가?
   a. 항체 역가의 측정
   b. 투베르쿨린 반응
   c. 혈액형의 결정
   d. 간접 ELISA

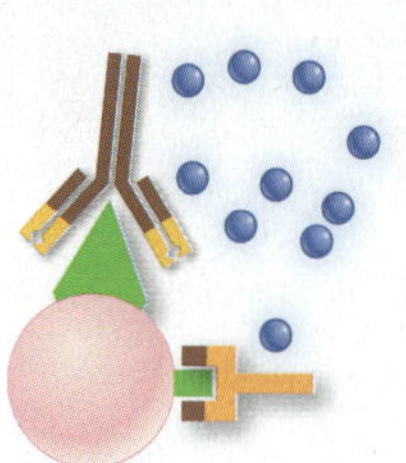

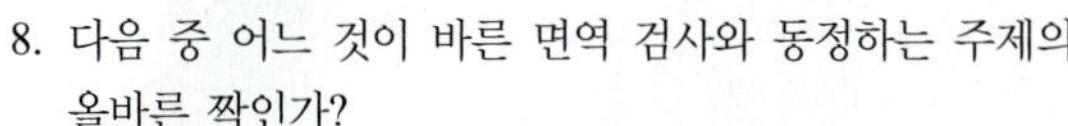

8. 다음 중 어느 것이 바른 면역 검사와 동정하는 주제의 올바른 짝인가?
   a. 간접 ELISA 검사/미지의 미생물 항원
   b. 직접 형광 항체 검사/미지의 항체
   c. 웨스턴 블럿/미지의 미생물 항원 또는 항체
   d. 응집 검사/미지의 용해성 미생물 독소

비판적 사고 Bloom의 3, 4, 5단계: 적용, 분석, 평가

비판적 사고는 사실과 개념을 이용하여 추론하고 문제를 해결하는 능력이다. 이러한 문제는 다양한 각도에서 접근될 수 있으며, 대부분의 경우 하나만의 옳은 답을 가지지는 않는다.

1. 비멸균 부위를 채취하고 선택 배지를 사용하더라도, 시료는 왜 무균적으로 채취되고 신속하게 처리되어야 하는지 설명하시오.
2. 환자가 보건소에 왔고 간호사는 감염을 의심하였다. 간호사와 실험실 기술원이 감염원의 정확한 신원을 확인하기 위하여 사용해야 할 일반적인 단계의 순서를 서술하시오.
3. 병원체의 분리 배양을 동정하기 위하여 사용되는 혈청학 검사와 환자의 혈청에서 질병을 진단하는 데 사용되는 혈청학 검사를 구분하시오.
4. a. 혈청양성은 양성으로 판정된 혈청을 의미한다. 동일한 미생물에 노출된 모든 환자에서 양성 반응이 동일한 비율로 발생하거나 발생하지 않을 수 있는지 설명하시오.
   b. 허위 양성의 높은 비율은 혈청 검사의 민감성이나 특이성을 감소시킬까? (허위 양성은 이 장과 11장에서 논의되었음.)
5. 인간 미생물군계에 대한 정보가 현재 비감염성으로 생각되는 질병과 연관된 특정한 미생물의 동정을 할 수 있게 하는지 설명하시오.

시각적 연결 Bloom의 5단계: 평가

이 질문은 이전의 영상을 새로운 개념과 연결시킨다.

1. **14장 그림 14.10b.** 이 환자가 미지의 발진으로 의사의 검진을 받고 있다고 상상하시오. 어떠한 신속한 표현형 검사가 이 상태가 세균에 의한 것이라고 시사할 수 있는가? 신속 면역분석 또는 형광 절차가 특정한 바이러스 원인을 동정하는 데 사용될 수 있는가? 여러분의 답을 설명하시오.

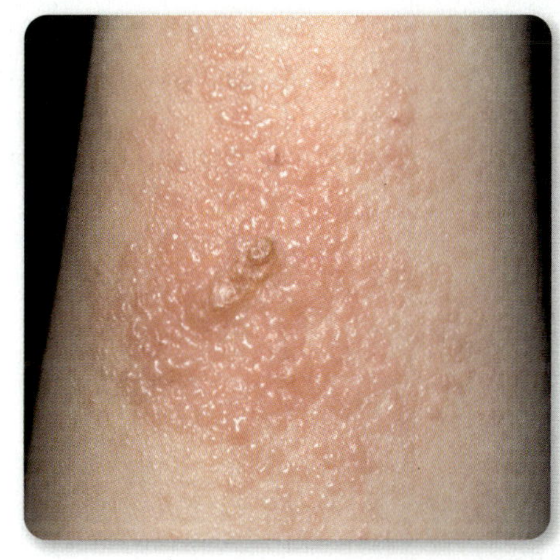

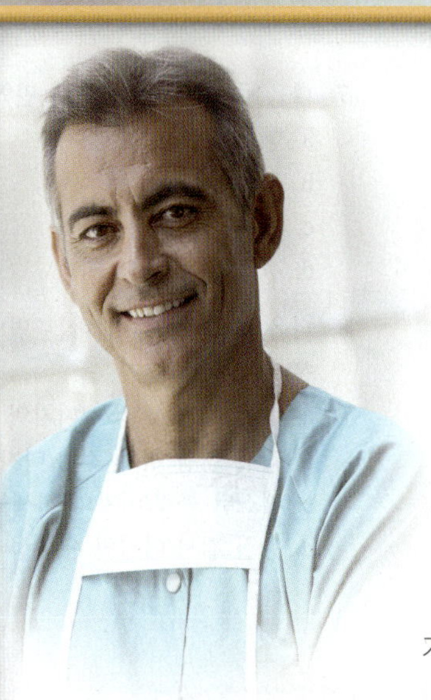

임상 사례

증상의 빈발

내가 대도시 아동 병원 응급실에 신임 간호사로 근무하고 있을 때 Dale이 어머니를 따라 내원하였다. Dale은 며칠 전까지만 하더라도 건강한 여섯 살 아이였다. Dale의 어머니는 선별 간호사에게 Dale이 매우 아프고 전신에 발진이 있다고 하였다. Dale이 기침을 하여서 규정에 따라서 마스크를 씌우고 간단한 병력과 활력 징후를 확인한 뒤 대기실로 내보냈다.

Dale은 기침, 고열, 심박률의 증가로 응급으로 분류하였고, 오래지 않아 자세한 병력과 전신 진단하기 위하여 검사실로 호출하였다. Dale의 어머니에 의하면 최초에 인후통을 호소하였다고 한다. 하루도 지나지 않아서 두통을 호소하였고, 고열이 발생하여 어머니는 아세트아미노펜으로 적절하게 치료하였다. 그러자 기침이 나타나서 어머니는 "악성 감기"의 일부라고 가정하였다. 그녀는 Dale 얼굴과 머리에서 시작하여 가슴과 등으로, 그리고 팔과 다리로 퍼진 발진이 나타날 때까지는 크게 걱정하지 않았다.

나는 Dale의 어머니에게 Dale의 옷을 벗기고 검사 가운을 입히도록 하였으며, 그제서야 Dale의 발진 정도를 실감할 수 있었다. 그 때 계절은 겨울이었으며 Dale은 머리에서 발끝까지 옷으로 싸여 있어서 선별 간호사가 볼 때는 웃옷만 벗은 상태였다. 가운을 입자 나는 Dale의 어머니가 과장하지 않았다는 것을 확인할 수 있었는데, 발진이 신체의 대부분을 뒤덮었다. 이는 반구진성 발진이었으며 그 전까지 그리고 그 이후에도 내가 보았던 소아기 발진으로 보이지 않았다.

당직 의사가 Dale을 보기 위하여 즉시 왔으며 Dale에게 입을 벌리라고 하였다. 의사는 어머니에게 Dale의 예방 접종에 대하여 물어보았으며, Dale의 어머니는 예방 접종을 믿지 않고 Dale은 예방 접종을 받은 적이 없다고 하였다. 의사는 나에게 Dale을 격리실에 수용하라고 하였다. 내가 돌아오자 의사는 Dale의 어머니에게 이야기를 하였으며, 나는 그녀가 한 이야기를 결코 잊을 수 없다. "그런데, Dale이 예방 접종을 하지 않은 것은 매우 잘못된 결정인데, 그 이유는 홍역에 걸렸기 때문입니다. 당신의 아들만 홍역에 걸린 것이 아니라, 병원에 데리고 와서 대기실에 있는 모든 사람에게 생명을 위협할 수 있는 질병에 노출시켰습니다." 의사는 그리고 확진을 위하여 흉부 X-선과 혈액 검사를 지시하였으며, 주 보건 당국에 바로 통보하였다.

- 흉부 X-선을 촬영한 이유는 무엇인가?
- 주 보건 당국에 통보한 이유는 무엇인가?

임상 사례 결론은 460쪽에 있음.

CHAPTER 16

피부와 눈에 영향을 미치는 감염성 질병

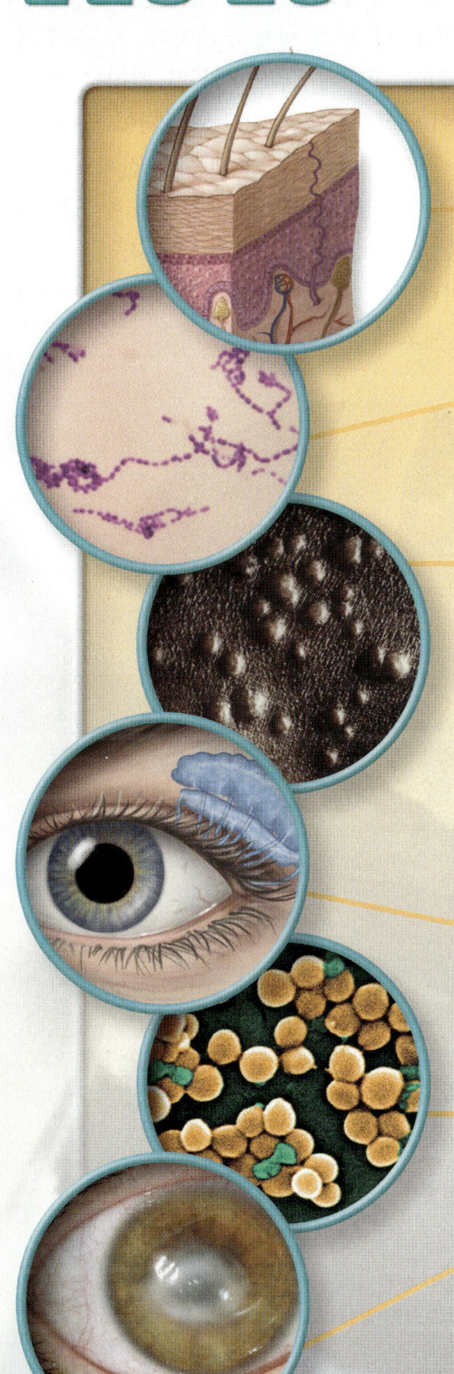

이 장에서는...

16.1 피부와 피부 방어

1. 피부의 중요한 해부학적 특징을 묘사한다.
2. 피부에 존재하는 자연 방어를 열거한다.

16.2 피부의 정상균

3. 피부의 정상균의 특징을 열거한다.

16.3 미생물에 의하여 유발되는 피부 질환

4. MRSA 피부와 연조직 감염의 "중요 질병"의 중요한 특징에 대하여 설명한다.
5. 반구진성 발진의 "중요 질병"에 대한 가능한 감염원, 전파 방식, 독력 인자, 진단 기술, 예방/치료에 대하여 열거한다.
6. 기타 감염성 피부 질환의 중요한 특징에 대하여 논의한다. 여기에는 농가진, 봉소염, 포도상구균 화상 피부 증후군, 소포성/농포성 발진병, 대형 농포성 피부병변, 피부 진균증과 표재성 진균증이 포함된다.
7. 상이한 개체군에서 풍진과 홍역 바이러스의 상대적인 위험에 대하여 논의한다.

16.4 눈의 표면과 눈의 방어

8. 눈의 중요한 해부학적 특성에 대하여 묘사한다.
9. 눈에 존재하는 자연 방어를 열거한다.

16.5 눈의 정상균

10. 눈에 서식하는 것으로 현재 알려진 정상균의 유형을 열거한다.

16.6 미생물에 의하여 유발되는 눈 질환

11. 결막염의 "중요 질병"에 대한 가능한 감염원, 전파 방식, 독력 인자, 진단 기술, 예방/치료에 대하여 열거한다.
12. HSV 또는 *Acanthamoeba*에 의하여 유발되는 결막염의 중요한 특징에 대하여 논의한다.

땀은 냉각을 시키며 몇 가지 항균 특성을 가지고 있다.

16.1 피부와 피부 방어

이 장에서 살펴볼 기관인 피부와 눈은 인간과 환경 사이의 경계를 형성한다. 피부는 털, 손발톱, 땀과 지방선과 함께 **외피(integument)**를 형성한다. 피부는 총면적이 1.5~2 m^2에 달한다. 피부의 두께는 눈꺼풀의 1.5 mm에서 발뒤꿈치의 4 mm 사이에서 변화한다. 몇 가지 뚜렷한 층이 있으며, 이를 요약하였다. 다음을 읽으면서 **그림 6.1**을 연결해서 보라.

피부의 가장 바깥쪽 부분은 표피이며, 4~5개의 명백한 층으로 세분화된다. 가장 위는 각질층이라고 하는 상피 세포의 두꺼운 층인데, 약 25개 세포 두께이다. 이 층의 세포는 죽었으며 세포 분열의 정상적인 과정 동안에 심층에서부터 이동한 것이다. 이들은 세포가 대량으로 생산하는 **케라틴(keratin)**이라고 하는 단백질로 포장되어 있다. 세포는 표피의 가장 깊은 수준에서 나타난다. 이 과정은 연속적이기 때문에, 전체 표피는 25~45일마다 교체된다. 케라틴은 세포가 상해, 마모, 물의 침투로부터 견딜 수 있도록 한다. 이러한 이유로 세포의 표면을 **케라틴화되었다**(keratinized)라고 한다. 각질층 아래에는 상피 세포의 층이 3~4개 더 있다. 가장 아래층인 기저층(stratum basale)은 아래의 진피에 부착되어 있으며 표피를 구성하는 모든 세포의 공급원이다.

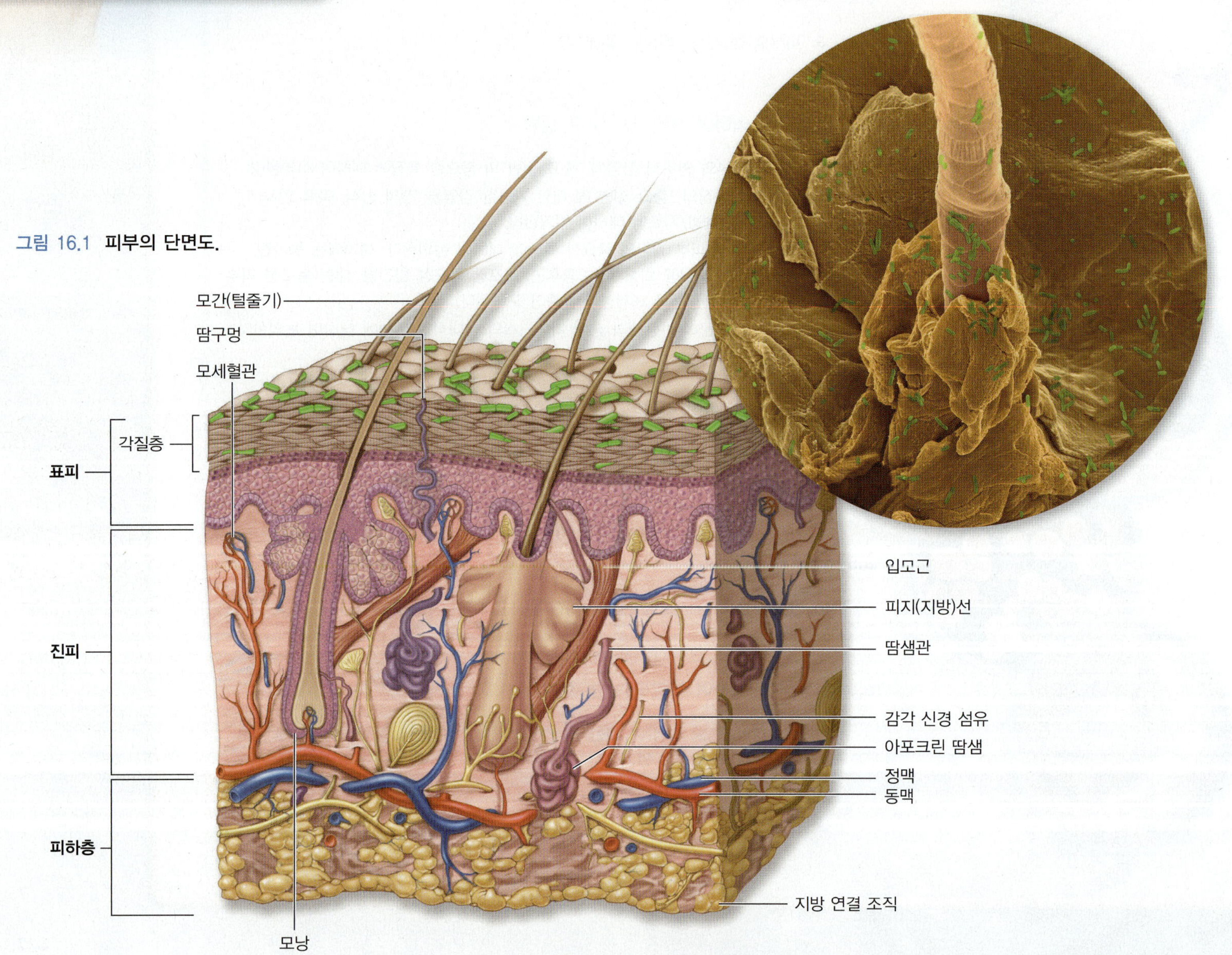

그림 16.1 **피부의 단면도.**

진피는 표피 아래에 있으며, 상피 세포 대신에 연결 조직으로 구성되어 있다. 이는 섬유아세포와 콜라겐과 같은 섬유의 풍부한 기질로 되어 있다는 것을 의미하며, 대식세포와 비만 세포를 포함하고 있다. 또한 진피는 신경, 혈관, 림프관의 밀집한 망상구조를 제공하는 장소이다. 표피의 손상은 일반적으로 출혈을 일으키지 않지만, 진피까지 충분히 깊이 상해를 입으면 혈관의 파열을 초래한다. 마찰 외상이나 화상의 결과로 나타나는 수포의 형성은 진피와 외피 사이를 분리시킨다.

모낭이라고 하는 털의 "뿌리"는 진피에 존재한다. **피지(지방)선[sebaceous (oil) gland]**과 향선(취선; scent gland)은 모낭과 연관되어 있다. 독립된 땀샘도 이 조직에서 나타난다. 이러한 분비샘은 모두 피부의 표면에 개구부를 가지고 있으며, 따라서 표피를 통과한다.

각질층의 수백만 개의 세포가 매일 벗겨진다. 피부는 또한 항균 물질로 넘친다. 감염에 대한 가장 효과적인 피부 방어는 아주 최근에 발견되었다. 지난 20년 동안 **항균 펩티드(antimicrobial peptide)**라고 하는 작은 분자가 상피 세포에서 확인되었다. 이들은 세균의 음으로 하전된 막을 파괴하는 양으로 하전된 화학물질이다. 이러한 펩티드에는 많은 종류가 있으며, 주로 피부의 미생물 수를 비교적 낮게 유지하는 역할을 하는 것으로 보인다.

피지(sebum)라고 하는 피지선 분비물은 많은 미생물에게 낮은 pH를 제공하여 피부가 척박하게 만든다. 피지는 고농도의 지질로 인하여 유성(지성)이다. 지질은 정상균의 영양소로 작용할 수 있지만, 지질에 포함된 지방산의 분해는 피부 환경에 적응되지 않은 미생물의 생장을 저해하는 독성 부산물을 가져온다. 이 기작은 잠재적으로 병원성 세균의 생장을 통제하는 것을 도와준다. 땀도 미생물을 저해하는데, 그 이유는 낮은 pH와 높은 염 농도 때문이다. **리소자임(lysozyme)**은 특히 펩티도글리칸을 분해하는 땀에서 나타나는 효소이며, 펩티도글리칸에 대해서는 3장에서 세포벽의 독특한 구성 요소라고 배웠다.

16.1 학습 결과—진도 평가

1. 피부의 중요한 해부학적 특징을 묘사하시오.
2. 피부에 존재하는 자연 방어를 열거하시오.

NCLEX® 준비

1. 피부는 ________에서 가장 두껍고 ________에서 가장 얇다.
   a. 가슴, 볼
   b. 궁둥이, 코
   c. 발바닥, 눈꺼풀
   d. 배(복부), 손등

16.2 피부의 정상균

피부 표면에 정상균으로 서식하는 미생물은 그곳에서 나타나는 건조 및 염 조건에서 생활할 수 있어야만 한다. 미생물은 등과 같은 신체의 건조하고 편평한 지역에서는 비교적 드문드문 분포하고 있지만, 겨드랑이 밑과 서혜부(샅) 같은 습기 찬 지역과 피부가 접힌 곳에서는 밀집한 집락으로 생장할 수 있다. 정상균은 모낭과 분비샘 관과 같은 보호된 환경에서도 서식할 수 있다.

배양 의존적 기술에 의존하여, 인간 미생물군계 프로젝트(Human Microbiome Project, HMP)는 피부의 생물상에 대하여 매혹적인 정보를 전하기 시작하였다. 우리는 일부 잘 알려진 병원체를 포함한 수백 종의 미생물이 표피, 진피, 피하층에 서식하고 있다는 것을 알아 가고 있다. 신체의 다른 지역들은 상이한 종들이 선호하고, 다른 사람은 서로 상이한 종을 가지고 있다는 것이 보편적이다. 마지막으로, 이러한 변이에도 불구하고 개인의 미생물군은 시간에 따라 비교적 일정하게 유지되는 것이 보통이다. 간단하게 이야기하면, HMP는 피부 미생물군이 상상하였던 것보다 훨씬 다양하다는 것을 보여준다.

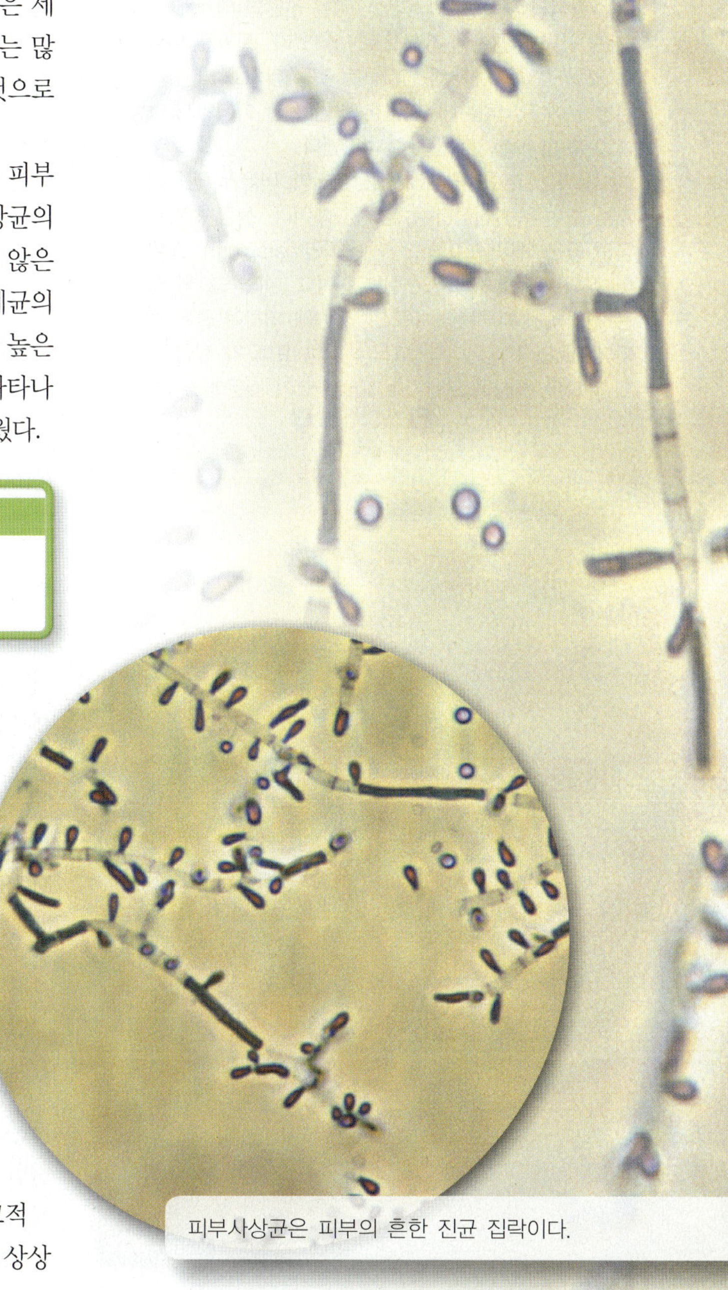
피부사상균은 피부의 흔한 진균 집락이다.

이 장의 구성에 대한 주석

임상 현장에서 환자는 의사에게 증상을 보여주며, 의료진은 일반적인 소포성 발진과 같은 "해부학적" 진단을 내린다. 해부적 진단은 의사가 그러한 질환을 생성할 수 있는 것으로 알려진 가능한 미생물의 목록을 좁힐 수 있도록 한다. 그리고 적절한 검사를 수행하여 병인학적 진단에 도달할 수 있다(예, 정확한 미생물 원인을 결정함). 따라서 진단의 순서는 다음과 같다.

1. 해부학적 진단
2. 선별 진단
3. 병인학적 진단

이 책에서 해부학적 진단에 의하여 질병을 조직한다(주황색의 제목으로 나타냄). 감별 진단의 매개체를 다루고, 각각은 청록색 제목으로 나타냈다. 질환을 유발할 수 있는 각각의 매개체를 다루는 것을 마치고 나서 이를 질병 표에 요약하는데, 가능한 원인이 한 가지인지 아니면 아홉이나 열 가지인지만 나타낸다.

일부 질환은 인체에서 감염원이 어떻게 작용하는지를 보여주는 진정한 초상적인 예이다. 신경계의 수막염이 좋은 예이다. 이러한 "전형적인(paradigm)" 질병을 이 장의 서두에서 "중요 질병"이라고 한다. 그 외 질환은 간략하게 다루는데, 이러한 질병에 대하여 좋은 정보가 많이 있기 때문이다. 그러나 질병 표에 각 질병의 중요한 모든 특성을 포함하여 요약하였기 때문에 이 책은 완전한 참고 자료가 된다.

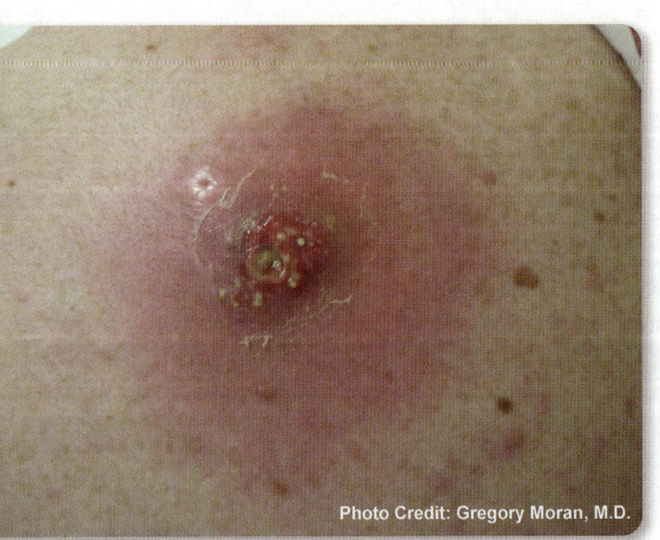

그림 16.2 **전형적인 MRSA 피부 병변.**

피부의 방어와 정상균

	방어	정상균
피부	케라틴질 표면, 허물벗기, 낮은 pH, 높은 염, 리소자임, 항균 펩티드	*Streptococcus*, *Staphylococcus*, *Corynebacterium*, *Propionibacterium*, *Pseudomonas*, *Lactobacillus*; *Candida* 같은 효모

16.2 학습 결과—진도 평가

3. 피부의 정상균의 특징을 열거하시오.

16.3 미생물에 의하여 유발되는 피부 질환

중요 질병

MRSA 피부와 연조직 감염

메티실린 내성 *Staphylococcus aureus*(MRSA)는 입원하지 않은 사람에게 나타나는 피부 병변의 흔한 원인균이다(입원한 사람은 MRSA로부터 전신 혈류 감염을 획득할 가능성이 더 높으며, 18장에서 다룬다). 이름에서는 "메티실린"을 언급하였지만, 이 균주는 보통 다제 항생제에 내성이다.

*Staphylococcus aureus*는 포도송이처럼 집단으로 생장하는 그램양성 구균이다. 운동성이 없다. 이의 파괴성의 대부분은 배열된 초항원(12장 참조)에 기인한다. 매우 독성을 보일 수 있지만, 또한 인구의 1/3에서 피부의 "정상(normal)"균으로서도 나타난다. 메티실린 내성의 균주가 건강한 사람에서도 발견된다.

이 종은 모든 포자 비형성 병원체 중에서 가장 강하며, 고염(7.5~10%), 극한 pH, 고온(60°C에서 60분까지)에서 견딜 수 있는 잘 발달된 능력을 가지고 있다. *S. aureus*는 또한 건조한 공기에서 몇 달간 생존하며 많은 살균제와 항생제의 효과에 내성이 있다.

▶ 징후와 증상

피부의 MRSA 감염은 부어오르고, 붉고, 예민하고, 국소적인 병변이고, 종종 고름을 보이고 만지면 뜨겁다(**그림 16.2**). MRSA 감염은 상처, 면도, 또는 단지 비비는 것으로 발생되는 피부의 균열에 쉽게 발생한다. 모낭 주위에 국소적으로 발생하기도 한다. 발열은 일반적인 특징이다.

▶ 전파와 역학

MRSA는 매일 만지는 모든 표면의 흔한 오염물이며, 표면을 일상적으로 살균하지 않을 때 특히 그렇다. 체육관 장비, 비행기 접시 테이블, 전자 장비, 면도기 등은 모두 간접 접촉 감염의 출처이다. 활성 MRSA 피부 감염은 다른 사람에게 직접 전파되는 것을 피하기 위하여 차폐해야 한다.

▶ 병인과 독력 인자

모든 병원성 *S. aureus* 균주는 전형적으로 혈장을 응고시키는 응고효소(coagulase)를 생산한다. 인간에서 분리된 *S. aureus*의 97%가 이 효소를 생산하기 때문에 이의 존재는 가장 진단적인 종 특성으로 간주된다.

*S. aureus*가 발현하는 다른 효소에는 숙주 조직의 연결 조직을 결합하는 세포 간 "접착제"인 히알루론산을 소화하는 hyaluronidase, 혈전을 소화하는 staphylokinase,

DNA를 소화하는 핵산 효소(DNase); 그리고 피부 표면만을 집락화하는 세균을 도와주는 지질 분해 효소(lipase) 등이 포함된다.

▶ 배양과 진단

중합효소 연쇄반응(PCR)은 MRSA 진단에 일상적으로 사용된다. 대안으로, *S. aureus*의 1차 분리는 혈액 아가에 접종하여 달성된다**(그림 16.3)**. 심하게 오염된 시료에는 만니톨염 아가와 같은 선택 배지가 사용된다. 산화 대사 도중에 축적되는 과산화수소를 분해하는 효소인 카탈라아제(catalase)의 생산이 이를 생산하는 포도상구균을 생산하지 않는 연쇄상구균으로부터 구별하는 데 사용될 수 있다.

*Staphylococcus*의 다른 종으로부터 *S. aureus*를 분리하는 핵심적인 기술의 하나는 응집효소 검사이다**(그림 16.4)**. 정의에 따르면 혈장을 응고시키는 분리균은 모두 *S. aureus*이고, 나머지는 응고효소 음성이다.

▶ 예방과 치료

예방은 좋은 위생으로만 가능하다. 이러한 감염의 치료는 종종 병변을 절개하여 고름을 배출하는 것으로 시작한다. 항균 치료는 하나 이상의 항생제를 포함해야 한다. 미국에서 현재 권장되는 것은 클린다마이신 + TMP/SMZ 또는 독시사이클린을 사용하는 것이다. 이러한 권장은 물론 항생제 내성 양상에 기초하여 변경된다.

혈장이 들어 있는 시험관

혈장을 포도상구균으로 접종한다.

음성

양성

또는

그림 16.4 응고효소 검사. 포도상구균 응고효소는 혈장에서 혈전 형성을 개시하는 인자와 반응하는 효소이다. 응고효소 검사에서 혈장이 든 시험관은 세균으로 접종된다. 액체로 남아 있으면 검사는 음성이다. 혈장이 응괴를 발생하거나 완전히 응고되면 검사는 양성이다.

질병 표 16.1 MRSA 피부와 연조직 감염	
원인 생물	메티실린 내성 *Staphylococcus aureus*
전파의 가장 보편적인 방식	직접 접촉, 간접 접촉
독력 인자	응고효소, 다른 효소, 초항원
배양/진단	PCR, 배양과 그램 염색, 응고효소와 카탈라아제 검사, 다중검사 체계
예방	위생 습관
치료	클린다마이신 + TMP/SMZ; CDC 항생제 내성 보고서에서 **심각한 위험(Serious Threat)** 범주
역학	아동과 청장년 성인에 가장 흔한 지역사회 연관 MRSA 감염 지역 사회에서 발생 빈도가 증가함(병원에서는 감소함)

그림 16.3 ***Staphylococcus aureus.*** *S. aureus*를 생육하는 혈액 아가 접시. 일부 균주는 2종류의 용혈소(헤모리신; hemolysin)에 의하여 유발되는 용혈대를 보여준다. 내부 지역은 투명하고, 반면에 외부 지역은 희미하고 접시가 생장 후에 냉장되었을 때에만 나타난다.

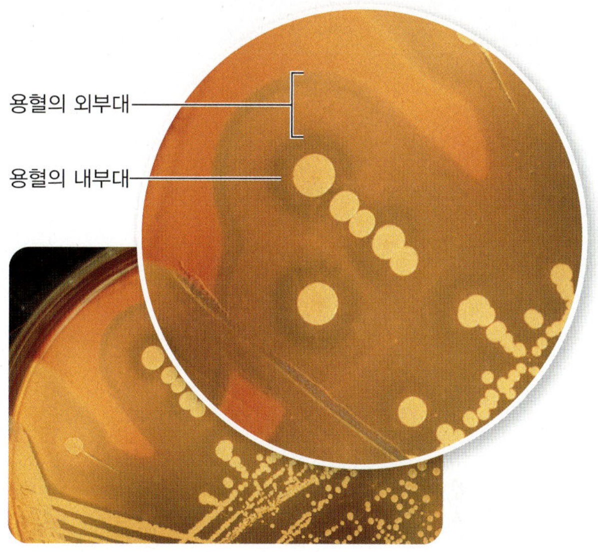

중요 질병

반구진성 발진 질환

평평하거나 약간 융기된 색깔 있는 혹을 나타내는 용어인 **반구진성**(maculopapular)으로 분류되는 유형의 피부 발진을 유발할 수 있는 미생물은 다양하다.

홍역

매우 효과적인 백신이 1963년부터 가용하였지만, 개발도상국에서는 매년 수십만 명(하루에 약 385명)의 어린이가 이 질병으로 죽는다. 홍역 백신을 전 세계 모두에게 가용하게 하는 건강 캠페인이 효과적으로 수행되었다. 2002년 이후, 홍역으로 인한 세계의 사망은 74% 감소하였다. 얄궂게도 선진국에서 더 많은 작업과 교육이 필요한 것으로 보인다. 많은 부모가 자녀들을 예방 접종시키지 않는 쪽을 선택하는데, 그 이유는 백신과 자폐증 사이의 연관에 대한 근거 없는 두려움이다. 백신이 도입되기 전에는 매년 전 세계적으로 홍역으로 인하여 6백만 명이 사망하였다는 사실을 잘 기억해야 한다.

홍역은 **rubeola**로도 알려져 있다. 다음의 반구진성 발진 질환인 풍진(rubella)과 혼동하지 않도록 매우 주의하여야 한다.

▶ 징후와 증상

홍역의 초기 증상은 인후염, 헛기침, 두통, 결막염, 림프절염, 발열이다. 단시간에 코플릭 반점(Koplik's spot)이라고 하는 이상한 구강 병변이 머리에서 발진이 사작하여 몸통과 말단으로 진행하여 신체 전체를 덮는 특징적인 붉은 반구진 **발진**(exanthem)의 전조로 나타난다(**그림 16.5**). 발진은 점진적으로 붉은 부스러기로 병합되어 갈색으로 희미해진다.

소수 사례의 경우, 아이는 후두염, 기관지 폐렴, 이염(귓병)과 축농증 같은 세균성 2차 감염을 발달한다. 이따금(1/100) 홍역은 폐렴 또는 뇌염으로 진행하여, 방향 감각 상실부터 혼수까지 다양한 중추 신경계(CNS)의 변화를 초래한다. 영구적인 뇌 손상 또는 간질이 초래될 수 있다.

많은 수의 홍역 환자는 2차 세균 감염을 경험한다.

가장 중증의 합병증은 **아급성 경화성 범뇌염(subacute sclerosing panencephalitis, SSPE)**이라고 하는 대뇌 피질, 백질, 뇌간의 진행성 신경 퇴화이다. 이의 발생 빈도는 1백만 사례의 감염에서 대략 한 건이며, 주로 남자 아이와 청소년이 앓게 된다. SSPE의 병인은 캡시드를 형성하는 능력을 상실하고 감염된 세포에서 방출되는 결함 바이러스가 관련된 것으로 보인다. 대신에 이는 세포 융합에 의하여 억제되지 않고 두뇌 전체에 전파되며, 점진적으로 뉴런과 보조 세포를 파괴하고 미엘린을 분해한다. 이 질환은 심각한 지적 · 신경학적 장애를 유발한다. 이 질병의 경과는 몇 개월 또는 몇 년 내에 항상 혼수와 사망을 가져온다.

▶ 병인과 독력 인자

바이러스는 호흡기 점막에 이식되어 호흡관과 기관지 세포를 감염시킨다. 여기에서, 바이러스는 림프계로 이동하여 증식하고 혈류로 들어가는 **바이러스 혈증**(viremia)을 일으킨다. 혈류는 바이러스를 피부와 다양한 기관으로 운반한다.

홍역 바이러스는 인접 숙주 세포를 여러 개의 핵을 가진 거대 세포인 커다란 **다핵질(syncytia)**로 융합되도록 유도한다. 이러한 세포는 더 이상 적절한 기능을 수행하지 않는다. 바이러스는 특히 세포 매개 면역 반응과 지연형 숙주 면역 반응과 과민증과 같은

그림 16.5 **홍역의 발진.**

숙주 면역 반응의 다양한 면을 무력화하는데 능숙한 것으로 보인다.

▶ 전파와 역학

홍역은 가장 전염성이 강한 감염성 질병의 하나이며, 주로 호흡 비말에 의하여 전파된다. 인간 외에는 보유 숙주가 없으며, 사람은 배양기, 전구기, 피부 발진 동안에는 감염성이 있지만 회복기에는 보통 감염성이 없다.

▶ 배양과 진단

홍역은 임상적 발현만으로도 진단이 가능하지만, 더 이상의 확인이 필요하면 현재의 감염을 가리키는 홍역 항원에 대한 환자의 IgM을 검사하는 ELISA 검사가 가용하다.

▶ 예방

MMR 백신(홍역, 이하선염, 풍진에 대한)은 홍역 바이러스의 약독화 생균을 포함하고 있으며 20년까지 보호를 제공한다. 홍역 예방 접종은 12~15개월의 모든 건강한 아이와 학교에 들어가기 전에 효능 촉진제가 권장된다.

▶ 치료

치료는 열을 내리고, 기침을 억제하고, 손실된 체액의 보충에 의존한다. 합병증은 신경과 호흡기 증상을 경감하고 영양분, 전해질, 체액 수준을 유지하기 위한 추가적인 치료이다. 일부 의사는 비타민 A 보충을 권장하며, 비타민 A는 증상을 경감하고 합병증의 비율을 저감하는 데 효과적인 것으로 알려졌다.

풍진

이 질환은 독일 홍역으로도 알려져 있다. 풍진은 "작은 적열(little red)"이라는 라틴어에서 유래하였으며, 이는 합병증이 거의 없는 비교적 작은 발진 질환을 유발한다. 때로는 3일 홍역으로도 불린다. 이러한 경증의 경과에 대한 유일한 예외는 태아가 산모의 태반에 있을 때(*in utero*) 노출되는 경우이다. 심각한 손상이 발생할 수 있으며, 그러한 이유로 가임기의 여성은 임신을 계획하기 오래 전에 예방 접종을 받아야만 한다.

▶ 징후와 증상

풍진의 2가지 임상 형태는 아동기나 성인기에 발달하는 출산 후 감염과 신생아에 다양한 출산 결함으로 표현되는 태아의 **선천적(congenital**; 태어나기 전) 감염이다.

출산 후 풍진 분홍빛 반점과 구진의 발진이 먼저 얼굴에서 나타나서 몸통과 사지로 진행하며, 진행과 해소에는 약 3일이 소요된다. 발진은 홍역에 비하여 경증으로 보인다(**질병 표 16.2 참조**). 성인의 풍진은 발진이 아니라 종종 관절 염증과 통증에 의하여 특징지어진다.

선천성 풍진 풍진은 강력한 **기형 생성(teratogenic)** 바이러스이다. 태반에서 태아에게 풍진 바이러스의 전파는 **선천성 풍진(congenital rubella)**이라고 하는 중증의 합병증을 초래한다(**그림 16.6**). 산모는 자각증상이 없더라도 바이러스를 전파할 수 있다. 임신 초기 3개월 내의 감염은 유산이나 신생아에 다중의 영구적 결함을 유발할 가능성이 매우 높다. 가장 흔한 증상은 귀머거리이며 일부 아기에게서는 유일한 결함일 수 있다. 다른 아기들은 심장 기형, 시력 장애, 귀머거리, 다양한 조합의 지적·신체적 지체를 경험한다. 시간이 지남에 따라 보통 해결되는 덜 심각한 후유증은 빈혈, 간염, 폐렴, 심장염, 뼈 감염이다.

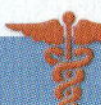

NCLEX® 준비

2. 소아과 환자가 불그레한 체크무늬와 낮은 열(38.3°C; 101°F)로 내원하였다. 환자의 어머니는 정상적이었는데, 이제는 주로 몸통에 약간의 발진이 보인다고 하였다. 이러한 임상적 표현에 기초하여 여러분은 어떠한 질환을 의심하는가?
   a. 성홍열(scarlet fever)
   b. 제5병(fifth disease; 어린아이에게 생기는 전염성 홍반)
   c. 홍역(rubeda)
   d. 장미진(roseala; 홍진)

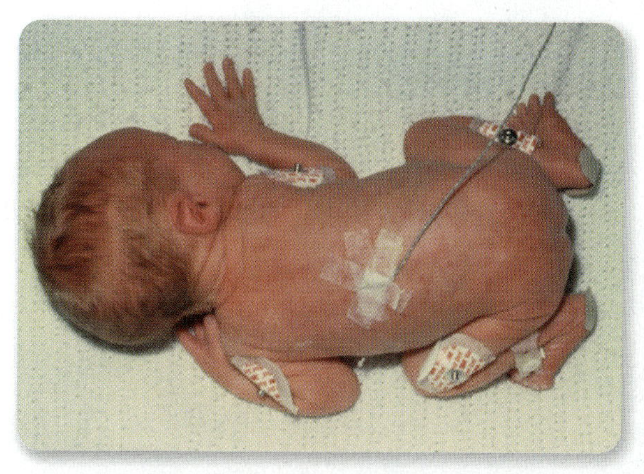

그림 16.6 **선천성 풍진(rubella) 감염되어 태어난 유아는 분홍색 구진이나 자줏빛 발진을 나타낼 수 있다.**

질병 표의 통계에 대한 주석

우리가 공부하는 모든 질환은 질병 표에 요약하였다. 각 표의 마지막 열은 질병의 역학에 대한 정보를 포함하고 있다. 특정한 질병에 가장 관계가 있는 역학 정보의 유형은 변할 수 있다. 예를 들어 어떤 질병에 대해서는 새로운 사례(**발생**)의 수를 아는 것이 매우 중요하다. 이는 미국에서의 홍역 사례인데(질병 표 16.2 참조), 한때 예방 접종에 의하여 통제되었던 이 질병의 재기를 추적한다. 동일한 표에 있는 제5병과 같은 다른 질환의 경우, 특정한 연령에 도달하였을 때 얼마나 많은 사람이 영향을 받았는지를 아는 것이 더 중요하다. 질환에 의하여 현재 영향을 받고 있는 사람의 수인 **이환율**(pevalence)은 다른 보편적인 측정치이다. 또한 다른 질병에서는 가장 중요한 정보가 얼마나 치명적인가(**사망률**; mortality rate)하는 것이다. 이러한 표는 각각의 질환에 가장 유용한 정보를 포함하고 있다.

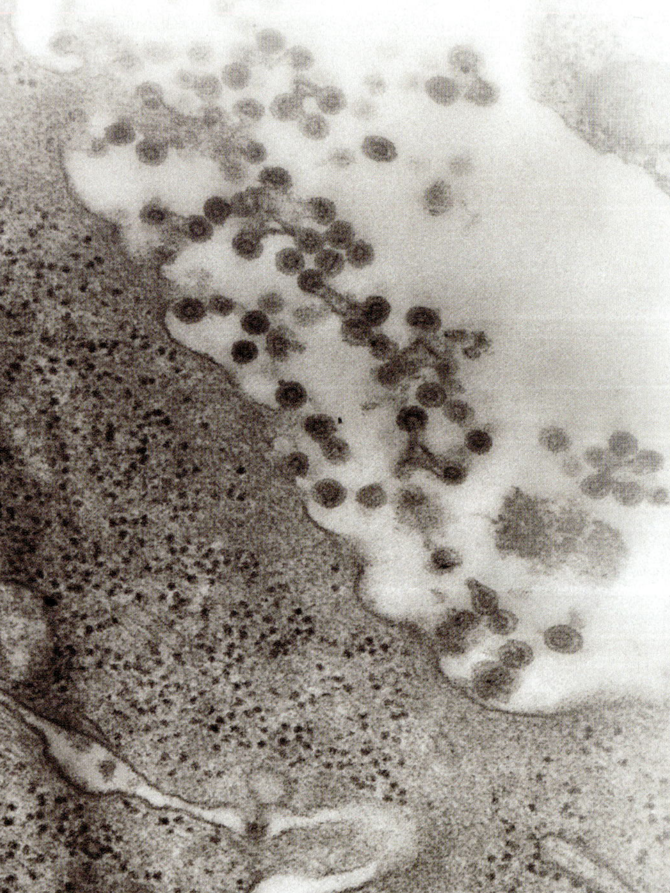

▶ 원인 인자

풍진 바이러스는 **토가바이러스**(Togaviridae) 과에 속하는 **루비바이러스**(Rubivirus)이다. 이 바이러스는 신속하게 발생하는 배아와 태아에서 중요한 과정인 유사분열을 중지시키는 능력을 가지고 있다. 또한 정상 조직 세포의 세포 자살(apoptosis; 아포토시스, 계획된 세포 사멸)을 유도한다. 이러한 부적절한 세포 사멸은 영향을 미치는 기관에 비가역적 상해를 끼칠 수 있다. 마지막으로 바이러스는 혈관 내피 세포층을 손상시켜 많은 기관의 발달이 불충분하게 된다.

▶ 전파와 역학

풍진은 전 세계적으로 분포하는 질병이다. 감염은 호흡기 분비물과 가끔 소변과의 접촉을 통하여 개시된다. 바이러스는 전구기와 발진이 나타난 후 일주일까지 발산된다. 선천적 감염된 유아는 훨씬 오랜 기간 전염성이다. 이 바이러스는 중간 정도의 전염성이기 때문에, 전파가 되기 위해서는 밀접한 거주 상태가 요구된다. 풍진은 미국에서 잘 통제되고 있으며 지난 몇 년간 매년 10사례 미만이 발생하였다. 대부분의 사례는 군대 훈련소, 대학, 하계 캠프의 청년과 젊은 성인에서 보고되었다.

▶ 배양과 진단

풍진의 진단은 앞에서 논의된 홍역과 동일한 쌍둥이 기술에 의존한다. 풍진은 다른 질병을 모방하기 때문에 임상적 근거에 의해서만 진단하여서는 안 된다. 풍진 바이러스에 대한 IgM 항체는 ELISA나 라텍스 응집반응 카드를 사용하여 탐지할 수 있다. 선진국의 여성은 임신 초기에 면역 상태를 측정하기 위하여 일상적으로 항체 검사를 한다.

▶ 예방과 치료

약화된 풍진 바이러스 백신은 보통 **복합 형태로**(MMR 예방 접종) 12~15개월에, 그리고 효능 촉진제로 4~6세에 투여한다. 풍진 백신은 홍역이나 이하선염 성분 없이 자체로만 투여할 수 있다. 출산 후 풍진은 일반적으로 양성(benign)이며 증상 치료만 필요하다. 선천성 발현에는 특별한 치료 방법이 없다.

제5병

제5병은 더 정확히 **전염성 홍반**(erythema infectiosum)으로 불리는데, 100여 년 전에 의사에 의하여 어린이의 발진을 유발하는 5번째 질환으로 인식되었기 때문이다. 앞의 4가지는 성홍열, 홍역, 풍진, 그리고 당시는 별개로 생각되었던 다른 발진이다. 제5병은 얼굴에서 시작되는 융합성 적색 발진으로 인하여 특징적인 "뺨을 맞은" 특징을 가끔 나타내는 매우 가벼운 질환이다. 이틀 이내에 발진이 신체에 퍼지지만 팔, 다리, 몸통에서 가장 현저하다. 제5병의 발진은 수주일간 재발할 수 있으며 체온을 상승시키는 어떠한 활동(예, 운동, 발열, 태양, 온욕, 감정 격앙)에 의해서도 발생될 수 있다.

원인 인자는 파보바이러스(parvovirus) B19이다. "parve"는 개의 질병이지만, 이 바이러스 집단의 균주는 인간을 감염시킨다. 제5병은 보통 임상 발현에 의하여 진단되지만, 풍진에 대한 IgM을 검사하여 풍진을 제외하는 것이 도움이 된다.

이 감염은 전염성이 매우 높다. 보통 가벼운 질병인 제5병에 대해서는 백신이 없으며 치료법도 없다.

장미진(홍진)

장미진은 어린아이와 아기에 흔한 질병이다. 이는 때때로 "제6병"으로 알려져 있다. 장

질병 표 16.2 반구진성 발진 질환

질병	홍역(Rubeola)	풍진	제5병	장미진	고려할 기타 조건
원인 생물	홍역 바이러스	풍진 바이러스	파보바이러스 B19	인간 헤르페스(포진) 바이러스 6	이러한 반구진성 발진과 유사하게 보이는 발진을 초래하는 다른 질환도 고려해야 함: 성홍열(19장에서 다룸) 2차 매독(20장) 로키산 홍반열(18장)
전파의 가장 보편적인 방식	비말 접촉	비말 접촉	비말 접촉, 직접 접촉	미상	
독력 인자	합포체 형성, CMI를 억제하는 능력	태아에서; 유사분열의 저해, 사포자살의 유도, 혈관 내피 세포층의 손상	—	잠복기로 유지될 수 있는 능력	
배양/진단	IgM, 급성/회복기 IgG에 대한 ELISA	급성 IgM, 급성/회복기 IgG	보통 임상적으로 진단됨	보통 임상적으로 진단됨	
예방	약독화 생백신 (MMR 또는 MMRV)	약독화 생백신 (MMR 또는 MMRV)	—	—	
치료	항바이러스제 없음; 2차 세균 감염에 대한 비타민 A와 항생제	—	—	—	
발진의 현저한 특징	머리에서 시작하여, 전신으로 포집, 1주일 정도 지속됨	경미한 붉은 발진, 약 3일간 지속됨	먼저 "뺨 맞은" 발진, 사지와 몸체로 전파, 별개가 아니라 융합성 발진임	발진기에 앞서 고열이 나타남; 발진이 항상 나타나지는 않음	
역학적 특징	북미에서 발생 빈도 증가; 개발도상국에서 매년 3천만 건이 발생하고 1천만 명이 사망	2009년 미국에서 3건이 보고됨; 세계적으로 매년 10만 명의 유아가 선천성 풍진 증상을 가지고 태어남	20세에 이르면 인구의 60%가 혈청 양성임	>90%가 혈청 양성; 질병 사례의 90%가 2세 이전에 발생함	
병변의 외형					

미진은 반구진성 발진을 초래할 수 있지만, 사례의 높은 비율(70%까지)은 발진기를 거치지 않고 진행한다. 이 질환을 앓는 아이들은 신속히 발생하고 3일까지 지속되는 고열(41°C, 105°F)을 나타낸다. 이 시기 동안에 발작이 나타날 수 있지만, 그 외에는 환자는 깨어 있고 심하게 아프지 않다. 넷째 날에 발열은 사라지고 이 시기에 발진이 나타나기 시작하는데, 가슴과 몸통에 먼저 나타나고 얼굴과 팔다리에는 덜 현저하게 나타난다. 발진이 나타날 때쯤이면 질병은 거의 끝난 것이다.

장미진(roseola; 홍진)은 HHV-6이라고 하는 인간 헤르페스(포진) 바이러스에 의하여 유발된다. 모든 헤르페스(포진) 바이러스와 마찬가지로, 장미진 바이러스는 질병이 끝난 이후에도 영원히 숙주에 잠재적으로 유지된다. 매우 가끔 바이러스는 아동기나 성인기에 다시 활성화되어, 전염성 단구 증가증(mononucleosis) 또는 감염과 유사한 증상을 유발한다. 성인이 될 때까지 미국 인구의 100%가 장미진 바이러스에 의하여 감염되는 것으로 생각된다. 일부 사람은 감염되면 장미진 질병을 경험하지만, 일부는 그렇지 않다. 이 바이러스는 일생의 후반기에 다발성 경화증 같은 다른 질병 질환을 유발하는 것으로 시사된다. 장미진에 대한 백신이나 치료 방법은 없다.

그림 16.7 **얼굴의 농가진 병변.**

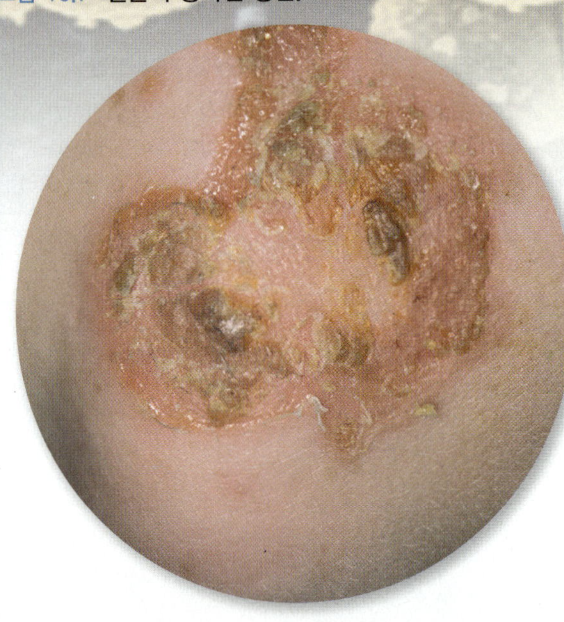

농가진

농가진(impetigo)은 피부가 박편을 일으키거나 벗겨져 나오게 하는 표면 세균 감염이다 **(그림 16.7)**. 위중한 질환은 아니지만, 감염성이 매우 높으며 어린이가 주된 희생자이다. 농가진은 *Staphylococcus aureus* 또는 *Streptococcus pyogenes*에 의하여 유발되지만, 일부 사례는 두 종의 혼합감염일 수 있다. *S. pyogenes*가 모든 사례를 시작하고, 일부 사례에서는 *S. aureus*가 추후에 우점하는 것으로 시사된다. *S. aureus*는 *S. pyogenes*를 파괴하는 세균독소(bacteriocin)를 생산하기 때문에 배양에 기초한 진단에서는 종종 *S. pyogenes*를 빠뜨리게 된다.

S. pyogenes, *S. aureus*, 또는 둘 다에 의하여 유발되는가에 상관없이 농가진은 감염성이 매우 높고 직접 접촉에 의하여 전파되지만, 또한 매개물이나 기계적 매개체 전파를 통하기도 한다. 여름철과 가을철에 주로 발생한다.

현재 농가진을 예방하는 유일한 방법은 좋은 위생이다. 백신은 두 가지 병인원에 대하여 개발 중이지만, 현재 가용한 것은 없다.

▶ 징후와 증상

농가진 병변은 피부 벗겨짐, 딱딱하고 벗겨지기 쉬운 딱지, 또는 꿀 색깔의 껍질처럼 다양하게 나타난다. 병변은 입 주위, 얼굴, 사지에 가장 자주 나타나지만, 피부 어느 곳에서도 나타날 수 있다. 농가진은 매우 표면적이고 가렵다. 증후학(symptomatology)으로는 감염이 *Staphylococcus*인지 아니면 *Streptococcus*인지 구분할 수 없다.

*Staphylococcus aureus*에 의하여 유발되는 농가진

S. aureus 농가진의 가장 중요한 독력 인자는 박리성(exfoliative) 독소 A와 B로 불리는 외독소이며, 이는 일부 *S. aureus* 균주를 감염하는 파지(phage)에 의하여 암호화된다. 이 독소 중 최소한 한 가지는 피부의 최외곽 층에서 상피 세포들을 결합하는 데 매우 중요한 단백질을 공격한다. 이 단백질이 파괴되면 이 질환에서 나타나는 특징적인 물집을 형성한다. 피부 구조의 분해는 세균의 전파도 용이하게 한다.

*Streptococcus pyogenes*에 의하여 유발되는 농가진

Streptococcus pyogenes 대해서는 19장에서 철저하게 설명한다. 중요한 특징을 여기에 간단히 요약하였으며, 농가진에 적절한 특징은 **질병 표 16.3**에 열거하였다.

*S. pyogenes*는 그램양성 구균이며 혈액 아가에서 베타 용혈을 한다. 농가진에 추가하여, *S. pyogenes*는 연쇄상구균 인두염(패혈성 인두염), 성홍열, 폐렴, 산욕열, 괴사성 근막염, 중증 혈류 감염, 류마티스성 관절염과 같은 연쇄상구균 후 증상 등을 유발한다.

정확한 병인 인자가 동정되어야 하는 경우에는 A 집단 연쇄상구균을 동정하는 잘 정립된 방법이 있다. 이에 대해서는 19장을 참조한다.

▶ 병인과 독력 인자

*S. aureus*와 마찬가지로, *S. pyogenes*도 효소와 독소를 엄청나게 보유하고 있다. 이들 중 일부를 질병 표 16.3에 열거하였다.

드물게 *S. pyogenes*에 의하여 유발되는 농가진은 급성 연쇄상구균 감염 후 사구체 신염이 뒤따를 수 있다(19장 참조). 그러나 농가진을 유발하는 균주는 결코 류마티스성 관절염을 유발하지 않는다.

*S. pyogenes*는 신생아의 농가진을 흔히 유발하며, *S. pyogenes*는 좀 더 성숙한 어린

NCLEX® 준비

3. 환자가 농가진 치료를 받았지만 의학 요법이 효과가 없었다. 어떠한 합병증이 나타날 수 있는가?
   a. 신장병의 발생
   b. 괴사성 근막염
   c. 류마티스성 관절염 발생 가능성 증가
   d. 치과 질병의 발생

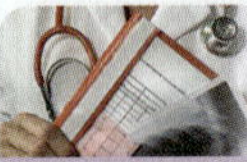

의학적 중요성

수족구병

수족구(손, 발, 입)병은 가장 흔하게 콕사키 바이러스 A16에 의한 장바이러스에 의하여 유발되는 바이러스 질병이다. 여름철과 가을철에 가장 빈번하게 발생하며 10세 미만의 어린이에게 더 흔하다. 성인이 수족구병에 걸리면 증상은 일반적으로 경미하다. 분변-구강 경로를 통하여 전파되지만, 병변과 비말 감염 또한 바이러스를 효과적으로 전파할 수 있다. 수족구병은 창궐 형태로 나타나기도 한다.

영향을 받은 개인은 전구증 단계에서 발열, 식욕 감퇴, 일반적으로 찌뿌드드한 느낌을 가진다. 바로 이후에 입에서 병변이 나타나며 황반 장애로 시작하여 침식(패임)으로 진행된다. 이러한 침식은 먹고 마시는 것을 매우 불편하게 한다. 환자의 75% 정도는 발바닥, 손바닥, 발가락과 손가락 사이에 가려운 병변을 발생한다. 병변은 몸통, 생식기, 궁둥이에도 나타날 수 있으며 보통 3~6일간 지속된다.

질병 표 16.3 농가진

원인 생물	*Staphylococcus aureus*	*Streptococcus pyogenes*
전파의 가장 보편적인 방식	직접 접촉, 간접 접촉	직접 접촉, 간접 접촉
독력 인자	박리성 독소 A, 응고제, 기타 효소	스트렙토키나아제, 플라스미노겐 결합능, 히알루론산 분해 효소, M 단백질
배양/진단	일상적으로 임상 징후에 기초함, 필요시 배양과 그램 염색, 응집제와 카탈라아제 검사, 다중검사 시스템, PCR	일상적으로 임상 징후에 기초함, 필요시 배양과 그램 염색, 응집제와 카탈라아제 검사, 다중검사 시스템, PCR
예방	위생 실천	위생 실천
치료	국소적 뮤피로신 또는 레타파물린, 경구 디클로삭실린, 세팔렉신, 또는 TMP-SMA; (MRSA는 CDC 항생제 내성 보고서에서 **심각한 위협** 범주에 속함)	국소적 뮤피로신 또는 레타파물린
현저한 특징	나이든 아이와 성인에서 더 흔히 나타남	신생아에서 더 흔히 나타남
역학적 특징	북미에서 어린이에게 약 1%의 이환율을 보임	

질병 표 16.4 봉와직염(세포염)

원인 생물	*Staphylococcus aureus*	*Streptococcus pyogenes*	다른 세균 또는 진균
전파의 가장 보편적인 방식	비경구 이식	비경구 이식	비경구 이식
독력 인자	박리성 독소 A, 응고효소, 기타 효소	스트렙토키나아제, 플라스미노겐 결합능, 히알루론산 분해 효소, M 단백질	—
배양/진단	임상 징후에 근거	임상 징후에 근거	임상 징후에 근거
예방	—	—	—
치료	경구 또는 IV 항생제(감수성이 있으면 디클록사실린, MRSA의 경우는 반코마이신); 때때로 수술이 필요함; (MRSA는 CDC 항생제 내성 보고서에서 **심각한 위협** 범주에 속함)	경구 또는 IV 항생제(페니실린); 때때로 수술이 필요함	경구 또는 IV 항생제로 과감한 치료; 때때로 수술이 필요함
현저한 특징	—	—	면역 약화자에서 더 흔함
역학적 특징	45~64세의 남성에서 발병률이 가장 높음		

이에 농가진을 흔히 유발지만, 둘 다 어느 연령 집단에도 감염을 유발할 수 있다.

봉와직염(세포염)

봉와직염(cellulitis)은 진피와 아래의 피하층 조직에서 빠르게 전파되는 감염에 의하여 유발되는 질환이다. 봉와직염은 통증, 예민함, 부어오름, 온기를 유발한다. 발열과 영역을 배출하는 곳의 림프절의 부어오름도 나타날 수 있다. 종종 영역으로부터 멀어지는 붉은 선이 나타난다(림프관염; lymphangitis). 이 증상은 미생물과 림프계에 의하여 운반되는 염증 산물에 의하여 초래된다. 균혈증(bacteremia)도 함께 발생할 수 있지만, 합병증이 없는 봉와직염은 예후가 양호하다.

봉와직염은 외상을 통해서 또는 미묘한 방법(피부의 명백한 파열이 없는)에 의하여 세균이나 진균이 진피로 도입되어 발생한다. 건강한 사람에게 봉와직염을 유발하는 가장 보편적인 원인은 *Staphylococcus aureus*와 *Streptococcus pyogenes*이지만 대부분의 다른 세균과 일부 진균도 면역력이 약화된 환자에 이 질환을 유발할 수 있다. 유아에서는 B군 연쇄상구균이 빈번한 원인균이다(21장 참조).

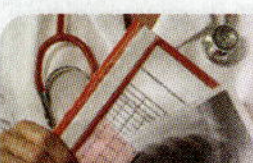

의학적 중요성

헤르페스 글라디아토룸

헤르페스 글라디아토룸(Herpes Gladiatorum; 검투사 헤르페스)은 단순 포진 바이러스(herpes simplex virus) 1유형(HSV-1)에 의하여 유발된다. 이는 서로 밀접한 접촉을 하는 레슬링 선수 같은 운동선수에 영향을 미친다(럭비 선수 사이의 "스크럼 pox" 또는 레슬링 선수 사이의 "매트 포진"으로도 불림). 감염의 발발은 체육관이나 헬스클럽에서 일어날 수 있다.

병변은 통증이 있거나 없을 수도 있는 수포의 집단으로 나타난다. 병변은 일반적으로 1주일에서 10일 내에 치유된다. 사람이 HSV-1에 일단 감염되면 평생 감염되며 다른 사람에게 전달할 수 있다. 스트레스, 외상, 또는 햇빛에 노출되었을 때 주기적인 발발이 나타날 수 있다. 첫 번째 증상 발현에서 감염된 사람은 발열, 인후염, 두통, 분비샘이 부어오른다. 일부 사람은 바이러스에 감염되어도 피부 병변이 전혀 나타나지 않을 수도 있다. 이러한 개인은 바이러스를 보유하고 피부 접촉을 통하여 다른 사람에게 바이러스를 전달할 수 있다.

경미한 봉와직염은 *S. aureus*와 *S. pyogenes* 모두에 대하여 효과적으로 선택된 경구 항생제에 잘 반응한다. 영향이 더 큰 감염과 면역 약화된 사람의 감염은 정맥 항생제가 필요하다. 조직 손상 면적이 광범위할 경우에는, 수술에 의하여 괴사 조직을 제거하는 것이 정당하다(**질병 표 16.4**).

포도상구균 열상 피부 증후군(SSSS)

이 증후군은 *Staphylococcus aureus*에 의하여 유발되는 또 다른 **진피용해(dermolytic)** 질환이다. SSSS는 대부분 신생아와 유아에 영향을 미치지만, 아동과 성인도 이 감염을 경험할 수 있다. 어린이를 돌보는 사람이 한 아이에서 다른 아이로 세균을 옮겨서 전파될 수 있다. 성인의 약 30%가 무증상의 보균자이기 때문에 탁아소의 성인도 *S. aureus*를 직접 전달할 수 있다. 보균자는 비인두, 겨드랑이, 회음부(샅), 심지어는 질에도 세균을 보유한다[다행히 *S. aureus* 균주의 5%만 이 질환을 일으키는 독소를 암호화하는 유형의 파지(phage)에 의하여 용원화된다].

농가진과 마찬가지로, 봉와직염도 외독소 매개 질환이다. 파지에 암호화된 박리 독소 A와 B는 이 상해를 일으킨다. 농가진과 달리, 독소는 감염의 일부 초점(목구멍, 눈, 때로는 농가진 감염)으로부터 혈류로 진입하여 전신을 통하여 피부로 이동한다. 이러한 독소는 **수포성 병소(bullous lesion)**를 초래하는데, 이는 신생아의 경우 탯줄 주위와 기저귀나 엉덩이 지역에 먼저 나타난다. 기저층 바로 위의 표피 조직층에 균열이 발생한다(그림 16.1 참조). 피부의 광범위한 **박리(desquamation; 벗겨짐)**가 뒤따르며, 화상을 입은 외관을 유발하여 열상이라는 이름을 얻게 되었다(**그림 16.8**).

SSSS의 임시 진단이 내려지면 즉각적으로 항생제 요법을 시행하여야 한다.

소포성 또는 농포성 발진 질병

각 병변이 액체를 포함하는 신체의 일반적인 발진으로 나타나는 2가지 질환이 있다. 병변은 종종 발진병(pox)이라고 하며 2가지에는 수두(chickenpox)와 천연두(smallpox)가 있다(**질병 표 16.6**). 수두는 매우 흔하며 대부분 양성이지만, 단지 한 사례의 천연두는 공중보건의 위기를 성립한다. 둘 다 바이러스 질병이다.

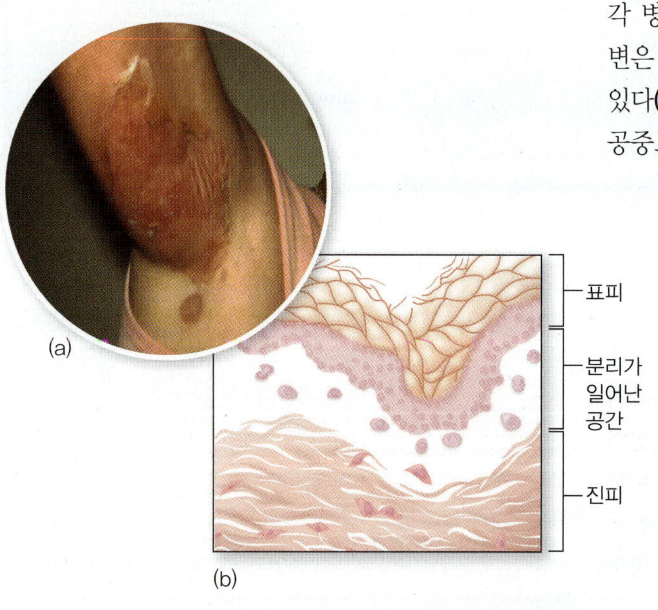

그림 16.8 겨드랑이의 포도상구균 열상 피부 증후군(SSSS). (a) 국소 감염에서 생산되는 박리성 독소는 물집을 초래하고 피부 외부 층을 벗겨 낸다. (b) SSSS로 감염된 피부 부분의 사실적인 그림. 표피가 탈각되는 박리 지점은 표피에 있다. 분리 정도가 극히 피상적이어서 병변은 잘 회복된다.

질병 표 16.5 열상 피부 증후군

원인 생물	*Staphylococcus aureus*
전파의 가장 보편적인 방식	직접 접촉, 비말 접촉
독력 인자	박리 독소 A와 B
배양/진단	조직학적 단면; 배양을 수행하지만 독소만으로는 질병을 일으키는 데 충분하지 않기 때문에 잘못된 경보가 흔함
예방	보균자가 신생아와 접촉하는 것을 제외
치료	즉각적인 전신 항생제(감수성이 있으면 나프실린; MRSA 경우는 반코마이신); (MRSA는 CDC 항생제 내성 보고서에서 **심각한 위협** 범주에 속함)
현저한 특징	표피에 피부 균열이 발생함
역학적 특징	사망률은 아동은 1~5%, 성인은 50~60%

수두

10~20일의 배양기(잠복기)를 거쳐서 최초의 증상은 발열과 머릿가죽, 얼굴, 몸통에서 시작되어 사지로 드문드문 퍼져 나가는 많은 발진으로 나타난다. 피부 병변은 반점과 구진으로부터 투명한 액체로 채워진 가려운 수포로 빠르게 진행한다. 며칠 후 수포는 딱지지고 떨어져서 완전히 치유되지만, 때로는 작은 구멍 또는 흉터를 남긴다. 병변은 몇 개에서 수백 개까지이지만 어린 아이보다는 청년과 성인에서 더 많다. **그림 16.9**는 아이와 어른의 수두 병변 사진을 보여준다. 병변의 분포는 천연두에서 나타나는 분포와 대조적으로, 신체의 중앙에 더 많고 사지에 더 적은 **구심성**(centripetal)이다. 병은 보통 4~7일 지속되며, 5일 지나면 새로운 병변이 나타나지 않는다. 모든 병변의 딱지가 떨어질 때까지 환자는 감염성이 있는 것으로 간주된다.

약 0.1% 정도의 수두 사례는 바이러스에 의하여 뇌의 염증이 나타나는 뇌장애(뇌증; encephalopathy)가 뒤따른다. 뇌장애는 치명적일 수 있지만, 대부분의 경우 완치된다.

▶ 대상포진

수두에서 회복된 이후, 바이러스는, 특히 가슴과 머리의 피부에 분포하는 피부 척수 신경 분지의 감각 신경 말단에 침입한다(**그림 16.10a**). 그곳으로부터, 바이러스는 신경절에서 잠복성이 되며 몸통과 머리의 피부에 특징적인 비대칭 분포를 나타내는 **대상포진(shingles; herpes zoster)**으로 다시 나타날 수 있다(**그림 16.10b**).

대상포진은 심리적 스트레스, X-선 처리, 면역억제제와 다른 약제 치료, 수술, 악성 종양의 발달과 같은 자극에 의하여 재활성화된 이후 갑자기 발생한다. 바이러스는 신경

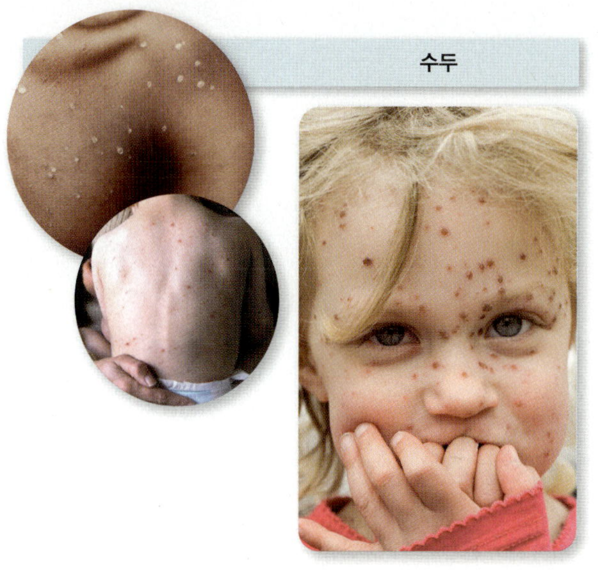

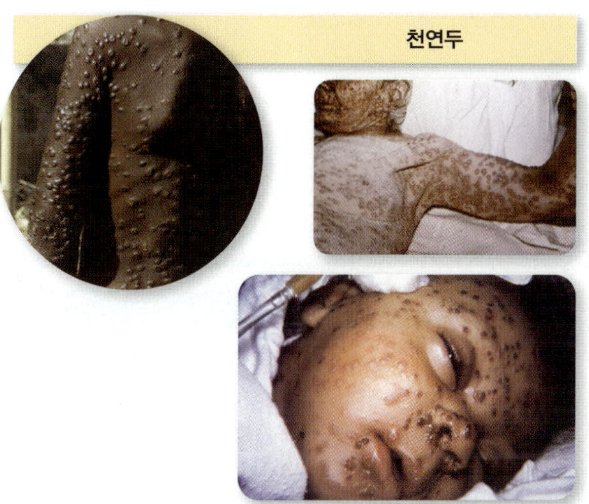

그림 16.9 **수두(chickenpox)와 천연두(smallpox) 사진.**

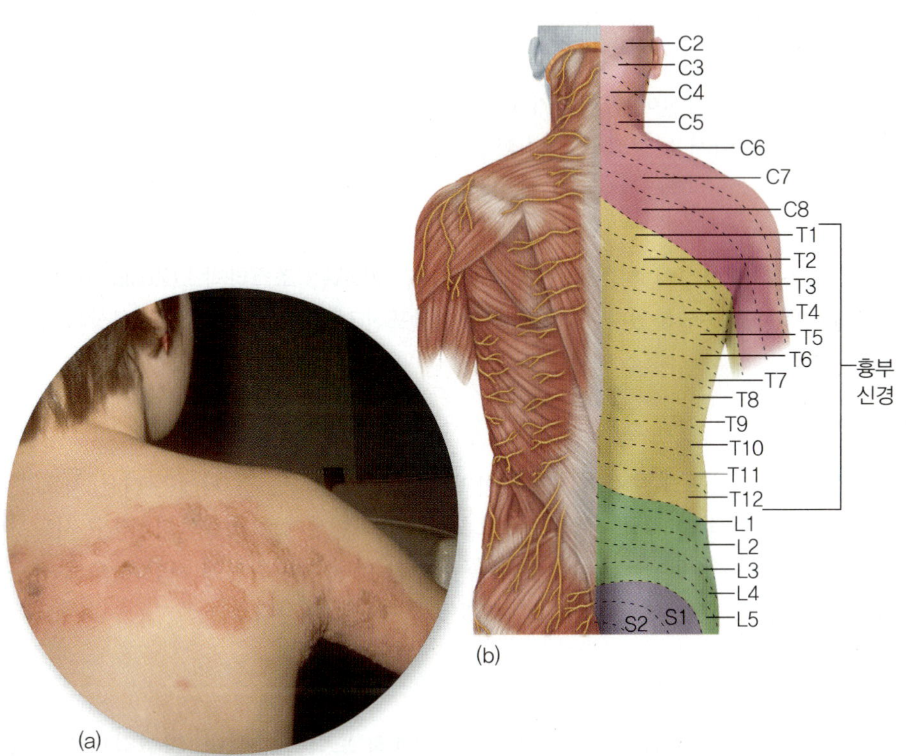

그림 16.10 **대상포진으로 다시 출현하는 수두-대상포진(varicella-zoster) 바이러스.** (a) 대상포진 병변의 임상적 외형. (b) 피절(dermatome)은 단일 신경절이 작용하는 피부의 영역이다. 대상포진은 이러한 이유로 단일 피절에 영향을 미친다.

절에서 피부로 이동해 내려가 증식을 재개하고 부드럽고 지속적인 수포를 다수 생산한다. 신경절과 신경 경로의 염증은 대상포진 후 신경통이라고 알려진 통증과 압통을 유발할 수 있으며, 이는 몇 개월간 지속될 수 있다. 두개골의 관련은 눈의 염증과 눈과 안면의 마비를 초래할 수 있다.

▶ 원인 인자

인간 헤르페스(포진) 바이러스 3(HHV-3; **varicella**)은 수두뿐 아니라 대상포진으로 불리는 질환을 유발한다. 이 바이러스는 때로 수두 대상포진 바이러스(varicella-zoster virus, VZV)로도 불린다. 다른 헤르페스(포진) 바이러스와 마찬가지로 VZV는 외피보유 DNA 바이러스이다.

▶ 병인과 독력 인자

HHV-3는 호흡관으로 침입하며, 호흡기 점막에 부착하여 혈류로 침범하며 침입한다. 바이러스혈증은 바이러스를 피부로 전이하며, 그곳에서 바이러스는 인접 세포가 융합되어 궁극적으로 용해되게 하여 특징적인 병변을 초래한다. 바이러스는 이 부위에서 감각 신경으로 침입하며, 배근(등 뿌리; dorsal root) 신경절로 이동한다.

HHV-3가 신경절에서 잠복할 수 있는 능력은 중요한 독력 인자인데, 그 이유는 이 부위에서 휴면하는 것은 면역계의 공격으로부터 보호받고 대상포진의 재활성화 상태를 위한 바이러스의 저장소를 제공한다.

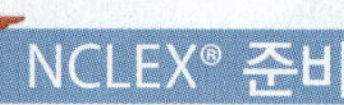
NCLEX® 준비

4. 다음 중 대상포진에 대한 틀린 설명은?
   a. 신경 섬유의 신경절에 수년간 잠복할 수 있는 대상포진 바이러스의 재활성화에 의하여 유발되는 질환이다.
   b. 대상포진 병변의 액체에 노출되어 대상포진에 걸릴 수 있다.
   c. 심리적 스트레스는 바이러스를 재활성화시켜 대상포진을 유발할 수 있다.
   d. 대상포진은 눈 염증과 안면 마비를 초래할 수 있다.

▶ 전파와 역학

인간은 HHV-3의 유일한 자연 숙주이다. 바이러스는 호흡관에 잠복하지만 호흡 비말과 활동성 피부 병변의 액체에 의하여 전염될 수 있다. 사람은 대상포진 병변의 액체에 노출되어 수두에 감염될 수 있다.

감염된 사람은 발진이 발생하기 하루 또는 이틀 전에 가장 감염성이 크다. 수두는 감염성이 매우 높아서 노출되면 거의 확실히 감염된다.

▶ 예방

1995년 약독화 생백신이 허가를 받았다. 2006년 FDA는 조스타박스(Zostavax)라고 하는 유일한 백신을 승인하였다. Zostavax는 대상포진 예방을 위하여 60세 이상의 성인을 위한 것이다.

▶ 치료

합병증이 없는 대상포진은 자기 제한적이며 불편을 경감하는 것 외에는 다른 치료가 전혀 필요 없다. 2차적인 세균 감염은 국소 또는 전신 항생제로 치료한다. 경구 시도포비어(cidofovir) 또는 연관된 항바이러스제를 심각한 합병증의 위험에 처한 것으로 간주되는 사람에게 발진이 시작한 지 24시간 이내에 투여하여야 한다.

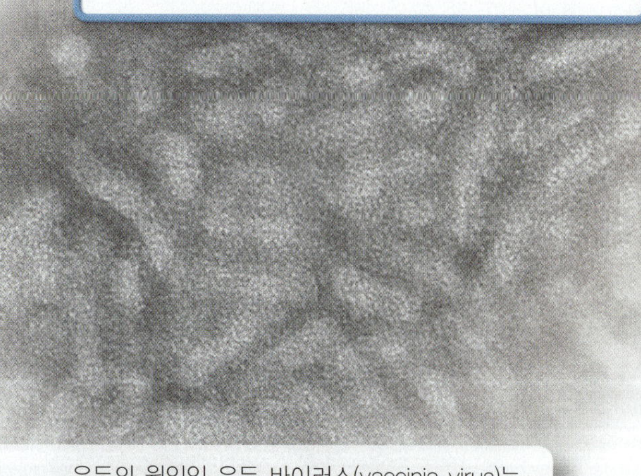
우두의 원인인 우두 바이러스(vaccinia virus)는 바리올라 바이러스(variola virus)에 의하여 유발되는 천연두에 대한 백신으로 사용된다.

천연두

주로 세계 보건 기구(WHO)의 포괄적인 전 세계적 노력을 통하여, 자연적으로 발생하는 천연두는 이제 과거의 질병이 되었다. 그러나 2011년 9월 11일 미국에 대한 테러리스트의 공격과곧바로 일어난 탄저 생물학 테러 이후에, 미국 정부는 천연두 생물학 테러의 위협을 심각하게 받아들이기 시작하였다. 중단된 천연두 예방 접종은 특정한 미국 시민에게 다시 제공되었다.

▶ 징후와 증상

감염은 발열과 으스스한 느낌으로 시작되며, 그 이후 인두에서 발진이 일어나, 안면으로 전파되고 사지로 번진다. 초기에는 발진이 **반점성**(macular)이지만, **구진성**(papular), **소포성**(vesicular), **농포성**(pustular)으로 발달하여 궁극적으로 딱지가 앉아서 상처 조직으로 패인 색소가 없는 부위를 남긴다. 천연두에는 소두창(variola minor)과 대두창(variola major)의 2가지 주요한 형태가 있다. 대두창은 독혈증, 쇼크, 혈관 내 응고를 유발하는 독력이 강한 형태이다. 천연두에 살아남은 사람은 대부분 평생 면역을 발달한다.

의료 종사자가 천연두의 초기 징후를 인지할 수 있는 것은 매우 중요하다. 단 하나의 의심되는 사례의 진단이라도 보건과 법 집행 비상사태로 취급되어야 한다. 고열과 으스스함의 전조기 이후에, 먼저 입에 발진이 출현한다. 이 단계에 중증의 복통과 등 통증이 때로 수반된다. 발진이 피부에 나타나서 24시간 내에 전신으로 전파된다. 발진은 보통 사지에 더 많이 발생한다(원심성 분포; 그림 16.9).

발진 3~4일째가 되면 융기는 더 커져서 진한 불투명 액체로 채워진다. 이 질환의 주요한 식별 특징은 농포의 중앙이 움푹 들어간다는 점이다. 또한 환자는 병변이 BB 탄을 가지고 있는 것처럼 느낀다고 이야기한다. 2주가 지나면, 대부분의 병변은 딱지가 지며, 껍질이 바이러스를 포함하기 때문에 마지막 딱지가 떨어질 때까지 환자는 감염성을 보유한다. 발진기 전체 단계에서, 환자는 매우 아프다. 병변은 진피 수준에서 형성되며, 치유된 이후에도 상처가 남는 이유이다. 소두창 환자는 대두창 환자보다 발진 밀도가 낮고 일반적으로 덜 아프다.

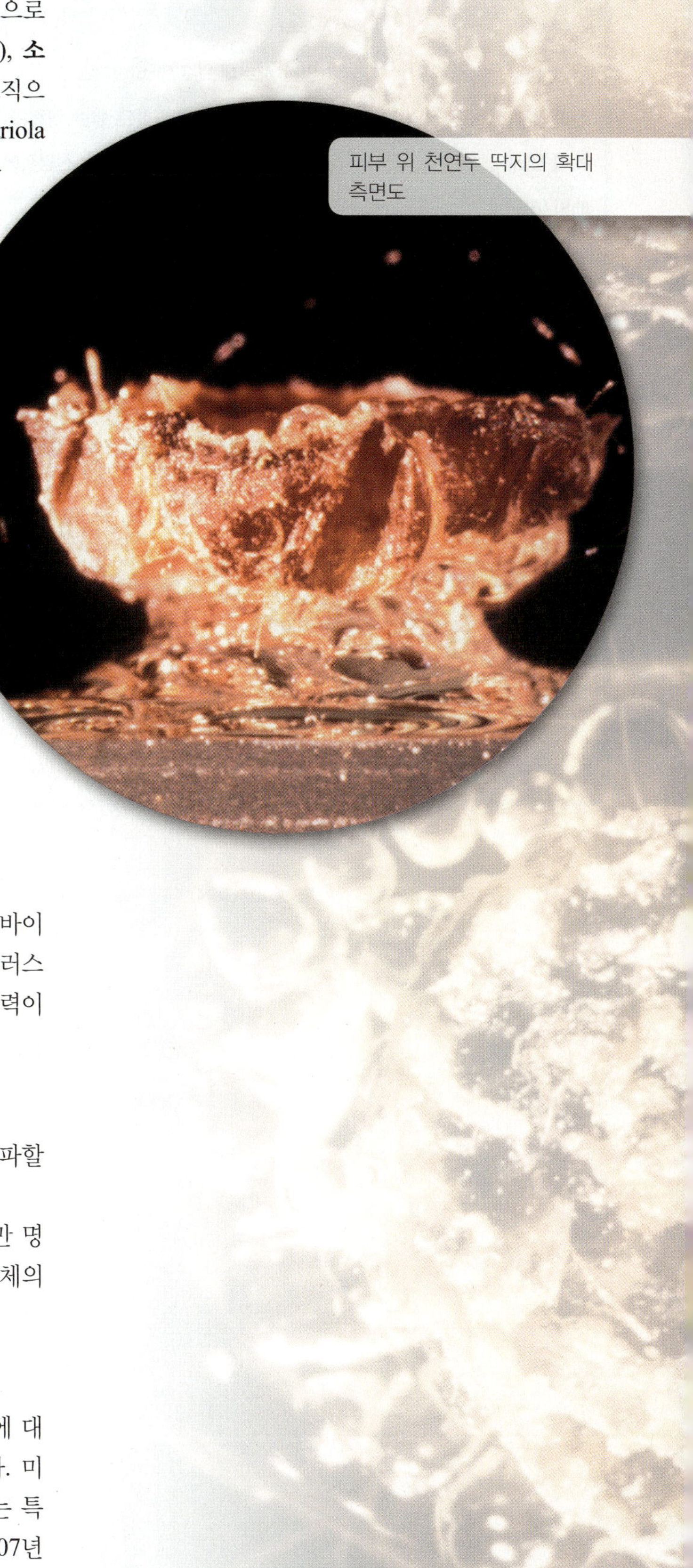
피부 위 천연두 딱지의 확대 측면도

▶ 원인 인자

천연두의 원인 인자인 바리올라 바이러스는 외피보유 DNA 바이러스인 진성 두창 바이러스(orthopoxvirus)이다. 이 집단의 다른 구성원은 원숭이 두창(monkeypox) 바이러스와 천연두 바이러스를 제조하는 박시니아(vaccinia) 바이러스이다. 바리올라는 내구력이 있는 바이러스이며, 숙주 외부에서 대부분의 바이러스보다 오래 생존한다.

▶ 전파와 역학

천연두는 비말을 통하여 주로 전파되지만, 오염된 침구와 의류와 같은 매개물도 전파할 수 있다.

1970년대 초기에, 천연두는 31개 국가에서 풍토성이었다. 매년 1천만~1천5백만 명의 사람이 천연두에 걸렸으며, 2백만 명이 사망하였다. 1977년에 세계 의료 공동체의 11년간에 걸친 집중적인 노력으로, 마지막 자연 발병은 소말리아에서 있었다.

▶ 예방

13장에서 Edward Jenner와 천연두에 대한 접종을 위한 박시니아 바이러스의 개발에 대하여 배웠다. 현재까지 천연두 예방 접종은 박시니아 바이러스에 기반을 두고 있다. 미국에서 예방 접종은 1972년 중단되었다. 2001년 테러 사건 이후 대부분의 군부대는 특정한 지역에 배치되기 전에 병력에 대하여 예방 접종을 할 것을 요구하고 있다. 2007년 미국 식품 의약청(FDA)에 의하여 ACAM 2000이라고 하는 새로운 백신이 승인되었다. 예방 접종은 이미 감염된 이후 질병의 효과를 경감시키는 노출 후 예방책(postexposure prophylaxis)으로도 유용하다.

질병 표 16.6 소포성/농포성 발진 질환

질병	수두	천연두
원인 생물	인간 헤르페스(포진) 바이러스 3 (수두–대상포진 바이러스)	바리올라 바이러스
전파의 가장 보편적인 방식	비말 접촉, 에어로졸화된 병변 액체의 흡입	비말 접촉, 간접 접촉
독력 인자	세포를 융합할 수 있는 능력, 신경절에서 잠복할 수 있는 능력	면역 반응을 완충, 회피할 수 있는 능력
배양/진단	주로 임상 표현에 근거함	주로 임상 표현에 근거함
예방	약독화 생백신; 잠복 바이러스의 재활성화를 방지하는 백신도 있음 (대상포진)	바이러스 생백신(박시니아 바이러스)
치료	합병증이 아닌 경우에는 없음; 고위험의 경우 아시클로비어(acyclovir)	시도포비어(cidofovir), 면역 글로불린
현저한 특징	전구기 발열이 없음; 병변은 피상적임; 구심성 분포(신체의 중앙에 많음)	발열이 발진보다 선행함, 병변이 깊고 원심성(사지에 더 많음)
역학적 특징	수두: 백신은 병원 방문을 88% 감소시켰고, 이동성 방문을 58% 감소시켰음; 대상포진: 매년 1백만 사례	세계적으로 최후의 자연 사례는 1977년이었음
병변의 외관		

▶ 치료

천연두에는 치료법이 없다(**질병 표 16.6**).

거대 농포성 피부 병변

리슈마니아증

이 장의 피부 감염 중 큰 병변(직경 수 mm 이상)에서 2가지 감염이 언급할 가치가 있다. 첫 번째는, 암컷 응애(sand fly)에 의하여 다양한 포유류 숙주 사이에서 전파되는 동물원성 감염증(zoonosis)인 리슈마니아증이다. 이 감염은 어느 종의 원생동물 *Leishmania*가 연관되느냐에 따라 몇 가지 상이한 형태를 나타낸다. 피부 리슈마니아증은 지중해, 아프리카, 인도 지역에서 발견되는 *L. tropica*에 의하여 유발되는 피부 모세혈관의 국소적 감염이다. 비인두 리슈마니아증(espundia)이라고 하는 피부 점막 리슈마니아증의 한 형태는 중남미의 고유종인 *L. brasiliensis*에 의하여 유발된다. 이는 피부와 점막에 모두 영향을 미친다. 이 감염의 다른 형태는 전신 리슈마니아증이다.

*Leishmania*는 응애가 숙주의 혈액을 섭취할 때 포유류 숙주에게 전파된다. 이 질환은 응애에 알맞은 조건을 제공하는 적도 지역의 풍토병이다. 특히 위험한 집단은 원생동물과 접촉한 경험이 없어서 특이적 면역이 결여된 여행자나 이민자이다.

백신이 없기 때문에 유일한 예방은 응애를 피하는 것이다.

피부 탄저

이 형태의 탄저는 *Bacillus anthracis*에 의한 감염 중에서 가장 흔하고 덜 위험한 변형

질병 표 16.7 대규모 농포성 피부 병변

질병	리슈마니아증	피부 탄저
원인 생물	*Leishmania* spp.	*Bacillus anthracis*
전파의 가장 보편적인 방식	생물적 매개체	내생포자와 직접 접촉
독력 인자	대식세포 내에서 증식	내생포자 형성; 협막; 치사 인자; 부종 인자
배양/진단	원생동물의 배양, 현미경 관찰	혈액 아가에 배양; 혈청학, CDC에 의한 PCR 수행
예방	응애의 회피	접촉 회피, 백신이 가용하지만 널리 이용되지 않음
치료	나트륨 스티보글루코내이트, 펜타미딘	시프로플록사신, 독시사이클린, 레보플록사신
현저한 특징	피부 점막형과 전신형	치명적일 수 있음
역학적 특징	치료하지 않은 내장 리슈마니아증은 사망률이 100%; 피부 리슈마니아증 사망률이 10%	치료하지 않은 피부 탄저 사망률: 20%; 치료 시 사망률은 1% 미만
병변의 외관		

이다(탄저병에 대해서는 18장에서 상세하게 논의된다). 탄저는 작은 벤 상처나 찰과상을 통하여 피부로 침입하는 내생포자에 의하여 유발된다. 피부에서 병원체의 발아와 성장은 구진의 생산으로 주의를 끌며 괴사성이 증가하고 나중에 파열되어 무통증의 검정색 **딱지(eschar)**를 형성한다(**질병 표 16.7 참조**). 2001년 가을, 미국에서 생물학테러의 결과로 11사례의 피부 탄저가 발생하였다(흡입성 탄저 11사례와 함께). 내생포자를 우편으로 보냈을 때 우체부와 다른 사람들이 감염에 접촉되었다. 감염된 동물(특히 염소)의 가죽과 접촉하였을 때 자연적으로 전파될 수 있다.

치료하지 않으면 피부 탄저도 20%의 사망률을 보인다. 백신이 존재하지만 고위험군과 군인에게만 권장된다(질병 표 16.7).

탄저 병변

*Bacillus anthracis*는 탄저의 원인이다.

피부와 표재성 진균증

백선

집합적으로 **피부사상균(dermatophyte)**이라고 하는 진균의 집단은 다양한 신체 표면 질환을 유발한다. 이러한 진균증은 죽어 있는 표피 조직(각질층; stratum corneum)과 유도체(털과 손발톱)에 엄격하게 제한된다. 이러한 모든 질환은 **백선(tinea)**이라고 하는 단어를 포함하는데, 이는 벌레에 의하여 유발된다는 잘못된 믿음에서 도출되었다. 이러한 오해는 이 질병이 고리벌레(ringworm)로 불리는 이유인데, 두피(tinea capitis), 수염(tinea barbae), 신체(tinea corporis), 서혜부(샅; tinea cruris), 발(tinea pedis), 손(tinea manuum)의 ringworm으로 불린다("tinea"를 속이나 종 이름과 혼동하면 안된다. 이는 단순이 질병을 명명하는 오래된 관습이다). 이러한 질환의 대부분은 3가지 피부사상균 중 하나에 의하여 유발된다.

백선 질병의 징후와 증상은 **표 16.1**에 나타내었다.

표 16.1 피부 진균증의 징후와 증상

두피 백선 (Tinea Capitis)	이 진균증은 두피, 머리카락, 눈썹, 속눈썹에 진균이 침범하여 초래된다.	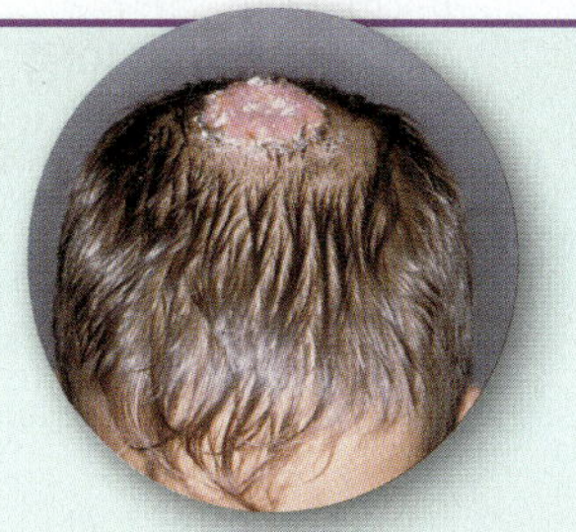
수염 백선 (**백선성 모창**; Tinea Barbae)	백선성 모창은 barber's itch라고도 하며, 성인 남성의 턱과 수염에 영향을 끼친다. 한때는 비위생적인 이발의 흔한 후유증이었지만, 이제는 주로 동물에서 감염된다.	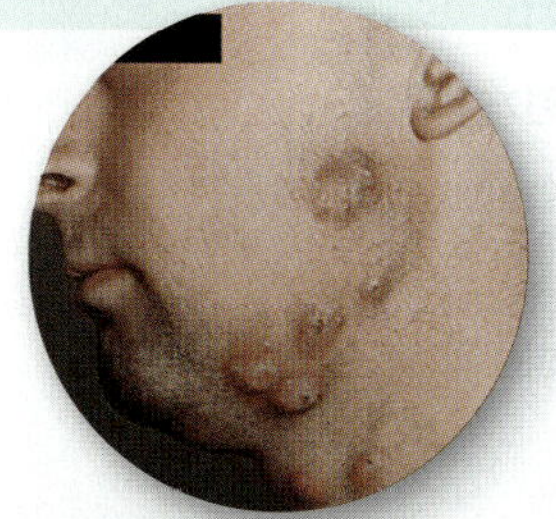
체부 백선 (Tinea Corporis)	이 매우 유행하는 인간의 감염은 신체의 털이 없는 거의 어느 곳에도 나타날 수 있다.	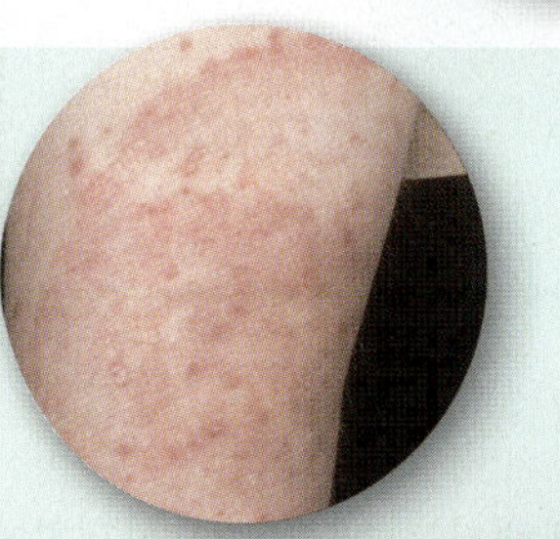
서혜부 백선 (Tinea Cruris)	완선(jock itch)이라고도 불리는 서혜부 백선은 주로 남성의 서혜부, 항문 주위 피부, 음낭, 그리고 가끔 음경에 나타난다. 진균은 땀에 의하여 생성되는 수분과 습도 조건에서 잘 자란다.	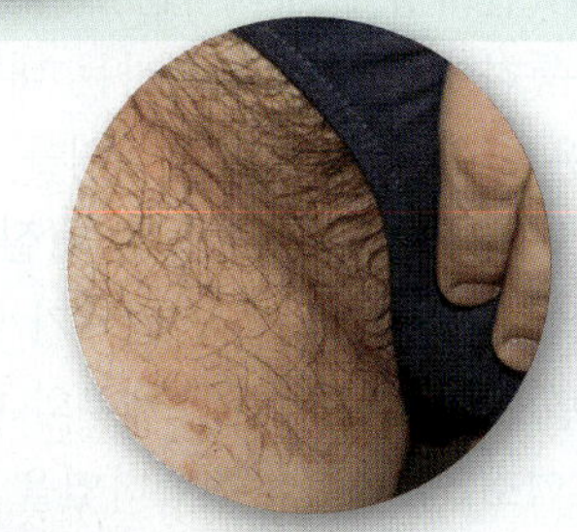
족부 백선 (**무좀**; Tinea Pedis)	족부 백선은 무좀(athlete's foot)과 정글 피부병(jungle rot)과 같은 다채로운 이름을 가지고 있다. 감염은 파열하고 껍질이 생기는 발가락 사이의 물집으로 시작하여 나머지 발과 발톱으로 전파될 수 있다.	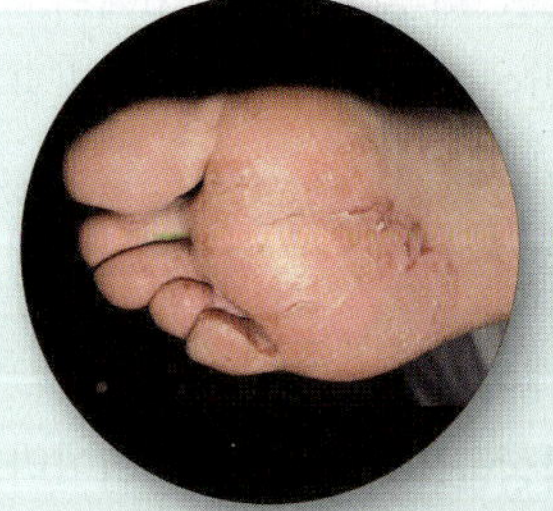
손톱(조갑) 백선 (Tinea Unguium)	케라틴의 덩어리인 손톱과 발톱은 지속적인 진균 집락의 장소가 된다. 최초 증상은 손톱 위의 피상적인 흰 반점이다. 침습적인 형태는 손발톱의 두꺼워짐, 비틀어짐, 흐려짐 등을 유발한다.	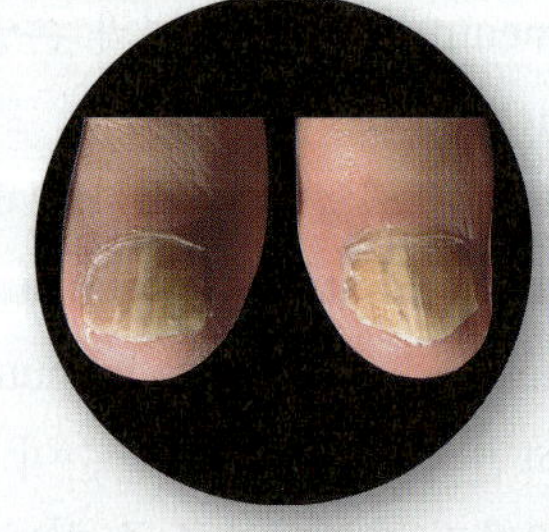

▶ 원인 인자

앞의 질환을 유발하는 생물에는 *Trichophyton, Microsporum, Epidermophyton* 속에 39종이 있다(**그림 16.11**). 특정 유형의 백선 원인 인자는 지리학적 지역에 따라 다양하고, 특정 속이나 종에 국한되지 않는다.

일부 종에 의하여 유발되는 두피 백선의 진단은 감염된 털이 형광을 발하게 하는 장파 UV 램프를 사용한다. 가열된 수산화칼륨(KOH)으로 처리한 털, 피부 부스러기, 손발톱 파편 시료는 감염이 존재할 때 분지된 진균 균사체를 나타낸다.

▶ 병인과 독력 인자

피부 사상균은 각질층 세포에 자연적으로 풍부한 케라틴을 침범하고 소화할 수 있는 능력을 가지고 있다. 피부 사상균은 면역 반응을 억제하는 것으로 나타나서, 장기간 지속할 수 있도록 한다. 진균은 심부 표피층은 침범하지 않는다.

▶ 전파와 역학

이러한 질환을 유발하는 진균의 전파는 감염된 다른 사람이나 동물과 직접·간접 접촉을 통하여 일어난다. 이러한 진균의 일부는 토양에서 획득될 수 있다.

치료법은 보통 국소 항진균제이다. 톨나프테이트, 미코나졸, 이트라코나졸, 터비나핀, 티아벤다졸을 포함한 연고를 주기적으로 수주일간 적용한다. 일부 약제는 외부 피부층이 빠르게 손실되도록 하여 작용한다.

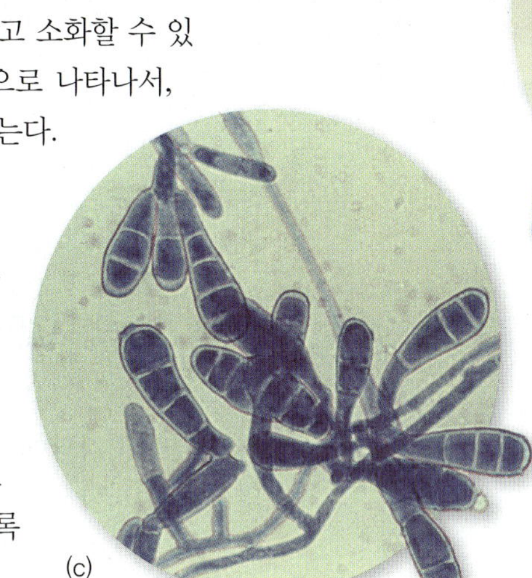

그림 16.11 피부 사상균 포자의 예. (a) *Trichophyton*의 규칙적이고 수많은 소분생자(microconidia). (b) 고양이, 개, 인간 백선의 원인인 *Microsporum canis*의 대분생자(macroconidia). (c) *Epidermophyton*의 특징인 평활한 표면의 대분생자 집단.

표재성 진균증

표재성 진균증(superficial mycoses)의 인자는 외부 표피 표면을 포함하며 보통 염증 효과보다는 미용적(표면적)인 무해한 감염이다. 어루러기(전풍; tinea versicolor)는 인간 피부에 최소한 10종이 서식하는 *Malassezia* 속의 효모에 의하여 유발된다. 효모는 피부 분비샘의 높은 지방 내용물을 섭취한다. 이러한 효모가 매우 흔하지만(검사한 사람

질병 표 16.8 피부 진균증과 표재성 진균증

질환	피부 감염	표재성 감염 (어루러기; Tinea Versicolor)
원인 생물	*Trichophyton, Microsporum, Epidermophyton*	*Malassezia* 종
전파의 가장 보편적인 방식	직접·간접 접촉, 매개물(토양)	내인성 정상균
독력 인자	케라틴을 분해할 수 있는 능력, 과민증을 유발함	–
배양/진단	현미경 관찰, KOH 염색, 배양	보통 임상적, KOH를 사용할 수 있음
예방	접촉 회피	없음
치료	국소 톨나프테이트, 이트라코나졸, 터비나핀, 마이코나졸, 티아벤다졸, 경구 터비나핀	국소 항진균제
역학적 특징	학생 사이에 0~9%의 이환율, 습한 기후에서는 30%까지	청년기에 발생 빈도가 가장 높음

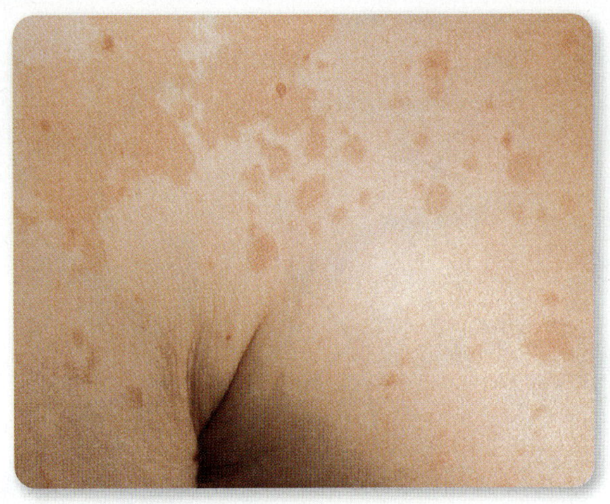

그림 16.12 **어루러기(전풍; tinea versicolor).** 얼룩덜룩하고 변색된 피부 착색이 *Malassezia furfur*에 의한 표재성 피부 감염의 특징이다.

의 거의 100%가 보유함), 일부 사람에게는 효모의 성장이 경증의 만성 비늘을 형성하고 멜라닌 세포에 의한 색소의 생성을 방해한다. 몸통, 얼굴, 손발은 얼룩덜룩한 반점 모습을 나타낼 수 있다(**그림 16.12**). *Malassezia*가 연루된 다른 표재성 피부 질환은 모낭염(folliculitis), 건선(psoriasis), 지루성 피부염(비듬; seborrheic dermatitis) 등이다(**질병 표 16.8**).

16.3 학습 결과—진도 평가

4. MRSA 피부와 연조직 감염의 "중요 질병"의 중요한 특징에 대하여 설명하시오.
5. 반구진성 발진의 "중요 질병"에 대한 가능한 감염원, 전파 방식, 독력 인자, 진단 기술, 예방/치료에 대하여 열거하시오.
6. 기타 감염성 피부 질환의 중요한 특징에 대하여 논의하시오. 여기에는 농가진, 봉소염, 포도상구균 화상 피부 증후군, 소포성/농포성 발진병, 대형 농포성 피부 병변, 피부 진균증과 표재성 진균증이 포함된다.
7. 상이한 개체군에서 풍진과 홍역 바이러스의 상대적인 위험에 대하여 논의하시오.

16.4 눈의 표면과 눈의 방어

눈은 다양한 조직 유형을 가지는 복잡한 기관이지만, 이 장의 목적을 위하여 노출된 표면인 **결막**과 **각막**에 대해서만 고려한다(**그림 16.13**). **결막(conjunctiva)**은 눈(각막을 제외한)을 둘러싸고 눈꺼풀에 늘어선 매우 얇은 막 같은 조직이다. 결막은 눈 표면을 윤활하고 보호하는 기름과 점액을 포함하는 액체를 분비한다. **각막(cornea)**은 홍채(iris) 위에 놓여 있는 반구형의 눈의 중앙 부분이다. 각막은 표면에 상처를 받으면 빠르게 재생될 수 있는 5~6개의 상피 세포 층으로 구성되어 있다. 각막은 "눈의 앞 유리"로 불린다.

눈의 최선의 방어는 눈물의 막이며, 눈물은 액상의 액체, 기름, 점액을 포함한다. 눈물은 각 눈의 외부와 상부 구석에 있는 누선(눈물샘; lacrimal gland)에서 형성되며(**그림 16.14**), 내부 구석에 있는 누관(눈물관; lacrimal duct)으로 배출된다. 눈물은 당, 리소자

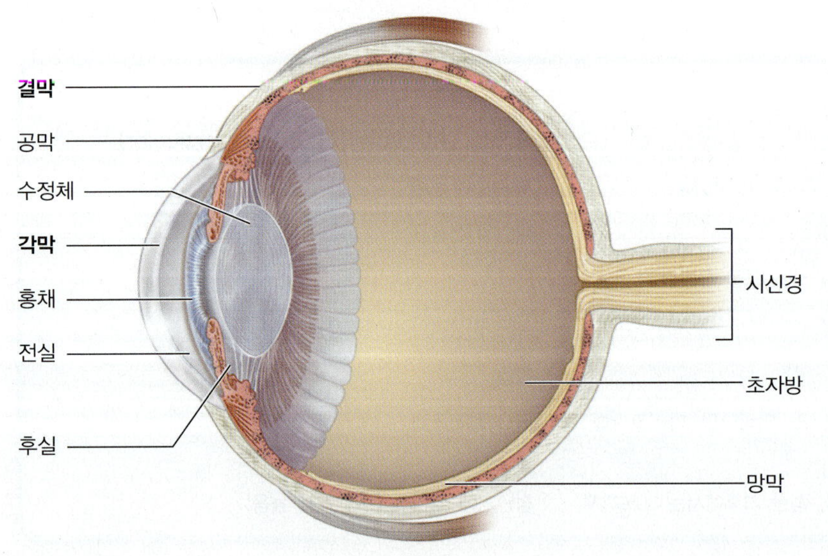

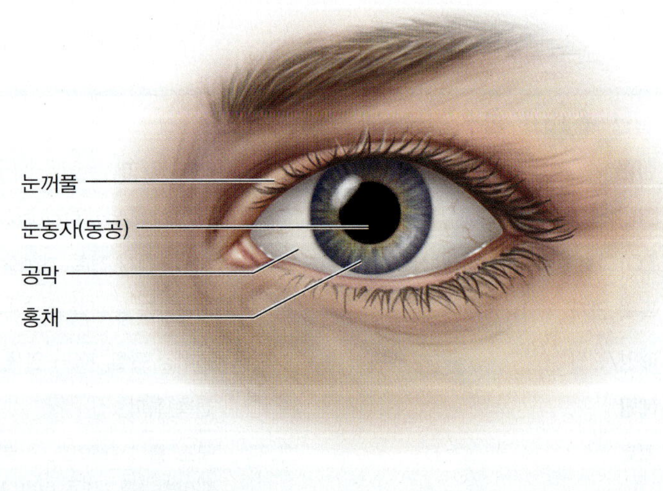

그림 16.13 **눈의 해부도.**

임, 락토페린을 포함한다. 리소자임과 락토페린은 항균 특징을 가지고 있다. 점막층은 단백질과 당을 포함하며 보호 역할을 수행한다. 그리고 눈물 막의 흐름은 눈 표면에 미생물이 부착하는 것도 방지한다.

눈의 주된 기능은 시력이기 때문에 시각을 방해하는 모든 것은 역효과이다. 이러한 이유로 눈에서는 신체의 다른 부분처럼 염증이 일어나지 않는다. 모든 자극에 반응하여, 눈을 림프구와 식세포와 같은 빛을 굴절하는 많은 물체를 포함하는 액체로 넘치게 하는 것은 거의 끊임없이 시력을 흐리게 할 것이다. 따라서 눈은 감염에 상대적으로 취약하지만(케라틴질 상피로 싸여 있지 않기 때문에), 척추동물 눈은 선천 면역을 감소시키고 이에 상응하여 면역 반응을 감소시키는 방향으로 진화하였다. 이 특징은 **면역 특권 (immune privilege)**으로 알려져 있다.

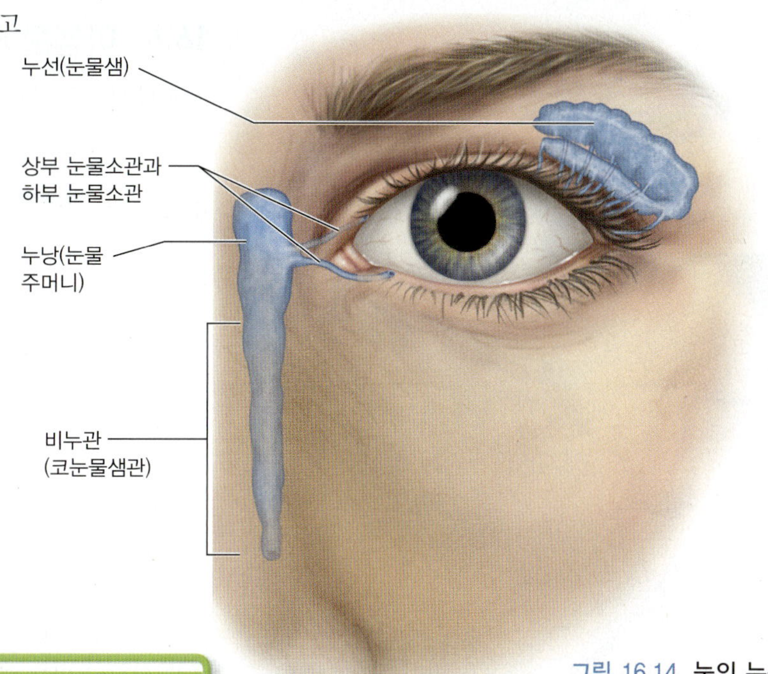

그림 16.14 **눈의 누선 (눈물샘; lacrimal) 기구.**

16.4 학습 결과—진도 평가
8. 눈의 중요한 해부학적 특성에 대하여 묘사하시오.
9. 눈에 존재하는 자연 방어를 열거하시오.

16.5 눈의 정상균

건조한 피부 표면처럼 눈의 정상균도 비교적 빈약하다. 예를 들어 시료의 20%까지 배양 가능한 세균이 나타나지 않으며, 발견되는 소수의 세균도 포도상구균, 연쇄상구균, *Corynebacterium*과 같은 피부의 정상균과 유사하며, 일부 효모가 있다. *Neisseria* 종도 눈의 표면에 서식할 수 있다. 그러나 인간 미생물군계 프로젝트(Human Microbiome Project)와 눈 미생물군계 프로젝트(Ocular Microbiome Project)에서 사용된 배양 비의존 기술에 의하여 각막에서만 수십 종류의 세균과 바이러스가 서식한다는 것이 밝혀졌다. 더 나아가 이러한 세균과 바이러스는 신체의 다른 부분에서 발견되는 것과 상당히 다른 것으로 보인다.

눈의 방어와 정상균

	방어	정상균
눈	결막과 눈물의 점액, 눈물의 리소자임과 락토페린	밀도가 낮은 *Staphylococcus aureus*, *Staphylococcus epidermidis*, *Corynebacterium* 종

16.5 학습 결과—진도 평가
10. 눈에 서식하는 것으로 현재 알려진 정상균의 유형을 열거하시오.

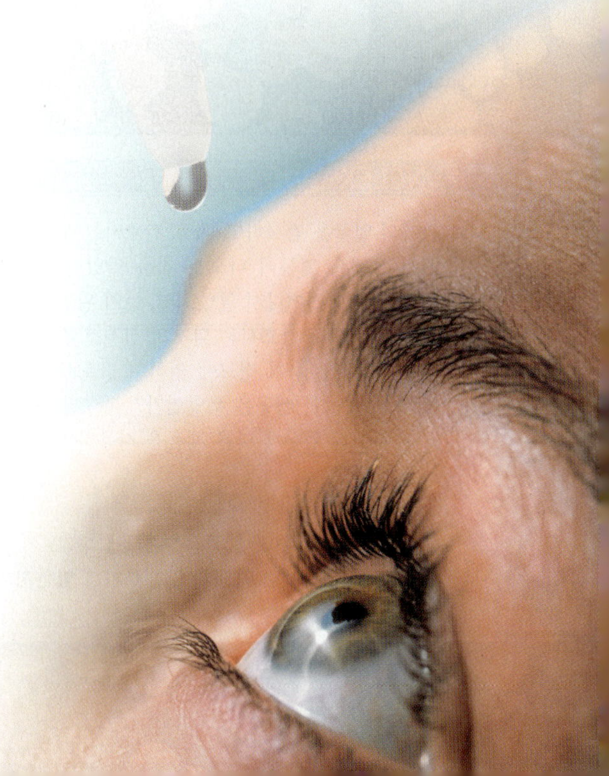

16.6 미생물에 의하여 유발되는 눈 질환

이 절에서는 각막과 결막의 눈의 표면 구조에 질병을 유발하는 감염원을 다룬다.

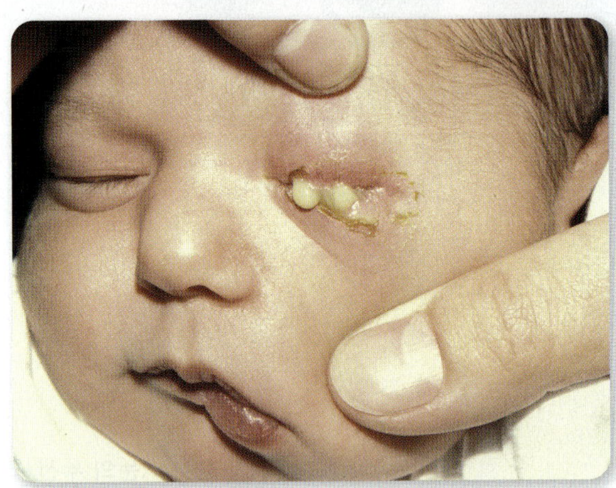

그림 16.15 **신생아 결막염.**

중요 질병

결막염

결막의 감염은 비교적 흔하다. 결막염은 눈 조직에 대하여 선호하는 특유한 미생물, 콘택트렌즈나 눈 상해로 증식하는 오염물, 외상에 의한 눈의 우발적인 접종에 의하여 유발될 수 있다.

▶ 징후와 증상

결막염의 원인이 많듯이, 임상 표현도 많다. 대부분의 세균 감염은 유백색의 고름을 생산하지만, 바이러스 감염은 투명한 삼출액을 생산한다. 환자는 아침에 일어나면 밤사이에 축적되고 고화된 분비물에 의하여 눈이 달라붙는 경우가 전형적이다. 일부 결막염 사례는 원인이 있는 반응이며, 이는 일반적인 결막염에 대하여 이름을 부여한다.

▶ 원인 인자와 전파

Neisseria gonorrhoeae 또는 *Chlamydia trachomatis*에 의한 신생아 눈 감염 사례는 보통 어머니의 생식관 감염으로부터 수직적으로 전파된다(21장에서 논의됨). 이러한 눈 감염은 신속하게 치료하지 않으면 심각한 눈 손상을 초래할 수 있다(**그림 16.15**). 단순 포진(herpes simplex)도 신생아 결막염을 초래할 수 있다는 것을 주목해야 하지만, 이는 종종 전신 헤르페스 감염을 수반할 수 있다(21장에서 다룸).

다른 연령 집단의 세균성 결막염은 일반적으로 *Staphylococcus epidermidis, Streptococcus pyogenes, Streptococcus pneumoniae*에 의하여 유발되지만, *Haemophilus influenzae*와 *Moraxella* 종도 빈번한 원인이 된다. 이러한 감염은 생식기 감염 또는 성교에 의한 자동 접종에서 초래될 수 있지만, *N. gonorrhoeae*는 호흡관의 정상균의 일부일 수 있다. 다양한 세균, 진균, 원생동물이 콘택트렌즈와 안경집을 오염하여 눈으로 전달되어, 매우 심각한 질병을 초래할 수 있다. 바이러스성 결막염은 일반적으로 아데노바이러스에 의하여 유발되지만, 다른 바이러스도 연관될 수 있다. 세균성과 바이러스성 결막염은 모두 직접 접촉과 심지어는 간접 접촉으로도 전파되며 보통 전염성이 높다.

▶ 예방과 치료

미국의 신생아는 *N. gonorrhoeae* 또는 *C. trachomatis*로부터의 신생아 결막염을 예방하기 위하여 출산 후에 눈에 항균제가 투여된다. 만약 질환이 의심되면 이러한 감염의 치료는 실험실 결과가 나오기 전에 시작되며, 보통 국소와 경구 에리트로마이신으로 달성된다. 만약 *N. gonorrhoeae*로 확진되면 경구 투약은 세프트리악손으로 교체된다. 다른 결막염 사례에 대하여 항균 요법이 처방된다면 이는 모든 가능한 세균 병원체를 포함해야 한다. 보통 시프로플록사신 점안액이 선택된다. 에리트로마이신이나 겐타마이신도 종종 사용된다. 결막염은 보통 임상 징후에 의하여 진단되기 때문에, 의사는 바이러스 원인이 의심되더라도 예방적으로 항생제를 처방할 수 있다. 48시간 내에 증상이 개선되지 않으면, 더 광범위한 진단을 수행할 수 있다. **질병 표 16.9**에 결막염의 가장 보편적인 원인을 열거하였다. 다른 미생물도 결막염을 유발할 수 있다는 것을 기억해야 한다.

NCLEX® 준비

5. 환자의 얼굴을 검사하고 나서, 간호사는 오른쪽 눈에서 유백색 고름이 나오는 것을 알았다. 환자는 오늘 아침에 일어나서 알았으며, 눈이 완전히 감긴 것처럼 느꼈다. 간호사는 환자의 신체를 검사할 준비를 하고 있다. 이 정보에 의하여 간호사가 취해야 할 우선적인 행동은 무엇인가?
   a. 환자에게 얼굴에 다른 제품을 사용하였는지 문의한다.
   b. 살균된 물로 눈을 세척한다.
   c. 검사를 하기 위하여 장갑을 착용한다.
   d. 환자가 음식이나 약제에 알레르기가 있는지 확인한다.

질병 표 16.9 결막염

질환	신생아 결막염	세균성 결막염	바이러스성 결막염
원인 생물	*Chlamydia trachomatis* 또는 *Neisseria gonorrhoeae*	*Streptococcus pneumoniae*, *Staphylococcus epidermidis*, *Staphylococcus aureus*, *Haemophilus influenzae*, *Moraxella*, 또한 *Neisseria gonorrhoeae*, *Chlamydia trachomatis*	아데노바이러스와 기타
전파의 가장 보편적인 방식	수직	직접, 간접 접촉	직접, 간접 접촉
독력 인자	—	—	—
배양/진단	그램 염색과 배양	임상 진단	임상 진단
예방	산모의 선별, 신생아 눈에 항생제 또는 질산은 투여	위생	위생
치료	국소 항생제와 경구 항생제; (항생제 내성 *N. gonorrhoeae*는 CDC 항생제 내성 보고서에서 **긴급 치료 범주**에 속한다)	가티플록사신 또는 레보플롤사신 안과용 액제	없음, 현저하지 않은 유형의 감염으로 인하여 항생제를 투여할 수 있음
현저한 특징	<28일의 유아	점액 고름 배출	장액성(투명한) 배출
역학적 특징	선진국에서는 0.5% 미만; 개발도상국에서는 발병률이 높음	아동에게서 더 흔함	성인에게서 더 흔함

각막염

각막염(keratitis)은 결막염에 비하여 더 중한 눈 감염이다. 심층 눈 조직의 침범이 발생하며 각막이 완전히 파괴될 수 있다. 어떠한 미생물도, 특히 눈 외상 이후에 이러한 질환을 초래할 수 있지만, 이 절에서는 더 일반적인 원인인 단순 포진(herpes simplex) 바이러스에 초점을 맞춘다. 단순 포진 바이러스는 감염을 쉽게 하는 외상이 없어도 각막염을 유발할 수 있다.

포진성 각막염의 일반적인 원인은 (구강) 단순 포진 바이러스 1 유형(HSV-1)의 잘못 지시된 재활성화이다. 바이러스가 재활성화되면 삼차 신경의 아래턱 분지가 아니라 눈 분지로 이동한다. HSV-2에 의한 감염도 바이러스와 성적인 조우 또는 성기에서 눈 지역으로 바이러스가 전달되어 발생할 수 있다. 포진에 의한 실명은 미국에서 실명의 가장 흔한 감염 원인이다.

각막염의 세균성 진균성 원인은 개발도상국에서 더 보편적이다.

질병 표 16.10 각막염

원인 생물	단순 포진 바이러스	다양한 미생물
전파의 가장 보편적인 방식	잠복 바이러스의 재활성화, 눈에서 1차 감염이 발생할 수도 있음	종종 외상에 의한 도입(비경구)
독력 인자	잠복	다양함
배양/진단	보통 임상적 진단; 필요시 바이러스 배양 또는 PCR	다양함
예방	—	—
치료	국소 트리플루리딘 +/− 경구 아시클로비어	특이적 항균제
역학적 특징	전 세계 인구의 1/3이 감염; 미국에서 연간 50만 건 발병	

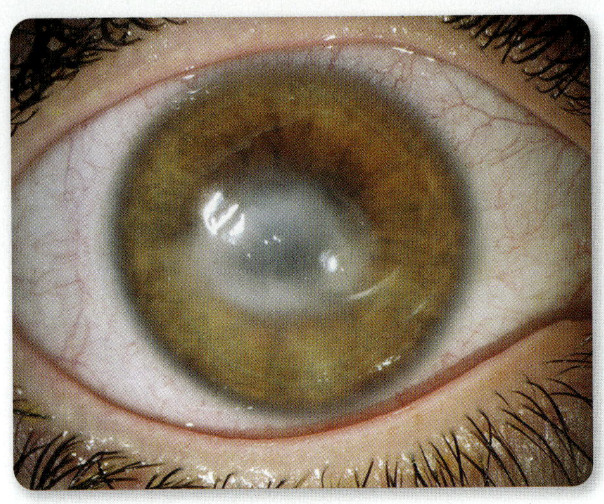

그림 16.16 눈의 *Acanthamoeba* 감염.

지난 수년간 다른 형태의 각막염의 발생률이 증가하고 있다. 아칸트아메바(*Acanthamoeba*)라고 하는 아메바가 위중한 각막염 사례를 유발하였는데, 특히 콘택트렌즈를 착용하는 사람에게 발병하였다. 이 자유 생활 아메바는 수돗물, 담수호와 같이 도처에 있다. 감염은 엄격하지 않은 콘택트렌즈 위생, 또는 눈의 사전 외상과 보통 연관되어 있다 **(그림 16.16) (질병 표 16.10)**.

16.6 학습 결과—진도 평가

11. 결막염의 "중요 질병"에 대한 가능한 감염원, 전파 방식, 독력 인자, 진단 기술, 예방/치료에 대하여 열거하시오.
12. HSV 또는 *Acanthamoeba*에 의하여 유발되는 결막염의 중요한 특징에 대하여 논의하시오.

임상 사례 결론

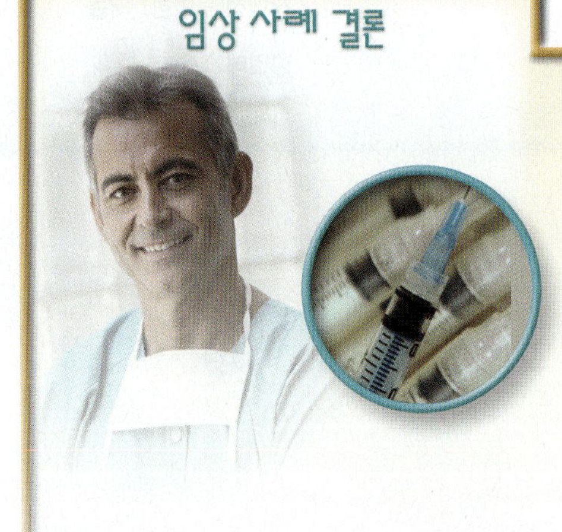

임상 사례의 환자 Dale은 X-선 검사로 가벼운 폐렴을 확진한 이후에 입원하였다. 그는 폐렴을 치료하기 위하여 IV 항생제와 탈수에 대한 수액, 또한 발열을 치료하고 더 편하게 하기 위하여 해열제를 투여하였다. 그는 나흘 뒤 퇴원하였으며 완전히 회복되었다.

의사는 주 보건 당국과 접촉하였는데, 이는 법적인 의무이다. 주 보건 당국의 조사관이 Dale과 접촉한 사람들 모두와 접촉하여 병이 걸리지 않았는지 확인하였다. 일부 접촉자들은 Dale의 부모와 같은 백신에 대한 잘못된 관점을 가지고 있어서 예방 접종을 받지 않은 것으로 나타났다. 이러한 아이들은 질병의 잠재적 전파를 방지하기 위하여 집에서 격리되었다. 감사하게도, 병원 대기실의 환자는 모두 폐렴에 면역이 있었으며 아무도 아프지 않았다. Dale은 가족이 해외 휴가를 갔을 때 홍역에 접촉한 것으로 생각되었다.

▶ 질병 표 개괄

분류학적 조직 피부와 눈의 질병을 유발하는 미생물

미생물	발음	질병 표의 위치
그램양성 세균		
Staphylococcus aureus	staf″-uh-lo-kok′-us are′-ee-us	MRSA 피부와 연조직 감염, p. 441 농가진, p. 447 봉와직염, p. 447 열상 피부 증후군, p. 448
Streptococcus pyogenes	strep″-tuh-kok′-us pie′-ah″-gen-eez	농가진, p. 447 봉와직염, p. 447 성홍열, p. 445
Bacillus anthracis	buh-sill′-us an′-thray″-sus	피부 탄저, p. 453
그램음성 세균		
Neisseria gonorrhoeae	nye-seer″-ee-uh′ gon′-uh-ree″-uh	신생아 결막염, p. 459
Chlamydia trachomatis	kluh-mi″-dee-uh′ truh-koh′-muh-tis	신생아 결막염, p. 459
DNA 바이러스		
인간 헤르페스 바이러스 3	hew′-mun hur″-peez–vie′-russ	수두, 대상포진, p. 452
천연두 바이러스	vayr′-ee-oh″-luh vie′-russ	천연두, p. 452
파보바이러스 B19	par″-voh-vie′-russ	제5병, p. 445
인간 헤르페스 바이러스 6, 7	hew′-mun hur″-peez-vie′-russ	장미진, p. 445
단순 포진 바이러스	hur″-peez sim′-plex vie′-russ	각막염, p. 459
RNA 바이러스		
홍역 바이러스	mee′-zulls vie′-russ	홍역, p. 445
Rubella virus	roo′-bell″-uh vie′-russ	풍진, p. 445
진균		
Trichophyton	try″-ko-fie′-tahn	백선, p. 454
Microsporum	my″-krow′-spoor′-um	백선, p. 454
Epidermophyton	ep′-uh-dur″-moh-fie′-tahn	백선, p. 454
Malassezia spp.	mal′-uh-see″-zee-uh	표재성 진균, p. 455
원생동물		
Leishmania spp.	leesh-mayn″-ee-uh	리슈마니아증, p. 453
Acanthamoeba	ay-kanth″-uh–mee′-buh	각막염, p. 459

병원 내부 사정

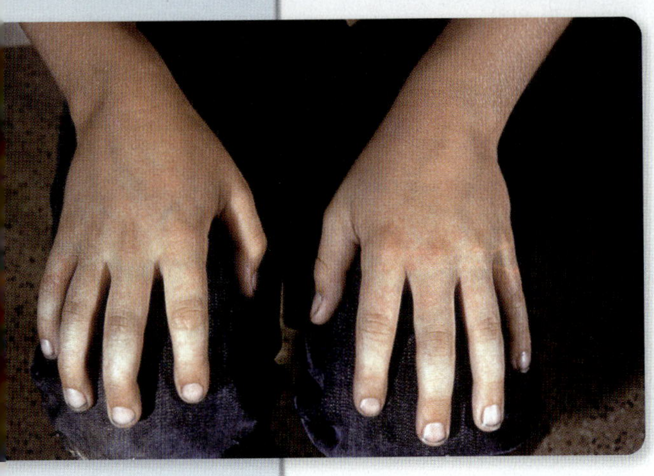

다형 홍반

다형 홍반(erythema multiforme, EM)은 감염이나 약제의 반응에 의하여 유발될 수 있는 과민증 반응이다. EM은 점막을 포함할 수 있는 피부 발진이 된다. 발진은 전신에 널리 퍼질 수 있지만, 종종 합병증 없이 해결된다. 누구나 EM에 걸릴 수 있지만, 젊은 성인이 가장 빈번하게 영향을 받으며, 남성이 약간 더 자주 감염된다.

단순 포진 바이러스가 EM의 가장 보편적인 계기가 되며, 대부분 성기 포진(genital herpes)과 입술에 발진을 일으키는 구순 포진(herpes labialis)이다. 헤르페스 감염은 보통 EM이 발달하기 전에 발생한다. 다른 보편적인 계기는 경증의 폐렴을 유발하는 *Mycoplasma pneumoniae*이다. HIV, 수두 대상포진 바이러스, 아데노바이러스, 거대세포바이러스도 간헐적으로 EM을 유발한다. 한기, 발열, 관절 통증, 쇠약이 전구기에 경험될 수 있지만, 대부분의 개인은 EM의 경고를 나타내지 않는다. 하루 이내에 몇 개에서 수백 개의 피부 병변이 발달하기 시작하며, 주로 손등이나 발등에서 시작하여, 팔과 다리 몸통으로 진행한다. 목과 얼굴도 종종 감염된다. 피부 병변은 무릎과 팔꿈치에서 병합될 수 있다.

처음에는 병변이 적색/분홍색, 평평하고 둥글다. 그리고 직경이 수 cm에 도달할 때까지 융기되고 전파된다. 그 이후에는 병변 중앙의 색이 진해지고 딱지 지거나 물집이 생긴다. 사흘 이내에 병변은 완전히 진화한다. 병변은 발달의 다양한 단계에서 나타나기 때문에 다형(multiforme)으로 불린다. 영향을 받은 개인의 입술이 부어오를 수 있다.

점막의 관련도 중증 다형 홍반(erythema multiforme major)에서 광범위할 수 있으며, 하나 이상의 점막이 감염되는데 대부분 구강 점막(입술, 혀, 볼 내부, 잇몸, 입천장)이다. 눈, 항문과 성기 부근, 위장관, 호흡관, 세기관지는 덜 빈번하게 영향을 받는다. 경증 다형 홍반(erythema multiforme minor)에서는 점막이 연관되지 않거나 최소한 영향을 받는다(예, 적열 또는 입술의 작은 궤양).

점막의 병변은 적열, 융기, 수포 형성을 포함한다. 수포가 파열될 때, 흰색 막으로 싸인 크고 얕으면서 고통스러운 궤양을 남긴다. 삼키거나 말하는 것이 통증으로 인하여 곤란할 수 있다. EM의 발현은 1년에 여러 차례 정기적으로 재발할 수 있다.

EM의 치료는 병이 때로는 몇 주일 걸리기도 하지만 자연히 치유되기도 하기 때문에 협력적이다. 통증으로 인하여 먹거나 마시기가 어려운 환자는 입원 치료를 필요로 할 수도 있다. 재발하는 EM은 아시클로비어 요법(항바이러스제)으로 6개월간 연속적으로 치료할 수 있다.

피부와 눈에 영향을 미치는 감염성 질병

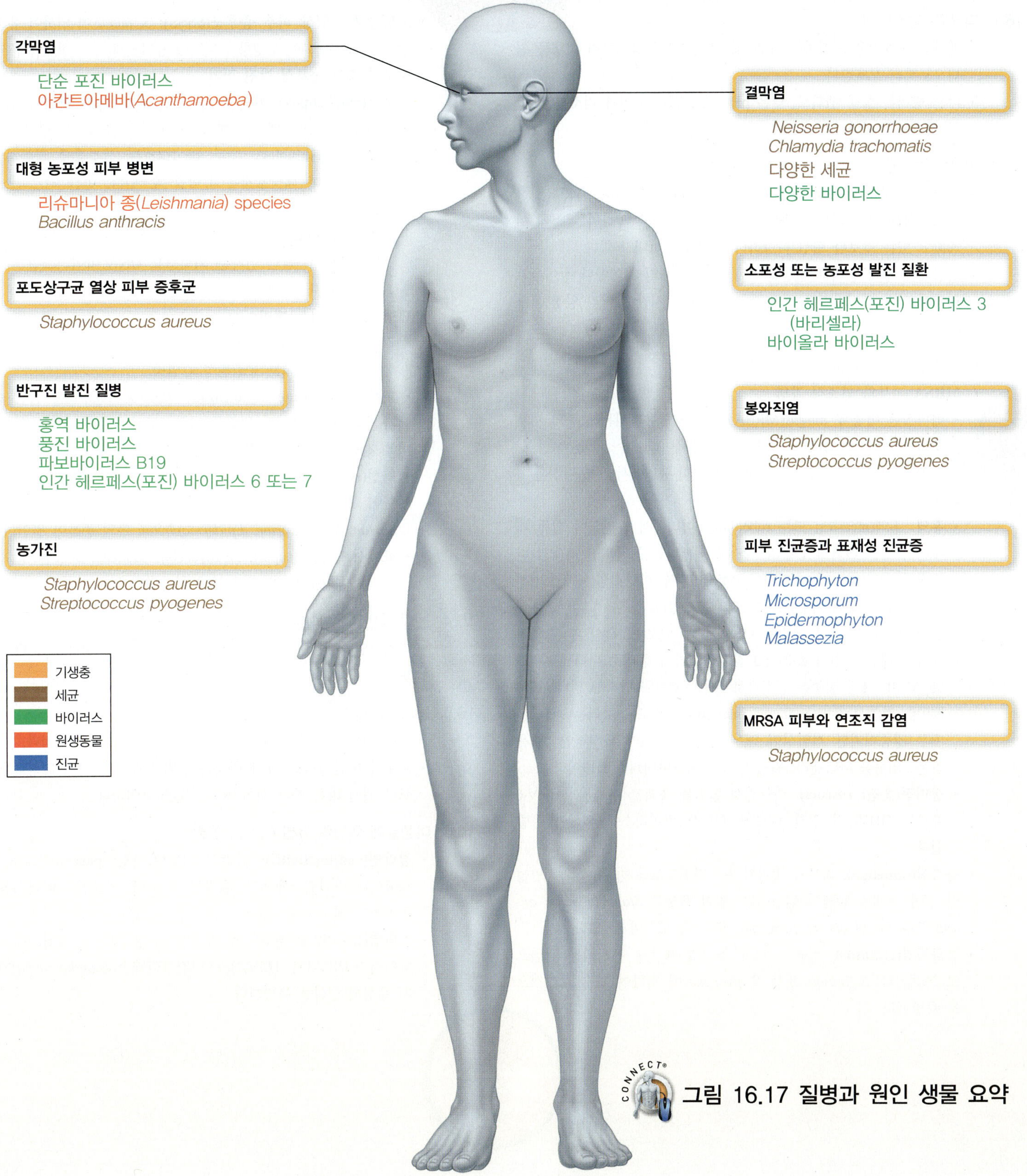

각막염

단순 포진 바이러스
아칸트아메바(*Acanthamoeba*)

대형 농포성 피부 병변

리슈마니아 종(*Leishmania*) species
Bacillus anthracis

포도상구균 열상 피부 증후군

Staphylococcus aureus

반구진 발진 질병

홍역 바이러스
풍진 바이러스
파보바이러스 B19
인간 헤르페스(포진) 바이러스 6 또는 7

농가진

Staphylococcus aureus
Streptococcus pyogenes

(주황)	기생충
(갈색)	세균
(녹색)	바이러스
(빨강)	원생동물
(파랑)	진균

결막염

Neisseria gonorrhoeae
Chlamydia trachomatis
다양한 세균
다양한 바이러스

소포성 또는 농포성 발진 질환

인간 헤르페스(포진) 바이러스 3 (바리셀라)
바이올라 바이러스

봉와직염

Staphylococcus aureus
Streptococcus pyogenes

피부 진균증과 표재성 진균증

Trichophyton
Microsporum
Epidermophyton
Malassezia

MRSA 피부와 연조직 감염

Staphylococcus aureus

CONNECT® 그림 16.17 질병과 원인 생물 요약

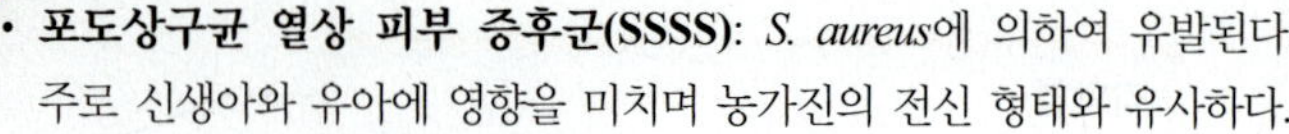

요약

16.1 피부와 피부 방어

- 케라틴 단백질을 포함하는 표피 세포는 피부를 방수하며 미생물 침범으로부터 보호한다.
- 다른 방어는 항균 펩티드, 낮은 pH 피지, 땀의 고염과 리소자임, 항균 펩티드 등이다.

16.2 피부의 정상균

- 인간 미생물군계 프로젝트(Human Microbiome Project)와 유사한 프로그램은 정상 피부 미생물군계가 배양 방법에 의하여 이전에 이해하고 있는 것보다 훨씬 다양하다는 것을 밝혀내고 있다.
- 정상균은 수백 종의 미생물을 포함하며, 신체의 지역마다 상이하고 사람에 따라 상이하지만, 동일한 사람에서는 시간에 따라 일정할 수 있다.

16.3 미생물에 의하여 유발되는 피부 질환

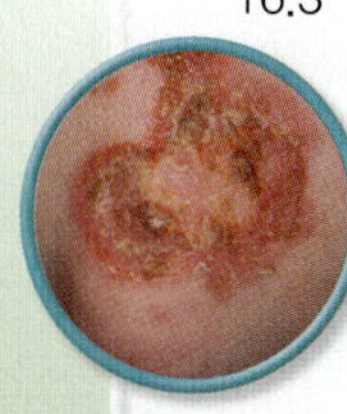

- **MRSA 피부와 연조직 감염**
  - 메티실린 내성 *S. aureus*(MRSA)에 의하여 유발되는 중증의 피부 병변은 지역사회 환경에서 증가하는 추세이다.
  - MRSA 분리균은 건강한 사람과 지역사회 표면에서 흔히 발견된다.
- **반구진성 발진 질환**
  - **홍역**: 홍역(measles; 또는 rubeola)은 머리에서 발진하여 신체 대부분이 덮일 때까지 몸통과 사지로 진행하는 특징적인 적색의 반구진성 발진(피진)을 초래한다. MMR(홍역, 이하선염, 풍진) 백신은 약독화된 홍역 바이러스를 포함하고 있다.
  - **풍진(rubella)**: 독일 홍역으로도 알려져 있으며, 출산 후 감염과 태아에 대한 선천적(출산 전) 감염의 2가지 형태로 나타날 수 있다. MMR 예방 접종은 풍진으로부터 보호를 포함하고 있다.
  - **제5병**: 전염성 홍반(erythema infectiosum)으로도 불리는 제5병은 매우 경증이지만 전염성이 매우 높은 질병이며 특징적인 "뺨을 맞은" 외형을 나타낸다. 원인 인자는 파보바이러스 B19이다.
  - **장미진(홍진; roseola)**: 반구진성 발진을 초래할 수 있다; HHV-6 때로는 HHV-7의 인간 헤르페스(포진) 바이러스에 의하여 유발된다.
- **농가진(impetigo)**: 피부가 벗겨지거나 박리되도록 하는 매우 전염성이 강한 표재성 감염이 원인이다. 원인 생물은 *Staphylococcus aureus* 또는 *Streptococcus pyogenes*, 또는 둘 모두일 수 있다.
- **봉와직염(cellulitis)**: 진피와 피하 조직의 빠르게 전파되는 감염으로 초래된다. *S. aureus* 또는 *S. pyogenes*에 의하여 가장 보편적으로 유발된다.
- **포도상구균 열상 피부 증후군(SSSS)**: *S. aureus*에 의하여 유발된다. 주로 신생아와 유아에 영향을 미치며 농가진의 전신 형태와 유사하다.
- **소포성 또는 농포성 발진 질환**
  - **수두(chickenpox)**: 반점과 구진으로부터 피부 병변이 신속하게 진행하여 투명한 액체로 채워진 가려운 소포를 형성한다.
    - **대상포진(shingles)**: 수두 바이러스는 신경절에 잠복하였다가 재출현하여 대상포진을 유발할 수 있다. 인간 헤르페스(포진) 바이러스 3이 수두뿐 아니라 대상포진도 유발한다.
    - **천연두(smallpox)**: 자연적으로 발생하는 천연두는 지구상에서 박멸되었다. 원인 인자는 외피보요 DNA 바이러스인 바리올라(variola) 바이러스이다.
- **대형 농포성 피부 병변**
  - **리슈마니아증(leishmaniasis)**: 암컷 응애에 의하여 숙주의 혈액을 섭취할 때 전파되는 동물원성 감염증.
  - **피부 탄저(cutaneous anthrax)**: *Bacillus anthracis* 감염 중에서 가장 흔하고 가장 덜 위험한 이형.
- **피부 진균증과 표재성 진균증**
  - **백선(ringworm)**: 집합적으로 피부사상균이라고 불리는 진균 집단이 죽은 표피 조직, 털, 손발톱에서 진균증을 일으킨다. *Trichophyton, Microsporum, Epidermophyton* 속의 종들이 원인이다.
  - **표재성 진균증**(superficial mycosis): *Malassezia* 같은 종의 표재성 진균증 매개체가 외부 표피만 관련된다.

16.4 눈의 표면과 눈의 방어

- 리소자임과 락토페린을 포함하는 눈물의 세척 작용은 눈의 주요한 보호 특징이다.

16.5 눈의 정상균

- 눈은 피부와 유사한 미생물을 가지고 있지만 그 수가 적다.
- 피부와 마찬가지로, 배양 비의존 방법은 우리가 과거에 생각했던 것보다 훨씬 많은 종의 서식지라는 것을 보여준다.

16.6 미생물에 의하여 유발되는 눈 질환

- **결막염(conjunctivitis)**: 결막의 감염(홍안병; pinkeye라고도 함)은 세균이나 바이러스에 의해 유발될 수 있다. 세균성 바이러스성 모두 전염성이 매우 높다.
- **각막염(keratitis)**: 결막염에 비하여 더 중증의 눈 감염. 단순 포진 바이러스(HSV-1과 HSV-2)와 아칸트아메바(*Acanthamoeba*)가 2가지 유형의 질환을 유발한다.

선다형 문제 Bloom의 1, 2단계: 기억, 이해

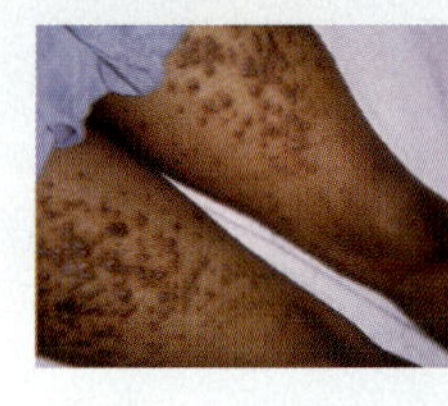

보기에서 맞는 답을 선택하시오.

1. 미생물을 동정하는 배양 비의존적 방법은 최근에 대략 얼마나 많은 미생물 종을 피부에서 찾았는가?
   a. 0
   b. 1~9
   c. 10~90
   d. 100~900
2. *Staphylococcus aureus*는 다음 어느 질병의 감별 진단의 일부인가?
   a. 농가진
   b. 반구진성 발진
   c. MRSA 감염
   d. 위 모두 옳다.
   e. 위의 2가지
3. 다음 중 어느 것이 피부의 가장 중요한 방어 인자인가?
   a. 식세포작용(phagocytes)
   b. 피지(sebum)
   c. 건조(dryness)
   d. 항균 펩티드(antimicrobial peptides)
4. 봉와직염(cellulitis)과 가장 보편적으로 연관된 생물의 이름은?
   a. *Staphylococcus aureus*
   b. *Propionibacterium acnes*
   c. *Streptococcus pyogenes*
   d. a와 b
   e. a와 c
5. 헤르페스(포진) 바이러스가 유발하지 않는 질환은?
   a. 수두(chickenpox)
   b. 대상포진(shingles)
   c. 각막염(keratitis)
   d. 천연두(smallpox)
   e. 장미진(홍진; roseola)
6. 어떤 질병이 원인 인자와 부정확하게 짝지어진 것은?
   a. 바이러스성 결막염/아데노바이러스
   b. 대상포진/바리셀라 바이러스
   c. 천연두/바리올라 바이러스
   d. 홍역/*Staphylococcus aureus*
7. 피부 사상균(dermatophytes)은 ________을(를) 침범하고 공격하여 표피 조직을 감염시키는 진균이다.
   a. 콜라겐(collagen)
   b. 케라틴(keratin)
   c. 섬유아세포(fibroblasts)
   d. 피지선(sebaceous glands)
8. 불충분한 콘택트렌즈 위생은 어떠한 질환에 걸리기 쉽게 하는가?
   a. 포진성 각막염(herpetic keratitis)
   b. 월바키아 감염(Wolbachia infection)
   c. 아칸트아메바 각막염(*Acanthamoeba* keratitis)
   d. 눈 임질(결막염; ophthalmic gonorrhea)

비판적 사고 Bloom의 3, 4, 5단계: 적용, 분석, 평가

비판적 사고는 사실과 개념을 이용하여 추론하고 문제를 해결하는 능력이다. 이러한 문제는 다양한 각도에서 접근될 수 있으며, 대부분의 경우 하나만의 옳은 답을 가지지는 않는다.

1. 다음 뺨 대 손바닥, 여러분의 뺨 대 친구의 뺨, 오늘 여러분의 뺨과 3개월 전 여러분의 뺨 중에서 어느 짝에서 미생물의 가장 큰 차이를 발견할 수 있을까? 어느 짝에서 가장 차이가 적을 것인가? 여러분의 답을 설명하고 정당화하시오.
2. 여러분의 10세 조카딸과 60세 된 숙모 중에서 누가 대상포진을 경험할 가능성이 높을 것인가? 우리가 어떻게 대상포진에 걸리게 되는지에 대한 여러분의 이해를 사용하여 대답을 설명하고 정당화하시오.
3. 페니실린 계열의 항생제는 왜 진균 감염의 치료에 효과가 없는가?
4. 천연두는 가능한 생물테러 무기로 널리 보고되었다. 천연두의 병인학과 천연두에 대한 세계 면역의 현재 상태에 대하여 여러분이 아는 것을 바탕으로 천연두 무기가 얼마나 효과적(또는 비효과적)일지 논의하시오. 이러한 공격에 대하여 어떠한 종류의 방어를 준비할 수 있는가?
5. 홍역 백신이 가용하지만, 홍역은 아직도 발생하고 있다. 이러한 발생이 왜 일어나는지 그 이유에 대하여 논의하시오.

시각적 연결 Bloom의 5단계: 평가

이 질문은 이전의 영상을 새로운 개념과 연결시킨다.

1. **11장 그림 11.3.** 이 그림은 *Staphylococcus aureus* 또는 *Streptococcus pyogenes*에 의하여 유발되는 농가진을 설명하는 것을 어떻게 도와주는가?

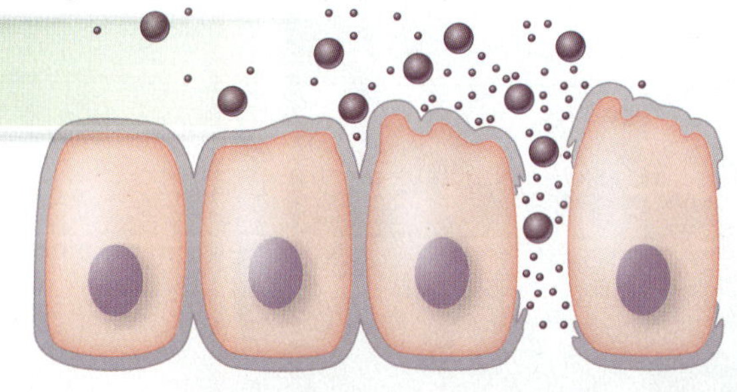

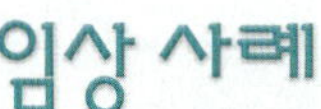

임상 사례

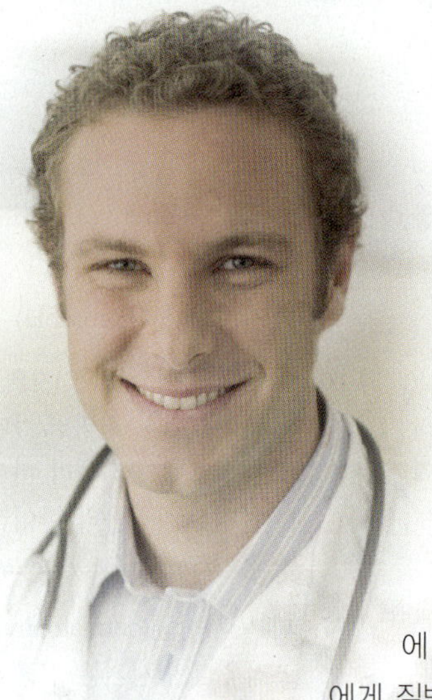

새로운 것

1999년 여름 나는 교외의 New York 주립 병원에서 근무하고 있었다. 여름이 끝나 갈 무렵, 웨스트 나일 바이러스(West Nile Virus, WNV)의 첫 사례를 목격하였다. 내원한 WNV에 감염 환자는 주로 두통과 피곤을 호소하였다. 대부분의 경우 WNV는 경증이고 자기 제한적이며, 영향을 받은 환자는 무엇보다도 안심을 필요로 하였다. 그 질환은 우리에게도 새로웠기 때문에 의료진은 질환과 전파에 대하여 최대한 빨리 배워서 질병에 걸린 사람을 치료하고 다른 사람들에게 질병에 걸리지 않도록 보호하는 방법을 교육시켜야 했다.

Scott은 58세였으며 류마티스성 관절염 치료를 위하여 코르티코스테로이드(부신피질 호르몬; corticosteroid)를 복용하고 있었다. 그는 다른 건강 문제는 없었는데, 독감 증상을 호소하며 응급실로 들어왔다. 그는 발열과 인후염이 있었으며 빛 공포증과 함께 심한 두통을 호소하였다. 그는 또한 저항할 수 없는 피곤과 쇠약을 호소하였다. Scott의 쇠약은 말단성이었다. 그는 하지 쇠약이 있었으며 몇 발자국 걷는 것도 금방 지쳤다.

Scott의 증상이 너무 심각하였으므로 입원하여 관찰과 지지적 간호를 받았다. 혈액을 채취하여 WNV가 증상의 원인임을 확진하기 위하여 주 실험실로 보냈다. 세균성 또는 바이러스성 수막염 같은 Scott의 증상의 다른 원인을 제거하기 위하여 요추 천자를 수행하였지만, 요추 천자 결과는 정상으로 나타났다. 그의 백혈구 수치가 낮았으며, 이는 바이러스 감염을 가리킨다. Scott은 웨스트 나일 뇌염으로 판정되었다.

일주일에 걸쳐서 Scott은 다리가 완전히 마비될 정도로 쇠약이 진행하였다. 물리요법을 시작하였고 Scott은 점진적으로 개선되었지만, 앓고 나서 몇 개월 동안 쇠약하였으며 일을 할 수 없었다. 그는 장기적으로 잔류 효과는 앓지 않았고, 그의 경험은 대부분의 WNV 사례가 무증상이거나 경미한 증상이지만, 나이든 환자와 면역력이 약화된 환자에게는 훨씬 중증이고 장기간 앓을 수 있다는 것을 상기시켜 주었다.

- 웨스트 나일 바이러스는 어떻게 전파되는가?
- 어떤 인자가 Scott이 웨스트 나일 뇌염에 걸릴 위험에 처하게 하였는가?

임상 사례 결론은 492쪽에 있음.

CHAPTER 17

신경계에 영향을 미치는 감염성 질병

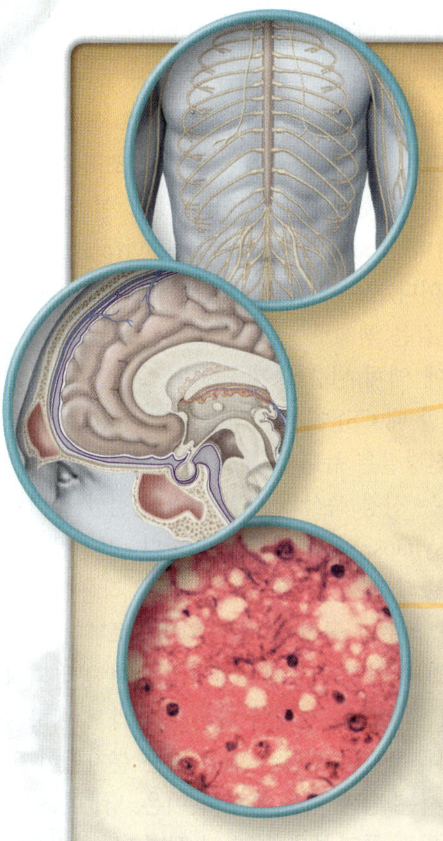

이 장에서는...

17.1 신경계와 신경계의 방어

1. 신경계의 중요한 해부적 특징을 묘사한다.
2. 신경계에서 존재하는 자연적 방어를 열거한다.

17.2 신경계의 정상균

3. 신경계의 정상균에 대한 지식의 현재 상태에 대하여 논의한다.

17.3 미생물에 의하여 유발되는 신경계 질환

4. 중요 질환인 수막염과 소아마비의 가능한 원인 인자, 전파 방식, 독력 인자, 진단 기술, 예방/치료에 대하여 논의한다.
5. 수막염을 유발하는 가장 흔하고 가장 치명적인 다중 가능성을 확인한다.
6. 경구 소아마비 백신과 불활성화된 소아마비 백신의 차이와 각각이 어느 상황에서 적절한지를 설명한다.
7. 뇌에 가장 직접적으로 연관된 질병의 중요한 특징에 대하여 논의한다. 이 질환에는 수막뇌염, 뇌염, 아급성 뇌염이 있다.
8. 여러분의 지리적 지역에서 알아야 할 뇌염 유발 바이러스를 확인한다.
9. 신경계의 기타 질병의 중요한 특징에 대하여 논의한다. 이들은 광견병, 소아마비, 파상풍, 보툴리누스 중독이다.

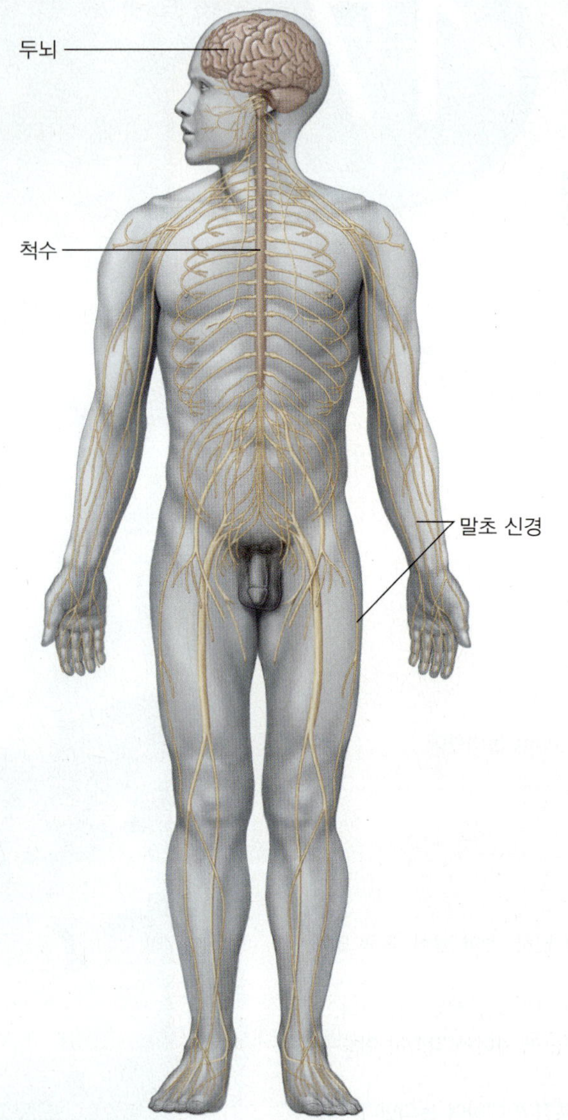

그림 17.1 **신경계의 2가지 구성 부분.** 중추신경계와 말초신경계.

17.1 신경계와 신경계의 방어

신경계는 두뇌와 척수로 구성된 중추신경계(central nervous system, CNS)와 두뇌와 척수에서 나와 감각기관과 신체의 둘레로 나가는 신경을 포함하는 말초신경계(peripheral nervous system, PNS)의 2부분으로 이루어져 있다(**그림 17.1**). 신경계는 감각, 통합, 운동의 3가지 중요한 기능을 수행한다. 감각 기능은 말초신경계 말단의 감각 수용체에 의하여 충족된다. 감각 수용체는 중추신경계로 전달되는 신경 자극을 발생한다. 중추신경계에서 자극은 지각 또는 생각으로 번역 또는 통합되고, 이는 운동 기능을 구동한다. 운동 기능은 필연적으로 근육이나 분비샘 같은 신경계 이외의 구조를 포함한다.

두뇌와 척수는 **뉴런(neuron)**이라는 세포로 이루어진 밀집된 구조이다. 둘 다 뼈로 둘러싸여 있다. 두뇌는 두개골 내부에 위치하며, 척수는 척추라고 하는 상호 연결된 뼈를 더미처럼 쌓아 올린 척주 내부에 위치한다(**그림 17.2**). 두뇌와 척수의 연조직은 **수막(meninges)**이라고 하는 3개의 막으로 이루어진 단단한 용기로 싸여져 있다. 이 막의 층은 밖에서 안으로 경막(dura mater), 지주막(거미막; arachnoid mater), 유막(pia mater)이다. 지주막과 유막 사이는 지주막 아래 공간이다. 지주막 아래 공간은 뇌척수액(cerebrospinal fluid, CSF)이라고 하는 투명한 혈청 같은 액체로 채워져 있다. CSF는 CNS에 양분을 제공하며, 동시에 민감한 두뇌와 척수에 액체 완충을 제공한다. 수막은 감염의 일반적인 장소이며, **수막염(meningitis)**이 발생할 때 CSF에서 미생물을 발견할 수 있다.

PNS는 신경과 신경절로 구성되어 있다. 신경절은 뉴런의 세포체가 집결하는 신경의 팽창부이다. 신경은 신경 신호를 받고 보내는 신경 축삭의 다발이다. 인접한 뉴런의 축삭과 수상돌기는 매우 작은 공간인 시냅스(synapse)에서 서로 교신한다. 신경전달물질이라고 하는 화학물질이 하나의 세포에서 방출되어 시냅스의 다음 세포에 작용한다.

신경계의 방어는 주로 구조적이다. 두뇌와 척수의 골질 덮개는 외상으로부터 보호한다. 주변의 CSF 완충도 보호 기능을 한다. 전체 신경계는 혈관계에 의하여 공급되지만, 두뇌에 공급하는 혈관과 두뇌 자체 사이의 접촉면은 신체의 다른 부분과 상이하며 세 번째 구조적 보호를 제공한다. 혈관의 벽을 구성하는 세포는 매우 작은 분자들이 통과할 수 있도록 허용한다. 신체의 다른 부위에서는 혈관 벽을 통하여 이온, 당, 다른 대사물이 더 자유롭게 통과한다. 두뇌 혈관의 제한된 투과성을 **혈액-뇌 장벽(blood-brain barrier)**이라고 하며, 이는 대부분의 미생물이 중추신경계로 통과하여 들어가는 것을 금지한다. 이 현상의 약점은 약제나 항생제 또한 CNS로 도입되기 어렵다는 점이다.

CNS는 "면역학적 특권" 부위로 간주된다. 이러한 부위는 면역학적 도전에 노출될 때 부분적이거나 최소한 상이한 면역 반응만을 시작할 수 있다. CNS의 기능은 생물의 생명에 매우 중요하기 때문에 정상적인 면역 반응으로부터 초래될 수 있는 일시적인 손상도 매우 치명적일 수 있다. 중추신경계의 전문화된 세포는 방어 기능을 수행한다. 미세아교세포(microglia)는 식세포 능력을 지닌 세포 유형이며, 두뇌 대식세포도 CNS에 존재하지만, 이러한 유형의 세포 활동은 신체의 다른 부분에 있는 식세포의 작용에 비하여 약한 것으로 생각된다.

NCLEX® 준비

1. 면역학적 특권이라는 용어가 의미하는 것은?
   a. 면역학적 도전에 직면하였을 때 부위가 부분적인 면역 반응만을 개시할 수 있는 부위이다.
   b. CNS가 미생물에 대하여 불투과성이다.
   c. 장벽(혈관-뇌 장벽 같은)이 모든 미생물로부터 CNS를 보호한다.
   d. 두뇌의 면역 반응은 신체 다른 부위에 비하여 우수하다.

17.1 학습 결과—진도 평가

1. 신경계의 중요한 해부적 특징을 묘사하시오.
2. 신경계에서 존재하는 자연적 방어를 열거하시오.

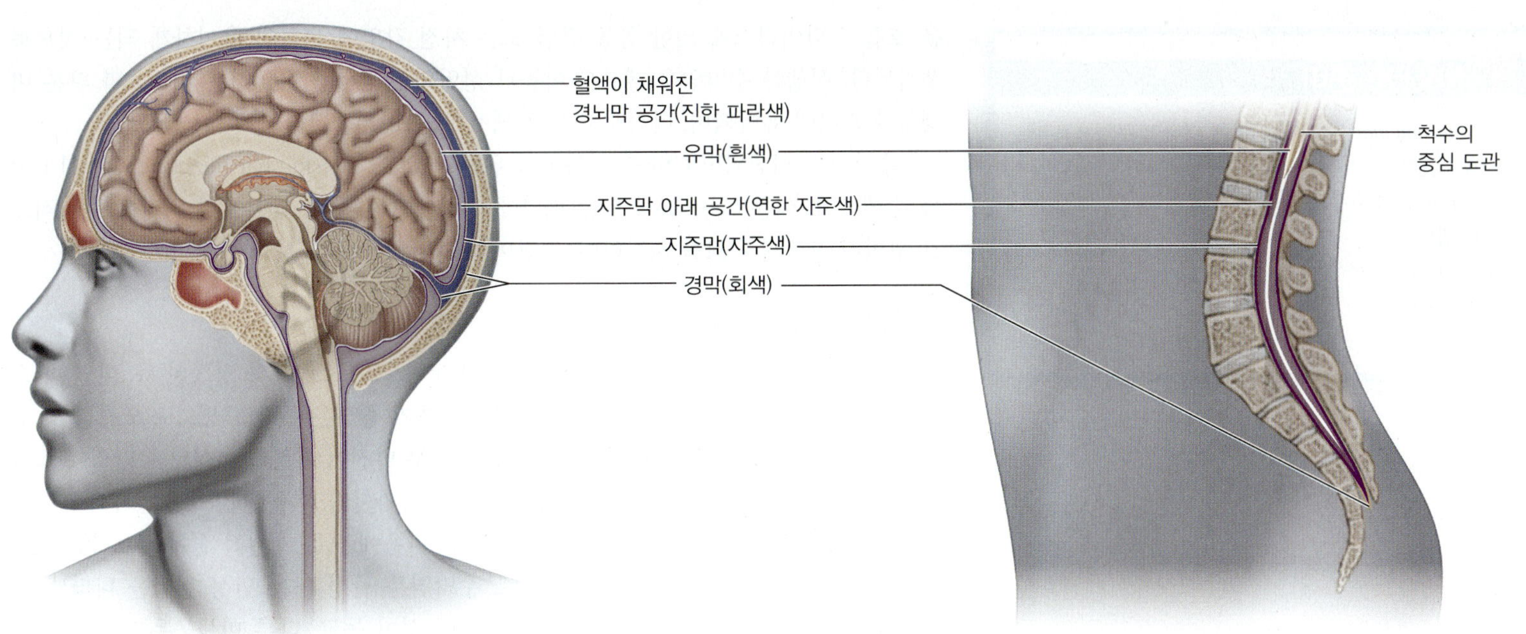

그림 17.2 **두뇌와 척수의 상세 해부도.**

17.2 신경계의 정상균

CNS나 PNS에는 정상균이 전혀 없다는 것으로 아직 믿어지고 있으며, 이러한 조직에서 어떠한 유형의 미생물이라도 발견되는 것은 건강한 상태에서 벗어났음을 나타낸다. 단순 포진 바이러스 같은 바이러스는 급성 질환 사이에 신경계에서 휴지 생태로 존재하지만, 이들은 정상균으로 간주되지 않는다. 인간 미생물군계 프로젝트(Human Microbiome Project)는 현재 이러한 시스템에서 시료를 채취하지 않고 있다.

신경계 방어와 정상균

	방어	정상균
신경계	골질 구조, 혈액-뇌 장벽, 미세아교세포, 대식세포	없음

17.2 학습 결과—진도 평가

3. 신경계의 정상균에 대한 지식의 현재 상태에 대하여 논의하시오.

NCLEX® 준비

2. 약제 조제에 대한 혈액-뇌 장벽의 중요성은 무엇인가?
   a. 임상 현장에서 환자에게 투여되는 모든 약제 치료법의 흡수를 허용한다.
   b. 약물 치료법이 효과적이기 위해서는 혈액-뇌 장벽을 침투할 수 있어야 한다.
   c. 혈액-뇌 장벽은 비투과성 막이며 따라서 모든 약제의 흡수를 방지한다.
   d. 혈액-뇌 장벽의 특징은 투과성의 증가이다.

17.3 미생물에 의하여 유발되는 신경계 질환

중요 질병

수막염

수막염은 수막의 염증이며, 해부학적 증후군의 우수한 예이다. 많은 상이한 미생물은 수막에 감염을 유발할 수 있으며, 유사한 증상의 무리를 생산한다. 비감염성 수막염도 존재하지만, 여기에 열거된 감염에 비하여 훨씬 덜 흔하다.

가장 중증의 급성 수막염은 세균에 의하여 유발되지만, 세균이 CNS로 침입하는 것

NCLEX® 준비

3. *N. meningitidis*는 신체 방어에 대하여 무엇으로 대항하는가?
   a. IgA 단백질 분해 효소
   b. 협막
   c. 내생포자 형성
   d. a와 b
   e. b와 c

은 호흡기 바이러스에 의한 공동 감염 또는 사전 감염에 의하여 용이하게 되는 것으로 생각된다. 신생아 수막염은 대부분 아동과 성인의 수막염을 유발하는 미생물과 다른 미생물에 의하여 유발되며, 따라서 다음 절에서 별도로 서술된다.

수막염이 의심되면 CSF를 획득하기 위하여 요추 천자(lumbar puncture; spinal tap)를 수행하며, 이는 그램 염색 또는 배양에 의하여 검사된다. 대부분의 의사는 즉각적으로 광범위 항생제 치료를 시작하며, 진단이 확진된 이후 필요시 치료를 변경한다.

▶ 징후와 증상

원인이 무엇이든지 상관없이 수막염은 중증의 두통, 고통스럽거나 경직된 목, 발열, 메스꺼움과 구토와 같은 전형적인 증상을 초래한다. 초기 증상은 독감 증상으로 오인될 수 있다. 빛 공포증(빛에 민감함)도 나타날 수 있다. 피부 발진이 특정한 유형의 수막염에서 나타날 수도 있다. CSF의 백혈구 수가 일반적으로 증가한다. 특정한 미생물은 추가적이고 때로는 특징적인 증상을 유발할 수 있으며, 이는 다음에 오는 개별적 절에서 묘사된다.

다른 많은 감염성 질병과 마찬가지로, 수막염은 급성 또는 만성 질환을 나타낼 수 있다. 일부 미생물은 급성 수막염을 유발할 가능성이 높고, 다른 미생물은 만성 질환을 유발할 가능성이 높다.

Neisseria meningitidis (수막염균)

*Neisseria meningitidis*는 그램음성 쌍구균으로 나타나며 일반적으로 수막염구균으로 알려져 있다. 이는 종종 수막염의 전염병 형태와 연관되어 있다. 이 생물은 급성 수막염의 가장 중증 형태를 유발하며 모든 수막염 사례의 15~20%를 차지한다. 대부분의 사례는 어린 아이에서 발생하며, 이는 건강한 아이에 대한 예방 접종이 11세가 될 때까지는 권장되지 않기 때문이다. 상이한 협막 항원을 가진 12종류의 상이한 균주가 존재하지만, A, B, C 혈청형이 대부분의 감염 사례의 원인이다.

▶ 병인과 독력 인자

세균은 상부 호흡관을 통하여 신체로 침입하며, 혈액으로 이동하여, 신속하게 수막을 침투하여 수막염 증상을 발생한다. 수막염구균의 가장 중증 합병증은 수막염구균균혈증(meningococcemia)에 기인하며(**그림 17.3**), 이는 수막염을 동반할 수도 있지만 자체로서도 발생할 수 있다. 이 병원체는 내독소를 전체 순환에 방출하며, 이는 특정한 백혈구에 대한 강력한 자극제이다. 백혈구에 의하여 방출되는 사이토카인에 의하여 유발되는 혈관 손상은 혈관의 붕괴, 출혈, 몸통과 부속지에 **점상 출혈(petechiae)**이라고 하는 다수의 병변을 초래한다. 점상 출혈은 신체의 어느 곳에서도 발생할 수 있는 1~2 mm의 작은 붉은색 또는 자주색 반점이다(**그림 17.4**).

소수의 사례에서 수막염구균균혈증은 높은 사망률을 보이는 지배적인 질병이 될 수 있다.

수막염은 갑자기 발병하며, 40°C(104°F) 이상의 고열, 인후염, 오한, 정신 착란, 피부 아래의 중증의 광범위한 출혈 지역, 쇼크, 혼수로 특징지어진다. 전신의 혈관 내 응고, 심부전, 부신에 대한 손상, 사망이 몇 시간 이내에 발생할 수 있다. 세균은 IgA 단백질 분해 효소와 협막을 가지고 있으며, 둘 다 신체의 방어에 대항한다.

▶ 전파와 역학

수막염구균은 환경에서 오래 생존할 수 없기 때문에, 이러한 세균은 보통 분비물 또는 비말과 밀접한 접촉을 통하여 획득된다.

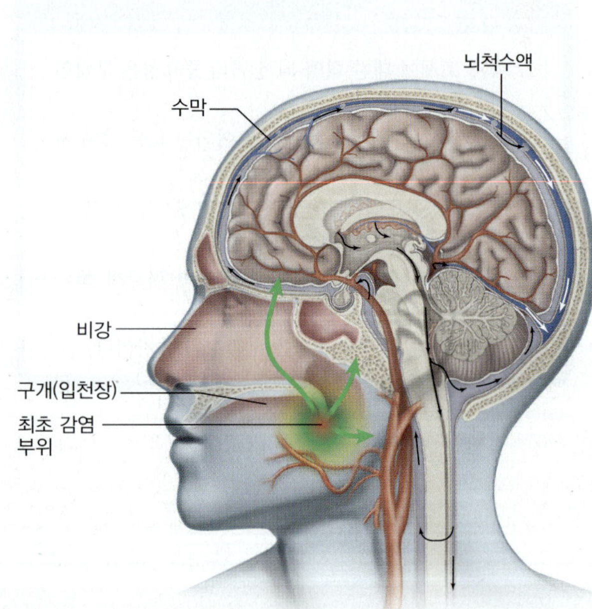

그림 17.3 코인두 감염으로부터 수막염구균의 살포. 세균은 두뇌 기저의 고도로 혈관이 밀집한 지역과 인접한 비강의 근저로 전파된다. 이 지역에서 세균은 혈액으로 침입하여 수막염구균균혈증을 유발하고, 뇌척수액으로 탈출하여 수막의 감염을 초래한다.

수막염구균성 수막염은 늦겨울이나 초봄에 산발적 또는 유행병으로 발병한다. 감염의 지속적인 보유원은 비인두에 병원체를 보유하는 인간이다. 보유 상태는 며칠에서 몇 달간 지속될 수 있으며, 성인 인구의 3~30%에서 존재하지만 단체에서는 50%를 넘어설 수 있다. 보균자가 흔히 예상할 수 있는 가족, 탁아소, 대학 기숙사, 군대 병영과 같은 밀접한 숙소에서 비면역 개인과 거주할 때 전파의 가능성이 높다. 고위험군은 어린 아이(6~36개월)와 나이든 아이와 젊은 성인(10~20세)이다.

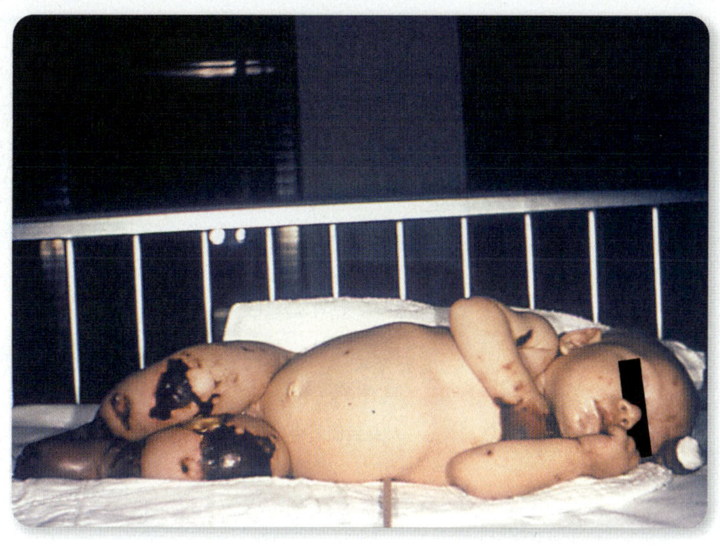

그림 17.4 **수막염구균성 수막염과 연관된 혈관 손상.**

▶ 배양과 진단

세균성 수막염의 의심은 의학적 응급 상황이며, 감별 진단을 신속 정확하게 수행해야 한다. 수막염구균성 수막염을 확진(또는 배제)하는 것은 매우 중요한데, 이는 급속하게 치명적일 수 있기 때문이다. 치료는 배제될 때까지 이 세균을 염두에 두고 시작된다. 뇌척수액, 혈액, 또는 비인두 시료를 염색하고 전형적인 그램음성 쌍구균을 직접 관찰한다. 세균을 다른 종으로부터 분별하기 위하여 배양이 필요할 수도 있다. 세포를 배양하지 않고 협막 다당류나 시료의 직접 탐지할 수 있는 특별한 신속 검사도 가용하다.

이 종을 인체에 서식하고 감염성 액체에 존재할 수 있는 정상균인 *Neisseria*로부터 분별하는 것이 보통 필요하다. 채집한 직후에 시료를 변형 태이어-마틴 배지(Modified Thayer-Martin medium, MTM) 또는 초콜릿 아가에 도말하여 높은 CO_2 대기에서 배양한다. 속에 대한 추정 동정은 분리된 집락에 대한 그램 염색과 산화효소 검사에 의하여 획득된다(**그림 17.5**).

▶ 예방과 치료

대부분 개체군에서 감염률은 약 1%이기 때문에, 수막염구균에 대한 잘 발달된 자연 면역이 통례로 보인다. 일종의 자연 면역이 개인이 수막염구균과 가까운 친척에 노출되면서 어린 시기에 발생한다. 수막염구균균혈증 질환은 치료하더라도 사망률이 15%에 달할 수 있기 때문에, 하나 이상의 약제로 최대한 빨리 화학요법을 시작하는 것이 필수적이다. 일반적으로 정맥주사로 고용량을 투여한다. 환자는 쇼크와 혈관 내 응고에 대하여 치료를 필요로 할 수 있다.

가족 구성원, 의료진, 탁아소나 학교의 아동이 감염된 사람과 밀접한 접촉을 하였을 때는 리팜핀 또는 테트라사이클린으로 예방 치료를 하는 것이 필요하다. 미국에서 예방접종은 11세에 시작되며 뒤이어 효능 촉진제를 투여한다. 백신은 어린 아이와 감염의 위험이 높은 55세 이상의 성인에게 가용하다. 미국에서 사용되는 백신은 미국에서 가장 흔하게 발견되는 *N. meningitidis*의 2~3가지 혈청형을 포함하고 있다. 2014년 Princeton 대학에서의 발병은 세 번째 유형인 B 혈청형이었으며, 영국에서 허가되었지만 미국에서는 그렇지 않은 그 혈청형을 포함하는 백신이 학생을 보호하기 위하여 사용되었다. 당국에서는 창궐에 대한 감지된 위험으로 인하여 허가되지 않은 백신을 사용하는 여느 때와 다른 조치를 취하였다.

그림 17.5 **산화효소 검사.** 산화효소 시약 한 방울을 의심되는 *Neisseria* 또는 *Branhamella* 집락 위에 떨어뜨렸다. 집락이 화학약품과 반응하여 자주색에서 검은색을 나타내면 이는 산화효소 양성이다. 흰색이나 회색으로 유지되면 산화효소 음성이다. 그램음성 간균의 몇 종도 또한 산화효소 양성이기 때문에, 이 검사는 오로지 그램 염색이 그램음성 구균의 존재를 확인할 때만 이 두 속에 대한 추정이다.

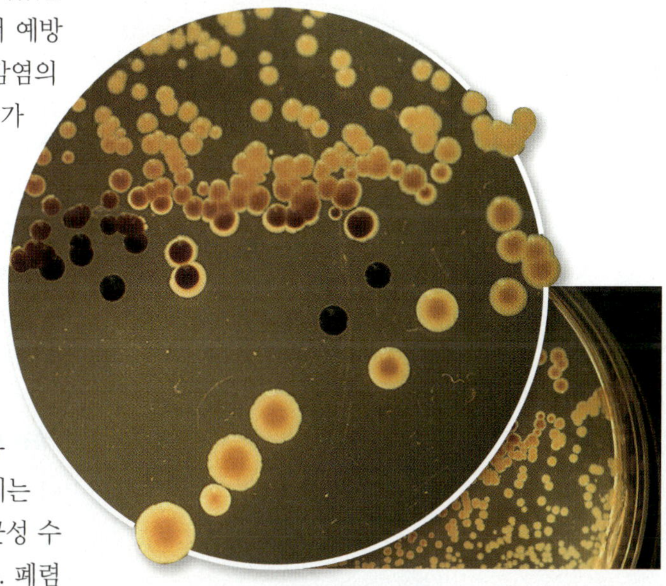

Streptococcus pneumoniae (폐렴 연쇄상구균)

19장에서 *Streptococcus pneumoniae* 또는 **폐렴구균**이 세균성 폐렴의 대부분을 유발한다는 것을 배울 것이다. 수막염 또한 이 세균에 의해서도 유발되며; 사실상 이는 지역사회 획득 수막염의 가장 흔한 원인이며 또한 가장 중증이다. 이는 수막염구균성 수막염과 연관된 점상 출혈을 일으키지 않으며, 이 차이점은 진단학적으로 유용하다. 폐렴

질병 표 17.1 수막염

원인 생물	*Neisseria meningitidis*	*Streptococcus pneumoniae*	*Haemophilus influenzae*
전파의 가장 보편적인 방식	비말 접촉	비말 접촉	비말 접촉
독력 인자	협막, 내독소, IgA 단백질 분해 효소	협막, 세포소멸의 유도, 용혈소(hemolysin)와 과산화수소의 생산	협막
배양/진단	그램 염색/CSF의 배양, 혈액, 신속 항원 검사, 산화효소 검사	그램 염색/CSF의 배양	초콜릿 아가에 배양
예방	복합 백신; 시프로플록사신, 리팜핀, 또는 접촉을 보호하기 위하여 사용되는 세프트리악손	2가지 백신: PCV13 (아동과 성인), PPSV23 (성인)	Hib 백신, 시프로플록사신, 리팜핀, 또는 세프트리악손
치료	세프트리악손, 아즈트레오남, 클로람페니콜	반코마이신 + 세프트리악손; CDC 항생제 내성 보고서에서 "심각한 위협" 범주	세프트리악손
현저한 특징	점상 출혈, 수막염구균균혈증의 신속한 감소	중증, 급성, 성인에서 가장 보편적인 수막염	중증, 급성, 백신이 가용한 이래로 덜 흔함
역학적 특징	미국: 연간 10만 명당 0.9~1.5사례; 수막염 벨트: 연간 10만 명당 1천 사례	아동에 대한 백신 이전 미국의 발병률: 10만 명당 7.7명 입원. 아동에 대한 백신 이후: 10만 명당 2.6명	백신 이전, 전 세계적으로 매년 30만~40만 명 사망

구균 수막염 환자의 25%까지가 폐렴구균 폐렴도 가지고 있다. 폐렴구균 수막염은 알코올 중독자와 겸상 빈혈 환자 또는 비장 기능이 결여되거나 결함이 있는 사람과 같은 기저 감수성을 가진 환자에서 가장 발생 가능성이 높다.

이 세균은 19장에서 자세하게 다루어지는데, 그 이유는 귀 감염과 폐렴의 공통적인 원인이기 때문이다. 이는 고도 병원성 잠재력을 명백하게 가지고 있으면서, 많은 사람에서 정상균으로 나타난다. 이는 호흡기 점막을 침투할 수 있으며; 혈류에 접근하며; 특정한 조건하에서는 수막에 침입한다.

수막염구균과 유사하게, 이 폐렴구균은 식세포 작용으로부터 보호하는 다당류 협막을 가지고 있다. 이는 또한 알파 용혈소와 과산화수소를 생산하며, 둘 다 CNS에 손상을 유발하는 것으로 나타났다. 이는 또한 뇌세포 세포 사멸(apoptosis; 세포 자살)을 유도하는 능력이 있는 것으로 보인다.

폐렴구균은 끝과 끝이 이어진 쌍으로 나타나는 그램양성의 평평한 구균이다. 이는 뇌척수액의 그램 염색에서 독특한 외형을 가진다. 코인두의 염색 또는 배양은 폐렴구균이 그곳에서 종종 정상균이기 때문에 유용하지 않다. 치료는 세균이 내성이 아닌 약제를 필요로 하기 때문에 페니실린은 좋은 선택이 아니다. 세포탁심이 종종 사용되지만, 약제 감수성을 항상 검사하여야 한다. 항생제 투여 20분 전에 스테로이드를 투여하는 것이 권장된다. 이는 그램양성 세균의 항생제 치료에 의하여 방출되는 세포벽 성분에 대한 염증 반응을 완화시켜 준다.

19장에서 언급되지만, *S. pneumoniae*에 대하여 2종류의 백신이 가용한데; 아동 예방 접종 계획의 일환으로 현재 권장되고 있는 7가 복합 백신(프레브나; Prevnar)과 성인에게 가용한 23가 다당류 백신(뉴모박스 23; Pneumovax 23)이다.

Haemophilus influenzae (인플루엔자 균)

이 세균에 의하여 유발되는 수막염은 중증이다. 1988년 백신이 도입되기 전에 이는 중증 수막염과 사망의 매우 보편적인 원인이었다. 지난 13년 동안에, 인플루엔자 균에 의한 수막염은 미국에서 훨씬 흔하지 않게 되었는데, 이 상황은 만약 낮은 비율의 사람이

Listeria monocytogenes	*Cryptococcus neoformans*	*Coccidioides immitis*	바이러스
매개물(음식)	매개물(공기, 먼지)	매개물(공기, 먼지, 토양)	비말 접촉
세포내 성장	협막, 멜라닌 생산	육아종(소구체) 형성	숙주 세포의 용해성 감염
냉각 강화, 신속 방법	음성 염색, 생화학 검사, DNA 탐침, 크립토코쿠스 항원 검사	소구체의 확인, Sabouraud 아가에 배양	최초에는 세균/진균/원생동물의 부재, 뒤이어 바이러스 배양 또는 항원 검사
음식 요리, 저온살균 안된 유제품의 회피	-	공기 중 내생포자의 회피	-
암피실린, 트리메토프림설파메톡사졸	암포테리신 B와 플루코나졸	암포테리신 B 또는 경구 또는 IV 이트라코나졸	보통 없음(특정한 바이러스가 동정되고 특이적 항바이러스제가 존재하지 않으면)
건강한 성인에서 무증상; 신생아, 노인, 면역 약화된 사람의 수막염	급성 또는 만성, AIDS 환자에서 가장 흔함	풍토성 지역에 거의 배타적임	세균 또는 진균에 비하여 일반적으로 경증
사망률이 33%에 달할 수 있음	AIDS 이전 발병률: 1백만 명당 연간 >1 사례; HAART 시기 이전; 전 세계적: 매년 1백만 명의 새로운 사례	풍토병 지역의 발병률: 연간 200~300명	미국에서, 수막염의 4~5사례가 바이러스에 의해 유발: 연간 26,000~42,000명 입원

백신을 투여 받고 집단 면역이 절충되면 언제든지 변할 수 있다.

Listeria monocytogenes (리스테리아 모노사이토게네스)

*Listeria monocytogenes*는 형태가 구형간균에서 울타리 형성에서는 긴 사상균까지 변화하는 그램양성 세균이다(**그림 17.6**). 세포는 협막이나 포자를 생산하지 않으며 1~4개의 편모를 가지고 있다. *Listeria*는 항산성이 아니며 냉각, 열, 염, 극단적인 pH, 담즙에 저항성이 있다. 숙주 세포 내부에서 생장하며 감염된 숙주 세포에서 인접한 건강한 세포로 직접 이동할 수 있다.

건강한 성인에서 리스테리아 감염증은 종종 비특이적 증상의 발열, 설사, 후두염 등의 경증이거나 무증상 감염이다. 그러나 노인과 면역력이 약화된 환자, 태아, 신생아(나중에 서술됨)에서 리스테리아 감염증은 보통 두뇌와 수막에 영향을 미치며 패혈증을 초래할 수 있다[**패혈증**(septicemia)은 혈류에서 세균이 증식하는 것을 의미하는 용어이다]. 사망률은 약 20%이다. 특히 임신부가 감염에 감수성이 있으며, 이는 미생물이 태반을 통과할 때 출산 전에 또는 산도를 통하여 출산 후에 유아에게 전파될 수 있다. 자궁 내 감염은 보통 조기 유산이나 태아의 사망을 초래한다.

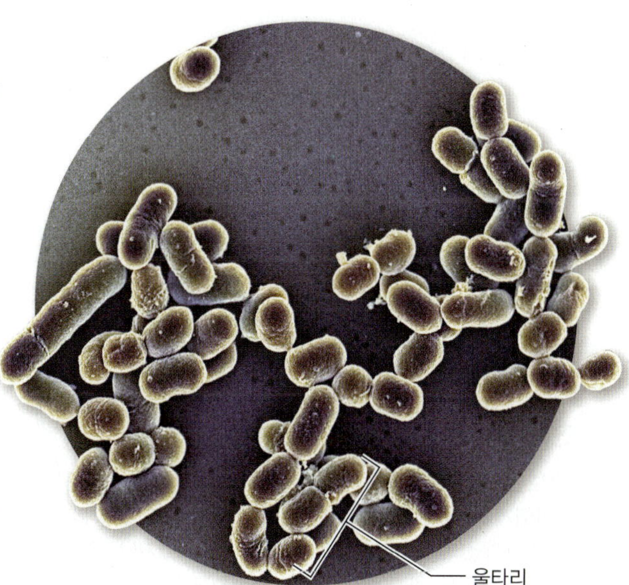

그림 17.6 *Listeria monocytogenes.* 이 세균은 일반적으로 간상이다. 그램 염색에서 개개의 세포는 울타리(palisades)라는 구조로 쌓인다. 여기에 지적된 이 배열은 훨씬 많은 세균을 볼 수 있는 그램 염색에서 더욱 명백하다.

명백한 1차 저장소는 토양과 물이며, 동물, 식물, 음식이 감염의 2차 공급원이다. 리스테리아 감염증 대부분의 사례는 오염된 유제품, 가금류, 육류의 섭취와 관련되어 있다. 최근의 유행병은 이러한 공급원에서 *L. monocytogenes*의 이환율에 대한 심층 조사를 자극하였다. 2003년 미국 정부 보고서는 소비자가 저수준에서 중간 수준의 *L. monocytogenes*에 정기적으로 노출되고 있다고 결론을 내렸다. 병원체는 분쇄 쇠고기의 10~15%와 닭과 칠면조 몸통의 25~30%, 그리고 런천 미트, 핫도그, 치즈의 5~10%에서 분리되었다. 2011년 콜로라도 주의 오염된 칸탈루프(cantaloupe; 멜론의 일종)는 미국 역사에서 알려진 식중독의 세 번째로 치명적인 발병을 유발하였으며, 리스테리아 감염증으로 40명 이상이 사망하였다. 이는 또한 식중독에 대한 가장 신속하고 성공적인 대응이었다. 이는 식품 안전 정책과 규제의 강화에 대한 커다란 관심을 자극하였다.

리스테리아 감염증의 진단은 분리의 어려움으로 인하여 방해받고 있다. 그러나 분리

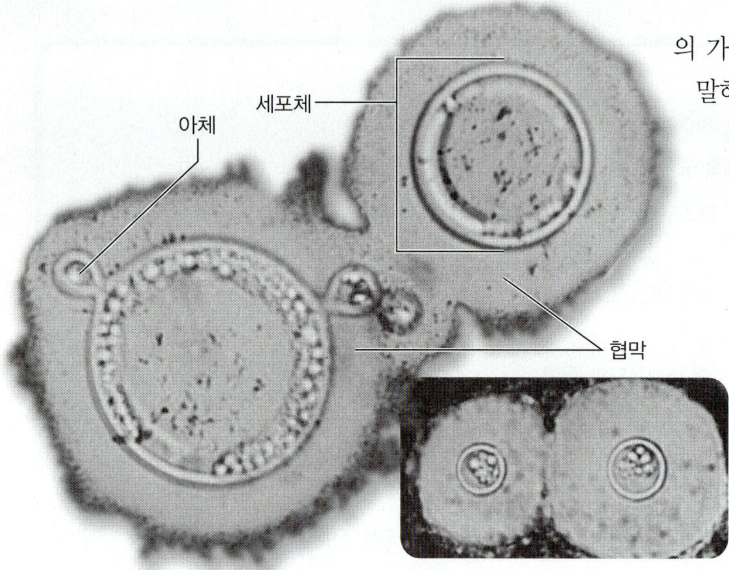

그림 17.7 **감염된 척수액으로부터 인디아 잉크로 음성 염색된 *Cryptococcus neoformans*.** 커다란 구형의 효모 세포 주변의 후광(halo)은 두꺼운 협막이다. 세포 위에 형성되는 아체(bud)도 주목하라. 협막 형성은 크립토코쿠스증의 유용한 진단 징후이지만, 협막은 망가지기 쉽고 일부 표본에서는 나타나지 않을 수 있다(150×).

의 가능성은 냉각 강화라고 하는 4°C에서 시료를 보관하면서 주기적으로 배지에 도말하는 절차를 사용하여 개선될 수 있지만, 이 절차는 4주일이나 소요될 수 있다. ELISA, 면역형과 유전자 탐침 기술을 사용한 신속 진단 키트가 유제품과 배양에 직접 이용할 수 있도록 현재 가용하다. 항생제 치료는 리스테리아 감염증이 의심되면 바로 시작되어야 한다. 암피실린과 트리메토프림-설파메톡사졸이 첫 번째 선택이며, 에리트로마이신이 뒤따른다. 예방은 적절한 저온살균 온도와 동물 퇴비 또는 하수 오염이 의심되는 음식의 적절한 세척, 냉장, 요리를 통하여 개선될 수 있다. 임신부는 미국 식품의약청(U.S. FDA)에 의하여 저온살균되지 않은 부드러운 치즈를 먹지 않도록 주의된다.

Cryptococcus neoformans

Cryptococcus neoformans 진균은 증상이 점진적으로 시작되는 더 만성적인 형태의 수막염을 유발하지만, AIDS 환자에서는 개시가 빠르고 질병의 경과가 더 급성일 수 있다. 이는 두뇌와 수막에서 함께 염증이 일어나는 수막뇌염으로 때때로 분류된다. 두통이 가장 일반적인 증상이지만, 메스꺼움과 목의 경직도 매우 흔하다. 이 진균은 인간 서식처의 광범위한 거주자이다. 이는 구형에서 난형을 나타내며, 병인에 중요한 작고 가운데가 잘록한 아체(bud)와 커다란 협막을 가지고 있다 **(그림 17.7)**.

*C. neoformans*의 주된 생태학적 적소(niche)는 새(조류) 개체군이다. 이는 비둘기가 모이는 도시 지역에서 유행하며, 비둘기 보금자리에 축적되는 질소가 풍부한 똥 환경에서 증식한다. 건조된 효모 세포의 덩어리가 공기와 먼지로 쉽게 분산된다. 기회감염균으로서의 *C. neoformans*의 역할은 건강한 인간은 강한 내성을 보이고, 명백한 감염은 주로 쇠약한 환자에서 발생한다는 증거에 의하여 지지된다.

가장 높은 비율의 크립토코쿠스 수막염은 AIDS 환자에서 나타난다. 이 수막염은 종종 치명적이다. 개인을 감염에 걸리기 쉽게 하는 다른 상태는 스테로이드 치료, 당뇨, 암이다. 이는 인간 사이에서 전염되는 것으로 간주되지 않는다.

▶ 예방과 치료

전신 크립토코쿠스증은 암포테리신 B와 플루코나졸로 몇 주일 또는 몇 달간의 즉각적인 치료를 필요로 한다. 예방책은 없다.

Coccidioides 종

이 진균은 종종 미국 서남부에서 "계곡 열(Valley Fever)"이라고 불리는 질환을 유발한다. *Coccidioides*의 형태는 매우 독특하다. 25°C에서 많은 분지하는 격막이 있는 균사를 가진 촉촉한 흰색이나 갈색의 집락을 형성한다. 이러한 균사는 성숙하여 두꺼운 벽을 가진 덩어리 같은 **분절분생자(arthroconidia**; 분생포자)로 단편화된다**(그림 17.8a)**. 37~40°C 사이에서 부화된 특별한 배지에서, 분생포자는 기생형 단계로 발아하여, 소구체(spherule)이라고 하는 작고 구형의 세포가 되며**(그림 17.8b)**, 이는 감염된 조직에서도 발견될 수 있다.

*Coccidioides*에는 2종이 있다. *C. immitis*는 캘리포니아주 산 호아퀸(San Joaquin) 계곡의 질병을 일으키고, *C. posadasil*은 미국 서남부, 멕시코, 남미에 널리 분포되어 있다.

▶ 병인과 독력 인자

*Coccidioides*는 기회감염이 아니라 높은 독력을 가진 진정한 전신성 진균 감염이다. 보

의학적 중요성

진균성 수막염

2012년 여름과 가을에, 20개 주에서 14,000명 가까운 사람에게 New England 복합 센터의 오염된 스테로이드가 주사되었다. 그 시설은 오래 전에 폐쇄되었지만, 오염된 주사를 맞은 환자들은 아직도 고생하고 있다.

현재까지 그 질환을 추적하고 있는 CDC에 의하면, 233사례의 확진된 수막염 사례와 151사례의 유사척추 감염 또는 척추 감염이 있었다. 따라서 현재까지 64명의 환자가 사망하였다.

이러한 감염에 연관된 진균은 *Exerohilum rostratum*이며, 이는 식물과 토양에서 나타나는 일반적인 곰팡이이다. 다른 모든 곰팡이와 마찬가지로, *Exerohilum rostratum*은 습하고 따뜻한 기후에서 번창한다. 이는 인간 감염의 흔한 원인이 아니다. 진균성 수막염은 사람 사이에서 전파되지 않는다. 이러한 감염은 매우 서서히 발생할 수 있으며, 이는 역학자들이 이 불행한 사건을 추적하는 것을 더욱 어렵게 하였다.

통 폐 감염으로 시작되지만 신속히 전신에 전이될 수 있다. 수막의 콕시오이데스 진균증은 가장 중증의 발현이다. 분절포자를 흡입하는 모든 사람은 어느 정도의 감염을 발달하지만, 특정한 집단은 더 중증의 질환을 야기하는 유전적 감수성을 가지고 있다. 분절포자가 흡입된 이후에, 폐에서 소구체로 발생한다. 이러한 소구체는 폐에 수많은 내생포자를 방출한다(유감스럽게 내생포자는 **세균**의 구조라고 배웠지만, 이 단계에서도 사용되는 용어이다). 이 시점에서, 환자는 자체적으로 해결되는 경미한 호흡기 증상을 경험하거나, 또는 내생포자가 전이성 질병을 유발한다. 전이성 질환에는 수막염, 골수염, 피부 육아종을 포함한다.

콕시디오이데스 진균증의 최대 발병률은 연간 10만 사례로 추산되는데, 대개 미국 남서부에서 발생하지만, 멕시코와 중남미 일부에서도 발생한다. 특히 밀집된 저장소는 캘리포니아의 산호아퀸 계곡(San Joaquin Valley)과 남부 애리조나(Arizona)이다. 창궐은 보통 농업 활동, 고고학적 발굴, 건설, 채광과 연관된다. 미국 남서부와 서부의 많은 지역을 건조화시키는 기후 변화는 미국 서부에서 이 질병의 발병률을 증가시키고 범위를 확장할 것으로 예측된다.

수막염 유발 원인균은 CDC에 각각에 대한 연구 분과가 있다.

바이러스

수막염의 5사례 중 4사례는 다양한 바이러스 중 하나에 의하여 유발되는 것으로 추정된다. 바이러스성 수막염에서 세균이나 진균이 CSF에서 전혀 발견되지 않기 때문에, 이는 종종 **무균성 수막염**(aseptic meningitis)으로 불린다. 무균성 수막염은 이따금 비감염성 원인을 가질 수 있다.

바이러스성 수막염의 대부분은 아동에게서 발생하며, 90%는 장바이러스에 의하여 유발된다. 바이러스성 수막염의 보편적인 원인은 생식기 감염을 동반하는 HSV-2에 의한 최초의 감염이다. 그러나 다른 많은 바이러스도 때로는 중추신경계에 접근할 수 있다.

바이러스성 수막염은 세균성 또는 진균성 수막염에 비하여 경증이며, 2주일 이내에 해소된다. 사망률은 1% 미만이다. 진단은 CSF에서 세균, 진균, 또는 원생동물을 발견하지 못할 때 시작되며, 바이러스에 따라 배양이나 특이적 항원 검사에 의하여 확진된다. 대부분의 경우 치료법이 없다.

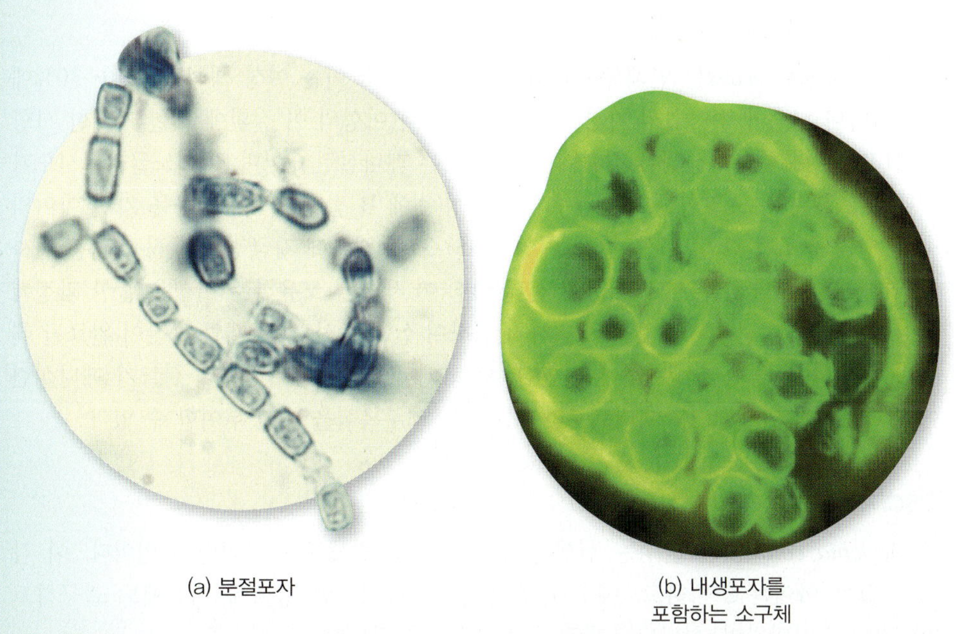

(a) 분절포자

(b) 내생포자를 포함하는 소구체

그림 17.8 **콕시디오이데스 감염의 2단계.** (a) 분절포자가 환경에 존재하고 흡입된다. (b) 폐, 두뇌, 또는 다른 조직에서, 분절포자는 내생포자로 채워진 소구체로 발달한다. 내생포자가 방출되어 손상을 유발한다.

질병 표 17.2 신생아와 유아의 수막염

원인 생물	*Streptococcus agalactiae*	*Escherichia coli*, K1 균주	*Listeria monocytogenes*	*Cronobacter sakazakii*
전파의 가장 보편적인 방식	수직적(출생 시)	수직적(출생 시)	수직적	수직적(유아식)
독력 인자	협막	–	세포내 생장	건조한 조건에서 생존할 수 있는 능력
배양/진단	혈액 아가에 산모의 생식관을 배양; 신생아의 CSF 배양	CSF 그램 염색/ 배양	냉각 강화, 신속 방법	발색 감별 아가, 또는 신속 탐지 키트
예방	배양과 산모의 치료	–	음식의 요리, 저온살균되지 않은 유제품의 회피	분말 이유식의 안전한 조제와 사용, 또는 회피
치료	페니실린 G + 아미노글리코시드	세프트아지딤 또는 세페핌 +/– 겐타마이신	암피실린, 트리메토프림설파메톡사졸	감수성이 측정될 때까지 광범위 약제치료 시작
현저한 특징	가장 보편적; 산모의 양성 배양이 확진함	유아가 미숙할 경우 의심		–
역학적 특징	1996년 분만 시 항생제 사용 이전: 천명의 분만 시 1.8사례 분만 시 항생제 사용 이후: 1천 명 분만 시 0.32 사례	1천 명 분만 시 0.2~5사례; 임신부의 20%가 집락화	사망률은 33%에 달할 수 있음	2011년 미국에서 12사례

신생아 수막염

신생아의 수막염은 거의 항상 산모에 의하여 전파되는 감염의 결과인데, 태반에서 또는 더 자주 산도를 통과하는 동안에 감염된다. 조숙아의 생존이 높아지면서 신생아 수막염도 증가하는데, 이 질환은 미숙한 면역계를 가진 환자를 선호하기 때문이다. 미국에서 2종류의 보편적인 원인은 *Streptococcus agalactiae*와 *Escherichia coli*이다. *Listeria monocytogenes* 또한 신생아에서 빈번하게 발견된다. 이는 이미 소개하였지만 신생아 사례도 유발할 수 있기 때문에 상기하기 위하여 **질병 표 17.2**에 포함하였다. 개발도상국에서, 신생아 수막염은 다른 생물에 의하여 더 일반적으로 유발된다.

Streptococcus agalactiae

이 종의 *Streptococcus*는 연쇄상구균 B 집단에 속한다. 이는 여성 생식관의 10~30%에 집락화하며 신생아 수막염의 가장 빈번한 원인이다(여성의 이 질환에 대한 자세한 사항은 21장을 참조한다). 신생아 질환에 대한 치료는 페니실린 G이며, 아미노글리코시드가 때때로 보강된다. 고위험군으로 간주되는 여성(전에 B 집단 연쇄상구균을 가진 아이의 출산, 양막의 조기 파열, 조산)은 보통 임신 35~37주 사이에 자궁경부와 직장 면봉 검사에 의하여 이 세균의 존재에 대하여 선별된다. 이 세균을 보유하는 여성은 출산 과정에 유아에게 세균이 전달되는 것을 회피하기 위하여 실제 출산 시작 때와 출산이 완료될 때까지 산통 내내 정맥 항생제를 투여한다. 보통 페니실린을 투여하는데 산모가 페니실린에 알레르기가 있으면, IV 에리트로마이신 또는 세푸록심을 대신 투여할 수 있다.

Escherichia coli

*Escherichia coli*의 K1 균주는 신생아 수막염의 두 번째로 일반적인 원인이다. 이 감염을 앓는 아이는 조숙하고, 예후가 좋지 않다. 공격적인 항생제 치료에도 불구하고 20~30%가 사망하며, 살아남더라도 종종 뇌손상을 입는다.

세균은 보통 산모의 산도에서 전파된다. 이는 산모에서는 질병을 일으키지 않지만, 신생아의 취약한 조직은 감염시킬 수 있다. *E. coli*는 중추신경계의 조직을 선호하는 것으로 보인다. 보통 세프트아지다임 또는 세페핌 +/− 겐타마이신을 IV로 투여한다.

Cronobacter sakazakii

*Cronobacter*는 과거에 *Enterobacter sakazakii*로 알려졌으며, 주로 환경에서 발견되지만 오염된 분말 이유식을 통하여 전파되는 신생아와 유아 수막염의 돌발에 연루되어 있다. *Cronobacter meningitis* 사례는 드물지만 사망률은 50%에 달한다. FDA와 CDC는 병원에 즉석 또는 농축 액체 이유식을 사용하도록 조언한다. 또한 가사 도우미에게 이유식을 준비할 때 손을 씻고 청결한 급이 기구를 사용하고, 매번 신선한 이유식을 사용하고, 남은 이유식은 폐기할 것을 권장한다.

중요 질병

폴리오(소아마비; Poliomyelitis)

폴리오(**소아마비**; **poliomyelitis**; polio)는 신경과 근육의 마비를 초래할 수 있는 척수의 급성 장바이러스 감염이다. 폴리오는 주로 어린 아이에 영향을 미치기 때문에 과거에는 **소아마비**(infantile paralysis)로 불렸다. 모든 문명과 문화가 폴리오의 참화를 피할 수 없었다. WHO 캠페인의 노력은 지구상에서 폴리오의 발생을 상당히 감소시켰다. 캠페인의 목표는 2000년까지 그리고 2005년까지 야생 폴리오바이러스를 모두 박멸하는 것이었다. 이는 이루어지지 못하였다. 결국 억만장자인 게이츠(Bill Gates)가 관여하여 폴리오의 박멸을 위하여 7억 달러(약 7천억 원)를 기부하였다. 2014년 인도는 폴리오에서 해방을 선언하였다. 그러나 그 해에 세계 보건 기구(WHO)는 폴리오가 아프리카와 중동의 8개 국가에 전파되어 박멸을 위한 전진을 원상태로 돌리도록 위협하여, 폴리오에 관한 공중 보건 비상사태를 선언하였다.

▶ 징후와 증상

대부분의 감염은 단기간의 경미한 바이러스혈증으로 억제된다. 일부 사람은 발열, 두통, 메스꺼움, 인후염, 근육통의 경미한 비특이적 증상을 발달한다. 바이러스혈증이 지속되면, 혈액 공급을 통하여 중추신경계로 운반될 수 있다. 바이러스는 척수의 특이적 경로를 따라 전파되어 두뇌로 들어간다. 이 바이러스는 **신경 친화성(neurotropic)**인데, 이는 신경계를 공격한다. 바이러스는 척수 앞 뿔(anterior horn)의 운동 뉴런을 침투하지만, 척수 신경절, 뇌신경, 운동 핵도 공격할 수 있다. 비마비성 질병은 침입은 하지만 신경세포의 파괴는 포함하지 않는다. 이는 근육통과 경련, 수막 염증, 애매한 과민증을 일으킨다.

마비성 질병에서, 운동 뉴런의 침입은 다양한 정도의 무기력한 마비를 몇 시간에서 며칠간에 걸쳐 유발한다. 운동 뉴런에 대한 상해의 정도에 따라, 다리 근육, 배, 등, 늑간, 횡격막, 흉대, 방광의 마비가 일어날 수 있다. **연수 폴리오(bulbar poliomyelitis)**처럼 드문 경우에는 뇌간, 연수, 심지어는 뇌신경이 영향을 받는다. 이 상황은 심폐 조절 센터의 통제를 상실하도록 하여, 기계 호흡 장치가 필요하다. 시간이 지나면 사용되지 않는 근육은 위축되고, 생장이 둔화되며, 몸통과 손발이 심하게 변형되기 시작한다. 변형되는 일반적인 부위는 척추, 어깨, 고관절, 무릎, 발이다. 운동 기능만 약화되고 감각 기능은 작동하기 때문에 불구가 된 손발은 때로는 매우 고통스럽다.

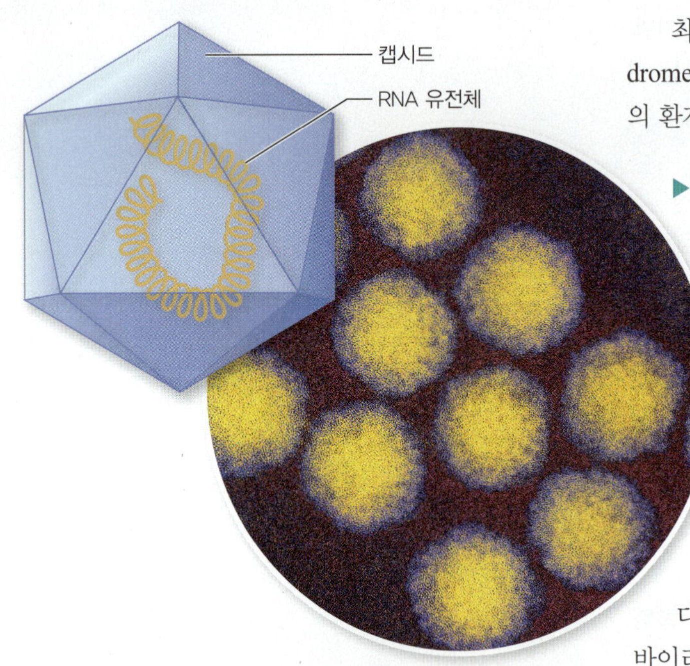

그림 17.9 **피코르나바이러스의 전형적인 구조.** (a) 가장 단순하고 작은 바이러스인 피코르나바이러스의 한 종류인 폴리오바이러스(30 nm). 폴리오바이러스는 RNA 분자 주위에 정20면체 캡시드로 껍질로 구성되어 있다. (b) 감염된 숙주 세포 내에 쌓여 있는 폴리오바이러스 입자의 집단(300,000×).

최근에 아동기 감염에서 장기간 생존한 사람에서 폴리오 후 증후군(post-polio syndrome, PPS)이 진단되었다. PPS는 최초 폴리오 공격 이후 수십 년이 지난 뒤 25~50%의 환자에서 진행성 근육 퇴화로서 발현된다.

▶ 원인 인자

폴리오바이러스는 작은 크기(pico)와 RNA 유전체에 대한 이름인 *Picornaviridae* 과, *Enterovirus* 속이다(**그림 17.9**). 폴리오바이러스는 외피 비보유이며 분절화되어 있지 않다. 바이러스의 노출된 캡시드는 화학적 안정성과 산, 담즙, 세제에 내성을 부여한다. 이러한 수단으로 바이러스는 위산 환경과 다른 가혹한 환경에서 생존하여, 전파가 용이하게 한다.

▶ 병인과 독력 인자

섭취된 이후, 폴리오바이러스는 구강 인두와 장의 점막 세포의 수용체에 흡착한다. 여기에서 바이러스는 점막 상피와 림프 조직에서 증식한다. 증식에 의하여 다수의 바이러스가 목구멍과 분변에 뿌려지며, 일부는 혈액으로 들어간다. 혈액의 바이러스 수와 체류 기간에 따라 개인은 무증상, 발열과 단기간의 근육통 같은 경증의 비특이적 증상, 또는 파괴적인 마비를 나타낸다.

▶ 전파와 역학

폴리오의 산발적인 사례는 연중 어느 시기에나 발생할 수 있지만, 여름과 가을에 더 발병이 많다. 인간이 알려진 유일한 보유숙주이다. 바이러스는 음식, 물, 손, 분변으로 오염된 물체, 기계적 매개체를 통하여 개체군 내에서 전달된다. 20세기에 가장 많은 마비성 폴리오 사례가 발생하였지만, 또한 효과적인 백신이 개발된 세기이기도 하다. 감염은 서반구에서 20세기 후반에 사라졌다. 슬프게도 개발도상국에서 박멸하는 것은 극히 어려운 것으로 판명되고 있다.

▶ 예방과 치료

폴리오의 치료는 대부분 통증과 괴로움을 경감하는 것이다. 급성 단계에서 근육 경련, 두통, 연관된 불편함은 통증완화제로 경감시킬 수 있다. 호흡 곤란은 인공 환기 유지를 필요로 할 수 있다. 급성 열병성 단계가 가라앉으면 타격이 큰 변형을 줄이고 근육을 재훈련시키기 위한 즉각적인 물리 치료가 권장된다.

폴리오 예방의 가장 핵심은 가능하면 일찍 예방 접종을 받는 것이며, 보통 생후 2개월에 시작하여 4차례 투여한다. 성인 후보자는 여행자와 군인이다. 현재 사용되는 2가지 형태의 백신은 소크(Jonas Salk)에 의하여 1954년 개발된 불활성화 폴리오바이러스 백신(inactivated poliovirus vaccine, IPV)과 세이빈(Albert Sabin)에 의하여 1960년대에 개발된 경구 폴리오 백신(oral poliovirus vaccine, OPV)이다.

여러 해 동안 경구 백신은 입으로 쉽게 투여할 수 있어서 미국에서 사용되었지만, 의학적 합병증에서 자유롭지 못했다. OPV는 예방 접종을 받은 사람 내에서 증식하여 다른 사람에게 전파될 수 있는 약독화 바이러스를 포함하고 있다. 매우 드문 경우에, 약독화 바이러스는 보호를 제공하기보다 질병을 유발할 수 있는 신경독성 균주로 되돌아갈 수 있다. 이러한 이유로 사멸된 바이러스를 사용하는 IPV가 미국에서 사용되는 유일한 백신이다.

질병 표 17.3 폴리오(소아마비; Poliomyelitis)

원인 생물	폴리오바이러스
전파의 가장 보편적인 방식	분변-구강, 운반체
독력 인자	부착 기작
배양/진단	바이러스 배양, 혈청학
예방	약독화 생균(OPV; 개발도상국) 또는 불활성화 백신 (IPV; 선진국)
치료	없음, 임시적, 지지적
역학적 특징	전 세계 인구의 80%가 폴리오 해방 지역에서 거주함; 2014년 기준으로 파키스탄, 아프가니스탄, 나이지리아에서는 아직도 풍토병임

수막뇌염

2종류의 미생물이 **수막뇌염**(meningoencephalitis)이라고 하는 독특한 질병을 유발하는데, 둘 다 아메바이다. *Naegleria fowleri*와 *Acanthamoeba*는 유별난 상황에서만 신체에 침범하는 우발적인 기생생물이다.

Naegleria fowleri

전 세계적으로 보고된 *Naegleria* 감염 사례의 대부분은 따뜻하고 자연적인 담수에서 수영하던 사람에서 발생한다. 감염은 수영, 다이빙, 또는 다른 수중 활동을 할 때 아메바가 인간의 비강으로 들어가서 시작된다. 아메바가 일단 비강 점막의 알맞은 서식처에 접종되면 파고 들어가서 증식하여 후각 신경을 이용하여 두뇌와 주변 구조로 이동한다. 그 결과는 1차 아메바성 수막뇌염(primary amoebic meningoencephalitis, PAM)으로, 신속하고 대규모의 뇌와 척수 조직을 파괴하여 출혈과 혼수를 유발하고 1주일 정도에 반드시 사망하게 된다**(그림 17.10)**. 이 생물은 매우 흔하다는 것을 기억하고, 어린이는 특히 여름철에 종종 무해한 생물군으로 보유하며, 질병을 유발하는 일련의 사건은 극히 드물다.

불행히도 *Naegleria* 수막뇌염은 너무 빠르게 진행하기 때문에 치료는 보통 무익하다. 연구에 의하면 암포테리신 B, 설파다이아진, 또는 테트라사이클린의 조합에 의한 초기 치료는 일부 유익하다고 나타났다. 아메바는 광범위하게 존재하고 내구력이 있어서, 통제할 수 있는 일반적인 방법이 없다. 공중 수영장과 목욕탕은 적절하게 염소 소독을 해야 하고 아메바를 주기적으로 확인해야 한다.

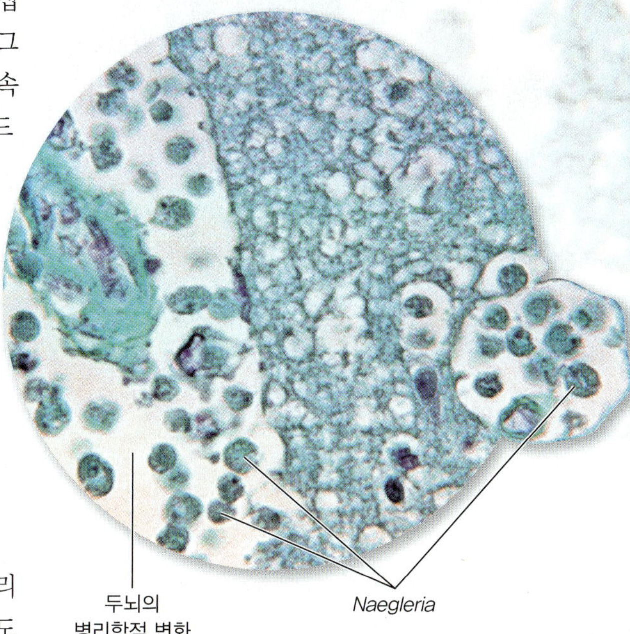

그림 17.10 두뇌의 *Naegleria fowleri*. 영양체(trophozoite) 형태가 두뇌 조직을 침범하여 파괴한다.

Acanthamoeba

이 원생동물은 *Naegleria*와 침입로가 다르다. *Acanthamoeba*는 파괴된 피부, 결막, 그리고 가끔 폐와 비뇨생식기의 표피를 침범한다. *Acanthamoeba*는 *Naegleria*와 어느 정도 유사한 수막뇌염을 유발하지만, 감염의 경로는 길고, 단지 2~3%의 생존률로 비슷하게 치명적이다. 이 질병은 육아종 아메바성 수막뇌염(granulomatous amoebic meningoencephalitis, GAM)으로 불린다. 감염에 대하여 특별히 위험한 집단은 외상성 눈 손상을 가진 사람, 콘택트렌즈 착용자, 오염된 물에 노출된 AIDS 환자이다. 눈의 감염은 16장에서 논의하였다. *Acanthamoeba*에 의한 피부와 CNS 감염은 종종 AIDS의 합병증이다.

질병 표 17.4 수막뇌염

질병	1차 아메바성 수막뇌염	육아종 아메바성 수막뇌염
원인 생물	*Naegleria fowleri*	*Acanthamoeba*
전파의 가장 보편적인 방식	운반체(수영할 때 노출)	직접 접촉
독력 인자	침습성	침습성
배양/진단	CSF 검사; 두뇌 영상, 생검	CSF 검사; 두뇌 영상, 생검
예방	따뜻한 담수나 처리되지 않은 수돗물이 비강으로 진입하는 것을 제한	-
치료	암포테리신 B; 대부분 비효과적	육아종의 수술에 의한 절제, 케토코나졸이 도움이 될 수 있음
역학적 특징	미국: 10년간 37건의 감염	면역 약화된 환자에서 주로 발생

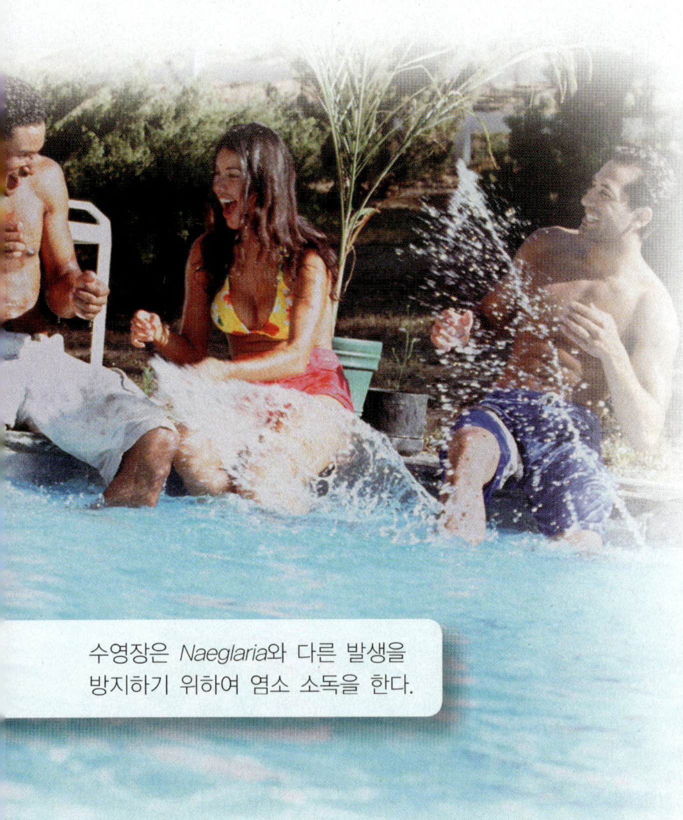

수영장은 *Naegleria*와 다른 발생을 방지하기 위하여 염소 소독을 한다.

급성 뇌염

뇌염은 급성 또는 **아급성(subacute)**으로 발현될 수 있다. 뇌염은 두뇌의 조직이 염증 과정에 의한 상해에 극히 민감하기 때문에 항상 중한 질병이다. 급성 뇌염은 거의 항상 바이러스 감염에 의하여 유발된다. 바이러스성 뇌염의 한 가지 범주는 웨스트 나일 바이러스를 포함한 **곤충에 의하여 매개되는 바이러스**(arthropod-borne viruses; arbovirus)에 의하여 유발된다. 대신에, 헤르페스 계열의 구성원 등 다른 바이러스도 원인 매개체이다. 수막염에서 다루었던 세균도 수막염을 유발할 수 있지만, 증상은 보통 두뇌보다는 수막에서 더 뚜렷하다.

뇌염의 징후와 증상은 다양하지만, 염증으로 인한 행동 변화와 혼란을 포함한다. 의식의 감소와 발작이 빈번하게 발생할 수 있다. 수막염의 증상 또한 때때로 나타난다. 이러한 매개체는 특이적인 치료 방법이 거의 없지만, 아시클로비어의 신속한 개시는 헤르페스(포진) 바이러스 뇌염으로 앓는 환자의 생명을 구할 수 있기 때문에, 대부분의 의사는 심각하게 앓는 신생아와 뇌염 증거를 나타내는 모든 다른 환자들에게 아시클로비어로 경험적인 치료를 시작할 것이다. 치료는 어떠한 경우에도 다른 감염원에 감염된 환자에게 해를 끼치지 않을 것이다.

절지동물 매개 바이러스(아르보바이러스; Arbovirus)

감염성 질병의 매개체로 작용하는 대부분의 절지동물은 숙주의 혈액을 먹는다. 감염은 절지동물이 활발하게 섭식하고 번식할 때 최고 발병률을 나타내는데, 보통 늦봄에서 초가을까지이다. 온혈 척추동물도 바이러스를 차갑고 건조한 계절에 유지한다. 인간은 말뇌염처럼 막다른 우연한 숙주로 작용하거나 황열처럼 유지 보유 숙주일 수 있다(18장에서 논의됨).

절지동물 매개 바이러스 질병은 인간에게 커다란 영향을 미친다(**그림 17.11**). 정확한 통계는 입수할 수 없지만, 매년 수백만 명의 사람이 감염되어 수천 명이 사망한다. 절지동물 매개 바이러스 감염의 일반적인 결과는 급성 발열이며 종종 발진이 수반된다. 이

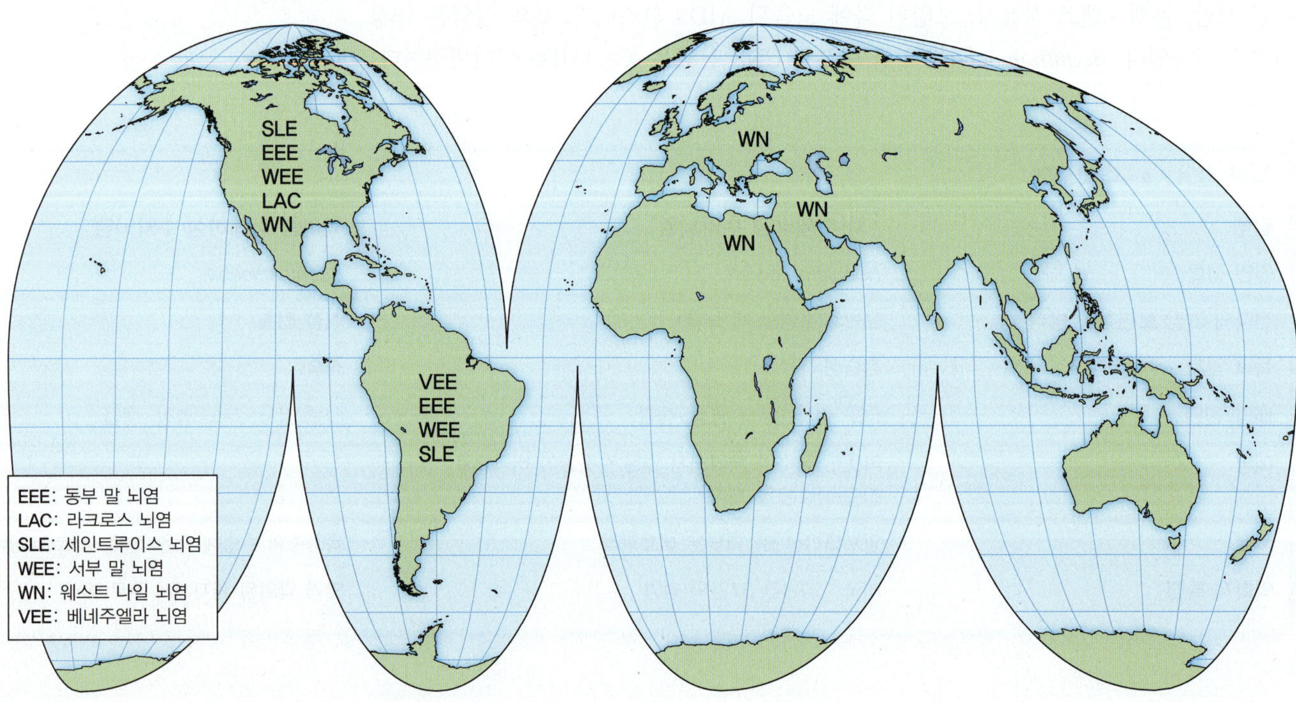

그림 17.11 **주요 아보바이러스성 뇌염의 전 세계적 분포.**

러한 증상을 유발하는 바이러스에 대해서는 18장에서 다룬다.

이 장에서 논의되는 아르보바이러스는 뇌염을 유발할 수 있으며, 증상과 관리가 유사하기 때문에 이들을 집단으로 고려한다. 개별 바이러스의 전파와 역학은 다르지만 각각의 바이러스에 대하여 **표 17.1**에서 논의한다. 여기에 보인 모든 감염은 모기에 의하여 전파된다.

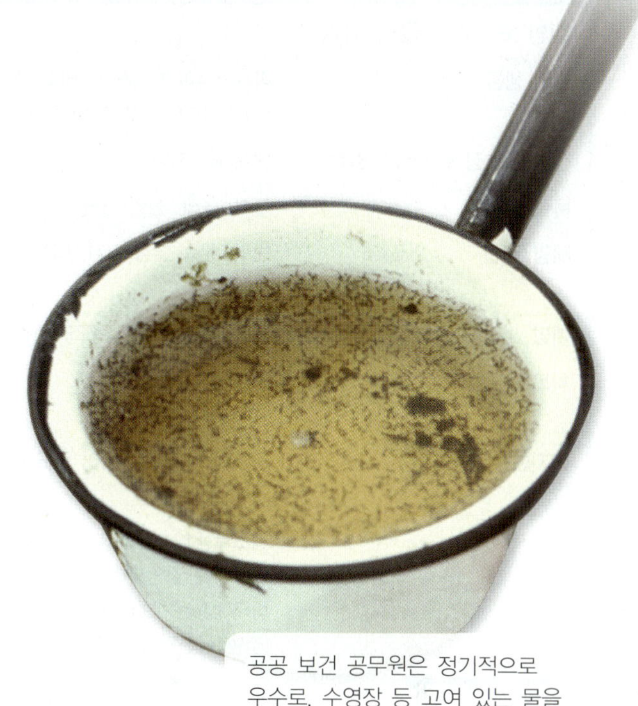

공공 보건 공무원은 정기적으로 우수로, 수영장 등 고여 있는 물을 채집하여, 모기 유생을 찾는다.

▶ 병인과 독력 인자

아르보바이러스성 뇌염은 절지동물에 물리고, 조직에 바이러스를 방출하고, 가까운 림프 조직에서 증식하면서 시작된다. 여기에 서술하는 모든 아르보바이러스는 모기에 의하여 전파된다. 장기적인 바이러스혈증은 뇌에 바이러스를 정착하며, 그곳에서 감염은 뇌, 신경, 수막의 웅기와 상해를 초래할 수 있다. 증상은 극히 가변적이며 혼수, 발작, 마비, 진전(떨림), 협조의 상실, 기억 결핍, 언어와 성격의 변화, 심장병 등을 포함할 수 있다. 어린아이와 노인이 아르보바이러스성 뇌염에 의한 상해에 가장 취약하다.

▶ 배양과 진단

유행병일 때를 제외하고는 아르보바이러스 감염을 탐지하는 것은 어렵다. 환자가 풍토병 지역을 여행한 이력이나 매개체와의 접촉은 혈청 분석과 함께 진단을 크게 도와준다. 신속 혈청 검사와 핵산 증폭 검사가 일부 바이러스에 대하여 가용하다.

▶ 치료

어느 아르보바이러스성 뇌염도 만족할 만한 치료법이 존재하지 않는다. 앞에서 언급하였듯이, 감염이 실제로 단순 포진 바이러스나 수두 대상포진 바이러스에 의한 것이라면 경험적 이시클로비어 치료를 시작할 수 있다.

아르보바이러스 질병에 대한 대부분의 통제 안전장치는 절지동물 매개체를 목표로 한다. 번식 장소를 제거하고 광범위한 살충제의 살포에 의한 모기의 감소는 제한된 도시 환경에서 매우 효과적이었다. 조류는 바이러스의 보유 숙주 역할을 하지만, 조류와 인간 사이의 직접적인 전파는 일어나지 않는다.

표 17.1 아르보바이러스성 뇌염

	지리학적 분포	주석
서부 말 뇌염(WEE)	WEE는 미국과 캐나다의 서부에서 산발적으로 발생하며, 먼저 말에서 나타나고 나중에 사람에게 나타난다.	유아와 어린아이에 극히 위험하며, 사망률은 3~7%이다.
동부 말 병원(EEE)	미국과 캐나다 동부 해안 지역에 풍토병이다. 일반적인 양상은 산발성이지만, 가끔 인간과 말에 유행될 수 있다.	사망률이 매우 높다(70%).
캘리포니아 뇌염	캘리포니아 균주는 미국 서부에 가끔 발생하지만 인간에 영향이 거의 없다. 라크로스 균주는 미국과 캐나다의 동부에 널리 분포하며 북미에서 바이러스성 뇌염의 유력한 원인이다.	2종류의 바이러스 균주: 교외 지역에 사는 어린이가 주요 표적이며, 대부분은 경미한 일시적인 증상을 발현한다. 사망률은 드물다.
세인트루이스 뇌염 (SLE)	북미와 남미 전체에 걸쳐 사례가 나타나지만, 미국의 유행병은 중서부와 남부에서 가장 자주 발생한다.	미국의 모든 바이러스성 뇌염 중에서 가장 흔하다. 불현 감염이 매우 보편적이며, 전체 사례는 매년 보고되는 50~100사례보다 수천 배 많을 것이다. 최고 활성은 지역과 모기 종에 따라 다르지만 봄과 여름이다.
웨스트 나일 뇌염	보통 아프리카, 중동, 아시아의 일부에서 나타났지만, 1999년 중반 이후에는 북남미에서도 보편적이다. 바이러스는 인간을 포함한 포유류, 조류, 모기를 감염하는 것으로 알려져 있다.	SLE 바이러스와 가까운 종이다. 미국에서 1999년 나타났으며, 2008년 CDC 보고에 의하면 미국 인구의 1%인 약 3백만 명이 현재 또는 과거의 감염 증거가 있다.

질병 표 17.5 급성 뇌염

원인 생물	아르보바이러스(WEE, EEE, 캘리포니아 뇌염, SLE, 웨스트 나일 뇌염을 유발하는 바이러스)	단순 포진 1, 2	JC 바이러스
전파의 가장 보편적인 방식	매개체(절지동물 물림)	수직적 또는 잠재적 감염의 재활성	? 도처에 있음
독력 인자	부착, 융합, 침입 능력	–	–
배양/진단	병력, 신속 혈청 검사, 핵산 증폭 검사	임상 발현, PCR, Ab 검사, 세포 배양에서 바이러스의 생장	뇌척수액의 PCR
예방	곤충 통제; WEE와 EEE 백신이 가용함	HSV에 대한 모성 선별	없음
치료	없음	아시클로비어	지도부딘(AZT) 또는 다른 항바이러스제
현저한 특징	곤충에 노출된 이력이 중요함	유아에는 파종성 질병이 존재함; 30~50세에는 드묾	심하게 면역력이 약화된 사람, 특히 AIDS
역학적 특징	웨스트 나일 바이러스: 이집트에서 절반까지 아동기에 감염되며 신경학적 질환을 겪지 않음 미국에서는 1999년 발생한 이후 약 5천 사례(절반은 신경침투성)	HSV-1이 뇌염의 가장 보편적인 원인. 매년 1백만 명당 2사례	치료하지 않은 AIDS의 5%에 해당하는 성인에 영향

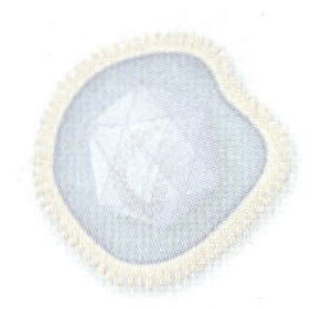

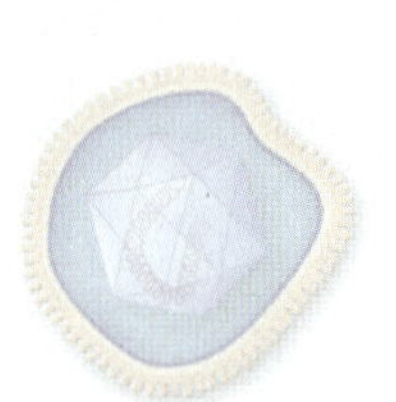

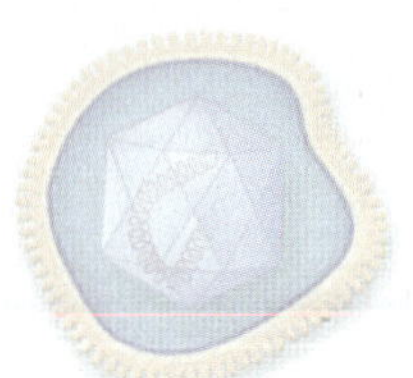

단순 포진 바이러스(HSV)

단순 포진 바이러스 1과 2는 HSV-양성 어머니에서 태어난 신생아에 뇌염을 유발할 수 있다. 이 경우, 바이러스는 파종되며 예후는 좋지 않다. 나이든 아이와 젊은 성인(5세~30세), 나이든 성인(50세 이상)이 대부분 HSV-1에 의하여 유발되는 단순 포진 뇌염에 취약하다. 이 경우 HSV 뇌염은 삼차 신경절의 잠복 HSV의 재활성화를 나타낸다.

수두 대상포진 바이러스(16장 참조)도 잠복기에서 재활성화 될 수 있다는 것을 유의하여야 하며, 이는 뇌염의 드문 사례를 발생한다.

JC 바이러스

JC 바이러스(JCV)는 질환의 원인으로 최초로 진단된 환자의 앞 글자를 따서 이름 붙여졌다. 혈청학적 연구에 의하면 이 폴리오마 바이러스의 무증상 감염이 흔한 것으로 나타낸다. 면역 기능 장애 환자 특히 AIDS 환자에서, JCV는 **진행성 다병소성 백질뇌증(progressive multifocal leukoencephalopathy, PML)**을 유발할 수 있다. 흔하지 않지만 일반적으로 치명적인 이 감염은 JVC 바이러스가 보조 뇌세포를 공격하여 초래된다. 이 감염은 대뇌의 특정한 부분의 미엘린을 파괴한다. AIDS 환자가 뇌염 증상을 나타내면 이 바이러스를 고려해야 한다. 최근에 이 질환에 걸린 환자를 지도부딘을 대량 투여하여 생명을 구할 수 있었다.

아급성 뇌염

뇌염 증상이 발현되는 데 오래 걸리고, 증상이 덜 치명적일 때, 이 질환을 **아급성 뇌염**(subacute encephalitis)이라고 한다. 아급성 뇌염의 가장 일반적인 원인은 원생동물인 **톡소플라스마**(*Toxoplasma*)이다. 다른 형태의 아급성 뇌염은 지속성 홍역 바이러스에 의하여 최초 감염후 7~15년 이후에도 유발될 수 있다. 마지막으로 프리온(prion)이라고 하

NCLEX® 준비

4. 아르보바이러스에 대하여 틀린 설명은 무엇인가?
   a. 아르보바이러스는 절지동물이 활발하게 섭식하고 번식할 때 최대 발생률을 보인다.
   b. 인간은 우연한 보유 숙주 또는 유지 숙주일 수 있다.
   c. 발열과 발진이 아르보바이러스 감염의 흔한 결과이다.
   d. 웨스트 나일 바이러스는 아르보바이러스가 아니다.

는 감염성 매개체가 해면양 뇌증(spongiform encephalopathy)이라고 하는 질병을 초래할 수 있다.

Toxoplasma gondii (톡소플라스마 곤디)

태아와 면역결핍 환자의 감염, 특히 AIDS의 경우는 중증이고 종종 치명적이다. 건강한 사람의 감염은 일반적으로 간과되지만, 최근의 자료에 의하면 이는 두뇌와 두뇌가 통제하는 반응에 미묘하지만 심각한 영향을 미칠 수 있다는 것을 시사한다. *Toxoplasma* 감염 이력이 있는 사람은 스릴을 추구하는 행동을 나타내는 경향이 크고 반응 시간이 느린 것으로 보인다.

▶ 징후와 증상

톡소플라스마증 사례의 대부분은 무증상이거나 인후염, 림프절 확장, 낮은 열 등 경미한 증상이다. 감염, 암, 약제 등으로 면역이 억제된 환자에서는 결과가 혹독할 수 있다. 감염은 바이러스에 비하여 더 만성적이거나 아급성 형태를 유발하며, 종종 두뇌 병변과 심장과 폐의 치명적인 파괴를 초래한다. 톡소플라스마증을 앓는 임신부는 태아에게 감염을 전파할 확률이 33%이다. 임신 첫 번째 또는 두 번째 3개월에 발생하는 선천성 감염은 사산과 간과 비장의 확장, 신장 부전, 뇌수종, 경련, 눈을 멀게 할 수 있는 망막 손상 등과 같은 중증 기형과 연관되어 있다.

▶ 병인과 독력 인자

*Toxoplasma*는 절대 세포내 기생 생물이며, 숙주 세포를 침범할 수 있는 능력이 중요한 독력 인자이다.

▶ 전파와 역학

*T. gondii*는 200여 종의 조류와 포유류를 공격할 수 있는 숙주 특이성이 낮은 매우 성공적인 기생생물이다. 그러나 이는 고양이의 장에서 유성(sexual) 단계를 겪으며 분변에 방출되어, 습기찬 토양에서 수개월 동안 생존할 수 있는 감염성 접합자낭(oocyst)이 된다. 이러한 형태는 궁극적으로 조직에서 **위포낭**(pseudocyst)이라고 하는 무성 포자 상태로 진입한다. 대부분의 시간에 이 기생 생물은 고양이에서만 순환하지 않고 접합자낭에 의하여 설치류와 조류를 포함하는 중간 숙주로 전파된다. 이 순환은 고양이가 이러한 감염된 먹이 동물을 먹을 때 고양이로 돌아온다. 소와 양도 감염될 수 있다.

2007년 Stanford 대학의 과학자들은 원생동물이 쥐가 고양이 오줌 냄새를 피하도록 지시하는(집쥐의 주된 포식자에 대한 자연적인 방어) 쥐의 두뇌 부분에 몰린다는 것을 발견하였다. *Toxoplasma*가 쥐의 뇌를 감염시키면 쥐는 고양이에 대한 두려움을 상실한다. 감염된 쥐는 고양이에 쉽게 잡아먹혀서 *Toxoplasma* 생활 주기가 계속될 수 있도록 한다. 그 외의 모든 다른 신경학적 기능은 온전하다.

인간은 병원체에 끊임없이 노출되는 것으로 보인다. 혈청학적 검사에 의하면 이전 감염률은 일부 개체군에서는 90%까지 된다. 많은 사례는 요리가 제대로 안 된 오염된 육류에 있는 위포낭을 섭취하여 유발되며, 그 외에 다른 포유류 또는 접합자낭에 오염된 흙이나 먼지와 접촉하는 것이다. 태아는 급분열소체(tachyzoite)가 태반을 통과할 때 감염될 수 있다.

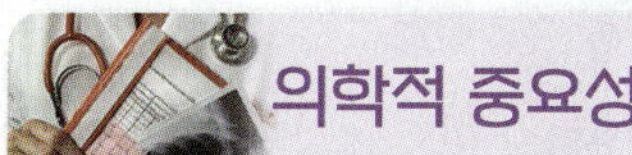

의학적 중요성

간과된 기생생물 감염

톡소플라스마증은 CDC의 간과된 기생생물 감염 목록의 5가지 질병 중 하나이다. 이 목록은 미국에서 진단이 안 되고, 보고가 잘 안 되고, 오진되는 5가지 질병을 강조한다. 다른 4가지 질병은 샤가스병(Chagas disease; 18장), 톡소카라증(toxocariasis; 20장), 트리코모나스증(trichomoniasis; 21장), 낭미충증(cysticercosis; 20장)이다.

이러한 5가지 질병의 서술을 변경하는 것은 의료인에 달려 있기 때문에 이들은 더 이상 "진단이 안 되거나 오진되지" 않는다. 이를 위해서는 일반인과 의료인이 이러한 질병에 대한 의식을 고양하는 것이 유일한 방법이다.

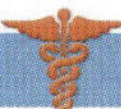

NCLEX® 준비

5. 다음 어느 것이 질병 과정에 대하여 예방을 위한 예방 접종이 가용한지 모두 고르시오.
   a. *Cryptococcus neoformans*
   b. *Listeria monocytogenes*
   c. *Haemophilus infl uenzae*
   d. *Streptococcus pneumoniae*
   e. *Neisseria meningitidis*

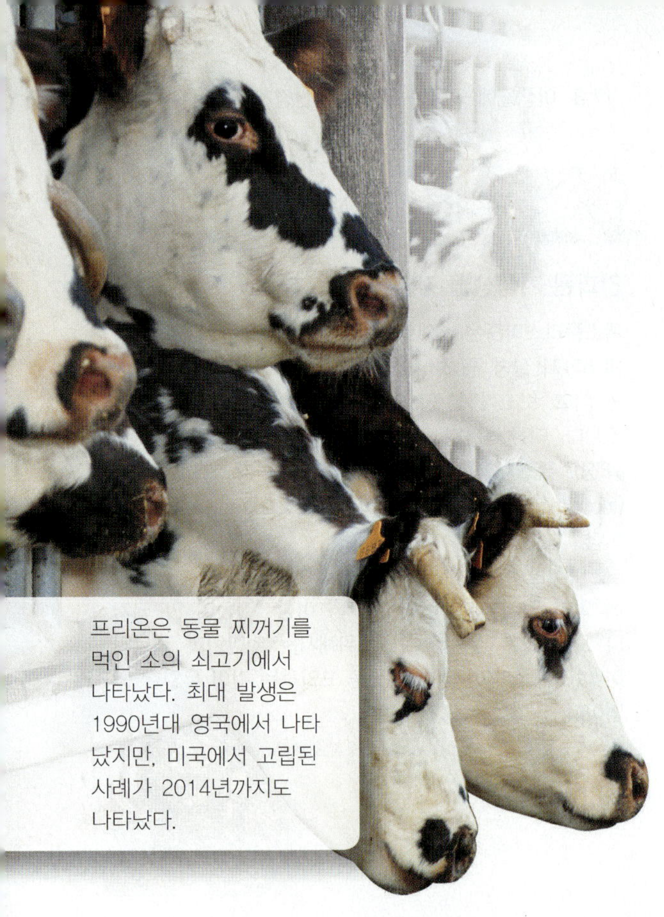

프리온은 동물 찌꺼기를 먹인 소의 쇠고기에서 나타났다. 최대 발생은 1990년대 영국에서 나타났지만, 미국에서 고립된 사례가 2014년까지도 나타났다.

접합자낭이 널리 분포되어 있고 저항성이 있기 때문에, 톡소플라스마증을 통제하는 데에는 위생이 매우 중요하다. 적절한 요리 또는 −20°C 이하에서 냉동하면 접합자낭과 조직 포낭을 함께 파괴할 수 있다. 접합자낭은 고양이나 고양이 분변으로 오염되었을 수 있는 토양, 특히 모래통이나 애완동물용 변기를 만진 후에 손을 씻으면 피할 수 있다.

프리온

5장에서 배웠듯이, 프리온은 **유전 물질을 전혀 포함하고 있지 않는 단백질성 감염 입자**이다. 프리온은 긴 잠복기를 가지지만 일단 발병하면 신속하게 진행되는 신경병성 질환인 **전염성 해면양 뇌증(spongiform encephalopathy, TSE)**을 유발한다. 인간 TSE에는 **크로이츠펠트-야콥병(Creutzfeldt-Jakob disease, CJD)**, 게르스트만 슈트루슬러 슈나이커병(Gerstmann-Strussler-Scheinker disease), 치명적 가족성 불면증(fatal familial insomnia)이 있다. TSE는 동물에서도 나타나며 양과 염소의 스크래피(scrapie), 전염성 밍크 뇌병, 소 해면양 뇌증(bovine spongiform encephalopathy, BSE)을 포함한다. BSE는 광우병으로 일반적으로 알려져 있으며 영국에서 CJD 인간 질병 변형과의 명백한 관련으로 인하여 1990년대에 신문의 주요 제목이 되었다. CJD를 이 절에서 살펴본다.

▶ CJD의 징후와 증상

CJD의 증상은 행동의 변화, 치매, 기억 상실, 감각 손실, 정신 착란, 조로를 포함한다. 통제할 수 없는 근육 수축이 사망할 때까지 계속되는데, 이는 보통 진단 후 1년 내에 나타난다.

▶ CJD의 원인 인자

CJD의 전파 인자는 프리온이다. 어떤 형태의 질병에서는 뇌의 정상적인 발달을 돕는 정상적인 숙주 단백질(PrP)의 변형이 포함되는데, 이는 최근에 알츠하이머병에 대한 보호를 제공하는 것으로 밝혀졌다. 일단 변형이 일어나면 비정상 PrP는 촉매가 되어 다른 정상 인간 PrP 단백질을 비정상 형태로 자발적으로 전환할 수 있다. 이는 자기 번식되는 연쇄반응을 일으켜 변형된 PrP를 대량으로 축적해서 해면형 상해를 초래하여(예, 뇌의 구멍)**(그림 17.12)** 뇌 기능을 심각하게 손상한다.

전염성 인자(transmission agent)라는 용어를 사용하는 것은 약간 오해가 있지만 일부 CJD가 *PrP* 유전자의 유전적 돌연변이를 통하여 발생하고, 이는 유전되는 특징이다. 따라서 사람은 결함 PrP 단백질을 전염에 의하여 획득할 수 있지만, 유전을 통하여 전달된 변경된 *PrP* 유전자도 가질 수 있다. 프리온은 믿을 수 없을 정도로 강한 병원체이다. 프리온은 화학물질, 복사선, 열에 매우 저항성이 높다. 프리온은 오랜 시간의 고압 증기멸균도 견딜 수 있다.

그림 17.12 해면양 뇌증의 현미경적 효과. (a) 뉴런과 신경교세포를 보여주는 정상적인 대뇌 피질 단면. (b) 수많은 둥근 구멍을 발생하여 해면과 같은 모습을 보이는 CJD 환자의 절단된 피질. 이는 뇌의 구조를 파괴하여 뉴런과 신경교세포가 대량으로 상실되도록 한다.

▶ 전파와 역학

1990년대 말에 인간이 광우병을 앓은 쇠고기를 섭취한 이후에 변형된 형태의 CJD(vCJD)에 감염되는 것이 명백해졌다. 아마도 육제품이 프리온에 감염된 액체나 조직에 오염된 것으로 보인다. 이 질병의 사례는 영국을 중심으로 나타났으며, 많은 소가 BSE에 감염된 것으로 나타났다. vCJD에 감염된 사람의 평균 사망 연령은 28세였다. 대조적으로, 다른 형태의 CJD 환자의 평균 사망 연령은 68세이다.

보건 전문가들은 환자의 CJD 가능성에 대하여 인지하여야 하며, 특히 수술을 할 때

질병 표 17.6 아급성 뇌염

원인 생물	*Toxoplasma gondii*	아급성 경화성 범뇌염	프리온
전파의 가장 보편적인 방식	매개체(육류) 또는 분변-구강	홍역 바이러스의 지속성	CJD = 직접/감염되거나 유전된 조직과의 비경구적 접촉 vCJD = 매개체(육류, 비경구적)
독력 인자	세포내 생장	세포 융합, 면역계의 회피	숙주 면역 반응의 회피
배양/진단	IgM의 혈청학적 탐지, 배양, 조직학	EEG, MRI, 혈청학 (Ab 대 홍역 바이러스)	생검, 뇌 영상
예방	개인 위생, 식품 위생	없음	조직의 회피
치료	프리메타민, 류코보린, 설파디아진	없음	없음
현저한 특징	아급성, 질병의 느린 발달	홍역 병력	홍역 병력
역학적 특징	미국 인구의 15~29%가 혈청 양성; 국제적인 혈청 이환율 90%; AIDS 환자의 3~15%에서 발병	미국: 연간 10사례 미만; 홍역 예방 접종을 한 국가에서 발병률이 90% 감소	CJD: 세계적으로 1백만 명당 1사례; 나이든 성인에서 나타남 vCJD: 사례의 98%가 영국에서 유래하였음

는 더욱 그러한데, 그 이유는 오염된 수술 도구를 통하여 CJD가 전파되는 사례가 보고되었기 때문이다. 프리온의 열과 화학약품 저항성으로 인하여, 통상적인 소독과 멸균 절차는 수술 도구와 표면으로부터 제거하기에 충분하지 않다. 의료 환경에서 CJD 환자를 취급하는 CDC의 최근 지침을 참고하여야 한다. CJD에 대해서는 알려진 치료법이 없으며, 사망률은 100%로 보이지만 프리온 질병을 치료하기 위한 활발한 연구가 진행되고 있다.

광견병(공수병)

광견병(rabies)은 치명적인 뇌염으로 특징지어지는 느리고 진행성인 동물원성 질병이다. 광견병은 병인과 증상이 매우 독특하기 때문에 다른 뇌염과 분리하여 논의한다. 광견병은 엄격한 동물 통제를 시행하여 광견병에서 자유로운 20여 개 국가를 제외하고는 거의 전 세계에 분포한다.

▶ 징후와 증상

광견병의 평균 잠복기는 상처 부위, 심한 정도, 접종량에 따라 1~2개월 또는 그 이상이다. 잠복기는 안면, 머리, 목 상처의 경우 뇌와 가깝기 때문에 더 짧다. 전구기는 발열, 메스꺼움, 구토, 두통, 피곤, 그리고 다른 비특이적 증상으로 시작된다.

최근까지 광견병에서 생존한 인간은 전혀 없다. 그러나 최근에 몇 환자가 집중적이고 장기간의 치료에 의하여 회복되었다.

▶ 병인과 독력 인자

광견병 바이러스에 감염은 감염된 동물의 타액이 찔린 부위로 침입하면서 시작된다. 바이러스는 가끔 흡입되거나 눈의 점막을 통하여 접종되기도 한다. 광견병 바이러스는 1주일까지 외상 부위에 머무르며, 그곳에서 증식한다. 그 이후 바이러스는 점진적으로

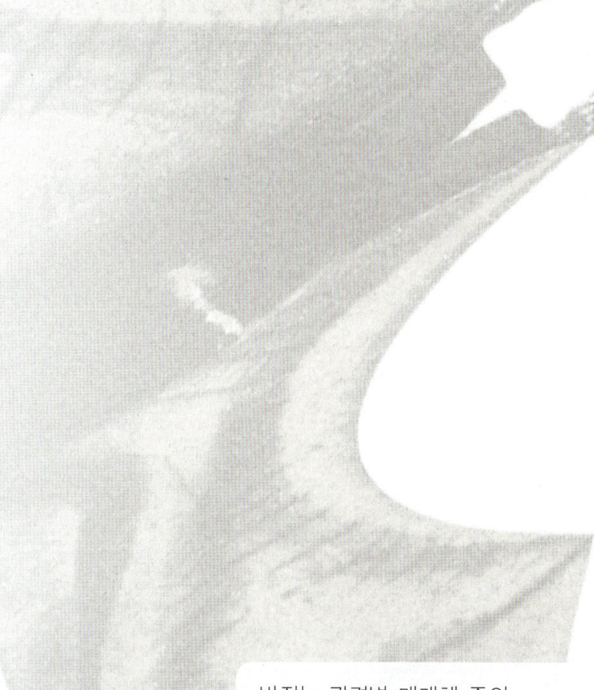

박쥐는 광견병 매개체 중의 하나이다.

질병 표 17.7 광견병

원인 생물	광견병 바이러스
전파의 가장 보편적인 방식	비경구적(물림 외상), 비말 접촉
독력 인자	외피 당단백질
배양/진단	타액의 RT-PCR; 혈청 또는 CSF의 Ab 탐지, 피부 생검
예방	불활성화 백신
치료	노출 후 수동 면역과 능동 면역; 유도된 혼수와 환기 장치 유지
역학적 특징	미국: 연간 1~5사례 전 세계: 연간 35,000~55,000사례

신경 말단에 침입하여 신경절, 척수, 뇌로 전진한다. 뇌 전반의 바이러스 증식은 궁극적으로 눈, 심장, 피부, 구강과 같은 다양한 부위로 이동한다. 감염 주기는 타액선에서 증식하여 타액에 발산될 때 완료된다. 임상적 광견병은 몇 개의 특징적인 단계를 통하여 진행하며, 증상이 시작되기 전에 노출 후 예방 접종이 시행되지 않으면 필연적으로 사망을 초래한다.

과학자들은 독력이 바이러스가 CNS로 전파되어 특정한 유형의 신경 세포를 침범할 수 있도록 하는 외피 당단백질과 연관이 있다는 것을 발견하였다.

▶ 전파와 역학

바이러스의 주요한 보유 숙주는 개, 스컹크, 라쿤(미국 너구리), 오소리, 고양이, 박쥐와 같이 가정의 개와 고양이에 감염을 전파할 수 있는 야생동물이다. 야생과 가정의 포유류는 모두 물거나, 할퀴거나, 비말의 흡입을 통하여 사람에게 질병을 전파할 수 있다. 인간 광견병의 합계는 전 세계적으로 35,000~50,000사례이며, 미국에서는 대부분 박쥐에 의하여 사람에게 전파되는 사례가 극히 몇 차례 있다. 대부분 미국의 광견병 사례는 야생동물(연간 6천~7천 사례)이며, 개의 광견병은 감소하였다**(그림 17.13)**.

미국에서 동물 광견병의 역학은 다양하다. 가장 보편적인 야생 동물 보유 숙주는 여우에서 스컹크와 라쿤으로 변화하였다. 주된 보유 숙주는 지역적으로도 차이가 있다. 캘리포니아에서는 쥐, 스컹크, 살쾡이가 가장 보편적인 광견병의 운반자이며, 동부에서는 라쿤, 텍사스에선 코요테가 우점한다.

진단을 위해서는 다양한 검사가 필요하다. 타액 시료에는 역전사 PCR(RT-PCR)이 사용되지만 혈청이나 척수액에서 항체가 탐지되어야 한다. 피부 생검도 사용된다.

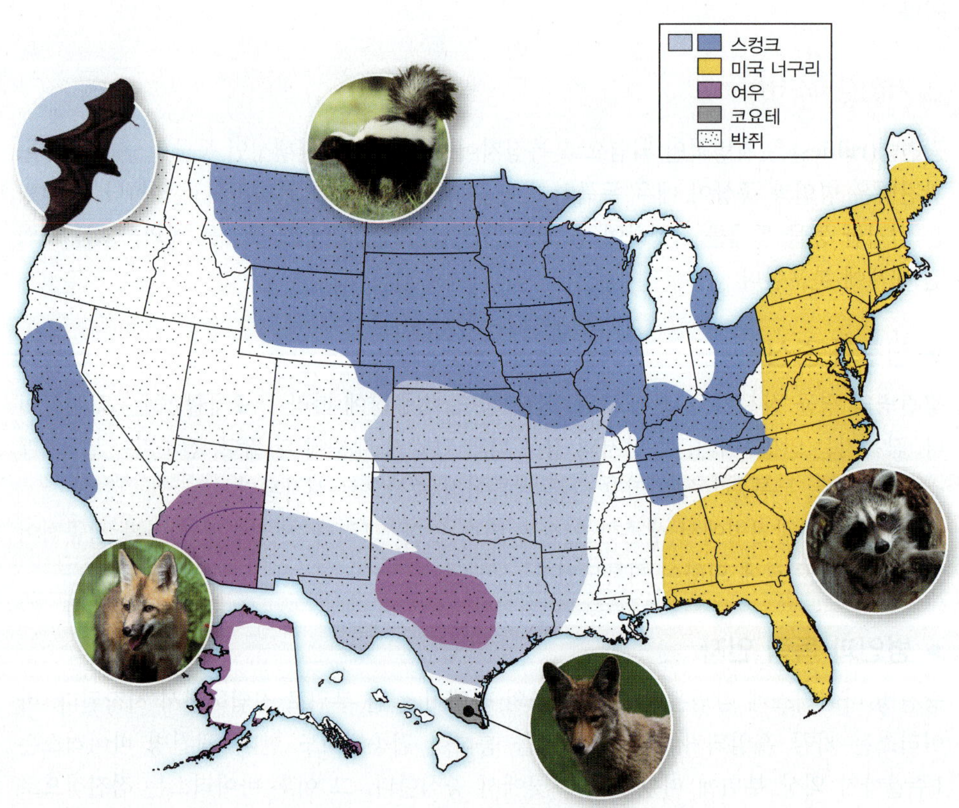

그림 17.13 **미국에서 광견병의 분포.** 광견병은 10곳의 지리학적 지역에서 나타난다. 각각의 지역에 대하여 4가지 다른 색깔로 나타낸 특정한 동물이 보유 숙주이다. 박쥐의 이환율은 검은색 점으로 나타내었다.

▶ 예방과 치료

야생 또는 길 잃은 동물에 의한 물림은 동물의 평가, 상처의 세심한 간호, 특별한 치료 계획이 필요하다. 특히 스컹크, 라쿤, 여우, 코요테 같은 도발하지 않아도 무는 야생 동물은 광견병에 걸린 것으로 추정되며, 즉각 치료를 시작하여야 한다.

광견병은 수동 면역과 노출 후 능동 면역을 복합적으로 치료하는 것이 바람직한 (그리고 성공적인) 몇 안 되는 감염성 질병 중 하나이다. 초기에 상처에 인간 광견병 면역 글로불린(human rabies immune globulin, HRIG)을 주입하며, 또한 즉각적인 전신 보호를 위하여 글로불린도 근육 주사를 한다. 모든 완전한 예방 접종을 동시에 시작한다. 현재 선호되는 백신은 **인간 배수 염색체 세포 백신(human diploid cell vaccine, HDCV)**이다. 일상적인 노출 후 예방 접종은 0, 3, 7, 14일째와 때로는 추가적인 두 차례의 효능 촉진제를 근육 주사 또는 피내 주사를 하는 것이다. 수의사, 동물 조련사, 실험실 요원, 여행자는 가능한 노출에 대비하기 위하여 3차례 투약을 한다. 광견병에 대한 DNA 백신이 개발 중에 있다.

파상풍

파상풍은 턱 근육에 미치는 초기 효과를 나타내는 개구 장애로도 불리는 신경근 질환이다. 병인 인자인 *Clostridium tetani*는 경작된 토양과 동물의 위장관에 존재하는 흔한 서식자이다. *C. tetani*는 그램양성의 포자 형성 간균이다. 내생포자는 종종 영양 세포를 팽창시킨다(**그림 17.14**). 포자는 혐기성 조건에서만 생산된다.

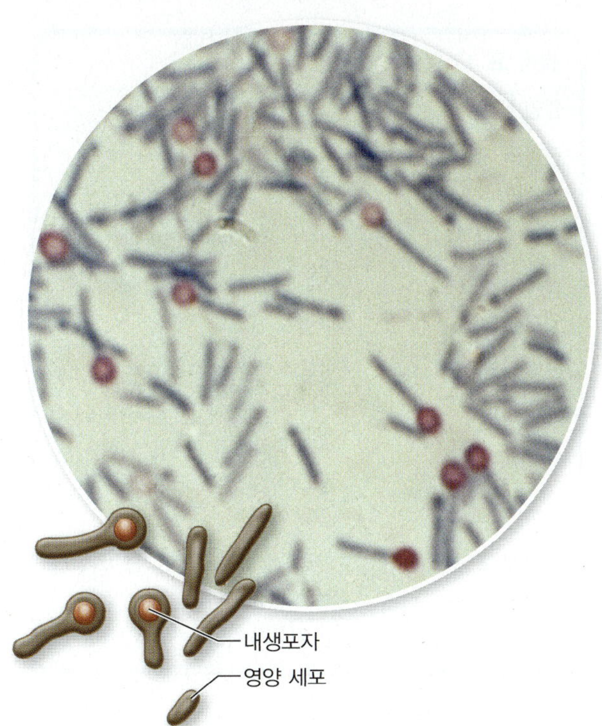

그림 17.14 *Clostridium tetani*. 파상풍의 전형적인 테니스 라켓 형태는 세포의 끝부분을 팽창시키는 말단 내생포자에 의하여 생성된다.

▶ 징후와 증상

*C. tetani*는 **테타노스파스민(tetanospasmin)**이라고 하는 강력한 신경독소를 방출하며, 이는 말초 운동 뉴런, 척수와 두뇌, 교감 신경계의 표적 부위에 결합한다. 독소는 근육 수축 저해를 차단하여 작용한다. 수축의 저해가 없으면 근육은 통제할 수 없이 수축하여 경련성 마비를 초래한다. 최초 증상은 턱을 악물고, 다음에 등이 극단적으로 휘고, 팔이 굽혀지고, 다리가 신장된다(**그림 17.15**). 개구 장애는 **비웃는 듯한 미소**(risus sardonicus)라고 하는 웃지만 기괴하게 보이는 외모를 나타낸다(**그림 17.16**). 호흡 근육의 마비와 호흡 정지로 인하여 종종 사망하기도 한다.

▶ 병인과 독력 인자

환부에 단순히 내생포자가 존재하는 것만으로는 세균이 손상된 조직을 즉시 침범할 수 없기 때문에 감염을 개시하기에 충분하지 못하다. 파상풍균은 절대 혐기성이기 때문에, 상처 부위의 조직이 괴사되고 혈액이 충분히 공급되지 않을 경우가 아니면 내생포자가 발아되지 않기 때문에 정착될 수 없다.

영양 세포가 생장하면서 테타노스파스민 독소가 감염 부위로 방출된다. 독소는 상처 조직 부근의 운동 신경 말단에 퍼지며 신경 말단에 결합하여, 축색돌기를 따라 척수의 전각으로 이동한다(그림 17.16). 독소는 신경전달물질의 방출을 차단하며, 증상을 개시하기 위해서는 소량만이 필요하다.

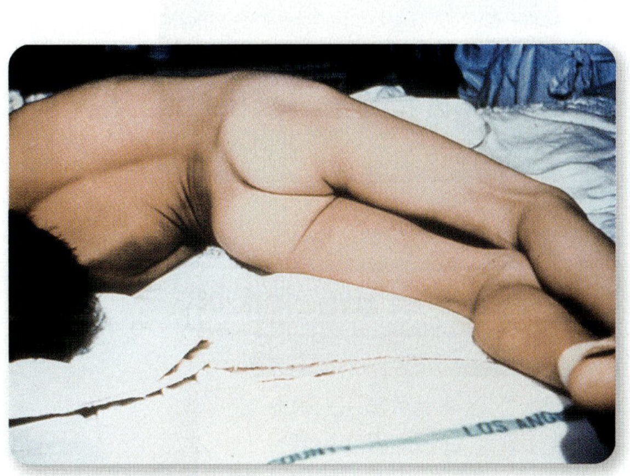

그림 17.15 **말기 파상풍.**

▶ 전파와 역학

내생포자는 보통 사고에 의하여 찔린 상처, 화상, 배꼽 상처, 동상, 압착된 신체 부분을

질병 표 17.8 파상풍

원인 생물	*Clostridium tetani*
전파의 가장 보편적인 방식	비경구, 직접 접촉
독력 인자	파상풍 독소(tetanospasm) 외독소
배양/진단	증상
예방	파상풍 변성 독소(toxoid) 예방 접종
치료	수동 항독소와 파상풍 변성 독소 능동 면역, 페니실린 G, 근육 이완제
역학적 특징	미국: 약 30사례/년; 전 세계: 연간 1백만 사례로 추산, 50%가 신생아

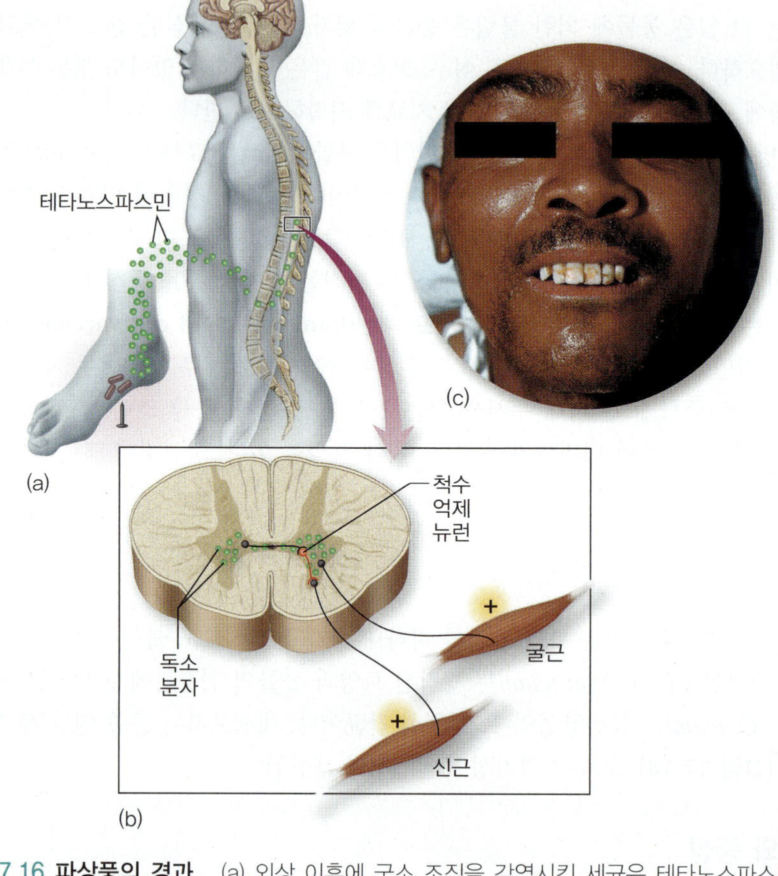

그림 17.16 파상풍의 경과. (a) 외상 이후에 국소 조직을 감염시킨 세균은 테타노스파스민(파상균 강직 독소)을 분비하며, 이는 말초 축삭에 의하여 흡수되어 척주의 표적 뉴런으로 운반된다. (b) 척수에서 독소는 부적절한 수축을 저해하는 조절 뉴런의 접합부에 부착된다. 근육은 근육 집단의 길항적 구성원까지도 저해에서 해방되어 지속적인 자극을 받아 제어되지 않고 수축된다. (c) 근육은 조절 기작이나 의식적 통제와 상관없이 발작적으로 수축한다. 비웃는 듯한 미소(risus sardonicus)라고 부르는 악문 이를 주목하라.

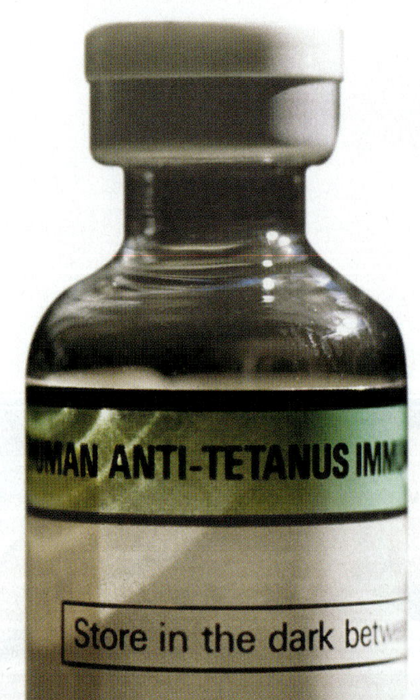

수동 파상풍 면역 글로불린은 독소 분자의 진행을 멈추기 위하여 즉시 투여한다.

통하여 신체로 침입한다. 파상풍의 발생은 북미에서 낮다. 대부분의 사례는 노인병 환자와 정맥 약제 남용자에서 발생한다. 그러나 역사적으로 모성과 신생아의 파상풍 발생은 매우 높아서 매년 6만 명이 사망하였다. 이에 대하여 세계 보건 기구(WHO)는 전 세계적으로 위생적인 출산 관행과 예방 접종의 장려를 통하여 사망률을 줄이는 데 극적인 진척을 가져왔다.

▶ 예방과 치료

파상풍을 암시하는 임상 증세를 나타내는 환자는 즉시 인간 파상풍 면역 글로불린(TIG)와 페니실린 G의 항독소 치료를 받아야 한다.

1~3개월 된 아기에게 권장되는 일련의 예방 접종은 2개월 간격으로 DTaP(디프테리아, 파상풍, 백일해)를 3차례, 1년과 4년 후에 효능 촉진제로 구성된다. 이렇게 면역된 어린이는 10년간 보호를 받는다. 이 시점에, 그리고 그 이후 10년마다, 파상풍-디프테리아 백신(TD)을 맞아야 한다. 신생아에 대한 추가적인 보호는 임신부를 예방 접종하여 항체가 태아로 전달될 수 있도록 하는 것이다. 예방 접종을 전혀 받지 않았거나, 일부만

받았거나, 효능 촉진제를 주사한 지 10년 이상 지난 부상자에게는 변성 독소(toxoid)를 투여하여야 한다. 백신은 수동 TIG 예방 접종과 동시에 투여하여 장기적인 보호와 함께 즉각적인 보호도 달성할 수 있다.

보툴리늄 독소증

보툴리늄 독소증은 제대로 보관되지 않은 음식의 섭취와 연관된 **중독증(intoxication**; 예, 외독소에 의해 유발)이지만, 진성 감염에 의해서도 발생할 수 있다. 최근까지 비교적 흔하고 종종 치명적이었지만, 현대의 음식 보존 기술과 의술은 발생률과 사망률을 모두 감소시켰다.

▶ 징후와 증상

보툴리늄 독소증에는 전파 방식과 영향을 미치는 인구 집단에 따라 현저한 3가지 주요한 형태가 있다. **표 17.2**에 이들을 요약하였다. 그러나 증상은 3가지 형태가 대체적으로 동일하다. 순환계로부터 **보툴리늄 독소(botulinum toxin)**라고 하는 외독소는 주된 작용 부위인 골격근의 신경근 접합점으로 이동한다(**그림 17.17**). 보툴리늄의 효과는 근육 수축 신호를 개시하는 아세틸콜린 신경전달물질의 방출을 방해하는 것이다. 증상이 개시되기까지는 투여량에 따라서 보통 12~72시간이다. 신경근 증상은 먼저 머리의 근육에 영향을 미치며 복시, 삼키기 어려움, 현기증을 포함하지만, 감각이나 정신 착오는 없다. 후기 증상은 내려가는 근육 마비와 호흡 곤란이다. 과거에는 호흡 정지로 인하여 사망이 초래되었으나, 기계적 호흡 장치가 사망률을 10%대로 감소시켰다.

표 17.2 보툴리늄 독소증의 3가지 유형

		전파와 역학	배양과 진단
식중독 보툴리늄 독소증	순수한 중독	많은 보툴리늄 독소증은 통조림 채소, 훈제 육류, 치즈 스프레드 같은 집에서 가공한 음식에서 발병한다. 식품 가공에서 몇 가지 요인이 보툴리늄 독소증을 초래할 수 있다. 내생포자는 채취 시 채소나 육류에 존재하며 완전히 제거하기가 어렵다. 오염된 음식을 병에 넣고 충분한 압력에 도달하지 않는 압력솥에 증기멸균할 때, 일부 내생포자가 생존한다(파상풍 내생포자는 열에 매우 저항성이 큼). 동시에 압력이 공기를 제거하고 혐기성 조건을 생성하기에 충분하다. 병을 실온에 보관하는 것은 내생포자의 발아와 영양 생장을 허락하며, 세포 대사물의 하나가 알려진 것 중에서 가장 강력한 미생물 독소인 보툴리눔이다. 세균의 생장은 병이나 캔의 모습 또는 식품의 맛이나 질감에서 분명하지 않을 수 있으며, 소량의 독소가 존재할 수 있다. 보툴리눔 독소증은 절대로 사람 사이에 전파되지 않는다.	일부 실험실에서는 상한 식품에서 독소를 확인하려는 시도를 하였다. 대신에 여러 환자가 동일한 음식을 섭취하여 동일한 증상을 나타내면 추정 진단을 내릴 수 있다. 분변에서 *C. botulinum*은 보균율이 낮기 때문에 배양되면 확진으로 간주될 수 있다.
유아 보툴리눔 독소증	중독에 뒤따르는 감염	유아 보툴리눔 독소증은 미국에서 가장 흔한 유형이며, 매년 약 75사례가 보고된다. 정확한 음식원은 항상 알려지지는 않지만, 생 꿀이 일부 사례에 연관되었고, 내생포자는 먼지와 토양에 흔하다. 명백하게 신생아 장의 미성숙 상태와 미생물 생물상은 내생포자가 발판을 마련하고, 발아하고 신경독소를 발산할 수 있도록 한다. 성인처럼 유아도 무기력한 마비를 나타내며, 약한 젖 빨기 반응과 이완 소아 증후군(floppy-baby syndrome), 호흡 합병증 등으로 발현된다. 성인도 오염된 채소와 식품에 있는 보툴리누스균 내생포자를 섭취할 수 있지만, 성인의 장관은 이러한 종류의 감염을 저해한다.	분변에서 독소나 미생물을 발견하면 확진이다.
창상형 보툴리눔 독소증	중독에 뒤따르는 감염	미국에서 창상형 보툴리눔 독소증은 매년 서너 사례가 발생한다. 이러한 종류의 질병에서, 내생포자는 파상풍처럼 상처에 침입하지만, 증상은 식중독 보툴리눔 독소증과 유사하다. 이러한 형태의 보툴리눔 독소증이 바늘 상처로 인하여 정맥 주사를 사용하는 사람들에서 증가하고 있다.	혈청에서 독소가 나타나거나 상처에서 미생물이 생장해야 한다.

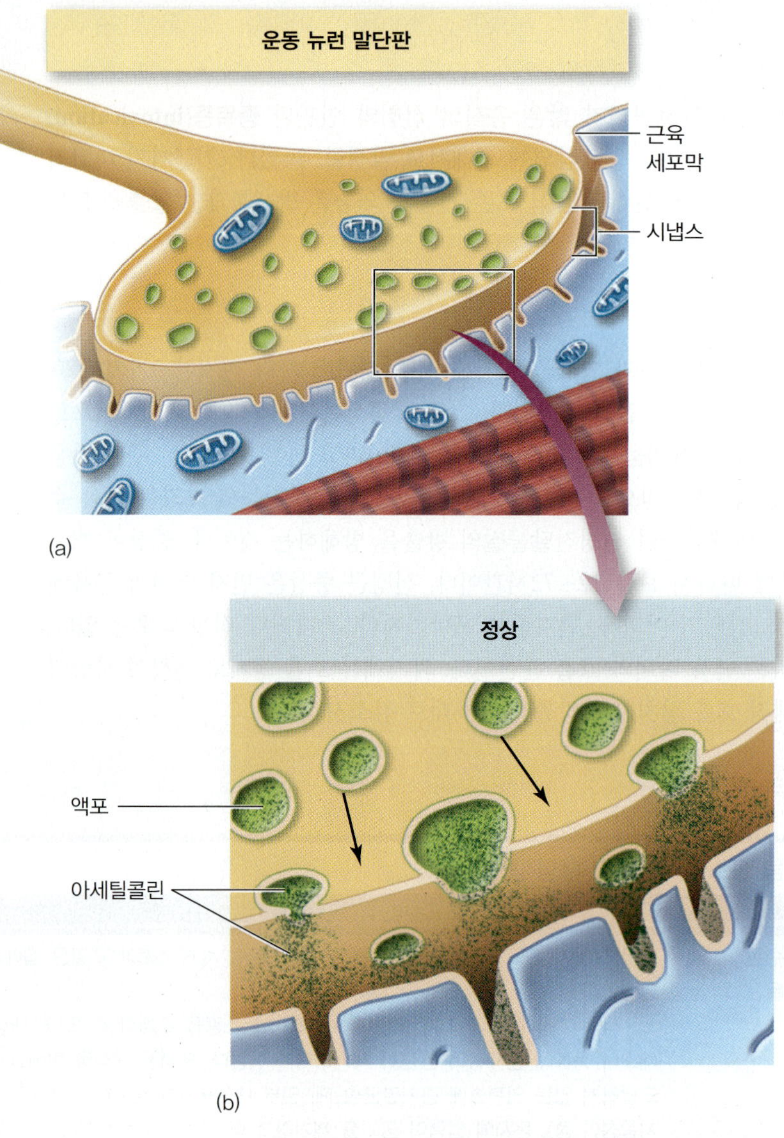

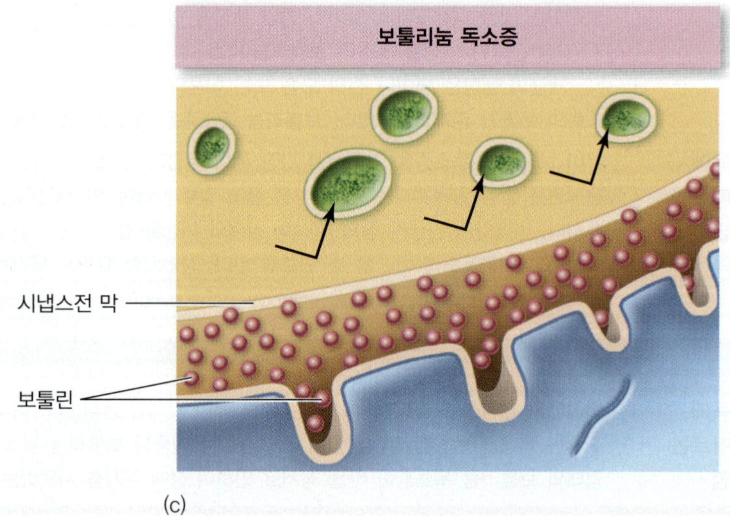

그림 17.17 **보툴리눔 독소의 생리적 효과.** (a) 신경근 연접부에서 운동 뉴런과 근육 사이의 상관관계. (b) 정상 상태에서, 시냅스에서 방출된 아세틸콜린은 근육을 통과하여 근육 수축을 자극하는 충격을 생성한다. (c) 보툴리눔 독소증에서, 독소는 운동 말단판으로 침입하여 시냅스전 막에 부착되어, 화학물질의 방출을 차단한다. 이는 자극 전달을 방해하고 근육이 수축하는 것을 막는다. 이는 무기력한 마비를 초래한다.

▶ 원인 인자

*Clostridium botulinum*은 *Clostridium tetani*와 마찬가지로 외독소 방출을 통하여 상해를 입히는 내생포자 형성 혐기성균이다. *C. botulinum*은 보통 토양과 물에 서식하며 가끔 동물의 장관에도 서식한다. 전 세계적으로 분포하지만 북반구에 더 자주 나타난다. 이 종은 동물, 지역, 외독소의 유형 등이 변하는 7가지 독특한 유형(A, B, C, D, E, F, G)을 가지고 있다. 인간의 질병은 보통 A, B, E, F, 동물 질병은 A, B, C, D, E와 연관되어 있다.

*C. tetani*와 *C. botulinum* 둘 다 신경독소를 생산하지만, *C. tetani*가 생산하는 테타노스파스민만 통제되지 않는 근육 수축인 경련성 마비를 일으킨다. 대조적으로 *C. botulinum* 신경독소인 보툴리눔은 근육을 수축할 수 있는 능력을 상실한 무기력한 마비를 초래한다. 보툴리눔 외독소는 너무 강력하여 내사시와 안검 경련의 치료에 이용되며, 또한 근육 수축에 의하여 유발되는 안면 주름을 줄이기 위한 미용적 목적으로도 사용된다.

▶ 배양과 진단

진단 표준은 보툴리눔 독소증의 3가지 표현형에 대하여 약간 상이하다. 소량의 독소도 매우 위험하기 때문에, 실험실 검사는 경험이 있는 요원에 의해서만 수행되어야 한다. 보툴리눔 독소증이 의심되는 사례는 진단이나 치료를 진행하기 전에 주 보건 당국이나 CDC에 전화 연락을 하여야 한다.

▶ 예방과 치료

CDC는 A, B, E 3형의가 말 항독소를 보유하고 있는데, 진단 직후 투여되면 보툴리눔 독소증의 최악의 결과를 방지할 수 있다. 또한 환자는 호흡과 심장 보조 시스템으로 관리된다. 모든 경우에 입원이 필요하며 회복에는 몇 주일이 소요된다. 전반적인 사망률은 5%이다.

질병 표 17.9 보툴리눔 독소증

원인 생물	*Clostridium botulinum*
전파의 가장 보편적인 방법	매개체 (식품 독소, 공기 중 생물); 직접 접촉 (상처); 비경구(주입)
독력 인자	보툴리눔 외독소
배양/진단	미생물의 배양; 독소의 증명
예방	식품 위생; 변성 독소 예방 접종이 실험실 전문가를 위하여 가용함
치료	상처 보툴리눔 독소증에 대한 항독소, 페니실린 G, 지지적 간호
역학적 특징	미국: 75%가 유아 보툴리눔 독소증임; 매년 100~150사례

17.3 학습 결과—진도 평가

4. 중요 질환인 수막염과 소아마비의 가능한 원인 인자, 전파 방식, 독력 인자, 진단 기술, 예방/치료에 대하여 논의하시오.
5. 수막염을 유발하는 가장 흔하고 가장 치명적인 다중 가능성을 확인하시오.
6. 경구 소아마비 백신과 불활성화된 소아마비 백신의 차이와 각각이 어느 상황에서 적절한지를 설명하시오.
7. 뇌에 가장 직접적으로 연관된 질병의 중요한 특징에 대하여 논의하시오. 이 질환에는 수막뇌염, 뇌염, 아급성 뇌염이 있다.
8. 여러분의 지리적 지역에서 알아야 할 뇌염 유발 바이러스를 확인하시오.
9. 신경계의 기타 질병의 중요한 특징에 대하여 논의하시오. 이들은 광견병, 소아마비, 파상풍, 보툴리누스 중독이다.

임상 사례 결론

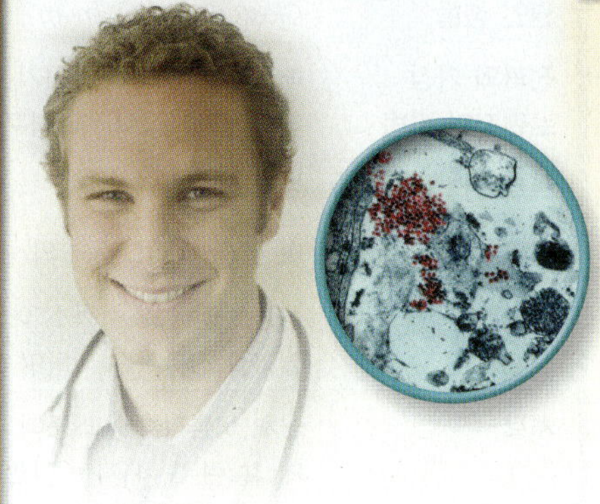

임상 사례에서 웨스트 나일 뇌염 환자인 Scott는 모기에 물려서 감염되었다. 이 질병은 수혈과 기관 이식에 의해서도 전파될 수 있지만, 이는 극히 드물다. 감염된 산모가 출산 전 태아에게 태반을 통해서 그리고 출산 후 모유 수유를 통해 전달할 수 있다.

Scott의 사례에서, 그의 나이는 중증 질환의 위험을 증가시켰다. 50세 이상의 사람은 웨스트 나일 바이러스에 의하여 더 심각하게 영향을 받는 경향이 있다. 추가적으로 류마티스성 관절염 치료를 위하여 스테로이드를 사용한 것은 Scott의 면역계를 감염이 중증으로 발달하기에 충분하게 면역계를 억제하였을 수 있다.

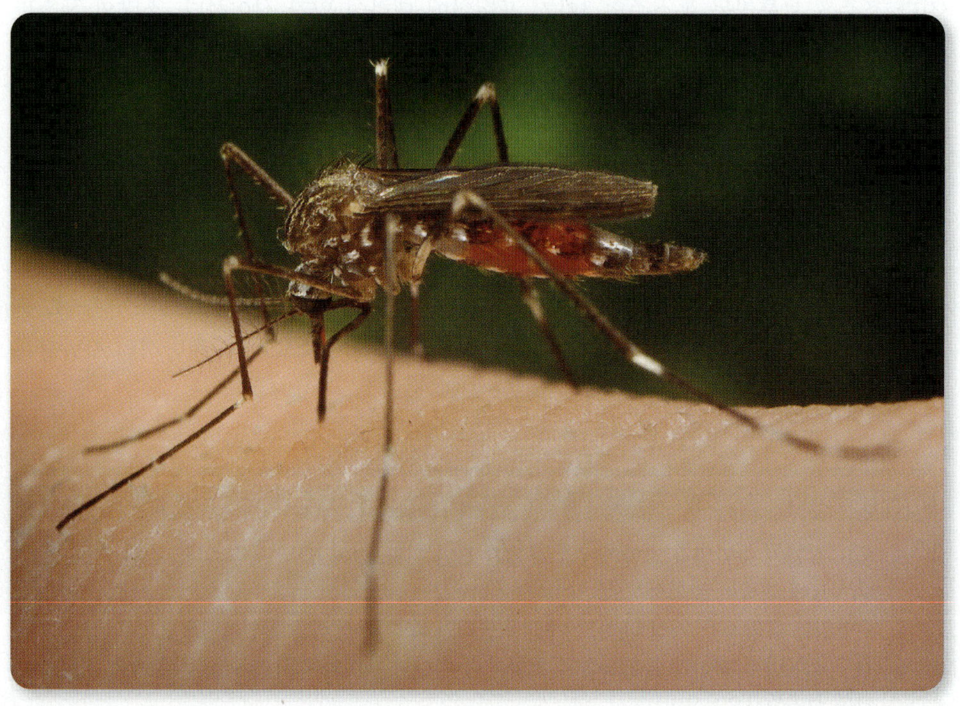

▶ 질병 표 개괄

분류학적 조직 신경계에 질병을 유발하는 미생물

미생물	발음	질병 표의 위치
그램양성 내생포자 형성 세균		
Clostridium botulinum	klos-trid″-ee-um bot′-yew-lin″-um	보툴리눔 독소증, p. 491
Clostridium tetani	klos-trid″-ee-um tet′-a-nie	파상풍, p. 488
그램양성 세균		
Streptococcus agalactiae	strep″-tuh-kok′-us ay-ga-lact′-tee-ay	신생아 수막염, p. 476
Streptococcus pneumoniae	strep″-tuh-kok′-us nu-mo′-nee-ay	수막염, p. 472
Listeria monocytogenes	lis-teer′-ee-uh mon′-oh-sy-toj″-eh-nees	수막염, p. 472 신생아 수막염, p. 476
그램음성 세균		
Cronobacter sakazakii	krow″-no-bak′-tur sock″-uh-zock′-ee	신생아 수막염, p. 476
Escherichia coli	esh′-shur-eesh″-ee-uh col′-eye	신생아 수막염, p. 476
Haemophilus influenzae	huh-mah′-fuh-luss in′-floo-en″-zay	수막염, p. 472
Neisseria meningitidis	nye-seer″-ee-uh′ men′-in-jit″-ih-dus	수막염, p. 472
DNA 바이러스		
단순 포진 바이러스 1, 2형과	hur′-peez sim′-plex vie′-russ	뇌염, p. 482
JC 바이러스	jay′-cee″ vie′-russ	진행성 다병소성 백질 뇌증, p. 482
RNA 바이러스		
아르보 바이러스	ar′-bow-vie′-russ-suz	뇌염, p. 482
서부형 말 뇌염 바이러스, 동부형 말 뇌염 바이러스, 캘리포니아 뇌염 바이러스(캘리포니아와 라크로스 균주), 세인트루이스 뇌염 바이러스, 웨스트 나일 바이러스	wes′-turn ee′-cwine en-sef″-ah-ly′-tiss vie′-russ, ee′-stern ee′-cwine en-sef′-ah ly″-tuss vie′-russ, cal′-i-for′-nee-uh en-sef′-ah-ly″-tiss vie′-russ, saynt lew′-iss en-cef′-ah-ly″-tiss vie′- russ, west ny′-il vie′-russ	
소아마비바이러스	poh′-lee-oh vie′-russ	폴리오, p. 478
광견병 바이러스	ray′-bees vie′-russ	광견병, p. 486
진균		
Cryptococcus neoformans	crip-tuh-kok′-us nee′-oh-for″-mans	수막염, p. 472
Coccidioides	cox-sid″-ee-oid′-ees	수막염, p. 472
프리온		
크로이츠펠트 야콥-프리온	croytz′-felt yaw′-cob pree′-on	크로이츠펠트-야콥병, p. 485
원생동물		
Acanthamoeba	ay-kanth″-uh-mee′-buh	수막뇌염, p. 479
Naegleria fowleri	nay-glar′-ee-uh fow-lahr′-ee	수막뇌염, p. 479
Toxoplasma gondii	tox′-oh-plas″-mah gon′-dee-eye	아급성 뇌염, p. 485

병원 내부 사정

*Naegleria fowleri*에서 살아남기

연질막

과다한
염증성 호중구

12세 케일리(Kayli Hardig)가 7월에 아칸소(Arkansas)의 물놀이 공원에 수영하러 갔을 때만 하여도 그녀와 가족은 Kayli의 삶이 어떻게 바뀔지 전혀 예측할 수 없었다. Kayli는 인기 있는 물놀이 공원에서 수영하고 바로 며칠 뒤부터 아프기 시작하였다. Kayli의 증상은 발열, 두통, 메스꺼움과 구토, 혼동이었으며, 결국 혼수로 진행하였다. 그녀는 치명적인 형태의 수막염을 유발하는 아메바성 감염인 *Naegleria fowleri*로 진단되었다. 증상이 시작되면 5일 이내에 사망이 초래될 수 있다.

*Naegleria fowleri*는 진단을 받은 사람의 99%가 사망하는 거의 절대적인 치명적 질병이다. Kayli는 미국에서 생존한 단지 세 번째 사람이다. 감염은 드물지만 없는 것은 아니다. 최근에 미네소타(Minnesota)에서도 최소한 두 명이 사망하였다. 이는 *Naegleria fowleri*가 남부 주에서 가장 흔하기 때문에 이례적이며, 이는 북미의 온도 증가의 결과로 생각된다. Kayli의 병과의 싸움은 아직 끝나지 않았다. 그녀는 지금까지도 뚜렷하게 말하는 것과 다시 걷는 것을 배우면서 회복 중에 있다.

미국에서 *N. fowleri*에 감염된 희생자의 평균 나이는 12세이다. 어린이는 어른에 비하여 물에서 놀기를 더 좋아한다. 다이빙과 물속에서 수영하는 것과 같이 물이 코에 강제적으로 들어가도록 하는 활동은 아메바가 뇌에 접근하도록 허용하며, 뇌에서 신속히 증식하여 전두엽의 두뇌 조직을 파괴한다. 감염은 뇌가 거대하게 부풀도록 하여 결국 사망을 초래한다. 암포테리신 B와 같은 항진균 약제가 투여되지만 치료 방법은 없다.

종종 "뇌를 먹는 아메바"로 지칭되는 아메바에 대한 대중의 공포는 이해할 만하지만, 아메바는 염소 소독된 물에서 생존할 수 없다는 것을 주목해야 한다. 염소 소독된 물은 수영하기에 완벽하게 안전하지만, 연못, 얕은 호수, 심지어는 느리게 흐르는 강과 같은 따뜻하고 정체된 물은 위험하다. 또한 수영하는 것은 문제되지 않지만, 강제적으로 물을 코로 들어가게 하는 활동이 매우 위험하다. 무더운 여름철에 이러한 지역에서 수영하는 어린이의 수를 고려하면 거의 감염되지 않는 것이다. 이는 많은 사람이 이러한 질병에 대한 항체를 가지고 있는 것으로 생각하게 하였다.

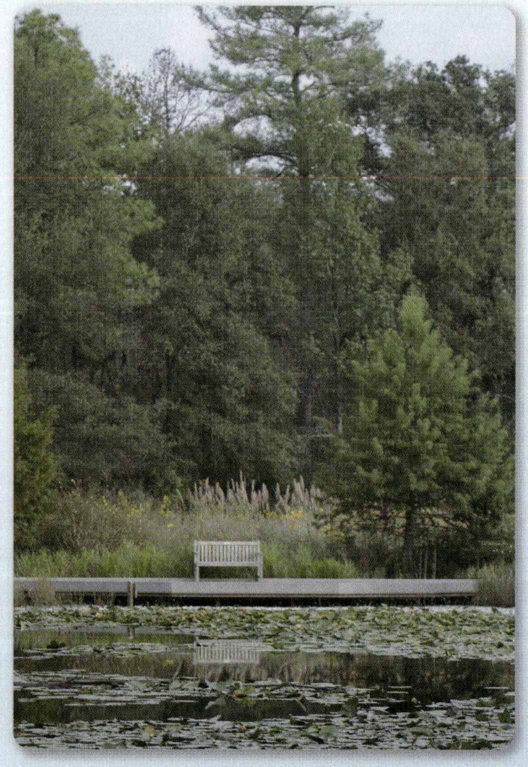

2013년 8월 플로리다의 자차리(Zachary Reyna)는 친구들과 함께 개천에서 니보딩(kneeboarding)을 하다 치명적인 아메바에 감염되었다. 그는 바로 아프기 시작하였고 8월 26일 가족이 생명유지 장치를 제거하는 힘든 결정을 하였을 때까지 계속 혼수 상태였다. 그의 가족은 Zachary가 Kayli처럼 생존하기를 바랐고, 이 질병의 네 번째 생존자가 되기를 희망하였지만, 불행히도 그렇지 못하였다.

신경계에 영향을 미치는 감염성 질병

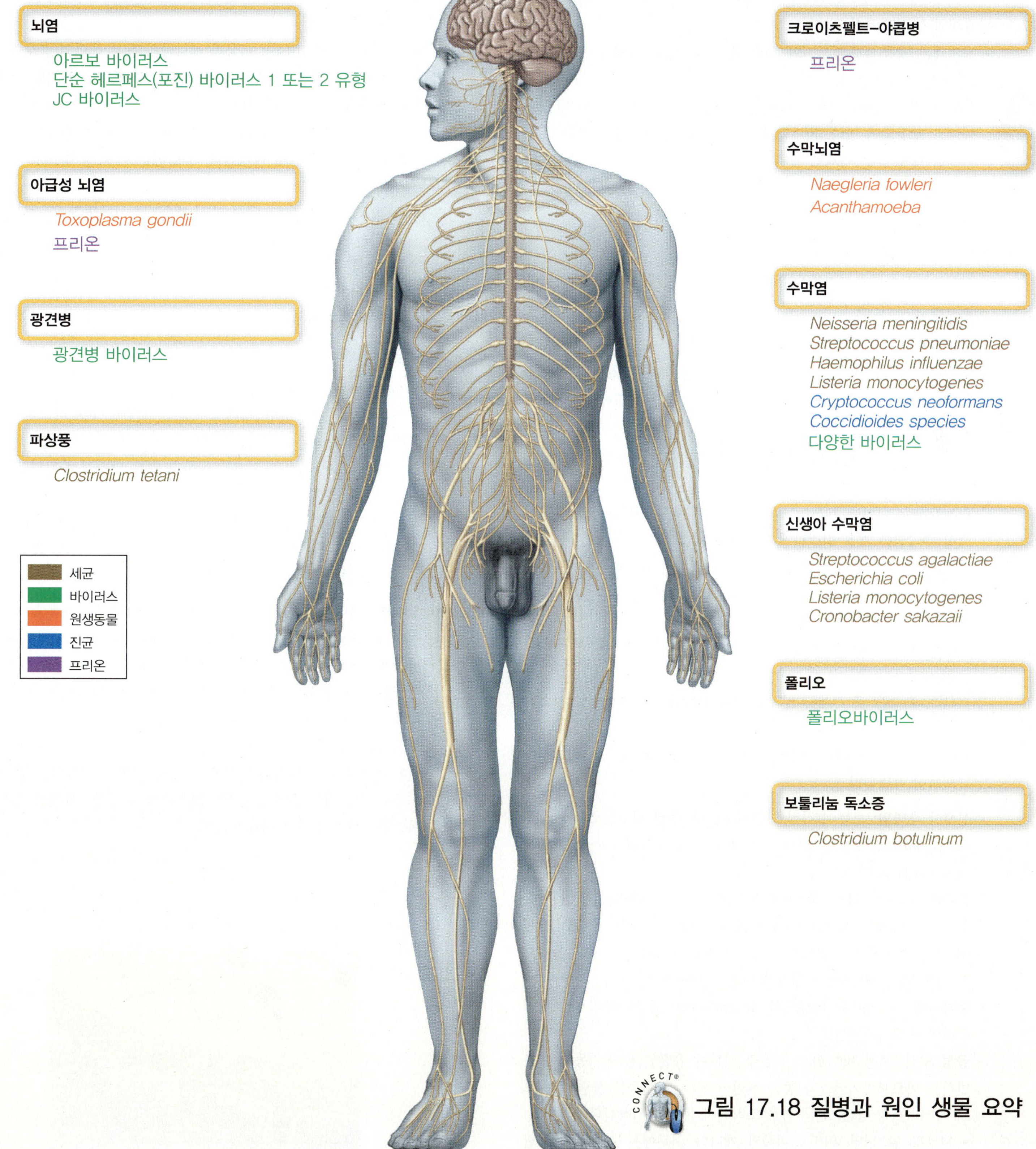

그림 17.18 질병과 원인 생물 요약

요약

17.1 신경계와 신경계의 방어

- 신경계는 중추신경계(두뇌와 척수)와 말초신경계(신경과 신경절)의 2부분을 가지고 있다.
- 두뇌와 척수의 연조직은 수막이라고 하는 3개의 막으로 된 단단한 덮개로 포장되어 있다. 지주막하 공간은 뇌척수액(CSF)이라고 하는 투명한 혈청 같은 액체로 채워져 있다.
- 신경계는 혈액-뇌 장벽으로 보호되며, 이는 혈류에서 두뇌와 척수로 물질이 통과하는 것을 제한한다.

17.2 신경계의 정상균

- 현재 우리는 중추신경계(CNS) 또는 말초신경계(PNS)에 정상균이 없다고 믿고 있다.

17.3 미생물에 의하여 유발되는 신경계 질환

- **수막염**: 수막의 염증. 중증의 형태는 세균에 의하여 유발되며, 종종 호흡기 바이러스에 의한 공동 감염 또는 이전의 감염에 의하여 용이하게 된다.
    - *Neisseria meningitidis:* 그램음성 쌍구균; 급성 수막염의 중증 형태의 대부분을 유발한다.
    - *Neisseria meningitidis:* 그램양성 구균; 지역사회 감염 폐렴구균성 수막염을 가장 빈번하게 유발한다.
    - *Haemophilus influenzae:* 예방 접종에 의하여 급격히 감소하였다.
    - *Listeria monocytogenes*: 대부분의 사례는 오염된 유제품, 가금류, 육류의 섭취와 연관되어 있다.
    - *Cryptococcus neoformans*: 진균; 증상의 점진적인 발병으로 만성적 형태를 유발한다.
    - *Coccidioides* 종: "계곡 열"; 폐에서 시작하지만 전신으로 신속히 전이된다; 미국 남서부, 멕시코, 중남미에서 발병률이 높다.
    - 바이러스: 특히 어린아이에서 매우 흔하다; 90%가 장바이러스에 의하여 유발된다.
- **신생아 수막염**: 보통 수직적으로 전파된다. 주된 원인은 *Streptococcus agalactiae*, *Escherichia coli*, *Cronobacter sakazakii*, *Listeria monocytogenes*이다.
- **폴리오**: 척수의 급성 장바이러스 감염; 신경근 마비를 초래할 수 있다. 2종류의 효과적인 백신이 있다. 불활성화 소크 폴리오 백신(IPV)은 미국에서 유일하게 사용되며, 약독화 경구 세이빈 폴리오 백신(OPV)은 개발도상국에서 아직도 사용된다.
- **수막뇌염**: *Naegleria fowleri*와 *Acanthamoeba*의 2종류의 아메바에 의하여 주로 유발된다.
- **급성 뇌염**: 보통 바이러스 감염에 의하여 유발된다. 절지동물이 운반하는 아르보바이러스가 종종 원인이 된다. 절지동물 물림, 조직으로 바이러스의 방출, 인근 림프 조직에서 복제로 시작한다.
    - 서부형 말 뇌염(WEE): 미국과 캐나다 서부에서 산발적으로 발생한다.
    - 동부형 말 뇌염(EEE): 미국과 캐나다의 동부 해안의 풍토병이다.
    - 캘리포니아 뇌염: 캘리포니아 균주와 라크로스 균주의 2가지 바이러스에 의하여 유발된다.
    - 세인트루이스 뇌염(SLE): 가장 보편적인 미국의 바이러스성 뇌염으로 남북미에 걸쳐 나타난다. 유행병은 미국 중서부와 남부에서 가장 자주 발생한다.
    - 단순 포진 바이러스: 단순 포진 바이러스 1유형과 2유형은 HSV 양성 산모의 신생아, 5~20세 사이의 성숙한 어린아이와 젊은 성인, 나이든 성인에서 뇌염을 유발한다.
    - JC 바이러스: 특히 면역력이 약화된 사람에서 진행성 다병소성 백질 뇌증(PML)을 유발한다. 치명적인 감염이다.
- **아급성 뇌염**: 증상이 발현되는 데 오래 소요된다.
    - *Toxoplasma gondii:* 원생동물, 톡소플라스마증을 유발한다. 아급성 뇌염의 가장 흔한 형태로 건강한 사람에서는 비교적 무증상; 면역력이 약화된 사람과 태아에서는 중증이 될 수 있다.
    - 프리온: 유전 물질을 전혀 포함하지 않는 단백질성 감염 입자. 긴 잠복기를 가지지만 일단 발병되면 신속하게 진행되는 신경퇴화 질환인 전염성 해면양 뇌염(TSE)을 유발한다. 인간 TSE에는 크로이츠펠트-야콥병, 게르스트만 슈트루슬러 슈나이커병, 치명적 가족성 불면증이 있다.
- **광견병**: 치명적인 뇌염으로 특징지어지는 느리고 진행성 동물원성 질병. 광견병 바이러스는 랍도바이러스(Rhabdoviridae) 과이다.
- **파상풍**: 개구 장애로도 불리는 신경근 질환; 척추 뉴런의 표적 부위에 결합하여 근육 수축의 저해를 차단하는 *Clostridium tetani* 신경 독소인 테타노스파스민에 의하여 유발된다.
- **보툴리눔 독소증**: *C. botulinum* 외독소에 의하여 유발된다; 보전이 불완전한 식품의 섭취와 연관된다; 진성 감염에 의해서도 발생한다. 식중독 보툴리눔 독소증, 유아 보툴리눔 독소증, 상해성 보툴리눔 독소증의 3가지 주요 형태가 있다.

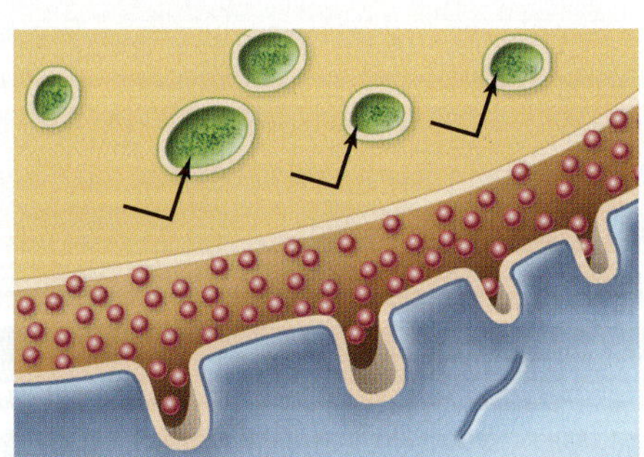

선다형 문제 Bloom의 1, 2단계: 기억, 이해

보기에서 맞는 답을 선택하시오.

1. 뇌척수액이 발견되는 장소는 어디인가?
   a. 수막(meninges) d. 신경절(ganglia)
   b. 경뇌막(dura mater) e. 말초 신경(peripheral nerves)
   c. 지주막하 공간(subarachnoid space).

2. 세균성 수막염에 첫 번째로 선택되는 광범위 항생제는 무엇인가?
   a. 세팔로스포린(cephalosporin) c. 암피실린(ampicillin)
   b. 페니실린(penicillin) d. 반코마이신(vancomycin)

3. 아급성 뇌염은 다음 무슨 미생물에 의하여 유발되는가?
   a. *Toxoplasma gondii* d. *Neisseria meningitidis*
   b. *Streptococcus agalactiae* e. *Haemophilus influenzae*
   c. *Naegleria fowleri*.

4. 다음 중 프리온에 의하여 유발되지 않는 신경학적 질병은 무엇인가?
   a. 크로이츠펠트 야콥병(Creutzfeldt-Jakob disease)
   b. 스크래피(scrapie)
   c. 광우병(mad cow disease)
   d. 세인트루이스 뇌염(St. Louis encephalitis)

5. *Cryptococcus neoformans*는 주로 어떻게 전파되는가?
   a. 직접 접촉 c. 매개물
   b. 새 똥 d. 성적 활동

6. CJD를 유발하는 것은?
   a. 아르보바이러스(arbovirus) c. 원생동물(protozoan)
   b. 프리온(prion) d. 세균(bacterium)

7. 보툴리늄 독소증의 잠재성으로 1세 이하의 어린이가 피해야 할 음식은?
   a. 꿀 c. 사과 주스
   b. 우유 d. 사과 소스

8. 다음 중 아르보바이러스에 의하여 유발되지 않는 질병은?
   a. 세인트루이스 뇌염(St. Louis encephalitis)
   b. 동부 말 뇌염(Eastern equine encephalitis)
   c. 웨스트 나일 뇌염(West Nile encephalitis)
   d. 광우병(mad cow disease)

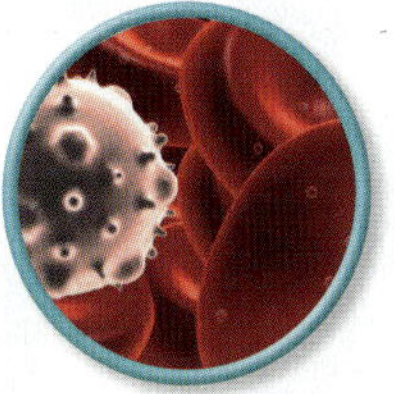

비판적 사고 Bloom의 3, 4, 5단계: 적용, 분석, 평가

비판적 사고는 사실과 개념을 이용하여 추론하고 문제를 해결하는 능력이다. 이러한 문제는 다양한 각도에서 접근될 수 있으며, 대부분의 경우 하나만의 옳은 답을 가지지는 않는다.

1. 뇌염은 왜 종종 진단하기 어려운가?
2. *Toxoplasma gondii*의 증명된 효과와 인간에 대한 가능한 효과를 설명할 수 있는 가설을 제안하시오. 이러한 효과가 원생동물에 부여할 수 있는 진화적인 혜택에 대한 고려도 포함하시오.
3. 수막염구균 수막염에 관한 내용에서 다음 문장이 있다. "항생제 치료 전에 시료가 채취되지 않을 경우에는 PCR이 병원체를 동정하는 최선의 방책이다." 그 이유는 무엇인가?
4. 신경계와 연관된 정상균은 왜 없는가?
5. 경구 폴리오 백신은 선진국에서는 사용되지 않지만, 개발도상국에서는 부분적으로 "우연한" 집단 면역을 부여하기 때문에 아직 널리 사용된다. 이것에 대하여 깊이 생각해보시오.

시각적 연결 Bloom의 5단계: 평가

이 질문은 이전의 영상을 새로운 개념과 연결시킨다.

1. **2장 그림 2.19a.** 2장의 그림을 되돌아보지 않고, 수막염을 유발하는 어떠한 미생물을 여러분이 여기에서 보고 있는지 생각하시오. 여러분의 추정 진단을 어떻게 확진할 수 있는가?

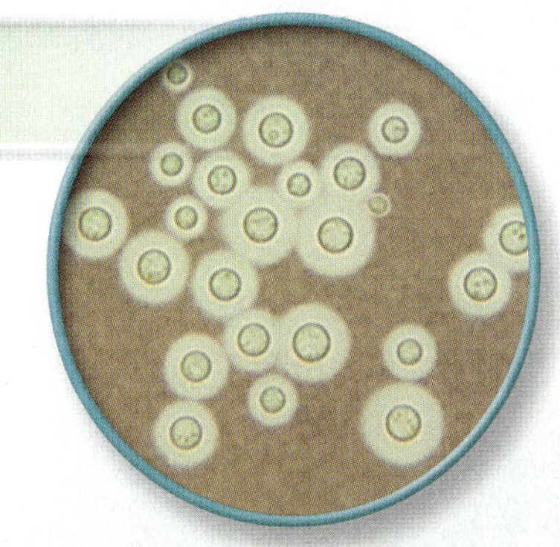

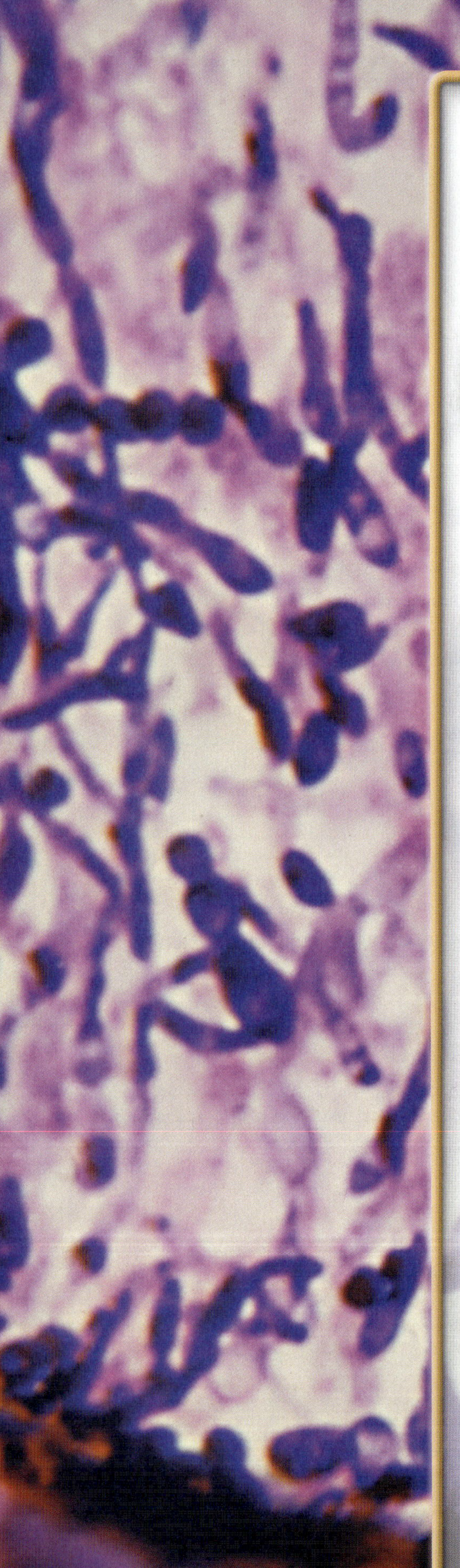

임상 사례

심장병

22세 대학생인 Donna는 크리스마스 휴가가 시작되는 금요일 밤에 응급실로 들어왔다. 그녀는 막 기말 고사를 마친 상태였다. Donna가 부모님 집에 왔을 때, 어머니가 Donna를 보고 응급실로 강제로 데리고 왔다.

Donna는 몇 주일간 상태가 좋지 않았다고 어머니에게 호소하였다. Donna가 추수감사절에 집에 왔을 때는 정상적이었다. 그녀는 그때 사랑니 2개를 발치하였지만 바로 나았으며 구강 증상도 오래 아프지 않았다.

추수감사절 바로 이후에, Donna는 간헐적인 발열과 쇠약함을 느끼기 시작하였다. 관절에 종종 통증이 왔다고 하였다. 지난 며칠 동안은 가슴이 달리기를 하고 나서 불규칙하게 뛰는 것처럼 두근거렸다고 이야기하였다. Donna는 그 증상을 스트레스와 과로, 다량의 커피, 기말 고사 탓으로 생각하였다. Donna의 어머니는 그녀가 한 달 전 집에 왔을 때에 비하여 체중이 빠진 것처럼 보인다고 이야기하였다.

검진 해보니 Donna 체온은 38.2°C(100.8°F)였다. 심박은 분당 112회로 비정상적으로 빨랐다. 혈압은 95/62 mmHg로 낮았으며, 산소 포화도는 93%로 Donna의 나이와 상태에서 기대되는 것보다 약간 낮았다.

나는 Donna의 폐 소리를 들었는데 깨끗하였다. Donna의 심장음을 들었을 때 잡음이 들리는 것을 찾았다고 생각하였다. Donna와 어머니에게 질문을 하니, Donna의 어머니는 Donna가 유아 때부터 심장 잡음이 있었지만 염려할 필요가 없다고 들었다고 하였다. Donna는 매우 창백하였다. 불충분한 산소 공급의 징후를 보기 위하여 그녀의 손톱 바닥을 확인하였을 때, 몇 개의 손톱에서 수직으로 뻗는 진한 선을 발견하였다. 양 손바닥 모두 작은 붉은색 반점이 있었다.

당직 의사가 Donna를 검진하기 위하여 왔다. 그녀를 검진하고 심장 잡음, 손톱의 선, 손바닥의 반점을 확인하고 나서, ECG(echocardiogram, 초음파 심장 진단도)와 혈액 배양을 포함한 일련의 혈액 검사를 지시하였다. 그는 Donna와 어머니에게 Donna의 사랑니 발치와 심장 잡음에 대하여 질문을 하였다. 그는 Donna와 어머니에게 증상에 기초하여 Donna가 아급성 심내막염(subacute endocarditis)을 앓고 있는 것 같다고 하였다.

- 심내막염에서는 심장의 어느 층이 영향을 받았는가?
- Donna는 어떻게 하여 심내막염에 걸렸는가?

임상 사례 결론은 526쪽에 있음.

CHAPTER 18

심장 혈관계와 림프계에 영향을 미치는 감염성 질병

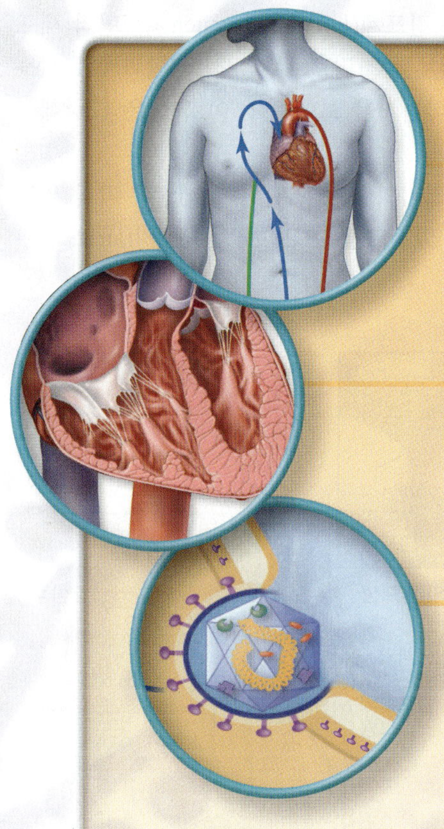

이 장에서는...

18.1 심장 혈관계와 림프계 및 그들의 방어

1. 심장 혈관계와 림프계의 중요한 해부학적 특성을 서술한다.
2. 심장 혈관계와 림프계에 존재하는 자연적 방어를 열거한다.

18.2 심장 혈관계와 림프계의 정상균

3. 심장 혈관계와 림프계의 정상균에 대한 "무엇(사실)"과 "왜(이유)"에 대하여 설명한다.

18.3 미생물에 의하여 유발되는 심장 혈관계와 림프계 질병

4. 중요 질병인 말라리아와 HIV의 가능한 원인균, 전파 방식, 독력 인자, 진단 기술, 예방/치료에 대하여 열거한다.
5. 말라리아 역학에 대하여 논의한다.
6. 개발도상국에서 HIV 감염의 역학에 대하여 서술한다.
7. 하나 이상의 가능한 원인을 가지는 감염성 심장 혈관 질환의 중요한 특징에 대하여 논의한다. 여기에는 2종류의 심내막염, 패혈증, 출혈열병, 비출혈열병 등이 있다.
8. 출혈열병과 비출혈열병을 구분하는 요인을 확인한다.
9. 패혈증을 유발하는 일련의 사건의 개요와 어떻게 예방하고 치료하는지 설명한다.
10. 단지 한 가지 가능한 원인만을 가지는 감염성 심장 혈관 질환의 중요한 특징에 대하여 논의한다.
11. 무엇이 탄저가 생물 테러의 좋은 병원체가 되게 하는지 서술하고, 환자에서 찾아야 할 중요한 발현 징후를 열거한다.

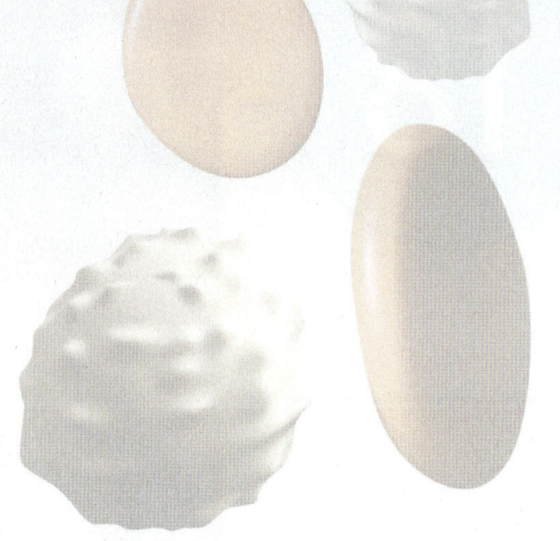

18.1 심장 혈관계와 림프계 및 그들의 방어

심장 혈관계

심장 혈관계(cardiovascular system)는 신체의 수송관이다. 이는 신체의 모든 부분으로 혈액을 운반하는 혈관, 혈액을 펌프하는 심장으로 구성되어 있다. 이 계는 혈액을 폐쇄 회로에서 이동하며, 따라서 **순환계**(circulatory system)로 알려져 있다. 심장 혈관계는 조직에 산소와 영양분을 제공하며 이산화탄소와 노폐물을 운반하여 제거를 위하여 적절한 기관에 배달한다. 밀접하지만 대체로 독립된 **림프계**(lymphatic system)는 면역 세포와 액체의 주요한 공급원이며, 일방통행으로 액체를 조직으로부터 심장 혈관계로 되돌린다. **그림 18.1**은 이 2계가 어떻게 함께 작동하는지를 보여준다. 이 그림은 12장에서 처음 보았다.

심장은 신체 전체로 혈액을 펌프하는 주먹 크기의 근육 기관이다. 심장은 각각 위와 아래 방으로 나뉜 2개의 반(half)으로 나뉘어져 있다(**그림 18.2**). 윗방을 심방(atria, 단수

그림 18.1 **심장 혈관계와 림프계의 해부도.**

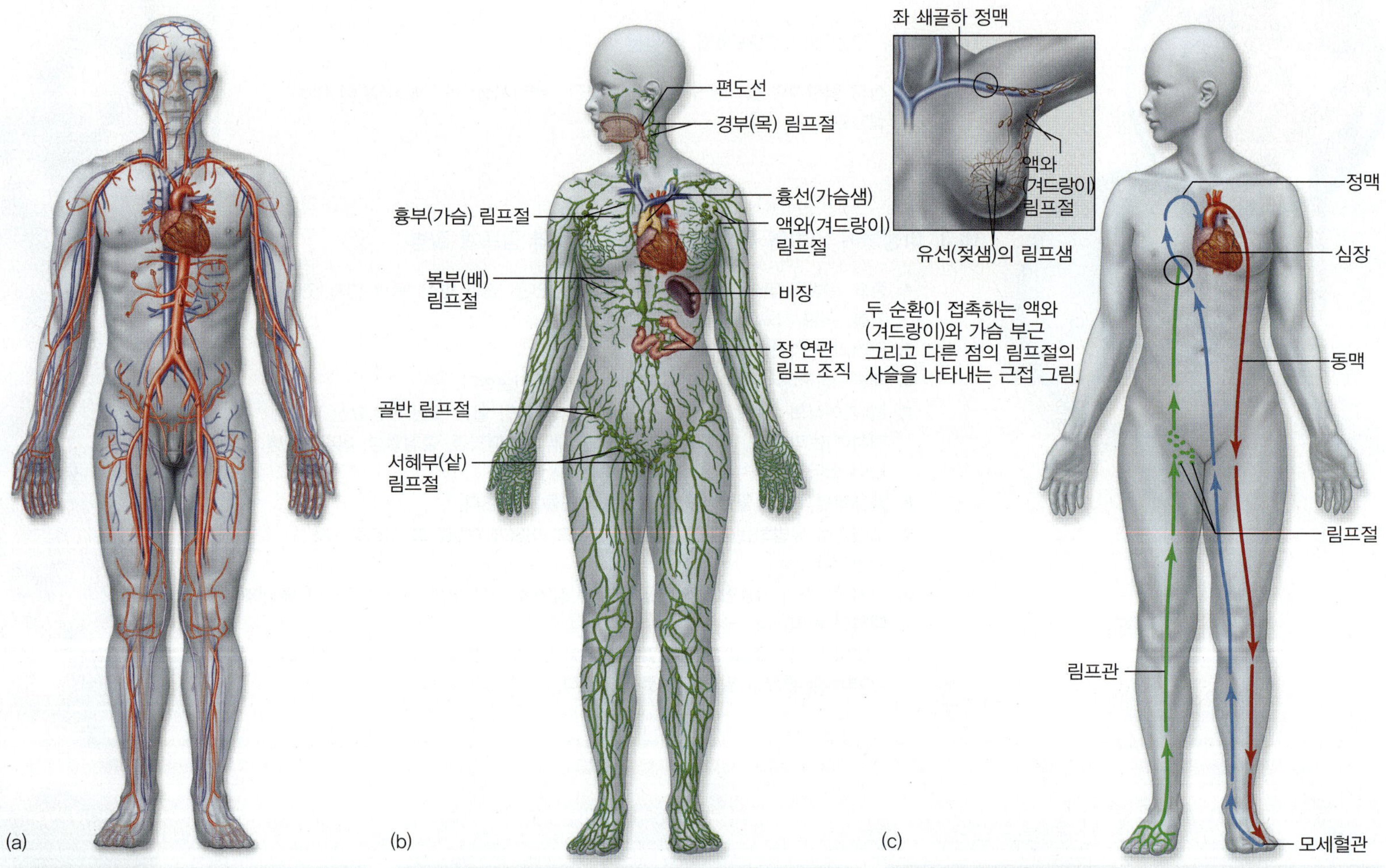

(a)

순환계: 감시

신체 부분은 순환하는 WBC에 의하여 선별된다.

(b)

림프계

림프계는 신체의 대부분 지역으로 신장되는 관의 분지된 그물 구조로 구성되어 있다. 감염의 빈번한 접촉점인 손, 발, 가슴과 같은 막다른 지역에 림프관의 밀도가 높은 것을 주목하시오. 다른 림프 기관은 림프절, 비장, 장 연관 림프 조직(gut-associated lymphoid tissue; GALT), 흉선(가슴샘), 편도선이다.

(c)

림프계와 순환계

림프계와 혈액의 일반적 순환의 비교. 림프관은 정규적인 순환과 평행하지만, 혈액의 순환적 양상과는 달리 일방통행이다. 두 순환은 큰 림프관이 정맥에 액체를 비우는 심장 부근에서 직접적으로 연결된다.

는 atrium)이라고 하고 아랫방을 심실(ventricle)이라고 한다. 전체 기관은 심막(pericardium)이라고 하는 섬유성 피복으로 싸여 있으며, 가끔 감염된다. 심장의 실제 벽은 3층으로 되어 있으며, 외부에서 내부로 심장 외막(epicardium), 심근(myocardium), 심장 내막(endocardium) 순이다. 심장 내막은 심장의 판막을 덮고 있으며, 이는 미생물 감염이 비교적 흔히 일어나는 곳이다.

혈관은 **동맥**(artery), **정맥**(vein), **모세혈관**(capillary)으로 구성되어 있다. 동맥은 비교적 높은 압력 하에 심장으로부터 산소가 포함된 혈액을 운반한다. 정맥은 신체 주변에서 작은 소정맥(venule)으로 시작하여 정맥으로 병합된다. 동맥과 정맥은 3개의 조직 층으로 이루어져 있다. 가장 내부 층은 내피 세포층(endothelium)이라고 하는 매끄러운 상피로 구성되어 있다. 내피 세포층의 평평한 표면은 순환계를 통하여 세포와 혈소판이 유연하게 흘러갈 수 있도록 한다. 다음 층은 연결 조직과 근육 섬유로 구성되어 있다. 외부 층은 연결 조직 얇은 층이다. 가장 작은 혈관인 모세혈관은 단지 한 층의 내피 세포층의 벽을 가지고 있다.

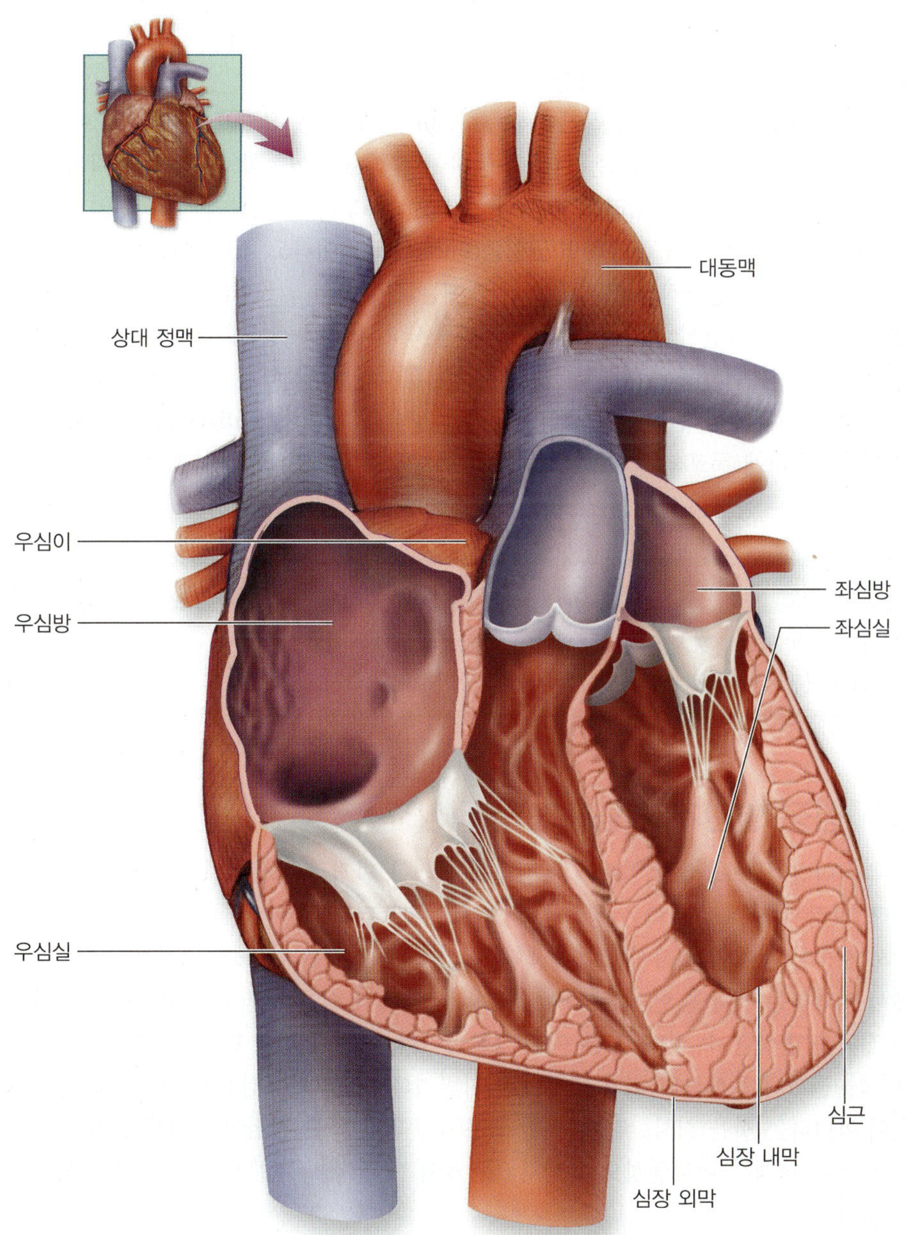

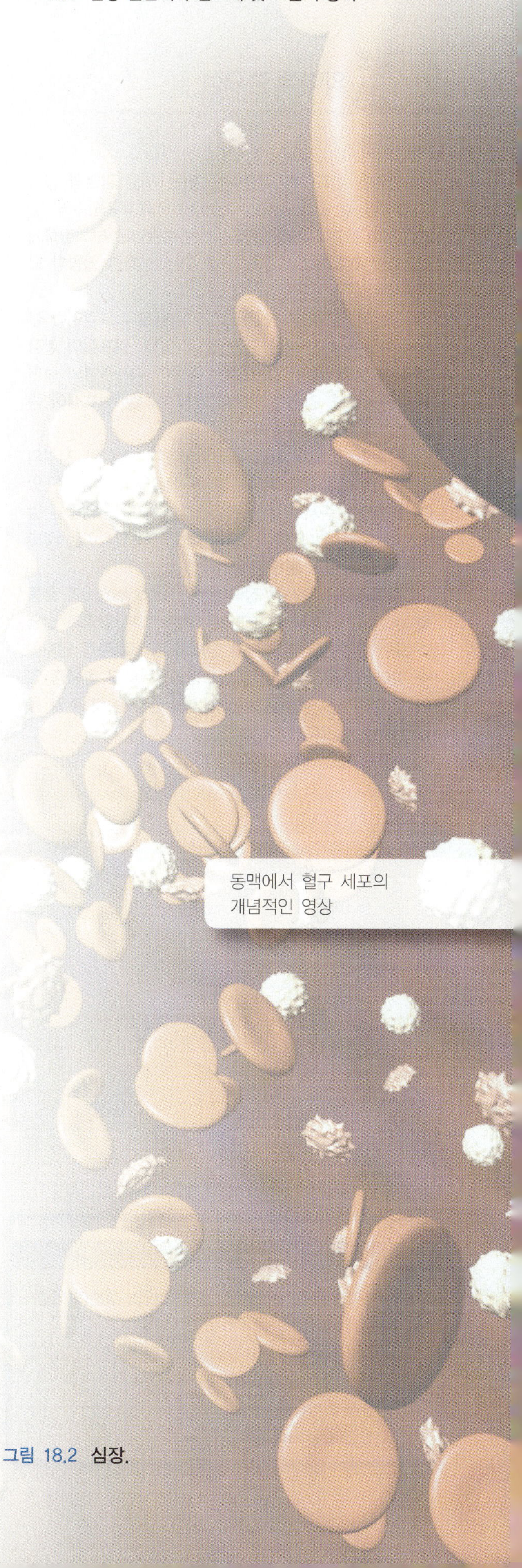

동맥에서 혈구 세포의 개념적인 영상

그림 18.2 심장.

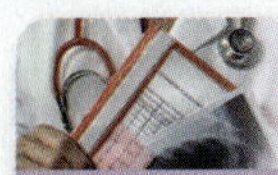

의학적 중요성

림프관염

림프관염은 림프관의 감염이며, 이는 세균 감염의 결과로 발생할 수 있다. 포도상구균이나 연쇄상구균 피부 감염이 림프관염의 흔한 원인이다. 림프관염은 부적절하게 치료되면 패혈증으로 진행할 수 있는 심각한 질병이 되기도 한다.

일반적으로 피부 감염을 가진 사람은 겨드랑이나 샅 지역 쪽으로 퍼진 붉은 줄을 볼 수 있다. 림프절의 확장과 함께 발열, 통증, 감기 같은 증상이 림프관염의 보편적인 증상이다. 감염 지역에서 가장 가까운 림프절이 종종 영향을 받는다.

신속한 인식과 치료가 필수적이다. 감염된 지역의 면봉 표본이나 혈액 배양은 원인 생물을 밝혀줄 수 있다. 항생제는 즉시 투여하여야 한다. 소염제는 염증을 감소시켜 줄 수 있다. 추가적으로 따뜻하게 압착하는 것도 팽창을 줄여 주고 불편을 완화시킨다.

림프관염은 혈전성 정맥염(thrombophlebitis)과 혼동될 수 있다. 그러나 림프관염은 종종 피부 감염과 발열과 오한과 같은 감염의 다른 징후의 존재로 종종 인지할 수 있다. 대부분의 사람은 림프관염으로부터 합병증 없이 회복되지만, 영향을 받은 지역의 팽창은 몇 주일 동안 지속될 수 있다.

림프계

림프계는 주로 혈관과 대체로 평행한 림프관; 서혜부(샅), 목, 겨드랑이, 장과 같은 신체 부위에 덩어리진 림프절; 비장으로 이루어져 있다. 림프계는 혈관을 떠나서 조직으로 들어간 액체를 수집하고, 불순물과 감염원을 여과하고, 다시 혈액으로 되돌리는 역할을 한다.

심장 혈관계와 림프계의 방어

심장 혈관계는 미생물 감염으로부터 고도로 방어되어 있다. 그러나 성공적으로 심장 혈관계에 침입한 미생물은 신체의 모든 부분에 접근할 수 있으며, 모든 계가 잠재적으로 영향을 받을 수 있다. 이러한 이유로 혈류 감염은 **전신(systemic)** 감염으로 불린다.

혈류 내에는 감염에 대한 다중 방어가 존재한다. 혈액은 mL당 약 5천~1만 개의 백혈구(leukocyte)로 가득 차 있다. 백혈구의 다양한 유형에는 특이적 면역을 맡고 있는 림프구, 비특이적 면역과 특이적 면역에 중요한 식세포를 포함한다. 이러한 많은 방어 요소를 가지고 있는 혈액에서 미생물은 거의 생존할 수 없다. 그럼에도 불구하고 일부 감염원은 혈액 방어를 회피하는 정교한 기작을 진화하였다.

혈액을 포함하는 의료상의 문제는 종종 -emia로 끝나는 접미사를 가진다. 예를 들어 수막염을 유발하는 바이러스는 혈류를 통하여 신경계로 이동할 수 있다. 혈액에서 바이러스가 존재하는 것을 **바이러스 혈증(viremia)**이라고 한다. 진균이 혈액에 있으면 **진균혈증(fungemia)**, 세균이 존재하면 **균혈증(bacteremia)**이라고 하며, 이는 단지 그들의 존재만을 나타내는 일반적인 용어이다. 혈액에는 정상균이 없지만(다음 절 참조), 세균이 종종 매일 생활하면서 혈류로 도입된다. 이를 닦거나 손거스머리를 잡아떼는 것도 입이나 피부를 통하여 세균을 혈류로 도입시킬 수 있지만, 이 상태는 보통 일시적이다. 그러나 세균이 혈류에서 번식하고 생장할 때 이 상태를 **패혈증(septicemia)**이라고 한다. 패혈증은 신속하게 폭포와 같은 면역 반응을 유발하여 전신의 혈압을 저하시키며, 이는 생명을 위협하는 질병인 **패혈성 쇼크(septic shock)**를 유발할 수 있다.

18.1 학습 결과—진도 평가

1. 심장 혈관계와 림프계의 중요한 해부학적 특성을 서술하시오.
2. 심장 혈관계와 림프계에 존재하는 자연적 방어를 열거하시오.

18.2 심장 혈관계와 림프계의 정상균

신경계와 마찬가지로, 심장 혈관계와 림프계는 외부 환경과 정상적인 접근이 없는 폐쇄계이다. 따라서 현재의 과학은 정상균이 없다고 믿는다. 질병이 없을 때, 미생물은 바로 앞에서 서술한 것처럼 일시적으로 존재할 수 있다. 림프계는 미생물과 그들의 산물을 조직에서 여과하는 역할을 한다. 따라서 건강한 상태에서 림프계나 심장 혈관계에는 미생물이 집락을 형성할 수 없다. 물론 이는 생물학이며, 항상 그렇게 단순하지만은 않다. 인간 미생물군계 프로젝트의 최근 연구에 의하면 혈류가 명백히 건강한 시기에도 완전히 멸균이 아니라는 것을 시사한다. 이러한 낮은 수준의 미생물 감염이 과거에 발견되지 않은 병인이나 현재는 비감염성으로 생각되는 상태가 질병을 유발할 수 있는지는 생각해 볼 만하다.

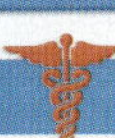

NCLEX® 준비

1. 심내막염(endocarditis)은 심장의 어느 부분의 염증인가?
   a. 심막(pericardium)
   b. 심장 내막(endocardium)
   c. 심장 외막(epicardium)
   d. 심근(myocardium)

심장 혈관계와 림프계의 방어와 정상균

	방어	정상균
심장 혈관계	식세포작용과 특이적 면역을 포함하는 혈액의 특이적 면역과 비특이적 면역	없음
림프계	수많은 면역 방어가 존재	없음

18.2 학습 결과—진도 평가

3. 심장 혈관계와 림프계의 정상균에 대한 "무엇(사실)"과 "왜(이유)"에 대하여 설명하시오.

18.3 미생물에 의하여 유발되는 심장 혈관계와 림프계 질병

심장 혈관과 림프 감염을 임상 발현에 따라 분류하는 것은 이러한 상태가 다중의 기관계에 영향을 미치는 전신성이기 때문에 어렵다. 우리는 2가지 매우 중요한 질병인 말라리아와 HIV로 시작한다.

중요 질병

말라리아

선사 시대부터 현재까지, 말라리아는 선페스트, 인플루엔자, 결핵과 함께 커다란 고통을 주었다. 현재에도 주요한 원생동물 질병으로서 말라리아는 매년 전 세계 인구의 40%를 위협한다. 말라리아라는 이름의 기원은 이탈리아어로 "나쁘다"는 *mal*과 "공기"라고 하는 *aria*로부터 왔다.

▶ 징후와 증상

10~16일 간의 잠복기가 지나면, 최초의 증상은 으스스한 느낌, 피로, 애매한 통증, 설사가 있기도 하고 없기도 한 메스꺼움에 뒤이어 오한, 발열, 발한(땀)이 한 차례 일어난다. 이러한 증상은 적혈구의 동시적인 파열의 결과로 48~72시간 간격으로 발생한다. 가장 독력이 강한 유형인 열대 말라리아 환자는 몇 주일 동안 경감이 없이 지속적으로 발열, 기침, 쇠약을 나타낸다. 말라리아의 합병증은 혈구 세포의 용해로 인한 용혈성 빈혈과 비장, 간, 신장에 축적되는 세포 부스러기로 인한 기관의 확장과 파열이다. 열대 말라리아의 가장 중증의 합병증 중 하나는 **대뇌 말라리아**(cerebral malaria)이다. 이 질병에서, RBC가 혈관 벽에 부착하는 능력이 증가하여 두뇌의 작은 혈관이 차단된다(감염하는 원생동물에 의하여 유도되는 세포 부착; cytoadherence). 그 결과 초래되는 두뇌 조직 산소의 감소는 혼수와 사망을 초래할 수 있다. 일반적으로 말라리아는 급성 단계에서 특히 어린아이에게 높은 사망률을 보인다. 일부 종류의 말라리아(*Plasmodium vivax*와 *P. ovale*에 의한)는 감염된 간세포에서 잠복하는 원생동물에 의하여 5년까지 재발할 수 있다.

▶ 원인 인자

Plasmodium 종은 포자충류의 원생동물이다. *Plasmodium* 속에는 2백 종 이상이 있지만, 보통 *P. malariae*, *P. vivax*, *P. knowlesi*, *P. ovale*, *P. falciparum* 5종만이 인간을 감염하는 것으로 알려져 있다. 이 5종은 질병의 양상과 정도에서 변화를 보인다. 예를 들어 *P. falciparum*은 사망의 대부분을 초래한다.

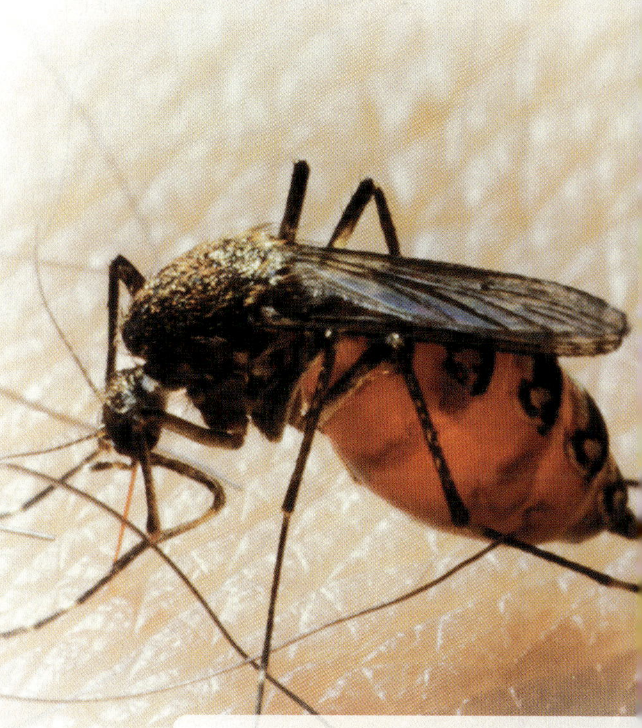

모기는 말라리아 원생동물을 전파한다.

말라리아 기생생물의 발생은 인간 내에서 수행되는 무성 단계와, 모기 내에서 수행되는 유성 단계의 2가지 뚜렷한 단계로 구분된다.

표 18.1은 말라리아 생활 주기의 단계를 열거한다. **그림 18.3**은 말라리아 감염의 윤상체 영양형 단계를 보여준다.

▶ 병인과 독력 인자

RBC로 낭충이 침범하는 것은 발열을 유도하는 화학물질이 혈류로 방출되도록 한다. 오

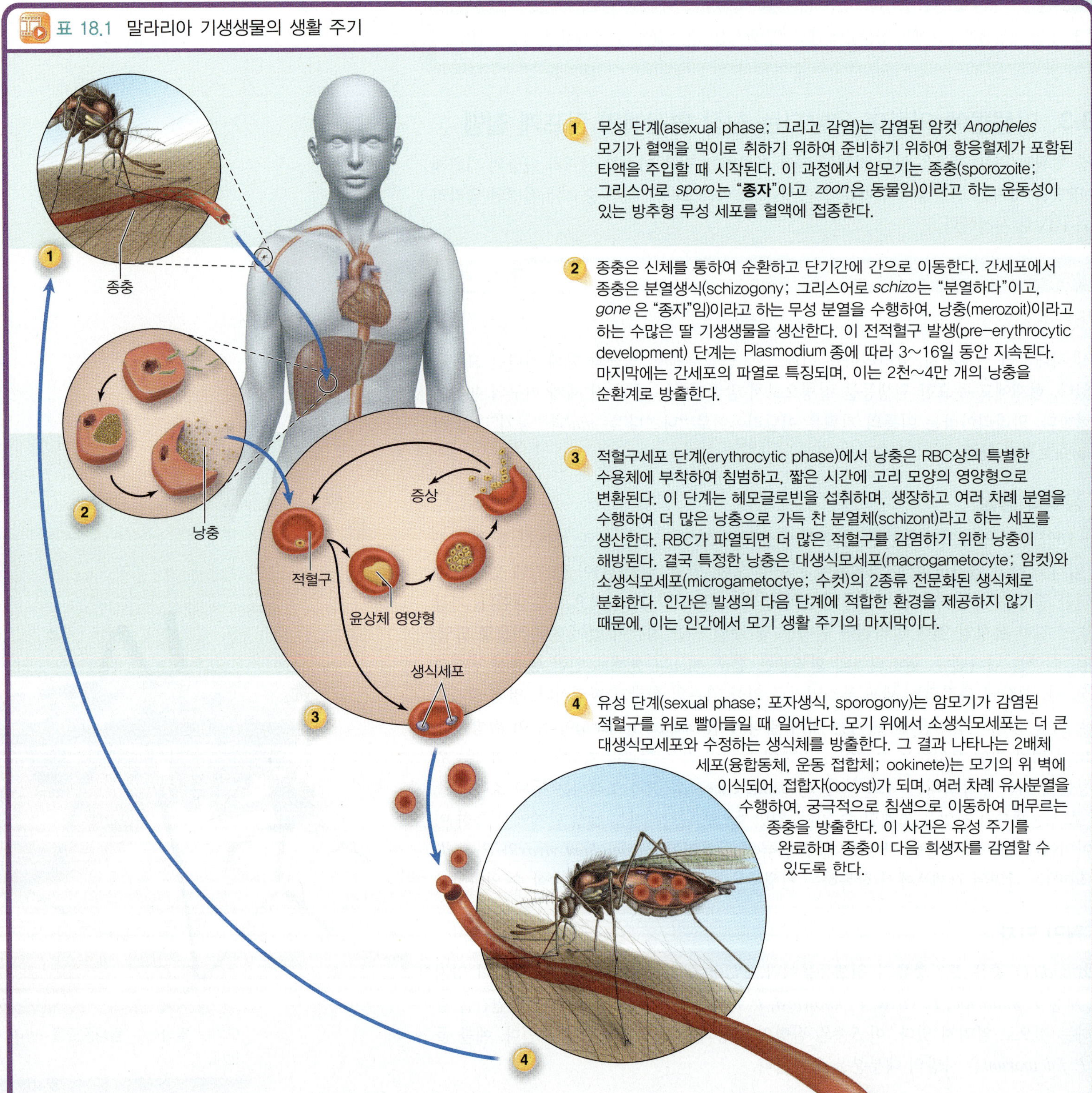

한과 발열이 주기적 양상으로 종종 발생한다. *Plasmodium*은 포도당을 매우 빠른 속도로 대사하여, 인간 숙주의 저혈당증을 초래한다. RBC의 상해는 빈혈을 가져온다. 간에서 말라리아 산물의 축적과 비장의 면역 자극은 이러한 기관들의 확대를 가져올 수 있다. 숙주 내의 개별 원생동물은 독특한 상이한 표면 항원을 발현하여, 척추동물 면역계가 싸우기 어렵게 만든다.

▶ 전파와 역학

모든 형태의 말라리아는 주로 암컷 *Anopheles* 모기에 의하여 전파된다. 말라리아는 한때 전 세계 대부분에 분포하였지만, 온대 지역의 모기 통제는 성공적으로 적도 지역으로 제한하였다(**그림 18.4**). 이러한 성취에도 불구하고, 매년 약 3억 건의 새로운 사례가 보고되며, 이 중 90%가 아프리카에서 발생한다. 가장 빈번한 희생자는 어린아이와 젊은 성인이며, 이 중 매년 1백만 명 이상이 사망한다. 특정한 형태의 말라리아 원생동물은 임신부의 태반에 상해를 유발하며, 태아와 신생아의 과도한 사망을 초래한다. 이 사례의 대부분은 알려진 풍토병 지역에서 획득한 사람에게서 발견되지만, 지역적으로 전파되는 감염도 증가 추세에 있다.

▶ 배양과 진단

말라리아는 염색된 혈액 도포에서 전형적인 *Plasmodium* 단계를 발견하면 확진될 수 있다(그림 18.3 참조). 새로운 혈청학적 절차는 수행하는 데 기술이 덜 필요하면서 더 정확하게 진단할 수 있다. 환자가 풍토병 지역에 거주하거나 여행한 것과 재발하는 오한, 발열, 발한(땀)도 말라리아를 가리킬 수 있다.

▶ 예방

말라리아 예방은 장기간의 모기 감퇴와 인간의 화학적 예방법을 통하여 시도된다. 감퇴는 특히 인간 거주지 부근에서 번식 장소로 사용될 수 있는 정지된 물의 제거와 성체 모기의 개체군을 감소하기 위한 살충제의 살포를 포함한다. 과학자들은 또한 모기 개체군을 감소시키기 위한 시도로 생식력이 없는 수컷 모기를 풍토병 지역에 도입하는 것도 시도하였다. 인간은 모기장, 차단막, 구충제 등을 사용하고; 밤에 실내에 머무르고; 매주 예

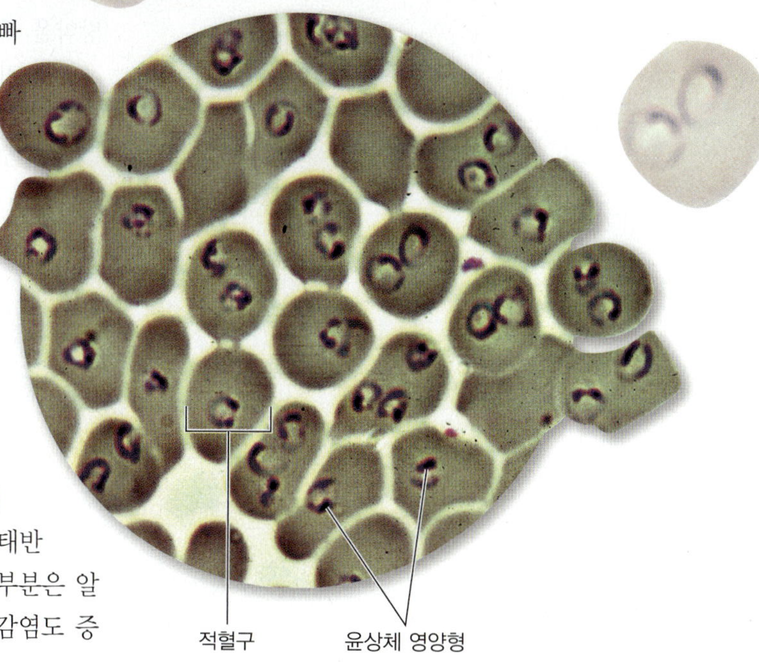

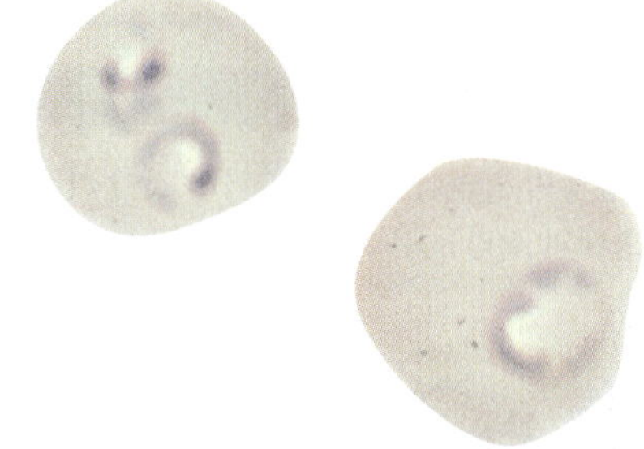

그림 18.3 ***Plasmodium falciparum* 감염의 윤상체 영양형 단계.** 주변 혈액의 도말은 적혈구 내에 고리 모양을 보여준다. 일부 RBC는 여러 개의 영양형을 가지고 있다.

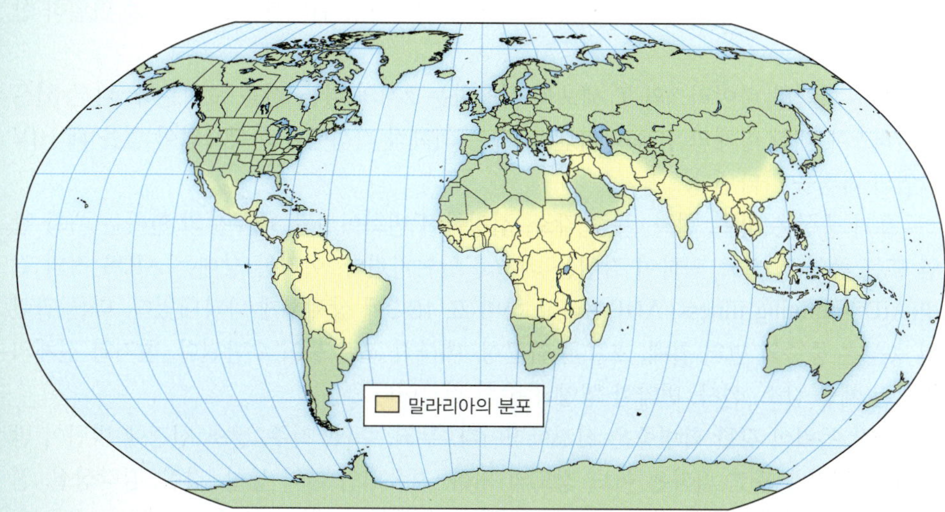

그림 18.4 **말라리아 벨트.** 노란색 지대는 말라리아를 보유하는 주요한 지역의 경계를 나타낸다. 말라리아 벨트는 적도 주위에 해당한다.

질병 표 18.1 말라리아

원인 생물	*Plasmodium falciparum, P. vivax, P. ovale, P. malariae, P. knowlesi*
전파의 가장 보편적인 방식	생물학적 매개체(모기), 수직
독력 인자	여러 개의 생활 단계; 여러 개의 항원 유형; 포도당을 제거하는 능력, GPI, 세포흡착
배양/진단	혈액 도말; 혈청학적 방법
예방	모기 통제; 모기장의 사용; 백신은 아직 없음; 항원생동물 예방제
치료	클로로퀸, 메플로퀸, 아테미시닌, 피리메타민 + 설파독신(Fansidar), 퀴닌(키니네), 프로구아닐; WHO 상담
역학적 특징	미국: 사례는 일반적으로 여행자나 이민자; 국제적으로 "말라리아 벨트"에서 매년 3억 사례가 발생하고 1백만 명이 사망; 어린아이에게 더 치명적

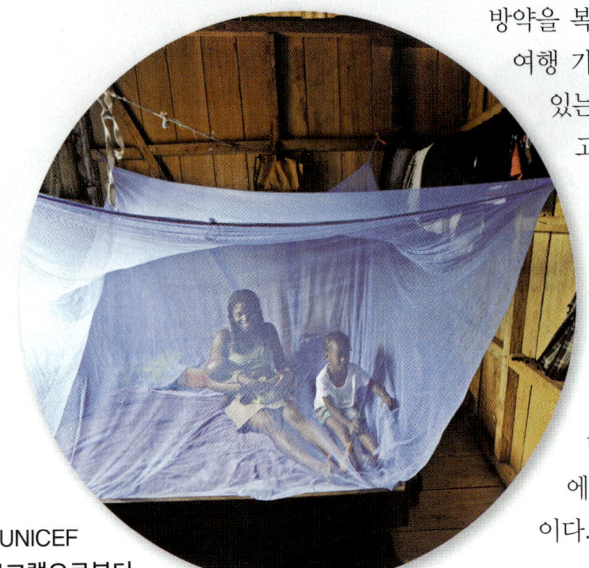

그림 18.5 UNICEF 모기장 프로그램으로부터 받은 처리된 모기장에 앉아 있는 아프리카 가족.

방약을 복용하여 감염 위험을 줄일 수 있다(풍토병 지역으로 가는 서방 여행자는 보통 여행 기간에 대하여 항말라리아제를 처방받는다). 최근에 말라리아에 감염된 병력이 있는 사람은 헌혈이 허용되지 않는다. WHO와 다른 국제 조직은 모기장을 보급하고 그물을 살충제에 담그는 방법을 가르치기 위하여 노력을 집중하고 있다(**그림 18.5**). 모기장의 사용으로 어린이의 사망률을 20% 감소시킨 것으로 추산된다. 일부 성공을 보고할 수 있는 지역은 2000년 이후 사하라 남부 아프리카의 20개 국가 중 16개 국가에서 모기장의 사용이 3배 증가하였다.

최선의 방어는 말라리아 백신에서 올 수 있으며, 과학자들은 수십 년간 백신 개발을 위하여 투쟁하였다. 성공적인 말라리아 백신은 다양하고 빠르게 변화하는 표적을 타격할 수 있어야 한다. 과학자들은 기생생물이 5,300종류의 다양한 항원을 가지고 있다고 추산한다. 다른 잠재적으로 강력한 전략은 모기에 간섭 RNA를 사용하여 모기가 *Plasmodium* 감염에 저항성을 가지게 하는 것이다.

▶ 치료

퀴닌은 오랫동안 말라리아 치료의 핵심 치료제였다. 가장 독성이 약한 클로로퀸은 비내성 형태의 질병에 사용된다. *P. falciparum*과 *P. vivax*의 내성 균주가 지배적인 지역에서는, 메플로퀸 또는 피리메타민 + 설파독신(Fansidar)을 처방할 수 있지만, 다른 식물성 화합물인 아테미시닌이 더 효과적이다. 예측할 수 있듯이 캄보디아에서 아테미시닌 내성이 발견되었다. WHO는 이제 내성 발생을 방지하기 위하여 오로지 아테미시닌을 다른 항말라리아제와 복합적으로 투여할 것을 권장한다.

NCLEX® 준비

2. 다음 4가지 유형의 말라리아 중에서 어느 것이 가장 심각한 형태의 질병을 유발하는가?
   a. *P. vivax*
   b. *P. ovale*
   c. *P. falciparum*
   d. *P. malariae*

중요 질병

HIV 감염과 AIDS

▶ 징후와 증상

광범위한 임상 징후와 증상이 인간 면역결핍 바이러스(human immunodeficiency virus, HIV)와 연관되어 있다. HIV 감염의 증상은 혈액 내 바이러스 수준과 T 세포 수준이라는 두 가지 사실과 직접 연결되어 있다. 진행을 이해하기 위해서는 **표 18.2**를 면밀히 살펴보아야 한다.

표는 혈액의 바이러스와 T 세포에 상응하는 2개의 다른 선을 보여준다. 다른 선은 바이러스에 대한 항체의 양을 나타낸다. 표는 의학적 간섭이나 화학요법이 없을 때 HIV 감염의 과정을 나타낸다.

초기 증상은 피로, 설사, 체중 감소, 신경학적 변화이지만, 대부분의 환자는 기회 감염 또는 종양(암)으로 인하여 감염을 최초로 알아차린다. 이러한 상태는 AIDS 정의 질병(AIDS-defining illness, ADI)이라고 하며 **표 18.3**에 상세하게 나타내었다. 다른 관련된 증상은 중증의 면역 철폐, 호르몬 불균형, 대사적 교란 등이 수반된다. 현저한 신체의 소모는 체중 감소, 설사, 빈약한 영양 흡수의 결과이다.

가장 독력이 강한 합병증은 신경학적이다. 두뇌, 수막, 척주, 말초 신경에 병변이 발생한다. 신경계 관련 환자는 어느 정도의 퇴화, 지속적인 기억 상실, 경련, 감각상실, 진행성 AIDS 치매를 나타낸다. **그림 18.6**은 보편적인 ADI인 카포시 육종(Kaposi's sarcoma)을 보여준다.

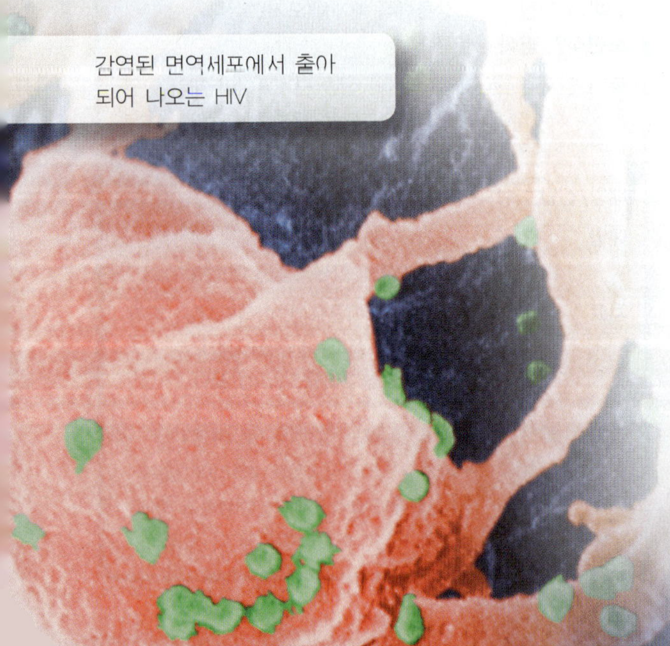

감연된 면역세포에서 출아되어 나오는 HIV

표 18.2 순환계에서 바이러스 항원, 항체, T 세포의 변화

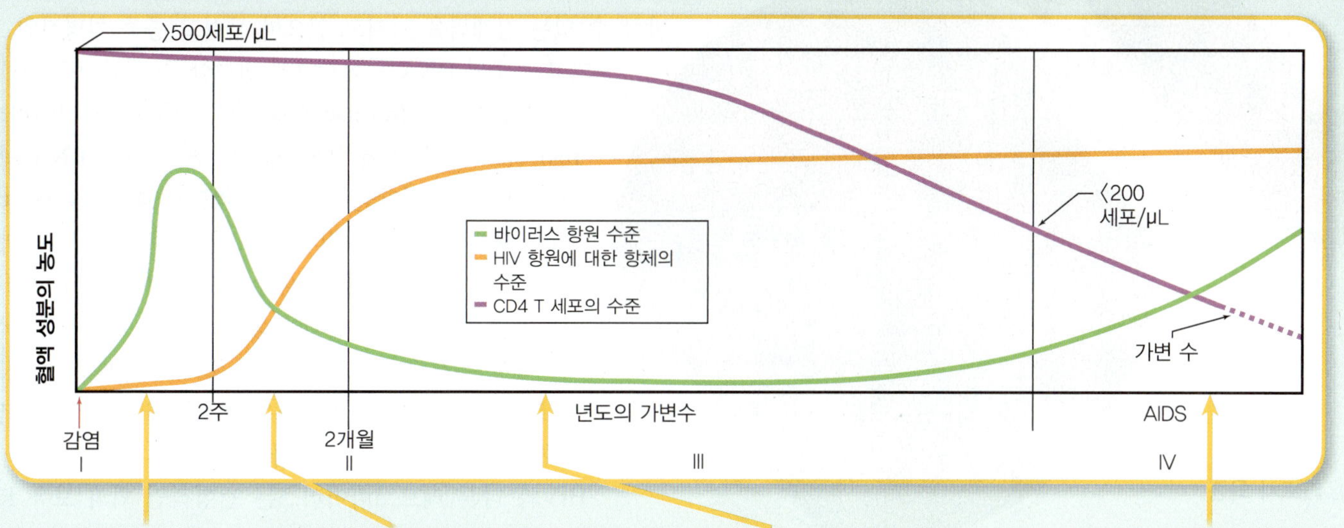

최초 감염은 곧 사라지는 모호한 전염성 단구 증가증 같은 증상으로 종종 나타난다. 이 단계는 바이러스의 최초 높은 수준과 상응한다(위의 녹색 선). 항체는 아직 많지 않다.

두 번째 단계에서, 혈액의 바이러스 수는 극적으로 감소하며 항체가 나타나기 시작한다. CD4 T 세포의 수도 증가하기 시작한다.

거의 무증상의 감염이 오랜 기간 지속된다. 이 시기는 2년에서 15년간 지속될 수 있으며, 림프절 장애가 현저한 증상이다. 무증상기의 중기와 말기에, 혈중 T 세포 수는 꾸준히 감소한다. T 세포의 수준이 낮은 역치에 도달하면, AIDS 증상이 계속해서 일어난다.

T 세포가 200세포/μL 미만으로 감소하면, AIDS가 발병한다. 항체 수준이 높지만, 혈액 내 바이러스 수는 증가하기 시작한다.

표 18.3 AIDS 정의 질환

피부 또는 점막(눈 포함)	신경계	심장 혈관계와 림프계 또는 다중의 기관계	호흡관	위장관	요생식관
거대세포 망막염(시력의 상실)	크립토코구스증, 폐 외부	콕시디오이데스 진균증, 파종성 또는 폐 외부	호흡관, 기관지, 폐의 칸디다증	식도, 위장관의 칸디다증	침임성 자궁 경부 악성 종양(HPV)
단순 포진 만성 궤양(>1개월)	HIV 뇌증	거대세포바이러스(간, 비장, 림프절 외)	단순 포진 기관지염 또는 폐렴	단순 포진 만성 궤양(>1개월 지속)	단순 포진 만성 궤양(>1개월 지속)
카포시 육종	림프종, 주로 뇌	히스토플라스마증	*Mycobacterium avium* 복합체	포자충증, 장	
	진행성 다병소 백질뇌증	버킷 림프종	결핵(*Mycobacterium tuberculosis*)	크립토스포리듐증, 만성적 장(>1개월 지속)	
	두뇌의 톡소플라스마증	면역아구성 림프종	*Pneumocystis jiroveci* 폐렴		
		Mycobacterium kansasii, 파종성 또는 폐 외부	폐렴, 재발성		
		Mycobacterium tuberculosis, 파종성 또는 폐 외부			
		Salmonella 패혈증, 재발성			
		소모 증상			

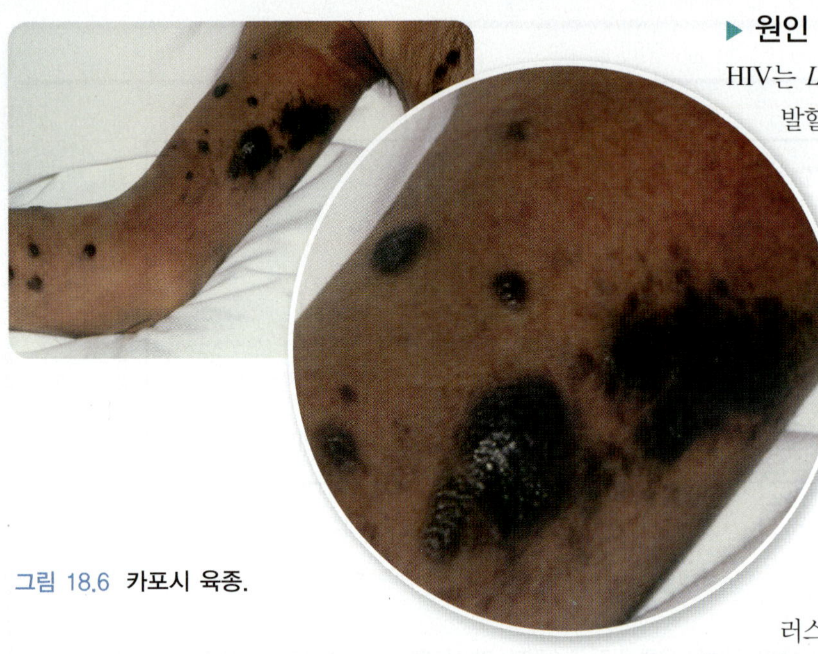

그림 18.6 **카포시 육종.**

▶ 원인 인자

HIV는 *Lentivirus* 속의 레트로바이러스이다. 많은 레트로바이러스는 암을 유발할 수 있는 잠재력을 가지고 있으며 무섭고 종종 치명적인 질병을 일으키고 숙주의 DNA를 심각하게 변경할 수 있다. 이들은 전사의 일반적인 순서를 역(reverse)으로 하기 때문에 "역바이러스(retrovirus)"라고 이름 지어졌다. 이들은 단일 가닥 RNA로부터 이중 가닥 DNA의 복제를 촉매하는 **역전사 효소(reverse transcriptase, RT)**라고 하는 색다른 효소를 포함하고 있다. 레트로바이러스와 숙주와의 연합은 매우 친밀하기 때문에 바이러스 유전자가 영구히 숙주 유전체에 통합된다. 이 레트로바이러스 DNA는 숙주 유전체에 프로바이러스로 통합되어 자손 세포로 전달될 뿐 아니라, 일부 바이러스는 세포를 변형시키고(악성을 만듦) 특정한 숙주 유전자를 조절한다.

HIV와 다른 레트로바이러스는 전형적인 외피 보유 RNA 바이러스의 구조적 특징을 나타낸다(**그림 18.7a**). 가장 외부 구성 요소는 숙주 세포에 바이러스의 흡착을 중개하는 막관통 당단백질 스파이크를 가진 지질 외피이다. HIV는 CD4 표지와 CCR-5라고 하는 공동수용체로 구성된 복합 수용체를 표현하는 숙주 세포만 감염시킬 수 있다. 바이러스는 이러한 수용체를 이용하여 몇 가지 유형의 백혈구와 조직 세포에 침입할 수 있다(**그림 18.7b**).

NCLEX® 준비

3. 다음 중 ADI(AIDS 정의 질환)이 아닌 것은?
   a. 거대세포바이러스(cytomegalovirus, CMV) 감염
   b. *Mycobacterium tuberculosis*에 의해 유발되는 결핵(TB)
   c. 카포시 육종(Kaposi's sarcoma, KS)
   d. 부르셀라병(brucellosis)

▶ 병인과 독력 인자

HIV는 점막이나 피부로 침입하여 상피 아래의 수지상 세포로 이동한다. 수지상 세포에서, 바이러스는 생장하여 세포를 사멸시키지 않고 발산된다. 이 바이러스는 피부, 림프기관, 골수, 혈액의 대식세포에 의하여 증폭된다. HIV의 가장 큰 뜻밖의 결과는 림프구의 조력(T4 또는 CD4) 클래스, 단핵구, 대식세포, 심지어는 B 림프구까지 포함하는 바이러스와 싸우기 위하여 매우 필요한 세포를 감염시키고 파괴한다는 것이다. 바이러스는 숙주 세포 표면 수용체와 결합하도록 적응되어 있다. 바이러스는 이제 세포막과 바이러스의 융합을 유도하여 합포체(syncytia)를 생성한다.

표 18.4에 바이러스의 생활 주기를 나타내었다.

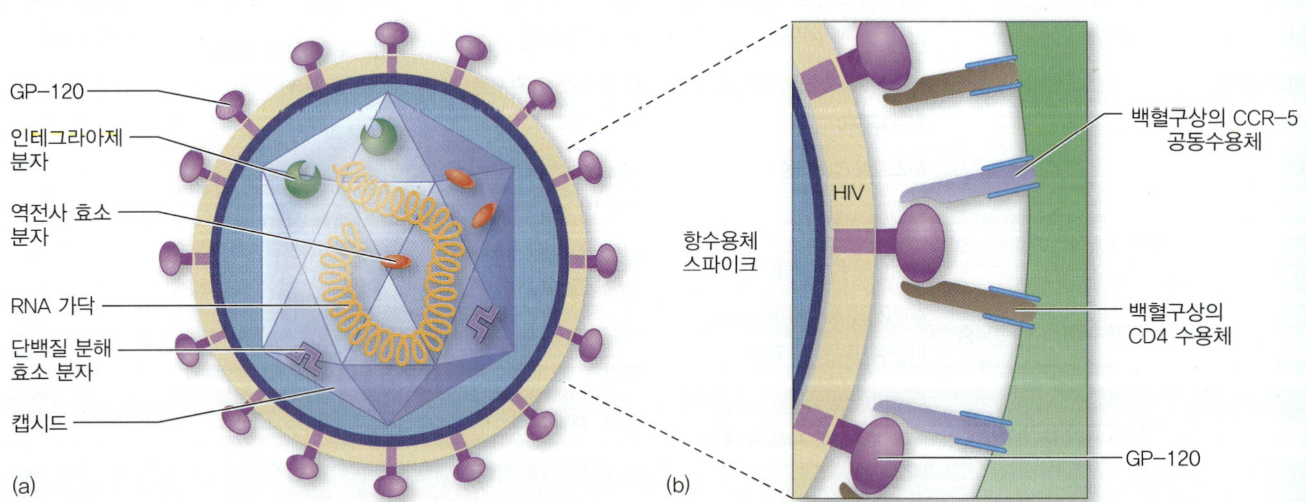

그림 18.7 **HIV의 일반적인 구조.** (a) 외피의 당단백질(GP) 스파이크, 2개의 동일한 RNA 가닥, 단백질 캡시드에 포장된 몇 분자의 역전사 효소, 단백질 분해 효소, 인테그라아제를 포함하고 있는 바이러스. (b) 인간 세포막 위의 특이적 수용체에 HIV 당단백질 분자가 꼭 맞게 부착된 모습. 이러한 수용체는 숙주 세포와 결합하여 세포막과 융합하도록 하는 CD4와 CCR-5(푸신)라고 하는 공동수용체이다.

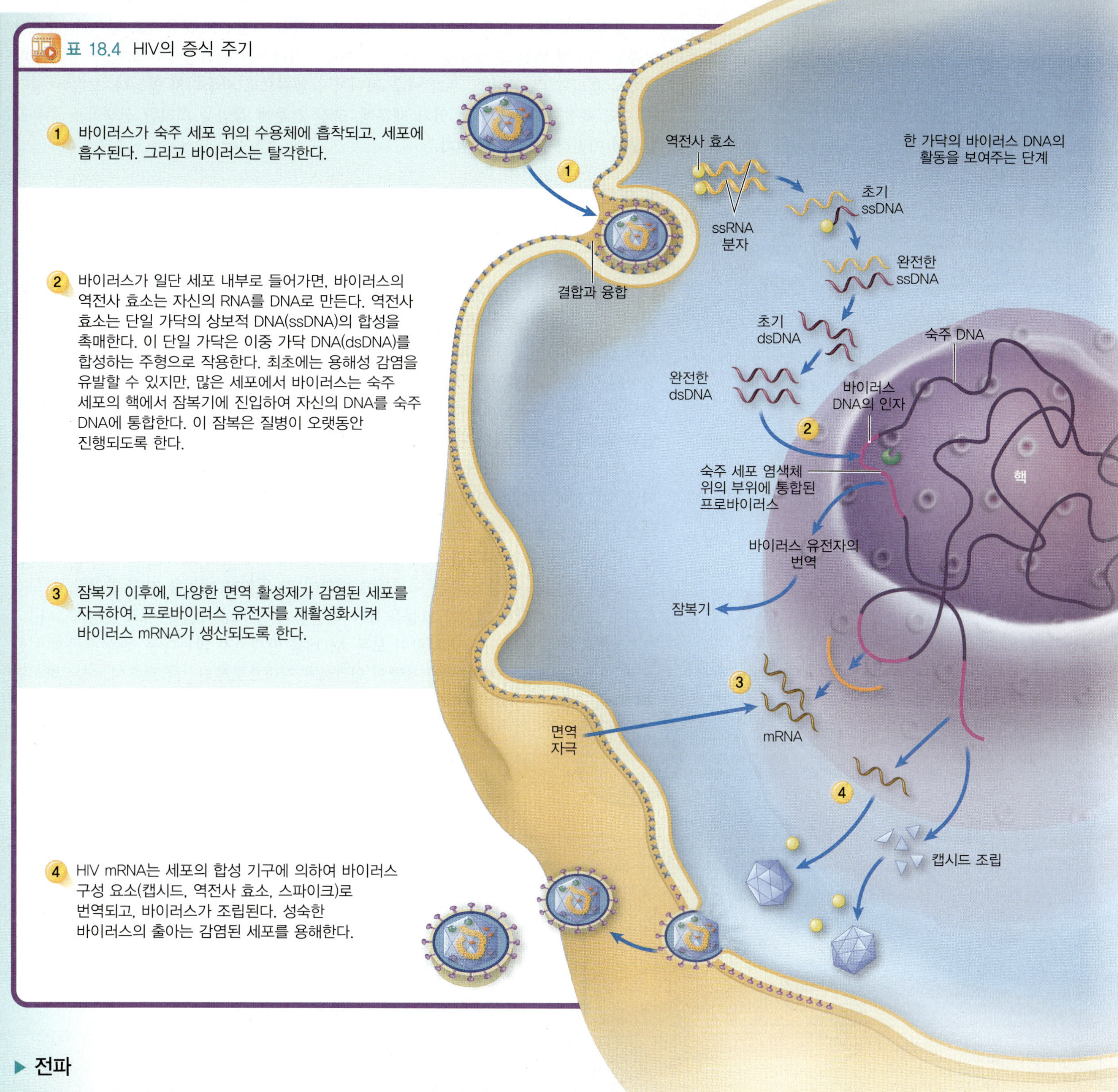

▶ 전파

HIV 전파는 성교와 혈액이나 혈액 제품의 전달과 같은 2가지 형태의 접촉을 통하여 주로 일어난다(**그림 18.8**). 아기는 출산 전후뿐 아니라 모유 수유를 통해서도 감염될 수 있다. 전파 방식은 AIDS 바이러스가 숙주 밖에서 오랫동안 생존하지 못하고 열과 소독제에 훨씬 더 민감하다는 것을 제외하고는 B형 간염 바이러스와 유사하다. 추가적으로 HIV는 B형 간염과는 달리 타액을 통하여 전파되지 않는다. 의료인은 출산 시 접촉할 수 있는 액체와 또는 침습성 방법도 바이러스를 전파한다는 것에 유의하여야 한다. 이들은 양수, 활액, 척수액이다.

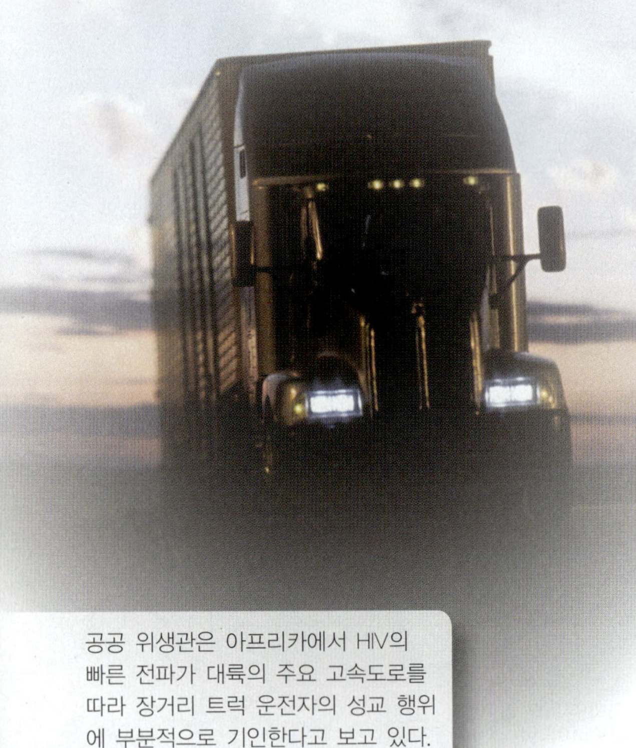

공공 위생관은 아프리카에서 HIV의 빠른 전파가 대륙의 주요 고속도로를 따라 장거리 트럭 운전자의 성교 행위에 부분적으로 기인한다고 보고 있다.

정액과 질 분비물 또한 자유 바이러스와 감염된 백혈구를 보유하고 있으며; 따라서 이들도 성교에 의한 전파의 중요한 인자이다. 바이러스는 실험실에서 소변, 눈물, 땀, 타액에서 분리될 수 있지만, 수가 매우 적어서 감염원으로 간주되지 않는다. 모유는 상당한 수의 백혈구를 포함하고 있기 때문에, 출산 전후에 감염을 회피한 신생아는 수유를 통하여 여전히 감염될 수 있다.

▶ 역학

1980년대 초반에 AIDS 유행이 시작된 이후, 전 세계적으로 3천만 명 이상의 사람이 사망하였다. 현재 HIV에 감염된 것으로 추산되는 사람은 전 세계적으로 3천2백2십만~3천8백8십만 명이고, 미국에 1백만 명 이상으로 추정된다(2012년). WHO는 2013년 2백1십만 명이 새로 감염되었다고 추정한다. 좋은 새 소식은 지난 3년간 새로운 감염은 13% 감소하였다는 것이다. 그리고 많은 세계적 AIDS 발의의 노력으로 인하여 개발도상국의 더 많은 사람이 생명을 구하는 치료를 받고 있다. 그러나 약제에 대한 접근보다 새로운 감염이 아직도 더 빠르게 증가하고 있다. 치료를 받는 두 사람에 대하여 다섯 사람의 새로운 진단이 내려지고 있다.

세계 대부분의 지역에서, 이성간 성교가 전파의 주된 방식이다. 산업화된 세계에서, 지난 수년간에 이성간 성교에 의한 감염의 전반적인 속도가 특히 청년과 젊은 성인 여성에서 극적으로 증가하였다. 미국에서 아프리카계 미국 여성의 감염률이 매우 높다. 그들은 미국 여성 인구의 14%만을 차지하지만, 여성 HIV 감염의 66%를 차지한다. CDC는 "아프리카계 미국 여성이 다른 여성들에 비하여 더 위험한 행동을 하지 않지만, 사회적 환경적 요인의 복잡한 범위가 그들을 HIV의 위험에 더 노출시킨다"라고 논평하였다.[1]

감염되거나 항체 양성인 사람이 모두 AIDS를 발생하지 않는다는 것을 주목해야 한다. 항체 양성인 사람의 약 1%가 질병으로부터 자유로우며, 이는 바이러스에 대하여 기능하는 면역이 발달할 수 있다는 것을 가리킨다. HIV

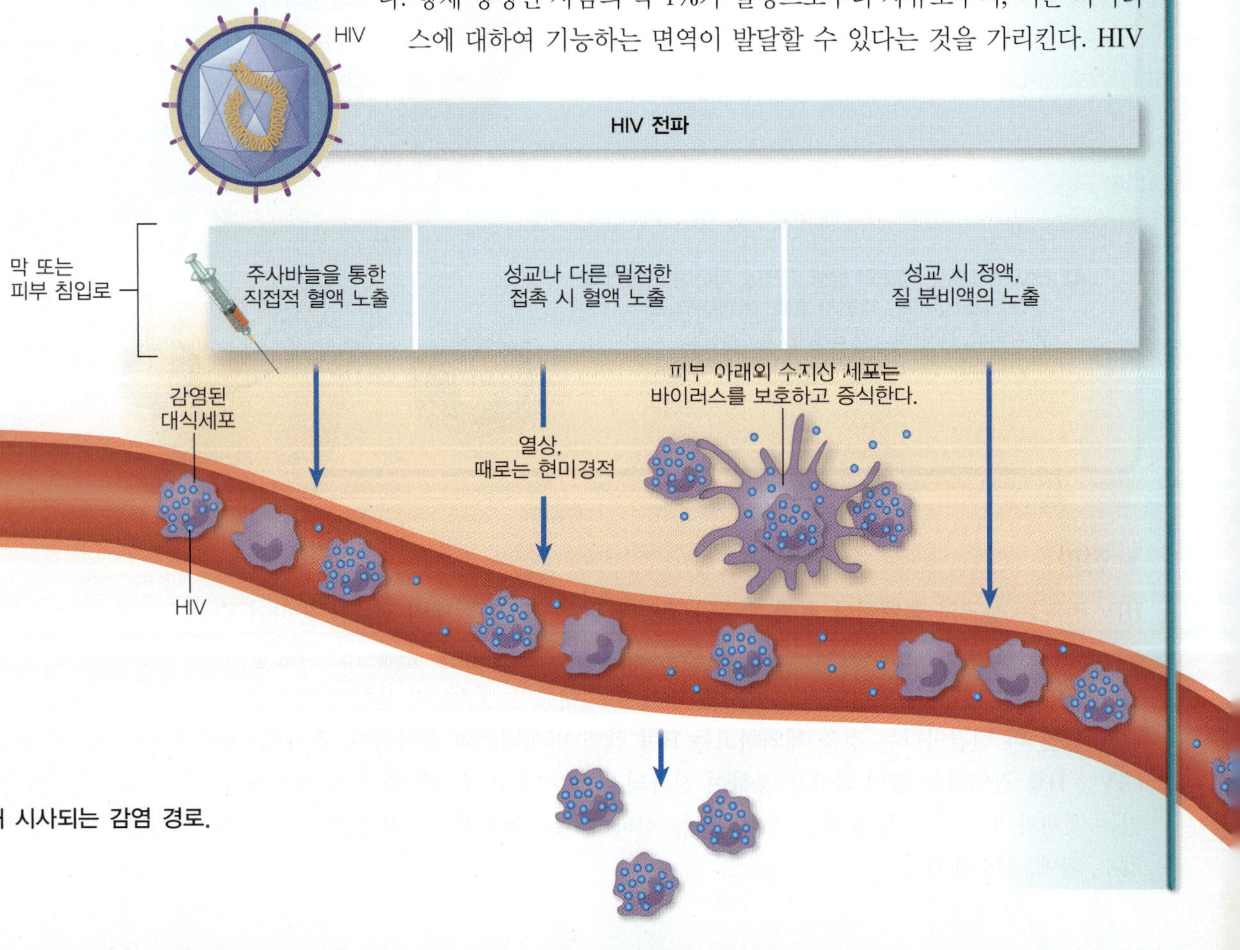

그림 18.8 주요한 공급원과 HIV에 의해 시사되는 감염 경로.

1. 출처: http://hivtest.cdc.gov/takecharge/.

감염에도 불구하고 건강한 사람을 **비진행자**(nonprogressor)라고 한다. 이 사람들은 집중적인 과학적 연구의 대상이다. 일부 사람들은 HIV가 요구하는 사이토카인 수용체가 결여되어 있다는 것을 발견하였다. HIV에 감염된 임신부를 항 HIV 약제로 치료하여 임신 동안에 모성-유아 전파의 속도를 극적으로 감소시켰다. 현재의 치료 계획은 전파율을 약 11%로 낮추었으며, 다제 치료 계획에 의한 일부 연구는 5%의 낮은 전파율을 주장한다. 증거에 의하면 산모에게 단백질 분해 효소를 투여하는 것은 전파율을 1% 정도까지 감소시킬 수 있다는 것을 시사한다(치료받지 않은 임신부는 아기에게 33% 비율로 바이러스를 전파한다).

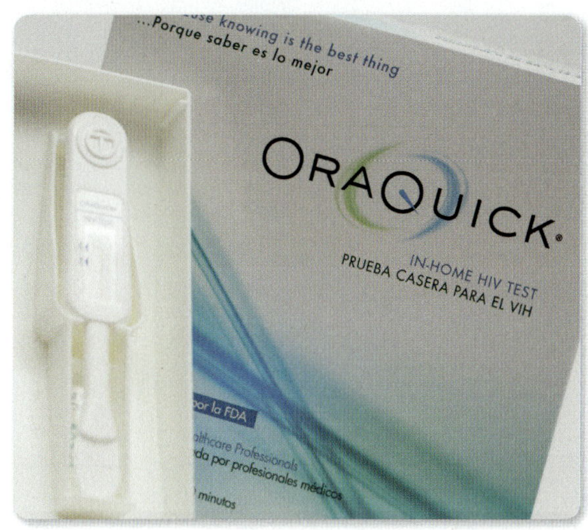

그림 18.9 **가정용 HIV 검사는 경각심을 증가시키고 조기 탐지를 촉진할 수 있다.**

▶ 배양과 진단

어떤 사람이 인간 면역결핍 바이러스에 양성으로 검사되면, 그 사람은 AIDS를 가지고 있는 것으로 판정되는 것이 아니라, HIV 감염으로 진단된다. 2012년 미국 예방 서비스 대책 위원회(Preventive Services Task Force)는 15~64세 사이의 모든 사람들이 HIV 검사를 받을 것을 권장하였다. 이 연령 집단 외의 고위험에 있는 사람과 임신한 여성도 검사를 받아야 한다.

대부분의 바이러스 검사는 혈청이나 다른 체액의 바이러스에 대하여 특이적인 항체를 탐지하는 것에 기초한다. 이는 많은 수의 시료를 저렴하게 선별할 수 있도록 한다(**그림 18.9**). 최초의 선별 검사는 오래된 ELISA와 새로운 라텍스 응집 검사와 신속 항체 검사를 포함한다.

부정확한 음성 결과는 탐지 가능한 항체의 생산이 시작되기 전에 검사가 수행되었을 때 발생할 수 있다(표 18.2 참조). 이러한 가능성을 배제하기 위하여, 음성으로 판정되었지만 노출되었을 것으로 느끼는 사람은 3~6개월 이후에 두 번째로 검사를 받아야 한다. 대신에 HIV 항원을(HIV 항체가 아니라) 검사하는 것은 항체 검사에 의하여 감염을 놓칠 수 있는 감염과 항체의 탐지 가능한 수준 사이의 시간 간격을 줄일 수 있다.

양성 검사는 항상 더 특이적인 검사인 보통 웨스턴 블럿 분석에 의하여 후속 검사를 해야 한다. 이 검사는 몇 가지의 상이한 항 HIV 항체를 탐지하며 부정확한 양성 결과를 배제할 수 있다.

미국에서 다음의 기준에 적합하면 HIV가 아니라 AIDS로 진단된다. (1) 바이러스에 양성이고, (2) 아래의 추가적인 기준 중 하나를 만족할 경우이다.

- 혈액 μL 당 CD4(조력 T 세포) 수가 200세포 미만일 때
- CD4 세포가 전체 림프구의 15% 미만일 때
- CDC가 제공한 AIDS 정의 질환(ADI)의 하나 이상을 경험할 때

▶ 예방

감염된 사람과 성적 접촉을 회피하는 것은 HIV 예방의 초석이다. 성적으로 활발한 사람은 모든 상대가 감염이 안 되었다고 판명되지 않았으면 감염되었다고 간주해야 한다. HIV 상태가 확실하게 음성으로 알려지지 않은 누구와도 성교할 때에는 장벽 보호(콘돔)를 사용하여야 한다. 정맥 주사를 피하는 것은 중요한 예방책이지만, 많은 약물 중독자들은 이러한 선택을 하지 않고 할 수도 없다. 이러한 경우 주사기나 바늘을 공유하지 않음으로써 위험을 감소시킬 수 있다. 아주 최신의 연구에 의하면 감염되지 않았거나 새로 감염된 사람을 항레트로바이러스제로 치료하면 AIDS의 진행을 막을 수 있다는 것을 보여주었다. 이 치료는 **노출 전 예방법**(pre-exposure prophylaxis, PrEP)이라고 한다.

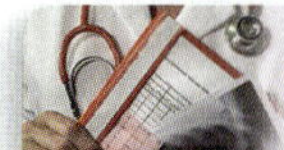
의학적 중요성

카포시 육종

1980년대 이전에 카포시 육종은 미국에서 좀처럼 나타나지 않는 암이었다. 카포시 육종은 유태인이나 지중해 출신의 중년 남성에 주로 영향을 미쳤다. 이 질병은 또한 아프리카 일부의 풍토병이었다. AIDS가 1980년대 폭발하였을 때, 많은 수의 카포시 육종 병변이 남성 동성애자 집단에서 미국의 첫 번째 AIDS 환자 사이에서 확인되기 시작하였다.

카포시 육종은 진정한 육종이 아니라, 통로가 형성되고 혈구가 모이는 림프 조직에서 발생하며, 카포시 육종 병변이 진한 색을 띠게 된다. 병변은 진한 자주색, 진한 붉은색, 검은색, 갈색이며 일반적으로 융기된다(구진). 카포시 육종은 위장관과 호흡관과 같은 다른 신체계에도 영향을 미칠 수 있다.

초기 AIDS 연구진은 카포시 육종이 AIDS의 원인일 것으로 믿었다. 물론 이 이론은 HIV 바이러스가 동정되었을 때 부정되었다. 카포시 육종은 이제 헤르페스바이러스(HIV-8)에 의하여 유발된다고 알려져 있다.

카포시 육종은 AIDS 환자에서 기회감염으로 계속되며 ADI(AIDS 정의 질환)의 하나이다. 이는 때로는 AIDS의 첫 번째 발현하는 증상이다.

▶ 치료

HIV에는 치료법이 없다. 그러나 새로운 약제와 이를 사용하는 새로운 통찰은 HIV와 AIDS에 걸려서 생활하는 일부 사람들의 삶의 질을 크게 개선하였다. 불행히도, 대부분의 세계는 최근의 약품을 살 여유가 있거나 적절하게 사용하기에는 너무 가난하다. 두 가지 중요한 도전은 (1) 우리가 가지고 있는 약제를 더 이용 가능하도록 하는 것과 (2) 더 감당할 수 있고 실질적인 약제와 전달 기작을 개발하는 것이다.

HIV 양성으로 검사된 사람을 치료하는 명백한 지침이 존재한다. 이러한 지침은 주기적으로 갱신된다. 가장 최근의 갱신에는 Triumeq라고 하는 인테그라아제 저해제 한 종류와 역전사 저해제 두 종류를 포함하는 새로운 복합 치료법을 포함한다. 이 새로운 권장법은 HIV 진단 후 바로 치료를 시작할 것을 요구한다. 항바이러스 화학요법에 추가하여, HIV 양성인 사람은 AIDS 이외에 소모성 질환과 같은 다양한 기회감염을 방지하

표 18.5 항 HIV 약제의 작용 기작

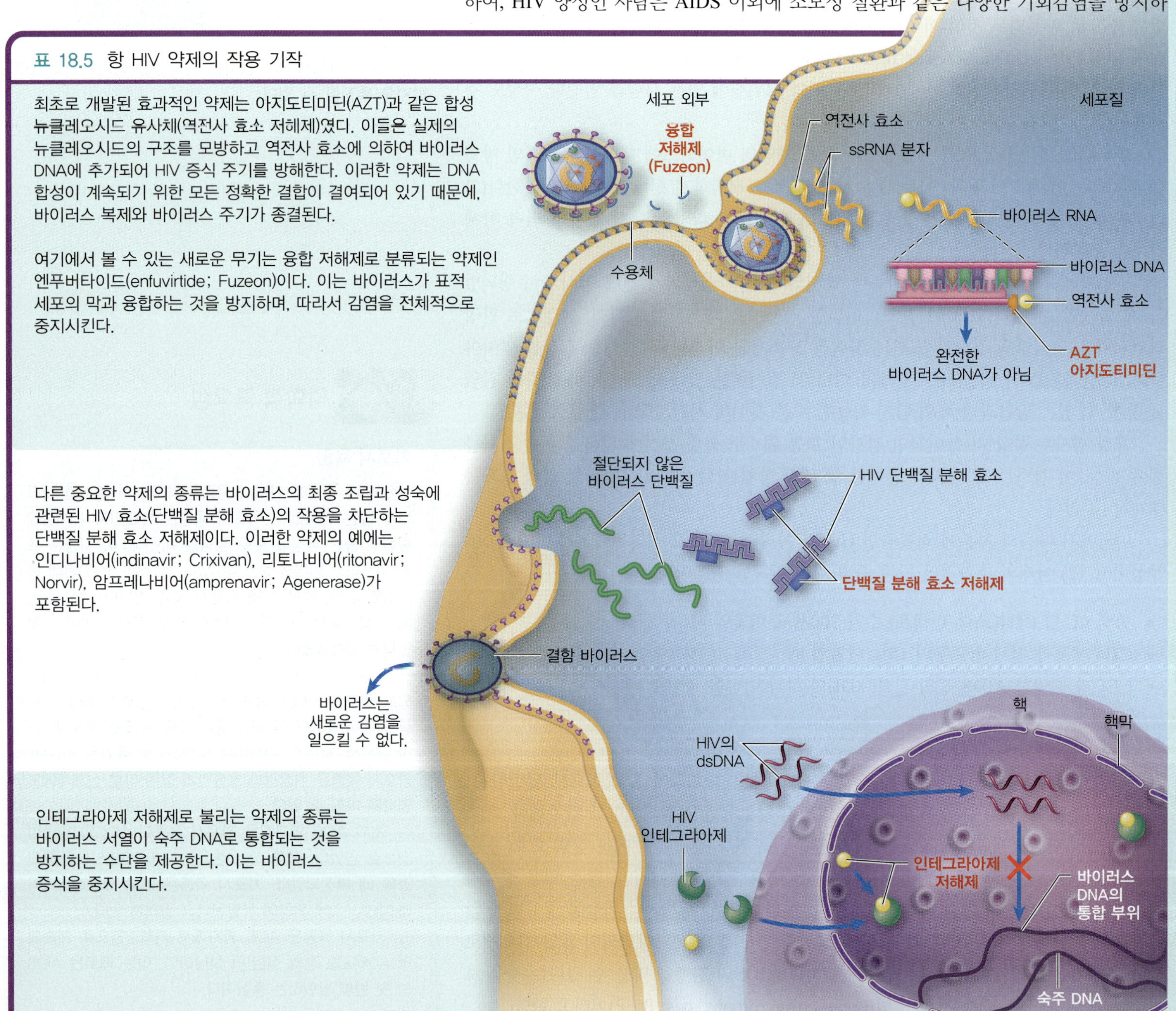

거나 치료하기 위한 다양한 종류의 약제를 복용해야 한다. **표 18.5**에 HIV 치료에 이용할 수 있는 다양한 종류의 약제를 나타내었다.

질병 표 18.2 HIV 감염과 AIDS

원인 생물	인간 면역결핍 바이러스 1, 2
전파의 가장 보편적인 방식	직접 접촉(성적), 비경구(혈액 매개), 수직(출생 전후, 모유 수유)
독력 인자	부착, 융합 세포(syncytia) 형성, 역전사 효소, 높은 돌연변이율
배양/진단	항체에 대한 최초의 선별에 뒤이은 항체의 웨스턴 블럿 확진
예방	감염된 성 상대자, 오염된 혈액, 모유와 접촉 회피; 고위험 개인에 대한 노출 전 예방책(PrEP)
치료	여러 종류의 동시적인 항바이러스제
역학적 특징	전 세계 감염: 2013년 3천2백만~3천9백만 명, 새로운 감염은 2백1십만 명. 미국 감염: 약 1백만 명. 새로운 미국 내 감염의 1.4가 여성(이 중 66%가 아프리카계 미국 여성임)

심내막염

심내막염(endocarditis)은 심장 내막의 염증이다. 대부분의 경우 심내막염은 종종 승모판 또는 대동맥판과 같은 심장 판막의 감염을 가리킨다(**그림 18.10**). 감염성 심내막염에는 급성과 아급성의 2가지 변이가 있다. 각각은 독특한 집단의 가능한 감염 인자를 가지며, 주로 세균이다. 드물게 감염은 진균이나 어쩌면 바이러스에 의해서 유발될 수 있다. 신체적 외상도 이러한 염증을 유발할 수 있다.

인공 판막 수술의 혁신은 심내막염의 발생에 대한 새로운 위험을 나타낸다. 인공 판막을 가지 환자는 수술 과정에서 세균이 도입될 때 급성 심내막염에 걸릴 수 있으며, 일반적으로 이환율과 사망률이 높다. 또는 인공 판막은 수술하고 오래 지나면 아급성 심내막염의 감염 부위로 작용할 수 있다. 두 가지 형태의 심내막염 모두 증상과 진단 절차가 유사하기 때문에, 이들을 먼저 다루고 나서 급성과 아급성 심내막염의 특정한 관점을 다루도록 한다.

▶ 징후와 증상

두 가지 유형의 심내막염에 대하여 아급성 상태가 급성 질환에 비하여 느리게 발달하고 덜 현저하다는 것을 제외하고는, 징후와 증상이 유사하다. 증상은 발열, 피로, 관절통, 부종(발, 다리, 복부의 팽창), 쇠약, 빈혈, 비정상적 심박, 그리고 때로는 심근경색과 유사한 증상(가쁜 호흡과 오한을 포함하는 심장 마비)을 포함한다. 복부 또는 측면 통증도 때때로 보고된다. 환자는 매우 아프게 보일 수 있으며 신체의 상반신과 손톱 아래(조하선상 출혈)에 점상 출혈(작은 크기의 붉은색에서 자주색의 변색)을 나타낼 수 있다. 손바닥과 발바닥에 붉은색의 무통증 피부 반점(Janeway 병변)과 손가락과 발가락의 바닥에 작은 고통스러운 결절이 검사에 뚜렷하게 나타날 수 있다. 아급성 사례에서, 시간에 따른 비장의 확장이 발생할 수 있으며; 매우 오래 지속될 경우에는(수년간) 혈액에 산소의 결핍으로 곤봉 모양의 손가락과 발가락을 초래할 수 있다.

급성 심내막염

급성 심내막염은 종종 세균이 혈류에 압도적으로 도전한 결과이다. 이러한 세균의 일부는 정상적인 심장 판막에 집락을 형성할 수 있는 능력을 가지고 있다. 판막에 세균이 축적되면(증식) 판막의 기능을 방해하여 심장 기능 부전과 사망을 직접적으로 초래할 수 있다. 대신에 세균 증식의 조각이 떨어져 나와 중요한 기관에 색전증(emboli; 봉쇄)을 일으킬 수 있다. 세균 집락은 또한 혈액 세균의 항구적인 공급원을 제공할 수 있으며, 그 결과 전신 염증 반응과 쇼크를 수반할 수 있다.

▶ 원인 인자

급성 심내막염은 주로 *Staphylococcus aureus*에 의하여 유발된다. 다른 인자는 *Streptococcus pyogenes*, *Streptococcus pneumoniae*, *Neisseria gonorrhoeae*, 그리고 많은 다른 세균이다. 각각의 세균은 이 책의 다른 곳에서 서술하였다.

▶ 전파와 역학

급성 심내막염 전파의 가장 보편적인 경로는 신체로 직접 침입하는 비경구적이다. 정맥 주사나 피하 주사를 사용하는 사람은 이러한 질병에 위험이 증가한다. 외상과 수술 절차도 급성 심내막염을 유발하는 데 필요한 다수의 세균을 도입할 수 있다.

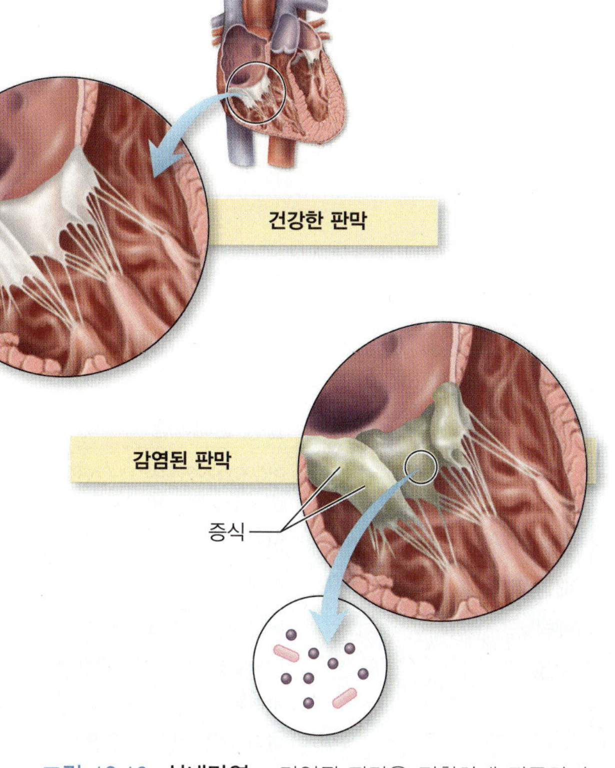

그림 18.10 심내막염. 감염된 판막을 정확하게 작동하지 않는다.

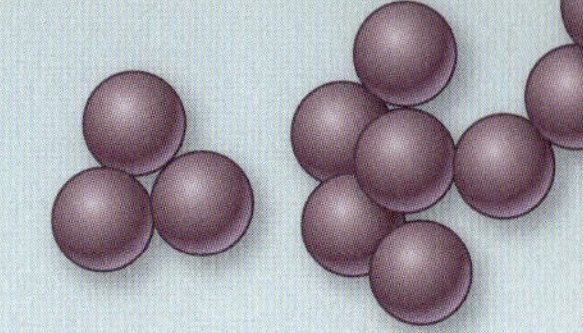

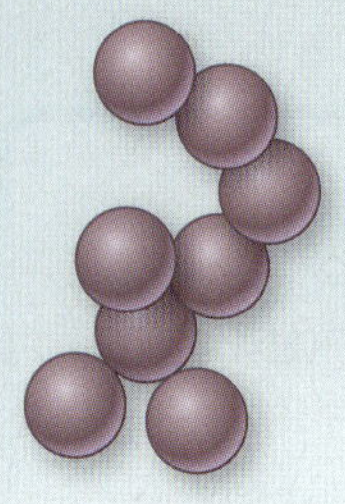

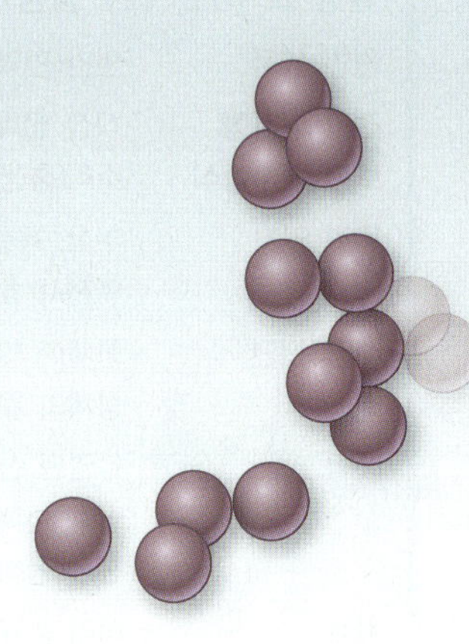

아급성 심내막염

이 질병의 아급성 형태는 거의 항상 심장 판막에 대한 어떤 형태의 상해가 선행하거나 선천적 기형에 의하여 유발된다. 판막의 요철은 세균이 부착하는 것을 용이하게 하며, 이는 생물막을 형성하여 정상적인 기능을 저해하고 또한 혈류로 진행성 공급원을 제공한다. 류마티스 열을 앓았던 사람과 심장 판막에 수반된 상해는 특히 이 질환에 걸리기 쉽다(류마티스 열에 대해서는 19장 참조).

▶ 원인 인자

가장 일반적으로 아급성 심내막염은 종종 구강에서 유래하는 병원성이 낮은 세균에 의하여 유발된다. *Streptococcus sanguis, S. oralis, S. mutans*와 같은 알파 용혈 연쇄상구균이 가장 자주 원인이 되지만, 피부의 정상균과 다른 세균도 비정상 판막에 집락을 형성하여 이 질환을 초래할 수 있다.

▶ 전파와 역학

너무 강한 칫솔질, 치과 조치, 비교적 작은 베인 상처나 찢어진 상처 등에 의하여 유도되는 피부나 점막의 작은 교란도 세균이 혈류로 침입하여 판막에 집락을 형성할 수 있도록 할 수 있다. 따라서 세균은 다른 사람이나 환경에서 전파되는 것이 아니다.

▶ 예방

외과 수술과 치과 치료 전에 기저 비정상 판막 환자에게 예방적인 항생제 요법의 실시는 이러한 감염의 발생을 감소시켰다. **질병 표 18.3.**

패혈증

패혈증(septicemia)은 미생물이 혈액 내에서 활발하게 증식할 때 발생한다. 많은 다양한 세균(그리고 일부 진균)이 이 상태를 유발할 수 있다. 이러한 감염으로 고통 받는 환자를 "패혈성(septic)"이라고 한다.

▶ 징후와 증상

패혈증의 현저한 특징은 발열이다. 환자는 매우 아프게 보이며 정신 상태의 변화, 진전성(떨림) 오한, 위장관 증상을 보일 수 있다. 종종 호흡성 알칼리 혈증(respiratory alkalosis; 호흡 장애로 인한 조직 pH의 증가)이 수반되는 호흡률의 증가도 나타난다. 저혈압은 이 상태의 현저한 특징이며, 이는 맥관 구조로부터 액체의 손실을 초래한다. 이러한 상태는 이 질환의 가장 위험한 특징이며, 종종 사망으로 끝난다.

질병 표 18.3 심내막염

질병	급성 심내막염	아급성 심내막염
원인 생물	*Staphylococcus aureus, Streptococcus pyogenes, S. pneumoniae, Neisseria gonorrhoeae*, 기타	알파 용혈성 연쇄상구균, 기타
전파의 가장 보편적인 방식	비경구	정상균의 혈류로의 내인성 전파
배양/진단	혈액 배양	혈액 배양
예방	무균 수술, 주사	침습적 시술 이전에 예방적 항생제
치료	나프실린 또는 옥사실린 +/− 겐타마이신 또는 테트라마이신; 반코마이신 + 겐타마이신; 수술이 필요할 수 있음. 이러한 세균의 몇몇은 CDC의 항생제 내성의 대한 "위협" 목록에 포함됨	수술이 필요할 수 있음
현저한 특징	급성 발병, 높은 사망률	느린 발병
역학적 특징	여성에 비하여 남성에서 3배 더 흔함	-

▶ 원인 인자

패혈증의 대부분은 세균에 의하여 유발되며, 그램양성과 그램음성으로 거의 고르게 나뉜다. MRSA가 매우 보편적인 원인이다. 10% 정도가 진균 감염에 의하여 초래된다. 하나 이상의 미생물이 감염을 유발하는 다균성 혈류 감염의 확인이 증가하고 있다.

▶ 병인과 독력 인자

혈액에서 증식하는 그램음성 세균은 혈류에 다량의 내독소를 방출하여, 많은 사이토카인에 의하여 중개되는 대량의 염증 반응을 자극한다. 이 반응은 반드시 혈압을 극적으로 감소시키며, 이를 내독소 쇼크라고 한다. 그램양성 세균도 세포벽 파편이 혈액으로 방출되면 유사한 사건의 폭포를 일으킨다.

▶ 전파와 역학

많은 사례에서, 패혈증은 정맥 주사 관이나 수술 절차를 통하여 미생물이 비경구적으로 도입되는 것으로 추적될 수 있다. 중증의 요로 감염증 또는 신장, 전립선, 췌장, 담낭(쓸개) 종양으로부터도 다른 감염이 발생할 수 있다. 수막염, 골수염, 폐렴도 패혈증을 초래할 수 있다. 패혈증 환자의 입원은 최근에 배 이상 증가하였다. 더 놀라운 것은 사망률이 20~50%라는 것이며, 이는 치료가 가용하더라도 이 질병의 고위험을 반영한다. 미국에서 매년 20만 사례가 발생하며, 10만 명 이상이 사망한다.

▶ 배양과 진단

감염이 혈류에서 발생하기 때문에 혈액 배양이 진단을 위한 명백한 경로이다. 원인 미생물의 분리를 보장하기 위하여 모든 종류의 배지를 접종하여야 한다. 항생제 감수성도 평가되어야 한다. 경험적 치료는 배양과 감수성 결과를 얻기 전에 즉시 시작되어야 한다.

▶ 예방과 치료

혈액 배양이 채취되자마자 바로 시작되는 경험 요법은 종종 광범위 항생제로 시작된다. 일단 미생물이 동정되고 항생제 감수성이 알려지면, 그에 따라 치료는 조절될 수 있으며, 자료에 의하면 신속한 진단과 진료가 매우 중요하다. **질병 표 18.4.**

질병 표 18.4 패혈증

원인 생물	세균 또는 진균, 종종 MRSA
전파의 가장 보편적인 방식	비경구적, 내인성 전파
독력 인자	세포벽 또는 세포막 성분
배양/진단	혈액 배양
예방	—
치료	동정과 감수성 검사 전까지 광범위 항생제
역학적 특징	미국: 매년 20만 사례와 10만 명 사망

페스트(흑사병)

페스트의 세계적인 유행은 고대부터 발생하였지만, 신뢰성 있게 기록된 최초의 유행은 기원후 6세기에 1억 명의 사망자를 초래한 것으로 추정된다.

▶ 징후와 증상

페스트를 유발하는 세균에 따라 감염의 3가지 가능한 표현이 발생한다. **폐 페스트(pneumonic plague)**는 호흡기 질환이며, 19장에서 서술된다. **선 페스트(bubonic plague)**에서 벼룩 물림에 의하여 주입된 세균은 림프로 침입하여 국부 림프절에 의하여 여과된다. 감염은 염증과 림프절의 괴사를 초래하여, 보통 서혜부(샅)와 액와(겨드랑이)에 **가래톳(bubo)**이라고 하는 부어오른 병변을 초래한다(**그림 8.11**). 잠복기는 2~8일간 지속되며, 발열, 오한, 두통, 메스꺼움, 쇠약, 가래톳의 허약함 등의 시작으로 갑자기 끝난다. 치료를 하더라도 사망률은 15%에 달할 수 있다.

이러한 사례는 **패혈성 페스트(septicemic plague)**라고 하는 혈액에서 세균의 대량 생장으로 종종 진행한다. 혈액 내 세균의 존재는 파종성 혈관 내 응집, 피하 출혈, 괴사와 괴저로 퇴화할 수 있는 **자반병(purpura)**을 초래한다. 질병이 이 시점에 도달하면, 사망률은 치료 시 30~50%이며 치료하지 않으면 100%이다. 피부가 뚜렷하게 진해지기 때문에 페스트는 종종 "흑사병(Black Death)"으로 불린다.

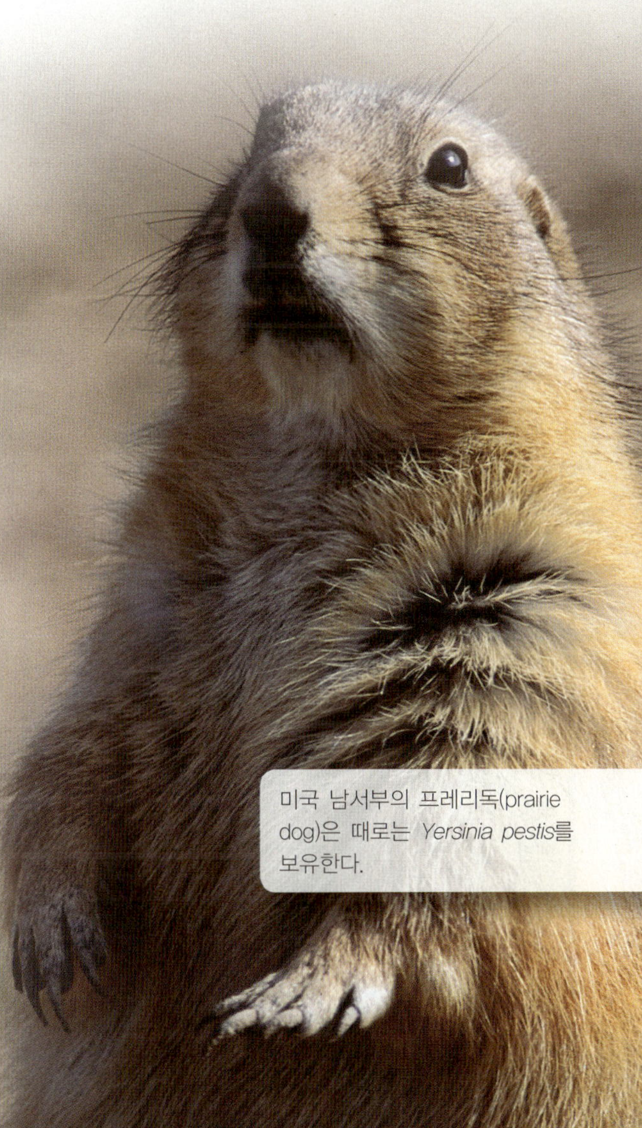

미국 남서부의 프레리독(prairie dog)은 때로는 *Yersinia pestis*를 보유한다.

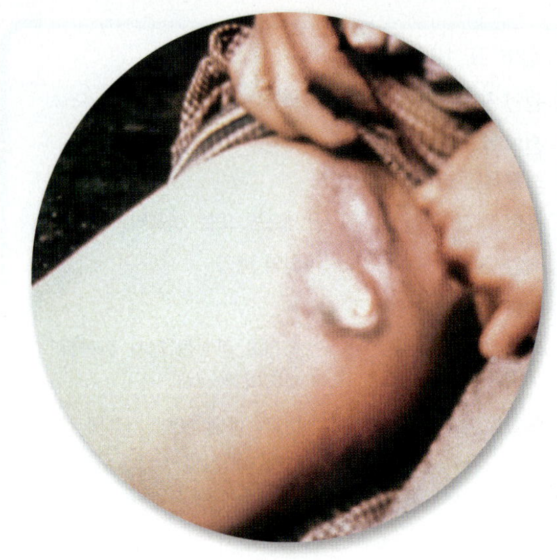

그림 18.11 **선 페스트의 전형적인 서혜부 가래톳(bubo; 림프선종).** 이 단단한 림프절은 매우 통증이 심하며 표면으로 파열될 수 있다.

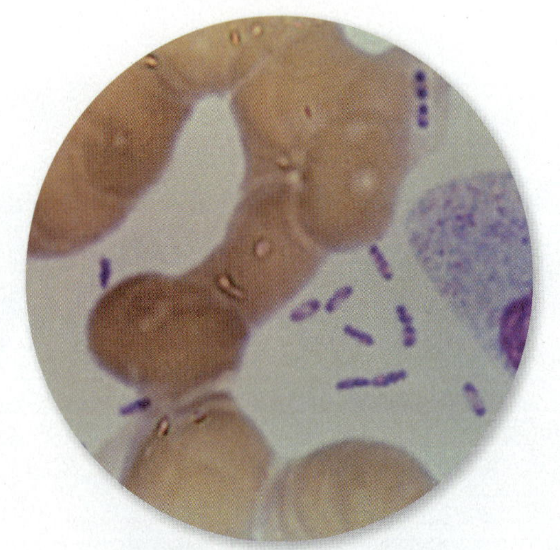

그림 18.12 ***Yersinia pestis.*** "안전핀" 외모를 나타내는 진하게 염색된 세균의 양극에 주목하시오.

질병 표 18.5 페스트	
원인 생물	*Yersinia pestis*
전파의 가장 보편적인 방식	매개체, 생물학적; 또한 비말 접촉(폐렴성)과 체액과 직접 접촉
독력 인자	협막, 플라스미노겐 활성제
배양/진단	신속 유전체 방법
예방	벼룩 또는 동물의 통제; 고위험 개인에 대하여 백신 가용
치료	스트렙토마이신 또는 겐타마이신
역학적 특징	미국: 서부와 남서부 주의 풍토병; 국제적으로는 인간 사례의 95%가 마다가스카르를 포함한 아프리카에서 발생

▶ 원인 인자

이 두려운 질병의 원인은 Enterobacteriaceae 과에 속하는 작은 그램음성 간균인 *Yersinia pestis*이다. *Y. pestis*는 안전핀처럼 보이는 색다른 양극성 염색을 나타낸다(**그림 18.12**).

▶ 병인과 독력 인자

페스트 감염을 시작하는 데 요구되는 세균의 수는 단지 3~50개의 세포로 적다.

▶ 전파와 역학

페스트 세균은 200종 이상의 포유류 숙주에 존재한다. 생쥐와 들쥐와 같은 이들 중 일부는 장기적인 풍토성 보유 숙주로 작용하며, 질병에 의하여 영향을 받지 않는다. 시궁쥐와 토끼 같은 다른 종은 병을 앓고 인간 페스트 발병에 밀접하게 연결되는 경향이 있는 증폭하는 숙주이다.

페스트 세균의 전파에 주요한 매개체는 벼룩이다. 감염된 동물에서 벼룩이 혈액을 섭취하면, 세균은 벼룩 장에서 증식한다. 세균은 벼룩 식도의 응집과 봉쇄를 유발하여 전파를 촉진한다. 원활하게 먹을 수 없게 되어서, 몹시 굶주린 벼룩은 양분을 얻기 위하여 이 동물에서 저 동물로 뛰어다니는 쓸데없는 시도를 한다. 이때 토한 감염성 물질은 물린 상처에 접종된다.

페스트의 분포는 광범위하다. 질병의 발생은 선진국에서 감소되었지만, 아프리카와 다른 곳에서는 실제로 증가하고 있다. 미국에서 산발적인 사례(매년 10사례 미만)가 야생동물 또는 가축과 접촉의 결과로 발생한다. 이 질병은 미국 서부와 남서부 주에서 풍토병으로 간주된다. 페스트를 발생할 수 있는 위험군은 수의사와 삼림지대와 숲 부근에서 거주하고 일하는 사람이다. 개와 고양이도 페스트에 감염될 수 있으며, 종종 프레리독과 같은 야생 동물과 접촉에서 초래된다. **질병 표 18.5.**

야토병

▶ 징후와 증상

며칠에서 3주일의 잠복기를 지난 뒤, 두통, 요통, 발열, 오한, 기침, 쇠약 등 급성 증상이 나타난다. 그 이상의 임상 증상은 침입로와 연결되어 있다. 여기에는 궤양성 피부 병변, 림프선의 부어오름, 결막염, 인후염, 장의 교란, 폐의 관련 등이 포함된다. 불행히도 임상의는 이러한 징후와 증상을 오진하여 효과적인 치료가 지연될 수 있다. 가장 중증 형태의 질병 사망률은 30%이지만, 겐타마이신 또는 스트렙토마이신으로 적절히 처리하면 사망률을 거의 0으로 낮출 수 있다.

▶ 원인 인자

야토병의 원인 인자는 *Francisella tularensis*라고 하는 통성 세포내 그램음성 세균이다. 이는 북반구에 토착성인 다양한 표유류의 동물원성 감염병이다. 야생 토끼의 질병 발발과 연관되어 있어서, 때로는 토끼 열로 불린다. 이는 현재 탄저, 페스트 등과 함께 A 범주 생물 테러 병원체로 등재되어 있다.

▶ 전파와 역학

토끼와 설치류(사향뒤쥐와 들다람쥐)가 주요한 보유 숙주이며, 다른 야생동물(스컹크, 비버, 여우, 주머니쥐)와 일부 가축도 연루되어 있다. 과거에 전파의 주된 경로는 토끼의 가죽을 벗기는 행동을 통해서였지만, 토끼 사냥의 감소로, 진드기 물림에 의한 전파가 더 흔하다. 진드기는 가장 빈번한 절지동물 매개체이며, 파리, 진드기, 모기 순이다. 이는 여름철 질병 발생의 증가를 가져온다.

10~50개체의 감염 용량으로 추산되어, *F. tularensis*는 모든 세균 중에서 가장 감염성이 높은 종의 하나로 간주된다. 야토증 사례는 잔디를 깎다가 우연히 토끼를 친 사람이 에어로졸화된 세균을 흡입하여 발병한 것으로 추측한다. 2009년 알래스카에서 두 사람이 개의 입에서 감염된 토끼를 떼어낸 이후에 야토증에 걸렸다.

▶ 예방

세포내에서 *F. tularensis*가 존속하기 때문에 재발이 일어날 수 있어서 항생제 치료를 조기에 중단해서는 안 된다. 약독화 생백신 형태의 보호가 가용하다. 실험실 종사자와 다른 직업적으로 노출된 사람은 반드시 장갑, 마스크, 안경을 착용해야 한다. **질병 표 18.6.**

질병 표 18.6 야토병

원인 생물	*Francisella tularensis*
전파의 가장 보편적인 방식	매개체, 생물학적; 또한 감염된 동물의 체액과 직접 접촉; 공기 매개
독력 인자	세포내 생장
배양/진단	배양은 실험실 종사자에게 위험하고 신뢰성이 없음; 혈청학이 가장 자주 사용됨
예방	고위험 개인에 대한 약독화 생백신
치료	겐타마이신 또는 스트렙토마이신
역학적 특징	미국: 연간 수백 사례; 국제적으로 연간 50만 사례

라임병

▶ 징후와 증상

라임병은 서서히 활동하지만, 종종 신경근과 류마티스 상태와 유사한 증상이 서서히 진행하는 증후군으로 발전한다. 사례의 70%에서 초기 증상은 진드기 물린 부위에 발진이 나타나는 것이다. **유주성 홍반**(erythema migrans)이라고 하는 이 병변은 홍반성의(붉은) 고리가 서서히 밖으로 퍼져 나가고 옅은 색의 중앙 지역을 나타낸다(**그림 18.13**). 다른 초기 증상은 발열, 두통, 뻣뻣한 목, 현기증이다. 치료하지 않거나 너무 늦게 치료하면 라임병은 2단계로 진행할 수 있으며, 이 단계에서는 안면 마비와 같은 심장과 신경학적 증상이 발달할 수 있다. 몇 주일 또는 몇 달 이후에, 3단계도 발생할 수 있다. 이는 심한 관절염을 포함하며; 어떤 사람은 중증 장애의 만성적 신경학적 합병증을 얻을 수 있다.

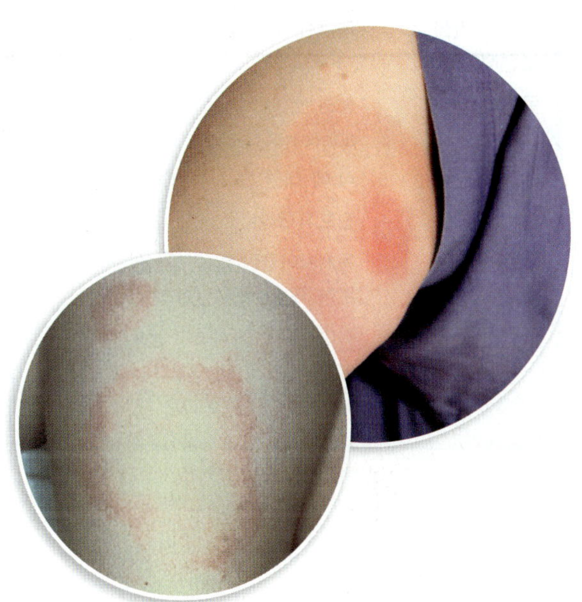

그림 18.13 라임병의 병변. 라임병의 피부 징후의 2가지 상이한 표현. 이러한 명백한 감염의 징후가 항상 발생하는 것은 아니다.

▶ 원인 인자

*Borrelia burgdorferi*가 라임병의 원인으로 간주된다. *B. burgdorferi*는 폭이 0.2~0.5 μm이고, 길이가 10~20 μm나 되는 크고, 3~10개의 불규칙한 간격의 느슨한 코일을 가진 유별난 스피로헤타이다(**그림 18.14**). 많은 연구진은 다른 *Borrelia* 종, 심지어는 다른 유형의 미생물이 이 질병의 원인이라는 것을 시사한다. 이 질병에 대해서는 아직도 밝혀야 할 것들이 많다.

▶ 병인과 독력 인자

세균은 면역 회피의 달인이다. 세균은 진드기에 있을 때 표면 항원을 변경하고 포유류 숙주에 전파된 이후에 다시 변경한다. 이는 강력한 체액성 면역과 세포성 면역을 유발하지만, 이 반응은 주로 비효과적이며, 이는 세균이 항원을 변경할 수 있는 능력 때문인 것으로 보인다. 실제로 면역 반응이 감염의 병리에 기여하는 것이 가능하다.

▶ 전파와 역학

*B. burgdorferi*는 Ixodes 속의 참진드기에 의하여 주로 전파된다. 미국의 북동부에서 *Ixodes scapularis*(검은 다리 사슴 진드기; black-legged deer tick, **그림 18.15**)는 2종류의 주된 숙주가 관련된 복잡한 2년 주기를 통과한다. 캘리포니아에서는 전파 주기에 다른 검은 다리 진드기인 *Ixodes pacificus*가 포함되며, 어스름한 발을 가진 숲쥐(dusky-footed woodrat)가 보유 숙주이다.

라임병의 가장 높은 빈도는 중간 숙주와 최종 숙주의 개체군이 큰 지역에서 발견된

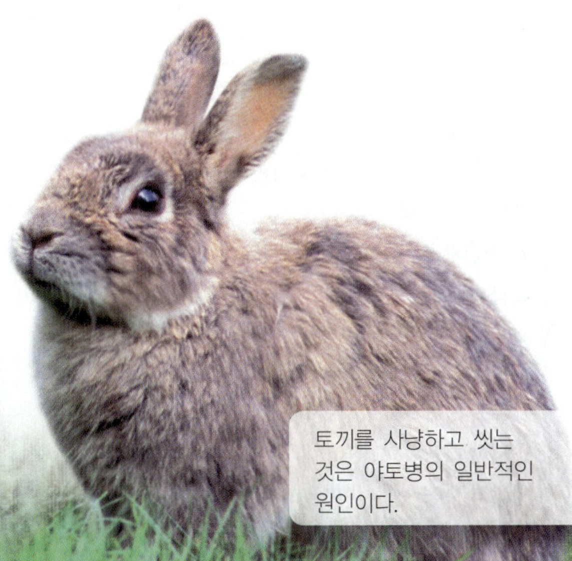

토끼를 사냥하고 씻는 것은 야토병의 일반적인 원인이다.

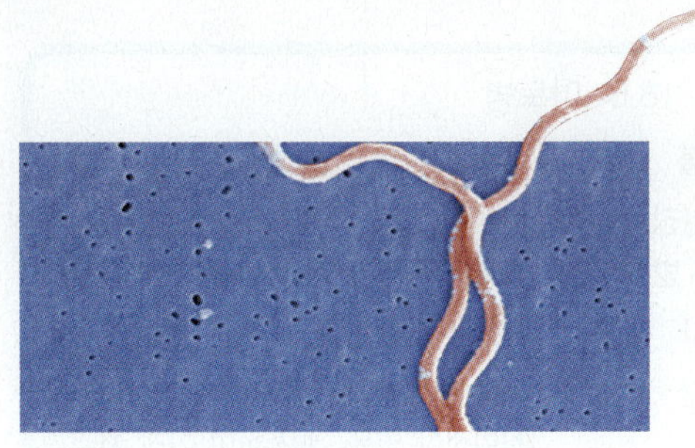

그림 18.14 *Borrelia*는 3~10개의 불규칙한 코일을 가지고 있다.

다(그림 18.16).

▶ 배양과 진단

라임병의 진단은 표현되는 증상의 범위가 넓어서 어렵다. 라임병을 가장 연상시키는 것은 고리 모양의 병변, 환자로부터 스피로헤타의 분리, 항체 역가의 상승을 추적하는 ELISA 방법을 사용한 혈청학적 검사이다. 표본에서 스피로헤타 DNA를 검사하는 것은 다음 단계의 진단에 특히 도움이 된다.

▶ 예방과 치료

라임병 백신은 잠깐 동안 이용할 수 있었으나, 판매가 저조하여 2002년 시장에서 철수되었다. 다른 백신이 개발 중에 있다. 야외 활동에 연관된 사람은 모두 보호복, 장화, 각반, DEET를 포함하는 방충제를 사용해야 한다. 심한 침입에 노출된 사람은 정기적으로 신체의 진드기를 검사하고 눌러 터뜨리지 말고 족집게나 장갑으로 보호한 손가락으로 부드럽게 제거해야 하는데, 그 이유는 진드기 분변이나 체액에 의하여 감염될 수 있기 때문이다.

옥시사이클린과 아목시실린으로 조기에 장기간(3~4주) 치료하는 것이 효과적이며, 세프트리악손과 페니실린과 같은 다른 항생제도 후기의 라임병 치료에 사용된다. 불행히도 치료한 환자의 10~20%가 만성적 라임병을 발병한다. **질병 표 18.7.**

질병 표 18.7 라임병	
원인 생물	*Borrelia burgdorferi*
전파의 가장 보편적인 방식	매개체, 생물학적
독력 인자	항원 변이, 부착소(아드헤진; adhesin)
배양/진단	Ab에 대한 ELISA, PCR
예방	진드기 회피
치료	독시사이클린 및 아목시실린(3~4주) 또한 세팔로스포린과 페니실린
역학적 특징	북미, 유럽, 아시아의 풍토병; 미국에서 매년 30만 사례가 새로 발생; 10%만이 진단/보고됨

감염성 단핵구증

이 림프계 질병은 "키스병(kissing disease)" 이라고도 하는데, 많은 종류의 세균 또는 바이러스에 의하여 유발될 수 있지만, 대부분은 헤르페스바이러스 과의 **엡스타인-바 바이러스(Epstein-Barr virus, EBV)**에 의하여 유발된다.

▶ 징후와 증상

단핵구증(mononucleosis)의 증상은 인후염, 고열, 경부 림프절 비대이며, 30~50일의 긴 잠복기 이후에 발생한다. 많은 환자는 목구멍의 회백색 삼출액, 피부 발진, 비장과 간의 비대 등이다. 단핵구증의 두드러진 징후는 갑작스러운 백혈구 증가증이며, 처음에 B세포가 감염되고 나중에 T 세포가 감염된다. 피로가 이 질병의 현저한 특징이다. 환자는 몇 주일간 피곤한 상태를 유지한다. 그 기간 동안에는, 비대한 비장(또는 간)이 손상될 가능성이 있기 때문에 격렬한 활동은 하지 않아야 한다.

결국 강력한 세포 매개 면역반응이 감염을 통제하고 합병증을 막는 결정적인 역할을 한다. 그러나 회복된 이후에도 사람들은 보통 EBV에 만성적으로 감염된다.

▶ 전파와 역학

세계 인구의 90% 이상이 EBV에 의하여 감염되어 있다. 일반적으로, 바이러스는 두드러진 증상을 나타내지 않지만, 생애에 최초로 언제 바이러스와 마주치는가가 문제이다. EBV의 경우 10대 때의 감염은 질병을 일으키지만, 이 시기 이전이나 이후의 감염은 보통 무증상이다.

직접적인 구강 접촉과 타액에 의한 오염이 전파의 주요한 방식이지만, 수혈, 성적 접촉, 기관 이식을 통한 전파도 가능하다.

▶ 예방과 치료

감염성 단핵구증의 일반적인 치료는 발열과 인후염의 대증적인 경감이다. 입원은 거의 필요 없다. 간혹 비장이 파열되면 제거를 위하여 즉각적인 수술이 필요하다.

질병 표 18.8 감염성 단핵구증	
원인 생물	엡스타인-바 바이러스
전파의 가장 보편적인 방식	직접, 간접 접촉; 비경구적
독력 인자	잠복성, 숙주 DNA에 통합되는 능력
배양/진단	감별적 혈구 계수, 이종친화성 항체의 monospot 검사, 특이적 ELISA
예방	–
치료	지지적
현저한 특징	10대에서 가장 흔함
역학적 특징	미국: 매년 10만 명당 500사례

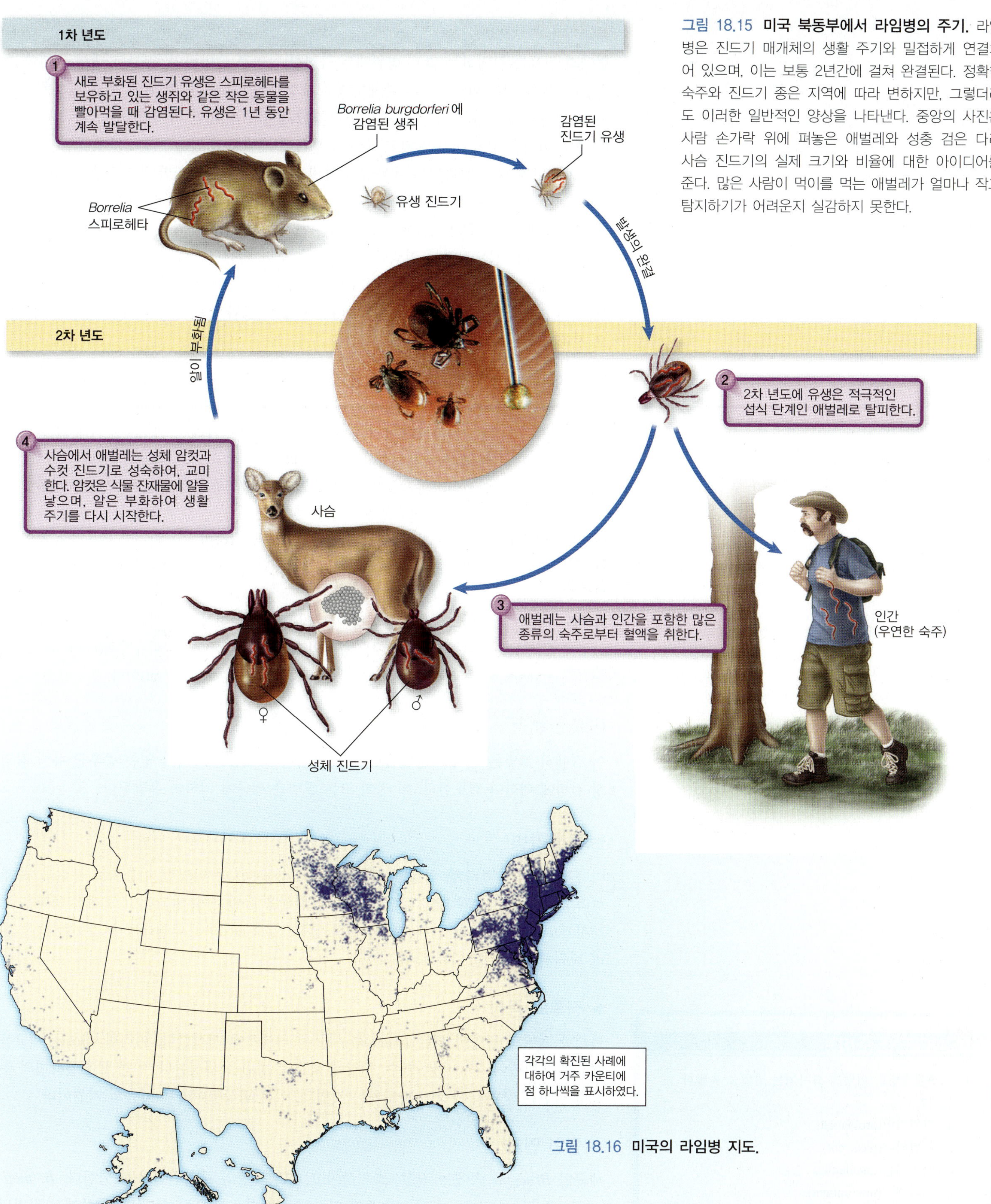

그림 18.15 미국 북동부에서 라임병의 주기. 라임병은 진드기 매개체의 생활 주기와 밀접하게 연결되어 있으며, 이는 보통 2년간에 걸쳐 완결된다. 정확한 숙주와 진드기 종은 지역에 따라 변하지만, 그렇더라도 이러한 일반적인 양상을 나타낸다. 중앙의 사진은 사람 손가락 위에 펴놓은 애벌레와 성충 검은 다리 사슴 진드기의 실제 크기와 비율에 대한 아이디어를 준다. 많은 사람이 먹이를 먹는 애벌레가 얼마나 작고 탐지하기가 어려운지 실감하지 못한다.

그림 18.16 미국의 라임병 지도.

출혈열병

혈액과 림프를 감염하는 많은 병원체는 극심한 발열을 유발하며, 일부는 내부 출혈이 수반된다. 혈류 내에 바이러스가 존재하면 모세혈관을 약하게 하며 혈액 응고 체계를 붕괴시켜, 사망을 포함한 다양한 정도의 병리를 초래한다. 이러한 바이러스는 모두 내피보유 RNA 바이러스이며, 분포는 자연 숙주의 분포에 제한되어 있다.

2014년 빠르게 전파되는 에볼라의 창궐은 교과서에서 최소한의 공간을 차지하는 질병이 갑자기 전 세계적인 위협이 될 수 있다는 것을 증명하였다. 이 책을 집필하는 동안, 에볼라 유행병은 아프리카에서 통제하려는 노력을 앞지르고 미국까지 도달하였다. 이는 신속하게 전파되는 전염성 질병에 대한 공중 보건 커뮤니티의 수많은 약점을 노출시켰다. 이전에는 미국에서 전혀 전파되지 않았던 (풍토병 국가에서 돌아온 사람들에서만 나타났음) 치쿤군야(Chikungunya)는 2014년 현재 미국과 중미에서 모기에 의해 지역적으로 전파되고 있다.

황열 바이러스:	아프리카와 남미의 풍토병; 우기에 더 빈번하다.	*Aedes* 모기에 의하여 운반
뎅기열:	동남아와 인도에서 풍토병; 남미와 중미, 카리브 해에서 유행병이 발생하였다.	*Aedes* 모기에 의하여 운반
치쿤군야:	아프리카의 풍토병; 중미에 2013년 미국과 유럽에 2014년 도달하였다.	*Aedes* 모기에 의하여 운반
에볼라 출혈열과 마르부르크 출혈열:	아프리카의 풍토병; 모세혈관 허약이 심하며 환자는 구멍과 점막에서 출혈을 일으킬 수 있다.	박쥐가 에볼라의 자연적인 보유 숙주로 생각된다.
라사열:	서아프리카의 풍토병. 사례의 80%는 무증상이다. 다른 경우에는 중증의 증상이 발생한다.	바이러스 보유 숙주는 다유방쥐(multimammate rat)이다.

비출혈열병

이 절에서 고열은 있지만 출혈 증상을 초래하는 모세혈관 약화가 없는 증후군 유발 감염성 질병에 대하여 검토한다. 이 절의 모든 질병은 세균에 의하여 유발된다.

브루셀라병

이 흔한 질병은 말타열, 파상열, 뱅병(Bang's disease) 등 다양한 이름으로 불린다. 브루셀라병은 종종 가축의 태반 감염의 심각한 창궐을 유발하여, 파괴적인 경제적 영향을 초래하기도 한다. 이러한 잠재적인 경제적 영향으로 CDC가 브루셀라병을 가능한 생물 테러 병원체로 등록한 이유 중 하나이다.

▶ 징후와 증상

이러한 질병의 원인이 되는 *Brucella* 세균은 식세포에 서식한다. 이러한 세포는 세균을 혈류로 운반하여, 간, 비장, 골수, 신장에 국소적 병변을 생성한다. 인간 브루셀라병의 주요한 발현은 발열의 양상이 파도치는 것인데, 이는 파상열이라는 이름의 기원이다.

▶ 원인 인자

세균인 *Brucella* 속에는 작고, 호기성이고, 그램음성의 구상간균을 포함한다. *B. melitensis, B. abortus, B. suis* 등 몇 종이 인간에서 질병을 일으킬 수 있다. 동물에서 질병의

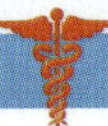

NCLEX® 준비

4. 브루셀라병은 어떻게 묘사되는 발열을 유발하는가?
   a. 장기적인(prolonged).
   b. 재발하는(recurrent).
   c. 파동치는(undulating).
   d. 간헐적인(intermittent).

질병 표 18.9 출혈열

질병	황열	뎅기열	치쿤군야	에볼라와 마르부르크	라사열
원인 생물	황열 바이러스	뎅기열 바이러스	치쿤군야 바이러스	에볼라 바이러스, 마르부르크 바이러스	라사열 바이러스
전파의 가장 보편적인 방식	생물학적 매개체	생물학적 매개체	생물학적 매개체	직접 접촉, 체액	비말 접촉(에어로졸화된 설치류 분비물), 감염된 액체와 직접 접촉
독력 인자	응고인자의 교란	응고인자의 교란	응고인자의 교란	응고인자의 교란	응고인자의 교란
배양/진단	ELISA, PCR	IgM 역가의 상승	PCR	PCR, 바이러스 배양(CDC에서 수행)	ELISA
예방	약독화 생백신 가용	–	–	–	쥐의 회피, 안전한 식품 저장
치료	지지적	지지적	지지적	지지적	리바비린
현저한 특징	황달을 수반함	일부 형태에서 심각한 통증으로 인하여 "뼈가 부서지는 열"이라고도 함	관절염 증상	다량의 출혈; 때때로 발진이 존재함	가슴 통증, 장기적인 후유증으로서 귀머거리
역학적 특징	미국: 여행자에서 산발적인 사례; 국제적으로는 매년 20만 건의 사례와 3만 명의 사망; 사례의 90%는 아프리카	미국: 여행자에서 산발적인 사례; 국제적으로는 매년 5천만~1억 건의 사례와 2만2천 명의 사망; 대부분 어린아이	미국: 보고된 사례가 없음; 국제적으로는 주기적인 유행	미국: 감염은 수입 원숭이를 취급하는 시설만 연관; 국제적으로는 아프리카에서 간헐적인 유행; 2014년 주요한 에볼라 유행	미국: 보고된 사례가 없음; 국제적으로는 서아프리카에서 간헐적 유행

주요한 발현은 태반과 태아의 감염이지만, 인간의 태반은 감염되지 않는다.

▶ 병인과 독력 인자

*Brucella*는 손상된 피부나 소화관, 결막, 호흡관의 점막을 통하여 침입한다. 그곳에서 *Brucella*는 식세포에 의하여 섭취된다. *Brucella*는 식세포의 파괴를 회피할 수 있기 때문에 세균은 혈류를 통하여 쉽게 간, 신장, 가슴 조직, 관절 등 다양한 기관으로 운반된다. 과학자들은 열의 오르락내리락 하는 특징이 세균 지질다당류의 색다른 성질과 관련이 있는 것이 아닌가 하고 생각한다.

Q 열

이 질병의 이름은 원인을 확인할 수 없다는 좌절감에서 유래하였다. Q는 "물음표(query)"라는 뜻이다. Q 열의 원인균인 *Coxiella burnetii*는 1900년대 중반에 마침내 동정되었다. 급성 Q 열의 임상적 특성은 갑작스러운 발열, 오한, 두통과 근육통, 그리고 가끔 발진이 시작되는 것이다. Q 열은 때로 폐렴(사례의 30%), 감염, 심내막염 등의 합병증이 있다. 사례의 1/4 정도는 급성이 아니라 만성이며, 혈관 손상과 심내막염과 비슷한 증상을 초래한다.

*C. burnetii*는 매우 작은 다형태(pleomorphic) 그램음성 세균인데 한동안 리케차로 간주되었으며, 로키산 홍반열(Rocky Mountain spotted fever)을 유발하는 세균과 동일한 속이다. *C. burnetii*는 다양한 종류의 척추동물과 절지동물(특히 진드기)에 의하여 보유되며, 진드기는 야생동물과 가축 사이의 전파에 필수적인 역할을 한다. 그러나 진드기는 사람에게 질병을 전파하지 않는다. 사람은 주로 환경 오염과 공기 매개 전파에 의하여 감염된다. 태반과 같은 감염된 가축의 출산 산물은 다수의 세균을 포함하고 있다. 다른 감염 물질에는 소변, 분변, 우유, 감염된 동물로부터의 대기 중 입자이다. 주된 침입로는 폐, 피부, 결막, 위장관이다.

고위험군은 농장 작업자, 정육업자, 수의사, 실험실 기술자, 생우유 제품의 소비자이다.

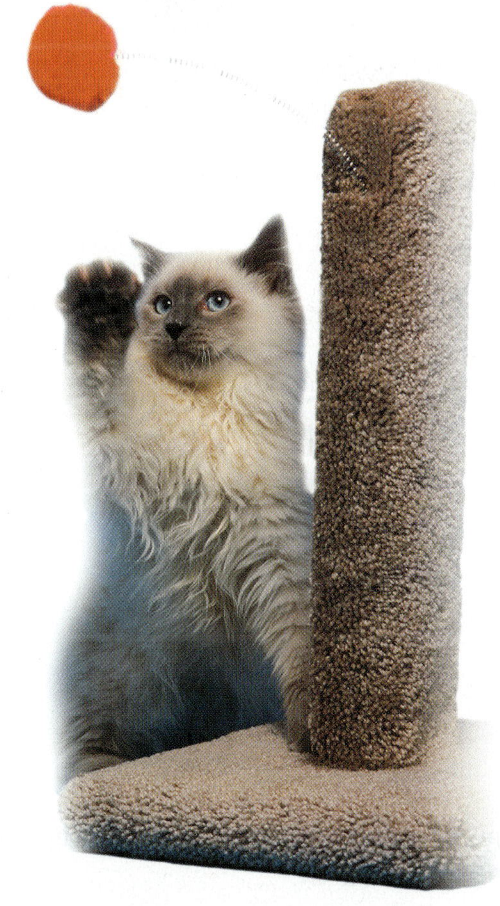

NCLEX® 준비

5. 로키산 홍반열의 초기 병변은 어느 질병의 발진과 닮을 수 있나요?
   a. 홍역(measles)
   b. 수두(chickenpox)
   c. 풍진(rubella)
   d. 라임병(Lyme disease)

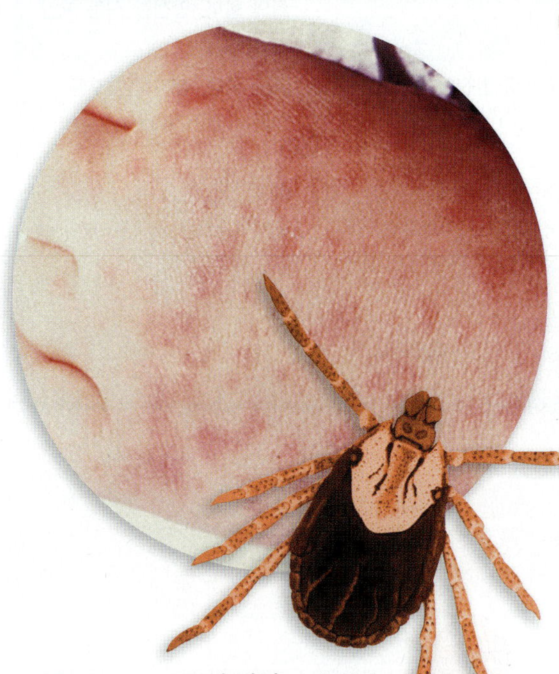

그림 18.17 **RMSF의 발진.** 이 사례는 발열이 시작되고 며칠 후 어린아이에서 발생한 것이다.

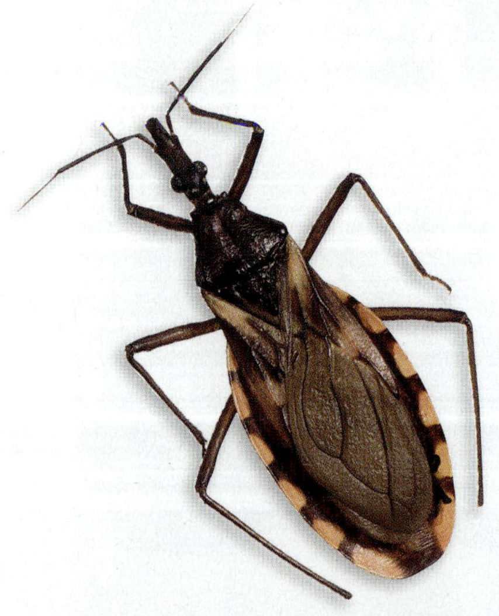

그림 18.18 *T. cruzi*의 **보유체인 대표적인 트리아토민(Triatomine) 노린재.**

고양이 할퀴병(묘소병)

고양이 할퀴병(cat-scratch disease, CSD)은 다양한 종의 작은 그램음성 간균인 *Bartonella*에 의하여 유발되는 질병의 집단 중 하나이다. *Bartonella* 종은 최근 생겨난 병원체로 간주된다. *Bartonella*는 배양 조건이 까다롭지만 절대 세포내 기생생물은 아니기 때문에 혈액 아가에 생육한다. 고양이 할퀴병에 추가하여, 고열과 생명을 위협하는 빈열을 초래하는 새로운 종의 *Bartonella*가 2007년 동정되었다.

*Bartonella henselae*는 고양이가 할퀴거나 물었을 때 감염될 수 있는 고양이 할퀴병의 병원체이다. 이 병원체는 고양이의 40%에 존재하며, 특히 새끼 고양이에 존재한다. 미국에서 매년 2만5천 사례가 발생하며, 이 중에서 80%가 2~14세 사이의 어린아이이다. 증상은 1주에서 2주 후에 시작되며, 접종된 부위에 작은 구진의 집단으로 나타난다. 대부분의 감염은 국소적이고 몇 주일 이내에 해결되지만, 아지트로마이신, 에리트로마이신, 리팜핀이 효과적인 치료제이다. 이 질병은 고양이가 물거나 할퀸 부위를 철저하게 소독하여 예방될 수 있다.

로키산 홍반열(RMSF)

이 질병은 미국에서 처음 탐지된 지역인 몬태나와 아이다 호의 로키 산맥을 따라 이름 지었다. 이름에도 불구하고, 이 질병은 미국 서부에서 드물게 발생한다. 사례의 대부분은 미국의 남동부와 동부 해안 지역에 집중되어 있다. RMSF는 또한 캐나다와 중남미에서도 발생한다. 감염은 진드기 매개체가 가장 활발한 봄과 여름철에 가장 빈번하게 발생한다. 연간 RMSF 발생률은 인구 1만 명당 20~40사례이며, 기후와 진드기 출현과 일치하게 변동한다.

RMSF는 숲진드기(wood tick), 미국 개진드기(American dog tick), Lone Star(텍사스를 상징하는 외로운 별) 진드기와 같은 참진드기에 의하여 전파되는 *Rickettsia rickettsii* 세균에 의하여 유발된다. 개진드기는 미국 남동부의 주요한 매개체이기 때문에 인간에게 가장 많이 전파하는 종일 것이다.

2~4일의 잠복기 이후에, 최초 증상은 지속되는 발열, 오한, 두통, 근육통이다. 특징적인 홍반성 발진은 보통 전구기 이후 2~4일 이내에 나타나며(**그림 18.17**), 퍼지기 전에 보통 손목, 팔뚝, 발목에 먼저 나타난다. 초기 병변은 홍역과 같이 약간의 반점이 나타나지만, 나중에 나타나는 반점은 다른 유형의 발진처럼 형태가 변할 수 있다. 가장 중증의 치료하지 않은 사례에서, 확장된 병변은 병합되어 발가락이나 손가락 끝에 괴사성, 괴저 경향이 될 수 있다.

반점이 RMSF의 가장 명백한 증상이지만, 가장 중증의 발현은 저혈압, 혈전증, 출혈과 같은 심장 혈관 장애이다. 들떠 있음, 정신 착란, 경련, 전진(떨림), 혼수가 종종 중추 신경계에 대한 압도적인 효과의 징후이다. 사망률은 치료하지 않은 사례의 경우 평균 20%, 치료한 사례의 경우 5~10% 정도이다.

샤가스병

샤가스병(Chagas disease)은 때로 "미국 트리파노소마병(American trypanosomiasis)"이라고 한다. 원인 병원체는 편모를 가진 원생동물인 *Trypanosoma cruzi*이다. 다른 트리파노소마인 *T. brucei*는 아프리카에서 수면병을 유발한다. 샤가스병은 미국의 새로운 AIDS라고 불렸는데, 그 이유는 잠복기가 길고 치료하기가 매우 어렵기 때문이다.

▶ 징후와 증상

트리파노소마가 일단 트리아토민(Triatomine)이라는 곤충 집단에 전파되면(**그림 18.18**),

질병 표 18.10 비출혈열 질병

질병	브루셀라병	Q 열	고양이 할퀸병	로키산 홍반열
원인 생물	*Brucella* 종	*Coxiella burnetii*	*Bartonella henselae*	*Rickettsia rickettsii*
전파의 가장 보편적인 방식	직접 접촉, 공기 매개, 비경구적(주사바늘 찔림)	공기 매개, 직접 접촉, 식품 매개	비경구적(고양이 할퀸 또는 물기)	생물학적 매개체(진드기)
독력 인자	세포내 생장; 식세포에 의한 파괴의 회피	내생포자 비슷한 구조	내독소	혈관 내부벽 세포의 세포 자살(apoptosis)을 유도함
배양/진단	생검 물질의 그램 염색	항체에 대한 혈청학적 검사	림프절의 생검과 그램 염색; ELISA (CDC가 수행)	형광 항체, PCR
예방	동물 통제, 우유의 저온살균	고위험군에 대한 백신	상처 부위의 세척	진드기 회피
치료	독시사이클린 + 겐타마이신 또는 스트렙토마이신	독시사이클린	아지트로마이신	독시사이클린
현저한 특징	파동 치는 발열, 근육통	전파의 공기 매개 경로, 다양한 질병의 표현	고양이 물거나 할퀸 이력; 항상 발열이 나지는 않음	미국 동부와 남동부에서 가장 보편적
역학적 특징	미국: 연간 100사례 미만; 국제적으로는 연간 50만 사례	미국: 1999년 21사례에서 2006년 169사례로 증가	미국: 10만 명당 9.3사례로 추산; 국제적으로는 고양이 개체군에 따라 혈청학적 유병률이 0.6~37%	미국에서만 발병

근육과 혈액 세포에서 증식한다. 가끔 혈액 세포가 파열되어 많은 수의 트리파노소마가 혈류로 방출된다. 질병의 발현은 급성과 만성으로 나뉜다. 감염이 일어나고 바로 급성 단계가 시작되며; 증상은 비교적 특징이 없으며 경증에서 중증의 발열, 메스꺼움, 피곤이다. 벌레에 물린 부위에 "샤고마"(chagoma; 샤가스종)라고 하는 종기가 생길 수도 있다. 벌레가 눈 가까운 부위를 물었을 경우에는, "로마나의 징후(Romana's sign)"라고 하는 눈꺼풀의 융기가 나타날 수 있다. 급성 단계는 몇 주일에서 몇 달간 지속되며 그 이후 만성이 되어, 몇 년간 또는 영원히 거의 무증상이 된다. 결국 트리파노소마는 신체의 여러 부위에서 발견된다. 나중에 이는 심장, 두뇌, 장관과 같은 기관에 염증과 기능 장애를 일으킬 수 있다.

▶ 전파와 역학

샤가스병의 이환율은 8백만 명으로 추산되며, 미국에 30만 명 정도 감염자가 있다. 대부분의 미국 사례는 풍토병 지역을 여행한 사람이나 그 지역에서 이민 온 사람들이다.

이미 언급하였듯이, 샤가스병은 트리아토민 노린재에 물려서 전파된다. 트리파노소마는 태반을 통과할 수 있기 때문에 수직적으로, 또한 감염된 혈액의 수혈을 통하여 전파될 수 있다. 최근에 미국에서는 모든 헌혈된 혈액에 대한 샤가스병 선별을 시작하였다.

▶ 예방

샤가스병에 대한 백신은 없다. 풍토병 지역에서 벌레의 존재를 최소화하기 위하여 살충제와 개량된 주택 건설 자재를 사용하고 있다.

▶ 치료

치료는 급성 단계에서 시작되면 가장 성공적이다. 그러나 급성 단계는 필연적으로 샤가스병이라는 것이 나타나지 않기 때문에 치료가 이루어지지 않을 수도 있다. 치료약은 CDC를 통해서만 확보할 수 있다. 만성 단계에서는 심장과 다른 문제와 같은 대증적 치료가 처방될 수 있다.

질병 표 18.11 샤가스병	
원인 생물	*Trypanosoma cruzi*
전파의 가장 보편적인 방식	생물학적 매개체, 수직적
독력 인자	항산화제 효소, 침입한 숙주 항원; 자가면역 유도
배양/진단	급성 단계에서 혈액 도말; 추후 단계에서 혈청학적 방법
예방	곤충 통제
치료	CDC 협의
역학적 특성	중남미에서 풍토병; 미국에 30만 사례 존재

탄저

탄저는 폐와 피부에 질병을 초래하며, 이 책의 다른 곳에서 다룬다. 이 장에서 탄저에 대하여 논의하는 이유는 혈액에서 대량으로 증식하고 패혈성 탄저가 모든 형태의 탄저의 가능한 결과이기 때문이다. 수 세기 동안, 탄저는 초식성 가축(양, 소, 염소)의 동물원성 감염병으로 알려져 왔다. 탄저는 코흐(Robert Koch)가 1877년 그의 가설을 개발하기 위한 모델로 탄저를 이용하였고, 그 후 파스퇴르(Robert Pasteur)가 백신의 유용성을 증명하기 위하여 탄저를 이용하였기 때문에 의학 미생물 역사에서 중요한 위치를 차지하고 있다.

▶ 징후와 증상

방금 언급하였듯이, 탄저 감염은 피부(피부 탄저; cutaneous anthrax), 폐(폐 탄저; pulmonary anthrax), 위장관(오염된 식품의 섭취를 통하여 획득됨), 중추신경계(탄저성 수막염; anthrax meningitis) 등 신체의 다양한 부위에 1차 증상을 나타낼 수 있다. 피부 탄저와 폐 탄저 형태의 질병이 더 일반적이다. 이러한 모든 형태에서 탄저 세균은 혈류에 접근하며, 만약 사망이 발생하면 이는 보통 저항할 수 없는 패혈증의 결과이다. 폐 탄저와 수반되는 폐부종과 출혈성 폐 증상은 때로는 사망의 주요한 원인이지만, 패혈증의 영향과 폐 감염의 영향을 분리하는 것은 어렵다.

감염 부위에 특징적인 증상에 추가하여, 패혈성 탄저는 두통, 발열, 으스스한 느낌을 초래한다. 장과 점막과 구멍의 출혈은 패혈증의 후기 단계에서 나타날 수 있다.

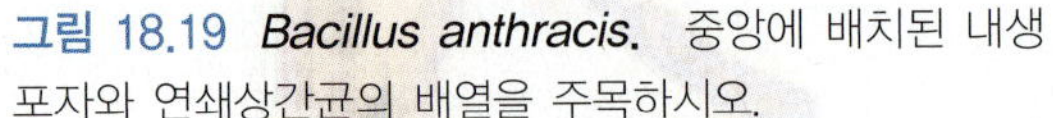

그림 18.19 *Bacillus anthracis.* 중앙에 배치된 내생포자와 연쇄상간균의 배열을 주목하시오.

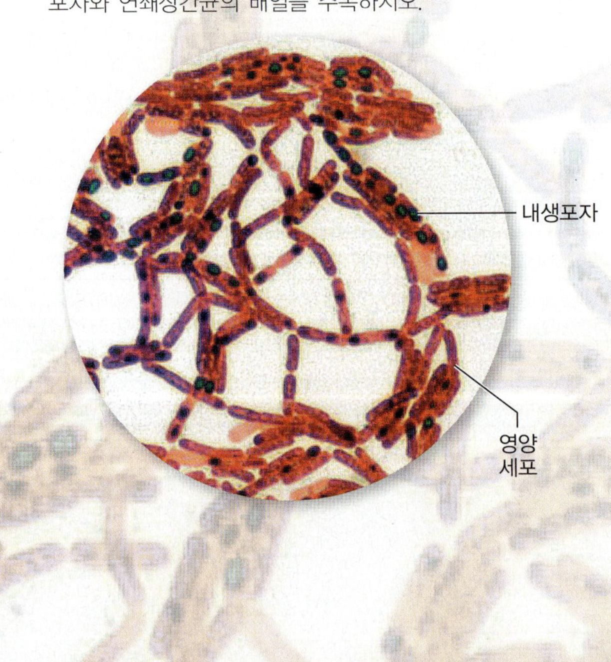

▶ 원인 인자

*Bacillus anthracis*는 모든 세균 병원체 중에서 가장 큰 그람양성 내생포자 형성 간균이다. 탄저균은 덩어리 형태의 길이 3~5 μm, 폭 1~1.2 μm의 각진 간균이다. *B. anthracis*를 포함한 많은 *Bacillus* 종의 주요한 서식처가 토양이기 때문에 내생포자가 연속적으로 먼지에 의하여 물과 식물과 동물의 신체에 퍼진다.

▶ 병인과 독력 인자

*B. anthracis*의 주된 독력 인자는 폴리펩티드 캡슐과 "리파타이트(ripartite)" 독소라고 하는 3개의 개별 외독소로 이루어진 단백질 복합체이다. 외독소 작용의 최종 결과는 대량의 염증과 쇼크의 개시이다. *B. anthracis*의 추가적인 독력 인자에는 용혈소(hemolysin)와 숙주 막을 손상시키는 다른 효소들이 포함된다.

▶ 전파와 역학

탄저 간균은 토양에서 영양 생장과 포자 형성 주기를 경험한다. 동물은 내생포자로 오염된 풀밭에서 풀을 뜯어먹을 때 감염된다.

병원체가 동물 배설이나 시체 형태로 토양으로 돌아가면, 이는 포자를 형성하여 동물 개체군에 대한 장기적인 감염원의 저장소 역할을 할 수 있다. 미국에서 가장 최근의 (자연적인) 사례는 수입된 동물 털과 가죽 또는 그들로 만든 제품을 취급하는 섬유 노동자에서 발생하였다. 효과적인 통제 절차로 인하여 미국에서 사례는 극히 낮다(연간 10사례 미만).

2001년 두 상원의원과 몇 명의 언론사 지국을 겨냥한 탄저 공격은 생물 테러의 위협에 대한 커다란 주의를 집중시켰다. 이 공격에 의하여, 22명이 탄저에 감염되어 5명이 사망하였다.

질병 표 18.12 탄저

원인 생물	*Bacillus anthracis*
전파의 가장 보편적인 방식	매개체(공기, 토양), 간접 접촉(동물 가죽), 매개체(식품)
독력 인자	3가 외독소
배양/진단	배양, 직접 형광 항체 검사
예방	고위험군에 대한 백신
치료	CDC와 상의하여 시행
역학적 특징	국제적으로 매년 2천~2만 사례, 대부분 피부 탄저

▶ 배양과 진단

진단에는 높은 지표의 의심이 필요하다. 이는 탄저가 임상의의 마음속에 가능성으로 존재하고 있어야 하며 그렇지 않으면 진단될 가능성이 낮은데, 그 이유는 탄저가 선진국에서는 매우 희귀한 질병이고, 모든 증세의 발현에도 불구하고 이는 그리 희귀하지 않은 다른 감염을 닮기 때문이다. 1단계(추정) 진단은 혈액 아가에 세균을 배양하고 그램 염색을 수행하는 것으로 시작된다. 결국 시료는 미국 질병통제 및 예방센터(CDC)에 의해 취급되어야 하며, CDC는 직접 형광 항체 검사와 파지(phage) 유형 검사와 관련된 확진 검사를 수행한다.

▶ 예방과 치료

인간은 직업적으로 가축 또는 가죽과 뼈 같은 제품을 취급하거나 군인의 경우 정제된 변성 독소(toxoid)로 예방 접종을 받아야 한다. 효과적인 예방 접종은 1.5년에 걸쳐서 6차례의 접종을 필요로 하며, 매년 효능 촉진제를 투여해야 한다. 예방 접종의 귀찮은 성질은 더 관리가 용이한 백신의 개발을 위한 연구에 박차를 가하였다. 세균에 노출된 것으로 의심되는 사람은 예방적 항생제를 투여 받으며, 이는 노출 이후에도 질병을 예방하는 데 효과가 있는 것으로 보인다.

탄저에 권장되는 치료법은 보통 페니실린, 독시사이클린, 또는 시프로플록사신이다. 그러나 탄저 노출을 치료하는 최선의 방법에 대하여 아직 논란이 있는데, 그 이유는 항생제 사용이 때로는 다량의 독소를 혈류로 방출하여 증상을 악화시킬 수 있기 때문이다. 인간 사례의 치료는 CDC와 상의하여 수행한다.

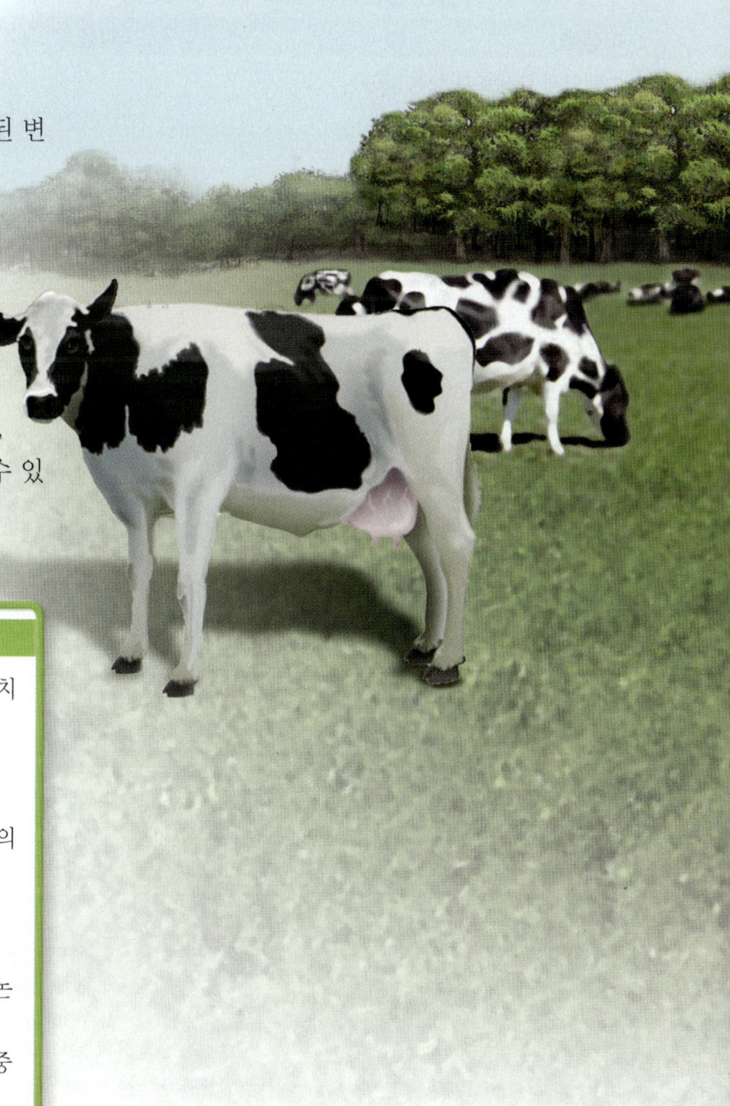

18.3 학습 결과—진도 평가

4. 중요 질병인 말라리아와 HIV의 가능한 원인균, 전파 방식, 독력 인자, 진단 기술, 예방/치료에 대하여 열거하시오.
5. 말라리아 역학에 대하여 논의하시오.
6. 개발도상국에서 HIV 감염의 역학에 대하여 서술하시오.
7. 하나 이상의 가능한 원인을 가지는 감염성 심장 혈관 질환의 중요한 특징에 대하여 논의하시오. 여기에는 2종류의 심내막염, 패혈증, 출혈열병, 비출혈열병 등이 있다.
8. 출혈열병과 비출혈열병을 구분하는 요인을 확인하시오.
9. 패혈증을 유발하는 일련의 사건의 개요와 어떻게 예방하고 치료하는지 설명하시오.
10. 단지 한 가지 가능한 원인만을 가지는 감염성 심장 혈관 질환의 중요한 특징에 대하여 논의하시오.
11. 무엇이 탄저가 생물 테러의 좋은 병원체가 되게 하는지 서술하고, 환자에서 찾아야 할 중요한 발현 징후를 열거하시오.

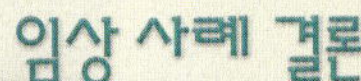

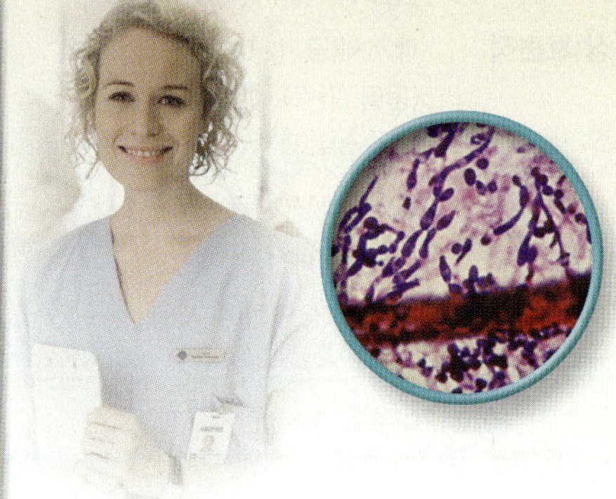

심내막염은 심장의 가장 안쪽 층에 영향을 미치는 염증이다. 승모판과 대동맥판이 가장 자주 영향을 받는다. 심내막염은 급성 또는 아급성이다. 증상은 대부분 동일하지만, 아급성 심내막염은 시작이 느리다.

Donna의 사례에서, 그녀는 어렸을 때 심장 잡음 진단을 받았다. 심장 잡음은 혈액이 심장을 통하여 추진되면서 심장 판막이 닫힐 때 생기는 비정상적 또는 추가적인 심음이다. 불행히도 Donna의 심장 잡음은 적절하게 평가되거나 추적되지 않았고 이는 승모판의 선천적 결함의 결과였다. 이러한 결함은 심장이 감염되기 쉽게 하고, Donna의 치과 치료는 세균이 혈류로 침입하고 이동하여 승모판을 감염시키게 하였다. Donna의 배양은 연쇄상구균 양성으로 나타났으며, 그녀는 아급성 심내막염으로 진단되었다. 그는 감염을 치료하기 위하여 정맥 항생제를 투여 받았으며 승모판을 교체하기 위하여 수술을 하였다.

▶ 질병 표 개괄

분류학적 조직 심장 혈관계와 림프계에서 질병을 유발하는 미생물

미생물	발음	질병 표의 위치
그램양성 내생포자 형성 세균		
Bacillus anthracis	buh-sill'-us an-thray'-sus	탄저, p. 525
그램양성 세균		
Staphylococcus aureus	staf"-uh-lo-kok'-us are'-ee-us	급성심내막염, p. 514; 패혈증, p. 515
Streptococcus pyogenes	strep"-tuh-kok'-us pie'-ah"-gen-eez	급성심내막염, p. 514
Streptococcus pneumoniae	strep"-tuh-kok'-us nu-mo'-nee-ay	급성심내막염, p. 514
그램음성 세균		
Yersinia pestis	yur-sin'-ee-uh pes'-tiss	페스트, p. 516
Francisella tularensis	fran-si'-sell"-uh tew'-luh-ren"-sis	야토병, p. 517
Borrelia burgdorferi	bor-rill'-ee-ah berg-dorf'-fur-eye	라임병, p. 518
Brucella abortus, B. suis	bru-sell'-uh uh-bort'-us	브루셀라병 p. 523
Coxiella burnetii	cox-ee-ell'-uh bur-net'-tee-eye	Q 열, p. 523
Bartonella henselae	bar-ton-nell'-uh hen'-sell-ay	고양이 할퀴병, p. 523
Neisseria gonorrhoeae	nye-seer"-ee-uh' gon'-uh-ree"-uh	급성 심내막염, p. 514
Rickettsia rickettsii	ri-ket'-see-uh ri-ket'-see-eye	로키산 홍반열, p. 523
DNA 바이러스		
엡스타인-바 바이러스	ep'-steen bar" vie'-russ	감염성 단핵구증, p. 518
RNA 바이러스		
황열 바이러스	yel'-loh fee'-ver vie'-russ	황열, p. 521
뎅기열 바이러스	den'-gay fee'-ver vie'-russ	뎅기열, p. 521
에볼라와 마르부르크 출혈열	ee-bowl'-uh and mar'-berg vie'-russ-suz'	에볼라와 마르부르크 출혈열, p. 521
라사열 바이러스	lass'-sah fee'-ver vie'-russ	라사열, p. 521
치쿤군야 바이러스	chick-un-goon' yah vie'-russ	출혈열, p. 521
레트로바이러스		
인간 면역결핍 바이러스 1, 2	hew'-mun im'-muh-noh-dee-fish"-shun-see vie'-russ	HIV 감염과 AIDS, p. 513
원생동물		
Plasmodium falciparum, P. vivax, P. knowlesi, P. ovale, P. malariae	plas-moh'-dee-um fal-sip'-uh-rum, plas-moh'-dee-um vy'-vax, plas-moh'-dee-um nohles'-eye, plas-moh'-dee-um oh-val'-ee, plas-moh'-dee-um ma-lair'-ee-ay	말라리아, p. 505
Trypanosoma cruzi	tri-pan"-uh-sohm'-uh krewz'-ee-eye	샤가스병, p. 524

에볼라

여러분이 이 글을 읽을 때면, 여러분은 2014/2015 에볼라 유행에 대하여 이 책의 저자보다 더 많은 것을 알고 있을 것이다. 우리는 이 "병원 내부 사정"을 2014년 10월 작성하고 있으며, 주변의 모든 사람들과 마찬가지로, 다음 몇 주일간 그리고 몇 달 동안 무슨 일이 발생할지 매우 우려하고 있다.

먼저, 바이러스의 중요한 특징에 대하여 유행병의 관련된 정보를 포함하여, 출혈열에 대한 장에 과거에 작성했던 것보다 더 자세하게 제시할 것이다.

에볼라열		2014/2015 유행병의 특수한 정보
원인 생물	에볼라 바이러스, *Filoviridae* 과	
전파의 가장 보편적인 방식	직접 접촉, 체액	
독력 인자	혈액 응고를 붕괴하는 능력, 결합을 위한 당단백질 스파이크, 바이러스 복제에 중요한 바이러스 단백질	
배양/진단	다른 항체 매개 분석 외에도 PCR과 ELISA 검사가 있다. 세포 배양도 이용할 수 있다.	알려진 노출 후, >38.5°C(101.5°F)의 발열, 추가적인 검사
예방	환자와 그들의 체액과 접촉 회피; 2종류의 백신이 인간 시험 중	미국에서 환자나 체액에 노출된 사람에 대하여 21일간의 격리 주의가 실시되었다. 초기에는 자발적 격리와 강제적 격리에 대한 일부 혼동이 있었다.
치료	단지 지지적	2014년, 일부 환자가 바이러스에 대한 단일클론 항체를 포함한 약제인 Z-MAPP으로 치료되었다. 그리고 (아직 실험 중인) 그 약제는 소진되었다.
현저한 특징	높은 사망률: 30~90%	아프리카에서 감염은 55% 사망률을 보였다.
역학	아프리카에서 간헐적인 유행이 발생한다. 인구가 적어서 유행이 억제될 수 있는 시골 지역에서 종종 일어난다	2014년 유행병은 주로 아프리카의 3개 국가에서 발생하였으며 인구가 밀집한 도시 지역에 발생하여 통제하기가 더 어려웠다.

이 표의 자료는 2014년 10월 현재 자료이다.

유행병 학자(역학자; epidemiologist)들은 감염원을 감염 접촉의 유사성(감염력 또는 감염성)과 독력(치명성)의 2가지 중요한 요인에 의하여 분류한다. 이 2가지 요인은 유행병의 지속과 결과를 예측할 때 비교 평가된다. 다음 쪽에 있는 그림은 낮은 감염성을 가지는 에볼라를 보여준다. 이는 의료인이 개인 보호 장구를 착용하고도 감염되는 것을 보기 때문에 놀랍게 들릴 수 있다. 감염성 척도의 맨 오른쪽에 있는(가장 전염성이 높은) 5가지 질병 중에서 3종류가 비말 또는 공기 매개 감염(이하선염, 백일해, 홍역), 4번째 말라리아는 모기에 의하여 효율적으로 희생자에게 운반된다. 로타바이러스(5번째)는 설사를 통하여 전파된다. 바이리스는 분명히게 깨끗한 물체 표면 위에서도 오랫동안 생존할 수 있다.

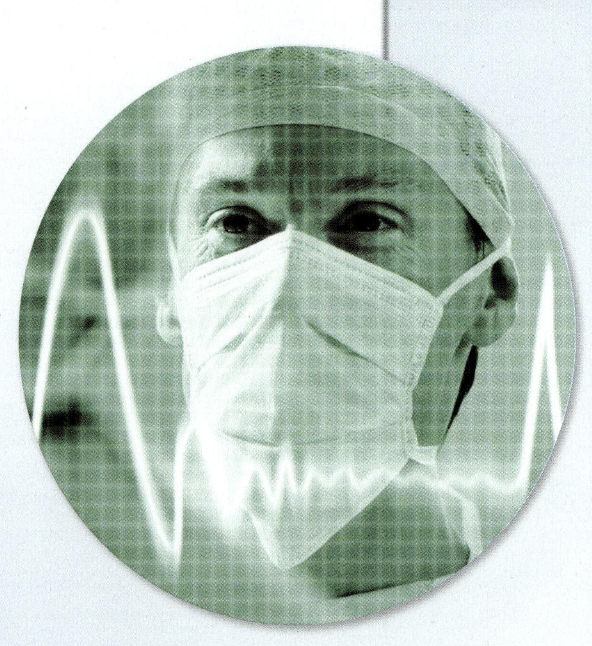

그래프는 에볼라가 치명적이지만, 다른 많은 미생물에 비하여 감염성이 약하다는 것을 보여준다. 가장 위험에 처한 사람은 질병의 후기 단계에 있는 환자를 보살피는 사람인데, 그곳에는 많은 양의 체액(혈액, 구토, 설사)이 있기 때문이다. 바이러스는 시체에서도 며칠간 생존할 수 있다. 아프리카에서 이는 가족과 지역사회 구성원과 다른 사람들을 위험에 처하게 할 수 있다. 미국과 같은 제1세계의 부유한 선진국은 의료인이 가장 위험에 처한다. 미국의 최초 전파에서, 라이베리아에서 감염을 보유하고 돌아온 여행객은 Dallas 병원에 도착하여 입원하였다. 그의 간호사 2명이 감염되었다.

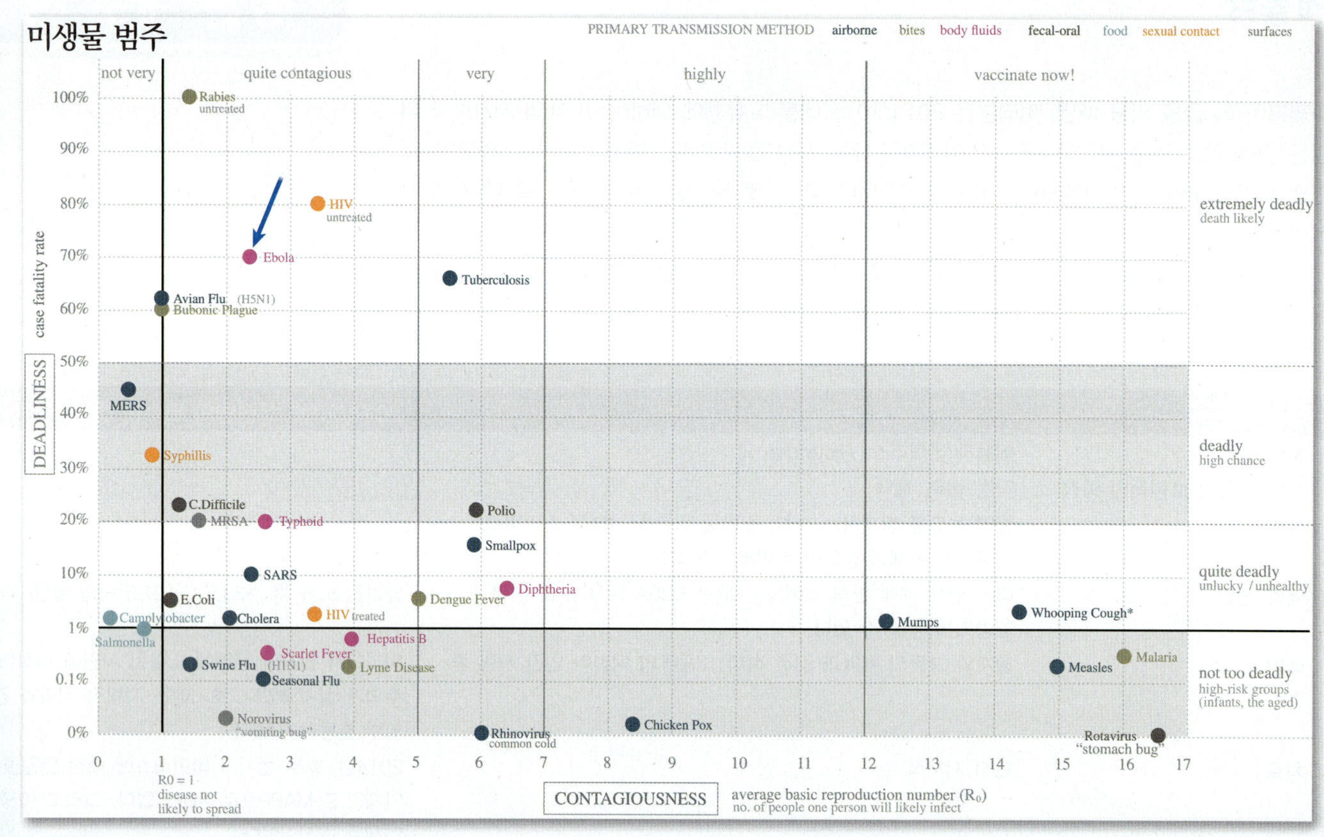

출처: CDC

이제는 에볼라에 대하여 의식 정도가 높기 때문에, 이러한 질병을 가진 사람은 신속하게 입원될 것이고, 병원 의료진은 어떻게 그들의 보호 업무를 개선할지를 빨리 배우게 되어, 병원에서 더 이상의 전파는 없을 것이다. 지역사회 전파 또한 피할 수 있을 것이다.

이 글을 쓰면서, 저자들은 2014년 에볼라 유행이 어떻게 통과할지 모른다. 그러나 여러분은 알 것이다.

심장 혈관계와 림프계에 영향을 미치는 감염성 질병

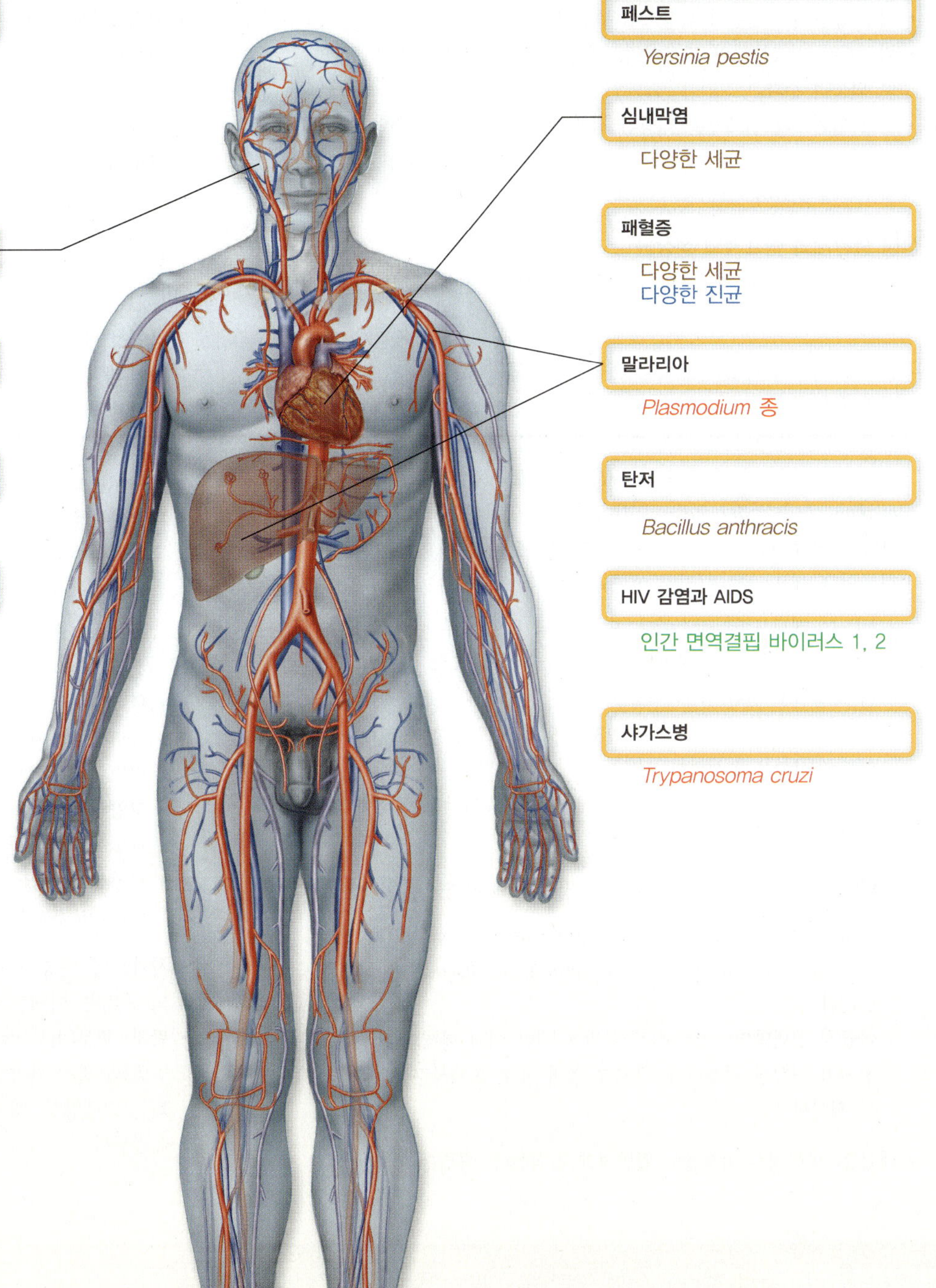

그림 18.20 질병과 원인 생물 요약

요약

18.1 심장 혈관계와 림프계 및 그들의 방어

- 심장 혈관계는 혈관과 심장으로 구성되어 있다.
- 림프계는 일방통행의 경로이며, 액체를 조직으로부터 심장 혈관계로 되돌려 준다.
- 심장 혈관계와 림프계는 개방된 신체 체계가 아니라 숙주의 면역계의 많은 구성 요소를 포함하고 있기 때문에, 미생물 감염으로부터 고도로 보호되어 있다.

18.2 심장 혈관계와 림프계의 정상균

- 현재 우리는 심장 혈관계와 림프계가 정상균을 전혀 포함하지 않고 있다고 믿는다.

18.3 미생물에 의하여 유발되는 심장 혈관계와 림프계 질병

- **말라리아**: 증상은 으스스한 느낌, 피곤, 막연한 통증, 메스꺼움이며, 오한, 발열, 발한이 한 차례 따라온다. 원인 생물은 *P. malariae*, *P. vivax*, *P. falciparum*, *P. knowlesi*, *P. ovale*와 같은 *Plasmodium* 종이다. *Anopheles* 모기에 의하여 운반된다.
- **HIV 감염과 AIDS**: 증상은 혈액의 바이러스 수준 대 혈액의 T 세포 수준과 직접 연관되어 있다.
  - HIV는 레트로바이러스이다. 단일 가닥 RNA로부터 이중 가닥 DNA 복제를 촉매하는 역전사 효소를 포함하고 있다.
  - T4 림프구의 파괴는 기회성 인자와 악성 세포가 침범할 수 있도록 상황을 조성한다.
  - 전파는 주로 성교와 혈액 또는 혈액제제의 전달을 통하여 일어난다.
- **심내막염**: 심장 내막의 염증, 주로 심장 판막의 감염에 기인한다.
  - **급성 심내막염**: 주로 *Staphylococcus aureus*, A군 연쇄상구균, *Streptococcus pneumoniae*, *Neisseria gonorrhoeae*에 의하여 유발된다.
  - **아급성 심내막염**: 보통 심장 판막에 대한 어떤 형태의 손상 또는 선천적 기형이 선행한다. 대부분 알파 용혈 연쇄상구균과 정상균이 원인이다.
- **패혈증**: 혈액에서 미생물이 활발하게 증식한다. 대부분 세균에 의하여 유발되며, 종종 MRSA이고, 진균도 약간 초래한다.
- **페스트**: 폐페스트는 호흡기 질환이다. 선페스트는 림프절에 염증과 괴사를 초래한다. 패혈성 페스트는 혈액에서 세균이 증식하여 초래된다. *Yersinia pestis*가 원인 생물이고, 벼룩이 세균 전파의 주요한 인자이다.
- **야토병**: 원인 병원체는 통성 세포내 그램음성 세균인 *Yersinia pestis*이다. 토끼열이라고 부르기도 한다.
- **라임병**: *Borrelia burgdorferi*에 의하여 유발된다. 증상은 신경근과 류마티스 질환을 모방한다. *B. burgdorferi*는 주로 *Ixodes* 속의 진드기에 의하여 전파된다.
- **감염성 단핵구증**: 대부분의 사례가 헤르페스바이러스인 엡스타인-바 바이러스(EBV)에 의하여 유발된다.
- **출혈열병**: 극도의 발열이 종종 내부 출혈에 수반된다. 여기에 설명된 출혈열병(황열, 뎅기열, 에볼라와 마르부르크병, 라사열)은 외피 보유 RNA 바이러스에 의하여 유발된다.
- **비출혈열병**: 출혈 증상을 유발할 수 있는 모세혈관의 약화가 없는 고열에 의하여 특징지어진다.
  - **브루셀라병**: 말타열, 파상열, 뱅병으로도 불린다. *B. melitensis*, *B. abortus*, *B. suis*를 포함하는 여러 종들이 인간에 이 질병을 일으킨다.
  - **Q 열**: 작은 그램음성 세균이면서 세포내 기생성인 *Coxiella burnetii*에 의하여 유발된다. *C. burnetii*는 다양한 종류의 척추동물과 절지동물, 특히 진드기에 의하여 보유된다.
  - **고양이 할퀸병**: 고양이가 할퀴거나 물 때 연관된 *Bartonella henselae*에 의한 감염이다.
  - **로키산 홍반열**: 또 다른 진드기 매개 질병; 특징적인 발진을 초래한다. *Rickettsia rickettsii*에 의하여 유발된다.
- **샤가스병**: 곤충에 의하여 전파되는 *Trypanosoma cruzi*; 남미와 중미의 풍토병; 이제는 미국에서도 빈번하다.
- **탄저**: 피부(피부 탄저), 폐(폐 탄저), 위장관, 중추 신경계(탄저성 수막염)와 같이 다양한 부위에서 1차 증상을 나타낸다. 토양에서 발견되는 그램양성, 내생포자 형성 간균인 *Trypanosoma cruzi*에 의하여 유발된다.

선다형 문제 Bloom의 1, 2단계: 기억, 이해

보기에서 맞는 답을 선택하시오.

1. 바이러스가 혈류에서 번창하고 생장하는 증상은?
   a. 바이러스혈증(viremia)
   b. 엔도세미아(endocemia)
   c. 패혈증(septicemia)
   d. 세로세미아(serocemia)

2. 미국에서 페스트 세균인 *Yersinia pestis*는 사람에게 주로 무엇에 의하여 전파되는가?
   a. 모기
   b. 벼룩
   c. 시궁쥐
   d. 프레리독(prairie dog)

3. 라임병은 사람에게 무엇에 의하여 전파되는가?
   a. 진드기(ticks)
   b. 사슴(deer)
   c. 생쥐(mice)
   d. 숲쥐(woodrats)
   e. 벼룩(fleas)

4. 고양이 할퀸병은 무엇에 의하여 효과적으로 치료되는가?
   a. 리팜핀(rifampin)
   b. 페니실린(penicillin)
   c. 아목시실린(amoxicillin)
   d. 아시클로비어(acyclovir)

5. 구강에서 발견되는 정상균이 일으킬 가능성이 가장 높은 질병은?
   a. 급성 심내막염
   b. 아급성 심내막염
   c. 말라리아
   d. 야토병

6. 독특한 황소 눈 발진은 다음 무엇을 전파하는 진드기가 물어서 초래되는가?
   a. 라임병
   b. 야토병
   c. Q 열
   d. 로키산 홍반열

7. 양털을 선별하는 사람에게 질병을 일으키는 것은?
   a. *Brucella abortus*
   b. *Bacillus anthracis*
   c. *Coxiella burnetii*
   d. 광견병 바이러스(rabies virus)

8. 다음 중 출혈열이 아닌 질병은?
   a. 라사열
   b. 마르부르크열
   c. 에볼라열
   d. 야토병

비판적 사고 Bloom의 3, 4, 5단계: 적용, 분석, 평가

비판적 사고는 사실과 개념을 이용하여 추론하고 문제를 해결하는 능력이다. 이러한 문제는 다양한 각도에서 접근될 수 있으며, 대부분의 경우 하나만의 옳은 답을 가지지는 않는다.

1. 중세 대규모 페스트 유행 시에, 관리들이 시행한 통제 방법의 하나는 감염된 사람을 격리시키는 것이었다. 이 방법은 왜 성공적이지 못했는가?
2. 말라리아가 풍토병인 지역에서 말라리아 감염이 성인보다는 어린이에게 왜 종종 더 치명적인가?
3. 미국과 개발도상국에서 AIDS의 역학에 대한 차이점에 대하여 설명하시오.
4. 이환율(prevalence)과 발병률(incidence) 용어를 사용하여(11장 참조) 더 나은 치료법 선택이 세계적인 AIDS 이환률에 기여하였는지 설명하시오.
5. 야토병의 어떠한 특성이 잠재적인 생물학 무기가 되도록 하는가?

시각적 연결 Bloom의 5단계: 평가

이 질문은 이전의 영상을 새로운 개념과 연결시킨다.

1. a. **12장 그림 12.10a.** 이 그림에서 나타낸 WBC가 혈액의 미생물을 통제할 수 없다고 상상하시오. 혈관 벽에서 발생한 이러한 변화는 미생물이 다른 지역으로 전파되는 것을 도와주는가? 만약 그렇다면 어떻게 가능한가?
   b. 미생물이 식세포 작용에서 살아남을 수 없다면, 이는 질병의 진행에 어떻게 영향을 미치는가? 여러분의 답에 대해 설명하시오.

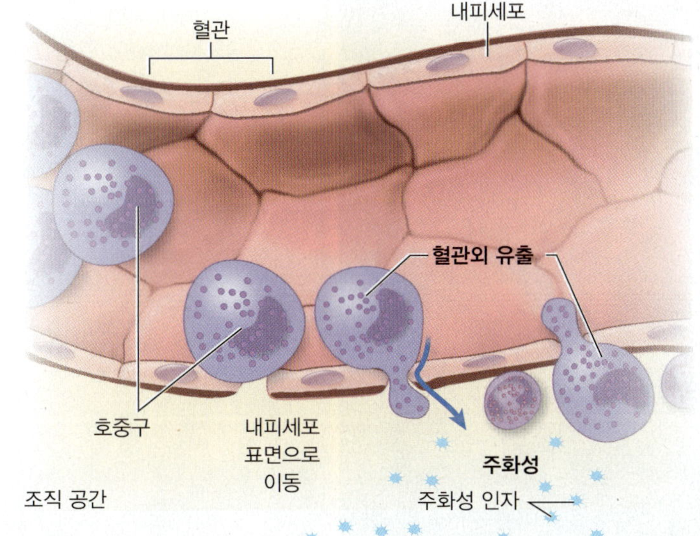

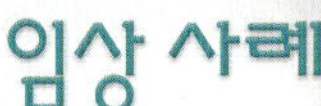

몹시 아프고, 매우 빠르다

호흡기 감염으로 소아 병동에 입원한 생후 6개월 된 Michael을 돌보게 되었을 때 나는 소아과에서 순환 근무를 마쳐 가던 호흡기 치료사 학생이었다. Michael은 만기에 태어난(39주간의 임신) 건강한 유아였다. 그는 모든 예방 접종을 받았다. 세 아이 중에서 막내였으며, 다른 형들은 학교에 다니고 있었다. Michael은 엄마가 일할 때 시간제로 탁아소에 맡겨졌다. Michael과 두 형들은 최근에 감기 증상을 앓았다. 처음에 콧물이 흐르고 약간의 기침을 하였다. 그는 까다롭고 민감하였으며 그의 엄마는 그가 평소보다 잠을 더 잔다고 하였다. Michael은 모유를 수유하였다. 그러나 아프게 되면서, 엄마는 젖을 더 많이 먹게 하고 편안하게 해주기 위하여 젖을 더 자주 물렸지만, 그는 먹지 않고 소란을 피우고 적게 먹었다. 세 아이를 키우는 Michael의 엄마는 아픈 아이를 보살피는 데 숙달되었으며 보통 감기에는 당황하지 않았다.

그러나 아픈 지 사흘째 되면서 Michael의 상태는 급박하게 악화되었다. 배고픈 것처럼 행동하였지만, 젖을 빨기 시작하자마자 멈추었다. Michael은 콧물을 매우 많이 흘렸으며, 엄마는 콧구멍을 구형 세척기(bulb syringe)로 깨끗하게 해주었지만, 그래도 잘 먹지 못하였다. 그는 밤새 기저귀를 약간 적셨을 뿐, 아침 내내 오줌을 누지 않았다. 39.6°C(103.3°F)의 고열이 있었다. 눈은 푹 꺼져 있었고 울어도 눈물이 나오지 않았는데 이는 모두 탈수의 징후이다. 기침도 자주하였다. 가장 우려되는 것은 Michael의 호흡률이 분당 48회라는 것이었다. 손톱 밑바닥은 청색증(cynosis)을 나타냈고 색깔이 매우 연했다. 산소 포화도는 실내 공기에서 89%였다.

Michael은 응급실에서 관찰되었으며 당직 의사에 의하여 즉시 소아 병동으로 입원하였다. 나의 인턴 지도 교수와 나는 소아 병동에서 Michael을 평가하기 위하여 호출되었다. 우리가 도착하자 Michael은 흉부 X-선과 혈액 검사를 받았다. 그는 유아용 침대에 누워서 가습된 산소를 공급하는 비강 캐뉼러(nasal cannula)를 얼굴에 부착하고 있었다. 그의 산소 포화도는 분당 5리터의 산소 공급으로 95%로 상승하였다. 나는 Michael의 가슴 소리를 들어보았으며 폐 전체에 걸쳐 쌔근거리는 소리를 들을 수 있었다. 내가 Michael을 평가한 이후에, 나의 인턴 지도 교수는 나에게 Michael에게 무슨 일이 일어나고 있는 것으로 생각하는지 물어보았다. 나는 양다리 걸치기로, 확실히 알 수 있는 것은 Michael이 호흡관 질환을 앓고 있고 바이러스가 범인인 것 같다고 대답하였다. 지도 교수는 즉시 "Michael이 호흡기의 바이러스 질환을 앓고 있다는 말은 맞지만, 그러나 어떠한 병인가?"라고 질문하였다. 내가 모른다고 고백하자, 지도 교수는 Michael의 증상이 호흡기 세포융합 바이러스(respiratory syncytial virus, RSV)와 일치한다고 가르쳐 주었다. Michael에 대한 검사는 지도 교수가 옳았다는 것을 증명해주었다.

- RSV는 어떻게 전파되는가?
- Michael은 호흡기 세포융합 바이러스에 어떻게 걸리게 되었는가?

임상 사례 결론은 555쪽에 있음.

CHAPTER 19

호흡계에 영향을 미치는 감염성 질병

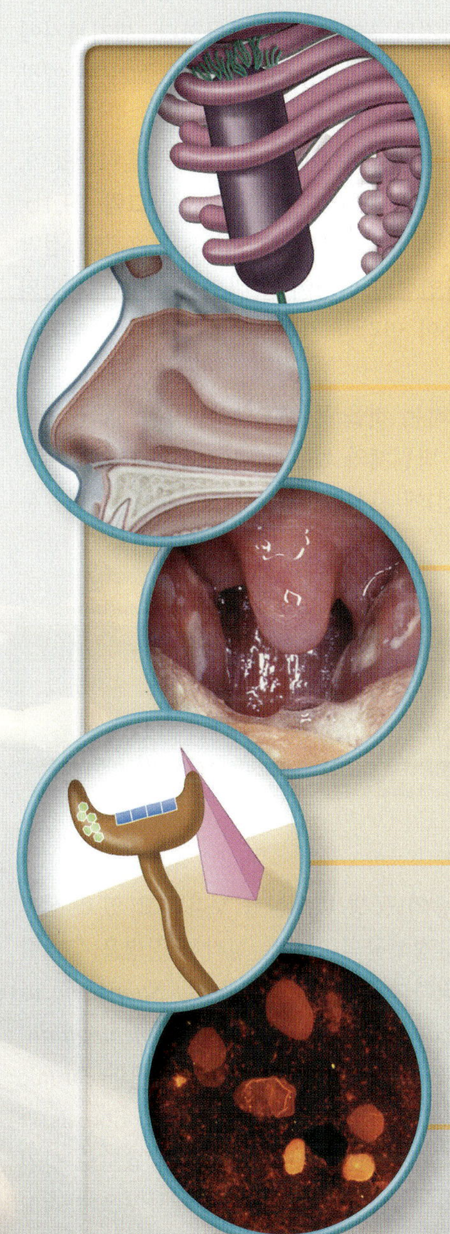

이 장에서는...

19.1 호흡기관(기도)과 호흡기관의 방어

1. 호흡기관의 해부학적 특징을 그리거나 묘사한다.
2. 호흡기관에 존재하는 자연적인 방어를 열거한다.

19.2 호흡기관의 정상균

3. 호흡기관을 차지하고 있는 것으로 현재 알려진 정상균의 유형을 열거한다.

19.3 미생물에 의하여 유발되는 상기도 질병

4. "중요 질병"인 인두염에 대한 가능한 원인 인자, 전파 방식, 독력 인자, 진단 기술, 예방/치료를 열거한다.
5. 상기도의 다른 감염성 질병의 중요한 특징에 대하여 논의한다. 이들은 비염, 부비강염, 급성 중이염, 디프테리아이다.
6. 위험한 인두염을 유발할 수 있는 2종류의 세균을 동정한다.

19.4 상기도와 하기도에 모두 영향을 미치는 미생물에 의하여 유발되는 질병

7. "중요 질병"인 인플루엔자에 대한 가능한 원인 인자, 전파 방식, 독력 인자, 진단 기술, 예방/치료를 열거한다.
8. 인플루엔자 바이러스의 항원 소변이와 항원 대변이를 비교하고 대조한다.
9. 상기도와 하기도의 다른 감염성 질병의 중요한 특징에 대하여 논의한다. 이들은 백일해와 RSV 병이다.

19.5 미생물에 의하여 유발되는 하기도 질병

10. "중요 질병"인 결핵에 대한 가능한 원인 인자, 전파 방식, 독력 인자, 진단 기술, 예방/치료를 열거한다.
11. MDR-TB와 XDR-TB에 연관된 문제에 대하여 논의한다.
12. 다른 호흡기관 질병, 지역사회 획득 폐렴과 의료 관련 폐렴의 중요한 특징에 대하여 논의한다.

19.1 호흡기관(기도)과 호흡기관의 방어

호흡기관(기도)은 감염성 병원체가 신체에 접근할 수 있는 가장 일반적인 장소이다. 우리는 24시간 호흡하며, 우리가 호흡하는 공기에 있는 모든 것은 최소한 일시적으로 기관계로 통과해 들어간다.

호흡계의 구조를 **그림 19.1a**에 도해하였다. 대부분의 임상의는 호흡계를 **상기도**(upper respiratory tract)와 **하기도**(lower respiratory tract)의 2부분으로 구분한다. 상기도는 입, 코, 비강과 그 위의 공동, 목구멍 또는 인두, 후두개와 후두를 포함한다. 하기도는 호흡관(기관)에서 시작하여, 이는 폐의 기관지와 세기관지에 공급한다. 세기관지에 부착되어 있는 것은 폐포라고 하는 작은 풍선 같은 구조이며, 이는 흡기와 호기 때 팽창하고 수축된다. 이는 폐에서 산소 교환이 일어나는 부위이다.

호흡계의 몇 가지 해부학적 특징이 감염으로부터 보호한다. 12장에서 서술하였듯이, 코털은 입자를 포획하는 역할을 한다. 호흡관과 기관지 상피에 있는 섬모(**그림 19.1b**; 섬모 에스컬레이터)는 입자를 위로 추진하여 호흡관으로부터 제거한다. 호흡관의 점막 내면 표면의 점액은 침범하는 미생물에 대한 자연적인 함정이다. 미생물이 일단 포획되면, 기침, 재채기, 삼키기 같은 불수의적인 반응이 민감한 지역으로부터 이들을 제거할 수 있다. 이들은 1차 방어선이다.

2차 방어선과 3차 방어선도 호흡관을 보호하는 것을 돕는다. 보체 작용, 항균 펩티드, 케모사이토카인 수준의 증가는 모두 폐에서 병원체와 싸우는 것을 돕는다. 대식세포는 폐의 폐포와 목구멍의 림프 조직 집단(편도선)에 서식한다. 특정한 병원체에 대한 분비성 IgA도 점액 분비에서 발견될 수 있다.

의학적 중요성

후두개염

후두개(epiglottis)는 후두를 부분적으로 덮고 있는 작은 연골 조각이다. 후두개의 역할은 음식이나 액체가 폐로 흡입되는 것을 방지하는 것이다. 후두개염(epiglottitis)은 감염(종종 b 유형의 *Haemophilus influenzae*)에 의하여 후두개가 부풀어 오를 때 발생하며, 이는 폐로 공기를 흡입할 수 없도록 할 수 있다.

후두개염의 증상은 발열, 극심한 인두염, 잠기거나 쉰 목소리, 천명(stridor; 흡기 시 높은 음조의 소리), 숨쉬거나 삼키기 어려움을 포함할 수 있다. 어린아이는 구강 분비물을 삼킬 수 없어서 침을 흘릴 수 있으며 매우 조마조마하게 보일 수 있다.

후두개염은 응급 의료 상황이며 기도를 완전히 차단할 수 있다. 여러분이나 지인이 후두개염을 앓고 있다는 것이 의심된다면, 바로 병원에 가는 것이 중요하다. 후두 경련(laryngospasm)을 초래할 수 있기 때문에 감염된 사람의 목구멍을 들여다보려고 하면 안 된다. 감염된 사람은 호흡을 용이하게 하기 위하여 똑바른 자세에서 조용하게 유지하여야 한다.

19.1 학습 결과—진도 평가

1. 호흡기관의 해부학적 특징을 그리거나 묘사하시오.
2. 호흡기관에 존재하는 자연적인 방어를 열거하시오.

19.2 호흡기관의 정상균

최근의 연구에 의하면 건강한 상기도는 수천 종의 공생 미생물을 보유하고 있고 심지어는 폐도 제한적이지만 정상균을 가지고 있다. 정상균의 일부는 심각한 질병을 유발할 수 있는데, 특히 면역력이 약화된 사람에서 그러하다. 이러한 정상균에는 *Streptococcus pyogenes*, *Haemophilus influenzae*, *Streptococcus pneumoniae*, *Neisseria meningitidis*, *Staphylococcus aureus*가 포함된다. 폐 미생물막의 조성은 만성 폐쇄성 폐질환(chronic obstructive pulmonary disease, COPD), 천식(asthma), 낭포성 섬유종(cystic fibrosis)과 같은 폐 질환을 앓고 있는 환자에서 상이하다. 특히 *Candida albicans* 같은 효모도 상기도의 구강 점막 표면에 집락을 이룬다. 흡연자와 비흡연자도 상이한 미생물군을 가지고 있는 것으로 보인다.

호흡관 방어와 정상균

	방어	정상균
상기도	코털, 섬모 에스컬레이터, 점액, 기침과 재채기 같은 불수의적 반응, 분비성 IgA	*Prevotella, Sphingomonas, Pseudomonas, Acinetobacter, Fusobacterium, Megasphaera, Veillonella, Staphylococcus, Streptococcus*
하기도	점액, 폐포 대식세포, 분비성 IgA	아직 불명확함; 몇 종에 의한 낮은 수준의 집락화가 예상됨

호흡계에서는 일부 다른 기관계와 마찬가지로, 정상균이 미생물 길항작용(antagonism)이라는 중요한 기능을 수행한다(11장 참조). 이는 병원체가 정상균과 자원과 공간을 두고 경쟁하여 정착될 수 있는 기회를 감소시킨다. 이 점을 예증하는 것은, 알려진 공동 미생물군인 *Lactobacillus sakei*가 또 다른 정상균인 *Corynebacterium tuberculostearicum*의 병원성 잠재능을 억제하여 공동(sinus) 감염의 발생률을 감소할 수 있다.

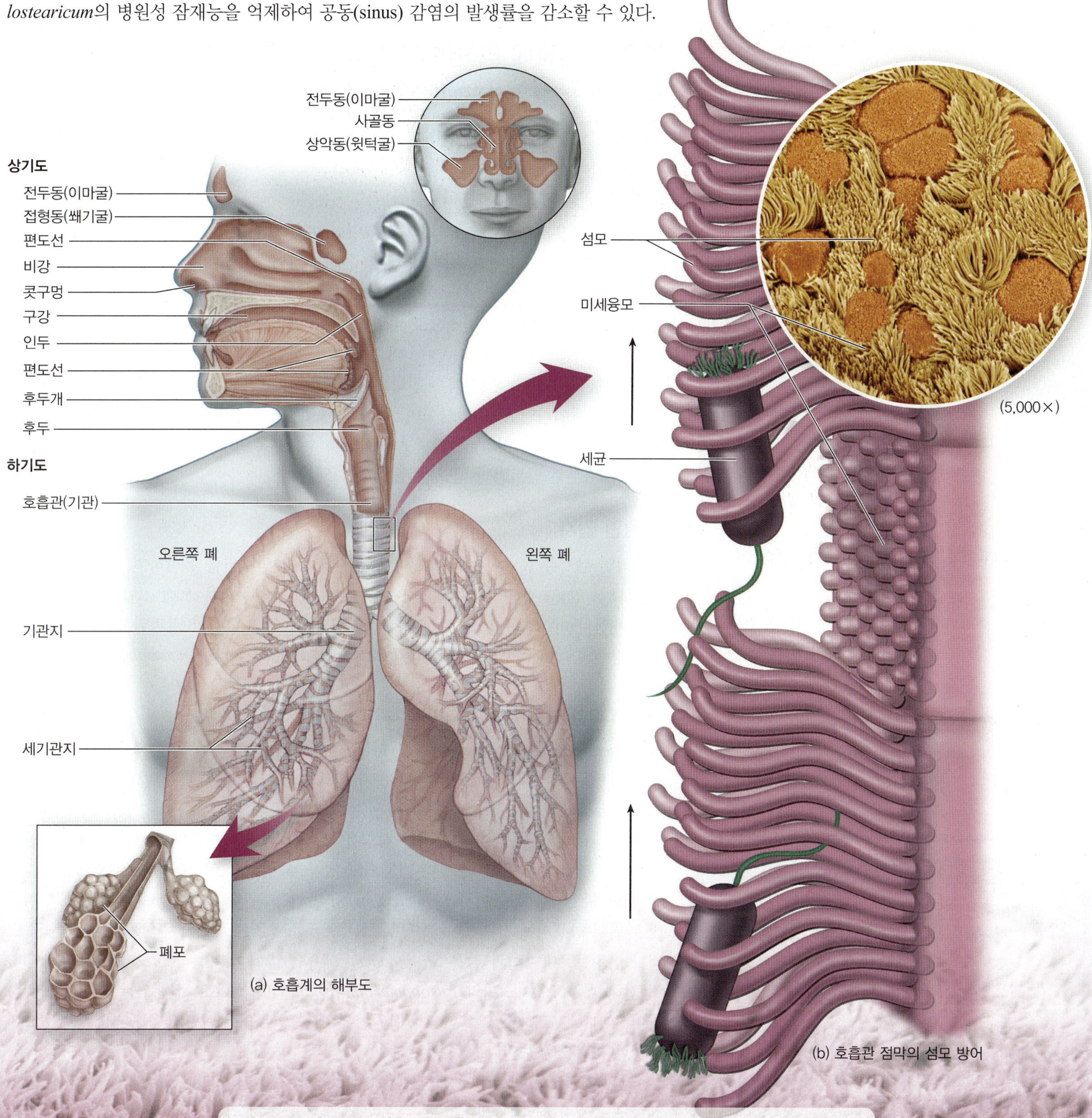

그림 19.1 호흡관. (a) 상기도와 하기도의 중요한 구조. 4쌍의 공동을 삽입 그림에 나타내었다. (b) 호흡관의 섬모 방어.

19.2 학습 결과—진도 평가

3. 호흡기관을 차지하고 있는 것으로 현재 알려진 정상균의 유형을 열거하시오.

19.3 미생물에 의하여 유발되는 상기도 질병

중요 질병

인두염

▶ 징후와 증상

이름이 모든 것을 말한다. 인두염은 목구멍의 염증이며, 숙주는 이를 통증과 부기(swelling)로서 경험한다. 통증의 심각한 정도는 원인 병원체에 따라 경증에서 중증까지 변화할 수 있다. 바이러스성 인두염은 일반적으로 경증이며 때때로 쉰 목소리를 초래한다. 세균에 의한 인두염은 일반적으로 바이러스에 의한 인두염보다 더 고통스러우며, 발열, 두통, 메스꺼움을 수반할 가능성이 더 높다.

인두통의 임상 징후는 붉은 점막, 부은 편도선, 그리고 때로는 목구멍 벽에 눈에 보이는 흰색 덩어리인 염증 산물이며, 특히 연쇄상구균 질환에서 뚜렷하다(**그림 19.2**). 점막이 부어서 말하는 것과 삼키는 것이 어려울 수 있다. 인두염은 가끔 숨에서 악취가 나게 한다. 대부분 인두염의 배양기는 보통 2~5일이다.

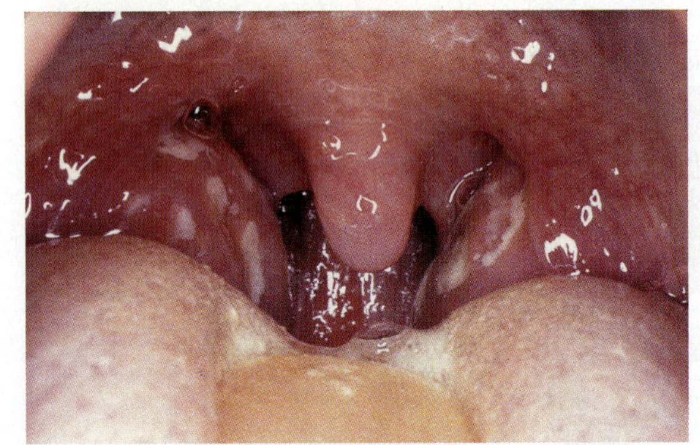

그림 19.2 **인두염과 편도선염의 목구멍 모습.** 인두와 편도선은 밝은 적색이고 화농성이다. 흰색의 고름 혹이 편도선 위에 나타날 수 있다.

▶ 원인 인자

일반적인 감기를 유발하는 것과 동일한 바이러스가 인두염을 유발하며, 이는 감염성 단핵증(18장 참조) 같은 다른 질병을 수반할 수 있다. 인두염은 오래 고함을 치거나 감염된 부비동(sinus cavity)으로부터 기계적인 자극에 의한 단순한 결과일 수 있다. 인두염의 가장 중증 원인은 *Streptococcus pyogenes*와 *Fusobacterium necrophorum*이다.

Fusobacterium necrophorum

*Fusobacterium necrophorum*이라고 하는 세균은 모든 청년과 젊은 성인의 잠재적으로 중증인 인두염 사례의 10~30%까지를 유발하였다. 이는 혈류를 침범하여 레미에르 증후군(Lemierre's syndrome)이라고 하는 혈류와 다른 기관에 중증의 감염을 초래한다. *F. necrophorum*는 의사들이 바이러스 감염을 선별해 제거한 이후에만 항생제를 신중하게 사용하기 때문에 최근에 더 자주 발견되고 있다. 불행히도 의사들은 단지 *Streptococcus*만 선별하는 경향이 있어서 *F. necrophorum* 감염을 놓칠 수 있다. 이 세균은 페니실린 및 관련된 항생제에 감수성이 있으며, 이는 *S. pyogenes*에 대한 1차 약제이기도 하다. 그러나 아지트로마이신과 같은 *Streptococcus*에 대한 2차 약제는 *F. necrophorum*에 대하여 전혀 효과가 없다. 만약 *Fusobacterium*이 동정되면, 최초로 선택되는 약제는 클린다마이신이다. 치료하지 않으면, 이 병원체에 의한 인두염은 수막염을 초래할 수 있으며 상당한 사망률을 보인다.

현재 *F. necrophorum*에 대한 신속 진단 검사는 없다. 그러나 인두염 환자가 신속 연쇄상구균 검사 결과 음성이고 목 부음과 상태가 급속히 악화되면, 페니실린과 메트로니다졸로 치료할 것이 권장되며 또는 클린다마이신으로만 치료하여도 잠재적인 *F. necrophorum* 감염을 완전히 해결할 수 있다.

NCLEX® 준비

1. 인두염의 치료에 관한 학부모와 학생을 대상으로 한 건강 증진 강의에 어떠한 정보를 포함해야 하는가?
   a. 어린이가 발열이 없는 한 의학적 치료를 할 필요가 없다.
   b. 견딜 수 있는 한 액체를 제공하여 어린이가 수분이 충분하도록 한다.
   c. 부모는 바로 의료인에게 아이를 데려가서 목구멍 배양을 획득해야 한다.
   d. 아이가 큰 통증 없이 삼킬 수 있다면, 액체를 증가시켜주기만 하면 충분하다.

Streptococcus pyogenes

*S. pyogenes*는 사슬 형태로 생장하는 그램양성 구균이다. 이는 내생포자를 형성하지 않고, 운동성이 없으며, 협막과 점질층을 형성한다. *S. pyogenes*는 다양한 당을 발효하는 통성 혐기성이다. 카탈라아제를 생산하지 않지만, 과산화수소를 불활성화시키기 위한 과산화효소(peroxidase)를 가지고 있어서 산소가 존재할 때 생존할 수 있도록 한다.

▶ 병인

연쇄상구균 인두통을 치료하지 않으면 증상이 가라앉은 이후 바로 또는 며칠 또는 몇 주일 이후에 종종 심각한 합병증을 초래할 수 있다. 연쇄상구균 후 증상은 추가적인 독소(성홍열의 경우), 또는 신체에 항원-항체 복합체의 침적(사구체신염; glomerulonephritis)에 의하여 유발된다.

또 다른 연쇄상구균 후 합병증은 연쇄상구균 "초항원(superantigen)"에 의하여 유발되는 면역계가 유사한 또는 심지어는 관련이 없는 (인간) 단백질에 대한 면역 활성화를 초래하는 면역계에 의한 자기 조직 공격이다. 이는 류마티스 열과 일부 유형의 강박 장애(두뇌 조직이 표적임)와 건선(피부가 표적)의 원인이 된다. 성홍열과 류마티스 열에 대하여 자세한 사항을 여기에 나타내었다.

성홍열 성홍열은 박테리오파지에 감염된 *S. pyogenes*의 감염에 의하여 초래된다. 이 용원성 바이러스는 연쇄상구균이 홍반 유발성 독소(erythrogenic toxin)를 생성할 수 있도록 한다. 성홍열은 주로 목, 가슴, 팔꿈치, 넓적다리 안쪽 표면에 나타나는 사포(sandpaper) 같은 발진에 의하여 특징지어진다. 성홍열은 학령 아동에게 종종 영향을 미치며, 미국에서 20세기 초반에 가장 고통스러운 원인이었다. 유행병 형태에서 성홍열은 95%까지의 사망률을 나타낼 수도 있다. 현재 나타나는 사례의 대부분은 경증이다.

류마티스 열 류마티스 열은 연쇄상구균 M 단백질과 심장 근육 사이의 면역학적 교차반응에 의한 것으로 생각된다. 류마티스 열은 인두염이 가라앉은 후 약 3주일 후에 나타난다. 류마티스 열은 심장 판막에 영구적인 손상을 초래할 수 있다. 다른 증상은 여러 관절에 대한 관절염과 피부 바로 아래 뼈 표면에 결절이 나타나는 것이다.

▶ 독력 인자

*S. pyogenes*의 독력은 표면 항원이 숙주 단백질을 모방하는 것과 초항원으로부터 온다.

연쇄상구균은 수많은 표면 항원을 나타낸다(**그림 19.3**). 세포벽의 전문화된 다당류는 세균이 숙주의 리소자임에 의하여 분해되는 것으로부터 보호한다. 지질테이코산(lipoteichoic acid, LTA)은 *S. pyogenes*이 인두의 상피세포에 부착하는데 기여한다. **M 단백질**(M protein)이라고 하는 끝이 뾰족한 표면 돌출물은 식세포작용에 저항하고 아마도 계속 부착되도록 하여 독력에 기여한다. 히알루론산(hyaluronic acid, HA)으로 이루어진 협막은 대부분의 *S. pyogenes* 균주에 의하여 형성된다. 캡슐은 세균의 부착성에 기여하는 것 같다.

세포와 독소 A군 연쇄상구균 독력의 일부는 **스트렙토리신(streptolysin)**이라고 하는 용혈소 효과의 덕택이다. 2가지 유형은 스트렙토리신 O(SLO)와 스트렙토리신 S(SLS)이다. 2가지 형태 모두 양 혈액 아가에 베타 용혈을 유발한다("배양과 진단" 참조). 이 용혈소는 백혈구와 간과 심장 조직(다른 형태의 연쇄상구균 질병

> **NCLEX® 준비**
>
> 2. 이 질병은 5~15세 사이의 아동에서 일반적으로 발생하며 심장 판막에 손상을 초래할 수 있다. 이는 치료되지 않은 인두염과 연관되어 있으며 관절통을 유발할 수 있다.
>   a. 디프테리아(diphtheria)
>   b. 백일해(pertussis)
>   c. 인플루엔자(influenza)
>   d. 류마티스 열(rheumatic fever)

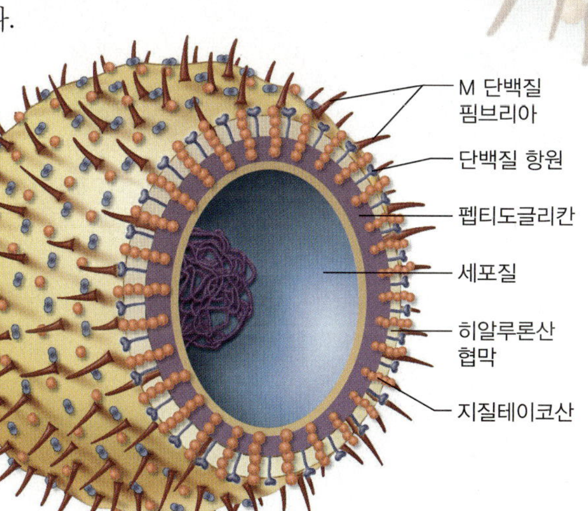

그림 19.3 A군 *Streptococcus*의 단면도.

에서)을 포함한 많은 세포와 조직을 신속하게 상처 입힌다.

성홍열을 발생하는 주요한 독소는 **홍반 유발성 독소(erythrogenic toxin)**이다. 이 독소는 이 질환에 전형적인 밝은 붉은색 반점의 원인이 되며 또한 두뇌의 온도 조절 중추에 작용하여 발열을 유도한다. 용원성 박테리오파지의 유전자를 포함하는 *S. pyogenes*의 용원성 균주만이 이 독소를 합성할 수 있다(용원성 개념에 대한 개요는 5장 참조).

▶ 전파와 역학

의사들은 인두염의 30% 정도가 *S. pyogenes*에 의하여 기인한다고 추산하며, 이는 매년 수백만 사례가 된다. *S. pyogenes*의 전파는 대부분 호흡 비말 또는 점액 분비물과 직접 접촉을 통해서 일어난다. 이 세균은 인구의 15%가 정상균으로 보유하고 있지만, 이 보유 숙주로부터 전파는 감염으로 인하여 활발하게 병을 앓고 있는 사람에 비하여 가능성이 낮은데, 그 이유는 질병 조건에서 세균이 더 많이 존재하기 때문이다. 흔하지는 않지만 매개물을 통하여 감염이 전파되기도 한다. 인간이 *S. pyogenes*의 유일한 주요 보유 숙주이다.

*S. pyogenes*의 혈청형은 80종류 이상이 있으며, 면역은 혈청형 특이적이기 때문에 따라서 사람은 일생을 통하여 여러 차례 감염을 겪을 수 있다. 면역력이 약화된 숙주는 연쇄상구균 인두염을 앓을 가능성이 더 높으며 또한 후유증도 심각하다.

그림 19.4 연쇄상구균 검사. (a) A군 감염 진단을 위한 신속, 면역학적 검사. (b) 바시트라신 원반 검사. 극히 일부의 예외를 제외하고는, *Streptococcus pyogenes*만이 낮은 농도(0.02 μg)의 바시트라신에 감수성이 있다. B 원반 주위의 어떠한 저해 지대도 이 종의 추정적인 지시자로 해석된다. (주석: A군 연쇄상구균은 sulfamethoxazoletrimethoprim [SXT] 감수성과 CAMP 검사에 대하여 음성이다.)

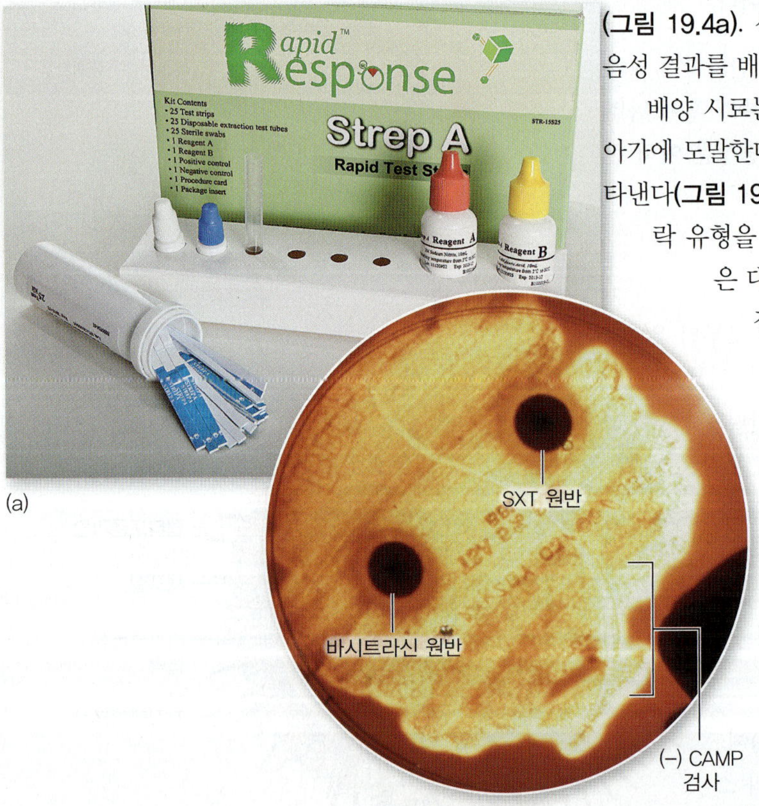

▶ 배양과 진단

A군 연쇄상구균 감염을 인지하지 못하면 파괴적인 결과를 가져올 수 있다. 신속 배양과 진단 기술은 적절한 치료와 예방을 보장하기 위하여 필수적이다. 인두 면봉 시료로부터 A군 연쇄상구균을 탐지하기 위한 몇 가지 종류의 진단 키트가 병원과 의원에서 사용되고 있다. 이러한 검사는 A군 연쇄상구균의 외부 탄수화물과 반응하는 항체에 기초한다**(그림 19.4a)**. 신속 검사는 잘못된 음성 결과를 나타낼 가능성이 높기 때문에 지침서는 음성 결과를 배양에 의하여 확진할 것을 요구하며, 이는 다음날 알 수 있다.

배양 시료는 일반적으로 신속 검사 면봉 시료를 채취할 때 함께 채취하며, 양 혈액 아가에 도말한다. *S. pyogenes*는 스트렙토리신(용혈소)으로 인하여 베타 용혈 양상을 나타낸다**(그림 19.4b)**. 인두염이 바이러스에 의하여 유발되면 혈액 아가 접시는 다양한 집락 유형을 보일 것이며, 이는 정상균을 나타낸다. *S. pyogenes*에 의한 활동성 감염은 대부분이 베타 용혈 집락인 접시를 나타낼 것이다. A군 연쇄상구균은 인간 질환에서 가장 보편적인 베타 용혈 분리 균주이지만, 최근에 B군 연쇄상구균(마찬가지로 베타 용혈)뿐 아니라 베타 용혈 장구균의 증가는 감별 검사를 하는 것이 중요하게 되었다. 양성 바시트라신(bacitracin) 원반 검사는 A군에 대한 추가적인 증거를 제공한다.

▶ 예방

A군 연쇄상구균에 대한 백신은 없지만, 많은 연구진이 이 문제를 해결하기 위하여 노력하고 있다. 이 세균에 대한 백신은 류마티스열에 대한 백신도 되기 때문에 수요가 많다. 그 동안에 감염은, 특히 기침이나 재채기 이후에, 그리고 음식을 준비하거나 먹을 때 손 세척으로 예방될 수 있다.

▶ 치료

*S. pyogenes*에 대한 선택 항생제는 페니실린이다. 페니실린 알레르기를 가진 환자

질병 표 19.1 인두염

원인 생물	*Streptococcus pyogenes*	*Fusobacterium necrophorum*	바이러스
전파의 가장 보편적인 방식	비말 또는 직접 접촉	기회성	모든 형태의 접촉
독력 인자	LTA, M 단백질, 히알루론산 협막, SLS와 SLO, 초항원, 자가면역의 유도	침투성, 내독소, 류코톡신	–
배양/진단	혈액 아가에 베타 용혈, 바시트라신 감수성, 신속 항원 검사	혐기성 아가에 생장	목적은 *S. pyogenes*를 배제하는 것임, 그 이상의 진단은 보통 수행하지 않음
예방	위생 실행	위생 실행	위생 실행
치료	페니실린, 페니실린 알레르기의 경우 세팔렉신	페니실린 + 메트로니다졸 또는 클린다마이신	단지 증상의 완화
현저한 특징	바이러스성 인두염에 비하여 일반적으로 더 중증임	청년과 젊은 성인에 보편적, 목이 흔히 부음, 감염은 심장 혈관계나 심부 조직에 전파됨	바이러스성 인두염은 쉰 목소리가 빈번하게 수반된다
역학적 특징	미국: 모든 인두염 사례의 20~30%	미국: 사례의 10~30%	도처에 있음; 모든 인두염의 40~60% 원인

에는 1세대 세팔로스포린인 세팔렉신이 처방된다. *S. pyogenes*에 의하여 유발되는 대부분의 인두염은 자체적으로 해결되지만, 심각한 후유증이 가능하기 때문에 항생제로 치료하여야 한다.

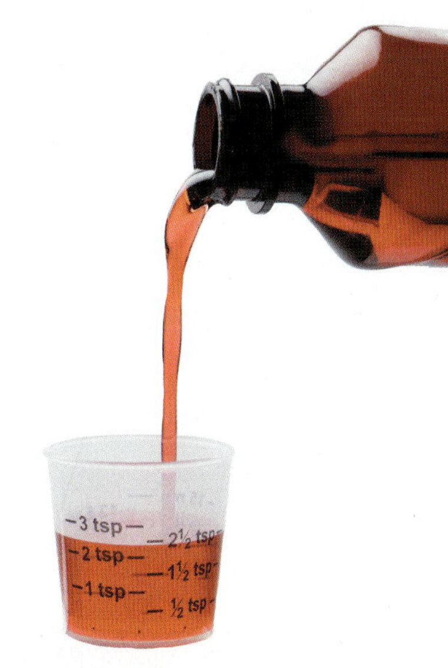

감기

모두 감기의 증상에 익숙하다. 재채기, 따끔따끔한 목구멍, 콧물은 감염 후 2~3일 후에 시작된다. 합병증이 없는 감기는 일반적으로 발열이 수반되지 않지만, 어린아이는 약간의 열을 겪는다(38.9°C; 102°F 미만). 잠복기는 보통 2~5일이다. 천식이나 만성 폐쇄성 폐 질환(COPD) 같은 다른 기저 호흡기 질환을 가진 사람은 감기에 의하여 자극되는 더 중증의 증상을 앓기도 한다.

감기는 200종 이상의 바이러스 중 하나에 의하여 초래된다. 비염을 일으키는 가장 보편적인 유형의 바이러스는 리노바이러스(rhinovirus)라 불리는 집단이며, 99가지 혈청형이 있다. 코로나바이러스(coronavirus)와 아데노바이러스(adenovirus)도 주요한 원인이다. 또한 호흡기 세포융합 바이러스(respiratory syncytial virus, RSV)도 대부분의 사람에게 감기를 유발하지만, 유아와 어린아이에게는 중증의 호흡관 증상을 초래할 수 있다(이 장의 뒤에서 논의함).

부비강염

보통 **축농증**(sinus infection)이라고 하는 머리의 4쌍의 공동 중 어느 하나에 염증을 일으키는 상태이며**(그림 19.1c 참조)**, 이는 알레르기(가장 보편적), 감염, 또는 단순히 좁은 통로나 코 격벽이 벗어난 것과 같은 구조적인 문제에 의해서도 유발될 수 있다. 축농증을 일으키는 감염원은 일반적으로 다양한 바이러스 또는 세균, 그리고 흔치는 않지만 진균도 포함한다.

급성 중이염(귀 감염)

상기도의 바이러스 감염은 유스타키오관(eustachian tube)의 염증과 중이에 액체가 축적되게 하며, 이는 이러한 액체에서 세균의 증식을 초래한다. 중이는 정상적으로 미생물이 없

질병 표 19.2 감기

원인 생물	약 200종류의 바이러스
전파의 가장 보편적인 방식	간접 접촉, 비말 접촉
독력 인자	부착 단백질; 대부분의 증상은 숙주 반응에 의하여 유도
배양/진단	필요 없음
예방	위생 실행
치료	단지 대증 치료
역학적 특징	미취학 아동과 초등학생 사이에서 매년 3~8회의 감지로 가장 발병률이 높음; 연간 2~4회의 감기

질병 표 19.3 부비동염(축농증)

원인 생물	바이러스	다양한 세균, 종종 혼합 감염	다양한 진균
전파의 가장 보편적인 방식	직접 접촉, 간접 접촉	내인적(기회성)	외상에 의한 도입 또는 기회적 과잉생장
독력 인자	—	—	—
배양/진단	배양은 보통 하지 않음; 진단은 임상 표현에 기초	배양은 보통 하지 않음, 진단은 임상 표현에 기초, 때때로 X선이나 다른 영상 기술이 사용됨	동일
예방	위생	—	—
치료	없음	광범위 항생제 또는 없음	진균의 물리적 제거; 중증의 경우에는 항진균제를 사용함
현저한 특징	바이러스성과 세균성이 진균성보다 보편적	바이러스성과 세균성이 진균성보다 보편적	면역력이 약화된 환자에서 의심
역학적 특징	—	미국: 성인 7명 중 1명에 영향; 매년 1천2백만 명에서 3천만 명이 진단	진균성 부비강염은 지리학적으로 변화; 미국, SE와 SW에서 더 흔함; 국제적: 인도, 북아프리카, 중동에서 더 흔함

지만, 세균이 상기도로부터 유스타키오관을 따라 이동할 수 있다**(그림 19.5)**. 세균이 중이에 축적된 점액과 액체를 만나면 신속하게 증식한다. 세균의 존재는 염증 반응을 증가시키며, 고름 생성과 계속되는 액체의 분비를 가져온다. 이 액체를 **유출물**(effusion)이라고 한다.

만성 중이염이라고 하는 다른 상태는 액체가 중이에 오랜 기간 잔류할 때 발생한다. 최근까지 의사들은 이를 비감염성 면역 반응의 결과로 간주하였는데, 그 이유는 그 부위에서 세균이 배양되지 않았고 항생제도 효과가 없었기 때문이다. 새로운 자료에 의하면 이러한 형태의 중이염은 중이의 점막에 부착된 혼합된 세균의 생물막에 의하여 초래된다는 것을 시사한다. 생물막 세균은 일반적으로 항생제 감수성이 낮으며(3장에서 논의되었음), 생물막에 세균의 존재는 귀 액체에서 배양할 수 없는 것을 설명한다. 과학자들은 이제 급성 중이염과 만성 중이염의 대부분의 사례는 바이러스와 세균이 함께 작용하는 혼합 감염이라고 믿는다.

급성 중이염에서 나타나는 가장 흔한 세균은 *Streptococcus pneumoniae*이다. *S. pneumoniae*에 대한 백신은 2000년 이래 아동기 예방 접종 계획에 권장되는 부분이었다. 백신(Prevnar)은 복합 백신이다(13장 참조). Prevnar는 13종류의 세균 균주로부터 다당류 협막 물질과 항원성을 증가시키는 화학물질의 복합체를 포함하고 있다. 이는 폐렴구균성 폐렴을 예방하기 위한 과거의 개체군을 주요 표적으로 하는 동일한 세균에 대한 다른 백신인 Pneumovax와 다르다.

40°C(104°F) 미만의 발열을 보이는 합병증이 없는 급성 중이염에 대하여 현재 권장되는 치료는 72시간 동안 신체가 감염을 제거하도록 항생제의 사용을 피하면서 "관찰하며 기다리는(watchful waiting)" 것이다.

그림 19.5 감염된 중이.

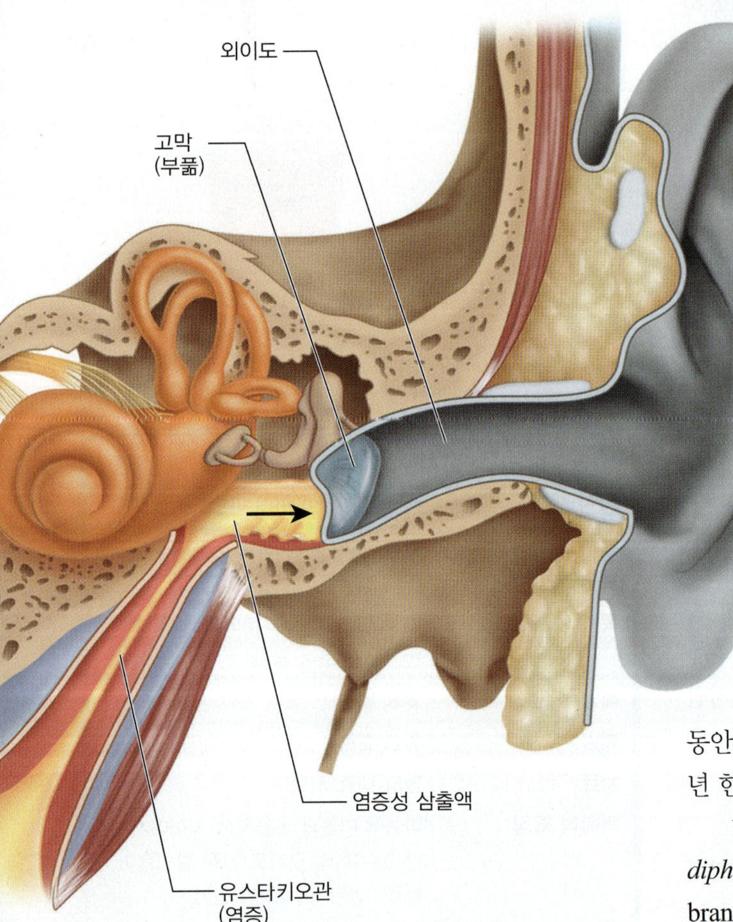

디프테리아

수백 년 동안 디프테리아는 이환율과 사망률의 중요한 원인이었지만, 지난 50년 동안에 전 세계적으로 사례의 수와 사망률은 꾸준히 감소하였다. 미국에서는 최근에 매년 한두 사례만이 보고되고 있다.

디프테리아는 내생포자 비형성, 그램양성의 곤봉 모양 세균인 *Corynebacterium diphtheriae*에 의하여 유발된다. 이 질병의 가장 두드러진 증상은 위막(pseudomembrane)이라고 하는 편도선 또는 인두에 형성되는 특징적인 막이다**(그림 19.6)**.

질병 표 19.4 중이염

원인 생물	*Streptococcus pneumoniae*	*Haemophilus influenzae*	다른 세균/바이러스
전파의 가장 보편적인 방식	내인성(*S. pneumoniae*나 다른 미생물에 의한 상기도 감염을 따를 수 있음)	내인성(상기도 감염을 따름)	내인성
독력 인자	협막, 용혈소	협막, 핌브리아	–
배양/진단	보통 임상 표현과 72시간 이내에 해결이 안 되는 것에 의존함	동일	동일
예방	폐렴구균 복합 백신	Hib 백신	없음
치료	해결을 기다림; 필요시 아목시실린(내성이 높음) 또는 아목시실린 + 클라불라네이트 또는 세푸록심; CDC 항생제 내성 보고서에서 심각한 위협 범주	*S. pneumoniae*와 동일	해결을 기다림; 필요시 광범위 항생제(아지트로마이신)이 병인 진단이 없을 때 사용될 수 있다.
현저한 특징	–	–	다른 둘에 대하여 완전히 예방 접종을 하였을 경우 의심
역학적 특징	미국: 아동의 70%가 2살이 되기 전에 최소한 한 차례 경험함; 개발도상국: 만성 중이염은 수억 명에게 심각한 청력 손실을 초래하며, 매년 3만 명이 사망함		

주요 독력 인자는 *C. diphtheriae*의 박테리오파지에 의하여 암호화되는 외독소이다. 이 파아지에 의하여 용원화되지 않은 세균 균주는 심각한 질병을 유발하지 않는다. 혈액에 디프테리아 독소의 방출은 멀리 떨어진 기관에 심근염(myocarditis)과 신경염(neuritis)과 같은 합병증을 초래한다. 신경염은 운동 신경에 영향을 미치며 특히 손발, 연구개, 심지어는 횡격막에까지 일시적인 마비를 일으킬 수 있어서, 이는 환자가 다른 하기도 감염에 걸리기 쉽게 한다(**질병 표 19.5**).

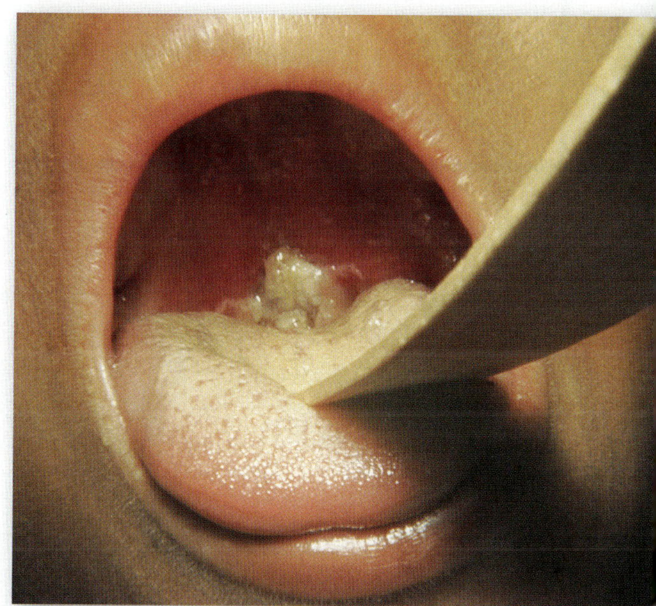

그림 19.6 **디프테리아의 진단.** 디프테리아 감염의 임상 표현은 회색 반점(위막; pseudomembrane)으로 특징되는 인두와 편도선의 커다란 염증과 전체 지역의 팽창을 포함한다.

19.3 학습 결과—진도 평가

4. "중요 질병"인 인두염에 대한 가능한 원인 인자, 전파 방식, 독력 인자, 진단 기술, 예방/치료를 열거하시오.
5. 상기도의 다른 감염성 질병의 중요한 특징에 대하여 논의하시오. 이들은 비염, 부비강염, 급성 중이염, 디프테리아이다.
6. 위험한 인두염을 유발할 수 있는 2종류의 세균을 동정하시오.

19.4 상기도와 하기도에 모두 영향을 미치는 미생물에 의하여 유발되는 질병

많은 감염성 인자는 상기도와 하기도 지역 모두에 영향을 미친다. 우리는 이 절에서 인플루엔자, 백일해, 호흡기 세포융합 바이러스(RSV)와 같은 잘 알려진 질병을 다룬다.

질병 표 19.5 디프테리아

원인 생물	*Corynebacterium diphtheriae*
전파의 가장 보편적인 방식	비말 접촉, 오염된 매개물과 직접 접촉 또는 간접 접촉
독력 인자	외독소: 디프테리아 독소
배양/진단	텔루라이트 배지-회색/검정색 집락, 그램 염색에서 곤봉 모양 형태; 치료는 확정적인 동정 전에 시작
예방	디프테리아 변성 독소(toxoid; DTaP, Tdap, Td의 일부)
치료	항독소 + 페니실린 또는 에리트로마이신
역학적 특징	미국: 2003년 이후 사례가 없음; 국제적: 83%의 백신 적용에도 불구하고 매년 +/– 5,000사례

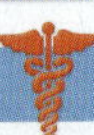

NCLEX® 준비

3. 한 어머니가 아이를 병원으로 데려와 간호사에게 "아이가 귀 감염이 있어요."라고 하고 의사에게 항생제를 처방해 줄 것을 요구한다. 의뢰인을 관찰하고 나서 의료진은 처방을 내리지 않았다. 간호사는 환자에게 퇴원해도 된다고 지시하였다. 어머니는 누가 보더라도 흥분한 상태로 간호사에게 다음과 같이 이야기 한다. "의사가 아이를 치료하지 않으려 한다면 내가 왜 병원에 왔는지 모르겠네요?" 이 상황에서 간호사가 해야 하는 최선의 반응은 무엇인가?
   a 의뢰인에게 왜 이렇게 느끼는지 물어보고 공감해 준다.
   b. "관찰하며 기다리는" 개념과 항생제 내성의 발달에 대하여 설명한다.
   c. 의뢰인에게 기다리라고 말하고, 이 우려를 의사에게 전달하여, 의료진이 의뢰인에게 말하도록 한다.
   d. 의뢰인에게 아이의 증상은 며칠 이내에 사라질 것이니 항생제 치료를 시작할 필요가 없다고 이야기한다.

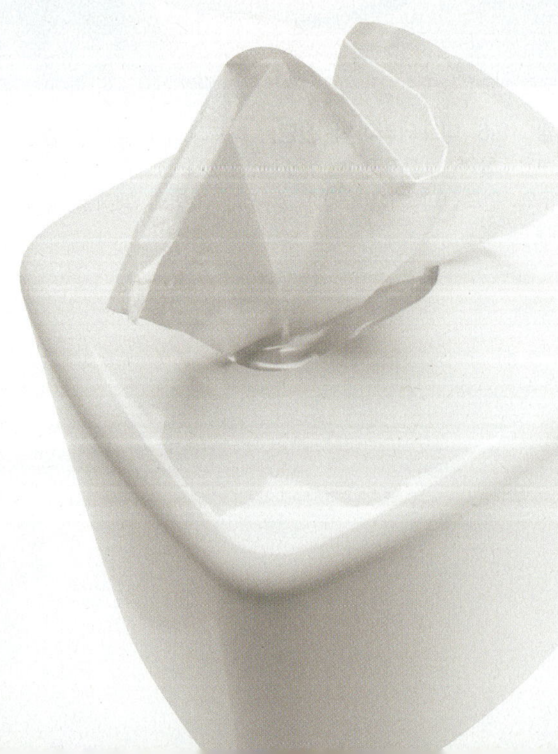

중요 질병

인플루엔자

독감(flu)은 여러 가지 이유로 연구에 매우 중요한 질병이다. 먼저 첫 번째, 모든 사람이 미국 겨울철에 발생하는 인플루엔자 감염의 주기적인 증가에 익숙하다. 두 번째, 많은 상태가 "독감"으로 잘못 명명되지만 실제로는 인플루엔자 바이러스에 의하여 유발되는 질병만이 독감이다. 세 번째, 인플루엔자 바이러스가 진화하는 방식은 다른 바이러스들이 변화하여 과거에 비하여 훨씬 심각한 질병을 유발할 수 있는, 그리고 실제로 유발하고 있고, 훌륭한 실례를 제공한다. 매년 발생하는 인플루엔자를 "계절적" 독감이라고 한다. 이들은 종종 매년 퍼지는 유일한 독감이다. 종종 다른 독감 균주가 나타나는데, 이는 새롭고 전 세계적인 유행병을 초래할 수 있다. 2009년과 같이 어떤 해에는 둘 다 문제가 되었다. 이들은 상이한 증상을 가질 수 있으며, 상이한 연령 집단에 영향을 미치고, 별도의 백신 규정을 가진다.

▶ 징후와 증상

인플루엔자는 상기도에서 시작되지만 중증 사례는 하기도에도 영향을 미칠 수 있다. 잠복기는 1~4일이며, 그 이후 증상이 매우 빨리 시작된다. 증상에는 두통, 오한, 마른기침, 몸살, 발열, 코막힘, 인두염 등이 포함된다. 이러한 모든 증상을 합쳐 놓은 것도 사람이 실제로 어떻게 느끼는지를 설명할 수 없다: 마치 엉망이다. 독감은 사람을 무너뜨린다. 극심한 피곤이 며칠간 또는 몇 주일간 계속될 수 있다. 인플루엔자에 의한 감염은 세균에 의한 2차 감염에 취약하게 할 수 있다. 인플루엔자 감염 자체만으로도 심지어는 젊고 건강한 성인도 빠르게 죽게 할 수 있는 폐렴을 가끔 일으키기도 한다.

최근 세계적으로 유행한 2009년의 H1N1 또는 돼지 독감은 유사한 증상을 보였지만 2가지 차이점이 있었다. 모든 환자가 발열하지는 않았고(인플루엔자의 경우 매우 색다름), 많은 환자가 위장 장애를 나타냈다.

▶ 원인 인자

모든 인플루엔자는 A, B, C 중 하나의 인플루엔자 바이러스에 의하여 유발된다. 인플루엔자 바이러스는 *Orthomyxoviridae* 과에 속하며, 평균 직경이 80~120 nm인 구형 입자이다. 각각의 바이러스는 바이러스가 성숙할 때 획득하게 되는 당단백질 스파이크가 박힌 지단백질 외투를 가지고 있다(**그림 19.7**). 또한 외피는 바이러스로 들어가는 이온 통로를 형성하는 단백질도 포함하고 있다. 외피의 스파이크를 구성하고 독력에 기여하는 2종류의 당단백질을 헤마글루티닌(hemagglutinin, H)과 뉴라미니다아제(neuraminidase, N)라고 한다. 헤마글루티닌이라는 이름은 당단백질이 적혈구를 응집시키는 작용에서 유래하였으며, 이는 바이러스를 동정하는 데 사용되는 바이러스 분석의 기초가 된다. 헤마글루티닌은 호흡기 점막의 숙주 세포 수용체에 결합하여 감염성에 기여하며, 이는 바이러스의 침투를 용이하게 하는 작용이다. 뉴라미니다아제는 호흡관의 보호적 점막 피막을 분해하며, 바이러스의 출아와 방출을 보조하고, 바이러스가 서로 달라붙는 것을 방지하며, 숙주 세포의 융합에 참여한다.

인플루엔자 바이러스의 ssRNA 유전체는 변이성이 매우 높은 것으로 알려져 있다. 이는 외피의 당단백질 구조를 변경하는 유전적 변화가 끊임없이 일어난다. 연구에 따르면 숙주의 면역방어에 의하여 인지되는 당단백질 영역은 매우 빈번하게 유전적 변화가 일어나지만, 숙주 세포에 부착하는 데 사용되는 당단백질 영역은 변화가 드물다는 것을 보여준다(**그림 19.8**). 이러한 방식으로, 바이러스는 숙주에 계속하여 부착할 수 있지만 바이러스의 존재에 대한 숙주 반응의 효과성을 감소시킬 수 있다. 이러한 당단백질의 부단한 돌연변이를 **항원 소변이(antigenic drift)**라고 하며, 이는 항원이 아미노산 조성을 점진적으로 변화시켜서 숙주의 기억 세포가 그들을 인식하는 능력을 감소시킨다.

더 심각한 현상은 **항원 대변이(antigenic shift)**로 알려져 있다. 바이러스 유전체는 단지 10개의 유전자만을 가지고 있으며, 8개의 분리된 RNA 가닥에 암호화되어 있다. 항원 대변이는 이러한 유전자나 가닥을 다른 인플루엔자 바이러스의 유전자나 가닥과 교체하는 것이다. 일부 설명은 적절하다. 예를 들어, 우리는 어떤 인플루엔자 바이러스는 사람과 돼지를 모두 감염한다는 것을 알고 있다. 다른 인플루엔자 바이러스는 새와 돼지를 감염한다. 이 바이러스는 모두 같은 중요한 인플루엔자 단백질(H와 N을 포함하여)을 암호화하는 10개의 유전자를 가지고 있지만, 바이러스 유형에 따라 유전자의 실제 서열은 상이하다. 두 번째로, 바로 앞에 설명한 2종의 바이러스가 한 마리의 돼지 숙주를 감염시켜, 2가지 유형의 바이러스가 동일한 숙주 세포를 동시에 감염시키면 바이러스 조립 단계에서 우연히 인간 인플루엔자 바이러스에 오리 인플루엔자 바이러스가 포함되어, 7개의 인간 인플루엔자 RNA 가닥과 1개의 오리 인플루엔자 RNA 가닥을 가진 인간 인플루엔자 바이러스가 생성될 수 있다**(그림 19.9)**. 그 바이러스가 인간을 감염시키면 오리 바이러스에서 온 단백질에 대한 면역 인식이 일어나지 않는다. 전문가들은 1918, 1957, 1968, 1977, 2009년의 독감 대유행을 돼지(돼지 독감; swine flu)에서 기원한 것으로 추적하였다. A형 인플루엔자 바이러스는 표면에 나타내는 상이한 유형의 H와 N 스파이크에 따라 이름 붙여진다. 2009년 H1N1로 불린 돼지 독감은 제한된 유행병을 유발하였다. 이는 2014년에도 다시 출현하였다. 2013년 주로 유행한 바이러스는 H3N2였다. 이 균주는 H5N1과 H7N9와 함께 조류 독감으로 불리는데, 그 이유는 바이러스가 가금에서 유래하였기 때문이다.

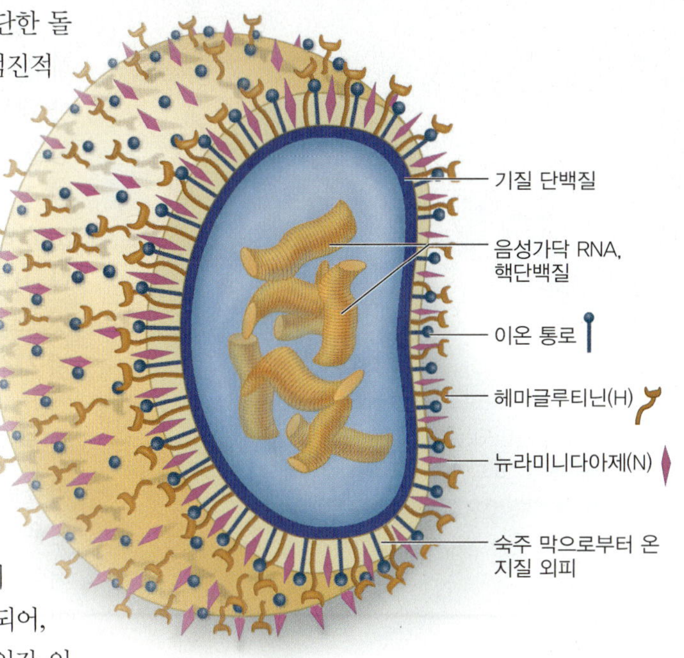

그림 19.7 **인플루엔자 바이러스의 개요도.**

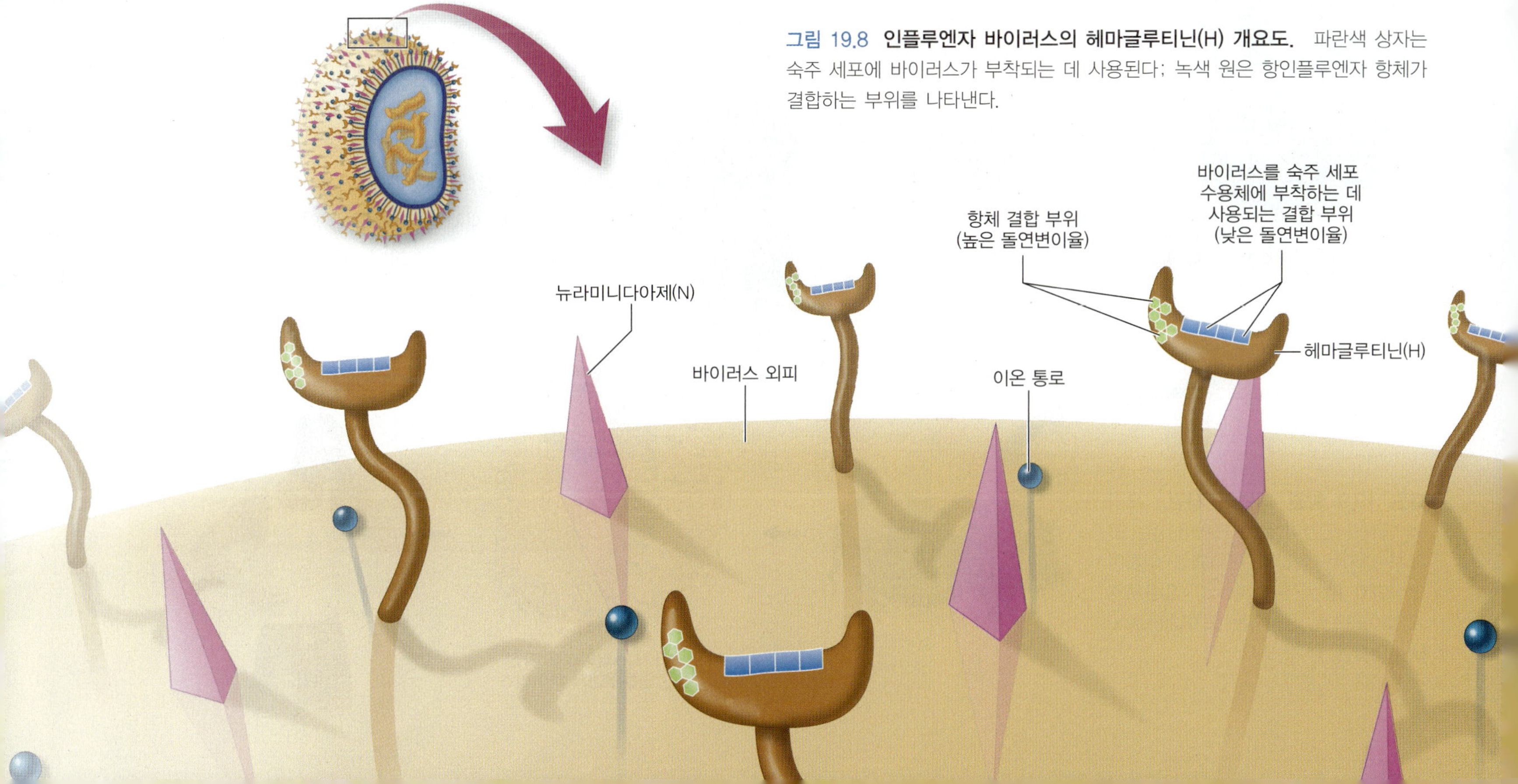

그림 19.8 **인플루엔자 바이러스의 헤마글루티닌(H) 개요도.** 파란색 상자는 숙주 세포에 바이러스가 부착되는 데 사용된다; 녹색 원은 항인플루엔자 항체가 결합하는 부위를 나타낸다.

일부 사람들은 공중 보건 공무원이 전파되지 않는 신종 플루에 대하여 경보를 울린다고 좌절감을 표출한다. 이제 여러분은 신종 플루가 얼마나 쉽게 새로운 종(예, 인간)에 대하여 치명적이 될 수 있다는 것을 배웠고, 1918년 대유행 때 2천만~5천만 명의 사람을 죽였다는 것을 알기 때문에, 여러분은 이러한 경고에 대한 과학과 필요한 예방책의 진가를 인정할 수 있다. 경고는 추가적인 백신, 항바이러스제, 진단 키트 등이 가용하도록 하는 추가적인 준비 수단을 수반한다. "유비무환(Better safe than sorry)"이 견해이다. B형 인플루엔자 바이러스는 항원 소변이만 일어나고 항원 대변이는 일어나지 않는 것으로 생각되기 때문에 아유형으로 구분되지 않는다. C형 인플루엔자 바이러스는 단지 사소한 호흡기 질환만 유발하는 것으로 생각되며 아마도 대유행에 관련되지 않는다.

숙주 세포에서 출아되는 인플루엔자 바이러스(주황색; 83,300×).

▶ 병인과 독력 인자

인플루엔자 바이러스는 1차적으로 호흡기 점막의 섬모를 가진 세포에 결합한다. 감염은 바이러스로 적재된 이러한 세포들이 신속하게 발산되도록 한다. 호흡 상피를 기저층까지 벗기는 것은 보호하는 섬모의 청소 작용을 제거한다. 때로는 면역계가 "사이토카인 폭풍" 현상이라고 하는 지나치게 공격적인 반응을 보이며, 이는 폐에 더 심한 자극과 염증을 초래한다. 질환은 발열, 두통, 그리고 방금 묘사된 다른 증상으로 더욱 악화된다. 바이러스는 혈류로 퍼지기보다는 호흡관에 잔류하는 경향이 있다. 정상적인 섬모를 가진 상피가 1주일 또는 2주 내에 복구되면, 증상은 가라앉는다.

방금 주목하였듯이, 당단백질과 그들의 구조는 중요한 독력 결정 요소이다. 첫 번째, 당단백질은 바이러스가 숙주 세포에 부착하는 것을 중개한다. 두 번째, 당단백질은 점진적으로 그리고 때로는 급격하게 변화하며, 면역 인식을 회피한다. 2009년 H1N1 바이러스의 한 가지 특징은 바이러스가 기도의 아래쪽 세포에 높은 비율로 결합하여, 최악으로 영향을 받은 환자에서 종종 사망까지 이르게 하는 대규모 상해를 초래하였다.

▶ 전파와 역학

바이러스가 실린 에어로졸이나 비말을 흡입하는 것은 인플루엔자 감염의 주요한 경로가 되지만, 매개물도 2차적인 역할을 할 수 있다. 교실, 막사, 요양원, 기숙사, 군 시설 같은 붐비고 환기가 잘 안 되는 곳에서 늦가을과 겨울에 쉽게 전파된다. 겨울철의 건조한 공기는 바이러스의 전파를 용이하게 하는데, 재채기나 기침에 의하여 방출된 축축한 입자가 매우 빠르게 건조되어, 바이러스가 오랫동안 공기 중에 머무를 수 있도록 도와준다. 추가적으로, 건조하고 찬

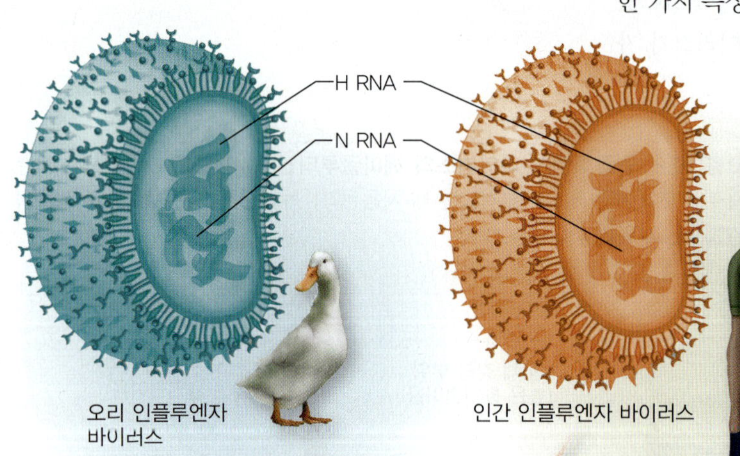

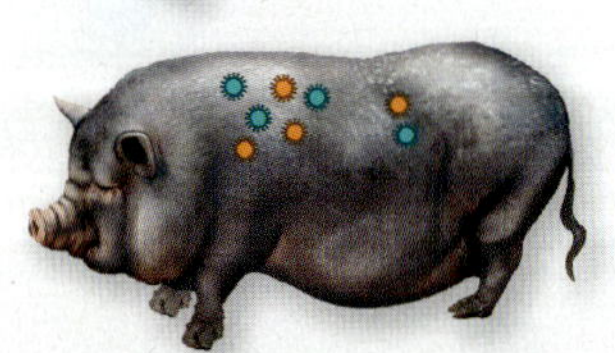

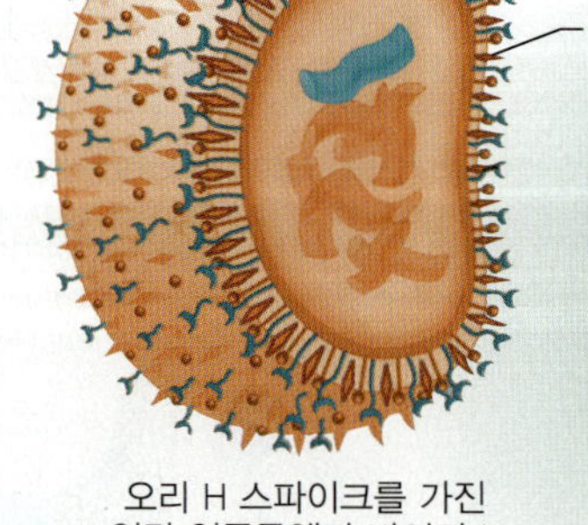

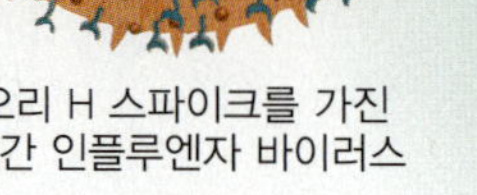

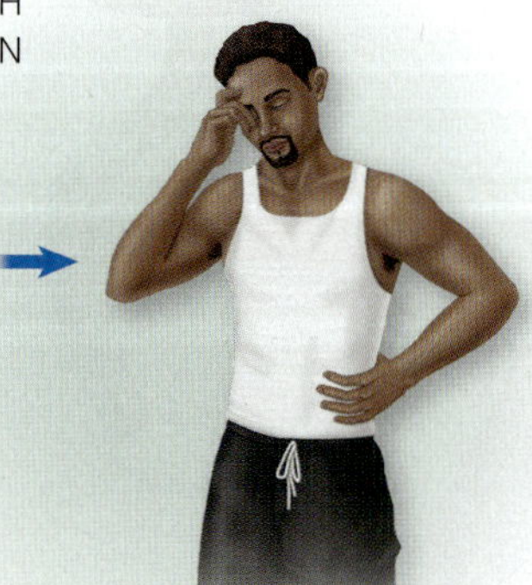

그림 19.9 항원 대변이 사건. 오리와 돼지와 인간이 함께 가까이 사는 곳에서 돼지는 인간의 면역계에 의하여 인식되지 않는 "혼성(hybrid)" 인플루엔자 바이러스를 생성하는 도가니(melting pot) 역할을 할 수 있다.

공기는 기도의 점막이 더 상처 입기 쉽게 하여, 현미경적인 균열이 바이러스의 침입을 용이하게 한다. 인플루엔자는 전염성이 매우 높으며 모든 나이의 사람에 영향을 미친다. 매년 계절적인 인플루엔자와 합병증으로 인하여 미국에서 약 3만6천 명이 사망하며, 사망자는 주로 매우 어린아이와 매우 나이든 사람이다.

2009년 H1N1 바이러스는 젊은 사람에서 특히 많은 희생자를 발생하였다. 전에는 건강한 어린이와 10대가 작지만 중요한 위험군을 형성하였으며, 일부는 몇 시간 내에 아프고 며칠 내에 사망하였다.

▶ 배양과 진단

감염을 진단하는 데에는 다양한 배양 기반과 무배양 기반 방법이 있다. 신속 인플루엔자 검사(PCR, ELISA 분석, 또는 면역형광)는 24시간 이내에 결과를 제공하며, 바이러스 배양은 3~10일 후에 결과를 제공한다. 배양은 일반적으로 치료 장소에서는 수행되지 않고, 배양 시료는 반드시 진단 실험실로 보내야 하며, 결과는 10일까지 소요된다. 이러한 단점에도 불구하고, 배양은 어떤 아유형의 인플루엔자가 감염을 유발하고, 무엇이 공중 보건 당국에게 중요한지를 확인하는 데 유용하다. 2009년 공무원은 종종 H1N1에 대한 검사를 하지 않았지만 A형인지 B형인지만 검사하였는데, 이는 A형이면 H1N1이라고 가정하였는데, 그 이유는 유행하는 계절 바이러스는 B형 인플루엔자였기 때문이다. 시료를 검사하였을 때 분리된 A형 인플루엔자의 100%가 실제로 H1N1이었다.

▶ 예방

인플루엔자 감염과 유행을 예방하는 것은 공중 보건 공무원의 최우선 사항이다. 현재 인플루엔자 백신에는 근육내 주사를 위하여 고안된 불활성화 백신, 피내 주사를 위하여 고안된 불활성화 백신, 비강으로 투여되는 약독화 생백신, 그리고 이전의 백신과는 달리 계란에 배양하지 않은 유전공학을 통하여 제조된 약독화 생바이러스 백신의 4가지 주요한 유형이 있다. 이는 근육내 주사를 위하여 고안되었으며 18~49세의 사람에게 사용승인되었다. CDC는 6개월 이상의 모든 사람은 이 예방 접종 중 하나를 맞을 것을 권장한다. 바이러스 표면 항원의 변화하는 성질로 인하여, 감염을 피하기 위해서는 매년 예방접종을 받는 것이 최선의 방법으로 간주된다.

가장 유망한 새로운 백신의 전망은 모든 독감 바이러스에 대하여 보호하고 매년 맞을 필요가 없는 백신이다. 이 백신은 아직 시험 단계인데, 인플루엔자 바이러스의 외피 위에 존재하는 이온 통로 단백질을 표적으로 한다. 이러한 단백질은 명백하게 모든 바이러스에서 동일하며, 쉽게 돌연변이가 일어나지 않는다. 이 발견은 인플루엔자 예방을 혁신할 수 있는 가능성을 가지고 있다.

▶ 치료

인플루엔자는 효과적인 항바이러스제가 가용하게 된 최초의 바이러스 질병 중 하나이다. 이 약은 감염 초기 가능하면 둘째 날에 복용해야 한다. 이 요구 사항은 대부분의 사람이 독감에 걸렸는지를 나중에야 알게 되기 때문에 본질적으로 어렵다. 아만타딘과 리만타딘은 일부 A형 인플루엔자 감염을 치료하고 예방하는 데 사용될 수 있지만, B형 인플루엔자 바이러스에는 작용하지 않는다.

자나미비어(Relenza)는 A형과 B형 인플루엔자에 대하여 작용하는 흡입성 약제이다. 오셀타미비어(Tamiflu)는 캡슐 또는 음용하기 위한 분말 혼합물 형태로 가용하다. 이것도 A형과 B형 인플루엔자의 예방에 사용될 수 있다. 2007~2009년 동안에 다른 인플루엔자 바이러스들이 이러한 약들에 대하여 내성을 보이기 시작하였으며, 이는 약을 유

질병 표 19.6 인플루엔자

원인 생물	A, B, C형 인플루엔자 바이러스
전파의 가장 보편적인 방식	비말 접촉, 직접 접촉, 또는 간접 접촉
독력 인자	당단백질 스파이크, 유전적으로 변화할 수 있는 전반적인 능력, 면역계를 늦추는 능력
배양/진단	바이러스 배양(3~10일) 또는 신속 항원 기반 검사 또는 PCR 검사
예방	4가지 유형의 백신 중 하나로 매년 예방 접종
치료	오셀타미비어 또는 자나미비어
역학적 특징	계절적 독감에 대한 사망자는 매년 변화함. 미국: 17,000~52,000명; 국제적: 250,000~500,000명

2009년 H1N1 인플루엔자 바이러스는 이전에 건강하고 원기 왕성한 사람에게 극단적이고 때로는 역효과의 면역계 반응을 초래하였다.

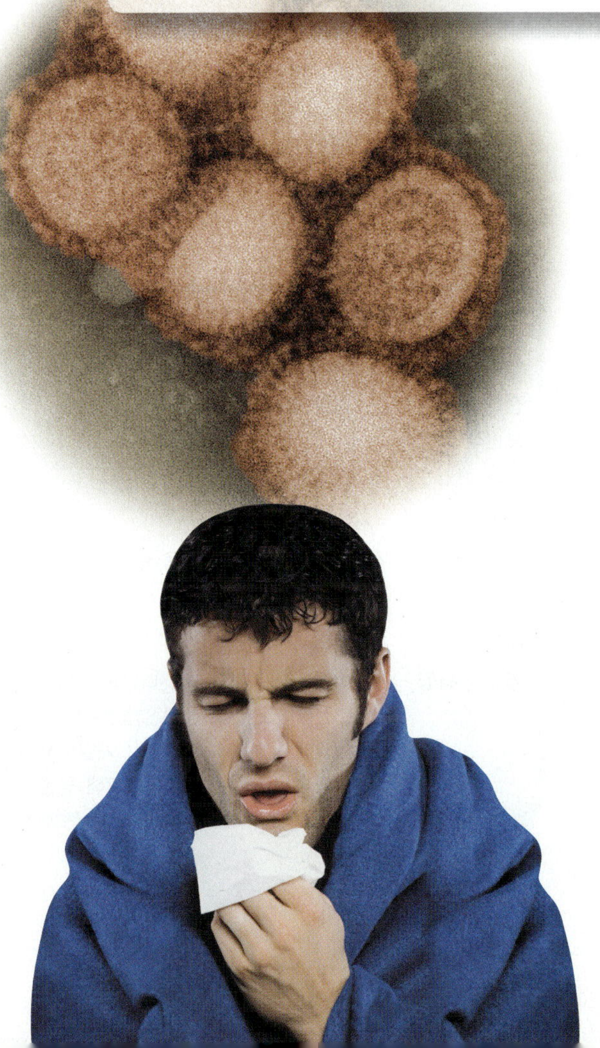

질병 표 19.7 백일해	
원인 생물	*Bordetella pertussis*
전파의 가장 보편적인 방식	비말 접촉
독력 인자	핌브리아 혈구응집소(부착), 백일해 독소와 기관 세포독소, 내독소
배양/진단	PCR 또는 B-G, 활성탄, 또는 감자 글리세롤 배지에 배양; 진단은 증상에 의하여 내릴 수 있음
예방	접촉에 대한 무세포 백신(DTaP), 아지트로마이신, 설파메톡사졸
치료	아지트로마이신
역학적 특징	미국: 사례가 크게 증가 – 2012년 4만건 이상, 2013년 감소, 그러나 2014년 다시 증가(자료는 아직 불충분함); 국제적: 2012년 14만 사례

행병에 예방적으로 사용하는 것에 대하여 의문을 제기하였다. 모든 항균제에 대하여 우리가 알고 있듯이, 더 많이 사용할수록, 더 빨리 잃게 된다(효과를 더 빨리 잃게 된다).

백일해

백일해는 카타르기(catarrhal stage)와 경해기(발작기)라고 하는 2가지 뚜렷한 증상 단계를 보이며, 그 이후 긴 회복기(convalescent phase)가 뒤따르는데, 회복기에는 환자가 다른 호흡기 감염에 특히 감수성이 있다. 3~21일의 잠복기 후에, 호흡관(기도)에 존재하는 세균이 주로 콧물과 같은 감기 증상을 나타낼 때 **카타르기(catarrhal stage)**가 시작된다. 이 단계는 1~2주일 지속된다. 질환은 2단계인 **경해기(paroxysmal stage)**에 악화되는데, 이는 심하고 통제할 수 없는 기침(paroxysm은 경련성 발작임)으로 특징된다.

다른 질병과 마찬가지로, 회복기는 세균의 수가 감소하고 진행성 증상이 더 이상 초래되지 않는다.

지난 30년 동안, 미국에서 백일해는 증가 추세에 있었는데, 이는 3가지 요인에 의한 것으로 보인다. 첫 번째, 우리는 백신이 평생 면역을 제공하지 않는다는 것을 알아 가고 있으며, 따라서 성인도 감염되고 전파한다. 두 번째, 바이러스는 진화하는 것으로 보이며, 과거의 백신이 효과가 없게 한다. 마지막으로, 일부 부모는 백신이 백일해 자체보다 더 위험하다고 하는 잘못된 인식을 가지고 있어서 자녀를 예방 접종시키지 않고 보호하지 않는 선택을 한다. **질병 표 19.7.**

호흡기 세포융합 바이러스 감염

이름이 가리키듯, 호흡기 세포융합 바이러스(respiratory syncytial virus, RSV)는 호흡관을 감염하여 거대한 다핵세포(multinucleated cells; syncytia)를 생산한다. 비말 전파 RSV 질환의 발발은 전 세계에 걸쳐 정기적으로 일어나며, 최대 발생은 겨울과 초봄이다. 생후 6개월 미만의 유아나 조산아가 특히 백일해에 취약하다. RSV는 신생아 집단에 지배적인 호흡기 감염의 원인이며, 거의 모든 어린이가 2세가 되기 전에 경험한다. 미국에서 매년 10만 명 정도의 어린이가 RSV 감염으로 입원한다. 나이든 어린아이와 어른의 감염은 보통 감기로서 발현된다.

백일해 바이러스는 전염성이 높으며 비말 접촉으로 전파되지만 매개물 오염을 통해서도 전파된다. RSV의 진단은 나이든 아이나 어른보다 유아에 더 중요하다. 앓고 있는 아이는 전형적인 폐렴과 기관지염 징후를 보이며 눈에 띄게 아프다.

아직 가용한 RSV 백신은 없지만, 효과적인 수동 항체 조합제가 고위험 아동과 조산아에게 예방으로 사용된다.

질병 표 19.8 RSV 질병	
원인 생물	호흡기 세포융합 바이러스(RSV)
전파의 가장 보편적인 방식	비말 접촉과 간접 접촉
독력 인자	합포체(syncytium; 복수 syncytia)
배양/진단	직접 항원 검사
예방	고위험 아동에서 수동 항체(인간화된 단일클론)
치료	중증 사례에 리바비린
역학적 특징	미국: 일반 집단, 1% 미만의 사망률, 조산아나 선천적 심장 결함을 가진 집단에서 3~5%; 국제적: 개발도상국의 어린아이는 사망률이 7배 높음

19.4 학습 결과—진도 평가

7. "중요 질병"인 인플루엔자에 대한 가능한 원인 인자, 전파 방식, 독력 인자, 진단 기술, 예방/치료를 열거하시오.
8. 인플루엔자 바이러스의 항원 소변이와 항원 대변이를 비교하고 대조하시오.
9. 상기도와 하기도의 다른 감염성 질병의 중요한 특징에 대하여 논의하시오. 이들은 백일해와 RSV 병이다.

19.5 미생물에 의하여 유발되는 하기도 질병

이 절에서 기관지, 세기관지, 폐와 같은 하기도에 영향을 미치면서, 상기도는 최소한으로 연관되는 미생물 질병을 고려한다. 논의는 주로 결핵과 폐렴에 초점을 맞춘다.

중요 질병

결핵

석기시대, 고대 이집트, 페루의 미라는 결핵(tuberculosis, TB)이 고대의 인간 질병이라는 증거를 제공한다. 사실상 역사적으로 결핵은 사망의 매우 유력한 원인이었기 때문에 "Captain of the Men of Death"와 "백색 페스트(White Plague)"로 불렸다. 1943년 스트렙토마이신이 발견된 이후 선진국의 결핵 발생률은 급격히 감소하였다. 그러나 1980년대 중반 이후 결핵은 중대한 위협으로 다시 출현하였다. 전 세계적으로 현재 20억 명이 감염되었다. 20억은 전 세계 인구의 1/4이 넘는다! 결핵의 원인은 주로 세균인 *Mycobacterium tuberculosis*이며, 비공식적으로 결핵 간균이라고도 한다. 이 논의에서, 먼저 감염의 일반적인 면을 다루고 현재 가장 걱정되는 형태인 다제 내성 결핵(multidrug-resistant tuberculosis, MDR-TB)에 대해 알아본다.

▶ 징후와 증상

TB 세균 감염과 이것이 유발하는 질병 사이에는 명백한 구분을 할 수 있다. 일반적으로 인간은 비교적 쉽게 세균에 감염되지만 질병에 대해서는 저항성이 있다. 추산에 의하면 감염된 사람 중 단지 5~10%만이 결핵의 임상 사례를 실제로 발달한다. 치료되지 않은 결핵은 서서히 진행되며, 결핵을 앓는 사람은 정상 수명을 살고, 건강한 상태와 병적인 상태가 교대된다. 전이된 TB 세균이 신체의 어느 기관에서 결핵을 유발할 수 있지만, 대부분(85%)의 TB 사례는 폐에 국한된다. 임상적 결핵은 1차 결핵, 2차 결핵(재활성화 또는 재감염), 그리고 전이 결핵 또는 폐 외 결핵으로 구분된다.

1차 결핵 폐 감염의 최소 감염치(minimum infectious dose)는 약 10개의 세균 세포로 낮다. 폐포 대식세포는 세균 세포를 식균하지만, 세균은 사멸되지 않고 대식세포 내부에서 계속 증식한다. 이러한 숨겨진 감염기는 무증상이거나 미열을 수반한다. 일부 세균은 폐에서 탈출하여 혈액과 림프액으로 들어간다. 3~4주일 이후 면역계는 세균에 대하여 복잡한 세포 매개 공격을 개시한다. 폐로의 단핵구 세포의 대량 유입은 **결핵 결절(tubercle)**이라고 하는 특유의 감염 부위를 형성하는 역할을 한다. 결핵 결절은 TB 세균과 확대된 대식세포를 포함하는 중앙 핵심과 섬유아세포, 림프구, 대식세포로 이루어진 외벽으로 구성된 육아종(granuloma)이다(**그림 19.10**). 이 반응은 감염이 전파되는 것을 저지하고 질병을 방지하는 것을 도와주지만, 이는 또한 상해 잠재력을 가지고 있다. 빈번하게, 호중구가 개입하여 효소를 분비하면, 결핵 결절의 중심이 **치즈 모양 병변(caseous lesion)**으로 분해되고 이는 정상 폐 조직이 칼슘 침적물로 대체되는 칼슘화 과정에 의하여 서서히 치료된다. T 세포의 *M. tuberculosis*에 대한 반응 또한 **투베르쿨린 반응(tuberculin reaction)**이라고 하는 피부 검사에서 명백한 세포 매개 면역 반응을 유발하며, 이는 진단과 병인의 도구로서 중요하다.

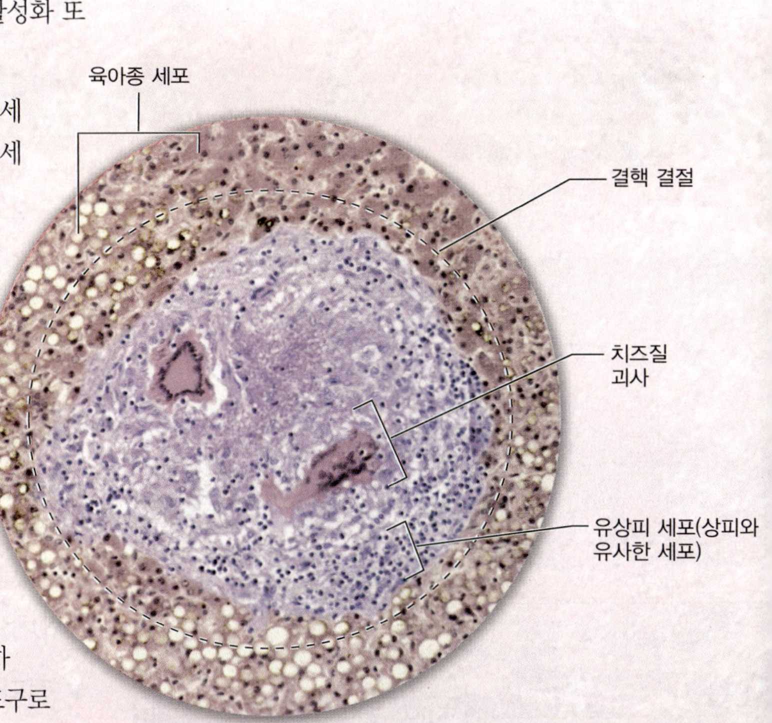

그림 19.10 결핵 결절 형성. 결핵 결절의 현미경 사진. 수많은 육아종 침윤물(granuloma infiltrate)이 폐포(허파꽈리; alveoli)를 말살하고 섬유아세포, 림프구(육아종 세포), 유상피 세포(상피와 유사한 세포)의 두꺼운 목(collar)을 형성하였다.

폐 외부의 TB 감염은 면역력이 약화된 환자와 어린아이에서 더 보편적이다. **폐 외 TB(extrapulmonary TB)**에 가장 보편적으로 관련된 기관은 림프절, 신장, 긴 뼈, 생식관, 두뇌, 수막이다. 환자의 쇠약과 많은 수의 TB 세균으로 인하여, 이러한 합병증은 일반적으로 위독하다.

결핵성 수막염은 활동성 두뇌 병변이 수막에 세균을 파종하여 초래된다. 수주일간

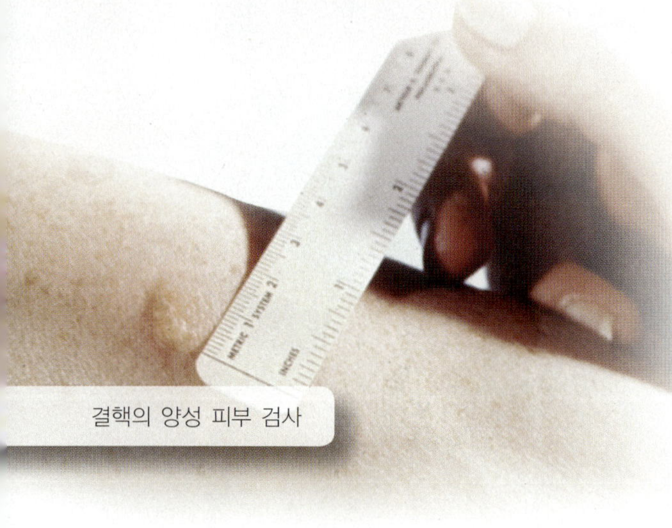
결핵의 양성 피부 검사

에 걸쳐서, 두뇌 부분의 감염은 정신 황폐, 영구적인 정신지체, 실명, 귀머거리를 초래한다. 결핵성 수막염을 치료하지 않으면 반드시 치명적이며, 치료한 사례도 30~50%의 사망률을 나타낸다.

2차(재활동성) 결핵 적절히 치료받은 TB 환자는 대부분 1차 감염의 증상 발현에서 어느 정도 완전히 회복되지만, 살아 있는 세균이 잠복하여 몇 주일, 몇 달, 또는 몇 년 이후에 재활성화될 수 있으며, 이는 면역력이 약화된 사람에서 더욱 그러하다. 만성 결핵에서 세균 덩어리로 가득 찬 결핵 결절이 확장되어 폐에 공동(cavity)을 초래하며, 기관지 관과 상기도로 배출한다. 환자는 점진적으로 격렬한 기침, 녹색 또는 혈담, 낮은 발열, 식욕 부진, 체중 감소, 식은땀, 가슴 통증 등 더 중증의 증상을 겪게 된다. 이것이 결핵에 대한 옛 이름인 **소모**(consumption)의 이유가 되는 점진적인 신체의 소모이다. 치료하지 않은 2차 결핵은 거의 60%에 달하는 사망률을 보인다.

▶ 원인 인자

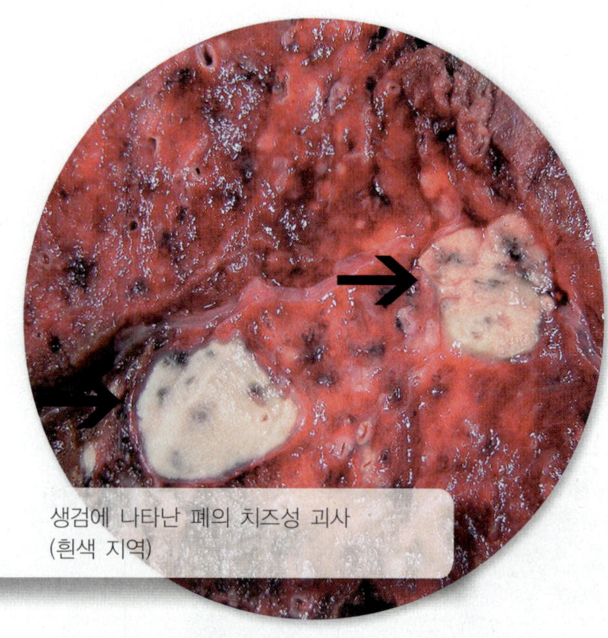
생검에 나타난 폐의 치즈성 괴사 (흰색 지역)

대부분의 환자에서 결핵의 원인균인 *M. tuberculosis*는 항산성의 길고 가는 간균이다. 절대 호기성이며, 기술적으로 말하면 그램양성인지 그램음성인지에 대해서는 아직 논란이 있다. *M. tuberculosis*는 그램 염색으로는 거의 구분하지 않는데, 그 이유는 항산성 특징이 임상 현장에서 훨씬 더 의미 있기 때문이다. *M. tuberculosis*는 매우 느리게 생장하며, 세대 시간은 15~20시간이고, 배양에서 집락이 나타나기 위해서는 6주일까지 소요된다(주석: *Myco*-라는 접두사로 인하여 진균으로 생각할 수 있지만 세균이다. 이름의 접두사는 배지에서 생장하는 집락이 진균 집락을 닮아서 온 잘못된 영향이다. *Mycobacterium*과 *Mycoplasma*는 연관이 없기 때문에 둘을 확실히 구분해야 한다).

코흐(Robert Koch)는 *M. tuberculosis*가 생장할 때 종종 구불구불한 끈(serpentine cord)을 형성하는 것을 확인하였으며, 그는 이러한 방식의 생장을 일으키는 미지의 물질을 끈 인자(cord factor)라고 불렀다. 끈 인자는 독력 균주와 연관이 있는 것으로 보이며, 이는 마이코박테리아 세포벽의 지질 성분이다. 모든 마이코박테리아 종은 미콜산과 왁스를 포함한 복합 지질의 함량이 매우 높다. 이 화학적 특성은 염료에 비교적 불침투성이 되도록 하며 일단 염색되면 탈색도 어렵다(acid-fast). 세균의 지질 벽은 또한 독력에 영향을 미치며 건조와 소독제에 저항성이 있게 한다.

최근 10여 년 사이에, *Mycobacterium avium* 및 연관된 종(*M. avium* complex, MAC)들에 의한 결핵 비슷한 질병이 AIDS 환자와 다른 면역력이 약화된 환자에서 나타났다. 이 절에서 단지 *M. tuberculosis*만 고려한다.

▶ 병인과 독력 인자

감염의 과정과 모든 가능한 변화는 "징후와 증상"에서 서술하였다. 독력에 기여하는 세균의 중요한 특징은 왁스질 표면(환경에서의 생존과 대식세포 내에서의 생존 모두에 기여함)과 질병의 병리에 기여하는 강한 세포 매개 면역반응을 자극하는 능력이다.

▶ 전파와 역학

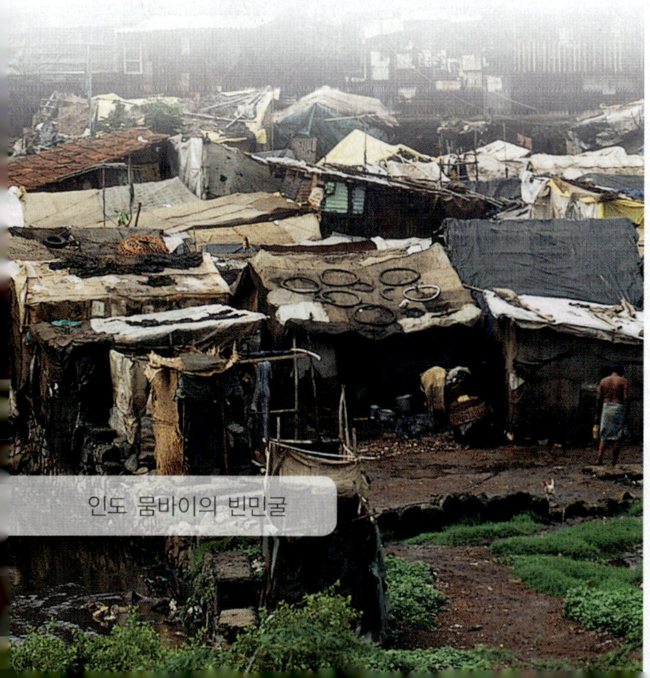
인도 뭄바이의 빈민굴

결핵의 병원체는 거의 배타적으로 공기 중에 떠도는 호흡기 점막의 미세한 비말에 의하여 전파된다. TB 세균은 저항성이 매우 크고 미세한 에어로졸 입자에서 8개월까지 생존할 수 있다. 큰 입자는 점막에 포획되어 방출되지만, 작은 입자는 세기관지와 폐포까지 흡입될 수 있다. 이 효과는 태양광과 신선한 공기가 제한된 밀폐된 작은 방을 공유하는 사람들 사이에서 특히 뚜렷하다.

M. tuberculosis 감염의 역학적 양상은 지역사회의 생활 상태나 세계의 지역에 따라

변화한다. 결핵에 대한 사람의 감수성에 상당한 영향을 미치는 인자는 영양실조, 면역계의 쇠약, 의료에 대한 접근성 부족, 폐 손상, 세균 자체의 유전학이다. 간단히 말하면 TB는 빈곤의 감염이다. 개발도상국의 사람들은 종종 유아 때 감염되어 젊은 성인기에 질병이 재활성화될 때까지 여러 해 동안 미생물을 보유한다. 2012년에 약 130만 명이 TB로 사망하였으며, 이는 하루 3,500명 이상이다.

사례는 발생은 미국에서 2004년의 최대에서 감소하기 시작하였지만, 일부 집단은 감염 위험 또는 생명을 위협하는 형태의 질병을 발달할 가능성이 높다. 예를 들어 미국에서 사례의 60% 정도는 외국에서 태어난 사람이다. 양로원, 병원, 감옥과 같은 특정한 공동체에서 일하거나 생활하는 사람들도 고위험군이다. 의료인으로서 여러분도 특정한 집단에서 TB의 경보가 될 수 있다는 것을 아는 것이 중요하다.

▶ 배양과 진단

여러분은 아마도 인간의 결핵을 탐지하는 몇 가지 방법을 잘 알 것이다. 결핵의 임상 진단은 (1) 투베르쿨린 검사, (2) 흉부 X-선, (3) 혈액의 면역 반응성 탐지, (4) 배양에 의한 분리와 항균제 감수성 검사와 같은 4가지 방법에 의존한다. 항산성 염색이 이러한 기술의 보조로서 사용된다.

투베르쿨린 감수성과 검사 TB 간균에 의한 감염은 결핵단백질에 대한 지연형 과민증을 유발할 수 있기 때문에 과민성 검사는 결핵 감염과 질환에 대하여 집단을 선별하는 중요한 방법이었다. 새로운 방법들이 가용하지만, 아직도 가장 널리 사용되는 방법은 **망투 검사(Mantoux test)**라고 하는 투베르쿨린 피부 검사이다. 이 검사는 *M. tuberculosis* 배양액에서 취한 표준화된 용액인 정제된 단백질 유도체(purified protein derivative)를 국소적으로 주입하는 것을 포함한다. 48~72시간 지난 후, 주입 부위에 **경결부(induration)**라고 하는 붉은색의 자국을 관찰하여, 크기에 따라 양성 또는 음성으로 해석한다(**그림 19.11**).

투베르쿨린 검사는 현재 결핵 감염에 대한 선택적인 고위험군에 대해서만 제한된다. 표적 집단 내에 있지 않은 어린이나 성인의 일상적인 선별 방법으로는 더 이상 이용되지 않는다. 이러한 변화에 대한 이유는 더 집중적인 선별을 할 수 있도록 하고 또한 고비용의 불필요한 후속 검사와 치료를 감소하기 위한 것이다.

X-선 흉부 X-선은 다른 검사들이 불확실한 결과를 나타냈을 때 TB를 확진하는 것을 도와줄 수 있으며, 일반적으로 양성 검사 후 추가적인 확진을 위하여 사용된다. X-선 사진은 비정상적인 방사선 불투명 반점과 징후가 확실한 반점의 모습과 위치를 알려 준다. 1차 결핵 감염은 침윤물의 미세한 지역의 모습과(**그림 19.12**) 폐의 아래와 중앙 지역에 확장된 림프절을 나타낸다. 2차 결핵 감염 사진은 상부 폐의 더 광범위한 침윤물과 뚜렷한 결핵 결절을 보여준다. 오래된 감염의 상처도 종종 X-선에 나타나며 새로 활동성인 질환을 확인하려고 할 때 비교할 수 있는 근거를 제공할 수 있다.

혈액 검사 *Mycobacterium*에 대한 주된 면역 반응은 T 세포에서 오기 때문에 결핵에 대한 혈액 검사는 사이토카인 방출 형태의 T 세포 활성도를 본다. 이 분석은 인터페론 감마 방출 분석(interferon gamma release assay, IGRA)이라고 한다. 이는 전체 혈액을 사용하며 24시간 이내에 완료된다.

배양 *M. tuberculosis*와 다른 마이코박테리아를 분별하는 진단은 최대한 빨리 수행되어야 적절한 치료와 격리 예방책이 시행될 수 있다. 치료와 격리는 배양 결과가 가용할 때까지 추정에 의하여 시행되어야 한다. 항생제 민감성은 배양이 생장된 이후에 결정될 수 있다. 배양 기간을 6주에서 며칠로 단축시키는 새로운 배양 방법이 존재하지만, 이 지연은 치료를 시작하거나 격리 예방책을 시작하는데 받아들이기 어렵다. 그러나

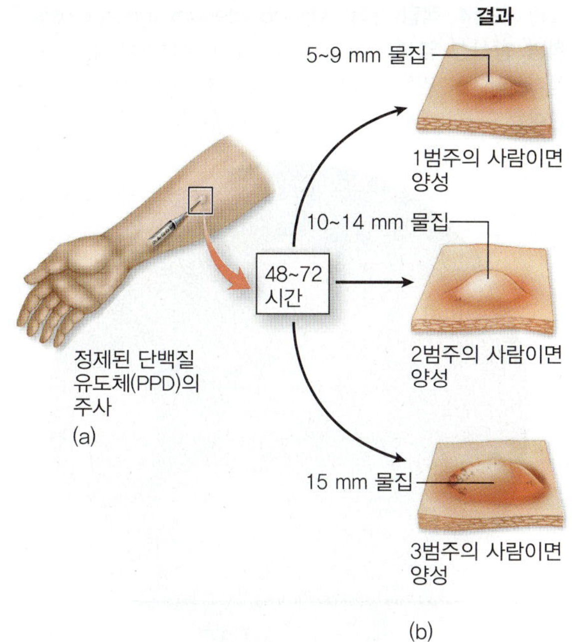

그림 19.11 결핵의 피부 검사. (a, b) 망투 검사(Mantoux test). 투베르쿨린이 진피로 주입된다. 주입된 액체에 의하여 작은 물집이 발생하지만 금방 흡수된다. 48~72시간 뒤에, 피부 반응은 융기된 지역의 정도(또는 크기)에 의하여 등급을 매긴다. 주변의 붉은 지역은 측정에 포함되지 않는다.

그림 19.12 1차 결핵.

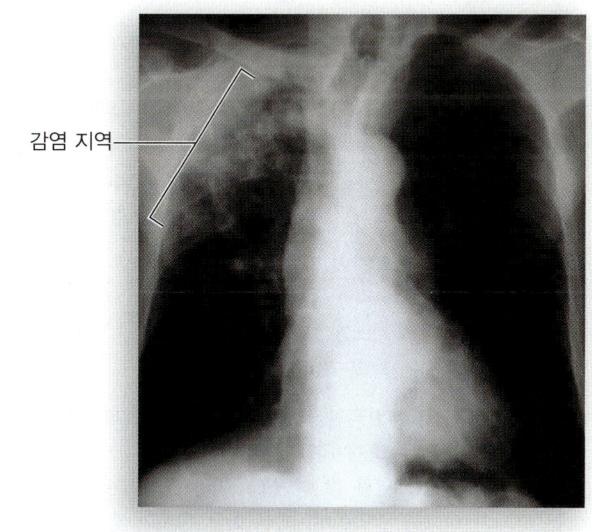

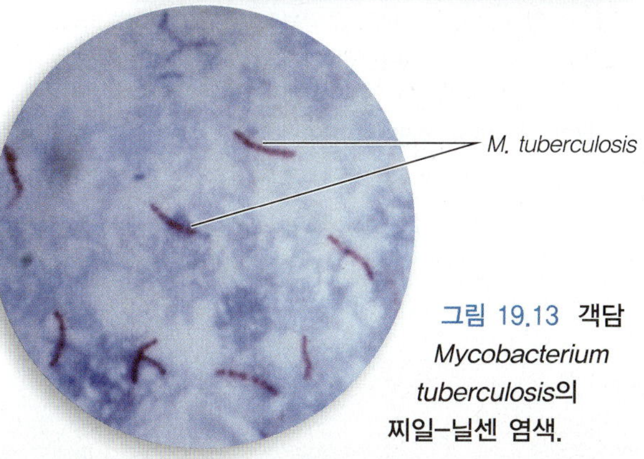

그림 19.13 객담 *Mycobacterium tuberculosis*의 찌일-닐센 염색.

그림 19.14 **객담(가래)** ***Mycobacterium tuberculosis*의 형광 항산성 염색.** 도말은 시야의 AFB(항산성 세균) 수로 평가된다. 이 양은 0에서 4+까지의 척도에 적용되며, 0은 관찰된 AFB가 없고 4+는 시야에 9 AFB 이상이다.

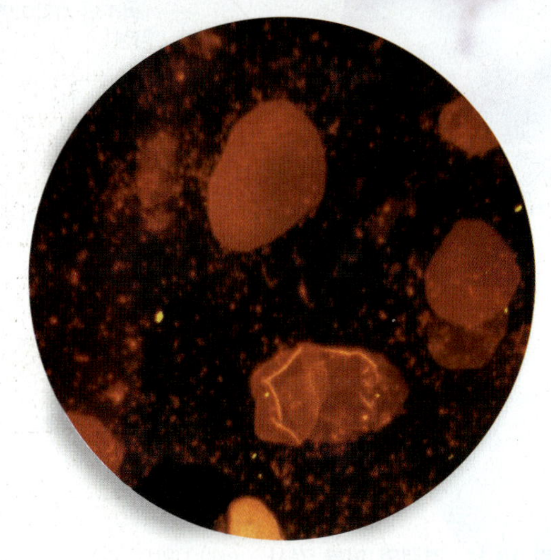

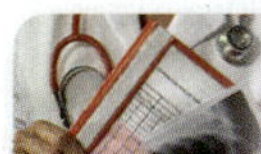

의학적 중요성

획기적인 TB 치료

2014년 연구진은 특히 가장 가공할 희생자를 내고 있는 개발도상국에서 TB 치료와 연관된 많은 문제를 해결할 수 있는 새로운 병용 약제를 성공적으로 시험하였다고 발표하였다. 이러한 문제점은 다음 사항을 포함한다.

- 장기적인 치료 시간의 필요
- 다제 내성 균주
- 이미 쇠약한 환자에게 고통스러운 주사
- 현재 사용되는 약의 고비용

새로운 투약 계획은 PaMZ라고 하는 3개 약제 병용법이다. 이는 많은 다제 내성 사례에서도 2년이 아니라 짧으면 4개월에 치료를 할 수 있다. 이는 또한 고통스러운 주사가 아니라 알약이며, 매우 아픈 환자가 쉽게 견딜 수 있다. 이는 현재의 투약보다 약 20배 저렴하다. TB와 MDR-TB와 싸우는 전 세계의 의사와 의료 기관은 이 3개 약제 병용법이 60년 만에 최초의 실질적인 TB 치료가 될 것으로 희망하고 있다.

배양은 항생제 감수성을 측정하는 데 필요하기 때문에 그래도 수행되어야 한다.

항산성 염색 양성 피부 검사나 X-선 검사를 보인 사람의 결핵을 진단하는 것은 객담이나 다른 시료의 항산성 염색에 의하여 보강된다. 항산성 염색의 몇 가지 변형이 현재 사용되고 있다. 찌일-닐센 염색(Ziehl-Neelsen stain)은 파란색 배경에 밝은 붉은색의 항산성 간균(acid-fast bacilli, AFB)을 생성한다(**그림 19.13**). 형광 염색은 검정색 배경에 발광하는 황녹색 세균을 보여준다(**그림 19.14**).

동시적인 동정과 감수성 검사를 위한 PCR 최근에 PCR 방법이 가용하게 되었다. 이는 **Xpert® MTB/RIF 분석**으로 알려져 있으며 100분 이내에 동시에 *M. tuberculosis*를 탐지하고 리팜핀 감수성을 측정한다. WHO는 2010년 이 분석의 사용을 장려하였으며, 2014년 현재 많은 저소득, 중소득 국가들이 이 키트를 구입하였다.

▶ 예방

미국에서 TB의 예방은 감염성 공기 매개 입자에 대한 노출을 제한하여 달성되었다. 활동성 TB를 가진 사람이 확인되면, 음압 병실에 격리하는 것과 같은 광범위한 예방책이 임상 현장에서 사용된다. BCG라고 하는 약독화 백신이 많은 나라에서 사용되고 있지만, 미국에서는 일반적으로 백신을 사용하지 않는다. BCG는 Bacille Calmette-Guerin을 나타내며, 1900년대 초반에 백신을 만든 2명의 프랑스 과학자의 이름을 따서 지었다. BCG는 인공 배지에서 오래 배양하여 독력을 없앤 소결핵 세균의 생균주이다. BCG 예방 접종을 받은 사람은 투베르쿨린 검사에서 양성 반응을 보일 수 있다는 것을 기억하라. 과거에는 결핵의 관점에서 예방은 잠복성 TB를 가진 사람이 재활성화를 겪는 것을 방지하는 것을 가리켰다. 이 전략은 잠복성 감염을 치료한다고 말하는 것이 더 정확하며 이는 다음 절 "치료"에서 고려된다.

▶ 치료

잠복성 TB 감염의 치료는 양성 피부 검사를 보이고 재활성화 TB의 위험에 있는 사람에서 질병이 완전히 발현하는 것을 방지하는 데 효과적이다. 잠복성 TB는 이소니아지드, 리팜핀, 리파펜틴의 3가지 약제로 치료한다. 리팜핀과 리파펜틴은 각각 4개월과 3개월 복용하고, 이소니아지드는 9개월 동안 계속된다.

활동성 TB 감염의 치료는 2단계로 일어난다. 첫 번째 단계에서는, 리팜핀, 이소니아지드, 에탐부톨, 피라진아미드의 4가지 약을 2개월 사용한다. 두 번째 단계에서는 리팜핀과 이소니아지드만을 사용하며 사례에 따라 4개월 또는 7개월 지속된다.

TB 치료법의 가장 큰 문제는 환자의 불복종이다. 가장 최선의 상황에서도 매일 수개월 동안 여러 항생제를 복용하는 양생법에 유지하는 것은 매우 어려우며, 대부분의 TB 환자는 최선의 환경과는 거리가 매우 먼 상태에서 살고 있다. 항생제 투약 계획을 고수하지 못하게 되면 성장이 느린 미생물에서 항생제 내성을 초래하게 된다. 사실상 많은 *M. tuberculosis* 분리 균주는 다제 내성 TB(multidrug-resistant TB; **MDR-TB**)로 나타났다.

다제 내성 결핵(MDR-TB)

다제 내성 결핵(MRD-TB)은 최소한 이소니아지드와 리팜핀에 내성인 것으로 정의된다. MRD-TB는 4~6종류의 약제로 18~24개월의 치료를 필요로 한다. 이는 이전에 결핵 치료를 받은 사람에서 특히 흔하다. 이 집단에서 사례의 20%가 MRD-MDR이다. 세계의 일부 지역에서, 이전에 치료를 받은 TB 환자의 MDR-TB 빈도는 50~60%이다. 처음으로 TB 치료를 받은 사람 중에 MDR-TB 비율은 4% 가까이 된다.

MDR-TB 환자는 비 MDR-TB에 감염된 사람에 비하여 더 아프고 사망률도 높다.

질병 표 19.9 결핵

원인 생물	*Mycobacterium tuberculosis*	MDR-TB와 XDR-TB
전파의 가장 보편적인 방식	매개체(공기 매개)	
독력 인자	세포벽의 지질, 강한 세포 매개 면역(CMI)을 자극하는 능력	
배양/진단	신속 방법과 배양; 초기 검사는 피부 검사, 양성 혈액 배양, 흉부 X-선임	
예방	공기 매개 *M. tuberculosis*의 회피; 다른 나라에서는 BCG 백신	
치료	다양한 기간의(항상 장기적) 이소니아지드, 리팜핀, 피라진아미드 + 에탐부톨 또는 스트렙토마이신	베다퀼린을 포함하기도 하는 다제 투약 계획; CDC 항생제 내성 보고서에서 심각한 위협 범주
현저한	일부 HIV 양성 환자와 *Mycobacterium avium* 복합균(MAC)을 가진 심각하게 면역력이 약화된 환자를 제외한 거의 대부분의 비 MDR-TB의 원인	짧은 기간에 훨씬 높은 치사율
역학적 특징	미국: 연간 1만 사례, 사례의 16%는 백인, 84%는 소수 인종; 국제적: 2012년 130만 명 사망	미국: 연간 100사례 미만; 세계적; 2012년 94,000사례의 MDR-TB (주석: 아마도 매우 낮게 진단되었을 것임)

이는 이들이 치료받더라도 마찬가지인데, 그 이유는 다제 병용이 심각한 부작용을 보이기 때문이다. 2012년 베다퀼린(bedaquiline)이라는 약이 병용 요법의 4번째 약으로 승인되었다. 과학자들은 PaMZ라고 하는 새로운 병용 요법이 2014년이나 2015년 시판되면 치료를 극적으로 향상할 것으로 희망하고 있다(**의학적 중요성** 참조).

광범위 약제 내성 결핵(XDR-TB)

2종류의 추가적인 약제에 대하여 내성을 가지는 MDR-TB를 **XDR-TB**라고 한다. 세계적으로 9%의 MDR-TB 사례가 XDR-TB이다. XDR-TB 환자는 치료 선택권이 거의 없으며 70%가 진단 후 1개월 이내에 사망한다. 역학은 증명하기가 어렵지만 인도와 중국이 XDR-TB의 발생이 가장 많다. 미국에서도 매년 몇 사례가 나타난다.

직접 복약 확인 치료에 관한 주석

약의 복용을 책임 있는 사람이 관찰하는 직접 복약 확인 치료(directly observed therapy, DOT)는 매우 노동 집약적이지만, 감염을 제어하고 항생제 내성이 더 이상 발생하지 않도록 예방하는 가장 효과적인 방법으로 보인다. WHO는 지난 15년 동안 8백만 명의 사망을 DOT에 의해 방지하였다고 추산한다. 의사가 환자가 매우 엄격하고 장기간의 항생제 투약 계획을 준수하는 데 문제가 있다고 의심하면 환자를 DOT에 회부한다. 그 시점에, 공공 의료인이 집이나 직장으로 방문하여 약을 복용하는 것을 감시하도록 배정된다. 이러한 접근 방법의 노동 집약성을 경감하기 위한 혁신적인 프로그램이 매사추세츠 공과대학(MIT)에서 개발되었다. 환자는 정해진 시간 간격으로 여과지를 분배하는 여과지 용기를 수령한다. 환자는 여과지를 소변에 적셔서 항생제가 존재하면, 여과지에 환자가 중앙 자료 기지에 문자를 보내야 하는 암호가 나타난다. 환자가 한 달에 약을 5회 미만 빼먹으면, 휴대폰의 무료 통화 시간을 부여받는다.

폐렴

폐렴(pneumonia)은 **해부학적 진단**(anotomical diagnosis)에 의하여 특징지어지는 질병의 전형적인 예이다. 이는 액체가 폐포를 채우는 폐의 염증 상태로 정의된다. 폐렴이라고 하는 증후군은 다양한 미생물에 의하여 유발될 수 있다. 어떤 의미에서는, 미생물은 숙주의 면역을 회피할 수 있도록 하고 하기도에 침투하여 생존할 수 있도록 하는 적절한 특징만 가지면 된다. 특히 미생물은 폐포 대식세포에 의한 식세포작용을 반드시 피하거나, 대식세포에 들어가서 사멸되는 것을 최소한 회피하여야만 한다. 세균, 진균, 그리고 다양한 바이러스가 폐렴을 초래할 수 있으며, 상이한 병원체의 독력에는 많은 변화가 있다. 폐렴은 치명적일 수 있으며, 지구상에 5세 미만의 아동이 다른 어느 감염성 질병보다 폐렴에 의하여 사망하는데, 매일 4천 명 이상의 아동이 사망한다. 미국에서 매년 2백만~3백만의 폐렴 사례와 45,000명이 사망한다. 이는 겨울철에 더 일반적이다.

모든 폐렴이 유사한 종류의 증상을 보이지만, 의사는 종종 전파의 상이한 양식과 병원체에 의하여 특징지어지는 2가지 형태의 폐렴을 구분한다. **지역사회 획득 폐렴**(community-acquired pneumonia, CAP)은 일반적인 집단의 사람이 겪는다. **의료 관련 폐렴**(healthcare-associated pneumonia, HCAP)은 병원을 포함한 의료 시설에서 치료를 받은 개인에서 발생한다.

▶ 지역사회 획득 폐렴의 원인 인자

*Streptococcus pneumoniae*는 지역사회 획득 세균성 폐렴 사례의 40%까지 차지한다. 이

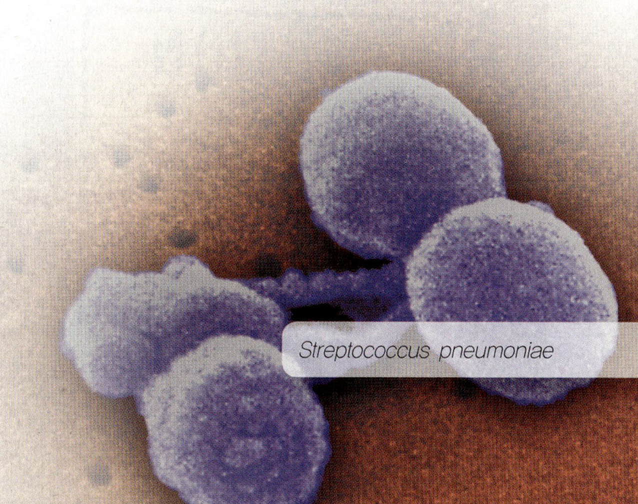
Streptococcus pneumoniae

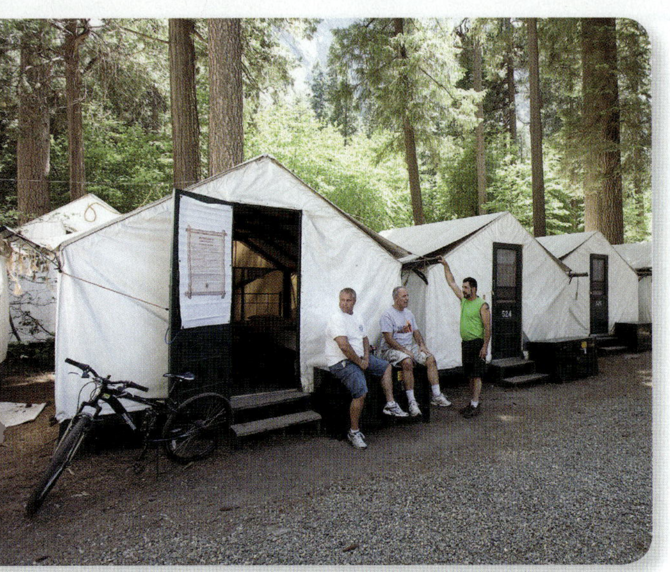

그림 19.15 **요세미티 국립 공원의 Signature 천막.** 이 천막 종류에 2012년 요세미티 발병 시 한타바이러스가 잠복하였다.

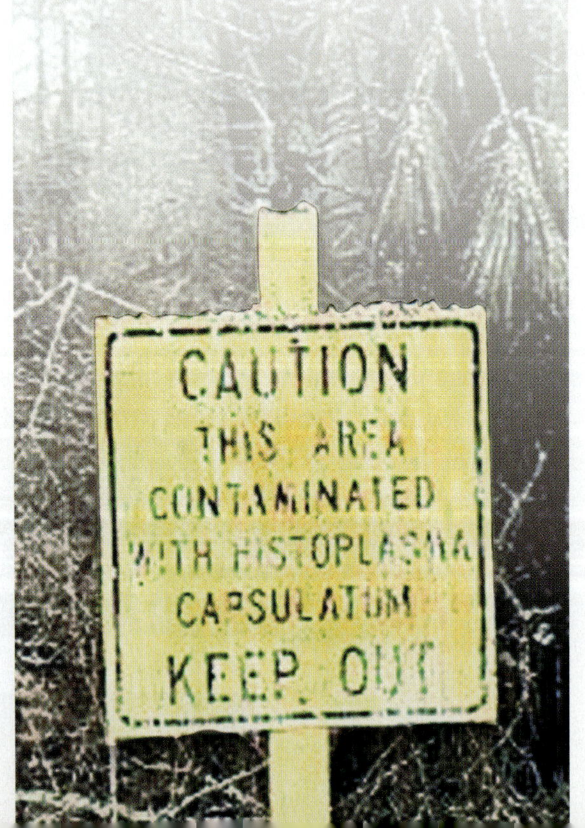

그림 19.16 **Kentucky 주 삼림 지역의 표지판.** 표지는 새똥으로 덮여 있다. Ohio 계곡 거주민의 90%가 과거 *Histoplasma* 감염의 증거를 나타냈다.

는 어떤 다른 세균보다 더 많은 치명적 사례를 초래한다. *Legionella*는 덜 흔하지만 또한 질병의 심각한 원인이다. *Haemophilus influenzae*는 지역사회 획득 폐렴의 주요한 원인이었지만, 1988년 Hib 백신의 도입으로 인하여 발생률이 감소하였다. 많은 종류의 세균이 흔히 "걸어 다니는 폐렴(walking pneumonia)"이라고 하는 경증의 폐렴을 유발한다. *Mycoplasma pneumoniae*와 *Chlamydophila pneumoniae*(과거에 *Chlamydia pneumoniae*로 알려졌음)가 여기에 속한다. *Histoplasma capsulatum*은 많은 사람을 감염하는 진균이지만 폐렴 비슷한 질병을 유발하는 경우는 비교적 드물다. 1993년 미국에 출현한 한타바이러스는 매우 심각할 수 있는 유형의 폐렴을 유발하는 바이러스이다. 폐렴은 인플루엔자의 2차 효과일 수 있다.

Streptococcus pneumoniae 이 세균은 단순히 폐렴구균으로 불리기도 하는데, 끝과 끝이 연결된 쌍으로 나타나기도 하는 작은 그램양성의 평평한 구균이다. 이는 혈액배지에서 알파 용혈성이다. 폐렴구균이 질병을 유발하도록 하는 선호되는 요인은 고령, 계절(겨울철에 감염률이 가장 높음), 기저 바이러스성 호흡기 질환, 당뇨, 알코올 중독 또는 마약 중독이다. 건강한 사람은 숙주 방어로 인하여 심각한 결과 없이 호흡관으로 폐렴구균과 다른 미생물을 보통으로 흡입한다.

폐렴구균은 나이든 성인에 매우 빈번하게 폐렴을 유발하기 때문에 이 집단은 23종류의 상이한 세균 균주의 협막 다당류의 면역을 자극하는 오래된 폐렴구균 다당류 백신인 PPSV23으로 예방 접종을 받도록 권장한다.

Legionella pneumophila *Legionella*는 구균에서 사상균까지 다양한 형태를 가지는 약한 그램음성 세균이다. 몇 종 또는 아유형이 특징지어졌지만, *L. pneumophila*("폐를 좋아하는")가 감염에서 가장 빈번하게 분리되는 종이다.

*Legionella*가 자연 서식처에서 생존하고 지속하는 능력은 불가사의하지만, 이는 수돗물, 냉각탑, 온천장, 연못, 그리고 기타 담수와 같은 다양한 수생 서식처에 널리 분포되어 있다. *Legionella*는 염소에 저항성이 있다. 세균은 자유생활 아메바와 밀접하게 연관되어 생활할 수 있다(**그림 19.15**). 이는 에어로졸 형성 시 방출되며 장거리 운반될 수 있다. 사례는 슈퍼마켓 야채 살수기, 호텔 분수, 에어컨 환기구, 심지어는 1980년 세인트헬렌(St. Helens) 화산 폭발의 낙진에서도 추적된다.

비정형성 폐렴 *Mycoplasma*(또한 *Chlamydophila*와 다른 미생물)에 의하여 유발되는 폐렴은 종종 비정형 폐렴으로 불리는데, 비정형이라는 의미는 증상이 폐렴구균 또는 다른 중증의 폐렴과 닮지 않았다는 것이다. *Mycoplasma pneumonia*는 특히 가족, 학생, 군인과 같이 밀집한 생활공간에 제한된 사람들 사이에서 에어로졸 비밀에 의하여 전파된다. 대부분의 환자가 급성 질환을 나타내지 않기 때문에 "걸어 다니는 폐렴"이라는 이름을 얻게 되었다.

한타바이러스 1993년, 한타바이러스가 갑자기 미국 사람의 의식에 들어왔다. 뉴멕시코의 Four Corners Area(New Mexico, Colorado, Arizona, Utah의 4개 주가 만나는 지역)에서 건강한 젊은 성인 사이에 중증 폐부종의 유별난 사례가 집단적으로 발생하였다.

1993년 최초 사례 이후 바로 바이러스가 희생자에 가까운 쥐의 존재와 연관되어 있다는 것이 명백해졌다. 조사자들은 결국 *Bunyaviridae* 과의 외피보유 바이러스가 감염된 설치류의 소변, 분변, 타액으로 감염된 공기 매개 먼지를 통하여 전파된다고 판정하였다. 사슴 쥐와 다른 설치류는 나타나는 증상이 거의 없이 바이러스를 보유할 수 있다. 질병의 소규모 발생은 보통 지역적인 설치류 개체군의 증가와 관련되어 있었다. 2012년 한타바이러스는 요세미티(Yosemite) 국립공원 방문자 사이에 국소적인 발발을 유발하였

질병 표 19.10 폐렴

원인 생물	*Streptococcus pneumoniae*	*Legionella* species	*Mycoplasma pneumoniae*	Hantavirus	*Histoplasma capsulatum*	*Pneumocystis jiroveci*	호흡기 바이러스
전파의 가장 보편적인 방식	비말 접촉 또는 내인성 전파	매개체(물 비말)	비말 접촉	매개체–설치류에서 방출된 공기 매개 바이러스	매개체–오염된 토양의 흡입	비말 접촉	비말 접촉 또는 내인성 전파
독력 인자	협막	–	부착소	염증 반응을 유발할 수 있는 능력	식세포에서 생존	–	–
배양/진단	종종 진단성 그램 염색, 혈액 배지에 알파 용혈	선택적 목탄 효모 추출 배지; 혈청학 신뢰성 없음	다른 병인 인자를 배제	혈청학(IgM), 조직 항원의 PCR 확인	신속 항원 검사, 현미경	PCR	세균이나 진균을 찾지 못함
예방	폐렴구균 다당류 백신(PPSV23)	–	백신 없음, 영구 면역 없음	쥐의 서식처와 똥 회피	오염된 토양/박쥐와 쥐똥 회피	예방을 위해 AIDS 환자에게 항진균제 투여	위생
치료	세포탁심, 세프트리악손, 반코마이신 +/–; CDC 항생제 내성 보고서에서 심각한 위협 범주	플루오로퀴논, 아지트로마이신, 클라리트로마이신	독시사이클린	지지적	이트라코나졸	트리메토프림설파메톡사졸	없음
현저한 특징	환자는 보통 중병임	건강한 사람에서 경증의 폐렴; 나이든 사람이나 면역력이 약화된 사람에서 중증 가능	보통 경증; "걸어다니는 폐렴"	빠른 시작; 높은 사망률	빠른 시작; 높은 사망률	AIDS 환자의 거의 대부분에서 발생	보통 경증
역학적 특징	CAP 사례의 40%; 2009년 H1N1 유행병, 사망자의 29%는 이 세균으로 감염됨	미국: 연간 8천~1만 사례; 국제적: 연간 2백만 사례	CAP 사례의 20~40%	미국: 연간 10~40사례; 치사율 25~75%	미국에서 연간 25만 명 감염; 단지 5~10%만 증상을 보임	80%의 치료받지 않은 AIDS 환자가 감염됨	CAP 사례의 30%

다. "signature 천막 오두막"에 머무른 방문자들은 바이러스를 포함하는 쥐똥에 노출되었다. 3명이 사망하였고, 최소한 10명이 병을 앓았다. Signature 천막 오두막은 안전하게 하기 위한 새로운 이중벽 설계였는데, 벽 사이의 공간이 쥐에게 완벽한 보금자리를 제공한 것으로 판명되었다.

Histoplasma capsulatum 이 생물은 호주를 제외한 모든 대륙에 풍토적으로 분포되어 있다. 가장 높은 발병률은 미국 동부와 중부 지역이며, 특히 오하이오(Ohio) 계곡이다. 이 진균은 질소 함량이 높은 습한 토양에 가장 많이 생장하는 것으로 보이며, 특히 새똥과 박쥐 똥이 많은 곳이다 (그림 19.16).

*H. capsulatum*의 분포를 측정하는 유용한 도구는 진균 추출물을 피부에 주입하고 알레르기 반응을 관찰하는 것이다 (TB 피부 검사와 비슷하게). 이 검사의 적용으로 진균의 분포가 매우 광범위하다는 것이 증명되었

SARS와 MERS에 대한 주석

2003년 과거에는 감기 같은 증상을 유발하는 것으로만 알려져 있던 Coronavirus 과의 바이러스가 홍콩에서 폐렴과 사망을 유발하는 것을 시작으로 세계로 퍼져 나갔다. SARS 유행병은 시작한 것처럼 신속하게 끝났으며, 2004년 이후 SARS의 새로운 사례는 지구상 어느 곳에서도 탐지되지 않았다. 2013년 새로운 코로나바이러스가 사우디 아라비아에서 출현하였다. 이는 MERS(Middle East Respiratory Syndrome; 중동 호흡기 증후군)으로 명명되었다. 이는 30%의 사망률을 보이고 아직까지는 사람에서 사람으로 쉽게 전파되지 않는 것으로 보인다.

질병 표 19.11 의료 관련 폐렴	
전파의 가장 보편적인 방식	상기도와 위의 그램음성 세균과 그램양성 세균; 환기장치의 환경오염
원인 생물	내인성(흡기)
독력 인자	-
배양/진단	폐액의 배양
예방	환자의 머리를 올림, 수술 전 교육, 호흡 기구의 관리
치료	광범위 항생제
역학적 특징	미국: 매년 30만 사례; 입원 환자의 0.5~1.0%에서 발생; 미국과 전 세계적으로 사망률은 20~50%

다. 남부 Ohio, 일리노이(Illinois), 미주리(Missouri), 켄터키(Kentucky), 테네시(Tennessee), 미시간(Michigan), 조지아(Georgia), 아칸소(Arkansas)와 같은 높은 이환율을 보이는 지역은 인구의 80~90%가 과거 감염의 징후를 나타내었다.

Pneumocystis (carinii) jiroveci *Pneumocystis jiroveci* (과거에 *P. carinii*로 불림) 진균은 1909년 발견되었지만, *Pneumocystis* 폐렴(PCP)의 병원체로서 갑자기 임상적으로 두드러질 때까지는 비교적 모호했다. PCP는 AIDS 환자에 가장 빈번한 기회감염의 하나이며, 대부분의 환자는 평생 동안 한 차례 이상 발병한다. *Pneumocystis*가 어떻게 획득되는가에 대해서는 약간의 논란이 있지만, 포자의 흡입이 가장 보편적이며, 건강한 사람도 폐의 정상균으로 보유하기도 한다.

전통적인 항진균제는 *Pneumocystis pneumonia*에 대하여 효과가 없는데, 그 이유는 이 생물 세포벽의 화학적 조성이 대부분의 진균과 상이하기 때문이다.

호흡기 바이러스 바이러스는 지역사회 획득 폐렴의 가장 보편적인 병원체이다. 이들은 상기도의 상재균이거나 일상 활동을 통하여 획득된다. 바이러스성 폐렴은 일반적으로 경증이다. **질병 표 19.10.**

의료 관련 폐렴

입원한 사람의 1%까지 폐렴의 합병증을 겪는다. 이는 요로 감염에 이어 두 번째로 가장 흔한 의료 관련 감염이다. 사망률은 30~50%로 상당히 높다. 가장 빈번한 원인은 *Pseudomonas aeruginosa*와 *Acinetobacter baumannii*이지만, *Streptococcus pneumoniae*와 *Klebsiella pneumoniae* 감염도 흔하다. *S. aureus* 감염에 의한 폐렴은 HAP에서 빈번히 일어나며 세균의 MRSA 균주에 의하여 빈번하게 초래된다. 더 복잡하게 하는 문제는, 많은 의료 관련 폐렴이 폐포 공간에서 여러 종의 미생물이 증식하는 다미생물 기원으로 보인다는 것이다.

의료 관련 감염에서, 세균은 비정상적인 호흡과 상기도(때로는 위)의 정상균이 폐로 흡입되는 것을 통하여 하기도에 접근한다. 뇌졸중 환자에 의료 관련 폐렴의 빈도가 높다. 기계적인 환기가 미생물의 다른 침입로이다. 일단 폐에 도달하면 미생물은 입원 환자의 일반적으로 약화된 면역 반응에 편승하여 폐렴 증상을 유발한다.

이 상태는 보통 정상균에 의하여 유발되기 때문에 가래나 호흡관 면봉 표본을 배양하는 것은 의료 관련 폐렴을 진단하는 데 많은 도움이 되지 않는다. 호흡관 내 관이나 기관지 폐포 세척(bronchoalveolar lavage)으로 획득한 액체의 배양은 더 나은 정보를 제공하지만 상당히 침입성이다. 만약 환자가 항생제를 이미 투약하였다면, 배양 결과가 영향을 받는다는 것을 기억하는 것이 중요하다.

대부분의 의료 관련 폐렴은 상기도로부터 미생물의 흡입에 의하여 유발되기 때문에, 폐로 미생물의 전파를 저지하는 방법이 이 상태를 예방하는 데 매우 유용하다. 환자의 머리를 45도 각도로 올리는 것은 분비물의 흡입을 감소시켜줄 수 있다. 심호흡과 빈번한 기침의 중요성을 환자에게 수술 전에 교육하는 것은 수술 후 감염률을 감소시킬 수 있다. 기계적 호흡기와 호흡기 치료 장비를 적절히 보살피는 것도 필수적이다.

연구에 의하면 의심되는 의료 관련 폐렴의 항생제 치료를 지연하는 것은 사망의 가능성을 높인다는 것을 보여주었다. 항생제의 보수적인 이용을 하는 이 시기에도, 의료 관련 폐렴이 의심되면 그램음성과 그램양성 세균을 모두 포함하는 다약제를 사용하여 경험적 치료를 최대한 빨리 시작해야 한다.

NCLEX® 준비

4. 간호사가 결핵(TB)의 확인과 예방에 관한 건강 증진 강의를 개발하고 있다. 간호사는 TB 검사에 어떠한 의뢰인을 포함해야 하는가? 적용되는 것을 모두 선택하시오.
   a. HIV 양성 의뢰인
   b. 중복 이환 질환이 없는 38세의 남성
   c. 중복 이환 질환이 없는 간호학과 학생
   d. 당뇨에 대한 정보를 얻기 위하여 내원한 의료 접근성이 제한된 이주 농장 노동자
   e. 최근에 해외 풍토병 지역을 여행한 38세의 여성

19.5 학습 결과—진도 평가

10. "중요 질병"인 결핵에 대한 가능한 원인 인자, 전파 방식, 독력 인자, 진단 기술, 예방/치료를 열거하시오.
11. MDR-TB와 XDR-TB에 연관된 문제에 대하여 논의하시오.
12. 다른 호흡기관 질병, 지역사회 획득 폐렴과 의료 관련 폐렴의 중요한 특징에 대하여 논의하시오.

임상 사례 결론

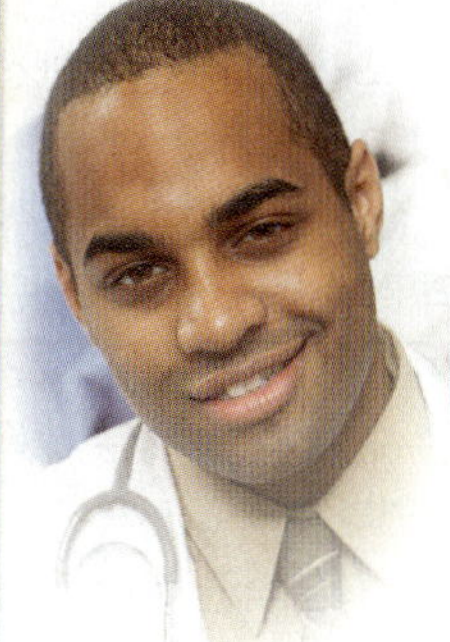

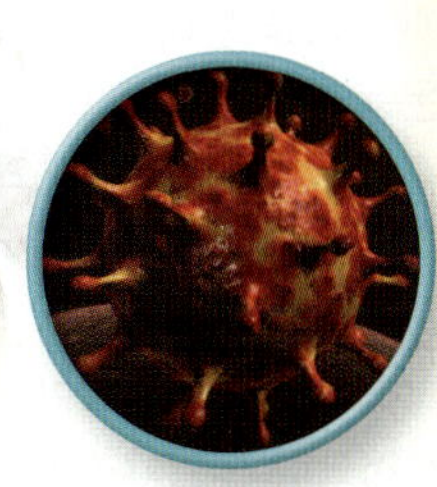

호흡기 세포융합 바이러스(respiratory syncytial virus, RSV)는 겨울철에 유행되며 유아기와 아동기에 하기도 감염의 보편적인 원인이다. 나이든 아동과 성인은 일반적으로 경증의 질병을 겪지만, 5개월 이하의 유아는 감염의 결과로 세기관지염 또는 폐렴을 발달할 수 있다. 미숙아는 특히 위험에 처하며 생명을 위협하는 질병이 발달할 수 있다. RSV에는 백신이 없지만, 심장병 또는 폐질환을 가지고 태어난 미숙아나 유아는 이 질병을 예방하는 데 어느 정도 효과가 있는 것으로 증명된 단일클론 항체 팔리비주맙(Synagis)을 여러 차례 주사 받을 수 있다.

RSV는 비말 접촉에 의하여 쉽게 전파된다. RSV는 탁자 같은 무생물 물체와 표면에서 여러 시간 생존할 수 있다. 사례 파일의 유아인 Michael은 학교 다니는 형제로부터 바이러스에 노출되었을 수 있다. 나이가 2~3세에 이르면, 미국의 대부분의 아동은 RSV와 접촉하였다. 불행히도 RSV에는 백신이 없지만, 연구진은 개발에 거의 가까이 다가가고 있다.

질병 표 개괄

분류학적 조직 호흡관에 질병을 유발하는 미생물

미생물	발음	질병 표의 위치
그램양성 세균		
Streptococcus pneumoniae	strep′-tuh-kok″-us nu– moh′ nee-ay	중이염, p. 541 폐렴, p. 553
S. pyogenes	strep′-tuh–kok″-us pie–ah′-gen-eez	인두염, p. 539
Corynebacterium diphtheriae	cor-eye′-nee-back-teer″-e-em dip-theer′-e-ay	디프테리아, p. 541
그램음성 세균		
Fusobacterium necrophorum	fuze′-oh″-back-teer″ee-em neck″-row–for′-em	인두염, p. 539
Bordetella pertussis	bor′-duh-tell′-uh per-tuss′-is	백일해, p. 546
*Mycobacterium tuberculosis**	my″-co-back-teer′-ee-em tuh-ber′-cue-loh-sis	결핵, p. 551
Legionella spp.	lee″-juhn-el′-uh	폐렴, p. 553
Pseudomonas aeruginosa	sue′-doe-moe″-ness air-roo′-gi-no″-sa	의료 관련 폐렴, p. 554
Acinetobacter baumannii	a′-ci-nay′-toe-bak″-ter bow-mah″-nee-i	의료 관련 폐렴, p. 554
기타 세균		
Mycoplasma pneumoniae	my″-co-plazz′-muh nu-moh′-nee-ay	폐렴, p. 553
RNA 바이러스		
호흡기 세포 융합 바이러스	ress″-pur-uh-tor′-ee sin-sish′-ull vie′-russ	RSV 질병, p. 546
A, B, C형 인플루엔자 바이러스	in″-floo-en′-zuh vie′-russ	인플루엔자, p. 545
한타바이러스	haun″-tuh vie′-russ	폐렴, p. 553
진균		
Pneumocystis jiroveci	new-moh-siss′-tiss yee″-row-vet′-zee	폐렴, p. 553
Histoplasma capsulatum	hiss″-toe-plazz′-muh cap″-sue-lah′-tum	폐렴, p. 553

**Mycobacterium* 속의 그램 염색 상태에 대해서는 약간의 논란이 있으며; 일반적으로 그램양성 또는 그램음성으로 간주되지 않는다.

병원 내부 사정

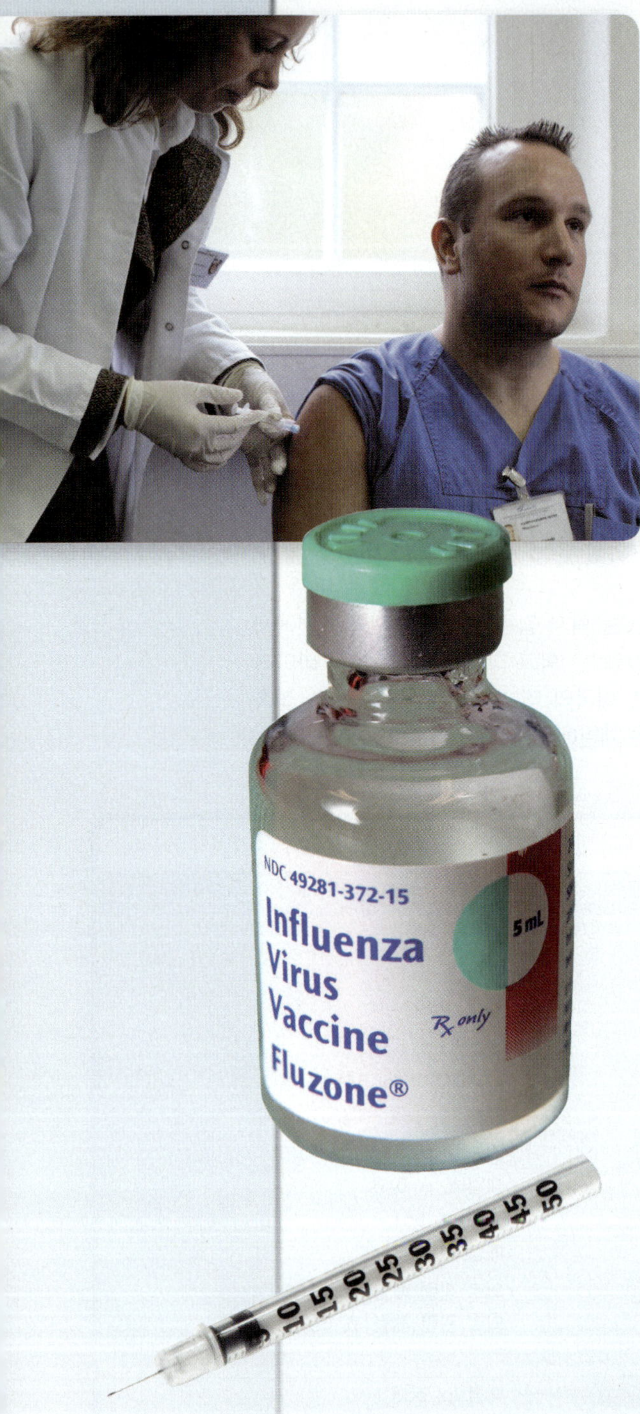

의료인을 위한 의무적인 독감 예방주사: 토론

의료인은 계절적 인플루엔자에 대한 매년 예방 접종 실적이 나쁘기로 평판이 나있다. CDC에 의하면 2007~2008년 전체 의료인의 절반 이하(약 46%)만 계절적 인플루엔자 예방 접종을 받았다. 왜 그렇게 많은 의료인이 인플루엔자에 대한 예방 접종을 받는 데 주저할까? 준수율이 낮은 데에는 많은 이유가 인용된다. 일부 의료인은 과거에 인플루엔자 예방 접종에 대해 부작용을 경험하였기 때문에 다시 예방 접종을 받는데 더 마음이 내키지 않는다. 일부 의료인은 백신이 인플루엔자를 예장할 수 있는 능력에 대해 믿지 않고, 나머지는 그들이 독감에 걸리더라도 중병을 앓을 위험 요인이 없이 건강하기 때문에 예방 접종을 받을 필요가 없다고 단순히 믿는다.

2009년 불과 몇 개월 내에 전 세계를 휩쓴 H1N1 대유행에 대하여 공포가 한창일 때, 백신을 빨리 시장에 판매하려는 조급함에 대한 논쟁과 대유행을 둘러싼 매스컴의 예외적인 과대 선전은 일부 의료 기관이 고용인에 대한 연간 촉진 운동에 대하여 새로운 접근 방법을 택하도록 하였다. New York 보건국은 의료인에 대한 인플루엔자 예방 접종을 의무화하는 전례에 없던 조치를 취하였으며, 이는 다른 주와 기관이 따르는 데 대한 논쟁의 반발을 초래하였다. 의료인은 의무적 예방 접종 개념에 대하여 망설였으며, 몇몇 조직(예, 워싱턴 주 간호사 협회)은 고용의 조건으로 예방 접종을 강요하는 데 대하여 의료 기관에 소송을 제기하였다.

모든 이야기에는 양면이 있으며 의무적인 예방 접종도 예외가 아니다. 의무적인 예방 접종을 지지하는 사람들은 의료인이 잠재적으로 치명적인 질병으로부터 환자를 보호할 의무가 있다고 믿는다. 그들은 다른 예방 접종도 의무적이라는 것을 인용한다. 의료인은 고용이 시작되기 전에 홍역, 디프테리아, 풍진, 그리고 한때 주요한 보건상 우려가 되었던 질병에 대한 예방 접종의 증거를 제공해야 한다. 간단히 말해서, 의무 예방 접종의 옹호자들은 개인의 권리가 환자를 보살피는 사람들의 권리에 의하여 짓밟히고 있다고 믿는다. 의무적인 예방 접종의 반대자들은 개인이 자기 결정을 할 권리가 있다는 것과 근로자가 예방 접종을 강요받도록 하는 것은 인권을 침해하는 것이라고 지적한다. 양쪽 주장에 모두 일리가 있다. 2009년에(그리고 현재에도) 휘몰아쳤던 논쟁은 결코 모든 사람을 만족시킬 수 있는 방식으로 해결될 수 없을 것이다.

몇몇 의료 기관은 이 진행되는 논쟁에 대하여 타협점을 찾았다. 일부 병원에서 계절적인 인플루엔자 예방 접종을 받은 근로자는 색깔 표지된 휘장을 받았고, 백신을 맞지 않은 사람은 환자를 보살필 때 반드시 마스크를 착용해야 했다. 근로자들은 계란 알레르기에 대한 증명(백신은 계란의 배에서 생장시킨 불활성화 바이러스로 구성되어 있음)과 같은 타당한 의학적 이유가 있으면 예방 접종을 면제받을 수 있지만, 이러한 근로자들도 근무할 때 마스크를 착용해야 한다. 일부 근로자들은 도덕적인 반대가 있으면 백신을 거부할 수 있도록 허용되지만 다른 사람들을 보호하기 위하여 근무할 때 항상 마스크를 쓰는 것이 요구된다.

2009년 인플루엔자 유행은 마음을 일부 변화시켰다. 2013 CDC 자료에 의하면, 의료인의 예방 접종 비율은 2007~2008년의 46%에서 2010~2011년에는 63.5%로 높아졌으며 계속 증가하여 2012~2013년에는 72%까지 상승하였다. 의료인의 예방 접종 비율은 매년 서서히 상승하는 것으로 보인다. 많은 사람은 이러한 경향이 공공 생활의 다른 영역에도 유사한 경향으로 반영할 것으로 희망한다.

호흡계에 영향을 미치는 감염성 질병

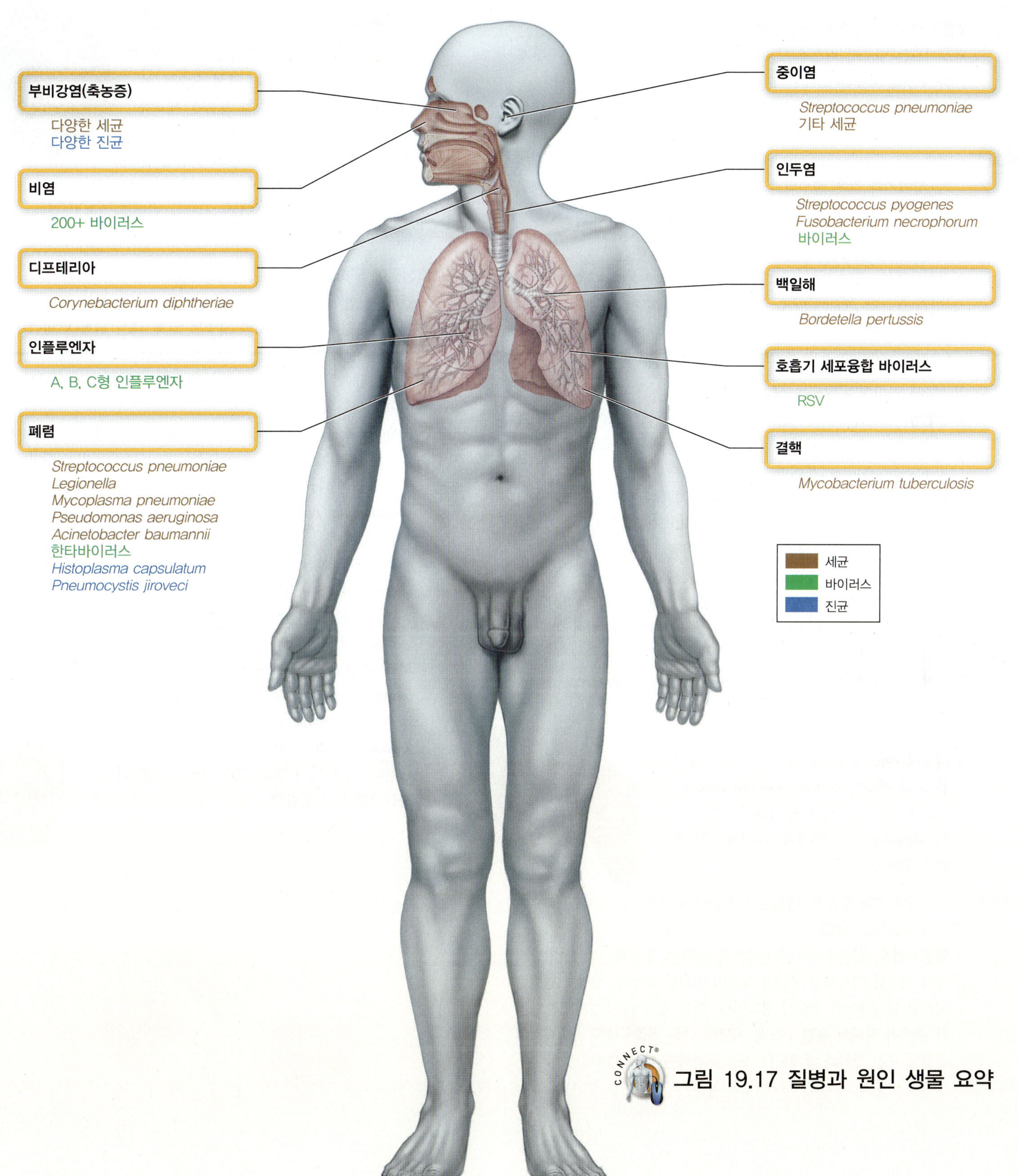

그림 19.17 질병과 원인 생물 요약

요약

19.1 호흡기관(기도)과 호흡기관의 방어

- 상기도는 입, 코, 비강과 그 위의 부비동, 목구멍 또는 인두, 후두개와 후두를 포함한다.
- 하기도는 호흡관(기관), 기관지, 세기관지, 그리고 폐의 폐포로 이루어져 있다.
- 섬모 승강기(ciliary escalator), 점막 표면의 점액, 그리고 기침, 재채기, 삼키기와 같은 불수의적 반응은 구조적 방어이다. 폐포의 대식세포와 분비성 IgA 또한 도움이 된다.

19.2 호흡기관의 정상균

- 정상균에는 *Streptococcus pyogenes*, *Haemophilus influenzae*, *Streptococcus pneumoniae*, *Neisseria meningitidis*, *Staphylococcus aureus*, *Lactobacillis sakei*, *Corynebacterium tuberculostearicum*, *Candida albicans* 등이 포함된다.

19.3 미생물에 의하여 유발되는 상기도 질병

- **인두염**: 바이러스가 인두염으 보편적인 원인이다. 그러나 잠재적으로 위중한 인두염의 병원체는 *Streptococcus pyogenes*와 *Fusobacterium necrophorum* 2종이다.
- **보통 감기**: 200종 이상의 바이러스에 의하여 유발되며, 리노바이러스가 가장 보편적이고, 다음이 코로나바이러스이다. 호흡기 세포융합 바이러스(RSV)도 많은 사람에게 감기를 유발하지만, 일부 사람 특히 아동에게 더 중증의 호흡관 증상을 초래할 수 있다.
- **부비강염(축농증)**: 두개골 부비강의 염증 상태는 다양한 바이러스, 세균, 그리고 가끔 진균에 의한 알레르기와 감염에 의하여 가장 보편적으로 초래된다.
- **급성 중이염(귀 감염)**: 가장 보편적인 병원체는 *Streptococcus pneumoniae*이지만 감염 부위에 여러 종의 미생물이 보통 존재한다.
- **디프테리아**: 내생포자 비형성, 그램양성 곤봉 모양 세균인 *Corynebacterium diphtheriae*에 의하여 유발된다. 중요한 외독소는 *C. diphtheriae*의 박테리오파지에 의하여 암호화된다.

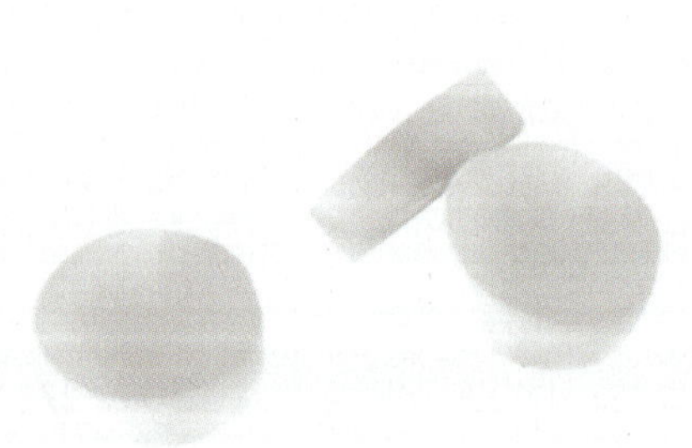

19.4 상기도와 하기도에 모두 영향을 미치는 미생물에 의하여 유발되는 질병

- **인플루엔자**: 인플루엔자 바이러스의 ssRNA 유전체는 외피 당단백질의 구조를 변경하는 부단한 유전적 변화를 받는다. 항원 소변이는 이러한 당단백질의 부단한 변화이다. 항원 대변이는 8개의 RNA 가닥 중에서 하나의 유전자 또는 가닥이 다른 인플루엔자 바이러스의 유전자 또는 가닥과 교체되는 것을 포함하며 더 심각하다.
- **백일해**: 원인 병원체인 *Bordetella pertussis*는 섬모를 가진 호흡기 상피세포에 상해를 끼치고 숙주 방어의 다른 구성 요소를 무력화시키는 백일해 독소와 호흡관 세포독소 등 여러 종의 외독소를 분비한다.

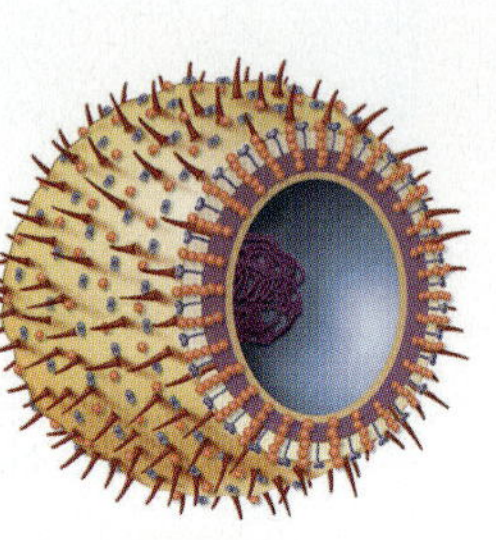

- **호흡기 세포융합 바이러스(RSV) 감염**: RSV는 호흡관을 감염하여 거대한 다핵 세포(융합체; syncytia)를 생성한다. RSV는 신생아 연령군 호흡기 감염의 가장 지배적인 원인이다.

19.5 미생물에 의하여 유발되는 하기도 질병

- **결핵**: 원인체는 주로 *Mycobacterium tuberculosis* 세균 종이다. 다제 내성 결핵(MDR-TB)과 광범위 약제 내성 결핵(XDR-TB)은 커져 가는 문제점이며 높은 치사율을 보인다.
- **폐렴**: 액체가 폐포에 차는 폐의 염증 상태이다. 다양한 미생물에 의하여 유발된다.
  - *Streptococcus pneumoniae*: 지역사회 획득 세균성 폐렴 사례의 주된 병원체이다. *Legionella*는 덜 보편적이지만 질병의 심각한 원인이다. 다른 세균에는 *Mycoplasma pneumoniae*와 *Chlamydophila pneumoniae*가 있다. *Histoplasma capsulatum*은 폐렴 유사한 질병을 유발하는 진균이다. 한타바이러스는 한타바이러스 폐 증후군(hantavirus pulmonary syndrome, HPS)이라고 하는 폐렴과 유사한 상태를 유발한다. 의사는 폐렴을 병인 원인체를 측정하지 않고 경험적으로 치료한다.
- **의료 관련 폐렴**: *Pseudomonas aeruginosa*, *Acinetobacter baumannii*, *Streptococcus pneumoniae*, *Klebsiella pneumoniae*가 보편적이다. 종종 MRSA인 *S. aureus*에 의한 폐렴은 HAP에서 빈번하게 발생한다. 더 나아가 많은 의료 관련 폐렴은 다미생물 기원으로 보인다.

선다형 문제 Bloom의 1, 2단계: 기억, 이해

보기에서 맞는 답을 선택하시오.

1. 일반적인 감기를 유발하는 미생물은?
   a. 리노바이러스(rhinoviruses)
   b. 코로나바이러스(coronaviruses)
   c. *Staphylococcus aureus*
   d. a, b
   e. a, b, c
2. *Streptococcus pyogenes*의 특징이 아닌 것은?
   a. A군 연쇄상구균 c. 바시트라신 감수성
   b. 알파 용혈 d. 그램양성
3. 결핵의 진단에 다음 어떤 기술이 사용되는가?
   a. 투베르쿨린 검사
   b. 흉부 X-선
   c. 배양 분리와 항균제 검사
   d. 위 모두 옳다.
4. DTaP 백신이 보호를 제공하지 않는 질병은?
   a. 디프테리아(diphtheria) c. 폐렴(pneumonia)
   b. 백일해(pertussis) d. 파상풍(tetanus)
5. 다음 중 종종 다미생물 감염을 보이는 것은?
   a. 중이염(otitis media) c. 부비동염(축농증; sinusitis)
   b. 의료 관련 폐렴 d. 위의 모두 다
6. ADIS 환자에서 대부분의 폐렴을 일으키는 미생물은?
   a. 한타바이러스(hantavirus)
   b. *Histoplasma capsulatum*
   c. *Pneumocystis jiroveci*
   d. *Mycoplasma pneumoniae*
7. *Streptococcus pyogenes*의 혈액 배지에 베타 용혈을 초래하는 물질은?
   a. 연쇄상구균 용혈소(streptolysin)
   b. M 단백질(M protein)
   c. 히알루론산(hyaluronic acid)
   d. 카탈라아제(catalase)
8. 전 세계 인구의 몇 % 정도가 *Mycobacterium tuberculosis*에 의하여 감염되었는가?
   a. 5% c. 30%
   b. 10% d. 50%

비판적 사고 Bloom의 3, 4, 5단계: 적용, 분석, 평가

비판적 사고는 사실과 개념을 이용하여 추론하고 문제를 해결하는 능력이다. 이러한 문제는 다양한 각도에서 접근될 수 있으며, 대부분의 경우 하나만의 옳은 답을 가지지는 않는다.

1. 여러분은 *S. pneumoniae* 세균의 어떠한 특징이 그렇게 빈번하게 병원체로 작용하게 한다고 생각하는가?
2. 부비동염(축농증) 백신이 결코 개발될 수 없을 것이라는 이유를 설명하시오.
3. 부비동염에 대한 항생제 치료에 반응하지 않을 때 가능한 설명을 몇 가지 제시하시오.
4. TB 치료법이 잘 듣지 않는 것은 왜 커다란 우려인가?
5. 독감 백신은 왜 매년 맞아야 하는가? 독감 백신은 왜 다른 백신처럼 장기간의 면역을 부여하지 않는가?

시각적 연결 Bloom의 5단계: 평가

이 질문은 이전의 영상을 새로운 개념과 연결시킨다.

1. **2장 그림 2.18b.** 호흡관에는 많은 다양한 미생물이 존재하지만, 환자의 증상과 함께 여기에 나타낸 객담의 항산성 염색은 결핵의 추정 진단을 확립할 수 있다. 그 이유를 설명하시오.

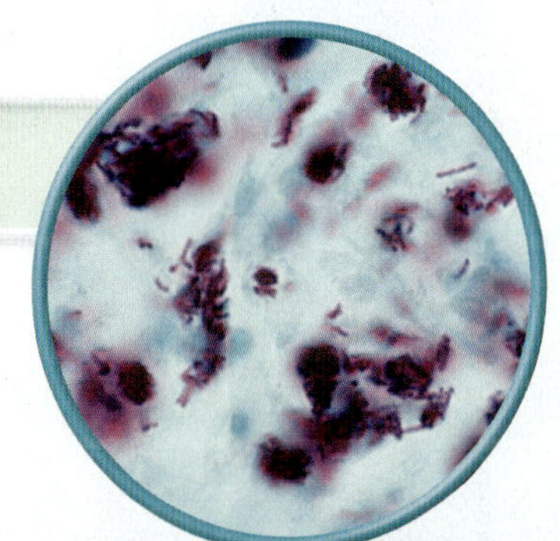

항산성 염색. 붉은 자주색 세포는 항산성이다. 파란색 세포는 비항산성이다.

임상 사례

"피와 소화관"

어느 날 저녁 Peter가 응급실에 들어왔을 때 나는 시골 병원에서 면허 실무 간호사(LPN)로 근무하고 있었다. 나의 감독 RN과 나는 곧 Peter가 매우 아프다는 것을 깨달았으며, Peter의 병력과 활력 징후를 획득하기 위하여 빠르게 살펴보았다.

Peter는 설사로 평소보다 일찍 일어났으며, 아침부터 아팠다고 말했다. 그 전날 잠자리에 들 때는 건강했는데 아침에 심한 복통과 함께 깨어났다고 하였다. 설사는 통증이 시작되면서 거의 바로 시작되었다. 하루 종일 20여 차례의 수양성의 썩은 냄새를 풍기는 설사를 하였다. 또한 변에 선명한 피가 있었다고 이야기하였다.

나는 Peter의 활력 징후를 측정하였다. 열은 38.4℃(101℉)였다. 분당 118회로 빈맥이었다. 혈압은 100/50 mmHg로 낮았다. 그는 창백하고 발한(땀 흘림)이 촉진되었고 오한과 두통을 호소하였다. 또한 단속적인 심한 복통도 불평하였다. 배는 손으로 만졌을 때 모든 사분면이 아팠으며, 장 소리는 청진기로 들었을 때 활동 과다를 보였다. 그의 점막은 건조하였으며 갈증을 호소하였다. 피부 탄력도 좋지 않았다. 나의 감독 RN은 의사를 호출하였고, Peter의 증상과 활력 징후를 보고하였다. 의사는 바로 내려온다고 하였으며 실험실에 통보하였다. 의사는 Peter에게 정맥 주사를 시작하라고 지시하였다.

우리는 대구경 IV를 삽입하고 Peter에게 수분을 다시 공급하기 위하여 생리적 식염수를 시간당 250 mL씩 주입하기 시작하였다. 의사와 실험실 전문가가 거의 동시에 도착하였으며, 의사가 Peter를 진찰하고 증상에 대하여 물어볼 때 실험실 전문가는 혈액을 채취하였다. Peter는 배양과 난과 기생충 검사(ova and parasites test, O&P test)를 위한 대변 시료를 제공하도록 요구받았지만, 빨리 제공할 수 없었다. 의사는 지난 며칠간 부인과 딸이 아팠는지 그리고 같은 음식을 먹었는지 질문하였다.

Peter의 혈액 검사 결과가 나왔다. 백혈구 수는 상승하였고 칼륨 수준은 낮았다. Peter는 재수화를 위하여 입원하였고 잠재적인 병원균을 모두 포함하기 위하여 대변 배양 결과를 기다리는 동안 정맥 광범위 항생제 치료를 시작하였다. 의사는 Peter가 세균성 식중독 같다고 예측하였다.

Peter의 대변 배양 결과는 *Shigella*가 있는 것을 밝혀 주었으며, 설파메톡사졸/트리메토프림과 시프로플록사신에 감수성이 있었다. Peter는 시프로플록사신에 알레르기가 있어서, 그는 하루에 2차례 설파메톡사졸/트리메토프림 경구 투여를 하였으며 정맥 수액은 계속하였다. 병원에서 5일간 입원 후 Peter는 퇴원할 정도로 회복되었다. 일주일 이상 항생제 치료를 계속하였으며, 결국 완전히 회복되었다. 감염원은 결코 밝혀지지 않았다.

- *Shigella*는 어떻게 전파되는가?
- *Shigella*는 어떻게 예방할 수 있는가?

임상 사례 결론은 594쪽에 있음.

CHAPTER 20

위장관에 영향을 미치는 감염성 질병

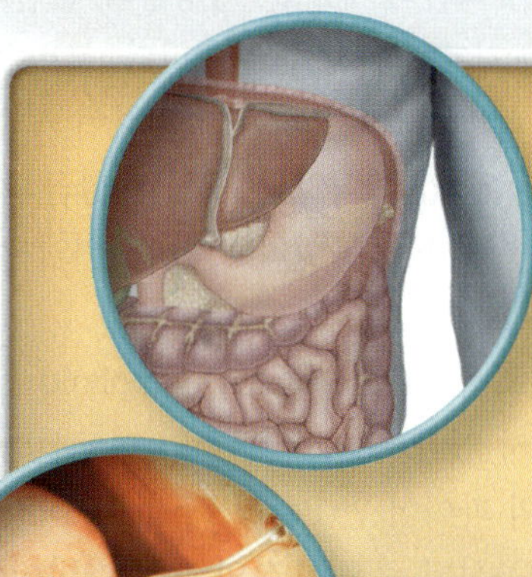

이 장에서는...

20.1 위장관과 위장관의 방어

1. 위장관의 해부학적 특징을 그리거나 묘사한다.
2. 위장관에 존재하는 자연적 방어를 열거한다.

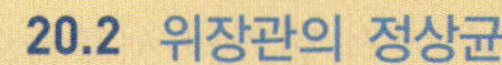

20.2 위장관의 정상균

3. 위장관을 차지하는 것으로 현재 알려진 정상균의 유형을 열거한다.
4. 위에 존재하는 정상균에 대한 우리의 관점이 어떻게 변하였는지에 대하여 서술한다.

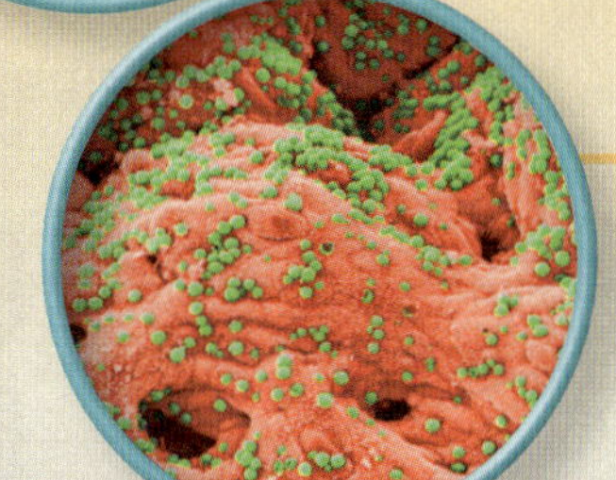

20.3 미생물(비기생충)에 의하여 유발되는 위장관 질병

5. 급성 설사의 "중요 질병"에 대한 가능한 감염원, 전파 방식, 독력 인자, 진단 기술, 예방/치료에 대하여 열거한다.
6. 식중독과 만성 설사 상태에 대한 중요한 특징에 대하여 논의한다.
7. 충치와 치주병의 2종류 구강 질환의 중요한 특징에 대하여 논의한다.
8. 이하선염, 위염, 위궤양의 가장 중요한 특징을 확인한다.
9. 간염의 중요한 유형을 구분하고, 각각의 원인 인자, 전파 방식, 진단 기술, 치료에 대하여 논의한다.

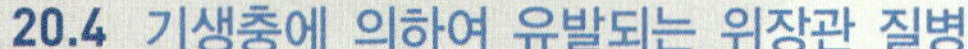

20.4 기생충에 의하여 유발되는 위장관 질병

10. 기생충 감염에서 나타나는 일부 현저한 특징과 공통성에 대하여 서술한다.
11. 주로 장 증상을 유발하는 4종류 기생충을 나열하고, 그들이 거치는 생활 주기와 각각에 대하여 하나씩의 독특한 사실을 확인한다.
12. "낭충증(cysticercosis)은 미국에서 진단이 내려지지 않았다."라는 문장에 대한 원인과 결과를 설명한다.

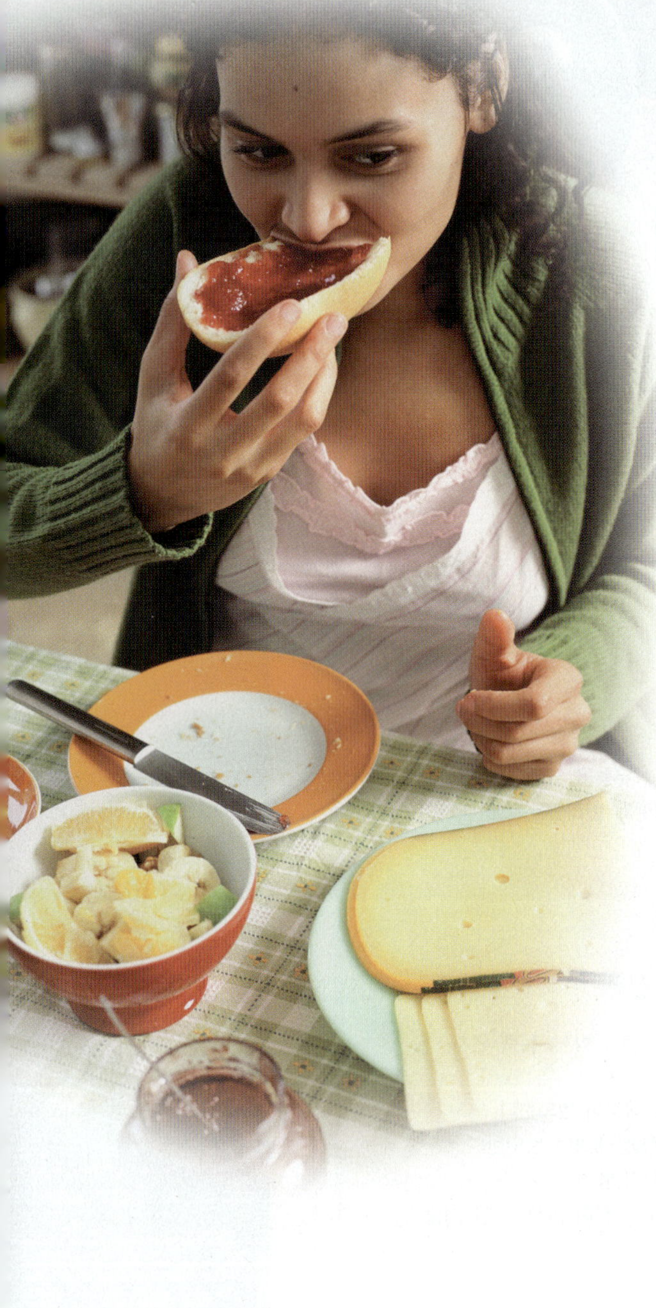

20.1 위장관과 위장관의 방어

위장(GI)관은 입에서 항문까지 신장된 긴 관으로 생각될 수 있다. 위장관은 4개의 주요 부분과 4개의 보조 기관으로 구성된 영양분의 정교한 운반 체계이다. 8개의 부분은 입, 인두, 식도, 위, 소장, 대장, 직장, 항문이다. 이를 따라서 타액선, 간, 쓸개, 췌장이 우리가 섭취하는 음식의 소화와 처리를 도와주는 소화액과 효소를 추가한다**(그림 20.1)**. GI 관은 **소화관**(digestive tract) 또는 **장관**(enteric tract)이라고도 한다.

GI 관은 많은 미생물을 가지고 있으며, 매일 수백만의 새로운 미생물과 만난다. 모든 장의 표면은 점액층으로 피복되어 있으며, 이는 기계적 보호를 부여한다. 분비성 IgA도 대부분의 장 표면에서 발견된다. GI 관의 근육성 벽은 연동 작용에 의하여 시스템으로 음식(그리고 미생물)을 이동하도록 한다. GI 관에 있는 다양한 액체는 항균 특성을 가지고 있다. 타액은 리소자임과 락토페린의 항균 단백질을 포함하고 있다. 위액은 극한적인 고산성으로 인하여 항균성이다. 담즙도 항균성이다.

전체 시스템은 집합적으로 장 연관 림프 조직(gut-associated lymphoid tissue, GALT)이라고 하는 면역 체계의 세포들로 갖추어져 있다. 구강과 인두의 편도선과 인두편도(adenoid), 식도 림프 조직의 작은 지역, 소장의 파이어 판(Peyer's patch), 직장은 모두 T 세포와 B 세포와 비특이적 면역의 세포들로 구성된 림프 조직의 작은 다발이다. 그들의 임무 중 하나는 IgA를 생산하는 것이지만 다양한 다른 면역 기능도 수행한다.

수많은 공생 개체군이 소화계, 특히 대장에 서식한다. 그들은 소장 벽에서 찾을 수 있는 숙주의 당으로 자신을 덮는 것을 포함한 다양한 기작을 통하여 면역계에 의한 파괴를 회피한다.

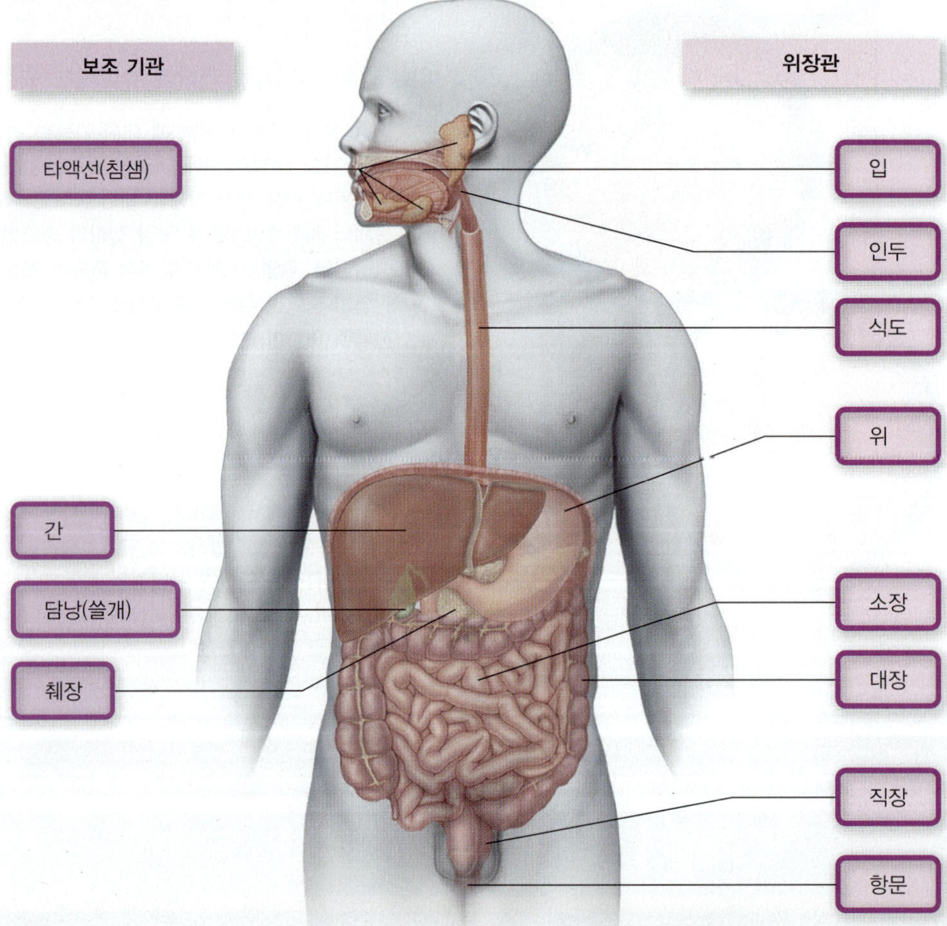

그림 20.1 소화계의 주요 기관.

20.1 학습 결과—진도 평가

1. 위장관의 해부학적 특징을 그리거나 묘사하시오.
2. 위장관에 존재하는 자연적 방어를 열거하시오.

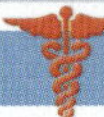

NCLEX® 준비

1. 장 연관 림프 조직(GALT)은 다음 무엇을 포함하는가?
   a. 소장의 파이어 판(Peyer's patch)
   b. 충수(appendix)
   c. 편도선(tonsils)
   d. 인두 편도(adenoid)
   e. 위의 모두 옳다.
   f. 위의 모두 옳지 않다.

20.2 위장관의 정상균

방금 언급하였듯, GI 관은 매우 다양한 정상균의 서식지이다. 구강만 하더라도 *Actinomyces*, *Lactobacillis*, *Neisseria*, *Prevatella*, *Streptococcus*, *Treponema*, *Veillonella*를 포함한 600종 이상의 미생물이 살고 있다. *Candida albicans*와 같은 진균도 많다. *Trichomonas tenax*, *Entamoeba gingivalis*와 같은 일부 원생동물도 구강에 서식한다. 세균은 입의 부드러운 구조뿐 아니라 치아에서도 서식한다. 치아 위에 상호 의존적으로 서식하는 수많은 종의 정상균을 치석(dental plaque)이라고 하며, 이는 생물막 유형이다(3장 참조). 세균은 특이적 인식 분자에 의해 생물막에 유지된다. 이를 닦은 후 일반적으로 알파 용혈 연쇄상구균이 치아 표면에 첫 번째로 집락을 형성한다. 연쇄상구균은 치아를 싸고 있는 점액질 당단백질인 **균막(pellicle)**의 단백질에 특이적으로 부착한다. 그 이후 다른 종들이 연쇄상구균 표면의 단백질이나 당에 특이적으로 부착하고, 이 과정이 반복된다.

인두는 다양한 미생물을 포함하고 있으며, 이는 19장에서 서술되었다. 위는 과거에 매우 낮은 pH로 인하여 멸균 상태인 것으로 생각되었으나, 2008년 연구진은 위에서 128종의 분자 특징을 발견하였다. 이들의 대부분은 단지 통과하는 것으로 보이지만, *Bacillus*, *Clostridium*, *Staphylococcus*, *Streptococcus*를 포함하는 소수는 영구적인 서식자이다. 대장은 항상 *Bacteroides*, *Bifidobacterium*, *Clostridium*, *Enterobacter*, *Escherichia*, *Fusobacterium*, *Lactobacillus*, *Peptostreptococcus*, *Staphylococcus*, *and Streptococcus;* 진균인 *Candida* 등을 포함하는 수십억 개의(g당 10^{11}) 미생물의 안식처로 알려져 있다. 연구진은 위에서 고세균 종도 발견하였다.

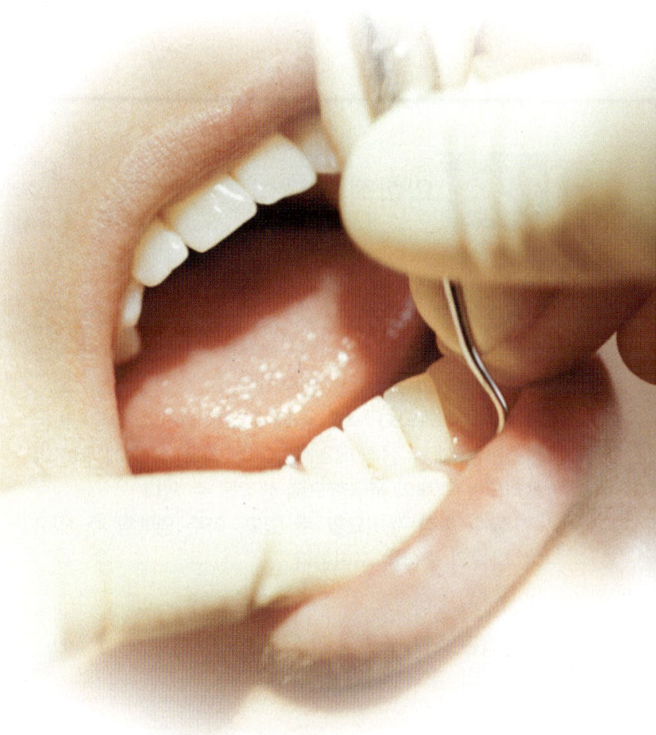

장의 정상균은 보호적 기능을 제공하지만, 다른 역할도 수행한다. 일부는 소화를 돕는다. 일부는 우리가 자체적으로 생산할 수 없는 영양소를 제공한다. 예를 들어 *E. coli*는 비타민 K를 합성한다. *E. coli*가 단순히 장에 존재하는 것만으로도 상피세포 구조가 적절히 형성되는 데 중요한 것으로 보인다. 또한 장의 정상균은 우리의 면역계를 미생물 항원에 반응하도록 가르치는 중요한 역할도 한다. 과학자들은 건강한 장의 미생물군 혼합은 비만 또는 자가면역에 대한 숙주의 가능성에 영향을 미친다고 믿는다.

보조 기관(침샘, 쓸개, 간, 췌장)도 모든 내부 기관과 마찬가지로 미생물이 없다.

20.2 학습 결과—진도 평가

3. 위장관을 차지하는 것으로 현재 알려진 정상균의 유형을 열거하시오.
4. 위에 존재하는 정상균에 대한 우리의 관점이 어떻게 변하였는지에 대하여 서술하시오.

20.3 미생물(비기생충)에 의하여 유발되는 위장관 질병

이 절에서는 먼저 다양한 유형의 설사를 유발하는 미생물에 대하여 다룬다. 그리고 구강 질병(충치와 치주염), 위 상태(위염과 위궤양), 그리고 다양한 간염 감염에 대하여 논의한다.

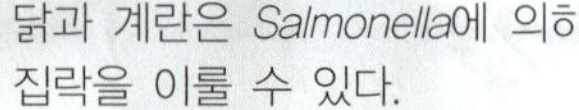

닭과 계란은 *Salmonella*에 의하여 집락을 이룰 수 있다.

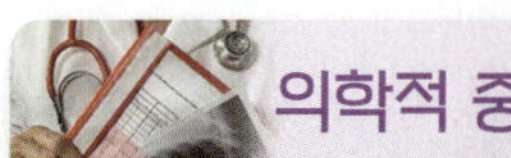

의학적 중요성

탈수

탈수는 위장관에 영향을 미치는 상태로 앓는 개인이 경험하는 공통적인 증상이다. 탈수를 인식하고 치료하는 것은 의료인의 일반적인 임무이다.

탈수는 과잉의 액체 손실(구토와 설사와 같은) 또는 불충분한 액체 섭취(메스꺼뭉이나 식욕 상실)에 의하여 초래되는 액체의 불균형으로 생각될 수 있다.

탈수 증상은 미묘할 수 있고, 아주 명백할 수 있으며, 다음의 증상을 포함한다.

- 건조한 점막
- 농축된 소변, 소변의 감소 또는 무소변
- 눈물의 결여(유아와 아동에서)
- 꺼진 눈
- 꺼진 정문(유아 두개골의 위와 뒤쪽의 부드러운 점)
- 무기력함 또는 피곤
- 쇠약
- 빈맥(빠른 맥박)과 빈호흡(빠른 호흡)
- 저혈압
- 피부 팽압 감소(부드럽게 쥐었을 때 다시 회복되지 않는 피부)
- 혈당의 변화
- 모세혈관의 재충전(손톱 밑바닥의 평가)
- 갈증
- 두통
- 발작

의료인은 탈수를 체중 감소에 기초하여 경증, 보통, 중증으로 구분한다. 이는 보통 백분율로 표시된다. 모세혈관 재충전, 피부 팽압, 그리고 호흡은 탈수 정도를 추정하는 가장 정확한 징후로 간주된다.

중요 질병

급성 설사

설사는 보통 24시간 동안 3회 이상의 묽은 대변으로 정의되며, 약간의 설명이 필요하다. 최근에 미국 시민은 평균적으로 매년 한 사람이 1.2~1.9회의 설사를 경험하며, 아동은 2배이다. 열대 지방에서, 어린아이는 매년 10회 이상의 설사를 경험한다. 사실상 대부분 개발도상국에서, 매년 2백만 명 이상의 아동이 설사성 질병으로 목숨을 잃는다. 개발도상국에서 높은 사망률만이 문제가 아니다. 발달기에 수십 번의 설사에 살아남은 아동은 영구적인 신체적 그리고 인식적 효과를 나타낼 수 있다. 설사성 질환은 종종 발열, 복통과 위경련, 메스꺼움, 구토, 탈수를 수반한다.

미국에서 모든 급성 설사의 1/3까지가 오염된 음식에 의하여 전파된다. 최근에 소비자들은 *E. coli* 오염된 햄버거나 *Salmonella* 오염된 아이스크림에 대하여 더 의식이 높아졌다. 새로운 식품 안전 수단이 항상 실행되지만, 그럼에도 소비자가 좋은 음식 취급에 대하여 인식하고 실행하는 것이 필요하다.

대부분의 설사 증상 발현은 자기 제한적이고 따라서 치료가 필요하지 않지만, *E. coli* O157:H7 같은 다른 설사는 파괴적인 효과를 나타낼 수 있다. 대부분의 설사 질환에서 항균 치료는 금기이지만(권할 수 없음), 적리(shigellosis)와 같은 일부는 항생제로 신속한 치료가 필요하다. 공중 보건상의 이유로 지역사회에서 어떠한 병원체가 설사를 유발하는지를 아는 것이 중요하지만, 대부분의 사례에서 병원체의 동정은 수행되지 않는다.

몇 종의 세균은 혈청형 또는 아형으로 세분된다. 많은 그램음성 장 세균은 다음 항원에 따라 명명되고 표시된다. 이는 H, 편모 항원; K, 협막 항원; O, 세포벽 항원이다. 모든 장세균이 H 항원과 K 항원을 가지지는 않지만, 모두 내독소 쇼크에 연루된 지질다당류의 다당류 부분인 O 항원을 가지고 있다(18장 참조). 그램음성 장 세균의 대부분은 HKO 항원의 화학적 구조의 작은 변화에 의하여 유발되는 다양한 아종, 변종, 또는 혈청을 나타낸다. 이 장의 일부 세균(예, *E. coli* O157:H7)은 표면 항원에 따라 명명되지만, *Salmonella*에 대해서는 라틴어의 변종 이름을 사용한다.

이 절에서 감염성 병원체를 원인으로 가지는 급성 설사에 대하여 서술한다. 다음 절들에서는 일반적으로 식중독이라고 하는 독소에 의하여 유발되는 급성 설사와 구토, 그리고 만성 설사와 원인에 대하여 논의한다.

살모넬라균

10년 전, 사람이 소비하는 닭 세 마리 중 한 마리는 *Salmonella*로 오염되었지만, 이제는 10% 정도이다. 오리나 칠면조 같은 다른 가금류도 영향을 받는다. 닭에서 껍질이 형성될 때 세균이 달걀에 침입할 수 있기 때문에 달걀도 감염된다. 2007년 땅콩버터는 미국의 *Salmonella* 창궐의 공급원으로 나타났다. **그림 20.2**는 사람을 입원시키는 상위 5종의 식품 매개 미생물을 보여준다. 그림에서 *Salmonella*가 첫 번째 원인이라는 것을 볼 수 있다. *Salmonella*는 세균의 매우 큰 속이지만 복잡한 명명법을 가지고 있다. 우리가 관심이 있는 질병 상태는 *Salmonella enterica* subspecies(아종) *enterica*에 의하여 유발된다. 이 아종은 종종 "*Salmonella enterica* subspecies *enterica* serovar(혈청형 변이주) Typhi"라는 공식 이름으로 불리는 혈청군으로 세분화된다. 임상 현장에서 이는 보통 간단히 "*Salmonella typhi*"로 불린다.

살모넬라균은 운동성이 있으며, 포도당을 발효하여 산과 때로는 가스를 형성하며, 대부분은 황화수소(H_2S)를 생산하지만 요소 분해 효소(urease)는 생산하지 않는다. 살모

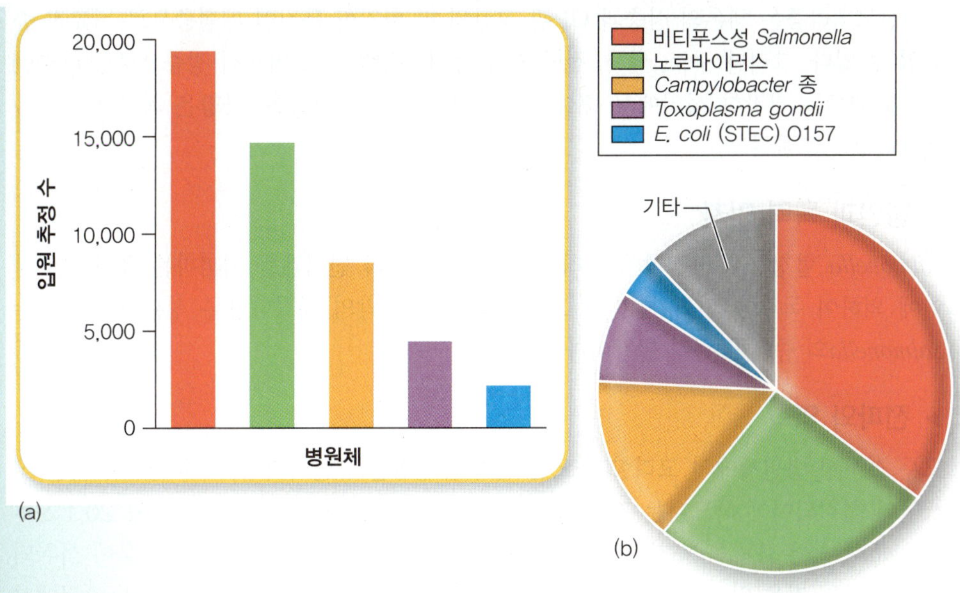

그림 20.2 미국에서 상위 5가지 식품 매개 입원의 원인. (a) *Salmonella*, 노로바이러스, *Campylobacter*가 급성 설사 부문이다. *Toxoplasma*는 17장에서 논의하였다. (b) 파이 도표로 나타낸 동일한 자료는 "기타"도 전체에서 상당한 부분을 나타낸다는 것을 보여준다. 자료: 2011(CDC).

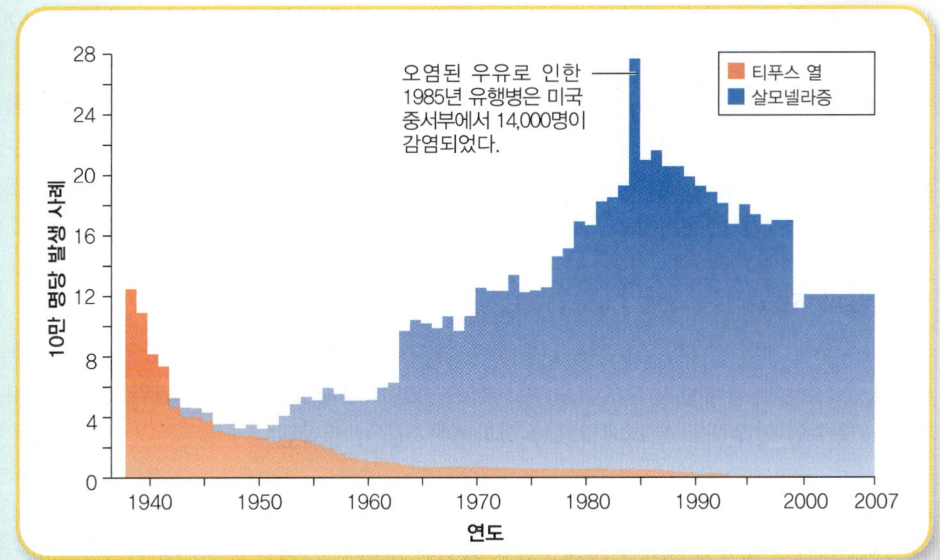

그림 20.3 1940~2007년 사이의 티푸스 열과 기타 살모넬라증의 이환율에 대한 자료. 비티푸스성 살로넬라증은 1940년 이전에도 발생하였지만, 자료가 가용하지 않다.

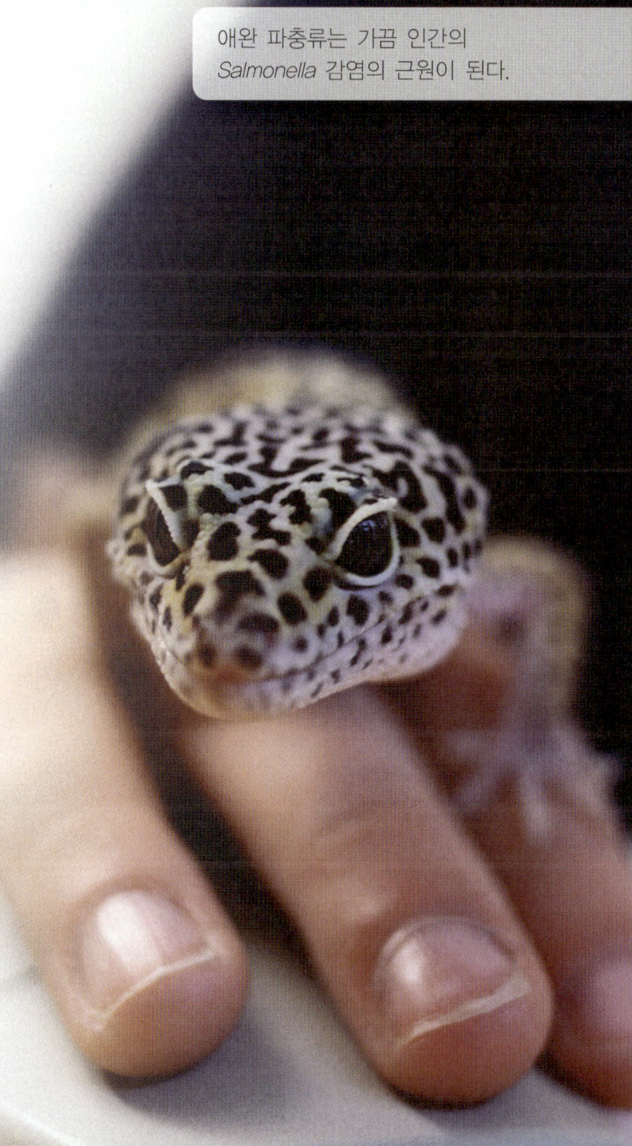

애완 파충류는 가끔 인간의 *Salmonella* 감염의 근원이 된다.

넬라균은 대부분의 실험실 배지에서 쉽게 생장하며 숙주 외부에서도 담수와 빙점 온도와 같은 황량한 환경에서도 생존할 수 있다. 이러한 병원체는 담즙과 염료와 같은 화학물질에도 저항성이 있으며, 이는 선택 배지에서 분리하는 기초가 된다.

▶ 징후와 증상

Salmonella 속은 GI 관과 다른 곳에 다양한 질환을 유발한다. 비교적 최근까지 가장 중증의 발현은 티푸스 열이다. 1900년대 중간 이래, 살모넬라증이라고 하는 경증의 질병이 훨씬 더 흔해졌다(**그림 20.3**). 때로 이 병은 장열 또는 위장염이라고 한다. 티푸스 열은 Typhi 혈청형에 의하여 유발되지만, 위장염은 일반적으로 Typhimurium, Enteritidis, Heidelberg, Newport, Javiana 혈청형에 의하여 초래된다. 대부분의 이러한 균주는 인간만 배타적으로 감염하는 Typhi 혈청형과는 달리 동물로부터 온다. *Salmonella* 세균은 가축, 가금류, 설치류, 파충류의 정상적인 장 미생물이며 각각은 인간에서 입증된 감염과 질병의 공급원이다.

살모넬라증은 체온의 상승과 GI 관 교란의 더 현저한 특징인 패혈증으로 비교적 중증일 수 있다. 그러나 구토, 설사, 점막 자극 등의 위장염으로 비교적 경증으로도 나타난다. 그 외에는 건강한 성인에서 증상은 2~5일 후에 가라앉으며, 사망은 쇠약한 사람을 제외하고는 드물다.

▶ 병인과 독력 인자

Salmonella 혈청형은 장점막에 부착할 수 있는 능력과 면역계를 회피하는 유전적인 차이에 의하여 독력에 변화가 있다. 그램음성 세균 외막의 지질다당류 성분인 내독소는 *Salmonella*의 중요한 독력 인자이다.

▶ 전파와 역학

모든 설사성 병원체에서 고려할 중요한 인자는 질병을 유발하기 위하여 얼마나 많은 미생물이 섭취되어야 하느냐는 것이다(ID_{50}). ID_{50} 값은 크게 변화한다. **질병 표 20.1** *Salmonella*는 높은 ID_{50}을 가지는데, 이는 질병이 초래되기 위해서는 많은 미생물이 섭취되어야 한다는 것을 의미한다. 육류와 우유 같은 동물성 제품은 도살, 수집, 처리 과정에서 *Salmonella*에 의해 쉽게 오염될 수 있다. 2001년 미국에서 창궐은 원인이 청포도로 추적되었다.

대부분의 사례는 우유와 계란과 같은 일반적인 음식으로 추적된다. 일부 사례는 불충분한 위생에 기인할 수도 있다. 어떤 발발에서는 약 60명이 Denver 동물원의 코모도 왕도마뱀(Komodo dragon) 전시회에 갔다 감염되었다. 그들은 왕도마뱀 우리의 난간과 울타리를 만져서 감염되었다.

▶ 예방과 치료

살모넬라증에 대한 유일한 예방책은 세균과 접촉을 피하는 것이다. 합병증이 없는 살모넬라증은 액체와 전해질의 보충으로 치료될 수 있다. 환자가 기저적인 면역 약화이거나 질병이 중증일 경우에는 트리메토프림-설파메톡사졸이 권장된다.

시겔라

Shigella 세균은 비운동성이고 내생포자를 형성하지 않는 그램음성 간균이다. *Shigella*는 요소 분해 효소(urease)나 황화수소를 생산하지 않으며, 이는 동정을 도와주는 특징이다. *Shigella*는 주로 인간 기생 생물이지만 유인원도 감염시킬 수 있다. 모두 정도에는 차이가 있지만 비슷한 질병을 초래한다. 이러한 세균은 병원성 *E. coli*의 일부 유형과 매우 유사하다.

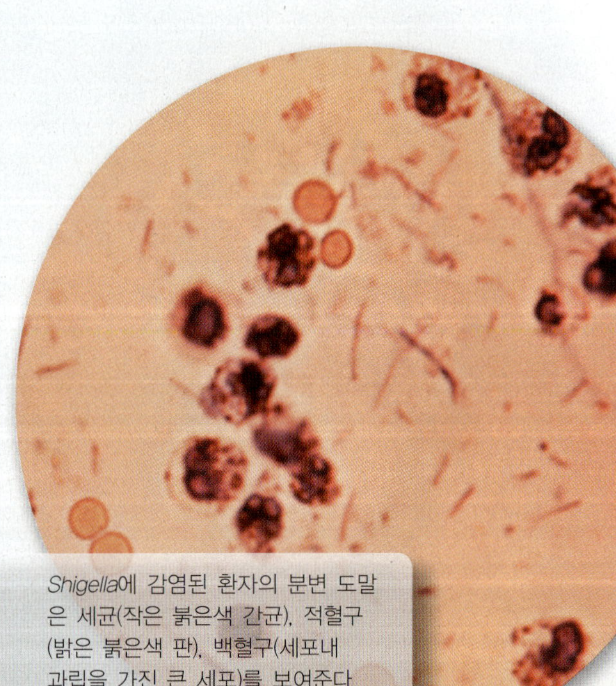

*Shigella*에 감염된 환자의 분변 도말은 세균(작은 붉은색 간균), 적혈구(밝은 붉은색 판), 백혈구(세포내 과립을 가진 큰 세포)를 보여준다.

▶ 징후와 증상

적리(shigellosis)의 증상은 빈번한 물 설사이며, 또한 발열과 종종 심한 복통이다. 메스꺼움과 구토도 흔하다. 대변은 종종 명백하게 피를 포함하며, 더 자주 육안으로 보이지 않는 혈액을 포함한다. 혈액을 포함하는 설사는 **이질(dysentery)**이라고도 한다. GI 관의 점액도 대변에 존재할 수 있다.

▶ 병인과 독력 인자

적리는 *Shigella*가 소장이 아니라 대장의 융모 세포를 침범한다는 점에서 많은 GI 관 감염과 상이하다. 추가적으로, *Salmonella*처럼 침투성이 강하지 않으며 장에 구멍을 뚫거나 혈액에 침범하지 않는다. *Shigella*는 파이어 판의 전문화된 세포를 이용하여 장점막

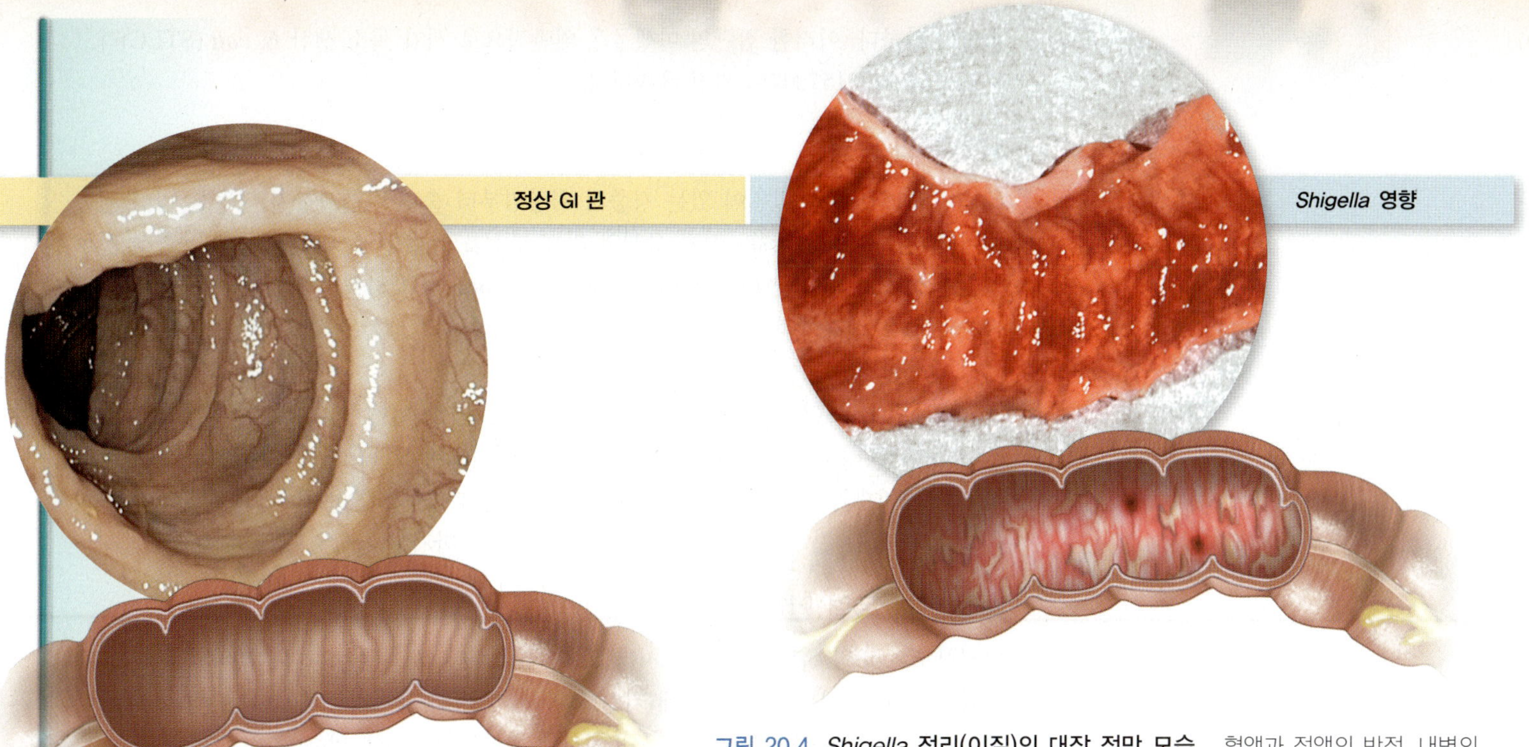

그림 20.4 *Shigella* **적리(이질)의 대장 점막 모습.** 혈액과 점액의 반점, 내벽의 진무름, 그리고 천공이 없는 것을 주목하라.

에 침입한다. 일단 점막에 들어가면 *Shigella*는 광범위한 조직 파괴를 초래하는 염증 반응을 자극한다. 내독소의 방출에 의하여 발열이 일어난다.

장관에 영향을 미치는 외독소인 **장독소(enterotoxin)**는 점막과 융모에 상해를 끼친다. 국소적인 진무름은 출혈과 다량의 점액의 분비를 가져온다(**그림 20.4**). *Shigella dysenteriae*(어쩌면 다른 종도)는 **시가 독소(shiga toxin)**라고 하는 이열성(heat-labile; 열에 불안정한) 독소를 생산하며, 이는 장에 대한 더 중증의 상해를 초래하고, 신경세포에 대한 상해를 포함하는 전신 효과도 나타낸다.

▶ 전파와 역학

통상적인 구강 경로에 추가하여, 적리는 사람에서 사람으로 직접 접촉에 의해서도 획득될 수 있는데, 이는 주로 요구되는 감염 용량이 10~20개의 세균으로 작기 때문에 일어난다. 적리는 대부분 느슨한 위생, 영양실조, 북적거림과 연관되어 있으며, 탁아소, 교도소, 정신병원, 양로원, 군대 막사와 같은 곳에서 유행성으로 전파된다. *Shigella*는 일부 사람에서 수개월간 지속되는 만성 보균자를 확립할 수 있다.

▶ 예방과 치료

적리와 다른 대부분의 설사성 질병의 유일한 예방책은 좋은 위생과 감염된 사람과의 접촉을 피하는 것이다. 대부분의 의사는 적리를 시프로플록사신으로 신속히 치료할 것을 권장한다.

시가 독소 생산 *E. coli* (STEC)

수십 종류의 상이한 *E. coli* 균주가 존재하며, 대부분은 질병을 전혀 유발하지 않는다. 그 중에 몇 균주가 이 절과 다음 절에 서술된 다양한 정도의 장 증상을 유발한다. 그 중 일부는 비뇨기 감염을 유발한다(21장 참조). *E. coli* O157:H7 및 이와 연관된 종이 가장 독력이 강하다. 이러한 집단의 미생물은 일반적으로 시가 독소 생산 *E. coli* (STEC)라고 하며, *E. coli* O157:H7이 가장 유명하다.

▶ 징후와 증상

E. coli O157:H7은 발열이 있는 경증의 위장염부터 출혈성 설사까지 다양한 병의 원인체이다. 환자의 약 10%는 신장 상해와 기능 부전을 유발할 수 있는 중증의 용혈성 빈혈인 **용혈성 요독 증후군(hemolytic uremic syndrome, HUS)**을 발달한다. 맹목, 발작, 뇌졸중과 같은 신경학적 증상도 가능하다. 이러한 중증의 발현은 5세 미만의 아이와 노인에서 발생할 가능성이 높다.

2011년 HUS를 유발하는 새로운 *E. coli* 균주가 독일에서 대규모의 치명적인 발병을 초래하였다. 이는 *E. coli* O104:H4로 명명되었으며 STEC 균주로 확인되었다. 추가적으로 총 6개의 STEC 균주가 동정되었으며, 미국 농무성(Department of Agriculture)은 2012년 모든 간 쇠고기에 대하여 이 균주를 검사하기 시작하였다.

▶ 병인과 독력 인자

이러한 *E. coli*의 독력은 대부분 시가 독소(독성 *Shigella* 종에 의하여 분비되는 시가 독소와 동일하여 이름 붙여졌음)에 기인한다. 시가 독소 유전자는 *Shigella dysenteriae*에서는 염색체 상에 존재하지만, *E. coli*에서는 박테리오파지에 의하여 공여되는 프로파지 유전자에 존재하기 때문에, 이는 *E. coli*가 독력 인자를 파지 매개 전이에 의하여 획득하였다는 것을 시사한다. *Shigella*에 대하여 서술된 것처럼, 시가 독소는 표적 세포의 단백질 합성을 저해한다. 이는 특히 이 감염의 전신 효과의 원인이 되는 것으로 보인다.

STEC의 또 다른 중요한 독력 결정 인자는 장의 상피세포인 장 세포(enterocyte)를 파괴할 수 있는 능력이다.

순 효과는 장, 특히 대장의 병변이다(소멸; effacement). 미세융모가 장 상피에서 상실되고, 병변은 혈리(피설사; bloody diarrhea)를 일으킨다.

▶ 전파와 역학

STEC의 가장 보편적인 전파 방식은 오염되고 설익은 쇠고기의 섭취이지만, 다른 음식과 음료수도 오염될 수 있다.

농축산물도 가축 분변에 의하여 오염될 수 있다. 상추와 같이 날로 먹는 산물, 살균하지 않은 즙에 사용되는 야채, 사과는 특히 문제가 있다. STEC은 또한 특히 집단생활을 하는 어린아이 사이에서 분변-구강 경로를 통해서도 전파될 수 있다. 10개의 세균만 섭취하더라도 질병을 일으키기에 충분하기 때문에 가축 분변으로 오염된 표면을 만지기만 하여도 질병이 초래될 수 있다.

▶ 배양과 진단

이러한 유형의 *E. coli* 감염은 대변 배양이나 ELISA, PCR, 펄스 장 젤 전기영동(PFGE)에 의하여 확진되어야 한다.

▶ 예방과 치료

이 질병에 대한 최선의 예방책은 익히지 않거나 설익힌 햄버거를 절대 먹지 않고 생채소를 잘 씻는 것이다. 시가 독소는 열에 약하며 *E. coli*도 열에 의해 사멸된다.

E. coli O157:H7 또는 기타 STEC에 대한 백신은 없다. 그러나 일부 국가에서는 인간을 보호하기 위한 수단으로 가축을 *E. coli* O157:H7에 대하여 예방 접종한다.

항생제는 더 많은 독소를 방출하여 HUS(hemolytic uremic syndrome; 용혈성 요독 증후군)를 초래할 수 있기 때문에, 이 감염에 대해서는 사용이 금지된다.

기타 *E. coli*

최소한 5범주 이상의 *E. coli*가 설사성 질병을 유발할 수 있다. 과학자들은 이들을 **장독소생성** *E. coli*(**enterotoxigenic** *E. coli*; ETEC), **장침투성** *E. coli*(**enteroinvasive** *E. coli*; EIEC), **장병원성** *E. coli*(**enteropathogenic** *E. coli*; EPEC), 장흡착성 *E. coli*(diffusely adherent *E. coli*; DAEC), **장응집성** *E. coli*(**enteroaggregative** *E. coli*; EAEC)로 부른다.

캄필로박터

여러분은 *Campylobacter*에 대하여 들어보지 못하였을 수 있지만, 이는 미국에서 가장 보편적인 설사의 원인균이다. *Campylobacter*는 *Salmonella*와 *Shigella*를 합친 것보다 더 많은 1년에 2백4십만 사례의 설사를 유발한다. 이는 그림 20.2의 입원의 식품 매개 목록에 나타나지만, 그 정도만큼 입원이나 심지어는 의사를 방문할 필요도 없는 정도로 위중하지 않다.

캄필로박터증(campylobacteriosis)의 증상은 빈번하게 물똥, 발열, 구토, 두통, 복통 등이다. 증상은 대부분의 급성 설사보다 오래 지속되며, 때로는 2주일 이상 지속된다. 증상이 진정되었다 수주 이후에 재발하기도 한다.

*Campylobacter jejuni*가 가장 보편적인 원인이지만, 다른 병원성 *Campylobacter* 종도 있다. *Campylobacter*는 가늘고 굽어지거나 나선형의 그램음성 세균이며, 한쪽 또는 양쪽 극에 있는 극편모에 의하여 추진되며, 종종 S자형이나 갈매기 날개 모양의 쌍으로 나타난다. *Campylobacter* 세균은 인간과 동물의 장관, 요생식관, 구강의 미호기성 서식자이다. 이 병원체의 전파는 특히 오염된 음료수와 물, 우유, 쇠고기, 닭고기 같은 식품의 섭취를 통하여 일어난다.

일단 섭취되면 *C. jejuni* 세포는 결장과 연접하는 소장의 마지막 부분(회장; ileum)의 점막에 도달하며, 그곳에서 부착하고 점막을 파고 들어가 증식한다. 증상은 1~7일의 잠복기 후에 시작된다. 병리학적 기작은 콜레라와 비슷한 분비성 설사를 자극하는 열에 약한 장독소를 포함하는 것으로 보인다. 일부 사례에서 *C. jejuni* 감염은 길랭-바레 증후군(Guillain-Barré syndrome)이라고 하는 중증의 신경근 마비를 초래할 수 있다.

길랭-바레 증후군(Guillain-Barré syndrome, GBS; 급성 염증성 탈수초성 다발성 신경병증)은 미국에서 폴리오가 근절된 이후 급성 마비의 주요한 원인이다. 좋은 소식은 많은 환자가 이 마비로부터 완전히 회복된다는 것이다. 이 병은 많은 면에서 아직 원인 불명이지만, 바이러스와 세균의 감염, 드물게 예방 접종, 심지어는 수술에 의해서도 야기될 수 있는 자가면역 반응으로 보인다. GBS를 발병하는 가장 보편적인 하나의 사건은 *Campylobacter* 감염이다. 20~40%의 GBS 사례는 *Campylobacter* 감염이 선행한다. 이 원인은 명백하지 않다(GBS 사례의 20~40%가 *Campylobacter* 감염이 선행하지만, *Campylobacter* 감염의 1천 사례 중 1사례만 GBS를 초래한다는 것을 주목하자).

감염의 해결은 대부분의 경우 단순한 비특이적인 재수화와 전해질 균형 치료에 의하여 일어난다. 더 중증 환자의 경우에는 아지트로마이신을 투여하는 것이 필요할 수 있다. 항생제 내성이 증가하고 있는데, 주로 가금류 산업에서 플루오로퀴놀론의 사용에 기인한다. 백신은 아직 개발되지 않았기 때문에 예방은 물과 우유 공급과 음식 준비에서 엄격한 위생 통제에 의존한다.

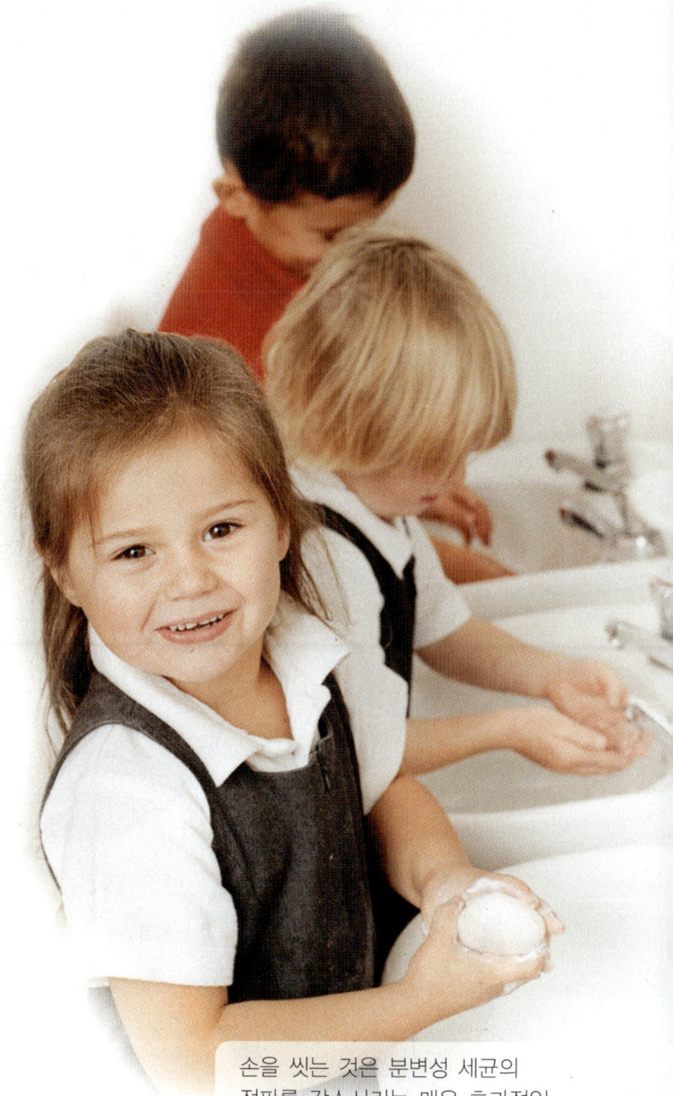

손을 씻는 것은 분변성 세균의 전파를 감소시키는 매우 효과적인 방법이다.

여시니아 종

*Yersinia*는 악명 높은 페스트 세균인 *Yersinia pestis*를 포함하는 그램음성 세균 속이다(18장에서 논의되었음). GI 관 질환을 유발하는 종에는 *Y. enterocolitica*와 *Y. pseudotuberculosis*의 2종이 있다. 감염은 매우 심한 복통이 가장 두드러진다. 이 증상은 발열이 수반된다. 가끔 이 증상은 맹장염으로 오인된다.

클로스트리듐 디피실리

*Clostridium difficile*는 장의 정상균으로 나타나는 그램양성의 내생포자 형성 간균이다. 이는 한때 비교적 해가 없는 것으로 간주되었으나 이제는 가막성결장염(pseudomembranous colitis) 또는 항생제 연관 결장염으로 불리는 질병을 유발하는 것으로 알려져 있다. 대부분의 사례에서, 이 감염은 암피실린, 클린다마이신, 세팔로스포린과 같은 광범위 항생제의 치료에 의하여 촉진되는 것으로 보인다. 이는 병원에서 설사의 주요한 요인이지만, 지난 수년간 지역사회 획득 감염도 증가하고 있다. 또한, 새로운 연구에 의하면 가슴앓이를 치료하기 위한 위산 저해제의 사용이 이 감염에 걸리기 쉽게 하는 것을 시사한다. *C. difficile*는 비교적 침투성이 약하지만, 약이 정상균을 붕괴시키면 대장을 중복감염시킬 수 있다. *C. difficile*는 장의 벽에 괴사 영역을 유발하는 독소 A와 독소 B의 2가지 장독소를 생산한다. 지배적인 증상은 항생제 치료의 말기 또는 치료가 끝난 후에 나타나는 설사이다. 중증의 사례는 복통, 발열, 백혈구 증가증을 나타낸다. 결장에 염증이 생기고 점진적으로 위막(pseudomembrane)이라고 하는 피브린과 세포로 이루어진 막 유사 반점을 탈피한다(**그림 20.5**). 이 상태가 중지되지 않으면, 맹장에 구멍이 나서 사망을 초래할 수 있다.

미국에서 매년 1만5천 명이 *C. difficile* 감염에 의하여 사망하며, 발병률과 약제 내성 모두 증가하고 있다. 경증의 합병증이 없는 사례는 항생제의 투여를 중지할 때와 손실된 액체와 전해질의 대체 요법에 반응한다. 더 중증의 감염은 메트로니다졸, 반코마이신, 또는 피닥소미신(Dificid)을 장 미생물이 정상으로 돌아올 때까지 몇 주일간 투여하여 치료한다. 연구진과 환자는 GI 관에 새로운 건강한 미생물군계를 제공하기 위하여 분변 이식과 같은 다양한 방법으로 실험하였다.

(a)

(b)

(c)

위막

그림 20.5 **항생제 연관 대장염.** (a) 정상 대장. (b) 확산된 염증 반점의 경증 결장염. (c) 중증 사례에 전형적인 다량의 노란색 플라크. 사진은 결장의 내부를 촬영할 수 있는 S자 결장경(sigmoidoscope)으로 제작되었음.

비브리오 콜레라

콜레라는 수백 년간 참화를 가져오는 질병이었다. 콜레라가 풍토병이었던 아시아와 라틴 아메리카에서 인간의 역사를 형성하는 데 커다란 역할을 하였다는 것은 과장이 아니다. 현재 콜레라의 창궐은 특히 저개발 국가에서 자연재해, 전쟁, 또는 대규모 난민의 이동 이후에 발생할 것으로 예상한다.

이 세균은 하나의 극편모를 가진 간균이며, *Vibrionaceae* 과에 속한다. 새로 분리된 *Vibrio cholerae* 시료는 쉼표(comma)를 닮은 빠르게 돌진하는 세포를 포함한다. *Vibrio*는 *Enterobacteriaceae* 과의 구성원과 많은 특징을 공유한다. *Vibrio*는 발효성이며 일반 배지 또는 37°C에서 담즙을 포함하는 선택 배지에서 생장할 수 있다. *Vibrio*는 분류하는 데 일부 기초를 제공하는 독특한 O 항원과 H 항원 그리고 막 수용체 항원을 가지고 있다. *Vibrio*에는 고전형과 **엘토르**(El Tor)형의 2가지 주요한 유형이 있다.

▶ 징후와 증상

몇 시간에서 며칠간의 잠복기 이후, 증상은 구토와 분비성 설사라고 하는 매우 많은 물똥과 함께 갑자기 시작된다. 장 내용물은 매우 빠르게 손실되어 단지 분비된 액체만 남긴다. 이 배설된 액체는 점액의 반점을 포함하고 있기 때문에 "쌀뜨물 대변"으로 묘사된다. 심한 경우에는 시간당 1 L 가까운 액체 손실이 보고되었으며, 치료하지 않은 환자는 질병에 의하여 50%의 체중을 잃을 수 있다. 설사는 혈액량의 감소, 중탄산 이온에 의한 산혈증, 칼륨 결핍을 초래할 수 있으며, 이는 근육 경련, 심한 갈증, 흐늘흐늘한 피부, 푹 꺼진 눈, 그리고 어린 아이에게는 혼수와 경련을 유발할 수 있다. 2차적인 순환기 영향은 저혈압, 빈맥, 청색증, 그리고 24시간 이내에 쇼크로 인한 허탈을 포함할 수 있다. 콜레라를 치료하지 않으면, 48시간도 안되어 사망할 수 있으며, 사망률은 55~70%이다.

▶ 병인과 독력 인자

*V. cholerae*는 비교적 높은 감염 농도를 가진다(10^8 세포). 십이지장과 공장의 접합부에서 비브리오는 편모를 이용하여 점막 장벽을 침투하여, 상피 세포의 미세융모에 부착하여 그곳에서 증식한다. 세균은 절대 숙주 세포에 침입하거나 점막을 침범하지 않는다. *V. cholerae*의 독력은 콜레라 독소(cholera toxin, CT)라고 하는 장독소에 기인하며, 이는 장 세포의 정상적인 생리 활동을 붕괴시킨다. 이 시스템의 영향하에서 세포는 대량의 전해질을 장으로 발산하며, 이는 많은 물 손실을 수반한다.

▶ 전파와 역학

콜레라 전파의 양상과 유행병의 개시는 계절과 기후에 의하여 크게 영향을 받는다. 차갑고, 산성의 건조한 환경은 *Vibrio*의 이동과 생존을 저해하며, 반면에 따뜻하고, 몬순성, 알칼리성, 염성의 조건은 *Vibrio*를 선호한다. 세균은 물 공급원에서 장기간 생존할 수 있다. 세계 여러 곳에서 최근의 유행은 한 곳에서 평형수를 수집하여 다른 곳에서 비우는 초대형 화물선으로 추적되었다. 콜레라는 이환율과 사망률의 상위 7번째 원인을 기록하며, 아시아와 아프리카의 풍토병 지역에서 수백만 명을 감염시킨다. 이 질병에 대한 흥미 있는 이야기는 22장을 참조한다.

미국과 같은 비풍토병 지역에서는 미생물은 무증상 보균자에 의하여 오염된 물과 음식에 의하여 전파되지만, 이는 비교적 흔하지 않다.

▶ 예방과 치료

효과적인 예방은 적절한 하수 처리와 물 정화에 부수적으로 따라온다. 백신은 여행자와 풍토병 지역에 사는 사람들에게 가용하다. 어떤 백신은 사멸된 *V. cholerae*를 포함하지만 단지 6개월 이하의 보호만을 제공한다. 더 효과적인 대안으로 살아 있는 약독화 세균을 포함한 경구 백신이 개발되었지만, 이 또한 단기간의 면역만을 제공하는 것으로 나타났다. 이는 미국에서 일상적으로 사용되지 않는다.

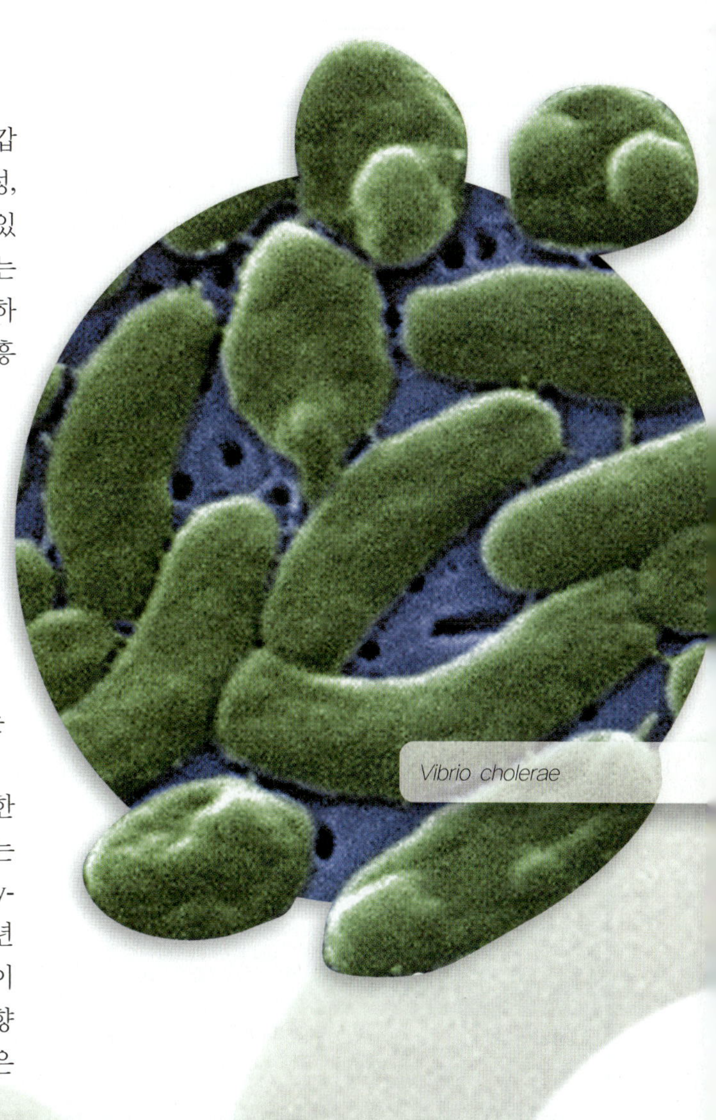
Vibrio cholerae

콜레라 치료의 핵심은 물과 전해질의 신속한 보충인데, 이는 이들의 손실이 심각한 이환율과 사망률의 원인이기 때문이다. 이 치료법은 손실된 액체와 전해질을 대체하는 다양한 재수화 기술에 의하여 달성될 수 있다. 이 중 하나인 경구 재수화 요법(oral rehydration therapy, ORT)은 믿을 수 없을 정도로 간단하고 놀랄 만큼 효과적이다. 1970년대까지 접근할 수 있었다면, 치료는 IV 주사를 통한 재수화였다. 이 치료는 바로 인근이거나 하루 종일 가야 할지도 모르는 가장 가까운 병원으로 가야만 한다. 대부분의 영향을 받은 아동들은 치료를 받지 못하며, 매년 3백만 명의 아동이 사망한다. 과학자들은 환자가 마실 수 있는 단순한 당-염 용액을 시험하였다.

세계 보건 기구(WHO)에 의하여 개발된 비교적 간단한 용액은 전해질인 염화나트륨, 중탄산나트륨, 염화칼륨, 포도당 또는 설탕을 물에 용해한 혼합물이다. 시간당 100~400 mL를 조기에 투여하면, 용액은 4시간이 지나면 환자를 회복시킬 수 있고, 종

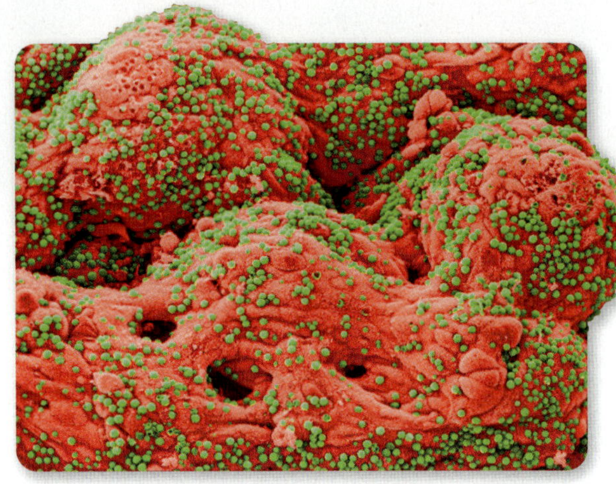

그림 20.6 **장 상피에 부착된 *Cryptosporidium*(녹색)의 주사전자현미경 사진.**

종 죽음의 문턱에서 환자를 살릴 수 있다. 유아와 어린 아동은 과거에는 사망하였을 테지만, 이제는 거의 생존할 수 있기 때문에 치료된 콜레라의 사망률은 거의 0이다. 이 방법은 의료 시설, 첨단 기술 장비, 또는 복잡한 의료 절차를 필요로 하지 않는다. 또한 세계의 많은 나라에서 초미의 과제인 깨끗한 주사 바늘의 필요성도 없다.

독시사이클린과 같은 경구 항생제를 재수화와 함께 경구 투여한다. 이는 설사와 세균 배설의 기간을 단축시켜줄 수 있다.

크립토스포리듐

*Cryptosporidium*은 다양한 포유류, 조류, 파충류를 감염하는 에피컴플렉산(apicomplexan) 유형의 장 원생동물이다(4장 참조). 여러 해 동안 크립토스포리듐증은 송아지, 돼지, 닭, 기타 가금류에만 영향을 미치는 장 질병으로 간주되었지만, 명백하게 사람에게도 감염시킨다. *Cryptosporidium*의 생활 주기는 단단한 장 접합자뿐 아니라 조직 단계도 포함한다. 사람은 감염된 동물의 분변으로 오염된 물이나 식품과 함께 접합자를 우연히 섭취한다. 접합자는 장에 도달하면 탈낭하여 소장의 상피에 부착하는 종충(sporozoite)을 방출한다(**그림 20.6**). 종충은 장 세포에 침투하여 세포내에서 생활한다. 세포

질병 표 20.1 급성 설사

세균 원인					
원인 생물	*Salmonella*	*Shigella*	시가 독소 생산 *E. coli* (STEC)	기타 *E. coli* (시가 독소 비생산)	*Campylobacter*
전파의 가장 보편적인 방식	매개체(식품, 음료수), 분변–경구	분변–경구, 직접 접촉	매개체(식품, 음료수), 분변–경구	매개체, 분변–경구	매개체(식품, 물), 분변–경구
독력 인자	부착소, 내독소	내독소, 장독소, 일부 균주의 경우 시가 독소	시가 독소; 부착을 위한 단백질, 분비, 말살	다양함; 부착을 위한 단백질, 말살; 열 불안정성 또는 열 안정성 외독소; 침습성	부착소, 외독소, 자가면역의 유도
배양/진단	분변 배양, 보통 필요하지는 않음	분변 배양; 시가 독소에 대한 항원 검사	분변 배양; 시가 독소에 대한 항원 검사	혈액이 없으면 분변 배양은 보통 필요치 않음, 발열	혈액이 없으면 분변 배양은 보통 필요치 않음; 암시야 현미경
예방	식품위생과 개인위생	식품위생과 개인위생	살아 있는 *E. coli* 회피 (쇠고기를 요리하고 채소 세척)	식품과 개인위생	식품위생과 개인위생
치료	재수화: 합병증이 없는 경우 항생제 투약 않음	중증의 경우 시프로플록사신, 재수화; CDC 항생제 내성 보고서의 심각한 위협 범주	항생제 금기, 지지적 수단	재수화, 항운동제	재수화, 중증의 경우 아지트로마이신(힝생제 내성 증가); CDC 항생제 내성 보고서의 심각한 위협 범주
발열 존재?	보통	종종	종종	때때로	보통
분변의 혈액?	때때로	종종	보통	때때로	없음
현저한 특징	종종 닭과 파충류와 연관	매우 낮은 ID_{50}	용혈성 요독 증후군(HUS)	EIEC, ETEC, EPEC	길랭–바레 증후군
역학적 특징	미국: 모든 사례의 20%가 입원 필요; 사망률은 0.6%	미국: 연간 45만 사례; 국제적: 연간 1억6천5백만 사례	국제적: 10%의 환자에 HUS를 유발; HUS 환자의 25%는 신경학적 합병증; 50%는 만성 신장 후유증	–	미국: 연간 2백40만 사례; 국제적: 연간 4억 사례

내에서 무성생식과 유성생식을 수행하여 더 많은 접합자를 생산하고, 이는 장 내강으로 방출되고 숙주에서 배출되어, 단기간 후에 다시 감염성이 된다. 접합자는 감염성이 매우 높고 염소와 다른 살균제의 처리에 극히 저항성이 크다.

현저한 증상은 두통, 발한, 구토, 심한 복통, 설사 등 다른 유형의 위장염과 비슷하다. AIDS 환자는 AIDS 진단을 돕는 기준으로 사용될 수 있는 만성의 지속적인 크립토스포리듐성 설사를 겪을 수 있다. 병원체는 ELISA 또는 항산성 염색을 사용하여 분변 시료나 생검(**그림 20.7**)에서 탐지될 수 있다. 분변 배양은 감염의 다른 원인(세균성)을 배제하기 위하여 수행되어야 한다.

수영장과 연관된 설사의 발병은 절반 정도가 *Cryptosporidium*에 의하여 초래된다. 염소 소독은 포자를 박멸하는 데 완전히 성공적이 아니기 때문에, 대부분의 처리장은 여과법을 사용하지만, 이것도 실패할 수 있다.

그 외에는 건강한 사람에게는 보통 치료가 필요 없다. 지사제(항운동제)를 사용할 수 있다. *Cryptosporidium*에 대해서는 치료적 항균제가 없지만, 의사들은 면역력이 약화된 환자의 원생동물에 효과가 있는 니타족사니드를 종종 시도한다.

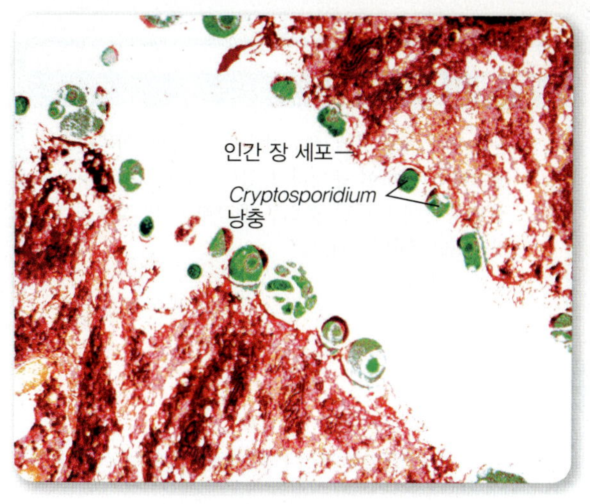

그림 20.7 **내장 점막을 침투한 *Cryptosporidium* 낭충의 현미경 사진.**

			비세균 원인		
Yersinia	*Clostridium difficile*	*Vibrio cholerae*	*Cryptosporidium*	로타바이러스	노로바이러스
매개체(식품 매개), 분변-구강, 간접 접촉	내인성(정상균)	매개체(물, 일부 식품), 분변-구강	매개체(물, 식품), 분변-구강	분변-구강, 매개체, 매개물	분변-구강, 매개체
세포내 생장	장독소 A, B	콜레라 독소(CT)	세포내 생장	–	–
냉각 강화 분변 배양	분변 배양, PCR, 분변 독소의 ELISA 증명	임상 진단, 현미경 기술, 항독소의 혈청학적 탐지	형광 현미경	보통 수행하지 않음	신속 항원 검사
식품위생과 개인위생	–	물 위생	수처리, 적절한 식품 취급	경구 바이러스 생백신	위생
대부번의 경우 없음; 세균혈증의 경우 독시사이클린, 겐타마이신, 또는 TMP-SMZ	항생제의 철회, 중증의 경우 메트로니다졸 또는 피닥소미신(Dificid)	재수화; 중증의 경우 독시사이클린	없음; 때때로 니타족사니드 사용	재수화	재수화
보통	때때로	없음	종종	종종	때때로
이따금	보통 아님; 점액이 현저함	없음	보통 아님	없음	없음
중증의 복통	항생제 연관 설사	쌀뜨물 분변	염소 소독에 내성	유아에 중증임	–
흔치 않음; 성인보다 아동에게 겨울철에 흔함	미국: 연간 3백만 사례	세계 추산: 연간 10만~13만 명 사망	미국: 연간 748,000사례; 30%는 혈청 양성	미국: 연간 2백만~3백만 사례; 국제적: 연간 1억2천5백만의 유아기 설사 사례	<18세에서 가장 보편적인 설사의 원인

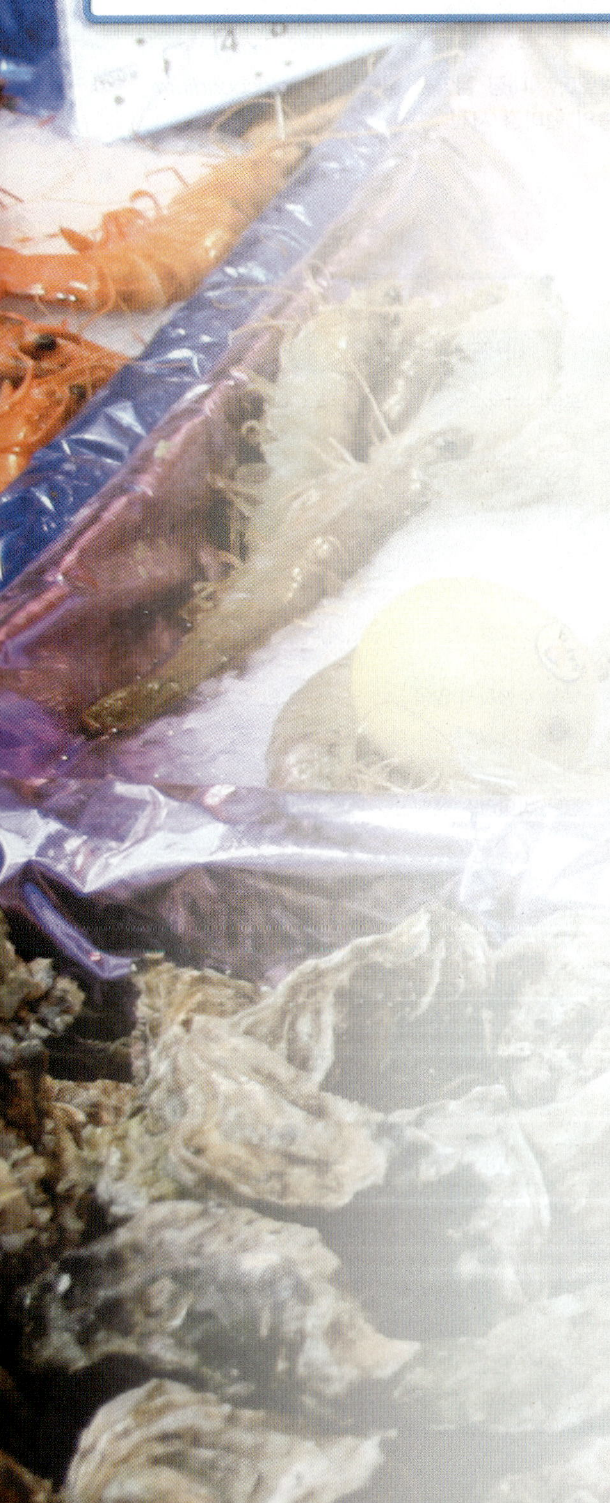

NCLEX® 준비

2. 간호사가 보고서에 5% 탈수로 나타난 의뢰인을 평가하기 위하여 준비하고 있다. 간호사는 어떠한 징후/증상이 나타날 것으로 예상하는가? 적용되는 것을 모두 선택하시오.
   a. 호흡률의 증가
   b. 저혈압
   c. 두통
   d. 극심한 갈증
   e. 지속되는 빈맥(tachycardia)

로타바이러스

로타바이러스는 레오바이러스(Reovirus) 군에 속하며, 이는 내부 협막과 외부 협막을 가지고 있는 색다른 이중 가닥 RNA 유전체로 구성되어 있다. 세계적으로 로타바이러스는 설사에 의하여 초래되는 이환율과 사망률의 거의 절반을 차지하는 주된 바이러스 원인체이다. 매년 미국에서 1백만의 로타바이러스 사례가 발생하는 것으로 추정되며, 3만 명이 입원한다. 최대 발생은 계절적이며, 미국 남서부에서는 늦가을이고, 북동부에서는 봄에 나타난다. 이 바이러스는 외모가 살을 가지고 있는 바퀴를 닮았다고 해서 이름 지어졌다.

로타바이러스는 오염된 음식, 물, 매개체를 포함하는 분변-경구 경로를 통하여 전파된다. 이러한 이유로 질병은 위생이 불량한 지역에서 가장 지배적이다. 미국에서 로타바이러스 감염은 비교적 흔하지만, 증상은 일반적으로 경미하다.

감염의 효과는 환자의 나이, 영양 상태, 일반적인 건강, 생활 조건에 따라 변화한다. 모성 항체가 결여된 6~24개월의 유아는 치명적인 질병에 가장 위험하다. 이러한 아동은 물 설사, 발열, 구토, 탈수, 쇼크 등의 증상을 나타낸다. 장 점막은 만성적으로 영양을 위태롭게 하고, 장기간 또는 반복되는 감염은 생장을 저해하도록 상해를 받을 수 있다. 신생아는 모성 항체에 의하여 보호를 받는 것으로 보인다. 성인도 이러한 감염을 획득할 수 있지만, 일반적으로 경증이고 자기 제한적이다.

아동들은 액체와 전해질의 경구 대체에 의하여 치료한다. 2006년부터 경구 바이러스 생백신이 가용하여, 이후 입원은 거의 90% 감소하였다.

노로바이러스

아데노바이러스, 아스트로바이러스, 노로바이러스를 포함하는 당황스러운 배열의 바이러스는 위장염을 유발할 수 있다. 그림 20.2에서 볼 수 있듯이, 노로바이러스는 미국에서 식중독으로 인한 입원의 두 번째로 흔한 원인이다.

전파는 분변-구강 또는 오염된 식품과 물을 통하여 일어난다. 바이러스는 일반적으로 다량의 물 설사를 3~5일간 유발한다. 구토도 수반될 수 있으며, 특히 초기 단계에 나타난다. 약한 발열도 종종 보인다.

이러한 감염의 치료는 항상 재수화에 초점을 맞춘다.

식중독

환자가 설사를 수반한 심한 메스꺼움과 빈번한 구토를 나타내고 최근에(1~6시간 이내) 함께 식사를 하였던 친구들도 동일한 결과를 보인다면, 식중독을 의심하여야 한다. **식중독(food poisoning)**은 어떤 종류의 미리 형성된 독소에 의한 장 증상을 가리킨다. 많은 경우에 독소는 *Staphylococcus aureus*에서 기원한다. 다른 경우에 독소는 *Bacillus cereus* 또는 *Clostridium perfringens*이 공급원이다. 독소는 이따금 어류, 패류, 버섯 같은 미생물이 아닌 출처에서 오기도 한다. 어느 경우에든 증상이 격렬하고 잠복기가 매우 짧으면, 이 상태는 **감염**(infection)이 아니라 **중독**(intoxication; 독소의 효과)이라는 것을 고려해야 한다.

Staphylococcus aureus 외독소

이 질환은 취급에 의하여 오염되고 몇 시간 동안 냉장하지 않고 방치한 커스터드, 소스, 크림 과자, 가공된 육류, 닭고기 샐러드, 햄과 같은 음식을 먹는 것과 연관된다. *S. aureus*의 고염 내성으로 인하여, 보존제로 소금이 포함된 식품도 예외가 아니다. 증식하는 세균에 의하여 생산되는 독소는 음식의 맛이나 냄새를 현저하게 변화시키지 않는다. 외독소(장독소)는 열에 안정되고, 불활성화시키기 위해서는 100°C에서 최소한 30분 가열해야 한다. 따라서 독소가 생산된 이후에 식품을 가열하는 것은 질병을 예방하지 못할 수 있다. 섭취된 독소는 위장 상피에 작용하여 신경을 자극하여, 복통, 메스꺼움, 구토, 설사의 급성 증상을 유발한다. 회복도 24시간 이내로 빠르다. *S. aureus*는 취급하는 사람의 피부나 코에서 오는 경우가 매우 많다.

이 증상은 거의 항상 자기 제한적이며, 항생제는 명백히 근거가 없다.

Bacillus cereus 외독소

*Bacillus cereus*는 토양에 자연적으로 존재하는 포자 형성 그램양성 세균이다. 그 결과 토양과 밀접하게 접촉하는 야채와 기타 농산물에 보편적으로 존재한다. *B. cereus*는 2종류의 외독소를 생산하며, 이 중 하나는 설사형 질병을 일으키고, 다른 독소는 **구토형(emetic)** 질병을 유발한다. 발생하는 질병의 유형은 세균에 오염된 음식의 종류에 의하여 영향을 받는다. 구토형은 튀긴 쌀과 빈번하게 연관되어 있으며, 특히 요리한 이후 장기간 따뜻하게 보존하였을 때이다. 이러한 상태는 구토 효과를 가진 저분자량의 열 안정성 외독소의 발현에 이상적이다. 설사형 질병은 요리된 육류나 채소류를 따뜻한 온도에 장기간 방치하였을 때와 연관된다. 이러한 상태는 고분자의 열 불안정 외독소의 생산을 선호한다. 이 경우 증상은 다량의 물 설사이며 이는 약 24시간 동안만 지속된다.

두 가지 경우 모두 유일한 예방책은 음식을 적절히 취급하는 것이다.

Clostridium perfringens 외독소

장 증상을 유발하는 또 다른 포자 형성 그램양성 세균은 *Clostridium perfringens*이다. *C. perfringens*의 내생포자는 다양한 종류의 식품을 오염시킬 수 있다. 이들이 매우 빈번하게 연루된 질병은 내생포자를 파괴할 만큼 충분히 요리되지 않은 동물 살(육류, 어류)과 콩 같은 야채류이다. 이러한 음식이 식으면 내생포자가 발아하고, 발아된 세포는 특히 냉장하지 않고 방치된 음식에서 증식한다. 적절한 재가열을 하지 않고 음식을 먹으면, 살아 있는 *C. perfringens* 세포가 소장으로 침입하여 외독소를 방출한다. 독소는 상피세포에 작용하여 급성 복통, 설사, 메스꺼움을 8~16시간이 지나면 개시한다. 회복은 빠르며, 사망은 극히 드물다.

*C. perfringens*는 또한 *C. difficile*에 의하여 유발되는 것과 유사한 대장염을 유발한다. 이 감염형 설사는 오염된 식품에서 획득되거나 무생물 물체에 의하여 전파될 수 있다.

질병 표 20.2 식중독

원인 생물	*Staphylococcus aureus* 외독소	*Bacillus cereus*	*Clostridium perfringens*
전파의 가장 보편적인 방식	매개체(식품)	매개체(식품)	매개체(식품)
독력 인자	열 안정성 외독소	열 안정성 독소, 열 불안정 독소	열 불안정 독소
배양/진단	보통 역학적 증거에 기초함	식품이나 음식의 현미경 분석	대변에서 독소의 탐지
예방	적절한 식품 취급	적절한 식품 취급	적절한 식품 취급
치료	지지적	지지적	지지적
발열 존재	보통 없음	보통 없음	보통 없음
분변의 혈액	없음	없음	없음
현저한 특징	고염 또는 고당 식품에 의심	2가지 형태: 구토형과 설사형	급성 복통
역학적 특징	미국: 매년 24만 사례 추산	미국: 매년 6만3천 사례 추산	미국: 매년 96만6천 사례 추산

만성 설사

만성 설사는 14일 이상 지속되는 것으로 정의된다. 이는 감염성도 있고 또는 비감염 상태도 반영할 수 있다. 우리는 대부분 자극성 장 증상과 궤양성 대장염과 같은, 우리가 아는 한 미생물에 의하여 직접 유발되지 않는 다양한 장 증후군을 나타내는 다양한 무리의 질병에 익숙하다. 만성적으로 교란된 장 미생물군(예를 들면 항생제의 장기 사용과 같은)은 사람을 이러한 상태에 쉽게 걸리게 할 수 있다는 증거가 증가하고 있다.

AIDS를 앓고 있는 사람은 거의 일반적으로 만성 설사를 앓는다. 항레트로바이러스제를 복용하지 않는 대부분의 환자는 *Cryptosporidium*, *Mycobacterium avium* 등 다양한 기회 미생물에 의하여 유발되는 설사를 한다. 환자가 만성 설사를 나타내는 경우 HIV 상태를 고려하여야 한다.

여기에서 건강한 사람에게서 만성 설사의 원인이 될 수 있는 몇 가지 미생물을 검토한다.

장 응집성 *E. coli* (EAEC)

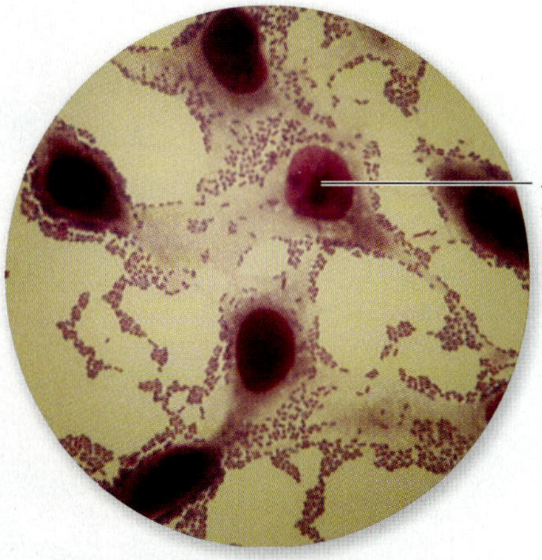

급성 설사에 관한 절에서, 여러분은 장에 질병을 유발할 수 있는 다양한 범주의 *E. coli*에 대하여 읽었다. 한 가지 유형인 장 응집성 *E. coli*(enteroaggregative *E. coli*; EAEC)는 특히 아동의 만성 질병과 연관되어 있다. 이 세균은 1987년 최초로 인지되었으며 임상 실험실에서 진단이 어려울 수 있다. 이는 인간 세포에 단일 세포가 아니라 집단으로 부착할 수 있는 능력으로 눈에 띈다(**그림 20.8**). EAEC가 존재하면 장에서 만성 설사를 유발하는 역할을 하는 대량의 점액 분비를 자극한다.

상피 세포의 핵

그림 20.8 **상피 세포에 부착된 장 응집 *E. coli*.**

사이클로스포라

*Cyclospora cayetanensis*는 새로 출현한 원생동물 병원체이다. 1979년 최초로 발생한 이후, 미국과 캐나다에서 수백 건의 발병이 보고되었다. 전파 방식은 분변-구강이며, 대부분의 사례는 분변으로 오염된 신선한 농산물과 물의 소비와 연관이 있다. 이 질병은 세계적으로 발생하며, 주로 인간 기원이지만, 사람에서 사람으로 직접 전파되지 않는다. 발병은 수입된 나무딸기 열매, 생 녹색식물로 만든 샐러드, 물을 마시는 것으로 추적되었다. *Cyclospora*에 의한 주요한 발병은 2009년 4월 유람선에서 발생하였으며, 1,318명의 승객 중 135명과 25명의 승무원이 앓았다.

기아디아

Giardia lamblia(*Giardia intestinalis*로도 알려짐)는 레벤훅(Antonie van Leeuwenhoek)이 자신의 분변에서 관찰한 편모를 가진 병원성 원생동물이다. 2백 년 동안 *Giardia*는 무해하거나 약한 장 병원체로 간주되었으며, 1950년대 이후에야 설사의 중요한 원인으로 인식되었다. 사실상 이는 임상 시료에서 분리된 가장 보편적인 편모류이다. 바로 위에서 관찰하면 영양체는 독특한 대칭형 심장 모양이며 세포소기관도 이러한 방식으로 배열되어 얼굴을 닮았다(**그림 20.9**). 4쌍의 편모가 복부 표면에서 나오고, 복부는 오목하고 표면에 부착하기 위한 흡입 컵과 같은 작용을 한다. *Giardia* 포낭은 작고 치밀하며 4개의 핵을 포함하고 있다.

전형적인 증상은 장기간의 설사, 복통, 위장에 가스가 차는 것이다. 분변은 기름기가 많고, 썩은 냄새가 난다. 발열은 보통 나타나지 않는다.

▶ 편모충증의 전파와 역학

편모충증(기아디아증, Giardiasis)은 복잡한 역학적 양상을 보인다. 원생동물은 비버, 소,

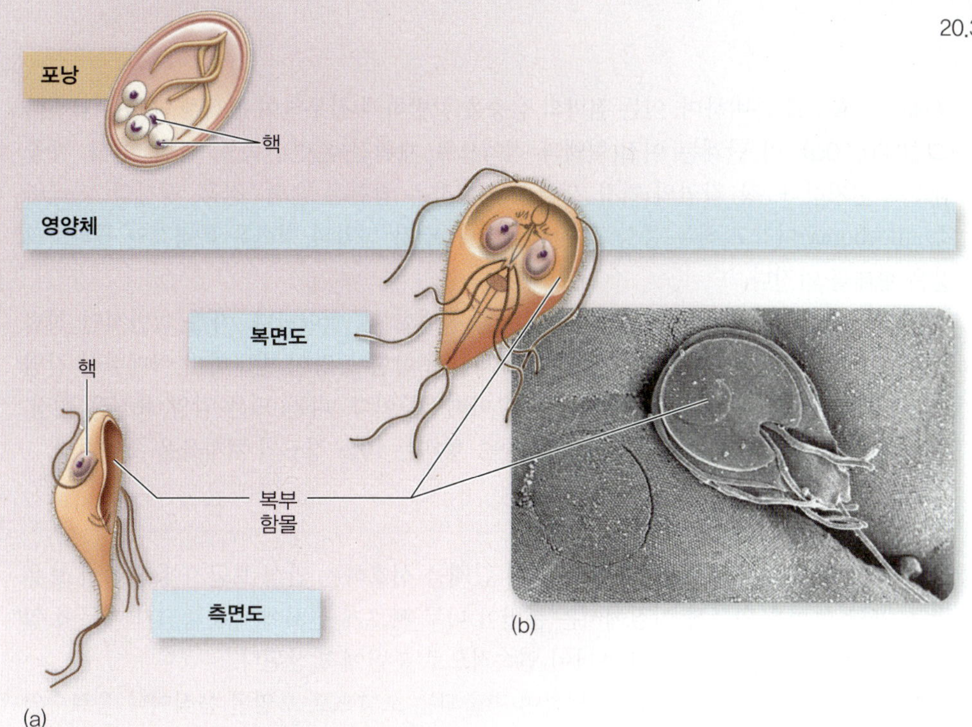

그림 20.9 *Giardia lamblia* 영양체. (a) 모형도. (b) 분리된 *Giardia*의 흡착판 뒤에 남겨진 병변(왼쪽)을 노출시키는 장 표면의 주사전자현미경 사진. 오른쪽의 영양체는 등 쪽으로 누워 있으며 흡착판을 보여준다.

코요테, 고양이, 인간 보균자의 장에서 분리되었지만, 정확한 보유 숙주는 현재 명확하지 않다. 영양체와 포낭이 분변에 탈출하지만, 포낭이 전파에 더 중요한 역할을 한다. 다른 병원성 편모류와는 달리, *Giardia* 포낭은 환경에서 2개월간 생존할 수 있다. 포낭은 보통 물과 음식과 함께 섭취되거나 감염된 사람이나 오염된 물체와 밀접한 접촉 이후에 삼켜진다. 감염은 10~100개의 포낭에 의해서 발생할 수 있다.

▶ 예방과 치료

개를 포함한 동물에게 투여할 수 있는 *Giardia*에 대한 백신이 있다. 인간 백신은 가용하지 않다. 담수 공급원을 마시지 않는 것이 취할 수 있는 주요한 예방 수단이다.

치료에는 티니다졸 또는 니타족사니드를 사용한다.

엔트아메바(체내 기생성 아메바)

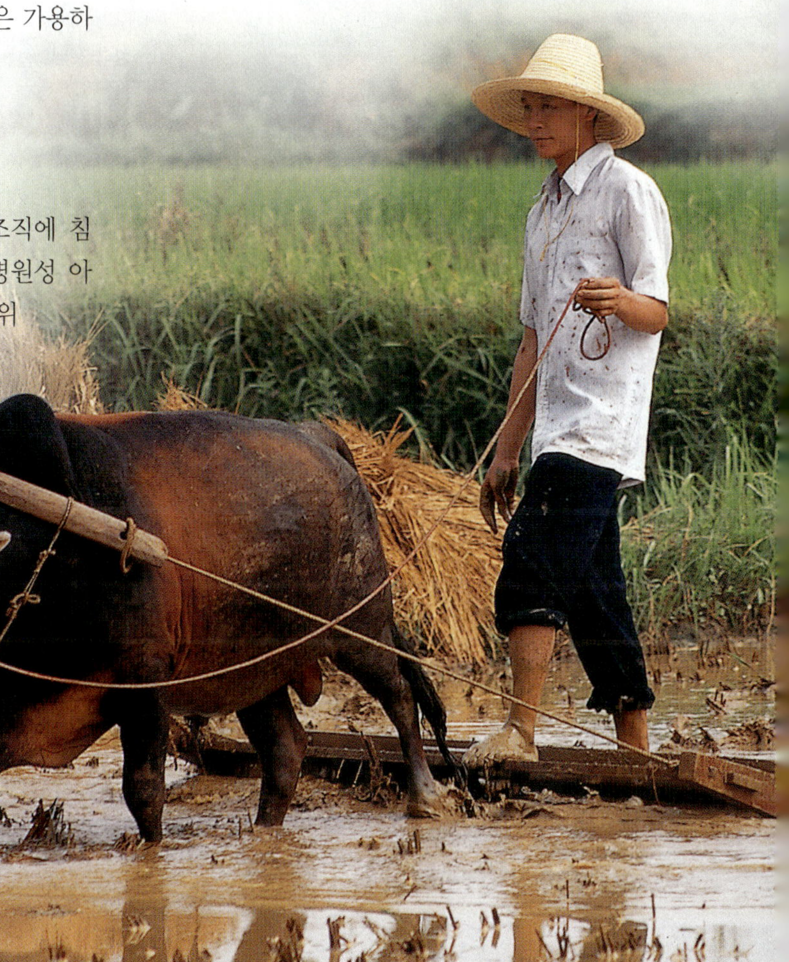

아메바는 수서 환경에 널리 분포되고 동물에 빈번한 기생충이지만, 소수만 조직에 침범하여 심각한 병을 유발하는 데 필요한 독력을 가지고 있다. 가장 중요한 병원성 아메바는 *Entamoeba histolytica*이다. 이 기생충의 비교적 단순한 생활 주기는 위족에 의하여 운동성을 보이는 커다란 영양체와 작고 치밀한 비운동성 포낭 사이의 교번이다(**그림 20.10a~c**). 영양체는 다른 진핵생물의 대부분의 세포소기관이 결여되어 있으며, **카리오솜**(핵소체; karyosome)이라고 하는 현저한 핵인을 포함하는 커다란 핵을 하나 가지고 있다. 성숙한 포낭은 얇지만 강한 벽으로 싸여 있으며 4개의 핵과 여송연(cigar) 모양의 **염색질 소체**(chromatoidal body)를 포함하고 있으며, 염색질 소체는 실제로는 리보솜의 조밀한 집단이다.

▶ 징후와 증상

임상 아메바증은 장과 장외 형태가 있다. 장 아메바증의 최초 표적은 맹장, 충수, 결장, 직장이다. 아메바는 조직을 용해하는 효소를 분비하며, 이는 점막의 심층을 활발하게 침투하여 침식성 궤양을 남긴다 **(그림 20.10d)**. 이 단계는 이질(혈액과 점액으로 채워진 분변), 복통, 발열, 설사, 체중 감소로 현저하다. 장 감염의 가장 생명을 위협하는 발현은 출혈, 천공, 맹장염, 아메바종(amoeboma)이라고 하는 종양 같은 성장이다. 결장 점막의 병변은 특징적인 플라스크 같은 형태를 가진다.

장 외 감염은 아메바가 복막강의 내장을 침범할 때 일어난다. 가장 일반적인 침범 부위는 간이다. 여기에서 괴사 조직과 영양체를 포함한 농양이 발달하며 아메바성 간염을 유발한다. 또 하나의 드문 합병증은 폐 아메바증이다. 다른 드문 감염 표적은 비장, 부신, 신장, 피부, 뇌이다. 이러한 질병의 중증 형태는 10% 정도의 치사율을 초래한다.

아메바증의 전파와 역학

*Entamoeba*는 장이 생활 주기의 포낭 형성 단계를 선호하는 만성 보균자에 의하여 보유된다. 포낭 형성은 활동성 이질에서는 분변이 너무 빠르게 신체에서 분출되기 때문에 일어날 수 없지만, 회복된 이후에 포낭이 연속적으로 분변에 발산된다.

감염은 보통 무증상 보균자에 의하여 방출되는 포낭으로 오염된 음식이나 음료수의 섭취에 의하여 획득된다. 아메바는 세계 인구의 1/10의 장에 보유되는 것으로 생각되며, 매년 10만 명 이상이 사망한다. 발생은 열대 지역(아프리카, 아시아, 라틴 아메리카)에서 가장 높으며, 이곳에서는 분뇨 또는 미처리 하수가 작물의 비료로 이용되고, 물과 식품의 위생이 기준 이하이다. 미국에서는 이 질병의 이환율이 낮지만, 1천만 명 이상이 병원체를 보유할 수 있다.

예방과 치료

현재 백신이 존재하지 않기 때문에 *Entamoeba* 질병의 예방은 물의 정화에 의존하고 있다. 물 공급의 일상적인 염소 소독은 포낭을 사멸시키지 못하기 때문에 끓이거나 요오드와 같은 더 엄격한 방법이 필요하다.

효과적인 처리는 보통 메트로니다졸(Fragyl) 또는 클로로퀸의 사용을 포함한다. 디하이드로에메틴은 증상을 통제하기 위하여 사용되지만, 질병을 치료하지는 못한다. 다른 약제들이 설사와 복통을 완화하기 위하여 투약되지만, 손실된 액체와 전해질은 경구나 정맥 주사로 보충된다. *E. histolytica* 감염은 몇 가지 항원에 대한 항체의 형성을 유발하지만, 영구적인 면역은 일어나지 않고 재감염이 발생할 수 있다.

그림 20.10 ***Entamoeba histolytica.*** (a) 단일 핵, 핵소체(karyosome; 염색인), 적혈구를 포함하는 영양체. (b) 4개의 핵과 2개의 염색질 소체를 포함하는 성숙한 포낭. (c) 탈낭의 단계. 포낭의 분열은 4개의 후포낭(metacyst)을 생성하며, 이는 영양체로 분화하여 방출된다. (d) 장 아메바증과 맹장의 이질. 붉은색 반점은 장 점막의 아메바성 상해 부위이다. (e) *Entamoeba histolytica*의 영양체. 조직을 침범하고 섭식하기 위하여 사용하는 매우 미세한 위족의 가장자리를 주목한다.

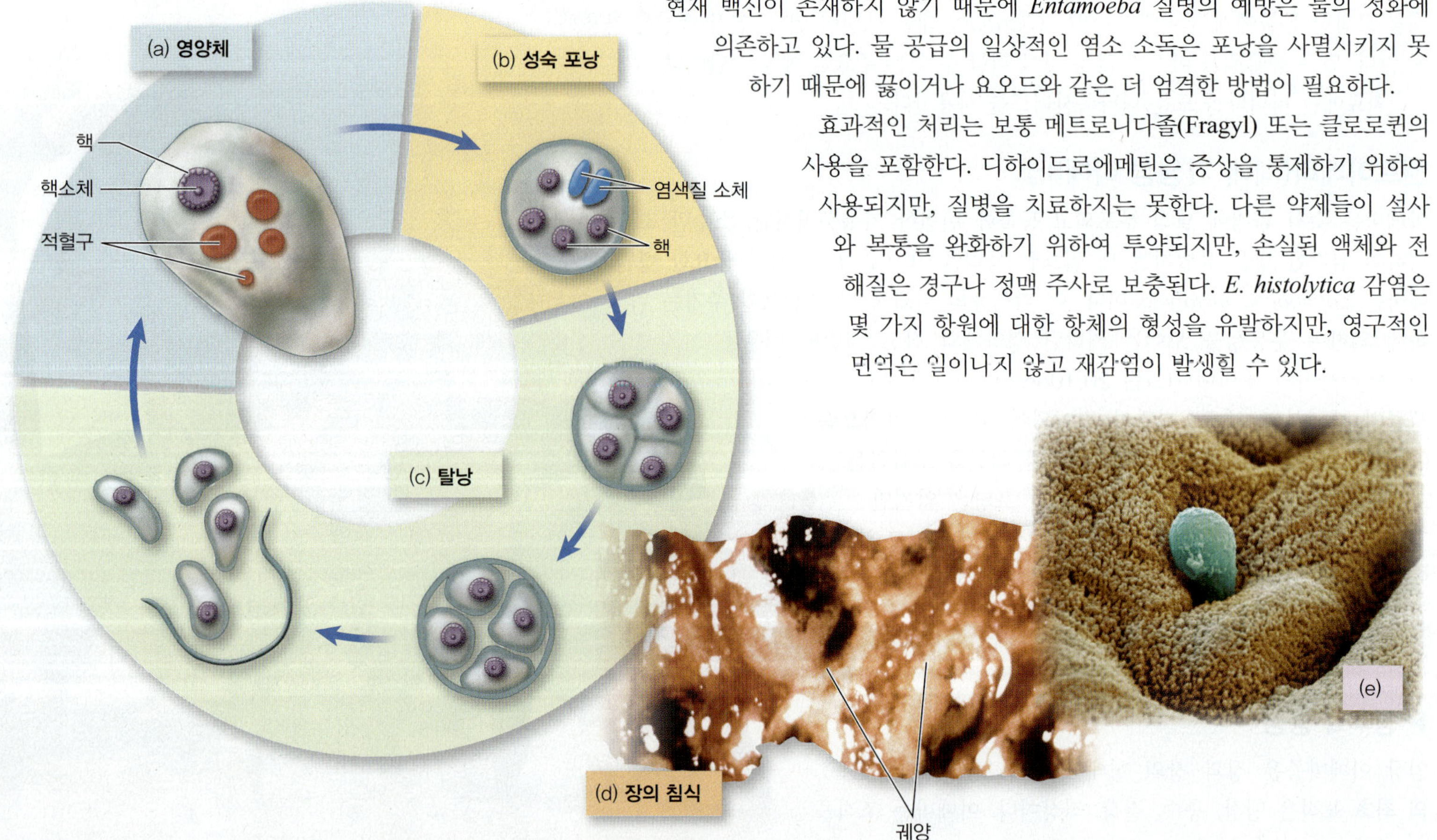

질병 표 20.3 만성 설사

원인 생물	장 응집성 *E. coli* (EAEC)	*Cyclospora cayetanensis*	*Giardia lamblia*	*Entamoeba histolytica*
전파의 가장 보편적인 방식	매개체(식품, 물), 분변–구강	분변–구강, 매개체	매개체, 분변–구강, 직접 접촉과 간접 접촉	분변–구강, 매개체
독력 인자	?	침습성	장에 부착하여 점막을 변경	용해 효소, 세포 소멸의 유도, 침습성
배양/진단	다른 *E. coli*와 구분하기 어려움	분변 조사, PCR	분변 검사, ELISA	분변 검사, ELISA, 혈청학
예방	?	세척, 음식 요리, 개인 위생	물 위생, 개인위생	물 위생, 개인위생
치료	없음, 또는 시프로플록사신	TMP–SMZ	티니다졸, 니타족사니드	메트로니다졸 또는 클로로퀸
열의 존재	없음	보통	보통 없음	있음
분변의 혈액	때때로, 점액도 있음	없음	없음, 점액 존재(기름기 있고 악취)	있음
현저한 특징	영양부족의 경우 만성	–	배낭여행을 하는 사람과 야영하는 사람에게 빈번함	–
역학적 특징	개발 도상국: >2세 아동의 만성 설사의 87%	미국: 매년 1만6천 사례로 추산; 국제적: 대부분 열대인 27개 국가에서 풍토병	미국: 매년 1백20만 사례로 추산; 국제적: 선진국에서 이환율은 2~5%; 매년 4천만~5천만 사례	국제적: 연간 4만~10만 명 사망

치아와 잇몸(치은) 감염

구강 환경에 서술된 "정상적인 생물막"이 언제 "병원성 생물막"이 되는지는 정확히 지적하기 어렵다. 교란하지 않고 방치하면, 생물막 구조는 결국 치아를 둘러싸고 있는 연조직과 뼈(치아 주위 조직; periodontium)에 상해를 끼칠 수 있는 혐기성 세균을 포함하게 된다. 또한 구강에 탄수화물의 도입은 생물막에 존재하는 구강 연쇄상구균에 의한 산의 생산으로 인하여 경질 치아 구조(치열; dentition)의 분해를 초래한다. 이러한 2가지 분리된 상황을 여기에서 논의한다.

충치

충치는 인간의 가장 흔한 감염성 질병이다. 이 과정은 세균의 대사 작용으로 인한 단단한 치아 표면의 용해를 포함한다(**그림 20.11**은 치아의 구조를 보여준다). 증상은 종종 두드러지지 않지만 치아의 외부 표면(법랑질; enamel)의 작은 파괴로부터 법랑질의 완전한 파괴와 심층의 파괴까지 나타난다(**그림 20.12**). 깊은 병변은 치아 내부의 혈관과 신경을 포함하는 치수(pulp)의 감염을 초래할 수 있다. 이 심층 감염은 "치통(toothache)"이라고 하는 통증을 초래한다.

▶ 원인 인자

구강 알파 용혈 연쇄상구균인 *Streptococcus mutans*가 충치의 주된 원인으로 보이지만, 다른 *Streptococcus* 종과 몇몇 유산균으로 이루어진 혼합 종의 조합이 충치의 경로이다.

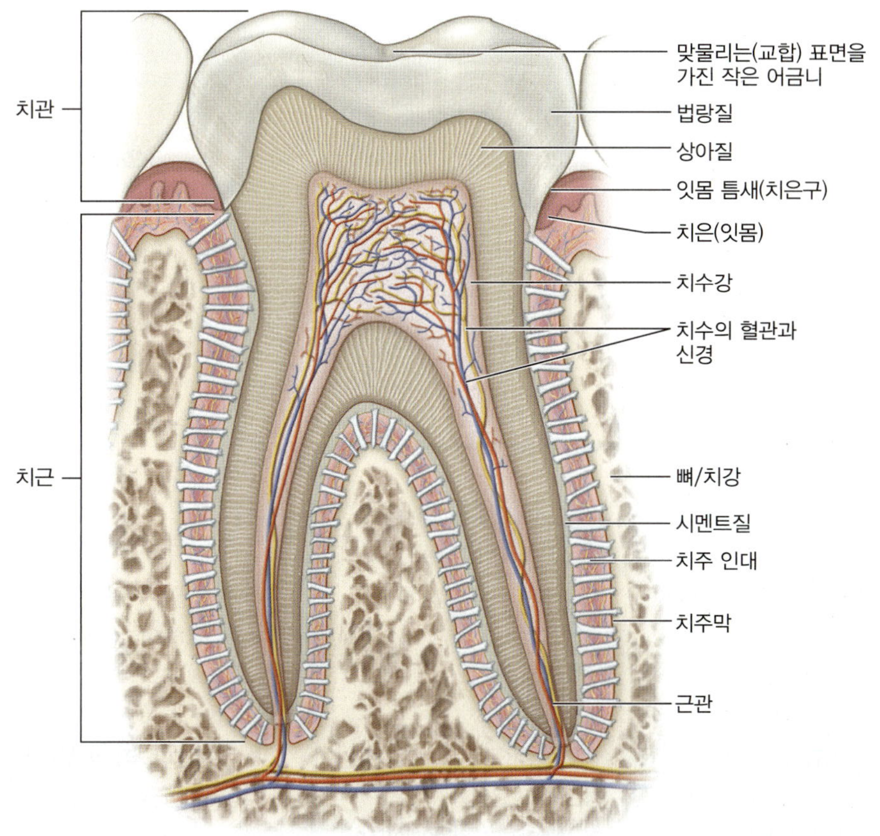

그림 20.11 **치아의 해부도.**

그림 20.12 치석 발달과 충치 발생 단계. (a) 균막과 치석 형성, 산성화, 치아 법랑질의 파괴를 보여주는 현미경적 개관. (b) 충치 발생의 진행과 정도.

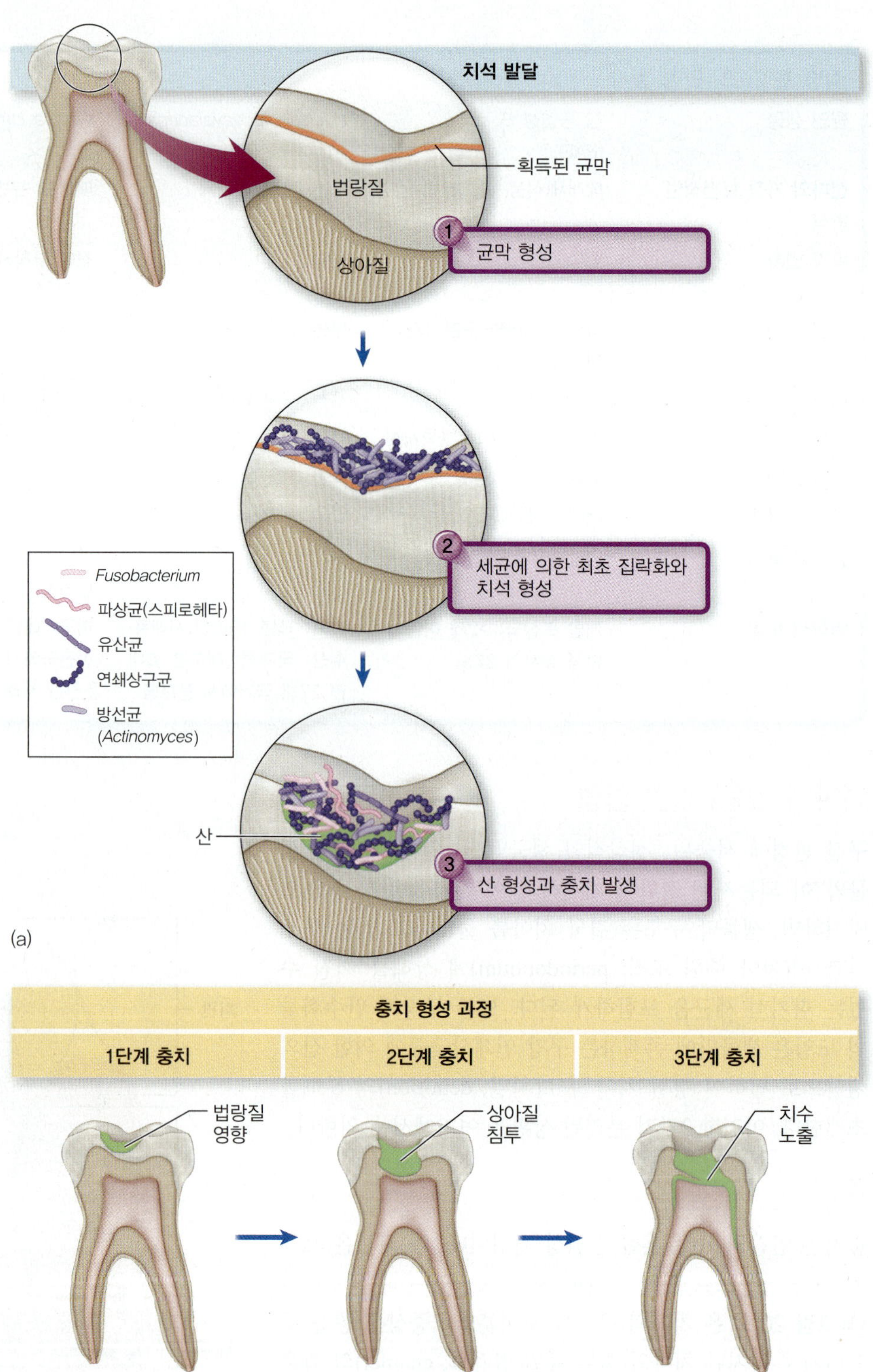

질병 표 20.4 충치	
원인 생물	*Streptococcus mutans*, *Streptococcus sobrinus*, 기타
전파의 가장 보편적인 방식	직접 접촉
독력 인자	부착, 산 생성
배양/진단	–
예방	구강 위생, 불소 추가
치료	병든 치아 물질의 제거
역학적 특징	전 세계적으로 학령기 아동의 60~90% 이환율

조기 유아기 우식증(충치)이라고 하는 특이한 상태는 새로 동정된 *Scardovia wiggsiae* 종에 의하여 유발될 수 있다. 음식의 탄수화물이 없으면 세균이 부식을 초래하지 않는다는 것에 주목한다.

▶ 병인과 독력 인자

설탕과 작은 정도로 다른 탄수화물이 존재할 때, *S. mutans*와 기타 연쇄상구균은 프룩탄(fructan)과 글루칸(glucan)이라고 하는 끈적끈적한 포도당 중합체를 생산한다. 이러한 점착성은 평활한 법랑질 표면에 부착하도록 돕고 치석 생물막의 점착성 부분에 기여한다(**그림 20.13**). 성숙한 치석이 쉽게 음식을 포획하는 부위에서 제거되지 않으면, 치석은 충치 병변을 초래할 수 있다. 이는 탄수화물을 발효하여 산을 생산하는 연쇄상구균과 기타 세균의 작용에 의한 것이다. 산이 즉각 치석으로부터 씻어 내리고 입에서 희석되면, 거의 효과를 나타내지 않는다. 그러나 치석이 두꺼운 지역에서 산이 축적되고 법랑질 표면에 직접 접촉하여 pH를 5 이하로 낮추면, 이는 그 지점의 법랑질의 인산칼슘의 용해(탈석회)를 시작하는 데 충분한 산성을 띠게 된다. 이 최초의 병변은 법랑질에 국소적으로 유지될 수 있으며 이는 다양한 물질(충전제)로 수선될 수 있다. 부식이 일단 상아질에 도달하면, 치아 파괴는 가속되고 치아는 신속히 파괴될 수 있다.

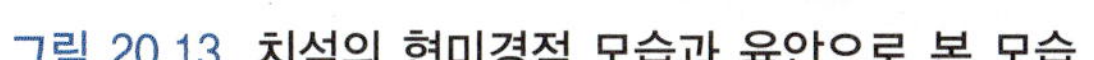

그림 20.13 **치석의 현미경적 모습과 육안으로 본 모습.** 식물성 염료를 포함하는 치석 검출 염료가 치아와 치은의 접합점에 축적된 두꺼운 치석을 염색한다. 확대된 영상은 혼합된 세균의 집합체인 기다란 섬유상 형태와 "옥수수 속대"와 같은 치석 생물막의 주사전자현미경 사진이다.

▶ 전파와 역학

충치를 유발하는 세균은 엄마와 가까운 돌보는 사람과 밀접한 접촉을 통하여 유아와 아동에게 전파될 수 있다. 또한 아이와 탁아소 사이에 구강 세균의 전파에 대한 증거도 있다.

▶ 배양과 진단

치과 전문의는 치아 상태에 기초하여 충치를 진단한다. 병변의 배양은 일상적으로 행해지지 않는다.

▶ 예방과 치료

충치를 예방하는 최선의 방법은 설탕과 다른 정제된 탄수화물을 섭취하지 않는 것이다. 치석을 제거하기 위한 규칙적인 칫솔질과 floss의 사용도 중요하다. 미국의 대부분 도시 공동체는 음용수에 미량의 불소를 포함하는데, 불소는 치아 구조에 통합되면 치아(뼈도 함께)의 경도를 증가시킬 수 있다. 불소의 작용은 치아가 부식에 덜 취약하게 할 수 있다. 불소는 치약과 구강 세정제에 추가될 수 있으며 젤 형태로도 적용될 수 있다. 많은 유럽 국가들은 음용수 첨가제에 대한 우려로 인하여 불소를 음용수에 첨가하지 않는다.

충치 병변의 치료는 치아의 침범된 부분(진행된 충치의 경우 전체 치아)을 제거하고, 인공 물질로 치아 구조를 복원하는 것을 포함한다.

치주 질병

치주 질환은 매우 흔하여 인구의 97~100%가 45세에 이르면 일부 증상을 가진다. 대부분의 종류는 세균의 집락화와 치은 손상에 반응하여 발생하는 다양한 정도의 염증에 기인한다.

치주염

치주 질환의 초기 단계는 **치은염(gingivitis)**인데, 징후는 부음, 정상적인 윤곽의 상실, 붉은 반점, 치은(잇몸) 출혈의 증가이다. 치아와 치은 사이에 다양한 깊이의 공간 또는 오목한 부분이 발달한다. 이 상태가 지속되면, 더 심각한 질병인 치주염이 초래될 수 있다. 깊이 관련될수록 오목한 부분의 크기가 증가하여 뼈의 재흡수가 심각해져 치아가 치강에서 느슨해지도록 한다. 이 상태가 진행되면 치아가 상실될 수 있다(**그림 20.14**).

▶ 원인 인자

치과 과학자들은 특정한 세균이 치주 질환을 유발한다고 말하지 않는데, 이는 인과 관계를 설립하는 모든 기준이 충족되지 않기 때문이다. 사실상 인간 미생물군계 프로젝트의

질병 표 20.5 치주염

원인 생물	다음의 일부 또는 전부를 포함하는 다미생물 군집: *Tannerella forsythia, Aggregatibacter actinomycetemcomitans, Porphyromonas gingivalis*, 기타
전파의 가장 보편적인 방식	-
독력 인자	염증의 유도, 조직의 효소에 의한 파괴
배양/진단	-
예방	구강 위생
치료	치석과 결석의 제거, 잇몸의 재형성, 소염제 치료
역학적 특징	미국: 흡연자 = 11%, 비흡연자 = 2%; 국제적: 성인의 10~15%

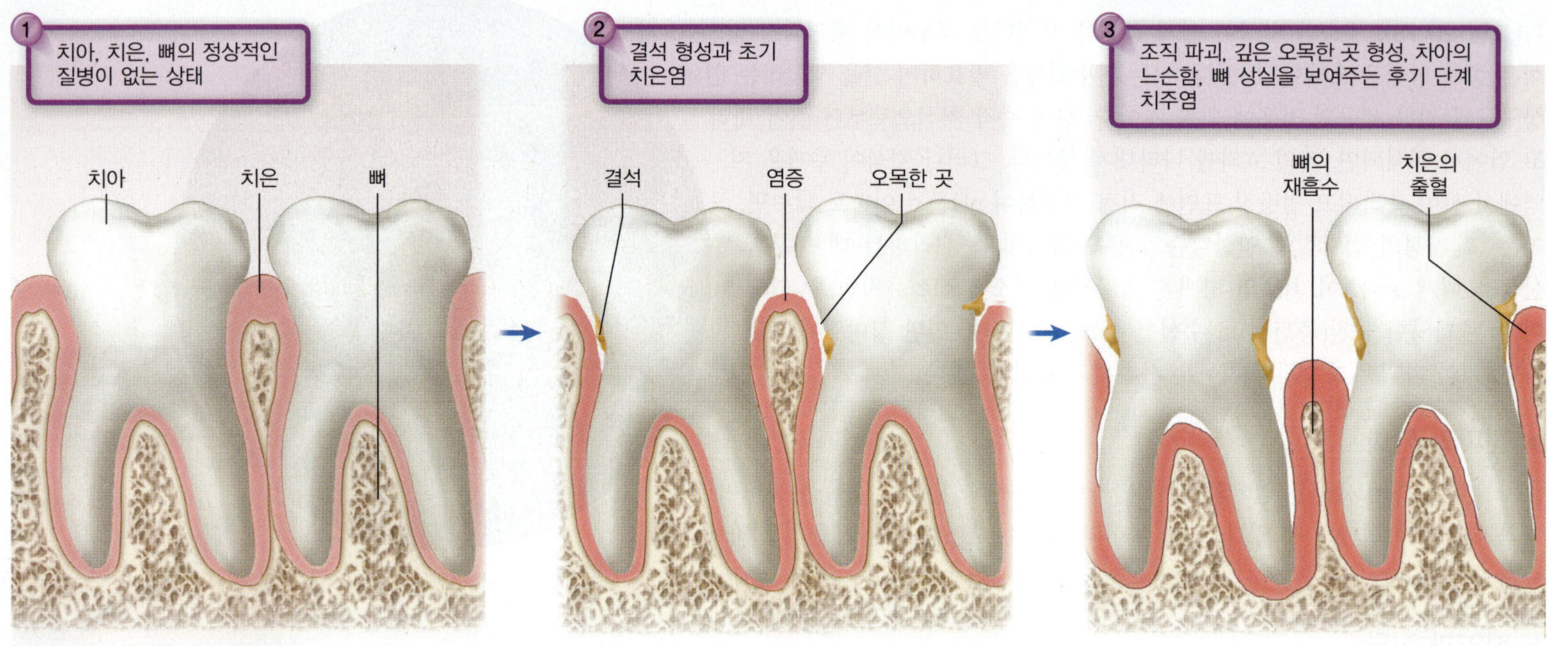

그림 20.14 **연조직 감염, 치은염, 치주염의 단계.**

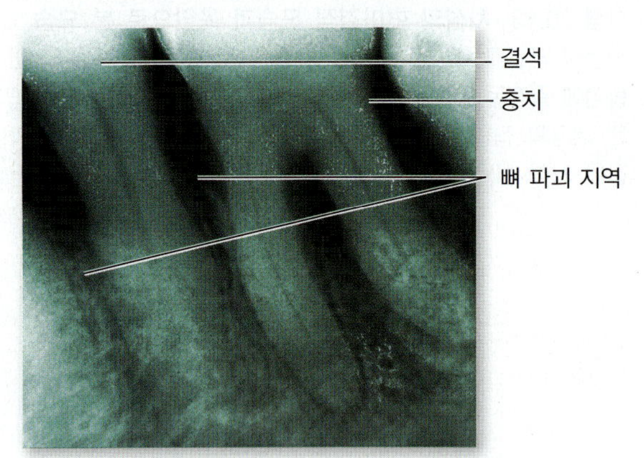

그림 20.15 **결석의 성질.** 위의 결석과 오른쪽의 충치 병변을 보여주는 아래 앞어금니와 어금니의 방사선 사진. 치주염에 의한 뼈의 결함이 두 치아에 모두 침범한다.

자료는 단일 미생물이 아니라 미생물 **군집**(community)이 직접적으로 충치 또는 치주염의 위험에 연관된다는 것을 밝혔다. 혐기성균인 *Tannerella forsythia* (과거에는 *Bacteroides forsythus*), *Aggregatibacter actinomycetemcomitans*, *Porphyromonas gingivalis*, 어쩌면 *Fusobacterium*과 스피로헤타 종의 올바른 세균의 조합으로 구성된 다미생물 생물막이 치주 파괴를 시작한다. 치석이 칼슘과 인산염 결정으로 광물질화(칼슘화)될 때 이러한 상태가 진행되기 쉽다. 이 과정은 치은 주변의 위와 아래에 다양한 정도의 치주 손상을 유발할 수 있는 **결석(calculus)**이라고 하는 단단한 다공성 물질을 생산한다(**그림 20.15**). 결석의 존재는 세균이 질병을 유발할 수 있도록 하는 일련의 염증 사건을 초래한다.

최근의 연구에 의하면 이 미생물의 일부가 혈류로 탈출하여 관상 질환, 자가면역 질환, 심지어는 수막염의 위험을 증가시킨다는 것을 보여준다.

대부분의 치주 질환은 결석과 치석의 제거와 양호한 구강 위생을 유지하여 치료된다. 종종, 치주 오목한 곳을 감소시키는 수술이 필요하다. 전신 또는 치주 충전물에 적용하는 항생제 요법도 이용될 수 있다.

이하선염

고내 영어의 **이하선염**(mump)은 "덩어리(lump)" 또는 "혹(bump)"이다. 이 바이러스성 질병의 증상은 매우 독특하여 히포크라테스(Hippocrates)는 기원전 5세기에 턱의 구석에서 통증 부기와 연관된 자기 제한적, 경증의 유행성 질환으로 명백하게 특징지었다(**그림 20.16**).

질병 표 20.6	이하선염
원인 생물	이하선염 바이러스(*Paramyxovirus* 속)
전파의 가장 보편적인 방식	비말 접촉
독력 인자	스파이크 유도된 융합세포 형성
배양/진단	임상, 형광 Ag 검사, Ab에 대한 ELISA
예방	MMR 약독화 생백신
치료	지지적
역학적 특징	미국: 연간 수백에서 수천 사례에서 변동; 국제적: 2~5년마다 유행이 일어남

▶ 징후와 증상

2~3주의 평균 잠복기 이후에, 발열, 콧물, 근육통, 으스스한 느낌의 증상이 발달한다. 이 증상은 침샘의 염증이 따라올 수 있고(특히 귀밑샘; 이하선; parotid), 볼 한쪽 또는 양쪽에 전형적인 뒤쥐 같은 부어오름을 생성한다. 귀밑샘의 부풀음을 이하선염(parotitis)이라고 하며, 상당한 불편을 초래한다. 타액선에서 바이러스의 증식은 고환, 난소,

갑상선, 췌장, 수막, 심장, 신장과 같은 다른 기관의 침범이 뒤따른다. 다중 기관의 침범에도 불구하고, 대부분 감염의 예후는 영구적인 면역을 나타내는 완전하고, 합병증이 없는 회복이다.

이하선염의 합병증 젊은 성인 남성의 20~30%에서, 이하선염 감염은 부고환과 고환의 보통 한쪽에만 국소적이다. 초래되는 고환염과 부고환염은 상당히 고통스럽지만, 영구적인 상해는 보통 나타나지 않는다.

▶ 이하선염 바이러스의 전파와 역학

인간은 이하선염 바이러스의 독점적인 자연 숙주이다. 이하선염은 타액과 호흡기 분비물에 의하여 주로 전염된다. 대부분의 사례는 15세 미만의 아동에서 발생하며, 40%는 무증상이다. 어떠한 형태의 이하선염 감염에도 지속되는 면역이 뒤따르기 때문에, 인구에 장기적인 운반 보유 숙주는 존재하지 않는다. 미국에서 이하선염의 발생은 2006년과 2010년 최대를 나타내었다.

▶ 예방과 치료

이하선염의 일반적인 병리는 발열, 탈수, 통증을 완화하는 대증적 치료가 충분할 정도로 경증이다. MMR 백신은 12~15개월과 4~6살에 예방 접종이 권장된다. 예방 접종을 받지 않은 의료인과 대학생은 예방 접종을 받도록 조언한다.

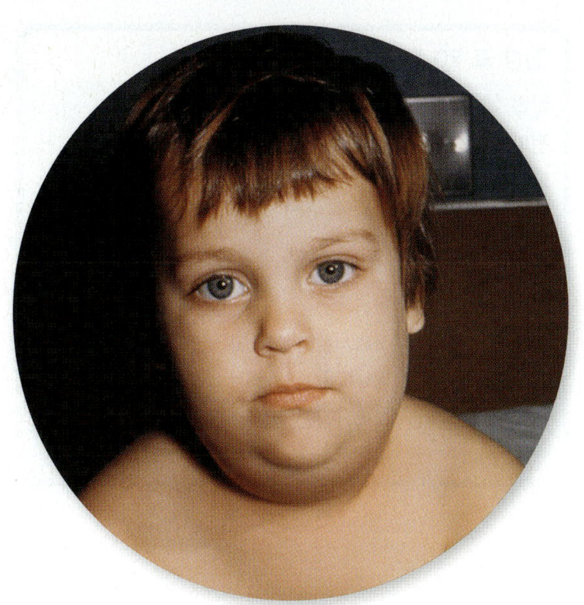

그림 20.16 이하선염(parotitis)의 부은 이하선(귀밑샘)의 외부 모습.

> **NCLEX® 준비**
>
> 3. 의뢰인이 길랭-바레 증후군(GBS) 진단을 받았다. 고객의 과거 병력에서 어느 증상이 관련이 있는가?
>   a. 출혈성 심부전
>   b. *Campylobacter* 감염
>   c. 탈수
>   d. 진성 당뇨병

위염과 위궤양

*Helicobacter*의 곡선 모양의 세포는 궤양 환자의 위 생검에서 1979년 워런(J. Robin Warren)에 의하여 최초로 탐지되었다. Warren과 동료인 마샬(Barry J. Marshall)은 분리된 미생물을 배양하고 *Helicobacter*가 위궤양을 유발한다는 것을 증명하기 위하여 자신들이 실험동물이 되어 대량으로 삼켰다. Warren과 Marshall은 이 발견으로 2005년 노벨 의학상을 수여하였다.

▶ 징후와 증상

위염(gastritis)은 배에서 퍼지는 격렬하고 강렬한 통증으로 겪는다. 위궤양 또는 소화성 궤양은 위(위 궤양) 또는 소장 가장 윗부분(십이지장 궤양)의 실질적인 병변이다. 중증의 궤양은 혈변, 구토 등을 수반한다. 증상은 밤, 식후, 또는 심리적 스트레스 조건에서 더 악화된다.

세계적으로 두 번째로 흔한 암은 위암이며(미국에서는 감소하는 추세임), *Helicobacter pylori*에 의한 장기간의 감염이 주요한 기여 인자라는 증거가 충분하다.

▶ 원인 인자

*Helicobacter pylori*는 곡선의 그램음성 간균이며, 이 장의 앞에서 배웠던 *Campylobacter*와 밀접하게 연관되어 있다.

▶ 병인과 독력 인자

일단 세균이 위장관을 통과하면, 위 상피 조직의 내부에 배열된 가장 외부의 점액층에 구멍을 뚫는다. 그리고 세포의 특이적 결합 부위에 부착하여 몸을 숨긴다.

*Helicobacter*가 발견되기 전에는, 매운 음식, 고당 식단(위의 산도를 증가시킴), 심리적 스트레스가 위염과 궤양의 원인으로 간주되었다. 이제는 이러한 요인은 기저 감염을 단순히 악화시키는 것으로 보인다.

질병 표 20.7 위염과 위궤양	
원인 생물	*Helicobacter pylori*
전파의 가장 보편적인 방식	?
독력 인자	부착소, 요소 분해 효소
배양/진단	내시경, 요소 호흡 검사, 분변 항원 검사
예방	없음
치료	아목시실린 이후에 클라리트로마이신 + 티니다졸
역학적 특징	미국: 감염(질병은 아님)은 성인의 35%; 국제적: 감염률은 50%

▶ 전파와 역학

*Helicobacter*의 전파 방식은 수수께끼로 남아 있다. 연구에 의하면 인구의 대부분에서 이 병원체가 존재한다는 것을 밝혔다. 건강한 중년 성인의 25%와 60세 이상 성인의 60% 이상이 위에 *Helicobacter*를 보유하고 있다. *H. pylori*는 아마도 구강-구강 또는 분변-구강 경로에 의하여 사람 사이에 전파된다. 이는 인생의 초기에 획득되어 활동에 의하여 소화기 점막이 상해를 받기 시작할 때까지 무증상으로 보유되는 것으로 보인다. 다른 동물도 *H. pylori*에 감수성이 있고 심지어는 만성 위염도 발생하기 때문에, 이 질병은 동물 보유 숙주에서 전파되는 동물원성 감염증으로 제안되었다. *H. pylori*는 물 공급원에서도 발견되어, 적절한 위생이 전파를 감소할 수 있을 것으로 시사된다.

▶ 예방과 치료

현재 가용한 유일한 예방적 접근 방법은 방금 언급한 악화 인자의 일부를 감소하는 것이다. 처방전 없이 살 수 있는 치료약은 증상을 완화시켜주며, 대부분은 위산의 중화 작용을 한다. 최선의 치료는 산 억제제로 보강된 항생제 치료이다. 가장 많이 처방되는 항생제는 클라리트로마이신 또는 메트로니다졸이다.

간염

특정한 바이러스가 간을 감염시키면, 간세포의 괴사와 부어오르고 간 구조를 파괴하는 단핵구 반응으로 두드러진 염증 질환인 **간염(hepatitis)**을 유발한다. 이러한 병리적 변화는 간이 빌리루빈과 같은 담즙 색소를 장으로 분비하는 것에 간섭한다. 녹황색의 색소인 빌리루빈이 혈액과 조직에 축적되면, 피부와 눈에 노란색 기미인 **황달(jaundice)**이 초래된다. 황달은 거대세포바이러스와 엡스타인-바 바이러스와 같은 다양한 바이러스에 의하여 유발된다. 그 외에는 모두 "간염 바이러스"로 불리는데 단지 간에 염증 상내를 초래할 수 있다는 이유로 이름 붙여졌다. 간염 바이러스는 서로 매우 상이하다. 최근에 발견된 몇몇 간염 바이러스가 있지만, 아직은 잘 특징지어지지 않아서 우리는 잘 이해된 A-E형 간염 바이러스를 다룰 것이다.

일부 자가면역 상태, 약제, 알코올 남용과 같은 비감염성 상태도 간에 염증과 질병을 유발할 수 있다는 것에 주목한다.

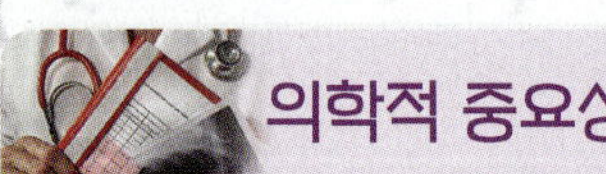

의학적 중요성

황달의 평가

여러분은 의료인으로서 경력의 어느 시점에는 황달을 가진 환자와 만날 것이다. 황달은 혈액에 빌리루빈 수준의 증가로 인하여 초래된다. 황달은 환자에서 어떻게 인지되는가? 황달은 미부로 얼굴에서 몸통으로 그리고 사지로 진행하며, 따라서 환자의 얼굴을 보면 알 수 있다. 일부 환자에서, 황달은 쉽게 인지될 수 있는데, 환자의 공막(눈의 흰 부분)이 노란색으로 되며 때로는 놀랄 만큼 노란색이 된다. 피부도 노란색으로 변색될 수 있다. 검은 피부의 개인, 특히 나이든 성인의 경우에는, 황달이 없더라도 결막이 노란색을 나타낼 수 있기 때문에 결막이 신뢰성 있는 지시자가 될 수 없다. 검은 피부를 가진 환자는 손바닥과 발바닥을 평가할 수 있다. 피부를 손가락으로 눌러서 창백하게 하면 아래의 피부 색깔을 밝히는 데 도움이 된다. 감염된 개인의 점막도 노란색으로 변색된다.

A형과 E형 간염 바이러스

A형 간염 바이러스(HAV)와 E형 간염 바이러스(HEV)는 모두 단일 가닥 외피비보유 RNA 바이러스이다. 이 두 바이러스는 모두 분변-구강 경로에 의하여 전파되고, 비교적 경미한 자기 제한적 감염을 유발하기 때문에 함께 고려된다. 중요한 예외는 HEV가 임산부를 감염시키면, 15~25%의 치사율을 일으킨다.

▶ 징후와 증상

A형과 E형 간염 바이러스 감염의 대부분은 무증상이거나 분명하지 않은 독감 증상을 수반한다. 더 명백한 사례에서는 발현하는 증상이 황달과 부은 간을 포함할 수 있다. 이 바이러스는 발암성이 아니며, 임산부를 제외한 대부분의 사람에서 완전하고 합병증이 없는 회복이 일어난다.

▶ 전파와 역학

일반적으로 간염은 개인위생의 결핍과 공중 보건 수단의 결여와 연관되어 있다. 불충분한 하수 통제를 가진 국가에서 대부분의 발병은 분변으로 오염된 물과 음식에 연관되어 있다. 대부분의 감염은 밀접한 단체 접촉, 비위생적 식품 취급, 패류의 섭식, 성적 전파, 또는 다른 국가로의 여행에서 초래된다.

A형 간염은 이따금 혈액이나 혈액 제품에 의하여 전파될 수 있지만, 이는 예외적인 경우이다. 개발도상국에서 아동들이 가장 흔한 희생자인데, 이는 어린 시기에 바이러스에 노출되기 때문이며, 반면에 북미와 유럽에서는 성인에서 더 많은 사례가 나타난다. 바이러스가 만성적으로 보유되지 않기 때문에, 주요한 보유 숙주는 무증상의 단기 보유자(종종 아동) 또는 임상 질병이 있는 사람이다.

▶ 예방과 치료

A형 간염의 예방은 주로 예방 접종에 기초한다. 1990년대 중반부터 불활성화 바이러스 백신(Havrix)이 사용되어 왔다. 단기간의 보호는 수동 면역 글로불린에 의하여 부여될 수 있다. 이 치료는 HIV 감염된 사람과 접촉한 사람이나, 최근 발병의 기원이었던 식당에서 식사를 한 사람에게 유용하다. 또한 노출된 이후에 Havrix를 투여하는 것도 증상을 예방할 수 있다는 것이 최근에 발견되었다. Twinrix라고 하는 A형/B형 간염의 복합 백신은 만성 간부전, 정맥 주사약 사용자, 항문-구강 성교를 하는 사람 등 2가지 질병에 대하여 모두 위험군인 사람에게 권장된다. 2가지 질병 모두 발병률이 높은 지역으로 여행하는 사람도 백신을 접종해야 한다. E형 간염에는 백신이 없다.

일단 증상이 시작되면 A형 간염 또는 E형 간염에 대한 특이적인 약은 가용하지 않다. 많은 액체를 마시고 아스피린이나 알코올 같은 간 자극제를 피하는 것은 회복을 빠르게 한다.

B형 간염 바이러스(또한 D형 간염 바이러스)

B형 간염 바이러스(HBV)는 *Hepadnaviridae* 과의 외피보유 DNA 바이러스이다. 온전한 바이러스를 종종 Dane 입자라고 한다. 유전체는 부분적으로 이중 가닥이고 부분적으로는 단일 가닥이다. **D형 간염(hepatitis D) 바이러스**는 외피보유 RNA 바이러스이다. 이는 실제로 HBV의 아바이러스 위성(subvirus satellite)인데, 이는 HBV가 존재할 때만 전파될 수 있다.

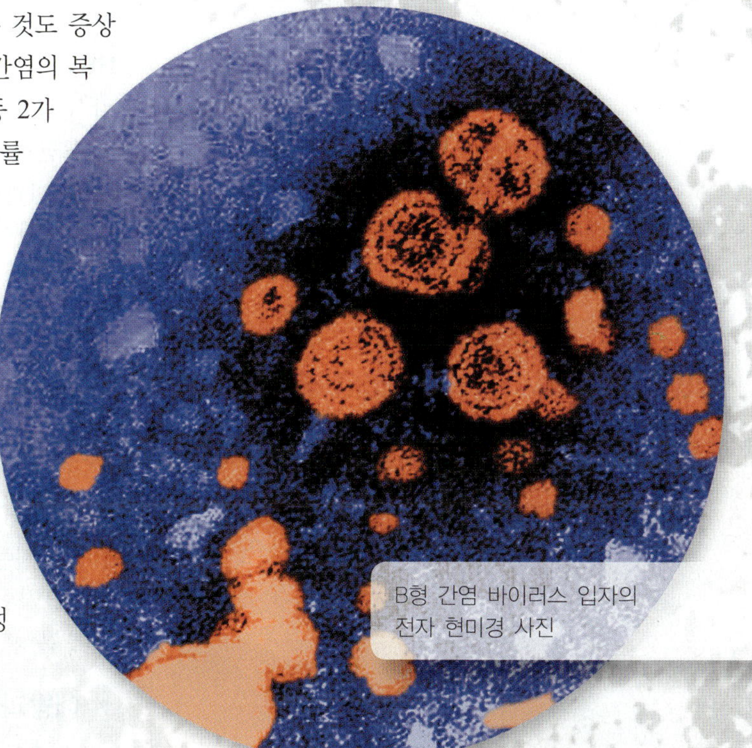
B형 간염 바이러스 입자의 전자 현미경 사진

▶ 징후와 증상

방금 개요를 말한 간세포에 대한 직접적인 손상에 추가하여, 간염 질병의 범위는 발열, 오한, 으스스한 느낌, 식욕 부진, 복부 거북함, 설사, 메스꺼움 등을 포함할 수 있다. 발진이 나타날 수 있고 관절염도 발생할 수 있다. B형 간염 감염은 매우 중증일 수 있고, 생명을 위협할 수도 있다. 소수의 환자는 사구체 신염과 동맥 염증을 발달할 수 있다. 대부분의 환자에서 완전한 간의 재생과 기능이 회복될 수 있지만, 소수의 환자는 괴사 또는 경변(영구적인 간의 상처와 조직 손실)의 형태로 만성 간질환을 발달할 수 있다. 일부 사례의 경우 만성 HBV 감염은 간암을 초래할 수 있다.

아동기에 감염된 환자는 장기적 감염과 질병에 상당히 위험이 높다. 사실상 출생 시 신생아 감염의 90%, 1~5세에 감염된 아동의 30%가 만성 감염을 발달하지만, 5세 이후에 감염된 사람은 6%만 발달한다. 이러한 발견으로 아동의 일상적인 예방 접종에 대한 주요한 정당성이 제공되었다. 또한 감염은 여성보다 남성에서 더 많이 만성이 된다. 만성 감염의 사망률은 15~25%이다.

환자가 HBV와 HDV(D형 간염)로 함께 감염되면, 질병은 더 중증이 될 수 있으며 영구적인 간 손상으로 진행할 가능성이 높다.

NCLEX® 준비

4. 어떤 상태가 황달과 연관되는가? 적용되는 것을 모두 선택하시오.
   a. 담낭염
   b. 소양증(가려움증)
   c. 흙 색깔 분변
   d. 빌리루빈 수준의 감소
   e. 농축된 검은색 소변

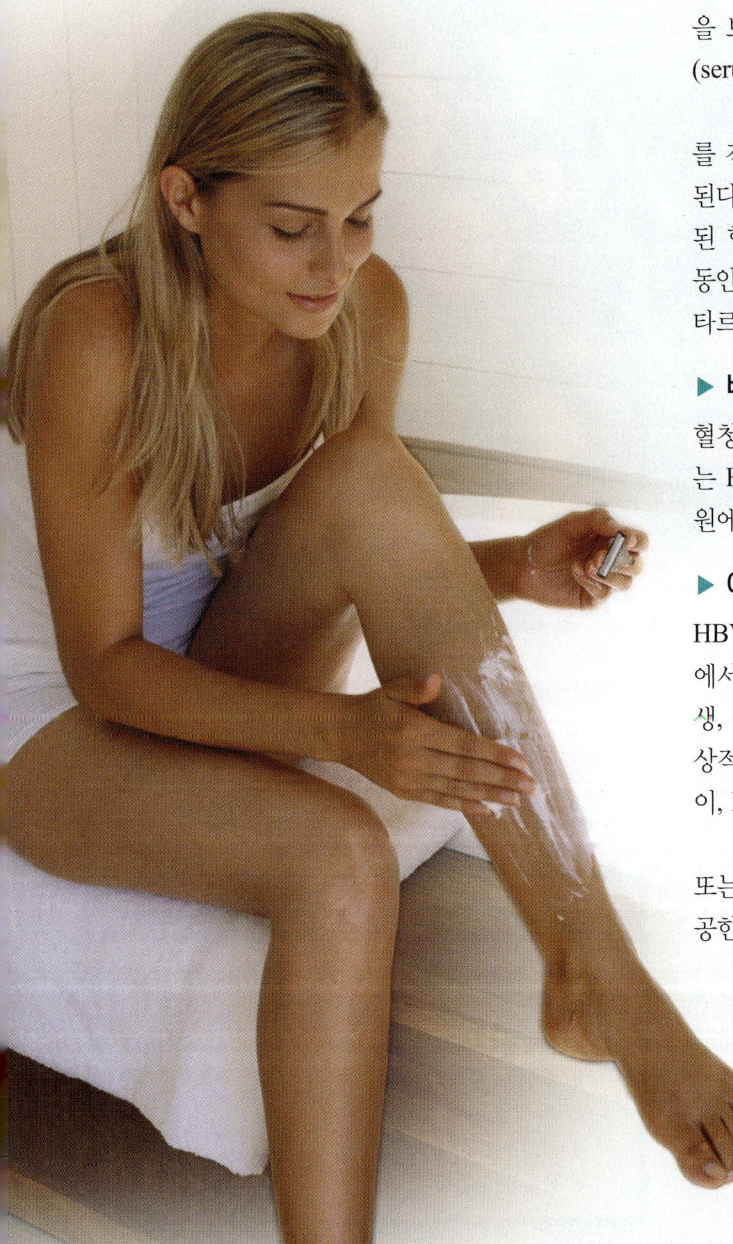

▶ 병인과 독력 인자

B형 간염은 피부 또는 점막의 균열이나 혈류에 주입으로 신체에 침입할 수 있다. 결국 간세포(hepatocyte)에 도착하여 증식하고 4~24주(평균 7주)의 잠복기 동안에 바이러스를 혈액으로 방출한다. 놀랍게도 이러한 감염된 사람의 대부분은 명백한 증상을 거의 나타내지 않으며 궁극적으로 HBV에 대한 면역을 발달하지만, 일부 사람은 앞에서 서술한 증상을 경험한다.

▶ 전파와 역학

B형 간염 전파의 주요한 인자는 오로지 간에서만 증식한다는 것이며, 이는 혈액을 바이러스로 연속적으로 파종한다. 전자현미경 연구에 의하면 감염된 혈액 1 mL에 10^7(1천만)개의 바이러스 입자가 존재한다는 것을 밝혔다. 미량의 혈액(mL의 1백만분의 1)도 감염을 전파할 수 있다. 순환하는 바이러스 입자의 수는 너무 많고 최소 투여치는 너무 낮아서 칫솔이나 면도기를 공유하는 것과 같은 단순한 행위도 감염을 전파할 수 있다. HBV는 정액과 질 분비물을 통해서도 전파될 수 있다. 기증된 기관과 조직을 통한 바이러스 전파에 대한 우려의 증가는 수술 전 검사를 격려한다. 수직 전파도 가능하며, 아동을 보균자 상태로 발달할 가능성과 간암의 가능성을 높게 한다. 이는 때때로 **혈청 간염**(serum hepatitis)으로 알려져 있다.

이 바이러스는 의료인의 주요한 감염 우려 중 하나이다. 주사바늘은 쉽게 바이러스를 전파할 수 있으며, 따라서 대부분의 의료인은 HBV 예방 접종을 완전히 받도록 요구된다. 더 악명높은 HIV와는 달리, HBV는 건조 혈액에서 여러 날 동안, 실온에서 저장된 혈청에서 몇 달간, 냉동 시료에서는 수십 년간 감염성을 유지한다. 60°C에서 4시간 동안 노출하여도 불활성화되지 않지만, 4시간 동안 끓이면 파괴된다. 염소, 요오드, 글루타르알데히드를 포함하는 소독제는 강력한 항B형 간염 활성도를 보인다.

▶ 배양과 진단

혈청 검사는 바이러스 항원이나 항체를 탐지할 수 있다. 방사성 면역분석과 ELISA 검사는 HBV의 중요한 표면 항원(S 항원)을 감염의 매우 초기에 탐지할 수 있도록 한다. 항원에 음성인 환자에게는 항체 검사가 가장 가치가 있다.

▶ 예방과 치료

HBV 감염에 대한 주된 예방책은 예방 접종이다. 가장 널리 사용되는 백신은 효모 세포에서 복제한 순수 항원을 포함하는 재조합이다. 예방 접종은 의학과 치과 근무자와 학생, 여러 차례 수혈을 받은 환자, 면역 결핍자, 암 환자에게 필수적이다. 백신은 또한 일상적인 예방 접종 계획의 일부로서 모든 신생아에게 강력히 권장된다. 방금 언급하였듯이, HAV/HBV 복합 백신은 특정한 사람들에게 적절할 수 있다.

B형 간염 면역 글로불린(HBIG)로 수동 면역은 주사 바늘구멍, 파손된 혈액 용기, 또는 혈액과 피부 또는 점막 접촉을 통하여 노출된 사람에게 상당한 즉각적인 보호를 제공한다. 수동 면역이 강력히 권장되는 집단은 감염된 어머니로부터 태어난 신생아이다.

B형 감염의 경증 사례는 대증 치료와 지지적 보호에 의하여 관리된다. 만성 감염은 재조합 인간 인터페론, 테노포비어, 또는 엔테비어로 통제될 수 있다. 이들은 전체는 아니지만 많은 환자에서 바이러스 증식을 늦추고 간 손상을 예방할 수 있다. 이 중 어느 것도 치료적으로 간주되지 않는다.

C형 간염 바이러스

C형 간염 바이러스(HCV)는 때때로 "잠재성(silent) 전염병"으로 지칭되는데, 그

질병 표 20.8 간염

원인 생물	A형 또는 E형 간염 바이러스	B형 간염 바이러스	C형 간염 바이러스
전파의 가장 보편적인 방식	분변-경구, 매개체	비경구적(혈액 접촉), 직접 접촉(특히 성교), 수직적	비경구적(혈액 접촉), 수직적
독력 인자	-	잠복성	핵심 단백질이 면역 기능을 억제하는가?
배양/진단	IgM 혈청학	혈청학적(ELISA, 방사성면역분석)	혈청학적
예방	A형 간염 백신 또는 복합 백신; HAV/HBV 백신	HBV 재조합 백신	-
치료	HAV: A형 간염 백신 또는 면역 글로불린; HEV: 면역 글로불린	인터페론, 테노포비어 또는 엔테카비어	리바비린과 함께 또는 (가장된) 인터페론 단독 투여
잠복기	2~7주	1~6개월	2~8주
역학적 특징	A형 간염, 미국: 매년 2만 사례와 성인의 40%가 사전 감염의 증거를 나타냄; 국제적: 매년 1백40만 사례; E형 간염, 국제적: 매년 2천만 명 감염; 60%가 동아시아와 동남아시아	미국: 이환율은 10만 명 당 1.5명; 80만~1백40만 명이 만성 감염; 국제적: 2천4백만 명	미국: 매년 1만7천의 새로운 사례; 2백70만의 만성 HCV; 국제적: 1억5천만 명이 만성 감염

이유는 4백만 명 이상의 미국인이 이 바이러스에 감염되었지만, 느낄 수 있는 증상을 유발하는 데는 여러 해가 소요되기 때문이다. 미국에서 발병은 1992~2003년 사이에 감소하였지만, 그 이후에는 더 이상 감소하지 않았다. C형 간염에 의한 간부전은 미국에서 간 이식의 가장 일반적인 이유이다. C형 간염은 *Flaviviridae* 과의 RNA 바이러스이다. 이는 "비A형 비B형" 바이러스로 불렸다. 진단은 바이러스에 대하 항체의 혈액 검사를 통해서 이루어진다.

▶ 징후와 증상

사람들은 C형 간염 감염에 대하여 다양한 증상을 겪는다. 이는 B형 간염과 많은 특징을 공유하지만, 만성이 될 가능성이 훨씬 크다. 감염된 사람 중에서 75~85%가 영구적으로 감염이 유지된다(대조적으로 5세 이후에 B형 간염을 획득한 사람의 단지 6% 정도만 만성 감염이 된다). HCV 감염에서 영구적인 간 손상이 없이 중증 증상을 보일 수 있지만, 명백한 증상이 없더라도 만성 간 질환을 앓게 되는 것이 더 보편적이다. 만성 C형 간염 바이러스 감염으로부터 간암이 초래될 수 있다. 세계적으로 HBV 감염이 간암의 가장 보편적인 원인이지만, 미국에서는 HCV가 간암을 초래할 가능성이 더 높다. 2012년 CDC는 모든 베이비 붐 세대(1945년에서 1965년 사이에 태어난 사람)는 HCV 검사를 받을 것을 권장하였다.

▶ 전파와 역학

HCV는 HBV와 유사한 방식으로 획득된다. 이는 다른 체액을 통한 전파에 비하여 혈액 접촉(수혈과 같은 "인가된" 것과 주사 약 사용자의 바늘 공유와 같은 "비인가된")을 통하여 더 보편적으로 전파된다. 수직 전파 또한 가능하다.

HCV에 대한 혈액 제품을 검사하기 위한 방법이 가용하기 전에는 수혈을 통하여 빈번하게 전파된 것으로 보인다. 1985년 이전 응고 인자로 치료를 받은 혈우병 환자는 높은 비율로 HCV에 감염되었다. 혈액의 HIV 검사(1985년)와 "비A형 비B형" 간염에 대한 선별이 시작되고서 혈액으로부터 HCV에 감염되는 위험은 크게 감소하였다.

▶ 예방과 치료

현재 C형 간염에 대한 백신은 없다. 현재의 치료 처방 계획은 리바비린과 가장된(pegylated) 인터페론으로 불리는 인터페론을 함께 투여한다. 이 치료법은 치유성이 아니지

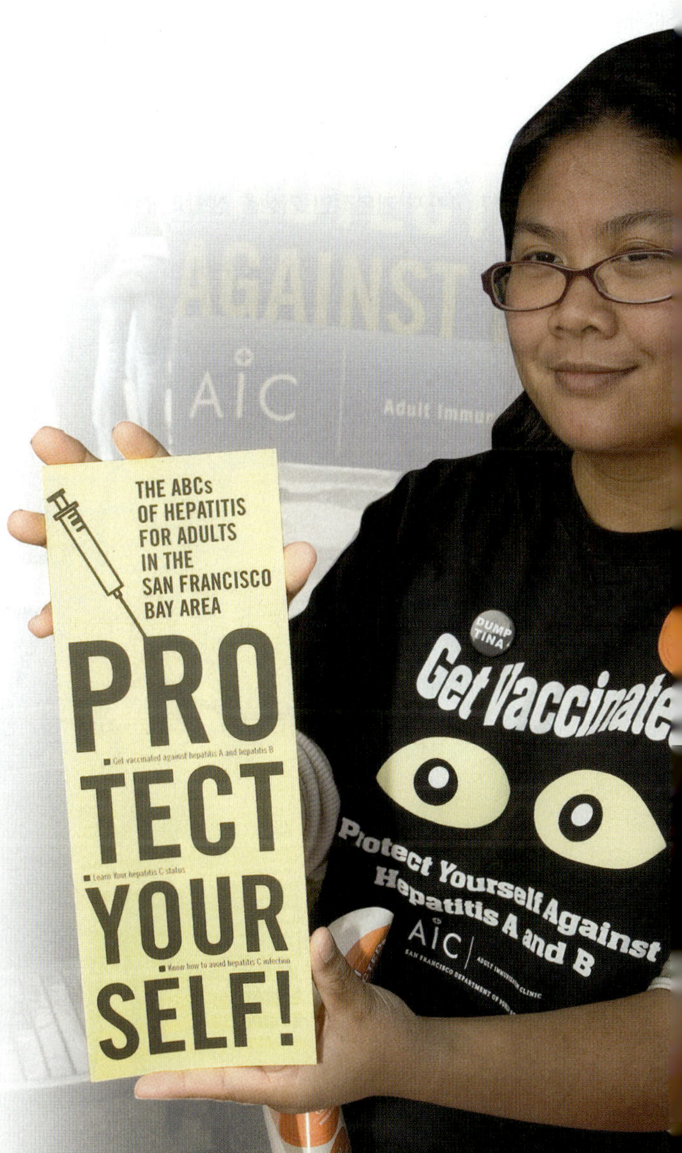

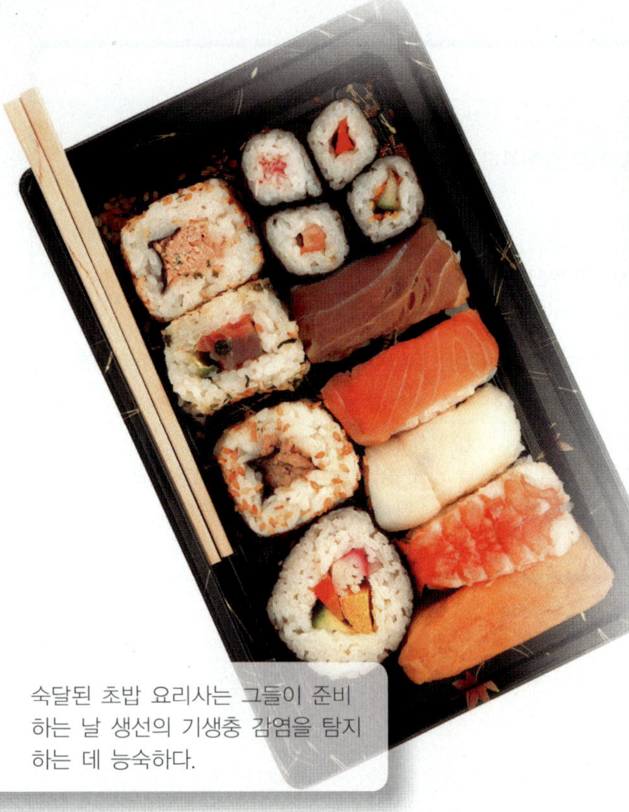

숙달된 초밥 요리사는 그들이 준비하는 날 생선의 기생충 감염을 탐지하는 데 능숙하다.

만, 간에 대한 상해를 예방하거나 경감시킬 수 있다. 2011년 C형 간염 치료를 위한 2종류의 새로운 단백질 분해 효소 저해제가 승인되었다.

20.3 학습 결과—진도 평가

5. 급성 설사의 "중요 질병"에 대한 가능한 감염원, 전파 방식, 독력 인자, 진단 기술, 예방/치료에 대하여 열거하시오.
6. 식중독과 만성 설사 상태에 대한 중요한 특징에 대하여 논의하시오.
7. 충치와 치주병의 2종류 구강 질환의 중요한 특징에 대하여 논의하시오.
8. 이하선염, 위염, 위궤양의 가장 중요한 특징을 확인하시오.
9. 간염의 중요한 유형을 구분하고, 각각의 원인 인자, 전파 방식, 진단 기술, 치료에 대하여 논의하시오.

20.4 기생충에 의하여 유발되는 위장관 질병

인간에 기생하는 기생충은 놀랍도록 다양하며, 간신히 보이는 회충(0.3 mm)부터 커다란 촌충(25 m 길이)까지 범위를 보인다. 4장의 이러한 생물에 대한 입문에서, 우리는 이들을 선충류(nematode; 회충), 흡충류(trematode; 흡충), 촌충류(cestode; 촌충)의 3가지 범주로 나누었으며, 각 집단에 대하여 기본적인 특징에 대하여 논의하였다. 여러분은 계속하기 전에 이 절을 복습하기를 원할 것이다.

이 절에서, 우리는 기생충에 의하여 유발되는 장 질환을 검토한다. 기생충은 이 장의 다른 부분에서 논의된 질병으로 오인할 수 있는 증상을 유발할 수 있지만, 기생충 질병은 보통 기생충에 대한 숙주 반응에서 발생하는 추가적인 증상을 수반한다. 기생충 감염은 보통 호산구라고 하는 과립상 백혈구의 증가를 자극하며, 이는 다세포 기생충을 파괴

그림 20.17 4가지 기본적인 기생충 생활과 전파 주기.

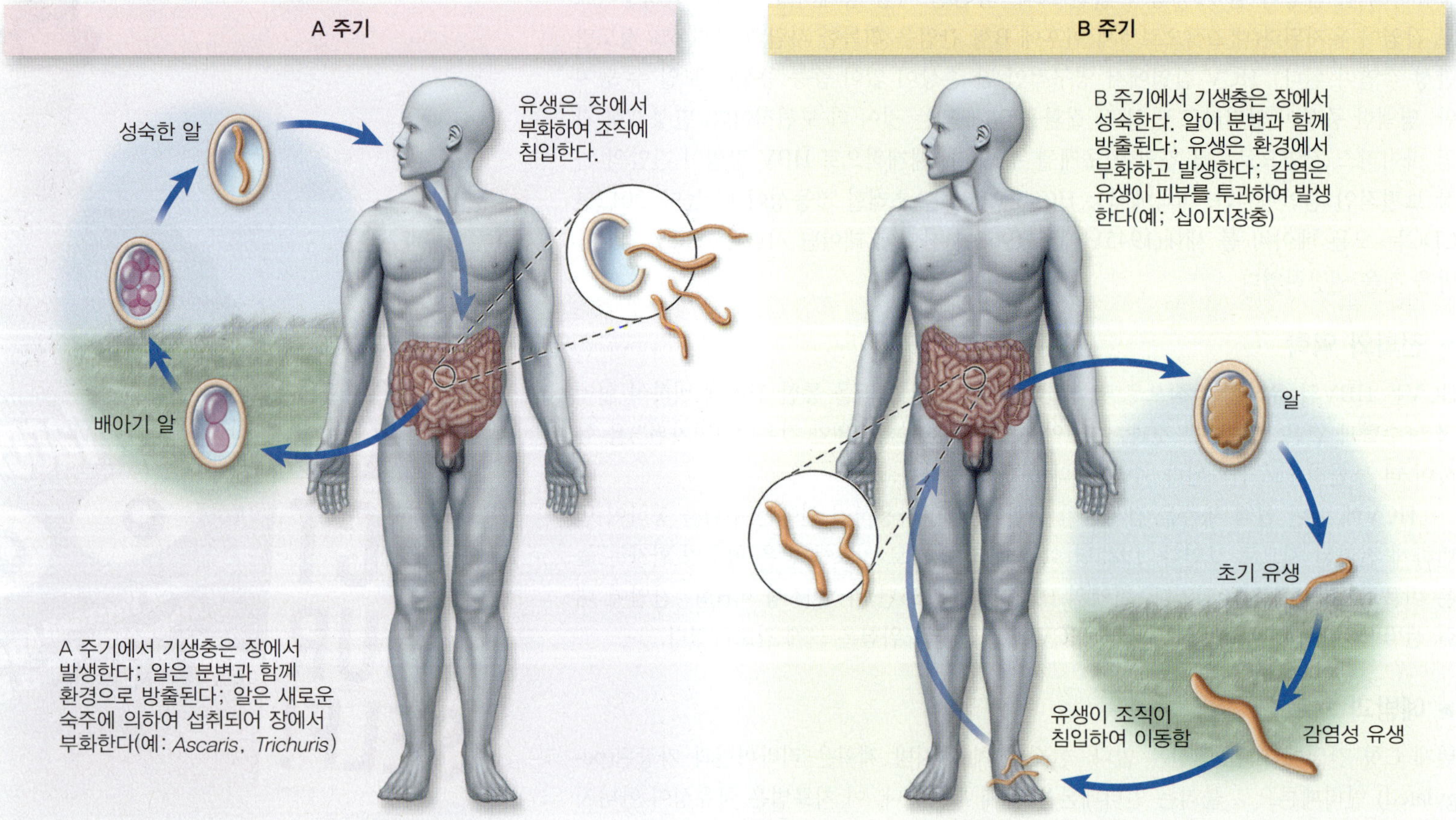

A 주기

성숙한 알

유생은 장에서 부화하여 조직에 침입한다.

배아기 알

A 주기에서 기생충은 장에서 발생한다; 알은 분변과 함께 환경으로 방출된다; 알은 새로운 숙주에 의하여 섭취되어 장에서 부화한다(예: *Ascaris*, *Trichuris*)

B 주기

B 주기에서 기생충은 장에서 성숙한다. 알이 분변과 함께 방출된다; 유생은 환경에서 부화하고 발생한다; 감염은 유생이 피부를 투과하여 발생한다(예; 십이지장충)

알

초기 유생

감염성 유생

유생이 조직이 침입하여 이동함

하는 전문적인 능력을 보유한다. 호산구의 증가는 **호산구 증가증(eosinophilia)**이라고 하는데, 기생충 감염의 현저한 특징이며 혈구 계수에서 탐지될 수 있다. 호산구 증가증과 함께 다음의 증상이 나타나면, 기생충 감염을 의심하여야 한다.

기생충 감염은 분변-구강 경로나 피부의 침투를 통하여 획득될 수 있지만, 대부분의 이러한 생물은 생활의 일부를 장관에서 지낸다. **그림 20.17**은 기생충의 4가지 다른 생활 주기를 보여준다. 기생충은 장에 존재하는데, 그들은 전반적인 장 증상을 생성할 수 있다. 그들의 일부는 장 외부에서 증상을 나타낼 수 있다.

임상적 고려 사항

인간을 괴롭히는(동물도) 기생충 질병에는 다양한 종류가 있다. 이 책에서 모든 것을 설명할 수는 없지만, 2종류의 전형적인 감염을 자세히 설명하고 질병 표에서 몇 가지 더 제공한다.

다음에 우리는 집단으로서 기생충의 진단, 병인과 예방, 치료에 대하여 설명한다. 그리고 가장 중요한 기생충 질병을 강조하고, 다른 질병의 요약으로 끝마친다.

▶ 일반적인 병인과 독력 인자

기생충은 숙주 내에서 생존할 수 있도록 하는 수많은 적응을 가지고 있다. 그들은 섭식을 위하여 조직에 부착할 수 있는 전문화된 구기(입), 조직을 액화하여 침투할 수 있는 효소, 숙주 방어로부터 보호하는 표피와 다른 피복을 가지고 있다. 추가적으로, 그들의 기관계는 음식을 얻고 처리하고, 이동하고, 번식하는 필수적인 부분으로 축소되어 있다. 숙주에서 그들이 초래하는 상해는 자주 침입자에 대한 숙주 방어의 결과이다.

많은 기생충은 일생 동안에 하나 이상의 숙주를 가진다. 이 경우 성체 기생충이 발견되는 숙주를 **최종 숙주(definitive host)**라고 한다(보통 척추동물임). 때로는 실질적인

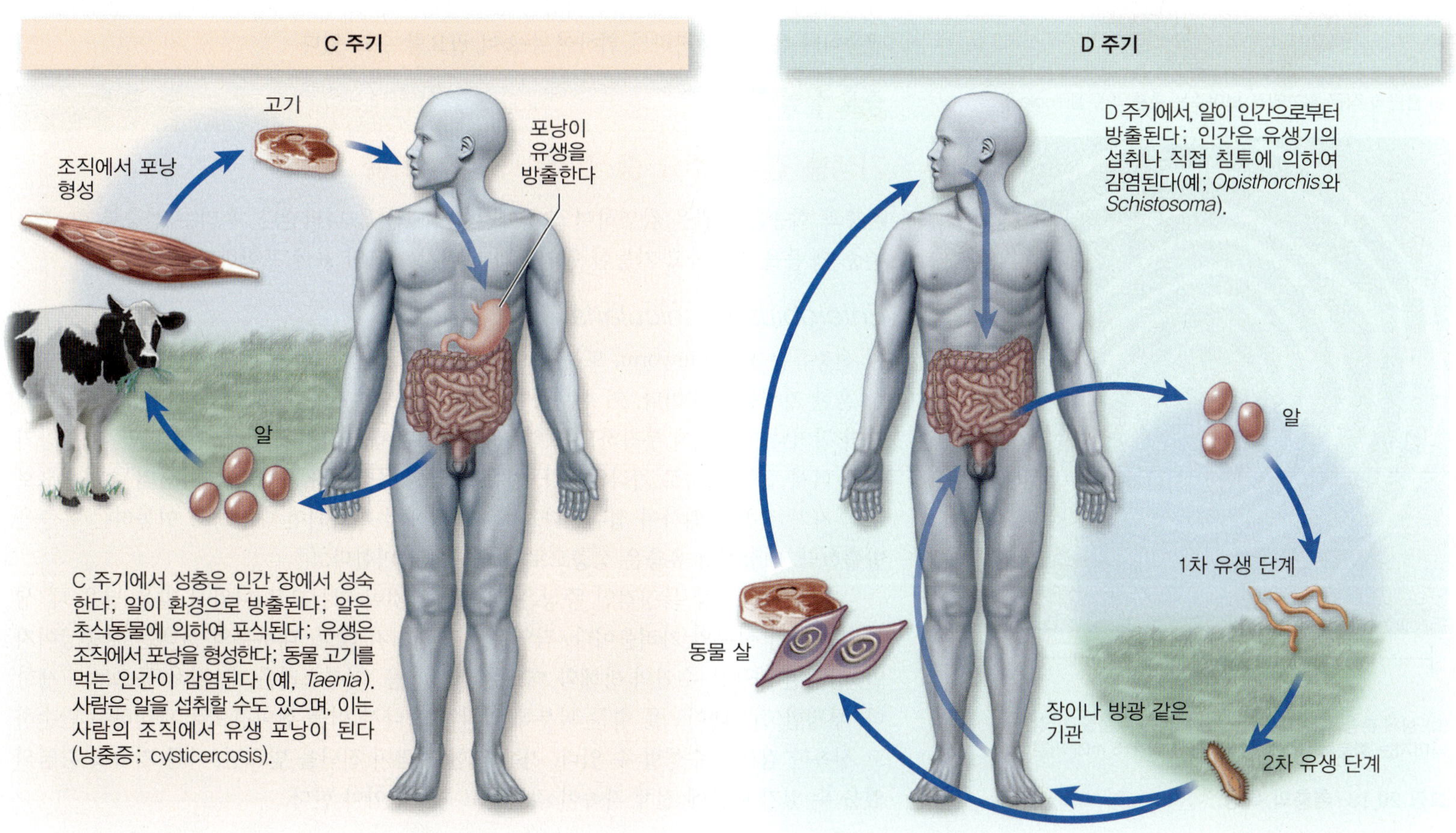

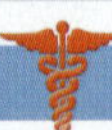

NCLEX® 준비

5. 분변의 피는 다음 어느 것에서 발생할 수 있는가?
   a. *Salmonella* 감염
   b. 로타바이러스 감염
   c. *Clostridium difficile* 감염
   d. *Shigella* 감염
   e. b, c, d
   f. a, c, d

최종 숙주가 기생충이 보통 사용하는 숙주가 아니라 우연한 방관자이다. 인간은 정상적인 최종 숙주가 소, 돼지, 어류인 기생충의 우연한 최종 숙주가 될 수 있다. 기생충의 유충 단계는 중간 숙주에서 나타난다. 인간은 중간 숙주의 역할도 한다. 기생충은 생활 주기 전체를 통하여 중간 숙주를 전혀 필요로 하지 않을 수도 있고 또는 하나 이상의 중간 숙주를 필요로 할 수도 있다.

▶ 일반적인 진단

거의 대부분의 기생충 감염 진단은 유사한 일련의 단계를 따른다. 호산구의 증가를 보여주는 분별 혈구 계수와 기생충 항원에 대한 감수성을 나타내는 혈청 검사는 모두 기생충 감염의 간접적 증거를 제공한다. 여러 해 전의 일이더라도 열대 지방으로 여행한 이력이나 이 지역으로부터 이민 온 것도 도움이 되는데, 이는 일부 흡충과 선충류는 수십 년간 지속될 수 있기 때문이다. 그러나 가장 결정적인 증거는 분변이나 다른 조직에서 알, 유생, 성충을 발견하는 것이다. 기생충은 형태가 매우 독특하여 알을 포함한 모든 단계에서 확실한 동정을 할 수 있다. 그렇지만 모든 질병이 분변에서 쉽게 발견될 수 있는 알이나 유생 단계를 초래하지는 않는다.

▶ 일반적인 예방과 치료

여기에 서술된 기생충 감염에 대해서는 백신이 없다. 감염이 흔한 집단에서, 항기생충약으로 1년에 2회 예방적 치료를 하는 것은 사람을 건강하게 유지시키는 것으로 나타났다.

몇 가지의 유용한 항기생충 약제가 존재하지만, 진핵생물 기생충의 세포 생리는 인간과 닮아서, 기생충에 독성을 가지는 약제는 우리에게도 독성을 띤다. 일부 항기생충 약제는 인간보다 기생충에 더 중요한 대사 과정을 억제한다. 다른 약제는 기생충의 운동을 저해하여 특정한 기관에 위치를 유지하는 것을 방지한다. 일부 기생충은 그들을 치료하기 위하여 사용되는 약제에 내성을 발달하였다는 것에 주목하라. 어떤 사례에서는 기생충이나 유생을 제거하기 위하여 수술이 필요할 수도 있다.

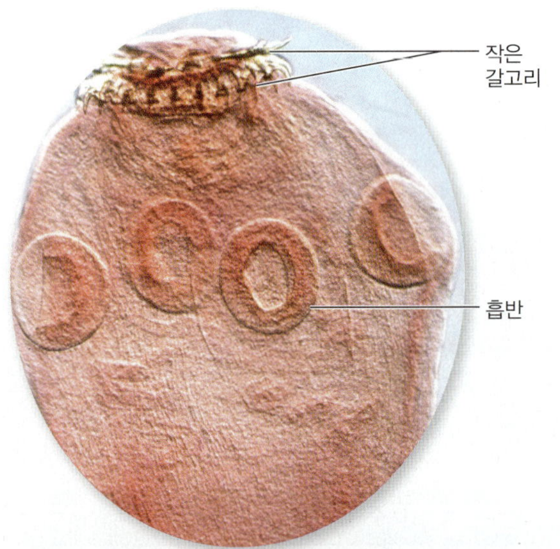

(a) 흡반과 작은 갈고리를 보여주는 촌충의 두절(scolex)

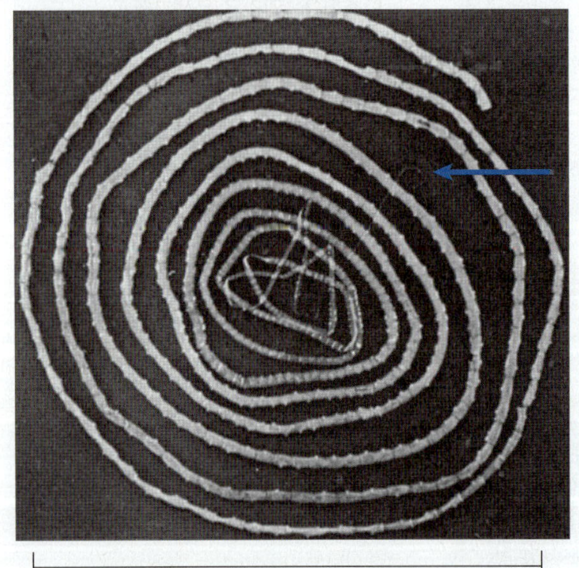

(b) 성체 촌충. 화살표는 간신히 보이는 두절을 가리킨다; 나머지는 횡분체(strobila)이며 총 길이는 5 m에 이른다.

그림 20.18 촌충의 특성.

중요 질병

기생충 감염: 주요 증상으로서 장의 고통

촌충과 회충은 장관을 감염하여 그곳에서 1차 증상을 나타낸다. 우리는 선충류 한 종과 촌충 한 종을 강조하고 가능한 원인체의 나머지는 요약 표에 포함한다.

Enterobius vermicularis

이 선충류는 요충(pinworm, 또는 scatworm)이라고 한다. 이는 온대 지역의 아동에게 가장 흔한 기생충 질병이다. 이 선형동물의 전파는 A 주기이다. 갓 낳은 알은 손톱 아래에 자리 잡거나 매개물에 부착하도록 하는 끈끈한 피복을 가지고 있다. 건조되면 알은 공기 중에 떠서 집안 먼지로 가라앉는다. 알은 오염된 음식이나 음료수와 자신의 손가락으로부터 자기 접종에 의하여 섭취된다. 알은 소장에서 부화되어 대장으로 이동하는 유충을 방출한다. 대장에서 유충은 성충으로 성숙하여 교미한다.

이 상태의 가장 특징적인 증상은 성숙한 암컷이 항문으로 나와서 알을 낳을 때 생기는 현저한 항문의 가려움이다. 감염은 치명적이지 않고, 대부분의 사례는 무증상이지만, 감염된 아동은 수면의 방해와 때로는 메스꺼움, 거북스러운 배, 설사 등으로 고생한다. 투명한 접착테이프를 항문 피부에 압착하고 나서 이를 현미경으로 관찰하는 단순하고 신속한 검사를 수행할 수 있다. 가족의 한 사람이 진단을 받으면, 다른 가족도 감염되었을 수 있기 때문에 전체 가족이 검사받고 치료받아야 한다.

장 고통의 원인이 되는 기타 기생충

편충인 *Trichuris trichiura*는 A 생활주기를 따른다. *Trichuriasis*는 위생이 열악한 열대와 아열대 지방에서 높은 발생률을 나타낸다. 이 감염의 증상은 장점막을 파고들고 구멍을 뚫는 국소적인 장출혈을 포함할 수 있다. 이는 2차 세균 감염의 침입로를 제공할 수 있다. 심한 감염은 이질, 근육의 손실, 직장 탈출을 초래하여 아동에게는 치명적일 수 있다.

Diphyllobothrium latum 촌충은 어류가 중간 숙주이다. 이는 *Taenia solium*처럼 C 주기를 따른다. 이는 오대호, 알래스카, 캐나다에서 흔하다. 인간을 포함한 포유류가 최종 숙주로 작용한다. 장에서 발생하며 장기적인 증상을 초래할 수 있다. 이는 초밥과 생선회 같은 연어로 만든 날 음식에서 전파될 수 있다.

Hymenolepis 종은 작은 촌충이며 세계적으로 사람에게 가장 흔한 촌충 감염을 일으킨다. *Hymenolepis* 종은 C 주기를 따른다. *Hymenolepis nana*는 길이가 15~40 mm 밖에 되지 않아서 난쟁이 촌충이라고 하며, *H. diminuta*는 쥐 촌충이라고 하며 성체의 길이가 보통 20~60 cm이다.

질병 표 20.9 장의 고통

원인 생물	*Enterobius vermicularis* (요충)	*Trichuris trichiura* (편충)	*Diphyllobothrium latum* (어류 촌충)	*Hymenolepis nana*, *H. diminuta*
전파의 가장 보편적인 방식	A 주기: 매개체(음식, 물), 매개물, 자기 접종	A 주기: 매개체(토양), 분변–구강	C 주기: 매개체(해산물)	C 주기: 매개체 (곤충 섭취), 분변–구강
독력 인자	–	파고들기와 침습성	바타민 B_{12} 사용	–
배양/진단	접착성 테입 + 현미경	혈구 계수, 혈청학, 알 또는 기생충 탐지	혈구 계수, 혈청학, 알 또는 기생충 탐지	혈구 계수, 혈청학, 알 또는 기생충 탐지
예방	위생	위생, 하수 처리	고기 요리	위생 환경
치료	메벤다졸, 피페라진	메벤다졸	프라지퀀텔	프라지퀀텔
현저한 특징	미국에서 흔함	인간이 유일한 숙주	커다란 촌충; 빈혈	가장 보편적인 촌충 감염
역학적 특징	미국: 아동의 이환율, 0.2~20%; 남부에서 높음	미국: 이환율 약 0.1%; 국제적: 아시아, 아프리카, 카리브 해 연안, 중남미에서 이환율 80%까지	전 세계적으로 2천만 명 감염	미국: 이환율 약 0.4%; 국제적: 가장 이환율이 높은 촌충 감염

기생충 감염: 이동성 증상에 수반되는 장통

다양한 집단의 기생충이 유충이나 난(알)으로 신체로 침입하여 장에서 성충 단계로 성숙하며, 순환계와 림프계로 이동하여 심장과 폐로 이동하며, 호흡수를 따라 목까지 올라가서 삼켜진다. 이 여정은 그들이 서식하는 장관의 성충으로 되돌아간다. 이러한 모든 상태는 소화관에 증상을 유발하는 것에 추가하여 이동 경로를 따라 염증 반응을 유발하여, 호산구 증가증과 폐 단계에서는 폐렴을 초래한다. 이러한 유형의 예는 **질병 표 20.10**에 있다.

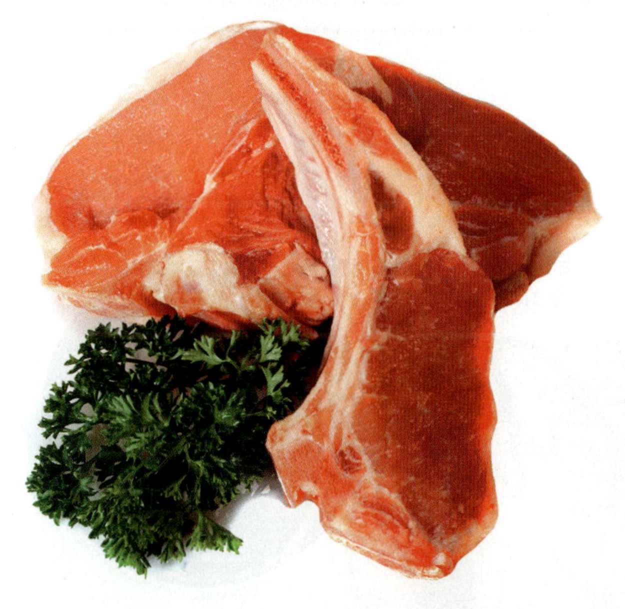

낭충증

*Taenia solium*은 촌충이다. 성체 기생충은 길이가 약 5 m이며, 장에 부착하기 위해 작은 갈고리와 흡반을 가지고 있다**(그림 20.19)**. 이 기생충은 그림 20.7의 C 주기를 따르며, 인간은 기생충 알을 포함한 동물 살을 먹거나 기생충 자체를 먹어서 감염된다.

질병 표 20.10 장 고통과 이동성 증상

원인 생물	*Toxocara* 종	*Ascaris lumbricoides* (장 회충)	*Necator americanus*, *Ancylostoma duodenale* (십이지장충)
전파의 가장 보편적인 방식	A 주기; 개 또는 고양이 분변	A 주기: 매개체(토양/ 분변-구강), 매개물, 자가 접종	B 주기: 매개체(토양); 매개물
독력 인자	-	과민증의 유도, 성체 기생충 이동, 복부 폐색	과민증의 유도, 성체 기생충 이동, 복부 폐색
배양/진단	혈구 계수, 혈청학, 알 또는 기생충 탐지	혈구 계수, 혈청학, 알 또는 기생충 탐지	혈구 계수, 혈청학, 알 또는 기생충 탐지
예방	위생	위생	하수 처리
치료	알벤다졸	알벤다졸	알벤다졸
현저한 특징	이동 증상 또는 눈을 멀게 함	대부분의 사례는 경증, 알아차리지 못함	피부 침투, 중증의 장 증상
역학적 특징	미국에서 거의 100%의 새로 태어난 강아지가 감염됨; 미국에서 사람의 14%가 감염	국제적: 25%까지의 이환율, 매년 8만~10만 명이 사망	미국: 남동부에서 1900년대 초반까지 널리 퍼졌음; 국제적: 8억 명이 감염

질병 표 20.11 낭미충증

원인 생물	*Taenia solium* (돼지 촌충)
전파의 가장 보편적인 방식	C 주기: 매개체(돼지), 분변-구강
독력 인자	-
배양/진단	혈구 계수, 혈청학, 알 또는 기생충 탐지
예방	고기의 요리, 돼지 분변의 회피
치료	프라지퀀텔
현저한 특징	돼지고기에 포함된 유충을 섭취하면 장 촌충에 감염된다; 알(분변-구강 경로)의 섭취는 낭미충증을 유발하며, 이는 새로운 숙주 조직에 내포된 유충 낭포이다.
역학적 특징	미국: 방치된 기생충 감염으로 간주됨; 발작의 보편적인 원인; 국제적: 라틴아메리카와 아시아에서 매우 흔함

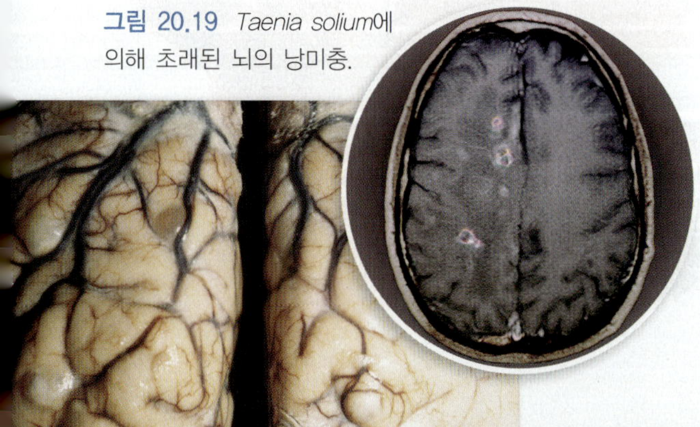
그림 20.19 *Taenia solium*에 의해 초래된 뇌의 낭미충.

T. solium(돼지 촌충)에 의하여 유발되는 질병은 전 세계적으로 분포하지만, 인간이 돼지와 가까이 살거나 덜 익은 돼지고기를 먹는 곳에 주로 집중되어 있다. 돼지에서 알은 소장에서 부화되고 방출된 유충은 전체 기관으로 이동한다. 결국 근육에서 포낭을 형성하고, 인간에게 감염 단계인 어린 촌충인 **낭미충**(cysticerci)이 된다. 인간이 돼지고기에 살아 있는 낭미충을 섭취하면, 외피는 소화되고 생물은 장으로 분출되고, 그곳에서 두절에 의하여 단단히 부착되고 성체 촌충으로 발생한다. *T. solium* 감염은 다른 형태로 감염된 고기가 아니라 촌충 알을 섭취할 때에도 발생한다. 그러면 장의 촌충 대신에 인간이 포낭 형성된 유충 또는 낭미충의 숙주가 되어 **낭충증(cysticercosis)**이라고 하는 상태를 초래하는데, 이는 미국에서 방치되고 있는 5가지 기생충 감염(neglected parasitic infection, NPI) 중 하나이다(이 장의 "병원 내부 사정" 참조). 낭충증은 미국에서 거주하는 라틴계의 수만 명이 감염된 것으로 추정되지만, 미국 의사들이 이를 찾는 것을 몰라서 인지되지 않는 경우가 종종 있다. 이러한 상태의 가장 심한 형태는 신경낭충증이라고 하는 유충이 뇌에서 포낭을 형성하는 경우이다. 이는 미국의 일부 도시에서 응급실을 방문하는 발작의 10%의 원인이 된다.

주혈흡충증: 간 질환

간이 붓거나 기능 부전이 호산구증가증을 수반하면, **주혈흡충증(schistosomiasis)**을 의심해야 한다. 주혈흡충증은 수천 년 동안 사람을 괴롭혀 왔다. 여기에 서술된 이 질병은 *Schistosoma mansoni* 또는 *S. japonicum* 같은 주혈흡충류에 의하여 유발되는데, 둘은 형태적·지리적으로 독특하지만 유사한 생활 주기, 전파 방식, 일반적인 질병의 발현을 공유한다. 이는 온전한 피부를 침범할 수 있는 몇 안 되는 감염성 병원체 중 하나이다.

*Schistosoma haematobium*라고 하는 다른 종은 방광에 질병을 초래한다.

▶ 징후와 증상

만성 감염과 연관된 가장 중증의 결과는 간비대, 간질환, 비종(비장비대)이다. 이따금 기생충의 알이 중추신경계와 심장으로 운반되어, 중증의 육아종병 반응을 생성한다. 성체 주혈흡충은 수년간 생존할 수 있으며, 면역 방어를 교묘히 피하여 만성 고통을 초래한다.

▶ 원인 인자

주혈흡충(schistosome)은 흡충(trematodes 또는 fluke)이지만(4장 참조), 평평하기보다는 원통형에 가깝다**(그림 20.20)**. 이들은 종종 blood fluke로도 불린다. 인간은 주혈흡충에 대한 최종 숙주이며, 달팽이는 중간 숙주이다.

▶ 병인과 독력 인자

주혈흡충은 실로 현명하다. 일단 숙주 내부로 들어가면, 주혈흡충은 외부 표면을 숙주 혈류의 단백질로 피복하여, 근본적으로 숙주 방어 체계로부터 자신을 완전히 가린다. 이 피복은 표면 항원성을 감소시키고 숙주 내부에 영원히 잔류할 수 있도록 한다.

▶ 전파와 역학

주혈흡충의 생활 주기는 D형이며, 매우 복잡하다(그림 20.20). 주기는 감염된 인간이 경작된 밭이나 연못에 알을 방출하면서 시작되는데, 이는 배설물이나 배변에 의한 의도적인 시비이거나 물에 직접 소변을 보는 형태이다.

주혈흡충증은 아프리카, 남미, 중동, 극동 지역에 위치한 74개 국가에서 풍토병이다. 비뇨관 질병을 포함한 주혈흡충증은 말라리아에 이어 두 번째로 현저한 기생충 질병이며, 전 세계적으로 약 2억 명의 사람이 감염되어 있다.

질병 표 20.12	주혈흡충증 간 질병
원인 생물	*Schistosoma mansoni, S. japonicum*
전파의 가장 보편적인 방식	D 주기: 매개체(오염된 물)
독력 인자	항원성 은폐
배양/진단	분변에서 알의 확인, 내시경에 의한 장 상처 탐지
예방	오염된 매개체의 회피
치료	프라지퀀텔
현저한 특징	피부의 침투, 장 혈관에 은폐, 간 손상
역학적 특징	국제적: 이 종들과 비뇨기 주혈흡충에 의하여 매년 2억3천만 명의 새로운 감염이 발생

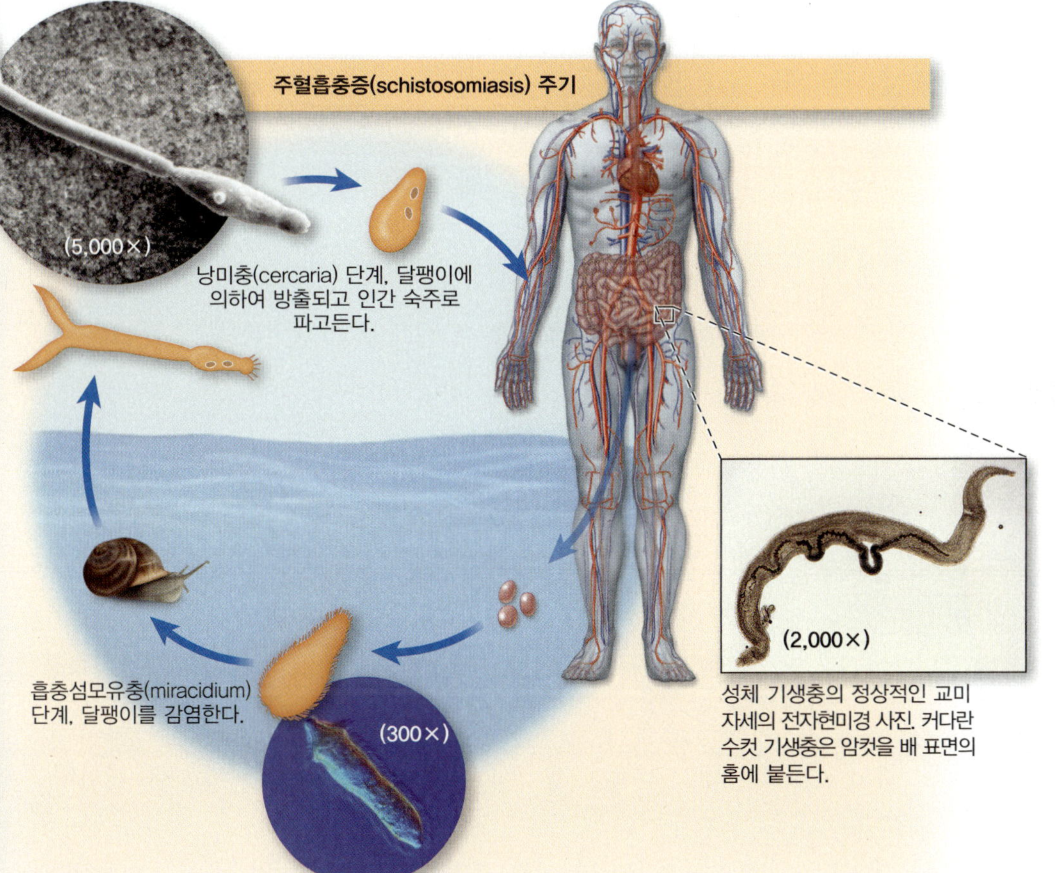

그림 20.20 *Schistosoma* 생활 주기의 단계.

20.4 학습 결과—진도 평가

10. 기생충 감염에서 나타나는 일부 현저한 특징과 공통성에 대하여 서술하시오.
11. 주로 장 증상을 유발하는 4종류 기생충을 나열하고, 그들이 거치는 생활 주기와 각각에 대하여 하나씩의 독특한 사실을 확인하시오.
12. "낭충증(cysticercosis)은 미국에서 진단이 내려지지 않았다."라는 문장에 대한 원인과 결과를 설명하시오.

임상 사례 결론

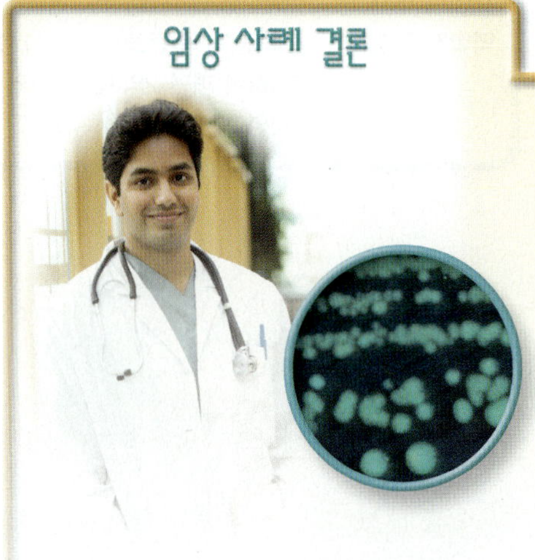

적리(shigellosis)는 *Shigella*라고 하는 세균 집단에 의하여 유발된다. *Shigella* 증상은 발열, 복통, 피가 있기도 한 설사를 포함한다. 적리를 가진 일부 사람은 무증상이다. 입원을 요하는 병은 흔치 않으며, 대부분의 사람은 치료하지 않아도 1주일 이내에 회복된다. 그러나 1유형 *Shigella dysenteriae*는 개발도상국에서 죽음에 이르게 하는 풍토병을 유발한다.

적리는 세균을 보유하는 사람과 직접적인 접촉을 통하여 전파된다. 불충분한 위생이 종종 요인이다. *Shigella*는 오염된 음식과 물에서 발견된다. 적절한 식품의 처리는 적리를 예방할 수 있으며, 자주 손을 씻는 것, 특히 화장실에 다녀온 이후에 씻는 것이 중요하다. 이 장 임상 사례에서 *Shigella*로 진단받은 환자인 Peter는 화장실에 다녀온 후 손을 씻지 않은 감염된 사람과 접촉했거나 가족 중 아무도 아프지 않았지만, 오염된 음식에 노출되었을 수 있다.

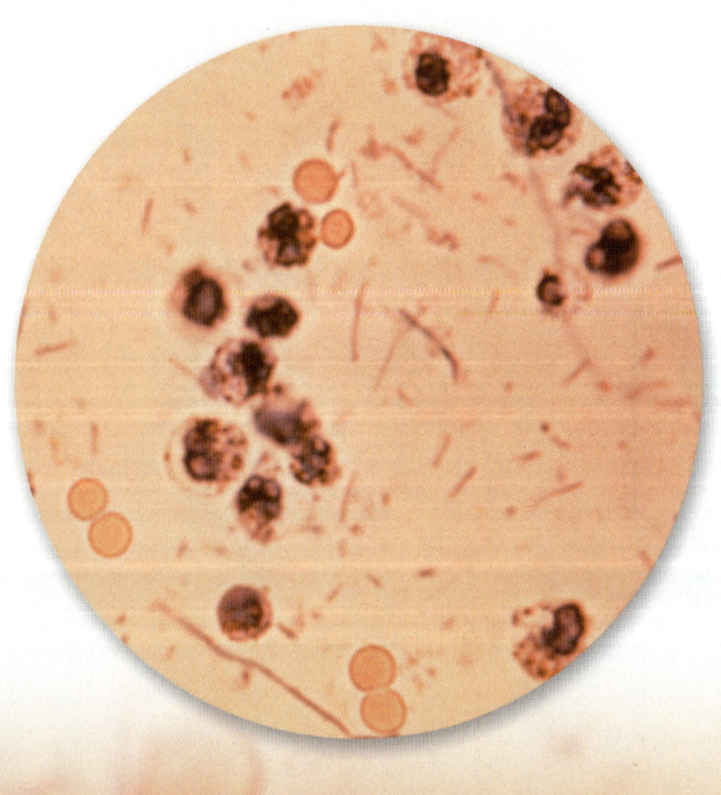

▶ 질병 표 개괄

분류학적 조직 GI 관의 질병을 유발하는 미생물

미생물	발음	질병 표의 위치
그램양성 내생포자 형성 세균		
Clostridium difficile	klos-trid″-ee-um dif″-i-sil	급성 설사, p. 572
Clostridium perfringens	klos-trid″-ee-um purr-frinj′-unz	식중독, p. 575
Bacillus cereus	buh-sill′-us seer′-ee-uhs	식중독, p. 575
그램양성 세균		
Streptococcus mutans	strep″-tuh-kok′-us mew′-tans	충치, p. 580
Streptococcus sobrinus	strep″-tuh-kok′-us so-brin′-us	충치, p. 580
Staphylococcus aureus	staf″-uh-lo-kok′-us are′-ee-us	식중독, p. 575
Scardovia wiggsiae	skar-doh″-vee-uh′ wig′-zee-ay	충치, p. 580
그램음성 세균		
Campylobacter jejuni	cam″-plo-bac′-ter juh-june′-ee	급성 설사, p. 572
Helicobacter pylori	heel″-i-coe-back′-tur pie-lor′-ee	위염/위궤양, p. 584
시가 독소 생산 *Escherichia coli*	esh′-shur-eesh″ ee -uh-col′-eye	급성 설사 + 용혈성 증후군, p. 572
기타 *E. coli*		급성 설사, p. 572 만성 설사, p. 579
Salmonella	sal′-muh-nel″-luh	급성 설사, p. 572
Shigella	shi-gel′-luh	급성 설사, p. 572
Vibrio cholerae	vib′-ree-oh col′-er-ee	급성 설사, p. 572
Yersinia enterocolitica and *Y. pseudotuberculosis*	yur-sin′-ee-ah en-ter-oh-coe-lit′-i-cuh, yur-sin′-ee-ah soo′-doh-tuh-bur′-cue-loh″ sis	급성 설사, p. 572
Tannerella forsythia, Aggregatibacter actinomycetemcomitans, Porphyromonas gingivalis, Treponema vincentii, Prevotella intermedia, Fusobacterium	tan-er-rel′-ah for-sye′-thee-ah, ag-gruh-ga″-ti-bac′-tur ack-tin′-oh-my-see″-tem-cah′-mi-tans, por-fuhr′-oh-moan″-as jin-ji-vall′-is, trep′-oh-nee-ma vin-cen′-tee-eye, prev′-oh-tell-ah in-ter-meed′-ee-ah, few′-zo-bac-teer′-ee′-um	치주 질환, p. 581
DNA 바이러스		
B 형 간염 바이러스	hep-uh-tie′-tis B vie′-russ	간염, p. 587
RNA 바이러스		
A 형 간염 바이러스	hep-uh-tie′-tis A vie′-russ	간염, p. 587
C 형 간염 바이러스	hep-uh-tie′-tis C vie′-russ	간염, p. 587
E 형 간염 바이러스	hep-uh-tie′-tis E vie′-russ	간염, p. 587
이하선염 바이러스	mumps vie′-russ	이하선염, p. 582
로타바이러스	ro′-ta-vie′-russ	급성 설사, p. 572
노로바이러스	no″-row-vie′-russ	급성 설사, p. 572
원생동물		
Entamoeba histolytica	en″-tah-mee′-ba his″-toh-lit′-ih-kuh	만성 설사, p. 579
Cryptosporidium	crip′-toe-spor-id″-ee-um	급성 설사, p. 572
Cyclospora	Sie″-clo-spor′-ah	만성 설사, p. 579
Giardia lamblia	jee-ar′-dee–ah lam′-blee-ah	만성 설사, p. 579
기생충–선충류		
Ascaris lumbricoides	a-scare′-is lum′-bri-coi″-dees	장 통증 + 이동성 증상, p. 592
Enterobius vermicularis	en′-ter-oh″-bee-us ver-mick″-u-lar′-is	장 통증, p. 591
Trichuris trichiura	tri-cur′-is trick-ee-ur′-ah	장 통증, p. 591
Necator americanus, Ancylostoma duodenale	neh-cay′-ter a-mer′-i-can″-us, an′-sy-lo-sto″-mah dew-ah′-den-al″-ee	장 통증 + 이동성 증상, p. 592
Toxocara species	tox′-uh-kair″-uh	장 통증 + 이동성 증상, p. 592
기생충–촌충류		
Hymenolepis	hie′-men-oh″-lep-is	장 통증, p. 591
Taenia solium	te′-ne-ah so′-lee-um	낭미충증, p. 592
Diphyllobothrium latum	dif′-oh-lo-both″-ree-um lah′-tum	장 통증, p. 591
기생충–흡충류		
Schistosoma mansoni, S. japonicum	shis′-toh-so-my″-a-sis man-sohn″-ee, ja-pawn′-i-cum	기생충성 간 질환, p. 593

병원 내부 사정

바로 여기가 집이다: 방치된 기생충 감염

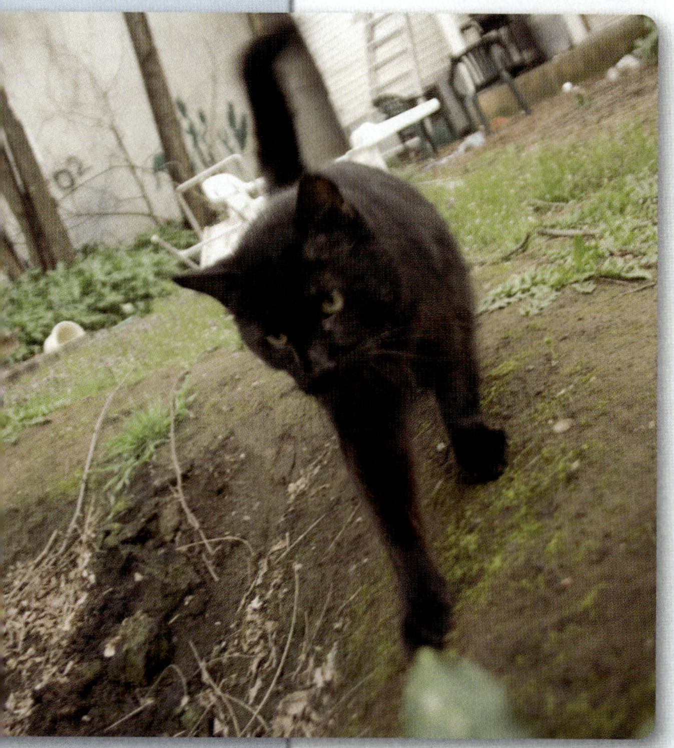

이 장에서는 기생충을 포함한 다양한 불쾌한 감염에 대하여 제시하였다. 예를 들어 여러분에게 세계 인구의 1/4이 장의 회충으로 감염되었다는 것은 놀라운 일로 다가갈 수 있다. 또는 원생동물과 기생충 감염이 미국에서 비교적 드물다는 것으로 확신하여 편하게 느낄 수도 있다.

그것은 잘못이다. CDC는 5가지의 미국에서 방치된 기생충 감염(neglected parasitic infections, NPI)에 대하여 캠페인을 시작하였다. 5가지 NPI는 다음과 같다.

- 샤가스 병(Chagas disease)—*Trypanosoma cruzi*에 의하여 유발되는 트리파노소마 질병(18장)
- 신경낭미충증(neurocysticercosis)—*Taenia solium* 촌충에 의하여 유발(20장)
- 톡소카라증(toxocariasis)—조직을 통하여 이동하는 기생충에 의하여 유발되고 눈을 멀게 할 수 있음(20장)
- 톡소플라스마증(toxoplasmosis)—미국에서 6천만 명이 감염된 원생동물(17장)
- 트리코모나스증(trichomoniasis)—생식관의 원생동물 감염이며 감염된 사람을 HIV와 같은 다른 성병에 대하여 더 취약하게 함. 감염된 산모의 조산을 유발함(21장)

이러한 질병은 누구에게나 영향을 미칠 수 있지만, 미국에서는 가난한 지역의 거주자와 질병이 유행하는 국가에서 이민 온 사람들에서 나타날 가능성이 높다. 이들은 또한 의료에 접근하기 어려운 사람들이다. 이러한 상황의 결과로 감염률을 추정하기가 어렵지만, 새로운 시도가 시작되었다.

CDC의 몇 가지 적절한 통계는 다음과 같다:

- 신경낭미충증은 미국의 일부 지역에서 단 하나의 가장 흔한 감염의 원인이다.
- 톡소카라증은 개와 고양이 회충에 의하여 유발된다. 미국 인구의 14%까지 노출되었다. 매년 70명 정도가 이 감염에 의하여 눈이 멀게된다.
- 미국에서 현재 30만 명이 샤가스 병을 유발하는 원생동물로 감염되어 있다.
- 미국에서 현재 3백70만 명이 트리코모나스에 감염되어 있다.

이제는 이러한 감염이 "다른 사람들의 문제"라고 생각하는 것을 그만둘 때가 되었다.

위장관계에 영향을 미치는 감염성 질병

낭미충증

Taenia solium

충치

Streptococcus mutans
Streptococcus sobrinus
Scardovia wiggsiae
기타 세균

치주염과 괴사성 궤양성 질병

Tannerella forsythia
Aggregatibacter actinomycetemcomitans
Porphyromonas gingivalis
Treponema vincentii
Prevotella intermedia
Fusobacterium

주혈흡충증

Schistosoma mansoni
Schistosoma japonicum

간염

A형 또는 E형 간염
B형 또는 C형 간염

장과 이동성 증상을 보이는 기생충 감염

Ascaris lumbricoides
Necator americanus
Ancylostoma duodenale
Toxocara species

이하선염

이하선염 바이러스

위염과 위궤양

Helicobacter pylori

급성 설사

Salmonella
Shigella
시가 독소 생산 *E. coli*
기타 *E. coli*
Campylobacter
Yersinia enterocolitica
Yersinia pseudotuberculosis
Clostridium difficile
Vibrio cholerae
Cryptosporidium
로타바이러스
노로바이러스

만성 설사

EAEC
Cyclospora cayetanensis
Giardia lamblia
Entamoeba histolytica

식중독

Staphylococcus aureus
Bacillus cereus
Clostridium perfringens

장 통증을 유발하는 관 감염

Trichuris trichiura
Enterobius vermicularis
Diphyllobothrium latum

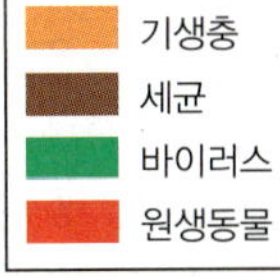

그림 20.21 질병과 원인 생물 요약

요약

20.1 위장관과 위장관의 방어

- GI 관은 미생물의 부하가 매우 많으며, 하루에 수백만의 새로운 미생물을 만난다. 위장관에는 미생물 침입에 대하여 중요한 기계적·화학적·항균적 방어가 있다.

20.2 위장관의 정상균

- 세균은 위장관의 중요한 모든 8군데 영역에 많이 존재한다. 심지어 매우 산성인 위에도 집락을 형성한다.

20.3 미생물(비기생충)에 의하여 유발되는 위장관 질병

- **급성 설사**: 미국에서 급성 설사의 1/3은 오염된 식품에 의하여 전파된다.
  - *Salmonella*: 위장관 질병을 유발하는 *Salmonella* 종은 주요한 표면 항원에 따라 많은 혈청형으로 구분된다.
  - *Shigella*: 빈번한 물 설사, 혈변, 발열과 종종 강렬한 복통. *Shigella dysenteriae*는 시가 독소라고 하는 열에 약한 외독소를 생산한다.
  - 시가 독소 생산 *E. coli* (STEC): 이 집단은 용혈성 요독 증후군과 다른 쇠약하게 하는 효과를 유발하는 *E. coli* O157:H7과 다른 독력 균주를 포함한다.
  - 기타 *E. coli*: 장독소생산 *E. coli*(여행자 설사), 장침투성 *E. coli*, 장병원성 *E. coli*, 확산 흡착성 *E. coli*, 장응집성 *E. coli* 또한 설사를 초래한다.
  - *Campylobacter*: 빈번한 물 똥, 발열, 구토, 두통, 심한 복통. 감염은 드물게 길랑-바레 증후군이라고 하는 중증의 신경근 마비를 초래할 수 있다.
  - *Yersinia* 종: *Y. enterocolitica*와 *Y. pseudotuberculosis* 모두 음식과 음료수 오염을 통한 GI 관 질병의 병원체이다.
  - *Clostridium difficile*: 위막성 대장염(항생제 연관 대장염), 광범위 항생제에 의하여 촉진된다.
  - *Vibrio cholerae*: 분비성 설사와 심각한 액체 손실은 48시간 이내에 사망을 초래할 수 있다.
  - *Cryptosporidium*: 포유류, 조류, 파충류를 감염시키는 장의 수인성 원생동물.
  - 로타바이러스: 모든 사례의 50%를 차지하는, 설사에 의한 이환율과 사망률의 주요한 바이러스 병원체.
  - 노로바이러스: 미국에서 식중독에 의한 입원의 두 번째로 흔한 병원체.
- **식중독**: 미리 생성된 독소에 의하여 유발되는 장 증상. *Staphylococcus aureus*, *Bacillus cereus*, *Clostridium perfringens*에 의하여 가장 자주 유발된다.
- **만성 설사**: 가장 자주 장응집성 *E. coli* (EAEC) 또는 원생동물인 *Cyclospora cayetanensis* 또는 *Entamoeba histolytica*에 의하여 유발된다.
- **치아와 치은(잇몸) 감염**
  - 충치: 알파 용혈 *Streptococcus mutans*가 주된 원인이다.
  - **치주 질병**: 혐기성 세균인 *Tannerella forsythia*, *Aggregatibacter actinomycetemcomitans*, *Porphyromonas*, *Fusobacterium*과 스피로헤타 종이 원인 병원체이다.
- **이하선염**: *Paramyxovirus* 속의 외피보유 단일 가닥 RNA 바이러스(이하선염 바이러스)에 의하여 유발된다.

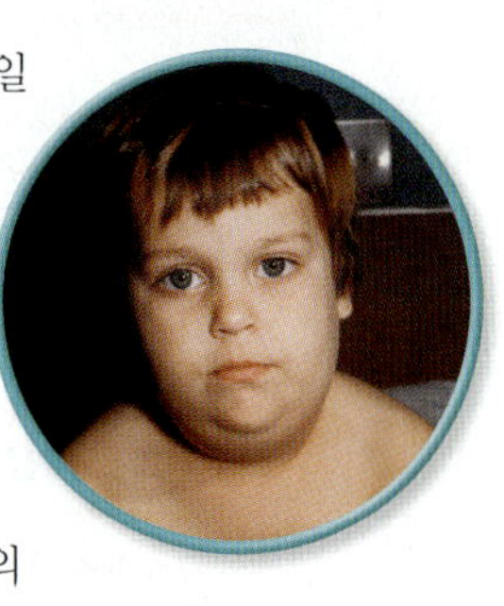

- **위염과 위궤양**: 곡선의 그램음성 간균인 *Helicobacter pylori*가 원인 병원체이다.
- **간염**: 간세포의 괴사와 간을 부풀게 하고 파괴하는 단핵구 반응이 유발하는 황달로 눈에 띄는 염증성 질병. 다양한 바이러스에 의해서 유발될 수 있다.
  - A형 간염 바이러스(HAV): 독력이 약한 외피 비보유 단일 가닥 RNA 장바이러스. 분변-구강 경로를 통하여 전파된다. 불활성화 백신이 가용하다.
  - B형 간염 바이러스(HBV): *Hepadnaviridae* 과의 외피보유 DNA 바이러스. 매우 심각하여 생명을 위협할 수도 있다. 일부 환자는 괴사, 경변, 또는 간암의 형태로 만성 간질환을 발달한다. 혈액이나 다른 체액에 의하여 전파된다. 바이러스는 의료인의 감염의 주요한 염려이다.
  - C형 간염 바이러스(HCV): *Flaviviridae* 과의 RNA 바이러스. B형 간염과 특징을 공유하지만 만성이 될 가능성이 훨씬 높다. 다른 체액에 비하여 혈액에 의하여 가장 보편적으로 전파된다.

20.4 기생충에 의하여 유발되는 위장관 질병

- **기생충 감염: 주요 증상으로서 장 통증**
  - *Enterobius vermicularis*: "요충"; 온대 지방 아동에게 가장 흔한 기생충 질병. 치명적이 아니며 대부분의 사례는 무증상이다.
- **기생충 감염: 이동성 증상을 수반하는 장 통증**: 장 회충은 분변-구강 경로에 의하여 획득된다. *Ascaris lumbricoides*는 GI 관을 막거나 GI 관을 떠나서 신체 전체로 이동한다. 십이지장충으로 알려진 2종의 *Necator americanus*와 *Anclyostoma duodenale*는 온전한 피부를 침투하여 혈관을 통하여 폐를 거쳐서 GI 관으로 이동한다.
- **낭충증**: 유생 촌충 포낭이 뇌와 다른 조직에 내재되며, 종종 발작을 일으킨다.
- **주혈흡충증: 간질환**: 장의 주혈흡충증은 혈액 흡충인 *Schistosoma mansoni*와 *S. japonicum*에 의하여 초래된다. 증상에는 발열, 오한, 설사, 간질환과 비장 질환이 포함된다.

선다형 문제 Bloom의 1, 2단계: 기억, 이해

보기에서 맞는 답을 선택하시오.

1. 다음 중 어느 것이 전형적인 GI 관 내부의 감염에 대한 방어로 간주되지 않는가?
   a. 세포의 케라틴 층
   b. 점액 피복
   c. 분비성 IgA
   d. 세포의 연속적인 통과
2. 위궤양은 무엇에 의하여 유발되는가?
   a. *Treponema vincentii*
   b. *Prevotella intermedia*
   c. *Helicobacter pylori*
   d. 위 모두 옳다.
3. GI 관의 정상균은 어디에서 가장 다양한가?
   a. 인두
   b. 위
   c. 소장
   d. 대장
4. 길랭-바레 증후군과 연관된 미생물은 무엇인가?
   a. *E. coli*
   b. *Salmonella*
   c. *Campylobacter*
   d. *Shigella*

비판적 사고 Bloom의 3, 4, 5단계: 적용, 분석, 평가

비판적 사고는 사실과 개념을 이용하여 추론하고 문제를 해결하는 능력이다. 이러한 문제는 다양한 각도에서 접근될 수 있으며, 대부분의 경우 하나만의 옳은 답을 가지지는 않는다.

1. GI 관의 정상균은 질병을 유발하는 많은 미생물을 포함하는 것으로 보인다. 이는 만약 그들이 정상이라면, 그들은 왜 병원체로 간주되는가? 이들이 병원체라면, 그들은 왜 정상으로 간주되는가?
2. *E. coli*에서 발견되는 시가 독소가 왜 *Shigella*에서 유래하였다고 생각되는가? 그 반대는 아닌가?
3. *Staphylococcus aureus*로 오염된 음식을 가열하는 것이 연관된 식중독의 방지를 보증하지 않는가?
4. 기생충 질병의 전파를 방지하거나 완화시킬 수 있는 방법들에는 무엇이 있는가?
5. 어떤 집단의 구성원이 C형 간염의 가장 위험군인가? 그 이유는?

시각적 연결 Bloom의 5단계: 평가

이 질문은 이전의 영상을 새로운 개념과 연결시킨다.

1. **11장 그림 11.3b.** 이 그림의 미생물이 시가 독소 생산 *E. coli*라고 잠시 상상하시오. 이 감염을 가진 환자를 강력한 항생제로 치료하지 않는 하나의 이유는 무엇인가?

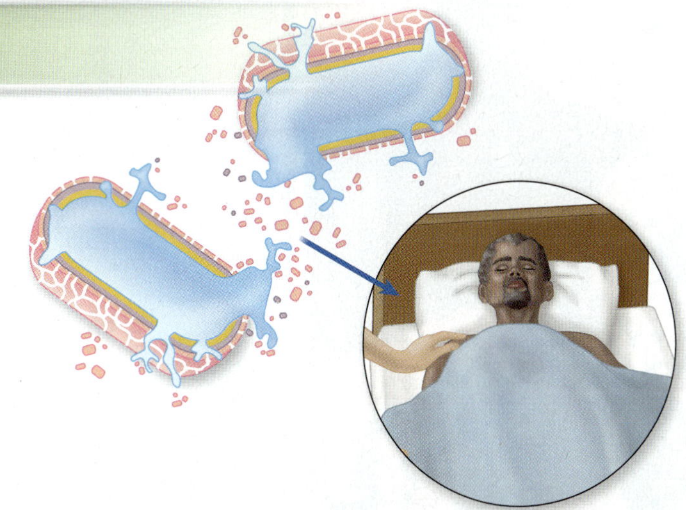

외막 성분은 발열, 으스스한 느낌, 통증, 쇼크를 유발한다.

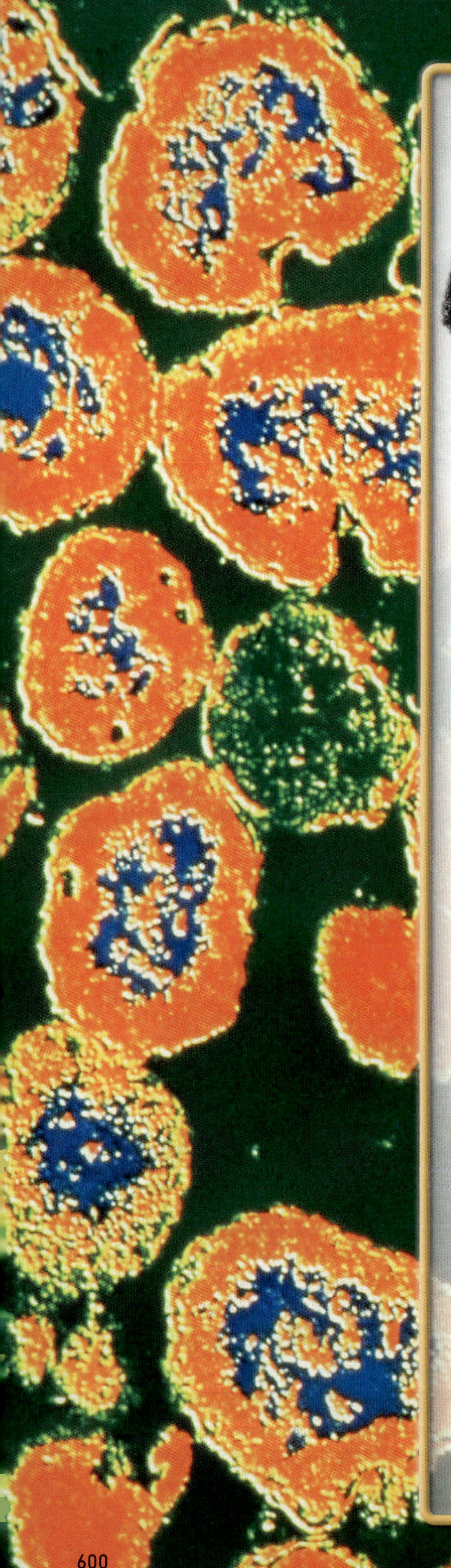

임상 사례

모든 것이 걸음걸이에 있다

지금까지 내가 겪었던 가장 충격적이고 속이 뒤틀리는 사례는, 딸이 맹장염이 아닐까 걱정하는 어머니가 응급실로 데려온 10세 소녀였다. 그녀의 딸이 판명된 것은 훨씬 더 근심거리였다.

환자는 고열[39.4°C (103°F)]을 나타냈으며 심한 하복부 통증을 호소하였다. 몇 가지 질의를 통해서 환자는 소변보는 것도 고통스럽다고 인정하였다. 내가 검사실로 소녀를 데리고 갈 때, 그녀가 매우 좁은 보폭으로 걷는다는 것을 알아차렸다. 소녀는 발을 바닥에서 떼어 올리지 않았으며 반듯이 서는 것을 주저하는 것처럼 보였다. 소녀의 묘한 걸음걸이는 내 마음 속에 주의를 환기시켰다.

신속하게 복부 검사를 수행하고 활력 징후를 측정한 이후에, 당직 의사를 호출하여 환자의 증상을 이야기하였다. 나는 환자가 어떻게 이상하게 질질 끄는 걸음을 걷는지 묘사하였다. 나는 증상에서 무엇을 배웠는지 회상하지 못하지만, 진단적 특징이라는 것은 알았다. 의사는 환자가 몇 살인지 물어보았으며 나에게 그녀에게 성욕이 왕성한지 물어볼 기회가 있었는지 확인하였다. 하지만 나는 환자의 나이가 어려서 물어보지 않았다. 놀랍게도 의사는 환자를 검진하고 어머니와 이야기할 때 나에게 다른 방에서 내부(질) 검사를 위한 준비를 하라고 요청하였다.

- 의사는 어떠한 상태를 의심하는가?
- 그 상태는 보고해야 하는가? 보고해야 한다면 누구에게 보고하는가?

임상 사례 결론은 625쪽에 있음.

CHAPTER 21

비뇨생식기계에 영향을 미치는 감염성 질병

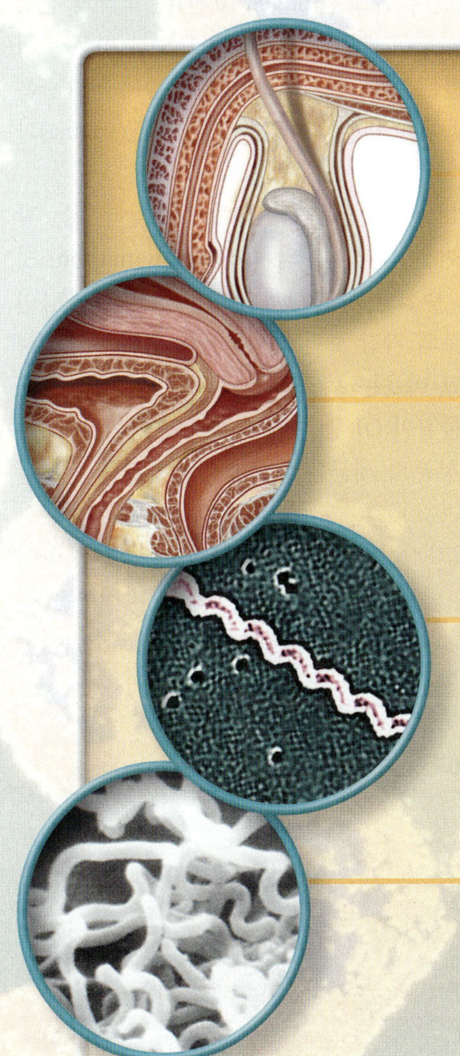

이 장에서는...

21.1 비뇨생식기와 방어

1. 여성과 남성의 비뇨생식기의 해부학적 특징을 그리고 묘사한다.
2. 비뇨생식기에 존재하는 자연적 방어를 열거한다.

21.2 비뇨생식기의 정상균

3. 여성과 남성의 비뇨생식기를 차지하는 것으로 현재 알려진 정상균의 유형을 열거한다.

21.3 미생물에 의하여 유발되는 요로 질병

4. "중요 질병"인 요로 감염에 대한 가능한 원인 인자, 전파 방식, 독력 인자, 진단 기술, 예방/치료를 열거한다.
5. 렙토스피라증의 중요한 특징에 대하여 논의한다.

21.4 미생물에 의하여 유발되는 생식관 질병

6. 임질과 *Chlamydia* 감염에 대한 가능한 원인 인자, 전파 방식, 독력 인자, 진단 기술, 예방/치료를 열거한다.
7. 질염과 질증을 구분한다.
8. 전립선염에 대하여 논의한다.
9. 음부 궤양을 초래하는 3가지 질병의 이름을 대고, 중요한 특징에 대하여 논의한다.
10. 생식관에 뾰족사마귀를 유발하는 2가지 질병의 차이를 구분한다.
11. 최초의 "암 백신"에 대한 세부 사항과 어떻게 작용하는지를 고려한다.
12. B군 *Streptococcus* 감염에 대한 중요한 위험군을 확인하고 그 집단이 왜 중요한지 설명한다.

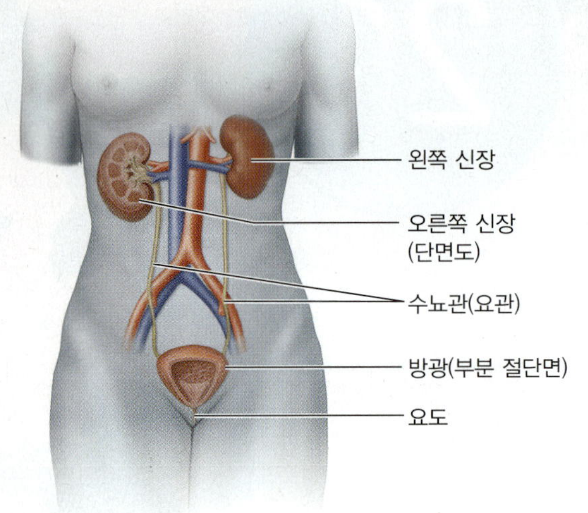

그림 21.1 **비뇨기계.**

21.1 비뇨생식기와 방어

이름이 시사하듯이 이 장에서 고려하는 구조는 실제로 2개의 별개 기관계이다. **요로**(urinary tract)는 혈액에서 물질을 제거하고, 특정한 신체 과정을 조절하고, 소변을 형성하여 신체 외부로 운반하는 임무를 가지고 있다. **생식계**(genital system)의 주요한 기능은 번식이다. 이는 reproductive system이라고도 한다.

요로는 신장, 수뇨관, 방광, 요도를 포함한다(**그림 21.1**). 신장은 혈액에서 대사 노폐물을 제거하며, 복잡한 여과 시스템 작용을 한다. 수뇨관(ureter; 요관)은 각각의 신장에서 방광으로 신장되는 관 모양의 기관이다. 방광은 소변을 저장하고 요도로 비우는 접을 수 있는 기관이며, 요도는 신체 외부로 소변을 내보내는 도관이다. 남성에서 요관은 생식관의 최종 기관이지만, 여성에서 요도는 생식기의 가장 바깥쪽 기관인 질(vagina)과 분리되어 있다.

요로의 가장 명백한 방어 기작은 시스템 밖으로 소변을 흘려 내보내는 씻어 내는 작용이다. 소변의 흐름은 또한 요로의 내부에 늘어선 상피 세포의 **박리(desquamation**; 벗겨짐)를 촉진한다. 예를 들어 소변을 볼 때마다 수십만 개의 상피 세포를 상실한다. 당연히 상피 세포에 부착된 미생물도 제거된다. 요로의 가장 보편적인 미생물 위협은 요로생식기의 정상균을 구성하는 미생물 집단인데, 그 이유는 두 계가 가까이 있기 때문이다. 그러나 요로의 상피 세포 내벽은 표면의 화학물질이 GI 관의 상피 세포와 상이하다. 이러한 이유로 GI 관에서 부착하도록 적응된 대부분의 세균은 요로에서는 발판을 확보할 수 없다.

소변은 산성이고 리소자임과 락토페린의 2가지 항균 단백질도 포함하고 있다. 라이소자임은 펩티도글리칸을 분해하는 효소이다. 락토페린은 세균의 생장을 저해하는 철 결합 단백질이다. 마지막으로 이전에 살펴본 미생물에 특이적인 분비성 IgA도 소변에서 발견될 수 있다.

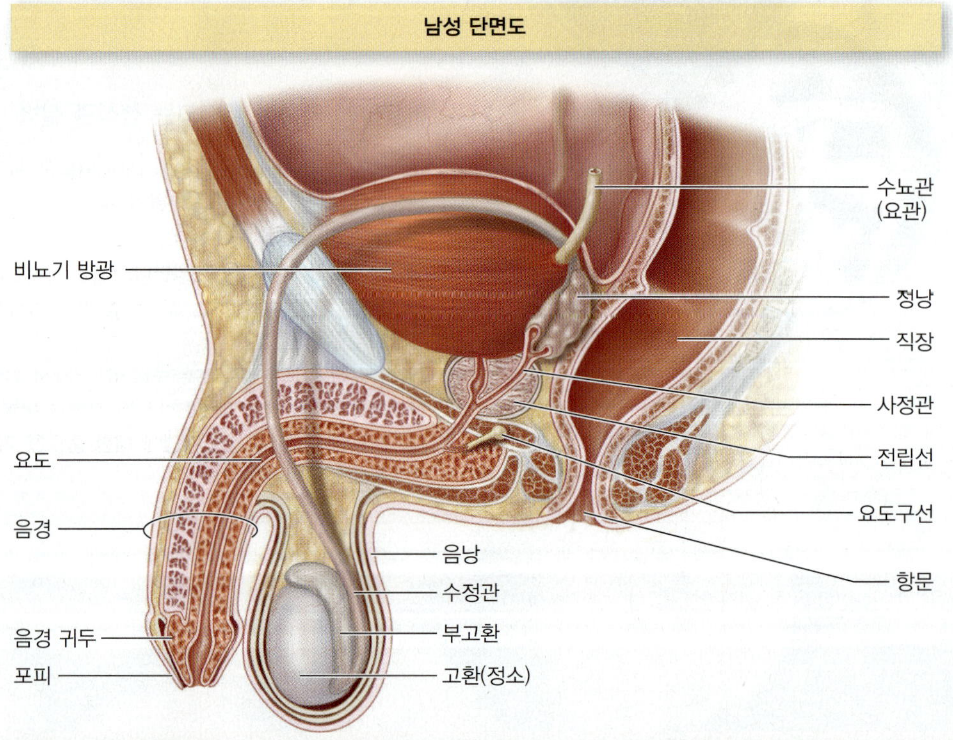

그림 21.2 **남성 생식계.**

남성 생식계는 정자 세포를 생산하고, 유지하고, 운반하며 남성 성 호르몬의 공급원이다. 남성 생식계는 정자와 호르몬을 생산하는 **고환(정소**; testes), 고환에서 밖으로 나오는 감긴 관인 **부고환**(epididymides)으로 구성되어 있다. 각각의 부고환은 **수정관**(**정관**; vas deferens)에서 종결된다. 수정관은 정낭과 결합하며 사정관에서 끝난다(**그림 21.2**). 사정관의 내용물은 사정 시 요도로 비워진다. **전립선**(prostate gland)은 요도의 기저에 있는 호두 모양의 구조이다. 전립선은 방출되는 액체(정액; semem)에도 기여한다. 외부 기관은 고환을 포함하고 있는 음낭, 그리고 요도를 싸고 있는 **음경**(penis)이다. 선천적인 방어로서 남성 생식계는 소변의 씻어 내는 작용으로 혜택을 받으며, 이는 미생물을 생식계 밖으로 운반한다.

여성 생식계는 **자궁**(uterus), **나팔관**(**자궁관**; fallopian tube), **난소**(ovary), **질**(vagina)로 구성되어 있다(**그림 21.3**). 여성 생식관의 매우 중요한 조직은 **경부**(cervix)인데, 자궁의 아래쪽 1/3 부분에 있으며 질과 연결하는 부분이다. 경부는 자궁으로 입구를 제공한다. 경부는 여성 생식관에서 감염이 흔한 부위이다.

여성 생식관의 자연적인 방어는 여성의 일생에 따라 변화한다. 질은 점막으로 싸여 있고, 따라서 분비되는 점액으로 보호된다. 아동기나 폐경기 이후에, 이 점액은 생식계의 주요한 비특이적 방어이다. 이전에 살펴본 감염에 대한 분비성 IgA 항체는 이러한 표면에 존재한다. 여성의 가임기에는 방어의 주된 부분은 에스트로겐의 방출에 의하여 발생하는 질의 pH 변화에 의하여 제공된다. 이 호르몬은 질 점막이 글리코겐을 분비하도록 자극하며, 이는 특정한 세균이 산으로 발효하여 질의 pH를 약 4.5로 낮춘다. 사춘기 전에, 소녀는 에스트로겐과 글리코겐을 거의 생산하지 않기 때문에 질의 pH는 약 7이다. 청년기에 시작되는 pH의 변화는 질의 정상균에 커다란 변화를 가져온다. 임신기에 여성의 정상균은 발생하는 태아에 해를 끼칠 수 있는 미생물의 정착과 침입을 방지하는 것으로 생각된다.

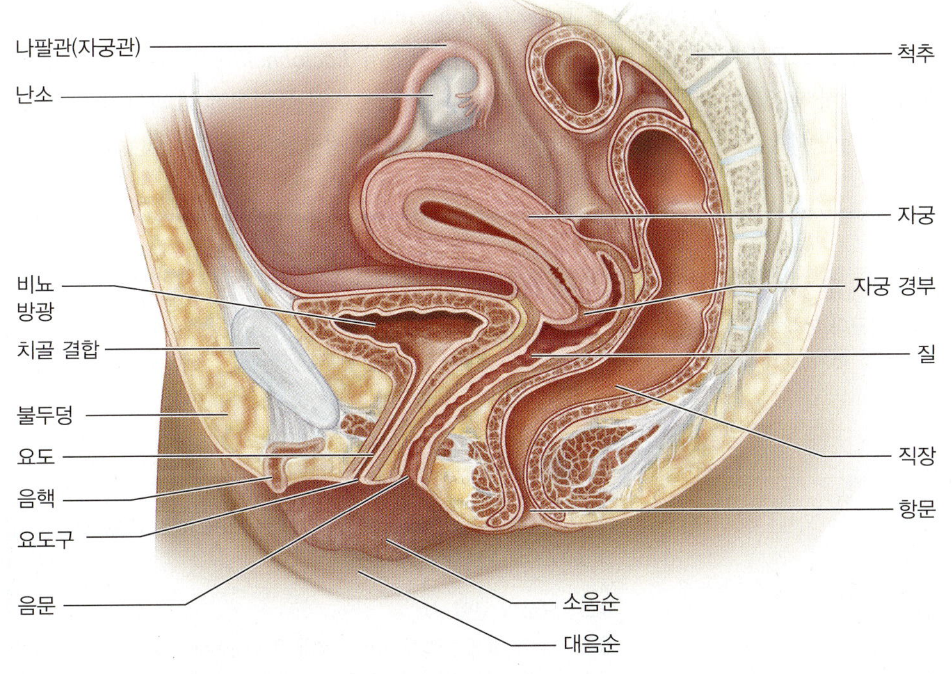

그림 21.3 **여성 생식계.**

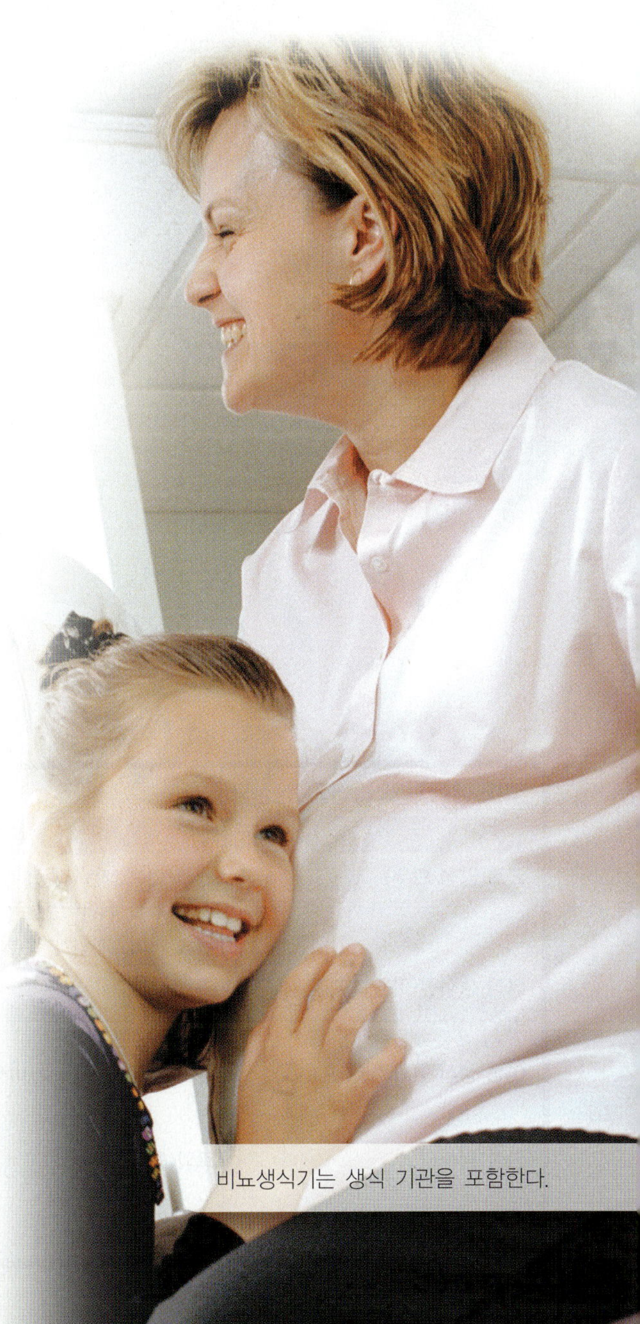

비뇨생식기는 생식 기관을 포함한다.

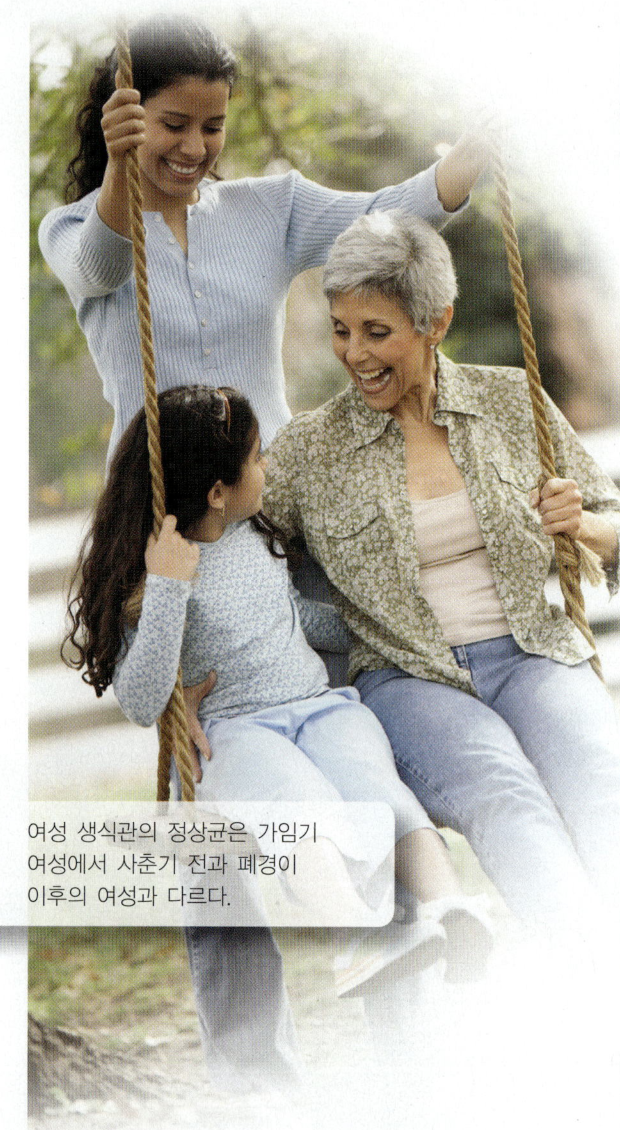

여성 생식관의 정상균은 가임기 여성에서 사춘기 전과 폐경이 이후의 여성과 다르다.

21.1 학습 결과—진도 평가

1. 여성과 남성의 비뇨생식기의 해부학적 특징을 그리고 묘사하시오.
2. 비뇨생식기에 존재하는 자연적 방어를 열거하시오.

21.2 비뇨생식기의 정상균

모든 다른 기관계와 마찬가지로, 최근의 연구에 의하면 비뇨기계는 우리가 생각하던 것보다 더 다양한 미생물군계를 가지고 있다는 것을 보여준다. 하부 요도는 잘 정착된 미생물군을 가지고 있지만, 상부 요로는 적은 종과 적은 수를 가지고 있는 것으로 보인다. 정확한 미생물 조성은 남성과 여성에 따라 다르며, 개인에 따라서도 상이하다. 여성의 요도는 매우 짧고(약 3.5 cm 길이) 항문과 매우 가깝기 때문에, GI 관에서 방광으로 세균의 경로로 작용할 수 있어서, 요로 감염을 초래한다. 음경의 외부는 호기성 세균인 *Pseudomonas*와 *Staphylococcus*가 집락을 이룬다. 포경을 하지 않은 음경에서는 포피 아래 지역이 혐기성 그램음성 세균에 의하여 집락을 이룬다.

남성 생식관의 정상균

남성 생식관의 최종 "관(tube)"은 요도이기 때문에 남성 생식관(예, 요도 내)의 정상균은 방금 서술한 것과 동일한 상재균으로 구성되어 있다. 그러나 성적 활동이 시작된 이후에는 성적으로 전파되는 감염(sexually transmitted infections, STI; 성병)과 연관된 미생물이 장기적인 상재균이 될 수 있다.

여성 생식관의 정상균

여성 생식관에서 질만 정상균을 대량으로 보유한다. 방금 언급하였듯이, 사춘기 전과 폐경기 후에 질의 pH는 중성에 가까우며 질은 요도에서 발견되는 미생물과 유사한 미생물을 보유한다. 사춘기가 시작된 이후에는 에스트로겐의 생산이 질에서 글리코겐의 방출을 초래하며, 산성 pH가 되도록 한다. *Lactobacillus* 종이 산성 환경에서 번창하며, 글리코겐을 산으로 변환하여 산성도에 기여한다. 질에서 *Lactobacillus*의 우점은 산성 환경과 결합하여, 많은 미생물의 생장을 억제한다. 에스트로겐-글리코겐 효과는 약간의 교란은 있지만 가임기 동안에 지속되며, 폐경기에 이르면 생물상은 사춘기 이전과 유사한

비뇨생식기의 빙어와 징싱균

	방어	정상균
요로(양성 모두)	소변의 씻어 내는 작용; 대부분의 비정상균이 인식하지 못하는 특이적 부착 부위; 요로 상피 세포의 허물 벗기, 분비성 IgA, 소변의 라이소자임과 락토페린	*Nonhemolytic Streptococcus, Staphylococcus, Corynebacterium, Lactobacillus, Prevotella, Veillonella, Gardnerella*
여성 생식관(아동과 폐경기 이후)	점액 분비, 분비성 IgA	요로와 동일함
여성 생식관(가임기)	산성 pH, 점액 분비, 분비성 IgA	가변성, 종종 *Lactobacillus*가 우점; 또한 *Prevotella, Sneathia, Streptococcus, Candida albicans*
남성 생식관	요로와 동일함	요도: 요로와 동일 음경의 외부 표면: *Pseudomonas*와 *Staphylococcus* 포경하지 않은 음경의 홈: 혐기성 그램음성 세균

혼합된 개체군으로 돌아간다. 진균인 *Candida albicans*도 건강한 여성 생식관에서 낮은 수준으로 존재한다는 것에 주목하자.

정상적인 질 미생물군계가 변화되고 *Candida albicans*를 억제하지 못하게 되면, 진균의 과잉생장이 일어나 징후를 나타내는 진균 감염을 초래한다.

21.2 학습 결과—진도 평가

3. 여성과 남성의 비뇨생식기를 차지하는 것으로 현재 알려진 정상균의 유형을 열거하시오.

21.3 미생물에 의하여 유발되는 요로 질병

이 절에서는 2가지 유형의 질병에 대하여 고려한다. **요로 감염(urinary tract infection, UTI)**은 세균이나 다른 미생물에 의한 비뇨기계의 침범으로부터 초래된다. 대조적으로 **렙토스피라증(leptospirosis)**은 오염된 동물 소변으로 파손된 피부의 접촉이나 점막의 접촉에 의하여 전파되는 스피로헤타 원인의 질병이다.

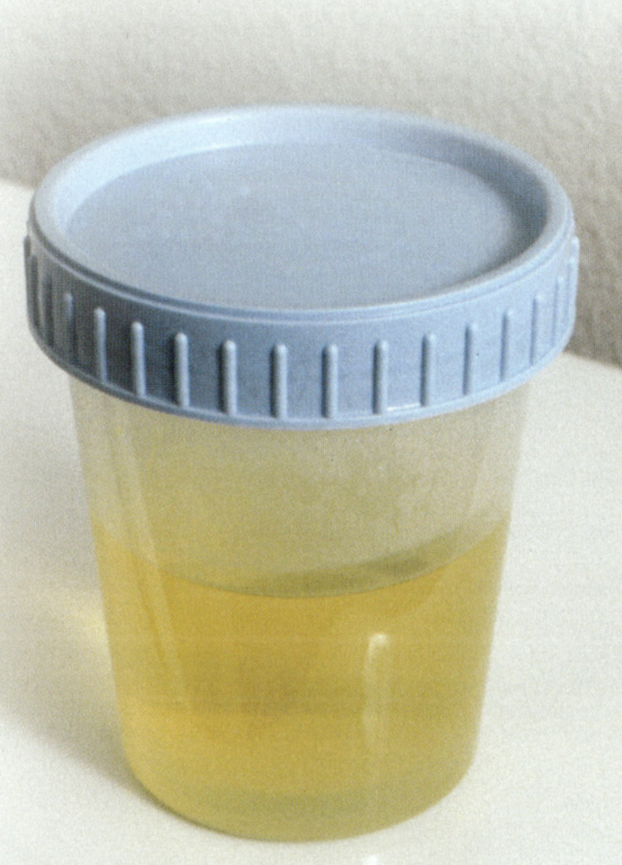

중요 질병

요로 감염(UTI)

소변의 씻어 내리는 작용이 요로에서 감염을 최소한으로 유지하도록 도움을 주지만, 소변은 자체가 많은 미생물의 좋은 생장 배지이다. 소변의 흐름이 감소되거나 세균이 우연히 방광으로 도입되면, 방광의 감염(**방광염**; cystitis)이 발생할 수 있다. 때로는 감염이 신장에 영향을 미칠 수 있으며, 그 경우는 **신우신염**(pyelonephritis)이라고 한다. 감염이 요도에 제한되면 **요도염**(urethritis)이라고 한다.

▶ 징후와 증상

방광염은 갑자기 시작되는 질병이다. 증상은 통증, 방광이 비어 있어도 소변이 빈번하게 마렵고, 소변볼 때 따끔따끔 아프다(**배뇨 곤란**; dysuria). 소변은 세균과 백혈구로 인하여 탁할 수 있다. 적혈구의 존재로 인하여 주황색 기미가 보이기도 한다(**혈뇨**; hematuria). 약한 발열과 메스꺼움이 빈번하게 나타난다. 등 통증이 있고 열이 높으면, 신장도 연관되었을 수 있다는 징후이다(신우신염; pyelonephritis). 신우신염은 부적절하게 또는 불충분하게 치료하면 신장에 영구적인 손상을 초래할 수 있는 심각한 감염이다. 방광만이 관련되면, 그 상태는 급성 무합병증 UTI라고 한다.

▶ 원인 인자

폐렴에 대한 논의에서 보았듯이, 의료 시설에서 획득된 UTI와 의료 시설 밖에서 획득된 UTI를 구분하는 것은 중요하다. 의료 시설에서 발생하면, UTI는 거의 항상 도뇨관 삽입(catheterization)의 결과이며 따라서 **도뇨관 연관 UTI**(catheter-associated UTI; CA-UTI)이라고도 한다(주의! 다른 감염에서 "CA"라는 약어는 "지역사회 획득(community-acquired)"을 가리키며, 이는 여기에서 의미하는 것과 정반대이다. 비의료 시설 연관 UTI에 대해서는 약어를 사용하지 않고 "지역사회(community)"로 표기할 것이다).

UTI의 95%에서, 원인은 위장관의 정상균인 세균이다. *Escherichia coli*가 지역사회 획득 요로 감염의 약 80%를 차지하는 가장 보편적인 원인이다. *Staphylococcus saprophyticus*와 *Enterococcus*도 보편적인 피의자이다. 이 둘은 *E. coli*에 대하여 논의하고 **질병 표 21.1**에서만 언급된다.

NCLEX® 준비

1. 페나조피리딘(Pyridium)으로 요로 감염을 치료받고 있는 환자의 퇴원 정보를 제공할 때, 간호사는 어떤 정보를 포함하여야 하는가? 적용되는 모든 것을 선택하시오.
   a. 치료 과정에서 액체를 증가하였다.
   b. 소변이 주황색으로 변할 수 있으며 의복에 얼룩을 형성한다.
   c. 치료에 대한 반응을 확인하기 위하여 소변 배양의 반복이 필요하다.
   d. 의뢰인은 방광 경련을 완화하기 위하여 필요한 Tylenol을 복용해야 한다.

질병 표 21.1 요로 감염

원인 생물	*Escherichia coli*	*Staphylococcus saprophyticus*	*Enterococcus*
전파의 가장 보편적인 방식	기회 감염: GI 관으로부터 전파(지역사회 획득) 또는 환경이나 GI 관으로부터 전파(도뇨관을 통하여)		
독력 인자	부착소, 운동성	–	–
배양/진단	보통 배양에 기초; 항생제 감수성을 항상 확인		
예방	위생 실행; CA-UTI의 경우 도뇨관의 사용을 제한		
치료	감수성 검사에 기초	감수성 검사에 기초	감수성 검사에 기초; 반코마이신 내성 *Enterococcus*는 CDC 항생제 내성 보고서에서 심각한 위협 범주
역학적 특징	지역사회 UTI의 90%와 CA-UTI의 50~70%를 유발	지역사회 UTI의 작은 비율과 더 작은 비율의 CA-UTI를 유발	CA-UTI의 빈번한 원인

UTI를 초래하는 *E. coli*는 위장관에 정상균으로 존재하는 것들이다. 이들은 설사나 다른 소화관 질병을 유발하는 미생물이 아니다.

▶ 전파와 역학

지역사회 획득 UTI는 거의 항상 한 사람에서 다른 사람으로 전파되는 것이 아니라, GI 관에서 비뇨기계로와 같이 한 기관계에서 다른 기관계로 전파된다. 이는 여성의 요도구가 항문에 가깝기 때문에 남성보다 여성에서 더 흔하다(그림 21.3 참조). 많은 여성은 "재발성 요로 감염"이라고 하는 상태를 겪는데, 이는 이제 일부 *E. coli*가 요로의 깊숙한 조직으로 침범하여 항생제에 의해 파괴되는 것을 회피한다는 것으로 알려져 있다. 그들은 나중에 다시 나타나서 증상을 유발한다. 얼마나 많은 "재발성" 감염이 이러한 방식으로 재활성화되는 감염인지는 명백하지 않다.

도뇨관 연관 UTI는 또한 *E. coli, S. saprophyticus, Enterococcus*에 의하여 가장 흔히 초래된다. *Klebsiella*도 또 다른 보편적인 원인이다. 미국 국립 보건 안전 네트워크는 이러한 감염의 발병을 제한하기 위하여 이제는 도뇨관의 사용을 최소화할 것을 권장한다.

▶ 치료

트리메토프림설파-메톡사졸 같은 황 약제가 다양한 병인의 UTI에 대하여 가장 자주 사용된다. 국소 지역에 이 치료에 대한 내성이 많을 경우에는 다른 약제가 사용되어야 한다. 종종 페나조피리딘(Pyridium)이라고 하는 또 다른 비항생제 약제가 동시에 투여되기도 한다. 이 약제는 격심하고 급한 매우 불편한 증상을 완화시켜 준다. 그러나 일부 의사는 이 약이 더 악화되는 증상을 가릴 수 있다는 우려에서 이 약을 투여하는 것을 주저한다. Pyridium을 사용할 때 최대 2일간만 사용하여야 한다. Pyridium은 아조 염료이며 소변을 진한 주황색이나 빨간색으로 변하게 한다. 또한 콘택트렌즈의 색깔도 변화시킬 수 있다. *E. coli* 균주의 많은 비율이 페니실린 유도체에 내성이기 때문에 피해야 한다. 또한 새로운 *E. coli* 균주(ST131)가 나타났는데, 이는 독력이 높고 더 골치 아픈 것은 다제 내성이라는 것이다. 의료인은 이 균주에 대하여 경고를 하는데 항생제 계열 하나에 대하여 추가적으로 내성을 가지게 되면 사실상 치료가 불가능하게 될 것이라고 이야기한다.

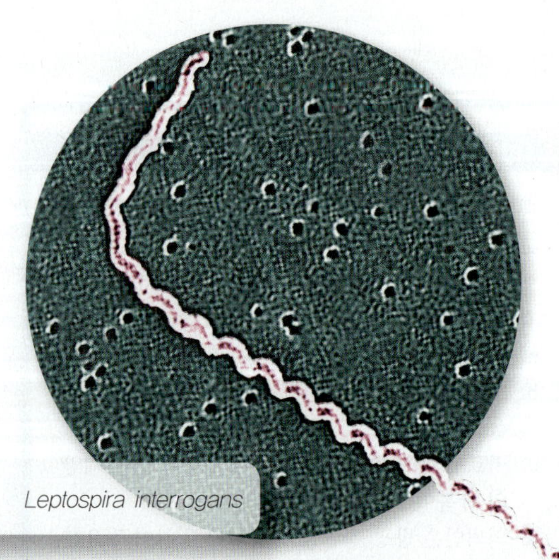
Leptospira interrogans

렙토스피라증

이 감염은 야생 동물과 가축과 연관된 동물원성 감염증이다. 이는 신장, 간, 뇌, 눈에 영향을 미칠 수 있다. 이 장에서 렙토스피라증을 고려하는 이유는 신장에 주요한 효과를 가지고 동물 요로에 존재하면 동물 오줌을 통하여 환경으로 발산하기 때문이다.

▶ 징후와 증상

렙토스피라증은 2단계를 가진다. 초기의 렙토스피라(leptospiremic) 단계에서는 병원체가 혈액과 뇌척수액에서 나타난다. 증상은 갑작스런 발열, 오한, 두통, 근육통, 결막염, 구토 등이다. 두 번째 단계인 면역 단계에서는 혈액 감염이 자연 방어에 의하여 해소된다. 이 시기는 경증의 발열; 렙토스피라성 수막염으로 인한 두통; 신장 침범, 간 질환, 황달, 빈혈, 신경학적 교란으로 특징되는 **바일 증후군**(Weil's syndrome)으로 현저하다. 신장과 간의 손상으로 인하여 장기적 불구와 심지어는 사망까지 초래될 수 있지만, 이는 가장 독력이 강한 균주에 의해서 나이든 사람에서 주로 발생한다.

▶ 원인 인자

렙토스피라는 한쪽 또는 양쪽 끝에 굽어진 갈고리를 가진 단단하고 규칙적인 개별적 나선으로 특징되는 전형적인 스피로헤타 세균(파상균)이다. *Leptospira interrogans*가 인간과 동물에서 렙토스피라증을 유발하는 종이다. 이 종에는 다양한 동물 집단에 분포된 거의 200여 혈청형을 가지고 있으며, 이는 인간에 매우 다양한 질병 발현의 원인이 된다.

▶ 전파와 역학

감염은 거의 대부분 동물 오줌이나 오줌을 포함하는 일부 환경 공급원과 피부 찰과상이나 점막과의 접촉을 통하여 일어난다. 1998년 Illinois 주의 철인 3종 경기의 수영에서 경쟁하던 수십 명의 운동선수가 물로부터 렙토스피라증에 감염되었다.

▶ 치료

독시사이클린, 페니실린 G, 또는 세프트리악손으로 조기에 치료하면 증상을 신속하게 경감시키고 질병의 경과를 단축시켜주지만, 치료가 지연되면 효과가 떨어진다. 매독(syphillis; 뒤에서 설명됨) 같은 다른 파상균(spirochete) 질병은 감염의 초기에는 항생제에 감수성을 보이는 동일한 양상을 보이지만 질병이 진행될수록 감수성이 감소한다.

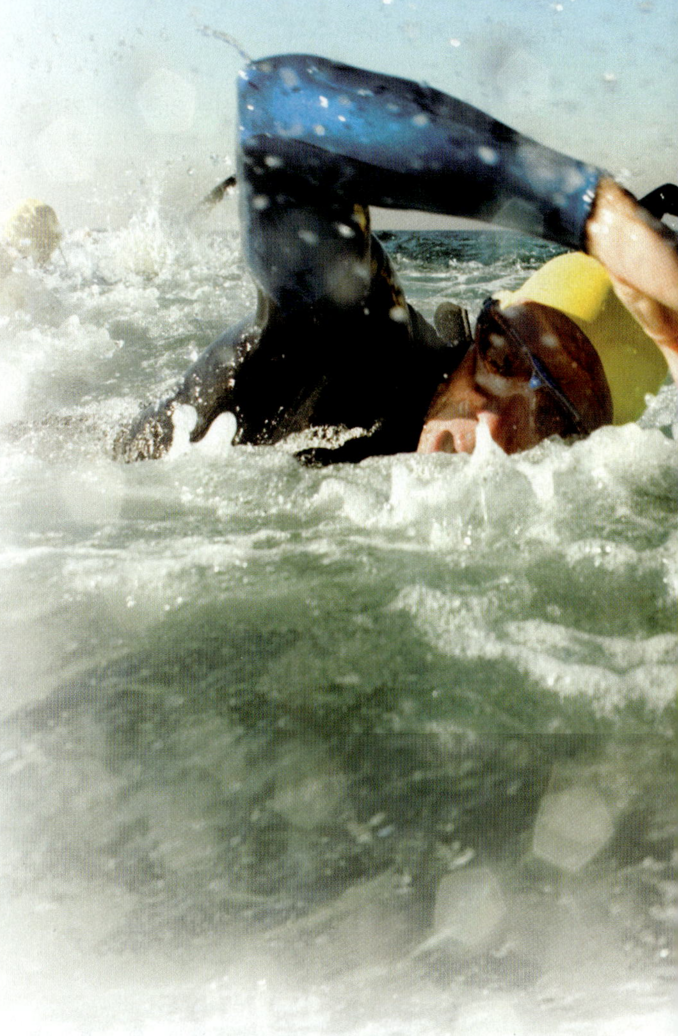

질병 표 21.2 렙토스피라증

원인 생물	*Leptospira interrogans*
전파의 가장 보편적인 방식	매개체; 오염된 토양 또는 물
독력 인자	부착소, 침입 단백질
배양/진단	항체에 대한 환자 혈액의 슬라이드 응집 검사
예방	오염된 매개체의 회피
치료	독시사이클린, 페니실린 G, 또는 세프트리악손
역학적 특징	미국: 연간 100~200사례, 절반은 Hawaii; 국제적; 열대 지방 사람의 80%가 혈청 반응 양성

21.3 학습 결과—진도 평가

4. "중요 질병"인 요로 감염에 대한 가능한 원인 인자, 전파 방식, 독력 인자, 진단 기술, 예방/치료를 열거하시오.
5. 렙토스피라증의 중요한 특징에 대하여 논의하시오.

21.4 미생물에 의하여 유발되는 생식관 질병

많은 생식관 질병이 성적으로 전파되지만 모두 그렇지는 않다. 질염/질증은 그럴 수도 있고 아닐 수도 있으며; 전립선염은 대개는 성적으로 전파되지 않는다.

이 절의 "중요 질병"을 선택하는 것은 매우 어려웠지만, 우리는 성병(성적으로 전파되는 질병, sexually transmitted disease; 지금은 대부분이 심각하지만 증상을 나타내지 않기 때문에 성적으로 전파되는 감염, sexually transmitted infection으로도 불림)이기를 원한다는 것을 확신하였다. 성적으로 전파되는 감염(STI)은 이제 다른 어느 선진국보다도 미국에서 가장 보편적이다. 분비성 질병은 불임 사례의 전례가 없는 수의 원인이다.

성병(STI) 통계에 대한 주석

다른 성병(STI)의 발생률을 서로 비교하는 것은 여러 가지 이유로 어렵다. 첫 번째 이유는 수많은 감염이 "무증상(silent)"이며, 따라서 감염된 사람이 의료 시스템에 접근하지 않기 때문에 계수에 포함되지 않는다. 물론 우리는 많은 감염이 여러 해 동안 느끼지 못하는 상해를 실제로 초래하지만, 느끼게 되었을 때에는 원래의 원인 생물은 대부분 절대로 찾을 수 없다. 두 번째 이유는 단지 일부 STI만 CDC에 공식적으로 보고되며, 주마다 규정이 상이하다. 예를 들면, *Chlamydia* 감염과 임질은 국가적으로 보고해야 하며, 포진(herpes; 헤르페스)과 HPV는 보고하지 않는다. 각 절에서 가능한 경우에는 이환율과 발병률의 추정치를 제시한다.

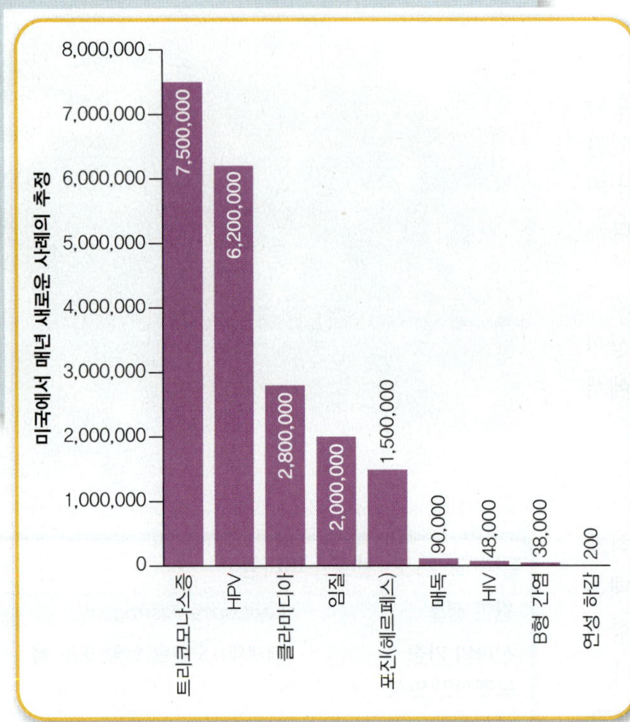

포진(헤르페스)과 인간 파필로마바이러스(HPV) 감염은 치료가 되지 않으며 따라서 시간이 흐름에 따라 이환율이 증가한다. 미국 사람은 HPV 백신의 도입 이래 HPV 감염의 위험성에 대하여 더 친숙해졌으며, 의견이 분분하였지만, 우리는 치료 가능한(그러나 보통 탐지되지 않는) 액체가 흘러나오는 질병의 위험을 강조하기로 결정하였다.

중요 질병

비뇨생식기에 주요한 발현을 나타내는 분비성 질병

분비성 질병은 남성과 여성의 생식관에서 액체 방출의 증가를 유발하는 감염원에 의한 것이다. 예는 트리코모나스증(질염), 임질, *Chlamydia* 감염 등이다. 원인 병원체는 그들이 서식하는 액체가 수여자 짝의 점막 표면과 접촉할 때 새로운 숙주로 전파된다.

임질

임질은 고대부터 성병으로 알려져 왔다. 임질은 정액이 과다하게 흘러나와서 유래된다고 생각하였던 그리스 의사인 갈레누스(Claudius Galenus)에 의하여 명명되었다.

▶ 징후와 증상

남성에서 요도의 감염은 요도염, 배뇨통, 노란 고름 등을 유도하지만, 비교적 많은 사례는 무증상이다. 대부분의 사례에서 감염은 원위 비뇨 생식로에 제한되지만, 요도에서 전립선과 부고환으로 전파될 수 있다(그림 21.2 참조). 침투성 감염이 회복되면서 정관에 형성된 상처 조직은 남성을 불임이 되게 할 수 있다.

여성에서 성교 시 요로와 생식관이 동시에 감염되는 것이 가능하다. 점액농즙성(mucopurulent) 또는 혈액이 포함된 질 분비물은 사례의 절반 정도에서 나타나며, 요도가 감염되면 배뇨통도 수반된다. 감염이 질과 자궁경부에서 자궁과 나팔관 같은 위에 있는 생식 구조로 올라가면 주요한 합병증이 발생한다(**그림 21.4**). 이러한 진행에서 초래되는 것이 **난관염(salpingitis)**이다. 이 나팔관의 감염은 고립될 수도 있고, 또는 **골반염**(pelvic inflammatory disease, PID)이라고 하는 상부 생식관의 다른 부분에 염증을 포함할 수 있다. PID를 개시하는 미생물이 혐기성 세균과 혼합 감염에 관련되는 것은 생소한 것이 아니다. PID로 인하여 상처 조직이 축적되면 나팔

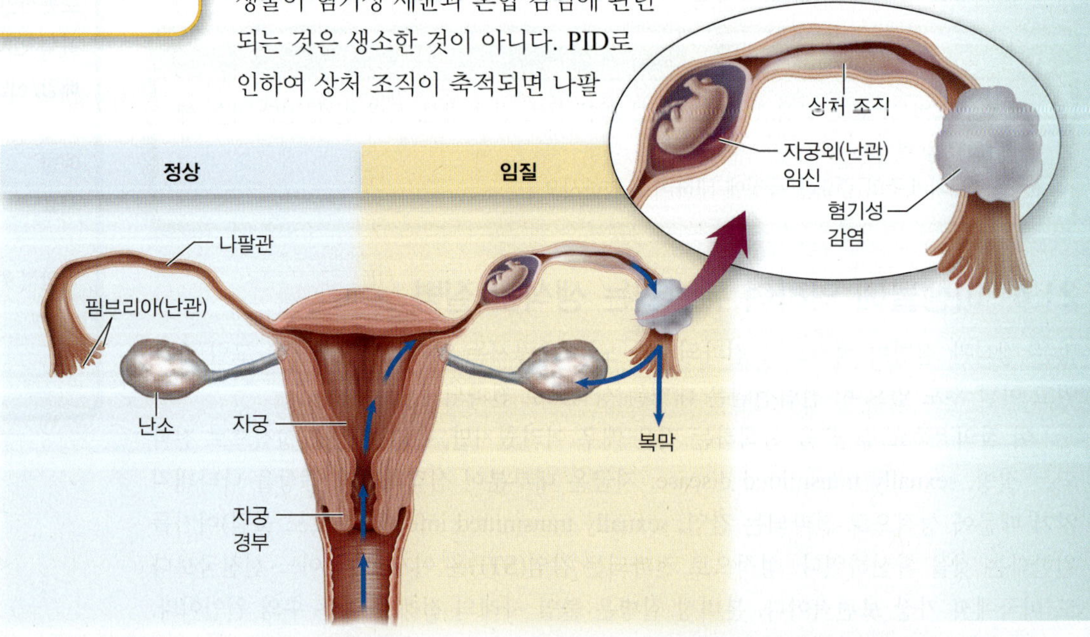

그림 21.4 여성의 침습성 임질. (왼쪽) 정상 상태. (오른쪽) 상승하는 임질에서, 임균(gonococcus)은 경부 입구에서 자궁을 통하여 나팔관으로 운반된다. 골반내 염증 질환(골반염; pelvic inflammatory disease, PID)은 나팔관의 상처, 자궁외 임신, 혼합 혐기성 감염 등을 초래할 수 있는 중증의 합병증이다.

관을 봉쇄하여 불임이나 자궁외 임신을 초래할 수 있다.

임질에 의한 심각한 결과가 생식관 외부에서 발생할 수 있다. 소수의 사례에서 임균이 혈류로 들어가서 관절과 피부에 파종된다. 손목 관절과 발목 관절이 연관되면 만성 관절염과, 팔다리에 고통스럽고 산발적인 구진성 발진을 초래할 수 있다. 임균성 균혈증의 드문 합병증은 수막염과 심내막염이다.

임균 보균자에서 태어난 아이는 산도를 통과하면서 감염될 위험이 있다. 태아에 대한 잠재적인 상해로 인하여, 의사는 일반적으로 임신부에 임균이 있는지 조사한다. 임균성 눈 감염은 매우 중증이며 종종 각막염과 신생아 안염을 초래하고, 심지어는 눈을 멀게 한다(**그림 21.5**). 이러한 합병증을 방지하는 보편적인 예방책은 신생아에 항생제(보통 에리트로마이신) 안약이나 연고를 사용하는 것이다. 신생아 이외의 다른 아동에서 임균이 발견되는 것은 감염된 성인에 의한 성적 학대의 강력한 증거이며, 철저한 세균학적 분석과 함께 아동 복지 상담을 받아야 한다.

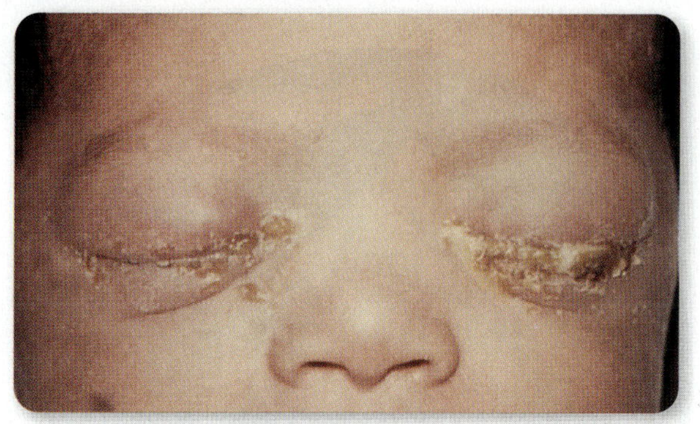

그림 21.5 생후 1주일 된 유아의 임균성 신생아 안염. 감염은 심한 염증과 부종으로 특징지어진다. 진행되도록 두면 눈을 멀게 하는 상해를 초래한다. 다행히 이 감염은 완전히 예방할 수 있고 치료할 수 있다.

▶ 원인 인자

*N. gonorrhoeae*는 화농성 그램음성 쌍구균이다. 이는 평평한 면이 서로 접촉하는 강낭콩 모양의 세균 쌍으로 나타난다(**그림 21.6**).

▶ 병인과 독력 인자

성공적으로 부착하는 것은 미생물이 질병을 유발할 수 있는 능력의 핵심이다. 임균은 점막 상피 세포에 자신을 고정하기 위하여 핌브리아 끝에 있는 특이적인 화학기를 사용한다. 일단 세균이 부착하면 세포에 침입하여 기저막 내에서 증식한다.

핌브리아는 효과적인 면역을 늦추는 역할도 할 수 있다. 핌브리아 단백질은 세균의 상태에 따라 켜거나 끌 수 있는 유전자에 의하여 통제된다. 이러한 표현형적 변화를 상변이(phase variation)라고 한다. 추가적으로 유전자는 자체적으로 재배열하여 다른 형태의 핌브리아를 만든다. 이 항원 변이는 숙주의 면역계를 혼란시킨다. 이전에 핌브리아 단백질을 인식하였던 항체는 재배열되면 인식하지 못할 수도 있다.

임균은 또한 점막 표면에 보호를 위하여 배지된 IgA를 분해할 수 있는 IgA 단백질 분해 효소를 가지고 있다. 추가적으로 이 외막은 생장하면서 허물을 벗는다. 이러한 내독소를 포함하는 "수포(bleb)"는 비특이적 방어 반응의 부분을 자극하여 국소적 상해를 초래할 수 있기 때문에 발병에 역할을 하는 것 같다.

▶ 전파와 역학

신생아 감염을 제외하고는, 임균은 어떠한 형태의 성적 접촉을 통하여 전파된다.

임질은 전 세계적으로 발생하고 가장 보편적인 성병인 절대적인 인간 감염이다. 미국에서 매년 35만 건의 사례가 보고되지만, 무증상 감염은 수백만 사례이다. 좋은 소식은 2006년 이후 그 수가 계속 감소하고 있다는 것이다.

감염의 전파에 대하여 논의할 때에는 무증상 남성과 여성의 보유 숙주를 고려하는 것이 중요하다. 감염된 남성의 약 10%와 감염된 여성의 50%가 증상을 겪지 않기 때문에 임질은 알지 못하는 사이에 전파된다.

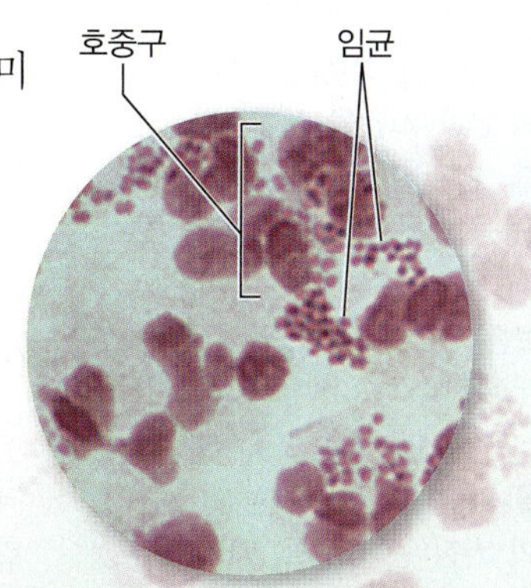

그림 21.6 임질에 걸린 남성 환자 요도 고름의 그램 염색 (1,000×). 다형핵 백혈구(호중구)에 있는 세포내(포식된) 그램음성 쌍구균을 주목하자.

▶ 배양과 진단

남성에서 이 질병을 진단하는 것은 용이하다. 요도 분비물(고름)을 그램 염색하는 것이 진단법이다. 남성 요도의 정상균은 매우 희박하기 때문에 호중구 내부에서 쌍구균을 관찰하는 것은 쉽다(그림 21.6). 여성에서는 ELISA와 PCR 검사 같은 다른 방법이 필요하다. 대안으로 경쟁하는 세균을 저해하는 항생제를 추가한 진한 초콜릿 배지인 테이어-

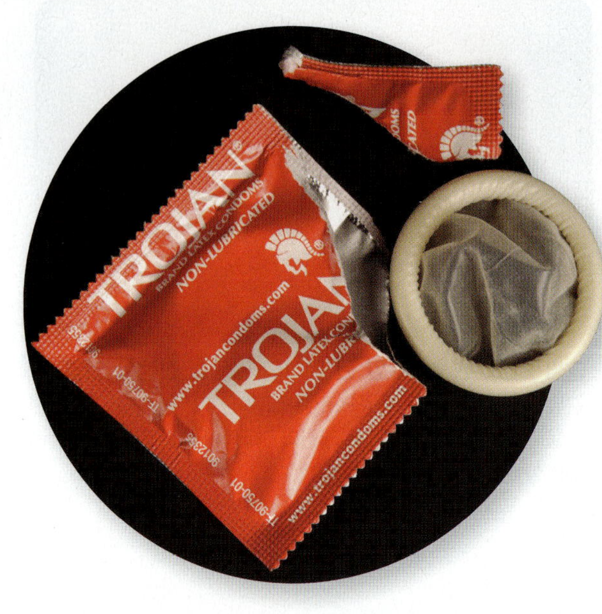

마틴 배지(Thayer-Martin agar)에 세균을 배양할 수 있다.

*N. gonorrhoeae*는 CO_2가 높은 공기에서 가장 잘 생장한다. *Neisseria*는 매우 약하기 때문에 운반 시험관을 사용하기보다는 환자로부터 바로 배지에 접종하는 것이 최선이다. 임균은 다양한 탄수화물을 발효시키는 카탈라아제와 시토크롬 산화효소를 생산하는데, 이들은 동정에 사용될 수 있다. 임질은 보고해야 하는 질병이다.

▶ 예방

임질에 대해서는 아직 백신이 없다. 콘돔을 사용하는 것이 임질과 다른 분비성(고름을 유발하는) 질병을 회피하는 효과적인 방법이다.

▶ 치료

CDC는 *N. gonorrhoeae*의 항생제 내성 균주의 이환율 증가를 감시하기 위하여 임균 분리 감시 프로젝트(Gonococcal Isolate Surveillance Project, GISP)를 운영하고 있다. 매달 미국 내 28개소의 지역 STD 병원에서 감염으로 진단된 최초 25명의 남성 환자의 *N. gonorrhoeae* 분리균이 지역 검사소로 보내져서 항생제 감수성을 측정한 뒤, 자료를 CDC의 GISP 프로그램으로 보낸다. 가장 내성이 강한 균주는 미국에서 아직 관찰되지 않았지만, CDC는 최근에 전 세계적인 임질 치료에 대한 전반적인 권장 사항을 변경하였다. CDC는 세프트리악손 + 아지트로마이신 또는 독시사이클린을 사용할 것을 권한다. 이 세균은 CDC의 항생제 내성 생물의 가장 높은 위협 수준으로 분류된다.

클라미디아

생식기 *Chlamydia* 감염은 미국에서 가장 흔히 보고되는 감염성 질병이다. 매년 1백만 이상의 사례가 보고되지만, 실제 감염률은 5~7배 이상으로 추산된다. 성욕이 왕성한 14~19세 사이 젊은 여성의 전반적인 이환율은 CDC에 의하면 6.8%이다. 이는 임질에 비하여 최소한 2~3배 흔하다. 대부분의 사례는 무증상이다. *Chlamydia* 감염에 뒤따를 수 있는 심각한 결과를 고려하면 이러한 사실은 매우 불안하다.

▶ 징후와 증상

Chlamydia 감염 증상을 겪고 있는 남성에서, 세균은 요도의 염증을 유발할 수 있다. 증상은 고름과 배뇨통 같이 임질을 모방한다. 치료하지 않은 감염은 부고환염을 초래할 수 있다. 증상을 겪는 여성은 자궁 경관염, 분비물(고름), 그리고 종종 난관염을 나타낸다. 골반 염증 질환은 여성 클라미디아 감염의 빈번한 후유증이다. 여성은 임질에 비하여 *Chlamydia* 감염의 결과로 PID를 겪을 가능성이 훨씬 더 높다. *Chlamydia* 감염의 75%까지가 무증상이며, 이는 초기 감염 시 치료를 하지 않도록 하기 때문에 여성을 PID 발병의 위험에 처하게 한다. PID 자체는 급성이고 통증을 보일 수도 있고, 또는 비교적 무증상이어서, 상부 생식관에 대한 손상이 제어되지 않고 계속되도록 할 수 있다.

*C. trachomatis*의 특정한 균주는 림프 조직을 침범할 수 있으며, 서혜 림프 육아종(lymphogranuloma venereum)이라고 하는 또 하나의 상태를 초래한다. 이 병은 두통, 발열, 근육통을 수반한다. 병변 부근의 림프절은 육아종 세포로 채워지기 시작하며 커지고 약해진다. 이러한 림프절은 성기 또는 항문의 만성, 변형성 부종을 가져오는 장기적인 림프 차단을 초래할 수 있다. 이 질병은 남미, 아프리카 아시아의 풍토병이지만, 종종 다른 지역에서도 발생한다. 미국에서의 발병은 연간 약 500사례이다.

*Chlamydia*에 감염된 산모에서 태어난 아기는 산도를 통과하면서 감염되면 눈 감염과 폐렴을 발달할 수 있다. 모성 *Chlamydia* 감염에 접촉하여 초래된 유아 결막염은 미

골반염(PID)과 불임에 대한 주석

미국 국립 보건 통계 센터는 미국에서 6백만 명 이상의 여성의 생식력이 손상되었다고 추산한다. 불임에 대해서는 많은 이유가 있지만, 주된 원인은 골반염(pelvic inflammatory disease, PID)이다. PID는 자궁, 나팔관, 난소와 같은 여성 상부 생식 구조의 감염에 의하여 초래된다. 이러한 기관은 정상균을 가지고 있지 않으며, 질에서 세균이 생식관 상부로 운반되면 이들은 환자가 느끼거나 느끼지 못하는 일련의 염증 사건을 시작한다. 염증은 통증, 비정상적 질 유출, 발열, 메스꺼움을 초래하는 급성일 수 있으며, 또는 만성의 덜 현저한 증상을 초래할 수 있다.

급성 사례에서 여성은 보통 간호를 받게 되며, 어떤 면에서 이는 운이 좋다고 간주될 수 있다. 염증이 초기 단계에 세균을 죽이기 위한 항생제의 사용으로 억제되면, PID의 장기적인 후유증을 피할 수 있는 가능성이 높다. *Chlamydia* 감염은 PID의 가장 큰 비중을 차지하는 원인이며, 다음이 *N. gonorrhoeae* 감염이다. 그러나 생식관의 정상균을 포함하는 다른 세균도 외상에 의하여 자궁으로 도입되면 PID를 유발할 수 있다.

국에서 가장 지배적인 형태의 결막염이다(매년 10만 사례). 항생제 안약 또는 연고를 신생아의 눈에 적용하여 *Chlamydia*와 *N. gonorrhoeae*를 배제할 수 있다.

▶ 원인 인자

*C. trachomatis*는 매우 작은 그램음성 세균이다. 이는 절대 세포내 기생생물로서 숙주 세포 내부에서 서식한다. 모든 *Chlamydia* 종은 **표 21.1**의 그림과 같이 명백한 2단계 사이의 교번을 한다.

▶ 병인과 독력 인자

*Chlamydia*가 세포 내부에서 생장할 수 있는 능력은 숙주의 면역 반응의 특정한 국면에서 탈출하기 때문에 독력에 기여한다. 또한 세균은 식포가 식세포 내부의 리소좀과 융합하는 것을 명백하게 방지하는 독특한 세포벽을 가지고 있다. 세포 내부에 세균이 존재하면 강렬한 염증을 일으키는 사이토카인의 방출을 초래한다. 이 방어 반응은 *Chlamydia* 감염의 실질적인 조직 손상의 대부분을 초래한다. 물론 염증의 마지막 단계는 수선이며, 이는 종종 상처를 초래한다. 이는 나팔관과 같은 직경이 작은 구조에 재앙적인 효과를 나타낼 수 있다.

▶ 전파와 역학

C. trachomatis 병원성 균주의 보유 숙주는 인체이다. 미생물은 인구 내에서 놀라울 만큼 광범위한 분포를 나타내며, 발병률은 증가하고 있다. 청년기 여성은 나이든 여성에 비하여 세균을 보유할 가능성이 더 높은데, 그 이유는 세균이 청년기 자궁 경부에 특히 많은 세포를 감염하는 것을 선호하기 때문이다. 이는 성적 접촉에 의해서 또한 수직적으로 전파된다. 감염된 산모로부터 태어난 치료받지 않은 아이의 50%는 클라미디아 결막염이나 폐렴을 획득한다.

▶ 배양과 진단

이 미생물에 의한 감염은 보통 PCR 또는 ELISA 같은 신속 기술을 사용하여 초기에 탐지된다. 직접 형광 항체 탐지도 사용된다. 혈청학적 방법은 항상 신뢰할 수 있지는 않다. 추가적으로 *Chlamydia*에 대한 항체는 성인에서 매우 흔하며 종종 현재가 아니라 과거의 감염을 가리킨다. 소변 검사도 가용하며, 이는 광범위한 선별에 명백한 장점을 가지고 있지만, 남성에 비하여 여성에서 약간 부정확하다.

▶ 예방

금욕이나 장벽 보호(콘돔)를 통한 감염된 조직과 분비물과의 접촉을 피하는 것이 예방의 유일한 방법이다.

▶ 치료

CDC는 종종 무증상 감염인 이 질병에 대하여 젊은 여성에게 매년 선별 검사를 할 것을 권장한다. 일부 위험 인자(예를 들면 새로운 성적 상대자)를 가진 나이든 여성도 선별 검사할 것을 권장한다. 치료는 보통 독시사이클린이나 아지트로마이신으로 한다. 임균에 의한 공동 감염도 가정해야 하며 유사하게 치료한다. 많은 환자가 치료 후 바로 재감염된다. 따라서 환자는 치료 후 3~4개월 뒤에 *Chlamydia* 감염에 대해 재검사할 것이 권장된다. *Chlamydia*에 의한 반복되는 감염은 PID와 다른 심각한 후유증이 증가할 가능성이 높다.

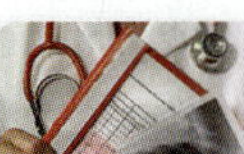

의학적 중요성

여성 콘돔

콘돔은 STI의 전파를 방지하는 신뢰성 있는 방법이다. 100% 효과가 있지는 않지만, 콘돔은 성병 접촉의 위험을 크게 감소시켜준다. 여성 콘돔은 여성에 대한 대안을 제공하기 위하여 1990년대에 도입되었다.

왜 더 많은 여성이 여성 콘돔을 환영하지 않을까? 여성 콘돔은 더 고가이고 쉽게 가용하지 않을 수 있다. 또한 삽입하기가 귀찮고 일부 여성에게는 감각을 감소시킬 수 있다(남성 콘돔에 대한 공통적인 불평임).

여성 콘돔은 남성 콘돔에 비해 실패율이 높다. 표본적 사용의 첫해에 100명의 여성 중에서 21명이 임신되었으며, 이는 콘돔을 올바르게 사용하지 못한 데에서 기인하였다. 실패의 다른 원인은 콘돔의 파손, 성교 도중에 콘돔이 빠지거나 음경이 콘돔과 질 사이로 미끄러져 들어간 것 등이다.

표 21.1 *Chlamydia*의 생활 주기

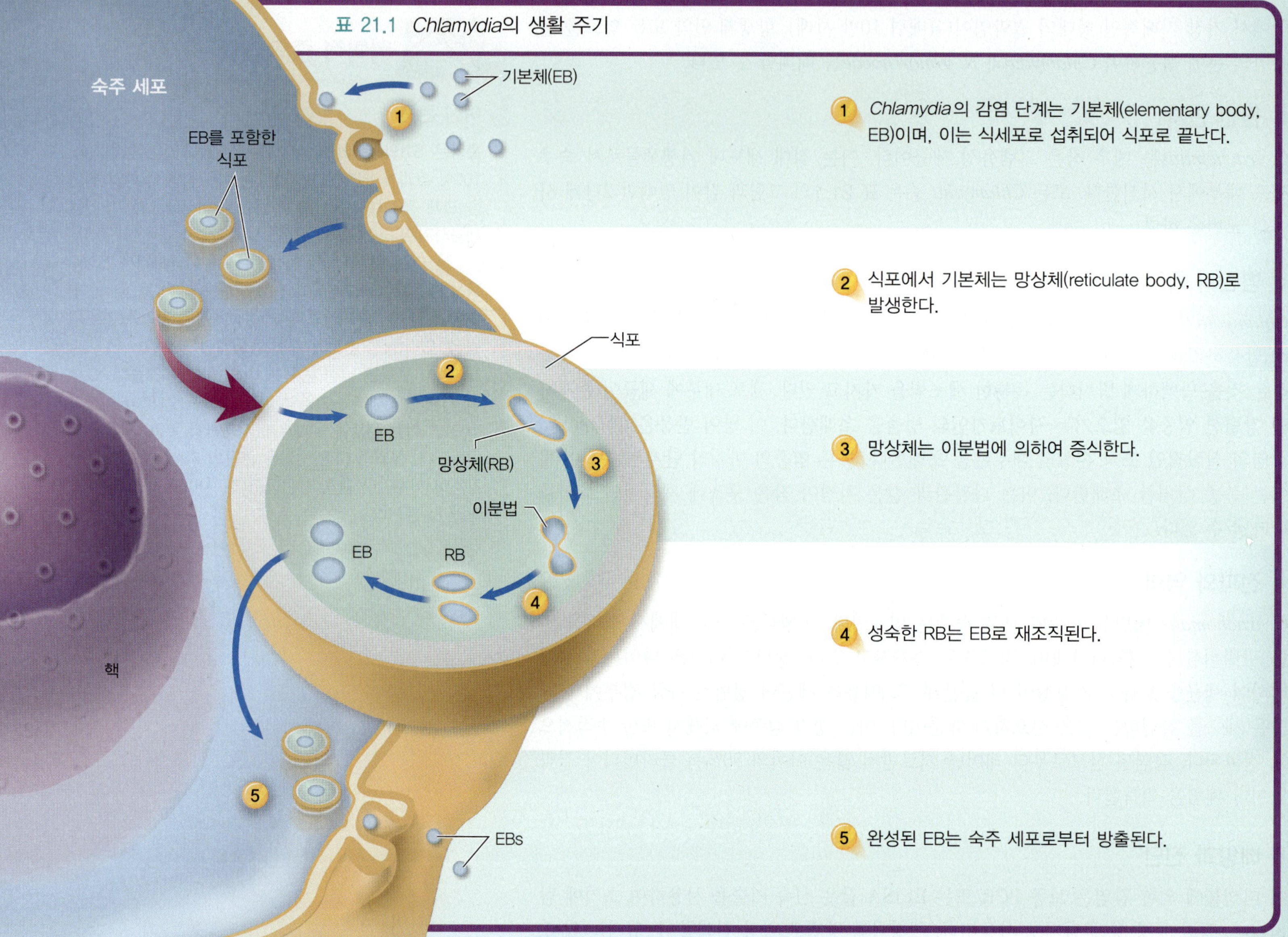

1 *Chlamydia*의 감염 단계는 기본체(elementary body, EB)이며, 이는 식세포로 섭취되어 식포로 끝난다.

2 식포에서 기본체는 망상체(reticulate body, RB)로 발생한다.

3 망상체는 이분법에 의하여 증식한다.

4 성숙한 RB는 EB로 재조직된다.

5 완성된 EB는 숙주 세포로부터 방출된다.

질병 표 21.3 성기 분비성 질병(질염/질증 이외)

	임질	클라미디아
원인 생물	*Neisseria gonorrhoeae*	*Chlamydia trachomatis*
전파의 가장 보편적인 방식	직접 접촉(STI), 또한 수직적	직접 접촉(STI), 또한 수직적
독력 인자	핌브리아 부착소, 항원 변이, IgA 단백질 분해 효소, 막 수포/내독소	면역 회피와 사이토카인 분비를 초래하는 세포내 생장, 파고리소좀 융합을 방지하는 특이한 세포벽
배양/진단	남성에서 그램 염색, 여성에서 신속 검사(PCR, ELISA), 테이어-마틴 배지에 배양	PCR 또는 ELISA, 세포 배양이 뒤따를 수 있음
예방	접촉 회피; 콘돔 사용	접촉 회피; 콘돔 사용
치료	임균과 *C. trachomatis*의 공동감염을 가정해야 함; 독시사이클린 또는 아지트로마이신으로 치료함. CDC 항생제 내성 보고서의 **긴급한 위협** 범주인 다제 내성 *N. gonorrhoeae*에 대하여 경계	
현저한 특징	관절염, 수막염, 심내막염을 포함하는 드문 합병증	임질에 비하여 더 흔히 무증상
태아에 대한 영향	눈 감염, 실명	눈 감염, 폐렴
역학적 특징	미국: 2006년에서 2010년 사이에 16% 증가; 국제적: 2천6백만 사례	미국: 매년 2백8십만의 새로운 사례 국제적: 눈 감염(트라코마)은 개발도상국에서 90%의 이환율

질염과 질증

▶ 징후와 증상

질의 염증인 질염(vaginitis)은 병인 원인체에 따라 질의 가려움의 정도로 특징되어지는 상태이다. 증상은 또한 따가움과 때로는 고름이며, 이 또한 다양한 형태를 나타낼 수 있다. 질증은 유사하지만 뚜렷한 염증을 포함하지 않는다.

▶ 원인 인자

다양한 세균과 심지어는 원생동물도 질염을 유발할 수 있지만, 가장 잘 알려진 병원체는 *Candida albicans*이다. 이 진균에 의하여 유발되는 질 상태는 **효모 감염**(yeast infection)으로 알려져 있다.

Candida albicans

*C. albicans*는 인간의 50~100%에서 정상균인 이형태 진균이다. *C. albicans*는 입, 위장관, 질과 같은 많은 점막 표면에서 낮은 수로 서식한다. *C. albicans*가 초래하는 이 질 상태는 외음질 칸디다증(vulvovaginal candidiasis)이라고도 한다. 효모는 습성 시료(wet prep) 또는 골반 검사에서 획득한 물질의 그램 염색으로 쉽게 탐지될 수 있다(**그림 21.7**). 도말의 위균사(pseudohyphae)의 존재는 효모가 빠르게 생장하고 효모 감염을 초래하고 있다는 명백한 징후이다.

다른 모든 점에서는 건강한 사람에서 진균은 침습성이 아니며 표면 감염에 자신을 제한한다. 그러나 혈액의 *Candida* 감염은 발생하고 있으며 사망률이 높다. *Candida*는 보통 질 감염에서 진균과 함께 유래하지 않지만, 입원 환자에서 가장 빈번하게 나타난다. AIDS 환자도 전신 *Candida* 감염을 발생할 위험에 처해 있다.

▶ 전파와 역학

이 미생물에 의한 질 감염은 거의 항상 기회적이다. 정상 세균 생물상의 파괴 또는 질 점막 상피의 미세한 손상도 이 진균의 과잉 성장을 초래할 수 있다. 파괴는 질의 외상과 같은 기계적이거나 다른 목적으로 복용한 광범위 항생제가 일시적으로 질 세균 개체군을 감소시킬 때와 같이 화학적일 수 있다. 당뇨와 임신부도 질 효모 과잉 성장의 경향이 있다. 일부 여성은 생리 동안에 이 상태에 걸리기 쉽다.

이 효모를 성적 접촉에 의하여 전파하는 것이 가능하며, 특히 여성이 효모의 과잉생장을 겪고 있을 때 그렇다. 수여자의 면역계가 효모를 제압하여 정상균처럼 작용하게 할 수 있다. 그러나 효모는 원래 상대자에게 치료 후 다음 번 성적 접촉에서 다시 전달될 수 있다. HIV 감염된 여성은 빈번하게 재발하는 효모 감염을 겪게 된다. 또한 기저 면역 질병이 없는 여성의 작은 비율도 명백하지 않은 이유로 인하여 *Candida*에 의한 만성 또는 재발하는 질 감염을 경험할 수 있다.

▶ 예방과 치료

*C. albicans*에 대한 백신은 가용하지 않다. 국소적 또는 경구 아졸 약제가 질 칸디다증을 치료하는 데 사용되며, 많은 종류가 처방전 없이 구입할 수 있다. 많은 여성은 일생을 통하여 이러한 상태를 여러 차례 겪게 되지만, 감염이 빈번하게 재발하거나 해소되지 않으면 의사를 찾아가는 것이 중요하다.

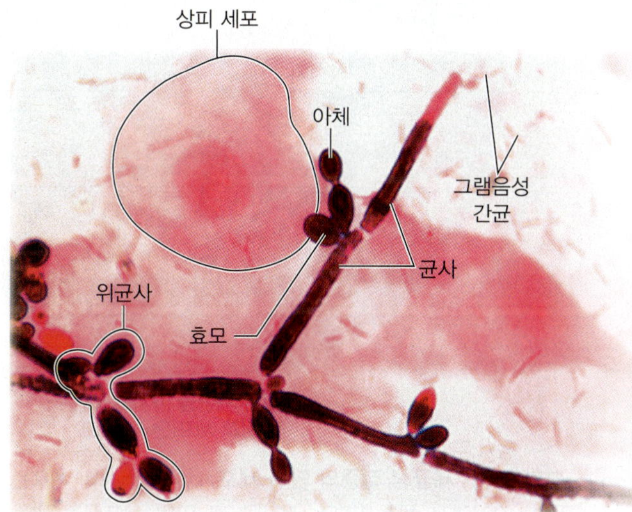

그림 21.7 **질 도말의 *Candida albicans* 그램 염색.**

Gardnerella 종

Gardnerella 세균은 가임기 동안의 특별히 공통적인 상태와 연관되어 있다. 이 상태는

질병 표 21.4 질염/질증

원인 생물	*Candida albicans*	보통 *Gardnerella*를 포함하는 혼합 감염	*Trichomonas vaginalis*
전파의 가장 보편적인 방식	기회감염	기회감염 또는 STI?	직접 접촉(STI)
독력 인자	–	–	–
배양/진단	습성 시료 또는 그램 염색	질의 육안 검사, 또는 자궁 경부암 검사(Pap smear)나 다른 검사에서 단서 세포의 관찰	자궁 경부암 검사에서 원생동물의 출현 또는 그램 염색
예방	–	–	성교 시에 장벽 사용
치료	국소적 또는 경구 아졸 약제, 일부 무처방 약제	메트로니다졸 또는 클린다마이신	메트로니다졸, 티니다졸
현저한 특징	흰색의 응유 같은 분비	분비물은 비린내를 나타낼 수 있음	분비물은 녹색을 띨 수 있음
역학적 특징	미국: 모든 질염의 20%; 75%의 여성은 일생 동안에 최소한 한 차례를 보고함	미국: 매년 7백4십만 추산; 국제적: 이환율은 20~50%에서 가변적	미국: 3백만~8백만 명이 감염: CDC의 "방치된 기생생물 감염" 중 하나

질의 염증을 유발하지 않는 것으로 보이기 때문에 질염(vaginitis)이 아니라 보통 질증(vaginosis)으로 불린다. 이는 또한 세균성 질증(bacterial vaginosis, BV)으로도 알려져 있다. 염증 반응이 없음에도 불구하고, 질 분비가 이 상태와 연관되는데, 이는 종종 심한 비린내가 난다. 가려움도 보편적이지만 많은 여성이 느끼지 못하는 증상을 가지고 있는 것도 사실이다.

질증은 질이 "좋은" 세균(유산균)의 우점에서 "나쁜" 세균의 우점으로 변화된 결과로 생각되며, 나쁜 세균 중 하나는 *Gardnerella vaginalis*이다. 이 세균 속은 통성 혐기성의 그램양성균이지만, 그램 염색은 보통 그램음성으로 보인다[일부 교과서는 이러한 이유로 그램 가변성(gram-variable)으로 부른다]. 아마도 혼합 감염이 이 상태를 초래하는 것 같다. 혐기성 연쇄상구균과 일반적으로 건강한 질에서 작은 수 발견되는 기타 세균, 특히 *Mobiluncus*로 알려진 속은 이러한 상태에서 종종 많은 수가 발견될 수 있다. 종종 언급되는 비린내는 이러한 세균에 의한 혐기성 대사의 부산물로부터 유래한다.

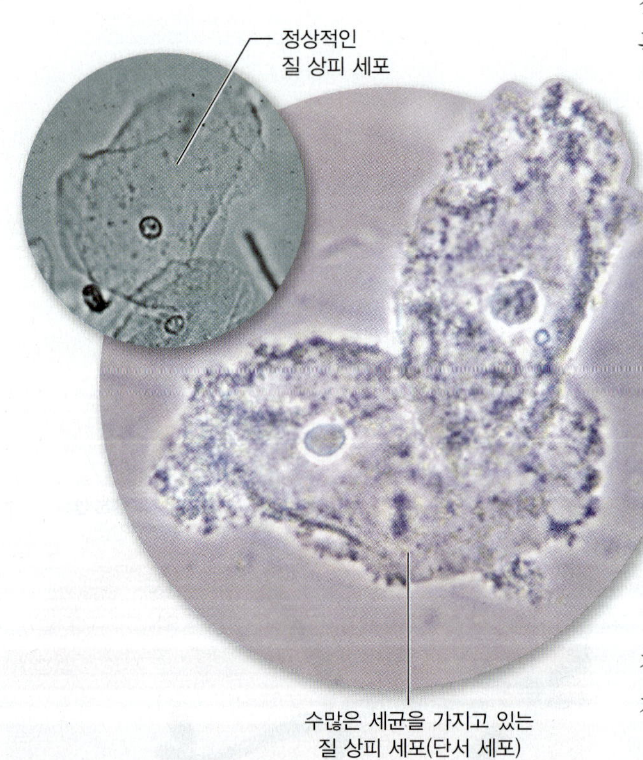

그림 21.8 **세균성 질증의 단서 세포.** 이러한 상피 세포는 골반 검사에서 채취하였다. 커다란 원 안의 세포에는 많은 세균이 부착되어 있다.

▶ 병인과 독력 인자

이 질병의 기계적 상해는 잘 이해되지 않지만, 결과는 일부 알려져 있다. 방금 언급한 증상 이외에 질염은 골반염, 불임, 드물게 자궁외 임신과 같은 합병증을 초래할 수 있다. 질증을 가진 산모에서 태어난 아이는 출산 시 저체중이다.

▶ 전파와 역학

이 혼합 감염은 성교를 한 번도 하지 않은 여성에서는 이 상태를 좀처럼 발달하지 않지만, 반드시 성적으로 전파되는 것으로 간주되지는 않는다. 성욕이 강한 여성에서는 매우 보편적이다. 이는 상태가 성교와 연관이 되어 있지만 성교에 의하여 전파가 되는 것은 아닐 수 있다. 이 상태는 삽입 행위나 정액(또는 타액)의 존재가 질 상피 또는 질 미생물상의 변화를 초래하여 발생할 수 있다. 우리는 무엇이 *Gardnerella*와 기타 보통 드문 생물상의 증가를 초래하는지 정확히 모른다. 질의 전형적인 낮은 pH는 질증에서 일반적으로 높다. 높은 pH가 세균 생물상을 변화시키는지 아니면 세균 생물상의 변화가 pH를 변화시키는지는 명백하지 않다.

▶ 배양과 진단

상태는 다양한 방법에 의하여 진단될 수 있다. 때로는 벗겨진 질 상피 세포를 검사하기 위하여 질 분비물의 간단한 염색이 사용될 수 있다. 질증에서 어떤 세포는 부착 세균에 의하여 거의 싸여 있는 것처럼 보인다. 정상적인 경우 질 상피 세포는 세균에 드문드문 싸여져 있다. 이러한 세포는 단서 세포라고 불리며 도움이 되는 진단 지시자이다(**그림 21.8**). 이들은 자궁경부암 검사(Pap smear)에서도 발견될 수 있지만 때로는 유전체 분석이 필요하다.

▶ 예방과 치료

상태가 불편하다고 느끼거나 임신을 계획하는 여성은 필히 치료를 받아야 한다. 피임을 위하여 자궁 내 피임 기구(intrauterine device, IUD)를 사용하는 여성도, IUD가 세균이 상부 생식관으로 접근할 수 있는 통로를 제공할 수 있기 때문에 치료를 받아야 한다. 일반적인 치료법은 경구 또는 국소적인 메트로니다졸 또는 클린다마이신이다.

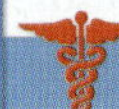

NCLEX® 준비

2. 습성 시료(wet prep)는 위균사의 존재를 나타낸다. 이 발견에 기초하여, 간호사는 의뢰인이 무엇을 가지고 있다고 의심할까?
   a. 임질(gonorrhea)
   b. 클라미디아(Chlamydia)
   c. *Candida albicans*
   d. 신우신염(pyelonephritis)

Trichomonas vaginalis

트리코모나드(trichomonad)는 4개의 앞 편모와 하나의 파상막을 가진 작은 배(pear) 모양의 원생동물이다. *Trichomonas vaginalis*는 무증상 감염을 유발하는 것으로 보인다. 희생자의 약 50%에서 트리코모나드는 일부 사람들이 장기적인 부정적 효과를 보인다는 증거가 있기 때문에 정상균이라기보다는 무증상 감염원으로 간주된다. 트리코모나드는 원생동물이지만, 포낭 형태가 없어서 숙주 외부에서 오래 생존하지 못한다.

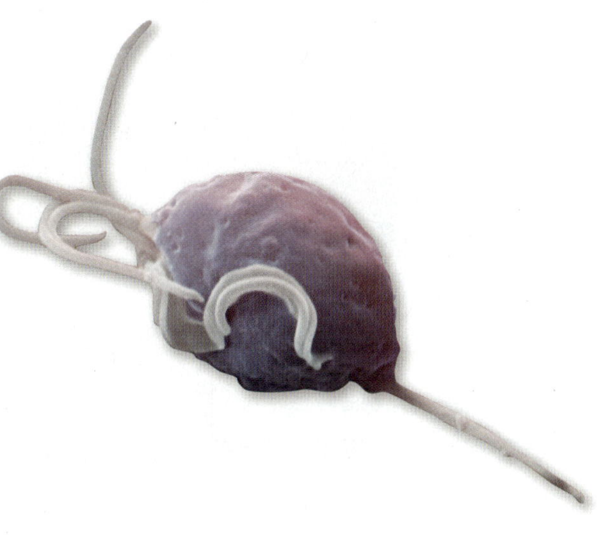

많은 사례는 무증상이며, 남성은 거의 증상을 나타내지 않는다. 여성은 종종 질염 증상을 나타내며, 이는 흰색에서 녹색의 거품 같은 유출물을 포함한다. 만성 감염은 사람을 HIV를 포함한 다른 감염에 취약하게 한다. 또한 임신 도중에 감염된 여성은 조산아나 저체중 유아를 출산할 가능성이 높다. 만성 감염은 불임을 초래할 수도 있다.

*Trichomonas*는 매우 많은 사람에서 흔한 생물상이기 때문에 성적 접촉을 통하여 쉽게 전파될 수 있다. 이는 가장 흔한 비바이러스성 SIT로 불렸다. *Trichomonas*는 숙주 내부에서 기회감염의 변이(특정한 조건에서 증상을 나타내는 것임)를 겪지 않는 것으로 보이지만, 비보균자에게 전파될 때 증상을 유발한다.

전립선염

전립선염은 전립선의 염증이다(그림 21.2 참조). 전립선염은 급성 또는 만성이다. 급성 전립선염은 거의 항상 세균 감염에 의하여 초래된다. 세균은 보통 장관에서 온 정상균이거나 이전의 요로 감염을 초래하였을 수 있다. 만성 전립선염도 또한 세균에 의해서 종종 유발된다. 연구진은 종종 항생제 치료에 반응하지 않는 만성 전립선염은 전립선의 혼합 생물막 세균에 의하여 유발될 수 있다는 것을 발견하였다. 일부 형태의 만성 전립선염은

질병 표 21.5 전립선염

원인 생물	GI 관 미생물상
전파의 가장 보편적인 방식	GI 관으로부터 내인성 전파; 다른 것은 알려져 있지 않음
독력 인자	다양함
배양/진단	전립선을 검사하기 위한 수지(손가락) 직장 검사; 소변 또는 정액의 배양
예방	없음
치료	항생제, 근육 이완제, 알파 차단제
현저한 특징	성기 부근 또는 등의 통증, 배뇨 곤란
학적 특징	미국: 50%의 남성이 일생 동안에 경험함

알려진 미생물 원인이 없다. 많은 감염성 질병 전문가들은 하나 또는 그 이상의 세균이 관련되어 있지만, 현재의 기술로서는 그들이 배양되지 않는다고 생각한다.

증상은 서혜부(샅)와 하부 등의 통증, 빈번한 배뇨 충동, 배뇨 곤란, 혈뇨, 고통스러운 사정을 포함할 수 있다. 치료는 광범위 항생제를 사용한다.

생식기 궤양 질병

매독, 연성 하감, 생식기 헤르페스(포진)의 3가지 일반적인 감염 상태가 생식기에 병변(궤양)을 초래할 수 있다. 이 절에서 우리는 이들에 대하여 각각 알아본다. 궤양 질병에 대하여 기억해야 할 매우 중요한 사실은 이들이 개방된 병변으로 인하여 HIV 감염의 기회를 증가시킨다는 것이다.

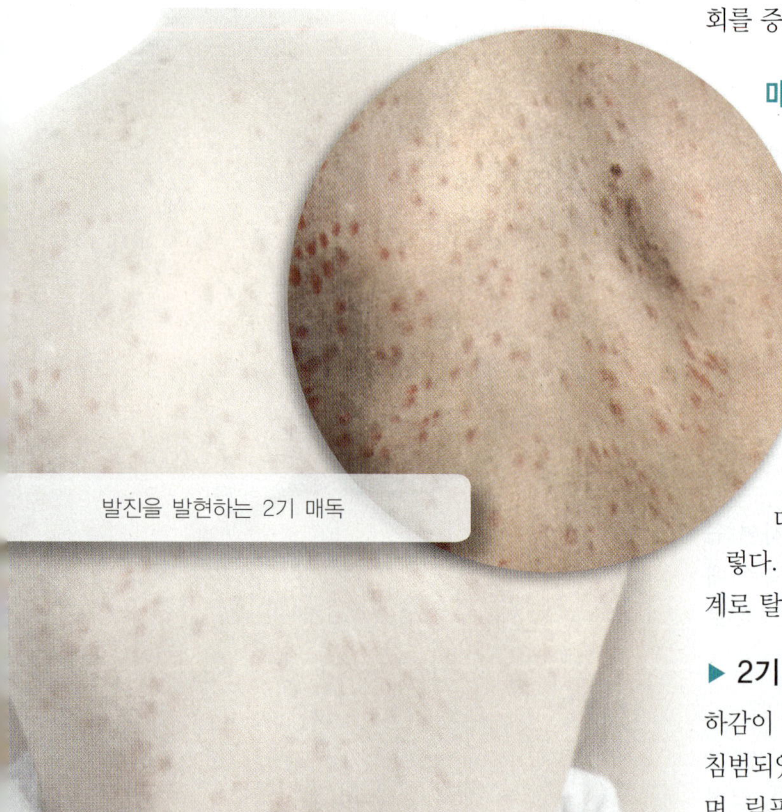

발진을 발현하는 2기 매독

매독

매독은 치료하지 않으면 1기, 2기, 3기 매독으로 부르는 뚜렷한 임상 단계로 두드러진다. 이 질병은 또한 활동성이 없는 다양한 기간의 잠복기를 가진다. 1기 단계와 2기 단계에서는 파상균(스피로헤타; spirochete)이 병변과 혈액에 나타나며, 따라서 이 시기에는 전파성이 있다. 2기와 3기 매독 사이의 초기 잠복기 동안에도 전파된다. 매독은 후기 잠복기와 3기 단계에서는 대부분 비전파성이다.

▶ 1기 매독

매독 감염의 최초 징후는 병원체의 침입 부위에 경성 **하감(chancre)**의 출현이다. 이 궤양은 통증이 없기 때문에 놓치기 쉬우며, 특히 내부 표면에 있을 경우 그렇다. 하감은 3~6주 지나면 상처가 없이 자발적으로 치유되지만, 스피로헤타는 순환계로 탈출하였고 무서운 활동기로 진입하였기 때문에 이 치유는 속임수이다.

▶ 2기 매독

하감이 치유된 이후 약 3~6주 후에 2기 단계가 나타난다. 그때면 신체의 많은 체계가 침범되었으며, 징후와 증상은 더 풍부하고 강력하다. 초기 증상은 발열, 두통, 인두염이며, 림프절증(lymphadenopathy)과 손바닥과 발바닥을 포함한 모든 피부 표면에서 발생하는 붉은색 또는 갈색의 발진이 뒤따른다. 머리카락도 종종 빠진다. 하감과 마찬가지로 병변은 생존력이 있는 파상균을 포함하며 몇 주일 지나면 자발적으로 사라진다. 뼈, 모낭, 관절, 간, 눈, 뇌에서 나타나는 이 단계의 주된 합병증은 몇 달간 그리고 몇 년간 지속될 수 있다.

▶ 잠복기와 3기 매독

2기 매독이 해소된 이후에 약 30%의 감염은 20년 또는 그 이상 지속될 수 있는 다양한 기간의 잠복기에 진입한다. 잠복기 동안에는 세균에 대한 항체는 쉽게 탐지되지만, 세균 자체는 탐지가 어렵다. 이 질병의 최종 단계인 3기 매독은 항생제의 광범위한 사용으로 인하여 비교적 드물다. 그러나 이는 매우 큰 손상을 끼치기 때문에 인식하는 것이 중요하다. 환자가 이 단계에 이르게 되면, 취약한 조직과 기관에 수많은 병리학적 합병증이 발생한다. 심혈관 매독은 대동맥 벽의 소동맥에 대한 손상에서 초래된다. 벽의 섬유가 약화되면서 대동맥은 확대되어 치명적인 파열에 이르게 된다. 동일한 병리학적 과정이 대동맥판에 손상을 끼쳐 심부전을 초래한다.

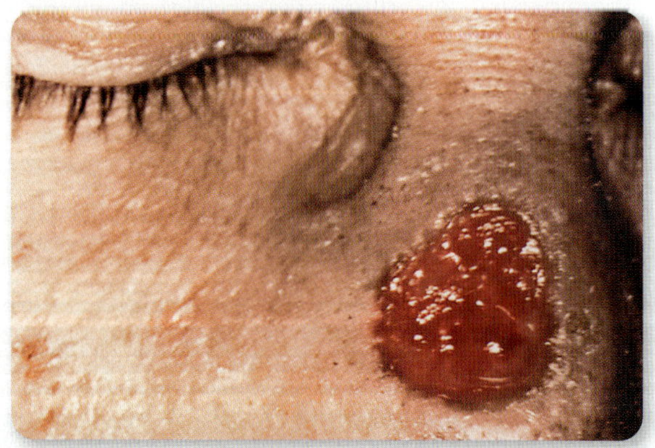

그림 21.9 후기 또는 3기 매독의 병리. 궤양을 일으키는 매독성 종양, 또는 고무종(gummas)이 이 환자의 코 위에 나타난다. 다른 고무종은 내부에 발생할 수 있다.

3기 매독의 한 가지 형태인 **고무종(gummas)**이라고 하는 고통스럽고 부은 매독성 종양이 간, 피부, 뼈, 연골에서 발생한다(**그림 21.9**). 고무종은 보통 양성이며 극히 예외적으로 사망을 초래하지만, 기능에 장애를 가져온다. 신경성 매독은 신경계의 어떠한 부분도 관련될 수 있지만, 뇌, 두개골 신경, 척수의 배근(dorsal root)에 특별한 친화성을 나타낸다. 다양한 결과에는 중증의 두통, 경련, 시신경 위축증, 맹목(blindness), 치매, 동공의 위치를 작은 불규칙한 원으로 고정시키는 홍채의 내부 가장자리를 따라 부착하여 초래되는 상태인 아질-로버트슨 동공(Argyll-Robertson pupil)이라고 하는 징후를 포함한다.

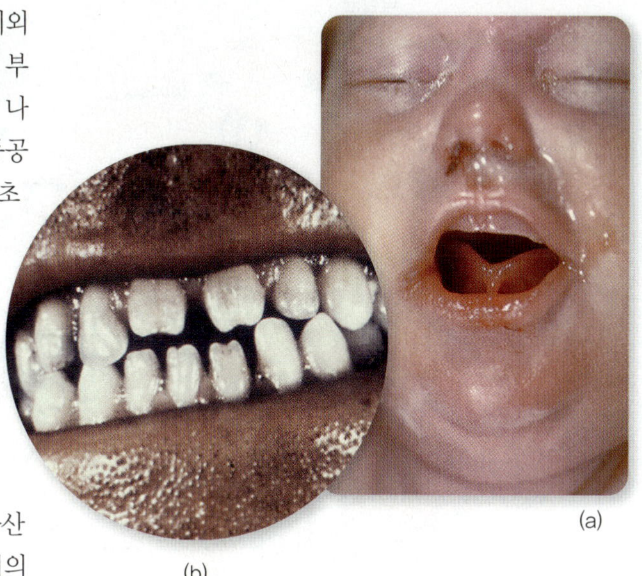

그림 21.10 선천적 매독. (a) 초기 징후는 호흡을 방해하는 다량의 콧물을 발생하는 코감기이다. (b) 후기 선천적 매독의 일반적인 특징은 톱니 모양의 원통형 앞니이다(허친슨 치아; Hutchinson's teeth).

▶ 선천적 매독

매독 세균은 임신부의 순환계에서 태반으로 전달되어 태아 조직 전반에 운반될 수 있다. 선천적 매독을 초래하는 감염은 3단계 3개월의 어느 시기에도 발생할 수 있지만, 두 번째와 세 번째 3개월에 가장 보편적이다. 병원체는 태아의 생장을 저해하고, 다양한 결과를 발생하는 중요한 시기를 교란하여, 경증에서부터 자발적 유산 또는 사산과 같은 극단까지 변화하는 결과를 초래한다. 초기 선천성 매독은 출생부터 2세까지의 기간을 포함하며 출산 후 3~8주에 최초로 탐지된다. 유아는 다량의 콧물(**그림 21.10a**), 피부 발진, 뼈 변형, 신경계 이상과 같은 징후를 종종 나타낸다. 후기 형태는 뼈, 눈, 내이, 관절에 이상한 종류의 문제점을 발생하며, 허친슨 치아(Hutchinson's teeth)의 형성을 초래한다(**그림 21.10b**).

▶ 원인 인자

파상균(스피로헤타)인 *Treponema pallidum*는 그램음성 세포벽을 가진 가늘고 규칙적으로 감겨진 세포이다. 스피로헤타는 살아 있는 숙주 세포에서 배양을 필요로 하는 복잡한 생장 요구성을 가진 절대 기생생물이다.

▶ 병인과 독력 인자

점막이나 벗겨진 피부와 직접 접촉하게 되면, *T. pallidum*은 굽어진 끝을 이용하여 게걸스럽게 상피와 결합한다(**그림 21.11**). 스피로헤타는 결합 부위에서 증식하고 주변의 모세혈관으로 침투한다. 짧은 시간 내에 순화계로 이동하고, 신체는 병원체를 배양하기 위한 커다란 그릇으로 문자 그대로 변환된다. 사실상 모든 조직이 잠재적인 표적이다.

*T. pallidum*은 독소를 생산하지 않으며 직접적으로 세포를 사멸시키지는 않는 것으로 보인다. 연구에 의하면 식세포가 이에 대항하여 작용하고 몇 가지 유형의 항매독 항체가 형성되는 것으로 보이지만, 면역 반응은 이를 저지할 수 없다.

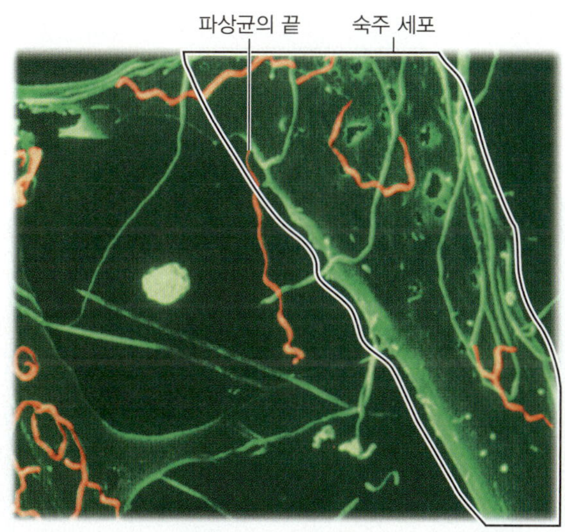

그림 21.11 세포에 부착된 매독 파상균(sprochete)의 전자 현미경 사진.

▶ 전파와 역학

인간은 분명하게 *T. pallidum*의 유일한 자연 숙주이고 공급원이다. 세균은 배양 조건이 매우 까다롭고 숙주 외부에서 오래 생존할 수 없으며, 열, 건조, 소독제, 비누, 높은 산소 분압, pH 변화에 의하여 빠르게 파괴된다. 신체 분비물에 의하여 보호되면 몇 분에서 몇 시간 생존하며, 저장된 혈액에서는 약 36시간 생존한다. 감염된 성행위 상대자로부터 감염의 위험은 매번의 만남에 대하여 12~30%이다.

수세기 동안 매독은 미국에서 보편적이고 파괴적인 질병이었으며, 매우 파괴적이어서 주요한 의료 센터는 "매독학과(Department of Syphilology)"를 가지고 있었다. 매독이 사회생활에 미치는 효과는 막대하였다. 이 효과는 항생제가 발견되었을 때 빠르게 감소하였다. 그러나 2003년 이후 미국에서 발생률이 다시 증가하였다. 또한 매독은 세계적으로, 특히 아프리카와 아시아에서 아직도 심각한 문제이다. 앞에서 언급하였듯이, 매독

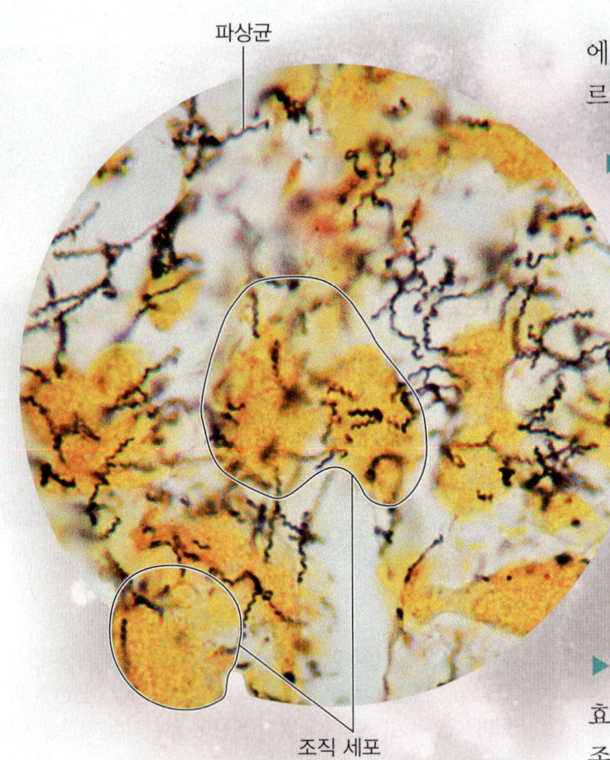

그림 21.12 암시야 현미경으로 관찰한 매독성 하감의 *Treponema pallidum*. 인간 세포와 조직 부스러기 옆에 있는 매독의 단단한 나선을 강조하였다.

에 감염된 사람은 종종 다른 STI에 동시 감염된다. AIDS 바이러스와의 공동 감염은 빠르게 죽음의 과정으로 진행하는 치명적인 조합이다.

▶ 배양과 진단

매독은 의심되는 병변의 암시야 현미경을 사용하여 환자에서 가장 신속하게 탐지할 수 있다(**그림 21.12**). 환자가 씻어서 미생물을 제거하였을 수 있기 때문에 한 차례의 음성 검사만으로는 매독을 배제할 수 없어서 추적 검사가 권장된다.

매우 보편적으로 혈액 검사가 매독 진단에 사용된다. 최선의 검사는 매독 항원과 특이적으로 반응하는 것이다. 추가적인 특이적 검사도 필요하다고 간주되면 가용하다. 이 중 하나는 FTA-ABS(fluorescent treponemal antibody absorption; 형광 매독 항체 흡착) 검사라고 하는 간접 면역형광 방법이다. 검사 항체를 먼저 매독 세포와 반응하게 한 다음에, 형광 염료로 표지된 항인간 글로불린 항체와 반응시킨다. 매독에 대한 항체가 존재할 경우에는 형광 표지된 항체는 매독 세포에 결합된 인간 항체에 결합한다. 그 결과는 형광 현미경을 이용하여 뚜렷하게 볼 수 있다.

▶ 예방

효과적인 예방 프로그램의 핵심은 매독 환자의 성적인 접촉을 탐지하고 치료하는 데 의존한다. 공공 보건 부문과 의사는 환자에게 질문하고 접촉을 추적하는 임무가 주어져 있다. 위험이 있다고 확인된 개인은 감염의 증상이 없더라도, 즉각적으로 오래 작용하는 단 한 차례의 페니실린 용량을 예방적으로 투여한다.

콘돔의 장벽 효과는 1기 단계에서 우수한 보호를 제공한다. 보호적 면역이 인간에서 발생하는 것으로 보이며, 장래에 효과적인 예방 접종 프로그램의 전망을 보여주지만, 백신은 현재 존재하지 않는다.

▶ 치료

대부분의 역사를 통하여 매독의 치료는 수은을 투여하거나 심지어는 외부 병변에 수은으로 문지르는 것이었다. 1906년 에를리히(Paul Ehrlich)가 살바르산(salvarsan)이라고 하는 비소 유도체가 매우 효과가 있다는 것을 발견하였다. 수은과 비소 같은 독성 화합물이 매독 치료에 사용되었다는 사실은 매독이 얼마나 두렵고 사람들이 매독을 제거하기 위하여 어디까지 갈 수 있는지를 보여주는 일부 사례이다. 페니실린이 가용하게 되자, 이는 모든 다른 치료를 대체하였으며, 페니실린 G는 모든 단계와 모든 형태의 매독 치료에 기적의 약으로 상태를 유지하고 있다.

연성 하감

이 궤양성 질병은 보통 접촉점에 부드러운 구진 또는 융기로 시작한다. 이는 매독의 경성 하감과 대조적으로 "부드러운 하감"으로 발달하며, 이는 남성에서는 매우 고통스럽지만, 여성은 느끼지 못할 수 있다(**질병 표 21.6**). 서혜부 림프절이 많이 붓고 약해질 수 있다.

연성 하감은 다형태 그램음성 간균인 *Haemophilus ducreyi*에 의하여 유발된다. 최근의 연구에 의하면 용혈소(외독소)가 연성 하감 질병의 병인에서 중요하다는 것을 가리킨다. 연성 하감은 열대 지방과 아열대 지방에서 매우 흔하며 미국에서도 더 보편적이 되어 가고 있다. 연성 하감은 오로지 직접(특히 성적) 접촉에 의해서만 전파된다. 이 질병은 성 매매자와 빈약한 위생과 연관되어 있다. 할례를 하지 않은 남성은 할례를 한 사람에 비하여 더 흔히 감염되는 것으로 보인다. 사람들은 이 세균을 무증상적으로 보유할 수 있다.

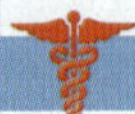

NCLEX® 준비

3. 부모가 신생아를 1개월 검진을 위하여 소아과 의사 사무실로 데리고 왔다. 왼쪽 눈에 염증과 부종이 발견되었다. 부모는 왼쪽 눈에 어떠한 외상도 부인한다. 치료를 위한 계획을 개발하기 위하여 어떠한 정보가 가장 확신하는 데 중요한가?
   a. 신생아의 출산 이력-자연분만 또는 제왕절개
   b. 출산 후 Aquamephyton(비타민 K1) 주사의 증거
   c. 출산 후 아프가 점수
   d. STI의 모성 이력

생식기 포진(헤르페스)

생식기 포진은 대부분의 사람들이 생각하는 것보다 훨씬 흔하다. 이는 단순 포진 바이러스(herpes simplex viruse, HSV)에 의하여 초래된다. HSV-1과 HSV-2의 2가지 유형의 HSV가 확인되었다.

▶ 징후와 증상

생식기 포진 감염은 다중의 발현을 나타낸다. 최초 감염 이후에 사람은 아무런 증상도 느끼지 못할 수 있다. 또는 헤르페스가 생식기, 회음부, 넓적다리, 궁둥이 등에 하나 또는 여러 개의 수포를 나타나게 할 수 있다. 수포는 작으며 투명한 액체로 채워져 있다(질병표 21.6 참조). 수포는 만지면 심한 통증을 느낄 수 있다. 처음 걸렸을 때 병변의 출현은 으스스한 느낌, 식욕 부진, 발열, 서혜부 양쪽이 붓고 예민하게 된다. 때때로 수막염이나 뇌염과 같은 중추신경에 증상이 발달할 수도 있다. 따라서 초기 감염은 완전히 무증상이거나 입원이 필요할 정도로 중증일 수 있다.

초기 감염에서 회복된 이후에, 사람은 병변이 재발할 수 있다. 이 경우 가능한 고통은 모두 나타나기는 하지만, 최초 증상에 비하면 일반적으로 경증이다. 어떤 사람은 병변이 결코 재발하지 않는다. 나머지는 회복 시간이 거의 없이 변치 않는 발병을 나타낸다. 평균적으로 재발은 1년에 4~5회 정도이다. 재발 빈도는 해가 지나면서 감소하는 경향을 보인다.

대부분의 사례에서 환자는 무증상이거나 재발하는 "표면" 감염을 무기한 겪는다. 매우 드물게 합병증이 발생할 수 있다. 매년 1백만 명의 만성 포진에 감염된 사람 중에서 1~2명이 뇌염을 발달한다. 바이러스는 뇌까지 신경 경로를 따라 파종된다(척수를 감염할 수도 있지만). 중추신경계에 대한 효과는 두통과 뻣뻣한 목이며 정신 착란과 혼수로 진행될 수도 있다. 아시클로비어 치료는 효과적이지만, 뇌염을 치료하지 않을 경우 치사율은 70%이다. 기저 면역 결핍증을 가지고 있는 환자는 면역이 있는 사람에 비하여 중증의 파종되는 포진에 걸리기 쉽다.

▶ 신생아 포진

건강한 성인의 HSV 감염은 성가시고 불쾌하지만, 드물게 생명에 위협이 된다. 그러나 신생아와 태아에서는(**그림 21.13**), HSV 감염은 매우 파괴적이고 치명적일 수 있다. 대부분의 사례는 출산 직전 또는 출산 시에 유아가 산모의 생식관에서 오염될 때 발생하지만 어머니의 병변에서 아이에게 손에 의하여 전파되는 경우도 있다. 질병이 입, 피부, 눈에 국한되는 경우 유아의 사망률은 35%이지만, 중추 신경계에 영향을 미치는 경우에는 50~80%의 사망률을 보인다.

재발하는 감염의 병력을 가진 임신부는 특히 임신의 마지막 4주 동안에 바이러스 발산의 징후를 모니터해야 한다. 재발의 증거가 보이지 않으면 정상 분만을 하지만, 출산 시 발병의 어떠한 증거라도 있으면 제왕절개를 해야 한다.

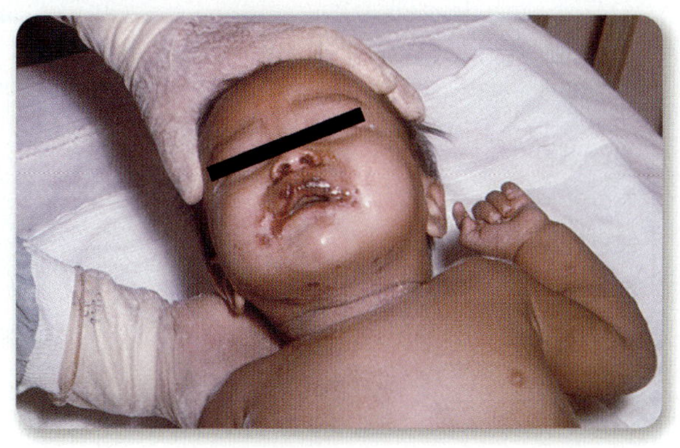

그림 21.13 **신생아 단순 포진.** 이 미숙아는 HSV 감염의 전형적인 "담배 화상(cigarette burn)" 양상을 가지고 태어났다. 아이는 병변을 가지고 태어나거나 출생 후 1~2주 후에 발생한다.

▶ 원인 인자

HSV-1은 구강 점막을 감염하여 "입술 발진(cold sore)" 또는 "단순 포진(fever blister)"을 초래하며(**그림 21.14**), HSV-2는 생식기 바이러스로 생각되지만, HSV-1과 HSV-2는 바이러스가 생식기 상피와 접촉하면 모두 생식기 포진을 유발할 수 있다. 실제로 어떤 바이러스도 접촉의 유형에 따라 어느 지역이든지 감염시킬 수 있다.

▶ 병인과 독력 인자

헤르페스바이러스는 잠복기에 들어가는 경향이 매우 강하다. 잠복기의 분자적 기초는

질병 표 21.6 생식기 궤양 질병

	매독	연성 하감	포진
원인 생물	*Treponema pallidum*	*Haemophilus ducreyi*	단순 포진 1, 2
전파의 가장 보편적인 방식	직접 접촉과 수직적	직접 접촉(수직 전파는 증명되지 않았음)	직접 접촉, 수직적
독력 인자	지단백질	용혈소(외독소)	잠복
배양/진단	직접 검사(면역형광, 암시야 현미경), 매독 또는 비매독 항체의 혈액 검사, PCR	병변의 배양	임상적 발현, PCR, 항체 검사, 세포 배양에서 바이러스의 생장
예방	모든 가능한 접촉에 대한 항생제 치료, 접촉 회피	접촉 회피	접촉 회피, 항바이러스제가 재발을 감소할 수 있음
치료	페니실린 G	세프트리악손 또는 아지트로마이신	아시클로비어와 유도체
현저한 특징	3단계 질병 + 잠복기, 어쩌면 치명적	전신 효과 없음	무증상에서 빈번한 재발까지 범위
태아에 대한 영향	생식기 매독	없음	맹목, 파종된 포진 감염
병변의 모습			소수포(잔물집)
역학적 특징	미국: 매년 9만의 새로운 사례; 국제적: 매년 1천2백만의 새로운 사례 추산	미국: 연간 200사례 이하; 국제적: 연간 7백만 사례 추산	미국: 성인에서 20% 이환율; 국제적: 15~49세 연령군에서 5.36억 명 감염 추산

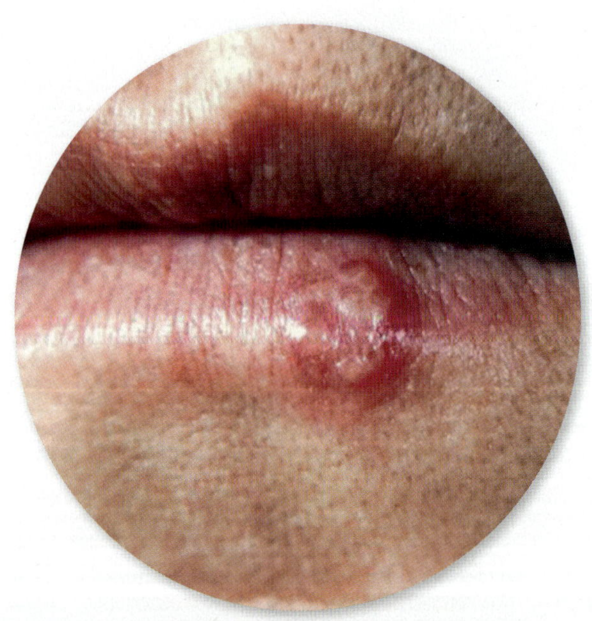

그림 21.14 구강 포진 감염. 민감하고 가려운 구진이 입 주위에서 발진하며 터지고, 고름이 나오고, 딱지가 지는 수포로 진행한다. 이러한 상처와 액체는 감염성이 매우 높으며 만지면 안 된다.

완전히 명확하지는 않다. 잠복기에 어떤 유형의 신호는 HSV 유전체의 대부분이 전사되지 않도록 한다. 이는 바이러스가 증상 발현의 중간에 신경계 세포 내에 유지될 수 있도록 한다. 최근의 연구에 의하면 마이크로 RNA(microRNA)가 HSV-1의 잠복기에 부분적으로 원인이 된다는 것을 발견하였다. 더 나아가서 일부 말초 세포에서, 바이러스 복제는 일정하게 느린 속도로 일어나서, 병변을 형성하지 않고 낮은 수준으로 바이러스를 부단히 발산한다는 것을 시사하였다.

바이러스의 재활성화는 스트레스, UV(또는 태양광) 조사, 손상, 월경, 또는 다른 바이러스 감염과 같은 다양한 자극에 의하여 유발될 수 있다. 이 시점에서 바이러스는 많은 수의 온전한 바이러스 입자(virion)를 제조하기 시작하며, 이는 뉴런이 작용하는 신체의 표면에 새로운 병변을 초래하며, 이는 보통 이전 병변과 동일한 장소이다.

▶ 전파와 역학

단순 포진 감염은 세계적으로 모든 계절에 모든 연령 집단에서 발생한다. 이 바이러스는 환경에 민감하기 때문에, 전파는 바이러스를 포함하는 분비물에 직접적인 노출을 통하여 주로 일어난다. 활동성 병변을 지닌 사람이 감염의 가장 중대한 공급원이지만, 연구에 의하면 생식기 포진은 병변이 존재하지 않더라도 (바로 앞에서 논의한 부단한 발산으로 인하여) 전파될 수 있다는 것을 시사한다.

이 장의 앞에서, *Chlamydia* 감염이 미국에서 가장 보편적으로 보고되는 감염이라고 배웠다. 다른 곳에서는 임질이 미국에서 가장 보편적으로 보고되는 STI라고 들었다. 둘 다 맞는 이야기이다. 생식기 포진이 이 두 질병보다 훨씬 더 보편적인 질병이라는 것도 사실이다. 그러나 포진은 국가적으로 보고되는 질병이 아니다.

미국 성인의 약 20%가 생식기 포진을 가지고 있는 것으로 추정된다. 감염된 사람 중 50~90%가 알지 못하는데, 그 이유는 인지하지 못하는 드문 증상이거나 증상이 전혀 없기 때문이다.

▶ 배양과 진단

이 두 바이러스는 때때로 병변의 특징에 의해서만 기초하여 진단된다. PCR 검사는 병변으로부터 직접 이러한 바이러스를 검사하기 위하여 가용하다. 대안으로 혈액 시료로부터 바이러스의 항체를 탐지할 수 있다. HSV-1 또는 HSV-2 항체를 혈액에서 탐지하는 것은 감염이 구강인지 생식기인지, 또는 감염이 새로운 것인지 아니면 기존의 것인지를 가리키지는 않는다.

포진에 감염된 점막 세포는 자궁경부암 검사(Pap smear)에서 현저한 특징을 나타낸다(**그림 21.15**). 실험실 배양과 특이적 검사가 포진 감염의 중증 또는 합병증 진단에 필수적이다.

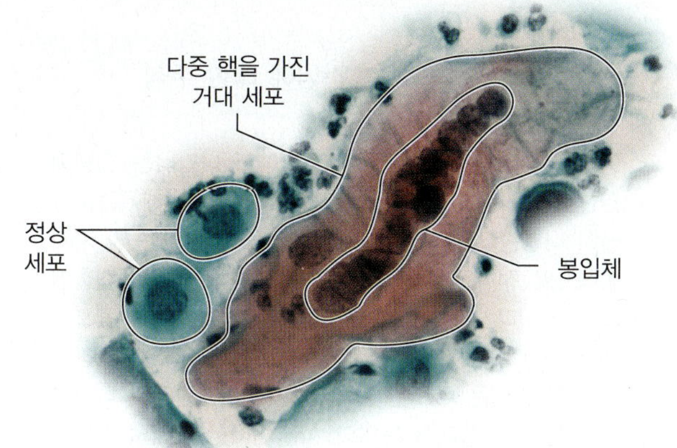

그림 21.15 **자궁경부암 검사(Pap smear)에서 헤르페스 바이러스 감염의 모습.** 자궁경부 찰과에 의한 도말은 단순포진 2형에 전형적인 거대한 다핵 세포와 핵 내부 봉입체를 보여준다. 이러한 모습은 HSV에 특이적이 아니지만, 다른 헤르페스바이러스의 대부분은 생식기 점막을 감염하지 않는다.

▶ 예방

HSV에 대해서는 허가를 받은 백신이 현재 없지만, 현재 임상 시험 중인 백신들이 있기 때문에 곧 가용할 것으로 생각된다. 그 동안에 감염된 신체 표면과 접촉을 회피하는 것이 HSV를 예방하는 유일한 방법이다. 콘돔은 병변이 있는 부위를 실질적으로 덮을 때 양호한 보호를 제공하지만, 콘돔이 덮은 바깥 부분에서 병변이 나타날 수도 있다.

입술 발진이 있는 산모는 신생아를 다룰 때 조심해야 하며, 절대로 유아에게 입맞춤하면 안 된다.

▶ 치료

치료를 위한 몇 가지 약제가 가용하다. 이러한 약제는 종종 바이러스 발산을 감소시켜주며 병변의 발생 빈도를 감소시킨다. 그러나 약제는 치유를 하지는 않는다. 아시클로비어와 그 유도체(팜시클로비어 또는 발라시클로비어)가 매우 효과적이다. 국소적 처방이 병변에 직접 적용될 수 있으며, 알약도 가용하다. 때때로 재발의 빈도를 줄이기 위하여 약을 지속적으로 처방하기도 하고, 때로는 재발이 시작될 때 그 기간을 단축시키기 위하여 처방되기도 한다.

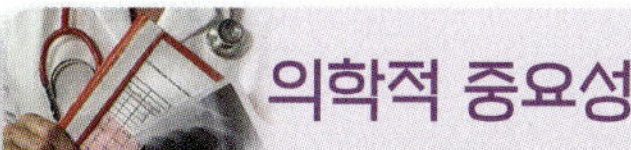

의학적 중요성

사면발이

일반적으로 사면발이로 알려진 음모슬증(pediculosis pubis)은 매우 빠르게 증식할 수 있는 작은(1 mm 이하) 곤충인 *Phthirus pubis*가 음모(pubic hair)에 침입하여 초래된다. 이 상태는 성적 접촉에 의하여 사람 사이에 전파될 수 있으며, 따라서 성병으로 간주된다. 눈썹, 속눈썹, 가슴 털, 머리카락, 수염도 일반적으로 구강성교에 의하여 영향을 받을 수 있다.

이렇게 미세한 동물은 인간 건강에 커다란 위협을 초래하지는 않지만, 사면발이에 의한 침입은 다른 STI에 대한 위험을 높일 수 있다. 미국에서 매년 3백만 명이 감염되는 것으로 추정된다.

증상은 영향을 받은 지역에 심한 가려움증을 포함한다. 일부 사람은 가려움증을 겪지 않지만 목욕할 때 이 곤충을 관찰할 수 있으며, 맨눈으로 이를 볼 수 있는 것과 같다.

치료는 크림, 샴푸, 로션의 형태로 국소적으로 적용된다. 가는 금속 빗을 사용하여 손으로 성체 곤충과 알을 제거하는 것이 권장된다. 재감염을 방지하기 위하여 의복과 침구를 뜨거운 물로 세탁하여야 한다. 금욕만이 이 질병을 확실하게 방지할 수 있는 유일한 방법이다.

사마귀 질병

이 절에서 우리는 사마귀 같은 생장을 초래하는 2가지 바이러스성 STI에 대하여 서술한다. 더 심각한 질병은 **인간 파필로마바이러스**(human papillomavirus, HPV)에 의하여 초래되며, 다른 상태는 **물 사마귀**(molluscum contagiosum)라고 하며 명백하게 심각한 효과를 보이지 않는다.

인간 파필로마바이러스 감염

이러한 바이러스는 생식기 사마귀의 원인 병원체이다. 그러나 개인은 사마귀가 없이 이러한 바이러스에 감염될 수 있지만, 그래도 심각한 결과의 위험성이 있다.

▶ 징후와 증상

증상이 존재할 경우 생식기 표면 조직의 생성물인 사마귀로서 발현된다(**질병 표 21.7**). 여성에서 이러한 생장은 음문 위 또는 질 내부와 주변에 생길 수 있다. 남성에서 사마귀는 음경과 고환의 내부 또는 위에 발생할 수 있다. 여성과 남성 모두에서 사마귀는 항문 내 또는 표면, 그리고 심지어는 넓적다리와 골반 사이와 같은 서혜부 주위의 피부에도 발생할 수 있다. 사마귀는 작고 납작한 두드러지지 않는 혹으로부터 **첨규 콘딜로마(condyloma acuminata)**라고 하는 분지된 꽃양배추 같은 덩어리까지 형성한다. 사마귀는 눈

HIV와 B형 간염과 C형 간염에 대한 주석

이 장은 주된 증상이 비뇨생식기에서 나타나는 질병에 관한 것이다. 그러나 일부 성병은 다른 기관에 주요 증상이 나타난다. HIV와 B형 간염 및 C형 간염은 몇 가지 방식으로 전파될 수 있으며, 이 중 하나가 성적 접촉에 의한 것이다. HIV는 주요한 증상이 심혈관계와 림프계에서 발생하기 때문에 18장에서 고려하였다. B형 간염과 C형 간염은 주요한 질병 발현이 위장관에서 나타나기 때문에 20장에서 논의되었다. 어떠한 형태의 성병이라도 진단을 받은 사람은 모두 HIV 검사도 받아야 한다.

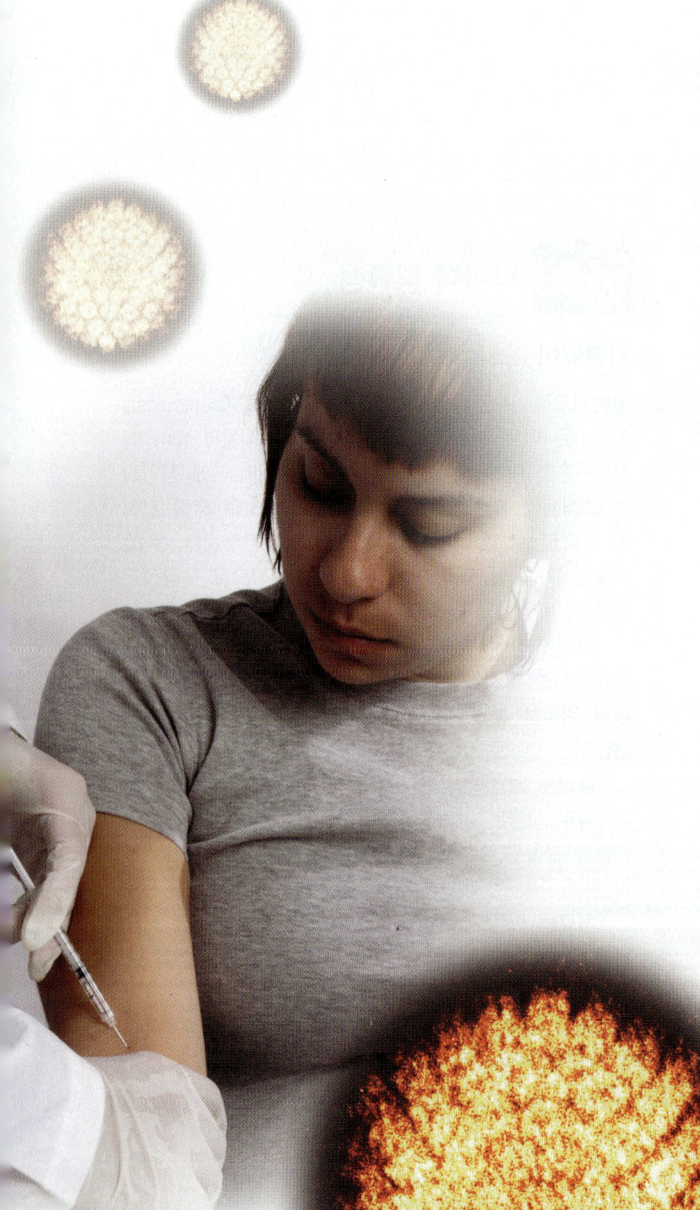

에 거슬리고 방해가 되지만, 일반적으로 심각한 증상으로 발달하지 않는다.

다른 유형의 HPV는 더 미묘한 증상을 초래할 수 있다. 특정한 유형의 바이러스는 여성 자궁 경부의 세포를 감염한다. 이 감염은 잠복성일 수 있으며, 또는 자궁 경부의 비정상적인 세포의 변화와 악성 종양을 초래할 수 있다. 대략 4천 명의 여성이 미국에서 자궁경부암으로 사망하며, 이들의 대부분이 HPV에 의하여 유발된다.

남성도 또한 이러한 바이러스 감염에 의하여 암이 발생할 수 있다. 가장 많이 영향을 받는 부위는 음경과 항문이다. 이러한 사례는 자궁경부암보다 훨씬 덜 흔하다. 여성과 남성에서 모두 구강암과 식도암은 최근에 HPV 감염과 연관이 더 많으며 이는 구강 성교의 결과로 생각된다(이 장 끝의 "병원 내부 사정" 참조).

▶ 원인 인자

인간 파필로마바이러스는 *Papovaviridae* 과에 속하는 외피비보유 DNA 바이러스 군이다. HPV에는 100가지 이상의 유형이 있다. 일부 유형은 점막에 특이적이며, 다른 유형은 피부를 침범한다. 이 바이러스의 일부는 발바닥에 무사마귀(plantar wart)를 유발한다. 다른 HPV는 심상성 사마귀(common wart)와 납작 사마귀(flat wart)를 일으킨다. 이 장에서 우리는 생식관에 집락을 형성하는 HPV에 대해서만 고려한다.

생식관을 감염하는 HPV 중에서 일부가 사마귀의 출현을 일으킬 가능성이 높다. 자궁경부에 생장하는 것을 선호하는 다른 바이러스는 암으로의 변화를 초래한다. 특히 HPV-16, -18, -31, -33, -35의 5가지 유형이 자궁경부암의 발생과 밀접하게 연관되어 있다. 다른 유형은 음문암 또는 음경암의 위험을 높인다.

▶ 병인과 독력 인자

과학자들은 바이러스가 어떻게 우리가 사마귀로 알고 있는 생장을 초래하고 그들 중 일부가 어떻게 암을 유발하는지에 대하여 이해하기 위해서 열심히 연구하고 있다. 암 유발 HPV의 주요한 독력 인자는 **종양 유전자(oncogene)**이며, 이는 정상적인 숙주 세포의 기능을 간섭하는 단백질을 암호화하여, 통제되지 않는 생장을 초래한다.

▶ 전파와 역학

젊은 여성이 HIV 감염에 대하여 높은 비율을 보인다. 25세 이하 여성의 25~46%가 생식기 HPV에 감염되어 있다. 14%의 여대생이 매년 이 불치병에 감염되는 것으로 추산된다. 전반적으로 15~49세 사이의 15%가 HPV 양성이다. 생식기 포진과 HPV 중에서 어느 것이 더 일반적인지를 알기는 어렵지만, 보호되지 않은 성행위는 HSV나 HPV를 접하게 될 가능성이 높다는 것을 가정하는 것이 무방하다.

전파 방식은 직접 접촉이다. 사마귀를 만지는 것으로 다른 사람에게 전파되는 자가접종(auto incubation)도 일어날 수 있다. 간접 접촉도 일어나지만 이는 HPV에 의한 비생식기 사마귀에서 더 보편적이다.

▶ 배양과 진단

PCR 기반 선별 검사는 위험한 HPV 유형의 존재를 파악하기 위한 골반 검사 시료를 검사하는 데 사용될 수 있다. 이러한 검사는 30세 이상의 여성을 위하여 권장된다. 자궁경부암 검사(Pap smear)는 아직도 자궁경부암의 선별을 위하여 가용한 최선의 절차이다. 이는 권장되는 일정에 따라 수행되면 거의 모든 전암 증상의 세포를 탐지한다.

▶ 예방

HPV 예방에 대하여 논의할 때 우리는 두 가지 가능성에 대하여 고려하여야 한다. 하나의 가능성은 바이러스 감염인데, 이는 직접적으로 보호되지 않은 접촉을 회피하는 다른 성 감염과 동일한 방식에 의하여 방지될 수 있지만, 또한 현재 가용한 두 종류의 백신인 Gardasil과 Cervarix 중 하나를 사용하여 예방될 수 있다. 백신은 적은 수의 유형의 HPV에 의한 감염을 예방하며 9세 이상의 여아와 남아에 모두 권장된다. 일부 부모의 근심에도 불구하고, 바이러스에 대한 예방 접종은 젊은 사람의 성적인 활동을 조장하지 않으며 대신에 성교의 위험성에 대하여 인식할 수 있도록 한다는 것이, 영국에서 2009년 553명의 10대를 대상으로 한 연구에서 나타났다.

두 번째 문제는 자궁경부암이다. 이제는 여성들에게 백신이 가용하지만, 백신에 포함되지 않은 HPV 유형에 의하여서도 암이 초래될 수 있다. 좋은 소식은 자궁경부암이 서서히 진행되기 때문에 여성이 악성 유형의 HPV에 의하여 감염되었다고 하더라도 자궁경부의 정기적인 선별은 비정상적 변화를 조기에 탐지할 수 있다. 자궁경부 세포의 표준화된 선별은 Pap smear이다. 전암 증상의 세포는 매우 일찍 나타나며, 발생 과정은 영향을 받은 세포를 제거하여 중단될 수 있다. 여성은 21세가 되거나 최초의 성행위 후 3년 이내에 Pap smear를 받아야 한다. 새로운 Pap smear 기술이 개발되었으며, 의사가 어떤 방법을 사용하느냐에 따라 2년이나 3년에 한번만 선별 검사를 하면 된다. 그러나 여러분은 의사의 타당한 조언에 따라 선별 절차를 시행해야 한다.

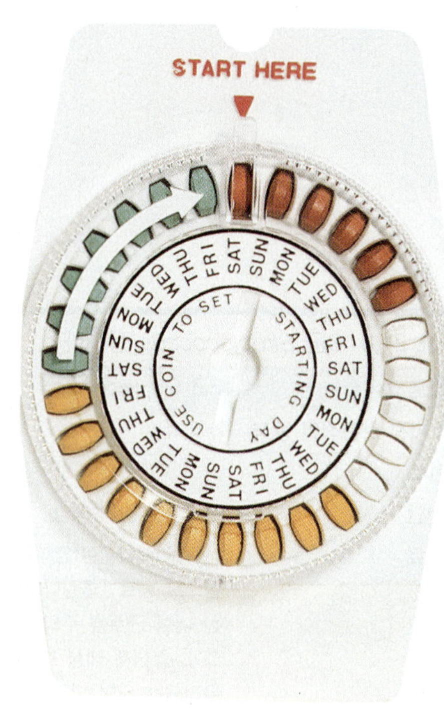

▶ 치료

모든 HPV 감염은 치료가 되지 않는다. 음부 사마귀는 다양한 방법으로 제거할 수 있으며 일부는 집에서도 사용할 수 있지만, 이를 유발하는 바이러스는 여전히 신체에 남아 있다. 바이러스 감염은 자체적으로 해소될 수 있지만, 이는 거의 예측할 수 없다.

전염성 연속종(물 사마귀)

Poxviridae 과의 분류되지 않은 바이러스가 전염성 연속종(물 사마귀; molluscum conta-

질병 표 21.7 사마귀 질병

	HPV	전염성 연속종
원인 생물	인간 파필로마바이러스	폭스바이러스, 때로는 전염성 연속종 바이러스(molluscum contagiosum, MCV)로 불림
전파의 가장 보편적인 방식	직접 접촉(STI), 또한 자가 접종, 간접 접촉	직접 접촉(STI), 또한 간접 접촉과 자가 접종
독력 인자	종양 유전자(악성 유형의 HPV 사례)	–
배양/진단	특정한 HPV 유형에 대한 PCR 검사, 임상적 진단	임상적 진단, 조직학, PCR
예방	백신 가용; 직접 접촉 회피; 자궁경부 선별로 암 예방	직접 접촉 회피
치료	사마귀나 전암 증상의 조직은 제거 가능; 바이러스는 치료되지 않음	사마귀 제거 가능; 바이러스는 치료되지 않음
현저한 특징	감염은 사마귀를 초래하거나 하지 않음; 감염은 악성 종양을 초래할 수 있음	사마귀 같은 생장은 유일하게 알려진 감염의 결과임
태아에 미치는 영향	후두 사마귀를 초래할 수 있음	–
병변의 모습		
역학적 특징	미국: 매년 6백만의 새로운 감염 추정; 1만2천 건의 새로운 HPV 연관 자궁경부암 사례	미국: 매년 아동의 2~10%에 영향

giosum)라고 하는 상태를 유발할 수 있다. 이 질병은 피부 병변의 형태를 취할 수 있고, 성적으로도 전파될 수 있다. 이 감염에 의하여 초래되는 사마귀 같은 생장은 생식기 지역의 점막이나 피부에서 발견될 수 있다(질병 표 21.7 참조). 이러한 생장에 대해서는 사마귀 외에는 문제가 거의 없다. 심하게 면역력이 약화된 사람의 경우에는 질병이 더 확장될 수 있다.

이러한 생장을 초래하는 바이러스는 의복이나 수건과 같은 매개물과 자가 접종에 의해서도 전파될 수 있다. 이 상태에 대한 자세한 설명은 16장을 참조한다.

B군 *Streptococcus* "집락화"—신생아 질병

미국 여성의 10~40%가 Lancefield B군의 베타 용혈 *Streptococcus*에 의하여 무증상적으로 집락화된다. 이 집락화는 임신하지 않은 여성에게는 아무런 악영향을 나타내지 않는다. 그러나 임신부의 집락화는 조산과 연관된다. 추가적으로 절반 정도의 유아가 산도를 통과하면서 또는 파열된 막을 통한 세균의 상승으로 인하여 세균으로 집락화되며, 따라서 이 집락화는 생식관 질병으로 간주된다.

감염된 유아의 작은 비율이 생명을 위협하는 혈류 감염, 수막염, 폐렴을 겪는다. 그들이 이러한 급성 상태에서 회복되더라도, 발달 장애, 청력 손실, 시력 손상 같은 영구적인 장애를 보일 수 있다. 어떤 경우에는 산모도 양수 감염 또는 후속되는 사산과 같은 질병을 겪을 수도 있다. B군 *Streptococcus* 감염은 미국에서 급격히 감소하였지만, 세계적으로는 유아 이환율과 사망률에 주요한 위협으로 남아 있다.

2002년, CDC는 모든 임신부는 임신 35~37주에 B군 *Streptococcus* 선별 검사를 받도록 권장한다. 집락화는 조산과 연관되기 때문에 조기에 검사하도록 권장하는 것도 때로는 타당하다. 세균에 양성인 여성은 페니실린이나 암피실린으로 치료받아야 하며, 페니실린 알레르기가 있는 경우에는 에리트로마이신을 사용할 수 있다.

질병 표 21.8 B군 *Streptococcus* 집락화

원인 생물	B군 *Streptococcus*
전파의 가장 보편적인 방식	수직적
독력 인자	-
배양/진단	산모 생식관의 배양
예방/치료	산모를 페니실린/암피실린으로 치료; 클린다마이신 내성 균주를 주의. 이는 CDC 항생제 내성 보고서의 우려되는 위협 범주임
역학적 특징	미국: 15~25%의 질 보유율; 이로 인한 신생아 패혈증은 1천명 출생 당 1.8~3.2명; 국제적: 12~27%의 질 보유율

21.4 학습 결과—진도 평가

6. 임질과 *Chlamydia* 감염에 대한 가능한 원인 인자, 전파 방식, 독력 인자, 진단 기술, 예방/치료를 열거하시오.
7. 질염과 질증을 구분하시오.
8. 전립선염에 대하여 논이하시오.
9. 음부 궤양을 초래하는 3가지 질병의 이름을 대고, 중요한 특징에 대하여 논의하시오.
10. 생식관에 뾰족사마귀를 유발하는 2가지 질병의 차이를 구분하시오.
11. 최초의 "암 백신"에 대한 세부 사항과 어떻게 작용하는지를 고려하시오.
12. B군 *Streptococcus* 감염에 대한 중요한 위험군을 확인하고 그 집단이 왜 중요한지 설명하시오.

임상 사례 결론

*Neisseria gonorrhoeae*의 투과 전자 현미경 사진

임상 사례의 어린 환자는 환자 어머니의 동의를 얻은 후 골반 검사를 하였다. 환자는 발열과 하복부 통증에 추가하여 화농성의 악취가 나는 질 분비물이 있었다. 질 유출물과 자궁경부 배양 시료를 획득하였다. 혈액 검사와 초음파 진단도 지시되었다. 혈액 검사는 백혈구 수의 증가와 적혈구 침강률(erythrocyte sedimentation rate, ESR)의 증가를 나타냈으며, 초음파 검사는 왼쪽 난소에 농양을 나타냈다. 환자는 골반염(pelvic inflammatory disease, PID)으로 진단되어 IV 항생제와 농양의 가능한 수술적인 배출을 위하여 입원하였다. 배양에서 결국 특정한 원인 병원체인 *Neisseria gonorrhoeae*가 나타났다. "PID 발을 끌며 걷기(PID shuffle)"는 PID를 가진 환자의 전형적인 걸음걸이를 묘사하는 데 사용되는 용어이며, 이는 심한 통증을 초래하는 골반 기관의 충돌을 회피하기 위하여 질질 끄는 방식으로 발을 내딛는 것이다.

환자는 겨우 10세였으며, 이는 아동 학대의 의심을 제기하였다. 이 사례는 적절한 주 보건 당국에 보고해야 할 뿐 아니라 사회복지국이나 경찰에 보고하여 환자가 학대의 희생자인지 판정해야 한다.

병원 내부 사정

구강 암과 성교

목구멍의 입 쪽 부분인 편도선과 혀의 기초부, 연구개의 암을 구인두암(oropharyngeal cancer)이라고 한다. 역사적으로 이들은 비교적 드물었지만, 지난 수년간에 이들의 발생은 유럽과 북미에서 극적으로 증가하였다.

과거에 이러한 암은 흡연과 밀접하게 연관되었다. 따라서 예측할 수 있듯이 발생은 흡연율의 감소와 함께 감소하였다. 그러나 Johns Hopkins 대학의 과학자들은 비흡연자에서 구인두암의 증가율을 인지하기 시작하였다. 그들은 종양을 검사하였으며 그들의 많은 수가 인간 파필로마바이러스 16(HPV-16) 유형을 가지고 있다는 것을 발견하였다. 그들이 문제를 더 연구하면서, HPV-16에 노출되는 것은 노출되지 않은 사람보다 구인두암의 발생을 32배 증가시킨다는 것을 알게 되었다. 이는 천문학적인 위험 비율이다. 예를 들어 흡연자는 비흡연자에 비하여 구인두암의 위험이 3배 더 높다.

구강암의 급상승은 남성 사이에서 더 두드러진다. 1998년에서 2008년 사이에, 구인두암의 증가는 36%에 달했다(동일한 기간에 남성의 흡연은 13% 감소하였다).

구인두암은 어떻게 전파될까? 바이러스와 직접 접촉에 의해서이다. 어디에 바이러스가 가장 흔한가? 생식기 표면이다. 구강성교는 구강에 HPV를 전파하는 주요한 범인이다.

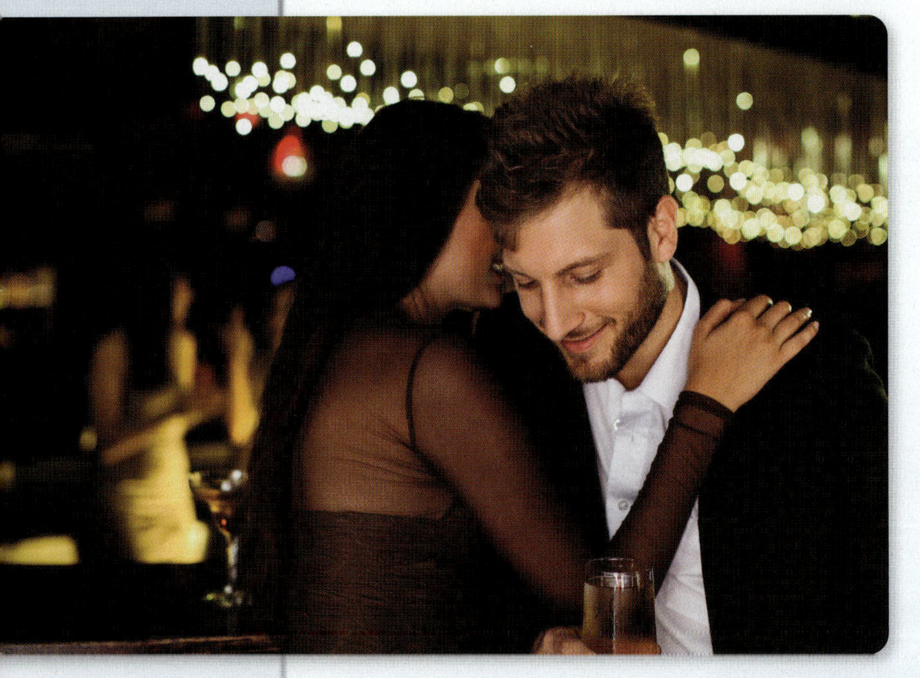

나쁜 소식은? CDC는 성욕이 왕성한 성인의 대부분은 일생 동안에 하나 이상의 HPV에 감염될 것이라고 이야기한다. 어떤 유형은 사마귀를 유발하고(생식기와 구강에 모두), 일부만 암을 유발하는 것으로 보인다. 구강암은 HPV-16과 가장 높은 연관을 나타내는 것으로 보인다.

이들은 소녀와 소년, 그리고 여성과 남성에 HPV 백신이 권장되는 몇 가지 이유이다.

▶ 질병 표 개괄

비뇨생식기에 질병을 유발하는 미생물의 분류학적 조직

미생물	발음	질병 표의 위치
그램양성 세균		
Staphylococcus saprophyticus	staf″-uh-lo-kok′-us sap′-pro-fit″-uh-cus	요로 감염, p. 606
Gardnerella (주석: 그램음성 균주)	gard′-ner-el″-uh	질염 또는 질증, p. 614
B군 *Streptococcus*	groop bee′ strep′-tuh-kok″-us	B군 *Streptococcus* 집락, p. 624
그램음성 세균		
Escherichia coli	esh′shur-eesh″-ee-uh col′-eye	요로 감염, p. 606
Leptospira interrogans (파상균)	lep′-toh-spy′-ruh in-ter′-ruh-ganz	렙토스피라증, p. 607
Enterococcus	ent′-ter-oh-kok″-us	요로감염, p. 606
Neisseria gonorrhoeae	nye-seer″-ee-uh′ gon′-uh-ree″-uh	생식기 분비 질병, p. 612
Chlamydia trachomatis	kluh-mi″-dee-uh′ truh–koh′-muh-tis	생식기 분비 질병, p. 612
Treponema pallidum (파상균)	trep′-oh-nee″-ma pal′-uh-dum	생식기 궤양 질병, p. 620
Haemophilus ducreyi	huh-mah′-fuh-luss doo-cray′-ee-eye	생식기 궤양 질병, p. 620
DNA 바이러스		
단순 포진 바이러스 1, 2	hur′-peez sim′-plex vie′-russ	생식기 궤양 질병, p. 620
인간 파필로마 바이러스	hew′-mun pap′-uh-loh″-muh-vie′-russ	사마귀 질병, p. 623
폭스 바이러스	pox′-vie′-russ	사마귀 질병, p. 623
진균		
Candida albicans	can′-duh-duh al″-buh-cans′	질염 또는 질증, p. 614
원생동물		
Trichomonas vaginalis	trick″–uh–mon′–us vaj′–ih–nal″–us	질염 또는 질증, p. 614

여성 비뇨생식기계에 영향을 미치는 감염성 질병

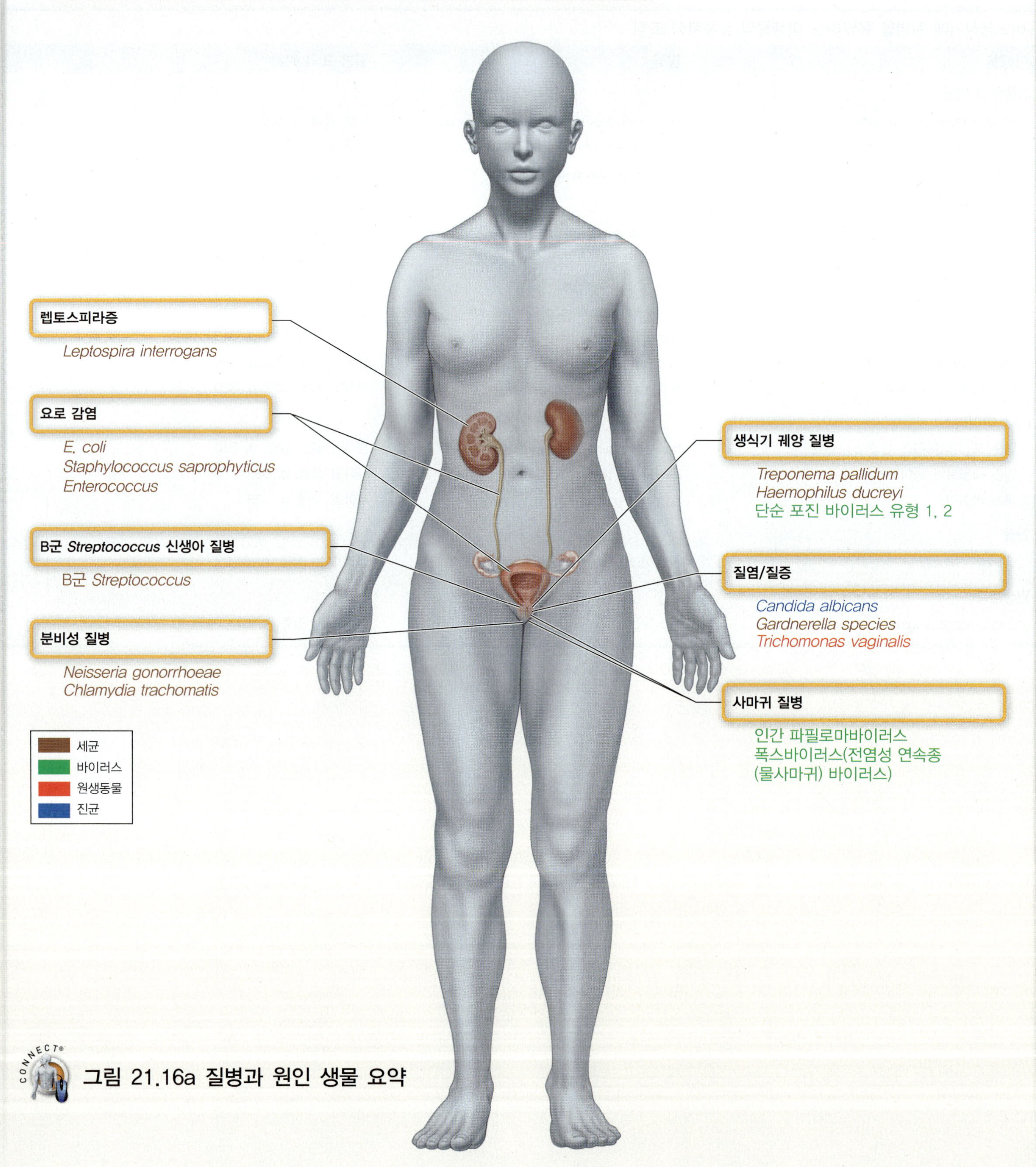

그림 21.16a 질병과 원인 생물 요약

남성 비뇨생식기계에 영향을 미치는 감염성 질병

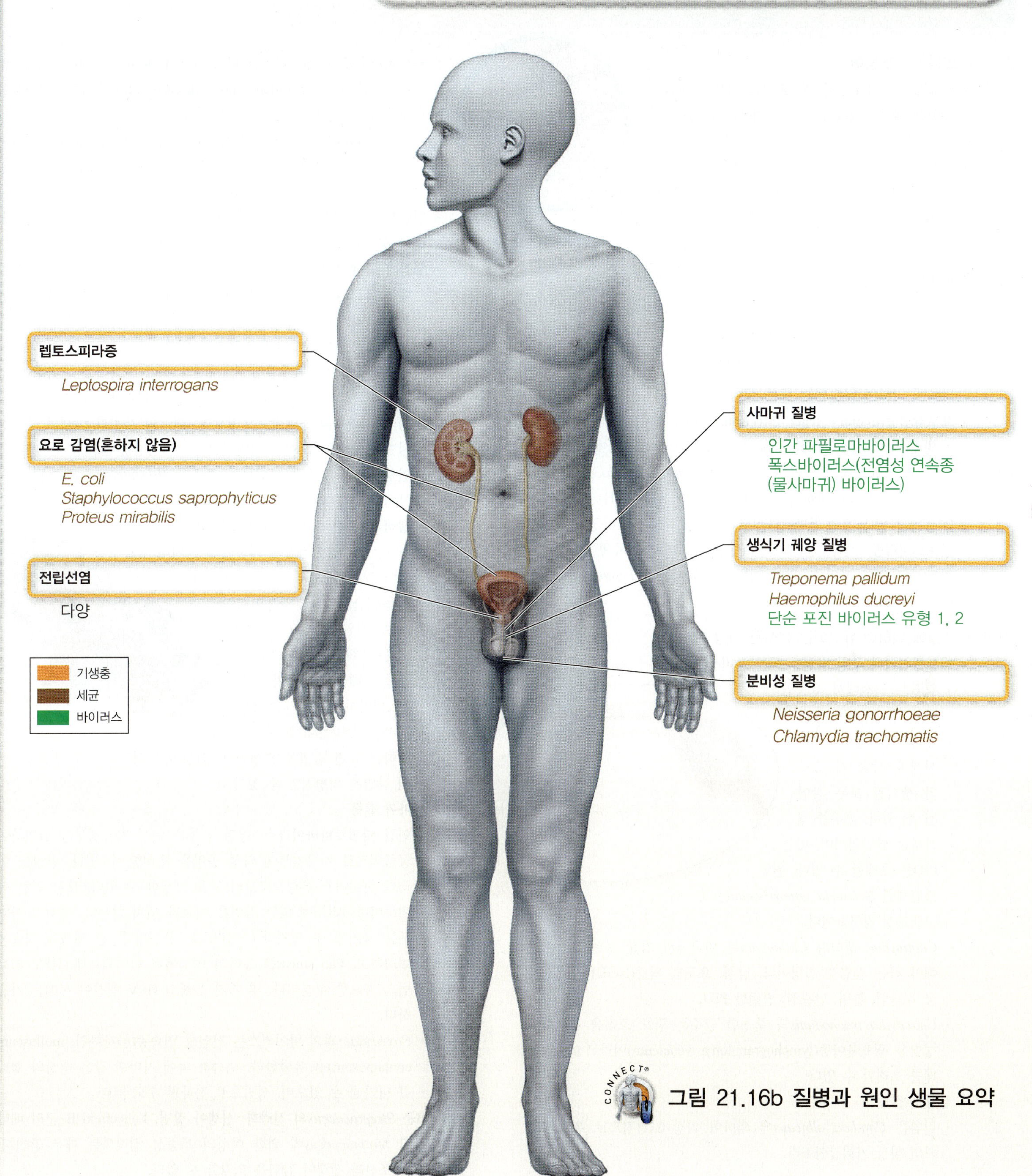

그림 21.16b 질병과 원인 생물 요약

요약

21.1 비뇨생식기와 방어

- 비뇨계는 신체로부터 액체와 노폐물의 분비를 허용한다. 이는 물리적·화학적 방어 기작을 가지고 있다.
- 생식관은 성교와 태아의 생성을 할 수 있도록 하는 구조와 물질로 구성되어 있으며, 일반적인 점막 방어와 낮은 pH 같은 특별한 특징에 의하여 보호된다.

21.2 비뇨생식기의 정상균

- 남성 생식계와 비뇨계의 정상균은 요도의 원위에 위치하며 피부 정상균과 공통점이 있다. 여성 비뇨계에 대해서도 동일한 것이 일반적으로 사실이다. 여성 생식계의 정상균은 인생행로에 따라 변화한다.

21.3 미생물에 의하여 유발되는 요로 질병

- **요로감염증(urinary tract infection, UTI)**: 방광(방광염; cystitis), 신장(신우신염; pyelonephritis), 요도(요도염; urethritis)에 발생할 수 있음. 가장 보편적인 원인은 *Escherichia coli, Staphylococcus saprophyticus, Proteus mirabilis*이다. 지역사회 획득 UTI는 가장 자주 GI 관에서 비뇨계로 전파된다. UTI는 원내 감염에서 가장 흔하다.
- **렙토스피라증**: 신장, 간, 뇌, 눈에 영향을 미치는 야생 동물과 연관된 동물원성 감염증. 원인 병원체는 파상균인 *Leptospira interrogans*이다.

21.4 미생물에 의하여 유발되는 생식관 질병

- **비뇨생식기에 주된 발현을 하는 분비성 질병**
  - 임질은 남성에서 요도염을 유발할 수 있지만, 많은 사례가 무증상이다. 여성에서 성교 시 요로와 생식관 모두 감염될 수 있다. 후유증 중 하나는 난관염이며, 이는 PID를 초래할 수 있다. 원인 병원체인 *Neisseria gonorrhoeae*는 그램음성 쌍구균이다.
  - ***Chlamydia***: 생식기 *Chlamydia*는 미국에서 가장 보편적인 보고해야 하는 감염성 질병이다. 남성: 요도의 염증(NGU). 여성: 자궁 경관염, 분비, 난관염, 빈번한 PID.
  - *Chlamydia trachomatis*의 특정한 균주는 림프 조직을 침범하여 성병성 림프육아종(lymphogranuloma venereum)이라고 하는 상태를 초래할 수 있다.
- **질염과 질증**
  - 질염은 *Candida albicans*에 의하여 가장 보편적으로 유발된다. 거의 항상 기회감염이다.
  - *Gardnerella*는 질증과 연관되어 있으며, 분비는 있지만 염증은 없다. 골반염(pelvic inflammatory disease, PID)과 같은 합병증을 초래할 수 있다.
  - *Trichomonas vaginalis*는 여성과 남성에서 대부분 증상을 일으키는 감염을 초래한다. 편모를 가진 원생동물인 *Trichomonas*는 성적 접촉을 통하여 쉽게 전파된다.
- **전립선염**: 전립선의 염증; 급성 또는 만성. 모든 사례가 미생물에 의하여 정착되는 것은 아니지만, 대부분이 미생물 원인이다.
- **생식기 궤양 질병**
  - **매독**: 파상균(spirochete)인 *Treponema pallidum*에 의하여 유발된다. 1기, 2기, 3기 매독의 특징적인 3개의 임상 단계를 가지며, 2기와 3기 매독 사이에 잠복기가 있다. 파상균은 1기와 2기에서 병변과 혈액에 나타나며, 이 시기와 초기 잠복기에 전파성이 있다. 후기 잠복기와 3기에는 대체로 전파되지 않는다. 매독 세균은 생식기 매독을 초래할 수 있으며, 태아의 생장과 발생의 중요한 시기를 교란한다. 이는 자연 유산 또는 사산을 초래할 수 있다.
  - **연성 하감**: 다형태 그램음성 간균인 *Haemophilus ducreyi*에 의하여 유발된다. 오직 직접(주로 성적) 접촉을 통해서만 전파된다.
  - **생식기 포진**: HSV-1과 HSV-2의 2가지 유형의 단순 포진 바이러스에 의하여 유발된다. 증상이 없을 수도 있고, 또는 생식기, 회음부, 넓적다리, 궁둥이에 액체로 채워지고 고통스러운 수포를 형성할 수도 있다. 중증 사례에서는 수막염 또는 뇌염이 발생할 수 있다. 환자는 무증상이나 무기한 재발하는 표면 감염을 경험한다. 신생아나 태아의 감염은 치명적일 수 있다.
- **사마귀 질병**
  - **인간 파필로마바이러스**: 어떤 유형은 여성 자궁경부를 감염하여 궁극적으로 자궁경부에 악성 종양을 초래할 수 있다. 남성도 이러한 바이러스 유형으로부터 암을 발생할 수 있다. 모든 인간 파필로마바이러스에 의한 감염은 치료가 되지 않는다. 생식기 사마귀는 제거될 수 있지만 바이러스는 유지된다. 암 세포의 치료는 변화하고, Pap smear를 통하여 여성에서 탐지되는데, HPV 치료법의 중요한 부분이다. 몇 가지 유형의 HPV 백신이 이제는 가용하다.
  - *Poxviridae* 과의 바이러스는 전염성 연속종(물사마귀; molluscum contagiosum)을 유발한다. 생식기 막에 사마귀 같은 생장의 형태를 나타낼 수 있으며, 성적으로 전파될 수도 있다.
- **B군 *Streptococcus*의 집락화-신생아 질병**: Lancefield B 군의 베타 용혈 *Streptococcus*에 의한 여성의 무증상 집락화는 매우 흔하다. 이는 조산과 신생아 감염을 초래할 수 있다.

선다형 문제 Bloom의 1, 2단계: 기억, 이해

보기에서 맞는 답을 선택하시오.

1. 비뇨생식계는 몇 개의 상이하고 대체적으로 독립적인 기관계로 구성되어 있는가?
   a. 1 c. 3
   b. 2 d. 4
2. 요로의 어느 부분이 가장 다양한 정상균을 가지고 있는가?
   a. 하부 요도 c. 방광
   b. 상부 요도 d. 신장
3. 매독을 유발하는 병원체는?
   a *Treponema pallidum*
   b. *Neisseria gonorrhoeae*
   c. *Trichomonas vaginalis*
   d. *Haemophilus ducreyi*
4. 세균성 질증은 보통 어느 생물과 관련되어 있는가?
   a. *Candida albicans* d. 위 모두 옳다.
   b. *Gardnerella* e. 위 모두 옳지 않다.
   c. *Trichomonas*
5. 질염의 일반적인 원인인 이형태 진균은?
   a. *Candida albicans* c. *Trichomonas*
   b. *Gardnerella* d. 위 모두 옳다.
6. 생식기 포진의 전파를 감소하거나 예방할 수 없는 방법은?
   a. 콘돔 c. 피임약
   b. 금욕 d. 여성 콘돔
7. 메트로니다졸(Fragyl)로 치료할 수 있는 원생동물은?
   a. *Neisseria gonorrhoeae*
   b. *Chlamydia trachomatis*
   c. *Treponema pallidum*
   d. *Trichomonas vaginalis*
8. 어느 집단이 가장 높은 HPV 감염을 보이는가?
   a. 여자 대학생 c. 대학교수(남녀 모두)
   b. 남자 대학생 d. 베이비붐 세대

비판적 사고 Bloom의 3, 4, 5단계: 적용, 분석, 평가

비판적 사고는 사실과 개념을 이용하여 추론하고 문제를 해결하는 능력이다. 이러한 문제는 다양한 각도에서 접근될 수 있으며, 대부분의 경우 하나만의 옳은 답을 가지지는 않는다.

1. *Gardnerella* 감염은 질 염증을 유발하지 않는다. 염증을 초래하지 않는 감염 또는 생물의 특징에 대하여 생각해볼 수 있는가?
2. *Chlamydia*의 생활 주기는 병원체에 어떠한 장점을 부여하는가?
3. 잠복기 헤르페스바이러스 감염의 재활성화를 유발할 수 있는 자극에는 무엇이 있는가? 그 이유에 대하여 생각해보자.
4. *Chlamydia*의 소변 선별 검사가 여성에 비하여 남성에서 더 정확하다고 생각하는가?
5. 미국에서 생식기 포진을 가지고 있는 사람의 실제 숫자가 공식적인 통계가 보여주는 것 보다 훨씬 많다고 한다. 이러한 불일치에 대한 가능한 이유는 무엇인가?

시각적 연결 Bloom의 5단계: 평가

이 질문은 이전의 영상을 새로운 개념과 연결시킨다.

1. **18장과 21장, 그림 18.7과 이 장의 616쪽 사진.** 이 두 종류의 발진을 비교하시오. 이 두 사례의 진단에 어떤 종류의 정보가 도움이 될까?

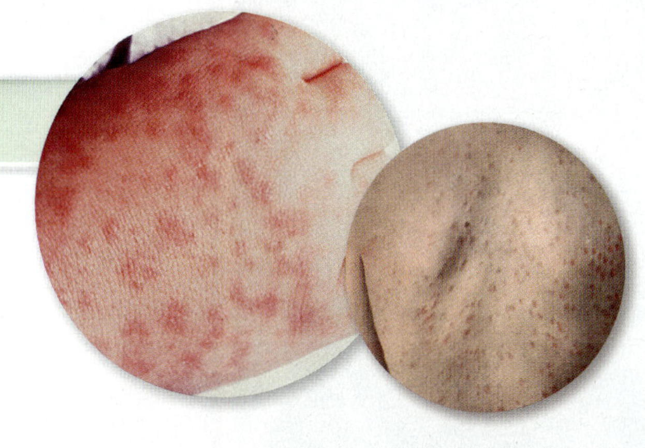

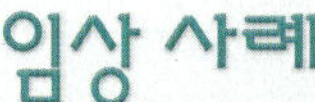

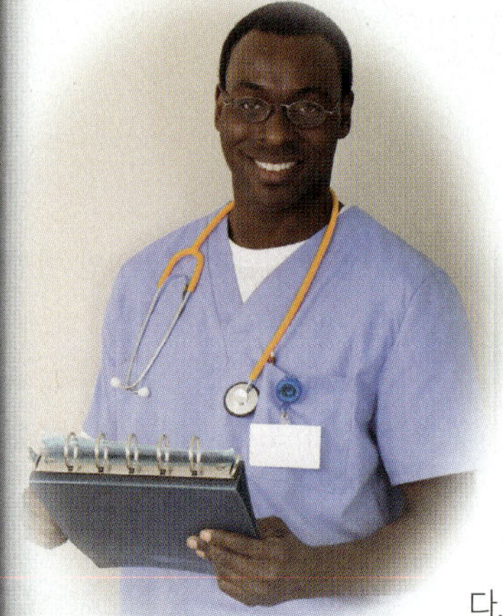

Leona가 사랑하는 치즈

내가 간호학교에 다닐 때, 장기 요양 시설에서 간호조무사로 근무하고 있었다. 내가 좋아한 환자 중 한 사람은 Leona였다. 그녀는 88세였으며 약했지만 일반적으로 건강했다. 그녀는 미국으로 이민 오기 전인 1930~1940년대 멕시코에서의 그녀의 젊은 시절을 이야기하는 것을 즐겼다. 그녀는 지역에서 주최하는 가족 친목회 행사에 많은 가족이 방문할 것을 기대하면서 8월의 3주일을 보냈다.

가족들은 방문하고 떠났으며, Leona는 그 후 여러 날 동안 남녀 조카들에 대하여 이야기하였다. 어느 날 근무를 시작하면서 Leona를 확인하였는데, 그녀는 매우 아팠다. 내가 그녀의 방으로 들어가자마자 그녀는 침대에 기대어 토하기 시작하였으며, 나는 설사를 직감할 수 있는 냄새를 즉각 맡을 수 있었다. 그러자 그녀는 울기 시작하였다. 그녀는 엉망이었다. 나는 의사를 호출하였고 그녀를 씻겼다. 그녀를 진정시키려 하였으나, 경련과 심한 통증을 느꼈다. 의사가 도착하여 수분 공급과 대변 배양을 지시하였으며, Leona를 안정시키려 노력하였다. 의사는 Leona에게 모든 노출 가능성에 대하여 질문을 하였다. Leona는 요양원을 떠난 적이 전혀 없었기 때문에 그녀가 요양원에서 감염되었을 것으로 추정하였다. 우리는 어떻게 전파되었는지 알아야 했다. 예를 들어 환경에서 감염되었는지, 간호사로부터인지, 아니면 음식 때문인지에 따라서 다른 치료 수단을 강구해야 한다. 그 중 모두가 다른 입원자에게도 영향을 미칠 가능성이 있다는 것을 시사하였다.

결국 의사는 그녀의 가족이 가족 친목 모임에 많은 음식을 가져왔는데 그녀가 좋아하는 음식을 가져왔다는 것을 확인하였다. 그녀가 좋아하는 음식 중 하나가 살균하지 않은 우유로 만든 퀘소 블랑코(queso blanco; 스페인어로 흰 치즈라는 의미)였다. 그녀의 가족은 queso blanco를 여러 접시 가져왔으며, 그녀가 사흘 전에 먹었다. 질문을 하였더니 12명의 가족이 이 치즈를 먹었고, 가족 중 두 명이 가벼운 위장염을 앓았다고 하였다.

Leona의 대변검사 결과는 *Campylobacter* 양성으로 나타났다. 의사는 *queso blanco*가 범인인 것이 매우 확실하고 요양원에서 더 이상 발병이 없을 것이라고 이야기하였다.

- 만약 *Campylobacter*의 감염원이 정말 치즈였다면, 왜 12명 중에서 3명만 발병하였는가?
- 미국에서는 왜 우유의 대부분을 저온살균하는가?

임상 사례 결론은 652쪽에 있음.

CHAPTER 22

하나의 건강

환경, 인간, 동물과 상호 연관된 건강

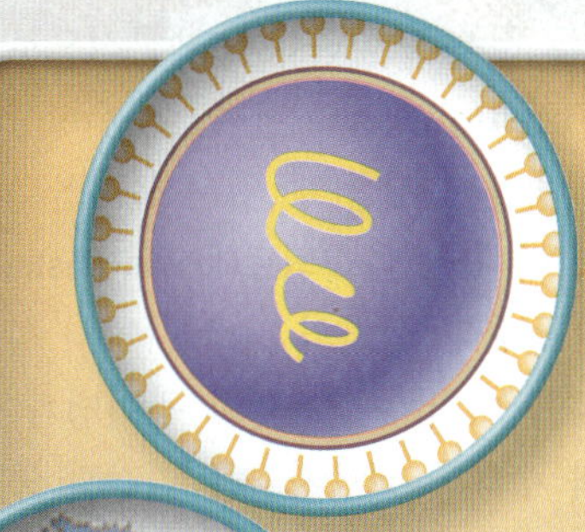

이 장에서는...

22.1 하나의 건강

1. 동물의 건강, 인간의 건강, 그리고 환경 조건이 상호작용하는 것을 나타내는 여러분의 고유한 로고를 제작한다.

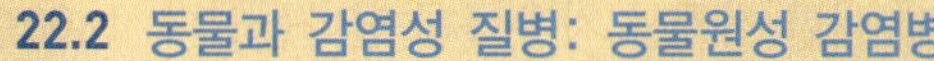

22.2 동물과 감염성 질병: 동물원성 감염병

2. 광견병의 어떠한 특징이 전형적인 동물원성 감염병인가?
3. 웨스트 나일 바이러스가 어떠한 경로로(생물과 환경을 통해서) 아프리카부터 뉴욕시까지 오게 되었는지 설명한다.
4. 벌채와 재조림이 미국 북서부에서 라임병의 출현에 미친 영향에 대하여 논의한다.
5. HIV가 어떻게 동물에서 인간으로 전달되었는지 설명한다.

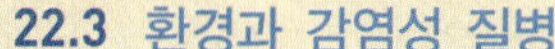

22.3 환경과 감염성 질병

6. 대장균과 *E. coli*를 구별한다.
7. 콜레라의 3가지 다른 전파 양식을 확인한다.
8. 발병률이 강우량의 증가에 영향을 받는 2가지 이상의 질병 이름을 말한다.
9. 미국 남서부에서 한타바이러스 폐질환을 발병하게 한 일련의 환경적 그리고 생물학적 사건에 대하여 논의한다.

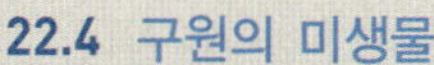

22.4 구원의 미생물

10. 생물학적 산소 요구량을 정의한다.
11. 폐수 처리 3단계의 개요를 말한다.
12. 생분해성으로 변화된 생체 이물의 예를 든다.

22.1 하나의 건강

우리는 인간의 건강, 동물의 건강, 그리고 환경의 건강이 밀접하게 연결되어 있는 복잡하고 변화무쌍한 세계에 살고 있다. 현대는 세계 여행, 세계 경제, 세계적인 가축의 이동, 지구 기후 변화 등 본질적으로 전 지구적이다. 따라서 인간의 건강, 동물의 건강, 그리고 환경의 건강이 뒤엉켜서 상호 밀접한 관계가 있는 것은 전혀 놀랄 일이 아니며, 우리는 지구상 모든 생명의 건강이 연결되어 있다는 것을 느끼기 시작하고 있다.

인간, 동물, 환경의 건강을 모든 것을 포함하는 전체론적으로 조망해야 한다는 개념을 "하나의 건강(one health)"이라고 한다. 이는 항상 감염성 질병의 전파를 가져오는 모든 원인과 질병을 통제할 수 있는 능력을 고려해야 하는 미생물학자들에게는 새로운 아이디어가 아니다. 파스퇴르(Louis Pasteur)와 코흐(Robert Koch)와 같은 미생물학의 선구자들은 동물과 인간의 건강 사이의 상호 연계를 인지하였다. 그들은 인간과 동물에 모두 영향을 미치는 탄저병과 광견병과 같은 질병에 대한 연구를 수행하였다. 그 당시의 의학과 수의학 교육자들은 인간과 동물의 건강에 대한 경계를 자유롭게 넘나들었다. 1800년대 말기 탁월한 의학 교육자였던 피르호(Rudolf Virchow)는 다음과 같이 말했다. "동물과 인간의 의학 사이에는 경계가 없으며, 경계가 있어서도 안 된다."

"**하나의 건강**"의 현대적 부흥은 인간-동물 건강 경계면을 넘어 확장되어 건강과 전 세계 생태계의 지속 가능성을 포함한다. 미생물은 인간 숙주, 동물 숙주, 그리고 환경 저장기 사이를 순환한다. 환경의 붕괴는 인간과 동물로 병원균의 전파를 초래할 수 있으며, 환경의 변화에 반응하여 새로운 미생물 특징이 진화할 수 있다. 추가하여 병원균의 저장기와 독성 특징은 환경에 존속하여 적절한 시기에 인간과 다른 동물에 들어갈 수 있는 기회를 기다린다.

전 세계적 비빔밥 그릇

"하나의 건강"에 대하여 생각해보는 방법의 하나는 인간, 동물, 환경을 나타내는 3개의 겹치는 원을 그려보는 것이다(**그림 22.1**). 이 중에서 하나만 변하더라도 다른 것과 각각이 포함하고 있는 미생물에 영향을 미친다. 다른 동물 숙주에 상이한 환경 조건에 있는 미생물을 혼합하면 새롭고 잠재적으로 치명적인 병원균의 진화를 촉진할 수 있다. 특히 인간의 활동은, 생태적인 교란과 동물의 이동을 통하여 감염성 질병이 출현하는 것을 촉진할 수 있다. 이는 일부 미생물에서 빈번하게 일어난다. 인플루엔사 바이러스의 예를 보면 소류, 돼지, 인간에서 다른 인플루엔자 바이러스 균주가 혼합되어 거의 매년 전 세계적으로 전파되는 잠재력이 있는 새로운 재조합 균주를 진화한다(이것이 어떻게 작용하는지는 19장을 참조한다).

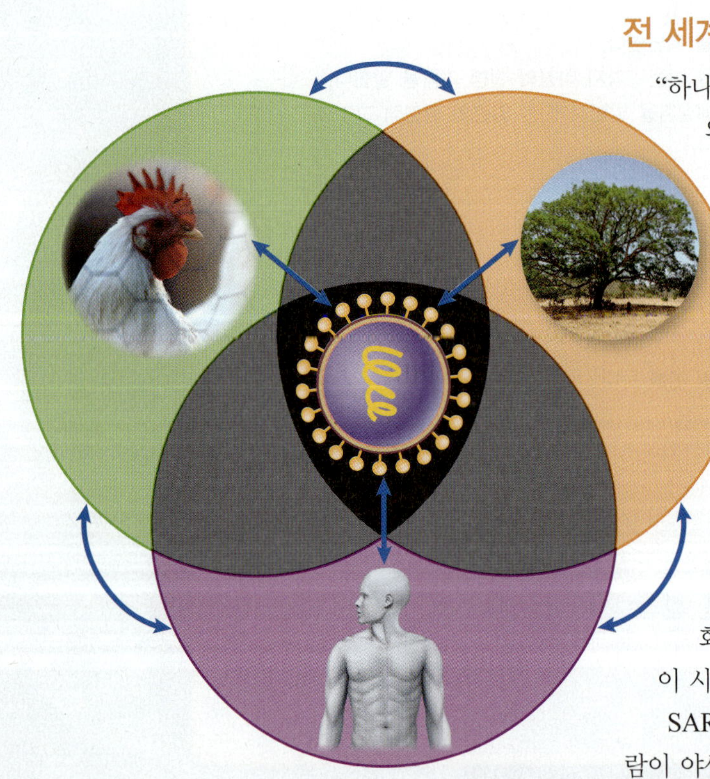

그림 22.1 하나의 건강.

본질적으로, 세균이 새로운 적소를 확립하고, 종의 경계를 가로지르고, 전 세계적으로 운반되고, 항미생물 약제와 백신에 내성을 가지게 되고, 매우 빨리 인간과 동물 개체군과 환경에서 새로운 노출과 도전을 만들 수 있는 매우 큰 기회를 가지는 전 세계적인 비빔밥 그릇이다. 그 결과로 발생하고 재발생하는 질병이 시작되었다(**표 22.1**).

SARS(2003년)와 웨스트 나일 열 같은 새로 출현한 감염성 질병의 양상은 많은 사람이 야생동물과 가축과 더 가까이 더 자주 접촉하고, 환경을 파괴하는, 현대의 인구 통계적이고 환경적인 변화를 반영한다. 다른 문제는 같은 물을 폐기물 처리, 관개, 인간의

표 22.1 새로 출현하고 재출현하는 질병

집단 I: 지난 20년간 새로 인지된 병원균	집단 II: 재출현한 병원균
아칸트아메바증	*Clostridium difficile*
호주 박쥐 리사바이러스	장바이러스 71
주혈포자충증, 부정형	이하선염 바이러스
고양이 할퀸병 원인균	*Staphylococcus aureus*
에를리히증(벼룩에 의한 리케치아 질병)	A군 *Streptococcus*(용혈)
Encephalitozoon cuniculi	
Encephalitozoon hellem	
Enterocytozoon bieneusi	
말 모빌리 바이러스	
인간 헤르페스 바이러스 6형	
인간 헤르페스 바이러스 8형	
라임병(진드기;Borrelia 균)	
파보바이러스 B19	

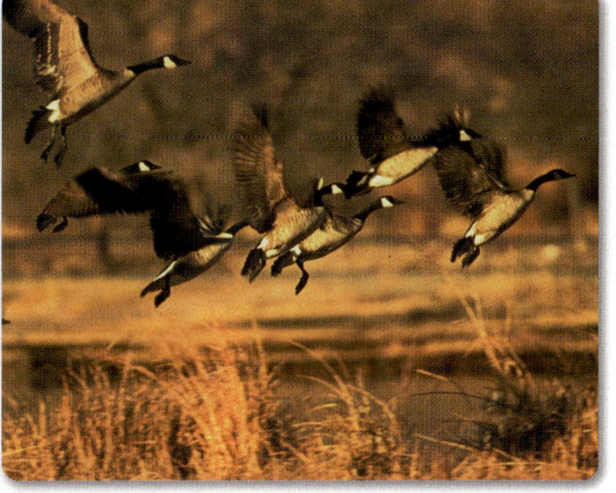

소비에 사용하는 것 같은 자원의 다목적 이용이다. 이러한 변화는 야생으로부터 병원체의 반복적인 과잉과 밀집한 인구에 새로 진화한 병원균이 전파되게 한다. 지난 40년간에 걸쳐서, 감염성 질병의 출현 속도는 인간과 동물에서 모두 증가하였다. 인간은 현대의 흑사병이 될 새로운 감염성 질병의 출현을 목격하게 될지 모른다.

22.1 학습 결과—진도 평가

1. 동물의 건강, 인간의 건강, 그리고 환경 조건이 상호작용하는 것을 나타내는 여러분의 고유한 로고를 제작하시오.

22.2 동물과 감염성 질병: 동물원성 감염병

동물원성 감염병(zoonosis)은 척추동물에서 인간으로 전달되는 질병을 유발하는 미생물을 묘사하기 위하여 만들어진 용어이다. 전 세계적으로, 인간이 동물로부터 획득하는 질병은 매년 수백만 사례의 질병을 초래하며 아마도 1백만 명 정도가 사망한다(**그림 22.2**). 그러나 오늘날 우리는 미생물은 인간과 사람 사이에 왔다 갔다 전달될 수 있다는 것을 알고 있다. 여러분이 르완다에서 고릴라와 트레킹을 한다면, 안전보다는 고릴라에게 질병을 유발하는 미생물을 전파할 위험성에 대하여 더 우려해야 할 것이다.

광견병과 같이 일상적으로 동물에서 사람으로 전달되는 질병에 추가하여, HIV와 같이 동물에서 사람으로 전파되어 사람 사이에 전파되도록 적응된 전염원인 다른 종류의 동물원성 감염병에 대하여서도 고려해야 한다. 지난 30년 동안 새로 출현한 인간 질병의 75%는 동물원성 감염병이었으며 대부분 야생으로부터 기원하였다. 약 5만 종의 알려진 많은 척추동물이 있고 각각은 20종류의 고유한 바이러스를 가지고 있다고 가정하면(이는 적게 추산한 것임; 박쥐는 2만 종류의 바이러스를 보유하고 있음), 아마도 1백만 종 이상의 척추동물 바이러스가 있을 것이다. 단지 2천 종 정도의 바이러스만 묘사되었으며, 따라서 99.8% 이상의 척추동물 바이러스가 아직도 발견되지 않았다. 이러한 계산은 장래 출현할 동물원성 감염병의 막대한 잠재력에 대하여 이해할 수 있도록 한다.

일단 인간 개체군에 도입되면, 일부 동물원성 병원체는 인간에서 인간으로 전파될 수 있으며, 어떤 경우에는 전 세계적으로 유행될 수 있다. 예를 들어 HIV/AIDS 전염병

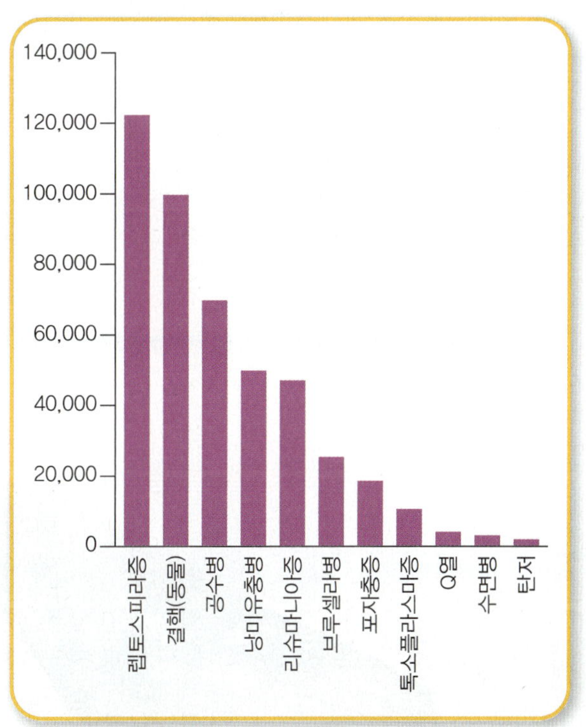

그림 22.2 동물원성 감염병에 의하여 유발된 연간 인간 사망자 수. 자료: International Livestock Research Institute. 자료.

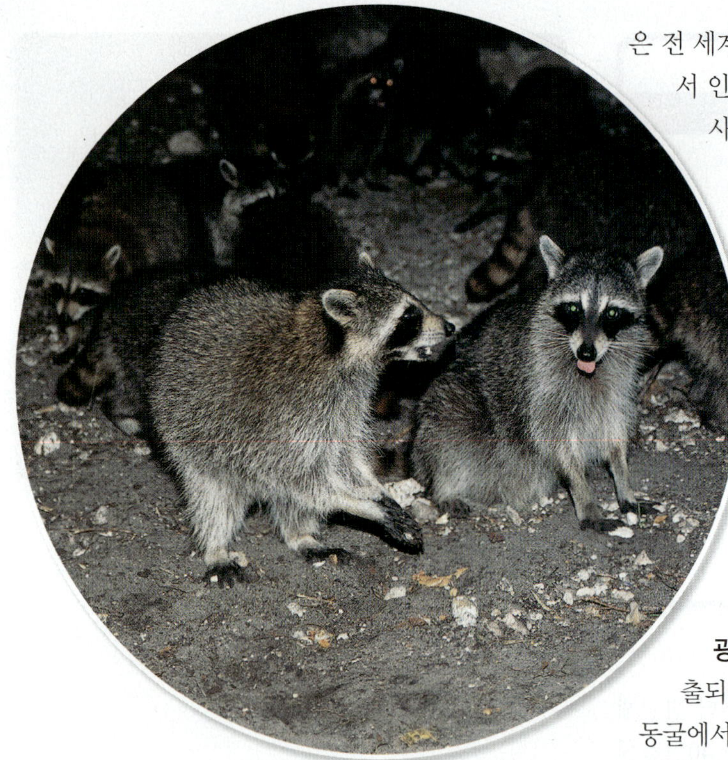

은 전 세계적으로 4천만 명 이상이 감염되었는데, 침팬지에서 기원하여 종을 뛰어 넘어서 인간 사이에 전염된다. 그러한 전염병은 통제하기가 극히 어렵고 높은 이환율과 사망률을 보일 수 있다.

2015년, 끊임없이 변화하는 인플루엔자 바이러스는 다시 경종을 울리기 시작하였다. 가장 큰 공포는 조류 독감인데, 아시아에서 새에서 사람으로 전파가 시작된 감염이 인간 사이의 감염이 되려 하고 있다. 만약 조류 독감이 사람 사이에 전파된다면, 무대는 전 세계적으로 5천만 명 이상의 사망자를 발생한 1917~1918년 인플루엔자 대유행처럼 주요한 유행병의 시작이 될 것이다.

다음 절에서, 우리는 동물원성 질병의 몇 가지 예와 전파와 잠재적인 통제를 가져올 수 있는 동물, 인간, 환경 사이의 상호작용을 검토할 것이다.

광견병: 고전적인 동물원성 질병

광견병(공수병; Rabies)은 보통 감염된 동물의 바이러스를 포함하는 타액에 노출되어 인간에게 전파되는데, 대부분 미친개에 긁히거나 물리고 또는 박쥐가 많은 동굴에서 에어로졸로부터 감염된다. 광견병은 인간에서 거의 100% 치명적이며, 사람과 사람 사이의 전파가 발생할 기회가 거의 없다. 최근에 미국에서 실험적이고 집중적인 중재로 몇몇 사람이 생존하였다. 이 사례는 잘 알려졌지만, 이러한 중재는 대부분의 광견병 희생자에게 이용될 수 없다.

과거 100년 동안에, 미국에서 광견병 역학은 극적으로 변화하였다. 매년 CDC에 보고되는 동물 사례의 90% 이상이 야생인데, 1960년 이전에는 대부분이 가축이었다. 현재 미국에서 광견병의 주된 숙주는 야생 육식동물과 박쥐이다(그림 17.13 참조). 라쿤이 미국에서 가장 빈번하게 보고되는 광견병 야생종이며(2010년 모든 야생동물 사례의 36%), 다음에 스컹크(24%), 박쥐(23%), 여우(7%), 그 외 생쥐, 시궁쥐, 토끼를 포함하는 다른 야생동물(2%)이다.

미국에서 광견병 관련한 인간 사망자 수는 20세기 초에 매년 100명 이상에서 현재는 연간 1~2명이다. 인간 사례의 커다란 감소는 광견병 백신의 결과이다. 미국에서 매년 수백만 마리의 개가 연간 3억 달러 이상의 비용으로 예방 접종을 한다.

전 세계적으로 광견병은 아직 매년 5만 명 이상의 인간을 사망하게 한다. 광견병은 방치되는 빈곤의 질병으로 생각되며, 혜택을 받지 못하는 사회에서 특히 15세 이하의 아동에게 영향을 미친다(모든 노출의 30~50%). 세계보건기구(WHO)에 의하면 100개국 이상에서 2백5십만 명 이상이 위험에 처해 있다. 세계적으로 미친개는 아직도 광견병에 의한 인간 사망의 99% 이상을 초래하고 있다. 3천5백만 마리 이상으로 추정되는 들개가 있는 인도가 인간 광견병의 이환율이 가장 높으며, 매년 2만 명 정도의 사망자가 발생한다. 노출 후 인간 광견병 백신은 광견병의 인간 사례를 감소시킬 수 있지만, 백신은 고가이고 개발도상국에서 충분하게 이용되지 않고 있다.

NCLEX® 준비

1. 공수병으로 의심되는 환자로부터 여러분이 병력을 획득하기 위하여 어떠한 질문을 하는 것이 중요한가? 적용되는 모든 것을 선택하시오.
   a. 최근에 개에 노출되었는지
   b. 최근에 여행하였는지
   c. 최근에 야생생물에 노출되었는지
   d. 최근에 박쥐에 노출되었는지
   e. 직업

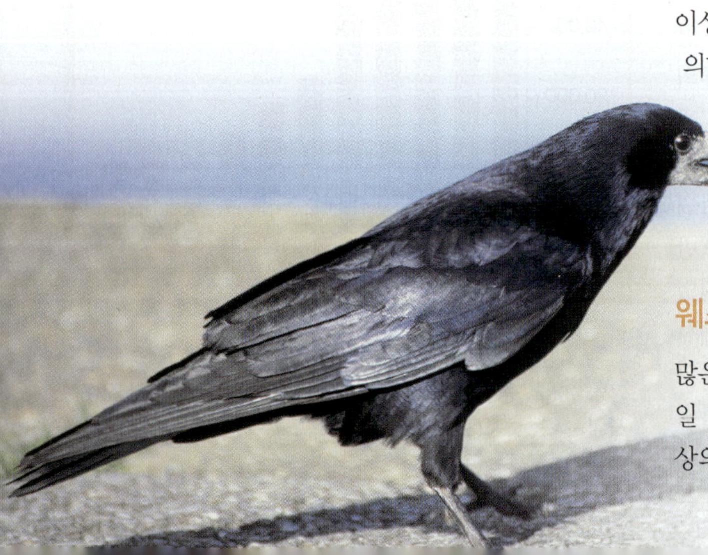

웨스트 나일 바이러스-현대 동물원성 감염병의 출현

많은 동물원성 감염병의 출현에는 모기가 중추적이다. 이는 미국에서 1999년 웨스트 나일 바이러스 출현의 원인이 되었다. 거의 동시에 뉴욕시에서 여러 명의 노인이 뇌염 증상의 치명적인 질병을 앓았으며, 까마귀가 대량으로 사멸하였다. 브롱스 동물원에서 가

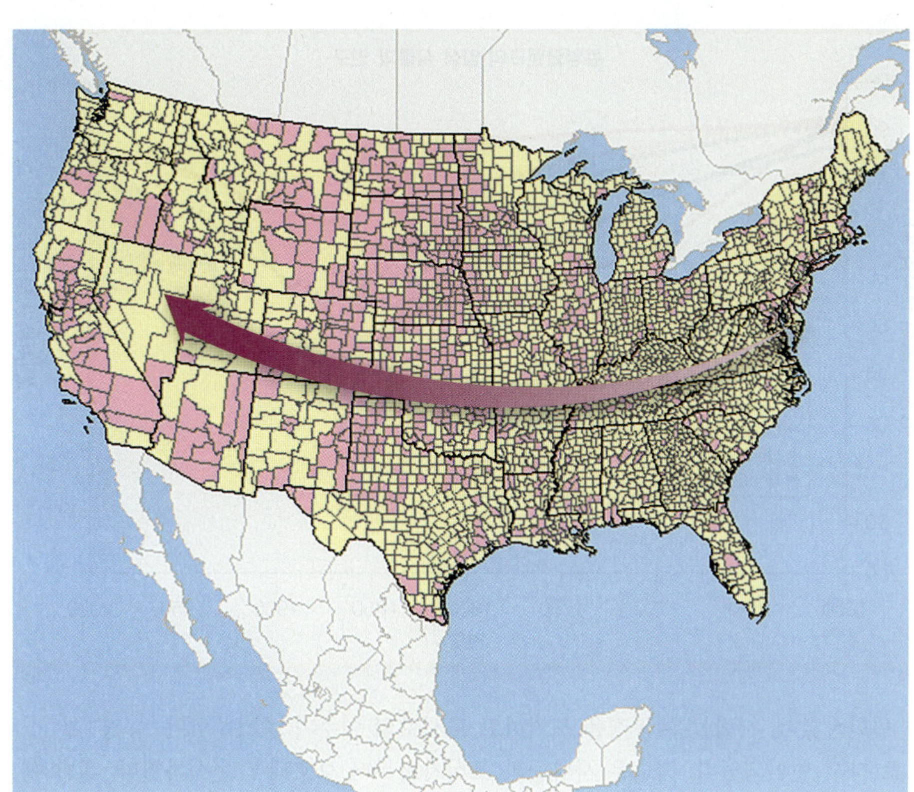

그림 22.3 웨스트 나일 바이러스의 인간 사례가 발생한 카운티 지도(2013).

마우지 한 마리, 플라밍고 여러 마리, 그리고 대머리 독수리가 죽었다. 이는 동물원의 수석 수의사인 맥나마라(Tracey McNamara)에게 심각한 우려를 제기하였다. 최초에는 인간의 공중 보건과 동물질병 진단 실험실과는 관습적으로 분리가 되어 있었기 때문에 어떠한 연관이 있으리라고 전혀 생각하지 못하였다. McNamara는 단편적인 사실에서 결론을 도출하여 동물과 인간의 사망 사이에 연관성을 정립하였다.

미국 질병예방 및 통제센터(CDC)에서 인간 혈액 시료의 분석 결과는 초기에는 감염된 조류로부터 모기에 의하여 전파되는 세인트루이스 뇌막염(SLE)에 의한 것이라고 시사하였다. 그러나 미국 수의학 서비스 실험실(National Veterinary Services Lab)에서 죽은 동물원 새의 시료를 분석한 결과 SLE 바이러스이기에는 바이러스가 너무 작다고 밝혔다. 오래지 않아 인간과 조류의 사망은 동일한 바이러스에 의한 것이며 새로 출현한 질병인 것이 명백해졌다. 최초 발병 이후 거의 3개월이 되어서야, 정부 과학자는 그 질병은 웨스트 나일 바이러스에 의한 것이라고 발표하였는데, 이는 서방에서는 발견되지 않았던 질병이다.

웨스트 나일 바이러스의 유전자 연구에 의하여 최초로 아프리카에서 진화하여 새가 다른 대륙으로 이주하면서, 다른 종의 새에게 바이러스를 전파하였으며 결국은 모기 매개체에게 전달되어, 모기는 다른 새와 사람에서 전파하였다는 것이 밝혀졌다. 질병은 미국 동부에 도입된 이후 서부로 전파되었다. 현재 웨스트 나일 바이러스는 하와이와 알래스카를 제외한 모든 주에서 발생한다(**그림 22.3**). 1999년 감시와 진단에 "하나의 건강"에 대한 접근 방법이 있었다면, 질병의 원인은 훨씬 빨리 밝혀졌을 것이고 전파도 제한될 수 있었을 것이다.

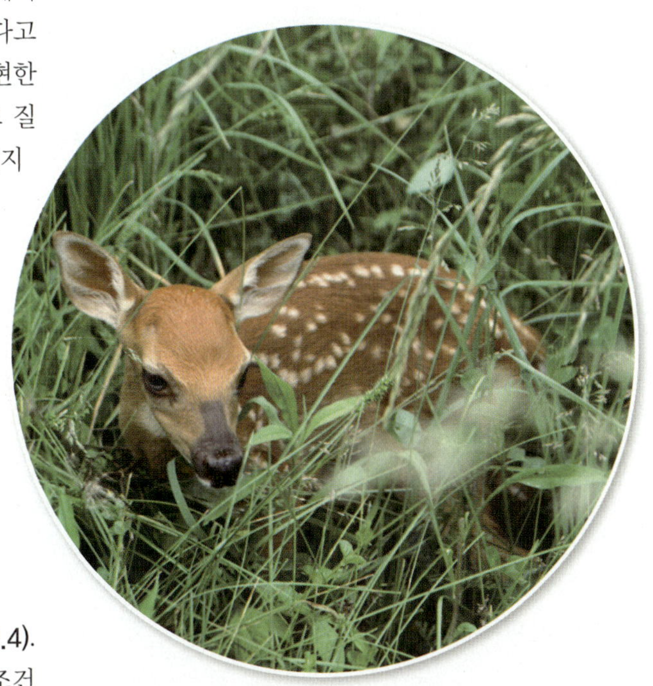

라임병—사슴, 진드기, 환경 변화

북미의 유럽 식민지 시대에 뉴잉글랜드의 삼림은 농경을 위하여 제거되었다(**그림 22.4**). 동시에 사슴은 멸종 위기까지 사냥되었다. 그러나 20세기에 미국 동북부에서 환경 조건

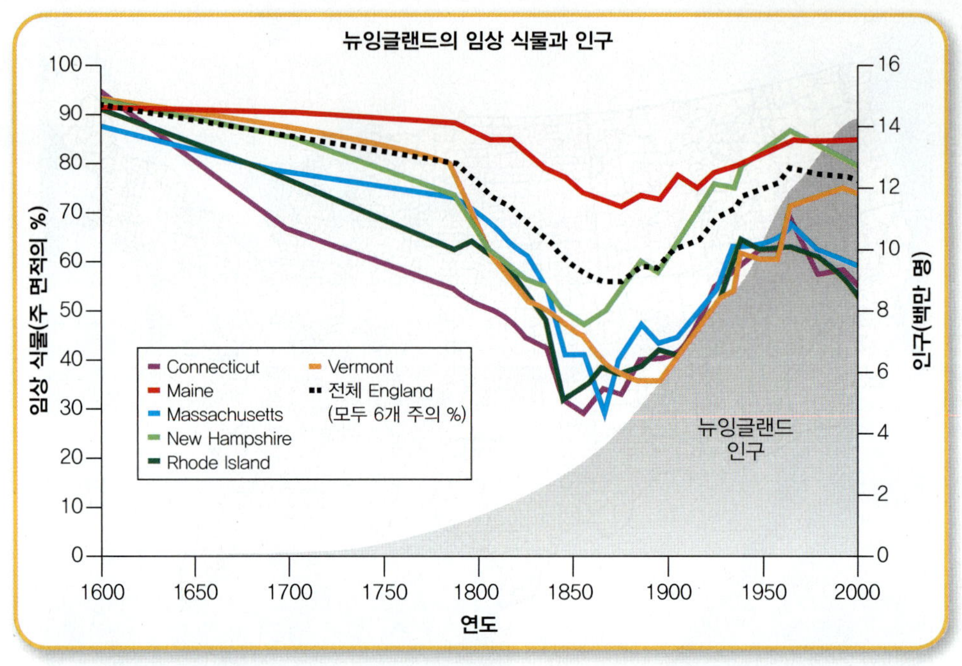

그림 22.4 **시간에 따른 뉴잉글랜드의 임상 식물과 인구 변화.** 임상 식물은 1700년대와 1800년대에 크게 감소했다는 것에 주목하자.

이 변화하였다. 사람들은 농경을 포기하고 도시로의 이주가 증가하였다. 농경지는 삼림으로 다시 변환되었다. 사슴은 사냥꾼과 포식자로부터 보호되어 번식하였다. 흰발 생쥐도 숲에서 번성하였다. 사슴과 생쥐 개체군이 증가하면서 *Borrelia burgdorferi*의 보유 숙주인 사슴 진드기 또한 번성하였다.

1976년 코네티컷 주 라임(Lyme) 주변에 사는 많은 아동이 관절염 유사 증상을 발병하였다. 류마티스성 관절염은 감염성 질병이 아니기 때문에 이러한 증상이 집단으로 아동에게 나타나는 것은 이상한 일이었으며, 이는 미생물이 원인이라는 것을 암시하였다. 곧 이 질병은 *Borrelia burgdorfori*라는 스피로헤타에 의한 세균 감염으로 확인되었으며 라임병으로 명명되었다. 이제는 미국과 유럽에서 가장 흔하게 보고되는 절지동물 매개 질병이며 아시아에서도 발견된다(**그림 22.5**). 세균의 생활 주기는 진드기, 소형 포유류, 그리고 대형 포유류를 포함한다(그림 18.15 참조). 라임병이 출현하는 이유는 인구통계와 파괴된 환경을 복원하려는 노력을 포함하는 인간 행동의 변화를 반영한다.

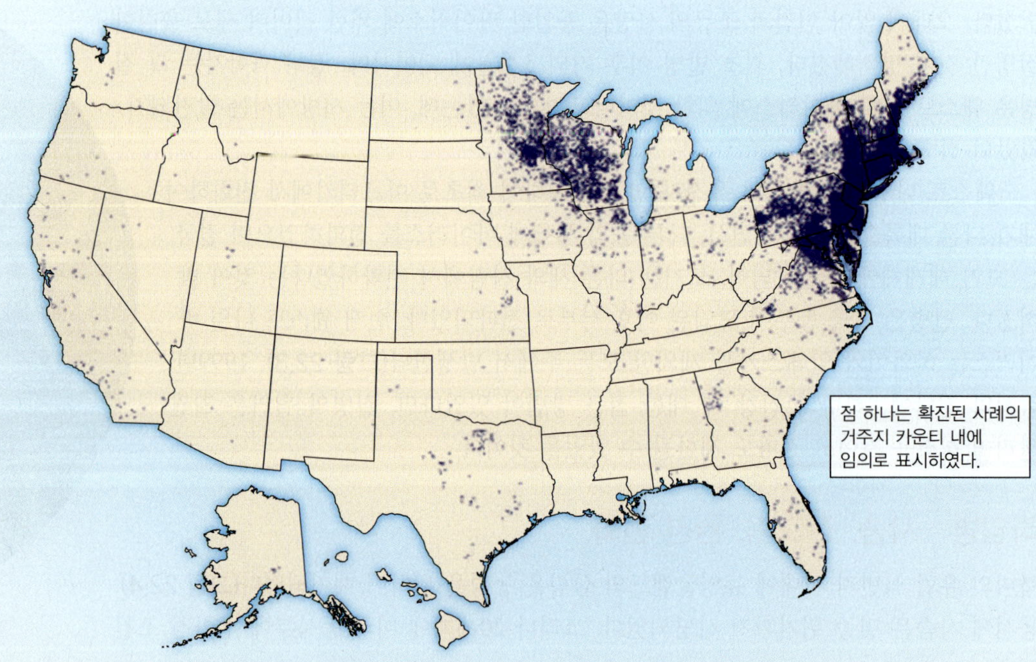

그림 22.5 **미국에서 라임병 지도.**

미국 동북부의 교외 지역의 인구가 증가하고, 주택 단지가 삼림지역까지 성장하면서, *B. burgdorferi*에 감염된 진드기가 사람과 빈번하게 접촉하기에 이상적인 조건이 되었다.

지난 40년간 감염은 미국 동북부에 계속 전파되었다. 이 장의 뒤에서 다룰 기후 변화 또한 라임병의 역학에 영향을 미쳤다. 과학자들은 북미에서 1971년부터 2010년 사이에 온도가 증가한 지역을 지도로 나타냈으며, 이는 진드기 개체군의 증가와 일치한다는 것을 발견하였다. 온난한 조건은 진드기 유생이 성체까지 생존하는 가능성을 높여 준다. 이는 라임병과 다른 진드기 매개 질병의 숙주가 온대 지방에서 증가하는 또 다른 이유이다.

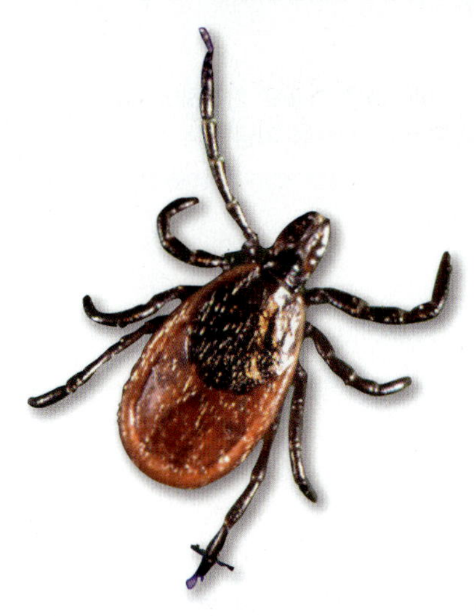

HIV/AIDS—인간의 현대 역병

1980년대에 시작된 이래 거의 7천만 명이 인간 면역결핍 바이러스(human immunodeficiency virus, HIV)에 의해 감염되었으며, 약 3천 5백만 명이 후천성 면역결핍 증후군(acquired immunodeficiency syndrome, AIDS)으로 사망하였다. 전 세계적으로 약 3천 5백만 명이 HIV에 감염되어 살고 있다.

현대의 HIV/AIDS 유행은 1세기 이상 전에 시작된 복잡한 역사를 가지고 있다**(그림 22.6)**. 분자학적인 증거에 의하면 이 현대의 유행병은 실제로 1800년대 후반에 중앙아프리카에서 동물원성 감염병으로 시작되었다는 것을 보여준다. M군 HIV-1은 대부분 인간 AIDS의 원인체이며, 필시 1900년 이전 카메룬의 침팬지에서 발견되는 유인원 면역결핍 바이러스(simian immunodeficiency virus, SIV)에서 기원하였을 것이다. HIV-2의 두 번째 계통은 SIV 감염된 수티 망가베이(sooty mangabey; 구세계 원숭이)로부터 나중에 인간에게 전파되었다.

SIV는 삼림에서 수렵하는 사냥꾼의 피로 전파되었을 것이다. 침팬지와 원숭이를 살육한 사냥꾼은 고농도의 SIV를 가진 동물 혈액에 정기적으로 노출되었다. 베이고, 물리고, 긁히는 것은 수렵하는 사냥꾼에게 흔했으며, 이는 바이러스의 침입을 용이하게 하였다.

아프리카의 식민지화와 도시화는 의심의 여지없이 HIV의 전파에 기여하였다. 당시 의학적 중재는, 특히 프랑스 식민지 의사의 경우, 정맥 수혈을 사용하였으며, 일부는 재사용한 주사기를 이용하여 수행되었다. 이는 HIV의 전파를 촉진하였다. 결국 광범위한

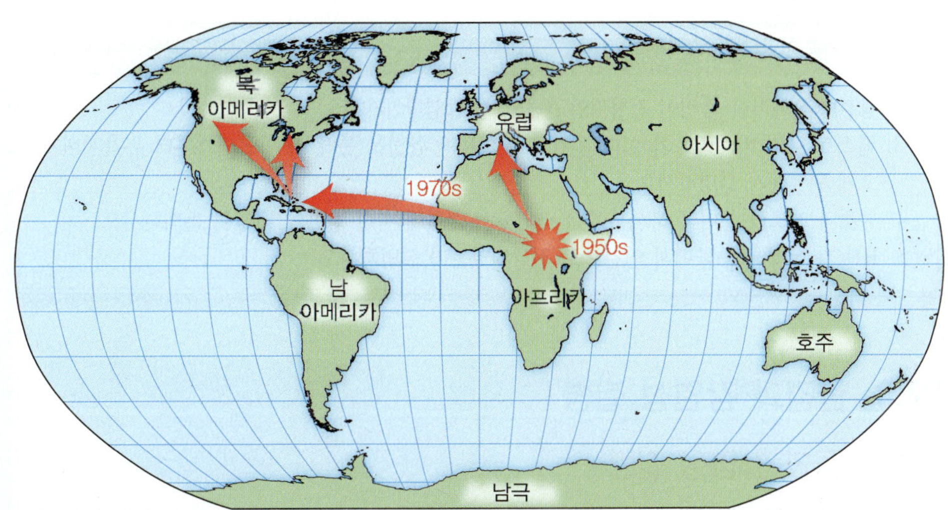

그림 22.6 인간에게 도입된 이후 HIV-1의 경로. 바이러스는 아마도 1800년대 말이나 1900년대 초에 인간에게 전파되었을 것이다. 1950년대와 1960년대에 중앙아프리카에서 많은 사람을 감염시켰다. 카리브 해 지역으로는 1970년대에 전파되었을 것이다. 카리브 해 지역이나 중앙아프리카에서 1980년대에 미국의 대도시 지역으로 직접 이동하였다.

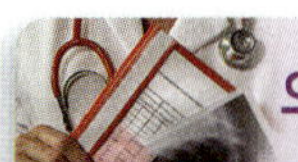

의학적 중요성

독력의 진화: HIV

여러분은 미생물의 독성이 인간이 어떻게 행동하느냐에 따라 변할 수 있다는 것을 알고 있는가? 이는 진화 생물학자들이 오랫동안 연구한 원칙이다. 미생물이 어떻게 전파되느냐 하는 것은 미생물이 얼마나 독성이 있느냐는 것을 결정하는 것으로 보인다. 이러한 일이 어떻게 일어나는지 예를 들어보자. 미생물이 인간 사이의 성병(sexually transmitted infection, STI)과 같이 밀접한 접촉에 의하여 전파된다면, 감염에 의하여 숙주가 빨리 죽거나 쇠약하게 되지 않을 때 더 효과적으로 더 빈번하게 전파될 것이다. 이는 지속(전달)되는 바이러스의 변종은 더 가벼운 증상을 유발한다는 것을 의미한다. 수십 년간의 시간의 경과에 따라서 성병은 자연선택의 과정을 통하여 심각한 독성이 감소한다.

반면에 1980년대 HIV의 경우 발생한 것은 정반대로 보인다. 두 대륙에서 상이한 이유로 인하여, 성 파트너의 교환율은 아프리카와 미국의 특정한 개체군에서 높았다. 이러한 시나리오에서, 바이러스의 독력을 매우 강하게 한 무작위적인 돌연변이는 인간을 매우 아프게 하는 균주도 성적인 접촉이 빈번하기 때문에 매우 빠르게 전파되어 바이러스 개체군에 유지될 수 있도록 하였다. 이러한 현상은 수십 년 전에는 서서히 긴 생존 시간을 가지면서 인간을 감염시켰던 바이러스에 의하여 1980년대에는 독성이 매우 높은 유행병의 급증이 일어나도록 촉진한 것으로 보인다.

NAMES 계획은 큰 누비이불을 만들고 기획하였으며, 각각의 구획은 AIDS로 잃은 사람을 기념한다.

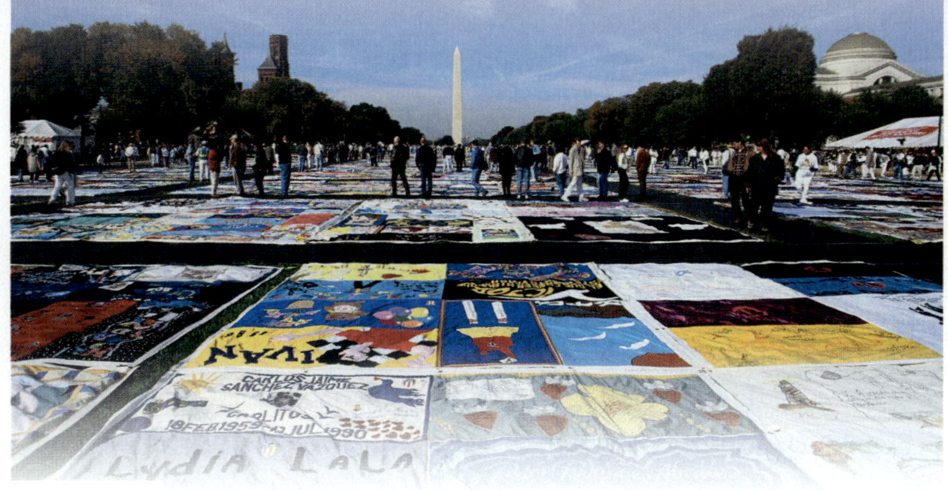

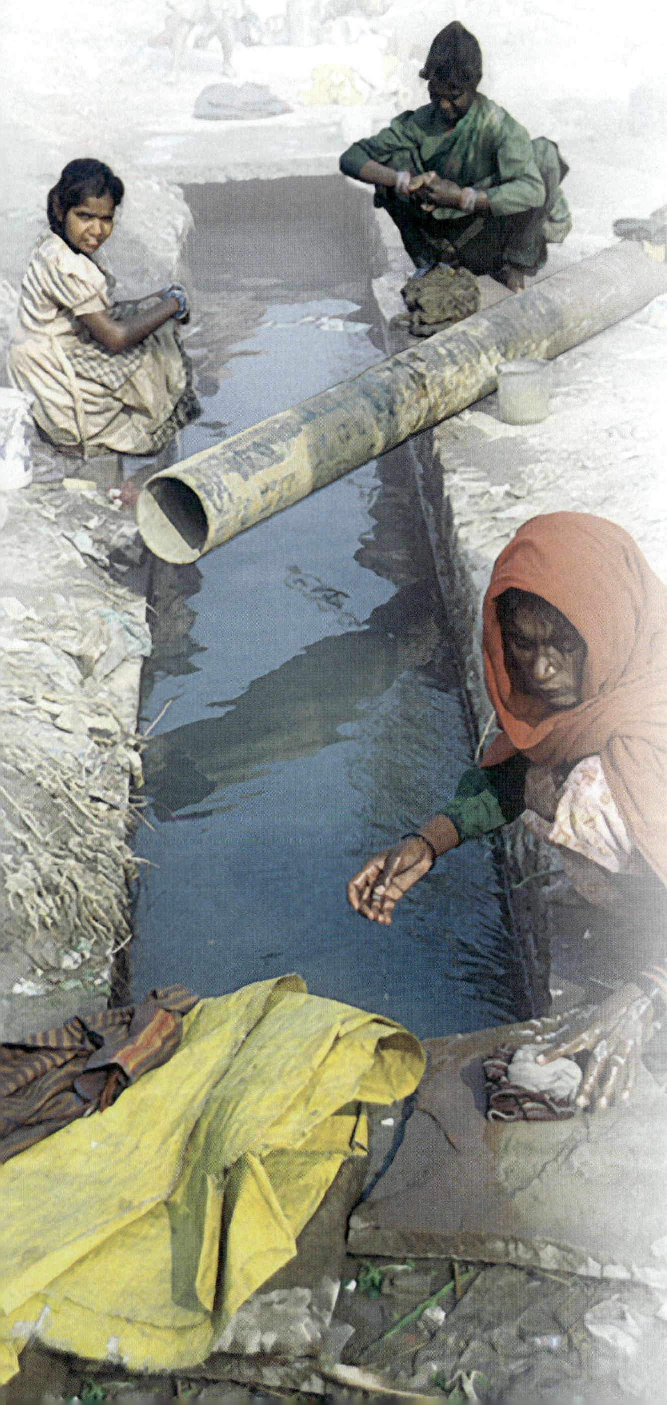

그림 22.7 **세계의 많은 인구는 동일한 물을 마시는 물을 포함하여 많은 다른 목적으로 사용한다.**

전파를 할 정도로 충분한 사람들이 감염되었다.

감염된 사람은 아마도 상하 강과 콩고 강을 따라 내려갔으며, 함께 HIV를 전파하였다. 식민 시대에는, 중앙아프리카에서 고무와 상아를 개발하기 위한 노력은 운반을 위한 길을 건설하였으며 이 길은 감염성 질병이 전파되는 경로가 되었다. 매독은 카메룬과 콩고 분지 전체에 걸쳐 짐꾼 통로와 강변 무역소를 따라 유행하게 되었다. HIV도 동일한 경로를 따라 이동한 것으로 추측된다. 일단 킨샤사에 도달하자, 진화하는 HIV는 도시의 광범위한 성적 네트워크에 진입하여 빠르게 전파된 것으로 보인다. 조건은 HIV를 증폭하는데 적합하였다(의학적 중요성 참조). AIDS 유행병을 위한 무대가 설치된 것이다.

보관된 혈액 시료의 분석에 기초하면 1960년대에 아프리카에서 약 2천명의 사람이 HIV에 감염되었던 것으로 보인다. 킨샤사에서 도시 매춘이 증가하였다. 벨기에 사람과 다른 유럽인들은 콩고에서 도망쳤으며 수천 명의 아이티 사람으로 대체되었다. 1970년대에 크립토콕쿠스 뇌막염과 카포시 육종과 같은 기회감염이 급증하였다. 당시에는 인지되지 않았지만, 이것이 HIV/AIDS 유행의 최초 징후였다.

HIV가 어떻게 미국으로 전파되었는지는 정확히 알려지지 않았지만, 1980년대에 샌프란시스코 동성애 남성 사이에서 비정상적인 카포시 육종의 집단이 탐지된 것은 공중보건 조사자들이 AIDS와 그 원인인 HIV를 확인할 수 있도록 하였다. AIDS는 현재 전세계적인 유행병이다. 한 때 침팬지 질병이었다, 사람에게 전파되었고, 인간에서 인간으로 전파되는 동물원성 감염병이 되었고, 이제는 주요한 살인자로 진화하였다.

22.2 학습 결과—진도 평가

2. 광견병의 어떠한 특징이 전형적인 동물원성 감염병인가?
3. 웨스트 나일 바이러스가 어떠한 경로로(생물과 환경을 통해서) 아프리카부터 뉴욕시까지 오세 되있는시 실명하시오.
4. 벌채와 재조림이 미국 북서부에서 라임병의 출현에 미친 영향에 대하여 논의하시오.
5. HIV가 어떻게 동물에서 인간으로 전달되었는지 설명하시오.

22.3 환경과 감염성 질병

깨끗한 물과 감염성 질병

우리가 마시는 물 한 방울에는 수천 개의 미생물이 포함되어 있다. 이는 미국에서 매일 소비되는 3억 갤런의 물을 포함한다. 다행히도 미국에서 소비되는 대부분의 상수도와 병에든 생수는 인간 병원균이 없지만, 모든 나라에서 다 그런 것은 아니다.

미국과 다른 많은 국가는 음용수의 안전을 보장하기 위하여 커다란 주의를 기울이지만, 특히 개발도상국의 교외 지역과 같은 모든 곳에서 그렇지는 않다. 사실상 전 세계 인구의 대부분은 안전한 음용수에 접근할 수 없다. 세계보건기구(WHO)에 의하면 10억 명이 깨끗한 물에 접근할 수 없으며, 26억 명이 기본적인 위생 시설의 접근이 결여되어 있다(**그림 22.7**).

열악한 물 위생과 안전한 음용수의 결여는 전쟁과 테러보다 인간에게 더 큰 희생을 초래한다. 수인성 설사병 하나만 매일 지구상 질병에 의한 괴로움의 4.1%를 차지하며, 매년 3천4백만 명이 안전하지 못한 음용수에 기인하여 사망한다. U.N. 보고서에 의하면 매일 4천 명의 아동이 오염된 물을 마셔서 얻게 되는 감염성 질병의 결과로 사망한다. 사회의 가장 가난하고 취약한 구성원이 수인성 질병과 설사병으로 가장 큰 고통을 받고 있다.

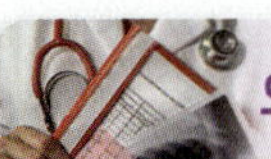

의학적 중요성

깨끗한 물을 위한 플라스틱 병

매주 전 세계적으로, 깨끗한 물이 없어서 3만 명이 죽어 간다. 사망자의 90%가 5세 미만의 어린이다. 선진국에서는 당연한 것으로 여기는 깨끗한 물은 지구의 다른 지역에서는 황금보다 더 소중하다. 우리는 당연한 것으로 여기지만, 깨끗한 물을 공급하기 위한 과정과 기반 시설은 복잡하고 많은 비용이 소요된다. 우리는 어떻게 그러한 것을 다른 환경으로 수출할 수 있을까? 아마도 그럴 필요가 없을 것 같다. 오염된 물을 투명한 플라스틱 병에 담아서 태양에 6시간 놓아두는 태양광 물 소독은 안전하게 음용수를 소독하는 방법이다. 자외선은 세균과 기생충을 사멸시키고 바이러스를 불활성화시켜 물을 안전하게 만든다. 이 기술은 시민들이 깨끗한 음용수에 접근할 방법이 없는 가난한 국가에서 전 세계적으로 이용되고 있으며, 설사병을 예방하는 효과적인 방법으로 검증되었다.

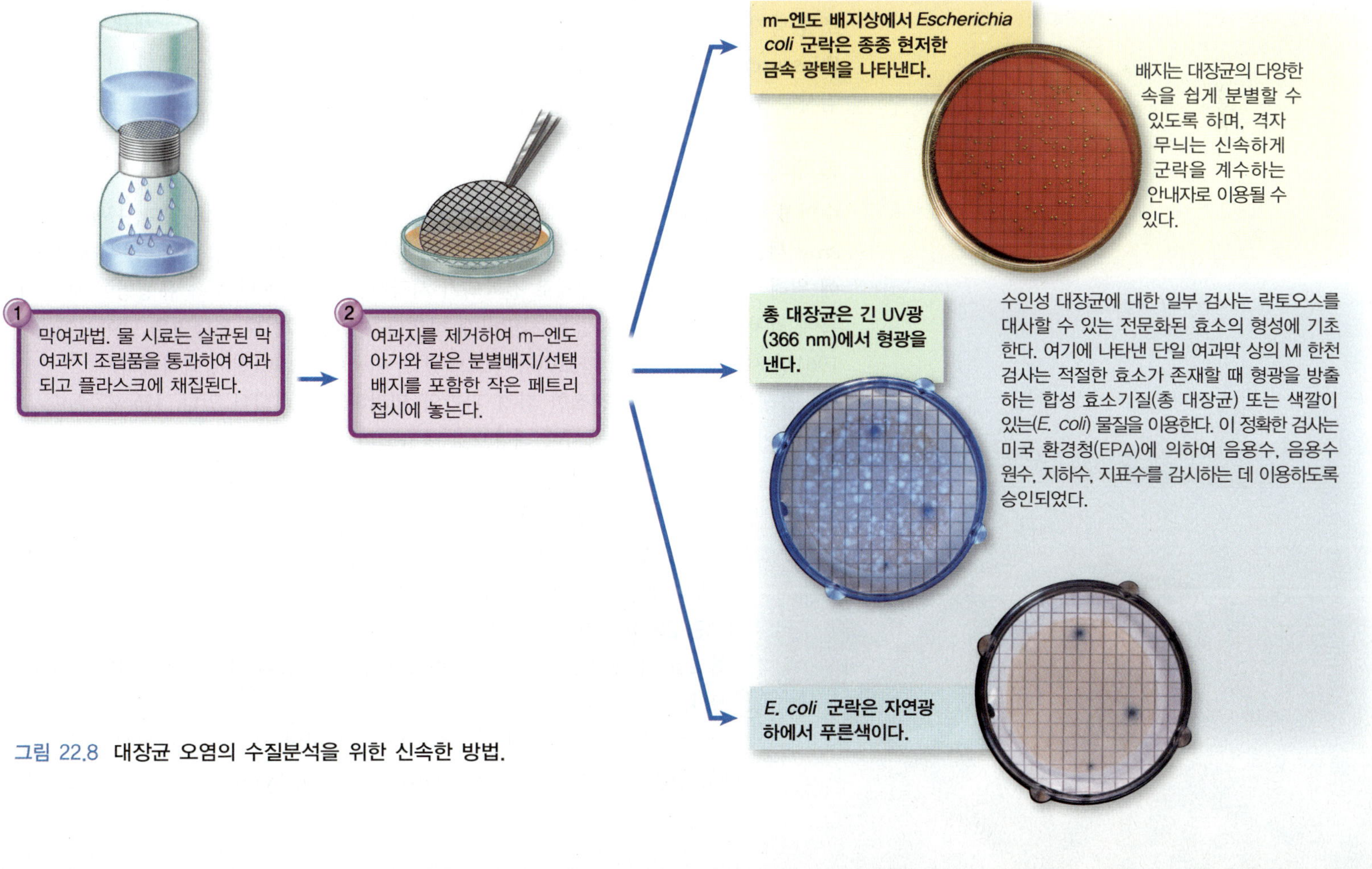

음용수의 수질—음용수의 미생물학적 안전성

미국과 많은 선진국에서 음용수가 일반적으로 안전한 이유 중의 하나는 물이 소비되기 전에 물을 소독하고 세균 포함 여부를 검사하는 데 큰 관심을 보이기 때문이다. 물은 보통 여과나 염소로 처리하여 잠재적인 병원균이 없도록 보장한다. 물 공급 체계가 파괴되면 수질은 보장될 수 없으며, 물을 끓일 것을 권장하는 통보가 발령된다. 일반 국민은 물을 마시기 전에 끓여서 잠재적인 병원균을 대부분 사멸시킨다.

음용수의 일상적인 세균 감시는, 그 존재가 분변으로 오염되었을 것을 나타내는 포유류 위장관에서 보통 발견되는 미생물인 **지표 세균(indicator bacteria)** 검사를 포함한다(**그림 22.8**). 우려되는 실제 병원균(*Giardia*와 *Cryptosporidium* 같은 원생동물; *Sal-*

1 막여과법. 물 시료는 살균된 막 여과지 조립품을 통과하여 여과되고 플라스크에 채집된다.

2 여과지를 제거하여 m-엔도 아가와 같은 분별배지/선택배지를 포함한 작은 페트리 접시에 놓는다.

m-엔도 배지상에서 *Escherichia coli* 군락은 종종 현저한 금속 광택을 나타낸다.

배지는 대장균의 다양한 속을 쉽게 분별할 수 있도록 하며, 격자 무늬는 신속하게 군락을 계수하는 안내자로 이용될 수 있다.

총 대장균은 긴 UV광 (366 nm)에서 형광을 낸다.

수인성 대장균에 대한 일부 검사는 락토오스를 대사할 수 있는 전문화된 효소의 형성에 기초한다. 여기에 나타낸 단일 여과막 상의 MI 한천 검사는 적절한 효소가 존재할 때 형광을 방출하는 합성 효소기질(총 대장균) 또는 색깔이 있는(*E. coli*) 물질을 이용한다. 이 정확한 검사는 미국 환경청(EPA)에 의하여 음용수, 음용수 원수, 지하수, 지표수를 감시하는 데 이용하도록 승인되었다.

E. coli 군락은 자연광 하에서 푸른색이다.

그림 22.8 **대장균 오염의 수질분석을 위한 신속한 방법.**

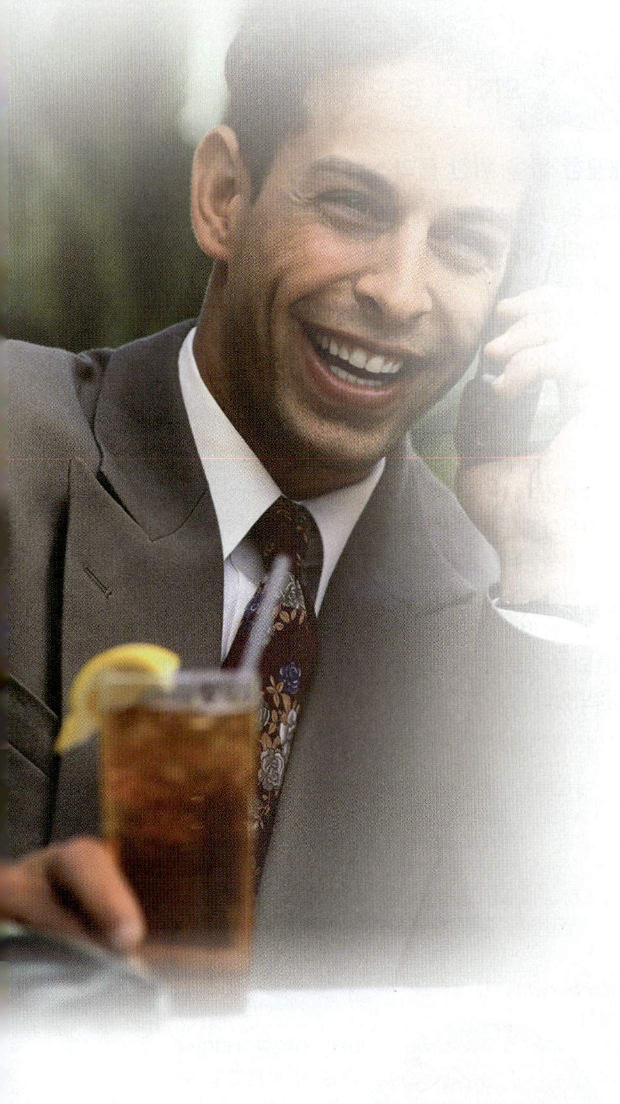

monella, Shigella, Vibrio, Campylobacter 같은 세균; A형 간염과 Norwalk 같은 바이러스) 검사는 어렵고, 배급되는 대량의 물을 고려할 때 안전을 위한 안전상 필요한 한계를 제공하지 못할 수 있다. 일상적인 미생물 오염을 감시하는 가장 유용한 장관 세균은 **대장균(coliform**; *E. coli*와 유사 세균)이라고 하는 락토오스를 발효하고 기체를 생성하는 그람 음성 세균이다. 이러한 대장균과 또한 유용한 지표 세균인 분변성 연쇄상구균은 자연수에서 생존하지만 증식하지는 않는다. 이러한 세균이 높은 밀도로 존재하는 것은 최근에 분변으로 오염되었고 장 병원균의 존재 가능성을 나타낸다. 상당한 수의 대장균과 분변성 연쇄상구균이 탐지되면, 그 물은 마시기에 안전하지 않은 것으로 간주된다.

총 대장균 수가 물의 안전성을 보장하는 유용한 지시자이기는 하지만, 잘못 해석될 수 있다. 많은 경우에 토양과 오염되지 않은 물에서 자연적으로 발견될 수 있는 **대장균**(*Enterobacter*, *Klebsiella*, *Citrobacter*)과 주로 인간과 동물의 장에 서식하는 **분변성 대장균(fecal coliform**; *E. coli*)을 구분하는 것이 중요하다. 대부분의 *E. coli* 균주는 병원성이 아니지만, 그들은 거의 항상 포유류 장관에서 기원하며, 따라서 시료에서 그 존재는 분변 오염의 명백한 지시자이다.

때로는 일반 대중과 언론은 *coliform*과 *E. coli*를 혼동한다. 이는 보증되지 않는 우려를 유발한다. 예를 들면 1995년 오하이오 주 신시내티 시 식당의 얼음차에서 분변성 대장균이 상당수 포함되었다고 매스컴 지국이 발표하였을 때 작은 공황(panic)이 일어났다. 제목에 "얼음차가 강물보다 더 나쁘다"로 나왔다. 이러한 경고성 보도에도 불구하고 아무도 얼음차를 마시고 아프지 않았다. 과학자들이 더 자세한 검사를 하였을 때 발견된 주된 종은 차 잎을 포함한 식물에서 흔히 발견되는 *Klebsiella*와 *Enterobacter* 속이었다. 이 경우 총 대장균은 명백하게 오해를 불러일으켰다.

수십 년간 사용된 대장균 검사가 *E. coli*에 대한 특수한 검사나 특정한 미생물의 구조를 탐지하여 쉽게 읽힐 수 있는 전기적 또는 물리적 신호를 전송하는 **생체 감응 장치(biosensor)**와 같은 개발되고 있는 새로운 기술을 통하여 분변 오염에 대한 더 직접적인 검사로 조만간 대체될 것이라는 점에는 의심의 여지가 없다.

콜레라와 수질 오염

수인성 질병 중에서 콜레라가 특히 다양하고 치명적인 역사를 가지고 있다. *Vibrio cholerae* 세균은 인도의 갠지스 강 삼각주에 수세기 동안 존재하였다. 콜레라는 1800년대에 원래 저장소로부터 전 세계로 전파되기 시작하였다. 6차례의 후속 유행병이 모든 대륙에 걸쳐 수백만 명의 사람을 사망하게 하였다. 현재의 7번째 유행병은 남아시아에서 1961년 시작되어 1971년 아프리카에 도달했고, 미국에는 1991년 상륙하였다.

콜레라의 전파는 부적절한 환경 관리와 밀접하게 관련되어 있다. *Vibrio cholerae*는 인간 희생자의 물 설사에 대량으로 방출되며 물 공급원에서 무기한 생존한다. 위험에 처한 지역은 기초적인 사회 기반 시설이 갖추어지지 않은 도시 빈민가와 난민촌과 그 외 적절한 위생과 깨끗한 물이 없는 난민들이다. 예를 들어 콜레라는 1994년 르완다 내전에서 탈출한 수십만 명을 감염시켰다. 르완다 사람들은 모국에서 대량 학살을 피하기 위하여 국경을 넘어서 콩고와 자이레로 도망쳤다 **(그림 22.9)**. 난민촌의 물은 불충분한 위생으로 인하여 오염되었다. 유행병의 최고일 때 매일 2만 명이 사망하였으며, 수백 년에 걸쳐 최악의 유행병이 되었다.

물 회사는 지금까지도 하수 처리를 위하여 사용되는 강에서 채수한다. 예를 들어 켄터키 주 루이빌(Louisville, Kentucky)의 음용수는 상류 오하이오 주 신시내티(Cincinnati, Ohio)에서 하수 처리를 위하여 사용된 오하이오 강에서 온다. 신시내티는 하수를 처리하고 루이빌은 소독하고 주기적으로 병원균을 검사하기 때문에 오하이오 강은 수인성 질병 전파의 근원이 아니다. 사실상 루이빌 상수는 미국에서 최고의 도시 음용수로 명명되었다.

물이 콜레라와 다른 감염성 질병의 도관으로 작용한다는 인류 최초의 인식은 19세기 중반 영국의 스노우(John Snow)의 업적에서 왔다. Snow는 1854년 콜레라 창궐은 물 공급에서 기인한다고 전제하였다. 이 창궐은 수백 명이 사망하고 런던 소호 지역 상류층 거주자의 대부분이 콜레라 감염을 피하기 위하여 달아나게 한 심각하고 위협적인 발병이었다. 물론 도시를 떠날 능력이 없었던 사람들은 남아서 질병의 결과를 견뎌야 했다.

Snow는 사례가 발생한 곳을 지도에 면밀히 표시하였으며 이내 브로드 가의 물 펌프에 가까이에서 현저하게 많은 사망자가 발생한 것을 판정하였다. 콜레라에 걸린 어린이가 살고 있던 주변 셋방의 폐기물 양동이가 버려져서 우물에서 양수되는 물에 들어간 것으로 나타났다. 우물을 폐쇄하고 나서 콜레라에 의한 사망자의 수가 극적으로 빠르게 감소하였다. 질병의 양상을 정립함으로써, Snow는 감염원의 위치를 정확하게 파악하고 전염병을 막는 방법을 알아낼 수 있었다. 그렇게 함으로써, 그는 질병의 전파와 통제를 연구하는 학문인 역학(epidemiology)의 기초를 정립하였다(유행병의 긴급한 문제가 해결되고 나자, 공무원들은 분변으로 오염된 물 공급이 질병 창궐의 원인이라는 일반적인 원칙을 수용하는 것을 주저하였다는 점을 주목하자. 명백하게 이는 생각하기 너무 불미스러운 일이다).

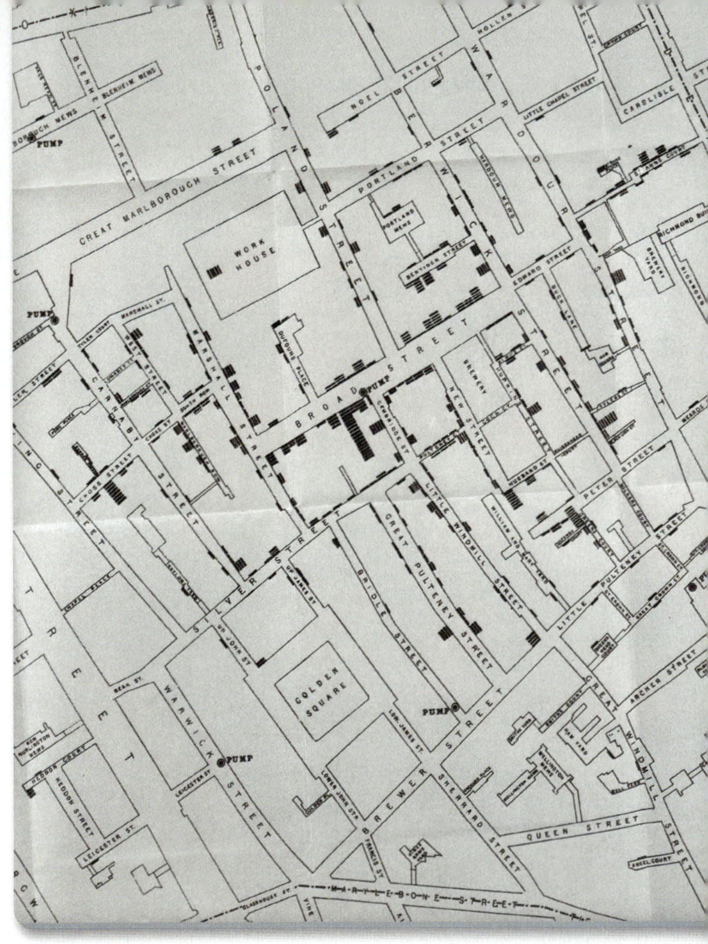

런던에서 발생한 콜레라 사례(검은색 점)를 나타내는 John Snow의 원본 지도

오늘날 감염성 질병 발발의 근원을 측정하는 데 분자적 방법이 귀중한 도구를 제공한다. 그러한 도구는 2010년 아이티를 강타한 파괴적인 지진 여파로 방생한 콜레라 발병의 발생원을 확인하는 것을 돕는 데 이용되었다. 이러한 분자적인 분석은 그 발병을 유발한 *Vibrio cholerae* 균주가 서반구에서는 이전에 발견되지 않았던 아시아 균주라는 것을 확인하였다.

2014년까지 아이티의 발병은 상수도 기반 시설이 아직 재건되고 있어서 통제가 되지 않고 있다(**그림 22.10**). 2014년 중반, 70만 건에 가까운 발병 사례와 8,500명이 콜레

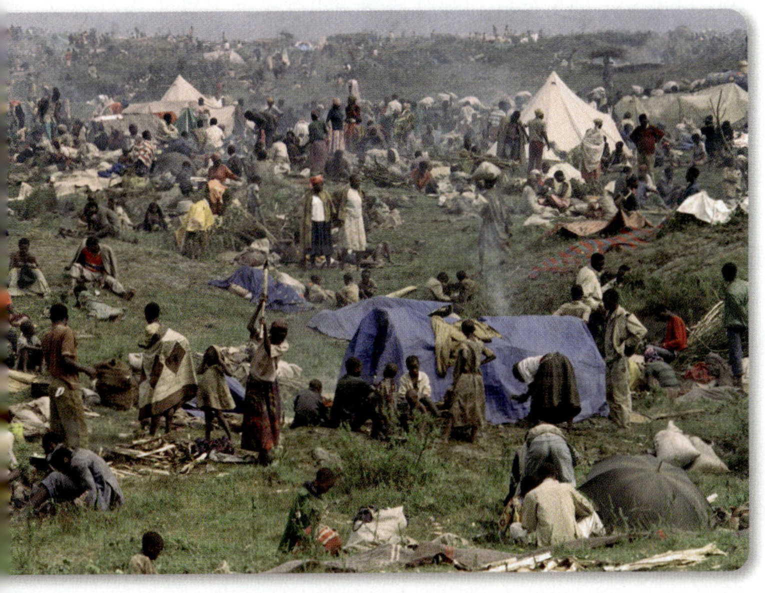

그림 22.9 1994년 자이레의 르완다 난민.

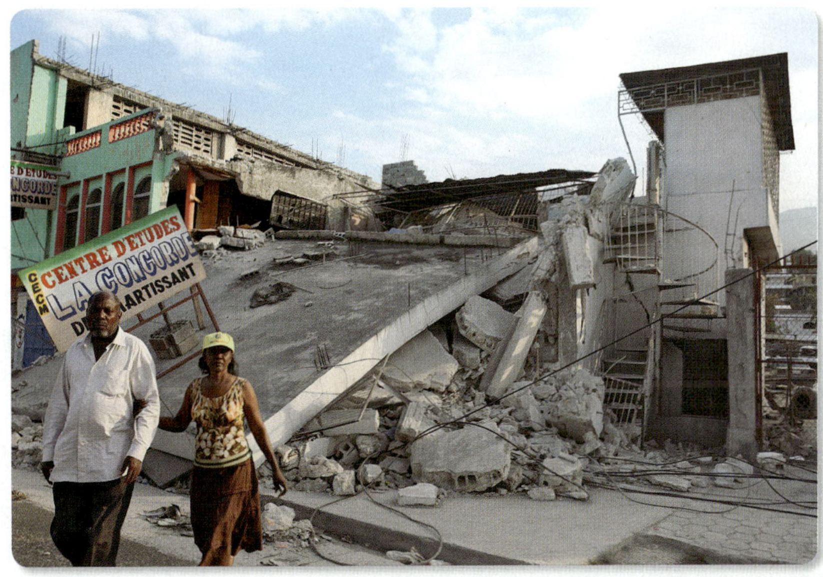

그림 22.10 2010년 아이티 지진의 여파.

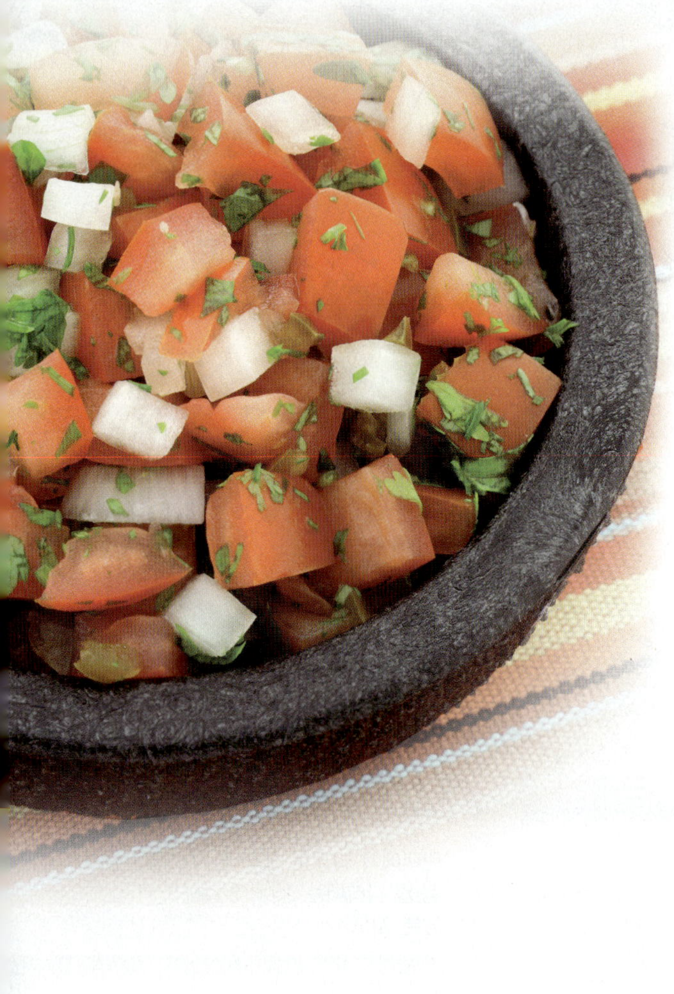

라 유행이 시작된 이후 사망한 것으로 보도되었다. 1세기 전 Snow의 업적처럼 유행병의 이동을 지도에 나타내기 위하여 지리적 집단(geographic cluster)이 사용되었으며, 발병의 근원이 네팔에서 온 군인들을 수용하는 구호 캠프라고 지적하였다. CDC에서 U.N. 기자와 감염된 개인의 균주에 대한 문자적 검사를 수행하였으며, 발병의 가장 가능성이 있는 근원은 U.N. 병사 중 한 명이고, 열악한 위생 조건과 지진과 뒤 이은 허리케인으로 음용수를 오염시킨 홍수에 의하여 질병이 확산되었다고 결론지었다.

아이티의 상태와 유사하게, 콜레라의 통제는 아시아 몇 개 국가와 아프리카에서 주요한 문제이다. 2005년 이래 콜레라의 재출현은 비위생적인 조건에서 거주하는 취약한 인구의 계속적인 증가에 상응하는 것으로 주목되었다. 방글라데시는 매년 주요한 콜레라 유행병을 겪고 있으며, 창궐은 종종 음용수로 이용되는 물에 분변 물질을 씻어 내리는 몬순 이후에 발생한다. 아시아의 이러한 풍토병 지역에서는 사망률이 보통 5~15%이다. WHO에 보고된 콜레라 발병 사례는 불충분한 위생과 수처리 시설을 가진 국가에서 계속 증가하고 있다. 콜레라의 실제 부담은 매년 3백만~5백만 사례와 10만~12만 명의 사망자이다. 특히 수산업과 관광 사업이 경제에 중요한 국가의 정부들은 당연히 콜레라의 규모를 빈번히 경시한다. 1991년 페루에서 대규모로 콜레라가 유행하였을 때, 대통령이 TV에 호기롭게 출현하여 세비체(ceviche; 해산물 샐러드)를 먹고 장관들에게도 차려주었다. 예상할 수 있지만, 그 후 몇 주일 동안 페루의 입원율은 솟구쳤다.

먹이 사슬의 미생물 오염

콜레라는 우리가 소비하는 음식(조개)을 오염시킬 수 있는 "환경(물)"의 감염성 질병의 예이다. 인간이 동물과 공유하는 환경은 우리가 먹는 음식에 영향을 미친다.

A형 간염 바이러스는 인간의 분변으로 오염된 물을 통하여 전파될 수 있는 병원균이다. A형 간염 바이러스는 전 세계에 널리 분포한다. 하수처리 시설이 없는 곳에서 전파 속도가 매우 빠르다. A형 간염 바이러스 감염은 개발도상국과 교외 지역에서 특히 발생률이 높다. 남아프리카의 교외 지역에서 혈청학적 유병률은 100%로, 모든 사람이 A형 간염에 감염되었고, 대부분의 사람이 A형 간염 바이러스 보균자이지만 증상을 전혀 보이지 않는다.

A형 간염 감염은 선진국에서도 발생한다. 매년 미국에서 2만5천 건의 A형 간염 바이러스 감염이 보고되고 있다. 그렇지만 대부분의 사례가 무증상이거나 보고되지 않기 때문에, 실제 감염은 26만 건 이상으로 추산된다.

뉴스에서 식품에 의하여 발병하는 질병에 대한 보도를 자주 접할 수 있으며, 이들 중 많은 사례를 20장에서 서술하였다. 쇠고기와 관련된 *E. coli* 창궐은 감염된 소에 의하여 기인하며, 야채와 관련된 *E. coli* 창궐은 작물이 분변을 포함한 깨끗하지 않은 물로 관개되거나 감염된 동물이나 조류가 곡물을 오염시킬 때 유발된다. 대부분의 기생충 질병은 오염된 환경(피부를 파고들거나 삼켜서) 또는 감염된 음식을 섭취하여 초래된다. 앞에서 언급하였듯이 "하나의 건강" 개념은 참으로 오래되었다. 그렇지만 지난 수십 년간 연구 집단과 규제 집단의 구획화가 증가되어 지금처럼 연관성이 제대로 평가되지 못하였다.

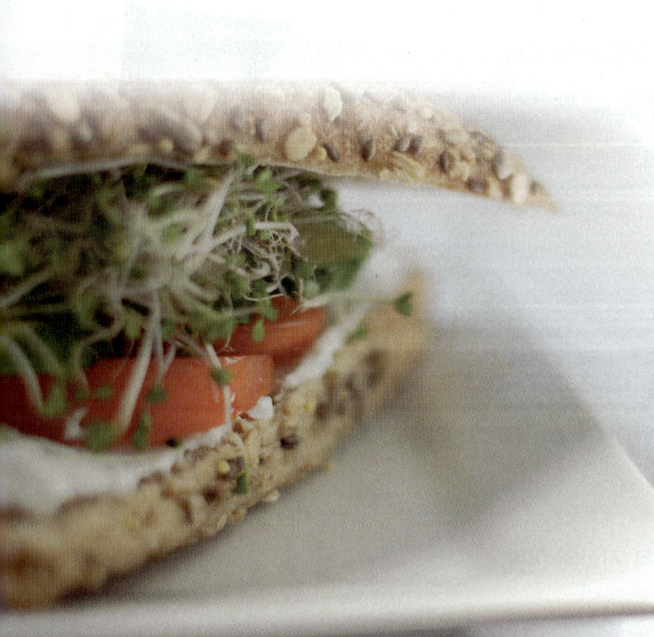

자구 기후 변화와 생물학

지난 40년 동안, 대기 중의 이산화탄소와 메탄의 농도가 증가하였다. 그들은 인간이 지구상에 발을 내린 이후에 가장 높은 수준을 보이고 있다(**그림 22.11**). 이산화탄소와 메탄

농도가 증가한 결과로 기후가 변하고 있다. 이러한 화합물은 지구 표면에서 오는 장파 에너지를 흡수하고 일부를 지구로 돌려보내기 때문에 온실처럼 온도를 높인다.

기후 변화는 더 많은 강수량과 일반적으로 날씨 양상이 더 변화무쌍하고 연간 평균 기온이 높은 것과 같은 날씨의 변화로 탐지될 수 있다(**그림 22.12**). 대부분의 과학자들은 인간 활동이 근본적인 원인이고 인간이 변하지 않으면 인간, 동물, 환경의 건강에 파괴적인 영향이 있을 것이라고 주장한다.

온실 기체의 대기 축적을 중지시키지 않으면, 해수면의 상승과 파괴적인 폭풍의 위협이 증가한다고 매우 자주 듣고 있다. 또한 기후 변화는 질병의 지구적 부담을 증가시킬 수 있다는 것도 이해하여야 한다. 어떤 지역에서는 가뭄과 물 부족이 더 악화되는 반면 다른 지역에서는 강수량의 증가가 감염성 질병의 병원균과 매개체를 증가시킬 수 있다. 예를 들어 *Vibrio cholerae*는 따뜻한 물에서 번성한다. 지구 온난화의 결과로 콜레라의 발생이 증가할 것이라는 예측이 있다. 강수량이 증가한 지역에서 모기 개체군도 증가하며 그와 함께 황열이나 말라리아 같은 감염성 질병도 증가할 것이다. 수학적 모델은 2~3°C의 온도 증가는 말라리아에 감염되는 사람을 수백만 명 증가시킨다고 보여준다. 이미 뎅기열이 플로리다 주로 유입되고 있다.

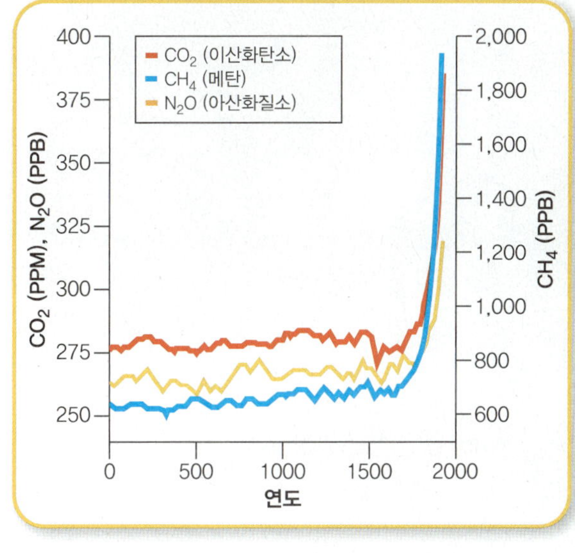

그림 22.11 **지난 2천 년간의 온실기체 증가.**

미국에서 1993년 한타바이러스가 갑자기 미국 서남부의 콜로라도 주, 뉴멕시코 주, 애리조나 주, 유타 주의 경계인 Four Corner 지역에서 건강한 젊은 성인을 사망하게 하였을 때, 기후 양상의 변화가 질병의 갑작스러운 창궐을 일으킬 수 있는지를 잘 보여주었다. 한타바이러스는 그 전까지는 신장의 병원체로 알려져 있었고, 이 경우처럼 심하고 저항할 수 없는 호흡기 장애나 사망을 유발한 경우가 전혀 없었다. 발병이 억제되고 나서 창궐의 원인에 대한 조사가 수행되었는데, 궁극적인 범인은 태평양이 온난화되는 경향인 엘니뇨(El Niño) 현상으로 보였다. 어떻게 되었냐면 창궐이 일어나기 전 해에 El Niño는 남서부의 겨울에 비를 많이 내리게 하였다. 이는 사슴 쥐가 좋아하는 먹이인 잣이 크게 증가하게 하였다. 1993년 봄과 여름에, 사슴 쥐의 수가 크게 증가하였다. 사슴 쥐는 한타바이러스 보유 숙주이며, 감염된 사람은 모두 대량의 사슴 쥐 분변이나 오줌에 노출되었다. 분변과 오줌이 말라서 에어로솔화되어, 치명적인 양의 바이러스를 인간의 폐에 전달하였다.

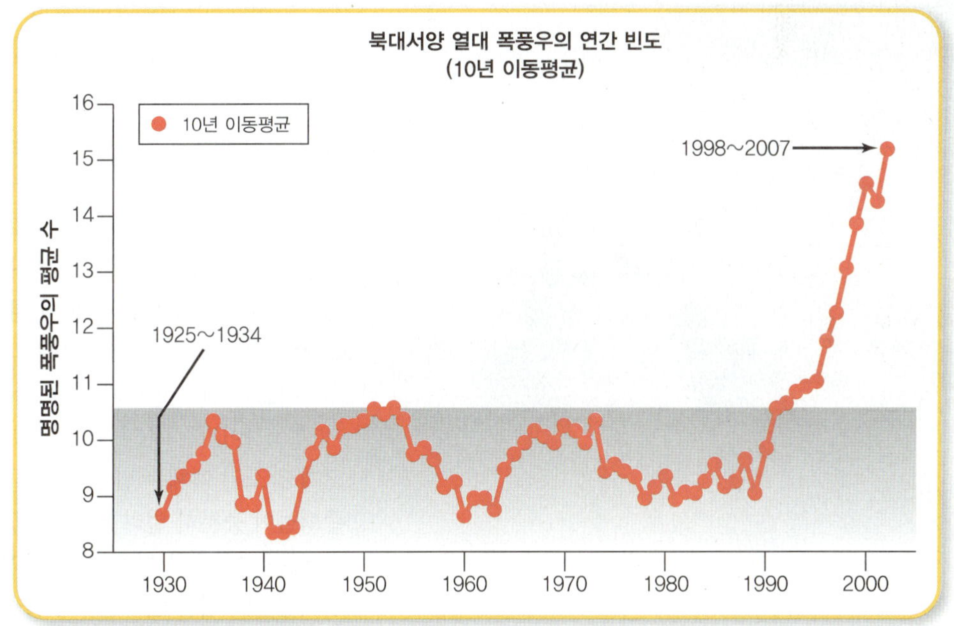

그림 22.12 **북대서양의 이름 붙여진 열대 폭풍우의 수.**

기후 변화는 명백하게 단지 몇 도의 온도 변화가 감염성 질병의 유별난 발생을 쉽게 유발할 수 있는 폭포와 같은 사건을 시작하는 지대한 영향을 가져올 수 있다. 기후 변화에 의하여 인간만 영향을 받는 것이 아니라 식물과 동물 또한 영향을 받고 있다. 블루우텅 바이러스(파란 혀 바이러스; bluetongue virus)는 가축과 야생 반추동물에 블루우텅 질병을 유발하는데, 아프리카에서 영국에 도달하는 것이 가능한 원인은 기후변화로 인한 따뜻한 바람이 이 질병의 매개체인 작은 파리(midge)를 아프리카에서 유럽으로 북쪽으로 운반한 것이다. 우리는 기후 변화가 현재와 같이 계속된다면 장래 매개체의 이동과 그들이 운반하는 질병의 창궐이 증가할 것으로 예측할 수 있다.

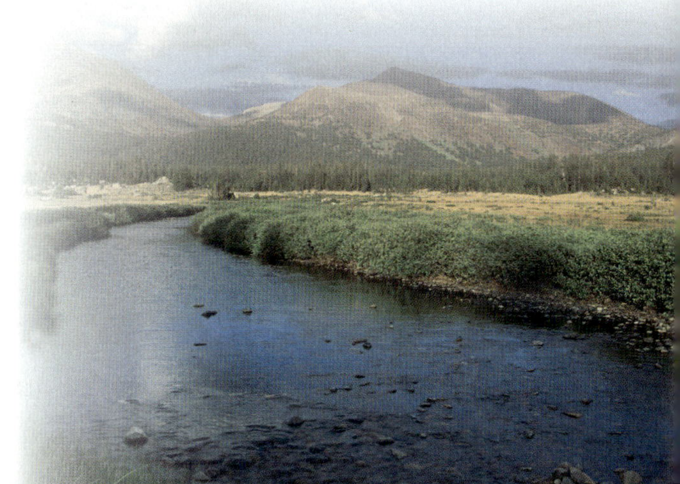

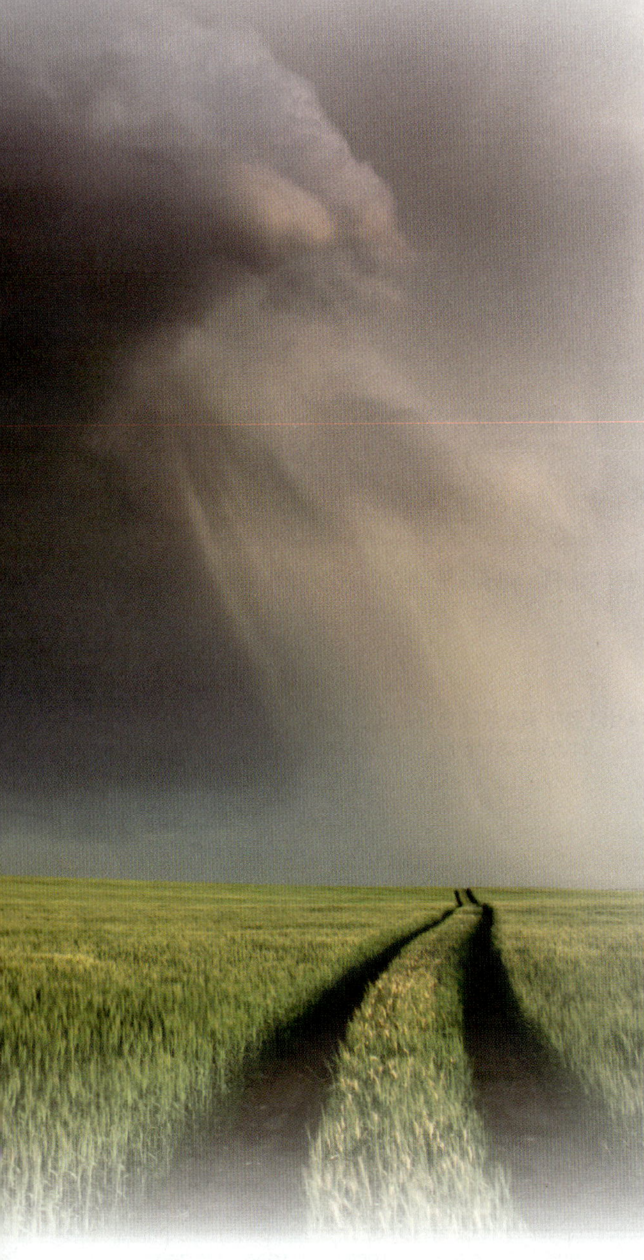

22.3 학습 결과—진도 평가

6. 대장균과 *E. coli*를 구별하시오.
7. 콜레라의 3가지 다른 전파 양식을 확인하시오.
8. 발병률이 강우량의 증가에 영향을 받는 2가지 이상의 질병 이름을 말하시오.
9. 미국 남서부에서 한타바이러스 폐질환을 발병하게 한 일련의 환경적 그리고 생물학적 사건에 대하여 논의하시오.

22.4 구원의 미생물

환경에 병원균의 존재는 인간과 동물의 건강에 명백한 위협이지만, 질병을 유발하지 않는 미생물은 우리가 생산하는 폐기물과 오염 물질로부터 인간을 구원하는 데 매우 중요하다. 뉴욕(New York) 시에서만 폐수처리 시설은 미생물의 도움으로 매일 10억 갤런(약 38억 리터)의 폐수를 처리하여 평균 65%의 유기물을 제거한다. 미국의 도시 고형 폐기물은 매년 1억 5천만 톤에 달한다. 미생물은 우리가 부탁하든 않든 간에 산업 화학물질과 석유 유출과 같은 오염 물질을 청소하는 것을 돕는다.

액상 폐기물 처리—하수

매년 수조 갤런의 인간 폐기물이 환경으로 배출된다. 낮은 농도의 인간 폐기물은 자연수가 자정 능력을 가지고 있기 때문에 적응될 수 있다. 이러한 생태계에 자연적으로 나타나는 비병원성 미생물은 폐기물을 분해할 수 있다. 그러나 인구 밀도가 높은 지역은 폐기물이 너무 많다. 물이 미생물을 포함한 농축된 유기물의 유입으로 압도되면 산소 요구량이 높아진다. 용존산소의 고갈이 나타나고 물은 악취가 나고 부패한다. 병원균 또한 전파된다. 따라서 인구 밀도가 높은 지역에는 위험을 줄이기 위하여 폐기물을 처리하는 것이 필수적이다. 인구밀도와 폐수 유출물이 배출되는 환경에 따라서 여러 종류의 상이한 하수처리 과정이 사용된다.

비교적 인구 밀도가 낮은 많은 시골과 교외 지역은 정화조에 의존한다. 정화조는 하수가 흘러들어가는 용기이다. 고형물은 가라앉아서 미생물에 의해 분해된다. 유기물 함량이 크게 감소된 액체는 넘쳐흘러서 구멍이 뚫린 일련의 관을 통하여 주변 토양으로 분배된다. 주택들이 충분히 멀리 떨어져 있는 한 유기물의 감소는 환경 문제를 유발하지 않고 적응될 수 있는 수준으로 방출될 수 있을 만큼 유기물의 농도를 감소시키는 데 충분하다. 그러나 이러한 시스템은 인구밀도가 높은 지역사회의 폐기물을 처리하기에는 불충분하다.

일부 도시에서는 하수를 양수하여 해변과 패류 서식지에서 떨어진 바다와 때로는 도시에서 떨어진 농경지 등과 같은 곳으로 널리 뿜어해 보내는 것이다. 예를 들어 멕시코 시는 2008년 수집한 하수의 15%만 처리하였으며, 아직도 2천5백만 인구가 배출하는 하수의 25%만 처리할 수 있는 최대 용량을 가지고 있다. 나머지 처리되지 않은 하수는 대부분 알팔파와 일부 보리, 옥수수, 밀 경작지로 양수되며, 전체 면적은 우리나라 면적의 3%에 해당하는 30만 km^2(미국 Rhode Island 주 면적) 정도이다.

New York 시에서 남아프리카의 요하네스버그(Johannesburg)에 이르기까지 대부분의 주요 도시는 광대한 하수처리 시설을 가지고 있다. 멕시코의 티화나(Tijuana)와 미국의 샌디에이고(San Diego)는 공동으로 하수 처리를 위한 국제적인 협약을 체결하였다. Tijuana의 하수는 국경을 건너서 미국 측에 있는 새로 건설된 하수처리 시설로 관을 통하여 운반된다. 이 시설은 San Diego의 폐수도 처리한다.

폐수처리 시설로 운반된 하수는 물리적·생물학적(미생물), 때로는 화학적 과정을 거친다(**그림 22.13**). 폐수 처리의 주된 목적은 폐수가 궁극적으로 환경으로 배출될 때

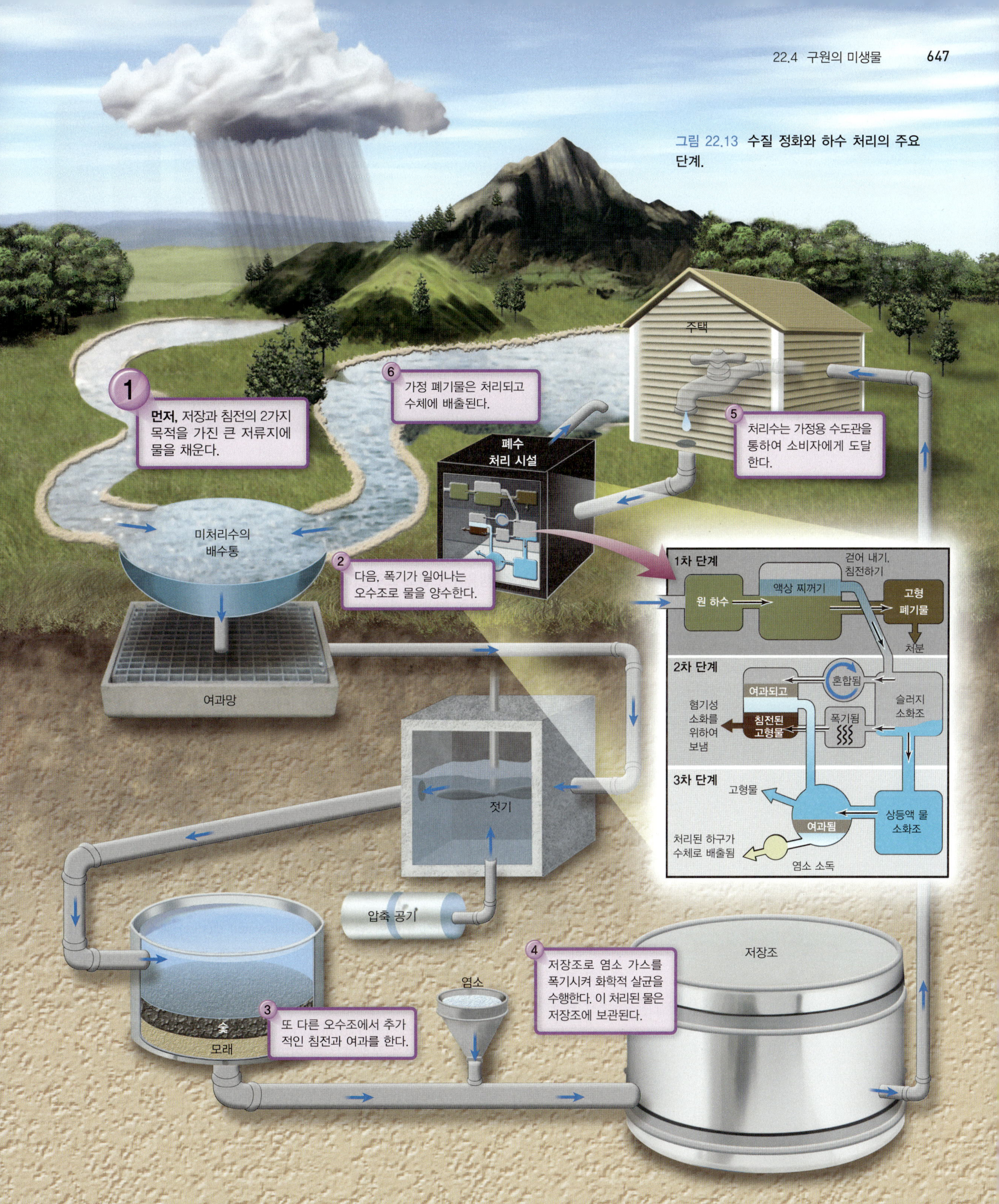

그림 22.13 수질 정화와 하수 처리의 주요 단계.

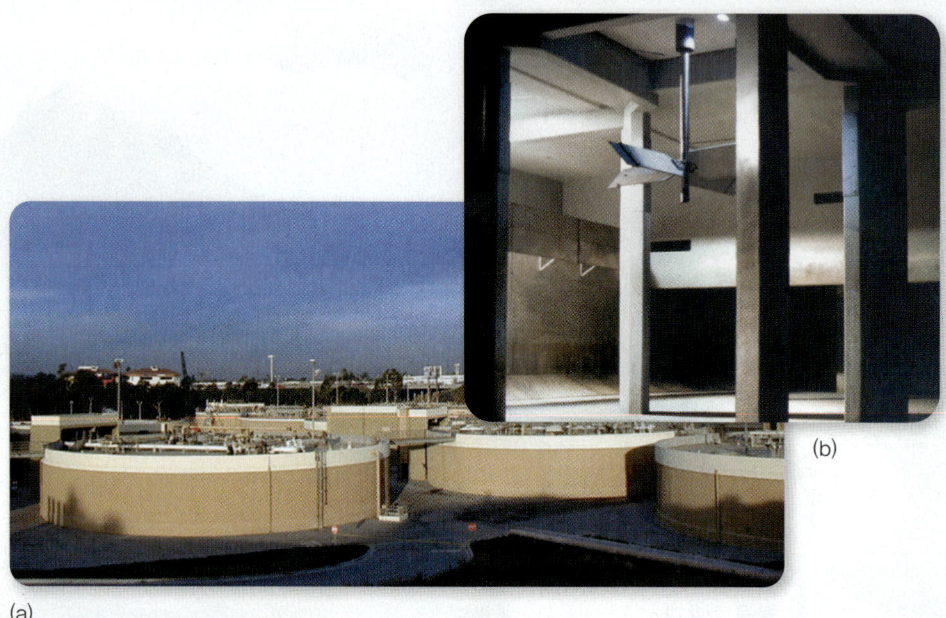

(a) (b)

그림 22.14 **하수와 폐수의 처리.** (a) 1차 단계 처리에 이용되는 소화조; 각각의 수조는 하루에 수백만 갤런의 원 하수를 처리할 수 있다. (b) 2차 반응조의 내부도는 미생물 분해를 촉진하기 위한 폭기를 위하여 슬러지를 혼합하는 커다란 젓는 노(stirring paddle)를 보여준다.

유기물의 양, 즉 생물학적 **산소 요구량(biological oxygen demand, BOD)**을 감소하는 것이다. 보통 처리 과정 동안에 병원균의 수도 감소하여 처리시설에서 배출되는 물은 더 안전하다.

폐수처리에 관련된 과정은 (1) 1차 단계(**그림 22.14a**)에서 주로 침전을 통하여 고형물의 물리적 분리를 하고; (2) 2차 단계에서 주로 호기적인 소화에 의하여 폐기물의 액상 부분의 미생물적 분해를 하고(**그림 22.14b**); (3) 선택적인 3차 단계에서 화학적·물리적·생물학적 처리를 통하여 암모니아, 인산 같은 무기물을 추가로 제거하고 병원균을 배제한다.

살수 여상(trickling filter) 시스템은 비교적 간단하고 저렴한 2차 처리 시스템이다. 액상 폐기물을 공극이 많은 조약돌 여상 위에 살수하여 아래로 흘려보내 채집하거나 지하수로 유입되게 들어가게 한다. 조약돌은 미생물의 생물막으로 피복된다. 폐수가 서서히 아래로 침투하면서, 생물막의 미생물은 호기적으로 폐수의 유기 화합물을 분해하여 생물학적 산소요구량을 감소한다. 이러한 살수 여상법은 용량이 제한적이며 대량이 폐수에는 적합하지 않다.

대량의 폐수를 처리하기 위하여 **활성 슬러지**(activated sludge) 과정이 하수의 2차 처리에 이용된다. 이 과정에서 액상 폐기물은 대규모 수조에 수용된다. 공기를 주입하고 폐수는 호기성 조건을 보장하기 위하여 격렬하게 혼합된다. 폐수의 유기물을 분해하는 활성이 있는 미생물 군집이 발달한다. 슬러지를 형성하고 침전시킨다. 대부분의 슬러지는 추가적인 처리를 위하여 제거되지만, 많은 수의 미생물을 포함하고 있는 일부 슬러지(미생물이 폐수의 유기화합물을 분해하는 데 이미 적응되어 있어서 **활성 슬러지**로 불림)는 다음 처리될 폐수 회분과 함께 폭기되는 처리조로 재도입된다.

활성 슬러지법은 생물학적 산소요구량을 보통 85~90%까지 감소한다. 또한 병원균의 수를 크게 감소시키며, 비병원균이 병원균의 수를 훨씬 능가하고 슬러지에 침전된다.

Salmonella, *Shigella*, 장바이러스, 다른 병원균의 농도는 배출수에서 처리 시설로 유입되는 물에 비하여 일반적으로 90~99% 낮다. 2차 처리 시설의 물은 종종 주변의 수체에 배출된다.

때로는 배출하기 전에, 2차 처리 시설의 물은 3차 처리를 거치기도 한다. 3차 처리는 조류의 대증식을 지지하는 영양염을 제거하며, 만약 폐수가 깨끗한 호수로 배출된다면 매우 중요하다. 3차 처리 단계는 여과나 염소 처리에 의하여 병원균을 제거하기 위한 폐수의 살균도 포함할 수 있다. 따라서 신시내티(Cincinnati)와 루이빌(Louisville)은 폐수처리 시설의 배출수를 오하이오(Ohio) 강으로 안전하게 배출할 수 있다.

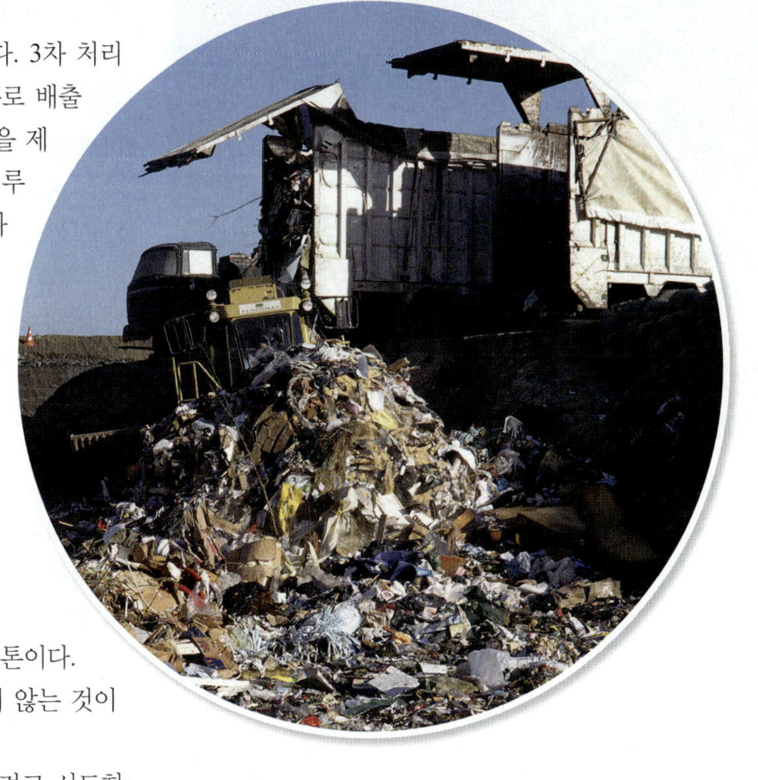

1차 침전조와 활성 슬러지 처리조에서 발생한 슬러지는 **혐기성 소화조(anaerobic digestor)**에서 처리될 수 있다. 여기에서 혐기성 세균과 고세균은 고형 폐기물을 더 분해하여, 안정된 고형물과 연료로 이용될 수 있는 메탄을 생성한다. 슬러지의 혐기적 소화에서 발생되는 가스는 처리 시설의 가열에 이용되거나 정화되어 판매될 수 있다. 따라서 폐기물 처리와 에너지 생산은 환경 건강을 개선하기 위하여 결합될 수 있다.

고형 폐기물 처리—퇴비화와 매립

미국에서 도시 고형 폐기물("쓰레기"로 알려짐) 발생은 매년 약 1억5천만 톤이다. 고형 폐기물의 대부분은 유리, 금속, 플라스틱 등 미생물에 의하여 분해되지 않는 것이다. 그 나머지는 음식 찌꺼기나 종이와 같은 분해 가능한 유기 화합물이다.

오늘날 우리는 비생분해성 물질을 고형 폐기물에서 분리하여 재순환하려고 시도한다. 여기에는 미생물의 분해가 비교적 어려운 종이가 포함된다. 어떤 경우에는 유기 폐기물이 외해나 단순히 땅에 폐기되지만, 과도한 투기는 심각한 문제를 유발할 수 있다. 미국의 대부분 시는 따라서 위생 매립과 퇴비화를 결합하여 고형 폐기물을 처리한다.

퇴비화(composting)는 공기와 유기 폐기물을 분해할 수 있는 세균과 진균의 다양한 호기성 미생물 군집의 생장을 지지하는 무기 영양분의 호기성 과정이다. 폐기물은 적절한 산소 공급과 습도를 보유할 수 있도록 관리되는 더미(heap)로 배열된다(**그림 22.15**). 때로는 자택 소유자는 나뭇잎과 주방과 정원 폐기물을 제거하기 위하여 퇴비화한다. 초기 분해 과정은 중온성 미생물에 의하여 수행되지만; 분해가 진행되면서, 열이 축적되어 호온성 미생물로 변화한다. 유기 폐기물 분해의 최종 결과는 토양 개선제나 비료로서 토양에 첨가될 수 있는 물질이다.

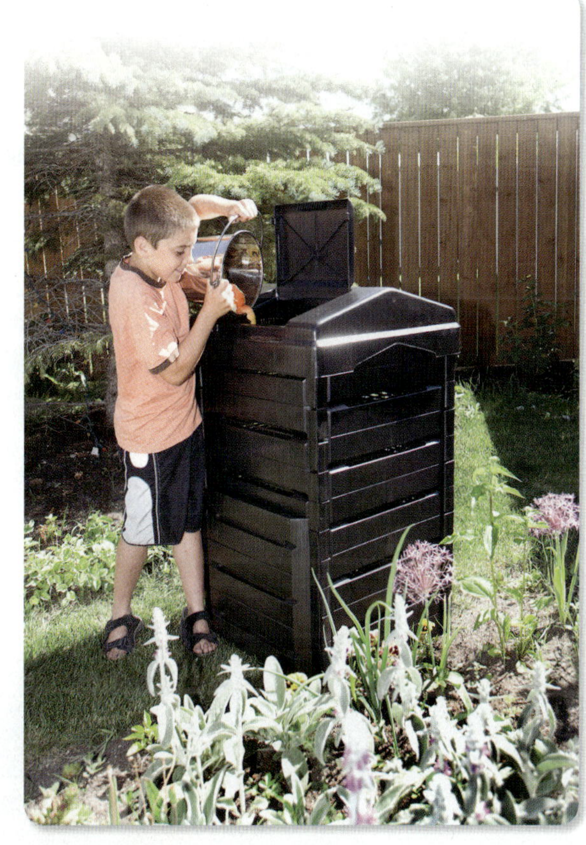

그림 22.15 뒤뜰의 퇴비화 쓰레기통.

2013년 뉴욕 시장인 블룸버그(Michael Bloomberg)는 시민들에게 고형 폐기물에서 음식 쓰레기를 분리하고 이러한 유기 폐기물을 퇴비화할 것을 요구하였다. 그러나 그가 사용한 퇴비화라는 용어는 그가 제안하는 것을 정확하게 묘사하지 못하였다. 그는 음식 쓰레기를 혐기성 소화를 통하여 정화하여 연료로 사용할 수 있는 생물 가스(약 70%가 메탄이고 30%가 이산화탄소임)를 생산하기를 원하였다. 이 과정은 본질적으로 하수 슬러지의 혐기성 소화에 이용되는 것과 동일하다.

퇴비화나 혐기성 소화조 분해의 대안은 폐기물을 매립장으로 보내는 것이다. 일반적으로 유기성과 무기성 고형 폐기물은 부동산 가치가 낮은 땅에 함께 매립된다. 노출된 폐기물은 심미적이고 악취 문제를 유발할 수 있고 곤충과 설치류를 유인할 수 있기 때문에 매일 폐기물을 토양으로 피복하여 위생 매립장을 형성한다(**그림 22.16**). 궁극적으로 폐기물과 토양층은 구릉을 형성한다. 매립된 폐기물이 주로 혐기성 미생물에 의하여 분

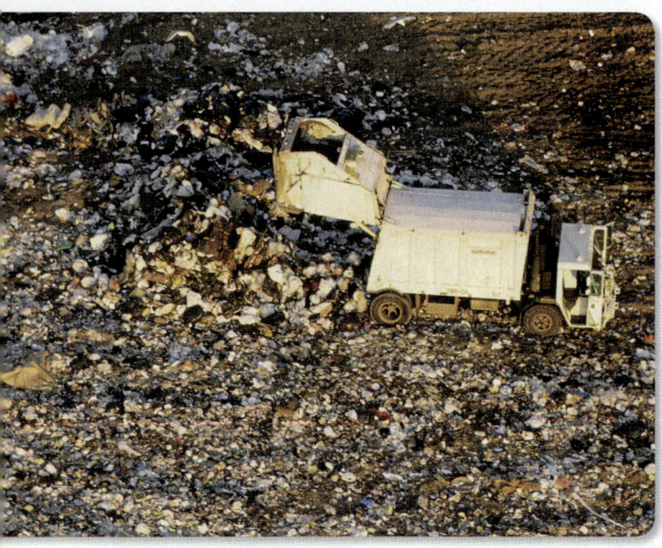

그림 22.16 전형적인 매립장.

해되면서 땅은 침하한다. 30~50년이 지나면 땅은 안정화되며 택지 개발과 같은 다른 목적에 적합하게 된다. 이 책의 저자인 Kelly Cowand이 재직하는 대학의 캠퍼스 중 하나도 매립지에 건설되었다.

생분해와 생물학적 환경복원—석유와 화학물 유출

미생물은 자연적인 과정이나 인간의 활동에 의하여 환경으로 유입되는 화학물질을 분해하고 변환할 수 있는 특별한 능력을 가지고 있다. 이러한 미생물 활동이 없다면, 지구상의 모든 생명은 몇 주일 내로 사멸할 것이다. 그러나 인간의 화석연료 개발은 때때로 대규모 석유 유출을 초래하며, 새롭고 자연적으로 나타나지 않고 화학적으로 합성된 물질인 생체 이물(xenobiotic)을 환경으로 방출하여 미생물의 **생분해(biodegradation)**와 환경 질의 지속성에 도전을 제공한다.

일부 생체 이물 화합물은 미생물의 분해에 완전한 저항성을 가지고 있다. 이러한 화합물이 환경으로 유입되면, 축적되어 환경에 해를 끼칠 수 있다. 어떤 경우에는 이러한 화합물을 재설계하여 생분해가 되도록 할 수도 있다. 예를 들어 세제는 과거에 이용되었던 분지된(선형이 아닌) 알킬 벤질 설폰산염(alkyl benzyl sulfonate, ABS) 대신 용이하게 생분해되는 선형 알킬 벤질 설폰산염을 포함하고 있다. 분지된 설폰산염은 분해가 되지 않고 환경에 축적된다는 것으로 알려졌다. 세제 설계의 이야기는 생체 이물 화학물질이 생분해되도록 재설계된 첫 번째 실례라는 점에서 중요하다. 오늘날 우리는 미생물에 의하여 즉시 분해될 수 있도록 고안된 생분해성 플라스틱과 다른 다양한 물질을 가지고 있다.

미생물이 분해할 수 있는 능력을 가지는 데 충분한 시간이 없었던 난분해성 생체 이물 화합물과 대조적으로, 미생물은 주기적으로 환경으로 스며 나오는 석유 탄화수소에

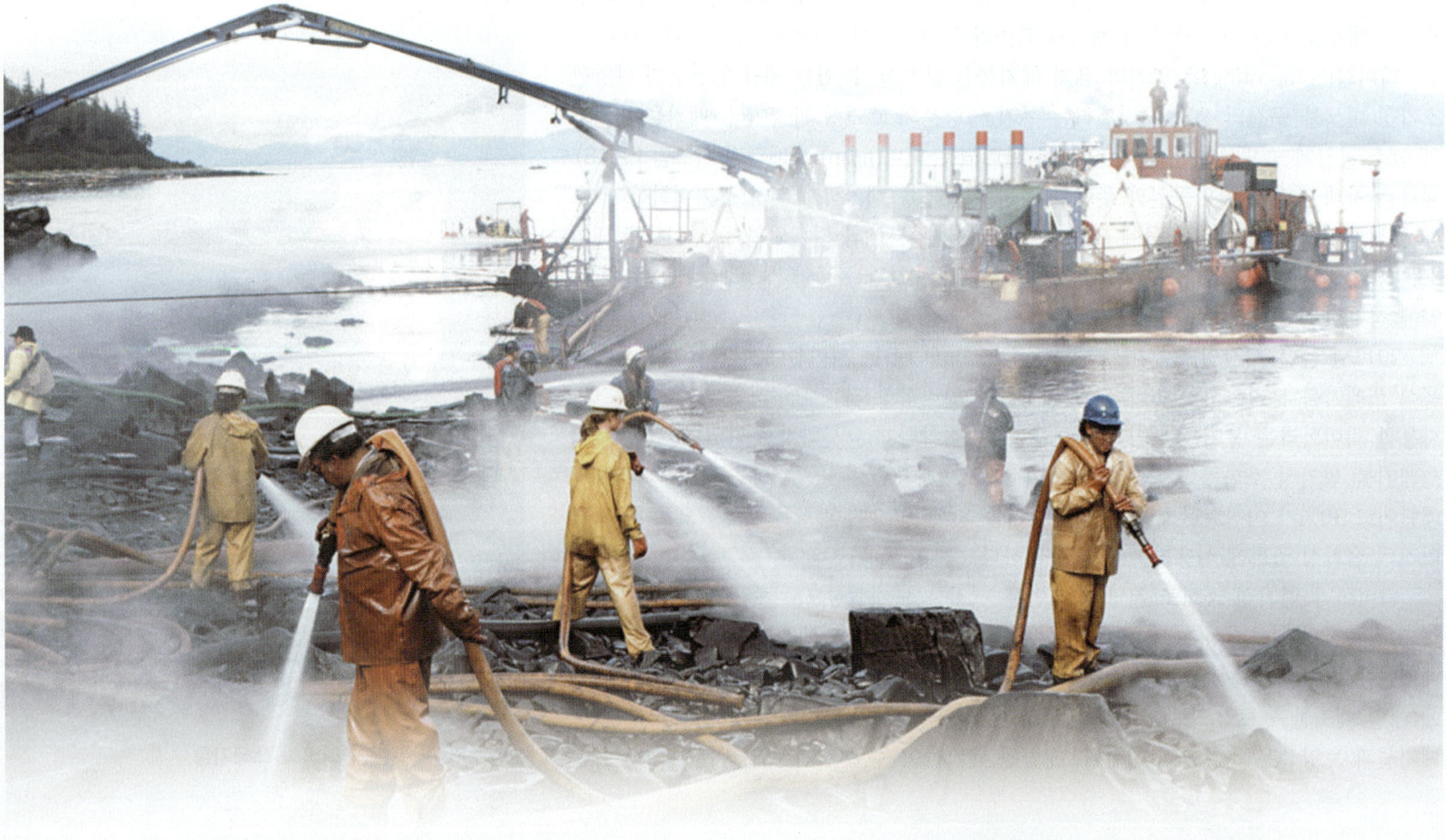

오랫동안 노출되어 왔다. 매년 1천만 톤 이상의 석유 오염물이 자연적인 삼출, 사고에 의한 유출, 기름 폐기물의 투기로부터 해양으로 들어간다. 해양에 자연적으로 나타나는 미생물은 대부분의 석유 화합물을 분해할 수 있는 능력을 가지고 있으며, 이것이 바다가 기름 층으로 뒤덮이지 않는 이유이다. 그러나 우리가 주기적으로 목격하듯이, 초대형 유조선 사고나 유정 분출로부터 대량의 석유가 갑자기 배출되면 미생물 생분해 능력을 압도할 수 있다.

1989년 Exxon Valdez호 유출 사고의 경우, 미생물이 신속하게 분해할 수 있는 것보다 훨씬 많은 양의 석유가 알래스카 Prince William Sound 해안선을 뒤덮었다. 특히 그곳에는 석유의 탄화수소를 신속하게 소비하기 위하여 필요한 미생물의 생장을 지지할 수 있는 충분한 영양분이 없었다. 이러한 한계를 극복하기 위하여, 무기 질소와 인산염을 포함하는 비료가 자연적으로 발생하는 석유 분해 미생물의 생장을 자극하기 위하여 첨가되었으며, 이 과정을 **생물학적 환경복원(bioremediation)**이라고 한다. 미생물은 추가되지 않았으며, 이미 존재하고 있었고 단지 신속하게 생장하도록 하는 비료만 추가로 필요로 하였다.

같은 방식으로 2010년 BP Deepwater Horizon호의 유정 폭발에서 유출된 석유도 절반 정도가 멕시코 만의 미생물에 의하여 분해되었다(**그림 22.17**). 차가운 멕시코 만의 심층수에서도 미생물은 석유가 방출되고 한 달 이내에 90% 이상을 소비하였다. 분자생물학적 분석 결과 특히 *Oceanospirillum*과 *Colwellia* 같은 다양한 미생물들이 이 석유를 신속하게 분해하는 원인이었다는 것이 밝혀졌다. 자연은 전적으로 미생물에 의존하는 경이로운 자정 능력을 가지고 있다.

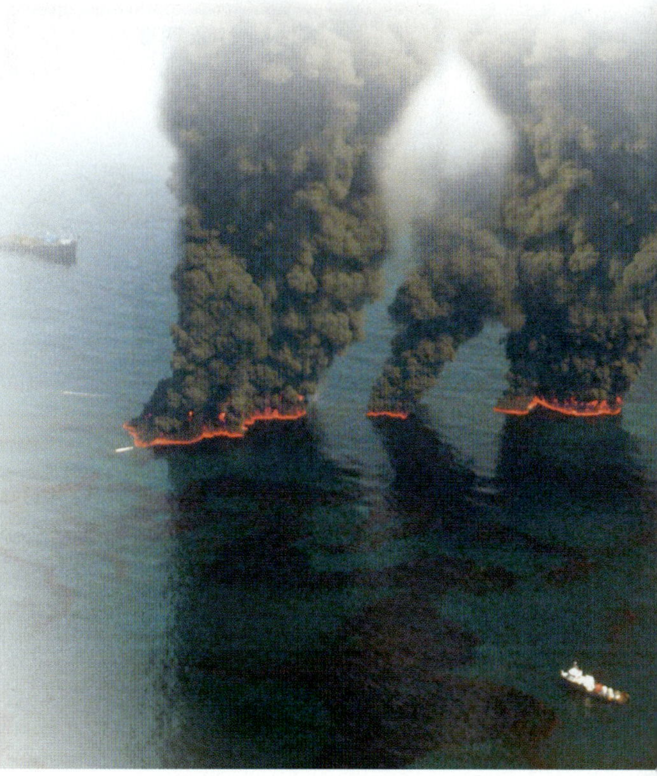

그림 22.17 2011년 멕시코만 석유 유출.

기후 변화 대응책?

일부 과학자들은 지구 온난화에 투쟁하기 위하여 토양과 해양의 미생물 활동을 관리하는 것이 가능하다고 생각한다. 미생물은 이산화탄소와 메탄을 포함하는 주요한 온실 기체의 생산과 소비에 책임이 있다. 어떤 미생물은 이산화탄소를 생산하지만, 시안세균과 조류와 같은 다른 미생물은 이산화탄소를 소비한다. 초식동물의 위에 서식하는 고세균과 같은 일부 미생물은 메탄을 대량으로 생산한다. 사실상 미국 환경청(EPA)에 의하면 소는 자동차보다 더 많은 양의 메탄을 대기 중으로 방출한다. 따라서 일부 미생물은 온실 기체의 생산에 기여하고, 반면에 다른 미생물은 이산화탄소와 메탄의 대기 농도를 감소하는 경향이 있어서 인간 활동의 영향을 경감시켜 준다.

미생물 과정의 변화가 온실 기체 배출에 대하여 양성 되먹임을 할지 음성 되먹임을 할지는 불확실하다. 또한 이산화탄소와 메탄의 미생물에 의한 생산과 소비가 조절될 수 있을지도 불명확하다. 확실한 것은 온실기체의 농도가 계속 증가하고 기후 변화가 계속되면, 인간, 동물, 환경의 건강도 변화되며, 궁극적인 결과는 미생물에 의존할 수 있다는 것이다.

22.4 학습 결과—진도 평가

10. 생물학적 산소 요구량을 정의하시오.
11. 폐수 처리 3단계의 개요를 말하시오.
12. 생분해성으로 변화된 생체 이물의 예를 드시오.

임상 사례 결론

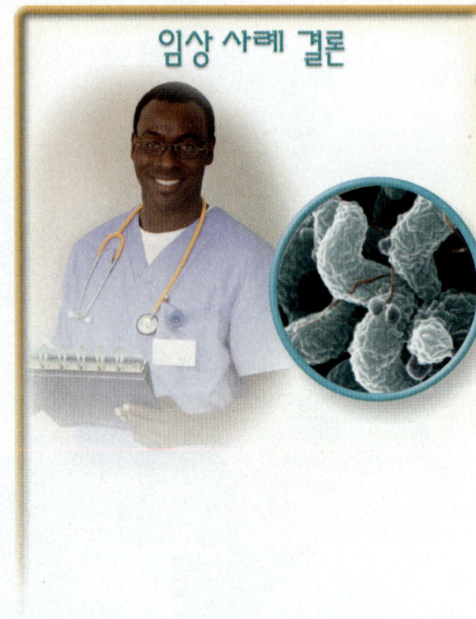

생우유에는 분변 오염이나 소의 젖통 감염, 피부 미생물, 또는 착유 장비의 오염으로부터 *Campylobacter*, *Listeria*, *Salmonella*, *Escherichia coli* 같은 미생물이 잠복해 있을 수 있다. Leona는 아마도 그녀가 먹은 생 치즈로부터 온 *Campylobacter*에 의하여 발병하였을 것이다. *Campylobacter*는 건강한 사람에게는 설사와 같은 가벼운 증상만 유발하지만, 면역 억제된 사람에게는 훨씬 독력이 강할 수 있다. 노인이 특히 위험하다. 따라서 이 증상이 식품 기원의 발병이었다면, 대부분의 희생자는 전혀 병을 인지하지 못하였을 것이다.

1950년대에 **저온살균법(pasteurization)**이 미국에서 표준 절차로 실행되었으며, 이는 우유와 기타 유제품에 의하여 전파되는 감염과 질병을 크게 감소시켰다. 생우유와 생우유 제품의 질병 위험은 저온살균된 우유의 질병 위험의 150배에 달하는 것으로 추산된다. 부가하여, 생우유에 의하여 유발되는 질병의 창궐은 저온살균된 우유에 의한 질병에 비하여 훨씬 심각한 질병을 초래할 수 있다. 미국 질병예방 및 통제센터(CDC)에 의하면 생우유에 의한 발병의 대부분은 용혈성 요독증(hemolytic uremic syndrome, HUS), 신부전, 사망을 초래하는 *E. coli* O157:H7에 의한 것으로 보고되었다. 2012년 1월 워싱턴 주의 5세 아이를 가진 가족은 낙농장에서 생우유를 마시고 HUS가 발병한 다음에 Cozy Valley 낙농장에 법적 소송을 제기하였다.

안트라시마이신: 병원 내부의 해양 진흙이 새로운 항생제를 생산한다

2013년 캘리포니아 주 San Diego의 연구진은 가장 그럴듯하지 않은 장소인 진흙에서 흥미로운 발견에 대한 논문을 출판하였다. 특히 이 진흙은 캘리포니아 주 산타바바라(Santa Barbara) 해안에서 떨어진 바다에서 채취되었다. 그들이 발견한 것은 안트라시마이신(anthracimycin)이라고 명명한 물질을 생산하는 세균이었다. 이름에서 추측할 수 있듯이 그 물질은 인간이 병원균과 싸우기 위한 무기고에 새로운 항생제로 기대된다.

새로운 종의 배양 추출물은 토양에 흔하고 내생포자 형성 능력으로 인하여 오랫동안 존속하는 *Bacillus anthracis* 세균에 의하여 유발되는 탄저병 세균을 파괴할 수 있었다. 이는 2011년 B. *anthracis* 내생포자를 포함한 편지를 다룬 다음에 22명이 발병하여 2명이 사망하였을 때 커다란 뉴스가 되었다. 탄저병 백신이 현재 가용하지만, 대중에게는 널리 이용되지 않고 있다. 탄저병에 효과적인 새로운 항생제는 현재의 국제 정치 상황에서 환영받는 부가물이 될 것이다.

이 진흙에서 발견된 해양 미생물은 *Streptococcus*, *Enterococcus*, *Staphylococcus*, 심지어는 메티실린 내성 황색 포도상구균(MRSA)에까지 효과가 있는, 많은 생명을 구할 수 있는 잠재력이 있다. 항생제 내성 문제가 계속 증가하는 상황에서 새로운 항생제의 발견은 환영받고 시의 적절하다.

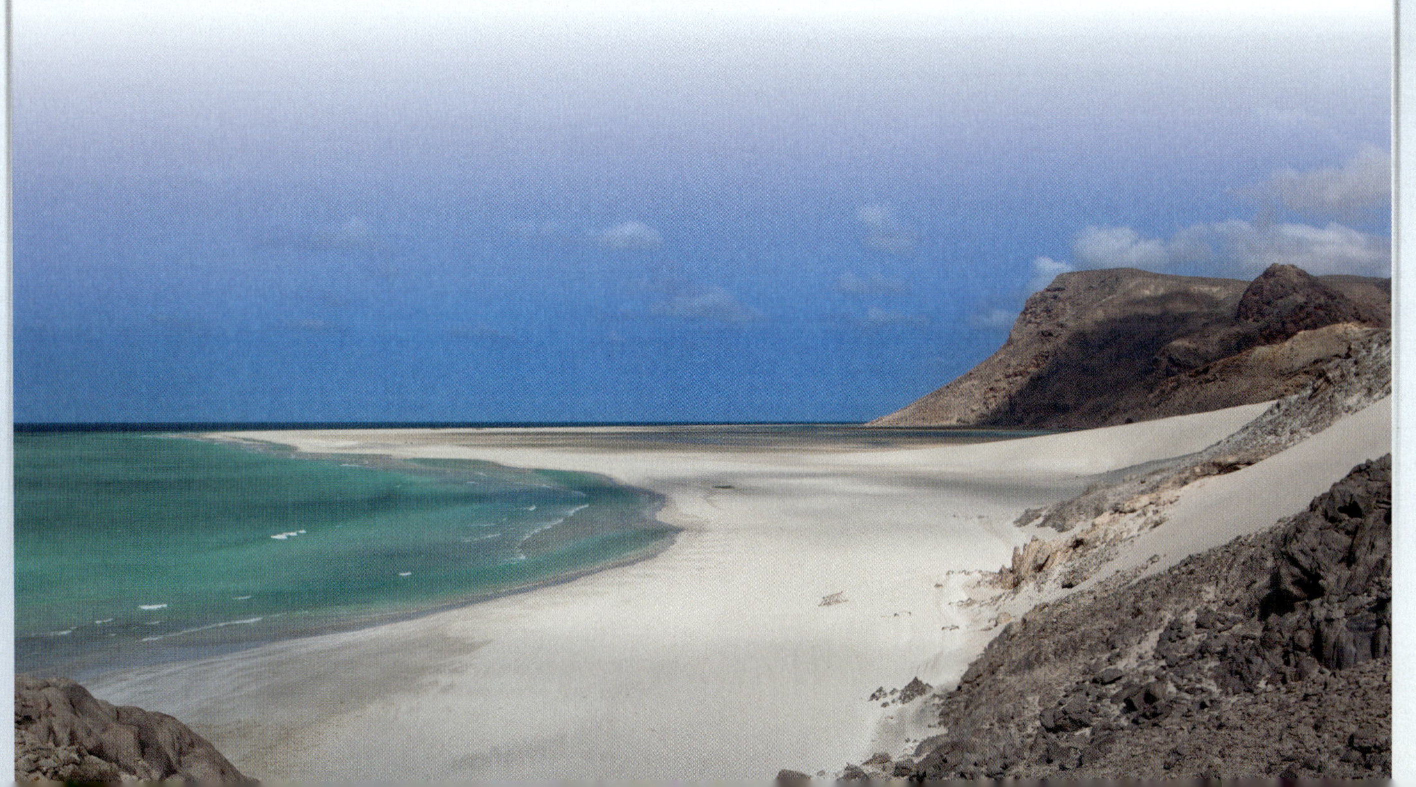

요약

22.1 하나의 건강

- 환경의 건강, 동물의 건강, 그리고 인간의 건강은 서로 얽혀 있다. 과학자들은 이 개념을 "하나의 건강"이라고 부른다.

22.2 동물과 감염성 질병: 동물원성 감염병

- 동물에서 유래하는 인간의 감염성 질병을 동물원성 전염병(zoonoses; 단수 zoonosis)이라고 한다. 인간의 질병 또한 동물에게 전파될 수 있다.
- 웨스트 나일 바이러스는 새에 의하여 아프리카에서 미국으로 운반되었으며, 미국에서 모기를 통하여 새에서 인간에게 쉽게 전파된다.
- 라임병은 사람을 포함하는 크고 작은 포유류 사이에서 진드기에 의하여 전파된다. 야생 생물의 서식지에 침입하는 것은 전파의 사슬에 인간을 포함시킨다.
- HIV는 원숭이의 유인원 면역결핍 바이러스(SIV)로부터 유래하였다. HIV는 종을 건너서 인간 대 인간 전파를 할 수 있도록 되었다.

22.3 환경과 감염성 질병

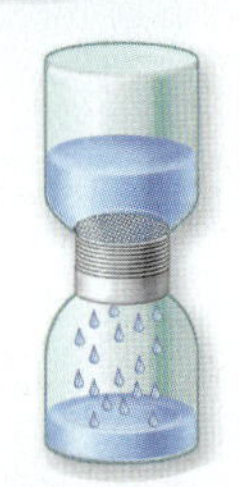

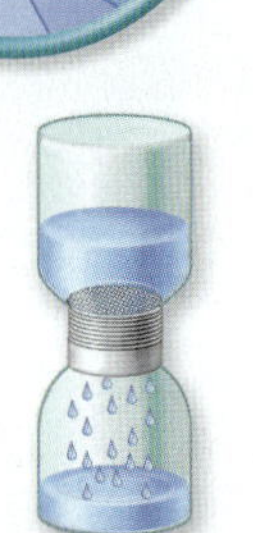

- 미생물 병원균이 없는 물을 마시는 것이 생명에 중요하다. 전 세계 인구의 대부분은 깨끗한 물을 획득하기 위하여 투쟁한다.
- 대장균의 존재는 완벽한 검사는 아니지만, 물이 분변 물질에 노출된 징후로 사용된다.
- 콜레라는 물에서 잘 생존하는 인간 병원균에 의하여 발병한다. 콜레라의 창궐은 전쟁이나 자연재해에 의하여 파괴된 장소에서 종종 발생한다.
- 음식은 미생물에 의하여 쉽게 오염되는 우리 환경의 일부이다. 산업화된 국가에서 음식 사슬에서 병원균을 배제하는 것은 지속적인 투쟁이다.
- 기후 변화는 날씨 양상과 환경 그리고 환경에 의하여 영향을 받는 식물과 동물 등에 변화를 초래한다. 이는 미생물이 인간에게 전파되는 것도 변화시킬 수 있다.

22.4 구원의 미생물

- 인간은 깨끗한 환경을 유지하고 우리가 생성한 오염을 청소하는 것을 도와주는 미생물 과정을 이용하는 방법을 배웠다.
- 하수처리는 독성 물질을 분해하기 위하여 미생물을 이용하여 다양한 방식으로 도움을 받는다.
- 고형 폐기물(쓰레기)은 퇴비화나 혐기성 소화에 의해서도 미생물에 의하여 분해될 수 있다.
- 석유나 화학물질을 환경에 투기하여 인간이 문제를 일으키면, 석유나 화학물질을 분해하고 유출을 청소하기 위하여 자연적으로 나타나는 미생물에 의존한다. 이를 생물학적 환경복원이라고 한다.
- 생체 이물은 지구상에 자연적으로 나타나지 않는 인위적인 화합물이다. 종종 이들은 환경에서 분해되지 않는다. 이러한 화학물의 화학적 구조를 변경하면 때로는 생분해성이 되도록 할 수 있다.

선다형 문제 Bloom의 1, 2단계: 기억, 이해

보기에서 맞는 답을 선택하시오.

1. 하수 처리 과정에서, 대규모의 미생물 작용은 최초로 어디에서 일어날까?
   a. 1차 단계
   b. 2차 단계
   c. 2차 단계가 완료된 이후
   d. 미생물 작용은 하수 처리의 일부가 아니다.
2. 오염된 물은?
   a. 순수한 물보다 산소 농도가 낮다.
   b. 순수한 물보다 산소 농도가 높다.
   c. 순수한 물과 동일한 산소 농도를 가지고 있다.
   d. 산소가 없다.
3. 어떠한 방식으로 감염성 병원체는 인간과 동물 사이에 전달되는가?
   a. 동물에서 인간으로
   b. 인간에서 동물로
   c. 위의 둘 다 가능하다.
   d. a와 b 모두 가능하지 않다.
4. 다음 중 어떠한 감염이 인간 외에 하나 이상의 숙주를 요구하는 생활 주기를 포함하는가?
   a. 광견병(공수병)
   b. 콜레라
   c. 웨스트 나일 바이러스
   d. 위 모두 옳다.

5. SIV는 언제 최초로 인간에게 전파되었는가?
   a. 1980년대
   b. 1970년대
   c. 중세 암흑기에
   d. 20세기 초에
   e. 21세기 초에
6. 식품 기원 감염에 대하여 옳은 설명은?
   a. B형 간염은 종종 식품 기원이다.
   b. *E. coli* 창궐은 거의 항상 오염된 분쇄 고기에 의하여 유발된다.
   c. 모든 *E. coli*는 병원성이다.
   d. 조개류는 물로부터 *Vibrio cholera*에 의해 오염될 수 있다.
7. 다음 중 어느 짝이 서로 명백하게 반대인가?
   a. 생분해성, 난분해성
   b. 활성 슬러지, 하수
   c. 이산화탄소, 메탄
   d. SIV, HIV
8. 다음 중 어느 것이 미생물 활동이 억제되는 과정인가?
   a. 퇴비화
   b. 살수 여상 시스템
   c. 생물학적 환경복원
   d. 위 모두 옳지 않다.

비판적 사고 Bloom의 3, 4, 5단계: 적용, 분석, 평가

비판적 사고는 사실과 개념을 이용하여 추론하고 문제를 해결하는 능력이다. 이러한 문제는 다양한 각도에서 접근될 수 있으며, 대부분의 경우 하나만의 옳은 답을 가지지는 않는다.

1. 인간의 활동이 궁극적으로 인간에 해를 끼치는 방식으로 환경에 영향을 미칠 수 있는지 도표로 작성하시오. 최소한 하나의 미생물 병원체를 포함하시오.
2. 어떻게 조류 독감(H5N1)이 순전히 조류 병원균에서 인간의 유행성 균주로 변형될 수 있는지 상세하게 설명하시오.
3. 특정한 주에서 웨스트 나일 바이러스에 감염된 사람이 얼마나 되는지 측정할 수 있는가?
4. *E. coli*와 대장균의 차이를 묘사하는 시각적인 표현을 작성하시오.
5. 이 장의 정보를 가지고 다음 문장을 변호하거나 반박하시오:
   모든 미생물이 환경으로부터 제거될 수 있다면 환경은 인간의 건강에 더 안전한 장소일 것이다.

시각적 연결 Bloom의 5단계: 평가

이 질문은 이전의 영상을 새로운 개념과 연결시킨다.

1. **18장 그림 18.7a.** SIV에서 HIV로 변환될 때 다음 바이러스 해부도의 어느 부분이 변경되었는가? 여러분의 답을 정당화하시오.

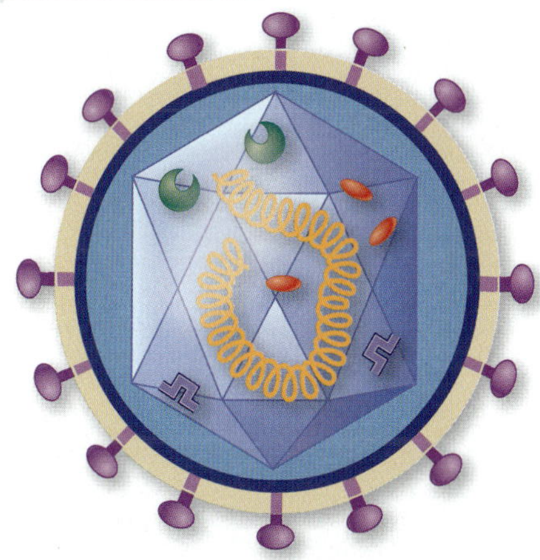

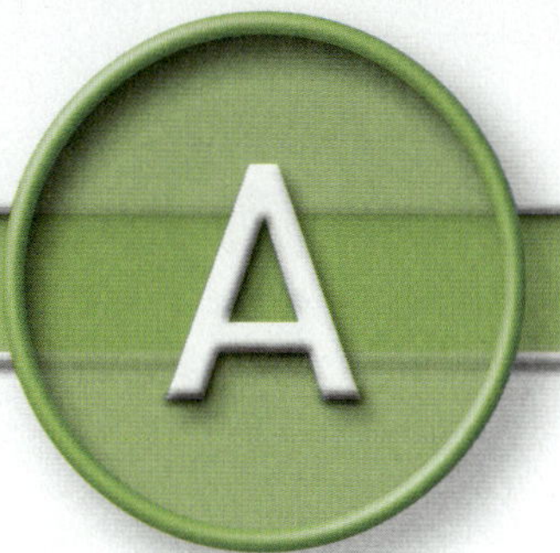

APPENDIX A

NCLEX® 준비와 선다형 문제 답

Chapter 1

NCLEX® 준비
1. a, b, d, e
2. c

선다형 문제
1. d
2. d
3. a
4. c
5. c
6. d
7. d
8. a

Chapter 2

NCLEX® 준비
1. b
2. a, b, c, d, e
3. c

선다형 문제
1. c
2. b
3. c
4. c
5. d
6. a
7. b
8. d

Chapter 3

NCLEX® 준비
1. a
2. b
3. b

선다형 문제
1. d
2. c
3. b
4. b
5. b
6. d
7. c
8. d

Chapter 4

NCLEX® 준비
1. b
2. c
3. c

선다형 문제
1. b
2. c
3. b
4. c
5. d
6. c
7. c
8. c

Chapter 5

NCLEX® 준비
1. c, d, e
2. a
3. b, c, e
4. d
5. c

선다형 문제
1. c
2. a
3. d
4. a
5. a
6. b
7. d
8. a

Chapter 6

NCLEX® 준비
1. d
2. e
3. a
4. b, c, e

선다형 문제
1. a
2. b
3. b
4. a
5. a
6. b
7. c
8. b

Chapter 7

NCLEX® 준비
1. b, c
2. c
3. b

선다형 문제
1. b
2. d
3. e
4. b
5. b
6. d
7. c
8. c

Chapter 8

NCLEX® 준비
1. b
2. c
3. c
4. d
5. b

선다형 문제
1. d
2. b
3. b
4. c
5. a
6. b
7. a
8. c

Chapter 9

NCLEX® 준비
1. a
2. b
3. b

선다형 문제
1. c
2. a
3. c
4. b
5. d
6. b
7. d
8. d

Chapter 10

NCLEX® 준비
1. b
2. d
3. d
4. c
5. a

선다형 문제
1. b
2. e
3. b
4. d
5. d
6. b
7. c
8. b

Chapter 11

NCLEX® 준비
1. b, c, e, f
2. d
3. d
4. b, c, e
5. c
6. b

선다형 문제
1. d
2. b
3. e
4. d
5. b
6. c
7. a
8. c

Chapter 12

NCLEX® 준비
1. a
2. c, d, e
3. c
4. a
5. c

선다형 문제
1. b
2. e
3. b
4. a
5. d
6. b
7. d
8. c

Chapter 13

NCLEX® 준비
1. a
2. b
3. c

선다형 문제
1. a
2. c
3. c
4. c
5. a
6. e
7. c
8. d

Chapter 14

NCLEX® 준비
1. e
2. b
3. c
4. d

선다형 문제
1. c
2. d
3. a
4. b
5. b
6. b
7. d
8. d

Chapter 15

NCLEX® 준비
1. d
2. e
3. e

선다형 문제
1. a
2. c
3. c
4. c
5. b
6. c
7. b
8. c

Chapter 16

NCLEX® 준비
1. c
2. b
3. a
4. b
5. c

선다형 문제
1. d
2. e
3. d
4. e
5. d
6. d
7. b
8. c

Chapter 17

NCLEX® 준비
1. a
2. b
3. d
4. d
5. c, d, e

선다형 문제
1. c
2. a
3. a
4. d
5. b
6. b
7. a
8. d

Chapter 18

NCLEX® 준비
1. b
2. c
3. d
4. c
5. a

선다형 문제
1. a
2. b
3. a
4. a
5. b
6. a
7. b
8. d

Chapter 19

NCLEX® 준비
1. c
2. d
3. b
4. a, b, d, e

선다형 문제
1. d
2. b
3. d
4. c
5. d
6. c
7. a
8. c

Chapter 20

NCLEX® 준비
1. e
2. a, b, c, d, e
3. b
4. a, b, c, e
5. f

선다형 문제
1. a
2. c
3. d
4. c

Chapter 21

NCLEX® 준비
1. a, b, c
2. c
3. d

선다형 문제
1. b
2. a
3. a
4. b
5. a
6. c
7. d
8. a

Chapter 22

NCLEX® 준비
1. a, b, c, d, e

선다형 문제
1. b
2. a
3. c
4. c
5. d
6. d
7. a
8. d

APPENDIX B

질병 통계의 표현

감염성 질병 전문가는 질병 사례 또는 사망률의 수를 시각적으로 표현하기 위하여 다양한 방법을 사용한다.

2012년 미국과 변경의 주별 *Chlamydia* 발병률

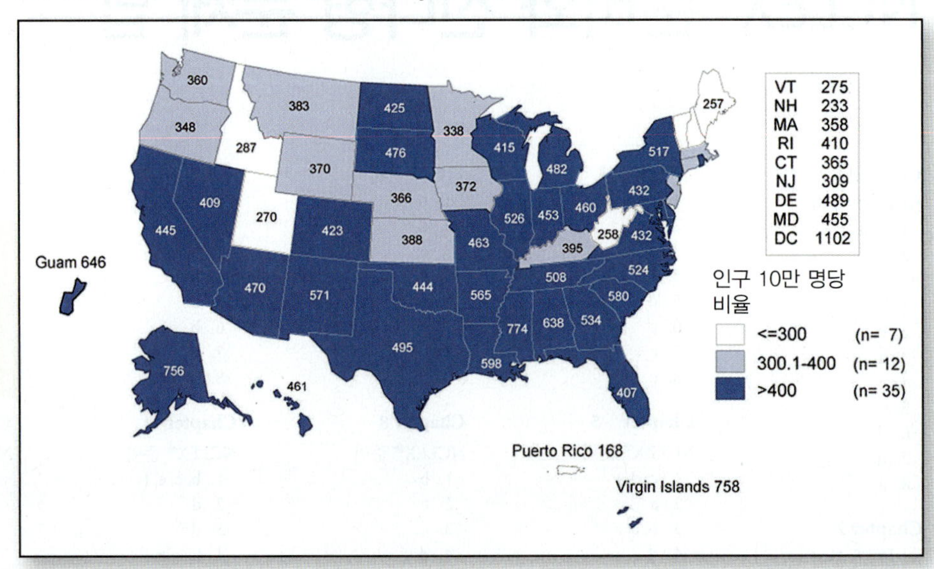

주석: 미국과 변방(Guam, Puerto Rico, Virgin Islands)의 *Chlamydia* 총 발병률은 인구 10만 명당 453.5사례였다.

출처: CDC.

2012년 미국의 카운티별 *Chlamydia* 발병률

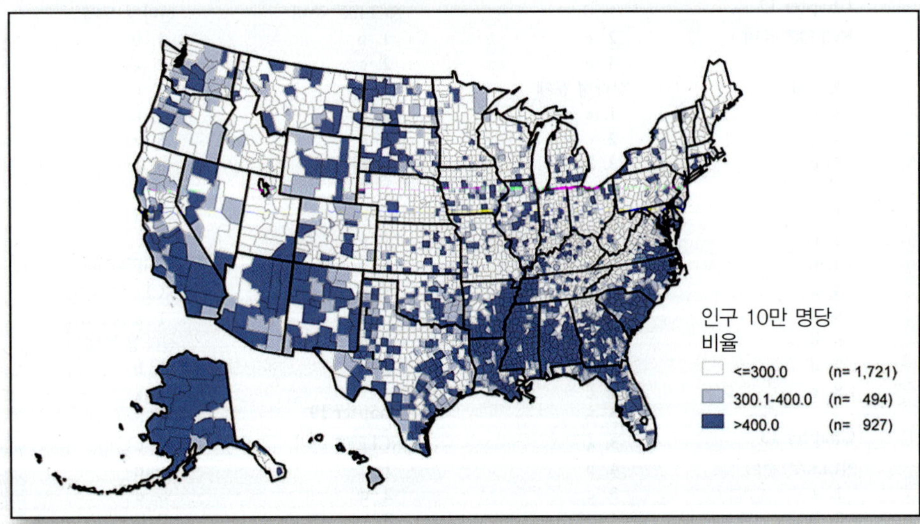

출처: CDC.

일부 방법은 질병의 지리적인 분포를 강조한다.

다른 방법은 성별 경향을 나타낼 수 있다.

1992~2012년 미국의 성별 *Chlamydia* 발병률

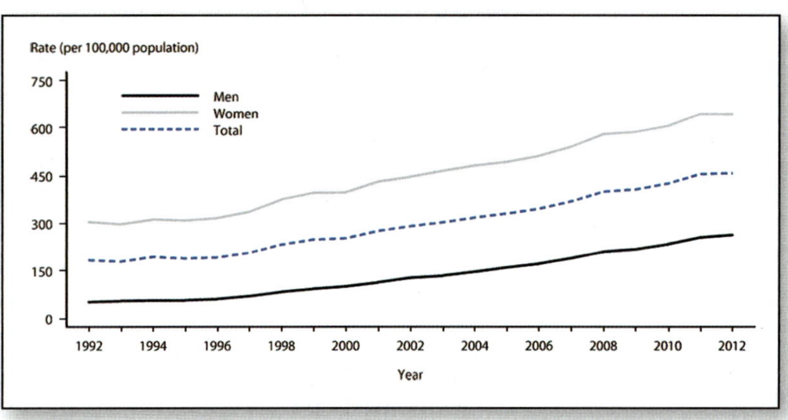

주석: 2000년 1월 기준으로 미국의 50개 주와 컬럼비아 특별구(District of Columbia)는 *Chlamydia*의 보고를 요구하는 법률을 가지고 있다.

출처: CDC.

2012년 미국의 연령별·성별 *Chlamydia* 발병률

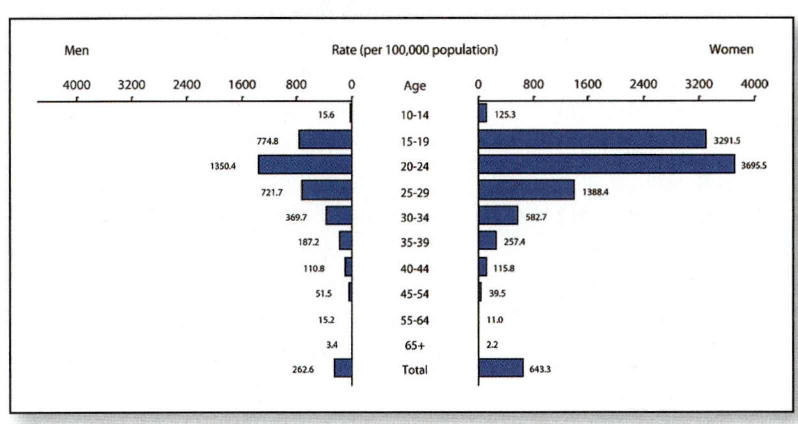

출처: CDC.

또는 그림은 연령과 성별에 의한 정보를 나타낼 수도 있다.

www.cdc.gov/mmw에서 미국의 질병 통계에 대한 심층 토론과 시각적 표현에 대하여 더 많은 자료를 볼 수 있다.

찾아보기

ㄱ

가래톳 515
가변 영역 356
가성 균사 98
가수분해효소 170
각막 456
간염 584
간접 검사 425
간접 ELISA 검사 426
감수성 저하 질환 382
감염 574
감염 농도 295
감염 통제관 309
감염성 질병 293
강 26
강화배지 40
거대분자 14
거짓 균사 98
건식 열 240
건열 240
건조 244
건초열 388
격막 101
결막 456
결석 582
결핵 결절 547
경결부 549
경부 603
경쟁적 저해 172
경피 눌질 385
경해기 546
계 26
계수배지 43
계통학 28
고 249
고름 338
고무종 616
고세균 4, 29, 79
고위험 237
고유 숙주 107
고장성 146, 147
고환 603
곤충에 의하여 매개되는 바이러스 480
골반염 608
골지체 92
공생 154
공생자 154
공수병 636
공통원 314
과 26
과산화수소 151
과오 돌연변이 217
광견병 485, 636
광독립영양 생물 144
광범위 267
광영양 생물 143
괴사 300
구성효소 171
구심성 449
구아닌 196
구조 유전자 194
구진성 451
구토형 575
국소적 394
군집 582
굴절지수 49
규제된 효소 171
균교대증 282
균막 563
균사 98
균사체 101
균혈증 301, 502
그램 염색 72
그램양성 72
그램음성 72
그레이브스병 399
극한 생물 80
근육통 314
글루코오스 16
글리세롤 17
글리칸 71
글리코칼릭스 16, 69, 90
기관 특이적 397
기능적 유형 39
기생 99, 154
기생생물 144
기생충 4, 106
기억 350
기작 238
기저막 394
기질 99, 169
기형 생성 443
기회 병원균 293
긴급 277
길랭-바레 증후군 569

ㄴ

나팔관 603
난관염 608
난소 603
낭미충 592
낭충증 592
내독소 74, 299
내생포자 55, 77
내성 인자 275
내성 플라스미드 213
내열성균 150
내인성 339
넌센스 돌연변이 217
노출 바이러스 119
노출 전 예방법 511
농포성 451
뉴런 468
뉴클레오캡시드 119
뉴클레오티드 195
능동 면역 368
능동 수송 148

ㄷ

다량영양소 142
다제 내성 결핵 550
다핵질 442
다형태성 64
단극모 67
단량체 14
단백질 19, 194
단순염색 53
단일체 산소 151
단일층 133
단편 363
단핵구 333
단핵 식세포계 328
대뇌 말라리아 503
대륙적 317
대사 168, 178
대상포진 449
대수기 160
대수 생장기 160
대숙주성 이식편병 396
대식세포 333
대장균 642
도뇨관 연관 UTI 605
도메인 26, 29
독감 증상 314
독력 293
독력 인자 295
독립영양 생물 143
독소 297
돌연변이 균주 217
돌연변이원 217
동결 건조 245
동계이식 396
동맥 501
동물원성 감염 306
동물원성 감염병 635
동종이식 396
동종 항원 358, 391
동화 168, 178
등장성 146
디옥시리보뉴클레아제 171
디옥시리보오스 195
디조지 증후군 403
디펜신 343
딱지 453

ㄹ

락토오스 16
레트로바이러스 122
렙토스피라증 605
루비바이러스 444
류코시딘 296
류코트리엔 387
리보솜 76
리보오스 202
리소자임 327, 439
리소좀 94
리신 428
리아제 170
리파아제 184
리포테이코산 72
림프계 328, 500
림프구 331
림프절염 301

ㅁ

마게이닌 343
만성적 잠복 상태 128
말타아제 170
말토오스 16
망투 검사 549
매개체 225
메탄생성균 80
면역 324
면역결핍 401
면역글로불린 356
면역병리학 382
면역 복합체 반응 393
면역분석 426
면역성 350
면역원 350
면역 특권 457
면역학 327, 410
멸균 11, 236
멸균 236
멸균제 236
모세혈관 501
목 26
무감마글로불린혈증 401
무균 236
무균 기술 12
무균성 수막염 475
무기독립영양 생물 144
무작위 증폭 DNA 다형성 419
무증상 301
문 26
물 사마귀 621
미량영양소 142
미량원소 142
미생물 4
미생물 적대 관계 291
미생물학 4
미세 배열 429
미세소관 96
미스센스 돌연변이 217
미지의 미생물을 동정하는 방법 410
미토콘드리아 95
민감성 422

ㅂ

바이러스 4, 9, 116
바이러스 감염 398
바이러스 혈증 301, 442, 502
바이로파지 131
바일 증후군 607
바일-펠릭스 반응 424
박리 448, 602
박리된다 325
박테리오파지 129
반구진성 442
반보존적 복제 197
반점성 451
발병률 314
발암성 128
발열 물질 339
발진 442
발진과 발열 387
발효 179, 183, 184
방광염 605
방부법 236
방부제 236
방사선 245
방사성 동위원소 426
방출 124
배가 시간 156
배뇨 곤란 605
배양 37
배양기 37
백선 453
백신 370
백혈구 331
백혈구 감소증 301
백혈구 증가증 301
번역 199
번역후 변형 204
번호
벗겨짐 448
베타 병풍 20
베타 산화 184
벤질페니실로일 280
변성 171
병원균 7, 144, 293
병원성 293
병원체 연관 분자 양상 328
병인원 311
보고 314
보균자 303
보유 숙주 303
보전 245
보조 인자 169
보조제 373
보체 341
보툴리눔 독소 489
복귀 돌연변이 217
복제 130
복제 숙주 225
복제물 225
복합 백신 371
복합 형태 444
봉입체 128
부고환 603
부생균 99
부생생물 144
부속 기관 66
부종 301
부착 296
부착소 358
분류군 24
분류학 24, 26
분리 43
분변성 대장균 642
분별배지 41
분별염색 53
분생자 102
분생포자 102
분석배지 43
분자 의태 398
분절분생자 474
분해 72
불내증 388
불안정 171
브래디키닌 387
비경쟁적 저해 172
비로이드 134
비리온 119
비웃는 듯한 미소 487
비위험 237
비자기 327
비전염성 307
비진행자 511
비타민 170
비활동성 117

ㅅ

사련균 64
사망률 314
사멸기 159, 160
사이토카인 336
산발성 317
산소 비생성 광합성 5
산소 생성 광합성 5
산소 요구량 648
산화적 인산화 182
산화-환원 176
산화환원 짝 176
산화환원효소 170
살균제 236
살미생물제 236
살바이러스제 236
살수 여상 648
살아 있지만 배양이 안 되는 160
살아 있지만 배양할 수 없는 411
살진균제 236, 237
살포자제 236
삼투 146
삼투압 147
상기도 534
상리공생 154
상 변이 209
상보적 DNA 222
상조 작용 155
생물공학 6
생물발생설 10
생물상 282
생물학적 환경 복원 6, 651
생분해 650
생식 인자 212
생식계 602
생장곡선 158
생장인자 40
생체 감응 장치 642
생합성 168
선모 68, 212
선 페스트 515
선천성 풍진 443
선천적 443
선충류 106
선택배지 41
선택적 146

선택적인 투과 75
선택적 독성 266
섭취물 385
세계적 317
세균 4, 29, 475
세균 미소구획 77
세균 세포 62
세균 염색체 76
세대 156
세대 시간 156
세로토닌 387
세포 24
세포내 이입 126, 148
세포막 75
세포배양 133
세포벽 71
세포벽의 조성 62
세포병변 효과 128
세포소기관 8
세포 외피 70
세포외 효소 297
세포질 76
셀룰로오스 16
소독 236
소모 548
소아마비 477
소포성 451
소포체 92
소화관 562
속 26
속극모 67
수동 면역 368
수막 468
수막뇌염 479
수막염 468
수산기 151
수송 75
수용성 213
수용체 16
수정관 603
수지상 세포 359
수직적 307
수축 387
수크로오스 16
수평적 307
수평적 유전자 전달 211
수포성 병소 448
수포음 388
숙주 범위 124
순환계 500
스테로이드 19
스테롤 91
스트렙토리신 537
스파이크 119
스피로헤타 68
습식 열 240
습열 240
습진 388
시가 독소 567
시스턴 92
시토신 196
시토크롬 181
식세포 296, 333
식세포작용 149
식중독 574
신경 친화성 477
신생아 용혈성 질환 393
신속 혈장 레아진 424
신우신염 605
실상 47
심각 277
심장 충혈 314
심장 혈관계 500
쌍 176

ㅇ

아급성 480
아급성 경화성 범뇌염 442
아급성 뇌염 482
아나필락시스 383, 389
아더스 반응 394
아데노신 탈아미노 효소(ADA) 결핍 403
아데노신삼인산 23
아데닌 196
아미노산 19
아밀라아제 170
아종 82
아토피 383
아포효소 169
알레르기 280, 383
알레르기원 359, 383
알파 나선 20
액상 248
액틴 77
액틴 섬유 96
액포 94
야생형 216
약제 내성 274, 275
양극모 67
양방향대사 185
양성 염색 53
어디에나 존재한다 4
에너지 178
에너지 방출 반응 175
에너지 흡수 반응 175
엑손 207
엡스타인-바 바이러스 518
여과성 바이러스 116
역가 367, 424
역전사 효소 123, 222, 508
역평행 197
역학 313
연결효소 170, 222
연수 폴리오 477
열 사멸 시간 241
열 사멸 온도 241
염색질 91
염색질 소체 577
염색체 194
염증 301
염증 복합체 335
엽록체 95
영양배지 37
영양세포 54
영양체 104
예방 접종 370
왁스 19
완전 효소 169
외독소 297
외막 74
외인성 295, 339
외피 438
외피 보유 바이러스 122
외피층 103
요도염 605
요로 602
요로 감염 605
용균성 131
용원성 131
용원성 전환 132
용원성 주기 131
용원성 파지 131
용해 130
용혈 299
용혈성 요독 증후군 568
용혈소 299, 428
우라실 202
우려 277
운동성 66
운반 숙주 107
운반배지 43
울타리 66
원내 감염 309
원생동물 4, 103
원핵생물 4
원핵생물의 내부 구조 62
웨스턴 블럿 검사 425
위염 583
위족 103
위포낭 483
유도 131
유도기 159
유도 돌연변이 217
유병률 314
유세포 분석기 161
유전 194
유전 물질을 전혀 포함하고 있지 않는 단백질성 감염 입자 484
유전공학 6
유전자 194
유전자 도서관 225
유전자형 194, 410
유전체 122, 194
유전학 194
유주성 홍반 517
유출물 540
유행병 317
육아종 301
육안으로 보이는 진균 98
융합 128
음경 603
음성 염색 53
음세포작용 149
응축 소낭 92
의료 관련 감염 309
의료 관련 폐렴 551
이론 5
이명법 체계 25
이분법 155
이분법 열쇠 417
이성화효소 170
이어 맞추기 복합체 208
이완 387
이종이식 396
이중 나선 22
이질 566
이하선염 582
이형태성 99
이화 168, 178
이환율 314
인간 미생물군계 290
인간 미생물군계 프로젝트 290
인간 배수 염색체 세포 백신 487

인간 파필로마바이러스 621
인산 195
인산화 176
인수공통 감염 306
인위 면역 368
인자 213
인터페론 340
인터페론 감마 340
인트론 207
일반적인 감수성 384
일반화된 형질 도입 214

ㅈ

자가면역 질환 397
자가이식편 396
자가항체 397
자각증상이 없는 301
자궁 603
자궁관 603
자기 327, 356
자기항체 397
자반병 515
자연 돌연변이 217
자연 면역 368
자연발생 9
자연발생설 10
자연선택 28
자웅동체 107
자일로오스 16
작동 유전자 209
작용 방식 238
잠복 302
잠복기 303
잠재성 돌연변이 217
장 연관 림프 조직 331
장관 562
장독소 567
장독소생성 *E. coli* 569
장병원성 *E. coli* 569
장응집성 *E. coli* 569
장침투성 *E. coli* 569
재조합 211
재조합 개체 211
재조합 DNA 기술 6, 225
저 249
저감마글로불린혈증 401
저감작화 391
저온발육균 150
저장성 146
적대 관계 154
전구 증상기 303
전국적 317
전립선 603
전문화 88
전문화된 형질 도입 214
전사 199
전신 394, 502
전신성 397
전염병학 313
전염성 307
전염성 인자 484
전염성 해면양 뇌증 484
전염성 홍반 444
전이 소낭 92
전이효소 170
전자전달 176
전파된 유행병 314
전파원 303
전혈 331
절대 세포내 기생 117
점 돌연변이 217
점상 출혈 470
점원 314
점질층 69
접종 37
접촉 전염성 307
접촉제 385
접합 69, 105, 211
정관 603
정균제 236, 237
정맥 501
정미생물 237
정소 603
정족수 감지 155
정지 돌연변이 217
정지기 159, 160
젖당 오페론 209
제거 356
제한 단편 222
제한배지 39
제한효소 220
제한효소 단편 다형성 222
젤 전기영동 222
조류 4
조립 124, 130
조면 소포체 92
조절자 209
조직구 333
조직배양 133
조혈 331
조효소 169
종 26
종기 301
종두 369
종속영양 99
종속영양 생물 143
종양바이러스 129
종양 유전자 622
주모성 67
주요 온도 149
주요 조직적합 복합체 352
주의 지침 310
주혈흡충증 592
주형 가닥 200
주화성 67, 338
준위험 237
줄기 세포 331
중 249
중간 섬유 96, 97
중독 574
중독증 489
중복감염 282
중복성 204
중심 정설 199
중온성균 149, 150
중증 복합 면역결핍증 403
중합반응 14
중합체 14
중합효소 123, 171
중합효소 연쇄반응 162, 222, 419
증상 300
증후군 301
지속 감염 128
지수 (대수) 생장기 159
지수 생장기 160
지수적 156
지역사회 획득 폐렴 551
지질다당류 16, 74
지침 사례 317
지표 세균 641
직접 검사 425
직접 계수 161
직접 ELISA 428
진균 4
진균혈증 502
진정한 병원균 293
진피용해 448
진핵생물 4, 29
진핵세포 8
진행성 다병소성 백질뇌증 482
진화 5, 28
진화론 5
질 603
질량 분광계 431
질병 314
질병의 배종설 13
질소 염기 195
집락 43
징후 300

ㅊ

차단 항체 391
차별적 투과성 146
천식 388
첨규 콘딜로마 621
체온계 314
초과산화물 불균화효소 182
초과산화물 이온 151
초유 367
초항원 358
초호열성 80
촉매 168
촉진자 209
촌충 107
최고 온도 149
최소 저해 농도 263
최저 온도 149
최적 온도 149
최종 공통 조상 88
최종 숙주 107, 589
축 섬유 68
축농증 539
치료 지수 264
치은염 581
치즈 모양 병변 547
친화성 124
침입기 303
침입로 295
침투 130
침투 및 탈피 124

ㅋ

카리오솜 577
카타르기 546
카탈라아제 182
캡소미어 119
캡시드 119
케라틴 438
케라틴화 438
코돈 203
콜레스테롤 19
쿨터 계수기 161
쿼럼 센싱 155
퀴닌 272

크렙스 회로 180
크로이츠펠트-야콥병 134, 484
크리스타 95
클론 225
클론 선택 356
키틴 16

ㅌ

탁하게 161
탄수화물 14, 170
탄수화물 발효배지 43
탈감작화 391
탈과립 386
탈수소효소 170
탈아미노반응 184
탈질 182
탈출구 301
탈피 130
탈피되었다 126
탐침 419
태아 적아구증 393
테이코산 72
테타노스파스민 487
토가바이러스 444
톡소플라스마 482
퇴비화 649
투베르쿨린 반응 428, 547
트랜스펙션 214
트랜스포존 214
트리글레세리드 17
특이성 350, 422
티민 196
팅크제 248

ㅍ

파이어 판 331
파지 130
팔런구균 66
패혈성 쇼크 502
패혈성 페스트 515
패혈증 236, 301, 473, 502
펜토오스 16
펩티다아제 170
펩티도글리칸 16, 71
펩티드 19
편리공생 154
편모 55, 66
편모 섬유 66
편모 염색 55
폐 외 TB 547
폐 페스트 515
폐렴 551
폐렴구균 471
포낭 104
포낭 형성 104
포린 단백질 75
포자 101
포자낭 78, 102
포자낭포자 102
포자 형성 77
폴리리보솜 복합체 204
폴리오 477
폴리펩티드 19
표재성 진균증 455
표지 328
표현형 194, 410
품종 82
풍토병 317
퓨린 196
프라이머 223
프로바이러스 128
프로바이오틱 279
프로스타글란딘 387
프로테그린 343
프로테아제 170, 184
프로티나아제 170
프로파지 131
프룩토오스 16
프리바이오틱 279
프리온 134
플라스미드 76
플라크 133
피리미딘 196
피부사상균 453
피부 아나필락시스 389
피지 439
피지(지방)선 439
필수 영양소 142
필수적 144
핌브리아 68

ㅎ

하감 616
하기도 534
하나의 건강 634
한천 16, 39
합성 124
합성효소 171
합텐 358
항균 펩티드 439
항산성 염색 54, 74
항생 작용 154
항생제 연관 대장염 282
항식세포 인자 296
항원 350
항원 결정 부위 350, 356, 363
항원 대변이 543
항원 소변이 543
항원 제시 세포 359
항체 21
항히스타민제 390
해당작용 179
해독틀 이동 218
해부학적 진단 551
해상력 48
핵양체 76
핵인 91
허상 47
헥소오스 16
현미경적 4
현미경적 진균 98
혈구 세포 331
혈뇨 605
혈액-뇌 장벽 468
혈장 331
혈청 간염 586
혈청병 394
혈청학 421
혈청형 82
혈청형별 425
혐기성 소화조 649
혐기성 호흡 179
협막 70
협막 염색 55
협범위 267
형 82
형질 도입 211, 214
형질 전환 128, 211, 213
호기성 호흡 179
호냉성 80
호냉성균 149, 150
호모 26
호산구 증가증 589
호산성균 151
호삼투성균 153
호압성균 153
호열성균 149, 150
호염기성균 153
호염성균 153
호중구 333
호탄산가스성미생물 151
혼성 419
혼합 세균 감염 295
홍반 유발성 독소 538
화농성 338
화학독립영양 생물 144
화학영양 생물 143
화학적으로 연관된 368
화학종속영양 생물 144
확산 145
환경 조절장치 161
환원된다 176
환원력 178
환원배지 43
활동성 117
활면 소포체 92
활성 슬러지 648
황달 584
회문 220
회복기 303
효모 감염 613
효소 21, 168, 178
효소 억제 173
효소 유도 174
후유증 302
흉선 330
흔들림 204
흡입제 385
흡착 124, 130
흡충 107
히스타민 386
히스톤 62

A

abiogenesis 10
absces 301
acid-fast stain 54, 74
actin 77
actin filament 96
active immunity 368
active transport 148
adenine(A) 196
adenosine deaminase [ADA] deficiency 403
adenosine triphosphate 23
adhesion 296
adjuvant 373
adsorption 124
aerobic respiration 179
agammaglobulinemia 401
agar 16, 39
AIDS 403

algae 4
allergen 359, 383
allergy 280, 383
alloantigen 358, 391
allografts 396
amino acid 19
amphibolism 185
amphitrichous 67
anabolism 168
anaerobic digestor 649
anaerobic respiration 179
anaphylaxis 383
antagonism 154
antibody 21
antigen 350
antigen binding site 356
antigenic drift 543
antigenic shift 543
antigen-presenting cell 359
anti-histamine 390
antimicrobial peptide 439
antiparallel 197
antiseptic 236
APC 359
apoenzyme 169
appendage 66
aqueous 248
Archaea 29
archaea 4, 79
arthroconidia 474
Arthus reaction 394
artificial immunity 368
asepsis 236
aseptic techniques 12
assay media 43
assembly 124
asthma 388
asymptomatic 301
atopy 383
ATP 23
ATP synthase 181
autoantibody 397
autograft 396
autoimmune disease 397
autotroph 143
axial filament 68

B

back-mutation 217
bacteremia 301, 502
Bacteria 29
bacteria 4
bacterial cell 62
bacterial chromosome 76
bactericide 236
bacteriophage 129
bacteristatic 237
barophile 153
basement membrane 394
beta oxidation 184
binary fission 155
binomial system 25
biodegradation 650
biogenesis 10
biological oxygen demand 648
bioremediation 7, 651
biosensor 642
biota 282
biotechnology 6
blocking antibody 391
blood-brain barrier 468
blood cell 331
BOD 648
botulinum toxin 489
bradykinin 387
broad-spectrum 267
bubo 515
bubonic plague 515
bulbar poliomyelitis 477
bullous lesion 448

C

calculus 582
capsid 119
capsomere 119
capsular staining 55
capsule 70
carbohydrate 14
carbohydrate fermentation media 43
carrier 303
caseous lesion 547
catalyst 168
catarrhal stage 546
cDNA 222
cell 24
cell wall 71
cellulose 16
central theme 199
cestode 107
chancre 616
chemoautotroph 144
chemoheterotroph 144
chemostat 161
chemotaxis 67, 338
chemotroph 143
chitin 16
chloroplast 95
cholesterol 19
chromatin 91
chromosome 194
CJD 484
class 26
clonal selection 356
clone 225
cloning host 225
codon 203
coenzyme 169
cofactor 169
coliform 642
colony 43
colostrum 367
commensalism 154
common-source 314
communicable 307
competent 213
competitive inhibition 172
complement 341
complementary DNA 222
condensing vesicle 92
condyloma acuminata 621
congenital 443
congenital rubella 443
conidia 102
conidiospore 102
conjugated vaccine 371
conjugation 69, 105, 211
conjunctiva 456
constitutive enzyme 171
contagious 307
convalescent period 303
cornea 456
Creutzfeldt-Jakob disease 484
cristae 95
culture 37
cyst 104
cysticercosis 592
cytochrome 181
cytokine 336
cytopathic effect 128
cytoplasm 76
cytoplasmic membrane 75
cytosine(C) 196

D

deamination 184
death phase 160
definitive host 107, 589
denaturation 171
dendritic cell 359
denitrification 182
deoxyribose 195
dermatophyte 453
dermolytic 448
desensitization 391
desiccate 244
desquamated 325
desquamation 448, 602
dichotomous key 417
differenfial stain 53
differential media 41
diffusion 145
DiGeorge syndrome 403
dimorphic 99
direct cell count 161
disease 314
division 26
domain 26, 29
doubling time 156
drug resistance 274, 275
dysentery 566

E

EBV 518
ectoplasm 103
eczema 388
edema 301
ELISA 426
emetic 575
endemic 317
endergonic reaction 175
endocytosis 126, 148
endogenous 339
endoplasmic reticulum 92
endospore 55, 77
enriched medium 40
enteroaggregative *E. coli* 569
enteroinvasive *E. coli* 569
enteropathogenic *E. coli* 569
enterotoxigenic *E. coli* 569
enterotoxin 567
enumeration media 43
enveloped virus 122
enzyme 21, 168

enzyme induction 174
enzyme repression 173
eosinophilia 589
epidemic 317
epidemiology 313
epitope 350
Epstein-Barr virus 518
ER 92
erythrogenic toxin 538
eschar 453
essential 144
etiologic agent 311
Eukaryota 29
eukaryote 4
eukaryotic cell 8
evolution 5, 28
exergonic reaction 175
exoenzyme 297
exogenous 295, 339
exon 207
exotoxin 297
exponential 156
exponential growth 160
extrapulmonary TB 547

F

F factor 212
factor 213
family 26
fastidious 40
fecal coliform 642
fermentation 179
fertility 212
filament 66
fimbria 68
final host 107
Firmicutes 81
flagella 55
flagellar staining 55
flagellum 66
food poisoning 574
frameshift 218
fructose 16
fungemia 502
fungi 4

G

GALT 331
gastritis 583
GBS 569
gel electrophoresis 222
gene 194
generation time 156
genetic engineering 6
genetics 194
genome 122, 194
genomic library 225
genotype 194
genotypic 410
genus 26
germ theory of disease 13
germicide 236
gingivitis 581
glucose 16
glycerol 17
glycocalyx 16, 69, 90
glycolysis 179
Golgi apparatus 92
Gracilicutes 81
graft versus host di-sease 396
Gram stain 72
gram-negative 72
gram-positive 72
granuloma 301
Graves' disease 399
growth curve 158
growth factor 40
guanine(G) 196
Guillain-Barré syndrome 569
gummas 616
gut-associated lymphoid tissue 331
GVHD 396

H

halophile 153
hapten 358
hay fever 388
HDCV 487
HDN 393
healthcare associated infection 309
helminth 4
hematopoiesis 331
hemolysin 299
hemolytic disease of the newborn 393
hemolytic uremic syndrome 568
hemolyze 299
hepatitis 584
heredity 194
hermaphroditic 107
herpes zoster 449
heterotroph 143
heterotrophic 99
hexose 16
histamine 386
histiocyte 333
histone 62
HMP 290
holoenzyme 169
horizontal gene transfer 211
host range 124
human diploid cell vaccine 487
Human Microbiome Project 290
human mocrobiome 290
HUS 568
hybridization 419
hypertonic 147
hyphae 98
hypogammaglobulinemia 401
hyposensitivity disease 382
hyposensitization 391
hypotonic 146

I

IFN 340
Ig 356
immune complex reaction 393
immune privilege 457
immunity 324
immunoassay 426
immunocompetence 350
immunodeficiency 401
immunogen 350
immunoglobulin 356
immunologic 410
immunology 327
immunopathology 382
incidence 314
incubation 37
incubation period 303
incubator 37
index case 317
indicator bacteria 641
induced mutation 217
induction 131
induration 549
infectious disease 293
inflammasome 335
inflammation 301
inoculation 37
integument 438
interferon 340
interferon gamma 340
intermediate filament 97
intoxication 489
intron 207
isograft 396
isolation 43
isotonic 146

J

jaundice 584

K

keratin 438
kingdom 26
Koch's postulates 311
Krebs cycle 180

L

L form 74
labile 171
lac operon 209
lactcose operon 209
lactose 16
lag phase 159
latency 302
leptospirosis 605
leukocidin 296
leukocyte 331
leukocytosis 301
leukopenia 301
leukotriene 387
ligase 222
lipase 184
lipopolysaccharide 16
lipoteichoic acid 72
lithoautotroph 144
log phase 160
logarithmic 160
lophotrichous 67
lymphadenitis 301
lymphatic system 328
lymphocyte 331
lyophilization 245
lysin 428
lysis 72
lysogenic conversion 132
lysogeny 131
lysosome 94
lysozyme 327, 439

M

macromolecule 14

macronutrient 142
macrophage 333
major histocompatibility complex 352
maltose 16
Mantoux test 549
marker 328
maximum temperature 149
MDR-TB 550
medium 37
memory 350
Mendosicutes 81
meninges 468
meningitis 468
mesophile 150
metabolism 168
MHC 352
MIC 263
microbe 4
microbial antagonism 291
microbicide 236
microbiology 4
microbistatic 237
micronutrient 142
microorganism 4
microscopic 4
microtubule 96
minimum inhibitory concentration 263
minimum temperature 149
missense mutation 217
mitochondria 95
monocyte 333
monomer 14
mononuclear phagocyte system 328
monotrichous 67
morbidity rate 314
mortality rate 314
motility 66
MPS 328
MRD-TB 550
mutagen 217
mutant strain 217
mutualism 154
mycelium 101

N

narrow-spectrum 267
natural immunity 368
necrosis 300
negative stain 53
nematode 106
neuron 468
neurotropic 477
neutrophil 333
nitrogenous base 195
noncommunicable 307
noncompetitive inhibition 172
nonself 327
nonsense mutation 217
nosocomial infection 309
nucleocapsid 119
nucleoid 76
nucleolus 91
nucleotide 195

O

OM 74
oncogene 622
oncoviruse 129
operator 209
opportunistic pathogen 293
optimum temperature 149
order 26
organelle 8
osmophile 153
osmosis 146
outer membrane 74
oxidation-reduction 176
oxidative phosphorylation 182
oxidized 176
oxygenic photosynthesis 5

P

palindrome 220
palisade 66
PAMP 328
pandemic 317
parasite 99, 144
parasitism 154
paroxysmal stage 546
passive immunity 368
pathogen 7, 144, 293
pathogen-associated molecular pattern 328
pathogenicity 293
PCR 162, 222, 419
pellicle 563
penetration and uncoating 124
pentose 16
peptide 19
peptidoglycan 16, 71
period of invasion 303
peritrichous 67
petechiae 470
Peyer's patche 331
PG 71
pH 151
phagocyte 296, 333
phagocytosis 149
phase variation 209
phenotype 194
phenotypic 410
phosphate 195
phosphorylate 176
photoautotroph 144
phototroph 143
phylum 26
pilus 68, 212
pinocytosis 149
plaque 133
plasma 331
plasmid 76
pleomorphism 64
PML 482
pneumonia 551
pneumonic plague 515
point mutation 217
point-source 314
poliomyelitis 477
polymer 14
polymerase chain reaction 162, 222, 419
polymerization 14
polymicrobial infection 295
polypeptide 19
polyribosomal complex 204
portal of entry 295
portal of exit 301
positive stain 53
posttranslational modification 204
prebiotic 279
prevalence 314
primary structure 20
primer 223
prion 134
probe 419
probiotic 279
prodromal stage 303
progressive multifocal leukoencephalopathy 482
prokaryote 4
promoter 209
propagated epidemic 314
prophage 131
prostaglandin 387
protease 184
protein 19, 194
protozoa 4
provirus 128
pseudohypha 98
psychrophile 150
purine 196
purpura 515
pus 338
pyogenic 338
pyrimidine 196
pyrogen 339

Q

quinine 272
quorum sensing 155

R

rabies 485
Rabies 636
radiation 245
radioactive isotope 426
rale 388
random amplified polymorphic DNA 419
RAPD 419
real image 47
recombinant 211
recombinant DNA technology 6, 225
recombination 211
redox 176
reduced 176
reducing medium 43
redundancy 204
refractive index 49
regulated enzyme 171
regulator 209
release 124
reportable 314
repressor 209
RER 92
reservoir 303
resistance (R) factor 275
resistance (R) plasmid 213
resolving power 48
restriction endonuclease 220
restriction fragment 222
restriction fragment length polymor-

phism 222
reverse transcriptase 222, 508
RFLP 222
Rh factor 391
ribose 202
ribosome 76
RNA polymerase 200
rough endoplasmic reticulum 92
RT 222, 508
rubeola 442

S

S layer 69
salpingitis 608
saprobe 99, 144
sarcina 66
schistosomiasis 592
SCID 403
sebaceous (oil) gland 439
sebum 439
secondary structure 20
selective medium 41
selectively toxic 266
self 327
semiconservative replication 197
sepsis 236
septa 101
septic shock 502
septicemia 301, 502
septicemic plague 515
sequelae 302
SER 92
serology 421
serotonin 387
serotyping 425
serum sickness 394
severe combined immunodeficiency 403
shiga toxin 567
shingles 449
sign 300
silent mutation 217
simple stain 53
slime layer 69
smooth endoplasmic reticulum 92
specie 26
specificity 350
spirochete 68
spliceosome 208
spongiform encephalopathy 484
spontaneous generation 9
spontaneous mutation 217
sporadic 317
sporangiospore 102
sporangium 78, 102
spore 101
sporulation 77
SSPE 442
stationary growth phase 160
stem cell 331
sterile 11
streptolysin 537
structural gene 194
subacute 480
subacute sclerosing panencephalitis 442
subclinical 301
substrate 99, 169
sucrose 16
superantigen 358
superficial mycoses 455
superinfection 282
symbiosis 154
symptom 300
syncytia 128, 442
syndrome 301
synergism 155
synthesis 124
systemic 502

T

taxa 24
taxonomy 24
TDP 241
TDT 241
teichoic acid 72
temperate phage 131
template strand 200
Tenericutes 81
teratogenic 443
tertiary structure 20
tetanospasmin 487
tetrads 64
theory of evolution 5
therapeutic index 264
thermal death point 241
thermal death time 241
thermophile 150
thymine(T) 196
thymus 330
TI 264
tincture 248
tinea 453
titer 367, 424
toxin 297
trace element 142
transcription 199
transduction 211
transfection 214
transformation 128, 211, 213
translation 199
transport media 43
transposon 214
trematode 107
triglyceride 17
trophozoite 104
true pathogen 293
TSE 484
tubercle 547
tuberculin reaction 428, 547
turbid 161

U

ubiquitous 4
uncoated 126
UP 310
uracil(U) 202
urinary tract infection 605
UTI 605

V

vaccine 370
vacuole 94
variable [V] region 356
varicella 450
variolation 369
vector 225
vegetative cell 54
viable nonculturable 160, 411
viremia 301, 502
virion 119
viroid 134
virtual image 47
virulence 293
virulence factor 295
virus 4, 9, 116
vitamin 170
VNC 160, 411

W

Western blot test 425
white blood cell 331
whole blood 331
wild type 216
wobble 204

X

XDR-TB 551
xenograft 396
xylose 16

Z

zoonosis 306, 635

숫자/기타

1차 구조 20
1차 질환 401
2차 구조 20
2차 방어선 324
2차 질환 401
3차 구조 20
3차 방어선 324
4차 구조 20
ATP 합성효소 181
D형 간염 바이러스 585
DNA 백신 373
DNA 복제 197
DNA 중합효소 223
DNA polymerase 223
DNA vaccine 373
DNA가 포장된 방식 62
Koch의 가설 311
L형 74
M 단백질 537
Rh 인자 391
RNA 중합효소 200
S층 69
Xpert® MTB/RIF 분석 550

- 양성렬 광주대학교
- 고한철 동아인재대학교
- 김관천 광주보건대학교
- 박석환 서원대학교
- 이영미 강원대학교
- 정영희 우송정보대학교
- 함순아 동강대학교
- 가기현 중앙대학교
- 권은하 군장대학교
- 김동운 광양보건대학교
- 육근돌 대전보건대학교
- 정수진 전남대학교
- 최재구 동남보건대학교
- 황순정 전주비전대학교

병원미생물학 제2판
Microbiology Fundamentals

정가 45,000원

인 쇄 2015년 9월 1일 초판 1쇄
발 행 2015년 9월 10일 초판 1쇄
저 자 Marjorie Kelly Cowan
역 자 양성렬 · 가기현 · 고한철 · 권은하 · 김관천
김동운 · 박석환 · 육근돌 · 이영미 · 정수진
정영희 · 최재구 · 함순아 · 황순정
발행인 정우용
발행처 도서출판 동화기술
경기도 파주시 광인사길 201(문발동, 파주출판도시)
Tel (031)955-4211~6 donghwae@kornet.net
Fax (031)955-4217 www.donghwapub.co.kr
(등록) 1977년 12월 19일/9-16호

Translation Copyright ⓒ 2015 by Dong Hwa Technology Publishing Co.
Printed in Korea

ISBN 978-89-425-9029-2

불법복사는 지적재산을 훔치는 범죄행위입니다.
저작권자와 출판사의 허락 없이 내용의 일부를 발췌하거나 복사하는 것을 금합니다.